"十二五"普通高等教育本科国家级规划教材

中国高等教育学会医学教育专业委员会规划教材
全国高等医学院校教材

供基础、临床、预防、口腔医学类专业用

外 科 学
Surgery

（第 3 版）

主　编　王　宇　姜洪池

副主编　张忠涛　沈慧勇　康德智

　　　　陈　忠　刘　洪　孙　备

秘　书　刘　庚

北京大学医学出版社

WAIKEXUE

图书在版编目（CIP）数据

外科学/王宇，姜洪池主编. —3 版. —北京：
北京大学医学出版社，2013.12（2017.1重印）
ISBN 978-7-5659-0747-0

Ⅰ. ①外… Ⅱ. ①王…②姜… Ⅲ. ①外科学－高等
职业教育－教材 Ⅳ. ①R6

中国版本图书馆 CIP 数据核字（2013）第 317061 号

外科学（第 3 版）

主　　编：王　宇　姜洪池
出版发行：北京大学医学出版社
地　　址：（100191）北京市海淀区学院路 38 号　北京大学医学部院内
电　　话：发行部 010-82802230；图书邮购 010-82802495
网　　址：http://www.pumpress.com.cn
E - mail：booksale@bjmu.edu.cn
印　　刷：北京瑞达方舟印务有限公司
经　　销：新华书店
责任编辑：杨　杰　　责任校对：金彤文　　责任印制：罗德刚
开　　本：850mm×1168mm　1/16　　印张：66　字数：1898 千字
版　　次：2013 年 12 月第 3 版　2017 年 1 月第 2 次印刷
书　　号：ISBN 978-7-5659-0747-0
定　　价：99.00 元

编　委

全国高等医学院校临床专业本科教材评审委员会

第 3 版序

　　北京大学医学出版社组织编写的全国高等医学院校临床医学专业本科教材（第 2 套）于 2008 年出版，共 32 种，获得了广大医学院校师生的欢迎，并被评为教育部"十二五"普通高等教育本科国家级规划教材。这是在教育部教育改革、提倡教材多元化的精神指导下，我国高等医学教材建设的一个重要成果。为配合《国家中长期教育改革和发展纲要（2010—2020 年）》，培养符合时代要求的医学专业人才，并配合教育部"十二五"普通高等教育本科国家级规划教材建设，北京大学医学出版社于 2013 年正式启动全国高等医学院校临床医学专业（本科）第 3 套教材的修订及编写工作。本套教材近六十种，其中新启动教材二十余种。

　　本套教材的编写以"符合人才培养需求，体现教育改革成果，确保教材质量，形式新颖创新"为指导思想，配合教育部、国家卫生和计划生育委员会在医药卫生体制改革意见中指出的，要逐步建立"5 + 3"（五年医学院校本科教育加三年住院医师规范化培训）为主体的临床医学人才培养体系。我们广泛收集了对上版教材的反馈意见。同时，在教材编写过程中，我们将与更多的院校合作，尤其是新启动的二十余种教材，吸收了更多富有一线教学经验的老师参加编写，为本套教材注入了新鲜的活力。

　　新版教材在继承和发扬原教材结构优点的基础上，修改不足之处，从而更加层次分明、逻辑性强、结构严谨、文字简洁流畅。除了内容新颖、严谨以外，在版式、印刷和装帧方面，我们做了一些新的尝试，力求做到既有启发性又引起学生的兴趣，使本套教材的内容和形式再次跃上一个新的台阶。为此，我们还建立了数字化平台，在这个平台上，为适应我国数字化教学、为教材立体化建设作出尝试。

　　在编写第 3 套教材时，一些曾担任第 2 套教材的主编由于年事已高，此次不再担任主编，但他们对改版工作提出了很多宝贵的意见。前两套教材的作者为本套教材的日臻完善打下了坚实的基础。对他们所作出的贡献，我们表示衷心的感谢。

　　尽管本套教材的编者都是多年工作在教学第一线的教师，但基于现有的水平，书中难免存在不当之处，欢迎广大师生和读者批评指正。

王德炳　柯杨

2013 年 11 月

第 3 版前言

2013 年初北京大学医学出版社启动了第 3 轮全国高等医学院校临床专业本科教材的修订再版工作，《外科学》是本次修订的教材之一。第 3 版《外科学》已经入选教育部"十二五"普通高等教育本科国家级规划教材。

遵照高等教育教材建设的精神，为了适应医学教育改革的需要，第 3 版《外科学》的内容应强化学生的素质教育和培养其创新能力，内容应包括："三基"（基本理论、基本知识、基本技能）、"五性"（思想性、科学性、先进性、启发性、适用性）、"三结合"（与临床医学专业本科人才培养目标紧密结合、与国家执业医师资格考试紧密结合、与全国硕士研究生入学考试紧密结合）。

第 3 版《外科学》特点：

1. 教材内容的选择体现教育改革的成果，与人才培养目标相结合。严格把握内容的选择及深浅度，突出基本理论、基本知识、基本技能。内容准确，体现科学性和先进性。尽量使基础学科知识与临床结合，以便学生早期接触临床内容。

2. 主线是基本理论和知识，在此基础上关注学科新进展，用前沿性眼光适当选择相关的有价值的新理论、新疗法进入教材，体现出对学生的教育既有教师的主导性，又能启发学生的思考和追求。

3. 注重人文教育，培养学生的沟通和表达能力。

4. 全书保持了第 2 版的 6 个部分，但增加了第 41 章（颈肩痛与腰腿痛）及第 71 章（功能神经外科），章节总计为 72 章。全书在原有教材整体结构基础之上，修订内容在 30% 左右，并尽力做到层次分明，逻辑性强，结构严谨，文字简洁、流畅，标点准确。全书适当增加了图表，特别是增加原创插图和能够帮助学生理解和记忆的总结性表格。书后附有中英文医学专业词汇和主要参考文献。

为保证第 3 版《外科学》的高质量，我们此次参编院校有所增加，编写人员均为年富力强、临床经验丰富、有教学能力并热爱教学工作的专家学者。但是疏漏、错误在所难免，恳请前辈、专家、执教老师、同学们大力斧正。

主　编　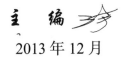

2013 年 12 月

目 录

第一篇 外科基础及其相关问题

第二篇　普外与腹部外科

第四篇　胸心血管外科

第五篇　泌尿、男性生殖系统外科

第六篇　神经外科

外科基础及其相关问题

第一章　外科学的发展

第一节　原始外科及其范畴

外科学的发展，几乎与人类存在的历史相伴，已经历了几千年的历史，是人类长期同疾病作斗争的经验总结。原始的外科或被称为古代外科，经考古学家证明，早在石器时代，人类已利用石块、骨片、兽齿、海贝等作为治疗的工具，如切开脓肿等。继而出现了石刀、石针和石锯等，并在出土的人类头颅骨上出现了类似环钻手术的痕迹，历史学家称这是古代外科的萌芽时期。医学的演进与社会、文化、科学和哲学的发展密切相关。埃及、巴比伦、印度和中国是古代文化中心，古代医学就是在这几个国家发源的。

公元前 3000—公元前 1500 年，古埃及的文字记载了 48 种外伤，并在帝墓内出现有关四肢手术的画图，文字记载证明当时可做截肢及眼球摘除手术。公元前 2250 年，古亚述人与巴比伦人在哈谟拉比"法典"条文中记录，当时已可医治白内障、骨折和肿瘤，并在发掘中发现了青铜制的外科器械。据记载，古希腊的伟大医学家 Hippocrates（公元前 460—公元前 377 年）对骨折、脱位和创伤的治疗经验丰富，并提出许多新方法，如鉴别蜂窝织炎、脓毒症和破伤风，他被称为西方古代外科学的最初奠基人。古罗马著名医学家 A. C. Celsus（公元 1 世纪）提出的有关炎症的"红、肿、热、痛"四大症状，一直延至今日。当时还有另外一名医学家 C. Galen（公元 130—210 年），他被称为古罗马最著名的医学家，他的学说在整个中世纪的医学中占统治地位。他的贡献除其实践工作外，主要是系统地研究了解剖学和生理学，对动物进行了活体解剖，积累了大量资料，为以后数百年进行外科研究提供了重要依据。他区分了动脉与静脉，并研究了血流方向与径路，提出了结扎动脉和（或）静脉对脉搏的影响，提出了扭绞法控制出血以及采用丝线或棉线缝合伤口。Avicenna（公元 980—1070 年）是公元 10—11 世纪在中业地区最具代表性的医师，他的著作《医典》的内容涵盖了医学理论与临床实践各方面的问题，详细论述了牵引法、骨折的石膏固定法和创伤、挫伤、烧伤、溃伤以及神经外科恶性肿瘤治疗的相关问题，记述了气管切开术、肾和膀胱结石切除术，并用葡萄酒处理伤口。

我国现存的甲骨文字说明，3000 余年前在中国就已有了外科疾病"疖"和"疮"的记载。在公元前 1066—公元前 249 年，外科已成为专科，外科医师被称为"疡医"。秦汉时代的医学名著《内经》（公元前 3—公元前 2 世纪）中已有"痈疽篇"外科专章，治疗的方法有针砭、按摩、熨贴、醪药等以及用截肢治疗"脱疽"。东汉末年出现著名的外科学家华佗，据记载，他用"麻沸散"进行全身麻醉和腹部手术等，这些方法当时已流传到中东阿拉伯国家。从南北朝时期龚庆宣编写的《刘涓子鬼遗方》（公元 483 年）至金元时代范亦林编写的《医得秘方》，多部外科专著描述了大量的医疗方法及用具，如灸板、消息子、炼刀、竹刀、小钩、吻刀等外科治疗用具，特别是在创伤外科方面记录用夹板、铁钳、凿、剪刀、麻线、桑白线等器材进行各种手术，促进了创伤外科的发展。齐德之编写的《外科精义》一书即代表了 14 世纪我国外科学发展的概况与水平。清末高文晋著的《外科图说》一书（公元 1856 年）是一本以图解说的中医外科学。以上简述足以说明中西外科学具有悠久的历史和丰富的实践经验。

外科学的进展又促进整个医学的发展。科学的成果不断为医学（包括外科学）水平的提高提供新的条件和知识。对人体和疾病的认识已深入到亚细胞和分子水平，生物医学工程、医用材料正在迅速发展。这样就使外科学的领域得以不断扩大，进而分成许多专业；新的专业还在不断形成。外科医生在防治疾病、提高人民健康水平和实现我国医学现代化等方面承担着重大的责任。所以，外科医生应该概括地了解外科学的发展历史，从前辈外科学家的贡献中受到启发和教育。外科医生应当努力在实际工作中打好基础，充分发挥自己的积极性和创造性，继续前进。

第二节　外科学的发展

现代外科学奠基于 19 世纪 40 年代，先后解决了手术疼痛、伤口感染和出血、输血等问题，从而加快了发展速度，提高了治疗效果，这些问题的解决被人们称为外科学发展中的三个里程碑。

一、麻醉

到 19 世纪初叶，外科学虽然已经有了比较坚实的基础，但手术死亡率仍很高，多达 40%～60%，因此医院里很少做手术。这虽然减少了术后死亡的人数，但伤病员的病死率却高得惊人。外科实际上还没有成为名副其实的专业。当时的主要问题是没有解决疼痛、出血和化脓；患者最终因休克、严重感染而死亡。

对镇痛问题很早就有各种探索，而且也找到一些药物，但却不能为手术提供无痛条件。当时对手术要求速度，完全是为了减少手术所引起的疼痛。18 世纪在英国曾有 53 秒钟取出膀胱结石的记录。

麻醉的出现解决了患者难以忍受、医生碍于动手的局面。1846 年美国牙科医师 W. T. G. Morton（1819—1868 年）首先把乙醚作为全身麻醉药，同年他协助 Warren 医师采用乙醚进行全身麻醉实施大手术成功，1847 年苏格兰爱丁堡产科医生 J. Y. Simpson 介绍了氯仿的应用。从此，由于解决了手术时的疼痛问题，也就为现代麻醉学的发展奠定了基础，起到推动外科发展的关键作用，这是外科发展中的第一个突破性进展，即第一个里程碑。1892 年德国人 Schleich 首先倡用可卡因进行局部浸润麻醉，不久普鲁卡因即替代可卡因，至今仍为安全有效的局部麻醉药。从此，手术成为一种实际可行的治疗方法，外科医生在手术台上可以充分发挥自己的才能，速度不再是决定性因素了。在此后的数十年中，麻醉的生理学和药理学都有了显著的发展，到 20 世纪 40 年代，麻醉学已发展成为一个专业。

二、抗菌与无菌术

早在 19 世纪中叶，外科医生已经观察到常见的化脓、丹毒、脓血症、败血症等与手术环境的关系，而称之为"医院病"。必须注意，这种认识是产生在法国化学家 L. Pasteur（1822—1895 年）提出疾病的细菌学理论之前。前面提到用氯仿进行麻醉的 Simpson 医生，他曾强调在厨房桌上动手术发生感染的机会就可减少。而抗菌与无菌术概念的提出与消毒方法的形成，基本解决了手术时所面临的难以控制或致死性的感染，推动了外科的快速进展，可称为外科进展中的第二个里程碑。1867 年，英国人李斯特（Joseph Lister）采用苯酚（phenol）溶液冲洗手术器械、用苯酚溶液浸湿的纱布覆盖伤口，结果使截肢患者死亡率由 46% 降至为 15%，从而奠定了抗菌术的基本原则，人们尊称其为外科抗菌术的创始人。1877 年，德国人拜哥曼（Begmmann）在实践中发现伤口不一定都会感染，如有不少穿透伤经清洁消毒后包扎也可获得痊愈。因此他认为不让这类伤口再被沾污（沾染）更为重要。在此基础上他采用了蒸汽灭菌，从而为外科学建立了无菌术。1889 年德国人福尔贝云哥尔（Furbringer）提出手臂消毒法，1890 年美国人哈尔斯泰德（Halsted）创用橡皮手套，使无菌术臻于完善。1892 年，匈牙利医师赛莫尔威斯（Semmelweis）首先提出在产妇检查前用漂白粉水洗手，结果使产妇死亡率由 10％降至 1％，这就是外科抗菌术（antisepsis）的开始。

三、血型和输血术

创伤或手术出血也曾是重要的死亡原因之一，严重地影响了外科学的发展。英国人 Wells 于 1872 年发明了止血钳，1873 年德国人 Esmarch 倡用止血带，他们是解决手术出血的创始人。1901 年美国人 Landsteiner 发现了血型，1907 年 Jan. Jansky 研究输血术成功，1915 年德国人 Lewosohn 首先在血液中加入抗凝剂枸橼酸钠溶液使血不凝，以后又有血库的建立，使输血简便易行。输血术在推动外科治疗范围及提高手术效果方面做出了卓越的贡献，起到了不可替代的作用，故称为第三个里程碑。

四、药物的开发

抗生素在预防和治疗感染上，完全改变了外科面貌，对外科发展起到了巨大的推动作用。感染曾经是阻碍外科发展的重大障碍，在实施无菌术之后，感染仍然是影响外科发展的一个重要原因。直至 1929 年英国细菌学家 A. Fleming（1881—1995 年）及其同事发现了青霉素，1935 年德国医生及生物化学家 G. J. P. Domagk（1895—1964 年）发现并使用磺胺类药百浪多息，二者的临床应用为外科学的发展开辟了一个新纪元。过去由于惧怕感染而不敢采用手术治疗的创伤和疾病，在手术后采用抗感染治疗获得广泛成功。

再以麻醉用药为例，新的吸入性全身麻醉药、多种镇静药、强效类吗啡药物、新的肌肉松弛药等，不但为手术创造了更好的条件，而且也提高了安全性。

其他如心血管、胃肠系统药物也起了极大作用。

抗排斥反应药物，如有效、低毒的抗排斥反应药物环孢素 A（Cyclosporin A，CsA）的出现与应用，使人体的多种器官移植（如心脏移植、心-肺联合移植、双/单肺移植、肾移植、肝移植等）得到了飞速发展。

五、蓬勃发展的当代外科

20 世纪中叶以来，新的技术革命在全球兴起，自然科学的进展和新技术、新材料的出现推动各学科前进，并形成了许多新兴科技领域。如以高分子材料为原料的新型合成敷料（模型、泡沫型、喷雾型、复合型）、人造胶原生物辅料的问世，利用纳米技术开发的注射型纳米骨浆、人造肌肉纤维等，均表明当代外科已进入了一个蓬勃发展的新阶段，这是医学整体发展的组成部分，同时又有外科学自身的发展。医学本身也已从生物医学模式转向生物-心理-社会医学模式。

（一）诊断技术的提高使许多过去无法或难以确诊的病变已能在早期查出，而且并不给患者带来过多的痛苦和精神心理负担。在这方面可以两类检查为例，一是以病变的生物学变化（包括 DNA、酶学、免疫学等变化）为基础的检查方法，往往可以从血液检查中得出诊断；二是影像学诊断，如超声造影、三维超声检查、放射性核素检查、X 线断层摄影（CT）、磁共振成像（MRI）、血管造影、无导线胶囊内镜技术等，在确定病变性质和范围上可达到相当准确的程度；三是一些新仪器、新物质的应用有效防止了以前难以避免的严重并发症发生。如术中应用尼高力神经电生理术中监护仪，可检测组织中有无喉返神经，从而可避免损伤喉返神经。利用淋巴示踪剂-纳米碳混悬注射液，使甲状腺腺叶和其周围淋巴结黑染，而甲状旁腺，甲状腺上、中、下极血管和喉返神经均未见黑染，对彻底清扫淋巴组织时避免误伤甲状旁腺起到了不可替代的保护作用。

（二）内镜操作之微创技术已经成为外科的一项重要诊治手段，其应用范围远远超出了过去仅用于膀胱、尿道病变的范围。许多胸腹部开放性手术已由内镜手术所代替。如双镜联合、三镜联合胆道手术、单孔腹腔镜手术、经自然孔腹腔镜手术等已在全国逐渐开展起来。关节镜亦已成为骨科的诊治工具，其应用范围正在继续扩大中。

（三）宙斯（Zeus）和达芬奇（Da Venci）机器人手术系统是一种高级机器人平台（简称），其设计理念是通过使用微创的方法，实施复杂的外科手术。手术系统由三部分组成：外科医生控制台、床旁机械臂系统和成像系统。截止到2007年，国内外就已成功地实施了机器人手术6000余次。虽然以达芬奇为代表的机器人辅助腹腔镜系统是手术技术的一个飞跃，但该系统还有待完善的地方或进一步发展的空间。

（四）低温技术与体外循环的出现为开展心脏大血管外科提供了有效手段。没有低温术与体外循环装置，就没有现代心血管外科的发展。50年来，低温和体外循环设备日臻完善，已被广泛使用。在此条件下，心脏外科取得了飞速发展。对于几乎所有的先天性心脏病，均可进行心内纠正。冠状动脉粥样硬化性心脏病（简称冠心病）的冠状动脉-主动脉旁路移植术（CABG）已在全球开展，且取得良好效果，成绩斐然，应该说这主要归功于低温和体外循环技术。

（五）由于高科技的发展，创造了许多可用于人体的材料，并设计制成许多人工脏器与人工材料（包括复合生物医用材料、组织工程材料、血液净化材料、纳米生物材料、口腔材料、生物体植入集成电路等），如人工关节、人工韧带、人工血管、人工心脏瓣膜以及用以修补各种组织缺损的补片，还有人工心脏及心脏辅助装置。这些人工脏器与人工材料的出现为外科学的发展提供了新条件，救治了许多以前无法治疗或治愈的患者。

（六）器官移植在治疗上也为外科领域开辟了新的途径。随着移植免疫学的进展、移植技术的提高及免疫抑制药的不断更新，器官移植已经成为临床上实际可用的全新治疗方法。从肾移植开始，肝移植、心脏移植都已有实际价值。不仅如此，单器官移植已发展到多器官移植。从供者体内取出部分肝做活体肝移植，使供者、受者都可有足够的肝组织维持生理功能，已获得成功，这对增加供源是重要的探索。

（七）三维立体（3D）打印属于一种快速成型（rapid prototyping）技术，是一种由计算机辅助设计数据通过成型设备以材料累加的方式制成实物模型的技术。目前，3D打印技术已经得到了广泛的应用，而且在医学领域也出现了许多创举，如打印人造肉、血管、人体骨骼以及制作生物模型等。2011年6月，比利时Hasselt大学成功地为一名83岁的老妇人植入了3D印刷下颌骨。1天后，老妇人就可以说话和吞咽了。应该说，"计算机技术正在医疗领域掀起一场革命"，也许在不久的将来，真的可以利用打印技术"克隆"一个完整的人。

在外科治疗中，基于更重视全局性的安排，以便对复杂、危重患者进行区分轻重缓急的、有整体计划的有序救治，近年来出现了外科监护病房、快速康复外科（fast track surgery，FTS）等。监护病房由有经验的医护人员组成，有负总责的医生，具备先进的仪器设备，并可随时进行相关的实验室检查。这样，对危重或接受复杂手术治疗的伤病员可持续观察监测，及时发现变化，采取必要的护理、治疗、抢救、复苏等措施。快速康复外科则是将麻醉学、疼痛控制及外科手术方式等方面的新技术与传统术后护理方法的改进相结合，从而达到降低手术后应激反应、降低术后并发症发生率及死亡率、缩短术后住院时间和减少住院费用的目的，与微创外科技术的理念一致。

上述现代外科学的发展，实实在在地在外科学的发展中起到突破性的推动作用。也可以说外科学的发展是多学科与高科技的产物，是一个集体团队的工作，只有多学科集体团队的密切合作，外科学才有可能高速发展，才能更快地培养出具有推动外科学发展的人才。

第三节 现代外科学的范畴

外科学是医学科学的一个重要组成部分，其范畴随历史发展也在不断变化更新。今天的外科学已远非 18 世纪以前的外科学，治疗的病种日益扩大，已经包括了许多内部疾病，涵盖人体的各个系统与各种器官，从器质性疾病发展到功能性疾病的外科治疗。由于科学技术的发展，微波、激光、纤维内镜和其他新的诊断方法和新手术器械已在临床被广泛应用。分子生物学也已介入外科疾病，如采用基因表达诊断肿瘤，确定遗传性的基因定位诊断许多遗传性疾病，以及研究基因治疗的可行性等。因此，今天的外科学内涵及范畴已涉及基础医学及与其相关的其他学科的"现代外科学"。理解、发展与学习现代外科学需要注意和明确以下几个问题。

一、外科学与内科学的关系

外科学与内科学是医学领域的两大学科，是治疗疾病的两个既有分工又有统一，而且不断转换的学科，应该说外科学与内科学的范畴是相对的。由于科学的发展和新技术的不断出现，原来属于内科范畴的疾病可变为外科治疗的疾病。如门静脉高压症，其最常见的病因是肝硬化引起的，一般说来是由内科医师治疗，改善肝功能后再由外科治疗，而在术后往往又需要内科继续治疗肝硬化，内、外科互补，才能取得良好效果。又如化脓性感染早期需药物治疗，而当形成脓肿时则需外科切开引流。再有十二指肠溃疡（duodenal ulcer），以前多需外科手术治疗，但随着新药的不断研制、开发，现多以药物治疗为主。可见，随着医学科学的发展和诊疗技术的改进、提高，内科学、外科学的范畴也在不断更新。因此内、外科医师既有分工又有合作，内、外科的分工和合作至关重要。

二、外科学与解剖学的关系

外科手术是外科治疗的重要内容，当然它绝不是全部内容。作为外科医师必须充分了解人体解剖学和局部解剖学。现代外科手术涉及人体的各种脏器，只有熟悉这些脏器与相关部位解剖，才有可能正确地施行手术，避免或降低不应出现的并发症，改进手术切口、进路和方法，以推动外科学的发展。

三、外科与其他学科的关系

外科学的发展与生理学、病理学和病理生理学、生物医学工程和诊断技术学、分子生物学以及实验外科学的发展息息相关。现代外科要求外科医师掌握生理学、病理学和病理生理学知识，并关心其发展，以便选择和创造更符合人体生理的手术方法，以便在手术过程中辨别正常组织与病理组织，了解病变发展的过程，以利于正确选择手术方法和手术范围，提高疗效，推动外科学的发展。由于生物医学工程的快速发展，出现了许多新的诊断技术，在影像诊断方面尤为突出，如各种超声诊断装置、造影技术、CT、CTA、MRI、MRA 以及 SPECT、PET 等对于确切的诊断帮助很大，外科医生必须认识与了解并注意其发展，使其为设计和选择最佳手术方式提供基础。在现代外科新领域可能越来越多地采用分子生物学的方法研究外科学存在的新问题，临床外科医师应密切注意与此有关的新情况，以推动外科学的发展。外科学的发展离不开实验外科学，外科学的发展史是如此，在今后推动外科学的进一步发展也是如此。临床外科医师必须掌握实验外科学，关心实验外科学的发展及其结果，开启思路，以便推动外科学的发展。

（王 宇）

第二章　无菌技术

无菌技术（asepsis）起源于 19 世纪中期，是针对外科感染、特别是外科手术后感染的相关因素（感染来源及感染途径）而采取的一系列预防措施，其最初的基本内容主要是对实施外科手术的环境、用具及人员进行的抗菌（antisepsis）和灭菌（sterilization）措施。自无菌技术产生和广泛应用以来，对于显著降低手术切口感染率发挥了关键性作用。无菌术的理论和方法在经历了近 150 年的发展之后，其应用范围已经从外科手术扩展至临床医学各专业学科领域中的诊断性和治疗性操作（包括内镜检查和治疗、穿刺、插管、换药等），从而成为外科学乃至于临床医学范畴内的基本原则与核心规范之一。无菌技术的内容也从最初的灭菌和抗菌（或称消毒，disinfection）措施发展成为一个比较完整的体系，包括感染预防的基础理论、临床医疗的工作程序、无菌操作的基本规范、工作人员的无菌观念以及医院管理的相关规章制度。

第一节　无菌术的内涵及其在外科中的地位

在人体和环境中，普遍存在着各种微生物。在手术、穿刺、插管、注射及换药等过程中，皮肤、鼻咽腔、上呼吸道和胃肠道存在的微生物以及空气、地面、墙壁和物品上携带的微生物有可能通过接触、空气或飞沫进入切口或组织，如果未能采取一系列严格的预防措施，就可能引起感染。无菌技术的目的就是防止上述各种途径导致的致病微生物沾染。1867 年英国外科学家 Lister 首次应用苯酚对手术人员、手术环境和用品进行消毒，成功地降低了切口感染率和手术死亡率。无菌技术发展至今，其内涵除了不断发展和创新的各种灭菌法和消毒法外，还拓展至各种操作规范和管理制度。培养和强化医护人员的无菌观念、建立和贯彻严格的操作规则、设计和实施科学的管理制度等在无菌技术中具有与灭菌术和抗菌术同等重要的地位，是无菌技术内涵中不可或缺的组成部分。

从理论上讲，灭菌法是指杀灭一切活的微生物，抗菌法（消毒）则是指杀灭病原微生物和其他有害微生物，但并不要求清除或杀灭所有微生物（如芽孢等）。从临床角度，既要掌握灭菌和消毒在概念上的区别，更需关注其目的和效果。灭菌和消毒都必须能杀灭所有病原微生物和其他有害微生物，达到无菌技术的要求。预先用高温等物理方法能把手术器械和物品上所附带的微生物彻底消灭掉。有些化学品（如甲醛、环氧乙烷及戊二醛等）也可消灭一切微生物。化学方法还可用于某些特殊手术器械的消毒、手术人员手臂的消毒、患者的皮肤消毒以及手术室的空气消毒等。无菌术中的操作规则和管理制度则是为了保障已经灭菌和消毒的物品、已经完成无菌准备的手术人员或手术区域不再被污染所采取的措施。任何人都应严格遵守这些规定，否则无菌技术的目的就不能达到。

应用于灭菌的物理方法有高温、紫外线和电离辐射等，其中在医院内以高温的应用最为普遍。手术应用物品（如手术衣、手术巾、纱布、盆罐）以及各种常用手术器械等都可用高温来灭菌。电离辐射主要用于药物（如抗生素、激素、维生素等）的制备过程，还包括一次性医用物品（包括敷料、手术衣、手术巾、容器、注射器及缝线等）的灭菌。紫外线可以杀灭悬浮在空气中和附于物体表面的细菌、真菌、支原体和病毒等，常用于室内空气的灭菌。某些药液的蒸气可渗入纸张、衣料和被服等而发挥灭菌作用。大多数用于消毒的药物虽能杀灭细菌、真菌等一切能引起感染的微生物，但对人体正常组织常有较大损害，只有几种毒性很小的消毒药物才适用于手术人员及患者皮肤的消毒。

第二节　手术器械及其所用物品的灭菌和消毒

手术使用的各种器械和物品的制作材料不同、精密程度存在差别，可依据其质地和结构特点，选择物理方法或化学方法进行灭菌或消毒，以达到无菌术的要求。对各种致病微生物的杀灭不仅要达到物体表面，而且要达到内部管腔和缝隙，同时应该保证器械和物品的材质不受侵蚀、结构不被破坏、保持良好的性能功用。

一、物理灭菌法

常用的物理灭菌法包括高压蒸气法、煮沸法和火烧法三种，以高压蒸气灭菌法应用最为普及，效果肯定，是所有能耐热物品的重要灭菌手段。

（一）高压蒸气法

高压蒸气灭菌法用于能耐高温的物品，如金属器械、玻璃、搪瓷、敷料等，各种物品的灭菌所需时间略有不同。高压蒸气灭菌器可分为下排气式和预真空式两类。国内目前应用最多的是下排气式灭菌器，其式样很多，有手提式、卧式及立式等，但其基本结构和作用原理相似，由一个具有两层壁的耐高压的锅炉构成。蒸气进入消毒室内积聚而使压力增高，消毒室内的温度也随之升高。当蒸气压力达到 $104.0\sim137.3kPa$（$15\sim20$ 磅力/平方英寸）时，温度可达 $121\sim126℃$。在此状态下维持 30 分钟，即能杀灭包括具有顽强抵抗力的细菌芽孢在内的一切微生物。

下排气式高压蒸气灭菌器的使用方法为：把需要灭菌的物品放入消毒室内，紧闭灭菌器门。蒸气先进入夹层，待达到所需的控制压力之后，把冷凝水泄出器前面的冷凝排放阀旋开少许，然后将总阀开放，让蒸气进入消毒室。开放冷凝排放阀可使冷凝水和空气从消毒室内排出，以保证消毒室内所需的温度。待消毒室内的蒸气压力及温度达到预定值时，即可开始计算灭菌时间。完成灭菌时间之后，排放消毒室内的蒸气（或让其自然冷却）。待消毒室压力表下降至"0"之后 $1\sim2$ 分钟，再将灭菌器门打开。让已灭菌的物品在消毒室内再留置 $10\sim15$ 分钟，利用室内的热和蒸发作用，可使包裹干燥。物品经高压灭菌后，可保持包内无菌 2 周。

预真空式蒸气灭菌器的结构及使用方法有所不同。其特点是先抽吸灭菌器内的空气使其呈真空状态，然后由中心供气室经管道将蒸气直接输入消毒室，这样可以保证消毒室内的蒸气分布均匀，整个灭菌所需的时间也可缩短，对灭菌物品的损害亦更轻微。灭菌条件为蒸气压力 $170kPa$，消毒室内温度 $133℃$，$4\sim6$ 分钟可达灭菌效果，整个过程需 $20\sim30$ 分钟。该灭菌器价格虽较贵，但因其效果更佳，已逐渐在被推广应用。

使用高压蒸气灭菌器的注意事项：①需灭菌的各种包裹不宜过大，体积上限为长 40cm、宽 30cm、高 30cm。包扎亦不宜过紧。②灭菌器内的包裹不宜排放得过密，以免妨碍蒸气透入，影响灭菌效果。③预置专用的包内及包外灭菌指示纸带，在压力及温度达到灭菌标准条件并维持 15 分钟时，指示纸带即出现黑色条纹（包内色带为一根黑色条纹，包外色带为三根黑色条纹），表示已达到灭菌的要求。④易燃和易爆物品（如碘仿、苯类等），禁用高压蒸气灭菌法。⑤瓶装液体灭菌时，只能用纱布包扎瓶口，如果要用橡皮塞，应插入针头以排气。⑥已灭菌的物品应注明有效日期，并需与未灭菌的物品分开放置。⑦高压蒸气灭菌器应由专人负责，每次使用前应检查各阀门性能是否良好，使用中也应观察运行是否正常，及时发现问题以免发生意外。

（二）煮沸法

此法有专用的煮沸灭菌器，但一般的铝锅或不锈钢锅洗去油脂后，也常用于煮沸灭菌。此法适用于金属器械、玻璃制品及橡胶类等物品。在水中煮沸至 100℃并持续 15～20 分钟，一般细菌即可被杀灭，但带芽孢的细菌至少需煮沸 1 小时才能被杀灭。高原地区气压低，水的沸点亦低，煮沸灭菌的时间需相应延长。海拔高度每增高 300m，灭菌时间应延长 2 分钟。为节省时间和保证灭菌质量，高原地区可应用压力锅进行煮沸灭菌。压力锅的蒸气压力一般为 127.5kPa，锅内最高温度可达 124℃左右，10 分钟即可灭菌。

注意事项：①为达到灭菌目的，物品必须完全浸没在沸水中。②缝线和橡胶类的灭菌应于水煮沸后放入，持续煮沸 10 分钟即可取出，煮沸过久会影响物品质量。③玻璃类物品需分别用纱布包裹，放入冷水中逐渐煮沸，以免煮沸时互相碰撞而破损；玻璃注射器应将内芯拔出以免骤热而炸裂。④煮沸器的锅盖应妥善盖好，以保持沸水温度。⑤灭菌时间应从水煮沸后算起，若中途放入其他物品，则灭菌时间应重新计算。

（三）火烧法

金属器械的灭菌可用此法。将器械置于搪瓷或金属盆中，倒入 95％乙醇少许，点火直接燃烧，也可达到灭菌目的。但此法常使锐利器械变钝，又会使器械失去原有的光泽，因此仅用于紧急使用的特殊情况。

二、化学方法灭菌与消毒

应用化学方法进行灭菌与消毒适用于能够耐受潮湿但不能耐受高温的手术器械和物品，也适用于经高温灭菌后会导致变形的材料（如硅胶、塑料等制品）或使用受影响的器械和设备（如刀、剪等锐利器械，内镜，腔镜等）。目前常用的方法包括消毒液浸泡法和甲醛蒸气熏蒸法。

（一）药液浸泡法

锐利器械、内镜和腔镜等不适于热力灭菌的器械，可用化学药液浸泡消毒。常用的化学消毒剂有下列几种：

1. 2％中性戊二醛溶液　浸泡时间为 30 分钟。常用于刀片、剪刀、缝针及显微器械的消毒。药液宜每周更换一次。

2. 10％甲醛溶液　浸泡时间为 20～30 分钟。适用于输尿管导管等树脂类、塑料类以及有机玻璃制品的消毒。

3. 70％乙醇（酒精）　浸泡时间为 30 分钟。用途与戊二醛溶液相同。目前较多用于已消毒过的物品的浸泡，以维持消毒状态。酒精应每周过滤，并核准其浓度一次。

4. 0.1％苯扎溴铵溶液（新洁尔灭）　浸泡时间为 30 分钟。虽亦可用于刀片、剪刀及缝针的消毒，但因其消毒效果不及戊二醛溶液，故目前常用于已消毒的持物钳的浸泡。

5. 0.1％氯己定溶液（洗必泰）　浸泡时间为 30 分钟。抗菌作用较苯扎溴铵强。

注意事项：①浸泡前，器械应予去污、擦净油脂；②拟予消毒的物品应全部浸入溶液内；③剪刀等有轴节的器械，消毒时应把轴节张开；管、瓶类物品的内面亦应浸泡在消毒液中；④使用前，需用灭菌生理盐水将消毒药液冲洗干净，因该类药液对机体组织均有损害作用。

（二）甲醛蒸气熏蒸法

使用有蒸格的容器，在蒸格下放一量杯，按容器体积加入高锰酸钾及 40％甲醛（福尔马林）溶液（用量以每 0.01m³ 加高锰酸钾 10g 及 40％甲醛 4ml 计算）。物品置蒸格上部，容器盖紧，熏蒸 1 小时即可达消毒目的。但灭菌需 6～12 小时。

三、手术器械和用品的清洁、保管及处理

一切器械、敷料和用具在使用后，都必须经过一定的处理，才能重新进行消毒，供下次手术使用。其处理方法随物品种类、污染性质和程度而不同。凡金属器械、玻璃、搪瓷等物品，

在使用后都需用清水洗净，特别需注意沟、槽、轴节等处的去污；各种导管均需注意冲洗内腔。凡属铜绿假单胞菌（绿脓杆菌）感染、破伤风或气性坏疽伤口，或乙型肝炎抗原阳性患者所用的布类、敷料、注射器及导管应尽量选用一次性物品，用后即焚烧处理，以免交叉感染。金属物品冲洗干净后置于20%碘伏原液（0.1%有效碘）内浸泡1小时。

第三节　手术人员和手术患者在手术区域的准备

一、手术人员的术前准备

（一）一般准备

参加手术的人员应尽可能避免因自身因素导致的致病微生物沾染，手术当日应先参加手术，然后为感染伤口换药；应先施行清洁手术，然后施行沾染或感染手术。手术人员进手术室后，先要换穿手术室准备的清洁衣裤和鞋，戴好帽子和口罩。帽子要盖住全部头发，口罩要盖住鼻孔。剪短指甲、去除甲缘下的积垢。患有上呼吸道感染疾病，手臂部皮肤有破损或有化脓性感染者不能参加手术。

（二）手臂消毒法

手臂上的细菌分暂存菌和常存菌两大类，暂存菌是暂时附着到皮肤表面的细菌，常存菌则是长期附着在皮肤深层（如毛囊、皮脂腺等处）的细菌。手臂消毒法仅能清除皮肤表面的暂存菌，但深处的常存菌不易清除消灭，在手术过程中，这些深藏的细菌可逐渐移到皮肤表面。所以在手臂消毒后，还要戴上消毒橡胶手套和穿无菌手术衣，以防止这些细菌污染手术切口。

肥皂水洗手法已沿用多年，现逐渐被应用新型消毒剂的刷手法所替代。后者刷手时间短，消毒效果好，且其消毒作用能保持较长时间。洗手用的消毒剂有含碘与不含碘两大类。

1. 肥皂水刷手法

（1）手术者先用肥皂做一般的洗手，再用无菌毛刷蘸浓肥皂水刷洗手和臂，从指尖到肘上10cm处，两手臂交替刷洗。特别要注意甲缘、甲沟、指蹼等处的刷洗。一次刷完后，手指朝上、肘部朝下，用清水冲去手臂上的肥皂水。反复刷洗三遍，共约10分钟。用无菌毛巾从手到肘部擦干手及臂，擦过肘部的毛巾不可再擦手部。

（2）将手和前臂浸泡在70%乙醇（酒精）内5分钟，浸泡范围到肘上6cm处。

（3）如用苯扎溴铵（新洁尔灭）代替乙醇，则刷手时间可减为5分钟。手臂在彻底冲净肥皂水和擦干后，在0.1%苯扎溴铵溶液中浸泡5分钟。浸泡前务必使手臂上的肥皂彻底冲净，以免残留在手臂上的肥皂水带入桶内影响苯扎溴铵的杀菌效力。配制的苯扎溴铵溶液在使用40次之后，不再继续使用。

（4）洗手消毒完毕后，保持拱手姿势，手臂不应下垂，也不可再接触未经消毒的物品，否则应重新浸泡消毒。

2. 碘伏刷手法　肥皂水刷洗双手、前臂至肘上10cm，应刷洗2遍共5分钟，清水冲净后用无菌纱布擦干，用浸透0.5%碘伏（有效碘）的纱布涂擦手和前臂2遍，稍干后穿手术衣和戴手套。

3. 氯己定刷手法　氯己定是不含碘的高效复合型消毒液。清水冲洗双手、前臂至肘上10cm后，用无菌刷蘸氯己定溶液3～5ml刷手和臂3分钟。流水冲净，用无菌纱布擦干，再取吸足氯己定的纱布球涂擦手和臂。待稍干后穿手术衣及戴手套。

4. 碘尔康刷手法　肥皂水刷洗双手、臂至肘上10cm，刷洗3分钟后以清水冲净，用无菌纱布擦干。用浸透0.5%碘尔康的纱布涂擦手和臂1遍，稍干后穿手术衣和戴手套。

清洁手术完毕，计划连续施行另一手术时，如果手套未破，可不用重新刷手，仅需用乙醇或苯扎溴铵溶液浸泡 5 分钟，也可用碘尔康或氯己定涂擦手和前臂，再穿无菌手术衣和戴手套。但需注意采用下列更衣方法：先由他人解开衣带，将手术衣自背部向前反折脱去，脱衣袖时，使手套的腕部随之翻转于手上，戴手套的右手伸入左手套反折部（不能接触皮肤）脱下左手套；未戴手套的左手拿捏右手套的贴皮肤面（不能接触手套的外面），脱下右手套。这个步骤可使脱手套时手套的外面不接触到皮肤。若前一次手术为污染手术，则接连施行手术前应重新洗手。

（三）穿无菌手术衣和戴无菌手套

目前多数医院都采用经高压蒸气灭菌的干手套，较少使用消毒液浸泡的湿手套。使用干手套时应先穿手术衣，后戴手套；如用湿手套，则应先戴手套，后穿手术衣。

1. 穿无菌手术衣　将手术衣轻轻抖开，提起衣领两角，注意勿将衣服外面对向自己或使衣角碰到其他物品或地面。将两手插入衣袖内，两臂前伸，让别人协助穿上，最后双臂交叉提起腰带向后递，由别人在身后将带系紧。

2. 戴无菌手套　没有戴无菌手套的手，只允许接触手套套口的向外翻折部分，不能碰到手套外面。

（1）戴干手套法：取出手套夹内无菌滑石粉包，轻轻敷擦双手，使之干燥光滑。用左手自手套夹内拿捏手套套口翻折部，将手套取出。先用右手插入右手手套内，注意勿触及手套外面；再用已戴好手套的右手四个手指（示指、中指、无名指和小指）插入左手手套的翻折部内侧，帮助左手插入手套内。已戴手套的右手不可触碰左手的皮肤。将手套翻折部翻回手术衣袖口外。用无菌生理盐水冲净手套外面的滑石粉。

（2）戴湿手套法：手套内要先盛放适量的无菌水，使手套撑开，便于戴上。戴好手套后，将手腕部向上稍举起，使水顺前臂沿肘流下，再穿手术衣。

二、患者手术区的准备

按手术切口的沾染程度，手术分为清洁、沾染（又可分为轻度沾染与污染）和感染等类别。为了防止清洁手术和轻度沾染手术发生术后切口感染，降低污染手术的术后感染率，减轻感染手术的切口感染，必须遵循无菌技术的原则，消灭拟做切口处及其周围皮肤上的细菌。应重视手术前皮肤的清洁卫生，如更衣、洗澡或床上擦澡。如皮肤上有较多油脂或胶布粘贴的残迹，可首先用汽油或松节油拭去。然后用 2.5%～3% 碘酊涂擦皮肤，待碘酊干后，以 70% 乙醇（酒精）涂擦 2 遍，将碘酊擦净。另一种消毒方法是用 0.5% 碘尔康溶液或 0.1% 苯扎溴铵溶液涂擦两遍。对婴儿、面部皮肤、口腔、肛门、外生殖器等部位，可选用刺激性小、作用较持久的 0.75% 吡咯烷酮碘消毒。在植皮时，供皮区的消毒可用 70% 乙醇（酒精）涂擦 2～3 次。

注意事项：①涂擦上述药液时，应由手术区中心部向四周涂擦。如为感染切口，或为肛门区手术，则应自手术区外周涂向感染切口或会阴、肛门处。已经接触污染部位的药液纱布，不应再返擦清洁处；②手术区皮肤消毒范围要包括手术切口周围 15cm 的区域。如手术中有延长切口的可能，则应事先相应扩大皮肤消毒范围。

手术区消毒后，铺无菌布单。其目的是除显露手术切口所必需的皮肤区以外，其他部位均予以遮盖，以避免和尽量减少手术中的污染。在手术区的皮肤粘贴无菌塑料薄膜的方法也很常用，皮肤切开后薄膜仍黏附在切口边缘，可防止皮肤上尚存的微生物在术中进入切口。小手术仅盖一块孔巾即可，对较大手术，需铺盖无菌巾和其他必要的布单。原则是除术野外，至少要有两层无菌单遮盖。一般的铺巾方法如下：用四块无菌巾，每块的一边双折少许，在切口每侧铺盖一块无菌巾，盖住手术切口周围。通常先铺相对不洁区（如下腹部、会阴部），或先铺操作者的对侧，最后铺靠近操作者的一侧，并用布巾钳在两块无菌巾的交角处夹住，以防止移动。无菌巾铺下后，不可随便移动，如果位置不准确，只能由手术区向外移，而不能够向内移动。然后，根据手术部位的具体情况，再加铺中单或大单。大单布的头端应盖过麻醉架，两侧和足端部应垂下超过手术台边 30cm。上、下肢手术，在皮肤消毒后应先在肢体下铺双层无菌中单布。肢体近端手术常用双层无菌巾将手（足）部包裹。手（足）部手术需在其肢体近端用无菌巾包绕。

第四节　手术进行中的无菌观念与无菌原则

对于手术器械和物品所做的灭菌或消毒处理、对于手术人员和患者手术区的相关准备工作均为手术提供了一个较好的无菌环境。但在手术进行过程中，如果手术人员缺乏无菌观念或没有按严格的规章来保持这种无菌环境，则已经灭菌和消毒的物品或手术区域仍有受到污染以致引起切口感染的可能，有时甚至可以因此而导致手术失败，甚至影响患者的生命。这种所有参与手术的人员必须认真遵守和执行的规章，即称为无菌操作规则。若发现有人违反，必须予以立即纠正。无菌操作规则包括：

1. 手术人员穿无菌手术衣和戴无菌手套之后，手不能接触背部、腰部以下和肩部以上部位，这些区域属于有菌地带；同样，也不要接触手术台边缘以下的布单。

2. 不可以在手术人员的背后传递手术器械及用品；不慎受到污染或坠落到无菌巾、手术台边缘以外的器械物品，不准拾回再用。

3. 手术中如手套出现破损或接触到有菌地方，应更换无菌手套；如前臂或肘部触碰到有菌地方或被湿透，应更换无菌手术衣或加套无菌袖套；如无菌巾、布单等已被湿透，其无菌隔离作用不再完整时，应加盖干的无菌布单。

4. 在手术过程中，同侧的手术人员如需调换位置，应在协商后一人先退后一步，背对背的转身到达另一位置，以防触及对方背部不洁区；若为对侧人员更换，则应从患者足侧移动并注意避免污染。

5. 手术开始前要清点器械、敷料，手术结束前应仔细检查胸、腹等体腔，再次清点核对器械、敷料，待清点数量无误后，才能关闭切口，以免异物遗留腔内，产生严重后果。

6. 切口边缘应以无菌大纱布垫或手术巾遮盖，并用巾钳或缝线固定，仅显露手术切口，术前手术区粘贴无菌塑料薄膜可达到相同目的。

7. 切开皮肤以及缝合切口之前，需用 70％乙醇（酒精）再涂擦消毒皮肤一次。

8. 打开胸腔、腹腔或盆腔前，应当使用无菌纱垫预先保护切口，并使用无菌钳夹持或缝线缝合将腹膜、胸膜或盆壁腹膜与纱垫进行固定，以保护切口各层不被污染；切开空腔脏器（特别是消化道空腔）前，要先用纱布垫保护周围组织，避免被空腔脏器内容物污染；缝合消化道空腔脏器后要将所用的器械弃去，并换用清洁的器械和敷料继续手术。

9. 参观手术的人员不可太靠近手术人员或站得太高，也不可经常在室内走动，以减少污染的机会。

10. 手术进行时不应开窗通风或使用电扇，室内空调机风口也不能吹向手术台，以免扬起尘埃，污染手术室内空气。

第五节　手术室工作中的无菌观念与管理

手术室是实施各类手术的主要场所，需要牢固树立工作中的无菌观念和制订严格的管理制度以保证手术室的洁净环境。手术室从设计上要满足严格的无菌管理需求，手术室人员行动路线应保障工作人员与患者各自独立，物资运输路线应保障无菌或未使用物品的进入路线与污染或使用后物品送出路线严格分开。手术安排上应按照各学科专业的不同特点，尽量将不同类型的手术安排在不同的手术间内进行。当一个手术室连续安排数个手术时，应先做清洁手术，后做沾染或感染手术。患有急性感染性疾病，尤其是上呼吸道感染者，不得进入手术室。凡进入手术室的人员，必须换上手术室的清洁鞋帽、衣裤和口罩。每个手术间参观手术的人员不宜超过 2 人。应当结合具体手术类别、切口污染情况准备手术器械与各类用品，对于清洁手术或轻度沾染手术可采用能够重复灭菌与消毒的物品，但对合并气性坏疽、铜绿假单胞菌、肝炎、破伤风等严重感染的患者则应尽可能使用一次性物品。手术室必须对灭菌消毒物品实施严格管理，应分别设置清洁与污染物品集散处，灭菌与消毒后的物品应严格标明灭菌或消毒日期、失效日期并与手术使用后的物品分开。每次手术完毕后和每天工作结束时，都应彻底擦拭地面，清除污液、敷料和杂物等。每周应彻底大扫除一次。

手术室内应定期进行空气消毒。通常采用乳酸消毒法。在一般清洁工作完成之后，打开窗户通风 1 小时。对 100m³ 左右的空间，可用 80％乳酸 12ml，倒入锅内（或再加等量的水），置于三脚架上，架下点酒精灯，待蒸发完后将火熄灭，紧闭门窗 30 分钟后再打开通风。在铜绿假单胞菌感染手术后，则先用乳酸进行空气消毒，1～2 小时后进行扫除，用 0.1％苯扎溴铵溶液擦洗室内物品后开窗通风 1 小时。在破伤风、气性环疽手术后，可用 40％甲醛溶液消毒手术室。按每平方米占地面积的空间用甲醛溶液 2ml 和高锰酸钾 1g，即能产生蒸气，12 小时后再打开窗户通风。在 HbsAg 阳性和 HbeAg 阳性的患者手术后，地面和手术台等可酒 0.1％次氯酸钠溶液，30 分钟后清扫和擦拭；或可用 5％碘伏擦拭。也有采用紫外线消毒手术室空气的方法，通常以每平方米占地面积使用紫外线电功率 1～2W 计算，照射 2 小时，照射距离不超过 2m。手术室空气过滤除菌法的应用日益广泛。

（王　杉）

第三章 外科患者的营养代谢、体液与电解质失调

第一节 正常人体营养代谢与体液、离子平衡简介

一、正常人体营养代谢

营养（nutrition）物质是维持人体正常生活必需的物质基础。主要包括三类：①供应能量的物质，主要有糖类和脂肪；②蛋白质是机体的重要组成部分，是生命的物质基础；③构成机体各部分的其他元素，主要包括电解质、微量元素和各种维生素。人体营养代谢中最为重要的常指蛋白质代谢和能量代谢。

（一）蛋白质代谢

蛋白质是构成机体的主要成分，是生命存在的物质基础。主要生理功能包括：①维持细胞、组织的生长、更新和修复；②参与多种重要的生理活动；③氧化供能，1g 蛋白质或氨基酸氧化可产生能量 18kJ（4.3kcal），人体每天所需热量的 10%～15% 来自蛋白质。氨基酸是蛋白质的基本组成单位，食物中蛋白质经过消化道多种酶分解成氨基酸吸收入血液，这一吸收过程主要在小肠完成。血浆中游离氨基酸是氨基酸在各组织间转运的主要形式。正常成人机体蛋白质需要量为 1g/（kg·d），相当于氮量 0.15g/（kg·d）；正常成人血浆总氨基酸浓度约为 2mmol/L；在正常代谢时，机体不断合成与分解蛋白质，当合成大于分解时，机体就处于合成代谢状态；反之，则处于分解代谢状态。组成人体蛋白质的氨基酸一般有 20 种，根据氨基酸骨架是否能由机体合成分为必需氨基酸（essential amino acid，EAA）和非必需氨基酸（non-essential amino acids，NEAA）。必需氨基酸需从食物获取。机体对必需氨基酸的种类和需要量因年龄不同而有所差异，健康成人必需氨基酸有 8 种，包括亮氨酸、异亮氨酸、赖氨酸、苯丙氨酸、蛋氨酸、苏氨酸、色氨酸和缬氨酸。非必需氨基酸中的一些氨基酸在体内合成率很低，当机体需要量增加而合成不足时则需要体外补充，称为条件必需氨基酸，主要包括精氨酸、谷氨酰胺及半胱氨酸等，其中精氨酸在刺激机体胰岛素和生长激素的释放、促进机体蛋白质合成方面具有重要作用。谷氨酰胺是小肠黏膜、淋巴细胞及胰腺细胞的主要能源物质，在预防小肠、胰腺萎缩，维持肠道黏膜屏障功能以及预防肠道细菌移位具有重要临床意义。

（二）能量物质代谢

能量的物质代谢主要有糖类和脂肪。糖类是膳食的主要成分，是机体能量的主要来源。糖类经摄入胃肠后，经消化酶（淀粉酶、双糖酶等）水解后，以单糖（葡萄糖、果糖、乳糖）形式被小肠吸收。吸收入血的葡萄糖随血液循环分布全身，被机体细胞摄取和利用。葡萄糖最符合人体生理要求，在酶和内分泌激素（如胰岛素）的作用下，很快被代谢成 CO_2 和 H_2O，放出能量，剩余的以糖原的形式储存在肝或肌肉细胞内，或经乙酰辅酶 A 转化为脂肪酸，储存于脂肪组织中。有些器官和组织（如中枢神经细胞、红细胞等）必须依赖葡萄糖供能，每日需 100～150g，如不能自外源获得能量，体内以糖原形式储存的 300～400g 葡萄糖很快被耗竭，

此时机体所必需的葡萄糖由生糖氨基酸的糖异生提供，机体（主要是骨骼肌）的蛋白质分解的氨基酸，经糖异生途径转化成葡萄糖供给能量。

脂肪是人体能量的主要储存形式。脂肪组织中 90％是三酰甘油，三酰甘油分解成甘油和脂肪酸。部分甘油经糖生成作用转化为葡萄糖，游离脂肪酸则氧化产生乙酰辅酶 A，经三羧酸循环释放出能量。1g 脂肪可提供 38.9kJ（9.0kcal）能量。如产生的乙酰辅酶 A 多于三羧酸循环可能氧化的量，则可转化为酮体。酮体的生成和糖异生作用均在肝细胞内进行。

脂肪酸因碳链的长度而有所区别，某些不饱和脂肪乳剂（亚油酸、亚麻酸等）机体不能合成，需外源补充，在代谢过程中以长链三酰甘油（LCT）为主的脂肪乳剂，需维生素 BT（卡尼汀）辅助进入线粒体，但机体在创伤、感染及高代谢状态下血浆和组织的维生素 BT 水平下降，导致 LCT 的代谢和利用障碍，而中链三酰甘油（MCT）进入线粒体无需维生素 BT，易于摄取和氧化利用，不会在血液和肝内蓄积。因此，临床上提倡使用 1∶1 的 LCT/MCT 混合液。

二、正常人体体液、离子平衡

体液（fluid）是人体各种细胞生命活动的场所，维持正常的体液容量、渗透压以及电解质含量，对于机体物质代谢和各器官功能正常进行具有重要的临床意义。体液的主要成分是水和电解质（electrolyte）。按在人体分布区域的不同，可分为细胞内液和细胞外液两部分；细胞内液与细胞外液有着明显的差异，各种电解质的浓度截然不同，但两者之间都维持着相应的平衡，保持相对稳定，这在生理上具有非常重要的意义。

正常成人的总体液量与性别、年龄及胖瘦有关。肌组织含水量较多，为 75％～80％；而脂肪组织含水量相对较少，仅 10％～30％；男性体脂较女性少而肌组织较为丰富，其体液总量可达体重的 60％，女性约占体重的 55％，两者均有±15％的变化幅度。小儿体脂较少，其体液量所占比重较高，新生儿体液总量可占体重的 80％。随着年龄的增大，体脂的增多，其体液所占比重逐步下降，14 岁之后则与成人相仿。

细胞内液绝大部分存在于骨骼肌中，男性约占体重的 40％，女性的肌肉不如男性发达，故女性的细胞内液约占体重的 35％。男、女性细胞外液均占体重的 20％。细胞外液又分为血浆和组织间液两部分，血浆约占体重的 5％，组织间液约占体重的 15％。组织间液当中绝大部分能迅速地与血管或细胞内液进行交换，在维持机体水、电解质平衡方面发挥重要作用，称为功能性细胞外液；而另一部分具有特定功能，在维持机体体液平衡方面作用甚小，被称为无功能性细胞外液，主要包括脑脊液、关节腔液和消化液等，约占组织间液的 10％，占体重的 1％～2％。但在某些病理状态下（如烧伤、肠梗阻等），无功能性细胞外液在体内异常转移，可导致机体水、电解质、酸碱平衡显著变化。患者体重不减轻甚或增加，但有明显的体液减少的表现，当休克或胃肠道梗阻改善或解除后，这些异常转移的体液可被重吸收，致血容量增加，易导致体液超载。

电解质在细胞内液和细胞外液中分布有较大的差异。细胞外液中主要阳离子是 Na^+，主要阴离子是 Cl^-、HCO_3^- 和蛋白质；细胞内液中的主要阳离子是 K^+ 和 Mg^{2+}，主要阴离子是 HPO_4^{2-} 和蛋白质。细胞内、外液的渗透压相等，正常血浆渗透压为 290～310mmol/L。保持渗透压的稳定，是维持细胞内、外液平衡的基础。

水是各种生命活动的物质基础。机体的水来源于食物所含水和饮水，此外还来源于体内物质氧化代谢产生的"内生水"，每日 200～400ml。成人每日基本需水量为 2000～2500ml。摄入的水分在肠道被吸收，绝大部分由肾排出。消化道每天分泌的消化液在成人约为 8200ml，98％在回肠和结肠近端被吸收。皮肤和气道蒸发的水称为"不显性失水"，每日约 500ml。出汗可使水分大量丧失，呼吸加快，气道丧失水分也会增多，体温每升高 1℃，每天从皮肤蒸发的水分约增加 100ml。

体液量及渗透压的平衡是由神经-内分泌系统调节的。正常的渗透压通过下丘脑-垂体后叶-

抗利尿激素系统来恢复和维持。血容量的恢复和维持是通过肾素-醛固酮系统。两系统共同作用于肾，调节水及电解质的吸收与排泄，维持体液平衡，保持内环境稳定。血容量与渗透压相比，前者对机体更为重要，当血容量显著减少同时伴有渗透压下降时，前者对抗利尿激素分泌的促进作用远强于低渗透压对其分泌的抑制作用。其目的是优先保持恢复血容量，保证重要器官组织血液和氧的灌注。

第二节　外科患者营养和手术创伤后的代谢变化及营养支持

一、手术创伤对机体代谢的影响

手术创伤后机体处于应激状态，交感神经系统兴奋。受神经-内分泌系统调控，体内分解代谢激素（包括儿茶酚胺、糖皮质激素、胰高血糖素）增高，而胰岛素的分泌减少，致糖原分解和糖异生均增加，出现血糖增高。由于血液循环中高儿茶酚胺可直接抑制胰岛 B 细胞分泌以及增加肾对胰岛素的清除等多种因素影响，体内葡萄糖的摄取、利用效率降低，出现胰岛素抵抗（insulin resistance）现象，这与饥饿时发生的营养障碍不同。应激状态时，体内促分解代谢激素增加，机体蛋白质分解加剧，释放出氨基酸，其中支链氨基酸（BCAA）在肝外氧化供能，被大量消耗，致血中 BCAA 减少，尿中尿素氮的排出量明显增加，出现负氮平衡。由于这种分解代谢难以通过外源性营养补充纠正，故称之为自身相食（autocannibalism）现象。交感神经所致的高代谢状态，使机体的静息能量消耗（REE）增加，其增加的程度视创伤、感染的严重程度而有所不同，一般增加 20%～30%，当有大面积烧伤时，REE 增加 50%～100%。择期手术患者 REE 仅增加约 10%。此外，受手术创伤等应激因素影响，在蛋白质分解的同时，机体脂肪氧化增加，脂肪廓清率加快，患者常出现体重下降。

二、营养物质的需要量

健康人根据身高、体重、年龄、性别等数据可推算出基础能量消耗（basal energy expenditure，BEE）。较为常用的有 Harris-Benedict 公式：

$$BEE（男性）＝66.47＋13.75W＋5.0033H－6.755A$$
$$BEE（女性）＝655.1＋9.563W＋1.85H－4.676A$$

W＝体重（kg），H＝身高（cm），A＝年龄（岁）。单位是 kcal，1kcal＝4.184kJ。

若上述公式用于手术后患者基础能量消耗测定，其计算结果与实测结果有很大差异，主要因手术创伤后应激的影响，致患者的病理生理变化和能量消耗改变。故计算患者的能量需要量应加上临床校正系数（表 3-2-1），可使计算出的能量需要量接近用间接能量仪测定的能量需要量，所计算能量的 15%～20% 为供氮量，每克氮相当于 6.25g 蛋白质，每克蛋白质产生 4.3kcal 能量。

表 3-2-1　临床校正系数

因素	增加量
体温升高（>37℃，每1℃）	+12%
严重感染/脓毒症	+10%～30%
大范围手术（新近）	+10%～30%
烧伤	+50%～150%
呼吸窘迫综合征	+20%

成人每天需要的热量与氮量亦可按体重粗略估算，正常成人所需要的热量为 $105\sim125kJ/kg$（$25\sim30kcal/kg$），蛋白质 $1.0\sim1.5g/kg$，热氮比为 $522\sim627kJ$（$125\sim150kcal$）：$1g$。但是对严重应激状态下的危重患者供给过多的热量，特别是使用大量高渗葡萄糖作为热源，可导致高血糖并增加氧耗，CO_2 的生成增加，进而加重肺通气负担。随着对机体在应激状态下病理生理变化的认识加深及其与饥饿性营养障碍的区别，1987 年提出代谢支持（metabolic support）的概念，目的是保护和支持器官的功能与结构，推进各种代谢通路，减少因不当的营养供给而加重机体器官和功能的损害。其应用原则是：①支持的底物由糖类、脂肪和氨基酸混合组成；②减少葡萄糖负荷，40％的非蛋白热量由脂肪乳剂供给；③每日蛋白质的供给增至 $2\sim3g/kg$；④每日提供的非蛋白热量与氮量之比为 $100\sim150$：1。

三、营养支持的方法

营养支持的方法可分为肠外营养（parenteral nutrition，PN）与肠内营养（enteral nutrition，EN）两大类。

（一）肠外营养

1. 肠外营养的适应证　①机体高代谢状态，常见于大面积烧伤、多发性骨折等。②胃肠道功能障碍，如胃肠道梗阻、瘘，以及短肠综合征患者。③恶性肿瘤患者行大剂量化疗或大面积放疗时。④轻度肝、肾功能障碍患者，可试用肠外营养以改善蛋白合成低下状态，但对于休克，重度脓毒症，重度肝、肾及肺功能衰竭者应慎用。

2. 肠外营养支持的途径　主要有中心静脉营养，外周静脉营养，对于血液透析患者或不能经中心静脉置管患者，可经动静脉瘘行营养支持。因高渗营养液易引起血栓性静脉炎，肠外营养＞7 天者常选择中心静脉营养。

3. 肠外营养物质的选择

（1）氮源的选择：氨基酸溶液是提供生理性氮源的制剂，以营养支持为目的的氨基酸制剂应含有血液中的必需和非必需氨基酸，且相互比例适当，保持氨基酸之间的平衡，称之为平衡型氨基酸液。缺少某种氨基酸或其量不足，蛋白质的合成就可能发生障碍。必须强调，氨基酸的营养价值在于提供机体合成蛋白质及其他生物活性物质的氮源，而不是作为机体主要的供能物质。在选择氨基酸制剂时，不仅要考虑氨基酸溶液所提供的总氮量需满足患者的需要，而且要保持各种氨基酸之间的比例平衡。混合液中必须含有 8 种必需氨基酸和 2 种半必需氨基酸（精氨酸、组氨酸），同时制剂中应提供多种非必需氨基酸，经临床验证具有较高的生物值，输入机体后很少干扰正常血浆氨基酸谱，在尿中丢失量小。直接输注完整的蛋白质作为氮源来供给患者肠外营养是不可取的，因为全血及血浆白蛋白在机体的半衰期一般较长，需分解成氨基酸后才能被机体利用，还可能引起免疫抑制、传染疾病等问题，因此仅能作为补偿疗法。

（2）能源的选择：葡萄糖是肠外营养主要的能量来源，但是葡萄糖的代谢必须依赖胰岛素，对糖尿病和手术创伤所致胰岛素不足状态下的患者在肠外营养支持时必须补充外源性胰岛素。虽然补充葡萄糖是肠外营养供能的主要方式，但是对严重应激状况下的患者，特别是合并有多器官功能障碍或衰竭者，大量使用高渗葡萄糖作为单一能量来源会产生某些有害的结果，容易发生呼吸衰竭、胆汁淤积、肝功能损害、非酮症高糖高渗性昏迷等并发症。因此，对高代谢器官衰竭者，葡萄糖的输注速度不应超过 $240mg/(kg\cdot h)$。可用脂肪乳剂替代部分葡萄糖供能，预防器官衰竭患者发生高糖高渗非酮症性昏迷。

脂肪乳剂被认为是一种提供能量、生物合成碳原子及必需脂肪酸的较理想的静脉制剂。其作用特点有：①热量密度高，在输入较少水分的情况下可供给较多的热量，尤其适用于对液体供给量受限的患者。②可提供机体必需脂肪酸和三酰甘油。③脂肪乳剂的渗透分子浓度与血液相似，对静脉壁无刺激，可经周围静脉输入，极少发生高渗综合征和血栓性静脉炎等不良反应。④脂肪乳作为脂溶性维生素的载体，有利于脂溶性维生素的吸收利用，减少脂溶性维生素的氧化。⑤脂肪乳剂无利尿作用，亦不自尿和粪中丢失。由于脂肪乳剂具有许多其他非蛋白能源所不及的优点，它已在肠外营养中广为应用。脂肪乳剂与葡萄糖同时用在供能上有协同作用，可提供更多的能量并改善氮平衡，全部依靠脂肪乳剂供能并不能达到节氮的作用，中枢神经细胞和红细胞等必须依靠葡萄糖提供能量，脂肪酸最后进入三羧酸循环彻底氧化时需要有一定量的草酰乙酸，后者由糖类有氧氧化产生，故脂肪乳剂需要与葡萄糖合用。脂肪所供给的能量占非蛋白供能的 20%～40% 为合适。我国成人脂肪乳剂的常用量为 $1～2g/(kg \cdot d)$，高代谢状态下及衰弱患者可适当增加。

（3）肠外营养需补充电解质（钾、钠、钙、氯、镁及磷）、维生素（水溶性、脂溶性）和微量元素（锌、铜、锰、铁、铬、碘等）。

4. 肠外营养的并发症　充分认识肠外营养的各种并发症，采取积极的预防措施，是实施肠外营养的重要环节。肠外营养的主要并发症可分为技术性、代谢性及感染性三类。

（1）技术性并发症：与中心静脉导管的放置或留置有关，包括穿刺致气胸、血管损伤、神经或胸导管损伤等。空气栓塞是最严重的并发症，一旦发生，后果严重，甚至导致死亡。

（2）代谢性并发症：主要有补充不足、糖代谢异常、肠外营养本身所致并发症三方面。

补充不足所致的并发症主要有：①电解质紊乱；②微量元素缺乏；③必需脂肪酸缺乏。糖代谢紊乱所致的并发症包括：①低血糖及高血糖；②肝功能损害。肠外营养本身引起的并发症有：①胆囊内胆泥和结石形成；②胆汁淤积及肝酶谱升高；③肠屏障功能减退。

（3）感染性并发症：肠外营养的感染性并发症主要是导管性脓毒症。临床表现为突发的寒战、高热，重者可致感染性休克。在找不到其他感染灶可解释其寒战、高热时，应考虑导管性脓毒症已经存在。

（二）肠内营养

肠内营养的营养物质系经肠道和门静脉所吸收，故能更好地被机体所利用。肠内营养还可以改善和维持肠黏膜细胞结构和功能的完整性，维护肠黏膜屏障，减少肠道细菌移位，维持肠道固有菌群的正常生长，有助于肠道细胞正常分泌 IgA，刺激胃肠道激素和消化液的分泌，增加内脏血流。创伤、感染等应激患者易合并代谢受损，完全肠外营养（total parenteral nutrition，TPN）易使机体代谢偏离生理过程，代谢并发症增加，此时肠内营养显得尤为重要。

1. 肠内营养的适应证　胃肠道功能正常或部分正常，但不能或不愿进食以满足其营养需要的患者。常选择的部位为有吸收功能的胃肠道。当有下列情况时，不宜应用或慎用肠内营养：①严重麻痹性肠梗阻、消化道出血、顽固性呕吐以及急性腹泻等。②严重吸收不良综合征或严重营养不良者。对于小于 3 个月的婴儿，或先天性不能耐受高张肠内营养液者，不用一般的肠内营养液，宜选用专用制剂。

2. 肠内营养输入的方式　口服、咽造口、鼻胃插管、经皮内镜下胃造口术（PEG）、经皮内镜空肠造口术（D-PEJ）、外科手术胃造口术或空肠穿刺造口术。临床上应用最多的是鼻胃插管和空肠造口两种途径。

鼻胃插管喂养途径适用于短期的肠内营养支持（一般少于 4 周），其优点在于胃的容量大，对营养液的渗透浓度不敏感，适宜于各种肠内营养液的输入，但缺点是有反流及误吸的危险，对容易产生这种情况的病例，宜用鼻肠管喂养。

空肠造口喂养途径的优点有：①较少发生液体饮食反流而引起的呕吐和误吸；②肠内营养输入可与胃十二指肠减压同时进行，对胃十二指肠外瘘及胰腺疾病患者尤为适宜；③喂养管可长期放置，适用于需长期营养支持的患者；④患者能同时经口摄食；⑤患者无明显不适，机体和心理负担小，活动方便。

3. 肠内营养物质的选择　肠内营养物质的选择应考虑以下因素：①评定患者的营养状况，

确定营养需要量，对于高代谢状态的患者应选择高能量密度的配方。②根据患者消化吸收能力确定配方中营养物质的形式，消化功能受损或吸收功能障碍的患者，可能需要简单、易吸收的配方；如消化功能完好，则可选择含完整蛋白质、多聚糖或较多脂肪的肠内营养配方。③应考虑肠内营养喂养途径，直接输入小肠的营养液应尽可能选用等渗的配方。④应考虑患者是否有某些特殊的饮食限制，以及对某些营养物质过敏或不能耐受，若患者有入量限制或伴有糖尿病等，可选用专病配方；若患者出现恶心、呕吐、肠痉挛、腹胀等，又不能停止营养补充时，可考虑改用肠外营养。

4. 肠内营养的常见并发症　　主要有：①误吸，由于患者年老体弱，昏迷或存在胃潴留，当通过鼻胃管输入营养液时，可因呃逆后误吸而导致吸入性肺炎。这是较严重的并发症。②腹胀、腹泻及倾倒综合征等，与输入速度、溶液浓度及渗透压有关。

第三节　外科患者体液代谢的失调及处理

一、水和钠代谢的紊乱及处理

在细胞外液中，水和钠的关系非常密切，因此一旦发生代谢紊乱，缺水和失钠常同时存在。不同原因引起的水和钠的代谢紊乱，在缺水和失钠的程度上会有所不同，所引起的病理生理变化以及临床表现各有差异。

（一）等渗性缺水

等渗性缺水（isotonic dehydration）又称急性缺水或混合性缺水。在外科患者中最为常见。水和钠呈比例地丧失，血清钠仍在正常范围，细胞外液渗透压也维持正常。等渗性缺水可致细胞外液量（包括循环血容量）迅速减少，缺水严重者，细胞内液将逐渐外移，随同细胞外液一起丧失，以致引起细胞缺水。机体对等渗性缺水的代偿机制是通过肾素-血管紧张素系统的兴奋，醛固酮分泌的增加，促进水钠吸收，代偿性地使细胞外液量回升。

【病因】

常见的病因有：①消化液的急性丧失，如肠外瘘、大量呕吐等；②体液丧失在感染区或软组织内，如腹腔感染、肠梗阻、烧伤等，所丧失的体液组分与细胞外液相似。

【临床表现】

患者常常表现为恶心、厌食、乏力、口干、少尿，但无口渴。眼窝凹陷，皮肤干燥、松弛。如短期内丧失体液量达体重的 5%，则可出现脉搏细速、肢端湿冷及血压不稳等血容量不足表现。体液丧失达体重的 6%～7% 时，除发生休克外，还常伴有代谢性酸中毒。如果患者丧失的体液主要为胃液，因 H^+ 的大量丢失，常伴发代谢性碱中毒。

【诊断】

根据病史和临床表现可明确诊断。病史中均有体液的大量丧失。每日的失液量越大，失液持续时间越长，症状就越明显。实验室检查可发现有血液浓缩现象，血清 Na^+、Cl^- 一般无明显降低，尿比重增高。动脉血气分析可判断是否合并酸碱失衡。

【治疗】

针对病因治疗，则缺水将容易纠正。机体体液量的丧失，可用等渗盐溶液或平衡盐溶液补充。根据患者临床表现来评估体液丧失量，已达体重的 5% 者，可快速输入上述液体约 3000ml（按体重 60kg 计算），以恢复血容量。静脉快速输注过程中须监测心脏功能，包括心率、中心静脉压或肺动脉楔压等。无明显血容量不足者，可输注上述用量的 1/2～2/3，以补充缺水、缺钠量。此外，还应补给当日生理需要量 2000ml 水和 4.5g 氯化钠。

平衡盐溶液的电解质成分与血浆内成分相似，用来治疗等渗性缺水较为理想。常用的有乳酸钠和复方氯化钠注射液（1.86％乳酸钠溶液和复方氯化钠溶液之比为1：2）或碳酸氢钠和等渗盐溶液注射液（1.25％碳酸氢钠溶液和等渗盐溶液之比为1：2）两种。若单用等渗盐溶液，因溶液中Cl^-含量比血清Cl^-含量高50mmol/L，大量输入后引起血Cl^-过高，易导致高氯性酸中毒。

此外，在纠正缺水后，钾的排泄有所增加，血清K^+浓度也因细胞外液量增加而被稀释降低，因此，在血容量补充至尿量达40ml/h后开始补钾，以预防低钾血症的发生。

（二）低渗性缺水

低渗性缺水（hypotonic dehydration）又称慢性缺水或继发性缺水，为水和钠同时缺失，但失钠多于缺水，血清钠低于正常范围，细胞外液呈低渗状态。在无明显血容量不足的情况下，机体通过减少抗利尿激素的分泌，促进水的排出来提高细胞外液的渗透压；当机体血容量下降时，机体通过肾素-醛固酮系统维持血容量；当上述代偿机制无法维持时，则可出现休克。

【病因】

主要病因有：①胃肠道消化液持续丢失，如反复呕吐、长期胃肠减压等；②大创面的慢性渗出，如烧伤或术后创面广泛渗液；③应用排钠利尿剂而未注意及时补给适量钠；④等渗性缺水治疗时补充水分过多。

【临床表现】

根据缺钠程度而不同，一般无口渴，常见症状有头晕、视物模糊、软弱无力、站立时晕倒，严重者可有神志淡漠、肌肉痉挛性疼痛、肌腱反射减弱和昏迷等。低渗性缺水可分为三度：轻度缺钠，患者有疲乏、头晕及手足麻木，尿钠减少，血清钠在135mmol/L以下；中度缺钠者除上述症状外，常有恶心、呕吐、脉搏细速、血压不稳、视物模糊及尿量少，血清钠在130mmol/L以下；重度缺钠者神志不清，肌腱反射减弱或消失，出现木僵甚至昏迷，常发生休克，血清钠在120mmol/L以下。

【诊断】

根据体液丧失的病史及临床表现常可得出诊断。进一步辅助检查包括：①尿比重减低（<1.010），尿Na^+和Cl^-常明显减少。②血清钠浓度低于135mmol/L，说明存在低钠血症；血清钠浓度越低，病情越重。③红细胞计数、血红蛋白量、血细胞比容及血尿素氮均有增高。

【治疗】

应积极治疗病因。针对缺钠多于缺水的特点，应静脉补充含盐溶液或高渗盐溶液，以纠正体液的低渗状态和血容量不足。静脉输液原则：速度应先快后慢，总输液量应分次完成；每8~12h根据临床表现及血Na^+、Cl^-浓度、动脉血气分析和中心静脉压等检查资料，随时调整输液计划。可按下列公式计算需要补充的钠盐量：

需补充的钠盐量（mmol）＝［血钠正常值（mmol/L）－血钠测得值（mmol/L）］×体重（kg）×0.6（女性为0.5）

例如：男性患者，体重60kg，测得血钠为122mmol/L

补钠量＝（142－122）×60×0.6＝720mmol

按17mmol Na^+＝1g钠盐计算，则补氯化钠量约为42g。当天应补1/2总丢失量约21g和日需要量4.5g，共计25.5g，可先输给5％氯化钠溶液约330ml，再补给等渗盐溶液约1000ml。此后可测定血清钠作为进一步治疗的参考。

以公式计算的补钠量仅为安全剂量的估计，一般先补充缺钠量的一部分，以解除急性症状，改善肾功能，纠正血容量，为进一步治疗创造条件。若将所计算钠的丢失量全部快速输入，可能造成血容量过高，对心功能不全者非常危险，因此需分次补充，输入过程中严密监测临床表现及血钠浓度。重度缺钠致休克者应先补足血容量，改善组织灌注，再静脉滴注高渗盐溶液，纠正血钠过低，输注高渗盐溶液时应严格控制滴速，不超过100~150ml/h。

（三）高渗性脱水

高渗性脱水（hypertonic dehydration）又称原发性缺水。虽有水和钠的同时丢失，但失钠少于缺水，故血清钠高于正常范围，细胞外液呈高渗状态。细胞外液的高渗透压可引起抗利尿激素分泌增多，促进肾小管对水的重吸收，尿量减少；醛固酮分泌增加，促进钠和水的再吸收，以维持血容量。若严重缺水，可使细胞内液向细胞外间隙移动，最终致细胞内、外液均减少。脑细胞缺水后可出现脑功能障碍的严重后果。

【病因】

主要病因有：①水分摄入不够，如外伤、昏迷及食管疾病引起的吞咽困难或危重患者给水不足，鼻饲高渗饮食或输注大量高渗盐溶液等；②水分丢失过多，如高热、大汗、大面积烧伤暴露疗法、糖尿病未控制致大量尿液排出等。

【临床表现】

根据缺水症状的不同，一般将高渗性缺水分为三度：轻度缺水，缺水量为体重的 2%～4%，患者除有口渴外，无其他症状；中度缺水，缺水量为体重的 4%～6%，患者有极度口渴，伴乏力、少尿及尿比重升高，可见唇干舌燥、皮肤弹性差及眼窝凹陷，常有烦躁；重度缺水，缺水量为体重的 6% 以上，除上述症状外，出现躁狂、幻觉、谵语，甚至昏迷等脑功能障碍的症状。

【诊断】

根据病史及临床表现，可初步诊断为高渗性脱水。实验室检查包括：①尿比重升高；②红细胞计数、血红蛋白量、血细胞比容轻度增高；③血清钠浓度升高多在 150mmol/L 以上；④血浆渗透压增高。

【治疗】

应尽快治疗原发病，补充已丧失的体液，可静脉输注 5% 葡萄糖溶液或低渗氯化钠溶液。估计体液丧失液体量有两种方法：①根据临床表现，按体重百分比估计丧失的水量，每丧失体重的 1% 可补充 400～500ml；②根据血 Na^+ 浓度计算，补水量（ml）＝［血钠测得值（mmol）－钠正常值（mmol）］×体重（kg）×4。计算所得的补水量可分 2 天内补给，输注过程中监测患者全身情况及血钠浓度，可避免因输液过量而致血容量过分扩张或水中毒。此外，补液量中还应包括每天正常需要量 2000ml。补液时还需注意体内总钠量的丢失，在补水同时应适当补钠，以避免低钠血症的发生。

（四）水中毒

水中毒（water intoxication）又称稀释性低钠血症，指机体摄入或输入水总量超过了排出水总量，以致水在体内潴留，引起循环血量增多、血液渗透压下降，血清钠浓度亦下降。

【病因】

常见病因有：①各种原因所致的抗利尿激素分泌过多；②肾功能不全，排尿能力下降；③机体摄入水分过多或医源性补充过多。

【临床表现】

临床表现可分为急性和慢性两类：急性水中毒发病急骤，水过多致脑细胞肿胀，可造成颅内压增高，引起一系列神经、精神症状。若发生脑疝可出现神经定位体征，严重者可致呼吸、心搏骤停。慢性水中毒的症状往往被原发疾病的症状所掩盖，不具有特征性的临床表现；实验室检查见红细胞计数、血红蛋白量、血细胞比容和血浆蛋白量均降低，血清钠和氯降低，血浆渗透压降低。

【治疗】

一旦发生水中毒，应暂停水分的补充；轻度患者通过机体代谢排出多余的水分后，可自动缓解。严重者除立即禁水外，应给予利尿剂以促进水排出。临床常选用渗透性利尿剂（甘露醇或山梨醇等）静脉快速滴注，可加速水分排出，有效减轻脑细胞水肿；亦可选用呋塞米或依他尼酸等袢利尿剂，此时应注意血钾的补充。

二、体内钾的变化及处理

钾是机体重要的电解质之一，具有重要的生理功能。其总含量的 98% 存在于细胞内，细胞外液中的含量仅占 2%。正常血清钾浓度为 3.5~5.5mmol/L。细胞的新陈代谢、细胞内液渗透压的维持、心肌收缩、神经和肌肉的应激性及酸碱平衡的调节，都与钾的正常代谢有关。钾的代谢异常有低钾血症和高钾血症两种，前者多见。

（一）低钾血症

血清钾浓度低于 3.5mmol/L 表示有低钾血症（hypokalemia）。

【病因】

低钾血症常见的原因有：①补充不足，长期进食不足患者，或禁食时间较长而经静脉补充钾盐不足者。②排出增多，应用呋塞米等排钾利尿剂，以及皮质激素醛固酮等分泌增多，使钾经肾排泄过多；反复呕吐、腹泻，胃肠减压及消化道瘘，使钾从肾外途径丧失增多。③钾在体内分布异常，常见于大量输注葡萄糖和胰岛素或碱中毒时，此时体内总钾量无减少，因此补钾时应注意鉴别。

【临床表现】

肌无力是最早的临床表现，首先累及四肢及躯干肌，主要表现为四肢软弱无力，若缺钾进一步加重可致呼吸肌受累，引起呼吸困难或窒息。消化系统主要表现为低钾所致肠麻痹症状，患者常有厌食、恶心、呕吐、腹胀和肠蠕动消失等表现。中枢神经系统表现为神志淡漠、嗜睡、神志不清甚至昏迷。低钾血症累及心脏常表现为心电节律异常或传导阻滞，但并非每例患者都有心电图改变，亦不能单凭心电图异常来诊断低钾血症。值得注意的是，当患者有严重的细胞外液丢失时，机体常以缺水、缺钠为主要表现，低钾症状常被掩盖；但当缺水纠正后，常因血钾被稀释而出现低钾血症的表现。

此外，在低钾血症时，机体通过自身代偿，细胞内钾外移（H^+-K^+ 交换）、肾排钾减少（Na^+-K^+ 交换减少，Na^+-H^+ 交换增多，H^+ 排除增多），致使机体出现代谢性碱中毒，反常性酸性尿。

【诊断】

根据病史和临床表现可作出诊断，血清钾浓度低于 3.5mmol/L 具有诊断意义。心电图检查可作为辅助性诊断依据。

【治疗】

积极处理病因可快速、有效纠正低钾血症。根据临床症状判断机体缺钾程度较为困难，临床常依据血清钾检测结果来估算补钾量，分次补钾，边治疗边观察。外科低钾血症患者常无法口服钾剂，多需经静脉补给，应注意浓度及速度的限制。每升液体中含钾量不宜超过 40mmol，且速度应控制在 20mmol/h 以下，更不可静脉注射。补钾量视病情而定，作为预防，通常成人可补充氯化钾 40~80mmol/d；常规补钾无法纠正的低钾患者可递增，每天最多可达 100~200mmol。

补钾时应注意：①尿量必须在 40ml/h 以上时方可考虑补钾；②切忌滴注过快，血清钾浓度突然增高可导致心搏骤停；③K^+ 进入细胞内的速度很慢，约 15 小时才达到细胞内、外平衡，在缺氯及酸中毒导致细胞功能不全的情况下，钾的平衡时间约需 1 周或更长，所以纠正缺钾需历时数日，勿操之过急或中途停止补给；④缺钾同时常伴有低血钙，低血钙的症状往往被低血钾症状所掩盖，低血钾纠正后，可出现低血钙症状，应注意补钙；⑤短期内大量补钾或长期补钾时，需加强监测，测定血清钾及检查心电图，以免发生高钾血症。

（二）高钾血症

血清钾浓度超过 5.5mmol/L，即为高钾血症（hyperkalemia）。

【病因】

常见病因有：①机体补充钾量太多，如静脉输入过多、过快，输注大量库存血，服用大量含钾药物等；②肾排钾功能减退，如急性及慢性肾衰竭，应用保钾利尿剂以及盐皮质激素不足等；③细胞内钾的移出，如溶血、组织损伤（挤压综合征）以及酸中毒等。

【临床表现】

主要是高钾对心肌和骨骼肌的毒性作用所致的表现，可有神志模糊、感觉异常和肢体软弱无力等。严重高钾血症者有微循环障碍，表现为皮肤苍白、发冷、青紫、低血压等，常有心动过缓或心律不齐。高钾血症，特别是血清钾浓度超过 7mmol/L，都会有心电图的异常变化（早期 T 波高尖，P 波波幅下降，随后出现 QRS 波群增宽），严重者可致心搏骤停。

【诊断】

有引起高钾血症原因的患者，出现无法用原发病解释的临床表现时，应考虑有高钾血症的可能。测定血清钾超过 5.5mmol/L 即可确诊。心电图有辅助诊断价值。

【治疗】

高钾血症一经确诊，应积极给予治疗，首先应停用一切含钾的药物或溶液，因高钾可致心搏骤停。应采取急救措施保护心脏，对抗高钾的毒性作用。可采取如下措施降低血清钾浓度：

（1）对抗心律失常：静脉注射钙剂（10％葡萄糖酸钙 10～20ml），Ca^{2+} 可直接对抗高钾对细胞膜极化状态的影响，能缓解钾对心肌的毒性作用，注射后能迅速起效，若心电图无明显改善可重复使用，但对服用洋地黄类药物者慎用。注射阿托品，对高钾所致心脏传导阻滞有一定作用。

（2）促进 K^+ 细胞内转移：①静脉注射 5％碳酸氢钠溶液 60～100ml，之后继续静脉滴注碳酸氢钠溶液 100～200ml，这种高渗碱性钠盐既可扩充血容量，稀释血钾浓度，又可使 K^+ 转移入细胞内，并可纠正酸中毒以降低血钾浓度。此外，注入的 Na^+ 对 K^+ 也有拮抗作用，促进 K^+ 经肾排泄。②输注胰岛素及葡萄糖溶液，用 25％～50％葡萄糖溶液 100～200ml 加胰岛素（5g 糖加 1U 胰岛素）静脉滴注，当葡萄糖合成糖原时，可将钾转入细胞内。③肾功能不全所致高钾者，可用 10％葡萄糖酸钙 100ml、11.2％乳酸钠溶液 50ml、25％葡萄糖溶液 400ml，加入胰岛素 20U，缓慢静脉滴注。

（3）阳离子交换树脂的应用：口服每次 15g，每日 4 次，可从消化道携带走较多的钾离子。为防止便秘，可同时口服山梨醇或甘露醇以导泻。

（4）透析疗法：有腹膜透析和血液透析两种，肾功能不全或经上述治疗无法降低血清钾浓度时可采用。

三、体内钙的变化及处理

人体内钙绝大部分以钙盐（磷酸钙和碳酸钙）形式储存在骨骼中，细胞外液中钙仅占总量的 0.1％。其中约 55％与蛋白质或有机酸等结合为非离子化钙，其余 45％为离子化钙。离子化钙在维持神经、肌肉稳定性具有重要作用。血清钙浓度为 2.25～2.75mmol/L。不少外科患者发生钙代谢紊乱，以低钙血症最为常见。

（一）低钙血症

血清蛋白浓度正常情况下，血清钙低于 2.0mmol/L 时，称为低钙血症（hypocalcemia）。

【病因】

常发生于急性重症胰腺炎、坏死性筋膜炎、肾衰竭、消化道瘘和甲状旁腺功能受损的患者。

【临床表现】

主要与血钙降低后神经肌肉的兴奋性增强有关。常表现为容易激动、口周和指（趾）尖麻木及针刺感、手足抽搐、肌肉痛、腱反射亢进以及 Chvostek 征和 Trousseau 征阳性。

【治疗】

首先应治疗原发疾病。为缓解症状，可补充钙盐，常用 10％葡萄糖酸钙 10～20ml 或 5％氯化钙 10ml 静脉注射。必要时可 8～12 小时后重复注射。纠正可能同时存在的碱中毒，以增加血清内离子化钙浓度。对需长期治疗者，可口服钙剂及补充维生素 D，以逐步替代静脉用药。

（二）高钙血症

血清蛋白浓度正常情况下，血清钙高于 2.75mmol/L 时考虑高钙血症（hypercalcemia）。

【病因】

主要发生于甲状旁腺功能亢进症，如甲状旁腺增生或腺瘤形成者。其次是骨转移性癌，特别是接受雌激素治疗的骨转移性乳腺癌。

【临床表现】

早期常表现为乏力、倦怠、软弱及淡漠。严重时有腹痛、呕吐、极度衰弱及体重下降，并有头痛、背痛及四肢疼痛、口渴和多尿等。甲状旁腺功能亢进者在病程后期可致全身性骨质脱钙，发生多发性病理性骨折。当血清钙浓度高达 4～5mmol/L 时可出现少尿、无尿、昏迷，甚至心搏骤停等高钙危象。

【治疗】

对甲状旁腺功能亢进致高钙血症的患者应行手术治疗，可彻底治愈。对骨转移癌患者，可给予低钙饮食，补充水分，以利于钙的排泄。严重高钙血症者，需大量输液、纠正脱水及增加钠和钙的排泄。降钙素或氯屈膦酸二钠等可抑制破骨细胞活性和骨溶解作用，有降低血钙和缓解骨痛的效果。

四、体内镁的变化及处理

镁是体内含量占第 4 位的阳离子，约半数存在于骨骼中，其余的几乎都在细胞内，细胞外仅占总量的 1％。正常血清镁浓度为 0.70～1.10mmol/L。镁参与多种生物学过程，对维持机体多种酶的生物活性、肌肉及心脏的收缩运动、神经-肌肉兴奋性的传递等生理功能具有重要作用。大部分镁从粪便排出，其余经肾排出。许多疾病状态下可出现镁代谢异常。

（一）镁缺乏

饥饿、吸收障碍综合征、长期的胃肠道消化液丢失（如肠瘘）是导致镁缺乏（magnesium deficiency）的主要原因。长期应用无镁溶液静脉输液治疗以及急性胰腺炎等亦可致镁缺乏。

缺镁早期表现常有厌食、恶心、呕吐、衰弱及淡漠。加重时常与缺钙症状相似，有神经、肌肉及中枢神经系统功能亢进。严重缺镁时，可有癫痫样发作。由于缺镁与缺钙症状相似，且缺镁常伴有缺钾、缺钙，故很难确定哪些症状是由缺镁所引起的。因此，在纠正缺钾、缺钙后症状无明显缓解，应考虑镁缺乏。血清镁浓度与机体镁缺乏不一定平行，镁负荷试验对机体镁缺乏具诊断价值。静脉输入氯化镁或硫酸镁 0.25mmol/kg 后，正常人 90％很快从尿中排出；而在镁缺乏者，40％～80％被保留在体内，仅少量的镁从尿中排出。

轻度缺镁时，可由饮食补充或口服镁剂补充，为避免腹泻，镁剂可与氢氧化铝凝胶联用。静脉给药可按 0.25mmol/(kg·d) 的剂量补充镁盐，如患者肾功能正常，而镁缺乏严重时，可按 1mmol/(kg·d) 补充镁盐。静脉补镁速度不宜过快、过多，以防出现急性镁中毒而导致心搏骤停。完全纠正镁缺乏需时较长，在缺镁症状完全缓解后仍需补镁 5～10mmol/d，持续 1～3 周。

（二）镁过多

镁过多（magnesium excess）主要发生在肾功能不全时，偶可见于治疗子痫的过程中，母婴均可发生高血镁。早期烧伤、大面积损伤或外科应激反应、严重细胞外液不足和严重酸中毒也可引起血清镁升高。

血清镁浓度>2mmol/L 时才会出现镁过多的临床表现，有乏力、疲倦、腱反射消失和血压下降等。血清镁浓度进一步增高时可出现心脏传导功能障碍，心电图改变与高钾血症相似，可显示 PR 间期延长、QRS 波群增宽和 T 波增高。严重者可出现呼吸抑制、嗜睡和昏迷，甚至心搏骤停。

治疗上应立即停止补镁，静脉缓慢输注 10% 葡萄糖酸钙 10~20ml 或 10% 氯化钙 5~10ml 可有效对抗镁对心脏和肌肉的抑制作用，同时积极纠正酸中毒和缺水。如血清镁浓度仍无下降或症状仍不减轻，应及早采用透析治疗。

五、体内磷的变化及处理

成人体内磷约 85% 存在于骨骼中，其余以有机磷酸酯的形式存在于软组织中。细胞外液中含磷仅 2g，正常血清中无机磷浓度为 0.96~1.62mmol/L。磷对机体代谢有重要的作用，参与蛋白质的磷酸化和细胞膜的组成，是核酸及磷脂的基本成分，也是高能磷酸键的成分之一。磷酸盐在维持酸碱平衡中具有重要作用。

（一）低磷血症

血清无机磷浓度低于 0.96mmol/L 时诊断低磷血症（hypophosphatemia）。主要原因有：甲状旁腺功能亢进症、严重烧伤或感染；机体磷摄入不足；大量葡萄糖及胰岛素输入使磷进入细胞内，致使血清磷降低。临床上低磷血症的发生率并不低，由于其缺乏特异性临床表现而常易被忽略。低磷血症主要表现为头晕、厌食、肌无力等神经肌肉症状。重症者可有抽搐、精神错乱、昏迷，甚至可因呼吸肌无力而危及生命。对于甲状旁腺功能亢进者，手术治疗可得到纠正。长期静脉输液或肠外营养致机体磷缺乏者，应补充磷 10mmol/d。有严重低磷者，可酌情增加磷制剂用量。临床上需注意监测血清磷水平，积极预防低磷血症的发生。

（二）高磷血症

血清无机磷浓度高于 1.62mmol/L 时考虑高磷血症（hyperphosphatemia），临床上很少见，主要发生于急性肾衰竭、甲状旁腺功能低下。临床上常引发低血钙，患者出现低钙血症的临床表现，还可因异位钙化而出现肾功能受损。积极治疗原发病，纠正低钙血症，患者症状可显著缓解。急性肾衰竭伴明显高磷血症者，可考虑行透析治疗。

第四节　外科患者酸碱平衡的失调及处理

维持体液酸碱平衡是机体组织、细胞进行正常生命活动的重要保证。在物质代谢过程中，机体不断摄入及产生酸性和碱性物质，通过体内的缓冲系统和肺及肾的调节，使机体的酸碱度维持在正常范围。以动脉血 pH 表示，正常范围为 7.35~7.45。如果酸碱物质超量负荷，或调节功能发生障碍，则平衡状态将被破坏，发生不同形式的酸碱失调。酸碱平衡失调可分为代谢性或呼吸性酸碱失调及混合型酸碱失调。

酸中毒是指因原发的代谢或呼吸原因引起 pH 降低的病理过程，碱中毒则为 pH 升高。当任何一种酸碱失调发生之后，机体都会通过肺和肾的代偿调节以减轻酸碱紊乱，尽量使体液 pH 恢复至正常范围。其中，$PaCO_2$ 反映呼吸性因素，$PaCO_2$ 的原发性增加或减少，则引起呼吸性酸中毒或碱中毒；HCO_3^- 反映代谢性因素，HCO_3^- 的原发性增加或减少，则引起代谢性碱中毒或酸中毒。

一、代谢性酸中毒及其处理

代谢性酸中毒（metabolic acidosis）是临床最常见的酸碱失调，因酸性物质的聚积或产生过多，以原发性 HCO_3^- 降低（<21mmol/L）和 pH 降低（<7.35）为主要特征。

【病因】

主要病因有：①酸性物质产生过多，常见于腹膜炎、休克及高热等情况下致组织缺氧，酸性代谢废物产生过多，或长期不能进食，脂肪分解过多致酮体积累；②碱性物质丢失过多，如腹泻、肠瘘和胆瘘等情况下，大量 HCO_3^- 经消化道丢失；③肾功能不全，肾小管功能受损，致使 H^+ 排除障碍，HCO_3^- 吸收减少，导致酸中毒。

当体内 H^+ 升高后，除体液缓冲系统作用外，主要由肺和肾来调节。机体 $H^+ + HCO_3^- \rightarrow H_2CO_3 \rightarrow CO_2 + H_2O$。血浆中 HCO_3^- 减少，H_2CO_3 相应增高，$PaCO_2$ 升高，刺激机体出现呼吸代偿反应。机体 H^+ 浓度增高刺激呼吸中枢，引起呼吸深快，CO_2 排出增加，$PaCO_2$ 下降；另外，肾通过排出 H^+、NH_4^+ 和再吸收 HCO_3^-，以提高血浆中 HCO_3^-/H_2CO_3 的比值，维持机体 HCO_3^-/H_2CO_3 比值相对平衡。如 pH 仍属正常范围，称为代偿性代谢性酸中毒；若 pH 降至 7.35 以下则为失代偿性代谢性酸中毒。

【临床表现和诊断】

轻度代谢性酸中毒常无明显症状。重症患者主要有：①呼吸深快，通气量增加，有时呼气中带有酮味，$PaCO_2$ 下降；②颜面潮红，心率加快，血压偏低，神志不清，甚至发生昏迷；③心肌收缩力降低，周围血管对儿茶酚胺的敏感性降低，引起心律不齐和血压下降，甚至休克；④肌张力降低，腱反射减退和消失；⑤血 pH、二氧化碳结合力（CO_2CP）、标准 HCO_3^-（SB）、缓冲碱（BB）及碱剩余（BE）均降低，血清 Cl^- 和 K^+ 可升高。结合病史特点、以上临床表现及辅助检查可明确诊断。

【治疗】

首先应针对病因治疗。由于机体具有一定的调节酸碱平衡的能力，因此只要能消除病因，补充液体，轻者（血浆 HCO_3^- 为 16～18mmol/L）可自行纠正。重症酸中毒者（血浆 HCO_3^- 低于 10mmol/L），应予以输液的同时适当应用碱剂治疗。常用的碱性药物是碳酸氢钠溶液，作用迅速、疗效确切且副作用小。5%$NaHCO_3$ 每 100ml 含有 Na^+ 和 HCO_3^- 各 60mmol。临床上根据酸中毒严重程度，首次补给 5%$NaHCO_3$ 溶液可达 100～250ml，在用后 2～4 小时候复查动脉血气分析和血浆电解质浓度，调整补充剂量。一般遵循边治疗边观察，逐步纠正的治疗原则。在纠正酸中毒时大量 K^+ 转移至细胞内，且离子化 Ca^{2+} 逐步减少，可引起低血钾、低血钙，因此在纠酸过程中应随时注意预防低钾、低钙。

二、代谢性碱中毒及其处理

代谢性碱中毒（metabolic alkalosis）是以体内 HCO_3^- 升高（>26mmol/L）和 pH 增高（>7.45）为特征的酸碱平衡紊乱。

【病因】

基本原因是：①H^+ 丢失过多，常见于持续呕吐、胃肠减压等所致的胃液丢失过多。②HCO_3^- 摄入过多，如长期服用碱性药物，致胃酸中和，肠道 HCO_3^- 吸收增多；大量输入库存血，含枸橼酸盐抗凝剂入血转化成 HCO_3^-，致碱中毒。③利尿排氯过多，尿中 Cl^- 与 Na^+ 丢失过多，重吸收入血的 Na^+ 和 HCO_3^- 增多，形成低氯性碱中毒。④缺钾，当低钾血症时，K^+ 从细胞内移至细胞外，因 H^+-K^+ 交换致 H^+、Na^+ 移至细胞内，致使细胞内酸中毒细胞外碱中毒；若同时伴有血容量不足时，机体重吸收 Na^+ 增加，经远曲小管排出 H^+ 及重吸收 HCO_3^-

增加，从而加重了细胞外液碱中毒，出现反常性酸性尿。

当血 HCO_3^- 升高后，血 pH 升高，抑制呼吸中枢，呼吸变慢、浅，CO_2 排出减少，$PaCO_2$ 增高；同时肾小管减少 H^+ 的排泌和 NH_3 的生成，HCO_3^- 排泄增加，使血 HCO_3^-/H_2CO_3 的比维持在 20:1。

【临床表现和诊断】

常见症状有呼吸浅慢，出现躁动、兴奋、谵语及嗜睡等精神症状，严重时发生昏迷。血气分析常可明确诊断，代偿期血 pH 基本正常，但 HCO_3^- 和 BE 均有不同程度的升高；失代偿时血 pH 和 HCO_3^- 可明显增高，$PaCO_2$ 正常。可伴有低钾、低氯血症。

【治疗】

应积极治疗原发病，消除病因。轻度碱中毒通过输注等渗盐溶液即可有效纠正，盐溶液中 Cl^- 含量高于血清中 Cl^- 含量约 1/3，故能纠正低氯性碱中毒。必要时可补充盐酸精氨酸，既可补充 Cl^-，又可中和过多的 HCO_3^-。碱中毒几乎均伴有低血钾，当患者尿量达 40ml/h 时，应及时补充 K^+，纠正细胞内外 K^+ 异常交换。严重碱中毒（血浆 HCO_3^- 45～50mmol/L，pH>7.65）患者，为迅速中和细胞外液中过多的 HCO_3^-，可应用稀释的盐酸溶液。以 0.15mol/L 稀释盐酸溶液，经中心静脉缓慢滴入（25～50ml/h），可有效纠正顽固性代谢性碱中毒。每 4～6 小时监测血气分析及血电解质。切忌将该溶液经周围静脉输注，因溶液一旦渗漏可导致局部软组织坏死。

三、呼吸性酸中毒及其处理

呼吸性酸中毒（respiratory acidosis）是以原发的 $PaCO_2$ 增高及 pH 降低为特征的高碳酸血症。

【病因】

病因有：①呼吸中枢抑制，如麻醉药使用过量等；②呼吸道梗阻，如喉痉挛、支气管痉挛，吸道异物、溺水及颈部血肿或肿块压迫气管等；③肺部疾患，如休克肺、肺水肿、肺不张，肺组织广泛纤维化、重度肺气肿等；④胸部损伤，如手术、创伤、气胸等。

机体主要是通过血液系统的缓冲作用来代偿呼吸性酸中毒。此外，酸中毒时肾小管上皮细胞通过增强碳酸酐酶和谷氨酰胺酶活性，使机体 H^+ 和 NH_3 生成增加，通过 H^+-Na^+ 交换，H^+ 与 NH_3 形成 NH_4^+，增加 H^+ 排泄和 HCO_3^- 吸收，代偿呼吸性酸中毒。但代偿过程缓慢，代偿能力有限。

【临床表现和诊断】

患者可有胸闷、呼吸困难、躁动不安等，因换气不足致缺氧，可有头痛、发绀。随酸中毒加重，可有血压下降、谵妄、昏迷等。脑缺氧可致脑水肿、脑疝，甚至呼吸骤停。动脉血气分析，急性或失代偿者血 pH 下降，$PaCO_2$ 增高，CO_2CP 正常或稍增加；慢性呼吸性酸中毒或代偿者，血 pH 下降不明显，$PaCO_2$ 增高，血 HCO_3^- 亦有增高。

【治疗】

机体对呼吸性酸中毒的代偿能力弱，且常合并有缺氧，对机体的危害性极大。因此需尽快治疗原发病，采取有效措施改善患者通气功能，必要时行气管插管或气管切开，清除呼吸道异物和分泌物，使用呼吸机辅助呼吸。应注意调整呼吸机频率和潮气量，保证足够的有效通气量，既可将潴留的 CO_2 迅速排出，又可纠正缺氧状态，一般将吸入氧气浓度调节在 0.6～0.7，可供给足够氧，且较长时间吸入也不会发生氧中毒。

四、呼吸性碱中毒及其处理

呼吸性碱中毒（respiratory alkalosis）是以原发的 $PaCO_2$ 降低和 pH 增高为特征的低碳酸

血症。

【病因】

常见病因：①休克、高热及昏迷时刺激呼吸中枢，发生过度换气；②应用呼吸机或手术麻醉时辅助呼吸过频、过深及持续过久；③颅脑损伤或病变，可引起过度换气。

由于 $PaCO_2$ 减低，呼吸中枢受抑制，呼吸由深快转为浅慢，CO_2 排出减少，血中 H_2CO_3 代偿性增高。肾小管上皮细胞泌 H^+ 减少，重吸收 HCO_3^- 减少，排出增多，血中 HCO_3^- 降低，维持血 HCO_3^-/H_2CO_3 比例于正常范围。

【临床表现和诊断】

患者常表现为呼吸急促、头痛、头晕、口周和四肢麻木、针刺感及精神症状，甚至出现搐搦、痉挛及 Trousseau 征阳性。结合患者病史和临床表现，可作出诊断。此时血 pH 升高，$PaCO_2$ 和 HCO_3^- 降低。

【治疗】

应积极处理原发疾病，为提高血 $PaCO_2$ 可用纸袋或长筒袋罩住口鼻，增加呼吸道无效腔，减少 CO_2 的呼出。若因呼吸机使用不当所造成的通气过度，应调整呼吸频率及潮气量。危重患者或中枢神经系统病变所致的呼吸急促，可用药物阻断自主呼吸，呼吸机辅助呼吸。

五、外科患者体液代谢及酸碱平衡失调的基本处理原则

(一) 详细询问病史及体格检查

大多数患者都能从病史、症状及体征中获得有价值的信息，得出初步诊断。

1. 是否存在可导致体液代谢及酸碱平衡失调的病因，如严重呕吐、腹泻、长期摄入不足、严重感染等。

2. 有无水、电解质及酸碱失调的症状及体征，如脱水、少尿、呼吸浅快、精神异常等。

(二) 及时、准确的实验室检查

1. 血、尿常规，血细胞比容，肝、肾功能，血糖。

2. 血清 K^+、Na^+、Cl^-、Ca^{2+}、Mg^{2+} 及 Pi（无机磷）。

3. 动脉血气分析。

4. 必要时做血、尿渗透压测定。

(三) 结合患者病史、查体及辅助检查，判断水、电解质及酸碱失衡类型及程度。

(四) 在积极治疗原发病的同时，制订治疗方案。如果存在多种水、电解质酸碱平衡失调，应分轻重缓急，依次处理，按如下处理原则：

1. 积极恢复患者的血容量，保证循环状态良好。

2. 积极纠正缺氧。

3. 纠正严重的酸中毒或碱中毒。

4. 治疗高钾血症。

纠正任何一种失调不可能一步到位，用药量也缺乏理想的计算公式作依据。应密切观察病情变化，边治疗边观察，及时调整治疗方案。

（白　铼）

第四章　外科输血与相关问题

近年来输血学的发展，尤其是循证输血和对输血适应证的研究，使外科输血有了严格的方法学程序。和以往以经验和遵照指令进行输血的模式相比较，出现了更精细严格的输血适应证，与此同时目的性更强的输血治疗体系正在被逐渐建立起来。鼓励自身输血，鼓励术前贫血治疗，鼓励成分输血是从技术层面上对外科输血治疗的进步和补充。输血和输注血制品，可以提高外科手术患者对急、慢性失血的耐受能力，改善缺氧状态，维持正常凝血功能。但是越来越多的学者对于异体输血所带来的急、慢性并发症产生了担忧，因此在决定是否输血特别是输异体血的时刻，判断利弊是每个医生必须面临的问题。本章内容从外科输血特别是围术期输血，包括自身输血、围术期输血的适应证和输血并发症等角度进行介绍。

第一节　自身输血

自身输血（autotransfusion）的主要目的是避免和减少异体输血的机会，从而避免异体输血的并发症。在某些特定情况下，如血型罕见或血清内存在多种抗体无法获得血源的患者，或由于宗教信仰而拒绝输血的患者，自身输血就更加重要。

自身输血有三种方法：贮血式自身输血（preoperative autologous blood donation，PAD）、急性等容血液稀释（acute isovolemic hemodilution，ANH）及回收式自身输血（intraoperative blood salvage，IBS）。

一、贮存式自身输血

术前一定时间采集患者自身的血液进行保存，在手术期间输用。

（一）PAD 适应证及实施

1. 只要患者身体一般情况好，血红蛋白≥11g/dl 或血细胞比容≥0.33，行择期手术，术中有输血可能，患者签字同意，都适合贮存式自身输血。

2. 按相应的血液储存条件，在 4℃的条件下可以提前 35 天采血加入复方枸橼酸钠抗凝液保存，如果加用特殊添加剂则采血的上限可达 42 天。

3. 每次采血不超过 500ml（或自身血容量的 10%），两次采血间隔不少于 3 天，最好间隔1 周。最后一次采血必须早于术前 72 小时，以保证血容量的恢复及采集血液的检验。

4. 对体重小于 50kg 的成年人在采血前要谨慎评估，采血量不能超过估计血容量的 12%。对体重小于 25kg 的儿童一般不适合术前采血；对 8~16 岁的儿童，没有不稳定的心肺疾病，可以谨慎地进行。

5. 在采血前后可给患者铁剂及叶酸等治疗，并且持续到手术日。应用促红细胞生成素（EPO）可以加强储血。EPO 是肝合成的糖蛋白，从肾释放，作用于骨髓。为获得更多的自体血，同时避免手术前采血造成的医源性贫血状态，可以使用人基因重组 EPO 刺激红细胞的生成，从而使红细胞在数量上满足 PAD 的需求。术前 2 周使用 EPO 可使 Hb 平均增至 15g/dl。

（二）PAD 禁忌证

菌血症和有传染性疾病的患者不能采集自身血。对冠心病、严重主动脉瓣狭窄、发绀型心脏病、未控制的高血压、癫痫等疾病及重症患者禁忌行 PAD。

二、急性等容血液稀释（ANH）

ANH 对预期术中出血较多的患者，一般在麻醉诱导后、手术主要出血步骤开始前，提前采集一定量全血在室温下保存备用，同时补充胶体液或等渗晶体液维持血容量，使血液适度稀释，降低血细胞比容，减少手术出血时血液有形成分的丢失。当大量出血停止或根据术中失血及患者情况将采集的全血回输给患者。急性稀释的风险可以通过严格掌握血细胞比容（Hct）稀释目标值得到有效控制。轻度稀释目标 Hct≥30％，临床常用；中度稀释目标 Hct≥20％，可以最大限度地节约异体血，但同时也增加了急性缺血的风险，仅在预计术中失血量大且又是稀有血型的患者中谨慎实施。

（一）ANH 适应证及实施

1. 患者身体一般情况好，血红蛋白≥120g/L（血细胞比容≥36％），估计术中失血量超过血容量的 20％，可以考虑进行 ANH，目标 Hct 一般不低于 30％。

采血量的计算可以通过如下公式：

$$V（采血量）＝EBV（估算血容量）\times \left[（H_0-H_f）/H_{AV}\right]$$

H_0＝初始 Hct，H_f＝目标 Hct，H_{AV}＝平均 Hct（H_0 和 H_f 的平均值）

2. 采集全血的同时输入晶体液或/和胶体液，输入晶体液与采集血液的比例为 3：1，输入胶体液与采集血液的比例为 1：1。

3. 采集的全血在室温下可以保存 6 小时。

4. 术中必须密切监测血压、脉搏、血氧饱和度、血细胞比容及尿量的变化，必要时应监测患者中心静脉压。

5. 回输的顺序与采血的顺序相反，即最后采集的全血最先输注，最先采集的最后输注。

（二）ANH 禁忌证

血红蛋白＜100g/L，低蛋白血症，凝血功能障碍，静脉输液通路不畅及不具备监护条件。

三、回收式自身输血（IBS）

回收式自身输血，即血液回收，是指用血液回收装置，将患者体腔积血、手术失血，体外循环后的机器余血及术后引流血液进行抗凝回收、通过滤过、洗涤等处理，然后回输给患者。IBS 是一种非常有效的血液保护方法。根据对收集血液的处理方式不同可分为非清洗式（单纯过滤式）及清洗式（血液回收全程处理）。后者较为安全，在临床应用广泛，尤其是对心血管外科、神经外科、骨科、整形外科及创伤急救等出血较多的手术有重要的价值。血液回收必须采用合格的设备，规范的操作，而且回收处理的血液必须达到一定的质量标准才能回输给患者。除了避免异体输血的并发症外，回收红细胞的变形能力和携氧能力也优于库存血。

（一）IBS 适应证

1. 手术预期失血量≥20％全血容量的清洁伤口手术。

2. 特殊宗教信仰患者，如 Jehovah's Witness。

3. 稀有血型手术患者。

4. 术中可能突发大出血的手术（血液回收机应处于备用状态）。

（二）IBS 相对禁忌证

1. 手术区域内细菌污染（包括血液已受胃肠道内容物污染，或积血在体内超过 6 小时及开放性创伤超过 4 小时）。

2. 恶性肿瘤切除术。

3. 手术区域内使用凝血药物（胶原、纤维素、明胶、凝血酶）或消毒剂时。

4. 血液富含脂肪、羊水、尿液和骨碎片。

5. 镰状细胞贫血。

6. 地中海贫血。

从无菌手术区回收的血液，通过收集装置洗涤后回输时间在室温下不超过 4 小时，收集后 4 小时内将其移至 1~6℃ 环境下最长可以保存 24 小时；如果是术后或者其他方式收集的，应于 6 小时内回输。

吸引器负压是造成回收红细胞发生溶血的重要原因，一般将其控制在 150torr，不超过 200torr。大量失血后尽管红细胞被有效回输，但是因为血浆成分和血小板的丢失，仍有造成稀释性凝血功能异常的可能，所以大量回输回收红细胞后，要注意监测凝血功能，适当补充血浆和血小板。

第二节　输血适应证和成分输血

输入浓缩红细胞（packed red blood cell，PRBC）、血小板、新鲜冰冻血浆（fresh frozen plasma，FFP）和冷沉淀物能潜在改善围术期患者的临床结果，包括改善组织氧合和减少出血。然而，输血并非没有风险或成本。传递传染性疾病（如肝炎、HIV）、溶血性和非溶血性输血反应、免疫抑制、同种异体免疫以及其他并发症都是成分输血的潜在并发症。成分输血在我国已经广泛普及，但在临床的应用中不适当、不科学的现象仍较普遍，造成了资源、财力的浪费并影响医疗质量。其原因与缺乏有力的临床循证医学支持和更深入的继续教育有关。为了改进输血实践，将输血副作用发生率降至最低，以及减少浪费和降低费用，我国卫生部以及欧美等许多国家和组织都制定了有关成分输血的实践指南。

一、浓缩红细胞

围术期是否需要给患者输入 PRBC 的科学争论基于两种主要假设：①外科手术患者如果红细胞携氧能力下降会导致不良结果；②输注红细胞提高了血液携氧能力，能避免这些不良后果的发生。因此，临床输红细胞的正确目的是改善氧供。氧供指标（DO_2）可作为衡量患者是否需要输入红细胞的重要依据。从氧供的计算公式可以看出，DO_2 是动脉血氧含量（CaO_2）与心排血量（CO）的乘积，进一步的公式转换显示：

$$DO_2 = (1.39Hb \times SaO_2/100 + PaO_2) \times CO \approx 血红蛋白浓度 \times 肺的氧合 \times 心排血量$$

DO_2 是由血红蛋白浓度、肺部的氧合情况和心排血量共同决定的。心、脑等重要器官局部氧供情况还受到局部血流量的影响。因此，判断输血不能单凭血红蛋白指标，应当综合分析。评价呼吸和循环储备以及重要器官的氧供都是判断患者对贫血耐受性的重要内容。围术期对于某个特定的患者还应考虑贫血持续的时间、血管内的容积、手术的范围、大出血的可能性，以及存在的并发症，如肺功能障碍、心排血量下降、心肌缺血、脑血管或外周循环疾病。急性失血的动物实验证明，不伴有心脏疾病的健康动物，当 Hb 低于 50g/L 时出现 ST 段改变，低于 30g/L 时出现心室功能障碍乃至死亡，而心肌缺血的动物在 Hb 小于 100g/L 的时候就可以出现 ST 段的改变。因此，不能简单以 Hb 水平来对不同患者进行是否进行输血的划定界限。要正确识别贫血的影响与低血容量，因为两者都能影响氧供，但临床的判断和治疗是不同的。低血容量是因为造成组织的低灌注从而削减机体对贫血的耐受性。

单凭血红蛋白浓度或血细胞比容的测定值不能提供决定围术期红细胞输血的指标，因为血红蛋白浓度不足以测量氧供。麻醉状态下的患者单凭生命体征来决定输血也不完全恰当，因为麻醉可以掩盖心血管失代偿的体征，因此推荐：①即便是伴有心、肺血管疾病的患者，当血红蛋白浓度大于 100g/L 时也极少需要输血，当小于 60g/L，或者急性丢失血容量的 40％（成人大约 2000ml），几乎总需要输血。按照我国卫生部 2007 年组织相关专家编写的围术期输血指南，推荐的输血阈值为 70g/L，需要指出的是同样低 Hb 水平，慢性贫血患者耐受贫血的能力强于急性失血患者，因为 2，3-DPG（2，3-二磷酸甘油酸酯）水平较高，所以氧传输的能力较强。②当血红蛋白浓度处在中间位置（70～100g/L）时，决定是否需输 PRBC 应评价患者有无氧合不足所致并发症的危险，没有通用的输血阈值可以参照，而对贫血耐受较差的患者（如 65 岁以上老人和伴有心、肺疾病的患者），这个阈值要适当提高。③不推荐单凭血红蛋白输血阈值衡量所有的患者，输血要考虑到各种影响氧合的重要生理因素和手术因素。④当条件合适时，术前采集自体血、术中和术后血液回收、急性等容血液稀释和其他减少失血的方法（控制性低血压和止血药物）是有益的。

需要强调的是虽然不能单凭血红蛋白浓度决定输 PRBC，但是更不能根本就不测血红蛋白而只凭盲目估计和临床表现就作决定，因为后者的偏差更大。围术期患者需要输注 PRBC 时，建议每输注 2 个单位后对输注效果进行一次评估，以决定是否需要继续输注。因此除非在急性大失血等特殊情况下，推荐每次取 PRBC 2 个单位，避免不必要的输血并发症的发生和减少血液浪费。

PRBC 的质量特别是贮藏条件和时间是影响治疗作用的重要因素。部分库存 2 周的红细胞已经开始发生明显的形态变化；红细胞悬液储存 3 周，80％的红细胞变为棘形；储存 6 周，95％的红细胞变为棘形。通过动物实验发现，输入储存 28 天的红细胞，并不能明显改善组织氧合。储存导致红细胞变形性的下降可能是库存红细胞功能失常的主要原因。由于形态是决定红细胞功能以及生存的重要因素，正常的双凹圆盘形态为红细胞提供了最优化的表面积-体积比，使红细胞得以保持良好的变形性，进而顺利地通过毛细血管床向组织供氧。任何正常形态红细胞所占比例的下降均将导致相应的以微循环血流受损为表现的血液流变性的下降。同时，库存血 2，3-DPG 含量随贮藏时间延长而不断下降，储存 3 周的红细胞内 2，3-DPG 含量明显降低。2，3-DPG 的生理作用是与 Hb 结合后可使 Hb 对氧的亲和力下降，使得氧释放入组织。低水平的 2，3-DPG 使氧离曲线左移，氧合血红蛋白氧释放困难，所以当大量输入接近储存末期的库存血时可导致组织缺氧。当库存血回输后 12～24 小时，2，3-DPG 含量才可恢复到正常水平的 80％，48～72 小时基本恢复正常。所以尽可能选择输注储存期小于 14 天的较“新鲜和年轻”的浓缩红细胞。

二、新鲜冰冻血浆

新鲜冰冻血浆（fresh frozen plasma，FFP）是自血液采集后 6～8 小时之内经分离放入 −50℃速冻成块，然后在 −30℃保存 1 年，其几乎含有全部凝血因子，包括不稳定的因子 V 和 Ⅷ。新鲜冰冻血浆（FFP）仅用于围术期凝血因子缺乏的患者或者在某些特定条件下需要手术的患者，在输注 FFP 前应尽可能进行凝血试验（PT、INR、aPTT），如果 PT、aPTT、INR 正常，则不是输注 FFP 的适应证。

1. 使用 FFP 的绝对适应证　①进行凝血因子缺乏的替代治疗，前提是这种或几种缺乏的凝血因子无法得到特异性浓缩物进行补充治疗；诊断标准是当 PT 或 aPTT 大于正常值 1.5 倍或 INR 大于 2.0 时。②24 小时内输入超过人体一个血容量的库存血液（大约 70ml/kg）时，或者急性发生的大量出血，例如 3 小时出血≥50％全血容量，为纠正患者继发凝血因子缺乏而引起的微血管出血，此时可能不能及时获得 PT、INR 和 aPTT 数值。③迅速逆转华法林作用。④治疗急性 DIC 并伴有出血。而无出血倾向的 DIC，任何血制品的输注都是不恰当的，且无论实验室检查的结果如何都没有预防性使用血浆的必要。⑤需要使用肝素的患者发生肝素抵抗（抗凝血酶Ⅲ缺乏）。⑥治疗血栓形成性血小板减少性紫癜。

2. 使用 FFP 的相对适应证　当出现出血倾向和凝血功能紊乱时，如符合如下情况可以考虑输注 FFP：①大量输血；②肝病；③体外循环；④某些特殊的儿科指征，如新生儿溶血或出血；⑤用于治疗某些疾病的血浆置换疗法。

3. 不适合使用 FFP 的情况　①低血容量或低蛋白血症；②营养支持；③治疗某些免疫缺陷疾病。

一般情况下，只需要 5%～20% 正常水平的 V 因子和 30% 正常水平的 Ⅷ 因子就可以满足外科手术中凝血要求，所以 FFP 应按照剂量计算给予，达到 30% 血浆凝血因子的最低浓度（通常 10～15ml/kg）即可，但紧急对抗华法林作用时，5～8ml/kg 就已经足够。

三、血小板

血小板是止血机制中的一个重要因素。血小板输注适应证是阻止和治疗血小板减少症或血小板功能缺陷引发的出血，但不是所有的血小板减少症都是血小板输注的适应证，做出利与弊的判断后才可以决定。输注带来的并发症包括同种异体免疫，过敏反应和输血相关性急性肺损伤。

只要可能，出血患者输注血小板前都应监测血小板计数，在怀疑患者有药物（如氯吡格雷）导致的血小板功能异常时应做血小板功能试验。血小板功能正常的外科或产科患者，血小板计数如高于 $100×10^9$/L 无需输入血小板，但大量失血时低于 $50×10^9$/L 就应输用血小板。经阴道分娩或手术性诊疗操作通常出血很少，血小板计数小于 $50×10^9$/L 的患者也可以进行。虽然血小板计数不低，但如已知或怀疑有血小板功能异常（如使用强的抗血小板药物，体外循环）和微血管出血者，也是输血小板的适应证。对于行腰椎穿刺、硬膜外麻醉、胃镜和活检的患者，血小板计数应至少维持在 $50×10^9$/L。但是对于手术部位和方式（如眼科手术、脑部手术、复杂急性创伤或中枢神经系统创伤）特殊的患者，推荐的血小板最低水平应在 $100×10^9$/L。

血小板计数在 $50×10^9$/L～$100×10^9$/L 是否需要治疗（包括预防性治疗），应该根据有无血小板功能障碍，估计存在或证实有进行性出血，以及是否有出血进入闭合腔内（如大脑或眼）的风险来决定。当有大量微血管出血（凝血功能障碍）又不能及时进行血小板计数时，只要怀疑有血小板减少症状就应该输注血小板。如血小板减少症是由于血小板破坏增加（如肝素诱发的血小板减少症、特发性血小板减少性紫癜、血栓形成性血小板减少性紫癜），预防性输注血小板不仅无效也没有适应证。DIC 伴有出血和血小板计数进行性下降的情况下，血小板输注是重要的治疗手段，目标是维持血小板计数在 $50×10^9$/L 以上，但慢性 DIC 不伴有出血倾向时，仅仅为维持血小板计数的输注是不合理的。对体外循环患者没有必要预防性使用血小板，肝素引发的血小板减少不能用输注血小板治疗因为可能出现急性动脉血栓形成。患者术前使用的阿司匹林等抗血小板药物治疗造成血小板功能低下对出血的影响比血小板计数更重要，有条件的情况下应该监测血小板功能。

血小板输注应该常规使用过滤器，输注速度宜快。每单位浓缩血小板可使成人增加 7～10×10^9/L 血小板数量，输注方法按每 10kg 一个单位计算，1 小时后可以使血小板计数上升 50×10^9/L。

四、冷沉淀物输注

冷沉淀物是富含 Ⅷ 因子和纤维蛋白原的血制品，输注的主要适应证是 Ⅷ 因子缺乏，纤维蛋白原缺乏或血管性血友病（von Willebrand disease）。出血患者输注冷沉淀物主要为纠正纤维蛋白原的缺乏，如纤维蛋白原浓度高于 150mg/dl，则不必输注冷沉淀物。输注适应证是：

（1）有大量微血管出血，纤维蛋白原浓度低于 80～100mg/dl。

（2）大量输血发生大量微血管出血的患者。

（3）先天性纤维蛋白原缺乏的患者。

输注冷沉淀物前应该尽可能知道患者的纤维蛋白原浓度。纤维蛋白原浓度在100～150mg/dl；应视出血情况的风险而定。患血管性血友病的出血患者应输入冷沉淀物。每单位冷沉淀物含150～250mg纤维蛋白原。

第三节　围术期输血不良反应及处理

常见的输血反应和并发症包括非溶血性发热反应、变态反应和过敏反应、溶血反应、细菌污染、循环超负荷、出血倾向、酸碱平衡失调、输血相关性急性肺损伤和传播感染性疾病等。

1. 非溶血性发热反应　发热反应多发生在输血后1～2小时内，患者往往先有发冷或寒战，继以高热，体温可高达39～40℃，伴有皮肤潮红、头痛，多数血压无变化。症状持续少则十几分钟，多则1～2小时后缓解。

2. 变态反应和过敏反应　变态反应主要表现为皮肤红斑、荨麻疹和瘙痒。过敏反应并不常见，其特点是输入几毫升全血或血液制品后立刻发生，主要表现为咳嗽、呼吸困难、喘鸣、面色潮红、神志不清、休克等症状。

3. 溶血反应　绝大多数是输入异型血所致。典型症状是输入几十毫升血后，患者出现休克、寒战、高热、呼吸困难、腰背酸痛、心前区压迫感、头痛、血红蛋白尿、异常出血等，可致死亡。麻醉中的手术患者唯一的早期征象往往是伤口渗血和低血压。

4. 细菌污染反应　如果污染血液的是非致病菌，可能只引起一些类似发热反应的症状。但因多数是毒性大的致病菌，即使输入10～20ml，也可立刻发生休克。库存低温条件下生长的革兰染色阴性杆菌，其内毒素所致的休克，可使患者出现血红蛋白尿和急性肾衰竭。血制品的细菌污染以血小板最常见，也是输血死亡的首要原因。因为血小板在20～24℃室温下储存可增加细菌生长的危险。如患者在输入血小板后6小时内发热，有可能是污染的血小板引发的败血症。

5. 循环超负荷　心脏代偿功能减退的患者，输血过量或速度太快，可因循环超负荷而造成心力衰竭和急性肺水肿。患者表现为剧烈头部胀痛、呼吸困难、发绀、咳嗽、大量血性泡沫痰以及颈静脉怒张、肺部湿啰音、静脉压升高，胸部X线检查显示肺水肿征象，严重者可致死。

6. 出血倾向　大量快速输血可因凝血因子过度稀释或缺乏，导致创面渗血不止或术后持续出血等凝血异常。

7. 电解质及酸碱平衡失调　库存血保存时间越长，血浆酸性和钾离子浓度越高。大量输血患者常有一过性代谢性酸中毒，若机体代偿功能良好，酸中毒可迅速纠正。对血清钾高的患者，容易发生高钾血症，大量输血应提高警惕。此外，输注大量枸橼酸后，可降低血清钙水平，影响凝血功能；枸橼酸盐代谢后产生碳酸氢钠，可引起代谢性碱中毒，会使血清钾降低。

8. 输血相关性急性肺损伤（transfusion-related acute lung injury，TRALI）　是一种输血后数小时出现的非循环超负荷性肺水肿，病因是某些白细胞抗体导致的免疫反应。患者表现为输血后出现低氧血症、发热、呼吸困难、呼吸道出现液体。TRALI是输血相关死亡第二大死亡原因，但多数患者在96小时内可以恢复。库存血液在其储存过程中会形成较多主要由血小板、白细胞及纤维蛋白构成的微聚体，后者在储存2周的红细胞悬液中即可出现。对于代偿能力健全以及输血量较小的患者，输入含有较多微聚体的血液基本不会导致临床危害；但对于大手术、严重创伤等需要大量输血的患者，或者老年人以及存在呼吸系统疾病等生理代偿机制可能受损的患者，大量输入含有较多微聚体的血液后，则很可能导致输血后肺损害。

9. 传染性疾病　输注异体血主要的风险是传播肝炎和HIV，核酸技术的应用减少了血液传播疾病的发生率，但迄今为止，疟疾、锥虫病、变异型克罗伊茨费尔特-雅各布病（Creutzfeldt-Jakob disease）等疾病仍无法监测。

在全身麻醉状态下，输血反应的症状和体征往往被掩盖，不易观察和早期发现，并且还可能会被漏诊，应引起麻醉科医生的警惕。输血前应由两名医护人员严格核对患者姓名、性别、年龄、病案号、床号、血型、交叉配血报告单及血袋标签各项内容，检查血袋有无破损渗漏，血液颜色是否正常，准确无误方可输血。此外，在输血过程中应仔细、定时查看是否存在输血反应的症状和体征，包括荨麻疹、发热、心动过速、低血压、血氧饱和度下降、气道峰压升高、尿量减少、血红蛋白尿和伤口渗血等。

如发生输血不良反应，治疗措施包括：

1. 首先应立即停止输血，重新核对受血者与供血者姓名和血型，采取供血者血袋内血和受血者输血前后血样本，重新化验血型和交叉配血试验，以及做细菌涂片和培养。

2. 保持静脉输液通路畅通和呼吸道通畅。

3. 抗过敏或抗休克治疗。

4. 维持血流动力学稳定和电解质、酸碱平衡。

5. 保护肾功能　碱化尿液、利尿等。

6. 根据凝血因子缺乏的情况，补充有关凝血成分，如新鲜冰冻血浆、凝血酶原复合物及血小板等。

7. 防治弥散性血管内凝血。

8. 必要时行血液透析或换血疗法。

本章的重点是明确异体输血和自身输血的适应证，有效降低异体输血量，尽量用自身输血方式满足患者围术期用血要求，同时有效治疗凝血功能障碍和防治输血不良反应，使输血工作更集约化和科学化。对手术大出血患者和合并心、肺疾病的患者的输血适应证文献未能充分界定，有待今后的循证医学研究来修正。为了减少不必要的输血和安全用血，术前应尽可能充分评估病情，要复习病历，访视患者和复习血红蛋白（Hb）、血细胞比容（Hct）以及凝血功能检查结果，提前制订输血方案或输血相关危险因素的处理方案，择期手术患者的术前准备应包括术前有充分时间停用抗凝治疗。近年来输血理论的发展方向是控制异体输血，提高自身输血；输血的基本原则是安全、有效、节约。对于外科大出血紧急状况，首先要保证有效的循环容量；其次保持血液的氧供能力，最后要维持正常的凝血功能和内环境的稳定。我们应加强血液保护的措施，还应加强输血不良反应的监测和治疗，特别是细菌污染、TRALI和血液传播疾病患者的预防处理，全身麻醉会掩盖患者溶血和非溶血反应的症状和体征，应引起麻醉和外科医师的警惕。

（董　鹏　田　鸣）

第五章　外科休克

第一节　概　述

休克（shock）是以机体有效循环血量减少、组织灌注不足所导致的细胞缺氧、代谢紊乱和功能受损为主要病理生理改变的综合征。有效循环血量锐减是所有休克的共同特点。有效循环血量是指单位时间内通过心血管系统的血量，但不包括储存于肝、脾和淋巴血窦中或停滞于毛细血管中的血量。有效循环血量的维持取决于三个因素，即充足的血容量、足够的心排血量和适宜的外周血管张力。每个因素都极为重要，任何一个因素发生严重异常，都可能导致有效循环血量减少，发生休克。实践证明：若在休克的早期，及时采取措施恢复有效的组织灌注，可限制细胞损害的程度和范围；相反，若已发生的紊乱继续加重，细胞损害广泛扩散时，可导致多器官功能障碍综合征，发展成不可逆性休克。因此，恢复对组织的供氧、促进其有效利用，重新建立氧的供需平衡和保持正常的细胞功能是治疗休克的关键环节。

一、分类

休克的分类方法很多，尚未统一。通常是把休克分为低血容量性、感染性、心源性、神经源性和过敏性休克五类。创伤和失血引起的休克可划入低血容量性休克。在外科领域，最常见的是低血容量性休克和感染性休克。

二、病理生理

各类休克共同的病理生理基础是有效循环血量锐减及组织灌注不足，所涉及的内容包括微循环改变、代谢变化和内脏器官继发性损害等病理生理过程。

（一）微循环改变

微循环是组织摄氧和排出代谢产物的场所，其变化在休克发生、发展过程中起重要作用。微循环的血量极大，约占总循环血量的 20％。休克时，微循环状态发生了明显变化，并伴有组织、器官功能障碍。目前，对于休克时的微循环变化已经有了比较明确的认识。

在休克早期，由于总循环血量降低和动脉血压的下降，有效循环血量随之显著减少。此时机体通过一系列代偿机制调节并矫正所发生的病理变化。病理变化包括：通过主动脉弓和颈动脉窦压力感受器引起血管舒缩中枢产生加压反射，交感-肾上腺轴兴奋导致大量儿茶酚胺释放以及肾素-血管紧张素分泌增加等环节，可引起心率加快、心排血量增加以维持循环血容量相对稳定；又通过选择性地收缩外周和内脏的小血管使循环血量重新分布，以达到保证心、脑等重要器官有效灌注的目的。由于内脏小动、静脉血管平滑肌及毛细血管括约肌受儿茶酚胺等激素的影响而发生强烈收缩，同时动静脉间的短路开放，其结果是外周血管阻力增加和回心血量得到部分补偿。但对于组织而言，这些变化实际上使它已处于低灌注、缺氧状态。微循环的这种巨大代偿效应在保证生命器官功能方面发挥了重要作用。由于此时组织缺氧尚不严重，若能去除病因积极复苏，休克状态常能逆转。

在休克中期，微循环内动静脉短路和直接通道进一步开放，组织的灌注更为不足，细胞严重缺氧。在无氧代谢状况下，能量不足、乳酸等酸性产物蓄积和舒血管介质（如组胺、缓激肽等）释放增加。这些物质使毛细血管前括约肌舒张，而后括约肌则因对其敏感性低而仍处于收缩状态，结果出现微循环内的毛细血管广泛扩张、血液滞留、毛细血管网内静水压升高、通透性增加等现象。由于血浆外渗、血液浓缩和血液黏稠度增加，进一步使回心血量降低，心排血量减少，以致心、脑器官灌注不足，休克加重。此时微循环的特点为广泛扩张。临床上患者表现为血压进行性下降、意识模糊、发绀和酸中毒。

在休克后期，病情继续发展且呈不可逆性。微循环内淤滞的黏稠血液在酸性环境中处于高凝状态，红细胞和血小板容易发生聚集并在血管内形成微血栓，甚至引起弥散性血管内凝血（DIC）。此时，由于组织得不到有效的血液灌注，细胞处于严重缺氧和缺乏能量的状况，细胞内的溶酶体膜破裂，溶酶体内多种酸性水解酶溢出，引起细胞自溶并损害周围其他细胞。最终导致大片组织、器官乃至多个器官受损，功能衰竭。

（二）代谢变化

休克时代谢变化非常显著。首先是能量代谢异常。由于组织灌注不足和细胞缺氧，体内的无氧糖酵解过程成为获得能量的主要途径。葡萄糖经无氧糖酵解所能获得的能量要比其有氧代谢时所获得的能量少得多。1分子葡萄糖经无氧糖酵解和有氧代谢分别产生2分子和38分子的 ATP，分别提供197J和2870J的热量，即无氧糖酵解提供的热量仅为有氧代谢供能的6.9%。可见休克时机体能量极度匮乏是显而易见的。随着无氧代谢的加重，乳酸盐不断增加，丙酮酸盐则下降，乳酸盐/丙酮酸盐（L/P）比值升高（＞15～20），因此，此比值可以反映患者细胞缺氧的情况（正常比值＜10）。

代谢性酸中毒是休克时代谢变化的另一特点。休克时因微循环障碍而不能及时清除酸性代谢产物，肝对乳酸的代谢能力也下降，导致乳酸盐不断堆积而发生明显的酸中毒。轻度酸中毒（pH＞7.2）可引起心率加快、心排血量增加和血管收缩。重度酸中毒（pH＜7.2）对机体影响极大，各重要脏器的功能均受累，可致心率减慢、血管扩张和心排血量降低，呼吸加深、加快以及意识障碍等。

能量代谢异常和代谢性酸中毒还可影响细胞各种膜的屏障功能。除了前面提到的溶酶体膜外，还影响细胞膜、核膜、线粒体膜、内质网膜、高尔基体膜的稳定及跨膜传导、运输和细胞吞饮及吞噬等功能。细胞膜受损后除通透性增加外，还出现细胞膜上离子泵的功能障碍，如 Na^+-K^+ 泵和钙泵的功能失调。临床表现为细胞内、外离子及体液分布异常，如钠、钙离子进入细胞内，而钾离子从细胞内向细胞外逸出，导致血钠降低和血钾升高，细胞外液随钠离子进入细胞内，引起细胞外液减少和细胞肿胀、死亡。而大量钙离子进入细胞内以后除激活溶酶体外，还导致线粒体内钙离子升高，损害线粒体功能。溶酶体膜破裂后，释放的毒性因子很多，如水解酶可引起细胞自溶和组织损伤，还有心肌抑制因子（MDF）、缓激肽等毒性因子。线粒体膜发生损伤后，引起膜脂降解产生血栓素、白三烯等毒性物质，导致线粒体肿胀、线粒体嵴消失、细胞氧化磷酸化障碍从而影响能量物质生成。

（三）内脏器官的继发性损害

1. 肺　休克时，低灌注和缺氧可损伤肺毛细血管的内皮细胞和肺泡上皮细胞。前者受损后，可引起血管壁通透性增加、肺间质水肿。肺泡上皮细胞受损后，可引起肺泡表面活性物质生成减少，肺顺应性降低，继发肺泡萎陷并出现局限性肺不张。正常肺功能需要有充足的血液灌注和良好的肺泡通气，即通气/血流比值保持正常（正常值为0.8）。休克时，该比值发生异常。在灌流不足的情况下，通气尚好的肺泡难以获得良好的气体交换，出现"无效腔通气"现象。肺泡萎陷又使肺毛细血管内的血液得不到更新，产生"肺内分流"现象。这些变化都会使患者的缺氧状态加重，此时在临床上表现为进行性呼吸困难，即急性呼吸窘迫综合征

（ARDS），常发生于休克期内或稳定后 48～72 小时内。一旦发生 ARDS，后果极为严重，死亡率很高。

2. 肾　休克时，由于肾血管收缩、血流量减少，使肾小球滤过率锐减。在抗利尿激素及醛固酮增多的影响下，水钠重吸收增加。生理情况下，85％血流是供应肾皮质的肾单位，休克时血流重新分布主要转向髓质，结果不但滤过尿量减少，还可导致肾皮质肾小管发生缺血坏死，引起急性肾衰竭，表现为少尿（每日尿量＜400ml）或无尿（每日尿量＜100ml）。

3. 心　除心源性休克之外，其他类型休克在早期一般无心功能异常。因冠状动脉的平滑肌 β-受体占优势，所以在有大量儿茶酚胺分泌的情况下，冠状动脉并没有明显收缩，心脏的血供尚有基本保证。但在休克加重之后，心率过快可使舒张期过短，舒张期压力下降。由于冠状动脉灌流量的 80％发生于舒张期，上述变化则直接导致冠状动脉血流量明显减少，由此引起的缺氧和酸中毒可导致心肌损害。当心肌微循环内血栓形成时，还可引起心肌局灶性坏死。此外，心肌因含有黄嘌呤氧化酶系统，易遭受缺血-再灌注损伤；由于钾、钠、钙均是心肌动作电位发生中必须依赖的电解质，故其变化也将影响心肌的收缩功能，加重心脏的损害。

4. 脑　在休克早期，儿茶酚胺释放增加对脑血管作用甚小，故对脑血流的影响不大。但当休克进展并使动脉血压持续进行性下降之后，最终也会使脑灌注压和血流量下降，导致脑缺氧。缺氧和酸中毒会引起血管通透性增加，可继发脑水肿并出现颅内压增高之表现。

5. 胃肠道　休克对胃肠道的影响已日益受到重视。当有效循环血量不足和血压降低时，胃肠道等内脏和皮肤、骨骼肌等外周的血管首先收缩，以保证心、脑等重要生命器官的灌注。据研究，休克时腹腔动脉阻力较休克前增高 234％，比全身外周血管阻力的增高（156％）还要显著。由于胃肠道在休克时处于严重缺血和缺氧状态，黏膜缺血可使正常黏膜上皮细胞屏障功能受损，引起黏膜糜烂、出血。如有组织的缺血再灌注，又可导致氧自由基对细胞完整性破坏和毒性超氧化物蓄积。这些超氧化物还可使中性粒细胞在受损组织中浸润，并活化和释放具有细胞毒性的蛋白酶，进一步引起由炎性介质介导的损伤。结果导致肠道内的细菌或其毒素移位，经淋巴或门静脉途径侵害机体的其他部位，使休克继续加重，并促使多器官功能障碍综合征的发生。

6. 肝　休克时，肝因缺血、缺氧和血流淤滞而明显受损。肝血窦和中央静脉内可有微血栓形成，致肝小叶中心坏死。此时，肝的解毒和代谢能力均下降，可发生内毒素血症，加重已有的代谢紊乱和酸中毒。

7. 凝血系统　休克严重时易发生血管内凝血，其原因在于：①原发病，如脓毒症、创伤、烧伤等，已带有促凝因素（如凝血因子Ⅻ激活、血小板活性增高、纤溶受抑制等）；②休克期微循环血流淤滞、血细胞聚集；③血小板释放多种促凝因子，可形成透明栓子，促使红细胞聚集成团块，加重微血管阻塞。DIC 形成后可有较广泛的出血，并加重器官功能障碍。

8. 免疫系统　休克时感染发生率增加或原有感染加重，这与免疫抑制有关。研究证实，即使是单纯失血性休克，也会引起吞噬细胞的抗原提呈作用降低，淋巴细胞增殖受抑制，某些影响免疫功能的介质（如白介素、肿瘤坏死因子、干扰素等）出现异常改变。

三、临床表现

按照休克的发病过程可分为休克代偿期和休克抑制期，或称休克早期和休克期。

1. 休克代偿期　此阶段机体对有效循环血量的减少具有相应的代偿能力，中枢神经系统兴奋性提高，交感-肾上腺轴兴奋。患者表现为精神紧张、兴奋、烦躁不安、皮肤苍白、四肢厥冷、心率加快、呼吸变快和尿量减少等。此时，若能及时处理，休克可较快被纠正。否则，病情继续发展，则进入休克抑制期。

2. 休克抑制期　患者神情淡漠、反应迟钝，甚至可出现意识模糊或昏迷；出冷汗、口唇及肢端发绀、脉搏细速、血压进行性下降。严重时，全身皮肤、黏膜明显发绀，四肢厥冷，脉搏摸不清、血压测不出，尿少甚至无尿。若皮肤、黏膜出现瘀斑或消化道出血，提示病情已发展至弥散性血管内凝血阶段。若出现进行性呼吸困难、烦躁、发绀，虽给予吸氧治疗但不能改善呼吸状态，应考虑已发生急性呼吸窘迫综合征。休克各期的临床表现见表5-1-1。

表 5-1-1   休克各期的临床表现

| 分期 | 程度 | 神志 | 口渴 | 皮肤黏膜 | | 脉搏 | 血压 | 体表血管 | 尿量 | 估计失血量* |
				色泽	温度					
休克代偿期	轻度	神志清楚，伴有痛苦表情，精神紧张	口渴	开始苍白	正常或发凉	100次/分以下，尚有力	收缩压正常或稍升高，舒张压增高，脉压缩小	正常	正常	20%以下（800ml以下）
	中度	神志尚清楚，表情淡漠	很口渴	苍白	发冷	100~120次/分	收缩压70~90mmHg，脉压小	表浅静脉塌陷，毛细血管充盈迟缓	尿少	20%~40%（800~1600ml)
休克抑制期	重度	意识模糊，甚至昏迷	非常口渴，可能无主诉	显著苍白，肢端青紫	厥冷（肢端更明显）	速而细弱，或摸不清	收缩压在70mmHg以下或测不到	毛细血管充盈非常迟缓，表浅静脉塌陷	尿少或无尿	40%以上（1600ml以上）

四、诊断

休克的诊断并不难，重要的是要早期及时发现并处理。首先应重视病史，凡遇到严重损伤、大量出血、重度感染、过敏患者和有心功能不全病史者，应警惕并发休克的可能。若发现患者有出汗、兴奋、心率加快、脉压小或尿少等症状，应认为休克已经存在，必须积极处理；若患者出现神志淡漠、反应迟钝、皮肤苍白、呼吸浅快、收缩压降至90mmHg以下及尿少者，则提示患者已进入休克抑制期。各种外科休克的临床表现及诊断见本章第二、三、四节。

五、休克的监测

对休克患者的监测极为重要，有助于了解病情变化，利于调整治疗方案，同时也能反映治疗的效果。

（一）一般监测

1. 精神状态   患者的意识状态是反映休克的一项敏感指标，是脑组织血液灌流和全身循环状况的反映。在临床观察中，若患者神志清楚，对外界的刺激能正常反应，则提示患者循环血量已基本足够；相反，若患者表情淡漠、不安、谵妄或嗜睡、昏迷，则提示脑组织血循环不足，存在不同程度的休克。

2. 脉率   脉率增快多出现在血压下降之前，它是休克的早期诊断指标。休克患者治疗后，虽血压仍偏低，但脉率已下降至接近正常且肢体温暖者，常表示休克已趋向好转。常用脉率/收缩压（mmHg）计算休克指数，帮助判定有无休克及轻重。指数＜0.5多表示无休克；

＞1.0～1.5有休克；＞2.0为严重休克。

3. 血压　维持稳定的血压在休克治疗中十分重要，因此，血压是休克的诊断和治疗中最常用的监测指标。但是，血压并不是反映休克程度最敏感的指标，这是由于休克时机体的代偿机制在起作用。例如心排血量已有明显下降时，血压的下降却可能滞后发生；当心排血量尚未完全恢复时，血压可能已趋正常。因此，在判断病情时，还应兼顾其他的参数进行综合分析。动态监测血压的变化比单个测定值更有临床意义。通常认为，收缩压＜90mmHg、脉压＜20mmHg是休克存在的表现；血压回升、脉压增大则是休克好转的征象。

4. 皮肤温度、色泽　休克时皮肤表现明显，尤其在颜面和肢端。皮肤的温度和色泽是体表血管灌流状况的标志。若患者四肢温暖、皮肤干燥，轻压指甲或口唇时，局部暂时缺血呈苍白，松压后色泽迅速转为正常，表明末梢循环已恢复、休克好转；反之则说明休克仍存在。感染性休克者，有时会表现为四肢温暖，即所谓"暖休克"，对此应有足够的认识，不要疏漏。

5. 尿量　尿量是反映肾血流灌注状况很有价值的指标。尿少通常是早期休克和休克复苏不完全的表现。对疑有休克或已确诊者，应监测每小时尿量，必要时留置导尿管。尿量＜25ml/h、比重增加者表明存在肾血管收缩和血容量不足；血压正常但尿量仍少且比重偏低者，提示有急性肾衰竭的可能。若尿量能维持在30ml/h以上时，则提示休克已纠正。

（二）特殊监测

包括以下多种血流动力学监测项目。

1. 中心静脉压（CVP）　CVP代表了右心房或胸腔静脉内的压力变化，在反映全身血容量及心功能状态方面比动脉压要早。CVP受多种因素影响，主要有：①血容量；②静脉血管张力；③右心室排血能力；④胸腔或心包内压力；⑤静脉回心血量。CVP的正常值为5～10cmH$_2$O。当CVP低于5cmH$_2$O时，表示血容量不足；当CVP高于15cmH$_2$O，则提示心功能不全、静脉血管床过度收缩或肺循环阻力增高；若CVP超过20cmH$_2$O，则表示存在充血性心力衰竭。临床实践中，强调对CVP进行连续测定，动态观察其变化趋势，以准确反映右心前负荷情况。另外，应注意中心静脉测压管的置入不同于营养管，其前端需接近或进入右心房，方能反映右心房功能状态。再者，对于无心脏器质性疾病病史者，应将CVP控制在偏高水平（12～15cmH$_2$O），从而有利于提高心排血量。

2. 肺毛细血管楔压（PCWP）　CVP不能直接反映肺静脉、左心房和左心室的压力，因此，在CVP升高前，左心压力可能已升高，但不能被CVP的测定发现。经周围静脉将Swan-Ganz飘浮导管置入肺动脉及其分支，可分别测得肺动脉压（PAP）和肺毛细血管楔压（PCWP），可反映肺静脉、左心房和左心室压。PAP的正常值为10～22cmH$_2$O；PCWP的正常值为6～15cmH$_2$O。若PCWP低于正常值，则提示有血容量不足（较CVP敏感）；PCWP增高常见于肺循环阻力增高时，例如肺水肿。因此，若临床上发现PCWP增高，即使CVP值尚属正常，也应限制输液量，以免发生肺水肿。另外，通过Swan-Ganz导管还可获得混合静脉血标本进行血气分析，了解肺内动静脉分流和通气/血流比值的变化情况。虽然PCWP的临床价值很大，但由于肺动脉导管技术的有创性，且有发生严重并发症的可能（发生率为3%～5%），故应严格掌握适应证。导管在肺动脉内留置的时间不宜超过72小时。

3. 心排血量（CO）和心脏指数（CI）　CO是每搏输出量与心率的乘积，用Swan-Ganz导管由热稀释法测出。成人CO正常值为4～6L/min。单位体表面积的心排血量称为心脏指数（CI），正常值为2.5～3.5L/(min·m^2)。根据上述的CO值，可按下列公式计算出总外周血管阻力（SVR）：

$$SVR=\frac{平均动脉压-中心静脉压}{心排血量}\times80$$

正常值为100～130（kPa·min）/L。

通常在休克时，CO值均有不同程度降低，但有些感染性休克者（即"暖休克"者）CO

值却可能正常或增加。因此在临床实践中，测定患者的 CO 值并结合正常值进行调整固然重要，但更重要的是结合具体病情确定一个在病理情况下既能满足代谢需要，又不增加心血管负荷、对每个具体患者最适宜的 CO 值，这对治疗心源性休克尤为重要。

4. 氧供应及氧消耗　近年来，休克时氧供应（DO_2）和氧消耗（VO_2）的变化及其相互关系备受重视。DO_2 是指机体组织所能获得的氧量，VO_2 是指组织所消耗的氧量。DO_2 和 VO_2 可通过公式计算得到：

$$DO_2 = CO（心排血量）\times CaO_2（动脉血氧含量）$$

$$CaO_2（动脉血氧含量）= [1.34 \times SaO_2（动脉血氧饱和度）\times Hb（血红蛋白）]$$
$$+ (0.003 \times PaO_2)$$

$$VO_2 = 1.34 \times CO \times Hb \times [SaO_2 - SvO_2（静脉血氧饱和度）]$$

监测氧供应和氧消耗的意义在于：当 VO_2 随 DO_2 相应提高时，提示 DO_2 还不能满足机体的代谢需要，应继续努力提高 CO，直至 VO_2 不再随 DO_2 升高增加为止。此时，即使 CO 值仍低于正常值，也表明 DO_2 已满足机体代谢需要。

5. 动脉血气分析　动脉血气分析可了解换气功能和酸碱平衡的变化，是休克时监测必不可少的指标。动脉血氧分压（PaO_2）正常为 80～100mmHg，可反映氧供应情况。在急性呼吸窘迫综合征时，PaO_2 可降至 60mmHg 以下，且靠鼻导管吸氧不能得到改善；PaO_2 降至 30～40mmHg 时，组织便已处于无氧状态。二氧化碳分压 $PaCO_2$ 正常值为 36～44mmHg，是通气和换气功能的指标。休克时可因肺换气不足，出现体内二氧化碳聚集致 $PaCO_2$ 明显升高；相反，如果患者原来并无肺部疾病，因过度换气可致 $PaCO_2$ 较低；若患者通气良好，但 $PaCO_2$ 仍超过 40～60mmHg 时，常提示严重的肺泡功能不全；$PaCO_2$ 高于 60mmHg 时，吸入纯氧仍无改善者可能是 ARDS 的先兆。碱剩余（BE）正常值为 -3～+3mmol/L，可反映代谢性酸中毒或碱中毒。血酸碱度（pH）反映总体的酸碱平衡状态，正常值为 7.35～7.45。在酸中毒或碱中毒的早期，通过代偿机制，pH 可在正常范围之内。

6. 动脉血乳酸盐测定　休克患者可引起无氧代谢和高乳酸血症，监测动脉血乳酸盐的变化有助于估计休克程度及复苏趋势。正常值为 1～1.5mmol/L，危重患者允许到 2mmol/L。乳酸值越高，预后越差。若超过 8mmol/L，几乎无生存可能。此外，还可结合其他参数判断病情，例如乳酸盐／丙酮酸盐（L/P）比值在无氧代谢时明显升高；正常比值 10：1，高乳酸血症时 L/P 比值升高。

7. 弥散性血管内凝血（DIC）的检测　对疑有 DIC 的患者，应测定血小板的数量和质量、凝血因子的消耗程度及反映纤溶活性的多项指标。在下列五项检查中若有三项以上出现异常，临床上又有休克及微血管栓塞症状和出血倾向时，便可诊断 DIC。包括：①血小板计数低于 $80 \times 10^9/L$；②凝血酶原时间比正常组延长 3 秒以上；③血浆纤维蛋白原低于 1.5g/L 或呈进行性降低；④3P（血浆鱼精蛋白副凝）试验阳性；⑤血涂片中破碎红细胞超过 2%。

8. 胃肠黏膜内 pH 监测　休克时胃肠道较早便处于缺血、缺氧状态，因而易于引起细菌移位，诱发脓毒症和多器官功能障碍综合征；而全身血流动力学检测常不能反映缺血严重的器官组织的实际情况。最近有主张测量胃黏膜内 pH（intramucosal pH，pHi），认为它不仅能反映组织局部的灌注和供氧情况，也有可能发现隐匿性休克。pHi 的正常范围为 7.35～7.45。有研究报道，pHi<7.35 者预后不良。由于测定方法比较复杂，应用的病例数也不够多，因此还需更进一步的研究。

六、治疗

引起各种休克的原因虽有不同，但都存在有效循环血量不足、微循环障碍和不同程度的体液代谢改变。因此，对休克的治疗原则是，尽早去除引起休克的原因，尽快恢复有效循环血量，纠正微循环障碍，增进心脏功能和恢复人体的正常代谢。

（一）一般紧急治疗

尽快控制活动性出血。有时可使用休克服（裤），不但可止住下肢出血，还可以压迫下半身，起到自身输血的作用，据估计可增加 600～2000ml 的血液，使生命器官的血液灌流得到改善。保持呼吸道通畅，必要时可行气管插管或气管切开。保持患者安静，避免过多的搬动。患者采取头和躯干抬高 20°～30°、下肢抬高 15°～20°的体位，以增加回心血量和减轻呼吸负担。注意保暖，但不加温，以免皮肤血管扩张而影响生命器官的血流量和增加氧的消耗。吸氧可增加动脉血含氧量，有利于减轻组织缺氧状态。一般可间歇给氧，给氧量为 6～8L/min。酌情给予镇痛剂。针刺人中、涌泉、足三里、内关、太冲等穴位。

（二）补充血容量

为纠正休克，积极补充血容量是矫正组织低灌注和缺氧的关键，尤其对于低血容量性休克，快速补充血容量显效迅速。应在连续监测动脉血压、尿量和 CVP 的基础上，结合患者皮肤温度、末梢循环、脉率及毛细血管充盈时间等微循环情况，判断所需补充的液体量。一般而言，休克程度越重，需补充的血容量也就越多。由于不仅要补充所丢失的血容量，还要充填扩大的毛细血管床，因此实际需要量往往比估计量大。通常可先采用晶体液（平衡盐溶液），因晶体液维持扩容作用的时间仅 1 小时左右，故还应加用血浆增量剂（羟乙基淀粉）。血浆增量剂的最大用量为 1000～1500ml/d，高分子量（分子量为 10 万～20 万）的产品可维持扩容效果达 6 小时以上，是紧急补充血容量的最佳选择。当血细胞比容低于 30%，可选用浓缩红细胞。大量出血时可快速输注全血。人体白蛋白可用于纠正低白蛋白血症。应用高渗氯化钠注射液（3%～3.5%）行休克复苏治疗也很有效，利用高渗溶液的渗透作用，将组织间隙和肿胀细胞内的水分吸收进入血管内，从而起到扩容的效果。高钠还有助于增加碱储备和纠正酸中毒。但使用大剂量高渗溶液后可能导致细胞脱水等副作用。

（三）积极处理原发病

对原发病做积极处理的意义与改善有效循环血量具有同等的重要性。外科疾病引起的休克，大多存在需手术处理的原发病灶，例如内脏大出血、坏死的肠袢、消化道穿孔或腹腔内脓肿等。治疗原则为：在尽快恢复有效循环血量后，及时手术处理原发病灶。有时病情尚未稳定，为避免延误抢救时机，应在积极抗休克的同时进行手术。

（四）纠正酸碱平衡失调

休克患者由于组织灌注不足和细胞缺氧常存在不同程度的代谢性酸中毒。这种酸性环境对心肌、血管平滑肌和肾功能都有抑制作用，应予以纠正。但在休克早期，患者产生过度换气，呼出大量二氧化碳，引起低碳酸血症、呼吸性碱中毒。故对于休克患者盲目地输注碱性药物是不妥的。再者，不很严重的酸性环境对氧从血红蛋白解离是有利的，可增加组织供氧，因此不主张休克早期应用碱性药物。而且，机体在获得充足血容量和微循环得到改善之后，轻度酸中毒常可以缓解而无须纠正。但重度休克经扩容治疗后仍有严重的代谢性酸中毒时，应使用碱性药物。常用药物是 5%碳酸氢钠，应按血气分析的结果调整剂量。

（五）血管活性药物的应用

血管活性药物可分为血管收缩药和血管扩张药两大类。究竟选用哪一类，经历了相当长的认识过程。最初，血管收缩剂的应用很普遍，但因血管收缩太强而使组织更加缺血、缺氧，休克更严重，以致疗效甚差。近几十年来，主张在积极补充血容量的同时，选用一些血管扩张药物，使原来处于微小动脉收缩状态的区域重新得到血流灌注，组织缺氧得以缓解，这种做法已得到普遍的共识。最近研究表明，应该重新评价血管收缩药在休克治疗中的作用，同时认识到足够的血压和血管张力对休克治疗的重要性。故主张在扩容并应用扩血管药物无效之时，应改用适当剂量的血管收缩药，可望得到良好的疗效。常用的血管活性药物有：

1. 血管收缩药　包括去甲肾上腺素、间羟胺和多巴胺等。

去甲肾上腺素：去甲肾上腺素是以兴奋 α-受体为主、轻度兴奋 β-受体的血管收缩药，能兴奋心肌，收缩血管，升高血压及增加冠状动脉血流量，作用时间短。常用量为 $0.5\sim2mg$，加入到 5％葡萄糖溶液 100ml 内静脉滴注。严防漏出血管外，以免造成组织坏死。

间羟胺（阿拉明）：间羟胺对 α、β-受体有间接兴奋作用，对心脏和血管的作用同去甲肾上腺素，但作用弱，维持时间约 30 分钟。常用量为 $2\sim10mg$ 肌内注射，或 $2\sim5mg$ 静脉注射；也可 $10\sim20mg$ 加入 5％葡萄糖溶液 100ml 静脉滴注。

多巴胺：多巴胺是最常用的血管收缩药，具有多种作用，包括兴奋 α、β-受体和兴奋多巴胺受体等。其药理作用与剂量有关，小剂量［$<10\mu g/(min \cdot kg)$］时，主要作用于 β_1 和多巴胺受体，可增强心肌收缩力和增加心排血量，并扩张肾和胃肠道内脏器官血管；大剂量［$>15\mu g/(kg \cdot min)$］时则作用于 α-受体，外周血管收缩，阻力增加。抗休克时主要取其强心和扩张内脏血管的作用，故宜采取小剂量。

多巴酚丁胺：多巴酚丁胺对心肌的正性肌力作用较多巴胺强，能增加心排血量，降低肺毛细血管楔压，改善心泵功能。常用量为 $2.5\sim10\mu g/(kg \cdot min)$。小剂量有轻度缩血管作用。

异丙肾上腺素：异丙肾上腺素是 β-受体兴奋剂，能增强心肌收缩力和提高心率。常用剂量为 $0.1\sim0.2mg$，溶于 100ml 溶液中滴注。因其对心肌有强大收缩作用及容易发生心律失常，不能用于治疗心源性休克，患者心率超过 120 次/分钟时也不宜使用。

2. 血管扩张药　主要分 α-受体阻断药和抗胆碱能药两类。前者包括酚妥拉明、酚苄明等，能解除去甲肾上腺素所引起的小血管收缩和微循环淤滞并增强左室收缩力。抗胆碱能药物包括阿托品、山莨菪碱和东莨菪碱。其他还有硝普钠等药物。

酚妥拉明：酚妥拉明的作用起效快，持续时间短，$0.1\sim0.5mg/kg$ 加于 100ml 静脉输液中滴注。

酚苄明：酚苄明是一种 α-受体阻断药，兼有间接反射性兴奋 β-受体的作用。能轻度增加心脏收缩力、心排血量和心率，同时能增加冠状动脉血流量，降低周围循环阻力和血压。作用可维持 $3\sim4$ 天。用量为 $0.5\sim1.0mg/kg$，加入 5％葡萄糖溶液 $200\sim400ml$ 内缓慢静脉滴注。

山莨菪碱：山莨菪碱（人工合成品为 654-2）在临床上较为多用，可对抗乙酰胆碱所致的平滑肌痉挛，使血管舒张，从而改善微循环；还可抑制花生四烯酸代谢，降低白三烯、前列腺素的释放而保护细胞。尤其是在外周血管痉挛时，山莨菪碱对提高血压、改善微循环、稳定病情等都有显著疗效。用法是每次 10mg，每 15 分钟一次，静脉注射，或者 $40\sim80mg/h$ 持续泵入，直到临床症状改善。

硝普钠：硝普钠也是一种血管扩张药，作用于血管平滑肌，能同时扩张小动脉和小静脉，但对心脏无直接作用。静脉用药后可降低前负荷。常用剂量为 $5\sim10mg$，加入 100ml 液体中静脉滴注，滴速应控制在 $20\sim100\mu g/min$。硝普钠在肝中形成的最终产物是硫氰酸盐，后者对肝、肾有毒性作用。故用药超过 3 天者应监测血硫氰酸盐浓度，超过 10mg/dl 时即应停药。

3. 强心药　最主要的是强心苷［如毛花苷 C（西地兰）］，有增强心肌收缩力、减慢心率的作用。当充分扩容、但动脉压仍低，而且中心静脉压已超过 15cmH₂O，同时存在心功能不全时，可经静脉注射毛花苷 C 行快速洋地黄化（0.8mg/d），首次剂量为 0.4mg 缓慢静脉注射，有效时可再给维持量。此外，兴奋 α、β 肾上腺素能受体的药物（如多巴胺和多巴酚丁胺等）也兼有强心功能。

血管活性药物的选择应结合休克不同阶段病理生理变化特点，如休克早期主要病情与毛细血管前微血管痉挛有关；后期则与微静脉和小静脉痉挛有关。因此，应采用血管扩张药配合扩容治疗。扩容尚未完成时，如有必要，也可适当使用血管收缩药，但以小剂量、短时间为宜。

有时，血管收缩药和血管扩张药可联合应用，目的是将强心与改善微循环有机结合，以期提高重要脏器的灌注水平。例如：去甲肾上腺素 $0.1\sim0.5\mu g/(kg \cdot min)$ 和硝普钠 $1.0\sim10\mu g/(kg \cdot min)$ 联合静脉滴注，可增加心脏指数约 30%，减少外周阻力约 45%，从而使血压提高到 80mmHg 以上，尿量维持在 40ml/h 以上。此法实施有难度，处理不当会出现血压波动大，病情不稳定。因此常需在有经验医师的指导下进行。

(六) 弥散性血管内凝血的治疗

弥散性血管内凝血（DIC）是休克终末期的表现。一经诊断，可用肝素抗凝治疗，一般剂量为 1.0mg/kg，6 小时一次，成人首次可用 10 000U（1mg 相当于 125U 左右）。有时还可使用抗纤溶药，如氨甲苯酸、氨基己酸以及抗血小板黏附和聚集的药物，如阿司匹林、双嘧达莫（潘生丁）和低分子右旋糖酐等。

(七) 皮质类固醇

皮质类固醇可用于感染性休克和其他较严重的休克。其主要作用有：①阻断 α-受体兴奋作用，使血管扩张，降低外周血管阻力，改善微循环；②保护细胞内溶酶体，防止溶酶体破裂；③增强心肌收缩力，增加心排血量；④增进线粒体功能和防止白细胞凝集；⑤促进糖异生，使乳酸转化为葡萄糖，减轻酸中毒。一般主张大剂量应用，如地塞米松 $1\sim3$mg/kg，静脉滴注。为了防止应用皮质类固醇后可能产生的副作用，一般只用 $1\sim2$ 次。但最近的研究认为，对于重症休克者，也可持续 $2\sim3$ 天甚至更长时间，将有利于抢救工作。

(八) 其他药物

①钙通道阻断剂，如维拉帕米、硝苯地平等，具有防止钙离子内流、保护细胞结构与功能的作用。②吗啡类拮抗剂，如纳洛酮，可改善组织血液灌流和防止细胞功能失常。③氧自由基清除剂，如超氧化物歧化酶（SOD），能减轻缺血-再灌注损伤中氧自由基对组织的破坏作用。④调节体内前列腺素（PGS），如输注前列环素（PGI2）以改善微循环。⑤三磷腺苷-氯化镁（$ATP\text{-}MgCl_2$）具有增加细胞内能量、恢复细胞膜钠-钾泵的作用，可防治细胞肿胀并恢复细胞功能。

第二节　失血性休克

失血性休克（hemorrhagic shock）属低血容量性休克，在外科休克中很常见，多见于大血管破裂，肝、脾破裂，胃、十二指肠出血，门静脉高压症所致的食管、胃底曲张静脉破裂出血等。通常在迅速失血超过全身总血量的 20% 时，即出现休克。严重的体液丢失，可造成大量的细胞外液和血浆的丧失，以致有效循环血量减少，也能引起休克。主要临床表现为：①中心静脉压降低、回心血量减少和心排血量下降所造成的低血压。②经神经-内分泌机制调节作用引起的外周血管收缩、血管阻力增加和心率加快。③因微循环障碍造成的各组织器官功能不全和衰竭。及时补充容量、治疗其病因和制止其继续失血是治疗失血性休克的关键。

【治疗】

补充血容量和积极止血是治疗的关键。注意两方面同时进行，以免病情发展引起器官损害。

(一) 补充血容量

可根据血压和脉率的变化来估计失血量（表 5-1-1）。关键是应抓紧时机及时增加静脉回流量。虽然失血性休克时丧失的主要是血液，但补充血容量时不一定需要采用全血。临床处理时，可先经静脉快速（$30\sim45$ 分钟内）滴注等渗盐溶液或平衡盐溶液 $1000\sim2000$ml。若患者血压很快恢复正常并能维持，表明失血量较小，且已不再继续出血。此时若患者的血细胞比容 > 30%，表明能够满足患者的生理需要（携氧能力），可不必输血。如上述治疗仍不能维持循环血量、血压仍很低时，表明失血量很大，或有继续失血，则应输入血制品，包括全血或浓缩红细胞等，以保证携氧功能，防止组织缺氧。但仍应补给适量等渗盐溶液或平衡盐溶液。这种晶体液和血液合用的血容量补充法具有重要意义，可补充因钠和水进入细胞内所引起的功能性细胞外液减少，降低血细胞比容和纤维蛋白原浓度，降低毛细血管内血液黏度并改善微循环。根据实验观察，在毛细血管处的氧运送，血细胞容积为 30% 时要优于血细胞容积为 50% 时。输血最好采用新鲜的全血。因枸橼酸葡萄糖液保存 5 天以上的库血中，血小板、纤维蛋白原、V 因子几乎完全缺乏。如大量输入库血，可能引起严重的凝血障碍。此外，大量输入库血后，由于库血中的 2，3-二磷酸甘油酸含量低，将使氧释放受阻，加重休克时供氧不足的状况。在补充血容量的过程中，也可采用血浆来代替部分血液。血浆可以维持胶体渗透压，防止水分从毛细血管渗出，对以丧失血浆为主的烧伤、腹膜炎等所致的休克有重要作用。由于平衡盐溶液在治疗休克中的优越性，现已较少应用右旋糖酐来补充血容量。

临床上，常根据动脉血压和中心静脉压两个参数来指导补液（表 5-2-1）。一般来讲，在心肌功能较好的情况下，成人循环血量变化 1000ml 时，中心静脉压可能随之变化 0.68kPa（7cmH$_2$O）。当动脉压较低，中心静脉压也低，提示循环血量不足，补液是安全的，且可增加心排血量。如动脉压较低，而中心静脉压偏高，则提示补液量过多或有心功能不全情况。此时不论循环血量是否足够。如再补液，必将增加心脏负担，导致心力衰竭和肺水肿。应考虑静脉注射毛花苷 C 0.2～0.4mg，以加强心肌收缩力或减慢补液速度。应用强心剂后，中心静脉压常可逐渐下降至正常；如下降明显，则表示血容量仍不足，可在密切观察中心静脉压的变化下，继续补充血容量。

表 5-2-1　中心静脉压与补液的关系

中心静脉压	血压	原因	处理原则
低	低	血容量严重不足	充分补液
低	正常	血容量不足	适当补液
高	低	心功能不全或血容量相对过多	给强心药物，纠正酸中毒，舒张血管
高	正常	容量血管过度收缩	舒张血管
正常	低	心功能不全或血容量不足	补液试验*

注：* 补液试验：取等渗盐溶液 250ml，于 5～10 分钟内经静脉注入。如血压升高、中心静脉压不变，提示血容量不足；如血压不变而中心静脉压升高 3～5cmH$_2$O，则提示心功能不全

随着血容量补充和静脉回流的恢复，组织内蓄积的乳酸进入循环，应给予碳酸氢钠纠正酸中毒。还可用高渗盐溶液输注，以扩张小血管、改善微循环、增加心肌收缩力并提高回心血量。其机制与钠离子增加、细胞外液容量恢复有关。但应注意高血钠也有引起血压下降，继发低血钾、静脉炎及血小板聚集的危险。

（二）止血

积极的止血处理对失血性休克患者极为重要。否则，尽管补充了晶体液、胶体液，仍难以维持循环稳定，休克不可能被纠正。有效、迅速的止血措施具有重要的临床意义。一般可先采用暂时的止血措施，待休克初步纠正后，再进行根本的止血措施。例如用指压法控制体表动脉大出血，用三腔双气囊管压迫控制门静脉高压症食管静脉曲张破裂大出血等，可为进行彻底的手术治疗赢得宝贵的时间。

对于多数内脏器官出血，手术止血才是根本性的处理。对已处在休克状态下的患者来说，手术无疑是一个打击，可使危险性增加。但是不止血，休克将无法纠正。因此，不能只看到手术可使休克加重的一面，还应看到出血不止休克将难以控制的一面。遇到此种情况时，应在积极补充血容量的同时做好手术准备，及早施行手术止血，决不能因患者血压过低、状态不好，便犹豫不决，以致失去抢救时机。

第三节　创伤性休克

创伤性休克（traumatic shock）也属于低血容量性休克，多见于严重的外伤，如复杂性骨折、挤压伤或大手术等。与失血性休克相比，创伤性休克的病理生理过程有一定的复杂性。此时可有血液或血浆的丧失，加之损伤处又有炎性肿胀和体液渗出，这些体液不再参与循环。另外，受损机体内可产生组胺、蛋白酶等血管活性物质，引起微血管扩张和通透性增高，又使有效循环血量进一步降低。损伤还可刺激神经系统，引起疼痛和神经-内分泌系统反应，影响心血管功能。有的创伤本身可使内环境紊乱，如胸部伤可直接影响心、肺功能，截瘫可使回心血量暂时减少，颅脑伤可使血压下降等。

【治疗】

创伤性休克的治疗原则与失血性休克基本相同，但也有些特殊性。

（一）补充血容量

创伤性休克患者的低血容量程度的判断有一定难度，除可见的外出血之外，创伤区域的组织内出血、水肿和渗出等都是导致血容量降低的原因。因此，常常会对实际的失液量估计不足。为此，应强调补充血容量后对监测指标做动态观察与分析，然后调整治疗方案。这样才能避免因补液量不足导致休克无法被纠正的问题。至于补充血容量的具体方法和成分，与失血性休克基本相同，可参见本章第二节。

（二）纠正酸碱失调

创伤性休克早期，患者因疼痛所致的过度换气以及神经-内分泌反应所致的留钠排钾，常会发生低碳酸血症、呼吸性碱中毒；但在后期，由于组织缺氧和继发感染，产生大量酸性代谢产物，代谢性酸中毒转而替代了早期的碱中毒。临床上有时会对创伤患者早期应用碱性药物，以对抗酸中毒。这种做法是不恰当的，因为此时患者很可能并不存在酸中毒。有一个原则应遵循：应用碱性药物都应以动脉血气分析为依据。

（三）手术治疗

首先应根据创伤的性质和种类，决定是否需要进行手术；其次是选择手术时间。如果不需紧急手术，可待休克纠正后进行；如果需要紧急手术，则对手术时间的选择与纠正休克的关系，可参照失血性休克的治疗。

第四节　感染性休克

感染性休克（septic shock）是外科较常见且治疗较为困难的一类休克，多见于急性腹膜炎、胆道感染、绞窄性肠梗阻及泌尿系感染等。其主要致病菌为革兰阴性杆菌，释放的内毒素是导致感染性休克的主要因素，故又称其为内毒素性休克。内毒素与体内的补体、抗体或其他成分结合后，可刺激交感神经引起血管痉挛并损伤血管内皮细胞。同时，内毒素可促使组胺、激肽、前列腺素及溶酶体酶等炎性介质释放，引起全身性炎症反应，最终可导致微循环障碍、代谢紊乱及器官功能不全等。近年来，对于全身性炎症反应综合征（systemic inflammatory response syndrome，SIRS）的概念与病理生理过程已经有较多的认识。SIRS的进一步发展即可导致休克和多器官功能衰竭（MOF）。

感染性休克的血流动力学改变有高动力型和低动力型两种。高动力型即高排低阻型休克，表现为外周血管扩张、阻力降低，心排血量正常或增高。患者皮肤比较温暖干燥，又称暖休克。低动力型即低排高阻型休克，表现为外周血管收缩，微循环淤滞，大量毛细血管渗出致血容量和心排血量减少。患者皮肤湿冷，又称冷休克。两种休克的临床表现见表 5-4-1。

表 5-4-1　感染性休克的临床表现

临床表现	冷休克（低排高阻型）	暖休克（高排低阻型）
神志	躁动、淡漠或嗜睡	清醒
皮肤色泽	苍白、发绀或花斑样发绀	淡红或潮红
皮肤温度	湿冷或冷汗	比较温暖、干燥
毛细血管充盈时间	延长	1～2秒
脉搏	细速	慢、搏动清楚
脉压（mmHg）	<30	>30
尿量（每小时）	<25ml	>30ml

临床中，"暖休克"比较少见，是部分革兰阳性菌感染后的休克早期表现。而"冷休克"则多见，由革兰阴性菌感染所致的休克以及革兰阳性菌感染的休克后期，都表现为"冷休克"。休克进一步加重，患者心力衰竭、外周血管瘫痪，最终表现为低排低阻型休克，预后极差。

【治疗】

感染性休克的病理生理变化比较复杂，血流动力学又有不同类型，故治疗上比较困难。治疗原则是纠正休克与控制感染并重。在休克未纠正以前，应把抗休克措施放在首位，兼顾抗感染；在休克纠正后，则控制感染成为重点。

（一）补充血容量

感染性休克患者在发生休克前，往往因发热、进食减少或呕吐，已有血容量减少的情况。发生休克时，因微血管的扩张，血容量相对地大为减少。因此，恢复足够的循环血量至关重要。补充血容量首先以输注平衡盐溶液为主，再配合输注适当的胶体液（血浆或全血等），以恢复足够的循环血容量。中心静脉压（CVP）的监测应列为常规，并将其维持在正常值。为保证正常的心脏充盈压、动脉血氧含量和较理想的血黏度，将血红蛋白浓度调节至 100g/L，血细胞比容达 30%～35% 为最佳状态。由于感染的影响，患者常有心、肾功能受损，故应根据 CVP 的动态监测，调节输液量和输液速度，防止输液过多而导致的不良后果。

（二）控制感染

控制感染的关键措施是应用抗菌药物和处理原发感染病灶。若患者的病原菌尚未确定，可根据临床规律和经验判断最可能的致病菌种，选用敏感的抗菌药物；或者可选用强力的广谱抗生素。例如多数的腹腔内感染是以肠道的多种致病菌感染为主，可考虑选用第三代头孢菌素，如头孢哌酮钠、头孢拉定，加用甲硝唑、替硝唑等，或加用青霉素或广谱青霉素类等。已知致病菌种时，则应选用敏感而抗菌谱较窄的抗生素。感染性休克的外科患者大多有明确的原发感染病灶，例如弥漫性腹膜炎、肝脓肿、梗阻性化脓性胆管炎等，应尽早处理，其中包括必要的手术（如脓肿或胆管的引流）。及时的、正确的手术处理可能成为控制感染、纠正休克的转折点。

（三）纠正酸碱失衡

感染休克时经常伴有严重的酸中毒，且发生较早，较为严重。酸中毒能加重微循环功能障碍，不利于血容量的恢复，需及时纠正。一般可在补充血容量的同时，经另一静脉途径滴注 5% 碳酸氢钠 200ml，并根据动脉血气分析结果，再做调整或补充。

（四）心血管药物的应用

当补充血容量、纠正酸中毒后，若休克仍未见好转，应加用血管扩张药物。有时还可联合应用以兴奋 α-受体为主、兼有轻度兴奋 β-受体的血管收缩药和兼有兴奋 β-受体作用的 α-受体阻断药，以抵消血管收缩作用，既保持、增强 β-受体兴奋作用，而又不致使心率过于增速。例如山莨菪碱、多巴胺，或者合用间羟胺、去甲肾上腺素，或去甲肾上腺素和酚妥拉明的联合应用。

感染性休克时，患者心功能常受损害。改善心功能可给予强心苷（毛花苷 C）、β-受体激活剂多巴酚丁胺等。

（五）糖皮质激素的应用

糖皮质激素是促炎细胞因子产生的重要自然抑制体，可在所有层次上调节宿主的防御反应。它能抑制多种炎性介质的释放和稳定溶酶体膜，缓解 SIRS。糖皮质激素尽量在病程早期使用，用量宜大，可达正常用量的 10～20 倍。一般主张短期使用，不超过 48 小时，但最近也有人研究认为延长用药时间可提高治疗效果。

（六）其他治疗

其化治疗包括营养支持，对并发 DIC、重要器官功能不全的处理等。

（刘连新）

第六章　外科患者围术期的评估与处理

　　外科治疗是医生运用手的操作以治疗疾病的过程，通常包括手术、手法和换药等内容，其中主要是通过手术来治疗疾病。按照手术的期限性，大致可分为三种：①急症手术；②限期手术；③择期手术。

　　围术期的定义是围绕手术的全过程，从患者进入手术前准备开始，到手术治疗过程，术后观察处理，直至基本康复。它包括手术前期、手术期和手术后期。为了确保手术的成功，做好手术前的充分准备，以及术中与术后的重要生命体征监测及外科术野和切口观察，及时发现并正确处理各种并发症，是保证手术达到预期目的的关键。

　　虽然自 20 世纪中叶以来，现代外科手术技术有了蓬勃的发展，包括颅脑外科、体外循环心脏直视手术及多种内镜技术的引入，使得各种病灶切除和器官功能重建（organic function reconstruction）的术式日臻成熟，器官替换（organ replacement）也已迅速发展，挽救了成千上万患者的生命。但是，仍然必须承认，外科手术本身毕竟是一种创伤，而接受这种创伤性治疗的患者，特别是胸、腹部内脏器官病变患者，无论是择期或急症手术，其基础病变往往提示机体存在着解剖和（或）功能障碍，而且很可能使得机体多个器官的功能处于代偿的边缘甚至失代偿状态。特别是近 20 年来，全球人均寿命显著延长，接受手术治疗的高龄患者日益增加，而这些高龄老人的器官功能储备已严重降低，甚至早已合并有诸多器官的慢性疾病乃至功能障碍。一旦手术创伤应激超出了患者的代偿能力，破坏了各器官功能间的平衡，就有可能发生与手术目的相悖的损伤，即"并发症"。在外科临床实践中，"手术虽然成功，而患者却不幸死亡"的例子仍时有所见，既给患者及其家属造成了无可挽回的损失和痛苦，又令外科医生十分惋惜和痛心，甚至影响了某些新术式、新疗法的开展。因此，除了手术的适应证与禁忌证之外，外科患者的围术期管理，特别是对患者全身各器官功能状态和手术承受能力进行全面的评估和调整支持，针对性防治各种并发症，是外科治疗成功的基本保证。

　　术前评估和围术期调整支持包括了解患者的生命体征和各器官功能状态、外科原发疾病对于病变器官及全身的影响、既往疾病史及其对全身状态的影响、外科疾病与既往疾病间的关系以及手术治疗所致机体解剖和功能的改变等，尽可能准确地预测患者能否耐受手术及手术治疗的结果。在此基础上，尽可能使患者的基本生命体征达到或趋于稳定，机体循环氧合状态满足组织代谢的需要，使得疾病以及手术创伤对各器官功能的损害降低到最小限度，以达到趋利避害、保护机体、治愈疾病的目的。本章将讨论对于外科患者围术期基本生命体征和代谢状态以及主要器官系统功能进行监测评估的内容和方法，以及在此监测评估基础上相应的围术期调整支持重点。

第一节　围术期生命体征的监测和支持

　　人体的基本生命活动可以通过某些外部体征反映出来。这些生命体征包括神志、体温、心率、呼吸、血压及尿量；其中体温（T）、心率（P）、呼吸（R）和血压（Bp）早已列为常规观察项目，但神志和尿量尚未受到足够的重视。在这些体征的评估中，必须采用横向与纵向相结合的比较方法。所谓横向，是指与正常人体指标相比，反映患者当前病理生理变化的程度，是一种"点"的比较；所谓纵向，则是患者当前状态与其基础状态（病前状态）的比较，反映了患者疾病状态的变化过程和趋势，是一种"线"的比较。这种横向与纵向比较的结合，可以使我们建立一个参照坐标系，通过基本生命体征变化而对疾病所造成的全身影响有一个初步但较为完整的判断。

一、神志

神志的观察对于大多数非神经外科的择期手术患者并不困难，但是对于急症，特别是复合外伤的患者则必须谨慎。此外，严重肝、肾及内分泌疾病以及极度营养不良的患者，也应注意神志的变化，除了定向力、脑神经检查、肢体感觉运动功能以及基本的生理病理反射之外，Glasgow 昏迷评分（GCS）已被公认为评估（急性）神经系统功能变化的经典方法（表 6-1-1）。CT、MRI 等检查也为神志，特别是中枢神经系统的评估提供了有用的影像学定位手段；这在某些肿瘤患者，尤其是消化道症状（呕吐、恶心）与颅内压改变症状易混淆时，特别重要，并可通过摄片、录像做动态观察对比。

表 6-1-1　　Glasgow 昏迷评分

分数	最佳运动反应	语言反应	睁眼动作
6	遵嘱动作		
5	疼痛能定位	有定向力	
4	对疼痛有逃避反应	定向障碍	自主睁眼
3	疼痛时肢体屈曲	能说出单个词	呼唤睁眼
2	疼痛时肢体过伸	语言含混不清	疼痛刺激睁眼
1	无反应	无反应	不睁眼

注：最佳：15 分；最差：3 分；<8 分即考虑为昏迷

择期手术患者一般术前较少出现神志障碍，但对某些多发创伤和休克的急症患者，术前应注意神经系统检查，及早发现和处理中枢神经系统的损伤。全身麻醉术后 3~4 小时，随着术中给予的镇静、肌肉松弛药物的代谢清除，患者将逐渐清醒。若术后 4~6 小时患者仍未苏醒，应及时行神经系统检查，观察神志、脑神经反射以及躯体感觉运动平面的变化，并请专科医师会诊，必要时行 CT 等影像学检查。某些情况下，为了缩短手术衔接时间，麻醉师可能会给予患者药物催醒（如新斯的明等），此时应注意患者术中所用肌肉松弛和镇静药物的总剂量和半衰期长短，以免催醒药物代谢失效后再次出现神志或肌力障碍，发生误吸或窒息而危及生命。

围术期的谵妄是近年来日益受到重视的问题。手术麻醉，特别是全身麻醉，吸入和静脉药物抑制了机体交感神经功能的代偿调节，降低了动脉血管张力；加之术前患者较长时间禁食、禁饮所造成的隐性低血容量状态，使得机体往往出现一过性的"分布性休克"，表现为麻醉诱导插管后的血压下降。这种一过性的分布性休克若不能及时纠正，或再合并术中的失血、失液的等低血容量事件，全身组织器官可能会经受缺血－再灌注损伤，脑组织也可能因此而出现急性脑损伤（acute brain injury，ABI）而导致术后一过性谵妄，尤以老年人多见。谵妄的特征在于同时合并意识障碍与认知障碍，认知障碍往往不为我们所认识而误以为麻醉尚未清醒。这些谵妄可以分为缄默型、兴奋型及混合型，临床上多数表现为缄默型或混合型，仅有少数表现为兴奋型。因此应该以标准的谵妄评估工具（如 CAM-ICU 等）帮助诊断。

二、尿量

尿量以及尿的颜色、比重、pH 值等，不仅反映肾功能，同时也间接反映有效循环量、血浆渗透压及心脏功能。正常成人尿量一般＞1200ml/d，至少应保持在700ml/d以上，即大于0.5～1.0ml/(kg·h)。尿的颜色在排除了黄疸、溶血及某些药物等因素的影响后，也间接反映了组织灌注和有效循环量的状况。特别是在合并消化道梗阻或腹水的患者，由于此时外科疾病本身和手术创伤应激都会造成机体水和电解质平衡分布的改变，因此，尿量及其性状往往较之心率和血压更灵敏地提示机体内脏器官（微）循环灌注状态的变化。

术前胃肠道准备和消化道梗阻等疾病以及骨科和神经外科的某些长期卧床患者，由于不能或不愿饮水而容易出现低血容量，其中很多为隐性，一旦麻醉抑制了交感神经反射或应激使得肾素-血管紧张素-醛固酮（R-A-A）系统兴奋加重水、钠潴留，加之部分中枢神经手术患者需应用甘露醇脱水，都会加剧低血容量，出现少尿，尿色加深，甚至血压、心率（律）的变化。因此对于上述患者需注意补充容量，保持尿量＞0.5～1.0ml/(kg·h)，术后早期（3～6小时）的输液速度宜为术中输液速度的1/3～1/2。

部分颅脑手术患者，特别是术野位于蝶鞍附近的患者，由于抗利尿激素（ADH）分泌的改变，可以出现尿崩症状，此时在积极补液扩容的基础上，可考虑应用抗利尿激素或垂体后叶激素。

三、体温

由于手术应激启动了机体的炎性反应，一部分患者术后可能出现发热，体温多不超过38℃，既往曾称之为"吸收热"，现在已经认识到，包括所谓"吸收热"、"药物热"、"癌性发热"等多种发热的命名，其实质均是体内一系列炎性介质作用的结果，而不一定是微生物感染，一般不需以抗菌药物干预。但对于颅脑手术或合并中枢神经系统损伤的患者，应警惕"中枢性高热"的发生，及时行神经系统检查，并予物理降温和（或）化学降温（冬眠疗法）。对于术前长期卧床患者，需注意肺部和泌尿系统感染，应及时行影像和微生物学检查。某些伴有寒战的患者，还应考虑除外输液或输血引起的热源或过敏反应，一旦怀疑或证实，须立即停止原有液体（或血液）的输注，并留取液体行热源检查。

此外，全身麻醉术中患者由于肌肉松弛使得寒战反射消失，若手术间温度过低，开腹或开胸手术时间长使热量散失，输注冷的液体或库存血，可导致患者体温降低，术后随着肌肉松弛药物作用的消退，机体出现保护性寒战反应而升高体温，表现为一过性发热，称之为"手术室低温综合征"。

轻度亚低温（34～36℃）患者耐受性尚好，但明显低体温可使外周血管阻力增加，心脏受抑制，心排血量减少，神经系统受抑，凝血因子活力降低、功能失常。所以术中和术后须注意保温，重在预防，必要时可应用体表或输血（液）加温装置等。

四、循环功能

主要包括3个方面：心脏功能、血容量和（周围）血管阻力。

心脏功能的判断主要通过心率、心电图、X线检查以及临床心功能分级（纽约心脏学会分级NYHA）等指标进行，对于一般择期手术，术前患者心率应＜100次/分，心律基本整齐，没有多形性、多发性（＞10次/分）和Ron T型的室性心律失常，心功能Ⅲ级以上，心/胸比基本正常，没有严重的瓣膜疾病导致的血流动力学改变；在静息状态下患者可以平卧，且颈静脉和肢端静脉无明显怒张。对于既往曾有心肌梗死病史患者，一般仍应在心肌梗死6个月之后再接受手术，且要求心功能在Ⅲ级以上，近期内没有明显的心肌缺血改变和频发的不稳定性心律失常。急症手术患者除心率、血压可在术中针对病因继续纠正外，其他指标应尽可能在术前达到或接近正常。

血容量的判定一般多根据体表静脉充盈程度、心率、血压、尿量以及中心静脉压等指标，但在某些患者，例如肠梗阻患者，长期严重营养不良、低蛋白血症以及急性腹腔（包括腹膜后）出血等情况下可以表现隐匿而难以判断。另外在某些急症患者，由于应用山莨菪碱、阿托品等药物，也可造成心率和排尿改变的假象。此时可采用容量负荷试验，即在 30～60 分钟内给予 300～1000ml 的非葡萄糖晶体液或 500ml 胶体液输入，同时密切观察给予液体负荷后心率、血压和尿量的改变，这将有助于判断有效循环血容量的实际情况。需要强调的是，在行容量负荷试验时，并非必须将全部负荷容量均输入患者体内，而是必须在输注过程中密切观察患者的循环指标变化趋势，随时增减调整，停止或延长该试验观察。一旦明确了患者的容量状态，即可采取更为稳妥的输液方案。

对于某些腹部外科的术前患者，还应考虑手术和术前准备对血容量的影响。例如胃或结肠手术前的连续清洁洗胃或洗肠，均可导致体内细胞外液的大量丢失，影响有效循环血容量的储备。类似的术前"隐性低血容量"状态还见于部分骨科患者，他们由于活动困难甚至长期卧床而希望尽可能减少下地上厕所的次数，因此会刻意控制饮食，造成隐性代偿的低血容量；一旦麻醉诱导阻断了交感神经对血管张力的调节，即会出现分布性休克导致组织缺血低灌注。

周围血管阻力通常是以血压来反映的，对于有高血压病史的择期手术患者，围术期血压应控制在不超过 160/100mmHg。现在一般主张术前不必停用或减量各种抗高血压药物；术后早期给予静脉降压药物，待患者清醒并进食后，恢复术前降压药物治疗。对于合并休克的急症手术患者，则应尽量使血压接近正常，特别重要的是任何情况下都应力争使平均动脉压（MAP）＞60mmHg，以保证心脏和肝、肾等内脏器官的血流灌注。随着患者术后的清醒，伤口疼痛以及尚未拔除的气管插管等不适均可能导致心率和血压的增高，此时的处理宜首先给予患者镇痛药物后观察心率、血压的变化，再决定是否进一步处理。某些食管切除后胸腔胃的患者，由于胃体的压迫或吻合口局部的刺激，可能出现频发甚至顽固的室上性心律失常，应注意保持胃肠减压的通畅，尽量避免胸腔胃对纵隔和心脏的压迫刺激。

随着人口老化和医疗技术水平提高，越来越多的老年患者可能需要接受手术治疗，而这些老年患者中有相当一部分存在着冠状动脉不同程度的硬化狭窄，平时虽可代偿，但一遇到创伤、失血、制动、疼痛等强烈应激，原本硬化狭窄的冠状动脉可能会进一步痉挛、缺血，甚至完全失去供血，从而导致急性冠状动脉综合征，甚至急性心肌梗死。因此，对于老年、肥胖、既往冠心病等高危患者，应在术前、术后连续监测心电图和相关心肌酶谱（CK-MB、TnI、TnT、BNP 等）的变化，及时恢复和保持冠状动脉的灌注，并判断心功能状态以及外周器官的灌注状态。

出血往往是术后最早出现的并发症，急速大量的出血多伴有血压下降和心率增加。但需指出的是，大量失血早期以及严重缺氧时，可能由于血管代偿性痉挛收缩而出现一过性的假性血压升高，心（脉）率的变化多出现在血压变化之前，此时应注意观察手术部位和切口的情况，密切观察各引流管的引流量、颜色、速度及是否通畅，并结合对尿量、中心静脉压以及血氧饱和度的观测加以区别，避免误用降压药物而出现血压骤降和严重低氧血症以及随后的组织缺血-再灌注损伤。

五、呼吸氧合

呼吸氧合包括对患者通气和换气状态的监测与纠正。通气状态主要通过观察呼吸频率和形式（是否费力），辅有机械通气的患者还可以监测潮气量和气道压力等参数。换气功能指标则以血氧饱和度和动脉血气分析（ABG）为主。正常呼吸频率为 12～20 次/分，若患者呼吸持续＞30 次/分，迟早会导致呼吸肌疲劳乃至衰竭。在低海拔地区，除慢性阻塞性肺疾病（COPD）患者外，正常动脉血氧饱和度应＞92%，动脉血氧分压应＞60mmHg。

中枢神经源性的呼吸损害在择期手术中较少见，但对于某些脑干和高位颈椎及其邻近部位的手术，则必须谨慎，在术前判断是否存在呼吸节律的改变。严重的鼾症，特别是睡眠呼吸暂停综合征患者，应当在术前对其氧合、血压及心功能进行监测和评定，并向患者及其家属说明可能出现的危险。

由于膈肌运动占全部呼吸肌运动的 60% 以上，因此，胸部手术误伤膈神经或膈肌、上腹部手术、腹膜炎、严重的胃肠道淤胀以及腹水等多种增高腹压的因素都可能使膈肌上抬、运动减弱而损害通气功能。特别是上腹部手术，由于术后疼痛，膈肌和腹肌运动受限以及切口加压包扎等因素都严重削弱了腹式呼吸，使得肺容量减少，功能残气量和潮气量明显降低而缺乏有效通气。文献报告在上腹部全身麻醉手术后几乎 100% 的患者存在有局灶性肺不张。在胆囊切除术后早期，肺活量可以较术前减少 25%。此外，老年人特别是长期吸烟患者，其支气管纤毛运动功能受损，气道分泌物容易潴留而咳嗽无力，更增加了肺部感染和肺不张的危险。术前锻炼呼吸功能，行腹部手术者，可练习胸式呼吸，胸部手术患者，可练习腹式深呼吸。减少肺泡或支气管分泌物。术前应戒烟，术后鼓励咳痰。术后应防止胃内容物或口腔分泌物的误吸等以减少误吸和肺炎的发生。

需要特别指出的是，在腹部（尤其上腹部）巨大切口疝患者，术后由于疝内容物还纳，腹腔容量缩小，腹压上升，使得横膈上抬运动受限，同时（腹腔）容量血管床骤减，而回心血量增加，心脏前、后负荷加大，易出现心功能不全和通气-血流失衡而导致急性呼吸窘迫综合征（ARDS）。

哮喘和慢性阻塞性肺病（chronic obstructive pulmonary disease，COPD）患者一般可以较好地耐受非开胸及非上腹部手术，但在术前必须进行肺功能和血气分析检查。特别是第一秒用力呼气量（FEV1.0），每分最大通气量预计值（%）、$PaCO_2$、PaO_2 等指标（见后）。

肺泡表面活性物质是维持肺泡张开、保证肺泡-毛细血管气血交换的重要因素，它是由肺泡 II 型上皮细胞所分泌，主要成分为富含磷脂酰胆碱的脂蛋白。由于磷脂蛋白等底物都是由肝合成，在肝硬化晚期和阻塞性黄疸等严重肝病时，肝合成能力受损，上述底物不足而导致肺泡表面活性物质减少。而在急性胰腺炎时，由于血中磷脂酶活性增强，肺泡表面活性物质降解加速，同时肺水增加，均会导致肺不张，损害肺的换气功能。而且，全身麻醉时脂溶性吸入麻醉药也可损害表面活性物质的活性。因此，对于急性胰腺炎和严重肝病（特别是阻塞性黄疸）患者，术前应尽量行血气分析，了解氧合换气状态。

另外，腹部外科患者术前多需要肠道准备和禁食，特别是肠梗阻患者，往往导致隐性的低血容量状态，手术后容易发生通气/血流失衡而致低氧血症，严重贫血患者缺乏足够的血红蛋白携氧，也将影响氧合状态。所以对于呼吸功能的评估还应该结合患者的循环状态。

值得指出的是，近年来围术期肺动脉栓塞（pulmonary embolism，PE）已日益受到临床医生的重视。长期卧床、下肢骨科手术、有效循环不足、血流缓慢淤滞均是肺动脉栓塞的高危因素。患者可以出现突然并进行性加重的呼吸困难，一般表现为单纯低氧血症而不伴血二氧化碳分压升高，肺动脉主干或多发的栓塞还可因左心急性缺血而导致心排血量骤减，血压下降，甚至冠状动脉强烈痉挛而合并心肌梗死，造成患者猝死。除低氧血症外，部分患者心电图检查可出现肢体导联 I 导联 S 波的异常和 III 导联 Q 波与 T 波的异常（S I、Q III、T III），以及部分心前区导联的异常（冠状）T 波变化；超声心动图、肺放射性核素通气/血流扫描、下肢静脉超声多普勒以及血纤维蛋白 D-二聚体测定等检查有助于诊断；但有条件应积极行 CT（增强造影）或肺动脉造影检查以明确诊断，后者不但是 PE 诊断的金标准，更可以同时利用造影导管机械碎栓，起到治疗作用。一旦肺动脉栓塞确诊，应立即给予抗凝治疗，可予常规肝素，使部分凝血活酶时间（APTT）维持于正常值的 1.5~2 倍，或予华法林使凝血酶原时间维持于正常值的 2~3 倍；同时密切监测颅内和全身其他部位有无出血倾向。若低氧血症严重应及早给予机械通气，但须注意适当减小潮气量和呼气末正压（PEEP）以适应此时的肺血流变化。为了保证左心前负荷而维持基本的心排血量，右心往往需要维持于相对高压状态，此时宜使中心静脉压和肺动脉压处于正常高限或以上。对于上述保守治疗无效的患者，必要时可考虑手术取栓治疗。

早在 20 世纪初，肺功能测定即已成为大型手术患者重要的术前检查项目之一，之后又发展了血气分析。目前，对于外科中、大型手术，特别是老年及既往合并心、肺功能疾患患者，常用的呼吸功能评估指标包括：肺活量（VC）、第一秒用力呼气量（FEV1.0）及其与用力肺活量（FVC）的比值 $FEV_{1.0}\%$、最大自主通气量（MVV）、残气量/肺总量、动脉血氧分压（PaO_2）和二氧化碳分压（$PaCO_2$）等（表 6-1-2）。只要有表中两项以上指标即为中度损害，术后呼吸功能不全的危险便大大增加。其中特别是 MVV 和 FEV1.0% 可以特异性地反映患者的通气储备能力。结合 PaO_2 和 $PaCO_2$ 指标，能够较好地预测患者术后发生呼吸并发症的危险。

表 6-1-2 常用的呼吸功能评估指标

呼吸功能	正常	轻度损害	中度损害	重度损害
肺活量（L）	2.5～3.5	1.5～2.0	1.0～1.5	<1.0
$FEV_{1.0}\%$	>70	50～70	25～50	<25
MVV%	>75	50～75	35～50	<35
（最大通气量占预计值的百分比）				
残气量/肺活量（%）	<35	35～50	50～70	>70
PaO_2（mmHg）	70	60～70	50～60	<50
$PaCO_2$（mmHg）	<45	45～50	50～55	>55

第二节 围术期的代谢调节与营养支持

代谢是生命物质活动的中心内容。早在半个世纪之前，美国著名外科学家 Francis Moore 在其《外科手术的代谢反应》和《外科患者的代谢管理》等著作中就引入了代谢评估的内容，从生理、生化和病理学的角度描述了水-电解质平衡和酸-碱平衡紊乱、营养不良、低蛋白血症对外科手术的影响，提出了相应的纠正治疗措施，首次提出机体热卡：氮的合理摄入比值为 150：1；从而在理论上奠定了临床营养支持的科学基础，大大减少了手术并发症的发生，提高了外科疾病的治愈率，缩短了住院时间。甚至因此诞生了外科学的一个新的专业分支：外科临床营养支持。

代谢评估主要包括两部分内容，即机体营养状态的评估和代谢状态的评估。

一、营养状态评估

营养状态评估主要是指对于人体组成，特别是三大能源物质以及水、电解质、维生素、微量元素等水平的测量，反映了机体的储备能力，是一种"静态"的指标。长期以来，由于腹部外科患者消化道及肝、胆、胰腺疾病的影响，"营养不良"已为外科医生所高度重视。Moore 早在半个世纪前就报告了低白蛋白血症和体重显著下降患者的外科手术死亡率和并发症率显著增加。值得提出的是，近年来，"营养不良"已由过去单一的"营养不足"拓展为包括"营养不足"和"营养过剩"两个方面的新概念，越来越多的病态肥胖患者需要接受外科手术治疗，而这类患者的各个脏器已经不堪其巨大体重的负担，再遇手术打击，极易出现多器官功能障碍（MODS）。

患者体重和血浆白蛋白含量仍然是营养评估最重要的指标。体重较之理想体重（ideal body weight，IBW）下降＞20％或增加＞30％均属"营养不良"，体重进行性下降＞20％或血浆白蛋白＜25g/L，将使手术死亡率大大增加，而过度肥胖者体重较理想体重增加＞30％也将加重机体的代谢负担，增加手术并发症的发生率。

肱三头肌皮褶厚度和上臂围的测量反映了机体的脂肪储存状态。血浆三酰甘油及胆固醇水平则反映了机体内源性脂肪的合成及利用。特别是胆固醇，作为构成细胞膜及多种甾体激素的前体，在生命活动中起着重要作用。一旦血浆三酰甘油和胆固醇水平明显降低，即提示机体已在大量动员体内脂肪以弥补营养摄入的不足，细胞膜稳定性可能会受到伤害。已有报告表明，血浆胆固醇水平的降低与危重患者的死亡率有关，补充高密度脂蛋白则可降低病死率。

由于白蛋白半衰期较长（14～21 天），对于某些急性疾病不能及时反映营养状态的变化，此时可测定血清转铁蛋白（半衰期 5～8 天）或前白蛋白（半衰期 3～5 天）水平作为参考。

此外，营养状态与机体的免疫功能关系密切。外周血淋巴细胞计数（TLC）和迟发性超敏反应（delayed-type hypersensitivity，DTH）既代表了机体的免疫功能，也反映了机体的营养状态。TLC 为（800～1200）$\times 10^6$/L 提示中度营养不良，TLC＜800×10^6/L，应考虑为重度营养不良，DTH 试验则根据皮内注射外来多种抗原后皮肤硬结反应的强弱，预判断机体的免疫营养状态。根据上述指标，人们提出了预后营养指数（prognostic nutritional index，PNI）概念：

$$PNI（\%）=158-16.6（ALB）-0.78（TSH）-0.2（TFN）-5.8（DTH）$$

公式中 ALB 为白蛋白（g/dl）；TSH 为肱三头肌皮褶厚度（mm）；TFN 为转铁蛋白（mg/dl）；DTH 则以"0"表示无反应，"1"表示硬结范围＜5mm，"2"代表硬结＞5mm。PNI＜30％提示发病率与死亡率较低，PNI＞60％则提示危险性显著升高。

二、代谢状态评估

代谢状态评估主要是指对机体在应激状态下是否能够利用能源底物，以及外源能量物质的利用与自身组织（能量）消耗之间的平衡状态，即对机体的"合成"与"分解"代谢的强弱对比变化进行评估，是一种动态的过程。外科的多数疾病与炎症（创伤、感染）和肿瘤有关，此时机体分解代谢增加，对于外界能源物质的利用能力降低，甚至出现机体组织的"自身相噬"（auto cannibalism），而导致所谓"恶病质"（cachexia）。在这一病理基础上，手术创伤应激有可能会加重患者的分解代谢状态，进一步加剧上述代谢失衡，造成分解代谢失控而危及生命。

目前对于代谢状态的评估主要采用以"SIRS"诊断标准为代表的临床体征和以血糖及血清氮质产物等指标为主的实验室检查。"SIRS"即全身炎症反应综合征，是 1992 年由美国胸科医师学会（ACCP）和危重病医学会（SCCM）联席会议提出的一种新的对于炎性反应的诊断概念，共有 4 项指标（表 6-2-1），只要符合其中 2 项即可诊断为 SIRS。

表 6-2-1   全身炎症反应综合征（SIRS）诊断标准

体温：	＞38℃或＜36℃
心率：	＞90 次/分
呼吸：	＞20 次/分或 $PaCO_2$＜32mmHg
WBC：	＞12×10^9/L 或＜4×10^9/L 或幼稚细胞＞10％

因此，它实际上包括了几乎全部的炎性反应，包括由病原微生物所致的感染和过去所谓的"无菌性炎症"（如闭合创伤、烧伤、急性胰腺炎等）。由表 6-2-1 可见，4 项均为代谢指标，说明 SIRS 的概念实际上更准确地反映了炎症的本质——机体全身或局部组织应激失衡的一种代谢反应。炎性反应是机体重要的保护防御机制，但应该适度且集中于病变部位及其附近，一旦

"过度"而波及全身，即为"失衡"；SIRS 的"S"（systemic）即意味着出现了（器官功能）失衡的全身应激反应，与预后有着较明确的关系：符合全部 4 项指标者的死亡率（18%）显著高于仅符合 2 项指标者（6%）。

细胞的基本骨架是蛋白质，组织的分解代谢最重要的是蛋白质的分解，除了血浆白蛋白水平下降之外，如果血中尿素氮（BUN）水平显著升高而肌酐（Cr）水平正常，BUN/Cr>40（mg/mg)时，则强烈提示组织蛋白质分解代谢亢进而且肝合成能力受损。

外科大手术后，多数患者都存在应激性高血糖。既往曾认为是由于机体分解激素分泌增加而合成激素产生减少。近年研究发现机体应激时胰岛素等合成激素分泌增加，但由于组织受体表达下调，而出现应激性高血糖。因此在外科术后，必须严格控制含葡萄糖溶液的输注速度≤0.2～0.3g/(kg·h)；同时给予强化胰岛素治疗控制血糖于正常范围，可以显著减少术后并发症和死亡率。

肠内营养由于更加接近生理状态而得到日益广泛的应用。腹部手术后，小肠 6～8 小时即已恢复蠕动，而此时胃仍处于轻瘫状态。因此，术中置入空肠喂养管，术后第 2 天，对于无血运障碍和梗阻、无消化道吻合口或喂养管已置入吻合口远端肠管的患者，即可经空肠营养管给予少量米汤或其他液体注入，如生理盐水或葡糖糖氯化钠溶液等，术后早期只要肠道运动恢复即给予肠内营养，或肠内与肠外营养结合，既给患者提供了必需的营养支持，又有助于肠道功能，特别是肠黏膜屏障功能的恢复，减少感染等并发症的发生。在此需要强调的是，肠内营养切忌一味追求"热卡达标"和"正氮平衡"，少量的米汤等液体，即可提供我们肠道内正常菌群的大部分所需，而这些肠道定植菌正是机体最大体腔的守卫哨兵。正所谓"先喂菌，后喂人"，菌旺才能人健。

近年来，围术期的营养支持概念已从单纯的能量补充发展为免疫营养调节或药理学营养（pharmacological nutrition），过去所谓"静脉高营养"的提法已被废弃。手术应激后早期，肝、肾等重要器官负担急剧增加，因此，在实施临床营养支持前，必须了解患者的血糖、血三酰甘油以及 BUN 水平，此时若给予过多的能量底物，不但不能被利用，反而加重其代谢负担，导致脏器功能损害，因此患者营养制剂处方应根据患者的血糖、BUN、三酰甘油、电解质水平以及肌酐和肝酶等临床实验室检查结果适时调整。适当的低热卡摄入（非蛋白热卡：氮=100～130：1），同时补充机体免疫细胞所急需的某些重要代谢物质（如谷氨酰胺、精氨酸、酪氨酸等底物），将有助于保护免疫系统的正常功能，尽快恢复机体内环境的稳定。

第三节　其他器官的围术期支持

生命活动实际上是通过循环和呼吸运动而实现的物质代谢。围术期各个脏器的功能亦即其微循环和细胞呼吸功能状态的间接反映，本节仅就肝、肾等器官功能的围术期管理做一简单介绍。

一、肝功能

肝是人体最大的消化腺，也是人体最重要的代谢器官。同时由于肝的血液循环为低压循环，特别是门静脉血流的自主调节能力较差。因此，一旦手术打击较大而出现失血、休克，肝的血供早期即可下降，随之氧供也减少造成缺血缺氧性肝损害，即所谓"缺血性肝炎"。这种缺血性肝损害甚至早于心、脑、肾，在临床表现为蛋白合成降低，胆红素代谢障碍和酶学的改变。目前对于肝功能的评估，主要仍沿用改良的 Child-Pugh 分级（表 6-3-1）。手术前，应尽量使患者处于较好的肝功能状态，除非食管静脉曲张破裂大出血需要急诊手术止血，或肝移植手术，否则对 3 级患者宜在肝功能改善后再进行手术。

表 6-3-1　Child-Pugh 肝功能分级

测定	异常指标的评分		
	1	2	3
腹水	无	轻度	中度～重度
脑病	无	轻度	中度～重度
胆红素（mg/dl）	<2	2～3	>3
白蛋白（g/L）	>35	28～35	<28
PTA（%）	70	40～70	<40

术后肝功能的保护有两大重点，即防止肝缺血、缺氧与尽量减少各种药物的损伤，包括过多能源底物的代谢负担。早期利用胃肠道，可以尽快恢复肠黏膜屏障功能，减少肠道细菌毒素移位，同时促进肝内毛细胆管的胆汁排泌，减轻肝的胆汁淤积损伤。

二、肾功能

手术和麻醉很少对肾造成直接的损伤，多是通过循环和氧合的异常造成间接损害。对于肾功能的监测目前多集中于尿量及尿常规、水与电解质平衡、血清尿素氮（BUN）和肌酐（Cr）测定以及酸碱平衡等方面，其中尿量、血钾水平、血肌酐水平及血液 pH 值更为重要，对于一些慢性肾病患者还应计算血浆肌酐清除率并纠正贫血和控制高血压，需要特别强调的是老年患者，由于肾单位减少，肾小球滤过率下降（60 岁时减少约 1/3，80 岁时减少约 1/2），肾的代偿储备能力显著下降，应在围术期尽量避免低灌注及各种肾损害。

外科手术中，即便是许多高龄老人也需要较快补液，输液速度往往在 500ml/h 以上。术毕返回病房后，应了解术中液体出入平衡情况。术后没有了术野的蒸发以及应激减弱后肾素-血管紧张素-醛固酮（R-A-A）系统兴奋性下降，水-钠潴留减少，须注意保持输液速度为术中的 1/2～1/3；速度过快，易发生心功能不全；速度过慢，则可能会逐渐发生低血容量而出现肾前性肾损害。

需要特别强调的是，一旦患者出现肾功能损伤，必须首先保证有效循环血容量充足（平均动脉压>60～70mmHg），在此基础上酌情应用利尿药物；否则将加重肾损伤。如果机体有效循环和氧合状态短期内难以纠正，应积极考虑行连续肾替代治疗（CRRT）。

三、糖代谢功能

糖尿病患者的日渐增多，使得外科手术患者术前的糖代谢功能调整日益受到重视，特别是长期糖尿病患者，糖代谢障碍必然伴有脂肪和蛋白质代谢紊乱，并引发高血压、动脉硬化等一系列血管改变，导致心、脑、肾功能不全和眼部及肢体的病变，并大大增加了外科感染的危险。因此，对于糖尿病患者围术期支持还应注意以下情况：

1. 发病年龄轻者病情多较重，常依赖胰岛素控制血糖，且易于并发酮症和心血管疾病。

2. 要保证葡萄糖供应量不少于 100～150g/d；满足基本的糖类需求和糖原储备，防止酮症和酸中毒。

3. 了解空腹和进食后的血糖水平以及术前控制血糖水平的方式和药物剂量，曾有研究一度支持在术后早期应用胰岛素严格控制血糖于 3.9～6.1mmol/L 可以显著降低外科危重患者的死亡率及并发症发生率。但其后的研究观察到到严格血糖控制中低血糖事件发生的危险显著增加，目前国际上一般推荐将血糖水平控制于 6～9mmol/L。

4. 注意血清电解质水平、蛋白及血脂水平，尿糖及肾功能检查并确定有无临床感染征象。

5. 对急症手术患者则应注意神志、循环情况、尿量等生命体征，一面积极控制血糖，纠正高渗或酮症，一面准备手术。

四、出血与血栓防治

出血是术后最早出现的并发症，可发生在手术切口，空腔器官及体腔内。术中止血不完善，创面渗血，结扎线脱落或凝血障碍等都可造成术后出血。若术野或伤口引流出血量连续 4 小时＞200ml/h，或 1 小时内失血＞800ml，同时患者伴有低血容量表现，实验室检查血红蛋白进行性下降，术后早期出现循环不稳、休克症状，给予足够输血及扩容后休克未见好转，或继续加重，即应考虑存在术后活动性出血，要积极采取措施止血，并需做好再次手术探查止血的准备。

由于除Ⅲ因子和钙之外的其他凝血因子都在肝合成，所以凝血功能的检查主要包括肝功能、营养状态、血小板计数以及纤溶状态，特别是对于肝胆疾病和严重营养不良患者，应在中、大型手术前常规测定凝血酶原时间（PT）和活动度（PTA）、部分凝血活酶时间（APTT）以及血中纤维蛋白原（FIB）水平，对恶性肿瘤大量腹水以及严重创伤的患者，由于腹水及创伤组织中大量纤溶因子被激活，可能出现纤溶亢进，有条件者应行血中 D-二聚体（D-Dimmer）和纤维蛋白降解产物（FDP）的检查。

临床常用的止血药物可大致分为凝血因子、凝血因子激动剂、血小板激动剂、纤维蛋白溶解抑制剂和血管收缩剂等几类，应根据不同出血原因选择相应药物。对于肝病或严重营养不良患者，给予凝血因子激动剂将可能耗竭原本不足的凝血底物，甚至诱发更为严重的大出血。外科创伤的失血多依赖激活外源性凝血系统而启动止凝血过程，而构成外源性凝血启动环节的主要凝血因子为因子Ⅲ（组织因子）和因子Ⅶ，由于组织因子广泛来源于全身的单核内皮细胞，一般不易缺乏，因而依赖于肝合成的Ⅶ因子往往成为外源性凝血启动的关键限速因子。因此，在提供充分的纤维蛋白原等底物的基础上，补充凝血Ⅶ因子对于外科创伤大出血患者的止血具有重要作用。

随着冠心病患者、特别是被置入冠状动脉支架的患者接受手术日益增多，围术期出凝血紊乱的预防也表明其重要。抗凝血药物与抗血小板药物不同，对于大多数接受冠状动脉支架置入的患者，其常年一般均维持使用抗血小板药（如阿司匹林、氯吡格雷等）。因此类药物能够稳定结合于血小板并抑制其活性，特别是阿司匹林几乎为不可逆，故择期手术患者应在术前 5 天至 1 周停用抗血小板药物而代之以半衰期较短的肝素或低分子肝素制剂，应用直至术前 1 天晚上。

围术期静脉血栓栓塞（VTE）也日益受到重视。由于患者围术期较长时间卧床，肌肉活动对于静脉回流的辅助作用减弱，加上血流动力学与黏滞度变化，使围术期患者成为静脉血栓栓塞的高危人群，特别是接受下肢关节置换和脊柱手术的患者，具有更大的风险。因此对于老年、长期卧床、肿瘤、骨科（尤其是下肢或脊柱）等手术患者，术后应积极考虑给予适当抗凝治疗，目前选用较多的是半衰期较短的拮抗因子Ⅹ制剂或（低分子）肝素制剂；对于术后出血风险较大或已有出血迹象的患者，可考虑应用下肢间歇性气压泵（Intermittent Pneumatic Compressor；IPC）

五、胃肠道功能

胃对固体食物的排空一般为 4～6 小时，为了避免手术麻醉后患者发生误吸，应在术前 12 小时禁食，术前 4 小时禁饮。近年来，欧美特别是北欧的外科医师正逐步推广着"快通道外科"的理念与实践，对于外科患者的术前准备，主张对于没有胃肠道梗阻等禁忌证的患者，缩短术前禁食、禁饮的时间至 4～6 小时，必要时经过静脉补充少量含葡萄糖溶液，以刺激保持机体胰岛素分泌，可以减轻术后的应激性血糖升高、减少术中的低灌注事件和术后的炎性应激反应。胃肠道手术前1～2天患者宜进食少渣流质食物，术前1天行肥皂水洗肠。对于合并幽门梗阻或肠梗阻的患者，术前1～2天尚需进行洗胃或清洁洗肠，并积极纠正水与电解质的紊乱。结肠手术前2～3天应口服肠道不吸收的制菌药物以减少肠道菌群所致的术后感染。

六、疼痛的处理

疼痛是术后患者最常见的主诉。术后患者疼痛，会影响患者恢复，如胸、腹部手术术后，患者因伤口与引流管的疼痛而呼吸浅促，易造成肺膨胀不全，增加肺炎的发生；同时，疼痛也是造成患者交感风暴和躁动谵妄的重要原因。因此，应该尽可能地防止患者感觉疼痛。近来术后经硬膜外或静脉置管的患者自控镇痛泵止痛已得到广泛应用。让患者感觉不到疼痛，患者就不易产生对镇痛药物的心理依赖。同样，镇痛药物，特别是阿片类药物也具有对于呼吸循环的抑制作用，需要在评估和监测下合理使用。

在阿片类镇痛药物中，哌替啶因为其代谢产物甲基哌替啶的长半衰期和肝损害作用而不宜大量使用。吗啡和芬太尼仍然是临床常用的镇痛药物。但在使用中，特别是对于年老体弱患者，须密切注意其呼吸变化和胃肠道运动变化，酌情调整剂量，避免发生致命的呼吸抑制或腹胀误吸等并发症。

七、围术期感染

围术期感染可以分为手术部位感染与非手术部位感染。

手术部位感染主要与手术操作技术、无菌原则的掌握以及手术时间、切口等级等因素相关。切口感染表现为切口局部红、肿、热、痛，有分泌物，伴或不伴发热和白细胞增加。术后伤口的换药观察对于早期发现伤口感染非常重要。一旦出现伤口感染，外科引流是最有效的处理手段，在伤口红肿处拆除伤口缝线，使脓液流出，同时行细菌培养，帮助选择有效的抗菌药物。非手术部位感染则多与术前患者基础状态、是否长期卧床以及伴发疾病有关。

术前手术野皮肤的准备一般不主张剃除体毛，若毛发的确较多，应在手术即将开始消毒术野前剃毛，以避免微生物在剃毛后损伤的皮肤伤口中滋生。

Ⅱ类以上切口一般应预防性应用抗菌药物。Ⅰ类切口但有移植或假体置换，或长期使用免疫抑制药物的患者，也应该接受预防性使用抗菌药物。预防性抗菌药物的使用原则是使其血药浓度在切皮时达到最大，故对于大多数抗生素应该在麻醉诱导时给药。术前过早或术后长期多次给药，对于Ⅰ类切口感染的预防未见有明确的优越性。

术后抗菌药物的应用须加强针对性。体表和骨科手术若发生感染多为革兰阳性球菌，胸腔及泌尿系感染则多为革兰阴性杆菌，腹腔手术以厌氧菌感染为主，免疫功能低下患者还应警惕真菌和病毒等微生物的感染。

应鼓励患者术后早期离床活动，下肢的运动必然伴有腹肌的活动，同时直立后膈肌下移，有利于增加肺活量，减少肺部并发症，改善微循环，促进切口愈合，增加静脉回流预防深静脉血栓形成，同时也利于肠蠕动及膀胱功能恢复。在保护切口的同时，鼓励患者咳嗽、咳痰和深呼吸，尽可能地减少卧床所造成的坠积性感染。

（安友仲）

第七章　外科感染

感染是指病原微生物进入人体组织，在其中生长繁殖并引起一系列局部和（或）全身炎症等病理变化。与内科感染相比，外科感染具有如下特点：①常发生在创伤和手术之后，与体表皮肤和黏膜完整性的破坏紧密关联。②常由一种以上的病原微生物引起，且多为内源性条件致病菌。③大多不能自愈或单靠抗菌药物治愈，常需进行外科处理，如引流、清创、切除、否则将继续发展，严重时危及患者生命。④除了发生于创伤或疾病的原发部位之外，还可作为并发症发生于原发部位以外的其他组织或器官。外科从诞生的一刻起，便与感染结下了不解之缘。就是到了科学技术高度发达的今天，感染依然是临床外科挥之不去的阴影。

在 19 世纪中叶以前，感染是创伤、手术后的普遍现象，人们甚至认为化脓是伤口愈合的必由之路。据记载，在 19 世纪 50 年代的克里木战争中，由于"医院坏疽"，施行大腿截肢的死亡率高达 92%。著名的英国海军上将纳尔逊只是因为在军舰上而不是在医院里接受右上肢截肢，才得以逃过"医院坏疽"的厄运。

Pasteur（1822—1895 年）发现了细菌并推测感染是由细菌引起。Lister（1827—1912 年）在此基础上奠定了外科抗菌的原则，他创用了苯酚（石炭酸）喷雾的抗菌技术。Bergmann（1836—1907 年）首先使用蒸气灭菌法，使抗菌法演进到无菌法。在 Fleming 的研究基础上，Florey 于 1941 年应用青霉素，开创了全新的抗感染时代。在随后的半个多世纪里，抗菌药物的开发高潮迭起，使医生手中增添了许多与感染作斗争的武器，然而感染并未销声匿迹，外科医生仍然每天面临着感染这一巨大的挑战。

第一节　外科感染的分类

外科感染包括原发性感染、继发性感染和感染性并发症，范围很广，内容繁杂，可以从不同角度进行分类。

一、按感染部位分类

1. 手术部位感染（surgical site infection，SSI）　包括切口感染和手术涉及的器官或腔隙感染，如脑脓肿、腹膜炎。
2. 软组织感染和感染性组织坏死（如下肢湿性坏疽）。
3. 在一定区域内扩散的感染　如腹膜炎、腹腔或盆腔感染、胸腔化脓性感染、纵隔感染、颅内感染、腹膜后蜂窝织炎。
4. 器官或系统感染　如胆道感染、尿路感染、血液感染。

二、按发生感染的场所分类

1. 社区获得性感染　即在医院以外环境获得的感染，如疖肿、急性阑尾炎。
2. 医院性（获得性）感染　包括发生在医院的一切感染，如手术后创口感染和其他感染并发症、侵入性操作相关性感染、人工材料相关性感染、器官移植后感染等。

三、按病原菌的来源分类

1. 外源性感染　病原菌来自外部环境或他人，如交叉感染。
2. 内源性感染　病原菌来自患者本身，通过破损黏膜（如肠道手术）或破损的皮肤，或通过易位途径和易感生态环境引起感染。

四、按病原微生物的种类分类

如耐甲氧西林金黄色葡萄球菌（MRSA）感染、厌氧菌感染、混合性（需氧菌加厌氧菌）感染、进行性细菌协同性感染、真菌感染、病毒感染、原虫感染等。

五、按病理和病理生理变化分类

1. 局部感染。
2. 全身性感染　包括菌血症、"败血症"、脓毒症、严重脓毒症、脓毒性低血压、脓毒性休克等。随着分子生物学的发展以及对感染的病理及病理生理的进一步认识，感染的用词已有变化，国际上通用的是脓毒症（sepsis）和菌血症（bacteremia），不再延用以往的"败血症"一词。

按病理生理变化分类与按部位分类相比，更能反映病变的实质，但不幸的是，无论在过去还是现在，都存在不少名词和概念上的混乱，给临床使用带来了困难。菌血症（bacteremia）的定义比较明确，是指细菌从感染原发灶或易感部位一过性或间歇性释放入血，诊断依据是血细菌培养阳性。"败血症"（septicemia）是指有全身性感染临床表现且血中持续或反复培养出细菌或其他病原微生物（如真菌）。过去认为败血症的特征是细菌能在血循环中生长繁殖，现已明确，就血液中存在细菌而言，菌血症与败血症只有量的差别而没有本质的差别。败血症时血液中的细菌也是来自原发感染灶或易感部位，只是比菌血症时数量更大，释放得更经常。败血症的含义是全身性感染伴有菌血症，但实际上全身性感染可以不伴有菌血症，菌血症也不一定伴有全身性感染临床表现。败血症这个名词沿用已久，至今仍不时出现在文献中，但因其含义不够确切，常造成理解上的混乱，近年已逐渐少用，许多学者主张完全废除这一名词。

脓毒症（sepsis）是指由细菌（或其他微生物如真菌，下同）引发的全身性炎症，患者体温、循环、呼吸、神志有明显变化。因此，确定这一诊断必须具备 2 个条件：①有活跃的细菌感染的确实证据，但血培养不一定阳性；②有全身炎症的临床表现，即所谓全身性炎症反应综合征（systemic inflammatory response syndrome，SIRS）。SIRS 的标准有 4 项，符合其中 2 项即可诊断：①体温＞38℃或＜36℃；②心率＞90 次/分；③呼吸＞20 次/分或有过度通气致 $PaCO_2$＜4.3kPa（32mmHg）；④白细胞计数＞$12×10^9$/L 或＜$4×10^9$/L，或幼稚细胞＞0.10。"脓毒症"的表述并不确切，容易使人望文生义，理解为脓肿形成和化脓性细菌产生的毒素。事实上全身感染可以不伴有脓肿形成，而"毒"也主要不是直接来自化脓性细菌而是指由细菌及其毒素激发机体防御系统产生的细胞因子和炎症介质。此外，这一名词没有反映出全身性炎症反应的存在，而过度、失控的全身性炎症反应正是通向多器官功能障碍甚至衰竭的主要渠道，从而威胁患者生命。因此，近年不少作者主张使用"全身性感染"（systemic infection）这一名词。但"全身性感染"这一表述也并不完美，容易使人误解为全身各系统都发生感染。实际上多年来"外科脓毒症"已约定俗成地具有明确的含义，即外科严重感染伴有全身炎症反应的临床表现（如烧伤脓毒症），与"脓""毒"并无必然联系。鉴于迄今国内外文献仍普遍使用"脓毒症"一词，短期内还不可能将其废除。目前我们只需知道这两个名词指的是同一临床综合征，可以通用，而让时间去判断其优劣，决定其取舍。

严重脓毒症（severe sepsis）或严重全身性感染，是指全身性感染伴有某些器官功能障碍、灌注不足（表现为少尿、乳酸血症等）或低血压等，实际上包括了感染性低血压和感染性休克。脓毒性低血压（sepsis-induced hypotension）特指全身性感染引起的低血压现象，即收缩压低于 90mmHg 或较原来水平降低 40mmHg 以上。

脓毒性休克（septic shock）或感染性休克是指经恰当的液体复苏治疗低血压依然存在，或应用血管活性药物或正性肌力药物后血压虽然回升，却仍然存在灌注不足或器官功能障碍。

第二节 外科感染的病原学

一、外科感染病原菌的变迁

半个世纪以来，外科感染病原微生物的构成经历了一个显著的变化过程，这与抗菌药物的开发和使用有很大的关系，而且这一过程还在继续。

在 20 世纪 50 年代以前，外科感染病原菌首推金黄色葡萄球菌和化脓性链球菌。20 世纪 50 年代起青霉素的大量应用，使对其敏感的化脓性链球菌遭到沉重的打击，而较易产生耐药性的金黄色葡萄球菌的地位则凸显出来。在随后的一二十年，随着所谓"新型青霉素"（甲氧西林、苯唑西林）和第一代头孢菌素的问世，化脓性链球菌逐渐退出了主要病原菌的行列，金黄色葡萄球菌也在相当程度上受到了遏制。到 20 世纪 70 年代，革兰阳性球菌在外科感染中的优势地位逐渐被对青霉素不敏感的革兰阴性杆菌（大肠埃希菌、克雷伯菌属、铜绿假单胞菌等）所替代。总体上我国 20 世纪 70—80 年代外科感染病原菌中，革兰阴性菌约占 70%，革兰阳性菌约占 30%。

20 世纪 90 年代以来，国内外都注意到革兰阳性球菌引起的外科感染又有增多的趋势。分析其原因，很可能是广谱 β-内酰胺类抗生素，尤其是第三代头孢菌素以及喹诺酮类抗菌药被广泛应用所致。这些抗菌药物对革兰阴性杆菌的杀菌活性明显强于对革兰阳性球菌的杀菌活性，从而导致前者相对减少，后者相对增多。在外科感染中，金黄色葡萄球菌、凝固酶阴性葡萄球菌（大多是表皮葡萄球菌）和肠球菌最为多见，尤其是在感染高发病区，如烧伤病房和加强医疗病房（ICU）。国外资料显示，发达国家某些加强医疗病房中革兰阳性球菌的占有份额可达到 50% 以上。国内已有报告，在 ICU 危重感染患者培养出来的病原菌中，革兰阳性球菌所占份额已从 1989 年的 16% 上升到 1994 年的 33%。解放军 304 医院烧伤病房，革兰阳性菌的构成比从 1995 年的不足 30% 增加到 1999 年的近 50% 和 2003 年的 67%，其中金黄色葡萄球菌从 17.7% 增加到 46.5%，取代铜绿假单胞菌成为最常见的病原菌。

葡萄球菌不但频繁出现，而且在质的方面也发生了变化。抗甲氧西林金黄色葡萄球菌（methicillin resistant staphylococcus aureus，MRSA）和抗甲氧西林凝固酶阴性葡萄球菌所占比例逐渐增多，有时甚至引起局部爆发流行。上海地区报告 MRSA 在全部金黄色葡萄球菌中的占有份额，从 1977—1979 年的 5% 增加到 1985—1986 年的 24% 和 1996 年的 72%。据 1997—2000 年文献报道，北京、上海、武汉、天津、重庆等地烧伤病房 MRSA 的检出率分别为 67%、82%、84.6%、87% 和 91%。还有调查发现从医护人员手上培养出来的金黄色葡萄球菌中，MRSA 占 69%。

外科患者的肠球菌感染也越来越引起人们的注意。这大概也与第三代头孢菌素使用过多有关，这些抗生素大多对肠球菌无效，却选择性抑制革兰阴性杆菌和其他革兰阳性球菌，从而使肠球菌在细菌之间的相互制约中处于有利地位。

革兰阳性球菌感染重新相对增多，使外科感染中革兰阴性菌/革兰阳性菌的天平发生了反方向的倾斜，这在国外的监测资料中尤其明显，在我国也已有体现。综合分析提示，我国当前外科感染病原菌中，革兰阴性菌占 60%～65%，革兰阳性菌占 35%～40%。

在革兰阴性需氧杆菌中，过去很少引起注意的产气杆菌、阴沟杆菌、沙雷菌和不动杆菌日益显示出它们在外科感染中的地位。这些条件致病的肠道或皮肤常驻菌引起的感染在临床上并没有特殊的表现，只有通过培养才能发现，但在抗生素治疗上却以其高耐药率而具有特殊性。近年还发现多重耐药性极强的嗜麦芽窄食单胞菌有增多趋势，已占到外科感染分离细菌的3%左右，对危重感染患者的生命构成威胁。

随着厌氧培养技术的进步，20世纪80年代以后厌氧菌感染和厌氧菌与需氧菌共同引起的混合感染受到越来越多的关注。目前已知的厌氧菌有40个属，能形成芽孢的只有1个属即梭状芽孢杆菌属，主要代表有产气荚膜梭状芽孢杆菌（引起气性坏疽）。不形成芽孢并同外科感染关系密切的有：革兰阴性的类杆菌脆弱群、产黑素类杆菌和口腔类杆菌，革兰阳性的消化链球菌、消化球菌和短棒菌苗。有芽孢厌氧菌能在不利环境下长期生存于自然界（如土壤中的破伤风梭菌），可直接从创口侵入人体。无芽孢厌氧菌不能耐氧，作为常驻菌生长在人体的黏膜和皮肤上，离开人体即迅速死亡，一般只能以内源性方式引起感染，即宿主的自身菌群引起感染。据国内报告，外科常见感染的标本中，厌氧菌的检出率占总检出率的58%～74.5%，绝大多数是与需氧菌同时存在。按重庆一份报告，厌氧菌在外科感染标本中的检出率甚至比需氧菌还高，二者的比例为1.1∶1，主要是无芽孢厌氧杆菌（占84.7%），其中又以类杆菌最为常见（70.6%）；混合感染占了64%。

危重患者侵袭性（或称系统性）深部组织真菌感染也是外科医生近年面临的严重挑战。据上海、广州、温州三家医院调查，真菌引起的感染占9.6%～11.8%，大多发生在免疫低下（尤其是粒细胞减少）、长期大量使用多种抗生素和接受器官移植的危重患者。致病真菌以白色念珠菌为主，也有热带念珠菌、光滑念珠菌、隐球菌，还有少量曲霉菌。

二、外科感染常见病原菌

关于我国外科感染病原菌构成的报告不多。根据有限的资料，最常见的病原菌是金黄色葡萄球菌、大肠埃希菌和铜绿假单胞菌，占全部分离菌的15.0%～19.0%，三者合计占全部病原菌的50.0%以上。其他比较常见的细菌是肠杆菌属、凝固酶阴性葡萄球菌（MRCNS）、肠球菌、不动杆菌和克雷伯菌属。总的来说，革兰阴性杆菌仍占优势，占60.0%～65.0%；革兰阳性球菌占30.0%～35.0%（所占比例十余年始终缓慢增加）；其余是真菌。解放军304医院1995—1999年2013株细菌排位见表7-2-1。湖北地区15家医院1998—1999年1314株外科感染病原菌排位情况见表7-2-2。

表 7-2-1　解放军 304 医院外科感染 2013 株病原菌排位

细菌种类	排位	所占份额
铜绿假单胞菌	1	19.9%
大肠埃希菌	2	19.4%
金黄色葡萄球菌	3	19.1%
沙雷菌属	4	9.5%
凝固酶阴性葡萄球菌	5	6.6%
肠球菌	6	6.5%
肠杆菌属	7	6.0%
克雷伯菌属	8	5.6%
变形杆菌属	9	5.0%
不动杆菌属	10	2.4%

引自：中华普通外科杂志，2001，16（4）：248-268

表 7-2-2 湖北地区 15 家医院外科感染病原菌排位

细菌种类	排位	所占份额
金黄色葡萄球菌	1	18.4%
铜绿假单胞菌	2	16.6%
大肠埃希菌	3	11.9%
肠杆菌属	4	8.4%
凝固酶阴性葡萄球菌	5	8.3%
克雷伯菌属	6	7.3%
不动杆菌属	7	4.6%
肠球菌	8	3.7%
链球菌	9	3.5%
变形杆菌属	10	3.0%

引自:中华普通外科杂志,2001,16(4):231

可以看出,外科感染中,金黄色葡萄球菌所占份额较大,最常见的几种细菌是葡萄球菌、铜绿假单胞菌和大肠埃希菌。不同部位的外科感染,常见病原菌有所不同。综合各家报道,目前外科患者感染常见病原菌如表 7-2-3 所示。

表 7-2-3 外科患者感染常见病原菌

感染种类	常见病原菌
一般软组织感染	
疖、痈、蜂窝织炎、乳腺炎、丹毒、淋巴管炎	金黄色葡萄球菌、凝固酶阴性葡萄球菌、乙型溶血性链球菌
软组织混合感染	厌氧消化链球菌
坏死性筋膜炎、非梭菌性坏死性蜂窝织炎及肌肉坏死、糖尿病足、咬伤感染等	葡萄球菌、链球菌、肠道杆菌、厌氧类杆菌
梭菌性肌肉坏死及蜂窝织炎	厌氧产气荚膜梭状芽孢杆菌
破伤风	破伤风梭状芽孢杆菌
烧伤创面感染	金黄色葡萄球菌、铜绿假单胞菌、肠道杆菌*
骨髓炎	
血行性	葡萄球菌、链球菌
人工关节或胸骨劈开术后	金黄色葡萄球菌、表皮葡萄球菌
骨折复位及内固定术后	肠道杆菌*、葡萄球菌
慢性骨髓炎(死骨形成)	金黄色葡萄球菌、肠道杆菌*
化脓性关节炎(手术或注射后)	表皮葡萄球菌、金黄色葡萄球菌、肠道杆菌*
脑脓肿	
原发性或源自邻近感染	链球菌、厌氧类杆菌、肠道杆菌*、金黄色葡萄球菌
创伤或手术后	金黄色葡萄球菌、肠道杆菌*
脓胸	需氧链球菌、厌氧链球菌、葡萄球菌、肠道杆菌*、类杆菌
肝脓肿	
阿米巴性	无细菌生长
血行性	金黄色葡萄球菌

续表

感染种类	常见病原菌
胆源性	肠道肝菌*、铜绿假单胞菌、厌氧类杆菌、肠球菌
胆囊炎、胆管炎、	肠道杆菌*、铜绿假单胞菌、不动杆菌、类杆菌
胰腺感染	肠道杆菌*、铜绿假单胞菌、肠球菌、金黄色葡萄球菌、类杆菌
脾脓肿	
血行性	金黄色葡萄球菌、链球菌
腹腔源性	肠道杆菌*、铜绿假单胞菌、肠球菌
严重免疫低下	念珠菌
腹、盆腔脓肿	肠道杆菌*、铜绿假单胞菌、不动杆菌、肠球菌、厌氧类杆菌
原发性腹膜炎	肠道杆菌*、链球菌、肠球菌
手术后切口感染	
头、颈、四肢手术	葡萄球菌
胸、腹、盆腔手术	肠道杆菌*、厌氧类杆菌
手术后肺部感染	大肠埃希菌、克雷伯肺炎杆菌、铜绿假单胞菌、金黄色葡萄球菌、肠球菌、厌氧类杆菌
静脉导管感染	表皮葡萄球菌、金黄色葡萄球菌、大肠埃希菌、铜绿假单胞菌、真菌
导管相关性尿路感染	大肠埃希菌、铜绿假单孢菌、肠球菌、金黄色葡萄球菌
中毒性休克综合征	金黄色葡萄球菌
伪膜性肠炎	厌氧难辨梭状芽孢杆菌

注：*肠道杆菌科细菌，包括大肠埃希菌、克雷伯杆菌、肠杆菌属等

第三节　外科常用的抗菌药物

一、外科常用抗菌药物及其主要药效学特点

1. 青霉素类抗生素　青霉素是针对革兰阳性和阴性球菌的强大杀菌剂，在农村和小城市仍广为应用，但在大城市大医院，其疗效因耐药菌株日益增多而大受影响。在目前的青霉素制剂中，半合成的氯唑西林抗革兰阳性球菌活性最强，苯唑西林次之，但对抗甲氧西林金黄色葡萄球菌（MRSA）或抗甲氧西林凝固酶阴性葡萄球菌（MRCNS）都无效。常用的广谱青霉素有氨苄西林、阿莫西林、替卡西林和哌拉西林，能杀灭常见的革兰阳性球菌和革兰阴性杆菌，后两者还有抗铜绿假单胞菌和抗厌氧菌作用。

青霉素类抗生素的优点是毒副作用少，选择余地较大，价格不高；主要缺点是容易被细菌产生的各种 β-内酰胺酶所破坏而失效。添加 β-内酰胺酶抑制剂能加强它们对产生超广谱 β-内酰胺酶（ESBL）细菌的作用，制剂有氨苄西林/舒巴坦、阿莫西林/克拉维酸、替卡西林/克拉维酸、哌拉西林/他唑巴坦等。

2. 头孢菌素类抗生素　品种繁多，是近年来开发最多的一类广谱抗生素。①第一代头孢

菌素对革兰阳性球菌作用强，对革兰阴性杆菌作用弱，对铜绿假单胞菌无效，有轻微肾毒性。外科常用的是头孢唑林（先锋Ⅴ）、头孢氨苄（先锋Ⅳ）和头孢拉定（先锋Ⅵ）。②第二代头孢菌素抗菌谱比第一代广，对革兰阴性杆菌作用强，但不能抑杀铜绿假单胞菌，对革兰阳性球菌作用略逊于第一代。对细菌产生的灭活酶较稳定，肾毒性很小。常用且疗效较好的有头孢呋辛和属于头孢霉素类的头孢西丁、头孢美唑等。③第三代头孢菌素抗菌谱更广，对革兰阴性杆菌活性更强，对酶更稳定，有些品种对铜绿假单胞菌有效；对革兰阳性球菌则不如第一、二代头孢菌素；基本上无肾毒性，但有的（如拉氧头孢，属氧头孢烯类）可引起低凝血酶原反应，有出血倾向或接受抗凝治疗者慎用。常用的有头孢噻肟、头孢曲松（半衰期长）、头孢唑肟、拉氧头孢、头孢哌酮、头孢他啶等，后两个药对铜绿假单胞菌有较强活性。④第四代头孢菌素有头孢匹林、头孢吡肟，其特点是对革兰阳性菌的活性比第三代强，对产C类β-内酰胺酶的细菌有一定疗效，组织穿透力强于第二、三代头孢菌素。

头孢菌素类抗生素的优点是谱广、效好、安全、副作用小；缺点是价格昂贵，尤其是第三、四代。头孢菌素与β-内酰胺酶抑制剂同用也能减少部分细菌对其产生的耐药性，制剂有头孢哌酮/舒巴坦。

3. 其他β-内酰胺类抗生素　单环类有氨曲南，对革兰阴性菌作用强，对酶稳定，极少引起过敏反应，可用于对青霉素类和头孢菌素类抗生素过敏者，能抗铜绿假单胞菌，但对革兰阳性菌很弱。碳青霉烯类有亚胺培南和美罗培南，是目前已知抗菌谱最广的抗生素，对革兰阳性菌和阴性菌、铜绿假单胞菌、肠球菌、绝大多数厌氧菌和多重耐药细菌（如产C类β-内酰胺酶的肠杆菌属）均有强或很强的杀菌活性，但价格也最高，只宜应用于危重难治病例。亚胺培南在肾小管易被脱氢肽酶水解灭活，故制剂中添加该酶的抑制剂西司他丁（cilastatin）。美罗培南则不需添加抑制剂。

4. 氨基糖苷类抗生素　这是一类广谱抗生素，对革兰阳性菌和革兰阴性肠道杆菌有较强的杀菌活性，大多对铜绿假单胞菌也有效，但厌氧菌对其天然耐药。最常用的是庆大霉素，但耐药菌株日渐增多，在城市医院疗效已大不如前。妥布霉素较庆大霉素抗菌活性要强。阿米卡星（丁胺卡那霉素）抗菌作用更强，谱更广，耐药菌株较少，是目前此类药物中最好的品种。氨基糖苷类抗生素最大的缺点是有耳、肾毒性，在使用过程中应严密观察，且不宜用于肾功能不全患者。奈替米星（乙基西梭霉素）毒性最小，对铜绿假单胞菌也有效。

5. 糖肽类抗生素　是窄谱杀菌剂，主要有万古霉素和替考拉宁，两者作用相似，但替考拉宁不良反应率较低。它们是抗革兰阳性球菌抗生素中最强者，对耐药性特别强的MRSA基本上100%有效，迄今全球只发现过3株对万古霉素耐药的金黄色葡萄球菌。对引起伪膜性肠炎的厌氧难辨梭状芽孢杆菌有特效，对难以对付的肠球菌也有良效，但耐药肠球菌已逐渐增多，因而不宜将其作为治疗肠球菌感染的一线药物，以免诱导产生更多的耐药菌株。此类抗生素有一定的肾毒性，静脉给药易引起血栓性静脉炎，有时还会出现皮肤潮红、瘙痒和血压下降（"红人综合征"），因此要严格控制给药速度。

6. 林可霉素和克林霉素　属窄谱抗生素，对革兰阳性球菌和杆菌（如破伤风杆菌、产气荚膜杆菌）有较强的抗菌活性，尤其是克林霉素。除类杆菌外，几乎所有革兰阴性菌都对其耐药。此类抗生素能在骨组织中形成高浓度，适用于骨和关节化脓性感染，主要经胆汁、粪便排泄；在肠道中可能引起菌群失调诱发伪膜性肠炎是其缺点。

7. 喹诺酮类抗菌药　这是一类近年开发较多、前景较好的化学合成药。一般将其分为前后三代产品，第一、二代的代表分别是萘啶酸和吡哌酸，因抗菌作用不够强和有一定副作用，现已基本不用。第三代是氟喹诺酮类药物，有诺氟沙星、氧氟沙星、左氧氟沙星、环丙沙星、司帕沙星等。新产品（或将其称为第四代）还有莫西沙星、加替沙星、克林沙星和曲伐沙星，但后者因发现可引起严重肝损害而退出了市场。优点是抗菌谱广，抗菌作用较强（尤其对革兰阴性菌），组织分布广，组织浓度高（常高于血浓度），半衰期长（3～16小时），与抗生素无交叉耐药，特别适用于对常用抗生素耐药者。缺点是对革兰阳性菌的作用略弱或极弱，对厌氧菌也不够强，此外，动物实验发现喹诺酮类可影响幼年动物的软骨发育，因此小儿不宜。但近来已有学者对此提出修正意见。

8. 抗厌氧菌药　许多抗生素都有一定的抗厌氧菌活性，但化学合成的硝基咪唑类衍生物甲硝唑以其抗厌氧菌谱广、对菌体穿透力强、不易耐药、价格低廉、副作用少的特点成为临床上的首选药物。近年进入临床的替硝唑作用更强，不良反应更少，但价格也昂贵得多。但此类药物对需氧菌全然无效，故常与其他抗生素配伍使用。由于厌氧菌大多与需氧菌共同引起混合感染，能同时抑杀需氧菌和厌氧菌的广谱抗生素便具有一定优势，它们有：①青霉素类中的哌拉西林、替卡西林、美洛西林，尤其是它们与β-内酰胺酶抑制剂的混合制剂哌拉西林/他唑巴坦和替卡西林/克拉维酸等；②头孢菌素类中的头孢西丁、头孢美唑、头孢哌酮、拉氧头孢；③碳青霉烯类的亚胺培南、美罗培南；④喹诺酮类中的司帕沙星、左氧氟沙星、克林沙星等。

9. 抗真菌药　两性霉素B是最强有力的广谱抗深部真菌感染药，几乎对所有致病性真菌都有效，尽管副作用大而多（尤其是肾毒性），临床上仍有应用价值。为减轻其副作用，可采取减少用量或与其他抗真菌药（如氟胞嘧啶）联合应用等方法，或使用毒性较低的脂质体两性霉素B和胶质分散体两性霉素。氟胞嘧啶毒性小，但抗药谱窄，易产生耐药性，主要用于念珠菌和隐球菌引起的感染。临床上最常使用的是氮唑类合成药，其中三唑类的氟康唑由于具有对最常见的白色念珠菌杀菌活性强、组织分布广、半衰期长（24～36小时）、肝毒性小、安全性好等优点，成为目前临床首选的抗深部真菌感染药，但对曲霉菌和毛霉菌感染无效。

根据药效学特点，抗菌药物可分为杀菌剂和抑菌剂。杀菌剂又可分为繁殖期杀菌剂（如β-内酰胺类抗生素、万古霉素）和静止期杀菌剂（如氨基糖苷类抗生素、喹诺酮类抗菌药、两性霉素B）。有些抗菌药的杀菌作用与其浓度呈正相关，浓度越高，效力越强，称为浓度依赖性杀菌剂，如氨基糖苷类和喹诺酮类。有些抗菌药在浓度达到一定水平后，再增加浓度并不能提高杀菌效果，但延长药物在血和组织中有效浓度的维持时间（MIC以上时间，time above MIC）却能加强杀菌效果，这些药物属于时间依赖性杀菌剂，如β-内酰胺类抗生素。许多抗菌药还具有抗生素后效应（postantibiotic effect，PAE），即抗生素在血和组织中降到有效浓度以下甚至消失之后，细菌仍继续被抑制而不能增殖。在体内，氨基糖苷类和喹诺酮类的PAE可长达6～10小时，而β-内酰胺类的PAE则相当短。PAE的长短是合理制订用药方案的重要考虑因素。

二、外科常用抗菌药物的某些药动学特点

1. 血浆半衰期与蛋白结合率　药物自血浆消除半量所需时间称为血浆半衰期。一般而言，静脉给药后超过3个半衰期，即不能保持有效浓度。β-内酰胺类抗生素半衰期大都很短（1.0～2.0小时），只有少数品种有长的半衰期，如头孢曲松（8小时）。氨曲南的半衰期为2小时，碳青霉烯类为1小时，氨基糖苷类约为2.5小时，氟喹诺酮类为4～8小时，司帕沙星为20小时，万古霉素为4～6小时，甲硝唑为6～14小时。抗菌药物进入血循环后，一部分呈游离状态，迅速到达感染部位而发挥作用；另一部分则与血清蛋白结合，不易透过毛细血管壁及细胞壁，暂时不具有抗菌活性。当血中游离药物浓度下降时，后者便从结合状态游离出来，恢复其抗菌活性。蛋白结合率高的药物，半衰期长，但达到理想组织浓度所需时间也长。

2. 分布和排泄　抗菌药物进入血循环后即以不同速度分布到组织和其他体液中。血供丰富的组织（如肝、肾、肺）中药物浓度较高，而血供差的组织（如骨、前列腺等）则浓度较低。有些部位由于存在生理屏障，如血-脑屏障和血-胰屏障，使某些药物不能进入或进入很少而达不到临床治疗所需要的水平。穿透血-脑屏障较好的抗菌药有氯霉素、左氧氟沙星、甲硝

唑、氟康唑、氟胞嘧啶等。能穿透炎症脑膜达到治疗水平的有头孢呋辛、头孢噻肟、头孢曲松、头孢他啶、氨苄西林、替卡西林、哌拉西林、亚胺培南、美罗培南、阿米卡星、万古霉素、环丙沙星等。能穿透血-胰屏障达到治疗浓度的抗菌药物有环丙沙星、氧氟沙星、氨曲南、头孢噻肟、头孢曲松、头孢哌酮、头孢他啶、亚胺培南、甲硝唑等。能在骨组织达到较高浓度的抗菌药有氟喹诺酮类、克林霉素、磷霉素、头孢拉定、头孢呋辛等。在前列腺中能达到治疗水平的有氟喹诺酮类、红霉素、复方磺胺甲噁唑片等。抗菌药物一般能够进入各个体腔，如胸腔、腹腔、关节腔等，浓度可达到血浓度的50%～100%。因此除非有包裹性积液或厚壁脓腔，一般无需腔内注射。

　　大多数抗菌药物主要经肾排泄，尿浓度往往明显高于血浓度，甚至高出数十倍至数百倍，因此治疗下尿路感染时可供选择的药物很多，普通的磺胺类、呋喃类和喹诺酮类药便可能取得好的效果，无需挑选新药、贵重药。有些药物主要或部分经肝胆系统排泄，在肝组织和胆汁中形成高浓度，有利于控制肝胆系统感染。这些药物主要有头孢哌酮、头孢曲松、林可霉素、克林霉素、大环内酯类、酮康唑等。氨苄西林、哌拉西林在胆汁中也能达到一定浓度。给肾功能不全患者选用经肝胆系统排泄的抗菌药可以减轻肾的负担。但大量抗生素随胆汁进入肠道，会对肠道微生态环境产生影响，若长时间用药，有可能导致菌群紊乱，引发抗生素相关性肠炎。

第四节　外科感染的抗菌药物治疗

一、抗生素经验治疗

　　急性外科感染的抗生素治疗一般都是在尚未获得细菌培养和药物敏感试验结果的情况下开始，属于经验性用药。经验性用药并不是单纯凭医生个人经验或习惯用药，而是要在仔细分析病情，判断感染部位、性质和患者特点，估计是哪一类细菌引起，以及该类细菌对哪一类或哪一种抗菌药可能敏感的基础上，精心选择用药。表7-4-1列出了治疗常见外科感染可供使用的药物，可以结合表7-2-3的内容，作为经验性用药的参考。

表7-4-1　解放军304医院外科感染2013株病原菌排位

感染种类	可选药物
一般软组织感染（疖、痈、乳腺炎、丹毒、淋巴管炎）	青霉素、苯唑西林、氯唑西林、氨基糖苷类（庆大霉素、阿米卡星）、第一代头孢菌素
软组织混合感染（坏死性筋膜炎、非梭菌坏死性蜂窝织炎、咬伤感染）	甲硝唑、替硝唑、林可霉素、克林霉素；与苯唑西林、氯唑西林、氨基糖苷类或第一代头孢菌素配伍
梭菌性蜂窝织炎或肌肉坏死（气性坏疽）、破伤风	青霉素、第一代头孢菌素、甲硝唑、替硝唑
烧伤创面感染	苯唑西林、氯唑西林、头孢菌素、哌拉西林、氨曲南、阿米卡星、环丙沙星
急性骨髓炎	苯唑西林、氯唑西林、第一代头孢菌素、万古霉素
化脓性关节炎（手术或注射后）	万古霉素＋环丙沙星或氨曲南或阿米卡星
脑脓肿	
原发性或源自邻近感染	头孢噻肟、头孢曲松、氯霉素＋甲硝唑
创伤或手术后	苯唑西林或万古霉素＋第三代头孢菌素
脓胸	苯唑西林、氯唑西林、万古霉素、添加β-酶抑制剂的广谱青霉素，必要时加用头孢噻肟、头孢曲松

续表

感染种类	可选药物
肝脓肿（胆源性）	第三代头孢菌素、或添加 β-内酰胺酶抑制剂的青霉素或头孢菌素＋甲硝唑；必要时用亚胺培南
胆道系统感染	氨基糖苷类（阿米卡星）、青霉素类（哌拉西林）、添加 β-内酰胺酶抑制剂的青霉素类或头孢类（头孢哌酮、头孢曲松、头孢他啶、拉氧头孢）、氨曲南、甲硝唑
胰腺感染	喹诺酮类、第三代头孢（头孢噻肟、头孢他啶、头孢唑肟、头孢哌酮、头孢曲松）、氨曲南、亚胺培南
脾脓肿	
血行性	苯唑西林、氯唑西林、万古霉素
腹腔源性	广谱青霉素、第二、三代头孢菌素、氨基糖苷类、氟喹诺酮类
静脉导管感染	苯唑西林、氯唑西林、第一代头孢菌素、万古霉素
伪膜性肠炎	甲硝唑、替硝唑、万古霉素（均口服）

严重感染，一种抗生素不能控制的感染以及多种细菌引起的混合感染，往往需联合用药。最合理也最常用的配伍是繁殖期杀菌剂和静止期杀菌剂（如 β-内酰胺类和氨基糖苷类抗生素）联用，二者相得益彰，有互相加强（协同）作用。注意不要联合使用快速抑菌剂（如氯霉素）和繁殖期杀菌剂（β-内酰胺类），因前者阻止细菌进入繁殖期，后者便无从发挥作用。当考虑有厌氧菌参与时，常需加用抗厌氧菌药物，如甲硝唑。

用药剂量应掌握在既能形成血和组织中有效浓度（最好 2～4 倍 MIC 以上）又不易产生不良反应的范围内。有浓度依赖性杀菌作用和较长抗生素后效应的抗菌药，如氨基糖苷类、喹诺酮类，无需一日给药多次。氨基糖苷类抗生素的不良反应与药物峰浓度无关而与其谷浓度（药物在体内滞留时间的长短）有关。将全天剂量一次投予，其产生的高浓度可以加强疗效，而间隔时间延长又能减轻耳、肾毒性；喹诺酮类的不良反应则与峰浓度有一定相关性，以 12 小时给药一次为宜。有时间依赖性杀菌作用和半衰期较短的抗生素，如 β-内酰胺类，则应尽量长时间地维持其在血和组织中的有效浓度。为此要增加给药次数，缩短间隔时间，对中度以上感染，每 6～8 小时给药一次是有必要的。

较重的外科感染，最好经静脉给药。一般抗生素加入 100ml 5％葡萄糖溶液，0.5～1 小时内滴完以保证血药峰浓度。但不应经小壶滴入，因浓度过高会加速排泄，使药物不能充分发挥作用。为减少不良反应，少数抗生素（氯霉素、红霉素、万古霉素、林可霉素、两性霉素 B）宜加入 250～500ml 液体并控制其滴速。

外科重症患者的抗生素经验性治疗又有其特点。重症感染病情变化快，用药要抓紧时机，不可拖延。感染常有多种细菌参与，在病原菌尚不明确的情况下，用药要贯彻"全面覆盖"的方针，即同时控制最常引起外科感染的革兰阳性葡萄球菌和链球菌（不包括肠球菌）、革兰阴性肠道杆菌科细菌（大肠埃希菌、克雷白杆菌等）和某些非发酵菌（主要是铜绿假单胞菌），并且应有足够大的抗菌力度。

把从大批患者分离出来的各种感染病原菌放在一起，计算它们中对某种抗菌药物敏感菌株所占的比例，就是该抗菌药的覆盖率。覆盖率反映出某种抗菌药面对各种不同的细菌，能在多大范围将其杀灭或抑制。覆盖率越高，治疗成功的概率就越大。1994 年和 1996 年北京 5 家医院对抗菌药的细菌覆盖率进行调查，表7-4-2列出了名列前茅的几种抗菌药。

表 7-4-2　抗菌药对细菌的覆盖率

抗菌药	覆盖率（%）	
	1994 年（6433 株菌）	1996 年（3895 株革兰阴性菌）
亚胺培南	88	90
阿米卡星	79	80
环丙沙星	73	80
头孢他啶	70	76
头孢哌酮	—	72
头孢曲松	—	70
头孢噻肟	—	70

1995—1996 年北京、上海等 6 城市 7 家医院对从 ICU 913 个患者分离出的 1106 株革兰阴性菌进行测试，抗菌药对它们的覆盖情况见表 7-4-3。

表 7-4-3　抗菌药对 1106 株革兰阴性菌的覆盖率

抗菌药	覆盖率（%）
亚胺培南	89
头孢他啶	75
哌拉西林/他唑巴坦	72
环丙沙星	69
氨曲南	66
庆大霉素	64
头孢曲松	61
头孢噻肟	59
氧氟沙星	55

单一药物对细菌的覆盖率和杀菌活性毕竟有限，对于重症感染，常需联合用药。以下是列举可供选择的几个方案。β-内酰胺类都分 3～4 次静脉滴注，氨基糖苷类一次静脉滴注。

（1）哌拉西林（8.0～12.0g/d，广谱，主要针对革兰阴性杆菌，对铜绿假单胞菌和厌氧菌也有效）＋氯唑西林（3.0～5.0g/d，针对革兰阳性球菌）＋阿米卡星（0.6～0.8g/d，广谱，有协同作用）。

（2）头孢他啶（3.0～6.0g/d）或头孢吡肟（4.0～6.0g/d）＋阿米卡星（0.6～0.8g/d）。必要时再加甲硝唑。此方案最适用于怀疑铜绿假单胞菌感染时。

（3）氨曲南（3.0～6.0g/d，针对革兰阴性杆菌，含铜绿假单胞菌）＋万古霉素（2.0g/d，分 2～3 次静脉滴注，针对革兰阳性球菌）＋氨基糖苷类。此方案对 MRSA 感染最好，但对厌氧菌弱。

（4）亚胺培南（2.0g/d，超广谱，作用强）。适用于其他抗生素无效时，必要时加氨基糖苷类。

这几个方案都有覆盖面广、抗菌力度大的共同特点，在病原菌不明的情况下能给重症感染患者提供比较全面而有力的保护。

深部真菌感染死亡率高，但临床缺乏特异性，诊断困难，许多死于真菌感染者，直到尸检才获确诊。因此严重感染，尤其在病情复杂、病程长的危重患者，经广谱、强效、足量的抗生素治疗较长时间仍无好转，又兼有下列线索之一者，可考虑抗真菌经验治疗。这些线索是：①口咽部或痰中、尿中发现真菌；②原因不明的进展性肺、肝、肾功能障碍；③原因不明的意识、精神障碍；④有明显免疫低下如粒细胞减少；⑤使用皮质激素或免疫抑制剂；⑥长时间静脉营养。外科危重患者深部真菌感染以白念珠菌最为多见（70％～80％）。一般首选氟康唑，首次量 400mg，以后 200～400mg/d，分 2 次静脉缓慢滴入，疗程随病情而定。两性霉素 B 谱更广，杀真菌活性更强，但毒性大，可作为二线药物，用量从 0.1～0.25mg/（kg·d）开始，渐增至 1mg/（kg·d），配成 0.1mg/ml 溶液 4～6 小时缓慢滴入，总用量 500mg 左右便能大体控制真菌感染。原来的抗细菌药物不宜立即撤除，可暂维持现状，然后逐渐减小用量或品种，待病情好转后再完全停用。

在外科重症患者，抗真菌经验性治疗宁可施之早点，而不要施之过晚。如果怀疑真菌感染，用药数天即可见到疗效，为诊断提供佐证，指明进一步治疗的方向。即使不存在真菌感染，在严密观察下用药数天也不至于引起严重后果。而当存在严重真菌感染又得不到相应治疗时，结果可能是灾难性的。

二、抗生素目标（针对性）治疗

一旦获得细菌培养及药物敏感性报告，便应重新审视原有用药方案，看是否需要调整、补充。一般实验室报告结果和用药后临床反应是一致的，即如果原先估计的病原菌与培养结果相符且细菌对所用药物敏感，临床效果就好；反之亦然。然而也可能出现不一致的情况，如临床效果良好但化验结果不尽如人意，或化验报告很理想但感染病情不好转甚至恶化。此时要坚持临床为主的原则，因为实验室诊断也有失误的情况，例如未分离到真正的病原菌或主要病原菌，而只分离到次要病原菌甚至污染菌，或药物敏感试验结果不够准确。因此如果原有治疗确实有效，即使与化验结果不相符，也不要轻易更改；如果病情严重，为稳妥起见，可在原有方案基础上加用一种药物敏感试验报告为敏感的抗生素。如果临床效果确实不好，即使化验报告理想，也要认真考虑调整方案。

针对性治疗，就是针对培养出来的主要细菌，选用敏感的抗生素进行治疗。但有时敏感试验涵盖的抗菌药物不够全面，甚至有些实验室不能提供可靠的药物敏感试验结果，则可根据现有的相关资料，针对已发现的细菌选择适当抗生素进行治疗。根据国内外（主要是国内）资料，表 7-4-4 列出针对不同细菌可供选择的抗菌药物。

表 7-4-4　不同细菌的抗生素选择

细菌	首选	二线或次选	其他
MSSA 和 MSCNS	苯唑西林、氯唑西林	头孢一代，万古霉素	加 β-酶抑制剂的混合制剂，氟喹诺酮类、亚胺培南、美罗培南
MRSA	万古霉素	替考拉宁	夫西地酸、利福霉素
MRCNS	万古霉素	左氧氟沙星	加用利福霉素
化脓性链球菌	青霉素	苯唑西林、氯唑西林、一代头孢	大环内酯类（地红霉素、克拉霉素、罗红霉素、阿奇霉素）
链球菌	青霉素	克林霉素	大环内酯类、多西环素、万古霉素
肠球菌	青霉素、氨苄西林，可加氨基糖苷类	万古霉素、可加氨基糖苷类	利奈唑胺

细菌	首选	二线或次选	其他
大肠埃希菌	广谱青霉素，头孢二、三代	氨基糖苷类、加β-内酰胺酶抑制剂的混合制剂、氟喹诺酮类	氨曲南、卡巴培南类***
肺炎克雷伯菌	三代头孢、氟喹诺酮类	氨基糖苷类、加β-内酰胺酶抑制剂的混合制剂，头孢四代	氨曲南、卡巴培南类***
肠杆菌（产气、阴沟）	β-内酰胺类* ＋氨基糖苷类	加β-内酰胺酶抑制剂的混合制剂、环丙沙星	四代头孢、卡巴培南类***
枸橼酸杆菌	氟喹诺酮类	氨基糖苷类**	卡巴培南类***
不动杆菌	头孢他啶＋氟喹诺酮、阿米卡星＋氟喹诺酮	替卡/克拉维酸、卡巴培南类***	—
沙雷菌	三代头孢，氟喹诺酮	氨曲南、氨基糖苷类、卡巴培南类***	替卡/克拉维酸、哌拉/他唑巴坦
铜绿假单胞菌	青霉素和头孢三代、妥布霉素、阿米卡星	环丙沙星、氨曲南、头孢四代、卡巴培南类***	替卡/克拉维酸＋氨基糖苷类，或加用利福霉素
嗜麦芽窄食单胞菌	氟喹诺酮，复方磺胺甲噁唑片	替卡/克拉维酸，或加氨曲南	米诺环素
脆弱类杆菌	甲硝唑	克林霉素	头孢西丁、美唑，加β-内酰胺酶抑制剂的青霉素类、卡巴培南类
产气荚膜梭菌	青霉素，克林霉素	一代头孢、头孢西丁、卡巴培南类***	大环内酯类、米诺环素
难辨梭菌	甲硝唑	万古霉素	杆菌肽
念珠菌	氟康唑	两性霉素 B	两性霉素 B 脂质体或胶质分散体
曲霉菌	依曲康唑	两性霉素 B	两性霉素 B 脂质体或胶质分散体
毛霉菌	两性霉素 B		—

注：MSSA：甲氧西林敏感金黄色葡萄球菌；MSCNS：甲氧新林敏感凝固酶阴性葡萄球菌；MRSA：抗甲氧西林金黄色葡萄球菌；MRCNS：抗甲氧西林凝固酶阴性金黄色葡萄球菌；*哌拉西林、替卡西林、头孢哌酮、头孢他啶、头孢吡肟，氨曲南；**庆大霉素、妥布霉素、阿米卡星、奈替米星；***亚胺培南、美罗培南

表 7-4-4 列出的细菌中，有的具有很强的耐药性。MRSA 和 MRCNS 对所有 β-内酰胺类抗生素（包括亚胺培南）都耐药，即使检查结果报告敏感，也不主张使用，宜直接使用万古霉素。在克雷伯肺炎杆菌和大肠埃希菌（还有其他细菌）中，部分菌株能产生超广谱 β-内酰胺酶（ESBL），对某些三代头孢以及氨曲南耐药，但对头孢西丁、头孢美唑等头孢霉素类抗生素不耐药，使用克拉维酸等 β-内酰胺酶抑制剂也有帮助。因此，当发现克雷伯肺炎杆菌和大肠埃希菌等对三代头孢耐药，应想到 ESBL，避免再使用或轮换使用三代头孢，可以用氨基糖苷类（阿米卡星、妥布霉素），或用添加 β-内酰胺酶抑制剂的 β-内酰胺类抗生素。对克雷伯菌可用环丙沙星等氟喹诺酮类，但对大肠埃希菌则不宜使用，因为在我国其耐药性已高达 50%～60%。头孢西丁对部分病例有效，但可能诱导产生更多的 β-内酰胺酶以及引起细菌膜孔变化而对其他抗生素发生耐药，因此临床上使用并不普遍。四代头孢对 β-内酰胺酶有更高的稳定性，但如果 ESBL 产量很大，细菌也会对其耐药。一般的原则是，发现产 ESBL 的高耐药细菌，可用添加

β-内酰胺酶抑制剂的 β-内酰胺类、氨基糖苷类，对肺炎克雷伯菌还可用氟喹诺酮类；重症感染，宜用亚胺培南或美罗培南。

能产 Amp C 酶的菌株耐药性更强，多见于肠杆菌属、沙雷菌、枸橼酸杆菌、不动杆菌、铜绿假单胞菌等，其特征是对三代头孢全部耐药，同时对头孢霉素类耐药，添加 β-内酰胺酶抑制剂也无效。对此类细菌，应避免使用三代头孢（即使体外试验不耐药）、广谱青霉素、氨曲南和头孢霉素类，也不用添加 β-内酰胺酶的混合制剂。确定有效的是亚胺培南和美罗培南。若细菌不同时产生超广谱酶，氨基糖苷类（阿米卡星）、氟喹诺酮类（环丙沙星、左氧氟沙星）和四代头孢也可能有效；但若同时产 Amp C 酶和超广谱酶，则细菌对这几类抗菌药也呈耐药或者敏感性大为降低。

嗜麦芽窄食单胞菌虽然少见，但有增多趋势，已占到外科感染病原菌的 2%～3%。它多见于 ICU 中的严重感染患者，由于其外膜的低通透性（只相当于大肠埃希菌的 1%～8%）以及产生包括含锌 β-内酰胺酶等多种酶，耐药性极强，尤其对碳青霉烯类抗生素耐药。可选用的抗菌药有氟喹诺酮类、复方磺胺甲噁唑片，但效果也不稳定。近年发现替卡西林/克拉维酸有较好疗效，细菌敏感率可达 72.5%～91%，但其确切的价值尚需更大量的临床观察才能判定。

需要特别强调的是，在进行抗生素针对性治疗时，决不能单纯按照细菌培养和药物敏感报告结果对号入座，而要根据对病情和患者特点的掌握，对照实验室报告，进行综合分析，抓住重点，选定用药方案。对培养出来的多种细菌，无需也不可能一一顾及。例如从消化道穿孔继发腹膜炎病例培养出肠球菌，并不能说明它是病原菌。只有当主要针对革兰阴性杆菌的抗生素治疗效果不佳而且多次培养出肠球菌尤其是血中培养出肠球菌时，才需要对它进行针对性治疗。咽拭子或尿中、痰中、粪便中培养出真菌，只是为诊断提供线索，而不一定是真菌感染的确证，若临床上并无真菌感染的相关证据，则不必使用抗真菌药。

三、抗生素治疗中的观察和调整

确定和实施某个治疗方案之后，一般应观察 3 天，才能对其效果做出可靠的判断，在此之前不宜频繁更动，朝令夕改。当治疗反应不好，或病情短暂好转后又再度恶化，应对原有方案进行必要的调整。出现这种情况的一般原因和对策是：

1. 药物未能充分覆盖主要病原菌　可考虑改用抗菌谱更广的同类抗生素，并注意在细菌培养和药物敏感试验上再下工夫，务求有的放矢，避免疏漏。

2. 抗菌治疗力度不够　原来使用单一 β-内酰胺类抗生素的，可以加用氨基糖苷类药物（如阿米卡星、妥布霉素）。原来已经联合使用这两类抗生素的，可以增加 β-内酰胺类抗生素的给药次数（而不是增加每次用药剂量），或者加大氨基糖苷类药物的总剂量（患者情况特别是肾功能允许时）。原来已联合使用上述两类药物且剂量已经够大时，应放弃原有方案，另选新方案，如改用氟喹诺酮类，或用碳青霉烯类（亚胺培南、美罗培南）。

3. 原有药物不能有效进入感染组织　例如不能通过或很少通过血-脑屏障或血-胰屏障，应根据感染组织的特点选择有效抗生素。

4. 病原菌特别耐药　当前在世界范围存在十大耐药菌，其中半数以上和外科感染密切相关，应充分重视这些高耐药或多重耐药细菌的特点，精心选择治疗方案。

5. 出现特殊病原微生物，如真菌。怀疑真菌感染时的对策见上文。出现支原体或军团菌肺部感染，宜用红霉素类抗生素。

6. 存在影响疗效的外科并发症，如消化道瘘、脓肿形成等，应积极搜寻感染灶，进行引流等外科处置。

第五节　手术部位感染的抗生素预防

一般来说，在不存在细菌感染的情况下以预防为目的使用抗生素不是明智之举。但在外科领域，预防性使用抗生素却占有相当重要的地位，这主要是为了预防外科手术部位感染。抗生素对手术部位感染的预防作用不容置疑，但并非所有手术都需要用抗生素，如头颈部手术、乳房手术、一般肢体手术、疝修补术、无急性炎症的阑尾或胆囊切除术，都不必使用抗生素。

一、预防性应用抗生素的适应证

1. 手术中不可避免的污染　如胃肠道、呼吸道、女性生殖道中型和大型手术。
2. 清洁大手术，一旦感染后果严重者，如开颅手术、心脏和大血管手术、乳腺癌根治术、门静脉高压症的门静脉-体静脉分流术、含脾切除的门静脉-奇静脉断流术、巨脾切除术。
3. 使用人工材料的手术　如人工关节置换术、人工心脏瓣膜置换和人工血管移植术等。
4. 患者有感染高危因素　如高龄、营养不良、糖尿病、免疫功能低下等。
5. 术前已发生污染的手术　如消化道创伤及其他部位开放性创伤。

二、预防性使用抗生素的目标

适时提供血和组织中有效抗生素浓度，充分覆盖手术造成的高危污染期。此时手术部位流出的血液和组织液有强大的杀菌活性，能把造成污染的细菌杀灭于立足未稳之际（定植以前）。

三、预防性使用抗生素的原则

1. 品种要选好　要使用广谱杀菌剂，杀菌活性要强，耐药菌株较少，副作用较少（如β-内酰胺类抗生素）。腹部手术，应选用主要针对革兰阴性杆菌的抗生素，如广谱青霉素、第二、三代头孢菌素等，兼顾革兰阳性球菌。涉及结、直肠的手术，污染重时宜加用抗厌氧菌（主要是类杆菌）的药物。不涉及空腔脏器的头、颈、胸及四肢手术，应选用主要针对革兰阳性球菌的抗生素，如头孢唑林等，兼顾革兰阴性菌。

2. 剂量要足够。

3. 用药时机要恰当　应在细菌污染发生之前开始用药，一般在手术开始之前即麻醉诱导期静脉滴注。由于β内酰胺类抗生素半衰期一般不超过1～2小时，因此手术若超过3～4小时，宜追加1个剂量。个别抗生素（如头孢曲松）的半衰期长达8小时，则无需追加剂量。

4. 应用时间要短　一般择期手术，手术结束后便不会再有污染发生，因此手术后无需继续给药。大量临床对比研究证明，手术后继续用药数次甚至数天并不能使术后感染率进一步降低，反而浪费了资源，增加了诱导细菌产生耐药性和引起菌群失调的机会。Kager 比较了大肠手术预防性应用1次和3次拉氧头孢的效果，证实并无差异；用3次者，肠道内假单胞菌和真菌即有增殖过多的趋势。手术之前已发生污染者，手术后24小时内用药数次可能有益，但也无需连续用药多日。Fabian 对280例腹腔实质脏器穿透伤（从受伤到使用抗生素不超过3小时者）仅术前用药1次，无1例发生术后感染。他同时对235例胃肠道穿透伤进行随机双盲观察，用药1天者，术后感染率为8%（大肠伤为14%）；用药5天者，术后感染率为10%（大肠伤为15%）。根据我国的实际情况，由于受各种条件的限制，患者从受伤到医院，再到手术室进行处理，所需的时间往往要比发达国家长得多。细菌污染和定植的时间越长，就越难将其彻底杀灭，抗生素疗程过短，可能有失稳妥，因此上述经验不宜生搬硬套。可以采用以下方案：伤后3～4小时内能得到抗生素治疗者，腹部闭合性实质脏器伤（肝、脾破裂），手术后用药1天便已足够；开放性实质脏器伤或小肠破裂，宜用药2～3天；结肠尤其是左半结肠、直肠破裂，或就诊较晚（＞8小时）者，仍应用药3～5天。

短时间（基本上是一次性）用药的优点在于：①避免药物不良反应；②不产生或少产生耐药菌株；③不引起肠道菌群紊乱；④减轻患者经济负担，节约资源；⑤减少护理工作量；⑥可以选用单价较高但抗菌效果比较确切的抗生素。

5. 结肠、直肠手术前的肠道准备　大肠择期手术前是否需用抗生素准备肠道，意见不很一致。有些作者坚持只进行机械性冲洗（口服法或灌肠法），也收到较好效果。但多数医生还是倾向于进行一定的药物准备。药物准备的正确方法是在手术前一日口服不吸收抗菌药（如新霉素、卡那霉素、庆大霉素或诺氟沙星等）2～4次，这样便能在次日手术时将肠道细菌浓度降低到最低水平。过去习惯用的手术前连续服药3～5天的方法反而不能达到预期目的，却容易引起肠道菌群紊乱，增加手术后感染和肠道并发症的机会，应予摒弃。在预防性使用抗生素时最易犯的错误是用药过晚和疗程过长。手术结束回病房后才开始用抗生素，往往已经错过了细菌定植之前的大好时机，结果必然是事倍功半。手术后连续用药多日甚至直到拆线或出院，不仅无益而且有害，亟须改正。

第六节　软组织感染

一、急性蜂窝织炎

急性蜂窝织炎（acute cellulitis）是皮下、筋膜下、肌间隙或深部疏松结缔组织的急性化脓性感染。

【病因】

感染大多发生在皮肤或软组织损伤后，致病菌主要是葡萄球菌和溶血性链球菌，偶见大肠埃希菌。

【临床表现】

局部红、肿、热、痛，表面色暗红，界限不清，中央较周围色深，感染浅在且组织疏松者，肿胀明显；深部感染时局部肿胀不明显，但疼痛剧烈。急性蜂窝织炎易并发淋巴管炎、淋巴结炎等。伴产气性细菌感染时，局部可有捻发音。患者可有不同程度的全身症状，如畏寒、发热等。

【诊断】

主要依据局部症状做出诊断，需与丹毒鉴别。

【治疗】

1. 局部处理　炎症早期局部可做物理治疗，或外敷50％硫酸镁、如意金黄散等，如有脓肿形成，则需切开引流。口底及颌下急性蜂窝织炎应及早切开减压，以防喉头水肿压迫气管；其他各型皮下蜂窝织炎，为缓解皮下炎症扩展，减少皮肤坏死，也可在病变处做多个小切口充分引流。

2. 全身治疗　按感染程度选用口服抗生素，如第一代头孢菌素、大环内酯类等，或肌内注射、静脉输注青霉素、头孢菌素等。

二、丹毒

丹毒（erysipelas）是皮肤及其网状淋巴管的急性炎症。

【病因】

β-溶血性链球菌从皮肤、黏膜的细小伤口侵犯皮肤、黏膜、网状淋巴管引起。

【临床症状】

病变好发于下肢，炎症呈片状红疹、肿胀，边缘略隆起，界限清楚，用手指轻压，红色即可消退。局部有压痛。区域淋巴结常肿大、疼痛。随着局部炎症的发展，中央红色消退、脱屑。患者常有畏寒、发热。

【治疗】

卧床休息，抬高患肢。局部可做物理治疗或外敷硫酸镁、如意金黄散等。抗生素的疗效相当显著，可口服磺胺类药或肌内注射、静脉滴注大剂量青霉素或第一代头孢菌素。

三、疖

疖（furuncle）是指化脓菌侵入毛囊及周围组织引起的急性化脓性炎症。单个损害称为疖，是疼痛的半球形红色结节。

【病因】

病原菌以金黄色葡萄球菌为主，偶可由表皮葡萄球菌或其他病菌致病。

【临床表现】

感染好发于颈部、头面部、背部毛囊与皮脂腺丰富的部位，因金黄色葡萄球菌的毒素含凝固酶，脓栓形成是其感染的一个特征。疾病初起时，局部皮肤有红、肿、痛的小硬结，范围仅2cm左右。数日后结节中央组织坏死、软化，肿痛范围扩大，触之稍有波动，中心处出现黄白色的脓栓；继而脓栓脱落、破溃流脓。脓液流尽炎症逐步消退后，即可愈合。有的疖无脓栓，自溃稍迟，需设法促使脓液排除。面疖特别是鼻、上唇及周围所谓"危险三角区"的疖症状常较重，病情加剧或被挤碰时，病菌可经内眦静脉、眼静脉进入颅内海绵状静脉窦，引起化脓性海绵状静脉窦炎。患者出现颜面部进行性肿胀，可有寒战、高热、头痛、呕吐、昏迷等，病情严重，死亡率高。

【治疗】

1. 局部治疗　红肿阶段可选用热敷、超短波、红外线灯理疗措施，也可用鱼石脂软膏、如意金黄散、玉露膏。疖顶见脓点或有波动感时用苯酚点涂脓点或用针头将脓栓剔出，或切开引流，禁忌挤压。出脓后敷以呋喃西林、湿纱条或以化腐生肌的中药膏，直至病变消退。

2. 全身治疗　有全身症状的患者应使用抗生素积极治疗。

（1）抗生素：原则上应根据药物敏感试验选择有效抗生素。一般可选青霉素、半合成青霉素、红霉素或头孢菌素等，或用清热解毒中药方剂等。

（2）支持疗法：通常给患者易消化、高能量流质饮食。严重感染者应注意营养支持，维持水和电解质平衡、酸碱平衡。

3. 对有糖尿病的患者应给予降血糖药物或胰岛素等相应治疗措施。

四、痈

痈（carbuncle）是多个相邻毛囊和皮脂腺或汗腺的化脓性感染，或由多个疖肿融合而成。

【病因】

病原菌主要是金黄色葡萄球菌，近几年来凝固酶阴性葡萄球菌的感染也日趋增多。其次为链球菌，但相当一部分为多种细菌的混合感染。

【临床表现】

痈好发于颈后部、背部，也可见于腹壁、上唇，常见于身体较衰弱或糖尿病患者。最初局部红肿、疼痛，呈一片紫红色炎性浸润硬结，病灶略高出皮肤，边界不清。随后表面出现多个脓头，中央部皮肤逐渐坏死、溃烂，形成粟粒样大小或更大的脓栓，脓栓脱落后中心部塌陷，形似"火山口"，溢脓血性分泌物。全身症状也较重，患者可有寒战、发热、乏力、食欲减退等。唇痈也有导致发生海绵状静脉窦炎和血栓形成的危险。

【治疗】

1. 局部处理　早期可用鱼石脂软膏、如意金黄散、玉露膏、50％硫酸镁或70％酒精外敷，超短波和紫外线照射对控制感染扩散、促进炎症消散有一定效果。小部分痈早期取出脓栓、换药后，坏死组织脱落，创面逐渐愈合。大部分患者尤其是病变范围大、多个脓栓破溃后呈蜂窝状时，常需手术切开引流。引流切口应做成"十"字形或"十十"形，长度超过病变范围，深达筋膜或筋膜下，切断所有纤维间隔以利引流。

2. 全身治疗

（1）抗生素：原则上应根据药物敏感试验选择有效抗生素。一般可选青霉素、半合成青霉素、红霉素或头孢菌素等。应注意给予足够剂量和疗程。

（2）支持疗法：通常给患者易消化、高能量流质饮食。严重感染者应注意营养支持，维持水和电解质平衡、酸碱平衡。

3. 糖尿病的治疗　对糖尿病患者，应用降糖药控制血糖，有效治疗糖尿病。

五、坏死性筋膜炎

坏死性筋膜炎（necrotizing fasciitis）是皮下组织和筋膜进行性水肿、坏死并伴全身严重中毒症状的急性感染性疾病。感染沿筋膜组织快速、潜行蔓延，但并不累及肌肉组织。

【病因】

引起坏死性筋膜炎的原因较多，主要为各种创伤（如刺伤、挫伤、擦伤、昆虫叮咬、不清洁注射等）导致局部感染；也有在某些空腔脏器手术、肛周脓肿引流、拔牙后发生坏死性筋膜炎者。主要致病菌为厌氧菌和兼性厌氧菌。

【临床表现】

坏死性筋膜炎可发生在身体的任何部位，但以四肢尤其是下肢为多见，其次为腹壁、背部、臀部、会阴部和颈部。疾病早期，有时患者局部症状、体征虽然较轻微，但已有严重的全身中毒症状，如寒战、高热，因大片组织水肿致严重失水、水和电解质紊乱、低蛋白血症、中毒性休克等，甚至并发多器官功能衰竭。60％～90％患者可出现贫血。

局部病变发展迅速，开始时受累皮肤轻微红肿，界限不清，触痛明显，局部发热，呈弥漫性蜂窝织炎表现。发病后1～3天，皮肤颜色逐渐发紫、发黑，出现散在水疱或血疱，溃破后露出黑色真皮层，同时皮下脂肪和筋膜水肿、发黑、液化坏死，坏死呈潜行状，伴有血性浆液性渗出，可有奇臭，有时皮下积气，并可继发皮肤坏死。通常不累及肌肉。

【诊断】

以下特征对诊断坏死性筋膜炎有参考价值：①皮下、筋膜广泛坏死，并向四周潜行扩散；②病变不累及肌肉；③严重的全身脓毒症状；④创面涂片染色或培养未发现梭状芽孢杆菌；⑤筋膜和邻近组织坏死和微血管栓塞。采集病变处渗液或水疱液做涂片和细菌培养对诊断有重要意义。

【治疗】

1. 外科治疗　一经确诊，应立即手术，彻底清除坏死的皮下组织和筋膜，边缘直到健康皮肤和皮下组织，不可姑息，否则病变会继续蔓延。

2. 抗生素治疗　应选择有抗厌氧菌作用的广谱抗生素或联合应用抗生素，如甲硝唑和氨基糖苷类、氯霉素和氨基糖苷类等合用。同时按临床反应和细菌培养、药物敏感试验结果调整用药。

3. 支持疗法　坏死性筋膜炎引起水肿、创面大量渗出等造成脱水、低蛋白血症和低血容量，必须注意维持水、电解质平衡并给予营养支持。

六、进行性细菌协同性坏疽

进行性细菌协同性坏疽（progressive bacterial synergistic gangrene）是一种发展缓慢的皮肤原发性坏死感染，因由 Meleney 首次描述，故又称 Meleney 溃疡，常发生于腹部、胸部手术切口边缘，尤其在缝线留置处、腹内脓肿或脓胸引流手术切口、结肠造口或回肠造口附近。微小外伤也是常见原因。

【病因】

常是多种细菌混合性感染，尤其是多种厌氧菌的混合感染。

【临床表现】

主要症状是伤口剧烈疼痛和压痛。局部炎症从皮肤微小病损开始，逐步进行性扩大。术后几天或数周后，伤口附近出现一个红肿硬结，2～3 周内硬结中心逐渐坏死，形成溃疡，但不形成局部脓肿，不侵及深筋膜，周围组织呈紫红色坏疽。溃疡逐渐增大，边缘常伴有散在卫星状小溃疡，皮肤坏死。病变可向深部发展，肌肉坏死呈"腊肉"状。本病进展缓慢，7～10 日才进展 1～2cm。全身中毒症状轻微，可有低热，但无寒战，无引流淋巴结肿大。

【诊断和鉴别诊断】

应取活检做厌氧菌培养，也可用免疫荧光抗体染色法及气相色谱法快速检测，均对诊断本病有意义。但必须与气性坏疽、坏死性筋膜炎、炭疽病相鉴别。

【治疗】

1. 手术治疗　局部彻底清创，广泛切除溃疡和周围病变组织，直至组织出血。

2. 抗生素治疗　原则上应使用广谱抗生素及联合用药。由于涉及多种需氧菌和厌氧菌，当一般抗生素疗效不好时，可考虑应用超广谱的碳青霉烯类，若出现抗甲氧西林金黄色葡萄球菌，宜用万古霉素。

3. 支持疗法　由于长期感染，患者营养不良，需加强全身性支持治疗，进高蛋白、高维生素饮食，必要时配合肠外营养，维持水、电解质平衡。

七、软组织非结核性分枝杆菌感染

大部分非结核性分枝杆菌（non-tuberculosis mycobacterium，NTM）是腐物寄生菌，为机会致病菌，毒力弱，存在于自然环境中，如水、土壤、灰尘等，它主要引起肺部病变，但也能引起全身其他部位感染，如淋巴结炎、皮肤软组织感染、骨骼系统感染等。软组织 NTM 感染者多数有外伤、手术史，或有微小损伤，或有肌肉、皮下注射史。

【临床表现】

非结核性分枝杆菌感染有多种临床表现，受累组织不同，其临床表现也各异。皮肤及软组织 NTM 感染可发生在局部创伤后 2～3 周或更晚，可具有与结核病临床表现相似的全身中毒症状，如乏力、食欲缺乏等，体温可升高至 38℃ 左右，但也有全身情况良好者。局部红、肿、硬结，逐步形成脓肿，穿破后经久不愈，或时愈时破，或经抗生素治疗和切开引流后暂时愈合，但不久又破溃而形成多数慢性窦道。有报告病程长达数年不愈，而普通细菌培养阴性。

【诊断】

由于 NTM 为机会致病菌，故患者常存在易感因素，如免疫缺陷、恶性肿瘤，尤其是艾滋病。创口分泌物或坏死组织的抗酸染色涂片可能给出初步提示，但正确的菌型鉴定是诊断 NTM 感染的关键。菌型鉴定的方法仍以培养为基础，但阳性率低，费时很长。核苷酸探针杂交、高效液相色谱、气相色谱及以 PCR 为基础的自动 DNA 序列分析等在分枝杆菌菌型鉴定上已表现出极大优势，但由于实验室条件的限制尚未能推广普及。

【治疗】

1. 抗 NTM 治疗　目前尚无统一方案。过去对 NTM 仍用抗结核药物，但多数 NTM 已有获得性耐药，故效果差。近年来有一些新的抗分枝杆菌药，如利福霉素类的利福布汀、喹诺酮类的氧氟沙星、司帕沙星，新大环内酯类的克拉霉素、罗红霉素，还有亚胺培南、头孢西丁、阿米卡星等。在抗 NTM 治疗时，为延迟耐药，提高疗效，多数主张联合应用抗菌药物，有人主张用 4～6 种药联合化疗，且用药时间要长，在抗酸杆菌转阴后继续治疗 18～24 个月。但使用过程中需注意药物的不良反应和人体菌群失调。

2. 局部处理　对软组织 NTM 感染，强调局部彻底切开引流，切除坏死组织、肿块、肿大的淋巴结，但需要在充分抗菌治疗的基础上进行，否则复发难以避免。

3. 免疫治疗　对于抗 NTM 治疗不敏感者（尤其合并艾滋病时），除联合用药外，尚需加强免疫治疗。

八、破伤风

破伤风（tetanus）是由革兰阳性梭状芽孢杆菌——破伤风杆菌侵入人体伤口、生长繁殖并产生毒素所引起的一种严重急性特异性感染。目前在我国广大农村、山区仍时有发生。2012 年 10 月 30 日世界卫生组织证实中国已消除了孕产妇及新生儿破伤风。这是妇幼卫生领域的重要成就。

【临床表现】

1. 潜伏期　潜伏期长短不一，与创伤性质、部位，伤口处理方式，有无预防接种等有关，平均 6～14 天，短者仅 24 小时，长者可达 20～30 天甚至数月。潜伏期越短者预后越差。新生儿破伤风多数发生在断脐带 7 天左右，所以有七日风之称。

2. 前驱期　前驱期一般为 1～2 天，也有仅 12 小时左右者。患者主要有乏力、头晕、头痛、咬肌紧张、酸胀、微感下颌紧张和张口不便，有时可出现烦躁不安、肌肉牵拉感、反射亢进等。

3. 发作期　此期出现典型的肌肉持续性强烈收缩。最初是咬肌，以后顺序为面部肌肉、项肌、背肌、腹肌及四肢肌群，最后是膈肌、肋间肌。因此，约 99% 患者开始感咀嚼不便、张口困难。随后出现疼痛性强直、牙关紧闭；面部表情肌阵发性痉挛，形成独特的"苦笑"面容；颈部肌肉痉挛时出现颈项强直，头略后仰；背、腹肌同时痉挛时，由于背肌力量较强，故腰部前凸，头和足后屈，有"角弓反张"之称；四肢肌肉痉挛时，由于屈肌比伸肌有力，故肢体可出现屈曲，呼吸肌群和膈肌痉挛可造成呼吸困难或停止。每次发作持续数秒或数分钟不等，发作间歇期长短不一，在肌肉持续紧张收缩基础上任何轻微刺激，如声、光、震动、注射或触碰患者均可诱发全身肌群的痉挛和抽搐。

病程一般为 3～4 周，重者可持续到 6 周以上，以后痉挛发作次数逐渐减少，程度减轻，间歇期延长。

绝大多数破伤风表现为全身性，少数患者表现为局部破伤风，病情往往较轻，预后好。

【诊断】

诊断的主要依据有近期外伤史和典型临床表现，如牙关紧闭、颈项强直、角弓反张、阵发性全身肌肉痉挛等，诊断一般无困难。但对仅有某些前驱症状或局限型破伤风者，需密切观察，以免延误诊断。

临床诊断破伤风一般不需做微生物检查，必要时可做伤口分泌物涂片、分离培养、动物接种等。

【治疗】

1. 抑杀破伤风杆菌，消除毒素来源

（1）手术清创：清创包括切除一切坏死及无活力组织，去除异物，切开无效腔，使破伤风杆菌不易生长。若污染重、彻底清创有困难者，可将创口完全敞开，用3%过氧化氢或1：5000高锰酸钾液浸透的纱布湿敷，并经常换药。

（2）应用抗生素：青霉素对破伤风杆菌有杀菌作用，一般用量为400万～800万单位/天。甲硝唑和替硝唑被认为是抗厌氧菌的首选药，剂量为1.0g，每12小时一次。由于破伤风患者多为混合感染，故也可加用氨基糖苷类抗生素或头孢菌素。

（3）高压氧治疗：高压氧治疗可有效提高血氧和局部组织的氧浓度，有助于抑制破伤风杆菌生长。

2. 中和毒素　抗毒素的应用越早越好，以防止更多的毒素与神经细胞结合。临床应用的破伤风免疫制剂有破伤风抗毒素（TAT）和人体破伤风免疫球蛋白（TIG）。由于破伤风的发病机制尚未明确，故如何正确使用TAT、TIG的意见也不统一。

（1）TAT：可做肌内注射、静脉注射、鞘内注射和伤口周围浸润注射。通常在破伤风确诊后，可用TAT 1万～2万U肌内注射或静脉滴注，持续5～7天。也有人主张首次用5万U TAT加入5%葡萄糖溶液500～1000ml静脉滴注，以后每天肌内注射TAT 1万～2万U，连续5～7天。鞘内注射TAT剂量为5000～10 000U，在鞘内注射TAT同时加入泼尼松12.5mg可减少引起炎症和水肿等不良反应。伤口处理前，宜在周围组织浸润注射TAT 1500～3000U，以中和伤口周围的游离毒素。

（2）TIG：TIG的半衰期长，一般只需一次性深部肌内注射3000～6000U，或初次肌内注射3000U，以后每次肌内注射5000U。也可用TIG 1000U加泼尼松12.5mg做鞘内注射。TIG也可用于伤口周围组织浸润注射。在无TAT、TIG情况下，或TAT过敏者，可输注血型相同、已获破伤风自动免疫者血液200～400ml。

3. 镇静和控制痉挛

（1）地西泮：应用地西泮须及时、足量、连续，一般用量为1mg/（kg·d），静脉滴注，或10mg静脉注射每日3次。病情发展时地西泮剂量可加大至2～5mg/（kg·d）。

（2）人工冬眠：病情严重者可用人工冬眠疗法，即氯丙嗪、异丙嗪各50～100mg，哌替啶50～100mg加入5%葡萄糖溶液500～1000ml中缓慢静脉滴注。对轻症者可用巴比妥、水合氯醛或氯丙嗪，小儿宜用异丙嗪、二氢麦角碱等。

（3）肌肉松弛药：严重持续肌肉痉挛、抽搐，用一般解痉药不能控制时，可给硫喷妥钠0.1～0.2g加入25%葡萄糖溶液20ml中缓慢静脉注射。筒箭毒碱、氯化琥珀胆碱、粉肌松等效果较好。但是，这些药有引起呼吸肌麻痹的危险，应警惕。

（4）东莨菪碱：东莨菪碱为胆碱受体阻滞剂，能解除外周血管痉挛，改善微循环。此外，它对中枢神经系统有较强抑制作用，和地西泮配合应用能有效控制痉挛。一般用量为0.03～0.05mg/kg，肌内注射，每4～6小时一次。

4. 保持呼吸道通畅　有资料统计，窒息是破伤风致死的首要原因，其次为呼吸衰竭，而肺部感染居第三位。破伤风患者的气管切开率为5%～38%，其适应证为：①潜伏期短，抽搐发生早而频繁，持续时间长；②严重抽搐，解痉药效果不显著；③呼吸道分泌物多而不易排出；④有窒息或发绀；⑤有呼吸衰竭征兆；⑥老年患者合并有肺气肿、肺部感染等；⑦需用硫喷妥钠或不能配合治疗者。

5. 全身支持疗法　由于反复肌肉收缩和痉挛，常造成人体严重消耗，应给患者以营养支持，补充足够的热量、水分、电解质和维生素，并注意纠正酸碱平衡失调。必要时可给予胃肠外（或内）营养支持。

6. 中医疗法　祖国医学在治疗破伤风方面积累了不少经验，常用的药物有万灵丹、五虎追风散、玉真散等，也可配合针灸治疗。

九、梭状芽孢杆菌性肌肉坏死

梭状芽孢杆菌性肌肉坏死（clostridial myonecrosis）又称气性坏疽（gas gangrene），是由梭状芽孢杆菌属细菌引起的急性特异性软组织感染，是厌氧菌感染的一种，此类感染因其发展急剧，预后严重。战时和平时工农业生产中均可发生，也可发生在手术后。

【病原菌】

主要致病菌是产气荚膜梭菌、腐败梭菌、恶性水肿杆菌，其次为产气芽孢杆菌和溶组织杆菌等。产气荚膜梭菌引起的感染占 39%～83%。

【临床表现】

潜伏期长短不一，短至 6～8 小时，长至 3～6 周，但一般为 1～4 天。

1. 局部症状　开始时患者自觉伤部沉重，有包扎过紧感，随着病情进展，伤部出现剧烈疼痛，有"胀裂"感。伤口周围皮肤水肿、紧张、苍白而发亮，由于毒素的作用，很快变成紫红色，进而变为紫黑色，并出现大小不等的水疱。伤口内肌肉坏死，呈灰褐色，失去弹性，刀割时不出血也不收缩，犹如煮熟的肉。由于组织间隙内积气，故轻压伤口周围皮肤即可感到或闻及捻发音。严重时，由于血管内血栓形成、受压和淋巴回流障碍，使整个肢体发生肿胀、坏死。

2. 全身症状　开始表现为不安、头晕、面色苍白、出冷汗、脉快、烦躁不安，有时可有表情淡漠。患者极度软弱，体温可达 38～40℃，脉快（100～140 次/分）、细弱、节律不齐，呼吸急促，早期血压正常。由于溶血毒素的作用，红细胞及血红蛋白减少，可出现贫血、黄疸，晚期可发生脓毒症，甚至昏迷。

【诊断】

诊断气性坏疽的四个重要依据是：①伤口周围皮肤有捻发音；②伤口内分泌物涂片检查有大量革兰阳性杆菌；③X 线检查可见伤口局部皮下组织和肌群间有气体存在；④间接免疫荧光抗体、酶标抗体、酶标 SPA 等快速染色鉴定产气荚膜梭菌，或气相色谱法检测等均有一定价值。

【治疗】

1. 手术治疗

（1）围术期处理：术前输液、输血以纠正脱水、电解质和酸碱平衡失调，纠正贫血。同时静脉输注头孢菌素或青霉素（500 万～1000 万单位/天），以抑制病原菌。术中应注意给氧，继续输血、输液和应用抗生素。不用止血带。术后应加强支持疗法，继续静脉输注头孢菌素或大剂量青霉素、甲硝唑或红霉素、克林霉素等。

（2）手术方法：在病变区域做广泛多处的纵深切口，彻底清除坏死组织、异物，如感染局限于某一筋膜室，可把受累肌肉全部切除，直至能见到出血和收缩的健康肌肉组织为止。伤口以 3%过氧化氢或 1∶4000 高锰酸钾溶液反复冲洗。若患者中毒症状重，肢体已坏死，危及生命时，应做肿胀界线以上的开放截肢，伤口以氧化剂湿敷包扎，二期缝合。

2. 高压氧治疗　1961 年，Brummel 等首先提出用高压氧治疗气性坏疽并获得成功。在高压氧治疗的同时，应不断清除坏死组织，这样既利于控制感染，又可以缩小切除范围。

3. 免疫治疗　多数学者认为气性坏疽抗毒血清的疗效不佳，只能起到暂时缓解脓毒症的作用，且有过敏反应。多价血清则有一定治疗作用。

4. 隔离　为防止交叉感染，患者应隔离，患者用过的衣物、敷料、器材应单独收集、消毒，敷料应焚毁。

（赵海平）

第八章　外科器官功能障碍和衰竭

第一节　外科患者的多器官功能障碍综合征

多器官功能障碍综合征（multiple organ dysfunction syndrome，MODS）是指在急性疾病过程中，原器官无功能障碍的患者同时或序贯继发两个或两个以上的重要器官、系统的功能障碍或衰竭。这一命名是1991年经美国胸科医师学会和危重病医学会（ACCP/SCCM）在芝加哥会议上倡导提出的；国内是1995年在全国危重病急救医学学术会议（庐山会议）上确定其命名。导致外科患者MODS的病因不仅包括严重的外科感染，还有外科原发病、创伤、手术及其并发症；在其发病过程中，失控的全身性炎症反应起了很重要的作用。

一、发病率和预后

据不完全统计，重症患者急诊手术后MODS的发生率为10%～20%，而择期大手术后MODS的发生率则下降为1%左右。从MODS中各脏器障碍发生的频度来看，发生率最高的是肺功能障碍，其次是胃肠道及肾功能障碍。此外，还有所谓的"致死性组合"，即：①肺功能与代谢功能衰竭；②肾功能与肺功能衰竭；③心功能与肺功能衰竭。

外科监护室（surgical intensive care unit，SICU）的建立与各种监护技术、设备的发展为MODS的防治提供了更多有利的手段；作为医疗边缘学科的危重病医学专业的出现和发展也为此专业工作的开展奠定了理论、技术和人力基础，使得外科临床在MODS患者的救治方面上了一个新的台阶。但是，MODS仍是外科危重患者死亡的主要原因之一，其死亡率的高低与受累器官的数目呈正相关。

二、发病机制与病理生理

外科患者发生MODS的病因十分复杂，但是，多见于以下情况：

1. 严重的创伤、烧伤或大手术等导致的严重组织损伤或大量失血。
2. 各种原因导致的休克或心搏骤停以及不恰当的心肺脑复苏术后。
3. 外科严重感染造成的严重脓毒症。
4. 严重的外科疾患，如重症急性胰腺炎、广泛的肠坏死和晚期肿瘤接受减症手术治疗的患者等。

MODS的发病机制至今仍未得到充分阐明。作者认为MODS的发病机制很难用单一学说来诠释，而应该是致病因素作用的严重程度、医疗救治的不及时或不恰当等因素超过了患者身心的应对能力，进而序贯出现多器官受损、功能障碍甚至衰竭的表现。以下简述目前得到较多认同的几种假说。

1. **系统性炎症反应学说**　外界的打击可以引起系统性炎症反应综合征（systemic inflammatory response syndrome，SIRS），进而可导致MODS和MOF。在此过程中，细胞因子起信息分子作用，发出不同的细胞反应信号，引起细胞和体液反应。单核细胞、吞噬细胞和其他细胞释放细胞因子后，通过与初始信号传递受体结合生成第二信息，引起细胞间信号效应，包括：重要酶的磷酸化，影响细胞行为基因产物的表达或失活，在体内形成"瀑布效应"（cascade effects）样连锁反应，引起组织细胞损伤，最后可发生 MODS。

同时，细胞因子还显示十分广泛的特性，包括：代偿性抗炎症反应综合征（compensatory anti-inflammatory response syndrome，CARS），即几乎在 SIRS 发生的同时，机体就释放内源性抗炎症介质，以防炎症反应过度而破坏组织细胞。炎症反应与抗炎反应达到平衡，机体就不会出现过度损害；炎症反应大于抗炎反应，可出现休克、器官损害；炎症反应小于抗炎反应，则出现免疫损伤。无论哪种失衡均可导致细胞、器官损伤，最终发生 MODS。

2. 双相预激学说   创伤后，在 MODS 的发病过程中，患者经历了两次打击和（或）应激过程，即缺血-再灌注损伤和失控性炎症反应。

3. 细菌毒素学说   严重创伤、休克、缺血-再灌注损伤、外科手术应激等均可导致肠黏膜屏障功能破坏，进而导致肠道的细菌移位（bacterial translocation）和毒素移位，为炎症反应提供丰富的和持续的刺激物质，导致炎症反应持续发展，最终导致细胞损伤和器官功能障碍。

4. 缺血-再灌注假说   各种损伤导致休克引起的器官缺血和再灌注的过程是 MODS 发生的基本环节。此假说强调各种休克微循环障碍若持续发展，都将造成重要器官血管内皮细胞和器官实质细胞缺血、缺氧和功能障碍。20 世纪 80 年代，比较强调损伤过程中氧自由基和炎症介质的作用。

5. 胃肠道假说   肠道是机体最大的细菌和毒素库。肠黏膜屏障主要由机械屏障、生物屏障、化学屏障和免疫屏障组成。肠道作为人体的消化器官，在维持机体正常营养中起着极其重要的作用。同时，肠道还活跃地参与创伤、烧伤和感染后的各种应激反应，是 MODS 发生的始动器官。

近年来，肠衰竭是外科和危重病领域的研究热点。有学者提出肠源性 MODS 的概念，即指机体受到严重感染、创伤、休克等损害，导致的肠功能首先衰竭，随后序贯出现两个或两个以上器官的功能障碍的一类综合征。为此，危重病临床上对于脓毒症、MODS 的防治策略方面正发生着重大的转变，防止腹腔内脏器缺血低灌注和肠道屏障功能衰竭已成为防治脓毒症、MODS 的最重要措施之一。

6. 应激基因假说   应激基因反应是指一类由基因程序控制，能对环境应激刺激作出反应的过程；应激基因反应是细胞基本机制的一部分，能促进创伤、休克、感染、炎症等应激打击后细胞代谢所需的蛋白质合成。

三、临床表现和诊断

1. 临床表现   MODS 一旦发生则来势凶猛，病情发展迅速，并且难以遏制，故死亡率很高。休克、感染、损伤（包括创伤和外科手术）是 MODS 的三大主要致病原因。目前，医疗界普遍认为：休克 24 小时内发生的器官功能损害不能被视为 MODS。在器官功能不全者中，心血管、肺、脑和肾功能不全的临床表现出现较早且明显，而肝、胃肠和凝血系统的表现多在病情进一步加重时才出现。在病理学上，MODS 缺乏特征性表现，受累器官仅仅是急性炎症反应，如炎性细胞浸润。这些变化与严重的临床表现不相符；若能快速恢复，临床上可不留任何后遗症。

MODS 的特征性临床表现如下：

（1）循环不稳定：由于多种炎性介质对心血管系统均有作用，故循环系统是最易受累的系统。几乎所有病例至少在病程的早、中期会出现"高排低阻"的高动力型循环状态。实际上，MODS 患者普遍存在心功能受损。

（2）高代谢：机体为应对创伤和感染所致的分解代谢增加，其合成代谢的需求也增加；但是，患者通常还伴有内分泌功能、胃肠道功能障碍导致的营养吸收障碍和严重营养不良，其代谢模式有三个突出特点，即持续性高代谢、耗能途径异常、对外源性营养物质反应差。

（3）组织细胞缺氧：高代谢和循环功能紊乱往往造成氧供和氧需不匹配，因此，使机体组织细胞处于缺氧状态，临床上的主要表现是"氧供依赖"和"乳酸性酸中毒"。

2. 诊断　MODS 的诊断标准仍不统一，任何一个 MODS 的诊断标准均难以反映器官功能紊乱的全部内容，临床上医师可根据自己的具体情况选择标准。目前，临床上常用的标准为：

（1）Knaus 提出的 APACHE II 修正的多器官功能衰竭诊断标准：

1）循环系统衰竭：脉搏≤54 次/分；平均动脉压≤4mmHg；室性心动过速或心室颤动；动脉血 pH≤7.24，伴 $PaCO_2$≤5.3kPa（40mmHg）。

2）呼吸系统衰竭：呼吸频率≤5 次/分或>49 次/分；$PaCO_2$≥6.7kPa（50mmHg）；呼吸机依赖或需用持续气道内正压（continuous positive airway pressure, CPAP）通气。

3）肾衰竭：尿量≤479ml/24h 或≤159ml/8h；BUN≥36mmol/L；Cr≥310μmol/L。

4）血液系统衰竭：WBC≤1×10^9/L；PLT≤20×10^9/L；Hct≤20%。

5）中枢神经系统衰竭：Glasgow 昏迷评分（Glasgow coma scores, GCS）≤6 分。

6）肝衰竭：血胆红素>6mg/dl；PT 延长 4 秒。

注：符合以上一项，即可诊断。

另外，根据 1991 年 Henao 提出的 MODS 诊断标准，胃肠道障碍和衰竭是指不能经口进食超过 5 天，并伴有一项或多项并发症，如应激性溃疡、急性胰腺炎及肠麻痹或肠梗阻等。

（2）1995 年全国危重病急救医学学术会议（庐山会议）提出 MODS 诊断标准，主要内容有：

1）呼吸衰竭：R>28 次/分；PaO_2<6.7kPa；$PaCO_2$>5.89kPa；PaO_2/FiO_2≤26.7kPa（200mmHg）；$P_{(A-a)}DO_2$（FiO21.0）>26.7kPa（200mmHg）；X 线检查显示肺泡实变≥1/2 肺野（具备其中 3 项或 3 项以上）。

2）肾衰竭：除外肾前性因素后，出现少尿或无尿，血清肌酐、尿素氮水平增高，超出正常值 1 倍以上。

3）心力衰竭：收缩压<80mmHg（10.7kPa），持续 1 小时以上；CI<2.6L/(min·m^2)；室性心动过速；心室颤动；重度房室传导阻滞；心搏骤停复苏后（具备其中 3 项或 3 项以上）。

4）肝衰竭：总胆红素>34μmol/L；肝酶较正常升高 2 倍以上；凝血酶原时间>20s；有或无肝性脑病。

5）弥散性血管内凝血（disseminated intravascular coagulation, DIC）：血小板<100×10^9/L；凝血酶原时间和部分凝血酶原时间延长 1.5 倍，且纤维蛋白降解产物增加；全身出血表现。

6）脑功能衰竭：Glasgow 评分低于 8 分为昏迷，低于 3 分为脑死亡。

附：SIRS 的诊断标准。1991 年由 ACCP/SCCM 提出 SIRS 诊断标准（符合其中 2 项或 2 项以上）：体温>38℃ 或<36℃；心率>90 次/分；呼吸>20 次/分或 $PaCO_2$<4.3kPa（32mmHg）；血象：白细胞>12×10^9/L 或<4×10^9/L，或不成熟白细胞>10%。

（3）1997 年修正的 Fry—MODS 诊断标准：

1）循环系统：收缩压<90mmHg，并持续 1 小时以上，或需要药物支持才能使循环稳定。

2）呼吸系统：急性起病，PaO_2/FiO_2≤26.7kPa（200mmHg）（无论是否应用 PEEP），胸片示双侧肺浸润，PCWP<18mmHg 或无左心房压力升高的证据。

3）肾：Cr>2mg/dl，伴少尿或无尿，或需要血液净化治疗。

4）肝：血胆红素>2mg/100ml，并伴 GPT、GOT 升高，大于正常值 2 倍以上，或已出现肝性脑病。

5）胃肠：上消化道出血，24 小时出血量超过 400ml，或胃肠蠕动消失不能耐受食物，或出现消化道坏死或穿孔。

　　6）血液：血小板$<50\times10^9/L$或降低 25%，或出现 DIC。

　　7）代谢：不能为机体提供所需能量，糖耐量降低，需要用胰岛素，或出现骨骼肌萎缩、无力等现象。

　　8）中枢神经系统：GCS<7分。

四、处理原则

　　治疗多器官功能障碍和衰竭的根本在于医治致病因素、维护机体内环境的稳定以及重要脏器功能的保护与支持，通过各种有效的医疗手段为患者创造存活和康复的机会。原则上，应该在第一时间建立有效的监测，尽快进行有效的抢救、清创，防止感染，防止缺血-再灌注损伤，采用各种支持治疗；及早治疗任何一个首发的器官功能衰竭；减轻应激反应；重视患者的呼吸和循环，及早纠正低血容量和缺氧；防止感染是预防 MODS 的重要措施；尽可能改善患者的全身营养状况。

　　1. 监护技术　随着医疗技术的发展，临床监护手段也已经成为不可或缺的一部分。加强系统、器官功能监测的目的在于尽早发现 MODS 患者器官功能紊乱并及时纠正，使功能损害控制到最低程度。通过对呼吸功能、血流动力学、肾功能、内环境、肝功能、凝血功能等的监测为临床采取合理治疗提供依据，尽可能做到有的放矢；维持或支持的水平达到发病前的指标状态是非常重要的。

　　2. 原发疾病的处置　常见的原发疾病主要为创伤和感染，其中，创伤包括外伤、外科手术和有创介入诊断和治疗。在此基础上发生与发展形成的 MODS，死亡率仍很高，当今一致的意见是采取以预防为主，防治结合的原则和措施。

　　(1) 积极处理原发病灶：创伤救治总的原则是早期抢救生命，中期防治感染和多器官功能障碍/衰竭，后期矫正和治疗各种后遗症和畸形。在现场，应该使创伤的患者尽早脱离致伤因素，只需完成必要的心肺脑复苏（cardiac pulmonary cerebral resuscitation，CPCR）和创伤局部的包扎止血，甚至仅进行一般的遮盖保护处理；然后，迅速将患者转运到最近的、有条件实施后续治疗的医疗单位进行救治。为预防创伤（或手术）后 MODS 的发生，手术前即应该尽早开始液体复苏，纠正水、电解质和酸碱平衡紊乱；酌情经验性、预防性应用抗菌药物，并且，留取创伤局部标本做微生物培养和药物敏感试验，以期指导后续的抗微生物治疗。关于液体复苏可以参考《2004 严重感染和感染性休克治疗指南》，即严重感染与感染性休克早期液体复苏应达到：中心静脉压 8～12mmHg，平均动脉压$\geqslant$65mmHg，尿量$\geqslant$0.5ml/(kg·h)，中心静脉血氧饱和度或混合静脉血氧饱和度$\geqslant$70%（B 级）。另外，手术前经鼻放置胃管建立有效的胃肠减压，无论是对手术中减少消化道反流物的误吸，还是对手术后胃肠道功能的监测和支持均是大有裨益的。

　　在手术过程中，外科医生必须与麻醉医生密切配合，力争使患者能够平稳地渡过手术期，为后续的救治创造有利条件；尤其是循环功能的维持，务必达到或接近正常水平，切忌术中出现长时间的低血压状态。创伤涉及体腔时，应该在清洁体腔后放置直接、充分的引流。

　　手术后的监护和支持治疗极为重要。外科医师也必须熟练掌握各种相关的脏器监护、支持技术。

　　(2) 早期复苏，防止缺血-再灌注损伤：在休克及复苏过程中，及时补充血容量，保证有效循环血量、保证器官有效灌注尤为重要。应该注意的是：液体复苏是一个需要耗时的过程，尤其在老年、体弱和存在心源性休克的患者，应该特别控制补液的速度和补液量。但是，低血压、低灌注时间过长，会造成机体、器官不可逆的损伤，故此应该尽早应用强心和血管活性药物。患者若存在脑灌注不良时，应该注意脑保护。目前，冰帽的使用还是值得推荐的。

　　(3) 防治感染：感染是 MODS 的另一启动原因，其部位包括肺部、腹腔、泌尿系统、外伤性异物以及医源性感染，如手术污染、深静脉插管感染和治疗中采用的其他医源性异物引起的感染。

3. 维护内环境的稳定　积极纠正休克、恢复有效循环并保持其稳定以及阻断全身炎症反应是防治多器官功能障碍和衰竭的重要措施，包括去除病因、维持有效循环血量、维持水及电解质和酸碱平衡、防治感染，同时注意保护和支持各脏器的功能等。

4. 重要器官、系统功能障碍的治疗　呼吸是机体与外界完成气体交换的功能，有效循环是机体进行内呼吸的保证，因此危重病救治的首要问题就是呼吸和循环，达到并维持伤病前水平是基本目标。肾功能在保持机体液体平衡中有非常重要的作用，若出现肾功能不全，建议尽早应用人工肾替代治疗。肝功能对保持内环境稳定至关重要，目前临床多采取尽量减少应用加重肝负担药物和应用保肝药物。肝功能衰竭时，可以酌情应用血浆置换或人工肝技术。有学者认为某些 MODS，胃肠道是启动器官。胃肠功能衰竭是非常棘手的问题，通常采用的胃肠减压、通便、灌肠以及足三里药物注射等，在危重病时很难奏效。另外，如何维护好重要器官、系统功能，对于精通手术治疗的外科医生是相对薄弱的方面。然而，任何一个重要器官、系统的功能维护不好都会严重影响患者的救治。因此，建议有条件的单位可以适当借鉴国外医疗机构的经验，建立一个由相关专业医生（包括危重病科、心血管科、呼吸科、肾内科、药剂科以及中医科等）组成的团队，协作承担危重患者的治疗。

五、MODS 治疗研究进展

1. 近年来，对脓毒症及 MODS 的认识和治疗研究有了很大进展，但是 MODS 的病死率仍没有改善。2002 年 10 月，ESICM 和国际脓毒症论坛（ISF）提出了《巴塞罗那宣言》，共同呼吁采取措施减少脓毒症及 MODS 的发生，并争取在其后 5 年内将危重患者的病死率降低25％。在 2004 年美国胸科年会和欧洲呼吸病年会上，脓毒症再一次成为关注的热点问题。欧美国家的科学家采用循证医学方法对脓毒症及 MODS 的临床试验性治疗措施进行了评估，在过去几年中确实产生了几项具有较高可信度的临床研究报告，包括早期目标治疗、小潮气量通气、中等剂量糖皮质激素治疗、严格控制血糖等。国内在治疗方面，还强调加强中西医结合治疗，即运用中医药来辅助西医治疗，形成有中国特色的理论和防治方案，以期降低其发病率及病死率。中医方面，六经辨证是脓毒症辨证论治的基本辨证体系，卫气营血辨证是六经辨证的补充，然后根据中医辨证分型，选择相应的中医方法治疗。

2. 成人严重感染与感染性休克的集束化治疗　早期目标性血流动力学支持治疗是严重感染及感染性休克治疗指南的关键性内容，同时还需联合其他有效治疗，形成一个联合治疗套餐，称为"严重感染的集束化治疗"（sepsis bundle）。其目的一方面是为了促进临床医生落实重症感染和感染性休克治疗指南的各项措施，规范治疗行为；另一方面也是为了提高严重感染及感染性休克治疗指南的可行性和依从性，进一步落实指南和改善患者的预后。所谓早期集束化治疗，即在严重感染和感染性休克确诊后，必须立即开始并在短期（如 6～24 小时）内将指南中的重要治疗措施组合在一起，形成集束化治疗措施，迅速落实、完成治疗措施。

一般认为，早期集束化治疗应包括早期血清乳酸水平测定；抗生素使用前留取病原学标本；急诊在 3h 内、ICU 在 1 小时内开始广谱抗生素治疗；如果有低血压或血乳酸>4mmol/L，立即给予液体复苏（20ml/kg），如低血压不能纠正，加用血管活性药物，维持 MAP≥65mmHg；持续低血压或血乳酸>4mmol/L，液体复苏使中心静脉压（CVP）≥8mmHg，中心静脉血氧饱和度（$ScvO_2$）≥70％。

血流动力学监测和治疗是早期集束化治疗中最重要的组成部分，早期集束化治疗强调时间紧迫性，尽可能在 1～2 小时内放置中心静脉导管，监测 CVP 和 $ScvO_2$，开始积极液体复苏，6 小时内达到上述目标，并通过监测和调整治疗维持血流动力学的稳定。在努力实现血流动力学稳定的同时，早期集束化治疗还包括：积极的血糖控制；肾上腺皮质激素应用；机械通气患者平台压$<30cmH_2O$等。国外研究显示：尽早达到集束化治疗目标可明显改善严重感染和感染性休克患者的预后。

第二节　急性呼吸窘迫综合征

一、概述

急性呼吸窘迫综合征（acute respiratory distress syndrome，ARDS）是指严重感染、创伤、休克等肺内外疾病袭击后出现的以肺泡毛细血管损伤为主要表现的临床综合征，属于急性肺损伤（acute lung injury，ALI）的严重阶段或类型，其临床特征包括呼吸频速和窘迫，进行性低氧血症，X线检查显示弥漫性肺泡浸润。1972年Ashbaugh提出成人呼吸窘迫综合征（adult respiratory distress syndrome，ARDS）的命名。现在注意到本征亦可发生于儿童，故欧美学者协同讨论达成共识，以急性（acute）代替成人（adult），称为急性呼吸窘迫综合征，缩写仍是ARDS。不同于其他类型的急性呼吸衰竭（如急性肺栓塞、支气管哮喘急性发作），ARDS均存在着明显的全身炎症反应，并伴随着体内各种应急激素、多种细胞因子和炎症介质的释放。由于现代复苏技术和危重疾病早期抢救水平的提高，部分患者免于早期死亡，但是发生和死于ARDS者未显著减少。早在20世纪80年代初，美国估计每年有ARDS患者15万之多。20多年来对于ARDS的研究虽然投入大量的人力、物力，在其发病机制、病理生理和呼吸支持治疗方面亦有显著进展，但病死率仍高达50%～70%。

二、病因和发病机制

1. 病因　ARDS的病因甚多，包括各种休克、创伤（包括外科大手术）、感染、误吸（尤其是pH<2.5的胃内容物）以及其他（如胰腺炎、大量输血、血管内弥散性凝血）等。

2. 发病机制　尽管ARDS的病因各异，但是，其病理、病理生理和临床过程并不依赖于特定的病因。ARDS在病理学上的共同基础是弥漫性、非均匀性的肺泡-毛细血管的急性损伤。急性肺损伤可以是直接的，如胃酸或毒气的吸入、胸部创伤等导致内皮或上皮细胞物理、化学损伤；更多见的则是间接性肺损伤。虽然肺损伤的机制迄今未完全阐明，但是已经确认它是系统性炎症反应综合征的一部分。在肺泡-毛细血管水平，由细胞和体液介导的急性炎症反应涉及两个主要过程，即炎症细胞的迁移与聚集和炎症介质的释放；它们相辅相成，作用于肺泡-毛细血管膜的特定成分，从而导致通透性增高。

（1）炎症细胞的迁移与聚集：几乎所有肺内细胞都不同程度地参与ARDS的发病，而作为ARDS急性炎症最重要的效应细胞之一的则是多形核粒细胞（polymorphonuclear leukocytes，PMNs）。健康人肺间质中仅有少量PMNs，约占1.6%，但是，肺血管中性粒细胞含量较其他部位大血管高40～80倍。ARDS时，PMNs在炎性介质作用下，发生流变学特性改变（如变形性降低、体积增加）。再加上肺循环的低灌注压、大流量、分支减少使得PMNs在肺内大量聚集并导致组织损伤。其中，PMNs在肺毛细血管内大量聚集，附壁流动并黏附于内皮细胞，跨内皮移行到肺间质，借肺泡上皮脱屑而移至肺泡腔。这一过程有各种黏附分子的参与和调控。PMNs呼吸爆发和释放其产物是肺损伤的重要环节。肺泡巨噬细胞（alveolar macrophages，AMs）经刺激而激活，释放IL-1、TNF-α和IL-8等促使PMNs在肺内趋化和聚集，因而其很可能是ALI的启动因子。血小板聚集和微栓塞是ARDS常见的病理改变，故推测血小板及其产物在ARDS的发病机制中也起着重要作用。近年发现肺毛细血管和肺泡上皮细胞等结构细胞不单是靶细胞，也能参与炎症免疫反应，在ARDS的次级炎症反应中具有特殊意义。

（2）炎症介质释放：炎症细胞激活和释放介质是同炎症反应伴随存在的。PMNs、单核巨噬细胞和血管内皮细胞等主要炎性细胞被激活后释放出多种介质，主要包括：①脂类介质：花生四烯酸代谢产物（前列腺素、白三烯）和血小板活化因子（PAF）。②活性氧：超氧离子（O^{-2}）、过氧化氢（H_2O_2）等；③肽类物质：PMNs/AMs 蛋白酶、补体底物、参与凝血和纤溶过程的各种成分、细胞因子等。它们形成"瀑布"效应参与肺损伤的整个病理过程。

在参与 ARDS 发病的众多炎性介质中，最有影响的是肿瘤坏死因子（TNF）和白细胞介素（IL）。研究表明 TNF-a 能诱导内皮细胞活化、白细胞迁移、粒细胞脱颗粒和毛细血管渗漏等。更重要的是 TNF-a 还是炎性反应级联中至关重要的始动因子。在致炎的 ILs 中，IL-1、IL-6 和 IL-8 在 ARDS 的发病中起十分重要的作用，分别具有诱导 PMNs 等炎性细胞趋化、释放炎性介质及致热原作用等。抗炎性 ILs（如 IL-4、IL-10 和 IL-13）在机体急性炎性反应中具有保护作用，而在 ARDS 时，这种保护机制被明显削弱则是发病的另一重要因素。

（3）肺泡毛细血管损伤和通透性增高：维持和调节毛细血管结构完整性和通透性的成分包括细胞外基质、细胞间连接、细胞骨架以及胞饮运输与细胞底物的相互作用。ARDS 的直接和间接损伤对上述每个环节都可以产生影响。氧自由基、蛋白酶、细胞因子、花生四烯酸代谢产物以及高电荷产物等，可以通过下列途径改变膜屏障的通透性：①裂解基底膜蛋白和（或）细胞黏附因子；②改变细胞外纤维基质网结构；③影响细胞骨架的纤丝系统，导致细胞变形和连接撕裂。

近年来发现的水通道蛋白（aquaporin，AQP）是位于细胞膜或细胞内能够通透水的蛋白质分子，它能介导大量水分子顺渗透压梯度跨细胞膜转运，促进细胞膜水通透性增加。AQP 是一组构成水通道并与水通透有关的细胞膜转运蛋白，广泛存在于哺乳动物和植物细胞膜上，是影响水跨膜转运和细胞内外环境平衡调节的主要膜蛋白。大体可分为两个亚家族：AQP1 组和 AQP3 组，前一组包括 AQP0、AQP1、AQP2、AQP4、AQP5、AQP6，通常具有选择性水通透；后一组除了对水，对尿素和（或）三酰甘油也可通透，包括 AQP3、AQP7、AQP9、AQP10。由于 AQP 在肺泡液体的吸收中有重要作用，使 ALI 的研究跃入了一个全新的阶段，使我们能够在分子水平认识 ALI 发生、发展的全过程。

三、临床表现

除了相应的原发病征象外，肺功能受损的数小时内，患者可无呼吸系统症状，或仅闻双肺干啰音、哮鸣音；胸部 X 线检查早期可无异常，或呈轻度间质改变，表现为边缘模糊的肺纹理增多；动脉血气分析示 PaO_2 和 $PaCO_2$ 偏低。随着病程的进展，患者主要表现出进行性呼吸窘迫、气促、发绀，常伴有烦躁、焦虑、出汗等。其呼吸窘迫的特点是通常的给氧治疗方法不能使之改善，亦不能用其他原发心、肺疾病（如气胸、肺气肿、肺不张、肺炎、心力衰竭）解释；胸部 X 线检查显示出现斑片状，以至融合成大片状浸润阴影，甚至发展成"白肺"，大片阴影中可见支气管充气征，两肺广泛间质浸润，可伴奇静脉扩张，胸膜反应或有少量积液。由于明显低氧血症引起过度通气，$PaCO_2$ 降低，出现呼吸性碱中毒。晚期患者会发生呼吸肌疲劳导致通气不足，二氧化碳潴留，产生混合性酸中毒、心脏停搏，部分患者出现多器官衰竭。

四、诊断

诊断 ARDS 最可靠、最简单、最实用的依据是临床和血气资料。1992 年欧美 ARDS 联席会议认为，ARDS 不是一个独立的疾病而是一个连续的病理过程，早期称为急性肺损伤（acute lung injury，ALI），重度的 ALI 即为 ARDS，建议采用这两个术语来描述此类急性呼吸衰竭并推荐统一诊断标准。目前，有关的国内外诊断标准已经基本达成共识，即：

1. ALI 的诊断标准

（1）急性起病。

（2）氧合指数：$PaO_2/FiO_2 \leqslant 300mmHg$（40kPa）（无论是否使用 PEEP）。

（3）正位胸部 X 线检查：示两肺斑片状阴影。

（4）$PAWP \leqslant 18mmHg$（2.4kPa），或无左房压力增高的证据。

2. ARDS 的诊断标准　　ALI 诊断标准基础上，氧合指数 $PaO_2/FiO_2 \leqslant 200mmHg$（26.67kPa）即可诊断为 ARDS。2011 年，第 23 节欧洲危重病医学年会上颁布了柏林标准，详见表 8-2-1。

表 8-2-1　ARDS 柏林标准

柏林标准	ARDS		
	轻度	中度	重度
起病时间	1 周之内急性起病的已知损伤或新发现的呼吸系统症状		
低氧血症	氧合指数：201～300 并且呼气末正压≥5	氧合指数：≤200 并且呼气末正压≥5	氧合指数：≤100 并且呼气末正压≥10
肺水肿来源	不能用心功能不全或液体过负荷解释的呼吸衰竭*		
X 线检查	双侧浸润影**	双侧浸润影**	至少累及 3 个象限的浸润影**

注：* 如果没有危险因素，需要客观指标的评估；

　　** 通过专业影像学培训后阅读胸部 X 线检查结果，浸润影不能用胸腔积液、结节、肿块、肺叶塌陷所完全解释

五、治疗

原则上 ARDS 的治疗，首要问题是及时去除病因，使原发病得到控制，其次是恰当使用呼吸机辅助通气，改善换气功能及氧疗，纠正低氧血症，才能治愈本症。

1. 呼吸机辅助通气　　危重病状态下，ARDS 的发生率高，发生时间也早。最近研究结果表明在 ALI 期即实施合理、有效的机械通气较易纠正低氧血症，且对改善 ARDS 预后有显著的积极意义。随着肺间质水肿加重、肺顺应性下降、肺泡通气功能降低、肺血管阻力增加、肺内分流量增大，导致肺泡通气与血流灌注比值（正常值 $V/Q \approx 0.8$）失调，PaO_2 降低；由于 ARDS 大量肺泡萎陷，严重者仅 30％肺泡参与通气，故有"小肺"或"婴儿肺"之称。若病程迁延、炎性细胞浸润和纤维化形成，则治疗会更加棘手甚至无法见效。为此，呼吸机辅助通气应该按适应证尽早使用。目前，唯一经多中心大样本随机对照试验证实能够降低 ARDS 患者死亡率的治疗手段为肺保护性机械通气策略（lung protective ventilating strategy，LPVS），即：小潮气量（tidal volume，VT）、高 PEEP（positive end-expiratory pressure，PEEP）。①用小潮气量（VT 5～8ml/kg）或低通气压允许 $PaCO_2$ 增高；②吸气时加用足够的压力让萎缩的肺泡尽量复张，呼气时加用适当的呼气末正压（PEEP8～15mmHg）让肺泡保持开放。小潮气量必然导致允许性高碳酸血症（permissive hypercapnia，PHC），一般认为 pH 不应<7.20，$PaCO_2$ 不应>80mmHg。吸氧浓度超过 60％或长时间（>24 小时）吸纯氧必然会发生氧中毒和肺损害。PEEP 过高会影响上、下腔静脉的回心血量，且气胸和纵隔气肿的发生率增加。

加强气道湿化和肺泡灌洗是清除呼吸道分泌物，防治肺部感染，保护支气管纤毛运动的一项重要措施。必要时，可以考虑纤维支气管镜肺灌洗来控制感染、清除气道分泌物、改善通气。

1976 年 Piehl 等最早报道对 ARDS 患者施行俯卧位（prone position，PP）通气，能增加功能残气量（functional residual capacity，FRC），改善通气血流比值（V/Q）和减少分流（Qs/Qt），改善膈肌的运动，促进分泌物的排出；结果可显著改善患者的氧合状况，不至于产生明显的副作用。此后，多项临床研究和动物实验均有类似的发现，故认为其是治疗 ARDS 的一种简单有效的辅助方法。

2. 原发病的治疗

（1）对严重创伤者及时处理外伤及止痛、止血等；对大手术后患者注意引流管通畅等；对

淹溺者迅速、彻底地清除呼吸道积液及污物。重症胰腺炎使机体处于 SIRS 状态，ARDS 的发生率很高，必须及时治疗。

（2）感染是 ARDS 最常见诱因之一，又是导致其死亡的主要原因之一，控制感染及预防院内感染是很重要的措施，明确感染部位，通过痰、血液、尿液等的细菌培养，检出致病菌，给予敏感抗生素治疗。未明确病原菌的情况下，可根据病情经验选用抗生素，抗生素使用主张足量、联合、静脉给药，特殊情况可配合局部用药。

3. 液体质、量的控制　ARDS 早期（1～3 天）宜补充高渗晶体液，以避免蛋白漏出过多加重肺水肿；病程 3 天以后，可适量补充以白蛋白为主的高渗胶体液，以提高血浆胶体渗透压，有利于肺间质、肺泡水肿液的吸收，减轻肺水肿。ARDS 时，在保证循环稳定，尤其是重要器官灌注的情况下，液体平衡宜处于轻度负平衡；必要时，可配合使用利尿药，以利于肺水肿的吸收。在肾功能受损，液体平衡难于达成的患者，连续性肾替代治疗（CRRT）的应用能清除血液中的有害成分、排除大量肺血管外水分、纠正肺间质和肺泡水肿、改善气体交换和组织氧供，另外体外循环所致的降温作用，还可减少 CO_2 的产生，降低氧耗。CRRT 还能通过清除大量的炎性介质，下调炎症反应，恢复机体免疫内稳状态，从而改善呼吸功能。

4. 肾上腺糖皮质激素的应用　糖皮质激素可保护毛细血管内皮细胞，防止白细胞、血小板聚集和黏附管壁，形成微血栓；稳定溶酶体膜，降低补体活性，抑制细胞膜上磷脂代谢，减少花生四烯酸的合成，阻止前列腺素及血栓素 A_2 的生成；保护肺泡 II 型细胞分泌表面活性物质；抗炎和促进肺间质液体吸收；缓解支气管痉挛；抑制后期肺纤维化。使用原则为尽早、量大和短程治疗。如地塞米松 20～30mg，每日 2～3 次，连用 2 天。若有效，继续使用数天即停。但是，ARDS 伴有败血症或严重感染者糖皮质激素应慎用或忌用。

5. 其他　适当的营养支持，可降低使用呼吸机时间、缩短住 ICU 时间。如患者肠道功能允许，应早期给予肠内营养，并注意避免反流和误吸。合理应用支气管解痉药和血管扩张剂，对 ARDS 治疗有好处。酚妥拉明小剂量持续静脉泵入，可扩张肺血管，降低肺毛细血管楔压，减轻肺淤血。ARDS 患者常有高凝状态，或并发 DIC 时，应配合肝素治疗。一般用量为每天50～100mg 持续静脉泵入，同时注意监测凝血功能。前列腺素 E_1（PGE_1）是花生四烯酸的衍生物，具有扩张血管，抗炎，抑制血小板聚集、中性粒细胞趋化，阻止氧自由基释放和巨噬细胞激活等作用；在治疗 ARDS 上有一定的应用前景。

6. 体外膜氧合治疗　体外膜氧合（extracorporeal membrane oxygenation，ECMO）是源于体外循环（cardiopulmonary bypass，CPB）抢救危重症患者生命的一项新技术，是一种正在被临床推广应用的持续性体外生命支持手段。应用这种方法，严重可逆性呼吸和（或）循环衰竭的患者可以获得长时间的临时呼吸循环支持，为抢救治疗赢得宝贵的时间。其原理是将患者的血液由中心大血管抽出，在人工膜进行氧合，再将氧合后的血液经中心血管泵回体内，以维持机体的外呼吸和循环。2009 年，甲型 H1N1 流感大流行期间，ECMO 在 ARDS 治疗上得到较多的应用，并且取得了能降低住院病死率的效果。目前，应用 ECMO 的适应证为：①可逆性肺损伤导致的严重低氧血症（PEEP15～20 支持下，氧合指数＜80mmHg）至少 6 小时；②充分机械通气支持下，呼吸性酸中毒（pH＜7.15）难以纠正；③积极的最佳机械通气条件下（按患者理想体重调整潮气量），难以接受的高气道平台压（气道平台压＞35～45cmH$_2$O）。另外，由于 ECMO 的实施对技术设备、人员操作要求高以及代价昂贵，且易出现溶血、凝血紊乱等并发症，目前有学者正在探索一些操作简便的体外肺辅助系统（extracorporeal lung assist system，ECLA），并已取得了可喜的进展。

六、预后

ARDS 是一组预后差、病情凶恶的临床综合征，至今病死率仍高达 50% 左右。在影响患者预后的因素中，原发病的控制、患者年龄、APACHE Ⅱ 评分、呼吸支持治疗的时机是影响外科危重患者 ARDS 预后的主要因素。大多数患者若存活，多不留有肺功能慢性损伤；但是，亦有 ARDS 后形成间质纤维化的报道。

第三节　急性肾功能障碍和衰竭

一、概述

急性肾衰竭（acute renal failure，ARF）是由多种原因引起的肾功能受损并且迅速恶化，以代谢产物潴留、水及电解质和酸碱平衡紊乱为主要特征的一组综合征，是 MODS 的一个组成部分。根据国内统计 MODS 患者中，ARF 的发生率为 63.5%，病死率达 59.7%。鉴于长期以来在 ARF 诊断标准上存在的混乱现象，2004 年由危重病和肾病专家组成的急性透析质量控制倡议组织（acute dialysis quality initiative group，ADQI）第二次会议上提出了 ARF 的共识性分层诊断标准，也称 RIFLE 标准。它试图涵盖了肾从损伤到衰竭的全过程，即急性肾损伤危险（risk，R）、急性肾损伤（injury，I）、急性肾衰竭（failure，F）三个阶段和肾功能丧失（loss，L）、终末期肾功能丧失（end-stage kidney disease，E），详见表 8-3-1。

表 8-3-1　急性肾功能损伤的 RIFLE 分层诊断标准

分级	肾小球滤过率标准	尿量标准
急性肾损伤危险	血清肌酐升高 1.5 倍	<0.5ml/(kg·h)，持续 6h
急性肾损伤	血清肌酐升高 2 倍	<0.5ml/(kg·h)，持续 12h
急性肾衰竭	血清肌酐升高 3 倍，或血清肌酐 ≥4mg/dl 伴血清肌酐急性上升 >0.5mg/dl	<0.3ml/(kg·h)，持续 24h，或 12h 无尿
肾功能丧失	肾功能完全丧失超过 4 周	
终末期肾功能丧失	肾功能完全丧失超过 3 个月	

2007 年，急性肾损伤网络（acute kidney injury network，AKIN）建议将 ARF 更名为急性肾损伤（acute kidney injury，AKI）并发布新的标准，即 AKIN 标准；其定义为：不超过 3 个月的肾结构或功能异常，包括血、尿、组织学、影像学或肾损伤标志物检查的异常。AKI 的诊断标准为：肾功能突然减退，患者在 48 小时内血清肌酐（Scr）升高的绝对值 ≥0.3mg/dl（26.5μmol/L）；或较原肌酐值上升 ≥50%；或持续 6 小时以上尿量 <0.5ml/(kg·h)，具体分级详见表 8-3-2。

表 8-3-2　急性肾功能损伤的 AKIN 分层诊断标准

分期	血肌酐（Scr）	尿量
1 期	Scr 绝对值升高 ≥26.4μmol/L；或相对升高，Scr 较基础值升高 50% 以上	<0.5ml/(kg·h)，时间 >6 小时
2 期	Scr 相对升高，Scr 较基础值升高 200%～300% 以上	<0.5ml/(kg·h)，时间 >12 小时
3 期	Scr 相对升高，Scr 较基础值升高 300% 以上；或绝对值 ≥353.6μmol/L 且急性升高 ≥44.2μmol/L 以上	每小时少尿，尿量 <0.3ml/(kg·h)，时间 >24h；或无尿，时间 >12 小时

应用上述标准时，已给予充分的液体补充；单独应用尿量诊断标准时，要除外尿路梗阻或

其他可导致尿量减少的可逆因素。2012 年，改善全球肾病预后组织（Kidney Disease Improving Global Outcomes，KDIGO）发布的 AKI 临床指南中，将 AKI 的定义为以下任一，即①48 小时内 SCr 增加≥0.3mg/dl（≥26.5μmol/L）；或②已知或推测在过去 7 天内 SCr 增加至≥基础值的 1.5 倍；或③尿量＜0.5ml/（kg·h），时间超过 6 小时。按 KDIGO 指南，根据血肌酐和尿量情况，将 AKI 分为三级，见表 8-3-3。

表 8-3-3　急性肾损伤 KDIGO 的分级标准

分级	血清肌酐	尿量
1 级	基础值的 1.5～1.9 倍或增加≥0.3mg/dl（≥26.5μmol/L）	＜0.5ml/（kg·h）（6～12 小时）
2 级	基础值的 2.0～2.9 倍或肌酐升高至≥4.0mg/dl（≥353.6μmol/L）	＜0.5ml/（kg·h）（≥12 小时）
3 级	基础值的 3.0 倍或开始进行肾替代治疗或年龄＜18 岁时，eGFR 下降至＜35ml/（min·1.73m²）	＜0.3ml/（kg·h）（≥24 小时或无尿≥12 小时）

目前，KDIGO 的这项标准正逐步被临床医生接受。

二、病因和发病机制

1. 病因　MODS 时，引起急性肾小管坏死（acute tubular necrosis，ATN）的病因多种多样，可概括为三大类：

（1）肾中毒：肾毒物重金属（汞、镉、砷、铀、铬、锂、铋、铅和铂等）、抗生素（庆大霉素、卡那霉素和阿米卡星、多粘菌素 B、妥布霉素、磺胺类药物、两性霉素 B、环孢素 A 和顺铂等）、某些有机化合物（四氯化碳、氯仿、甲醇、酚、甲苯等）、杀虫药、毒蕈。某些血管和肾造影剂、蛇毒、肌红蛋白等经肾排泄时，均可直接损害肾小管，甚至引起肾小管上皮细胞坏死。此时若并发肾血液灌流量不足，则更会加剧肾小管的损害。

（2）肾缺血：肾血流动力学改变在 ATN 早期已起主导作用，且常常是始动因素。严重的肾缺血，如重度外伤、大面积烧伤、大手术、重症感染、脱水和电解质平衡失调，特别是合并休克者，均易导致 ATN。此为 MODS 急性肾衰竭最主要的病因。

（3）血管内溶血：黑尿热、伯氨喹所致溶血、蚕豆病、血型不合的输血、氧化砷中毒等释放出来的血红蛋白；肌肉大量损伤（如挤压伤、肌肉炎症）时释放的肌红蛋白，通过肾排泄，可损害肾小管而引起 ATN。

2. 发病机制　所谓急性肾衰竭的发病机制，其实是指 ATN 引起的肾衰竭的发病机制；其具体发病过程尚未完全明了。目前，受关注较多的有持续血管痉挛学说、肾小管阻塞学说、返漏学说、管-球反馈学说、内皮细胞肿胀学说以及 DIC。在 MODS 时，急性肾功能损伤的机制是：

（1）正常情况下肾的血液供应很丰富，肾血流量占心排血量的 20％～25％。休克、创伤等致伤因素引起有效血容量剧烈减少，血流在体内重新分布；肾血管收缩作为机体的保护性措施，使肾血循环出现反常的短路循环现象，即 90％以上的血液经短路循环，导致肾皮质和肾小管的供血量大减。肾血液灌流量减少，损害肾皮质造成肾小球缺血，继而累及髓质造成肾小管缺血，从而引起 AKI 或 ARF。

（2）循环中的一些有毒物质（如肌红蛋白、内毒素等）可损伤缺血的肾小管，造成急性肾小管坏死。对于 MODS 患者，组织器官缺血-再灌注损伤产生的细胞因子、炎症介质在造成 SIRS 的同时，肾的损害是在所难免的。各种原因（休克、创伤、挤压伤等）引起的肾缺血所致的急性肾衰竭，其主要原因在于发生缺血后的再灌注，而缺血早期的肾滤过减少或停止（少尿或无尿）是肾的一种自身保护机制，减轻肾小管细胞的重吸收负担，减少氧耗，增加对缺氧的耐受力。一旦肾缺血得到改善，再灌注损伤便可产生大量超氧阴离子，引起严重的肾组织损伤。

（3）DIC在急性肾衰竭发病上的作用：各种原因所致的休克导致血压下降，组织血流量减少，毛细血管内血流缓慢，细胞缺氧，释放凝血活酶及乳酸聚积，使血液呈高凝状态，加上创伤、细菌等生物毒素，酸中毒，缺氧等所致的血管内皮细胞损伤，使血小板和红细胞聚集和破坏，释放出促凝物质，激活凝血系统，导致微血管内发生血液凝固和血栓形成。肾内微血管发生凝血和血栓，必然加重肾缺血而最终导致ARF。

总之，ARF是多种生理异常所组成的具有特征性的临床综合征，各种发病机制在病程的各个不同时期有其不同的意义。

三、临床表现

MODS患者的ARF，既往多数无肾病史，但是病因明确，如严重创伤、外科术后、重度感染、败血症、产科并发症、严重呕吐或腹泻、循环功能不良或使用过肾毒性药物等导致肾血流量不足或肾毒性损害。患者除原发病的临床表现外，绝大多数呈少尿型ATN，常在原发病起病后1～2天出现少尿或无尿，液体复苏后尿量不增加，早期有食欲减退、恶心、呕吐、腹泻等消化道症状；若持续少尿可出现血压高、急性肺水肿，部分有心律失常和心包积液，甚至心力衰竭；合并高血钾时，恶心、呕吐等症状加重，伴心律失常；晚期可出现神志淡漠、嗜睡、烦躁不安甚至昏迷。尿毒症患者可出现食欲缺乏、恶心、呕吐、腹泻、贫血。尿毒症脑病患者可出现嗜睡、昏迷、抽搐等。

急性肾衰竭按尿量可分为两型：少尿-无尿型和非少尿型。

1. 少尿-无尿型急性肾衰竭　占大多数，每日尿量少于400ml为少尿，每日尿量少于50ml为无尿（正常成人每日尿量为1000～2000ml）。完全无尿者应该除外是否存在尿路梗阻。少尿型者的病程可分为少尿期、多尿期、功能恢复期。

（1）少尿或无尿期：通常在原发病发生后24小时内即可出现少尿。少尿期一般持续2～4周；如果超过4周，则应重新考虑急性肾小管坏死的诊断。少尿期长者预后差。由于肾小球滤过率骤然下降，体内水、电解质、有机酸和代谢废物排出障碍，其主要临床表现如下：

1）一般情况：可有厌食、恶心、呕吐、腹泻、呃逆、头晕、头痛、烦躁不安、贫血、出血倾向、呼吸深而快，甚至昏迷、抽搐。此类患者易继发呼吸系统和尿路感染。

2）水、电解质和酸碱平衡紊乱：水平衡失调的主要原因是医生给予的液体治疗失当和患者组织分解代谢增加，内生水生成增多（24小时内生水量可达500ml）；严重的水潴溜可导致心力衰竭、肺水肿或脑水肿。患者可发生高血钾、低血钠、高血镁、高血磷、低血钙等，少尿期高血钾、急性肺水肿、脑水肿以及感染是ARF患者常见的死因。高钾血症的主要原因是患者肾排泄能力减低和大量钾离子从细胞内移至细胞外。当血钾浓度＞6.5mmol/L和（或）心电图示高钾改变时，必须立即救治。ARF患者少尿期镁浓度常升高，严重高镁血症可影响神经肌肉系统的功能，出现反射迟钝，肌力减弱，甚至呼吸麻痹或心脏停搏，故少尿期要避免用含镁药物。ARF患者常伴低钠、低氯血症，临床上除一般胃肠道症状外，常伴神经系统症状，无力、神志淡漠、嗜睡、视物模糊、抽搐、晕厥和昏迷。由于急性肾小管坏死患者体内积聚酸性代谢产物，脂肪大量分解产生很多酮体，故酸中毒出现较早，临床上出现呼吸深或潮式呼吸，嗜睡以及昏迷，甚至出现心律失常和血压下降。

3）实验室检查：①尿常规检查十分重要。尿量少，呈酸性，尿比重低，尿蛋白＋～＋＋。尿沉渣显微镜检查可见数量不等的红细胞、白细胞和各种管型，若见到多数粗大的上皮细胞管型（肾衰竭管型），则更具诊断意义。尿钠的浓度较正常高（＞30mmol/L）。尿中尿素氮浓度下降，低于 10g/L。尿尿素氮/血尿素氮比值＜15。尿中肌酐的浓度亦降低。②血常规：因原发病而异，一般白细胞轻度增多，常有轻、中度贫血，红细胞沉降率增快。血尿素氮、肌酐、钾、磷、镁离子增加。③血气分析：pH、二氧化碳结合力、Na^+、Ca^{2+} 降低。④B 超：示肾体积正常或增大，肾内回声弥漫增强，以肾皮质为著。肾穿刺活检对 ATN 有确诊的意义。

（2）多尿期：ARF 患者在度过少尿期后，尿量超过 400ml/d 即开始进入多尿期，这是肾功能开始恢复的信号。随着病程的发展，尿量可逐日成倍地增加，通常可达 4000～6000ml/d。多尿期开始时，由于肾小球滤过率仍低，氮质分解代谢增加，患者血肌酐和尿素氮并不下降，还可继续增高。当肾小球滤过率增加时，这些指标可迅速下降。当血尿素氮降至正常时，也只是意味着 30% 的肾功能得以恢复。

多尿期一般持续 1～3 周，随着患者尿量的增加、水肿消退，血压、血尿素氮、肌酐及血钾逐渐趋于正常，尿毒症及酸中毒症状会随之消除。由于大量水分、钾、钠的丢失，患者可发生脱水、低血钾、低血钠症。患者出现四肢麻木、恶心、肌无力，甚至瘫痪。腹胀、肠鸣音及肌腱反射减弱。心电图出现典型的低血钾表现，Q-T 间期延长，T 波平坦、倒置或增宽，有 U 波出现，可引起心律失常，甚至停搏导致死亡。约有 1/4 患者死于多尿期。

（3）恢复期：绝大多数患者最终能恢复到正常健康人水平。老年患者恢复的情况较年轻人差。约有 2/3 的患者在 1 年或更长时间内，肾小球滤过率低于正常的 20%～40%；另有许多患者肾小管浓缩功能受损。只有少数患者转为慢性肾衰竭。

2. 非少尿型急性肾衰竭 非少尿型急性肾衰竭的临床表现较少尿型者为轻，一般病情较轻，预后较好。既往报道急性肾小管坏死患者约 20% 为非少尿型。近来发现，急性肾衰竭患者尿量超过 400ml/d 者占 30%～60%，其肾小管重吸收能力受损，远较肾小球滤过率降低为甚。因肾小球滤过液不能被肾小管大量重吸收，结果尿量反而接近正常或增多。但是，由于肾小球滤过率实际上是降低的，所以，尿素氮等代谢产物仍然储积在体内，产生氮质血症甚至尿毒症。

四、诊断

MODS 患者存在多种因素可致 ARF 的发生；要诊断 ARF，首先须排除慢性肾衰竭和在慢性肾功能不全基础上，某些诱因作用使肾功能急剧恶化的情况。目前，临床公认的 ARF 诊断标准包括：患者存在 ARF 的病因，数日至数周内肾小球滤过功能呈进行性急剧下降，出现少尿或无尿（非少尿型尿量可＞1000ml/d），尿比重低＜1.010，尿 pH 上升；尿常规见肾衰竭管型，血肌酐、尿素氮进行性上升，血尿素氮＞14.3mmol/L（40mg/dl），肌酐＞353.6μmol/L（4mg/dl）。

五、治疗

急性肾衰竭的发病机制尚未完全清楚，因此，宜采用下述综合治疗措施。

1. 病因治疗 积极控制外伤、失血、感染和中毒等，抢救并纠正患者的危重状态，预防休克的发生（外科医生尤其应该注意控制手术的规模，尽量减少手术操作本身带来的损伤，必要时可以根据病情分期手术）；若已经存在休克伴有功能性 ARF，应及时采用抗休克措施，尽快恢复有效循环血量（平均动脉压维持在 65mmHg 以上），保证适当的肾灌注压，使肾血流量和肾小球滤过率恢复正常，以利于肾功能的恢复［尿量必须达到 0.5ml/(kg·h) 以上］。危重患者抢救过程中，会使用大量的药物，其中不乏肾毒性者。在挽救生命的前提下，应该尽量减少或不使用肾毒性药物。既往认为，小剂量［＜5μg/(kg·min)］多巴胺还可以通过兴奋多巴胺受体而扩张肾和其他内脏血管，增加肾小球滤过率，起到肾保护效应。近年来，国际合作研究提示：小剂量多巴胺并未显示出肾保护作用。ARF 本身对能量代谢没有直接影响，热卡需要量更多地取决于基础疾病和患者所处的危重病状态。

2. 急性肾衰竭的防治原则

(1) 维持体内水、电解质平衡：在少尿期，应严格控制液体输入量，以防液体符合过重或水中毒的发生。一般采用"量出为入"的原则，每日进水量为一天液体总排出量加 500ml。高钾血症是少尿期威胁生命的急重状态，必须进行紧急处理。治疗原则是：①严格限制补钾；②促进细胞外钾进入细胞内：静脉滴注葡萄糖和胰岛素，使细胞内糖原合成增多，从而促使细胞外液中的钾进入细胞内；③静脉内注入葡萄糖酸钙，对抗高钾血症对心脏的毒性作用；④应用钠型阳离子交换树脂，如聚磺苯乙烯口服或灌肠，使钠和钾在肠内进行交换，钾即可随树脂排出体外；⑤有条件者，应该应用血液净化治疗。在多尿期，除注意补液外，还应注意补钠、补钾，以防脱水、低钠血症和低钾血症的发生。

(2) 控制酸中毒：临床医生必须注意区分析酸中毒是呼吸性还是代谢性的，前者主要治疗方法是改善通气和换气；对脓毒症患者，由于低灌注导致的乳酸酸中毒，pH$\geqslant$7.15 时不建议为了改善血流动力学或者是减少使用血管活性药物的量而使用碳酸氢钠。但是，在临床工作中，医生必须酌情应用碱性药物及时纠正代谢性酸中毒。

(3) 控制氮质血症：①滴注葡萄糖以减轻蛋白质的分解代谢。②静脉内缓慢滴注必需氨基酸，以促进蛋白质的合成，降低尿素氮上升的速度，并加速肾小管上皮的再生。③采用血液净化疗法以排除非蛋白氮等。

(4) 血液净化治疗：是把患者血液引至体外并通过一种净化装置，除去其中某些有害物质净化血液达到治疗疾病的目的。它主要模式包括血液透析、血液滤过、血液透析滤过、血液灌流、血浆置换、免疫吸附、腹膜透析等。目前，血液净化疗法已不单纯用于治疗急、慢性肾衰竭患者，在急危重症患者的抢救治疗中也已得到了广泛应用。所有能够连续性清除溶质，并对脏器功能起支持作用的血液净化技术称为连续性肾替代治疗（continuous renal replacement therapy，CRRT）。与血液透析比较，CRRT 具有连续性治疗，可缓慢、等渗地清除水和溶质，容量波动小，净超滤率明显低，胶体渗透压变化程度小，基本无输液限制，能随时调整液体平衡，对血流动力学影响较小，更符合生理情况的优点，因此更适用于 MODS 患者。2004 年第九届连续性肾替代治疗（CRRT）美国圣地亚哥会议上，Dr Ronco 教授把 CRRT 治疗扩展为多器官支持疗法（multiple organ support therapy，MOST）。CRRT 治疗作为一种新技术，为重症患者的救治提供了非常重要的患者赖以生存的内稳态平衡，即使在低血压的条件下也能应用。实验研究证明，这种技术能使患脓毒症患者的存活率提高 50%。但是，CRRT 亦有不足之处：①需要持续抗凝；②对于 24～48 小时内有创伤或手术史者，应用肝素或低分子肝素有加重出、渗血的可能；③滤过可能丢失有益物质，如抗炎性介质；④应用乳酸盐置换液对肝衰竭患者不利；⑤仅能清除分子量小或蛋白结合率低的药物；⑥费用较高；⑦尚无确实循证医学证据说明 CRRT 可以改善预后。

六、预后

近年来，尽管对 ARF 发病机制的认识有了很大的提高、监护技术得到了很大的发展、血液净化技术有了很大的进步，但是，MODS 中 ARF 患者的死亡率在过去 50 年来并无明显改善，仍高达 50%～70%。临床研究发现 ARF 患者预后与病因及感染部位无关，与起病年龄较大、原发病因未能及时去除、就诊过晚、SIRS 及 MODS 的程度以及开始血液净化治疗过晚等有关；其病死率随着肾外器官系统损害数的增加而增加。因此，如何预防急性肾衰竭的发生、早期诊断和早期治疗，已成为当前急性肾衰竭临床和科研工作中的一个重要方向。

第四节　胃肠功能障碍与应激性溃疡

一、概述

胃肠功能障碍与 MODS 互为因果，前文所述，胃肠道假说是 MODS 重要的发病机制之一，非胃肠道疾病所致的 MODS 亦可以发生胃肠功能障碍。国外研究显示，59% 的重症患者存在胃肠功能障碍。由于胃肠道解剖结构、功能复杂，其功能障碍的临床表现也就具有多样化的特性，应激性溃疡（stress ulcer，SU）是最典型的表现之一。SU 多数患者没有明显症状，而且在应激因素解除后常常可以自行愈合。一旦发生胃肠道黏膜屏障功能衰竭大出血，死亡率可高达 90%。因此，胃肠功能衰竭正成为近年来外科和危重病领域研究热点。

1932 年，Cushing 发现颅脑损伤可并发急性胃溃疡出血及穿孔。1936 年，Selye 首先采用应激性溃疡（stress ulcer，SU）的命名，并提出应激三联征（肾上腺肿大，淋巴结、胸腺、脾萎缩，胃肠道急性溃疡或糜烂）。20 世纪 40 年代后，又出现不少其他名称，如出血性胃炎、急性胃黏膜损害、急性胃黏膜糜烂等。目前，SU 泛指休克、创伤、手术后和严重全身性感染时发生的急性胃肠道病变，多伴有出血症状；其中，大多表现为胃、十二指肠黏膜糜烂、浅溃疡、渗血等。烧伤和颅脑损伤引起的 SU 仍可分别称之为 Curling 溃疡和 Cushing 溃疡。胃肠道功能衰竭是指疑有应激性出血者，24 小时内失血超过 800ml，经内镜检查确定有中度以上胃黏膜糜烂、应激性溃疡等。近年来，由于重症监护的加强、致命器官的有效支持以及抗感染药物的更新，使很多患者的危重期迁延，而胃肠道功能尚缺乏有效的支持手段，从而增加了 SU 的发生率。需要指出的是，没有出血的、仅内镜发现有胃黏膜表浅性损害的 SU 称为应激性糜烂（stress erosion），在临床上占有相当的比例（约占 90%），需要处理的仅是有出血症状的 SU。故此，从防治的角度来看，SU 仍是个重要课题。

二、病因和发病机制

1. 病因　严重外伤、大面积烧伤、颅内疾病、脑外伤、腹部大手术等严重创伤；严重失血、感染致长时间低血压状态；长时间使用类固醇激素、非甾体消炎药和抗癌药物等；其他因素，如胃酸相对增多、消化道黏膜缺血和黏膜屏障的破坏以及严重营养不良等。1999 年，美国卫生系统药师学会（American Society of Health-System Pharmacists，ASHP）的应激性溃疡预防（stress ulcer prophylaxis，SUP）指南是重症监护病房（ICU）患者预防性治疗最全面的循证指南。该指南不推荐在非 ICU 情况下，对临床上严重出血危险因素少于 2 个的普通内科和普通外科成年患者实施 SUP。临床严重出血危险因素主要是指：菌血症、隐性或明显出血≥6 天、入院前 1 年有胃溃疡或者出血病史、肝衰竭、脊髓损伤、部分肝切除术、超过体表面积 35% 的热损伤或者格拉斯哥（Glasgow）昏迷指数≤10 分的头部损伤。

2. 发病机制　胃肠道由于自身功能和结构的特点，是体内血液灌注较为丰富的器官（占心排血量的 15%～20%），因而，也是对缺血、缺氧较为敏感的器官。MODS 时，机体血流重新分布，胃肠道血管收缩，血流减少；胃肠道缺血-再灌注损伤是胃肠道功能障碍和衰竭最重要的发病机制。当机体遭受各种打击，特别是严重创伤、休克、缺血-再灌注损伤时，胃肠道循环在应激状态下最易发生低灌注损伤，在低灌流状态，胃肠道循环血量可出现急剧下降。在全身复苏后，胃肠道血循环恢复相对缓慢。胃肠道在缺血-再灌注损伤中受损重于其他器官。胃肠壁缺血、黏膜上皮受损、糜烂脱落加之神经内分泌因素和营养障碍，使胃肠道黏膜屏障功能、蠕动以及吸收能力障碍或衰竭。严重者可以发生 SU。

SU 的发生是多因素综合作用的结果，SU 发生的机制不外乎是应激状态下，消化道致伤机制增强或相对增强和其防护功能消退。

（1）致伤机制：应激状态下，中枢促甲状腺素释放激素释放增加，通过副交感神经介导，促进胃酸与胃蛋白酶原分泌，增强胃平滑肌收缩，参与 SU 的发生。

（2）防护功能：胃肠黏膜屏障主要由机械屏障、生物屏障、化学屏障和免疫屏障组成。正常人的胃黏膜接触胃酸和胃蛋白酶而不被消化是因为胃黏膜有自身保护作用，包括胃黏液屏障、胃黏膜屏障和 HCO_3^- 的中和作用。

应激反应中，腹腔动脉系统收缩使胃肠缺血，救治过程中发生缺血-再灌注损伤，胃肠黏膜受到损害而发生炎症。临床研究还发现，此类患者常有胃酸分泌亢进和黏膜表面黏液层分解，黏膜可受 H^+ 逆流的损害。

三、临床表现

胃肠道功能障碍可以在原发病发生时即以启动，一般表现为胃潴留、肠麻痹、肠鸣音减弱或消失。肠缺血时，多为突发的肠痉挛引起的剧烈绞痛，常伴有频繁呕吐，可有黏液血便；开始腹部体征轻微，一般在发病后 6～12 小时，病情突然恶化，腹胀，肌紧张及反跳痛明显，肠鸣音减弱或消失。如果发生肠管坏死、穿孔，会出现典型腹膜炎的临床表现。肠黏膜屏障受损，可发生肠道细菌和内毒素易位、菌群失调，全身感染不易控制而加重。胃肠道消化吸收功能障碍，可以导致腹泻、营养不良、机体修复能力下降。在重度创伤、感染及休克状态下，出现消化道出血，如呕血、黑便，提示存在 SU 的可能。SU 多见于应激后 5～10 天，一般无上腹痛或其他消化道症状，故常被忽视。经胃酸作用后，引流出的血性胃液呈黑褐色或咖啡色且形成絮状；当出血量大时，有呕血、黑便，甚至发生低血容量性休克；反复出血可导致贫血。经胃镜证实溃疡发现率可达 80%，主要分布在胃和十二指肠，其形态上表现为胃黏膜呈广泛性糜烂，且有多发的浅表小溃疡。

测定胃 pHi 值，可以作为复苏过程中有临床价值的一个重要指标，它提供了部分器官组织氧合充分与否的判定依据，对于患者的存活率十分重要。临床研究发现，以 pHi 值诊断胃肠道慢性缺氧，其敏感性为 95%，特异性为 100%。

四、诊断

至今，国内外对于胃肠功能障碍与衰竭，仍没有统一的定义和诊断标准。诊断胃肠功能障碍时，应该注意以下几点：①胃肠功能障碍多在休克或创伤、大手术、严重感染、缺血、缺氧等急性危重病基础上发生。②及时排除胃肠本身疾病和外科急腹症，如坏死性肠炎、机械性肠梗阻、肠穿孔、出血、腹水等；腹部立位 X 线检查，了解有无肠胀气、液气平面或膈下游离气体等。③密切监测其他器官的功能状态，胃肠功能障碍常是 MODS 的一部分。监测全身和内环境状态，全面估计病情。在此基础上，如果出现胃肠道蠕动、屏障以及消化吸收功能障碍的表现，即可诊断胃肠功能障碍。胃肠道黏膜屏障功能障碍的诊断要点：①进行性腹部胀气，肠鸣音减弱，不能耐受饮料和食物超过 5 天。②胃肠蠕动消失。③肠鸣音近于消失，出现中毒性肠麻痹，有高度腹胀者。④应激性溃疡、无结石胆囊炎等。胃肠道黏膜屏障功能衰竭的诊断要点：①有引起胃肠道功能衰竭的前提，如重症感染、休克、黄疸、烧伤、脑血管意外、大手术后以及有肺、心、脑、肾、肝等器官功能衰竭的患者，出现上消化道出血，应该高度警惕胃肠道功能衰竭的发生。②疑有应激性溃疡伴出血者，24 小时内失血量超过 800ml。③经胃镜确诊有胃黏膜糜烂、溃疡、出血者。④胃肠道本身疾病（胃肠道炎症、重症急性胰腺炎、高位肠瘘、短肠综合征等）和一些全身性疾病（中枢神经系统疾病、严重创伤、某些药物等）也可引起胃肠道功能衰竭。

患非消化道疾病的危重症患者，一旦发生上消化道出血，首先要考虑 SU 的可能（注意除外经口或经鼻气管插管、经鼻胃肠管置入操作造成的口、鼻、咽、食管以及胃黏膜损伤出血）。

因病灶过浅钡餐 X 线检查没有诊断价值。纤维胃镜检查可以明确诊断并排除其他胃、十二指肠出血病变。若出血量大、影响观察者，可以做选择性动脉造影。

五、治疗

1. 关于胃肠功能障碍的治疗，重点是预防。MODS 过程中，一旦发生胃肠功能障碍，甚至是衰竭、出血，治疗起来将十分棘手。

（1）病因治疗：积极控制原发病，纠正各系统器官的功能障碍，保护重要脏器的功能；液体复苏，改善循环；清除病灶、合理选择抗生素，以控制感染；充分合理的营养支持；静脉应用质子泵抑制剂或 H_2 受体拮抗剂，抑制胃酸分泌。

（2）胃肠道治疗：①禁食：至症状好转后，及时开始胃肠内营养。②胃肠减压：有效吸出消化道内滞留的液体和气体，可减少吞咽气体的存积，减低胃肠内压力，减少腹腔间隔室综合征（abdominal compartment syndrome，ACS）的发生机会，还可尽早取得上消化道出血的证据；亦可以经胃管注入药物抑酸、止血等，减压量大时，注意补充电解质，纠正酸碱失衡。③灌肠：生理盐水、肥皂水、甘油灌肠剂或中药灌肠，刺激结肠蠕动，必要时，可以应用肛管排气，降低结肠内压。④注射生理盐水或新斯的明，增加肠管蠕动，促进排气。⑤中医药治疗：针刺足三里、合谷、中脘等穴位或脐部敷药，能刺激神经末梢，促进肠蠕动。

2. 对于 SU，也是预防重于治疗。根据 ASHP 的应激性溃疡预防（stress ulcer prophylaxis，SUP）指南，具有以下 1 项以上高危因素者应该采取预防措施：①呼吸衰竭（机械通气）超过 48 小时；②凝血机制障碍，1 年内有消化性溃疡或上消化道出血病史；③GCS 评分≤10 分；④烧伤面积＞35％；⑤器官移植、肝部分切除患者；⑥多发伤（创伤程度≥16）；⑦肾功能不全，肝衰竭；⑧脊髓损伤。具有以下 2 项以上危险因素者，应该采取预防措施：①脓毒症；②ICU 住院时间＞1 周；③潜血持续天数＞6 天；④应用大剂量皮质醇（剂量相当于氢化可的松 250mg/d 以上）。我国制定的 SU 防治标准，SU 高危人群具有以下临床特征：高龄（年龄≥65 岁）；严重创伤（颅脑外伤、烧伤和胸腹部大手术等），合并休克或持续性低血压；严重全身感染，并发 MODS；机械通气＞3 天；重度黄疸，合并凝血机制障碍；脏器移植术后，长期应用免疫抑制剂与胃肠道外营养；1 年内有溃疡病史。

（1）预防：包括全身和局部两部分。

1）全身性措施：包括去除应激因素，纠正供血供氧不足，维持水、电解质、酸碱平衡，及早给予营养支持等措施。营养支持主要是尽早给予肠内营养。另外，还包括预防性应用制酸剂和使用抗生素控制感染。

2）局部性措施：胃肠减压引流出胃酸和存血，监测胃内容物性状变化；胃管内注入黏膜保护剂（如氢氧化铝凝胶或硫糖铝），保护胃十二指肠黏膜。H_2 受体拮抗剂和质子泵抑制剂的应用尚有争议，但是质子泵抑制剂的抑酸效果无疑是肯定的。

（2）治疗：首先是处理原发病，其次是维持胃内 pH 在 4.0 以上。

1）非手术治疗：液体复苏（必要时血管活性药物升压，待循环稳定后尽早撤除血管活性药物），纠正其他器官的功能不全，营养支持以改善患者全身状况；停用激素类药物和胃黏膜刺激药物；成分输血或新鲜血浆；控制感染；应用大剂量质子泵抑制剂，抑制胃酸分泌；静脉应用止血药；经鼻放置胃管，以便监测胃内容物性状和实施局部治疗。例如：冰生理盐水（每次 60ml）或去甲肾上腺素盐溶液（去甲肾上腺素 8mg 加入 100ml 生理盐水）洗胃，也可注入大黄末、云南白药等有止血作用的中药；经胃镜，采用电凝、激光凝固止血或局部喷洒药物；选择性动脉血管造影，栓塞或注入血管收缩药。

2）手术治疗：仅 10％ 应激性溃疡出血患者需手术治疗，其适应证为：①消化道大出血，经快速输血、补液，低血压状态不能纠正；②非手术治疗不能止血者；③高度怀疑存在溃疡穿孔者。

目前，由于考虑到此类患者的手术耐受力差，一般采用降胃酸和（或）切除部分黏膜的手术以及胃血管的断流术。前者包括：胃大部切除术、迷走神经切断术以及迷走神经切断术加部分胃切除术。迷走神经切断术不但能降低胃酸分泌，还能使胃内的动静脉短路开放，减少至胃黏膜的血流。有的资料表明，迷走神经切断术的止血效果与胃大部切除术相似，而再出血率与死亡率均比胃大部切除术低。胃部分切除术加迷走神经切断术的止血效果比前两者均好，再出血率也低。胃血管断流术，即将胃的血管（包括胃左、右动脉及胃网膜左、右动脉）除胃短动脉外全部结扎切断；其术后再出血率低，并且不会发生胃坏死。全胃切除术的止血效果好，只建议用于第一次术后再出血的患者。因为这类患者不可能耐受更多的手术治疗。

六、预后

MODS 时，胃肠道是血液灌流减少发生最早、最明显，并且恢复最迟的脏器。危重症患者伴发胃肠功能障碍，提示病情严重和预后不良。国外报道，有肠鸣音消失、胃肠道出血的危重患者的死亡率明显升高。近年来，胃肠激素的研究或许会对胃肠功能障碍的诊断和治疗提供有益的帮助。

第五节　急性肝衰竭

一、概念

急性肝衰竭（acute liver failure，ALF）一般是指原来无肝病者肝受损后短时间内发生的严重临床综合征；其临床特点是突然出现明显的肝细胞损害，肝功能迅速恶化，并导致精神异常，伴肝性脑病以及凝血功能障碍，病死率可高达 50%～90%。1970 年，Trey 等提出暴发性肝衰竭（fulminant hepatic failure，FHF），即：严重肝损害后发生的一种有潜在可逆性的综合征。1993 年，O'Grady 等提出了 ALF 的命名，并将 ALF 分为 3 个亚型：①超急性肝衰竭：黄疸出现后 7 天内发生肝性脑病者；②急性肝衰竭：黄疸出现后 8～28 天出现肝性脑病者；③亚急性肝衰竭：黄疸出现后 4～24 周出现肝性脑病者。但是，关于 ALF 的定义和命名迄今尚未统一。ALF 和 MODS 的发生可以互为因果。MODS 时肝功能不全的发生率可高达 95%。一般在创伤后 5 天左右出现，8～10 天达高峰，常由全身性感染引起。

二、病因和发病机制

1. 病因　①嗜肝病毒感染及其他病原体感染，如 A、B、C、D、E 型肝炎病毒，EB 病毒，巨噬细胞病毒和疱疹病毒等；②损肝药物作用，如对乙酰氨基酚、抗结核药过量以及对乙酰氨基酚中毒；③毒物中毒，如毒蕈、四氯化碳、磷等；④其他：如肝豆状核变性、Budd-Chiari综合征、Reye 综合征、妊娠期脂肪肝、转移性肝癌、自身免疫性肝炎、休克、过高温及过低温等。MODS 时，ALF 的病因主要为缺血-再灌注损伤和全身性感染，另外，抢救和加强抗感染中大量使用的药物也会对肝造成严重的不良影响。

2. 发病机制　由于病因多样，导致 ALF 的发病机制也各不相同。以下主要讨论 MODS时，ALF 的发病机制。

（1）创伤、休克和全身性感染可以引起肝血流量减少，直接影响肝细胞和 Kupffer 细胞（肝巨噬细胞）能量代谢，使之受损。

（2）肠道细菌与内毒素吸收、迁移入血循环，直接损害肝实质细胞或通过 Kupffer 细胞介导造成对肝细胞损害。

（3）受损的 Kupffer 细胞对细菌和毒素的清除能力降低，使肠道细菌及内毒素易于侵入体循环，引起全身性感染，形成恶性循环。

（4）肠道细菌及毒素通过激活 Kupffer 细胞，释放大量炎症介质，炎症介质除直接损伤肝细胞外，还吸引中性粒细胞在肝内积聚，损伤肝微血管内皮和促进微血栓形成，加重肝细胞缺氧和能量代谢障碍。

（5）肝的黄嘌呤氧化酶含量较多，在肝缺血-再灌注损伤时，可释放大量氧自由基，损伤肝组织细胞。

三、临床表现

就 ALF 而言，其早期症状缺乏特异性，可能仅有恶心、呕吐、腹痛、脱水等表现。随着病程的进展，可出现黄疸、凝血功能障碍、酸中毒或碱中毒、低血糖和精神活动障碍等；其中，精神活动障碍与凝血酶原时间（PT）延长是 ALF 的特征。肝性脑病（hepatic encephalopathy，HE）是指肝功能衰竭所致的神经精神综合征。HE 按病情轻重分为 4 期（表 8-5-1）。

表 8-5-1　肝性脑病的分期与临床表现

分期	临床表现
Ⅰ期（前驱期）	轻微的神经精神症状，可表现出欣快、反应迟钝、睡眠规律改变，有轻度的扑翼样震颤。脑电图无明显异常，波的频率可减少
Ⅱ期（昏迷前期）	上述症状加重，表现出精神错乱、意识模糊、睡眠障碍、行为异常、定向力和理解力减低。经常出现扑翼样震颤、腱反射亢进、肌张力增高、锥体束征阳性。脑电图常出现异常的慢波
Ⅲ期（昏睡期）	有明显的精神错乱、昏睡等症状，以木僵、昏睡为主。如患者合作可引出扑翼震颤。各种神经病理征陆续出现。脑电图出现明显异常的日波和三相慢波
Ⅳ期（昏迷期）	意识丧失，不能唤醒，即进入昏迷阶段。浅昏迷时腱反射亢进，肌张力增高，查体不合作，不能引出扑翼震颤，对疼痛刺激尚有反应。进入深昏迷后，各种反射消失，对各种刺激无反应，瞳孔散大，过度换气，脑电图出现 S 波

上述分期没有截然的界限，而是病情由轻到重的逐渐演变过程。

四、诊断

一般认为，MODS 时患者血清总胆红素 >34μmol/L；肝酶较正常升高 2 倍以上；凝血酶原时间 >20s；有或无肝性脑病；即可诊断 ALF。而根据中华医学会感染病学分会和肝病学分会 2006 年制定的《肝功能衰竭诊疗指南》ALF 是指急性起病，2 周以内出现Ⅱ度以上肝性脑病为特征的肝功能衰竭，可有以下表现：①极度乏力，并有明显厌食、腹胀、恶心和呕吐等严重消化道症状；②短期内黄疸进行性加深；③出血倾向明显，PTA≤40%，且排除其他原因；④肝进行性缩小。

五、治疗

ALF 至今尚无特效的治疗方法。目前在 MODS 时，ALF 治疗的特点在于首先必须治疗原发病和全身支持，其次是维护或支持肝功能。

1. 原发病和全身支持治疗　包括创伤因素的控制，加强的抗感染治疗，水、电解质和酸碱平衡紊乱的纠正，营养支持以及其他系统异常的纠正等。前面已有介绍，此处不再赘述。提醒临床医生注意，在选择用药时，尽量避免其加重肝损害。另外，ALF 治疗的效果也会直接影响

MODS 的救治。另外，肝功能不全患者在能量支持上宜选用中/长链脂肪乳剂。过多的糖或脂肪将加重肝负担，导致或加重黄疸及转氨酶、血糖增高，血脂廓清障碍以及免疫功能下降。

（1）加强抗感染：感染是 ALF 患者最常见的并发症，也是 ALF 患者主要死因之一。革兰阳性和阴性菌是主要的致病菌。真菌感染的发生率大概是 30%，主要是念珠菌感染。不推荐早期预防性应用广谱抗生素，更应该避免没有针对性地全覆盖应用抗生素；但是，30% 以上并发感染的 ALF 患者，无典型临床征兆（如发热、白细胞增多），应提高警觉，早期发现感染、寻找致病菌及药物敏感试验并给予积极治疗是改善预后的关键。另外，应特别注意避免不必要的插管，尤其是静脉插管可以并发严重的血行感染。

（2）凝血功能障碍：ALF 患者几乎都有凝血功能障碍，它是维生素 K 依赖因子低下的结果，也包括血小板的量减少、功能异常和纤维蛋白溶解作用紊乱。尽管实际工作中，当前的凝血系统检查指标的异常也不足以充分反映出血的倾向，但是，这些检查还是十分有必要的。在有明显出血、准备外科手术或侵入性检查时，建议尽早应用新鲜冰冻血浆、纤维蛋白原或凝血酶原复合物等纠正凝血功能紊乱。血小板 $<50\,000/mm^3$ 者，可能考虑输血小板。

2. ALF 治疗 ALF 的临床过程既为 MODS 的一部分，也会进行性影响其他器官功能障碍，甚至衰竭；除因中毒引起者可用解毒药外，其余情况均无特效疗法。治疗目标是通过恰当的支持治疗，维持生命功能，期望肝功能恢复。现已证实，皮质类固醇、肝素、胰岛素、胰高血糖素无明显效果；抗病毒药亦未被推荐用于治疗 ALF。理想的治疗效果就是促进肝再生，使其主动痊愈。目前，对 ALF 患者仍然缺乏促进肝再生的有力措施。

（1）一般措施：密切观察患者精神状态、生命体征、黄疸和肝功能、尿量等。常规给予 H_2 受体拮抗剂，有消化道出血证据者，给予质子泵抑制剂，预防应激性溃疡。

（2）肝性脑病：肝性脑病常常突发起病，偶可发生于黄疸之前。患者常有激动、妄想、运动过度，后迅速转为昏迷。针对性治疗为减少或拮抗氨及其他有害物质，改善脑细胞功能。①减少肠道内氨及其他有害物质的生成和吸收：限制蛋白质摄入，促进肠道排空，改变肠道的 pH 减少 NH_3 的形成，给予抗生素（口服甲硝唑）；②降低血氨减少和拮抗假性神经递质：使用降血氨药物（谷氨酸钾或谷氨酸钠静脉输注）、左旋多巴以及支链氨基酸等。过去常规从胃管注入乳果糖，在 ALF 未证实有肯定疗效。新霉素可能加速肾功能损害或衰竭的进展。

（3）脑水肿：脑水肿通常发生在严重的肝衰竭脑病患者，是 ALF 的主要死因。颅内压可在临床征兆出现前迅速增高，引起脑死亡，应紧急治疗。目前，关于其治疗方法存在争议。甘露醇静脉输注可提高 ALF 并发Ⅳ期肝性脑病患者的存活率，有颅内压增高的临床征兆或颅内压超过 2.7kPa（20mmHg）者，可用 20% 甘露醇 0.5～1.0g/kg 静脉输注，20 分钟内注完；必要时，可重复给药，但需监测肾功能变化；有肝肾综合征患者慎用。也可考虑应用甘油果糖注射液 250～500ml 静脉滴注，一日 1～2 次，以降低颅内压。对甘露醇治疗无效的"顽固性"颅内高压者，或有肾功能不全而不能应用甘露醇者，可考虑选用硫喷妥钠，其降低颅内压的效应与甘露醇相同。皮质类固醇类药物不宜应用于控制 ALF 患者的颅内高压。低温疗法主要应用于脑损伤、心脏停搏的复苏和其他的急性神经性疾病。对于 ALF 治疗显示温和地降低体温能有效地控制颅内高压，其主要作用与降低脑代谢及氧耗量有关。

（4）其他：肝移植（orthotopic liver transplantation, OLT）是目前治疗 ALF 最有效的方法。但是，能否应用于 MODS 的 ALF 患者，值得商榷。生物人工肝（bioartificial liver, BAL）是一个引人注目的治疗手段，它将肝细胞培养技术与血浆置换、血流透析、血液滤过、血液吸附和血液净化技术相结合，成为新一代的混合型人工肝支持系统。目前，需要解决的主要是肝细胞的来源数量、培养细胞活性的保存以及生物反应器强化设计等，如果这些问题能够得到解决，理论上，启用人工肝支持系统（liver support system）帮助患者度过病情危急阶段是最好的治疗方法。美国肝病研究会（The American Association for the Study of Liver Diseases，AASLD）发布的 2011 版急性肝衰竭指南更新中，不建议在临床试验范围以外使用当前可用的肝支持系统。肝支持系统治疗急性肝衰竭的前景仍然未明朗。非生物人工肝支持系统（包括血液透析、炭和树脂血液灌注、血和血浆交换）已被广泛应用，但未证实有效，且费用昂贵。肝细胞移植：主要有肝干细胞、长期活化肝细胞、胚胎肝细胞及冷冻肝细胞等。肝细胞移植治疗 ALT 是可行和有效的；临床初试可延长患者生存时间，减轻 HE 症状，改善患者的生化指标。但是，如何保证肝细胞的高度生存力和代谢活力，并了解最适合的细胞来源（人、动物或胎肝细胞）和植入途径（腹腔内、脾内或经颈静脉的门静脉内植入）还需进一步研究。

六、预后

ALF 的预后恶劣，死亡率高达 70%～80%。

第六节　弥散性血管内凝血

一、概述

弥散性血管内凝血（disseminated intravascular coagulation，DIC）是多种原因致凝血因子和血小板被激活，弥漫性微血管内血栓形成，继之因凝血因子和血小板被大量消耗及纤维蛋白（fibrin，Fbn）溶解亢进而发生的出血综合征。2012 年由中华医学会血液学分会血栓与止血学组发布的中国专家组共识将其定义为在许多疾病基础上，致病因素损伤微血管体系，导致凝血活化，全身微血管血栓形成、凝血因子大量消耗并继发纤溶亢进，引起以出血及微循环衰竭为特征的临床综合征。

本征亦称消耗性凝血病（consumptive coagulopathy）或去纤维蛋白综合征。此征的发病率为 0.2‰～0.5‰，死亡率达 50% 以上。需要强调的是：DIC 是一种病理过程，本身并不是一个独立的疾病，只是众多疾病复杂的病理过程中的中间环节。

二、病因和发病机制

1. 病因　羊水栓塞、先兆子宫破裂等妊娠并发症；感染性疾病，如流行性出血热、脓毒症等；大面积烧伤、严重的复合性外伤、体外循环、胸腹部及前列腺手术等；肿瘤及血液病；其他内脏疾患，如出血坏死性胰腺炎、出血坏死性小肠炎、急性或亚急性重型肝炎等疾病均可以在导致 MODS 后或直接诱发 DIC。

2. 发病机制　正常情况下，机体内凝血、抗凝血和纤维蛋白溶解系统处于动态平衡状态，尤其是凝血过程和纤维蛋白溶解过程保持着良好的平衡状态，故不发生凝血。MODS 时，机体内环境严重紊乱，DIC 的发病机制非常复杂。无论是什么诱因，DIC 发生必然有如下经过：①触发凝血活化，产生大量 Fbn，血小板被激活；②生成的 Fbn 须能在微血管内沉降下来，且纤溶酶（plasmin，PLn）活性不足以完全水解形成的 Fbn，并形成微血栓；③在 DIC 发生、发展过程中，存在纤维蛋白溶解功能的变化，而且这种变化与微血栓形成和引起出血倾向等病理变化密切相关。

DIC 始于凝血系统的激活，基本病理变化是在微小血管内形成微血栓。因此，启动凝血过程的动因和途径是 DIC 发病的重要方面。

（1）凝血系统的激活：组织因子是凝血系统激活最重要的生理性启动因子。创伤、手术及恶性肿瘤时，损伤和坏死组织可释放组织因子（tissue factor，TF 或称Ⅲ因子）入血，形成凝血酶原酶。由于触发物质（Ⅲ因子）来源于组织，故被称为外源性凝血系统。目前认为，TF

释放引起的外源性凝血系统激活是造成 DIC 的主要途径。微生物感染和内毒素、缺氧及酸中毒等均可损伤血管内皮细胞（vascular endothelial cells，VEC），使内皮下胶原纤维暴露，促使血小板聚集和Ⅻ因子激活，然后相继激活多种凝血因子，最终形成凝血酶原酶。因为参与反应的各种因子都存在于血浆中，因此，这一凝血途径被称为内源性凝血系统。促凝物质释放，包括：损伤的红细胞、白细胞和血小板可释放大量的促凝物质，如磷脂蛋白、血小板 3 因子（platlet factor 3，PF3），加速凝血过程。凝血酶原在凝血酶原酶的作用下，形成凝血酶。在凝血酶作用下，纤维蛋白原首先形成 Fbn 单体，进而形成稳定的不溶性的 Fbn。凝血过程失调会使凝血物质，包括血小板、纤维蛋白原和凝血酶原复合物过度消耗。

　　另外，关于创伤后即刻的止血反应是血管收缩和血小板血栓形成，随后通过凝血酶的激活和纤溶活性的抑制在损伤部位形成 Fbn 支架。当损伤的血管或组织充分修复时，再通过继发性纤溶可进一步移除 Fbn。此过程是止血和创面愈合的病生理过程。用敏感的分子标志物〔如 Fbn、D-二聚体（D-Dimer）〕可以检测出止血反应结果，临床上曾不恰当地称为高凝状态、纤溶关闭或纤溶的再激活等。目前的观点认为，止血过程不能局限在组织损伤区域，通过全身循环弥散而出现的异常的病理性止血反应，才为 DIC。

　　（2）纤维蛋白溶解系统失调：与凝血系统保持相对平衡的是纤维蛋白溶解系统，它的主要功能是将沉积在血管中的 Fbn 溶解，解除由于 Fbn 沉着引起的血管阻塞。Fbn 溶解过程大致分为两个阶段：首先是纤溶酶原被激活，形成纤溶酶。随后纤溶酶分解纤维蛋白（原），形成纤维蛋白（原）降解产物（FDP），随血流运走。DIC 发生时，相对于 Fbn 沉降，纤维蛋白溶解的活性是相对或绝对降低的。随着 DIC 的进展，还会引起继发性纤维蛋白溶解功能的增强或亢进，导致出血倾向。

　　（3）其他：在一些病理情况下，DIC 也可通过其他凝血系统激活途径来促发。例如：①被激活的单核-吞噬细胞和白细胞不仅可表达 TF，而且在其破裂时，能释放溶酶体酶溶解多种凝血因子（如Ⅴ、Ⅷ、Ⅺ等），促成 DIC；②急性坏死性胰腺炎时，释放大量胰蛋白酶入血，可直接激活凝血酶原，促使凝血酶大量生成；③一些外源性毒素（如某些蜂毒和蛇毒）可直接激活 X、凝血酶原或促使 Fbn 溶解，有利于 DIC 形成。

　　另外，MODS 时，微循环部位开放的微血管床总容量与上游动脉系统的血管容量比较明显增大，血液通过该部时流速明显变慢，血液与管壁内皮细胞的接触面也增大，加上微血管内皮细胞的性质也与较大血管内皮细胞的性质不尽相同，所以，大量促凝物质或各种对 VEC 有损伤作用的因素进入循环，易于在微血管部位使凝血系统激活，引起凝血与抗凝血平衡失调，导致广泛微血栓形成。

　　总之，DIC 的发生、发展是不同病因通过多种机制综合作用的结果。

三、临床表现

　　（1）症状、体征：在原发病的基础上，DIC 主要的临床表现为出血、MODS、休克和贫血。其中，最常见者为出血，有 70%～80%；患者会出现皮肤、黏膜出血点、瘀斑或血肿，内脏出血以及创伤部位渗血不止等；其中，消化道出血是最常见的内脏出血，表现为呕血、便血。DIC 与 MODS、休克可以互为因果，因此，其临床表现也就先后不一。

　　既往很多学者根据 DIC 的发病机制、临床特点以及典型的病程，将 DIC 分为高凝、消耗性低凝以及继发性纤溶亢进三个期。但是，临床工作中，很难明确 DIC 的分期，故其指导意义有限。另外，按发生快慢，DIC 可分为急性型、亚急性型和慢性型；按代偿情况，DIC 可分为代偿型、失代偿型和过度代偿型。

　　（2）实验室检查

　　DIC 的初筛试验：凝血酶原时间（PT）、活化部分凝血活酶时间（APTT）、纤维蛋白定量和血小板计数，这些是间接反映凝血酶生成的指标（凝血酶生成的过程，伴有凝血因子消耗和血小板消耗，导致纤维蛋白原和血小板进行性下降，PT、APTT 时间延长）。血小板计数＜100×10^9/L，特别是进行性降低，有诊断价值。PT 超过正常对照 3 秒以上有意义。DIC 的高凝期 APTT 缩短，在消耗性低凝血期 APTT 延长；超过正常对照 10 秒以上有意义。

直接反映凝血酶生成的试验：纤维蛋白肽 A（FPA）、凝血酶原碎片 1+2（F_{1+2}）、纤维蛋白单体（FM）、抗凝血酶Ⅲ（AT-Ⅲ）、凝血酶- 抗凝血酶复合物（TAT）含量测定等。

反映纤溶酶生成的试验：纤溶酶原含量及活性、优球蛋白溶解时间、凝血酶时间（TT）、FDP 含量测定、3P 试验等。D-二聚体是既反映凝血酶生成又反映纤溶酶生成的指标。其中，3P 试验、FDP、D-二聚体是临床常用的确诊试验。TT 比正常对照延长 3 秒以上，有诊断价值。

四、诊断

由于 DIC 的诱因、临床表现不具有特征性诊断意义，临床上，更多地依赖实验室检查。但是，无论是初筛试验，还是确诊试验，都应该在正确理解 DIC 的病理生理的基础上分析这些检验结果。例如：在有高凝倾向或凝血功能亢进表现的 DIC 早期，凝血因子的消耗程度尚未达到影响凝血功能的程度；所以，PT、APTT 可以正常或在正常的低限（缩短）。此时，是否伴有血小板和纤维蛋白原的进行性下降，是诊断 DIC 的关键。在没有补充纤维蛋白原和血小板的前提下，若血小板和纤维蛋白原虽有下降，但血小板持续＞50×10^9/L，纤维蛋白原持续＞2g/L 时，诊断 DIC 应该慎重。同理，如果纤维蛋白原由原来的极高水平（某些疾病情况下纤维蛋白水平可以很高）骤然降至正常水平应该高度怀疑 DIC，而如果 Fbn 持续稳定在某一低水平（如：肝病时），则 DIC 的可能性较小。随着病情的进展，DIC 发展至晚期，凝血因子极度消耗，几乎没有纤维蛋白单体形成时，3P 试验反而可能转阴。

因此，存在 DIC 的诱因和典型临床表现，有凝血酶和纤溶酶生成的证据，则 DIC 诊断成立。有凝血酶和纤溶酶生成的证据是诊断 DIC 的关键。

2001 年国际血栓止血学会（international society of thrombosis and haemostasis，ISTH）制定的 DIC 诊断评分系统见表 8-6-1。

表 8-6-1　ISTH DIC 诊断评分

指标	状态	分值
1. 风险评估：存在发生 DIC 的已知异常表现	无	不适用该标准
	有	2
2. 凝血功能检验：血小板计数、凝血酶原时间、纤维蛋白原、可溶性纤维蛋白单体/纤溶降解产物		
3. 凝血功能检验结果评分		
血小板计数	＞100	0
	＜100	1
	＜50	2
纤维蛋白相关标志物升高（D-二聚体、FDP）	无增加	0
	中度增加	2
	明显增加	4
凝血酶原时间延长	＜3s	0
	3～6	1
	＞6s	2
纤维蛋白原水平	＞1.0g/L	0
	＜1.0g/L	1

如果积分≥5分，考虑发生 DIC，每天重复评分；如果积分＜5分，表明尚未或不能肯定发生 DIC，1～2 天后复查重复评分

2009 年国内制定的 DIC 诊断积分方案见表 8-6-2。

表 8-6-2　国内 DIC 诊断积分方案（2009 苏州）

一、基础疾病	必需，=2	
二、临床表现 （满分为 1 分）	①不能用原发病解释的严重或多发性出血倾向=1 ②不能用原发病解释的微循环障碍或休克=1 ③广泛性皮肤、黏膜栓塞，灶性缺血性坏死、脱落及溃疡形成或不明原因的肺、肾、脑等脏器功能衰竭=1	
三、凝血系统常规试验结果积分		
血小板计数	<100×10⁹/L=1 进行性下降=1 同时存在=2	
纤维蛋白相关产物标志物增高 （如可溶性纤维蛋白单体/FDPs）	3P 试验阳性=1 FDPs>20mg/L 或 D-二聚体升高=2	
PT 延长	PT 缩短或延长 3s 以上或 APTT 延长 10s=1	
纤维蛋白原水平	<1.5g/L 或>4.0g/L=1 进行性下降=1 同时存在=2	

说明：积分达 7 分以上可以诊断 DIC；5～7 分临床疑诊 DIC，需动态观察，重复实验室检查后重新评分；小于 5 分不能诊断 DIC

根据 2012 年中华医学会血液学分会血栓与止血学组发布的中国专家组共识，强调 DIC 必须存在基础疾病，结合临床表现和实验室检查才能作出正确诊断。由于 DIC 是一个复杂和动态的病理变化过程，不能仅依靠单一的实验室检测指标及一次检查结果得出结论，需综合分析和动态监测。一般诊断标准包括：

1. 临床表现

（1）存在易引起 DIC 的基础疾病。

（2）有下列一项以上临床表现：①多发性出血倾向。②不易用原发病解释的微循环衰竭或休克。③多发性微血管栓塞的症状、体征。

2. 实验检查指标　同时有下列 3 项以上异常：①PLT<100×10⁹/L 或进行性下降。②血浆纤维蛋白原含量<1.5g/L 或进行性下降，或>4g/L。③血浆 FDP>20mg/L，或 D-二聚体水平升高或阳性，或 3P 试验阳性。④PT 缩短或延长 3 秒以上，或 APTT 缩短或延长 10 秒以上。

五、治疗

DIC 的治疗原则为：治疗和消除 DIC 的病因；止血、抗凝，阻断血管内凝血的病理过程；补充消耗掉的凝血因子；控制亢进的纤溶过程。对于患者个体来说，致病因素千变万化；临床医生直接选择适合的治疗并不容易。根据对个体 DIC 发生机制认识而设计个体化治疗是有必要的。

1. 治疗原发病　原发病的治疗，包括：积极抗感染、抗休克、纠正酸中毒及电解质紊乱，加强局部止血等。它从根本上阻断了 DIC 的病理过程，是 DIC 治疗成败的关键之一。

2. 抗凝　抗凝治疗的目的在于阻断血管内凝血的病理过程，不仅用于高凝期，亦可在纤维蛋白溶解期使用；一般的使用方法为：肝素不超过 12500U/d，每 6 小时用量不超过 2500U，静脉或皮下注射，每 4 小时复查一次有关的实验室指标，以调整肝素用量，根据病情决定疗程，一般连用 3～5 天。低分子量肝素：3000～5000U/d，皮下注射，也是根据病情决定疗程，一般连用 3～5 天。此种用法安全、病情控制平稳，尤其是肝素用量的调整也十分方便。目前，不主张使用肝素冲击治疗。但是，在有出血症状的情况下，外科医生对肝素的使用有一定的顾虑。尤其是有肝衰竭时，血液处于低凝状态，肝素用量过大，会导致严重出血。另外，在肝素的使用过程中，应注意补充抗凝血酶Ⅲ（AT-Ⅲ）；因为肝素需依赖 AT-Ⅲ发挥作用。新鲜冰冻血浆中含大量 AT-Ⅲ。低分子肝素应用在 MODS 患者时需谨慎。因为，其过量应用导致出血，且难以处理。作者推荐采用普通肝素，即便过量亦可用鱼精蛋白锌中和，鱼精蛋白 1mg 可中和普通肝素 100U。

3. 止血　DIC 时，使用止血药应慎重，否则可能加重凝血。使用新鲜全血、冰冻血浆、复合凝血因子以及纤维蛋白原制剂等补充凝血因子是有效的止血措施。例如：纤维蛋白原，每输入 1g，可使其血中浓度升高 0.5g/L。对于渗血的创面、伤口可局部使用止血药。消化道出血应加强抑酸治疗，最常用的药物是 H_2 受体或质子泵抑制剂。

4. 纤维蛋白溶解抑制剂的使用　纤维蛋白溶解无疑是机体对血管内凝血的一种保护机制。在纤维蛋白溶解亢进期、出血症状明显时，在应用肝素的前提下，可以使用纤维蛋白溶解抑制剂。常用的药物有氨基己酸、氨甲苯酸（对羧基苄胺）和氨甲环酸。

5. DIC 的预防　MODS 时，DIC 的诱发因素非常复杂；DIC 一旦发生，会给临床治疗带来许多矛盾和困难，患者死亡率也会大大增加。所以，在危重病的治疗过程中，应该始终注意预防 DIC 的发生。创伤、大手术后，不可过多过强使用止血药物，而应强调有效的局部处理。发现高凝倾向及时治疗，使之不至于发展为 DIC。

6. 中药　活血化瘀中药对 DIC 的治疗有一定疗效。动物实验显示：中药可直接降解内毒素和拮抗内毒素所致 DIC 生物效应。

六、预后

MODS 患者出现 DIC，提示其不仅存在凝血系统功能障碍，还有其他重要器官、系统功能严重不全；DIC 的预后取决于致病因素（如创伤、感染、死胎、羊水栓塞等）是否得到及时、有效的控制。DIC 累及器官和系统的多少，也影响患者的预后。

（翁以炳）

第九章 心搏骤停与心肺复苏的原则及技术

心肺复苏（cardiopulmonary resuscitation，CPR）即当患者出现心搏骤停，呼吸停止等危急情况时，对患者进行人工呼吸代替患者自主呼吸的方式，心脏按压形成人工循环，并在此情况下希望诱发患者产生自主心脏搏动，这种抢救患者生命的措施被称为心肺复苏。CPR 是所有急救技术中最基本的救命技术，它不需要高深理论和复杂仪器设备，也不需要复杂技艺，只要按照规范化要求去做，就可能将猝死患者起死回生。

心肺复苏（CPR）发展至今已经有多年的历史，使许多患者获得了重新生存的机会，如果患者未能得到及时、正确的抢救，患者将因严重缺氧而死亡。据统计 70% 以上的猝死发生在院前，冠心病和脑卒中的患者占首位，婴幼儿常由呼吸道疾病及气管异物所引起，年轻人的猝死以心肌病为主。脑组织在心搏、呼吸骤停 4～6min 将出现不可逆性改变，患者出现心搏、呼吸骤停后应立即给予基础生命支持，尽快恢复患者的心搏与呼吸，其核心是采用人工方法维持患者血液循环，以人工呼吸为患者提供肺通气，保证重要器官供血，促进患者自主循环恢复。复苏是抢救心搏、呼吸骤停患者的全部过程，包括基础生命支持（basic life support，BLS）、高级心脏生命支持（advanced cardiac life support，ACLS）和延长生命支持（prolong life support，PLS）。

第一节 心肺复苏的发展

人类实施 CPR 的历史十分悠久，真正有记载的人类复苏活动早在公元前 800 年左右。20 世纪 60 年代以后确认口-口人工呼吸是心搏停止复苏时的最有效的人工呼吸方法，开始了现代意义上的心肺复苏术。20 世纪 60 年代后，CPR 已经扩展为心肺脑复苏（cardiopulmonary-cerebral resuscitation，CPCR）。1974 开始面向公众进行心肺复苏培训，1992 成立国际心肺复苏指南筹备委员会。为了改善复苏成功率，多数医疗条件较好的国家都已经建立了社会性心肺复苏组织。在这一组织中包括准医务工作者（具备初级心肺复苏技能）、急救小组（medical emergency team，MET）、医学中心及呼叫急救医疗服务系统（EMSS）。美国心脏学会（American Heart Association，AHA）于 2000 年制定了新的 CPR 指南，得到了世界范围的广泛接受，基础生命支持（basic life support，BLS）和高级心脏生命支持（advanced cardiac life support，ACLS）成为 CPR 的标准方法。2005 年、2010 年美国心脏学会修订了心肺复苏（CRP）和急诊心血管急救（emergency cardiovascular care，ECC）指南，旨在提高心搏骤停和其他威胁生命的急症患者的生存率。新指南将原来的 A-B-C 程序（开放气道、人工呼吸、胸外按压）更改为 C-A-B（胸外按压、开放气道、人工呼吸）。心肺复苏程序的这一根本性更改将需要对所有曾学习过心肺复苏的人员重新进行培训。绝大多数心搏骤停发生在成人身上，而在各年龄段的患者中，发现心搏骤停最高存活率均为有目击者的心搏骤停，而且初始心律是心室颤动（VF）或无脉性室性心动过速（VT）。在这些患者中，基础生命支持的关键操作是胸外按压和早期除颤。在 A-B-C 程序中，当施救者开放气道以进行口对口人工呼吸、寻找防护装置或者收集并装配通气设备的过程中，胸外按压往往会被延误。更改为 C-A-B 程序可以尽快开始胸外按压，同时能尽量缩短通气延误时间。大多数院外心搏骤停患者没有由任何旁观者进行心肺复苏，这可能是多种原因造成的。但其中一个障碍可能是 A-B-C 程序，该程序的第一步是施救者认为最困难的步骤，即开放气道并进行人工呼吸。如果先进行胸外按压，可能会鼓励更多施救者立即开始实施心肺复苏。

　　CPR 技术在过去 50 多年中取得了一定的成绩，挽救了许多人的生命，但其效果远远没有达到理想。经过 CPR，只有不到 20％院内或院外心搏停止的患者经过急救恢复了自主循环。这些自主循环恢复的患者中有近一半最后死于心功能衰竭或脑功能衰竭。长期存活的患者中10％～30％伴有永久性脑损伤。如果在心搏停止后 4 分钟内开始 CPR，8 分钟内自主循环恢复（经过电除颤或药物治疗），大约有 40％的患者可以出院。由于心肺复苏后多数患者出现脑损伤，所以复苏中及复苏后的脑保护日益受到重视。决定心搏骤停患者生存率的重要因素是身边有一名训练有素、反应敏捷、从事过急诊工作的合格人员。CPR 开始的时间越早，成功率越高，因此 CPR 的培训至关重要，不仅要培训专业人员，也对非专业人员进行培训，对非专业人员进行培训可以起到事半功倍的效果。还要培训公众在遇到意外时如何寻求专业人员帮助，如呼叫电话、报告程序等。CPR 现代的发展将趋向于操作简单、快捷、有效，且更人性化，更易达到抢救生命的目的。施救者教育的质量和再训练的次数是提高复苏有效性的关键因素。理想的再培训不能限于 2 年的周期，而需要更频繁的技能更新。团队的领导技能非常重要，复苏干预措施常常同时实施，多名施救者必须能共同协作，以尽量减少按压中断时间。

第二节　急救程序与心肺复苏技术

　　任何心脏病患者或非心脏病患者，在未能估计到的时间内，心搏突然停止，即应视为心搏骤停。心搏停止是一个临床综合征，而不是一个确切的病理诊断。

一、心搏停止的判断

　　1. 无反应　心搏停止必然发生全脑缺血，患者意识丧失（unconsciousness）。怀疑患者心搏停止时，应当轻轻晃动患者的肩部，同时询问"你怎么样"，如果没有反应，证明患者意识丧失。

　　2. 动脉搏动消失（pulselessness）　患者的颈总动脉（或其他大动脉）搏动消失是判断心搏停止的标准体征之一，通过触摸颈总动脉或股动脉确定。大动脉搏动的触诊需要经过特殊训练并需要一定的临床经验，故对非专业医务人员此项检查不是推荐的判断心搏停止的必需条件。

　　3. 无呼吸或不能正常呼吸（仅仅是喘息）　查看患者的呼吸动作，贴近患者的口鼻听呼吸音及感觉呼气气流。

　　4. 死亡面容　全身暗灰色。

　　5. 大脑反射消失，瞳孔散大，肌力为零，强刺激无反应。

　　评估时间限制在 10 秒内完成，能否快速识别心搏骤停是影响心肺复苏成功的关键。黄金抢救时间：4 分钟内，6 分钟是极限。非专业人员若觉得患者不行了，即可开始 CRP。首先应当立即启动急救系统（呼唤援助或打急救电话，呼叫急救医疗服务系统），并找到自动体外除颤器（AED）（或由其他人员寻找），然后开始基础生命支持。在病房内患者发生呼吸、心搏骤停时，护士也应尽早求得帮助。为帮助旁观者识别心搏骤停，急救调度员应向其询问成人患者的反应，确定患者是否有呼吸以及呼吸是否正常，以区分濒死喘息的患者（即需要心肺复苏的患者）以及可正常呼吸且不需要心肺复苏的患者。应指导非专业施救者在患者"没有呼吸或仅仅是喘息"的情况下开始心肺复苏。

医务人员根据心搏骤停最可能的原因而改变急救程序是合理的。对一名推测为淹溺或其他原因导致的窒息性心搏骤停患者，在呼叫急救反应系统之前，先给予大约 5 个循环（约 2 分钟）的传统 CPR（包括人工呼吸）。对于新生儿，心搏骤停最可能的原因为呼吸因素导致的，复苏程序应当为 A-B-C 顺序，除非已知是心脏原因导致的。

二、基础生命支持

基础生命支持组成部分包括：循环支持（circulation support，C）、呼吸道控制（airway control，A）及呼吸支持（breathing support，B）。也就是患者心搏停止时，以人工方法维持患者的循环，在保持患者呼吸道通畅条件下，以人工呼吸替代患者的呼吸。在心肺复苏过程中，保持气道通畅是进行有效人工呼吸的关键，在允许的范围内尽量简化 CPR 的步骤。对非专业人员来说，不论成人或儿童，按压/通气比及按压技术都相同。基础生命支持的技术是基于急救现场没有适当医疗设备与药品，是一种徒手救护技术。某些条件下（例如急救小组或医院内）具有简单的通气道或用于口-口呼吸的面罩，这种情况下进行的 CPR 一般被称为气道辅助基础生命支持（basic life support with airway adjunct）。BLS 的目的是消除引起心搏停止的原因及在采用进一步的复苏措施前保证足够的循环和呼吸。患者停止循环超过 5 分钟将产生不可逆的脑损害，如果心搏停止前患者处于缺氧状态，则出现脑损害的时间更短。BLS 的延迟直接影响复苏的效果，因此强调施救者必须尽快进行 BLS。

（一）循环支持

心搏停止大多数表现为心室纤颤（ventricular fibrillation，VF），简称室颤或室性心动过速（ventricular tachycardia，VT）。心室纤颤是心室肌不规则除极、心室肌收缩失去协调性，导致心脏无法发挥泵功能的临床疾病状态，其心电图表现为粗细不等的心室纤颤波。连续的室性心动过速，其临床表现与心室纤颤相同，治疗不及时一般会转变为心室纤颤。由心脏阻滞或药物过量引起的心搏停止一般表现为心脏停搏（asystole）。窒息或过量出血引起的心搏停止的特点是心脏电活动存在，但机械性搏动消失，临床称之为电-机械分离（electromechanical dissociation，EMD）。如果能够去除引起心搏停止的原因，电-机械分离比较容易复转。但是，心室纤颤治疗不及时最终会转变为电-机械分离和心脏停搏，临床转复比较困难。如果心室纤颤不加以治疗，或治疗效果不好，心电图波幅会逐渐减弱直至消失（电活动停止），当进行有效再灌注时，VF 可以重新出现。

心电图是诊断心搏停止最确切的方法，可以明确诊断心搏停止的类型，并指导复苏治疗，但是在初级 CPR 中，心电图不是判断心搏停止的必要条件，临床不应当因等待心电图结果而延误抢救。

心搏停止时人工循环通过间断胸外按压（intermittent external chest compression）实现。胸外按压是在胸骨下 1/2 提供一压力，这种压力通过增加胸腔内压或直接挤压心脏产生血液流动。受多种因素影响及方法本身效应的限制，标准胸外按压产生的血流量比较低，一般不超过正常水平的 30%。胸外按压时右房压与动脉压相近，所以产生的灌注压也很低，其效果远远没有达到临床满意水平，因此胸外按压技术还在不断改良与创新。将压迫-放松时间比控制在 50% 有利于增加血流。胸外按压位置应选在胸骨中段稍偏下处。

1. 标准胸外按压方法（图 9-2-1）　施救者位于患者的一侧，将一只手的手掌放在患者的胸骨下半部，另一只手放在第一只手上。双臂伸直，利用身体的重力将患者的胸骨向下

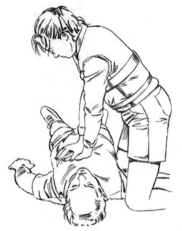

图 9-2-1　标准胸外按压方法示意图

压。在进行 30 次按压后，单人施救者开放患者的气道并进行 2 次人工呼吸。胸外按压的血流动力学效应主要受下压的力量、频率、按压时间的影响。下压的力量应将胸骨压下至少 5cm（成人）（婴儿和儿童的按压幅度至少为胸部前后径的 1/3），频率至少 100 次/分，按压-放松时间大致相等。按压与通气之比为 30：2，做 5 个循环后可以观察一下伤病员的呼吸和脉搏。胸外按压的效率随按压时间延长而逐渐减小。其主要原因为随着心搏停止时间的延长，心肌顺应性（compliance）下降，心室腔减小，以致每次按压产生的心排血量减少。此外，肋骨骨折、施救者疲劳也是部分原因。胸外按压一般在复苏开始的 10 分钟内比较有效，超过 30 分钟如果复苏不成功，则标准胸外按压效果明显降低。胸外按压比较容易引起损伤，复苏后患者的胸腹损伤的发生率高达 60%。最常见的损伤为肋骨骨折，胸骨骨折也比较常见。其他损伤包括心脏、大血管损伤，肺损伤（肺水肿、气胸、血胸、血气胸），肝损伤（腹腔出血）。胸外按压有效的主要指标：①按压时能扪及大动脉搏动，收缩压＞8.0kPa；②患者面色、口唇、指甲及皮肤等色泽再度转红；③扩大的瞳孔再度缩小；④出现自主呼吸；⑤神志逐渐恢复，可有眼球活动，睫毛反射与对光反射出现，甚至手、脚抽动，肌张力增加。在通气之前就应开始胸外按压。动物实验研究数据证明，延误或中断胸外按压会降低存活率，所以在整个复苏过程中应尽可能避免延误和中断。胸外按压可以立即开始，而确定头部位置并实现密封以进行口对口或气囊面罩人工呼吸的过程则需要一定时间。如果有两名施救者在场，可以减少开始按压的延误：第一名施救者开始胸外按压，第二名施救者开放气道并准备好在第一名施救者完成第一轮 30 次胸外按压后立即进行人工呼吸。无论有一名还是多名施救者在场，从胸外按压开始心肺复苏都可以确保患者尽早得到这一关键处理。

2. 胸外按压技术的改进（阅读内容）

（1）腹部按压法（interposed abdominal compression）：一个人在进行标准胸外按压时，另一施救者在患者腹中线、脐与剑突中点用 200mmHg 的压力按压腹部，按压-放松节律与胸部按压相反。其产生血流动力学效应的机制可能为：腹部按压使胸膜腔内压增加；在胸部按压的舒张相按压腹部可以压迫腹主动脉，使腹主动脉内血流逆向向胸内流动，减少胸主动脉内血流的流出，增加心脏的血流灌注；促进下腔静脉和内脏静脉的回流。

（2）主动胸部按压-放松法（active chest compression-decompression）：采用一种类似搋子（plunger）的工具，用负压将搋子碗固定于患者胸前，按压时通过搋子按压胸骨，在舒张相向上主动提起搋子。其产生血流动力学效应的机制可能为：在胸部按压的舒张相产生较大的胸廓扩张，在下一次按压胸部时可以产生较大的胸膜腔内压，从而产生较大的血流；产生较大的胸膜腔内负压，增加静脉血回流。

（3）时相胸腹按压-放松法（phased chest and abdominal compression-decompression）：为一种新型复苏器，该复苏器有两个负压搋子，分别放在患者的胸前和腹部，用类似跷跷板样动作分别按压、主动抬起胸腹部。频率为 60 次/分。其产生血流动力学效应的机制为前两种方法的综合。

进行 CPR 过程中，应当尽早行气管内插管，但是气管内插管时中断胸外按压的时间不能超过 15 秒。气管内插管成功后吹肺与胸外按压可以不同步。如果实施正确的 CPR，心脑保护时间可以达到 30 分钟以上。在进行 CPR 的 C-A-B 步骤时要尽早实施电除颤。自主循环恢复前要连续进行 CPR。

（二）呼吸道控制

患者无意识或昏迷时，如果不采取特殊的手法控制，其呼吸道一般处于梗阻状态。呼吸道梗阻的最常见部位为下咽部。患者的舌肌和颈部肌肉松弛，舌根部和会厌下垂，与咽后壁接触，造成呼吸通路不畅。鼻道充血、出血，分泌物或软腭的单向活瓣作用也可造成上呼吸道梗阻。呼吸道梗阻的其他原因包括异物、喉痉挛、支气管痉挛、支气管分泌物、黏膜水肿、胃内容物吸入和感染等。呼吸道梗阻的解除首先从头后仰（tilting the head backward）及颏部支持（chin support）开始，其作用是拉紧颈前结构，使舌根部、会厌与咽后壁分离。如果需要还可以将下颌前移（forward displacement of the mandible）及开口（对牙关紧闭者使用螺旋开口器）。疑有脊髓损伤的患者，可以通过线性稳定手法尽量减少头部运动。以上手法被称作"三重呼吸道控制手法"（triple airway maneuver）（图 9-2-2）。

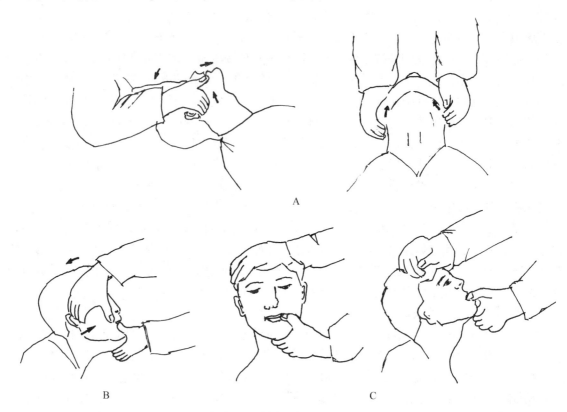

图 9-2-2　三重呼吸道控制手法

如果怀疑上呼吸道异物阻塞，应当将异物松解并取出。采用的方法包括拍背、腹部冲击、胸部冲击或用手直接取出。腹部冲击可以产生一个较弱的咳嗽效果。胸部冲击在气道关闭时可以产生较高的气道内压，其作用有可能将异物松解，但坐立位患者阻塞也可能加重。拍背法的效果不确切，尚未被广泛接受。

在进行气道控制时，如果有条件应当考虑使用一些辅助器械。口咽通气道和鼻咽通气道是较常用的辅助器械。在使用口咽通气道或鼻咽通气道时仍然需要患者头后仰，这样才能确切地保证气道通畅。也可以考虑使用食管阻塞通气道，使用该器械可以防止正压通气时将空气吹入胃内，减少胃内容物的反流与误吸。气管-食管双腔通气道可以盲插，无论插入气管还是食管皆可进行正压通气，通气效果确切。喉罩为一种新近应用的用于保持患者呼吸道通畅的器械，但其在 BLS 中的应用尚需要进一步的观察。辅助器械的使用需要一定的临床训练。

气管内插管是首选的气道控制法。气管插管技术涉及患者的生命安全，插管过程中经常遇见意外情况，因此，气管插管技术需要经过特殊训练并且具有相当丰富插管经验的人来施行。一般来说，麻醉医生这方面技术最好，所以大多数的气管插管由麻醉医生完成。气管内插管的优点为可以快速、有效地开放呼吸道，方便正压通气，防止胃内容物的反流与误吸，方便气管与支气管内吸引。气管切开可以代替气管内插管，但其操作复杂、费时，需要有经验的专科人员完成。

环甲膜穿刺置管也可考虑使用，其优点是出血少，伤口小，不损伤环状软骨，操作简单、快速。气道内异物，特别是固体异物的清除需要强力的负压吸引装置。对于哮喘持续状态、严重的支气管肺炎、溺水、误吸的患者给予支气管扩张剂与支气管内异物清除是复苏中的重要方法。存在张力性气胸的患者可出现肺不张、支气管打折、纵隔移位、大血管扭曲，复苏不容易成功。处理可在胸部前、上部位用粗针穿刺、放气，或进行胸腔闭式引流。

在围停搏期为插管患者使用二氧化碳波形图进行监护，可确认气管插管位置以及根据呼气末二氧化碳（PETCO₂）值监测心肺复苏质量和检测是否恢复自主循环。连续性二氧化碳波形图是监测气管插管位置是否正确的最可靠方法。其他确认气管插管位置的方法其可靠性都无法与持续二氧化碳波形图相比。由于患者气管插管在转移过程中移位的风险增加，操作者应在通气时观察连续的二氧化碳波形，以确认和监测气管插管的位置。由于血液必须通过肺部循环，二氧化碳才能被呼出并对其进行测量，所以二氧化碳图也可以用作胸外按压有效性的生理指标并用于检测是否恢复自主循环。

（三）呼吸支持

现代人工呼吸的方法是间歇正压通气（intermittent positive pressure ventilation，IP-PV），即对气道采用正压，间歇使肺充气，然后减压到大气压，肺内气体被动呼出。呼气结束后开始下一次呼吸周期。

口-口人工呼吸为 BLS 中推荐首选的人工呼吸方法。施救者将患者的头部置于正确的位置（见呼吸道控制），深吸一口气，捏住患者的鼻孔，打开患者的口，施救者的口贴紧患者的口，向患者肺内吹气。空气中 CO₂ 含量为 0.4%，呼出的为 4%，快吹时为 2%，可刺激呼吸中枢自主呼吸。采用这种方法潮气量可以达到 800ml，吸入氧浓度达 18% 以上。呼吸频率控制在 8~10 次/分，单人抢救时按压频率与人工呼吸频率的比率为 30:2。

在进行口-口人工呼吸时被传染肝炎、艾滋病等可传播性疾病是令许多施救者担心的问题。调查表明，在进行口-口人工呼吸时发生传染的可能性很小，至今没有施救者被传染的临床报告。口-口人工呼吸是在无任何复苏设备的条件下推荐的人工呼吸方法，也可采用口对鼻吹气、口对气切孔吹气。有条件的地方（医院内、急救小组等）应当常备人工呼吸辅助设备。为了减少传染的机会，非专业人员进行口-口人工呼吸时可以使用过滤膜或口罩将自己与患者分隔开，避免直接接触患者的口腔内分泌物。对于不愿意进行口-口或口-气管进行人工呼吸的救护人员可单纯进行胸外按压。CRP 最初 6~12 分钟并非一定要正压通气，胸外按压胸廓有助于肺通气。简易呼吸器（bag-valve-mask unit）与面罩连接可以进行人工呼吸，优点为通气量较高，不易疲劳，吸入氧浓度较高（21%），但使用比较困难，需要一手控制呼吸道，另一手按压皮球。如果已经进行了气管插管，将简易呼吸器与气管导管相连就是一种简便、有效的人工呼吸方法。

三、高级心脏生命支持

高级心脏生命支持（advanced cardiac life support，ACLS）阶段采用药理学与机械操作，以提高患者的灌注压，增加重要器官血流及治疗心律失常。ACLS 包括：早期除颤、给药、通气（氧合）及循环支持。实施血管通路、给药以及高级气道置入等措施时，不应导致胸外按压明显中断，也不应延误电除颤。

（一）除颤

多数突发的、非外伤的心脏停搏是心室纤颤（VF）所致。心室纤颤波电压反映患者心肌缺血程度，电压越低缺血程度越重。除颤是促进自主循环恢复（restoration of spontaneous circulation，ROSC）、增加复苏成功率的重要方法。电除颤使心肌纤维同步除极，如果此时心脏氧合良好并且没有严重的酸中毒存在，自主心律就能够恢复。早期除颤对于自主循环恢复至关重要。电除颤每延迟 1 分钟，其死亡率会增加 7%~10%。心搏停止后 2 分钟内进行电除颤，

80％的患者可以恢复自主循环。如果心搏停止超过5分钟，电除颤往往造成不可逆转的心律改变。在2分钟内进行除颤，除颤前不一定要做复苏的C-A-B步骤。若不能立即实施除颤，可进行1次心前区叩击和1～3分钟CPR。如果VF时间已经较长，在电除颤前要通过人工呼吸和胸外按压改善患者的氧合，否则除颤难以成功。但是，如果进行有效的CPR，特别是胸外按压，可以维持保持心肌最低限度的血流，维持心肌的能量供应，电除颤的时间可以延长到20分钟甚至更长，已有心搏停止1小时以上复苏成功的报告。如果任何施救者目睹发生院外心搏骤停且现场有自动除颤器（AED），施救者应从胸外按压开始心肺复苏，并尽快使用AED。没有足够的证据支持或反对在除颤之前进行心肺复苏。但对于有心电监护的患者，从心室纤颤到给予电击的时间不应超过3分钟，并且应在等待除颤器就绪时进行心肺复苏。

当前除医院内的特殊部门具有可以快速除颤的条件外，大多数部门特别是医院外（包括家里）不具备除颤条件，而心搏停止多数发生在医院外，这是当前心搏停止复苏成功率很低的根本原因所在。

停止后尽快进行电停止后尽快进行电除颤，最近有些国家已经开始施行自动胸外电除颤（automated external defibrillation，AED）。并建议将自动胸外除颤器安放在过去5年内发生过心搏骤停、未来5年内有可能发生心搏骤停的场所以及当地急救系统不能在5分钟内到达的地区。有证据显示，该计划的实施已经大幅度提高了这些地点心搏停止复苏的成功率。这一装置由一电脑控制，当将电极放在患者胸前时会自动识别患者的心电图，如果为心室纤颤，则以声音及屏幕显示指示操作，进行除颤。如果不符合除颤条件，则指示进行CPR，待出现室颤波后进行除颤。除颤采用专用直流电除颤设备，一般称为除颤器（defibrillator），包括主机（蓄电池、心电显示、控制面板）和两个手柄（包括电极）。

1. 除颤波形和能量选择　除颤的能量以瓦·秒（Watt-Seconds）或焦耳（Joules，J）计算。除颤器释放的能量应是能够终止心室纤颤的最低能量，能量和电流过低则无法终止心律失常，能量和电流过高则会导致心肌损害。目前自动体外除颤器（automated external defibrilla-tors，AED）包括单相波和双相波两类除颤波形。不同的波形对能量的需求有所不同，单相波形电除颤首次电击能量：成年人体外除颤每次电击能量为360J；儿童体外电除颤的能量首剂量为2J/kg，对于后续电击，能量级别应至少为4J/kg并可以考虑使用更高能量级别，但不超过10J/kg或成人最大剂量。双相波电除颤使用120～200J即可有效终止院前发生的心室纤颤。如果首次双相波电击没有成功消除心室颤动，则后续电击至少应使用相当的能量级别，如果可行，可以考虑使用更高能量级别。有研究表明，如果1次电击不能消除心室颤动，再进行一次电击的递增优势很小。与马上再进行一次电击相比，恢复心肺复苏可能更有价值。进行单次电击之后立即进行心肺复苏而不是连续电击以尝试除颤。电极的大小成年人为10cm、儿童为8cm、新生儿为4.5cm。电极的位置分别位于胸骨上半部右缘锁骨下处和心尖的左侧（乳头的下方）。为了增加导电性，电极与患者皮肤之间要紧密接触并使用导电膏。电极的极性对除颤的效果没有影响。如果采用开胸心脏电除颤，建议的能量为0.5J/kg，电极大小成年人为6cm、儿童为4cm、新生儿为2cm。

2. 除颤效果评价　需电除颤时，只给一次电击后，就应立即开始CPR，实施5组30∶2的CPR后再次评估患者的心律。击后5秒钟心电图显示心搏停止或非心室纤颤无电活动均可视为电除颤成功。这一时间的规定是根据电生理研究结果而定的，成功除颤后心脏停止搏动的时间一般为5秒钟，临床比较易于监测。第1次电除颤后，在给予药物和其他高级生命支持措施前，监测心律5秒钟，可对除颤效果提供最有价值的依据；监测电击后第1分钟内的心律还可提供其他信息，如是否恢复规则的心律，包括室上性节律和室性自主节律，以及是否为再灌注心律等。经过几次除颤无效后除继续CPR外应当依次给予药物，即肾上腺素、盐酸胺碘酮或利多卡因、碳酸氢钠，然后继续除颤。反复电除颤可以造成一定程度的心肌损伤，心肌损伤的程度与除颤能量呈正相关，部分患者可以导致自主循环恢复后心功能不全，但相对于自主循环恢复的重要性，在进行电除颤时不需要考虑心肌损伤问题。

（二）开放静脉液体通路

其目的是为快速补液及给药提供一条可靠途径。①中心静脉途径：颈内静脉、锁骨下静脉、股静脉。效果可靠，操作略复杂，需要一定的临床操作经验。②外周静脉途径：建议在CPR时采用"外周静脉套管针＋肘前静脉长套管针"的输液方式；对6岁以下儿童可采用骨髓内途径作为急诊静脉输液、用药的补充。

（三）药物

曾经有多种药物被用于CPR中，但被确认有效并被建议使用的仅数种，它们分别为肾上腺素、盐酸胺碘酮（amiodarone hydrochloride）、利多卡因、碳酸氢钠、腺苷。单纯β受体兴奋剂（如异丙肾上腺素、多巴酚丁胺、小剂量多巴胺）对自主循环恢复无作用。由于肾上腺素常引起复苏后严重心动过速，造成心肌缺血和心室纤颤再发，因此临床也在试用其他交感胺类药物，如去甲肾上腺素、甲氧明、麻黄碱等，其临床效果尚有待进一步的临床证明。血管升压素（vasopressin）被认为是一种在CPR中比较有前途的药物，实验显示CPR中使用血管升压素时心、脑血流量较使用肾上腺素高，但其最后结论尚需要临床观察。现有证据表明，在无脉性心电活动或心搏停止期间常规性地使用阿托品对治疗并无好处。为此，已从心搏骤停流程中去除阿托品。在治疗室上性心动过速时，建议使用腺苷，因为它在未分化的稳定型、规则的、单型性、宽QRS波群心动过速的早期处理中，对于治疗和诊断都有帮助。为了治疗有症状的不稳定型心动过缓时，建议输注强心药作为起搏的一种替代治疗。

1. 肾上腺素（epinephrine）　肾上腺素用于心搏停止的治疗已经有30余年历史。肾上腺素是一种强力 α_1、α_2、β_1、β_2 肾上腺素能受体激动剂，应用于CPR时其对靶器官的作用很复杂。肾上腺素对心脏的基本作用为 β_1 肾上腺素能作用，即正性肌力与正性变时作用（positive inotropic and chronotropic actions）。正性肌力作用可以增加心肌收缩力，但是在心室纤颤中，纤颤的心肌并没有泵功能，所以在心室纤颤时增加心肌收缩力只能增加心肌耗氧量，引起心脏局部或全心缺血。以往曾经认为肾上腺素的 β_1 肾上腺素能作用可以使心室纤颤的心肌由细颤转为粗颤进而有利于除颤，现在认为这种作用并不是 β_1 肾上腺素能的作用，而是 α 肾上腺素能作用改善心肌灌注的结果。正性变时作用可以引起室性期前收缩、心动过速，甚至心室纤颤。

肾上腺素在CPR中有意义的作用在于它的血管收缩作用。由于肾上腺素对血管的双重 α、β 肾上腺素能作用，在CPR中表现为增加动脉收缩压的作用强于增加舒张压，使患者的脉压增加。肾上腺素对小血管的作用强于大血管，可以选择性地收缩皮肤和肾等组织器官血管，对脑动脉和冠状动脉没有收缩作用，所以肾上腺素可以增加脑血流及冠状动脉血流。

尽管有动物实验证明CPR中使用肾上腺素可以使复苏后心肌缺血及其损伤加重，但到目前为止还没有一个确切的临床实验能证明这一点。因此，对于除颤无效的患者，肾上腺素仍然是首选的药物。肾上腺素应用适应证为：心脏停搏、无脉性心律及经电击无效的心室纤颤和室性心动过速。推荐剂量为成人每次1mg，如果无效可以在3～5分钟内重复，直到自主循环恢复，给药途径为静脉注射（不提倡心内注射）。如果没有静脉通路，可以采用气管内给药，但剂量要增加2～3倍，并用等渗盐溶液10ml稀释。肾上腺素的使用剂量尚在探讨之中。研究中有使用"大剂量"肾上腺素可以增加心、脑血流量，促进自主循环恢复的报告。但在临床使用5～10倍推荐剂量的肾上腺素并没有改善复苏后的脑功能，CPR成功率及患者的生存率与推荐剂量无差别。关于"大剂量"肾上腺素的作用临床尚处于探索之中。对此的基本看法是"可以接受，可能有用，但不特殊推荐"。去甲肾上腺素虽然对 α 受体的作用比肾上腺素强，但在心肺复苏过程中没有证明其具有更好的效果。

2. 血管升压素（vasopressin）　血管升压素是一种自然的有抗利尿作用的多肽，通过作用于 V_1 受体水平而具有强效的血管收缩作用。对难治性心室纤颤，血管升压素比肾上腺素效果好。在心室纤颤经除颤治疗无效的情况下可以选择。实验研究显示，血管升压素和肾上腺素相比可以提高重要器官的灌流，增加大脑供氧，改善神经预后，提高复苏成功率。治疗剂量为 40IU，单次用药。

3. 盐酸胺碘酮（amiodarone hydrochloride）　能延长房室结、心房和心室肌纤维的动作电位时程和有效不应期，并减慢传导。既往将利多卡因作为心肺复苏的一线药物，理论是利多卡因可以提高心室纤颤阈值，预期能降低死亡率。但临床试验结果却恰恰相反，利多卡因组死亡率增加，所以新的心肺复苏指南将胺碘酮列为一线药物。使用剂量：心肺复苏时主要用于 VF（心室纤颤）或无脉性 VT（室性心动过速），初始剂量为 300mg 溶于 20～30ml 生理盐水或 5％葡萄糖内静脉滴注。对血流动力学不稳定的 VT 或有反复或顽固性 VF 或 VT 患者，可考虑适当增加剂量。如首次用药 300mg 后再追加 150mg，然后按 1mg/min 的速度持续泵入 6h，再减量至 0.5mg/min，每日最大剂量不超过 2g。

4. 利多卡因（lidocaine）　利多卡因是血流动力学稳定的室性心动过速的首选抗心律失常药，血流动力学不稳定的室性心律失常首选直流电转复治疗。利多卡因通过与钠通道结合，阻断钠离子流而起作用。在 CPR 中不推荐首选。推荐剂量为 1～1.5mg/kg，静脉注射，可以每 3～5 分钟重复一次，直到达 3mg/kg。每次给药间进行电除颤。维持剂量为 1～4mg/min，最大不超过 50mg/min，以防副作用发生。利多卡因除抗心律失常作用外，实验研究发现其尚有一定的心肌和脑保护作用，但这种作用还没有经临床研究证实。利多卡因的常见副作用为中枢神经系统症状，包括感觉异常、复视、听觉过敏、发声模糊、意识改变、惊厥、呼吸停止、昏迷。产生副作用的原因主要为给药过快。充血性心力衰竭和肝功能不全者药物剂量要适当降低。

5. 碳酸氢钠（sodium bicarbonate）　心搏停止后循环完全停止，即使采用有效 CPR，心排血量最高只能达到正常心排血量的 30％，患者不可避免地存在明显的低灌注状态（low perfusion states）。低灌注状态造成氧合不足使无氧代谢增加，腺苷三磷酸（ATP）合成减少，乳酸产生增加，二氧化碳从组织向血液转运不足，从而引起明显的酸中毒（acidosis），其特点是高碳酸血症、代谢性乳酸血症。肺通气不足使肺二氧化碳排出减少也是酸中毒的重要原因之一。这种酸中毒是一个动态过程，其程度主要与低灌注开始到血流恢复足够组织代谢的时间有关。有效的复苏方法可以减轻酸中毒的程度。临床已经注意到，在 CPR 过程中，患者往往表现为静脉酸中毒而动脉低碳酸血症现象，这一现象被称为动静脉矛盾（arterio-venous paradox），一般认为这是由于相对过度通气与绝对低心排血量所致。

CPR 中维持酸碱平衡要以进行有效的 CPR 操作为基础，即有效的胸外按压（circulation/compression）、控制呼吸道（airway）、足够的人工呼吸（breathing）及尽早除颤（early defibrillation）。仅仅依靠碳酸氢钠不会有好的效果。

CPR 中之所以使用碳酸氢钠是因为严重酸中毒（pH＜7.20）可造成心肌收缩力下降、心血管系统对儿茶酚胺的反应性降低，从而妨碍自主循环恢复。但是心搏停止的患者使用碳酸氢钠可以造成高渗状态和细胞内二氧化碳分压升高。所以碳酸氢钠在 CPR 中的使用是有争议的，使用时要给予注意。

建议在使用肾上腺素后使用碳酸氢钠，使用碳酸氢钠的条件为心搏停止（无血流）达 2～5 分钟；有效通气及胸外心脏按压 10 分钟后 pH 值仍低于 7.2；心搏骤停前已存在代谢性酸中毒伴有严重的高钾血症。剂量为 1mmol/kg，静脉注射。重复使用碳酸氢钠应超过 10 分钟，并采用滴定法使血 pH 值维持在 7.30～7.50，或碱剩余（缺乏）值在正常范围。

6. 腺苷（adenosine）　腺苷是一种强血管扩张剂，通过激活嘌呤受体松弛平滑肌和调节交感神经传递减少血管张力而产生药理作用。腺苷是一种存在于身体细胞中的内源性核苷，毒性较低。其注射液无过敏性、溶血性、血管刺激性等作用。临床应用：①用于阵发性室上性心动过速。对于房室结参与折返的阵发性室上性心动过速非常有效，可作为治疗的首选药物。由于其半衰期短，无明显副作用，也可在维拉帕米无效或禁忌时使用。②用于室上性心动过速的鉴别诊断。采用静脉注射给药时需在 2 秒内直接静脉注射或通过静脉输液通路的最近端快速冲击推注，然后以生理盐水快速冲洗。初始剂量为 3mg，第 2 次给药剂量为 6mg，第 3 次为 12mg，间隔 1~2 分钟。必须注意，腺苷不得用于非规则宽 QRS 波群心动过速，因为它会导致心律变成心室纤颤。

四、后期生命支持（prolonged life support，PLS）

基础生命支持（BLS）及高级心脏生命支持（ACLS）成功的标志是自主循环恢复（return of spontaneous circulation，ROSC）。复苏后所有患者都应当进入 ICU 或 CCU 观察治疗，以便监测生命体征，纠正电解质紊乱，防止再度发生心搏停止。给予系统性治疗和多学科联合治疗尤为重要，能明显改善神经功能完好者的存活率。治疗初始和后期的关键目标包括：①使自主循环恢复后的心、肺功能和其他重要器官的灌注最优化。②识别和治疗急性冠状动脉综合征。③降低体温治疗促进神经功能恢复。④预防和治疗多器官功能不全（包括避免过度通气和氧过多）。一小部分患者可能很快恢复，不需要更多的处理。绝大多数患者需要进一步的循环和呼吸支持，并进行病因学检查和治疗。

（一）心血管系统

自主循环恢复后，多种原因可以造成患者的心排血量降低。心源性休克是最常见的原因之一，胸外按压和电除颤引起的心肌损伤及复苏后再灌注损伤也不容忽视。患者表现为心肌收缩力下降。临床可以采用多巴胺 2~10μg/(kg·min) 静脉泵入，这个剂量不会引起血管收缩，并可以增加肾血流量。低血容量可以造成低血压和心排血量下降，通过测定 CVP 确定。复苏后心律失常常见，要给予积极处理，如果心律失常处于不稳定状态或对心排血量产生不利影响，心搏停止随时有再发可能，可以参照心律失常的治疗原则处理。

（二）呼吸系统

复苏过程常发生肺功能不全，其原因包括呕吐物的吸入、肋骨骨折、气胸、肺挫伤。心力衰竭、脑外伤、溺水或烟雾吸入的患者可出现肺水肿。复苏后至少进行 24 小时氧治疗。如果出现呼吸衰竭，则需要进一步的呼吸治疗，包括人工通气。所有患者都需要做胸部 X 线检查及血气分析。恢复循环后，监测动脉氧合血红蛋白饱和度。应该逐步调整给氧以保证氧合血红蛋白饱和度 94%~100%，目的是避免组织内氧过多并确保输送足够的氧。近期研究已表明了自主循环恢复后组织内氧过多会产生有害影响。

（三）中枢神经系统

缺血过程中可以直接造成脑损伤，损伤程度与脑缺血时间有关，缺血时间越长，脑损伤越严重。有效的胸部按压及通气可以提供充足的氧供，防止脑损伤发生。如果心搏停止后 5 分钟内进行有效的 CPR 并持续到自主心搏恢复，可以为脑提供最低限度的血流，患者一般不致出现严重脑损害而影响恢复意识。无血流时间超过 5 分钟，脑缺血性改变则难以避免。如果患者复苏后存在严重低心排血量造成脑供血不足或由于复苏过晚、心搏停止持续时间过长、心搏停止前缺氧等造成脑损伤，往往造成患者意识恢复延迟。所以心搏停止患者的抢救在自主循环恢复以后，脑功能的保护是治疗的重点。自主循环恢复后的一系列不良机制可以造成直接脑损伤或使脑损伤加重。自主循环恢复后及等压再灌注过程中，可以发生短暂性脑充血（hyperemia），继之发生保护性脑低灌流（cerebral hypoperfusion）。灌注压低时可出现"无复流"现象（no-reflow-phenome-non）。再灌注中及再灌注后缺血引发一系列影响脑神经元的反应，这些反应包括钙离子负荷、谷氨酸盐释放、氧自由基形成等，可导致选择性易损神经元脂质过氧化反应、细胞凋亡或坏死。缺血后神经细胞的病理改变并不是发生在再灌注之后即刻，而是要到再灌注后数天才达到高峰，这为我们预防再灌注后脑缺血提供了一个"时间窗"。

1. 脑保护的基础支持性措施　①控制通气：复苏后脑损伤的昏迷患者容易发生呼吸道梗阻，导致低氧血症和高碳酸血症，从而加重脑损伤。气管内插管有助于保护肺，确保呼吸道通畅，便于机械通气。如果患者能耐受气管内插管，则气管内插管应当保留。轻度过度通气仅在特殊情况下可用，如用于脑疝造成的心脏停搏，有利于降低颅内压和脑自主功能的恢复。头部抬高有助于静脉回流，降低颅内压。②控制躁动与抽搐：在保护呼吸道的条件下，患者的惊厥可以采用抗惊厥药物治疗。硫喷妥钠每次 2～5mg/kg，静脉泵入；丙泊酚每次 0.5～2mg/kg，静脉泵入。③血压应当维持在正常或偏高水平，以保证充足的脑灌注。HCT 应当维持在正常低水平，以有助于氧的供给，水、电解质要保持平衡状态。控制体温不能升高，因为体温升高增加脑耗氧量。④能量补充及营养支持，积极防治并发症。经常评估昏迷深度，以了解脑损伤的进展。

2. 复苏后脑损伤的特殊治疗

(1) 亚低温治疗 (mild resuscitative cerebral hypothermia)：正常脑组织温度每降低 1℃，大脑代谢率可降低 7%。将 28～35℃ 轻中度低温称为亚低温，目前临床治疗选择温度在 30～34℃，体温低于 30℃ 以下有发生心室纤颤的危险。亚低温可有效抑制脑细胞外兴奋性神经递质的释放，从而发挥其脑保护及抗惊厥、抗癫痫作用。亚低温时间越早越好，越快越好，超过 24～36 小时开始低温无神经细胞保护作用。体温降至 35℃ 是关键性温度点，33℃ 脑保护最好。目前临床使用头部冰袋、冰帽、头部降温仪降温，全身冰袋、降温毯降温，药物降温等方法，降温效果不一。目前国际上推荐的方法是静脉滴注 30℃ 生理盐水，外用降温毯。温度控制在 32～34℃（直肠），治疗 12～24 小时，持续低温 24 小时后，复温至 36℃ 应该不少于 8 小时。冬眠程度不应过深，以患者进入睡眠状态为宜，冬眠过深容易出现呼吸、循环意外。体温高于 35℃ 时，可以停用镇静剂、止痛药及肌肉松弛药物，复温后应努力使患者体温＜37.5℃，同时应密切监测低温疗法的并发症。降温要防止皮肤冻伤及枕后受压缺血。降温要彻底，须至病情稳定、皮质功能开始恢复、听觉出现为止。一般维持 3～5 日，必要时 1 周，时间越长并发症越多。若 1 周后意识仍不恢复，则无继续降温的价值。

(2) 钙拮抗剂：钙拮抗剂对全脑缺血性损害有较好的治疗作用。虽然临床现已较多采用，但其临床疗效尚未肯定。尼莫地平可通过特异性阻断电压依赖钙通道，减少 Ca^{2+} 内流，从而降低缺血再灌注后脑组织中一氧化氮含量及减少神经细胞凋亡。口服 30mg/次，每日 2～3 次，或 20mg，静脉滴注 20 小时，每日 1 次。

(3) 脱水治疗：如果患者存在明显的脑水肿、颅内压增高征象，可以使用脱水治疗，以增加血浆胶体渗透压，降低颅内水容量，降低颅内压。常用甘露醇（0.25g/kg 开始）。但是甘露醇增加循环血量，可导致肺水肿，高 CVP 患者应用有危险，在这种情况下呋塞米更为合适。呋塞米每次剂量 0.5～1.0mg/kg，静脉注射，每 8 小时 1 次。肾上腺皮质激素抗脑水肿作用最强。地塞米松首次 10～15mg，以后每 4～6 小时给予 5mg，静脉注射，用药后 12～36 小时起作用，4～5 日作用效果达高峰。没有证据表明全身脱水有益于脑保护。脱水治疗注意事项：①甘露醇和呋塞米联用，以增加疗效。②体液负平衡：脱水最初 1～2 日内脱水剂宜偏大。③注意水、电解质平衡，防止血液浓缩。④心功能不全或肾功能不全时，禁用甘露醇。⑤合并低血压或休克时，改用低分子右旋糖酐和白蛋白等。⑥脱水效果以双眼球稍下陷，眼球张力降低、皮肤弹性减低为衡量标准，并保持循环稳定，有条件者监测颅内压。

(4) 高压氧治疗：高压氧能改善脑细胞氧供，使部分处于可逆状态的脑细胞恢复功能，促进轴索发出的侧支建立新的突触联系，激活上行网状激活系统，应在复苏早期尽快使用。

（5）细胞活性药物和苏醒剂：脑细胞活性药物可改善全脑代谢，抑制和减少脑损害，还可促进苏醒，减少脑缺氧后并发症发生。主要有：①胞磷胆碱钠、脑蛋白水解物、果糖二磷酸、能量合剂、神经节苷脂、乌司他丁。②纳洛酮，吗啡受体拮抗剂，能有效拮抗β-内啡肽对觉醒系统的抑制，并具有阻止钙离子内流、抗氧化、逆转由阿片介导的缺血后细胞代谢抑制的作用。每次 0.1～0.2mg/kg 静脉注射或静脉滴注，可重复用。每日剂量可用 100～300mg。

3. 复苏后脑功能判断昏迷（coma）是复苏后患者的常见表现，大多数患者会转向苏醒或死亡，一少部分患者会转为植物状态（vegeta-tive state）。患者苏醒时间多数在复苏后 1～3 天。昏迷时间越短，其神经学表现越好，昏迷达到或超过 48 小时提示预后不良。

脑干反射是估计患者神经学转归的重要方法。复苏后早期（6 小时以内）瞳孔对光反应（pupillary light reaction）对判断预后具有很高价值，瞳孔对光反应消失提示预后不良。心搏停止后 2～3 天其他脑神经反射缺失同样预示预后不良。运动反应在复苏早期没有脑干反射意义大，但在复苏后期（3 天以后）运动反应消失提示患者神经功能损害比较严重。缺氧后肌阵挛（post-hypoxic myoclonus）为一种短暂、不协调的肢体或躯干肌肉抽搐，复苏后常见，如果肌阵挛广泛且强烈，提示有广泛的脑损害。

五、CPR 的开始和结束

除有明确的医疗、护理记录认定不适合 CPR（即不可逆性疾病的终末状态）外，对所有的呼吸心搏停止的患者都应进行积极的复苏。

终止复苏的指标：①复苏成功，转入下一阶段治疗。②复苏失败，其参考指标为心脏死亡经 30 分钟 BLS 和 ALS-CPR 抢救，心脏毫无电活动，可考虑停止复苏术。

CPR 过程中无法准确估计脑功能将如何损害。怀疑脑损害不能作为停止 CPR 的判断依据。当有疑问时应当进行 CPR，直到确认患者无恢复的可能性为止。已有报告患者在 CPR1～2 小时后恢复正常。脑死亡需慎重执行，以避免不必要的医疗纠纷。在我国出于伦理学方面的原因，即使脑死亡明确，能否放弃抢救，也应征求患者家属的意见方可执行。

（李晨宇）

第十章　体外循环与体外生命支持技术

体外循环（extracorporeal circulation，ECC），又称心肺转流术（cardiopulmonary bypass，CPB），发明至今已有 50 余年历史，其相关基础理论、设备装置和临床应用正在发生不断变化，使得该技术并不仅仅局限于心血管外科领域。目前体外循环及其相关衍生技术在其他医学领域也占有一席之地，如胸部肿瘤手术、肾肿瘤的切除、颅内肿物切除、脏器移植、急诊心肺复苏术、创伤急救、冻伤、中毒抢救等辅助治疗。本章将重点介绍体外循环概念和原理、体外循环灌注系统、体外循环的监测和体外生命支持技术。

第一节　体外循环简介与原理

一、体外循环简介

体外循环是指利用特殊人工装置将回心静脉血引出至体外，进行气体交换（氧合和排除二氧化碳）、调节温度和过滤后，再输回体内动脉的生命支持技术。其作用是在体外循环转流下，血液可不经过自身心肺进行气体和血液交换，可阻断心脏血流，并切开心脏进行各种心内直视手术操作。因此，体外循环是心内手术操作得以实施的基础和前提。

二、体外循环基本原理

静脉血通过静脉血管从右心房（或上、下腔静脉）以重力引流的方式至氧合器静脉储血罐。静脉储血罐同时接受心外吸引和心内吸引的血液（或液体）。心外吸引或俗称右心吸引，一般通过吸引头和滚压泵将心腔外或可见视野的血液（或液体）吸至氧合器静脉储血罐。心内吸引，俗称左心吸引，一般以一特制导管置于左心室腔内，通过滚压泵将心内血液吸至氧合器静脉储血罐，具有左心引流减压和保护作用。氧合器静脉储血罐的血液通过滚压泵或离心泵注入氧合器，变经变温过程。空氧混合器将一定浓度的氧气送至氧合器使血液在其内发生氧合，动脉血再进入动脉通路微栓过滤器，祛除气体和固体微栓子，通过动脉插管输回患者体内（图10-1-1）。另外，体外循环环路还有停搏液灌注装置，由一滚压泵负责灌注心脏停搏液。氧合器出口还可能连接血液浓缩器，用于滤除过多的水分。体外循环管道连接血氧饱和度、压力和气泡监测与报警装置，以保障体外循环安全实施。

第二节　体外循环灌注系统与实施

一、体外循环灌注系统组成

体外循环主要依靠特殊装置和器材来进行，实施体外循环的装置称为人工心肺机（artificial heart-lung machine）。其主要配件有：灌注泵、氧合器、变温器、动脉过滤器、动静脉管道和停搏液灌注装置等。另外，还可能有一些附属装置，如各种血管插管和监测系统等。

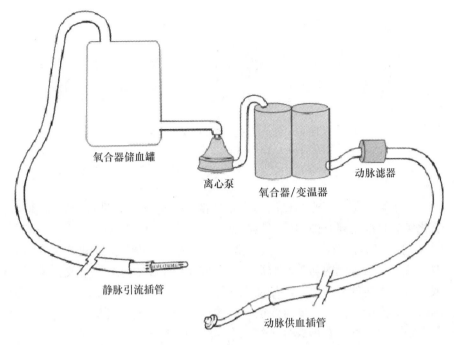

图 10-1-1　体外循环环路示意图（以离心泵为例）

（引自 Cohn LH，Cardiac Surgery in the Adult）

标注：氧合器储血罐、离心泵、氧合器/变温器、动脉滤器、静脉引流插管、动脉供血插管

（一）灌注泵

灌注泵又称人工心，是体外循环系统的主要部件，其作用是驱动引出体外管道内血液单向循环至体内动脉。目前临床应用的主要有滚压泵和离心泵。

1. 滚压泵　滚压泵由泵管和泵头组成。泵头又分滚压轴和泵槽两部分（图 10-2-1）。泵管置于泵槽中，通过滚压轴对泵管外壁以固定方向滚动挤压，推动管内液体向一定的方向流动。滚压泵要求泵管有很好的弹性和抗挤压能力，常用的泵管主要有硅胶、硅塑和塑料三种，各具有其优、缺点。滚压泵通常由两个同圆心等距离可以自身旋转的滚压轴组成，泵槽为半圆形与滚压轴同一圆心，其表面光滑。滚压轴转动的速度具有可调性，速度从每分钟一转到每分钟200多转，通过调节转速可控制灌注流量。另外，灌注流量与泵管内径有关。临床工作中针对不同的患者，既要满足对灌注流量的精细调节，又要减轻高速转动时可能增加血液破坏，选择合适的泵管。临床工作中辨清方向，妥善安装泵管后，需要仔细调节泵头的压紧度，并准确校正流量，以便于体外循环期间准确控制灌注流量，提高灌注质量。但滚压泵在转动时，对血液产生挤压作用，长时间使用时可能对血液的有形成分产生破坏作用。

2. 离心泵　离心泵可分为驱动部分和控制部分，驱动部分由泵头和电机组成（图 10-2-1）。其工作原理是由旋转磁场驱动泵头中的磁性锥体旋转，依靠离心力驱动血液沿锥体表面流动。血液进入高速旋转的离心泵泵腔内，产生离心力，当压力高于输出的阻力，血液即输入体内。离心泵的灌注流量除受泵的转速影响外，同时还受输出端阻力的影响。因此，离心泵具有开放性和压力依赖性的特点。如果泵输出端阻力较大，管道内也难以形成高压，不会导致泵管崩脱。离心泵在操作上和滚压泵有所不同，其灌注压力主要由转速来控制。临床操作时，在开启和停止体外循环之前需要维持一定的转速，积极预防血液倒流现象发生。另外，体外循环期间外周阻力不断变化，需要随时调整灌注流量。离心泵的主要优点是减少血液成分破坏，可较长时间地转流。但离心泵价格相对较高，目前国内临床应用较少。

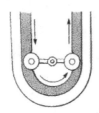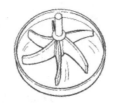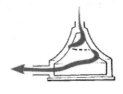

图 10-2-1　滚压泵和离心泵示意图
(引自 Cohn LH，Cardiac Surgery in the Adult)

（二）氧合器

氧合器又称人工肺，是人工心肺机的另一主要部件，主要任务是将静脉血氧合成动脉血，同时排出二氧化碳。目前主要有鼓泡式（鼓泡肺）和膜式（膜肺）两种氧合器。

1. 鼓泡式氧合器　简称鼓泡肺，由氧合室、变温装置、祛泡装置和储血室组成。外界输入纯氧经发散装置，在氧合室内与静脉血混合，形成无数个微血泡，气体交换同时变温后，再经祛泡处理成为含氧丰富的动脉血。除尽微泡的氧合血通过滤网进入储血室，再经动脉泵注入体内。鼓泡肺虽然具有结构简单、氧合性能好、操作方便、价格低等优点，但由于血、气直接接触，易引起血液蛋白变性、有形成分破坏、安全使用时限短（≤3 小时）等诸多弊端，现在临床已较少使用。

2. 膜式氧合器　简称膜肺，其设计原理与人体肺部呼吸方式相似，主要分为三个步骤。气体在膜一侧被吸收溶解，并在膜内扩散，最后从膜的另一侧释放出来。而血液通过薄膜或中空管壁的透析作用进行气体交换，血和气不直接接触，没有使用鼓泡肺时的气泡产生和消除过程，对红细胞的破坏相对较轻，也可减轻对血小板的消耗（图 10-2-2）。膜肺还可减轻体外循环期间补体的激活，从而减少白细胞在肺毛细血管中的沉积，减轻体外循环引起的肺损伤程度。另外，膜肺气体交换性能稳定，术中便于调节氧分压和二氧化碳分压。近年来相继研发出现不同的异物表面处理技术，以进一步提高膜肺的生物相容性，减轻炎症反应。由于以上诸多优点，使得膜肺在长时间体外循环灌注中优势较为明显。

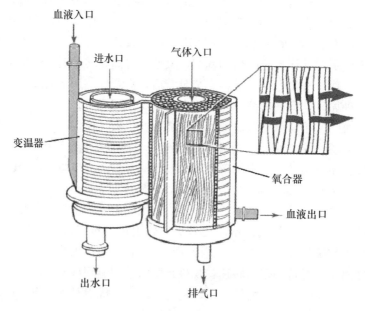

图 10-2-2　膜式氧合器的结构
(引自 Cohn LH，Cardiac Surgery in the Adult)

（三）变温装置

体外循环期间为预防重要器官缺血、缺氧，往往以降低体温来提高体外循环的安全性。随着体温的降低，代谢率也随之下降，可相应减少灌注流量，体外循环中血液温度的调整在器官保护中具有重要作用。而心内操作完成，体外循环结束时，又需将体温恢复到正常水平。这要求体外循环环路中有较高效能的变温装置，通常和氧合器合为一体。术中降温的程度视手术类型、手术方法等情况预先确定或临时调整。另外，还需要有变温水箱。变温水箱以预先设定好的温度对水进行降温或升温，然后将一定温度的水经管道输入膜肺变温装置，降低或升高体外循环的血液温度。临床工作中变温期间需注意，尤其是升温过程中，变温水箱的设定温度与血液实际温度之间的温差不宜过大（≤10℃），温差过大导致血液内的气体溢出形成微气泡，可能造成体内气栓风险。

（四）滤器

体外循环期间不断有微栓形成，这些微栓进入人体后，对组织和器官产生损伤，尤以大脑最为明显。滤器根据滤除物质的大小分为一般滤器和微栓滤器和无菌性滤器。

一般滤器主要是以渗透式为主，能够滤除大小在 $70\sim260\mu m$ 的微栓。体外循环环路中静脉系统的海绵状滤网分别置于血液回收器和氧合器的贮血筒内，以除去微泡、过滤血液中的血小板聚集块、纤维素等碎屑和心内吸引器吸入的微粒、组织碎片、赘生物、滑石粉、小线头等。

微栓滤器主要以滤网式为主，其成分主要有涤纶、聚酯、聚丙烯等几大类，能够滤除大小在 $20\sim40\mu m$ 的微栓子，如体外循环中的动脉滤器。动脉滤器是体外循环的最后一道安全屏障。动脉滤器可明显降低心脏手术后大脑并发症的发生率，目前已常规应用于体外循环。体外循环之前，应根据患者的体重，来选择使用的合适型号动脉滤器。

（五）血液浓缩器

又称血液超滤器，与肾小球滤过原理相似，血液通过滤过膜时，一侧为正压，另一侧为大气压和负压，液体因跨膜压差而滤出。滤出的可溶性中小分子物质（分子量为 2000～20 000Da），不含大分子物质，其成分相当于原尿。已常规与体外循环管路以并联方式连接，其入口与动脉端相连，出口与静脉回流室相接。临床有常规超滤、平衡超滤和改良超滤三种方式，其作用各不相同，术中可根据情况灵活应用。

二、体外循环的实施

精心的体外循环术前准备对顺利进行体外循环操作至关重要。体外循环基本过程可以分为三个阶段：前并行循环、心脏停搏和后并行循环。每个阶段有其不同特点与注意事项。

（一）体外循环术前准备

体外循环心脏大血管手术对患者创伤较大，特别是合并器官功能障碍时，其危险性更高。做好体外循环术前准备工作是保证手术成功的前提。

体外循环术前准备主要包括：患者病情访视，对患者的全身情况和心脏大血管病变进行评估，明确患者个体化病变特点。体外循环术前技术准备，与外科医师沟通，制定详细的体外循环计划，充分预计术中可能遇到的特殊问题及其应对处理措施，备齐所有可能用到的体外循环器材。检查体外循环术中可能用到的所有仪器设备有无故障，发现问题立即解决。

（二）体外循环术基本过程

手术当日，按照体外循环转流计划连接好体外循环环路。选择合适的预充液，预充体外循环环路，并仔细排气。同时，外科医师开胸，麻醉医师静脉肝素化（3mg/kg），并测定激活凝血时间（activated clotting time，ACT）大于 480 秒后可启动体外循环。

1. 前并行 指体外循环开始至冠状动脉循环阻断前这一阶段。其目的是实现患者自身呼吸循环向完全由人工心肺机辅助的过渡，为心脏停搏做好准备。此阶段患者心肺和人工心肺机同时工作，机体是一个逐渐适应过程，在此期间需注意平稳过渡。逐渐增加灌注流量至全流量，开始血流降温，并阻断上、下腔静脉。鼻咽温降至35℃时即可阻断升主动脉，心脏表面放置冰屑，并开始灌注心肌保护液。

2. 心脏停搏阶段　自心肌保护液灌注完毕，开始心内操作至开放升主动脉，恢复心脏血供，心脏复搏这一段时间。此阶段患者的呼吸循环功能完全由人工心肺机取代，是整个体外循环中最重要阶段。

3. 后并行　指升主动脉开放心脏复搏至体外循环停止这一阶段。逐渐减少体外循环灌注流量，由自身心肺承担血液循环和呼吸任务，逐步撤除体外循环。通常先夹闭静脉引流管，严密观察各项监测指标。使用鱼精蛋白充分中和肝素后，再拔除主动脉插管。

第三节　体外循环的监测

体外循环工作的开展尚需和外科医生及麻醉医生的充分配合，并需要良好的监测手段。体外循环过程中，整个管路与患者的血液循环成为一个整体，只有用现代先进技术进行及时而准确、连续的监测，才能保证体外循环的安全实施，确保手术患者安全。体外循环期间的监测可分为患者相关监测和体外循环系统监测两大部分。

一、患者相关监测

（一）心电图

心电图（electrocardiogram，ECG）是围体外循环期必备的监测手段。术中常选用肢体 II 导联，必要时增加导联。体外循环期间通过 ECG 迅速识别和诊断各种心律失常，并进行干预。可借助 ECG，判断心脏灌注停搏液的心肌保护效果。体外循环期间是否存在心肌缺血，其中以 V_4 和 V_5 导联最为明显。

（二）动脉压

动脉压监测多采取动脉穿刺测压，常用的穿刺部位有桡动脉、股动脉、肱动脉和足背动脉。体外循环期间动脉压可能受到灌注流量、血管阻力、麻醉深度和血液黏度的影响。考虑到大脑对血流量的自主调节功能，一般成人的桡动脉平均压（MAP）应维持在 6.7～12.0kPa（50～80mmHg），婴幼儿的动脉压可适当降低，MAP 维持在 4.0～9.3kPa（30～70mmHg）。过高或过低的动脉压均会造成组织灌注不足。高龄（≥60 岁）、术前合并原发性高血压、糖尿病等患者，应维持较高的动脉压。体外循环期间经常遇到动脉压偏高或偏低现象，应较为全面考虑，综合判断，给予正确处理，保证足够的组织灌注。

（三）中心静脉压

中心静脉压（central venous pressure，CVP）是靠近右心房的腔静脉压。体外循环一般采取右侧颈内静脉穿刺测定 CVP，由于管端接近上腔静脉引流管，静脉引流通畅时 CVP 应为零或负值。动态定量监测 CVP 以评估血容量，判断右心功能和判断上、下腔静脉引流是否通畅。

（四）左心房压

左心房压（left atrium pressure，LAP）是反映左心室前负荷的可靠指标之一，对于判断左心功能较为重要。体外循环期间通常在建立体外循环时，经右上肺静脉置入，Swan-Ganz 导管所测的肺毛细血管楔压可近似反映 LAP。体外循环阻断升主动脉和后并行减流量期间，可进行有效的引流，用作左心减压。重症瓣膜病患者，停止体外循环前测定 LAP，可判断左心功能。

（五）温度

大部分 CPB 辅助下的心血管手术需要在低温下进行，主动脉弓部手术、复杂先天性心脏病手术需要深低温停循环。因此，CPB 期间通常需要先降温，然后升温过程。在此期间监测温度，指导变温水箱设定温度的调节，尽可能地使全身各部位温度变化趋于一致，积极避免复温时微气栓产生，对于保证手术成功，减少神经系统并发症有重要意义。

CPB 期间常用的测量温度部位有鼻咽、食管、直肠、膀胱和鼓膜。鼻咽温是最常用的监测部位，其值反映大脑基底环血流区域的温度。食管中段温度可反映心肌温度。膀胱和直肠温主要反映腹腔脏器的温度，体现下半身的血运状况。鼻咽温的探头应置于鼻甲位置。直肠的探头应置于肛门的齿状线以上。测心肌温度时可用针形电极插入心肌进行测量。临床上最常用的组合是鼻咽温度和直肠或膀胱温度。

（六）尿量及性状

CPB 期间观察尿量及性状是肾灌注的重要指标，也可反映机体灌注是否良好。对于肾脏功能正常的心血管患者，尿量反映 CPB 期间组织灌注和下腔静脉引流情况。

体外循环初期由于血压下降、肾血流量减少，尿量较少。转机一段时间后，由于血管活性物质增多，血压上升，肾血流恢复，加上稀释性利尿，尿量接近或超过正常。CPB 一般要求转流中尿量不低于 0.5ml/(kg·h)。深低温低流量或停循环时，一般无尿或少尿。尿管放置错误，尿管夹闭、扭折或脱落等因素均可造成假性少尿或无尿。尿路通畅而尿少首先应考虑体内容量不足、灌注流量不足或低心排造成的肾血流量不足，有效滤过压较低所致。下腔静脉引流不畅、静脉压过高也是造成少尿的原因之一。

CPB 期间可致尿糖，多种原因造成血液破坏可致血红蛋白尿，其程度可从淡红色至棕褐色，应注意需与血尿鉴别。当出现血红蛋白尿时，灌注医师应积极寻找原因，尽可能减少血液破坏，必要时碱化尿液，积极预防肾损伤。

（七）中枢神经系统功能监测

心血管手术，尤其是大血管手术和复杂先天性心脏病手术，需要在深低温低流量或停循环联合选择性脑灌注条件下进行，术后神经系统并发症发生率较高，严重影响患者术后恢复和远期生活质量。因此，术中应进行中枢神经系统功能监测，以尽早发现异常，及时给予处理，避免严重并发症发生。

目前 CPB 期间主要通过脑电图、颈静脉球血氧饱和度、红外线含氧量监测仪以及听觉唤醒电位来监测评估大脑功能。目前国内这些中枢神经系统功能监测方法并未常规应用于体外循环术中。

二、体外循环系统监测

（一）泵压

泵压是指动脉供血管路的压力，通常经动脉段的过滤器连接压力表进行监测，该压力反映自血泵至主动脉插管端的阻力。泵压受动脉插管及口径、插管部位、灌注流量、转流方式、动脉压等多因素影响。CPB 转流前低于动脉血压，转流期间高于动脉血压。CPB 期间一般维持在 20.0～26.7kPa（150～200mmHg），以小于 40.0kPa（300mmHg）为宜，若过高提示动脉段血流受阻，应立即寻找原因，及时纠正，以防意外发生。因此，泵压应在 CPB 全程持续进行监测。

（二）动脉灌注流量

动脉灌注流量应满足代替心脏向全身其他组织器官运送氧和营养物质，并带走相应的代谢产物的目的。CPB 期间灌注流量通常显示在血泵显示屏上，但可能与机体实际灌注量并不一致，其值往往受到以下因素影响：侧支循环分流、合并动脉导管未闭、升主动脉未完全阻断、开启血液浓缩器和进行含血停搏液灌注等。

CPB 期间的动脉灌注流量计算方法可按照体重，即 ml/(min·kg)，也可按照体表面积，即 ml/(min·m²)。成人 CPB 期间动脉灌注流量一般为 1.8~2.6ml/(kg·min)，婴幼儿和儿童一般为 120~200ml/(kg·min)。监测灌注流量是否充足可参考混合静脉血氧饱和度、尿量和 BE 值，一般维持混合静脉血氧饱和度≥65%、尿量 1~2ml/(kg·h)、BE 值±3。积极预防动脉灌注流量不足，全身组织器官缺血、缺氧性损伤发生。

（三）氧合器静脉储血罐血平面

CPB 期间需连续观察氧合器静脉储血罐血平面，由此可推测患者容量状态。血平面升高，原因有：静脉引流量大于动脉灌注量、体肺循环淤血、巨大心脏或全身血管收缩时。血平面下降，原因主要有：静脉引流管路扭曲打折、静脉内大量气栓、静脉插管深度或位置不当，导致静脉引流不畅；动脉灌注流量过高；失血过多或胸膜破裂大量血液滞留于胸腔；利尿或滤水量较大；血管床扩张，体内容量增加；大量液体向细胞间质转移；血液随纱布、外吸引器丢失等。血平面低于标定安全液面时需提高警惕，采取合适的措施，确保 CPB 安全进行。

（四）吸引泵流量

CPB 期间心内回血主要来自肺营养血管，应随时调整血液回收吸引泵和左心减压排气泵的流量，为外科提供清晰术野。吸引流量不足，可致术野不清晰、心脏膨胀和肺循环压力升高。吸引流量过大，产生负压，造成血液破坏和气栓形成。左心吸引引流量通常为灌注流量的 1%~5%，超过 10% 即为异常。左心引流过多常见于：发绀型先天性心脏病、动脉导管未闭、主动脉瓣关闭不全、升主动脉阻断不全、合并左上腔静脉或腔静脉阻断不全。

（五）抗凝监测

1. 肝素抗凝　CPB 开始后激活一系列凝血过程，通常使用肝素来进行抗凝。肝素在体内和体外都有抗凝作用，几乎对凝血过程的每个环节均有抑制作用，尤其是其通过抗凝血酶Ⅲ（AT-Ⅲ）而使凝血酶灭活的作用更为强大。肝素的抗凝效果一般通过测定激活全血凝固时间（activated blood clotting，ACT）来进行评估，CPB 期间需维持 ACT≥480 秒，必要时适量追加肝素。CPB 中一些因素可能影响 ACT 测定结果，如：肝素的效价、患者对肝素反应的个体差异、温度、血液稀释和使用某些特殊药物等。

2. 鱼精蛋白拮抗　1953 年 Gibbon 及其同事在首次人类 CPB 手术就选择使用肝素抗凝和鱼精蛋白中和，该方法沿用至今。鱼精蛋白是从鱼类精子中提取的蛋白质，分子量约 4500，呈强碱性。当体内有大量肝素存在时，强碱性的鱼精蛋白可与强酸性的肝素以离子键按 1:1 的比例结合，即每 1mg 鱼精蛋白可中和 100IU 肝素。但在临床工作中，使用鱼精蛋白中和肝素时，仍然没有一种广为接受的"金标准"。鱼精蛋白中和应以 ACT 恢复或接近转流前生理值为标准。

使用鱼精蛋白时，少数患者会发生过敏和类过敏反应。临床表现为皮肤红斑、荨麻疹、黏膜水肿、体循环阻力下降、肺血管收缩或肺循环高压等，严重时可致心室纤颤或心跳停搏。术前应常规询问患者是否有鱼类过敏史和既往鱼精蛋白使用史，对于高危患者积极做好预防和抗过敏准备。鱼精蛋白拮抗时，经静脉缓慢给药，钙剂同时注入。高危患者可经升主动脉直接注入，以减轻鱼精蛋白对肺血管的作用；给药时，根据血压，常规经升主动脉从人工心肺机少量缓慢输血，以补充血容量。

（六）生化指标的监测

CPB 期间需要定期进行血液生化指标的监测，以确保水、酸碱和电解质处于平衡状态，确保灌注质量。血液生化监测主要包括：混合静脉血血气分析、动脉血气分析、血浆电解质（钾离子、钙离子、镁离子、钠离子和氯离子）和渗透压。

（七）混合静脉血氧饱和度

混合静脉血氧饱和度（mixed venous oxygen saturation，SvO_2）是反映组织灌注的可靠指标。混合静脉血中的氧含量代表经过组织代谢后循环血中所剩余的氧，其监测方法是将特制的测量装置安装在静脉总干上，再通过连续血氧饱和度监测仪进行。SvO_2 还会受到 Hb 含量、组织的氧利用情况等因素影响。目前 SvO_2 监测已广泛用于体外循环，它可指导灌注医师对灌注流量和压力进行调节。CPB 期间需保持在 $70\%\sim80\%$ 为宜，其值较高或较低时应积极寻找原因，给予相应处理。

另外，心血管手术 CPB 期间根据手术需要还可能需要使用一些特殊仪器和设备进行其他监测，如：食管超声、冠状动脉移植血管桥血流量瞬时测定仪、氧合器储血罐血平面报警装置和动脉供血管路气泡捕捉报警装置等。

体外循环灌注医师术中需要持续关注这些监测指标，提高警惕，集中注意力，严密观察，并积极与心脏外科医师与麻醉医师沟通交流，严防不良事件发生，保证 CPB 的安全进行，确保手术顺利进行。

第四节　心肌保护

体外循环本身为一人工控制的"休克"过程，在此期间全身各组织与器官均面临缺血、缺氧和再灌注损伤。体外循环的发展过程与心肌保护密不可分，心肌保护的进步也与整体器官保护紧密相关，如大脑和肾等。因此，本节介绍的心肌保护理念也同样适用于其他器官保护。

心肌保护是指减少心脏手术术中心肌缺血、缺氧造成损害的措施和方法。心内直视手术的施行需阻断心脏血流，致使心肌缺血、缺氧，而心肌对缺血、缺氧的耐受性非常差。随着心肌血供阻断时间的延长，心肌内发生一系列有害的代谢反应，引起心肌损伤，严重时甚至发生不可逆性损伤，导致心肌细胞死亡。心肌在缺血一段时间后恢复血流灌注时，损害反而加重现象，称此为缺血-再灌注损伤（ischemic reperfusion injury）。其主要表现为心肌水肿、氧利用能力下降、高能硫酸盐水平低下和心肌顺应性下降等。术中心肌保护是否充分与心脏手术的成功与否密切相关，直接影响患者愈后。因此，体外循环中心肌保护就显得非常重要。

心脏手术中心肌保护最基本的两大要素为心脏停搏和低温。心脏停搏后心脏氧耗可降低 80%，低温可使氧耗降低 $8\%\sim10\%$。充分的左心引流，左心室减压可使心脏氧耗降低 40%。因此，心脏降温，灌注充足的心脏停搏液，并维持有效地左心吸引是心肌保护的关键。

一、心脏停搏液的种类

以高浓度含钾心脏停搏液灌注心肌，使心肌细胞跨膜电位降低，不能产生动作电位，心脏停搏于舒张期，心肌电机械活动静止。心脏停搏液主要有晶体心脏停搏液和含血心脏停搏液两大类。

1. 晶体心脏停搏液　根据钠离子浓度不同，可将晶体停搏液分为两大类。

（1）细胞外液型心脏停搏液：临床最常用的是 St. Thomas 停搏液（表 10-4-1）。其钠、钙离子浓度接近于细胞外水平，主要通过高钾去极化作用使心脏停搏。

（2）细胞内液型心脏停搏液：代表为 Bretschneider 停搏液（表 10-4-2），为低钠、无钙溶液，其离子浓度接近于细胞内水平，并添加强大的缓冲物质。主要通过减少钙离子内流使得心肌不能收缩而停搏。

灌注冷晶体心脏停搏液操作简单易行，心肌保护效果确切。其主要缺点有：缺乏营养，不能为心肌细胞供氧；缺乏酸碱平衡和胶体的缓冲；大量灌注时，可能造成血液严重稀释。

2. 含血心脏停搏液　含血心脏停搏液使心脏停搏于富氧环境，此期间心肌有氧代谢继续进行，无发酵解程度较低，有利于 ATP 的储存（表 10-4-3）。其方法是将氧合血与停搏液以一定比例混合并降温后，进行心肌灌注，最常用的比例为 4∶1。含血心脏停搏液的主要优点是具有较强的缓冲能力，胶体渗透压较高，并携带大量能量代谢底物。

表 10-4-1　St. Thomas 停搏液

成分（mmol/L）	NO. 1	NO. 2
氯化钠	144.0	110.0
氯化钾	20.0	16.0
氯化镁	16.0	16.0
氯化钙	2.4	1.2
碳酸氢钠	—	10.0
盐酸普鲁卡因	1.0	—
pH	5.5～7.0	7.8
渗透压（mOsm/L）	300～320	285～300

表 10-4-2　Bretschneider 停搏液

成分	mmol/L
氯化钠	15
氯化钾	9
氯化镁	4
盐酸组氨酸	18
甘露醇	30
α-酮戊二酸	1.0
色氨酸	2.0
pH	7.1
渗透压（mOsm/L）	327

表 10-4-3　含血心脏停搏液成分

成分（mmol/L）	高钾	低钾
Na^+	105	105
K^+	25	9
Cl^-	100	100
HCO_3^-	18	18
红细胞比容	0.20	0.20

二、心脏停搏液的灌注方式

心脏停搏液的灌注方法较多，其主要目的是为心肌提供足量、均匀的心肌灌注液。临床常用的有顺行、逆行和顺行-逆行联合灌注三种方式。临床上主要根据病情、手术方式、外科医师灌注习惯和器械条件而定。

（一）顺行性心肌灌注

可分为主动脉根部顺行灌注和冠状动脉口直视灌注。

1. 主动脉根部顺行性灌注　主动脉瓣关闭良好，无须切开主动脉做心内直视手术的患者均可采用此种方法。术中于升主动脉前壁近心端预置小荷包缝线，并插入停搏液灌注针，灌注针与灌注管相连接，收紧荷包线固定灌注针。阻滞升主动脉的同时，开始停搏液灌注。灌注速度以 250~300ml/min 为适宜。首次量一般为 10~25ml/kg，有时需根据心脏大小和灌注效果适当增减用量，每隔 20~30 分钟重复灌注，其钾浓度和停搏液量均可酌减。婴幼儿和儿童，其灌注量相对较高一些。此灌注方式在心脏手术中最为常用，其灌注插管还可作为心内减压和心内排气使用。

2. **冠状动脉直视灌注** 对于合并主动脉瓣病变、主动脉窦瘤破裂或主肺动脉窗病变患者，可切开主动脉，暴露左、右冠状动脉开口，直视下灌注，灌注压力以不高于 80mmHg 为宜。冠状动脉旁路移植手术患者，可通过桥血管顺行性灌注心肌保护液，提供心肌保护的同时，还可通过监测压力和流量，来判断移植桥是否通畅。

顺行性心肌灌注的优点：尽可能模拟生理状态下的冠状动脉血流量；操作简单易行，可通过心肌灌注针来进行间断或持续心肌灌注。缺点主要是并不适用于严重冠心病患者。

（二）逆行性心肌灌注

这是使用一种将特制带囊的冠状静脉窦灌注管置于冠状静脉窦内进行停搏液灌注的方法，适用于冠状动脉严重狭窄或完全闭塞患者，有开放和闭式两种置管形式。开放式置管为切开右心房壁，直视下将灌注管送入冠状静脉窦口内；闭式法则不需切开右心房，于右心房近下腔静脉口处行荷包缝线，荷包线内切口插灌注管入右心房，再将手指于房壁外引导送入静脉窦口内。开始灌注时，气囊自动膨起堵住管外窦口间隙，以防停搏液漏入右心房，灌注压不宜超过 40mmHg，灌注总量每次 250~800ml，此后每间隔 20~30min 补充灌注一次。

（三）顺行-逆行联合灌注

主要适用于存在主动脉瓣关闭不全及需在主动脉根部手术操作，且手术复杂预计阻断时间较长患者。首次多采用顺行灌注，以后改为逆行灌注。其优点是可减少冠状动脉口插管，灌注时不必中断手术，明显缩短心脏缺血时间。

心脏手术心肌保护不仅仅涉及术中外科、麻醉、体外循环等，术前、术后诸多环节均可能影响心肌保护效果。因此，心肌保护理念应贯穿整个心脏手术围术期。尽管心肌灌注方法已成为目前临床心肌保护的主要途径，但无缺血、缺血-再灌注过程的心脏手术无疑是最佳的心肌保护方法，在近年来国内普遍开展的非体外循环下不停搏冠状动脉旁路移植术中得到较好的证明。因此，心脏手术中心肌保护措施及其附加措施较多，又各有其优、缺点。心脏手术围术期心肌保护一直是研究的焦点，随着对心肌缺血、缺血再灌注损伤机制的更加深入研究，其新措施和新方法将不断涌现。临床实践中应结合患者的实际情况，选择个体化的最佳心肌保护策略。

第五节 体外生命支持技术

体外循环技术使得心内直视手术成为可能，随着心脏外科的发展，越来越多的患者得到治疗。但少部分病情危重患者，术后不能脱离体外循环，需要相对较长时间的循环或呼吸辅助，使得患者的心、肺有足够的时间进行自身恢复。因此，高级生命辅助治疗技术应运而生，且近年来发展较快。本节重点介绍体外生命支持技术。

体外生命支持技术（extracorporeal life support，ECLS），又称体外膜式人工肺氧合（extracorporeal membrane oxygenation，ECMO），其原理是将血液从体内引流到体外，经膜肺完成气体交换并经变温后回输体内的过程，可进行较长时间的心肺支持（图 10-5-1）。ECMO 治疗期间，病变心或肺可以得到充分休息，而患者全身氧供和血流动力学处于相对稳定状态，为心脏功能或肺功能的恢复争取宝贵时间。ECMO 技术是体外循环扩展应用的一个重要方向，是能够"走出"手术室的高级体外循环辅助形式。ECMO 技术自 20 世纪 60 年代最初用于新生儿呼吸衰竭的辅助治疗以来，其临床应用范围不断得以扩展，辅助效果也逐步得到改善。2009

年世界范围内暴发甲型 H_1N_1 型流感疫情，其中317例严重急性呼吸窘迫综合征（acute respiratory distress syndrome，ARDS）呼吸机治疗失败，接受 ECMO 辅助，其中65%的患者出院存活，自此世界范围内开展 ECMO 技术的单位迅速增加到170余家。近年来 ECMO 技术用于急诊抢救各种原因导致的急性循环和（或）呼吸功能衰竭患者，挽救了许多危重症患者的生命。本节就 ECMO 的类型、适应证和并发症作简要介绍。

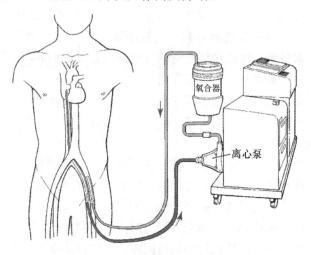

图 10-5-1　体外膜式氧合技术示意图

（引自 Cohn LH，Cardiac Surgery in the Adult）

一、ECMO 的类型

ECMO 技术依据其辅助插管方式和目的，主要有以下三种类型：静脉-动脉 ECMO（veno-arterial extracorporeal membrane oxygenation，VA ECMO）、静脉-静脉 ECMO（veno-venous extracorporeal membrane oxygenation，VV ECMO）和动脉-静脉 ECMO（arterial-venous extracorporeal membrane oxygenation，AV ECMO）。

（一）静脉-动脉 ECMO

VA ECMO 可同时辅助循环和呼吸，为患者提供足够的氧供和稳定的血流动力学支持。VA ECMO 按照其转流途径，可分为周围 VA ECMO（外周血管插管）和中心 VA ECMO（右心房和升主动脉插管）。周围 VA ECMO 辅助时临床常用的插管位置有：股静脉-股动脉和右颈内静脉-右颈动脉，前者主要用于成人，后者主要用于婴幼儿。

1. VA ECMO 辅助适应证　VA ECMO 广泛用于各种原因导致的急性循环衰竭患者的急诊抢救性治疗，并积极促进器官移植和人工器官的发展。其适应证主要包括：心脏术后心源性休克（postcardiotomy cardiogenic shock，PCCS）和各种原因引起的心搏骤停或心源性休克。

2. VA ECMO 辅助治疗指征　心排指数<2L/（m². min）持续3小时，代谢性酸中毒（碱缺失>5mmol/L 持续3小时），低血压（新生儿平均动脉压<40mmHg，婴幼儿<50mmHg 和儿童<60mmHg，且持续3小时），少尿［尿量0.5ml/（kg·h），且持续3小时］和心脏术后脱离体人工心肺机困难者（心脏畸形矫治满意）。

3. VA ECMO 辅助禁忌证　随着 ECMO 辅助材料的不断改良和临床实践经验的积累，ECMO 辅助禁忌证也正在发生改变。ECMO 辅助前本人存在慢性器官功能不全、免疫抑制性疾患、肝衰竭（门脉高压、肝硬化等）、多器官功能衰竭；合并严重中枢神经系统损害、晚期恶性肿瘤和严重凝血功能障碍患者等为 ECMO 辅助治疗的绝对禁忌证。

4. VA ECMO 辅助效果　据体外维生组织（Extracorporeal Life Support Organization，ELSO）统计报道，截至2012年7月，VA ECMO 共计为13000例心脏功能衰竭患者提供循环

辅助，其出院存活率为 44%。心脏畸形得到完全矫治，心脏功能的可恢复性是 VA ECMO 辅助成功的前提，辅助之前心脏功能受损程度以及全身器官功能状态是影响辅助结果的重要因素。当 VA ECMO 辅助期间发现自身心脏功能恢复可能性较小时，积极过渡到心室辅助装置，以等待心脏移植来挽救患者生命。

(二) 静脉-静脉 ECMO

VV ECMO 适用于心脏功能良好，仅存在肺部病变需要呼吸功能辅助治疗的患者。VV ECMO 辅助期间可代替肺功能，为机体提供氧合血，最大限度地减少呼吸机相关性肺损伤。

1. VV ECMO 辅助适应证　新生儿肺部疾患引起的呼吸衰竭，如胎粪吸入性肺炎综合征、透明膜式人工肺病、先天性膈疝和新生儿顽固性肺动脉高压等；各种原因导致的常规呼吸治疗方法失败的严重急性呼吸窘迫综合征 (acute respiratory distress syndrome，ARDS)，如创伤、感染性、手术后和围肺移植手术期等。

2. VV ECMO 辅助治疗指征　目前国内新生儿 VV ECMO 辅助极少，下面是成人 ARDS 时接受 ECMO 辅助治疗指征，有快进入标准和慢进入标准两种。快进入标准：FiO_2 为 1.0、PEEP $\geqslant$ 5cmH_2O，$PaO_2 \leqslant$ 50mmHg 超过 2 小时；慢进入标准：FiO_2 为 0.6、PEEP $\geqslant$ 5cmH_2O，$PaO_2 \leqslant$ 50mmHg 超过 2 小时，最大限度的内科治疗超过 48 小时。一旦指征明确应尽快实施 ECMO 辅助。

3. VV ECMO 辅助禁忌证　体重低于 2kg，胎龄不足 32 周的新生儿；机械辅助通气已超过 10～14 天；不可逆性肺部疾病，如广泛肺纤维化；其余同 VA ECMO 辅助禁忌证。

4. VV ECMO 辅助效果　ELSO 统计报道，截至 2012 年 7 月，VV ECMO 共计为 38000 例呼吸衰竭患者提供呼吸辅助，其中一半为新生儿呼吸衰竭，其出院存活率约为 69%。

(三) 动脉-静脉 ECMO

AV ECMO，又称体外二氧化碳去除 (extracorporeal carbon dioxide removal，$ECCO_2$-R) 或介入性肺辅助技术 (interventional lung assist，ILA) 是利用患者自身动-静脉压差推动血液流动来进行气体交换，属于无泵驱动型 ECMO，其主要特点是要求人工肺跨膜压差极低。该技术主要适用于心脏功能尚可，而呼吸功能衰竭主要以 CO_2 潴留为主要表现的患者。临床上呼吸衰竭患者突发呼吸危象时，不需要气管插管连接呼吸机，进行 AV ECMO 辅助，较小流量即可使二氧化碳分压降至正常范围，该技术具有较好的临床应用前景。

二、ECMO 相关并发症

ECMO 辅助本身具有较大的创伤性，辅助期间可能出现一些并发症，严重时可影响辅助效果，直接威胁患者生命。ECMO 并发症可以分为与 ECMO 相关机械并发症和与患者相关并发症两大类。ECMO 辅助期间需要定期检查，积极预防各种并发症的发生。

(一) ECMO 相关机械并发症

1. 血泵问题　电源脱落或停电、电池故障、机械故障、泵头泄露和泵内血栓形成等。
2. 人工肺故障　血浆渗漏、血栓形成、气栓产生和漏血等。
3. 变温箱故障　过度加热、不变温和低温等。
4. 管路问题　管路进气、漏血、血栓形成或迸开。

(二) 患者相关并发症

1. 出血　是 ECMO 辅助最常见的并发症，也是影响 ECMO 辅助生存率的主要并发症，尤其是在心脏术后心源性休克患者中发生率最高。常见出血部位是消化道、心脏手术切口及插管部位。近年来通过使用肝素表面处理的 ECMO 环路，外科医师的重视以及严密的抗凝策略和监测方法，使得出血并发症有所下降，但仍然是每位临床医师面临的重大难题。

2. 血管并发症　建立 ECMO 辅助时，插管操作粗暴或患者血管条件较差，造成血管穿孔、窦道或夹层形成。

3. 下肢缺血　成人 VA ECMO 辅助经股静脉-股动脉插管进行辅助时，动脉插管影响穿刺置管测下肢血液供应，或 ECMO 辅助之前患者合并下肢血管粥样硬化病变等。通过安装远端灌注管（8F 或 10F），积极测压来减少下肢缺血的发生（图 10-5-2）。另外，撤除 ECMO 辅助，缝合血管时，造成血管狭窄、血栓形成也可引起下肢缺血。

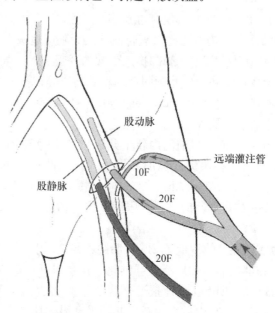

图 10-5-2　股部插管 VA ECMO 远端灌注管

（引自 Cohn LH，Cardiac Surgery in the Adult）

4. 溶血　患者 ECMO 辅助期间突然出现血红蛋白尿，且测定血浆中游离血红蛋白浓度较高。检查 ECMO 环路，必要时更换 ECMO 插管或环路。注意碱化尿液，积极预防肾衰竭。

5. 左心室顿抑　ECMO 为循环衰竭患者提供稳定血流动力学辅助的同时，可增加衰竭左心室后负荷，造成左心室射血困难，肺淤血。左心室顿抑临床表现为脉压减小，甚至消失。ECMO 辅助期间仍然需要使用较低剂量血管活性药物，维持左心室具有一定的收缩功能。左心室顿抑严重时，需联合主动脉内球囊反搏（intra-aortic balloon pump，IABP）辅助治疗。必要时安置左心引流管，进行左心引流减压，彻底排空左心室。

ECMO 是一种较新的技术，对心肺功能衰竭有较好的辅助治疗效果，全球已有 100 多家医院成立了 ECMO 治疗中心。ECMO 技术的开展需要较为完备的医疗设备和专业技术人才。我国 ECMO 技术起步较晚，目前国内仅在少数较大的心血管中心具备开展 ECMO 治疗的能力，主要以循环辅助为主。北京安贞医院开展 ECMO 辅助治疗 10 年来，对近 200 例危重患者进行辅助治疗，其主要经验是：ECMO 运用越来越广泛，在急性心肺衰竭的病例，应抓住时机，及早进行 ECMO 辅助，以免出现心脏、肺以及其他脏器的不可逆损伤，影响 ECMO 辅助效果。相信随着我国经济水平的不断提高，人们对危重、急症疾病治疗要求的不断提高，EC-MO 技术在心肺辅助支持治疗领域一定具有广阔的前景。

总之，自体外循环诞生 50 余年来，体外循环设备不断更新，新技术、新概念层出不穷，质量不断提高。体外循环相关技术不仅在心血管外科领域发挥重要作用，也延伸到医学其他学科。同时，也应该看到体外循环技术和设备仍然存在局限性，很多问题尚需不断地完善和探索，以挽救更多危重患者的生命。

（候晓彤）

第十一章 麻　醉

第一节　现代麻醉学领域

麻醉 (anesthesia) 是指麻醉医师给予麻醉药物产生镇痛、遗忘、意识消失及肌肉松弛等治疗作用，同时最大限度地减少副作用和毒性反应。通过给药对主要器官系统施以药理学调控来保持内环境的平衡和防止损害。公元 200 年，我国名医华佗即记载使用麻沸散对患者进行手术，是祖国医学对麻醉学 (anesthesiology) 的伟大贡献。1946 年 Morton 在美国麻省总医院 (MGH) 公开演示乙醚麻醉获得了成功，标志着现代麻醉学的开始。此后，特别是 20 世纪 50 年代以后，许多麻醉药物和麻醉方法的临床应用，医疗领域先进科学技术的发展，外科新术式的不断涌现，促进了麻醉学日新月异的巨大进步。麻醉学已由原来单纯满足手术患者无痛的任务单一的外科学分支，发展为囊括临床麻醉 (clinical anesthesia)、疼痛治疗 (pain management)、急救复苏 (first-aid and resuscitation) 和重症监测治疗 (intensive care) 等多亚科的临床二级学科。工作范围从单纯的手术室扩展到病房、门诊、急诊等场所，临床医疗、教学、科研工作范围日益扩大，工作任务日益繁重。

麻醉学主要的日常工作是临床麻醉。临床麻醉用药物或某种方法暂时使患者意识丧失 (unconsciousness)，或即使意识存在，但对疼痛无感知，从而保证手术、诊断或治疗操作能安全、舒适地进行。在治疗完成后，意识和各种感觉及生理功能可及时恢复正常。在施行每一例麻醉时，包括以下具体工作内容：①麻醉前准备工作：对病情做出正确的估计，制订出正确的麻醉方案，选择适当的麻醉方法和药物，充分估计麻醉手术期间可能发生的问题，并做好充分的预防措施和处理方案。②麻醉期间的工作：保证患者在无痛、安静、无记忆、无不良反应的情况下完成手术。同时为手术创造良好的条件，尽量满足某些手术的特殊要求（如肌肉松弛、低温、控制性低血压等）。做好手术麻醉过程中的监测工作，根据生命体征和机体内环境的变化，做出有效的处理。③麻醉后工作：手术完成后，将患者送回病房或麻醉恢复室，做好交接班，及时随访患者，防止并发症的发生。根据麻醉药给药途径和作用部位将麻醉分为两大类：全身麻醉 (general anesthesia) 和局部麻醉 (local anesthesia)。全身麻醉指麻醉药物作用于中枢神经系统，使患者意识暂时丧失，周身不感觉疼痛。全身麻醉包括吸入麻醉 (inhalational anesthesia)、静脉麻醉 (intravenous anesthesia) 和静吸复合麻醉。应用麻醉药物后使患者从清醒状态进入到意识消失或虽意识存在但对疼痛无感知的状态称为麻醉诱导。应用麻醉及辅助药物使患者处于无意识、无痛的状态称为麻醉维持。患者从麻醉状态至意识恢复，感觉及各种生理功能恢复正常状态称为麻醉苏醒。局部麻醉也称部位麻醉是指在患者神志清醒状态下，局部麻醉药应用于身体局部，使机体某一部分的感觉神经传导功能暂时被阻断，运动神经传导保持完好或同时有程度不等的被阻滞状态。这种阻滞应完全可逆，不产生任何组织损害。局部麻醉优点在于简便易行、安全性大、患者清醒、并发症少和对患者生理功能影响小。常见的局部麻醉有表面麻醉 (topical anesthesia)、局部浸润麻醉 (infiltration anesthesia)、区域麻醉 (field block)、神经传导阻滞 (nerve blockade) 四类。后者又可分为神经干阻滞、硬膜外阻滞、硬膜外-蛛网膜下腔联合阻滞及蛛网膜下腔阻滞等。静脉局部麻醉 (intravenous regional anesthesia）是局部麻醉另一种形式。为了满足手术要求，为手术提供有利条件，有时需麻醉医生采取一些特殊措施，以适应手术的需要，如在满足重要脏器灌注的基础上，应用药物或其他方法可控性地降低患者血压，以减少手术中失血或降低大血管张力，避免手术操作时引起大血管破裂，并为术者提供清晰术野的措施，称为控制性降压（deliberate hypotension）；降低患者或局部体温以提高器官组织耐受缺血、缺氧的能力，称为人工低温（deliberate hypothermia）；为减少手术中失血，减少输入异体血液，将患者自己的血液采集保存，同时给患者输入一定量的胶体或晶体液，在可能引起出血的手术操作完成后，再将采集保存的血液回输给患者，称为急性等容血液稀释（acute isovolumic hemodilution）；术中收集患者的出血，经特殊机器清洗、离心后，再回输至患者体内，称为术中红细胞回收（blood cell salvage）。随着现代麻醉学的快速发展，新的麻醉药物和麻醉方法的不断进步，临床麻醉的可控性和安全性不断提高，显著降低了麻醉药、麻醉操作和手术创伤对机体产生的不良影响，由于麻醉医师对机体重要脏器，特别是呼吸系统、循环系统生理、病理生理改变有深入了解，并且掌握生理学和临床药理学的知识，以及气管插管、机械通气、维护循环功能和保护中枢神经系统功能等的各种措施，同时具备对心、肺、肝、肾等重要脏器生理功能的监测、调控的知识和技能，麻醉医师在外科危重患者术前、术中和术后的监测和治疗以及伤病员的急救复苏中发挥着重要作用。另外，随着科学技术的不断发展，新技术设备及各种监测治疗手段不断涌现，如靶控输注技术的应用、肌肉松弛作用的精细监测、脑电双频指数的监测、双频听觉诱发电位的应用、器官水平氧合监测等，大大提高了麻醉和危重患者的诊断治疗水平。目前，临床麻醉的工作范围也日益扩大，由单纯的手术室内扩展到全院范围。分娩镇痛、胃肠镜等短小创伤性检查的镇痛及门诊日间手术的广泛开展，极大地拓展了麻醉科的工作范围。

近年来，疼痛治疗受到越来越多的关注。对于急慢性疼痛（包括癌性疼痛），运用静脉患者自控镇痛，其次是鞘内、硬膜外和胸膜内输注，以及连续神经阻滞等技术，取得了良好的效果。另外，由于疼痛门诊和病房的建立，B超和CT引导下的各种介入技术的进步，明显改善了各种癌性疼痛和顽固性疼痛的治疗效果。

麻醉医师另一项重要的工作范围是加强监测治疗病房（ICU）。随着危重、复杂手术开展的日益广泛，要求术后一段时间内对患者仍需经过重症监测治疗专业训练的医护人员进行专业治疗和护理。麻醉医师对麻醉患者的术后恢复、危重患者的监护、麻醉并发症防护等方面有着难以替代的优势，发挥着日益重要的作用，是现代麻醉科室的重要组成部分。

第二节 麻醉前准备和麻醉前用药

一、麻醉前准备

所有麻醉药和麻醉方法都可影响患者的生理状态稳定；外科疾病与并存的内科疾病又有各自的病理生理改变，这些因素将造成机体生理潜能承受巨大负担。在手术麻醉前对全身情况和重要器官生理功能做出充分估计，并尽可能加以维护和纠正，认真做好麻醉前准备工作。

麻醉医师应在麻醉前1～2天访视患者，详细了解病史，明确全身状况和器官功能，估计和评定患者对麻醉和手术的耐受力，拟订麻醉具体实施方案，选用适当的麻醉药、麻醉方法。麻醉前访视的主要目的有：了解患者的治疗史，身体及精神状况方面的信息，是否需要进一步检查和会诊；征得患者同意（签订知情同意书）；解答患者有关麻醉及术后疼痛方面的疑问，解除患者的焦虑情绪，促进恢复；拟订麻醉具体实施方案，并对患者术中可能出现的问题提前做好准备。

（一）术前评估

首先要详细复习病史，了解手术意图、目的、部位、切口，切除脏器范围，手术难易程度，出血程度，手术需时长短，手术危险所在，以及是否需要专门麻醉技术（如低温、控制性低血压等）配合。个人史包括劳动能力，能否胜任较重的体力劳动和剧烈活动，是否出现心悸、气短；有无饮酒、吸烟嗜好，每日量多少，有无长期咳嗽、咳痰、气短史；有无吸毒成瘾史；有无长期服用安眠药史等；了解以往疾病史，特别注意与麻醉有关的疾病，同时追询曾否出现过心肺功能不全或休克等症状，近期是否还存在有关征象，特别对心前区疼痛、心悸、头晕、昏厥、活动后呼吸困难、夜间憋醒、长期咳嗽多痰等征象应引起重视，还需判断目前的心肺功能状况。另外对患者的过敏史、治疗用药史及麻醉手术史均应有明确的了解。

查看术前常规和特殊检查结果。术前常规检查的项目，如血、尿、粪常规，血电解质，肝、肾功能，心电图，胸部 X 线检查等，为初步评估患者的重要脏器功能提供依据。但对于合并重要脏器疾病的患者，或进行特殊手术的患者，应进行进一步的检查与评估。

对合并肺部疾患或进行胸或上腹部大手术的患者，应进行肺功能和血液气体分析检查，综合判断肺的通气及氧合功能。肺活量（VC）＜1.0L，第 1 秒用力肺活量（FEV_1）＜0.5L，最大通气量（MVV）＜50L/min，动脉血氧分压（$PaCO_2$）＜7.3kPa，动脉血 CO_2 分压（$PaCO_2$）＞6.0kPa 者手术后并发肺功能不全的危险性明显增加。

对怀疑有心血管疾病的患者，应进行心脏超声或心导管检查，以评估其心脏功能。对于高血压患者，应明确血压升高水平，口服降血压药的种类和剂量，有无继发性心、脑、肾等重要脏器的并发症。对心律失常或明显心肌缺血患者应进行 24 小时动态心电图监测，必要时行冠状动脉造影检查。

肝功能不全的患者，手术的危险性与肝功能损害程度及手术创伤大小密切相关。通常应用 Child 分级对患者的肝功能进行判断：轻度肝功能不全，对麻醉和手术的耐受性较好；中度肝功能不全，对麻醉和手术的耐受性较差；而重度肝功能不全，对麻醉和手术的耐受性很差，麻醉手术的危险性极高。

在充分了解病史和实验室检查的基础上，还应进行详细的以心血管和呼吸系统为重点的体格检查。对所有患者，尤其是欲行全身麻醉的患者，应仔细检查呼吸道，注意开口度的大小、舌体的大小、有无松动的牙齿及义齿、颈部的活动度及颈部的长短、颈围大小、甲颏距的长短，以及有无小下颌、气管偏移、受压、狭窄等，以判断是否存在困难气道。对于拟行椎管内麻醉的患者，应注意脊柱是否存在病变、畸形，穿刺部位及临近组织有无感染，是否存在中枢神经系统疾病，是否存在出血倾向或正在使用抗凝血药，如存在上述情况，应禁忌椎管内麻醉。

术前病情应根据患者全身情况和麻醉的耐受能力进行综合评估。目前常采用美国麻醉医师协会（American Society of Anesthesiologists，ASA）修订的 5 级分类法，对病情判断有重要参考价值。ASA1 级：正常健康；ASA2 级：除外科疾病外，有轻度的系统性疾病，但功能代偿良好；ASA3 级：有严重的系统性疾病，日常活动受限；ASA4 级：有严重的系统性疾病，经常面临生命危险；ASA5 级：无论手术与否生命难以维持 24 小时的濒死患者。急症手术患者分级在上述分级的基础上再加上"E"（emergency）。ASA1、2 级患者对麻醉的耐受性较好，ASA3 级患者麻醉有一定的风险，应充分做好术前准备，ASA4、5 级患者麻醉风险极大。

（二）麻醉前的一般准备

多数患者在手术前存在种种不同程度的思想顾虑，术前必须针对存在的顾虑和疑问进行交谈和说明，以取得患者信任，设法解除患者的思想顾虑和焦急情绪，对过度紧张的患者，术前一晚给予适量安定类药，手术日晨麻醉前再给适量镇静睡眠药。营养不良可导致贫血、白蛋白降低及某些维生素缺乏，使患者耐受麻醉、手术创伤的能力降低，术前应尽量补充营养，改善患者的一般状况，也可通过注射水解蛋白和维生素等进行纠正，白蛋白低下者，最好给予浓缩白蛋白注射液。由于术后切口疼痛、各种引流、导尿及不习惯在床上排尿、排便等不适因素，术前应将其临床意义向患者讲明，以争取得到患者的主动配合。另外应向患者宣教术后深呼吸、咳嗽、咳痰的重要性，并进行适当的训练。

为避免术中及术后的反流、误吸，成人一般应在麻醉前至少 8 小时，最好 12 小时开始禁饮、禁食，以保证胃彻底排空；小儿术前也应至少禁饮、禁食 8 小时，但婴儿术前 4 小时可喂一次葡萄糖溶液。有关禁饮、禁食的重要意义，必须向病儿家属交代清楚，以争取合作。

对于术前长期服用某些药物的患者，应注意与麻醉药物间的相互作用。长时间应用皮质激素者，手术中有可能发生急性肾上腺皮质激素功能不全危象，因此术中应继续使用外源性皮质激素，直至术后数天。口服降血糖药治疗的糖尿病患者，术前最好改用胰岛素治疗。正在施行抗凝治疗的患者，手术前应停止使用，并需设法拮抗其残余抗凝作用。人长期服用某些中枢神经抑制药，如巴比妥类、阿片类、单胺氧化酶抑制药、三环抗忧郁药等，均可影响对麻醉药的耐受性，或于麻醉中易诱发呼吸和循环意外，故均应于术前停止使用。

（三）特殊病情的准备

对于术前控制良好的高血压患者，其治疗用药应持续至术晨，而对于血压控制不满意患者，应调整用药，使血压达到理想水平后再行手术。择期手术患者，控制收缩压低于 180mmHg、舒张压低于 100mmHg 较为安全。长期应用利尿药和低盐饮食患者，有可能并发低血容量、低血钾和低血钠，术前均应做血电解质检查，保持血清钾水平在 3.5～5.5mmol/L。凡有心力衰竭史、心房颤动或心脏明显扩大者，术前应给予洋地黄类药物治疗，心功能较差的患者，应适当卧床休息、吸氧、增加心肌的能量储备，并给予强心、利尿、扩血管治疗，以减轻心脏负荷，改善心功能。

老年患者术前常合并哮喘、慢性阻塞性肺疾病、肺气肿及慢性支气管炎等多种呼吸道疾病易并发术后呼吸系统并发症，麻醉前应积极控制呼吸道感染，戒烟至少 2 周以上，术前 3～5 天应用有效的抗生素，做体位引流，控制痰量至最少。深呼吸和咳嗽训练有助于改善肺通气功能。对阻塞性肺功能不全或听诊有支气管痉挛性哮鸣音者，需雾化吸入麻黄碱、氨茶碱、肾上腺素或异丙肾上腺素等支气管扩张药治疗，经常发作哮喘者，可应用肾上腺皮质激素，以减轻支气管黏膜水肿。

合并糖尿病患者应控制血糖不高于 8.3mmol/L，尿糖低于（＋＋），尿酮体阴性。急症手术患者伴有酮症酸中毒者，应给予胰岛素消除酮体、纠正酸中毒后再行手术。

对于合并泌尿系统疾病的患者，麻醉前准备的基本原则是保护肾功能，维持正常的肾血流量和肾小球滤过率。术前补足血容量，防止因血容量不足所致的低血压和肾缺血。纠正水、电解质和酸碱代谢失衡，避免使用对肾有明显毒害的药物。

肝功能损害患者术前应进行保肝治疗，提高对手术和麻醉的耐受力。给予糖、高蛋白质饮食，以增加糖原储备和改善全身情况。合并低蛋白血症时，可间断补充浓缩白蛋白。对于合并凝血功能障碍的患者，可补充维生素 K 及凝血因子。若并存胸水、腹水或水肿，则应限制钠盐摄入，应用利尿药和抗醛固酮药，必要时术前放出适量胸水、腹水，引放速度必须掌握缓慢、分次、小量的原则，同时注意水和电解质平衡，并补充血容量。

二、麻醉前用药 （premedication）

（一）目的

麻醉前用药的目的在于：①消除患者紧张、焦虑及恐惧心理，使患者情绪稳定，显著减少麻醉药用量和（或）提高机体对局部麻醉药耐受性。②提高痛阈，阻断痛刺激向中枢传导，减弱痛反应和加强镇痛，弥补某些麻醉方法本身镇痛不全的不足。③减少腺体分泌，保持口腔及呼吸道干燥，防止误吸。④减轻自主神经应激性，特别是迷走神经反射；减少儿茶酚胺释放，维持血流动力学稳定。

（二）常用药物

1. 镇静催眠药　常用巴比妥类药（barbiturates），具有镇静、催眠和抗惊厥作用，能预防局部麻醉药的毒性反应。主要选用长效（6～9h）的苯巴比妥钠。睡眠剂量成人为 100～200mg，小儿为 2～4mg/kg，于麻醉前 2 小时肌内注射。

2. 苯二氮䓬类药（benzodiazepines）　抗焦虑药物，能有效解除患者紧张恐惧和疼痛应激反应。常用药有地西泮（diazepam），成人口服量为 2.5～5.0mg，静脉或肌内注射量为 5～10mg。咪达唑仑（midazolam），成人口服剂量为 10～15mg，肌内注射量为 5～10mg。

3. 抗胆碱药　能阻断 M 型胆碱能受体，抑制腺体分泌，减少呼吸道和口腔分泌物，解除平滑肌痉挛和迷走神经对心脏的抑制作用。常用的药物有阿托品（atropine），成人皮下或肌内注射常用剂量为 0.5mg。东莨菪碱（scopolamine）常用剂量为 0.3～0.6mg，麻醉前 30min 皮下或肌内注射。

4. 麻醉性镇痛药（narcotics）　具有镇痛及镇静作用，与全身麻醉药有协同作用，可减少麻醉药用量。椎管内麻醉时作为辅助用药，能减轻内脏的牵拉反应。常用药物有吗啡（morphine），成人用量为 5～10mg，皮下注射。哌替啶（meperidine），成人肌内注射剂量为 25～100mg。

5. 其他　为预防和减轻围术期反流、误吸的危害，术前还可给予胃内容物调整药物，给予雷尼替丁 50mg 静脉注射。另外，还可以给予抗组胺药及 β-受体阻断药等。

（三）注意事项

1. 全身一般情况差、年老、体弱、恶病质、休克、甲状腺功能低下者，麻醉前用药应减量。

2. 呼吸代偿功能不全、肺活量显著降低、呼吸抑制或呼吸道部分梗阻（如颈部肿瘤压迫气管、支气管哮喘）等病例，应禁用镇静催眠药和麻醉性镇痛药。

3. 迷走张力亢进所致心动过缓患者，需常规使用阿托品，剂量可增大至 0.8～1.0mg。

4. 先天性发绀型心脏病患者及复杂心内手术患者宜用适量吗啡，可减轻右向左分流及心脏负担。

5. 颅内压增高患者对镇静药的耐受性小，若有轻微呼吸抑制和 $PaCO_2$ 升高，即足以进一步扩张脑血管、增加脑血流量和增高颅内压，麻醉前用药应慎重。

6. 临产妇原则上应避用镇静催眠药和麻醉性镇痛药，避免引起新生儿呼吸抑制和活力降低。

7. 小儿腺体分泌旺盛，全身麻醉前抗胆碱能药物的剂量应略大，长时间手术期间应注意追加药物。

第三节　局部麻醉

局部麻醉（local anesthesia）简称局麻，广义上也称区域麻醉麻醉（regional block anesthesia）。局部麻醉药应用于身体局部，使机体某一部分的感觉神经传导功能暂时被阻断，运动神经传导保持完好或同时有程度不等的被阻滞状态。这种阻滞应完全可逆，不产生任何组织损害。临床常用的局部麻醉有局部浸润麻醉、表面麻醉、神经或神经丛阻滞等。椎管内麻醉将下节专门讨论。

一、局部麻醉药的药理

（一）化学结构和分类

局部麻醉药均属于芳香基-中间链-氨基结构的化合物，酯类和酰胺类局部麻醉药，除了在起效时间和时效有明显不同外，前者的代谢是在血浆内被水解或胆碱酯酶所分解，酰胺类则在肝内被酰胺酶所分解。一般认为，酯类局部麻醉药所含的对氨基化合物可形成半抗原，以致引起变态反应；酰胺类则不能形成半抗原，故引起变态反应者极为罕见。中间链为羧基，又可分为酯链和酰胺链；前者为酯类局部麻醉药，如普鲁卡因；后者为酰胺类局部麻醉药，如利多卡因。亲脂基结构（芳香基）在酯类局部麻醉药为苯甲胺，在酰胺类则是苯胺；亲水基结构（氨基）除了含有可溶性氮外，还有乙醇或醋酸氨的衍生物。

（二）理化性质与麻醉特性

理化性质中最重要的是离解常数、脂溶性及血浆蛋白结合率，这些因素决定了局部麻醉药的麻醉效能、显效时间、阻滞作用持续时间及毒性作用的大小。

1. 离解常数（pKa） 局部麻醉药以两种形式存在于水溶液中，一部分为非离子状态的碱基（B），另一部分为离子状态的阳离子（BH^+），两者转换程度取决于溶液的 pH，pH 愈低，BH^+ 愈多，pH 愈高，则 B 愈多。离解常数可用下式表示：$pKa = pH - \log [(B/BH^+)]$。由此可以看出，当溶液中 B 和 BH^+ 浓度完全相等时，即 B：BH^+ = 1 时，则 log = 0，该时的 pH 即为该局部麻醉药的 pKa。大多数局部麻醉药的 pKa 处于 7.5～9.0。局部麻醉药要从注射部位弥散到神经干，取决于该药离解后的 B 浓度，故局部麻醉药作用在酸性条件下要比在生理 pH 范围内的作用差，临床上有时采用碱化药液来增强局部麻醉药的作用及显效时间。

2. 脂溶性 神经膜含有丰富的脂质和蛋白质，因此局部麻醉药的脂溶性可作为衡量和神经亲和力的尺度。一般讲麻醉效能与脂溶性呈正比关系，即脂溶性愈大，愈容易穿透神经组织膜，并发挥对神经传导的阻滞效能，临床效能增强；反之则弱。

3. 血浆蛋白结合率 吸收至血内的部分局部麻醉药将与血浆蛋白相结合，被结合的药物将暂时失去药理活性。结合与非结合形式的药物间是可逆的，又是相互平衡的。与血浆蛋白结合的多寡，除了与亲和力有关外，还受药物浓度和血浆蛋白含量的影响。血浆蛋白的结合率低或其结合已达饱和，则血内将出现更多非结合（游离）形式的药物，局部麻醉药的毒性增加。

（三）局部麻醉药的吸收、分布、生物转化和清除

1. 吸收 从注射局部麻醉药部位吸收至血液内，受注射部位、剂量、局部组织血液灌流、药物-组织结合，以及有否加用血管收缩药等因素的影响。血内局部麻醉药浓度的峰值均与剂量直接相关。如应用大容量的稀释局部麻醉药液，其血内浓度将比应用等剂量小容量的药液为高。高浓度的局部麻醉药，虽其所形成的浓度梯度有利于药物弥散，但因浓度高、容量小，与组织接触界面也小。因此在相同剂量下，1% 与 2% 溶液在血液内浓度相似，毒性也相似。不同部位的神经阻滞的局部麻醉药吸收速率也不相同，以肋间神经阻滞为最高，随后呈下列递减之顺序：肋间神经阻滞＞骶管阻滞＞硬膜外腔阻滞＞臂丛神经阻滞＞坐骨神经-股神经阻滞。局部麻醉药吸收的快慢与该部位的血液灌流充足与否直接相关，黏膜表面给药吸收最快，依次顺序为咽喉部、气管、支气管、肋间、皮内和皮下。而局部麻醉药中加入血管收缩药，如肾上腺素，可延缓药物吸收及降低单位时间内血药浓度。

2. 分布 局部麻醉药从注射部位经毛细血管吸收分布至各器官系统。首先承受药物负荷的是血液灌流好的器官，如心、脑、肝和肾，随后以较慢的速率再分布到灌流较差的肌肉、脂肪和皮肤；终经生物转化，清除和排出至体外。

3. 生物转化和清除 酯类局部麻醉药主要是通过血液内酯化而进行水解，产生芳族酸和氨基醇，是属肝外性代谢。酰胺类局部麻醉药代谢主要在肝细胞内质网内进行，经微粒体酶的催化及需 NADPH 和氧的参与，再经氧化脱烃作用把叔胺降解为较易于水解的仲胺，并随粪便和尿液排泄。通过呼气和唾液排泄是不常见的途径。

（四）局部麻醉药的不良反应

局部麻醉药的不良反应可分为局部和全身性两种类型。局部不良反应，多为局部麻醉药的化学结构和组织的直接接触而引起的。全身反应除了高敏性与变态反应外，多与用药的剂量有关。

1. 全身不良反应 全身毒性反应中以中枢神经系统和心脏毒性最为严重。常见原因有局部麻醉药过量、误入血管内、注射部位血液供应丰富、而又未加血管收缩药，使血液吸收局部麻醉药的速度过快、患者全身情况差（如高热、恶病质、休克、老年等），对局部麻醉药的耐受能力降低等。

（1）中枢神经毒性反应：一旦血内局部麻醉药浓度骤然升高，可引起一系列的毒性症状，如下按其轻重程度排序：舌或唇麻木、头痛、头晕、耳鸣、视物模糊、言语不清、肌肉颤搐、意识不清、惊厥、昏迷、呼吸停止。

（2）心脏毒性反应：心脏毒性作用可表现为传导阻滞、血管平滑肌和心肌抑制，出现心律失常、心肌收缩力减弱、心排血量减少、血压下降，甚至心脏停搏。一般局部麻醉药中枢神经系统毒性表现多先于心脏毒性，而布比卡因则与此相反。研究表明产生不可逆的心血管虚脱与中枢神经系统毒性（惊厥）间局部麻醉药剂量之比（CC/CNS），布比卡因要比利多卡因低。动物实验表明利多卡因 CC/CNS 为 7.1 ± 1.1，相当于 7 倍的惊厥剂量才引起不可逆的心血管虚脱，布比卡因则分别为 3.7 ± 0.55，且布比卡因引起的心血管意外，复苏十分困难。

（3）全身性不良反应：还包括高敏反应和变态反应。当应用小剂量的局部麻醉药，或其用量低于常用量时，患者就发生毒性反应初期症状，应该考虑为高敏反应。一旦出现反应，应停止给药，并给予治疗。变态反应发生率只占局部麻醉药不良反应的 2%，酯类局部麻醉药引起变态反应远比酰胺类多见。

2. 局部不良反应 由于局部麻醉药浓度过高或神经接触的时间过长，可造成接触性不良反应，包括组织毒性、神经毒性和细胞毒性等。

3. 毒性反应的预防和治疗

（1）预防：严重的毒性反应威胁患者的安全，因此应积极防止其毒性反应的发生，具体措施有：应用局部麻醉药的安全剂量；在局部麻醉药溶液中加用肾上腺素，以减慢吸收；防止局部麻醉药误注入血管内，必须细心抽吸有无血液回流；警惕毒性反应的先驱症状，如耳鸣、头晕、突然入睡、多语及口唇麻木等。此时就应停止注射，予以治疗；一般习惯应用非抑制量的巴比妥及苯二氮䓬类药物作为麻醉前用药，以期达到预防反应的目的。

（2）治疗：出现毒性反应后应吸氧，并进行辅助或控制呼吸；维持血流动力学的稳定；并静脉注射硫喷妥钠 $50\sim100mg$ 或其他快速起效的巴比妥药物，但勿应用过量以免发生呼吸抑制；也可静脉注射苯二氮䓬类药物。发生惊厥时要注意保护患者，避免发生意外的损伤。

（五）常用局部麻醉药

1. 酯类局部麻醉药

（1）普鲁卡因（procaine）：局部麻醉时效短，一般仅能维持 $45\sim60$ 分钟，pKa 高，在生理 pH 范围呈高离解状态，故其扩散和穿透力都较差，表面局部麻醉的效能差。适用于局部浸润麻醉，常用浓度为 0.5%，其他神经阻滞则可用 1.5%～2.0%溶液，一次注入极量为 1g。

（2）丁卡因（地卡因，dicaine）：长效局部麻醉药，麻醉效能为普鲁卡因的 10 倍，毒性也为普鲁卡因的 10 倍。黏膜穿透力强，适用于表面麻醉，常用浓度为 1%～2%，一次限量为 40mg。蛛网膜下腔阻滞常用 1%丁卡因、10%葡萄糖溶液及麻黄碱各 1ml，配制成 1∶1∶1 重比重溶液，成人剂量 8～10mg，一般时效可达 120～180 分钟。

2. 酰胺类局部麻醉药

（1）利多卡因（lidocaine）：起效快，弥散广，穿透性强，无明显扩张血管作用。表面麻醉浓度为 2%～4%，一次限量为 100mg，起效时间 5 分钟，维持 10～15 分钟。局部浸润麻醉用 0.25%～0.5%浓度，时效 120～400 分钟。神经阻滞则用 1%～2%浓度，时效 60～120 分钟。硬膜外隙阻滞用 1%～2%浓度，时效 90～120 分钟。神经阻滞和硬膜外阻滞，成人一次用量为 400mg，加用肾上腺素时极量可达 500mg。

(2) 布比卡因（Bupivacaine）：临床常用浓度为 0.25%～0.75%，适用于神经阻滞、硬膜外阻滞和蛛网膜下腔阻滞，成人安全剂量为 150mg，极量为 225mg。0.0625%～0.125%溶液适用于分娩时镇痛或术后镇痛，对运动的阻滞较轻。

(3) 罗哌卡因（ropivacaine）：适用于神经阻滞和硬膜外阻滞，常用浓度为 0.5%～1.0%溶液，起效时间 5～15 分钟，感觉时间阻滞可大 4～6 小时，加用肾上腺素不能延长运动神经阻滞时效。一次限量为 200mg。特点为低浓度应用时具有明显的感觉和运动神经阻滞分离，更适用于分娩镇痛。

二、常用局部麻醉方法

常用的局部麻醉方法有表面麻醉、局部浸润麻醉、区域麻醉和神经阻滞四类。

（一）表面麻醉

将渗透作用强的局部麻醉药与局部黏膜接触，使其透过黏膜而阻滞浅表神经末梢所产生的无痛状态，称为表面麻醉（topical anesthesia）。表面麻醉多用于眼、鼻腔、口腔、咽喉、气管及支气管、尿道等处的浅表手术或检查。眼科手术时角膜的表面麻醉常采用 0.5%～1.0%丁卡因滴入，每 2 分钟重复滴药一次，3～5 次即可。麻醉作用持续 30 分钟，可重复应用。鼻腔手术常采用 2%～4%利多卡因或 0.5%～1%丁卡因棉片敷于鼻甲和鼻中隔处，3～10 分钟即可取出。咽喉、气管表面麻醉可用 0.5%～1%丁卡因或 2%～4%利多卡因喷雾，气管内表面麻醉还可采用 2%利多卡因或 0.5%丁卡因 2～3ml 环甲膜穿刺注入。

（二）局部浸润麻醉

沿手术切口线分层注射局部麻醉药，阻滞组织中的神经末梢，称为局部浸润麻醉（local infiltration anesthesia）。操作方法：穿刺针沿切口线一端刺入行皮内注药，形成一橘皮样皮丘，然后经皮丘分层注药，若需浸润远方组织，穿刺针应由上次已浸润过的部位刺入，以减少穿刺疼痛。常用药物为 0.5%普鲁卡因溶液，最大一次用量为 1g，也可用 0.25%～0.5%利多卡因，最大剂量为 400～500mg。

（三）区域麻醉

围绕手术区，在其四周和底部注射局部麻醉药，以阻滞进入手术区的神经干和神经末梢，称为区域麻醉。区域麻醉的操作要点及使用的药物与局部浸润法相同。主要优点在于避免穿刺病理组织，对手术区域解剖层次影响小。适用于门诊小手术，也适于健康情况差的虚弱患者或高龄患者。

（四）神经及神经丛阻滞

将局部麻醉药注射至神经干、丛、节的周围，暂时阻滞神经传导功能，使之支配的区域达到手术无痛的方法，称为神经或神经丛阻滞。由于神经干或丛是混合性的，不但阻滞感觉神经，而且不同程度地阻滞了运动神经、交感、副交感神经纤维，其麻醉效果优于局部浸润麻醉。临床常用神经阻滞有颈丛、臂丛神经、腰丛神经阻滞等。近年来解剖定位结合神经刺激器及超声引导下神经阻滞技术日渐普及，使神经阻滞更为安全、可靠。

1. 颈丛阻滞（图 11-3-1，2） 颈丛由颈 1～4 脊神经前支组成，位于胸锁乳突肌后方，中斜角肌和肩胛提肌的前方。出椎间孔后，从后面横过椎动脉及椎静脉，向外延伸，到达横突尖端时分为升支及降支，这些分支与上下相邻的颈神经分支在胸锁乳突肌之后连接成网状，称为颈神经丛。颈神经丛分为深丛及浅丛，浅丛包括颈横神经、耳大神经、枕小神经、锁骨上神经 4 个分支自胸锁乳突肌后缘中点浅出于皮下，分别向前、上、后上和外下方走行，支配该处皮肤。深丛分支支配颈部肌肉和其他深部组织。颈丛阻滞适应证包括甲状腺手术、气管切开术、颈动脉内膜剥脱术等。

（1）阻滞标志：第 6 颈椎横突较为突出，相当于环状软骨水平。自第 6 颈椎横突与乳突画一连线，在此连线上，于乳突下 1.5cm 处为第 2 颈椎横突；从第 2 颈椎横突下 2cm 为第 3 颈椎横突，其下 3cm 为第 4 颈椎横突。

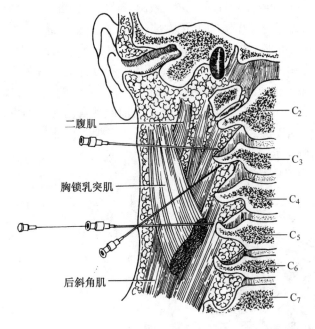

图 11-3-1　颈丛阻滞解剖示意图

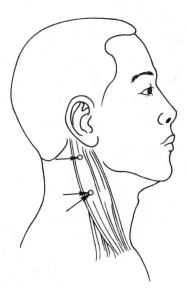

图 11-3-2　颈丛阻滞进针部位

（2）颈深丛阻滞

1）患者体位去枕仰卧，将头转向对侧，在颈 2、3、4 颈椎横突处做标记，常规消毒铺单。

2）先从第 4 颈椎横突开始，用 22G 长 3.5cm 穿刺针做皮丘，经皮丘垂直向横突穿刺，一般穿刺的深度在 2～3cm，此时患者可有酸胀异感，回抽无脑脊液及血液后，即可注入局部麻醉药 2～4ml。

3）以同样方法在第 2、3 颈椎横突面上各注 3～4ml 局部麻醉药，若手术不涉及颈上部和颌下部可不阻滞第 2 颈神经。

4）一针阻滞法：在甲状软骨上缘，胸锁乳突肌后缘，触及前、中斜角肌肌间沟处做皮丘，而后垂直于皮肤穿刺，略向后、向下进针抵达第 4 颈椎横突，有异感后注入局部麻醉药 10～15ml。注药后将穿刺针退至皮下，在胸锁乳突肌后缘中点位置上，向上、向内、向后分别注入局部麻醉药 5ml 阻滞颈浅丛。

（3）颈浅神经丛阻滞

1）于第 4 颈椎横突处做标记，或采取颈外静脉与胸锁乳头肌后缘交点，常规消毒后在标记处做皮丘。

2）由标记处垂直刺入皮肤，缓慢进针，遇落空感后表明针尖已穿过颈阔肌，将局部麻醉药注射至颈阔肌和皮下，亦可在颈阔肌表面向横突、锁骨和颈前方做浸润注射，以阻滞颈浅丛各分支，一般每侧药量 10ml 左右。

（4）颈丛神经阻滞并发症：

1）刺破血管导致局部血肿。

2）误入蛛网膜下隙、硬膜外隙导致高位硬膜外阻滞或全脊椎麻醉。

3）局部麻醉药毒性反应。

4）霍纳综合征（Horner's syndrome）为颈交感神经被阻滞所致，表现为阻滞侧眼裂缩小、瞳孔缩小、眼结膜充血、鼻塞、面微红而无汗。

5）膈神经阻滞。

6）喉返神经阻滞。

2. 臂丛神经阻滞（图 11-3-3）　臂丛神经由颈 5～8 脊神经（$C_{5～8}$）前支和胸 1 脊神经（T_1）前支的大部分组成，与锁骨下动脉一道经斜角肌间隙和锁骨后方进入腋窝。其间几经混编组合成根、干、股、束，并发出许多分支。主要支配整个手、臂运动和绝大部分手、臂感觉。根：5 个，即 $C_{5～8}$ 及 T_1，出自相应的椎间孔，进入斜角肌间隙。干：由 5 个根合成上、中、下 3 个干。上干由颈 5、6 合成，中干由颈 7 单独构成，下干由 C_8 和 T_1 合成。股：每一个干分为前、后两股，因此以上 3 个干共有 6 个股。束：共有 3 个束，位于腋窝的腋动脉周围。上干与中干的前股合成外侧束，位于腋动脉的外侧，延续为肌皮神经和正中神经外侧根。下干的前股独自构成内侧束，位于腋动脉的内侧，延续为尺神经、前臂内侧皮神经、臂内侧皮神经和正中神经内侧根。上、中、下干的后股合成后束，位于腋动脉的后侧，延续为腋神经及桡神经。

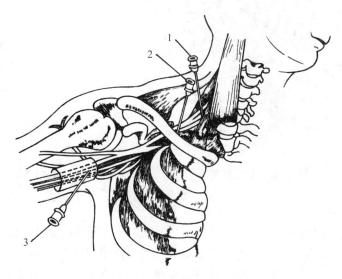

图 11-3-3　臂丛神经阻滞示意图

（1）肌间沟阻滞法

1）患者体位为仰卧位，头偏向对侧后仰。

2）让患者略抬头以显露胸锁乳突肌的锁骨头，用手指在其后缘向外滑动，可摸到一条小肌肉即前斜角肌，它与中斜角肌之间的凹陷即肌间沟。自环状软骨水平与肌间沟的交点即为穿刺点，此处相当于第 6 颈椎横突水平。

3）局部皮肤常规消毒铺单，，从环状软骨水平画一横线，相当于第 6 颈椎横突，用 22 号 3～5cm 穿刺针在其与前中斜角肌间沟交点处做皮丘。

4）穿刺针沿肌间沟向内后及下方推进，穿过肌膜时有突破感，深 1～2cm 有异感，回吸无血液及脑脊液，可注入局部麻醉药 20～30ml。

5）优、缺点：易于掌握，适用于上臂、肩部及桡侧手术。局部麻醉药用量少，不会引起气胸。但尺神经阻滞起效慢，有损伤椎动脉可能。

（2）腋路阻滞法

1）患者仰卧，头偏向对侧，患肢外展 90°，屈肘，前臂外旋，手背贴床，呈行军礼状。在腋窝处触及腋动脉搏动，再沿动脉走向向上触及胸大肌下缘腋动脉波动消失处，略向下取动脉搏动最高点为穿刺点。

2）常规消毒铺单，在穿刺点处做皮丘。

3）取 4.5cm 长 22G 穿刺针在腋动脉搏动最高点与动脉呈 10°～20°夹角刺入皮肤，然后缓慢进针直至出现刺破鞘膜的落空感。松开持针手指，针随动脉搏动而摆动，即认为针已入腋鞘内。部分患者可能有异感，但不必强求异感。注射器回抽无血后可注入 30～35ml 局部麻醉药。

4）优、缺点：操作简单，无气胸、膈神经、迷走神经、喉返神经阻滞及误入硬膜外间隙或蛛网膜下腔的危险。但局部麻醉药用量较大，局部麻醉药毒性反应发生率较其他入路高。适用于前臂以下及尺侧手术。

第四节　椎管内麻醉

椎管内麻醉（intrathecal anesthesia）包括蛛网膜下腔阻滞麻醉（subarachnoid anesthesia）和硬膜外阻滞麻醉（epidural anesthesia），后者还包括骶管阻滞。将局部麻醉药注入蛛网膜下腔，主要作用于脊神经根所产生的麻醉称为蛛网膜下腔阻滞，通称为脊椎麻醉；局部麻醉药在硬膜外间隙作用于脊神经，使相应节段的感觉和交感神经完全被阻滞，运动神经纤维部分地丧失功能，这种麻醉方法称为硬膜外麻醉。如将上述两种麻醉方法同时应用以增强麻醉效果和延长阻滞时间，则称为脊椎-硬膜外联合麻醉（combined spinal-epidural anesthesia，CSEA）。

一、椎管内麻醉的解剖

1. 脊柱的构成及生理弯曲　脊柱由脊椎重叠而成。成人脊椎呈现4个弯曲，颈曲和腰曲向前，胸曲和骶曲向后。仰卧位时，其最高点位于第3腰椎和第3颈椎，最低点位于第5胸椎和骶部（图11-4-1）。这一生理弯曲对蛛网膜下腔内麻醉药的移动有重要影响，为选择穿刺间隙和改变患者体位来调节阻滞平面解剖学基础。

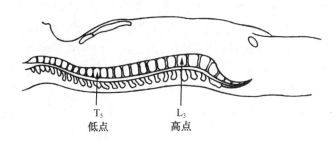

T5
低点

L3
高点

图11-4-1　脊柱生理弯曲示意图

2. 脊椎的结构　脊椎由位于前方的椎体、位于后方的椎弓及其棘突三部分组成，相邻的椎弓切迹之间围成一个椎间孔，脊神经根由此通过。位于上、下两棘突之间的间隙是椎管内麻醉的必经之路。颈椎和腰椎的棘突呈水平状排列，而胸椎棘突则呈叠瓦状排列。

3. 韧带　相邻两节椎骨的椎弓由三条韧带相互连接，由内向外依次为黄韧带、棘间韧带及棘上韧带（图11-4-2）。黄韧带几乎全由弹力纤维构成，上附于椎板的前下缘，下至下一椎板的后上部，是三层韧带中最坚硬的一层，穿刺时针尖穿过时有阻力，穿过后有落空感；棘间韧带比较薄弱，连接上、下两棘突；棘上韧带质地较坚韧，是连接自第7颈椎至骶骨棘突尖端的纵行韧带。

4. 脊髓　脊髓上端从枕骨大孔开始，在胚胎期充满整个椎管腔，至新生儿终止于第3腰椎或第4腰椎，成人则在第1、2腰椎之间。因此，成人在第2腰椎以下的蛛网膜下腔只有脊神经根，即马尾神经。行脊椎麻醉时多选择第2腰椎以下的间隙，以免损伤脊髓。

脊髓容纳于椎管内，为脊膜所包裹。脊膜从内向外分三层，即软脊膜、蛛网膜和硬脊膜。硬脊膜从枕骨大孔以下开始分为内、外两层。外层与椎管内壁的骨膜和黄韧带融合在一起，内层形成包裹脊髓的硬脊膜囊，止于第2骶椎。因此通常所说的硬脊膜实际是硬脊膜的内层。软膜覆盖脊髓表面与蛛网膜之间形成蛛网膜下腔。硬脊膜与蛛网膜几乎贴在一起，两层之间的潜在腔隙即硬膜下间隙，而硬脊膜内、外两层之间的间隙为硬膜外间隙（腔）。硬膜外腔内有疏

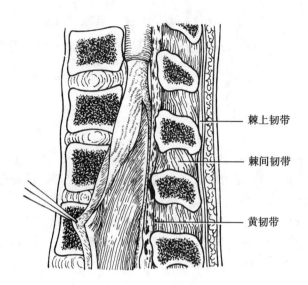

棘上韧带

棘间韧带

黄韧带

图 11-4-2   脊椎韧带的解剖

松的结缔组织和脂肪组织，并有极为丰富的静脉丛，穿刺或置入硬膜外导管时，有可能损伤静脉丛引起出血。骶管是硬膜外间隙的一部分，呈长三角形，从第 2 骶椎开始逐渐变小。骶管上起硬脊膜囊即第 2 骶椎水平，终止于骶裂孔。在骶管穿刺时切勿超过第 2 骶椎水平，以免误入蛛网膜下腔。

5. **脊神经**   脊神经共 31 对，包括 8 对颈神经（C）、12 对胸神经（T）、5 对腰神经（L）、5 对骶神经（S）和 1 对尾神经。每对神经分为前根和后根：前根从脊髓前角发出，由运动神经纤维和交感神经传出纤维组成；后根从脊髓后角发出，由感觉神经和交感传入纤维组成。按神经根从脊髓发出的不同节段，分为不同的神经节段：甲状软骨部皮肤由 C_2 神经支配；胸骨柄上缘由 T_2 神经支配；两侧乳头连线由 T_4 神经支配；剑突下由 T_6 神经支配；季肋部肋缘由 T_8 神经支配；平脐由 T_{10} 神经支配；耻骨联合部由 T_{12} 神经支配；大腿前面由 $L_{1\sim3}$ 神经支配；小腿前面和足背由 $L_{4\sim5}$ 神经支配；足、小腿及大腿后面、骶部和会阴部由骶神经支配；上肢由 $C_3\sim T_1$ 神经支配。

二、椎管内麻醉的生理

1. **蛛网膜下隙**   蛛网膜下隙内包含脊髓和脑脊液。成人脑脊液总量为 120~150ml，而蛛网膜下隙仅占 25~30ml。正常人脑脊液压力侧卧位时为 70~170mmH$_2$O（0.69~1.67kPa），坐位时为 200~300mmH$_2$O（1.96~2.94kPa），脱水及老年人脑脊液压力降低。脑脊液无色透明，pH7.35，比重为 1.003~1.009。

2. **硬膜外间隙**   正常成人硬膜外间隙总容积约为 100ml。妊娠晚期，硬膜外间隙的静脉丛呈怒张状态，穿刺容易出血。老年人由于骨质增生或韧带纤维化，椎间孔变窄，硬膜外间隙相对变小。硬膜外间隙内的结缔组织纤维在中线处交织致密成纵行模样，该现象在颈胸部更加明显，使注入的局部麻醉药容易向一侧扩散。硬膜外隙呈负压，受许多因素的影响，如年轻人前屈幅度大，呼吸加深，可使其负压增加；相反，老年人由于韧带硬化，脊柱屈曲受限等可使硬膜外隙负压减小。患者咳嗽、屏气、妊娠等可使硬膜外间隙负压减小甚或消失。

3. **药物作用部位**   蛛网膜下腔阻滞尽管有部分局部麻醉药浸润到脊髓表面，但局部麻醉药对脊髓本身的表面阻滞作用不大。现在认为，蛛网膜下腔阻滞是通过脊神经根阻滞，离开椎管的脊神经根未被神经外膜覆盖，暴露在含局部麻醉药的脑脊液中，通过背根进入中枢神经系统的传入冲动及通过前根离开中枢神经系统的传出冲动均被阻滞。因此，脊椎麻醉并不是局部麻醉药作用于脊髓的横断面，而是通过脑脊液阻滞脊髓的前根神经和后根神经，导致感觉、交感神经及运动神经被阻滞。

硬膜外阻滞时，局部麻醉药经多种途径发生作用，其中以椎旁阻滞、经根蛛网膜绒毛阻滞脊神经根以及局部麻醉药通过硬膜进入蛛网膜下腔产生"延迟"的脊椎麻醉为主要作用方式。鉴于局部麻醉药在硬膜外腔中要进行多处扩散分布，需要比蛛网膜下腔阻滞大得多的容量才能导致硬膜外阻滞，所以容量是决定硬膜外阻滞"量"的重要因素，大容量局部麻醉药使阻滞范围广。而浓度是决定硬膜外阻滞"质"的重要因素，高浓度局部麻醉药使神经阻滞更完全，包括运动、感觉及自主神经功能均被阻滞。硬膜外阻滞可在任何脊神经节段处穿刺，通过调节局部麻醉药的量和浓度来达到所需的阻滞平面和阻滞程度。

4. 神经阻滞的顺序　由于各种神经纤维粗细不等，传导速度亦不同，局部麻醉药对不同神经纤维阻滞作用的速度和效能因而有所差别。通常，局部麻醉药阻滞先从自主神经开始，其次为感觉神经纤维，而传递运动的神经纤维及有髓鞘的本体感觉纤维最后被阻滞。具体顺序为：血管舒缩神经纤维→寒冷刺激→温感消失→对不同温度的辨别→慢痛→快痛→触觉消失→运动麻痹→压力感觉消失→本体感觉消失。消退顺序与阻滞顺序则相反。交感神经阻滞总是先起效而最后消失，因而易造成术后低血压，尤易出现体位性低血压，故术后过早改变患者体位是不恰当的。交感神经、感觉神经、运动神经阻滞的平面并不一致，一般说交感神经阻滞的平面比感觉消失的平面高 2～4 个神经节段，感觉消失的平面比运动神经阻滞平面高 1～4 个节段。临床上所指的阻滞平面为痛觉消失的平面。

三、椎管内麻醉的方法

（一）蛛网膜下腔阻滞

1. 蛛网膜下腔阻滞的局部麻醉药　蛛网膜下腔阻滞较常用的局部麻醉药有普鲁卡因、丁卡因、布比卡因、辛可卡因、利多卡因和罗哌卡因。其作用时间取决于脂溶性及蛋白结合力。上述药物的作用时间从短至长依次为：普鲁卡因、利多卡因、布比卡因、罗哌卡因、丁卡因及辛可卡因。普鲁卡因成人用量为 100～150mg，常用浓度为 5%，麻醉起效时间为 1～5 分钟，维持时间仅 45～90 分钟。利多卡因一般用量为 100mg，最高剂量为 120mg，常用浓度为 2%～3%，起效时间为 1～3 分钟，维持时间为 75～150 分钟。布比卡因常用剂量为 8～12mg，最多不超过 20mg，一般用 0.5%～0.75% 浓度，起效时间需 5～10 分钟，可维持 2～2.5 小时。丁卡因常用剂量为 10～15mg，常用浓度为 0.33%，起效缓慢，需 5～20 分钟，维持时间 2～3 小时。罗哌卡因常用剂量为 5～10mg，常用浓度为 0.5%，起效时间 1～5 分钟，维持时间 1～2 小时。

由于蛛网膜下腔充满着脑脊液，局部麻醉药的比重高于或低于脑脊液对局部麻醉药在蛛网膜下腔的移动和扩散的范围有较大的影响。按局部麻醉药液比重的不同可分为重比重、等比重和轻比重。根据比重的不同，药物在蛛网膜下腔中的扩散呈现不同的特性，麻醉医师可根据这些特性来调整麻醉平面的高低。目前，临床上脊椎麻醉用药多配制成重比重或等比重液。丁卡因重比重液常用 1% 丁卡因、10% 葡萄糖溶液及 3% 麻黄碱各 1ml 配制而成。布比卡因重比重液取 0.5% 布比卡因 2ml 或 0.75% 布比卡因 2ml，加 10% 葡萄糖溶液 0.8ml 及 0.1% 肾上腺素 0.2ml 配制而成。等比重液多采用脑脊液配制。

2. 脊椎麻醉的适应证和禁忌证　适用于 2～3 小时以内的下腹部、下肢及会阴部的手术。高平面阻滞对患者生理干扰大，持续时间有限，所以上腹部手术多用硬膜外麻醉替代。冠心病患者应慎用，低血容量性休克如能补充血容量，对低位手术可慎用低平面阻滞，但一般主张选择其他的麻醉方法。禁忌证包括严重低血容量、凝血功能异常、穿刺部位感染、中枢神经系统疾病、脊椎外伤或有严重腰背痛病史者。

3. 患者体位及穿刺部位　通常取侧卧位或坐位（鞍区阻滞），让患者尽量将腰部向后弯曲，使棘突间隙开大以利于穿刺。穿刺间隙应选择 $L_{3\sim4}$ 或 $L_{2\sim3}$ 间隙。体表定位方法为两侧髂嵴最高点连线与脊柱交叉点，即为第 4 腰椎或 $L_{3\sim4}$ 棘突间隙。

4. 穿刺方法　穿刺点用 0.5%～1% 普鲁卡因做皮内、皮下和棘间韧带逐层浸润。常用的穿刺方法有两种：

(1) 直入穿刺法：用左手拇、示两指固定穿刺点皮肤。将穿刺针在棘突间隙中点，与患者背部垂直，针尖稍向头侧缓慢刺入，并仔细体会针尖处的阻力变化。当针穿过黄韧带时，有阻力突然消失"落空"感觉，继续推进常有第二个"落空"感觉，提示已穿破硬膜与蛛网膜而进入蛛网膜下腔。如果进针较快，常将黄韧带和硬膜一并刺穿，则往往只有一次"落空"感觉。

(2) 侧入穿刺法：于棘突间隙中点旁开 1.5cm 处做局部浸润。穿刺针与皮肤成 75° 对准棘突间孔刺入，经黄韧带及硬脊膜而达蛛网膜下腔。本法可避开棘上及棘间韧带，特别适用于韧带钙化的老年患者或脊椎畸形或棘突间隙不清楚的肥胖患者。

针尖进入蛛网膜下隙后，拔出针芯即有脑脊液流出，如未见流出可旋转针干 180° 或用注射器缓慢抽吸。经上述处理仍无脑脊液流出者，应重新穿刺。

5. 麻醉平面的调控　临床上常用针刺法了解阻滞平面。麻醉药注入蛛网膜下腔后，须在短时间内主动调控麻醉平面达到手术所需的范围，且避免平面过高。影响阻滞平面的因素很多，其中重要的因素包括：药物剂量、穿刺部位、患者体位、针口方向和注药速度。

(1) 药物剂量：药物剂量是影响蛛网膜下腔阻滞平面的最重要因素，剂量越大，阻滞范围越广。

(2) 穿刺部位：由于脊柱的生理弯曲，患者在仰卧时最高点为 T_3，最低点为 T_5 和骶椎。因此，从 $L_{3\sim4}$ 注入的药液大部分向骶段流动，麻醉阻滞平面较低；从 $L_{2\sim3}$ 注入局部麻醉药则向头侧流动，使阻滞平面升高。

(3) 患者体位：由于重比重局部麻醉药液在蛛网膜下腔向低处移动扩散，因此，调控患者的体位能对麻醉平面起重要作用，但应在注药后 5～10 分钟之内调节好患者体位，超过此时限，药物已与脊神经充分结合，体位调节的作用就会无效。

(4) 针口方向和注药速度：这两个因素应统一考虑，如针口方向朝头部，注药速度快，则阻滞平面越高；如针口方向朝向尾部，即使注药速度较快，阻滞平面也不易上升；而注药速度愈慢，阻滞平面愈窄。

6. 麻醉中管理　蛛网膜下腔阻滞后可引起一系列生理扰乱，其程度与阻滞程度和阻滞平面高低密切相关，平面愈高，扰乱愈明显。

(1) 血压下降和心率减慢：蛛网膜下腔阻滞平面超过 T_4 后，常出现明显血压下降，多数于注药后 15～30 分钟发生，同时伴有心率缓慢，严重者可因脑供血不足而出现恶心、呕吐、面色苍白、躁动不安等症状。血压下降的主要原因是交感神经节前纤维被阻滞，使小动脉扩张、周围血管阻力下降、血液淤积于周围血管、回心血量减少、心排血量下降所致。心率减慢是由于部分交感神经被阻滞，迷走神经相对亢进引起。血压下降的程度主要取决于阻滞平面的高低，也与患者心血管功能代偿状态以及是否合并高血压、血容量不足或酸中毒等病情密切相关。处理应先补充血容量，如果无效可静脉给予麻黄碱 15～30mg。对心率减慢者可静脉给予阿托品 0.25～0.3mg。

(2) 呼吸抑制：当胸段脊神经阻滞后可引起肋间肌麻痹，表现为胸式呼吸微弱，腹式呼吸增强，患者潮气量减少，咳嗽无力，不能发声，甚至出现发绀。应迅速给予吸氧或行辅助呼吸，直至肋间肌张力恢复为止。如果发生"全脊椎麻醉"则可导致呼吸停止，血压骤降，或心脏停搏，应立即施行气管内插管、机械通气及胸壁心外按压等措施抢救。

(3) 恶心、呕吐：诱因包括：①血压降低致使脑供血不足，兴奋呕吐中枢；②迷走神经功能亢进，胃肠蠕动增加；③手术牵拉内脏。一旦出现恶心、呕吐，应先检查是否有麻醉平面过高或血压下降，并采取相应措施。

7. 麻醉后并发症

（1）头痛：头痛是脊椎麻醉后最常见的并发症之一，由于脑脊液通过硬膜穿刺孔不断丢失，使脑脊液压力降低所致，发生率在 3%～30%。近年来因细直径笔尖式（pencil-point）穿刺针的广泛应用，头痛发生率呈明显下降趋势。典型的症状为直立位头痛，而平卧后则好转。疼痛多为枕部、顶部，多数发生于脊椎麻醉后 1～3 天，一般在 7～14 天消失，个别患者可持续 1～5 个月甚至更长。影响头痛发生率因素包括性别、年龄及穿刺针直径等，女性的发生率高于男性，发生率与年龄呈反比，与穿刺针的直径呈正比，使用 25G 的细穿刺针可明显降低脑脊液外漏，从而减少头痛发生。

头痛的处理：①镇静、卧床休息及补液；②静脉或口服咖啡因；③严重头痛，经上述保守治疗 24 小时后仍无效者，可使用硬膜外充填血疗法（blood patch）。通过硬膜外充填血以封住脊膜的穿刺孔，防止脑脊液外漏。置针于原穿刺点附近的硬膜外间隙，无菌注入 10～20ml 自体血，有效率可达 90%～95%。

（2）尿潴留：由于 $S_{2\sim4}$ 神经阻滞后可使膀胱张力丧失，也可因下腹部手术刺激膀胱、会阴等，以及患者不习惯卧位排尿所致。可采用针刺足三里、三阴交等穴位或膀胱区热敷处理，必要时给予导尿。

（3）恶心、呕吐：脊椎麻醉中恶心、呕吐发生率高达 13%～42%。恶心、呕吐是由于血压过低导致脑缺氧的一种表现，所以脊椎麻醉时患者出现恶心、呕吐，应立即想到是否有低血压。恶心、呕吐还可由术中操作牵拉引发副交感反射所致，即所谓迷走-迷走反射，可静脉注射阿托品 0.4mg 阻断迷走反射。如果是麻醉药引起的恶心、呕吐，可用氟哌利多 0.625mg 静脉注射。

（4）平面过广：脊椎麻醉中任何患者都可能出现平面过广，通常出现于脊椎麻醉诱导后不久。平面过广的症状和体征包括恐惧、忧虑、恶心、呕吐、低血压、呼吸困难甚至呼吸暂停、意识不清，治疗包括给氧、辅助呼吸及恢复血压。可通过输液、调节体位及用血管加压药来维持血压。若膈神经不受影响，腹式呼吸仍存在。如果通气不足或患者有误吸危险，可行气管内插管控制呼吸。

（5）化学或细菌性污染：局部麻醉药被细菌、清洁剂或其他化学物质污染可引起神经损伤。用清洁剂或消毒液清洗脊椎麻醉针头，可导致无菌性脑膜炎。使用一次性脊椎麻醉用具既可避免无菌性脑膜炎，也可避免细菌性脑膜炎。

（6）马尾综合征：通常用于脊椎麻醉的局部麻醉药无神经损伤作用，但是用于硬膜外阻滞的氯普鲁卡因，一旦误入蛛网膜下腔，常常引起马尾神经综合征。这种神经毒性是由氯普鲁卡因溶液中的防腐剂——二硫化钠所致。马尾神经综合征，表现为脊椎麻醉后下肢感觉及运动功能长时间不恢复，神经系统检查发现鞍骶神经受累、排便失禁及尿道括约肌麻痹，恢复异常缓慢。

（7）蛛网膜下腔出血：蛛网膜下腔出血可损伤脊髓，但此种情况即便是服用抗凝血药的患者也罕见。有报道服抗凝血药的患者可能出现自发性出血，反复腰椎穿刺后损伤血管也确能导致持续性出血，所以服用抗凝血药是脊椎麻醉的相对禁忌证。

（二）硬膜外间隙阻滞

将局部麻醉药注入硬膜外隙阻滞脊神经根部，使其支配的区域产生暂时性麻痹，称为硬膜外隙麻醉，简称硬膜外麻醉。硬膜外麻醉分为连续法和单次法两种。单次法是穿刺后将预定的局部麻醉药一次性全部注入硬膜外隙产生阻滞麻醉作用。此法一次用药量偏大，阻滞范围可控性差，可引起血压剧烈波动，易出现全脊椎麻醉等严重并发症，故临床上极少应用。连续法是通过硬膜外隙穿刺将一根导管置入硬膜外隙，可根据病情、手术范围和时间分次给药，使麻醉时间按手术需要延长，是目前普遍应用的麻醉方法之一。

根据脊神经阻滞部位不同，可将硬膜外阻滞分为高位、中位、低位及骶管阻滞。①高位阻滞：经 $C_{5\sim6}$ 穿刺，阻滞颈部和上胸段脊神经，适用于甲状腺、上肢或胸壁手术。②中位阻滞：穿刺部位在 $T_{6\sim12}$，常用于腹部手术。③低位阻滞：穿刺部位在腰部各间隙，用于下肢及盆腔手术。④骶管阻滞：经骶裂孔穿刺，适用于肛门、会阴部手术。

1. 硬膜外麻醉的适应证和禁忌证　主要适用于：①腹部手术，颈部、上肢及胸部手术也可应用，但管理较为复杂。此外，凡适用于蛛网膜下腔阻滞麻醉的手术均可采用硬膜外麻醉。②镇痛：包括产科镇痛、术后镇痛及一些慢性疼痛的镇痛常用硬膜外阻滞。严重贫血、高血压及心脏代偿功能不良者慎用；低血容量、穿刺部位感染、菌血症及低凝状态患者禁用。

2. 麻醉前准备　麻醉前应访视患者，重点了解病情和手术要求，决定穿刺部位，检查脊柱是否有畸形，穿刺部位是否有感染，既往有无麻醉药物过敏史，凝血功能是否正常。如存在水、电解质紊乱，应予以纠正。硬膜外麻醉由于局部麻醉药用量较大，为减少中毒机会，麻醉前应给予巴比妥类或苯二氮䓬类药物，并用阿托品防止心动过缓。

3. 穿刺体位及穿刺部位　可采取侧卧位或坐位。穿刺点应根据手术部位选定，一般取支配手术范围中央的相应棘突间隙。通常上肢穿刺点在 $T_{3\sim4}$ 棘突间隙，上腹部手术在 $T_{8\sim10}$ 棘突间隙，中腹部手术在 $T_{9\sim11}$ 棘突间隙，下腹部手术在 $T_{1,2}$ 至 L_2 棘突间隙，下肢手术在 $L_{3\sim4}$ 棘突间隙，会阴部手术在 $L_{4\sim5}$ 间隙，也可用骶管麻醉。

4. 穿刺方法　硬膜外间隙穿刺也有直入法和侧入法。颈椎、胸椎上段及腰椎的脊突相互平行，多主张用直入法；胸椎中下段脊突呈叠瓦状，穿刺困难时可选择侧入法。老年人脊上韧带钙化，脊柱弯曲受限，一般宜用侧入法。

穿刺针抵硬膜外隙所经过的层次及阻力变化（第一个"落空感"）与腰麻穿刺时相同，但不刺破硬膜。硬膜外穿刺针针尖呈勺状，针尖较钝，因此，针尖抵黄韧带时的阻力及突破黄韧带时的"落空感"均较腰麻穿刺时明显。当穿刺针穿过黄韧带后阻力突然消失，出现负压，即可判断针已进入硬膜外隙。①阻力突然消失：当穿刺针抵达黄韧带时，阻力增大，并有韧性感。这时可将针芯取下，接上盛有生理盐水内有一小气泡的注射器，推动注射器芯，有回弹感觉，同时气泡缩小，液体不能注入，表明针尖已抵达黄韧带。这时可慢慢进针，一旦突破黄韧带，即有阻力突然消失的"落空感"，此时，注液或注气均无阻力，表示针尖已进入硬膜外隙。②负压现象：当穿刺针抵达黄韧带时，拔出针芯，在针蒂上悬挂一滴局部麻醉药或生理盐水，继续缓慢进针。当针尖穿透黄韧带进入硬膜外隙时，可见悬滴被吸收，此即负压现象的悬滴法。确定针尖进入硬膜外隙后，即可将硬膜外导管由穿刺针置入硬膜外隙，超过针口 $3\sim4cm$，然后边退针边固定导管，直至针拔出皮肤。

5. 常用局部麻醉药　用于硬膜外阻滞的局部麻醉药应该具备弥散性强、穿透性强、毒性小，且起效时间短，维持时间长等特点。目前常用的局部麻醉药有利多卡因、丁卡因、布比卡因及罗哌卡因。利多卡因作用快，$5\sim12$ 分钟即可发挥作用，在组织内浸透扩散能力强，所以阻滞完善，效果好，常用 $1\%\sim2\%$ 浓度，作用持续时间为 1.5 小时，成年人一次最大用量为 400mg。丁卡因常用浓度为 $0.25\%\sim0.33\%$，$10\sim15$ 分钟起效，维持时间达 $3\sim4$ 小时，一次最大用量为 60mg。布比卡因常用浓度为 $0.5\%\sim0.75\%$，$4\sim10$ 分钟起效，可维持 $4\sim6$ 小时，但肌肉松弛效果只有 0.75% 溶液才满意。

罗哌卡因是第一个纯镜像体长效酰胺类局部麻醉药。用等量的罗哌卡因和布比卡因于硬膜外阻滞所产生的感觉神经阻滞是近似的，而对运动神经的阻滞前者则不仅起效慢、强度差且有效时间也短。所以在外科手术时为了增强对运动神经的阻滞作用，可将其浓度提高到 1%，总剂量可用至 $150\sim200mg$，$10\sim20$ 分钟起效，持续时间为 $4\sim6$ 小时。鉴于罗哌卡因的这种明显的感觉-运动阻滞分离特点，临床上常用罗哌卡因硬膜外阻滞做术后镇痛及无痛分娩。常用浓度为 0.2%，总剂量可用至 12～28mg/h。

决定硬膜外阻滞范围的最主要因素是药物的容量，而决定阻滞深度及作用持续时间的主要因素则是药物的浓度。根据穿刺部位和手术要求的不同，应对局部麻醉药的浓度进行不同的选择。以利多卡因为例，用于颈胸部手术时，以 1%～1.3% 为宜，浓度过高可引起膈肌麻痹；用于腹部手术时，为达到腹肌松弛要求，需用 1.5%～2% 浓度。此外，浓度的选择与患者全身情况有关，健壮患者所需的浓度宜偏高，虚弱或年老患者，浓度要偏低。

为了取长补短，临床上常将长效和短效局部麻醉配成混合液，以达到起效快而维持时间长的目的，常用的配伍是 1% 利多卡因和 0.15% 丁卡因混合液，内加肾上腺素 1∶200 000。

穿刺置管成功后，即应注入试验剂量 3～5ml，目的在排除误入蛛网膜下腔的可能；此外，从试验剂量所出现的阻滞范围及血压波动幅度，可了解患者对药物的耐受性以指导继续用药的剂量。观察 5～10min 后，如无蛛网膜下腔阻滞征象，可根据临床经验一次性注入预定量，用药的总和即首次总量，也称初量，一般需 15～20ml，之后每 40～60 分钟给予 5～10ml 或追加首次用量的 1/3～1/2，直至手术结束。

6. 术中管理　硬膜外间隙注入局部麻醉药 5～10 分钟内，在穿刺部位的上下各 2、3 节段的皮肤支配区可出现感觉迟钝；20 分钟内阻滞范围可扩大到所预期的范围，麻醉也趋完全。针刺皮肤测痛可得知阻滞的范围和效果。除感觉神经被阻滞外，交感神经、运动神经也遭阻滞，由此可引起一系列生理扰乱。同脊椎麻醉一样，最常见的是血压下降、呼吸抑制和恶心、呕吐。因此术中应注意麻醉平面，密切观察病情变化，及时进行处理。

7. 并发症

(1) 局部麻醉药全身中毒反应：由于硬膜外麻醉通常需大剂量的局部麻醉药（脊椎麻醉剂量的 5～8 倍），容易导致全身中毒反应，尤其是局部麻醉药误入血管内更甚。早期中毒症状与中枢神经系统有关。患者可能首先感觉舌头麻木、头晕、耳鸣，有些患者表现为精神错乱。随着毒性的增加，患者可以有肌肉震颤，癫痫样抽搐甚至深昏迷和呼吸停止。如果血药浓度非常高，可能出现心血管毒性反应。表现为低血压、心率减慢，甚至心脏停搏。

(2) 误入蛛网膜下腔：硬膜外麻醉的局部麻醉药用量远高于脊椎麻醉的用药量，如果局部麻醉药误入蛛网膜下腔，可能导致阻滞平面异常升高或全脊椎麻醉。全脊椎麻醉的主要特征是注药后迅速发展的广泛的感觉和运动神经阻滞。由于交感神经被阻滞，低血压是最常见的表现。如果 C_3、C_4 和 C_5 受累，可能出现膈肌麻痹，加上肋间肌也麻痹，可能导致呼吸衰竭甚至呼吸停止。随着低血压及缺氧，患者可能很快意识不清、昏迷。

全脊椎麻醉的处理原则是维持患者循环及呼吸功能。患者神志消失，应行气管插管人工通气，加速输液以及滴注血管收缩药升高血压。若能维持循环功能稳定，一段时间后患者即可清醒。全脊椎麻醉持续时间与使用的局部麻醉药有关。

预防全脊椎麻醉发生的措施包括：①预防穿破硬膜：硬膜外阻滞是一种盲探性穿刺，所以要求熟悉有关椎管解剖，操作应小心仔细。对于那些多次接受硬膜外阻滞、硬膜外间隙有粘连者或脊柱畸形有穿刺困难者，不宜反复穿刺以免穿破硬膜。②试验剂量的应用：强调注入全量局部麻醉药前先注入试验剂量，观察 5～10 分钟有无脊椎麻醉表现。首次试验剂量不应大于 3～5ml。

(3) 导管折断：原因包括穿刺针割断、导管质地不良及导管拔出困难等。

(4) 异常广泛阻滞：注入常规剂量局部麻醉药后，出现异常广泛的脊神经阻滞现象，但不是全脊椎麻醉。因阻滞范围虽广，但仍为节段性，骶神经支配区域，甚至低腰部仍保持正常。异常广泛阻滞多出现在注射完首量局部麻醉药后 20～30 分钟，常有前驱症状，如胸闷、呼吸困难、说话无声及烦躁不安，继而发展至通气严重不足，甚至呼吸停止，血压可能大幅度下降或无多大变化。常见原因包括异常的硬膜外间隙广泛阻滞与硬膜下间隙阻滞。

(5) 硬膜穿破和头痛：硬膜穿破是硬膜外麻醉最常见的意外和并发症。其发生率可高达

1%。硬膜穿破除了会引起阻滞平面过高及全脊椎麻醉外，最常见的还是头痛。由于穿刺针孔较大，穿刺后头痛的发生率亦较高。

（6）神经损伤：硬膜外阻滞后出现持久的神经损伤比较罕见。其主要原因为操作损伤、脊髓前动脉栓塞、粘连性蛛网膜炎及椎管内占位性病变引起的脊髓压迫等。

（三）脊椎-硬膜外联合麻醉（CSEA）

1. 脊椎麻醉及硬膜外麻醉的优、缺点　尽管脊椎麻醉和硬膜外麻醉在很多方面都相似，但仍是两种不同的麻醉方法，对脊椎麻醉来说，决定阻滞效果的是局部麻醉药的剂量，而决定硬膜外阻滞效果的则是局部麻醉药的容量，所以需 5~8 倍产生脊椎麻醉的局部麻醉药剂量方能导致硬膜外阻滞。脊椎麻醉的阻滞效果好，包括感觉、运动及自主神经纤维均能较好地阻滞，除了镇痛效果确切外，也能获得较好的肌肉松弛，尤其适用于需肌肉松弛的手术，而且起效也快。从另一方面讲，脊椎麻醉较易导致阻滞平面过高、甚至全脊椎麻醉，对循环系统的扰乱程度重于硬膜外麻醉，且发生过程快。硬膜外麻醉则可通过调节局部麻醉药的浓度和容量，根据病情和手术的需要来对不同的神经纤维进行分别阻滞。如腹部手术为了获得较为良好的肌肉松弛，可加大局部麻醉药浓度以阻滞运动神经；而高位硬膜外阻滞时，为了不致使呼吸麻痹，需稀释局部麻醉药浓度；术后镇痛时，为了不影响肌肉运动，仅用低浓度局部麻醉药以阻滞感觉纤维即可。硬膜外阻滞可以根据手术部位，选择不同的穿刺点，产生从颌下至足部任何脊神经的阻滞，进行除头部以外的任何手术，为临床各种手术解决大部分麻醉问题。硬膜外麻醉尚可根据手术需要，任意延长麻醉时间，可保留导管至术后数天，进行术后镇痛。

2. 脊椎-硬膜外联合麻醉　鉴于脊椎麻醉及硬膜外麻醉各有其特点，临床上有些情况下采用脊椎-硬膜外联合麻醉技术，此方法既有脊椎麻醉的起效时间快、阻滞效果好的优点，也可通过硬膜外置管提供长时间手术麻醉及术后镇痛。

麻醉方法：患者准备同硬膜外阻滞，当硬膜外穿刺针进入硬膜外间隙后，取一根长脊椎麻醉针（Sprotte 24G×120mm^2 或 Whitacare 25G）经硬膜外穿刺针内向前推进，直到出现典型穿破硬膜的落空感。拔出脊椎麻醉针的针芯，见有脑脊液顺畅流出，即可证实。将麻醉药注入蛛网膜下腔，然后拔除脊椎麻醉针，再按标准方法经硬膜外穿刺置入导管。需再次止痛时，可试验硬膜外导管并按标准方法经其给药达到止痛标准。因其起效迅速，在产科麻醉中，无论是在常规行硬膜外麻醉之前的产程初期，还是在临近分娩时，这种联合麻醉技术都很适用。

第五节　全身麻醉

麻醉药经呼吸道吸入或静脉、肌内注射进入体内，产生中枢神经系统的抑制，临床表现为神志消失、遗忘，对疼痛刺激无感知，一定程度的反射抑制和肌肉松弛，这种麻醉方法称为全身麻醉。全身麻醉药对中枢神经系统的抑制程度与血液中的麻醉药物浓度有关，且是可逆的，当药物从体内被代谢或排出后，患者的神志逐渐恢复。

一、全身麻醉药

（一）吸入麻醉药

理想的吸入麻醉药应该为诱导和苏醒迅速，无毒性作用。目前临床上仍在使用的吸入麻醉药主要包括氧化亚氮（N$_2$O）、恩氟烷（enflurane）、异氟烷（isoflurane）、七氟烷（sevoflurane）和地氟烷（desflurane）。临床上常用吸入麻醉药的肺泡最低有效浓度（minimum alveolar concentration，MAC）来代表它们的麻醉强度。MAC 是指某种吸入麻醉药在 1 个大气压下与纯氧同时吸入时，能使 50% 患者在切皮时不发生摇头、四肢运动等反应时该麻醉药的最低肺泡浓度。因为 MAC 是不同麻醉药的等效价浓度，所以能反应该麻醉药的效能，MAC 越小麻醉效能越强。而诱导和苏醒的快慢与它们的溶解度即血/气分配系数有关，血/气分配系数越小，诱导和苏醒的速度越快。它们的特性见表 11-5-1。

表 11-5-1　吸入麻醉药的重要特性

麻醉药	MAC（%）	油/气分配系数	血/气分配系数	诱导速度
N_2O	104	1.4	0.47	非常快
地氟烷	6.00	18.7	0.45	快
七氟烷	2.05	55	0.65	快
异氟烷	1.15	98	1.4	快
恩氟烷	1.68	98	1.8	快

注：MAC：肺泡最低有效浓度；油/气分配系数：与吸入麻醉药的麻醉强度相关，油/气分配系数越高，麻醉强度越大；血/气分配系数：与麻醉诱导速度呈负相关

1. 氧化亚氮　俗称笑气，麻醉作用极弱，MAC 值为 104。由于对呼吸、循环的影响较小，常与强效吸入麻醉药联合应用，以降低后者的用量与副作用，并可加快麻醉诱导和苏醒。主要缺点包括：①体内气体容积增大作用：由于氧化亚氮弥散率大于氮，氧化亚氮麻醉可以使体内含气腔隙容积增大，故肠梗阻、气腹、气脑造影等体内有闭合空腔存在时，氧化亚氮麻醉应列为禁忌。②弥散性缺氧：氧化亚氮易溶于血中，在氧化亚氮麻醉结束时血中溶解的氧化亚氮迅速弥散至肺泡内，冲淡肺泡内的氧浓度，导致弥散性缺氧的发生。因此为防止发生低氧血症，在停止吸入氧化亚氮后应继续吸纯氧 5～10 分钟。

2. 恩氟烷　于 20 世纪 70 年代开始应用于临床，MAC 值为 1.15。麻醉作用较强。麻醉愈深，脑氧耗量下降愈多。麻醉时若动脉压保持不变，则脑血管扩张，脑血流量增加，颅内压升高。

恩氟烷对循环系统有抑制作用，抑制程度随剂量增加而加重；对呼吸道无刺激作用，不增加气道分泌，但对呼吸的抑制作用较强。对肝、肾功能有轻度的影响，恩氟烷麻醉后血清无机氟离子浓度有一定的变化，但未超过损害肾功能的阈值，表明短时间恩氟烷麻醉后肾损伤的危险性很小。因此，恩氟烷吸入麻醉适应于各部位、各年龄的手术。缺点包括：①对心肌有一定的抑制作用；②在吸入浓度过高及低 $PaCO_2$ 时可产生惊厥；③深麻醉时抑制呼吸及循环。严重的心脏病、肝病、肾病、癫痫患者，颅内压过高患者应谨慎使用。

3. 异氟烷　异氟烷的组织及血液溶解度低，血/气分配系数仅 1.48，高于地氟烷及七氟烷，但低于恩氟烷和氟烷。MAC 值为 1.68，麻醉作用较强。异氟烷的心脏抑制作用及对儿茶酚胺敏感性的影响均较轻微，体内代谢量小。异氟烷降低血压主要是由于周围血管阻力下降所致。异氟烷能减低心肌氧耗量及冠状动脉阻力，但并不改变冠状血管血流量。异氟烷使心率稍增快，对冠心病患者应注意心动过速可能导致的心肌氧耗增加。浓度为 1MAC 时，增加脑血流和颅内压（ICP）的影响较小，而抑制脑代谢的作用比氟烷或恩氟烷明显。由于具有刺激性气味，难以用于麻醉诱导。

4. 七氟烷　虽然与异氟烷几乎同年代合成，但直至 1995 年七氟烷才真正被批准应用于临床。其血气分配系数较小，因而麻醉的诱导与苏醒均较迅速。临床研究表明，与异氟烷和丙泊酚（propofol）比较，七氟烷麻醉苏醒较异氟烷迅速，尤其对于手术时间较长的病例，清醒时间与丙泊酚相近。MAC 值为 2.05。与异氟烷不同，七氟烷无刺激性气味，可用于麻醉诱导。对心脏的抑制程度与异氟烷相似。相比氟烷和异氟烷，七氟烷麻醉导致的肝损害相对较少。如果含氟麻醉药在体内的代谢程度较高，血清中氟离子浓度将上升并持续一定时间，从而造成肾损伤可能。七氟烷的组织溶解性较低，化学性质较稳定，在体内的代谢相对较低。七氟烷麻醉后 F^+ 浓度与恩氟烷相当，但明显低于甲氧氟烷。研究认为 F^+ 肾毒性的作用部位是肾小管细胞

的线粒体。七氟烷的降解产物、复合物 A（compound A）在动物实验中表现出一定的肾毒性，但临床应用中尚未发现。

5. 地氟烷   地氟烷的血/气分配系数很小，麻醉诱导与苏醒均较迅速，比七氟烷、异氟烷等更快。MAC 值为 6.0。与其他氟烷类吸入麻醉药不同，地氟烷需要通过特制的电动加热挥发罐给患者提供定量吸入浓度。由于具有刺激性气味，因此，不能用于麻醉诱导。地氟烷和异氟烷一样降低血管阻力及平均动脉压，升高静脉压，此作用与剂量相关。与异氟烷不同的是浅麻醉（0.83MAC）下心率无明显变化，但在深麻醉时（1.24 和 1.66MAC）出现与剂量相关的心率增加。地氟烷抑制呼吸，减少分钟通气量，增加 $PaCO_2$ 并降低机体对 $PaCO_2$ 增高的通气反应，其抑制作用与剂量有关，但较异氟烷弱。地氟烷麻醉时如吸入浓度升高过快，可兴奋交感神经，导致心率加快、血压升高。地氟烷对肝、肾功能的影响较小。

（二）静脉麻醉药

自从硫喷妥钠应用于临床后，静脉麻醉药在现代麻醉中起着不可替代的作用。初期，往往长时间单独输注硫喷妥钠做麻醉维持，由于血药浓度蓄积，导致术后嗜睡。此后，硫喷妥钠仅用于麻醉诱导，而采用其他药物行麻醉维持。近年来，由于新型静脉麻醉药的出现，合并应用强效阿片类镇痛药，使全静脉麻醉（total intravenous anesthesia，TIVA）成为可能。目前临床上，麻醉诱导多采用静脉麻醉方法，而吸入麻醉诱导往往仅限于较小的儿童。相比吸入麻醉诱导，静脉诱导更为迅速、舒适。目前，常用的静脉麻醉药有五种：硫喷妥钠（thiopental）、氯胺酮（ketamine）、丙泊酚（propofol）、依托咪酯（etomidate）和咪达唑仑（midazolam）。

1. 硫喷妥钠   在二战前开始用于麻醉诱导，是最古老的静脉麻醉诱导药，现今已很少应用于临床。硫喷妥钠诱导起效快、患者较为舒适、耐受性好，但有些临床情况下应引起注意，如低血容量或充血性心力衰竭患者可能由于硫喷妥钠导致的血管扩张和心脏抑制而导致严重低血压。硫喷妥钠不直接导致支气管痉挛，但对气道反应性高的患者，可由于插管刺激诱发支气管痉挛。给予硫喷妥钠后，药物迅速由内脏器官转移到肌肉等组织，患者很快苏醒，称为"超短作用时间"，但在麻醉后期，储存在脂肪中的硫喷妥钠逐渐缓慢释放，使患者苏醒后又有较长时间的睡眠。此外，硫喷妥钠初次作用于脑以后，能迅速产生适应现象，称为快速耐受性，即需给较大剂量才能维持原麻醉深度，麻醉诱导的剂量越大，注射的速度越快，患者苏醒时的药物水平越高，维持原麻醉深度所需的追加量越多。

2. 氯胺酮   1970 年进入临床，目前仍在使用。氯胺酮不同于其他静脉麻醉药，具有明显的镇痛作用，且对对呼吸循环影响很小。氯胺酮的麻醉体征与传统的全身麻醉药不同，单独注射氯胺酮时不像其他全身麻醉呈类自然睡眠状，而呈木僵状，麻醉后眼睛睁开，对麻醉与手术失去记忆，肌张力增强，体表镇痛好。上述现象曾被描述为分离麻醉（dissociative anesthesia）。氯胺酮能加快心率和使血压升高，对心肌有一定的抑制作用，但由于中枢性交感神经的兴奋作用可能胜过对心肌的直接抑制，故影响并不明显，但应用于危重患者时仍需注意药物用量。

氯胺酮对呼吸的影响轻微，且具有支气管平滑肌松弛作用，能有效预防支气管痉挛，适于哮喘患者的麻醉诱导。麻醉时咽喉保护性反射一般不消失，舌后坠与喉痉挛较少发生，易于保持呼吸道通畅。但诱导时口咽部分泌物增多，术前应给予足量的抗胆碱药。

氯胺酮可单独用于短小的体表手术的麻醉，可产生良好的遗忘和躯体镇痛作用。但不适用于腹部手术或精细手术麻醉。冠心病患者应避免应用氯胺酮，由于其潜在的加快心率和升高血压作用可使心肌耗氧增加。氯胺酮还是静脉麻醉诱导药中唯一能增加脑血流的药物，因而不适用于颅内压增高患者的麻醉诱导。重要的副作用包括苏醒时谵妄和噩梦，尤其在成人和较大的儿童发生率较高，给予苯二氮䓬类或吸入麻醉药可防止苏醒期谵妄。

3. 丙泊酚   丙泊酚是一种新型的快效、短效静脉麻醉药，苏醒迅速而完全，持续输注后无蓄积作用。目前普遍用于麻醉诱导、麻醉维持，也常用于麻醉中、手术后与 ICU 病房的镇静。丙泊酚对中枢的作用主要是催眠、镇静与遗忘，催眠浓度具有微弱的镇痛作用。

丙泊酚可降低颅内压，具有一定的脑保护作用。注射后轻度抑制呼吸，但持续时间很短即可恢复正常，部分患者可出现呼吸暂停，若与阿片类药合用，则发生概率明显增多。

诱导剂量的丙泊酚对心血管系统有明显的抑制作用，可使动脉压显著下降，其概率与程度并不亚于硫喷妥钠。动脉压的下降与心排血量、心脏指数、每搏输出量和全身血管阻力的减少有密切关系，是外周血管扩张与直接心脏抑制双重作用的结果，且呈剂量与血药浓度依赖性。丙泊酚对心血管系统的抑制作用与患者年龄和注药速度有关，老年人应酌情减量并减慢给药速度。丙泊酚对肝、肾功能无影响，有一定抑制术后恶心、呕吐作用。主要副作用包括呼吸与循环抑制、注射点疼痛、肌阵挛与较少见的血栓性静脉炎。

4. 依托咪酯 此药为咪唑类衍生物，诱导与苏醒均较快，麻醉诱导时对呼吸循环影响轻微，且相对安全。因此，常用于合并心血管疾病患者及危重患者的麻醉诱导。主要不良反应为注射部位疼痛、肌阵挛。依托咪酯对肾上腺皮质功能有一定抑制，但多年来的临床应用及研究表明单次注射或短时间持续输注对肾上腺皮质功能的影响短暂且轻微，并可被手术刺激引起的高应激状态所逆转。

5. 咪达唑仑 苯二氮䓬类药物，咪达唑仑作用时间较地西泮短，起效相对较快，常用于镇静、遗忘或全身麻醉辅助用药，产生剂量依赖性遗忘、抗焦虑、催眠、肌肉松弛及镇静作用。心血管副作用较少，可产生轻度的全身血管扩张和心排血量下降，心率通常无明显变化。但对于低血容量患者或心血管系统储备功能极差的患者，可引起明显的血压下降。对于呼吸系统，可产生轻度的呼吸频率和潮气量的下降，特别是衰弱患者及与阿片类药物合用时，可产生呼吸抑制。

（三）阿片类药物

阿片类药物可用于为术前用药、麻醉辅助用药、复合全身麻醉，以及用于术后镇痛和其他疼痛治疗等。该类药物具有良好的镇痛作用，且心血管抑制作用轻微。缺点包括呼吸抑制、恶心、呕吐、胸壁肌肉僵直及尿潴留等。临床常用药物包括吗啡、哌替啶、芬太尼、瑞芬太尼、舒芬太尼等。吗啡（morphine）是阿片中的主要生物碱，适用于急性疼痛及癌痛的治疗，而支气管哮喘、上呼吸道梗阻、严重肝功能障碍及颅内高压患者慎用；哌替啶的作用与吗啡相似，镇痛强度约为吗啡的 1/10，对呼吸有明显的抑制作用，作为麻醉辅助用药，现已少用；芬太尼为合成药物，作为复合全身麻醉的组成部分，是当前临床麻醉中最常用的麻醉性镇痛药，镇痛强度为吗啡的 75～125 倍。芬太尼对呼吸有明显的抑制作用，但对心血管系统的影响很轻，不抑制心肌收缩力，一般不影响血压，因而常用于心血管手术的麻醉；瑞芬太尼与舒芬太尼均为近年来应用于临床的新型麻醉性镇痛药，其中舒芬太尼具有强效镇痛作用，心血管状态更稳定，适用于心血管手术麻醉，而瑞芬太尼新型超短效麻醉性镇痛药，注射后起效迅速，药效消失快，因而可静脉输注给药。

作为复合全身麻醉的重要组成部分，阿片类药物：①降低吸入麻醉药的 MAC，例如，芬太尼在血浆浓度 3ng/ml 时可使七氟烷 MAC 降低 59%，使其清醒 MAC（在此 MAC 时患者对语言指令有反应，MAC awake）降低 24%。②可减轻因气管插管和切皮肤造成的血压升高和心率加快的反应。③在手术中和术后苏醒期提供满意的镇痛效果，使患者从麻醉状态苏醒更加平稳。④当剂量增加至镇痛剂量的 10～20 倍时，对多数患者可产生完全麻醉作用，包括催眠和遗忘作用。这一特性使其在心脏手术麻醉中得以广泛应用，成为心脏手术麻醉的主要用药。⑤还可加入局部麻醉药用于硬膜外或蛛网膜下腔阻滞，以提高镇痛效果。

（四）神经肌肉阻滞药

神经肌肉阻滞药，简称肌肉松弛药，主要用于麻醉诱导以提供良好的气管插管条件，以及全身麻醉维持期减少肌张力提供良好的手术条件。它也常用于 ICU 病房，以消除患者对呼吸机的对抗，便于机械通气。肌肉松弛药促进了临床麻醉的发展，减少了全身麻醉药用量，降低了吸入全身麻醉药浓度，避免了深麻醉带来的不良影响。但是肌肉松弛药没有镇静和镇痛作用，因此不能取代镇痛药和镇静药，在全身麻醉时应保持足够的麻醉深度，在 ICU 应用时要保证病员充分镇静。

临床常用的肌肉松弛药主要分为两类，即非去极化（竞争型）和去极化（非竞争型）。去极化（depolarizing）肌肉松弛药在神经肌肉接头处产生乙酰胆碱受体激动剂效应，先引起强直性肌肉震颤，此后肌肉完全松弛。琥珀酰胆碱（succinylcholine）是临床上唯一应用的去极化肌肉松弛药，起效快、作用维持时间短。该药经血浆假性胆碱酯酶快速降解，一般情况下，其作用时间仅 5 分钟左右，对用药后不能完成气管插管的患者可行面罩加压辅助通气，直至自主呼吸恢复。对不能行面罩加压通气的患者，则可能发生致命性低氧血症。琥珀酰胆碱副作用包括心动过缓，对烧伤、截瘫、四肢麻痹和严重创伤患者可导致严重的致死性高血钾。对有家族史的易感患者，琥珀酰胆碱与吸入麻醉药合用可能诱发恶性高热（malignant hyperpyrexia, MH）。琥珀酰胆碱在肌肉松弛之前先发生肌肉颤缩，因此，患者常常会诉说术后肌痛。在应用该药之前预注小剂量非去极化肌肉松弛药可减轻术后肌痛的发生。

非去极化肌肉松弛药（nondepolarizing）在乙酰胆碱受体部位产生竞争性阻滞作用，阻滞程度取决于乙酰胆碱的含量和药物与受体的亲和力。此类药物种类较多，目前临床应用的肌肉松弛药除琥珀酰胆碱外均属此类。目前临床上应用较多的非去极化肌肉松弛药主要有短时效的米库氯铵和瑞库溴铵；中时效的维库溴铵、罗库溴铵、阿曲库铵和顺式阿曲库铵；长时效的泮库溴铵、哌库溴铵等。而氯化筒箭毒碱、氯二甲箭毒、加拉碘铵、阿库氯铵和法扎溴铵现已在临床上逐渐少用或已停用。常用的肌肉松弛药剂量及起效时间见表 11-5-2。

表 11-5-2　肌肉松弛药气管插管量起效与时效

肌肉松弛药	ED$_{95}$ (mg/kg)	气管插管量			
		药量 (mg/kg)	起效 (min)	临床时效	
				T25%恢复 (min)	T95%恢复 (min)
琥珀胆碱	0.5	1.0	1.0	6～12	12～15
阿曲库铵	0.2	0.3～0.4	2～3	40～50	50～70
顺式阿曲库铵	0.05	0.2	2.6～2.7	66～70	83～91
氯化筒箭毒碱	0.3	0.6	3～4	90～110	140～160
泮库溴铵	0.05	0.08～0.1	2～3	90～100	120～150
哌库溴铵	0.045	0.08	2～3	90～120	120～150
维库溴铵	0.04	0.08～0.1	2～3	45～60	60～80
罗库溴铵	0.3	0.6	1.5	23～75	60～70

应用肌肉松弛药应注意以下问题：

1. 应用肌肉松弛药的目的是阻滞机体的伤害性刺激反应所引起的体动，但应用肌肉松弛药后可掩盖麻醉深度不足或镇静、镇痛的不足，从而可能导致术中知晓发生的可能。

2. 气管插管所需肌肉松弛程度较外科手术深。

3. 麻醉药，尤其是吸入麻醉药可增强非去极化肌肉松弛药的药效，而琥珀酰胆碱用于麻醉诱导气管插管后可减少非去极化肌肉松弛药的需要量。

4. 肌肉松弛药应用个体差异很大，临床用药应个体化。

5. 肌肉松弛药的残余作用有时很难发现，并可导致术后严重的并发症。麻醉结束前应给予足量的抗胆碱酯酶药（如新斯的明），以拮抗非去极化肌肉松弛药的残余作用，同时应用阿托品以拮抗抗胆碱酯酶药的毒蕈碱作用。推荐使用肌肉松弛药监测设备以正确判断患者的肌肉松弛恢复状况。

6. 临床麻醉中，应根据患者的肝功能、肾功能、心血管功能、手术时间种类以及肌肉松弛药的药理特性等选择合适的肌肉松弛药。

二、麻醉机的结构和应用

麻醉机主要用于实施全身麻醉、供氧及进行辅助或控制呼吸，是进行临床麻醉不可缺少的设备。为确保临床麻醉的安全，麻醉医师应熟悉和掌握麻醉机的结构、性能、操作及可能出现的故障和危险。麻醉机的类型很多，但基本组成是一样的，主要包括以下几个部分：

1. 供气装置　包括气源与流量计。现代麻醉机一般有氧、氧化亚氮以及空气的管道进气接口，通气硬质皮管与中心供气系统或压缩气筒连接。此外，还配备相应的接口，直接与小压缩气筒连接，以供紧急时备用。为杜绝接错气源，一般采用口径和轴针安全装置。更换气源时，应仔细核对，不得任意修改接口的安全装置。流量计是测定流动气体流量的工具。目前最常用的为进气口可变的悬浮转子式流量计。基本结构包括针栓阀、带刻度的玻璃管和轻金属制的浮标。

2. 蒸发器　蒸发器是麻醉机提供给患者吸入麻醉药蒸气的重要装置。挥发性吸入麻醉药在室温下均呈液态。现代的蒸发器采用了一些专门的结构，以排除温度、流量、压力等因素的影响，能有效地将挥发性麻醉药液蒸发成气体，并能精确地调节麻醉药蒸气输出的浓度。由于不同挥发性吸入麻醉药的沸点和饱和蒸气压等物理特性不同，因此，蒸发器具有药物专用性。现代麻醉机的蒸发器多放置在麻醉呼吸回路之外，有单独的氧气气流与之连接，蒸发出来的吸入麻醉药蒸气与主气流混合后再供患者吸入。

3. 二氧化碳吸收装置　CO_2 吸收装置为循环紧闭式麻醉机的必备设置。CO_2 吸收器中的碱石灰（或钡石灰）与 CO_2 起化学反应，清除呼出气中的 CO_2。

4. 麻醉呼吸回路　将麻醉机的气体输出口与患者气管导管相连，形成一个回路，称为麻醉呼吸回路。呼吸回路主要包括螺纹管、贮气囊、面罩以及呼吸活瓣等。

通过麻醉呼吸回路将吸入麻醉药输送到患者呼吸道内，并将患者呼出的气体排出到体外。根据呼吸气体与大气相通程度、呼气再吸入量、有无贮气囊、二氧化碳吸收罐及导向活瓣等情况，麻醉呼吸回路主要分为：①开放式：开放系统无贮气囊和呼出气重复吸入，是结构最简单、低廉的装置，由于大量麻醉药弥散在手术室内，不能控制通气，麻醉深度不易稳定，现已淘汰不用。②半紧闭或半开放回路：患者呼出和吸入的气体部分受麻醉机的控制，呼气时呼出气体可由呼气活瓣逸出，逸出气体的量取决于活瓣的阻力，但主要与新鲜气流量的大小有关。新鲜气流量小时，仍有部分呼出气体进入呼吸囊，吸气时可被患者重复吸入。新鲜气流量小于每分通气量，重复吸入的二氧化碳高于1%容积时，称为半紧闭回路；新鲜气流量大于每分通气量，重复吸入的二氧化碳小于1%容积时，称为半开放回路。③紧闭回路：患者呼出和吸入的气体完全受到麻醉机的控制，呼出的气体进入该回路，吸气时被患者吸收。因此，紧闭回路中必须有二氧化碳吸收器将二氧化碳吸收后才进入吸气通路。进入紧闭回路的新鲜气流量等于患者的氧耗量和氧化亚氮的摄取量。应用紧闭回路，新鲜气流量最少，氧气、氧化亚氮和吸入麻醉药的消耗量也最少，比较容易保持吸入气体的温度和湿度接近生理状态。但必须有可靠的二氧化碳吸收器，精确的氧浓度和麻醉气体浓度监测仪，才能保证患者麻醉过程中不至于缺氧和二氧化碳潴留。

5. 呼吸器　麻醉机内装有呼吸器，麻醉期间可用来控制患者的呼吸。呼吸器可分为定容型和定压型，可设置和调节潮气量或每分通气量或气道压力、呼吸频率、吸：呼比等参数。有的还可设置呼气末正压（PEEP）及其他呼吸模式，并可设置吸入氧浓度、每分通气量及气道压力的报警界限，以保证麻醉安全。

三、气管内插管

气管内插管（endotracheal intubation）是将特制的气管导管，经口或鼻插入患者的气管内。气管内插管可以保证手术中患者的通气和换气功能正常，麻醉医师可远离患者的头部，而不影响麻醉和手术的进行。气管内导管还可减少呼吸道无效腔，有利于肺泡通气，便于麻醉药的应用，防止异物进入呼吸道，也便于及时清除气管和支气管内的分泌物。近年来，多种新型的声门上气道应用于临床，特别是各种喉罩已广泛应用于全身麻醉手术及困难气道处理中。

1. 经口明视气管内插管　麻醉诱导后，将患者头后仰，打开患者口腔，左手持喉镜自右口角放入口腔，将舌推向左方，徐徐向前推进，显露悬雍垂，略向前深入，使弯形喉镜片前端进入舌根与会厌角内，然后依靠左臂力量将喉镜向上、向前提起，增加舌骨会厌韧带的张力即可显露声门。如为直片喉镜，其前端应将会厌软骨挑起，显露声门。当声门显露清楚后，右手执导管从右口角进入口腔，以旋转的力量轻轻将导管送入声门，再进入 3～5cm，安置牙垫，退出喉镜。给予通气后观察患者胸廓的起伏，用听诊器听双肺的呼吸音，并监测呼气末二氧化碳分压，证实导管位置正确无误后，于口腔外将导管和牙垫一起固定于上、下唇皮肤上。

2. 经鼻气管内插管　本法可盲探插管，也可在喉镜或纤维支气管镜明视下插管，基本上与经口明视插管法相同，但有下列几点不同之处。①插管前先滴液状石蜡入鼻腔，导管前端外涂以滑润剂。清醒插管者还需用表面麻醉药（如 1％丁卡因）喷雾鼻腔。②掌握导管沿下鼻道推进的操作要领，即必须将导管与面部做垂直的方向插入鼻孔，沿鼻底部出鼻后孔至咽腔，切忌将导管向头顶方向推进，否则极易引起严重出血。③鼻翼至耳垂的距离相当于鼻孔至咽后腔的距离。当导管推进至上述距离后，用左手持喉镜显露声门。右手继续推进导管入声门，如有困难，可用插管钳夹持导管前端送入声门。④经鼻导管容易在鼻后孔位置出现弯折，处理困难。为此，对导管的质地应事先检查，选用坚韧而有弹性、不易折屈和压扁的导管。

3. 气管内插管并发症

（1）插管损伤：插管时动作粗暴或用力不当，可致牙齿脱落，口、鼻腔持续出血，喉水肿及声带麻痹等并发症。气管内插管过程中必须严格遵守操作常规，避免动作粗暴。应根据患者的年龄、性别和身高选择与患者气管内径相匹配的气管导管。

（2）插管应激反应：表现为喉镜和插管操作期间的血压升高、心动过速等，并可诱发心律失常。采取较深的麻醉深度、尽量缩短喉镜操作时间、结合气管内喷雾局部麻醉药等措施，应激反应的强度与持续时间可得到显著减轻。此外，预先应用一定量的药物（如利多卡因、β-肾上腺素受体阻断药或钙拮抗剂等），也能有效缓解。插管应激反应对循环系统正常的患者一般无大影响，但对冠状动脉硬化、高血压和心动过速患者则有可能引起严重后果。

（3）气管导管误入食管：较为常见，常引起麻醉死亡，关键在能否及时迅速做出识别。如若延误判断时间，意味着患者缺氧死亡的可能。监测呼出气 CO_2 是确诊气管导管误入食管最有效和最可靠的方法之一。

（4）误吸胃内容物：容易诱发胃内容物反流和误吸的因素较多，常见的有部分呼吸道阻塞、面罩麻醉时气体入胃、麻醉药的药理作用、喉防御反射尚未恢复前拔管等；术前饱食、胃肠道梗阻也是诱发误吸的危险因素。清醒插管和快速诱导插管期间，将喉结向脊柱方向压迫能有效防止误吸的发生。

（5）喉痉挛：麻醉期间的疼痛刺激，浅麻醉下或不用肌肉松弛药的情况下试图气管插管，拔管后气道内仍存留血液或分泌物等因素，都容易诱发喉痉挛和支气管痉挛。

四、全身麻醉的诱导、维持和苏醒

全身麻醉实施的方法主要包括静脉麻醉、吸入麻醉及复合麻醉。吸入麻醉是指挥发性麻醉药或麻醉气体经呼吸系统吸收入血，抑制中枢神经系统而产生全身麻醉的方法。吸入麻醉药在体内代谢、分解少，大部分以原形从肺排出体外，因此吸入麻醉具有较高的可控性、安全性及有效性；静脉麻醉是指将一种或几种药物经静脉注入，通过血液循环作用于中枢神经系统而产生全身麻醉的方法。近年来由于新型静脉麻醉药的产生，完全采用静脉麻醉药及其辅助药来对患者实施麻醉的方法，即"全静脉麻醉"（total intravenous anesthesia，TIVA）在临床麻醉工作中得到广泛的应用。无须经气道给药和无污染是静脉麻醉与吸入麻醉相比，最为突出的两个优点。对患者同时或先后实施静脉麻醉技术和吸入麻醉技术的麻醉方法称之为静脉-吸入复合麻醉技术，简称静吸复合麻醉。由于静脉麻醉起效快，诱导平稳，而吸入麻醉易于管理，麻醉深浅易于控制，因此静脉麻醉诱导后采取吸入麻醉或静吸复合麻醉维持在临床麻醉工作中占主要地位。无论采用何种方法实施全身麻醉，其过程均包含诱导、维持及苏醒三部分。

（一）全身麻醉诱导

通过静脉或吸入麻醉使患者从清醒状态转为可以进行手术操作的麻醉状态的过程称为全身麻醉诱导。诱导期的长短与药物作用快慢、患者耐受情况及麻醉操作的难易度有关。诱导前应充分评估病情及气管插管的条件，选择适当的诱导方法。对于肥胖、舌大、颈短、头颈部外伤、特殊疾病（强直性脊柱炎、肿物压迫呼吸道、瘢痕挛缩致张口困难等）及以前存在困难气道史的患者应谨慎，做好多手准备，避免出现既不能成功进行气管内插管又无法施行面罩通气的危急情况。

诱导常用方法有：①静脉快速诱导：这是目前最常用的方法。患者在经过充分氧合后开始诱导（面罩吸入 8～10L/min 氧气或嘱患者行 5～6 次深呼吸以加速氧气的交换）。先用催眠、安定药或静脉麻醉药使患者神志消失，随后扣紧面罩，人工通气。常用的药物包括硫喷妥钠、依托咪酯、咪达唑仑、氯胺酮和丙泊酚等；给予琥珀酰胆碱或非去极化肌肉松弛药使肌肉完全松弛，并应用一定剂量的阿片类药物以减轻气管内插管造成的应激反应，完成气管内插管后连接麻醉机，行控制呼吸。②吸入麻醉诱导：主要用于小儿或某些特殊情况如重症肌无力患者。一般选择刺激性小的强效吸入药，如七氟烷等。③保持自主呼吸的诱导：也称为慢诱导，主要用于气道不畅或估计插管困难者。在保持自主呼吸下给予充分表面麻醉，并给予对呼吸抑制轻微的药物，使患者处于镇静状态，气管内插管后即给予麻醉诱导药物的方法。

（二）全身麻醉维持

在全身麻醉诱导完成后即进入全身麻醉维持阶段，两个阶段并无明显界限，维持阶段持续至停用麻醉药为止。维持用药可采用吸入或（和）静脉用药的方式。麻醉维持阶段麻醉医师除了要维持适当的麻醉深度外，还要严密监护患者的生命体征，维持患者温度、凝血、电解质及酸碱平衡、容量平衡等内环境的稳定及重要脏器功能，保障患者的生命安全。

（三）全身麻醉苏醒

患者从无意识状态向清醒状态转变并恢复完整的保护性反射称为全身麻醉苏醒。除某些特殊病情需要术后进行一段时间的机械通气外，全身麻醉后早苏醒有利于患者重要器官自主调节能力的迅速恢复，从而有利于患者的康复和术后护理。吸入麻醉药绝大部分经肺排出，停止吸入后至苏醒的时间取决于麻醉药的血/气分配系数、麻醉时间长短、麻醉深度、肺功能和心排血量等因素。为加速苏醒，可用最大通气量促使吸入麻醉药较快经肺排出，迅速降低其血、脑浓度。静脉麻醉药则按各自的药动学代谢排出，必要时可采用拮抗药催醒。

五、全身麻醉的并发症及其处理

(一) 呼吸系统并发症

1. 反流、误吸和吸入性肺炎   全身麻醉时因患者意识丧失，吞咽及咳嗽反射消失，胃内容物较多时，极易发生呕吐和胃内容物反流 (regurgitation)，一旦有反流物达到咽喉部，即可发生误吸 (aspiration) 或吸入性肺炎 (aspiration pneumonitis)。反流、误吸多发生在麻醉诱导期、麻醉苏醒期或术后，而在气管内插管前和麻醉苏醒期拔除气管导管后发生的危险性最高。产科、饱餐、上消化道出血及肠梗阻患者发生率较高。

禁饮水、清醒气管内插管、压迫环状软骨以闭合食管、选用诱导药物及完全清醒后拔管等措施有助于预防反流、误吸的发生。一旦发生反流、误吸，处理的关键在于及时发现和采取有效的措施，以免发生气道梗阻和减轻急性肺损伤，即应立即将患者上半部放低，头偏向一侧，使呕吐物容易引出口腔外，避免进入呼吸道，同时用纱布、吸引器将口、鼻腔内的食物残渣、呕吐物清除干净。必要时立即进行气管内插管和支气管镜检查，清除呼吸道内误吸物。误吸的胃液量大于 25ml，pH 低于 2.5 时，将迅速引起炎症反应，肺间质出血和水肿，出现喘鸣、咳嗽和发绀等化学性肺炎的症状。治疗除给予氨茶碱和抗生素外，每次可经气管、支气管以 5～10ml 生理盐水于支气管内反复冲洗，并应用大剂量糖皮质激素 2～3 天，以抑制支气管周围的渗出反应。需要时可行机械通气，维持机体通气和氧合正常，等待小支气管周围渗出和水肿消退。

2. 呼吸道梗阻

(1) 上呼吸道梗阻：常见原因为舌后坠及咽喉部分泌物积存。舌后坠可表现出呼吸困难，可闻及鼾声，咽喉部有分泌物则呼吸时有水泡音。上呼吸道完全梗阻时患者虽有呼吸动作，但无有效的气体交换。一旦发现患者有上呼吸道梗阻表现，应迅速将患者下颌托起，放入口咽或鼻咽通气道，及时吸净咽喉部分泌物。喉头水肿也可造成上呼吸道梗阻，轻者给予糖皮质激素，重者应立即行气管内插管或气管切开。上呼吸道梗阻的另一常见原因为喉痉挛，易发生在浅麻醉下异物接触喉头，行尿道、宫颈扩张或刺激肛门括约肌时。出现喉痉挛时患者有呼吸困难，吸气时伴有鸡鸣声，并因缺氧而导致发绀。处理方法为解除诱因，加压给氧，无效者应静脉注射琥珀酰胆碱，经面罩给氧维持患者通气或行气管内插管。

(2) 下呼吸道梗阻：常由于气管、支气管内分泌物，或支气管痉挛引起，多发生在有哮喘史和患有慢性阻塞性肺疾病 (COPD) 患者。这类患者气道反应性较高，在全身麻醉诱导时，如麻醉过浅，一旦气管内导管进入气管，即可造成严重的气管和支气管痉挛，导致下呼吸道梗阻。围术期应用释放组胺的药物，也可能导致支气管平滑肌张力增加，从而诱发支气管痉挛。严重下呼吸道梗阻患者可出现二氧化碳潴留、缺氧、心动过速和血压下降。因此，这类患者全身麻醉时应及时吸净呼吸道分泌物，当达到足够麻醉深度时再行气管内插管。氯胺酮和吸入麻醉药均具有支气管扩张作用，是哮喘患者首选的麻醉药物。

3. 急性肺不张   急性肺不张 (acute atelectasis) 是指弥漫性肺泡萎陷而失去通气功能，多见于全身麻醉之后。呼吸道梗阻是肺不张的最常见原因。分泌物较多且黏稠度增加，咳嗽无效，阻塞支气管，远端肺泡内气体如果仅为氧气，氧气一旦被吸收入血，肺泡就因之萎陷。全身麻醉时行时间隙正压通气 (IPPV)，潮气量比较恒定，吹入气并不能均匀分布到所有肺泡，大多数吹入气仅集中于一定肺区，长时间后某些未被膨胀的肺泡内气体被吸收后，肺泡萎陷。因此，多痰的患者术前应充分准备，术中及时吸净呼吸道分泌物。施行机械通气时应定时吹张肺，开胸手术患者在关胸前应吸痰后充分吹张所有肺组织。避免纯氧长时间吸入而出现的吸收性肺萎陷，同时应保持吸入气体一定的温度和湿度。术后应施行完善的镇痛，鼓励患者咳嗽，早期下床活动。如咳嗽吸痰仍不能缓解肺不张时，应行支气管镜检查、吸痰，并给予抗生素治疗。

4. 通气不足　通气不足是指因肺泡通气的降低引起 $PaCO_2$ 的增高。手术后通气不足的原因主要包括：①中枢性呼吸驱动的削弱；②呼吸肌功能恢复不足；③体内产生 CO_2 增多；④由于呼吸系统急性或慢性疾病所影响。

(二) 循环系统并发症

1. 低血压　收缩压低于 90mmHg 或下降超过基础血压的 30％ 为低血压。麻醉期间出现低血压的原因很多，常见原因为麻醉过深、失血过多而容量不足，或手术操作刺激迷走神经。此外，过敏反应、肾上腺皮质功能低下及心肌收缩功能障碍，也可导致低血压的发生。麻醉期间，一旦出现低血压应首先判断原因，积极针对病因治疗，必要时可暂停手术操作。

2. 高血压　舒张压高于 100mmHg，或收缩压高于基础血压的 30％ 为高血压。手术中血压增高会增加失血量，增加心肌耗氧量，使脑血管意外的危险性增加。原发性高血压、甲状腺功能亢进症、嗜铬细胞瘤、原发性醛固酮增多症等患者，麻醉期间如麻醉过浅极易引发高血压。另外，通气不足、二氧化碳潴留，是围术期引起血压增高的常见原因。某些药物（如泮库溴铵、氯胺酮）注射过快或剂量过大也可造成一过性血压升高。麻醉中出现高血压首先应解除引起高血压的诱因，并且保证麻醉深度适当。对血压过高的患者应给予降压治疗。麻醉期间应用降压药应遵循小剂量、分次的原则，注意降血压药与麻醉药的协同作用。

3. 心律失常　麻醉深浅不当、手术刺激、高血压、低血压、二氧化碳潴留及缺氧等均可引起心律失常。血清电解质和体液酸碱紊乱，特别是低血钾，也容易诱发心律失常。应保证麻醉深度适宜，维持血流动力学稳定，维持心肌氧供需平衡，针对诱发心律失常的不同原因进行相应的处理。房性心律失常对血流动力学无显著影响，无需特殊处理。心房颤动心室率过快时，可给予维拉帕米或毛花苷 C 处理，使心室率控制在 100 次/分以下。室性期前收缩伴心率较慢时可给予阿托品，当心率加快后室性期前收缩多可消失。如果室性期前收缩频发（＞5 次/分）或出现多源性、R-on-T 现象时，须积极处理。可先静脉注射利多卡因 1～1.5mg/kg，必要时静脉持续输注 1～4mg/min。疗效欠佳者可静脉注射胺碘酮 150mg，将血清钾提高到 5mmol/L，有助于室性心律不齐的控制。

4. 心脏停搏（cardiac arrest）与心室纤颤（ventricular fibrillation）　是围麻醉期最严重的意外事件。两者都使心脏失去排血功能，全身血液循环陷入停顿状态，各器官失去血液供应。引起心脏停搏与心室纤颤的原因较为复杂，多与心肌缺血、休克、电解质紊乱、体温过低有关。麻醉深浅不当、呼吸道梗阻、强烈的手术刺激、血流动力学急剧变化等都可成为促发因素。心脏停搏及心室纤颤须及时诊断、积极按心肺复苏处理，才能使患者免于死亡。

(三) 中枢神经系统并发症

1. 高热（hyperthermia）、抽搐（twitching）和惊厥（convulsions）　体温过高常见于小儿，是由于婴幼儿体温调节中枢尚未发育健全所致。如高热不立即处理，可以引起抽搐甚至惊厥。当发现体温升高时，应积极控制体温。如患者已发生抽搐，应立即提高吸入氧浓度，静脉注射咪达唑仑或小剂量硫喷妥钠，同时积极进行物理降温，特别是头部降温。应警惕麻醉药导致的恶性高热可能，恶性高热是一种特发性代谢亢进，琥珀酰胆碱容易诱发。

2. 苏醒延迟或不醒　现代麻醉的方法使患者在手术结束不久即可清醒。如全身麻醉后超过 2 小时意识仍不恢复，可认为麻醉苏醒延迟。麻醉苏醒延迟可能与麻醉药物过量有关，也可能是循环或呼吸功能恶化以及严重水、电解质紊乱或糖代谢异常的结果。应针对病因进行处理。

第六节　麻醉期间的监测

安全是反映麻醉质量的一个重要方面。围麻醉期患者的生命器官不断受到外科操作及麻醉药的影响，这些影响如未能及时发现和正确处理，可引起患者暂时性或永久性损害。因此，麻醉期间应严密监测患者的生命体征及各种生理变化，力求及早发现和及时纠正，以避免发生严重并发症。

一、麻醉深度监测

麻醉深度是指全身麻醉药的控制作用与手术刺激反作用之间相互平衡时所表现出来的中枢神经系统功能状态。理想的麻醉深度应该保证患者术中无痛觉和意识活动，血流动力学稳定，术后苏醒完善且无术后回忆。然而目前尚无一种准确、有效的方法能判断麻醉深度。临床上主要靠术中患者的血压、心率、呼吸幅度和节律、眼部症状、肌肉松弛程度等临床表现，并在麻醉监测技术的指导下判断麻醉深度。目前主要用于麻醉深度监测的技术有脑电双频指数（bispectral index，BIS）、诱发电位（evoked potential，EP）等。

1. BIS　BIS是唯一被美国食物药品管理局认可的麻醉药对脑作用的监测仪，对镇静深度监测有着较好的敏感度和特异度，但对麻醉的镇痛成分敏感性较差。目前认为，BIS监测可为个体患者的麻醉深度监测提供有用的趋势信息，但单独使用并不足以预防术中知晓的发生，确定麻醉深度也缺乏足够的可靠性。

2. 诱发电位（EP）　近年来应用EP监测麻醉深度而日益受到重视，其中潜伏期听觉诱发电位（MLAEP）数值稳定，个体差异小，适用于麻醉深度监测，但MLAER对预测外科手术刺激引起的动反应尚有争议。

二、心血管功能监测

1. 脉搏监测　最简单的方法是用手指触摸桡动脉、股动脉、颈动脉或颞浅动脉等表浅动脉，了解脉搏的强度、频率和节律。

2. 动脉压监测　分为无创性动脉压监测和有创性动脉压监测。无创法多采用袖带法测压。有创动脉压监测是通过穿刺将导管置入周围动脉内，连接换能器，测量收缩压、舒张压和平均压，其结果较无创测压法准确，但有一定创伤，主要用于心血管手术、需实施控制性降压以及危重患者的手术。常选择桡动脉进行穿刺，此外，也可选用足背动脉、股动脉、肱动脉等。

3. 中心静脉压监测　中心静脉压（CVP）是指上腔静脉或下腔静脉即将进入右心房处的压力或心房压力，可通过颈内、颈外、锁骨下或大隐静脉等周围静脉置管测定。CVP主要反映右心室前负荷，其高低与血容量、静脉张力和右心功能有关，能一定程度反应患者的循环容量情况。

4. 肺毛细血管楔压监测　肺毛细血管楔压（PCWP）的测定方法是将漂浮导管（Swan-Ganz导管）经颈内静脉置入右心房后，在导管尖端套囊内充气，让导管随血流漂浮前进，依次经过右心室、肺动脉，直到嵌入肺动脉小分支，此时测得的压力为PCWP。PCWP反映左心室前负荷。由于肺动脉插管可发生严重心律失常、肺梗死等严重并发症，故须严格掌握适应证，主要用于左心功能不全及需监测心排血量的危重患者。

5. 心电图监测　心电图监测可识别各种心律失常和传导阻滞，有助于预防和及时发现心肌缺血，以便及时处理。通常用标准Ⅱ导联，此导联的P波最为明显，便于发现和鉴别心律失常。为及时发现心肌缺血，最好同时监测胸前导联V_5。

6. 经食管超声心动图（TEE）监测　TEE最早应用于二尖瓣和瓣叶置换术，随着更小的成人和小儿探头不断研制以及成人先天性心脏病的增多，TEE的使用范围扩大。其他应用包括确定各种手术的心内分流，瓣膜、间隔缺损修补，梗阻性肥厚型心肌病，心内占位和胸主动脉病变。在非心脏手术中，术中TEE常有选择地用于血管和骨科手术患者；TEE也被用于易出现心脏并发症的高危患者，评价左室壁的节段运动功能。在神经外科手术中，术中TEE主要用于监测可能出现的气栓。

三、呼吸监测

1. 通气监测　术中应时刻监测患者的潮气量与每分通气量，防止通气不足的发生。手术结束时用于判断患者自主呼吸恢复的程度，确定能否撤离机械通气和拔除气管导管。

2. 呼气末二氧化碳分压监测　在无明显肺部疾病的情况下，呼气末二氧化碳分压（$P_{ET}CO_2$）基本可反映动脉血二氧化碳分压（$PaCO_2$）。

3. 脉搏血氧饱和度（SpO_2）监测　麻醉手术中常规监测之一，通过监测脉搏血氧饱和度，能随时了解患者的氧合情况，及时发现低氧血症的发生。

4. 动脉血气分析　术中动脉血气分析能及时了解患者的电解质及酸碱平衡情况，了解患者的氧合状况及其他重要指标，从而评估患者的全身情况。

四、其他监测

1. 尿量监测　留置导尿管，测定每小时尿量，可直接了解肾灌注情况，并间接反映内脏器官灌注情况。

2. 体温监测　麻醉手术中常规监测之一，在实施全身降温和体外循环下心内手术时尤为重要。体温监测也常用于小儿麻醉或危重患者麻醉时的监测。常用的中心体温监测部位是鼻咽部（反映脑温）、食管（反映心脏温度）或直肠（反映内脏温度，但膀胱内温较直肠处可靠）。

3. 神经肌肉阻滞监测　在应用肌肉松弛药时，根据对电刺激神经的肌收缩反应，可了解神经阻滞的性质和程度，术中可指导肌肉松弛药的用药，术后可确定何时给予拮抗药。常用四个成串刺激进行监测。

4. 除上述常用的监测外，对某些患者和手术还须进行一些特殊的监测，如颅脑手术时需监测颅内压，对糖尿病和胰岛细胞瘤患者需监测血糖，对体外循环手术的患者需监测凝血功能和血清电解质等。

（丁冠男　洪方晓　田　鸣）

第十二章　肿瘤学概论

肿瘤（tumor）是机体正常细胞在不同的始动与促进因素长期作用下，异常增生分化形成的新生物。它不受生理调控，新生物一旦形成，就不因病因消除而停止增生。根据肿瘤的生物学行为，可大致分为良性与恶性两大类，恶性肿瘤呈浸润性生长，并可转移到其他部位，治疗困难，常危及生命。

恶性肿瘤在全球范围内已经成为常见病，是常见死亡原因之一。全球范围内最常见的恶性肿瘤依次为肺癌、胃癌、前列腺癌、结直肠癌和肝癌。我国最常见的恶性肿瘤，在城市依次为肺癌、胃癌、肝癌、肠癌与乳腺癌。在农村为胃癌、肝癌、肺癌、食管癌、肠癌。每年新发病例约 200 万，死亡约 150 余万。

一、分类

通常根据肿瘤的解剖部位、形态学和生物学行为进行分类。肿瘤可分为良性和恶性两大类。良性肿瘤，一般称为"瘤"。恶性肿瘤来自上皮组织者称为"癌"；来源于间叶组织者称为"肉瘤"；胚胎性肿瘤常称母细胞瘤，如神经母细胞瘤、肾母细胞瘤等。某些恶性肿瘤仍沿用传统名称"瘤"或"病"，如恶性淋巴瘤、精原细胞瘤、白血病、霍奇金病等。通常将组织及器官来源部位冠于前，如肺癌、乳腺癌、结肠癌、背部脂肪瘤等。可进一步按照组织学类型进行分类，如肺鳞状细胞癌、宫颈鳞状细胞癌、胃腺癌等。根据细胞分化程度，又可分为高分化、中分化、低（未）分化癌。

二、病因

恶性肿瘤的发生是一个多因素、多步骤、多基因参与的复杂过程，是环境与宿主内外因素交互作用的结果。80％以上的恶性肿瘤与环境因素有关，机体内在因素在肿瘤的发生、发展中同样重要，如遗传（遗传易感性）、内分泌、免疫机制等。体细胞中多基因改变并积累的结果使肿瘤形成。

（一）环境因素

1. 化学因素

（1）烷化剂：生活中常被用来作化疗药、杀菌剂和灭菌剂。烷化剂可致突变、畸形、癌变，如有机农药、硫芥、氮芥等可致肺癌及造血器官肿瘤等。

（2）多环芳烃类化合物：指由多个苯环缩合而成的化合物及其衍生物，代表为 3，4-苯并芘。燃烧纸烟，不完全燃烧的煤炭、石油，用烟直接熏制鱼、肉时均能产生多环芳烃类物质。

（3）氨基偶氮类：常常被用作纺织品、食品和饮料的染料、添加剂。氨基偶氮类可诱发膀胱癌、肝癌。

（4）亚硝基化合物：亚硝基化合物是重要的环境化学致癌物，与食管癌、胃癌和肝癌的发生有关。

（5）真菌毒素和植物毒素：如黄曲霉素是很强的致癌物，食用被其污染的粮食可致肝癌，也可致肾癌、胃癌和结肠癌。植物毒素亦可致癌，如苏铁素、黄樟素、蕨类毒素等。

（6）金属致癌物：镍、铬、砷、镉可引起人和动物肿瘤。

2. 物理因素

（1）电离辐射：X线防护不当可致皮肤癌、白血病、甲状腺癌、乳腺癌等。吸入放射污染粉尘可致骨肉瘤和甲状腺肿瘤等。

（2）紫外线：可引起皮肤癌，对易感性个体（着色性干皮病）作用明显。

（3）其他：烧伤后深瘢痕的长期存在易致癌变，皮肤慢性溃疡可致皮肤鳞癌。石棉纤维与肺癌相关。

3. 生物致癌因素　主要为病毒，如EB病毒与鼻咽癌、Burkitt淋巴瘤相关，单纯疱疹病毒、乳头瘤病毒长期感染与宫颈癌有关，乙型和丙型肝炎病毒与肝癌有关。

（二）机体因素

1. 遗传因素　肿瘤在少数家族中有聚集性，但遗传因素与共同生活环境因素往往相互交错。不可否认，癌症有遗传倾向性，即遗传易感性，如结肠息肉病综合征、乳腺癌、胃癌等。相当数量的食管癌、肝癌、鼻咽癌患者有家族史。故遗传易感性不可忽视，如携带缺陷基因BRCA-1者易患乳腺癌，带有突变APC基因者易患肠道息肉病。

2. 内分泌因素　某些激素与肿瘤发生有关，例如雌激素和催乳素与乳腺癌有关，子宫内膜癌与雌激素也有关。生长激素可以刺激癌症的发展。

3. 免疫因素　先天或后天免疫缺陷者易发生恶性肿瘤，如获得性免疫缺陷综合征易患恶性肿瘤。丙种球蛋白缺乏症患者易患白血病和淋巴造血系统肿瘤，肾移植后长期使用免疫抑制剂的患者，肿瘤发生率高。

三、病理

肿瘤发生发展包括细胞增生、细胞周期异常、免疫逃避、血管增生、转移等系列过程。相应的分子机制为癌基因的激活、抑癌基因失活、修复相关基因的功能缺失、凋亡机制丢失、信号转导调控机制紊乱和浸润转移相关分子事件等，构成了恶变分子机制的基础。

1. 恶性肿瘤的发生发展　恶性肿瘤的发生发展过程漫长，包括癌前期、原位癌和浸润癌三个阶段。一般情况下，致癌因素作用经10～20年的癌前期阶段恶变为原位癌。原位癌可历时3～5年，在促癌因素作用下发展成浸润癌。浸润癌的病程一般1～3年。病理形态上癌前期表现为上皮出现不典型增生。常见的癌前期病变如萎缩性胃炎或慢性胃溃疡，皮肤或黏膜乳头状瘤、黏膜白斑、交界痣等。局限于黏膜层的癌称为原位癌，这是癌症的早期阶段，不具备转移条件。此阶段行手术切除即可治愈。浸润癌则具备了转移能力。

2. 肿瘤细胞周期　细胞增殖必须经过间期和分裂期，肿瘤细胞也不例外。需经过 G_0、G_1、S、G_2 和 M 期。在各期间存在细胞周期素（cyclin）的作用和细胞周期依赖性蛋白激酶（cyclin-dependent kinase，CDK）的调节，从而保持细胞周期运行，细胞周期的核心是 CDK 的调控机制。肿瘤是细胞失控性生长所致的疾病，几乎所有的癌基因、抑癌基因都参与细胞周期调控。若癌基因激活，生长因子过度表达易发展成肿瘤。抑癌基因失活，则监控机制失灵，细胞无序增殖，恶性肿瘤不受控制增殖。

3. 肿瘤细胞分化程度　分化程度不同，肿瘤的恶性程度亦不一，可分为高分化、中分化与低分化（或未分化）三类，或称Ⅰ、Ⅱ、Ⅲ级。高分化或Ⅰ级分化细胞接近正常分化程度，恶性程度低。未分化或Ⅲ级分化显示高度恶性，核分裂象较多。

4. 转移　恶性肿瘤的转移方式为直接蔓延、淋巴转移、血行转移以及种植转移四大类。①直接蔓延：肿瘤细胞向周围组织扩散生长称为直接蔓延，如胃癌侵及胰腺、直肠癌侵及前列腺。②淋巴转移：这是皮肤或黏膜来源肿瘤的主要扩散方式，多数情况为区域淋巴结转移，常按引流途径顺序转移，偶可出现"跳跃"转移。③血行转移：肿瘤经血液途径播散称为血行转移。胃肠肿瘤可经门脉系统转移到肝；四肢肉瘤可经体循环静脉系统转移到肺；肺癌可随动脉系统而致全身性播散到骨、脑。④种植转移：肿瘤细胞浸润脏器外膜，散落在体腔或空腔脏器表面生长，称为种植转移。最多见的为胃癌种植到腹腔、盆腔或卵巢。

5. 机体的抗肿瘤免疫　机体的抗肿瘤免疫机制包括特异性免疫和非特异性免疫，涉及多种免疫效应分子和效应细胞，细胞免疫发挥着抗肿瘤的主要作用，并与体液免疫相互协调。人体免疫系统具有间接或直接消融肿瘤细胞的免疫效应功能。巨噬细胞、自然杀伤细胞（natural killer，NK）及中性粒细胞分泌的肿瘤坏死因子可直接杀伤肿瘤细胞。T 细胞通过其表面受体（T cell receptor，TCR）识别肿瘤抗原，消融肿瘤细胞，其中 $CD8^+$ T 细胞与所有有核细胞表达的主要组织相容性复合体（major histocompatibility complex，MHC）Ⅰ类分子结合，$CD4^+$ T 细胞与免疫系统细胞表达的 MHC Ⅱ类分子相结合，形成相应特异的 MHC 或肿瘤抗原复合物，提高抗原性，从而通过机体免疫效能消灭肿瘤细胞。但是，肿瘤细胞存在免疫逃逸机制，如肿瘤无特异抗原表达，缺乏 MHC 分子，缺乏共刺激分子或存在免疫抑制因子等。

四、临床表现

肿瘤的临床表现千差万别，取决于肿瘤的性质、部位和分期。一般早期多无明显症状。晚期则表现为局部占位效应，出现压迫症状，可有梗阻、出血、穿孔等表现。全身症状则表现为贫血、消瘦、发热等。某些具有分泌功能的肿瘤可产生明显症状，如嗜铬细胞瘤患者伴随高血压，胰岛细胞瘤导致低糖血症。尽管表现不一，但有其共同的特点。

（一）局部表现

1. 肿块　肿块是体表肿瘤常见症状。位置深者不易触及，但可出现脏器受压或空腔器官梗阻症状。良性者生长慢，恶性生长快，并可出现相应的转移灶，如肿大淋巴结、肝和肺转移结节等。

2. 溃疡　肿瘤生长快，可因血供不足而继发坏死，形成溃疡。恶性者常呈菜花状，肿块表面有溃疡，可有恶臭及血性分泌物。

3. 出血　肿瘤可破溃致出血。上消化道肿瘤患者可有呕血或黑便；下消化道肿瘤患者可有血便或黏液血便；泌尿系统肿瘤患者则有血尿；宫颈癌为可有血性白带或阴道出血；肝癌破裂可致为腹腔内出血。

4. 梗阻　肿瘤可导致空腔器官阻塞，部位不同可出现不同症状。根据梗阻程度分不完全或完全两类。胰头癌、胆管癌阻塞肝外胆管可致黄疸，胃癌伴幽门梗阻可致呕吐，肠肿瘤可致肠梗阻，支气管癌可致肺不张。

5. 疼痛　肿块可使神经末梢或神经干受刺激或压迫，出现局部疼痛，多为隐痛，晚期病例可剧烈疼痛。空腔脏器肿瘤可致痉挛，产生绞痛，如肠肿瘤肠袢梗阻的绞痛。

（二）全身症状

良性和早期恶性肿瘤患者多无明显全身症状。晚期恶性肿瘤患者可出现明显的全身症状，如贫血、低热、消瘦、乏力等。某些部位的肿瘤可呈现相应的功能亢进或减退，继发全身性改变。如肾上腺嗜铬细胞瘤引起高血压，甲状旁腺瘤引起骨质改变，颅内肿瘤引起颅内压增高和压迫症状。

五、诊断

诊断的目的在于确认有无肿瘤、肿瘤的部位及性质，对恶性肿瘤应进一步了解分期。总体说来，恶性肿瘤缺少敏感的早期诊断方法。对深部肿瘤的早期诊断更为困难。

（一）病史

1. 年龄　儿童肿瘤多为胚胎性肿瘤或白血病。青少年肿瘤多为肉瘤，如骨与软组织肿瘤、淋巴造血系统肿瘤。癌多发生于成人。

2. 病程 良性肿瘤病程长，恶性者较短。良性肿瘤伴出血或感染时可突然增大，如有恶变可表现增长迅速。低度恶性肿瘤发展较慢，如皮肤基底细胞癌、甲状腺乳头状癌。老年患者恶性肿瘤发展速度相对较慢。高度恶性者发展迅速，如甲状腺未分化癌。

3. 个人史及过去史 ①部分患者有明显的癌前期病变或相关疾患病史。如乙型、丙型肝炎与肝癌有关，EB病毒感染与鼻咽癌有关，乳头瘤病毒与子宫颈癌有关，萎缩性胃炎、慢性胃溃疡与胃癌有关，肠道腺瘤性息肉与大肠癌有关等。②个人史中行为与环境相关的情况，如吸烟、长期饮酒、饮食习惯或与职业因素有关的接触与暴露史。③注意肿瘤家族史，如对胃癌、大肠癌、乳腺癌、鼻咽癌，需注意家族史。

(二) 体格检查

1. 全身体检 除肿瘤局部及全身常规体检外，注意肿瘤易转移部位，如颈部、腋窝、腹股沟淋巴结，以及直肠指检等。

2. 局部检查

(1) 肿瘤的部位和性状：炎症、增生、畸形或肿瘤等均可致肿块，应加以鉴别。注意肿瘤大小、外形、质地、表面温度、血管分布、活动度。良性者大多有包膜，质地同相应的组织，如骨瘤质硬、脂肪瘤质软。恶性者多无包膜，血管丰富或温度较高，生长迅速，质地硬，浸润生长者边界不清且肿块固定。恶性肿瘤可有坏死、液化、溃疡、出血等继发症状。少数巨大良性肿瘤，亦可出现溃疡与出血。

(2) 区域淋巴结或转移灶的检查 乳腺癌检查患者腋淋巴结与锁骨上淋巴结；咽部肿瘤需仔细检查患者颈部淋巴结；直肠肛管癌、外阴部癌检查患者腹股沟淋巴结。

(三) 实验室检查

1. 常规血、尿、粪便检查 胃癌患者可伴贫血和粪便隐血。白血病患者血象明显改变。大肠肿瘤患者可有黏液血便或粪便隐血试验阳性。泌尿系统肿瘤患者可见血尿。多发性骨髓瘤患者可见尿中出现Bence-Jones蛋白。

2. 肿瘤标志物 肿瘤标志分子多种多样，诸如蛋白质、酶、糖类、DNA、RNA、免疫球蛋白或糖蛋白等。目前的肿瘤标志物缺乏特异性，不仅在不同肿瘤有表达，正常组织的细胞也可表达，如前列腺特异抗原（prostate-specific antigen，PSA）在前列腺癌及前列腺增生均可表达，仅是表达量的差异。

(1) 酶学生化测定：①碱性磷酸酶（alkaline phosphatase，AKP）：肝和成骨细胞可分泌AKP，故肝癌、骨肉瘤时，患者血清AKP可增高，伴有阻塞性黄疸者由于排泄受阻，血清AKP亦可升高。②酸性磷酸酶：由前列腺分泌。前列腺癌时可见增高，如前列腺癌骨转移伴增生性骨反应者，酸性及碱性两种磷酸酶均可增高。③乳酸脱氢酶：肝癌和恶性淋巴瘤患者乳酸脱氢酶可有不同程度的增高。

(2) 糖蛋白：常用肿瘤标志如癌胚抗原（carcinoembryonic antigen，CEA）、CA199、CA125、CA153等，可在消化道肿瘤、卵巢癌、乳腺癌患者血清中升高。

(3) 激素类：激素器官肿瘤可致激素分泌增加出现相应症状。如绒毛膜促性腺激素用于绒毛膜上皮癌的诊断。垂体肿瘤患者出现抗利尿激素或生长激素水平升高；胰岛细胞瘤患者可有低血糖表现；甲状旁腺肿瘤患者可出现高钙血症。

(四) 影像学检查

应用X线、超声波、各种造影、放射性核素、X线计算机断层扫描（computer tomograph，CT）、磁共振（magnetic resonance image，MRI）等各种影像学技术，检查有无肿块及其所在部位、形态与大小，以判断有无肿瘤及其性质和分期。

1. X线检查

(1) 透视与平片：肺肿瘤、骨肿瘤可见特定的阴影。钼靶X线可检查乳腺癌及软组织肿瘤。胸部转移癌亦可在 X 线检查发现。硒静电 X 线（干板摄影）和钼靶 X 线球管摄影可应用于软组织和乳腺组织检查。

（2）造影检查：①应用对比剂，如钡剂做钡餐与钡灌肠，碘剂（泛影葡胺、碘化油、碘苯酯等）做造影，显示充盈缺损、组织破坏、有无狭窄等形态。②器官造影：可经口服或静脉注射对比剂（碘剂）或经内镜下插管，如肾盂静脉造影、逆行输尿管插管肾盂造影、十二指肠纤维内镜下做胆道与胰管逆行造影等。③血管造影：经周围动脉插管至腹腔脏器的供应动脉，如肝动脉，腹腔动脉，肠系膜上、下动脉造影，可显示器官或肿瘤的血管图像帮助诊断。

2. 计算机断层扫描（CT）　应用计算机图像处理技术，显示某部位横切面影像，根据显示的密度及 CT 值判断肿块性质，用于颅内肿瘤、实质性脏器肿瘤、实质性肿块及淋巴结等的鉴别诊断。螺旋 CT 可形成三维图像、CT 血管造影、仿真内镜检查等。

3. 超声显像　利用正常组织与病变组织对声抗阻的不同所产生超声反射波的显像作诊断，有助于了解肿瘤所在部位、范围，判断阴影性质。超声显像安全、简便、无损伤，目前广泛应用于肝、胆、胰、脾、子宫和卵巢等，对判断囊性与实质性肿块很有价值。在超声引导下，进行穿刺活检，成功率可达 80%～90%。

4. 放射性核素显像　某些放射性核素在肿瘤部位放射性较其周围正常组织高，形成热区图像。常用的放射性核素有 ^{99m}锝、^{131}碘、^{198}金、^{32}磷、^{133}氙、^{67}镓、^{169}镱、^{113m}铟等 10 余种。临床上甲状腺肿瘤、肝肿瘤、骨肿瘤、脑肿瘤和大肠癌等常用放射性核素检查。一般可显示直径在 2cm 以上的病灶。骨肿瘤诊断阳性率较高，且可早于 X 线显影，可较早发现骨转移肿瘤，但易有假阳性，胃肠道肿瘤阳性率低。

5. 磁共振成像（MRI）　是利用人体内大量存在的氢原子核中的质子在强磁场下，激发氢质子共振，产生的电磁波被接收线圈接收并进行空间定位，形成 MRI 图像，显示人体组织的生理或病理状态下图像，以供临床诊断，对神经系统及软组织图像更为清晰。

6. 正电子发射断层成像（positron emission tomography，PET）　以正电子放射性核素标记为示踪剂，通过正电子产生的 γ 光子，重建出示踪剂在体内的断层图像。其示踪剂为人体组织基本元素，在肿瘤学诊断应用最多的为氟化脱氧葡萄糖（^{18}F-FDG），能反映组织对葡萄糖利用率的变化和差异，是无创、动态、定量、分子水平三维活体生化显像技术，对脑肿瘤、结肠癌、肺癌、黑色素瘤、乳腺癌、卵巢癌等诊断率可高达 90% 左右。PET-CT 则具有定位定性诊断结合的功能。

（五）内镜检查

应用金属（硬管）或纤维光导（软管）的内镜直接观察空腔器官、胸腔、腹腔以及纵隔的肿瘤或其他病变的改变，并可取细胞或组织行病理学检查诊断，还能对小的病变摘除，又可向输尿管、胆总管或胰管插入导管做 X 线造影检查。常用的内镜有食管镜、胃镜、纤维肠镜、直肠镜、乙状结肠镜、气管镜、腹腔镜、纵隔镜、膀胱镜及阴道镜、子宫镜等。

（六）病理形态学检查

病理形态学检查是目前确定肿瘤的直接可靠依据，包括细胞学与组织学两部分。组织病理学是诊断肿瘤的金标准。

1. 临床细胞学　此法取材方便、易被接受，被临床广泛应用。①体液自然脱落细胞：肿瘤细胞易于脱落，取胸水、腹水、尿液沉渣、痰液进行涂片。②黏膜细胞：食管拉网、胃黏膜洗脱液、宫颈刮片及内镜下肿瘤表面刷脱细胞。③细针穿刺涂片或超声导向穿刺涂片。细胞学检查由于自然脱落的细胞易退变，细胞数量较少等原因，有时诊断较困难、诊断标准不易统一。

2. 病理组织学　根据肿瘤所在部位、大小及性质等，应用不同的取材方法。位于深部或体表较大而完整者宜行超声或 CT 导向下穿刺活检，或于手术中切取组织送快速（冷冻）切片诊断。对小的体表肿瘤，尤其疑有恶变者，一般不切取或穿刺取材，应完整切除检查。此类检查理论上有可能促使恶性肿瘤扩散，因此应在治疗前短期内或术中施行。

六、肿瘤分期

为了合理制订治疗方案，正确地评价治疗效果、判断预后，国际抗癌联盟提出了 TNM 分期法。T 是指原发肿瘤（tumor）、N 为淋巴结（node）、M 为远处转移（metastasis）。再根据肿块程度在字母后标以 0 至 4 的数字，表示肿瘤发展程度。1 代表小，4 代表大，0 为无。以此三项决定其分期，不同 TNM 的组合，诊断为不同的期别。在临床无法判断肿瘤体积时则以 Tx 表达。肿瘤分期有临床分期（cTNM）及术后的临床病理分期（pTNM）。

七、癌症的预防

癌症是由多种不同的环境和遗传因素相互作用而引起的。癌症中 1/3 可以预防，1/3 如能早期诊断可以治愈，1/3 可以减轻患者痛苦、延长患者寿命。癌症的预防分为一级预防、二级预防及三级预防。一级预防是消除或减少可致癌因素，防止癌症的发生。二级预防是指癌症一旦发生，如何在早期阶段发现并及时治疗。一级预防的目的是减少癌症发病率，二级预防的目的则是降低癌症死亡率。三级预防即诊断与治疗后的康复，提高生存质量及减轻痛苦、延长生命。

1. 一级预防　约 80％以上的人类癌症由环境因素引起。从目前已明确的因素看，应当改善生活习惯（如戒烟、戒酒），注意环境保护（如大气、水源与土壤等），注意职业性、医源性、天然性与内源性等因素，其中影响最大的因素为烟草和不良饮食。除肺癌、口腔癌与烟草有关外，食管、胃、膀胱、胰、肝的癌症亦与之有关。25％～35％的癌症与饮食有关，多食纤维素、新鲜蔬菜和水果，忌食高盐、霉变食物。此外减少职业性暴露于致癌物（如石棉、苯及某些重金属等）。

2. 二级预防　早期发现、早期诊断与早期治疗，对高发区及高危人群定期检查是较确切可行的方法，发现癌前期病变及时治疗。如切除胃肠道腺瘤或息肉，及时治疗子宫颈不典型增生病变，治疗慢性胃溃疡或经久不愈的下肢溃疡。

3. 三级预防　重在改善生存质量。如对癌症疼痛的治疗，世界卫生组织提出癌症三级阶梯止痛治疗方案，其基本原则为：①最初用非吗啡类药，效果不明显时用吗啡类药，仍不明显换为强吗啡类药，如仍不明显，考虑药物以外的治疗。②从小剂量开始，视止痛效果渐增量。③以口服为主，无效时直肠给药，最后注射给药。④定期给药。

八、治疗

治疗肿瘤有手术、化学治疗、放射治疗、生物治疗及中医中药等各种疗法，根据肿瘤性质、发展程度和全身状态来选择。进展期恶性肿瘤治疗困难，常常需要多种治疗方法结合的综合治疗。

良性肿瘤可以随访，治疗以手术切除为主。恶性肿瘤为全身性疾病，根据分期不同，治疗方案不同。Ⅰ期患者以手术治疗为主。Ⅱ期和Ⅲ期病例行包括手术在内的综合治疗。Ⅳ期以全身治疗为主，辅以局部对症治疗。

（一）手术治疗

对绝大多数实体肿瘤，手术切除是最有效的治疗方法。手术可分为根治性手术和姑息性手术。

1. 根治手术　包括原发癌所在器官的部分或全部，连同周围正常组织和区域淋巴结整块切除；应用不接触技术防止肿瘤细胞沾污或扩散。例如：胃癌根治术应切除包括距离肿瘤 5cm 的正常胃壁，大、小网膜，引流区淋巴结。皮肤恶性肿瘤则应切除肿瘤边缘 3～5cm，深达肌膜一并切除。近年来，随着综合治疗技术的提高，根治性手术的切除范围有缩小趋势，如乳腺癌改良手术、胃癌缩小根治术等。

2. 姑息手术　是以手术解除或减轻症状，例如对晚期胃癌伴幽门梗阻者行胃空肠吻合术，对结直肠癌伴肠梗阻者行肠造口术。对症手术后可减轻患者痛苦、延长患者生命，进而可争取综合治疗的机会，提高患者生存质量。

（二）化学治疗

化学治疗可单独应用治愈绒毛膜上皮癌、睾丸精原细胞瘤、Burkitt 淋巴瘤、急性淋巴细胞白血病等；对某些肿瘤可获得长期缓解，如粒细胞白血病、霍奇金病、肾母细胞瘤等。对多数实体肿瘤，化疗是重要的辅助治疗方法。

1. 药物分类　按作用原理分为：①细胞毒素类药物：烷化剂类，由其氮芥基团作用于 DNA 和 RNA、酶、蛋白质，导致细胞死亡。如环磷酰胺、氮芥、卡莫司汀、白消安、洛莫司汀等。②抗代谢类药：此类药物对核酸代谢物与酶结合反应有相互竞争作用，影响和阻断了核酸的合成。如氟尿嘧啶、甲氨蝶呤、巯嘌呤、阿糖胞苷等。③抗生素类：如放线菌素 D、丝裂霉素、多柔比星、平阳霉素、博来霉素等。④生物碱类：主要干扰细胞内纺锤体的形成，使细胞停留在有丝分裂中期。常用的有长春新碱、长春碱、羟喜树碱及鬼臼毒素、依托泊苷、替尼泊苷。⑤激素类：能改变内环境进而影响肿瘤生长，有的可增强机体对肿瘤侵害的抵抗力。常用的有他莫昔芬（三苯氧胺）、己烯雌酚、黄体酮、丙酸睾酮、甲状腺素、泼尼松及地塞米松等。⑥其他：如丙卡巴肼、羟基脲、L-门冬酰胺酶、顺铂、卡铂、奥沙利铂等。

根据药物对细胞增殖周期作用不同可分为：①细胞周期非特异性药物：该类药物对增殖或非增殖细胞均有作用，如氮芥类及抗生素类；②细胞周期特异性药物：作用于细胞增殖的整个或大部分周期时相者，如氟尿嘧啶等抗代谢类药物。

2. 给药方式　抗癌药多数是静脉滴注或注射、口服、肌内注射（全身性用药）。为了增高药物在肿瘤局部的浓度，有些药物可做肿瘤内注射、腔内注射、局部涂抹、动脉内注入或者局部灌注。

静脉给药的剂量与时间可有不同方法。大剂量冲击治疗量大，间隔时间长（如 3～4 周 1 次），毒性较显著。中等剂量间断治疗为目前较常用者，每周 1～2 次，4～5 周为一疗程。小剂量维持每日或隔日 1 次。联合用药为应用多种不同作用药物，以提高疗效，减轻不良反应，可同时或序贯给药。

3. 不良反应　因为抗癌药对正常细胞也有一定的影响，尤其是生长增殖的正常细胞，所以用药后可能出现各种不良反应。常见的有：①骨髓抑制，如白细胞、血小板减少；②消化道反应，如恶心、呕吐、腹泻、口腔溃疡等；③毛发脱落；④血尿；⑤免疫功能降低，容易并发细菌或真菌感染。

4. 分子靶向治疗　根据恶性肿瘤演进的相应机制进行针对分子事件的干预阻断与治疗，为分子靶向治疗，如针对上皮生长因子受体（epidermal growth factor receptor，EGFR）制备对应抗体（Hercptin）用以治疗 Her2 基因阳性表达的乳腺癌，针对血管内皮生长因子（vascular endothelial growth factor，VEGF）制备对应抗体（Bevacizumab）用以治疗转移性结、直肠癌。目前分子靶向药物的疗效仍然是有限的，分子靶向药物常与化学治疗联合应用。

（三）放射治疗

放射治疗原有两大类：①光子类：包括深度 X 线、γ 射线，各种放射性核素、如镭、^{60}钴、^{187}铯等。②粒子类：包括粒子加速器（电子束、中子束等），如直线加速器可治疗中等深度肿瘤，感应加速器可产生 X 线及电子束，中子加速器对乏氧细胞有杀灭作用。

应用的方法有外照射（用各种治疗机）与内照射（如组织内插植）。

各种肿瘤对放射线的敏感性不一，可归纳为三类：①高度敏感：淋巴造血系统肿瘤、性腺肿瘤、肾母细胞瘤等低分化肿瘤。②中度敏感：如基底细胞癌、宫颈鳞癌、鼻咽癌（未分化癌，淋巴上皮癌）、乳腺癌、食管癌等。③低度敏感：胃肠道腺癌、软组织及骨肉瘤等。

放射治疗的不良反应为骨髓抑制（白细胞减少、血小板减少）、皮肤黏膜改变及胃肠反应等。治疗中必须常规检测白细胞和血小板。为了减轻放疗的不良反应，可用鲨肝醇、利可君、单核苷酸钠混合针剂等，以及养阴补肾、益气健脾的中药。

（四）生物治疗

生物治疗是应用生物学方法治疗肿瘤，改善患者对肿瘤的应答反应。生物治疗包括免疫治疗与基因治疗两大类。

1. 免疫治疗　肿瘤的非特异性免疫疗法，如接种卡介苗、短棒状杆菌、麻疹疫苗等（主动免疫），还可用白介素-2、干扰素等。特异性免疫疗法有接种自身或异体的瘤苗、肿瘤免疫核糖核酸等。

2. 基因治疗　肿瘤基因治疗是应用基因工程技术，干预存在于靶细胞的相关基因表达水平，直接或间接地抑制或杀伤肿瘤细胞。归纳为细胞因子、肿瘤疫苗、肿瘤药物基因疗法及调整细胞遗传系统的基因疗法，大部分仍处于临床及实验研究阶段。

（五）中医中药治疗

中医中药治疗恶性肿瘤，应用祛邪、扶正、化瘀、软坚、散结、清热解毒、化痰、祛湿及通经活络、以毒攻毒等原理。以中药补益气血、调理脏腑，配合化学治疗、放射治疗或手术后治疗，还可减轻副作用。

对肿瘤患者应定期随诊。通常用3年、5年、10年生存率来表示某组病例的治疗效果（即在同时治疗的病例，生存者的百分率，包括带肿瘤生存者；而无肿瘤生存的百分率是治愈率）。影响预后的主要因素是肿瘤性质、分期和治疗是否得当。良性肿瘤和早期恶性肿瘤预后良好。但临床所见恶性肿瘤多数已非早期，单一治疗方法不能治愈，因此多数临床病例需要综合治疗。施行综合治疗时，选用有效的疗法组合；同时须考虑对整个机体的影响，取长补短和扬长避短，以提高治疗效果。

（季加孚）

第十三章　现代器官移植概论

一、器官移植的基本概念

将人体的某一具有活力的器官，通过手术的方法移植到另一个体或自身的另一部位，用以治疗相应脏器功能衰竭的过程，称为器官移植（organ transplantation）。被移植的器官称为移植物（transplant graft）。提供移植物的个体称为供体（donor）。接受移植物的个体称为受体（recipient）。如果供体与受体是同一个体，称为自体移植（autotransplantation）。而供体与受体非同一个体，则称为异体移植（allotransplantation）。在自体移植时，若移植物重新移植到原来的解剖部位，叫做再植（replantation），如断肢再植。

二、器官移植免疫学概念

免疫应答（immune response）：是指机体受抗原刺激后，体内抗原特异性淋巴细胞对抗原分子的识别、活化、增殖、分化或失去活性，并表现出一定生物学效应的全过程。其基本生物学意义是保护机体免受抗原性异物的侵袭。

细胞因子（cytokine）：是由活化的免疫细胞和某些基质细胞分泌的，介导和调节免疫应答、炎症反应的小分子多肽，属非特异性免疫效应物质，在移植免疫反应中起着重要作用。

细胞凋亡（apoptosis）：是一种主动的，由基因控制的、不同于坏死的细胞死亡形式。其发生机制尚不明确，近年有实验证明可能与氧自由基（OFRs）及一氧化氮有关。

组织相容性（histocompatibility）：是指不同个体间进行器官移植时，供体和受体双方相互接受的程度。若移植物被接受的程度好，则移植成功，否则移植物将被受体排斥。

组织相容性抗原（histocompatibility antigen）：是存在于细胞表面的，代表个体特异性的同种异型抗原。由于该抗原首先在白细胞表面发现，故人类主要组织相容性抗原又称人类白细胞抗原（HLA）。HLA位于第6对染色体短臂远端。抗移植物排斥反应：指同种异体移植时，因移植物组织相容性抗原与受者不符，而刺激并激发受者免疫系统识别并破坏移植物的免疫反应，包括预存抗体反应和T淋巴细胞反应。

排斥反应（rejection）：是在遗传特征不同的供者与受者之间进行器官移植时，由于受者对供者的不同组织相容性抗原产生免疫反应，导致移植物被排斥的免疫反应过程。这是人类间同种异体器官移植成功的主要生物学障碍。

移植物抗宿主反应（graft versus host reaction，GVHR）：是由移植物中淋巴细胞识别宿主抗原而致敏、增殖分化，直接或间接攻击受者靶组织而发生的一种排斥反应。

移植免疫耐受（immune tolerance）：是指免疫系统发育成熟的个体，在接受组织配型不相容的器官移植或经短疗程治疗后出现的不应用免疫抑制剂、不发生排斥反应和感染的状态。

三、器官移植的分类

（一）按遗传免疫学分类

1. 同质移植（isotransplantation）　指供体和受体虽不是同一个体，但有着完全相同的抗原结构，如同卵双生子之间的肾移植。

2. 同种异体移植（allotransplantation）　指供体和受体属于同一种族，但不是同一个体，如人与人之间的脏器移植。

3. 异种移植（xenotransplantation）　指供体和受体来源于不同种属，如猪与人之间的器官移植。

（二）按移植物的活力分类

1. 活体移植（living transplantation）　指移植物在移植过程中始终保持着活力，移植后很快恢复原有的生理功能，如人活体间肾、肝或心脏移植。

2. 尸体移植（cadaver transplantation）　指供体在移植物切取前已经发生心搏停止，但移植物经灌注保存组织细胞仍具有活力，移植后能恢复其正常功能的器官移植。

3. 结构移植（nonviable transplantation）　指移植物在移植过程中已丧失活力，移植的目的仅在于提供支持性基质和解剖结构，使来自受者的同类细胞能够长久定居，如血管、骨及肌腱等组织移植。同种结构移植术后不会发生排斥反应。

（三）按移植物数量分类

1. 单器官移植（single transplantation）　指一次移植术，供受体之间仅进行一个脏器的移植。

2. 联合移植（combined transplantation）　指一次移植术，供受体之间同时进行两个脏器的移植，如肝肾联合移植、胰肾联合移植、心肺联合移植。

3. 多器官移植（multiple organ transplantation）　指一次移植术，同时进行 3 个或更多器官的移植，如心肺肾、肝小肠肾多器官移植。

4. 器官簇移植（cluster transplantation）　在多器官移植中，如移植物共用同一血管蒂，移植时采取整块切取，整块移植的方法，只需吻合其动、静脉主干即可，因外形如同一串葡萄故此得名，如肝胰小肠器官簇移植。

（四）按移植部位分类

1. 原位移植（orthotopic transplantation）　指移植物移植到受体该器官原来的解剖位置，移植时须将原有器官先予切除，如原位心脏移植、原位肝移植。

2. 异位或辅助移植（ectopic or accessory transplantation）　指移植物移植到受体内的另一位置，移植时原有器官可以切除也可以不切除，如将肾移植到髂窝部位。

3. 原位旁移植（orthotopic side transplantation）　指移植物移植的部位位于受体原来器官旁或切除原器官的一部分，以便移植物的置入，如原位旁肝移植。

总结器官移植具有如下基本特点：①器官移植多在异体之间进行，因此需有供体和受体。②移植器官从供体移植到受体，在完成血管吻合循环再通期间应始终保存着活力。③移植术的中心环节是吻合血管，建立移植物和受体之间的血液循环。④如为同种异体移植，术后不可避免地会出现排斥反应，需要长期应用抗排斥反应的免疫抑制药物。目前医学上应用最多的器官移植，应属同种异体间器官移植，移植用器官的来源多自活体或尸体，临床上常用的器官移植有肾、肝、心、胰、胰肾联合、肺（单肺、双肺）、心肺联合、心肝联合、肝肾联合、脾、小肠以及腹部多器官联合移植。此外，还有少见的卵巢、睾丸、甲状旁腺、肾上腺移植等。

四、器官移植的发展历程

用一个功能良好的器官取代另一个丧失功能或患有致命性疾病的器官，使其重获新生，恢复健康，是人类自古以来的一种愿望。早在公元前 300 年中国《列子·汤问篇》就曾记载扁鹊为两人互换心脏以治疗疾病的故事。15 世纪意大利诗人 Calenzio 也曾描述过当时的奴隶为主人献出自己鼻子的情节。但那时仅是一种幻想，直到 18 世纪人类才真正开始器官移植的探索。自 18 世纪初，陆续有器官移植的实验出现。苏格兰的 Joimtluter 报道了鸡睾丸的自体移植。Bigger 给两只羚羊成功地进行了角膜移植。19 世纪陆续报道了皮肤、肌腱、神经、软骨、肾上腺、甲状腺、甲状旁腺等多种移植，但限于当时的技术，这些移植并不吻合血管，只是组织薄片的体内植入，故多难以成活。真正带有血管吻合的器官移植始于 20 世纪，1902 年 3 月 1 日奥地利人 Ulman 用血管套接法在人类历史上首次成功地将一只犬的肾移植到颈部，并能排出尿液。1905 年法国医生 Carrel 突破血管吻合技术，开始了带血管吻合的器官移植实验研究。他与 Guthrie 合作实施了包括心、肾、脾、卵巢、肢体等的器官移植实验，并因其对器官移植的贡献于 1912 年荣获诺贝尔奖。但由于当时对同种和异种组织器官移植后发生的免疫排斥尚未认识，只是对外科技术进行了改进，故仍无法使移植成功的脏器获得长期存活。1933 年乌克兰医生 Voronoy 利用输血的血清鉴定法首次完成了同种人体间肾移植，可惜没有成功。1954 年美国哈佛大学 Merril 和 Murray 成功地完成同卵双生子间的肾移植，并获长期存活，由此证实了器官移植组织适合性的免疫学意义，他们于 1990 年荣获诺贝尔奖。1962 年 Marray 在施行同种尸体肾移植时，应用硫唑嘌呤作为免疫抑制剂，终于使同种异体器官移植获得长期存活，标志着现代器官移植时代的真正开始，人类长期向往的器官移植疗法终于实现。1967 年 Belzer 采用持续低温脉冲式机器灌注法切取保存供肾长达 72 小时。1969 年 Collins 创用仿细胞内液型保存液，在低温状态下储存供肾安全保存 24 小时，从而开创了离体供体器官的现代保存法。期间相续采用硫唑嘌呤、泼尼松、抗淋巴细胞球蛋白和环磷酰胺等免疫抑制药物，使同种异体器官移植物有功能存活取得了重大进步。1968 年美国通过了脑死亡法（哈佛标准），在法律上保证了在有心脏搏动的脑死亡尸体上切取器官的合法性，促进了临床外科器官移植的稳步发展。在 20 世纪 60—70 年代，各大器官移植 1 年有功能存活率分别达到：肾移植 75％、心脏移植 70％、肝移植 60％，而其他脏器官移植，如胰腺、肺、小肠和脾移植则趋于停顿或放弃。直到 1978 年，新一代强有力的免疫抑制剂环孢素 A（CsA）问世，才使临床同种异体器官移植的疗效获得迅速而显著的提高，取得了器官移植领域一系列引人注目的成就，这一时期亦被称为环孢素时代，持续至今。

五、器官移植的现状与展望

自 1954 年，第一例同卵双生兄弟间肾移植获得成功至今近 50 年中，由于血管吻合技术的突破，短期低温保存供体器官技术与移植物保存液的不断发展，以环孢素 A 或 FK506 为主，以硫唑嘌呤或吗替麦考酚酯及激素为辅，以及 OKT3、ATG 等多种免疫抑制剂的联合应用，供受体之间免疫配型技术的提高，快速的通讯、高速运送供移植用器官交通网络的建立以及器官移植法、脑死亡法的通过，极大地推动了器官移植领域的迅速发展。1983 年美国国家卫生研究机构正式承认肝移植是终末期肝病的一种有效治疗方法，应予推广，标志着肝移植已从临床实验研究进入临床实用阶段。至 20 世纪末，临床应用最多的三大器官移植有功能存活率呈现大幅度提高，肾移植 1 年存活率达 95％，累计数量超过 40 万例次，最长有功能存活已超过 35 年。心脏移植 1 年存活率达 90％以上，累计数量达 3.7 万例次，最长存活已超过 25 年。肝移植 1 年存活率超过 80％，累计超过 4 万例次，最长存活达 32 年。肺移植、小肠移植、多器官联合移植以及细胞移植也呈不断上升趋势，1 年生存率有了明显提高。

器官移植这一自古以来人类梦寐以求的愿望，在近半个世纪的探索和发展中，已经形成了一门独立的综合性专门学科——移植医学，并取得了举世瞩目的成就，被称之为 21 世纪的"医学之巅"。目前衡量一个国家的医学水平，也多以器官移植的开展和效果作为评价标准。器官移植的开展不但可以促进多项基础医学的发展，还能促进临床医学与基础医学的有机结合。

回顾总结器官移植科学对人类的主要贡献有：①发现了人类和动物的主要组织相容性抗原系统（HLA），并明确其为器官移植的基本免疫学障碍。②血管吻合和各类器官移植外科技术的发展与完善以及各种显微外科移植动物模型的建立和应用，为器官移植的临床实施开辟了广阔的应用手段。③多代强效免疫抑制剂的开发和临床应用改善了器官移植的长期存活率，并由此揭示了器官移植的免疫学机制。④从细胞、亚细胞、分子生物学 DNA 及基因水平研究探讨了器官移植的排斥反应发生机制，为移植药理及药物的临床应用对策打下了基础。⑤使人类对疾病的认知水平有了质的飞跃，使医学直面相对器官功能衰竭及不治顽疾，已进入负有挑战性的时代；⑥基因治疗在移植学中应用，预示着应用克隆技术开发无抗原性生物器官替代物的兴起，使器官移植技术向着免疫耐受和异种移植迈进。

六、器官移植领域研究的热点与争议问题

20 世纪以来，由于器官移植手术技术、移植免疫基础研究以及各种新型免疫抑制剂及组合方案在临床实践中的开发和应用，使器官移植技术成为临床治疗器官功能衰竭的有效治疗手段，取得了令世界瞩目的进展。但是，就一项成熟的医疗技术而言，尚未达到人们所期望的理想效果，还有很多问题需要研究解决。目前，临床研究和应用中发现的主要问题包括：如何诱导免疫耐受，如何预防、诊断和逆转免疫排斥，如何延长器官保存时间，如何预防移植物慢性丧失功能，如何延长移植物和受者的长期存活时间等。进入 21 世纪以来，从事器官移植领域的研究者对此进行了不懈的努力，取得了一定进展。

(一) 免疫耐受的诱导

器官移植是向患者体内植入异体组织或器官，并使受者接受，达到机体不排斥移植物而且移植物也不排斥宿主的目的。为了达到这一状态，目前器官移植后，受者必须终身使用免疫抑制药物，以降低受者的全身免疫功能，从而减少或抑制受者对移植物的免疫排斥反应，以达到维持移植物长期存活的目的。但是，长期使用免疫抑制剂又会导致感染和肿瘤高发，并会带来免疫抑制剂引起的副作用，影响生存质量，甚至导致慢性移植物丧失功能的发生。目前，即使在较先进的移植中心，器官移植术后 5 年存活率也只有 50%～60%，甚至更低。

诱导受者对移植物特异性免疫耐受是解决排斥反应最理想的措施，即免疫系统成熟的受者在接受组织配型不相容的组织、器官移植时或仅进行短疗程治疗后，在不继续使用免疫抑制剂的情况下，受者对移植物不发生排斥反应，移植物在受者体内获得与自体器官相同的待遇，并能够长期存活，这种诱导临床免疫耐受的状态一直是移植界梦寐以求的目标。目前，在临床上已经取得了一定进展，已有移植受者在服用小剂量免疫抑制剂或完全停药后，移植物仍保持正常功能，且未被排斥。这一现象已接近免疫耐受状态，因此被称为"几乎耐受"或接近耐受，从而也使我们看到诱导临床免疫耐受的希望。

目前，临床研究面临的主要问题是如何在临床上建立可实际应用的诱导免疫耐受方案及如何鉴定和判断免疫耐受已经建立或存在。对如何判断免疫耐受的方式主要有：①转移体内迟发型超敏试验（Trans-vivo，DTH）；②T 细胞反应性测定；③基因表达监测等项综合指标。只有明确判断免疫耐受已经建立，才有可能做到有计划地安全使用免疫抑制剂。

(二) 排斥反应的监测与诊断

临床器官移植术后最重要的监测和诊疗问题是排斥反应的诊断、鉴别诊断及其防治。这是防治移植物丧失功能的重要步骤：在不同器官移植术中及术后临床医生均有相对规范的免疫抑制剂组合应用方案，以预防排斥反应的发生。但不同受者与移植物之间的免疫差异，在使用相同免疫抑制方案时仍有一定比例的受者会发生排斥反应，且除了免疫排斥反应外，其他原因（包括感染、缺血-再灌注损伤及免疫抑制剂的毒性作用等）均可引起相似的病理表现，造成移植物丧失功能。在判断排斥反应时，一般有三个步骤：①根据临床症候，即根据受者全身症状和移植物本身充血肿胀情况作出初步判断。②诊断性治疗：通过抗排斥反应治疗观察受者的临床反应，判断排斥反应的诊断是否成立。③移植物活检病理检查，判断排斥反应是否存在及严

重程度。前两项属临床医生的经验性判断，后者是目前公认的"金指标"，但即使是很有经验的临床医生及病理活检仍不能做到百分之百的诊断符合率，还有一些因素（如取活检的位置、时间、病理制片的质量以及病理科医生的认知度）均可影响诊断的准确程度。

目前，研究人员仍在进行多方面的努力，以提高诊断排斥反应的准确率。一些测定血液中免疫功能改变的指标（如 IL-2 等细胞因子）的结果仍不能令人满意。因为这些指标大多反映的是全身的免疫状态，对移植物的特异反应不明确。最近发现，在细胞毒性 T 细胞杀伤靶细胞的机制中，穿孔素（perforin）起了重要作用，尿中视黄醇结合蛋白（retinol binding protein，uRBP）增高，血液中 IFNγ mRNA 和颗粒酶 B（granzyme B）水平以及 T 细胞免疫功能检测等，对判断排斥反应有较好的特异性。

总之，如何监测临床免疫学反应，真正能指导临床器官移植排斥反应仍是一项重要的研究课题。

（三）影响慢性移植物丧失功能的因素

器官移植术后远期移植物丧失功能以往认为是由于慢性排斥反应所致，现在一致认为：除与特异性的免疫攻击有关外，还与非特异性的组织损伤有关，甚至关系更为密切。因此统称为慢性移植物丧失功能（chronic graft dysfunction，CGD）或慢性同种移植物丧失功能（chronic allograft dysfunction，CAD）。对于慢性移植物丧失功能的预防措施，目前能做的是根据可能的诱发因素加以预防，而且更注重非免疫因素的防范，针对下列因素采取相应措施。

1. 免疫反应性因素　①HLA 错配程度；②频发的急性排斥反应；③不适当的免疫抑制措施；④受者细胞免疫反应性；⑤T 细胞共刺激信号系统；⑥体液免疫反应；⑦高 PRA 的影响。

2. 非免疫反应性因素　①边缘性供者器官：如脂肪肝或高龄供者器官。②脑外伤/脑死亡供者：有实验证明脑外伤和脑死亡供者免疫反应上调，更易较早发生排斥反应。③缺血、保存以及再灌注损伤：现已发现在同等 HLA 配型条件下，活体移植物功能明显好于尸体供者。④手术损伤：反复的机械性揉搓移植物可以激活供肝内的 Kupffer 细胞活性，引起免疫反应。⑤巨细胞病毒（cytomegalovirus，CMV）感染：实验证明，给肝移植耐受小鼠输入 Flt-3 ligand，可以引起耐受状态消失。⑥移植物细胞退化及衰老：尤其是年幼的受者接受年长供者器官时更易发生。⑦受者高血脂、高胆固醇血症。⑧受者术后持续高血压。⑨白介素和生长因子的影响。⑩免疫抑制剂的副作用损害。

防止慢性移植物丧失功能应根据上述因素采取相应措施予以预防和避免，只有控制了每一个环节，才有可能保证移植物长期存活。因此，从免疫和非免疫性条件选择供受者；将器官灌洗、切取、保存、再灌注以及手术损伤减少到最低限度；调整搭配免疫抑制剂应用方案，使其既能有效预防排斥反应，又能避免毒副作用；预防 CMV 和其他病毒感染；降血脂、抗高血压治疗等。器官移植手术的成功仅仅完成了 30% 的工作，长期、细致、耐心的监控与调整，真正做到个体化治疗方案，移植物才有可能长期存活，这也是器官移植治疗所追求的根本目的。

七、我国器官移植的发展与现状

我国器官移植的实验研究始于 20 世纪 50 年代，首先在武汉和北京各做了肾、肝、肺移植的动物实验，主要为手术术式的探索，以期为临床应用摸索道路。我国器官移植临床应用始于肾移植，1960 年北京的吴阶平教授首先在我国实施临床尸体肾移植，当时由于缺乏免疫抑制手段，移植肾仅存活 1 周。1972 年广州中山医学院梅骅教授实施首例亲属间肾移植并获成功，存活时间超过 1 年。1975 年上海中山医院 1 例尸体肾移植取得良好效果，存活超过 8 年。至1978 年肾移植突破 100 例，1983 年超过 1000 例。特别自 1984 年新型免疫抑制剂环孢素在我国进入临床后，有力地推动了器官移植工作的发展。到 1989 年我国肾移植年度数量突破千例大关，1998 年突破 3000 例，居亚洲第一位。据数家移植中心统计，至 20 世纪末，我国肾移植 1 年人/肾存活率达到 94%，3 年为 84%，5 年为 76%，最长存活期达 24 年，说明我国临床肾移植已经进入国际先进行列。我国肝移植起步较晚，1977年武汉夏穗生教授进行了国内首例临床肝移植，随后至1998年的30年间共实施临床肝移植130余例次，但由于适应证选择以肝恶性肿瘤为主及手术术式和围术期脏器功能保护的差距，长期人/肝存活率在较好的移植中心仅达到50%左右，个别病例超过3年。我国肝移植大规模较高存活率的真正开展出现自1999年以后，国内数家综合医院相继开展临床肝移植。1年间肝移植累计数量突破100例次，1年存活率稳步提高，至20世纪末，发展较好的移植中心1年存活率已达80%～90%，逐步接近和达到国际水平。至20世纪末，我国心脏移植数量已超过40例，1年存活率达30%，最长1例存活超过7年，其他大器官移植相继开展了胰腺、肺、小肠、脾以及肝肾、胰肾、肝小肠等多器官联合移植。在移植器官种类、例数及长期存活率方面均有了长足的进步，特别是在基础研究和临床规模化开展上得到了空前的发展，预示着我国器官移植事业的发展和提高，将在21世纪展示出更加美好的前景，并以此带动和提高其他相关学科的发展。器官移植作为"21世纪医学之巅"，经历了近半个世纪的发展历程，已经由外科领域扩展到包括内科、SICU、麻醉、免疫、病理、介入等的多学科范畴，并形成了一个由多学科知识与技能构筑的新兴而相对独立的专业领域——移植医学。在此领域中已有20位研究者和器官移植专家荣获诺贝尔奖而载入史册。据全球移植中心名录（WTCD）统计，迄今已有60余万名患不治之症的患者通过器官移植获得了第二次生命，他们不仅移植器官有功能，而且心身健康，精力充沛，育龄妇女能怀孕生育，少年儿童能健康成长，过着与正常人一样的生活。这一成果标志着器官移植医学作为尖端科学，未来将以独特的方式服务于人类。而在这一领域内，医学将对揭示人类的无穷奥秘，促进医学界多学科的发展与提高，为人类生命科学的进步做出历史性的突出贡献。

2007年，为了进一步规范我国人体器官移植，保证医疗质量、保障人体健康，维护公民的合法权益，国务院制定并颁布了我国《人体器官移植条例》。该条例就人体器官移植做出了明确的限定：即摘取人体器官捐献人具有特定功能的心脏、肺、肝、肾或者胰腺等器官的全部或部分，将其植入接受人身体以代替其病损器官的过程。同时规定任何组织或个人不得以任何形式买卖人体器官，不得从事与买卖人体器官有关的活动。各级人民政府负责行政区域内人体器官捐献和移植的监督管理。各级红十字会依法参与人体器官捐献的宣传等工作。

对于人体器官捐献，应当遵循自愿、无偿的原则。公民可在生前表达其身后自愿进行器官捐献的意愿，生前未表示不同意捐献的，其配偶、成年子女、父母可以书面形式共同表达同意捐献该公民人体器官的意愿。亲体器官捐献者限于接受人的配偶、直系血亲或者三代以内旁系血亲，或者有证据证明亲体器官捐献人与接受人之间存在因帮扶等形式形成亲情关系的人员，未满18周岁公民不适用于亲体器官捐献。

对于参与和实施人体器官移植的医疗机构和医务人员实行准入制度。实施人体器官移植手术的医疗机构及医务人员应对人体器官捐献人进行医学检查，对接受人进行风险评估，以保证人体器官移植在合法、安全的程序中实施。赋予医疗机构伦理委员会对人体器官捐献、摘取及移植技术的实施予以审查和批准的责任权利。

鉴于我国目前认为脑死亡即等于死亡，在概念和科学标准上尚未被人们所熟悉，在法律上也未得到支持，所以我国现行的人体器官捐献和移植的主要类别是脑—心双死亡标准器官捐献（donation after brain death plus cardiac death，DBCD），即对于已完全证实符合脑死亡标准的捐献者，依据严格判定程序，等待心搏停止死亡后再进行器官捐献。

至此，我国人体器官捐献和器官移植工作步入了新时期法治轨道。同时也对我国社会的移风易俗，公民对待死亡和人体器官捐献，医疗机构和医务人员实施人体器官移植，提出了更高的要求和挑战。

（李　宁）

第二篇

普外与腹部外科

第十四章 皮肤与浅表软组织肿瘤

第一节 概 述

体表肿瘤是指来源于皮肤、皮肤附属器、皮下组织等浅表软组织的肿瘤。皮肤起源于外胚层及中胚层，包括表皮、真皮和皮下组织，有丰富的血管、淋巴管、神经、肌肉和各种皮肤附属器。在各种致病因素的作用下，这些组织均可异常增生而形成肿瘤或瘤样改变，也可引起其他病变。常见的良性体表肿物有皮脂腺囊肿、脂肪瘤、血管瘤、纤维瘤、神经纤维瘤等；常见的恶性体表肿瘤有皮肤癌、黑色素瘤等。少数体表良性肿瘤形态上属良性，但常呈浸润性生长，切除后易复发，多次复发有的可出现转移，如带状纤维瘤、包膜不完整的纤维瘤。某些体表肿物属癌前病变，如皮肤或黏膜的乳头状瘤、交界痣等。

第二节 常见体表肿瘤与肿块

一、皮肤乳头状瘤

皮肤乳头状瘤（skin papilloma）由表皮乳头样结构的上皮增生所致，同时向表皮下乳头状延伸，在皮肤表面形成乳头状突起，与皮肤间有宽基底相连。本病可发生在任何年龄和部位。瘤体呈灰白色或黑色，大小自数毫米至数厘米不等，质地坚硬，表面可有角化，稍有痒感。如果上皮细胞含有较多色素时，呈棕色或褐色，称色素性乳头状瘤。本病需与老年性色素疣（senile pigmental wart）相鉴别。老年性色素疣多见于头额部近发际、暴露部位或躯干等，高出皮肤，黑色斑块样，表面干燥，光滑或呈粗糙感，基底平整，除恶变外不向皮下延伸。如局部扩大增高，出血破溃，则有癌变可能。皮肤乳头状瘤易恶变为皮肤癌，如阴茎乳头状瘤易癌变为乳头状鳞状细胞癌，故应手术切除，也可电灼、冷冻或激光治疗。

二、色素痣

色素痣（pigmented nevus）又称黑痣，是由色素细胞结构聚集形成的良性色素斑块，并非肿瘤，其发展可终生稳定、缓慢增长、退化或恶变为恶性。临床上很常见，人体各处皮肤均可发生，面部、颈部为好发部位，少数发生在黏膜，如口腔、阴唇、睑结膜等处。其形状是从褐色至黑色的斑块或丘疹，数目不定，大小不一。色素痣的种类繁多，命名复杂，但并非所有的色素痣都有临床意义，重要的是如何去认识具有恶性倾向的色素痣，以便早期诊断和及时治疗。根据病理形态不同可分为3个主要类型。

1. 皮内痣 痣细胞位于皮下和真皮层内，一般小于1cm，光滑且界限清楚，表面平坦或稍高出皮肤，常有毛发生长，颜色可自正常、黄褐、瓦青、淡蓝、灰黑到深黑色。皮内痣没有活跃的痣细胞，极少癌变。

2. 交界痣 交界痣的特征是在表皮真皮交界处，有活跃的痣细胞，这种痣细胞巢尚与表皮相连接。真皮内有黑素细胞，无炎性浸润。此外还有许多吞噬色素细胞散在其中。临床上为淡棕色至黑色的斑块或丘疹，表面光滑，无毛，体积较小，平坦或稍高于皮肤，边缘向四周延伸，可发生在任何部位。一般认为位于足底、手掌、外生殖器的色素痣均为交界痣。交界痣易在局部刺激或外伤后发生恶变，成为黑色素瘤。

3. 混合痣　为皮内痣与交界痣同时存在，痣细胞位于表皮基底细胞层和真皮层。临床表现类似前两种痣，但更像皮内痣。因其有交界痣成分，故有癌变可能。

色素痣的诊断根据其临床表现一般并不困难，但确切的性质和类型最终需经病理证实。有时需与非细胞性斑痣如雀斑、小儿胎斑、老年性黑斑、疣状痣等相鉴别。

对色素痣的治疗应慎重，不能采取"有痣必切"的态度。有下列情况需手术治疗：①生长在摩擦或外伤部位的黑痣。②影响美容的黑痣。③痣颜色加深、加大。④痣破溃出血。⑤伴有局部瘙痒或疼痛。⑥周围出现黑色小点色素环或卫星结节。⑦边界变模糊，色素放射状扩展。⑧无原因的区域淋巴结肿大。手术应经正常皮肤做切口，禁止做不完整切除。病理报告如为恶性，应按黑色素瘤原则切除。化疗、烧灼、冷冻治疗及激光切除因不能做病理检查，不宜推广。

三、黑色素瘤

黑色素瘤（melanoma）是临床上较为常见的皮肤黏膜和色素膜恶性肿瘤，本病多数在色素病变基础上发生，少数可发生自正常皮肤或黏膜的色素细胞。近年来黑色素瘤已成为发病率增长最快的恶性肿瘤，年增长率为 3%～5%。在亚洲人和有色人种，原发于皮肤的恶性黑色素瘤占 50%～70%，最常见的原发部位为肢端黑色素瘤，即足底、足趾、手指末端及甲下等部位。我国统计资料显示肢端黑色素瘤占所有黑色素瘤的 41.8%，其次为黏膜黑色素瘤，占 22.6%，原发灶不明的黑色素瘤约占 10%。

【病因】

1. 紫外线　皮肤黑色素瘤的病因唯一的证据是与过度接受紫外线照射相关，日光中的紫外线灼烧皮肤并诱导 DNA 突变而导致发病。

2. 遗传史　有大量普通痣或发育异常的痣以及皮肤癌家族史等通常被认为是发病的高危人群。

3. 亚洲（包括我国）和非洲地区黑色素瘤患者的原发病灶多位于足跟、手掌、足趾和甲下等接触紫外线极少的地方，发病原因不明，一般认为与内分泌因素有关。不恰当的处理有可能诱发色素痣恶变和迅速生长，外伤、日光照射、化学物质接触或乱用刺激性外用药、搔抓等为诱因。

【病理学】

黑色素瘤的常见病理类型有浅表扩散型、结节型、恶性雀斑样以及肢端雀斑样，白种人中浅表扩散型最多见，而黄色人种和黑色人种以肢端雀斑样黑色素瘤多见。

【临床表现】

主要症状为迅速增大的黑色结节。初起时可于正常皮肤发生色素沉着，或在色素痣上发生色素增多，色泽加深，随后病损迅速增大，硬度增加，有痒或微痛感。病损周围有不规则的色素晕，周缘有时有炎症反应。肿瘤周围皮肤可出现黑色小点或小结节，即卫星结节，可伴出血、破溃和结痂。有的病损隆起呈斑块状或结节状，也可呈菜花状，如向皮下组织生长，则呈皮下结节或肿块。发生在甲下或甲床者，初起为淡褐色小点状病变，增大后发生糜烂，掀起指甲，类似甲沟炎。黑色素瘤的区域淋巴结转移是常见的表现，甚至以此而就诊。晚期由血行扩散至肺、肝、骨、脑等器官而出现相应的临床表现。

【诊断】

诊断主要依靠临床表现和查体体征，这是黑色素瘤诊断的常用方法。病理学检查是黑色素瘤确定诊断甚至分期的金标准。美国国立癌症研究所推荐的"ABCD"检查法，有利于皮肤恶性黑色素瘤的早期诊断。A 代表不对称性（asymmetry），B 代表边缘不规则（irregular border），C 代表颜色不规则（irregular color），D 代表直径大于 6mm（diameter＞6mm）。出现上述改变常提示有早期恶性黑色素瘤的可能。不典型者需与色素痣、良性幼年黑痣基底细胞癌尤其是色素型基底细胞癌等相鉴别。发生在甲下和甲床者需与甲沟炎、陈旧性甲下血肿相鉴别。黑色素瘤禁忌做部分取材活检，应一次局部完全切除送病理检查。

【治疗】

1. 手术疗法　本病恶性程度高，就诊时多发生转移，一般预后差，活检确诊后，尽快行原发灶扩大切除术，其安全切缘根据病理报告中的肿瘤浸润深度来决定。切除范围：病灶厚度≤1.0mm 时，安全切缘为 1cm；厚度在 1～2mm 时，安全切缘为 1～2cm；厚度＞2mm 时，安全切缘为 2cm。深部切缘应达深筋膜或肌肉。对于厚度≥1mm 或有溃疡表现的患者推荐做前哨淋巴结活检，可于完整切除的同时或分次进行。一般不建议行预防性淋巴结清扫。肢体黑色素瘤需行近侧关节以上截肢术。

2. 放射治疗　一般认为黑色素瘤对放射治疗不敏感，仅能作为手术后辅助疗法，或晚期病例的姑息治疗。

3. 全身治疗　晚期黑色素瘤预后差，尚无有效的治疗手段，一般采用以内科治疗为主的综合治疗。现临床多注重个体化靶向治疗和免疫靶向治疗，靶向免疫治疗药物伊匹木单抗（ipilimumab）、伊马替尼等药物已经应用到临床治疗，并取得较好的疗效。在国内，化疗药物仍然是重要的治疗手段。一线治疗推荐达卡巴嗪（DTIC）单药、替莫唑胺（TMZ）或 TMZ/DTIC 单药为主的联合治疗（如联合顺铂或福莫司汀）。二线治疗一般推荐紫杉醇联合卡铂方案。长期以来，DTIC 是晚期黑色素瘤内科治疗的"金标准"，目前其他化疗药物在总生存上均未超越 DTIC。

近年来，随着分子生物学的进展，恶性黑色素瘤的基础和临床研究也有了很大的进步。免疫治疗以及基因治疗虽尚处于研究阶段，但已经显示出良好的治疗前景。这些方法将作为一些新的治疗模式而逐渐应用于临床。

四、皮肤癌

皮肤癌（skin carcinoma）是来自表皮细胞外胚叶及其附属器官的一种恶性肿瘤。临床常见的有鳞状细胞癌（squamous cell carcinoma，SCC）和基底细胞癌（skin basal cell carcinoma）两种。皮肤癌的发生与人种、肤色和地域有密切关系，如白色人种较有色人种的发病率高，而黄种人较黑种人高。皮肤癌多见于男性，男女比例约为 2∶1，好发于 50 岁以上老年人的裸露部位，如头、面、颈及手臂等处，亦见于口腔黏膜、唇部、舌部及外阴等部位。在我国鳞状细胞癌较基底细胞癌常见，两者比例为 10∶（1.3～1.5），在国外，基底细胞癌的发病率要高于鳞状细胞癌。基底细胞癌常见的发病部位及发病率为头和颈 85％，其余 15％则发生于躯干和四肢，尤其好发于头颈的近中心部位，如眼睑内、外眦，眶下区，鼻及前额部，而鳞癌常见部位及发生率依次为：头和颈 65％、上肢 25％、下肢 5％、躯干 5％，头和颈的皮肤癌好发于外围部位，如颞部、耳廓、唇颊部、头皮及颈部，四肢的皮肤癌大部分为鳞癌。

【病因】

多与暴露部位的皮肤受外界因素刺激损害有关。

1. 日光　皮肤经日光长期暴晒，紫外线可导致细胞内 DNA 损伤和修复能力的破坏而致皮肤癌。皮肤内的黑色素可保护皮肤免受紫外线损伤，这是白种人易患皮肤癌的原因。

2. 过量放射线照射　在慢性皮炎基础上，如受到过量放射线照射，可使皮肤发生癌变，长期工作在有放射性的工作场所的人员，如果缺乏保护措施也可诱发皮肤癌。

3. 化学物质　如沥青、煤焦油、石蜡、含砷的化合物等有致癌性，易导致鳞癌。

4. 物理因素　慢性溃疡或窦道、慢性肉芽肿、慢性骨髓炎、上皮瘤样增生等，如经久不愈，在十年或数十年后也可发生癌变。

5. 遗传疾病　着色性干皮病迟早发生皮肤癌，白化病患者也常发生皮肤癌。

6. 人乳头状病毒（HPV）感染　与皮肤鳞状细胞癌有关，在皮肤鳞状细胞癌的癌细胞中有一半以上的能检出 HPV-DNA 的存在。

7. 免疫系统　器官移植术后、白血病、淋巴瘤和自身免疫系统疾病也会增加皮肤癌发生的风险。

【病理改变】

鳞状细胞癌起源于皮肤表皮及其附属器，瘤组织主要是由鳞状细胞所组成的团块或束条，不规则地突破基底层向深层组织侵入。根据细胞分化程度的百分比可分为 4 级：Ⅰ级鳞癌指未分化细胞不足 25%；Ⅱ级鳞癌指未分化细胞占 50%；Ⅲ级鳞癌指未分化细胞占 75%；Ⅳ级鳞癌则全部为未分化细胞。未分化比例越高，恶性程度也越高。

基底细胞癌起源于上皮基底细胞，由基底细胞样的瘤细胞构成团块或束条，它的外周一层细胞呈高柱状，形如栅栏。

【临床表现】

鳞癌最早表现为皮肤结节样突起或浸润性红斑，生长发展较快，由于生长速度快，其中心部位迅速坏死破溃，四周向外翻出呈菜花状。鳞癌向深部侵犯较小，其基底粘连少。因有局部感染而导致恶臭和疼痛。这些在诊断上有特殊性。鳞癌恶性程度很高，很早出现区域淋巴结转移，预后较差。

基底细胞癌起病缓慢，病变较局限，呈浸润性生长，但发展缓慢，恶性程度较鳞癌为低，很少有血行或淋巴转移。开始时皮肤上出现基底较硬的斑状丘疹或呈疣状突起，逐步破溃形成溃疡，边缘略隆起而不规则，呈鼠咬状溃疡边缘。也可伴有色素增多，呈黑色，称为色素性基底细胞癌。

【诊断】

依据临床表现及病理检查诊断一般不难，但应与慢性肉芽肿、特异性和非特异性溃疡等相鉴别。鳞癌与基底细胞癌各具临床特征，二者之间较易鉴别。决定手术方法前应行病灶切除活检。

【治疗】

皮肤癌部位浅表，易于接触，故治疗方法较多。若原发肿瘤较小，且未侵犯骨组织，手术切除、冷冻外科、放射治疗和化学外科几乎都能到达同等满意的疗效；若病变已侵犯骨组织，首选手术治疗，其次是化学外科；中等大小或较大的肿瘤可采取手术切除、放射治疗和化学外科治疗；冷冻治疗、局部化疗、激光及光动力治疗和免疫治疗和免疫治疗适于经严格选择的患者应用。（肿瘤学）皮肤癌如发现和治疗较早、较恰当，一般来说，疗效和预后较好。

1. 手术疗法　适用于各期皮肤癌。一般认为 SCC 手术治疗需完整切除病变组织，至少距离边缘 0.5～2.0cm，切除的深度至少达到皮下组织，术中冰冻快速切片有助于肿瘤的彻底切除。如切除标本边缘仍有癌细胞，则应再做局部切除手术，然后进行放疗。如深部组织被浸润，切除应包括深筋膜层，如深筋膜、骨、软骨已有浸润者，亦应予以彻底切除。对晚期鳞癌除广泛彻底切除局部病灶外，还需做区域淋巴清扫术。

基底细胞癌对放射线十分敏感，鳞癌为中度敏感。临床上早期皮肤癌的放疗治愈率很高，有文献报道达 95%，但如果病灶已有浸润则放疗无效。放疗也适用于已有或可能有淋巴转移的部位，作为手术前后的辅助治疗。

2. 化学疗法　作为皮肤癌的一种全身性辅助治疗。目前以博来霉素对鳞癌疗效最好。近年来应用激光和血卟啉衍生物来诊断和治疗鳞癌，取得较好疗效。

3. 物理疗法　应用电凝、电灼、冷冻或激光烧灼癌瘤，只对瘤体极小的 I 期癌变有效且安全。它在明确诊断、根治癌变方面存在缺点，不宜提倡。

4. 腐蚀疗法　应用有效浓缩的腐蚀性较强的化学药物做局部烧灼或涂抹，如氟尿嘧啶或博来霉素、含砷或汞的制剂等可治疗比较小而表浅的 I 期癌变，但和物理疗法一样存在一定缺点。

五、脂肪瘤

脂肪瘤（lipoma）是体表常见的一种良性肿瘤，由正常脂肪细胞聚集而成，约占软组织肿瘤的 80%。女性多见，多发生在皮下，也可发生在内脏等深部组织，以及肌间隔、肌肉深层及腹膜后等部位。脂肪瘤常呈局限性，有一层极薄的结缔组织包膜，内部即为脂肪细胞，有时脂肪细胞被结缔组织间隔所分开呈若干分叶状。深部脂肪瘤多无包膜，呈伪足状向四周蔓延浸润。

单发性脂肪瘤好发于颈、肩、背、大腿及臀部，大小不一，呈扁平状或分叶状肿物，生长缓慢，多无自觉症状。有的脂肪瘤长到一定程度后自行停止扩大。触诊时肿物质软而有弹性，界限清楚，有假性波动感，与皮肤无粘连，基底部则较广泛，有时可触及分叶状态。发生在皮肤较厚部位时，肿物可稍硬，无假性波动感，基底活动度较小，以手指推挤肿物表面时因肿瘤包膜有纤维索与皮肤相连，故皮肤可有橘皮样变。

多发性脂肪瘤常见于四肢、胸腹部皮下，为多发性圆形或类圆形肿物，边界清，可活动，较一般脂肪瘤略硬，压之有轻度疼痛，故又称之为痛性脂肪瘤。此外，尚有一种对称性脂肪瘤，表现以双侧对称为特点，形成弥漫性或局限性脂肪增生，可发展至筋膜和肌间隙，好发于颈部，呈马鞍畸形，体积较大时可压迫气管引起呼吸困难。

诊断脂肪瘤一般并不困难，但需与血管瘤、淋巴管瘤、神经纤维瘤等相鉴别。

脂肪瘤唯一有效的治疗方法是手术切除。较小的单发脂肪瘤可以观察，对较大的或生长迅速的应行手术切除。多发性脂肪瘤只在生长部位妨碍功能时切除，一般不予处理。脂肪瘤的切除，有包膜者切除较易，无包膜者则较难与正常组织相区分而不易彻底切除。

六、纤维瘤和瘤样纤维病变

位于皮肤及皮下的纤维组织肿瘤，瘤体不大，质硬，生长缓慢。一般有以下几类。

（一）纤维黄色瘤

纤维黄色瘤（fibroxanthoma）是由纤维组织构成的良性肿瘤。病变位于真皮层和皮下，组织学上可分为纤维型损害和细胞型损害两种，前者大多是由散在的幼稚胶原纤维组成，后者由大量成纤维细胞和少量胶原纤维构成。

本病可发生在任何年龄及身体任何部位，多见于躯干、上臂近端，常由不明的外伤或瘙痒后小丘疹发展而致。肿瘤为局部实性肿物，质地硬韧，生长缓慢，边界不清呈浸润感，无压痛和功能障碍，一般在 1cm 以内，如增大应疑有纤维肉瘤变。因伴有内出血及含铁血黄素，故可见褐色素，呈深咖啡色。

本病应与下列病变相鉴别：①皮下脂肪瘤，主要区别是脂肪瘤质地较软，可有分叶。②表皮样囊肿，多见于手指和手掌的掌面，为外伤时将表皮植入皮下层所致，呈球形，受压时有不适感。

纤维黄色瘤可手术切除，因与低度恶性的纤维肉瘤不易鉴别，故切除时应将肿瘤周围组织做相应切除。

（二）带状纤维瘤病

带状纤维瘤病（desmoid fibromatosis）又称硬纤维瘤，多见于女性，好发于腹壁，尤其腹直肌前鞘，常发生于妊娠或产后及手术切口部位，是一种腹肌外伤后的修复性纤维瘤。瘤体生长缓慢，无压痛和不适，光滑质硬，界限不清，病程长者可侵及腹壁各层，其他部位的骨骼肌也可发生。带状纤维瘤病非真性肿瘤，无明显包膜，呈浸润性生长，可变成纤维肉瘤。治疗应广泛彻底切除。局部易复发。

（三）隆凸性皮肤纤维肉瘤

隆凸性皮肤纤维肉瘤（dermatofibrosarcoma protuberans）多见于躯干，来源于真皮层，故表面皮肤光薄，似菲薄的瘢痕疙瘩样隆凸于表面。瘤体属低度恶性，具假包膜，切除后局部极易复发，多次复发恶性度增高，并可出现血行转移。手术应包括足够的皮肤和深部相应筋膜。

七、神经纤维瘤和神经纤维瘤病

神经纤维瘤包括神经鞘瘤和神经纤维瘤。

（一）神经鞘瘤

神经鞘瘤（schwannoma）又称 schwannoma 瘤，来源于神经鞘细胞的良性肿瘤。肿瘤可沿神经干或其分支生长，可附于神经干上或生长在神经干内，但神经纤维不穿过瘤体。神经鞘瘤多为单发，瘤体呈圆形或梭形，光滑质硬，边界清楚，直径可达 1～10cm，生长缓慢，无压痛。部分患者因瘤内出血或囊性变而瘤内压力增高，局部可感胀痛或剧痛。肿物可随神经一起向两侧推动，不能向神经干方向推动，叩击或压迫肿瘤可引起该神经干疼痛、放射痛或感觉异常。

临床上分两型：①中央型，源于神经干中央，故其包膜为神经纤维，手术不慎易切断神经。②边缘型，源于神经边缘，神经索沿肿瘤侧面而行，易切除。

神经鞘瘤需手术切除，对恶性神经鞘瘤可根据情况采取局部广泛切除、截肢术或放射治疗。

（二）神经纤维瘤

神经纤维瘤（neurofibroma）起源于神经鞘细胞和神经内衣、神经外衣等支持结缔组织，无完整外膜，神经纤维穿过肿瘤组织，可夹杂脂肪、毛细血管等。本病是一种具有家族倾向史的先天性疾病，在幼儿期即可被发现，同时可累及神经系统、皮肤及骨骼系统。本病可发生在神经末梢或神经干的任何部位，单发者为圆形或梭形肿物，质软且边界清楚，受累神经可发生功能障碍。多发者则称神经纤维瘤病，可遍及全身，常呈多发和对称性。患者大多无症状，但也可伴明显疼痛。色素沉着是本病特征之一，皮肤常伴咖啡样色素斑。

神经纤维瘤呈象皮肿型者为另一类型，好发于头顶或臀部，临床类似法兰西帽或狮臀。肿瘤由致密的纤维成分组成，其中可有血窦。

治疗以手术切除为主，除局限性神经纤维瘤可在一次手术中切净外，范围较广泛且侵入深组织的以及神经纤维瘤病目前均无有效治疗方法。发生在周围神经的肿瘤有 10% 具有潜在恶性或恶变，故切除时要包括肿瘤周围 2～3cm 的正常组织。神经纤维瘤病只切除硕大影响功能的瘤体或只做部分切除。放疗无效。

八、血管瘤

血管瘤（hemangioma）是一组常见的疾病，发病率为 0.3%～1%，可发生在身体的任何部位，多见于皮肤和皮下组织，其次为口腔黏膜和肌肉，再次为肝、骨骼、脾及神经系统，偶可发生在消化道、肾等组织。有些血管瘤的病灶位于骨骼及骨髓腔内，习惯称之为骨中心性血管瘤。血管瘤的本质是一种中胚层发育异常造成的血管畸形，还是血管内皮细胞增殖形成的良性肿瘤仍存争议。有学者提出把血管瘤的概念分为血管瘤与血管畸形（vascular malformation），但目前以组织学结构和临床表现为基础的形态学分类仍是被广泛接受的分类方法。一般分三类。

（一）毛细血管瘤

毛细血管瘤（capillary hemangioma）包括草莓状血管瘤和葡萄酒色斑。两者的病理基础都是位于皮肤浅表的异常毛细血管，但前者是与内皮细胞增生相关的良性肿瘤，后者则属于先天性的毛细血管畸形。本病好发于颜面、肩、头皮和颈部，女性多见，多数在出生时或生后发现，常随年龄的增长而扩大，但具有可能自然消退的特点。

1. 草莓状血管瘤　见于新生儿，此类肿瘤占新生儿的 1%，特征性表现是高出皮肤的鲜红或紫色病灶，往往出生后即有或生后 3～5 周内发生。血管瘤可发生在手、足心以外的任何部位。一般认为其自然病程分为：增生期、稳定期和消退期。增生期多表现为蚊咬状或针尖样红点，也可出生即为片状，多数在以后数月或 1 年左右向周围扩展，病灶表面粗糙不平，边界清楚，状如草莓。1 岁至 1 岁半进入稳定期，生长停止，当病灶中出现灰白点且逐渐扩大或融合，提示进入消退期。自然消退是此类血管瘤的重要自然病程，文献报道 75%～80% 的患者 7 岁时可望达到完全自行消退。对增生期早期的血管瘤应积极治疗，可采用激光、放疗、激素和手术治疗等，目前干扰素治疗重症血管瘤也逐渐成为一种成熟的治疗方式。对于增殖不明显或已进入稳定期、消退期的血管瘤，学者们提倡不要过于积极进行治疗，可随访观察。

2. 葡萄酒色斑　往往出生时即表现为明显的粉红色平坦的界限清楚的斑块。随年龄增长颜色加深，变红变紫，65% 的患者在 40 岁前可增厚和出现结节，创伤后易于出血，病灶面积随生长而相应增大，终生不消退。有的病变按三叉神经的感觉支支配区域分布，至中线而止，不波及对侧。遇有此种情况时，应注意检查是否为尚有青光眼，以及因软脑（脊）膜血管瘤而伴有偏瘫或癫痫的 Sturge-Weber 综合征的表现。以往的治疗包括冷冻、药物注射、手术切除、激光非选择性光热作用治疗等，以后出现以脉冲染料激光为代表的选择性光热作用治疗。近年出现的光化学法，利用内皮细胞在特殊时相内光敏物质的特殊性分布，经光激发产生光敏杀伤作用而破坏畸形的毛细血管，此方法适应证广，疗效较好，是本病研究和治疗发展的方向之一。

（二）海绵状血管瘤

海绵状血管瘤（cavernous hemangioma）是由充满血液的血窦和薄壁的静脉所构成的皮内深层和皮下的暗红、蓝色或紫色结节，多数生长在皮下组织内，也可在肌肉、骨骼甚至内脏发生甚至关节腔，肝、胃肠道等亦可发生。皮下的海绵状血管瘤可使局部微微隆起，皮肤正常或有毛细血管扩张或呈青紫色。肿块质地软而有弹性，可有压缩性，体位试验阳性，有时可触及发生在肌肉组织的称肌间血管瘤，以股四头肌最常受累，易误诊，常使肌肥大，局部下垂，久站或多走时发胀感。

海绵状血管瘤的治疗包括：①手术切除，应及早手术切除，术前可行 X 线造影、超声和 MRI 以充分估计病变范围。②非手术治疗，包括硬化剂局部注射，如 5% 的鱼肝油酸钠、40% 的尿素等；动脉插管注射尿素、平阳霉素以及铜针留置法等。上述方法主要利用不同的因素导致内皮细胞的无菌性坏死，以后纤维结缔组织增生，从而使血管瘤纤维化，开始萎缩。

（三）蔓状血管瘤

蔓状血管瘤（hemangioma racemosum）占血管瘤发病的 1.5%，由新生而扩张的小动静脉相互吻合形成短路构成，好发于头皮、面、颈部和四肢，除可发生在皮下和肌肉外，还常侵入骨组织。它的特点是在海绵状血管瘤或葡萄酒色斑等较稳定的血管畸形的基础上合并了动静脉瘘的存在，近半数患者在婴幼儿期就有明显的动静脉瘘征象。其典型特征是：血管瘤及周围区域内可见串珠状或索状弯曲迂回的粗大而带搏动的血管，表面温度高于正常皮肤，可扪及震颤或听到连续性吹风样杂音。此外，局部病灶组织明显扩张增大，皮肤可因营养障碍变薄、着色甚至破溃出血，广泛动静脉瘘造成回心血量的大大增加，导致心脏容量负荷增大，导致心功能不全及心力衰竭的潜在危险。

合理的手术是蔓状血管瘤最主要的治疗方法，治疗前对其行选择性动脉造影是必要和可行的，同时可进行栓塞治疗，成功的栓塞可以减轻症状，减少术中出血。对于巨大、深在或波及重要器官者，手术是危险的选择，因此依靠导管介入栓塞是一种有发展价值的治疗手段。

九、皮脂腺囊肿

皮脂腺囊肿（sebaceous cyst）又称粉瘤，是皮脂腺囊管口闭塞或狭窄引起的皮脂淤积形成的潴留性囊肿，非真性肿瘤。其囊壁为上皮细胞构成，囊外为纤维结缔组织，囊内充满皮脂物逐渐分解的半流质状物质，并含有大量胆固醇结晶。

皮脂腺囊肿可发生于任何年龄，但以青年时期好发，皮脂腺丰富的部位（如头面、臀及背部）多见。皮脂腺囊肿是一个或多个柔软或坚实的球形肿物，界限清楚，与皮肤有粘连，但基底部活动，皮肤可略呈蓝色，中心常见皮脂腺的一开口小孔，推动囊肿时此处与皮肤粘连最紧。囊肿有时开口较大，局部有黑头粉刺栓塞，如用力挤压，可挤出白色蜡样物质，继发感染可有带臭味的豆腐渣样物质挤出。本病可多年存在而无自觉症状，本身无压痛，易发生感染，肿物迅速增大，皮肤红、肿、压痛，有波动感甚至化脓破溃。文献报告有 2.2%～4% 可以癌变，多数转为基底细胞癌。

本病诊断一般不难，有时需与表皮样囊肿、皮样囊肿及脂肪瘤相鉴别。治疗为手术切除，梭状切口切除粘连部皮肤，包括腺体导管开口及囊肿完整切除。如发生感染，应用抗生素及局部理疗以控制感染，好转后 6～8 周再手术切除。若已近破溃可切开引流，尽可能切除或刮除囊壁，如囊壁未能切除，待伤口愈合 8 周后，手术切除囊肿。

（张 军）

第十五章　颜面部疾病

第一节　先天性唇裂和腭裂

唇裂（cleft lip，cheiloschisis）和腭裂（cleft palate，uranoschisis）是发病率较高的先天性畸形。据统计，约每1000个新生儿中，就有一个患有唇裂或腭裂；一般男性多于女性，左侧较右侧为多。一个家族系统中可出现一个以上唇裂或腭裂患儿，同一患儿还可伴有身体其他部位的畸形。

一、颜面部的形成和唇腭裂的发生

胎儿发育到第3周时，头端原始口腔周围形成5个突起（图15-1-1）：上方正中为额鼻突，其下方两侧为2个上颌突，上颌突下方两侧为2个下颌突。颜面部即由此5个突起相互融合拼接而成。

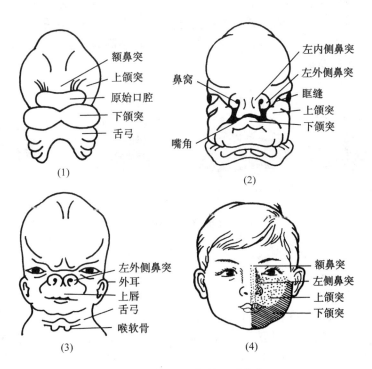

图 15-1-1　颌面部的胚胎发育
（1）胚胎3周；（2）胚胎6周；（3）胚胎8周；（4）出生后面部与胚胎突起的关系

胎儿发育至第5周时，下颌突在中央部融合构成下唇及下颌骨。同时，额鼻突向下伸展至左、右上颌突之间，其下端两侧各形成内、外两个侧鼻突。内、外侧鼻突之间的凹陷为鼻窝，为鼻孔的前身。胎儿发育至第7周时，两个内侧鼻突在中线融合，构成上唇的中1/3（人中）、鼻小柱，并向口内延伸，形成原腭；额鼻突向深部延伸，形成鼻中隔。同时两上颌突已向中线伸展，并在上方与两外侧鼻突融合，构成鼻侧部及颊部；在下方与两内侧鼻突融合，构成上唇两侧的 1/3 及鼻孔底；在水平方向向中线突出，形成两侧腭突。腭突在第 7 周时已与原腭融合；至第 10 周时，左、右两侧额突在中线相会，并与鼻中隔融合。至此，口腔与左、右鼻腔已完全分开。

目前对唇腭裂畸形的发生，存在两种主要学说：突起融合不全说和中胚层组织缺陷说。前者认为，畸形的发生是由于上述组成颜面的各个突起没能按时依序融合所致；后者认为颜面部的正常形态必须在中胚层组织发育的辅助及加固下才能完成，当中胚层组织发育不良时，即造成各种缺陷和畸形。可能这两种机制是相辅相成的，在颜面部畸形的发生中，都起一定的作用。至于发病原因，目前尚不确定，但可能与遗传、营养、内分泌或感染、创伤等有关。

二、唇、腭裂的分类

唇裂和腭裂有单侧、双侧之分。根据原始突起的愈合情况，口、鼻腔是否相通及颜面表现，又分为不完全的和完全的。

两种畸形可单独或相伴发生。临床上一般可分为几种基本类型。

(一) 唇裂

1. 单侧、不完全唇裂　唇红部小缺口，偶伴有鼻的变形。

2. 单侧、完全唇裂　上唇全部裂开，直达鼻孔底部，常与单侧、完全（贯通性）腭裂同时存在。鼻小柱、人中与裂侧鼻翼分别被面部肌拉向两侧，引起鼻的严重不对称。

3. 双侧、不完全唇裂　两侧鼻翼略被拉向外侧，鼻翼因而轻度变形。

4. 双侧、完全唇裂　常与双侧、完全（贯通性）腭裂同时存在，与鼻中隔连接的前额显著地向前突出（图 15-1-2）。

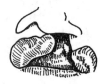

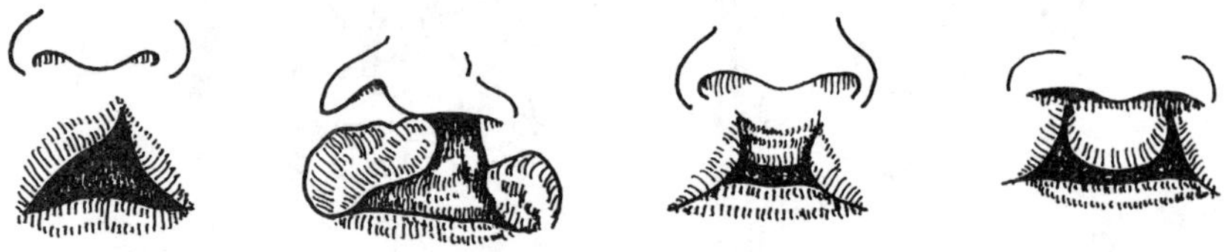

(1) 单侧不完全唇裂　　(2) 单侧完全唇裂　　(3) 双侧不完全唇裂　　(4) 双侧完全唇裂

图 15-1-2　唇裂

(二) 腭裂

1. 悬雍垂裂或软腭裂。

2. 软、硬腭裂　缺裂程度各不相同，严重的可裂至门齿孔。鼻中隔可与一侧额突相连接。

3. 单侧、完全（贯通性）腭裂　常与单侧、完全唇裂同时存在。裂侧的腭突完全游离，与鼻中隔不相连接；其面积较健侧略小。裂侧鼻腔与口腔完全相通。

4. 双侧、完全（贯通性）腭裂　常与双侧完全唇裂同时存在。左、右两侧腭突都与鼻中隔不相连接，与鼻中隔连接的前额显著地向前突起。两侧鼻腔与口腔完全相通（图 15-1-3）。

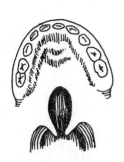
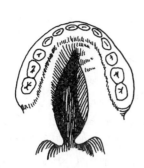
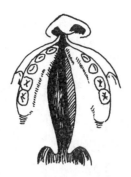
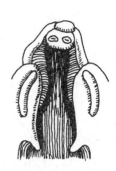

(1) 悬雍垂裂或软腭裂　　　(2) 软、硬腭裂　　　(3) 单侧完全腭裂　　　(4) 双侧完全腭裂

图 15-1-3　腭裂

三、临床表现

唇裂仅导致颜面畸形，很少妨碍患儿吸乳。但在腭裂，由于口腔与鼻腔间存在缺裂，吸乳时口腔内不能形成有效负压，以致患儿吸乳困难，导致营养不良。同时口腔与鼻腔相通，口腔清洁卫生差，易发生中耳炎及呼吸道感染。严重的是腭裂引起发声障碍，患儿言语不清，呈开放性鼻音。

四、治疗

必须行修复手术。唇裂手术的主要目的是整形，而腭裂则是恢复饮食和语言功能。手术必须在适当的年龄实施，这对手术的远期效果有决定性意义。

（一）唇裂的修复

早期手术效果良好。一般认为出生后 2～3 个月较适宜，但如果哺乳情况满意，婴儿生理性黄疸已消失，体重恢复至出生时，婴儿对手术耐受能力增强，亦可提早实施修复术。双侧唇裂手术时间长、创伤较重，应考虑患儿健康、营养状况及气候条件等，宜推迟到 6 个月后实施。但应争取在 1 岁内完成修复手术。

唇裂修复术有多种，最常见的是三角瓣手术（图 15-1-4）和旋转推进手术，其操作原则都相同，仅切口的设计各异。先在缺裂的两侧选定不同的基点，根据基点做切口，将缺裂边缘组织切除。然后将上唇翻起，在缺裂两侧的龈唇沟做松弛切口，并将鼻小柱、鼻翼和整个上唇与上颌骨膜分离。这样缝合时没有张力，可使移位的鼻小柱和人中恢复到正中位置，也可使裂侧变形的鼻翼（鼻孔）恢复其正常形状。最后根据基点将肌肉、皮肤、黏膜分层缝合。此类术式切口缝合线呈锯齿形，可避免因瘢痕挛缩发生的唇红上缩（缺口），远较以往直线形缝合效果佳。

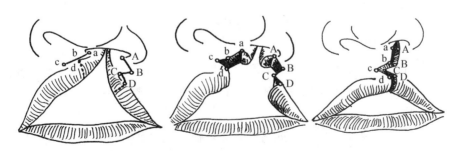

图 15-1-4　唇裂手术切口的一种设计

（二）腭裂的修复

对腭裂的手术修复年龄目前尚有争论。有人认为手术过早，可阻碍上颌骨的正常发育，使腭部狭窄并缩短，造成上下齿列的咬合障碍，但这点还未充分证实。相反，如果手术过迟，则

很难纠正患儿发声。既要恢复正确发声，又不阻碍上颌骨发育，一般而言，对于严重的软、硬腭裂，尤其是完全（贯通性）腭裂，应先在患儿出生 5～6 个月后修复唇裂和裂侧鼻孔底部，而将腭裂手术推迟到 4～5 岁。此时，上颌骨已发育到一定程度，手术不会引起严重的腭部变形，而在患儿入学前（足 7 岁）还有足够时间纠正发声。

腭裂手术可分为两种类型，原理都是利用转移的软组织瓣填补缺裂，转移处软组织增生填补缺损。第一种是利用前后带蒂的"双蒂"黏骨膜瓣。先在腭两侧近牙龈边缘做松弛性切口，在其后方凿断蝶骨的翼钩，以减轻腭帆张肌（软腭）的张力。再剖开缺裂两侧边缘，将口侧黏骨膜完全自骨面分离，形成双蒂黏骨膜瓣。继之将鼻侧黏膜自骨面分离，并横行剪断附着在腭骨后缘的腱膜，使软腭松弛地移向中线。最后分层缝合鼻侧黏膜、肌肉和口侧黏膜（图 15-1-5）。

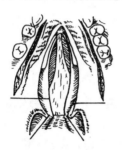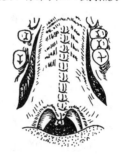

图 15-1-5　腭裂手术（一）
利用"双蒂"黏骨膜瓣的术式

双蒂黏骨膜瓣修复腭裂的缺点是软腭长度和活动度不够，以致软腭在发声时不能将鼻咽部完全封闭，患儿的发声仍带有开放性鼻音。第二种手术类型是利用 2 块或 4 块单蒂的黏骨膜瓣，缝合后能将软腭向后推移，而获得长而活动的软腭（图 15-1-6）。

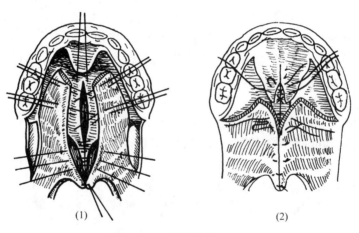

（1）　　　　　　　　　　　（2）

图 15-1-6　腭裂手术（二）
利用"单蒂"黏骨膜瓣的术式　　　（1）2 块单蒂；（2）4 块单蒂

腭裂修复后，即应进行长期耐心的发声和语言训练。用吹起、吹管乐器等方法练习软腭和咽部的肌肉活动，有效地完成腭咽闭合功能。然后按汉语拼音进行发声训练。

第二节　涎腺瘤样病变及肿瘤

一、舌下囊肿

舌下囊肿（ranula）常见于年轻人，形似蛙鸣时鼓起的咽囊，故又名"蛤蟆肿"。病变组织多为舌下腺。多数由于舌下腺腺体或导管破损，黏液外漏，结缔组织包绕而成外渗性囊肿；

或可能为导管排出受阻所致的潴留囊肿，此时囊壁有上皮衬里。

　　舌下囊肿常起于口底一侧的黏膜与口底肌肉之间，透明，质软，略带蓝色，有波动感，内含无色黏液。囊肿有时很大，将舌上举，影响语言、吞咽、甚至呼吸功能；少数囊肿向颌下三角及颈部发展，而口底症状不明显，需与颌下腺囊肿鉴别。

　　根治舌下囊肿目前多用腺体切除合并囊肿或部分囊肿摘除术，余下的囊壁可与口底黏膜行袋形缝合，很少复发。术中注意防止误伤颌下腺导管、舌血管及舌神经。

二、腮腺混合瘤

　　腮腺混合瘤（pleomorphic adenoma of parotid）是最常见的涎腺肿瘤，依病理属于多形性腺瘤。切片所见的腮腺组织、黏液和骨样组织混杂在一起，实为上皮组织变形的不同表现，而非上皮、间叶两种组织的混合，所以"混合瘤"只是习惯称法，不代表其组织来源。肿瘤表面可有一层很薄的"包膜"，是由腮腺组织受压后适应性变形而成，而非真性包膜。

　　腮腺混合瘤虽为良性，但肿瘤细胞常穿破包膜生长，具有潜在的恶性生物学行为，临床上将其视为介于良性与恶性之间的"临界"肿瘤，有5%～10%可发生恶变。

　　腮腺混合瘤多见于青壮年。肿瘤位于耳垂下方，较大时可伸向颈部。肿瘤呈硬结节状，有时其中部分发生囊性变而使硬度不均。肿瘤与皮肤或基底组织无粘连，可被推动。肿瘤生长缓慢，病期可长达10年，但多无自觉症状；即使体积很大也不引起面神经麻痹。如果肿瘤短期内生长加快，出现疼痛，瘤体固定，特别是出现神经受累症状（如面瘫、舌下神经麻痹等），提示恶变。晚期的恶变肿瘤可破溃并在颈侧区有淋巴结转移。

　　腮腺混合瘤应早期手术切除，以防恶变；术前不宜做活组织检查，禁忌做顺包膜剥离的剜除术，需将肿瘤连同包膜和肿瘤周围足够的正常腮腺组织一并切除，否则易复发，复发者易恶变。手术时应尽量避免损伤面神经。可在术前经腮腺管注入亚甲蓝使腮腺染成蓝色，有助于识别面神经（图15-2-1）。若切除腮腺深叶，应显露面神经主干及各分支，并细致分离。术中冰冻切片有助于发现恶变。如证实恶变，应施行根治性腮腺全部切除术，包括面神经支在内，同时清除患侧颈淋巴组织。切除面神经支后可即取耳大神经移植于其两断端间。

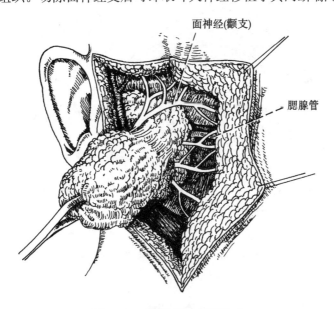

面神经(颞支)

腮腺管

图 15-2-1　腮腺混合瘤切除术

（代文杰）

第十六章　颈部疾病

第一节　甲状腺疾病

一、解剖生理概要

甲状腺局部解剖对甲状腺外科至关重要。甲状腺本身由中央峡部和左、右两个侧叶构成，峡部有时向上伸出一锥体叶。甲状腺段的颈部解剖可以理解为一系列相互套叠的"圆筒"，神经、血管和淋巴等则穿行于它们之间。剖面可见最外层圆筒为皮肤、浅筋膜及其内的颈阔肌；向内为颈深筋膜浅层及其包绕的胸锁乳突肌和斜方肌；最内层为 4 个排列为"十"字形的圆筒；前面为包绕气管和食管的气管前筋膜，后面为椎前筋膜，两侧为颈动脉鞘。甲状腺的两个侧叶呈"锁喉状"以悬韧带悬吊于甲状软骨至第 6 气管软骨环的前外侧，属于"前部圆筒"（图 16-1-1）。甲状腺有两层被膜：外层为气管前筋膜构成的外科被膜，在甲状腺两侧叶内后方反折增厚形成甲状腺悬韧带；内层为甲状腺真被膜（固有被膜），紧贴甲状腺并深入腺实质，难与腺体分离。两层被膜间的结缔组织中有甲状腺相关血管、神经、淋巴及甲状旁腺，手术分离甲状腺应在此两层被膜间进行。成人甲状腺约重 30g；正常情况下，做颈部检查时不容易看到或触到甲状腺，但由于甲状腺悬韧带的存在，吞咽时它可随喉部上、下移动。临床上借此鉴别颈部肿块与甲状腺的关系。

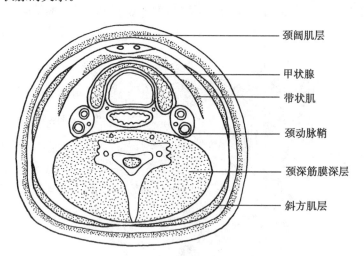

图 16-1-1　甲状腺水平颈部断面解剖

可以理解为一系列相互套叠的"圆筒"

甲状腺的血液供应非常丰富，主要由两侧的甲状腺上动脉（颈外动脉的分支）和甲状腺下动脉（锁骨下动脉的分支）供应。甲状腺上、下动脉分支之间，以及它们与咽喉部、气管、食管的动脉分支之间，存在丰富的吻合支和交通支，故在手术时即使将甲状腺上、下动脉全部结扎，仍不会导致残余甲状腺或甲状旁腺缺血。静脉主要汇集成甲状腺上、中、下 3 对主要静脉。甲状腺上、中静脉注入颈内静脉,甲状腺下静脉直接注入头臂静脉。此外,两侧甲状腺下静脉经常在气管颈部前方吻合成丛。低位气管切开时,易造成出血。甲状腺的淋巴液流入沿颈内静脉排列的颈深淋巴结(图 16-1-2)

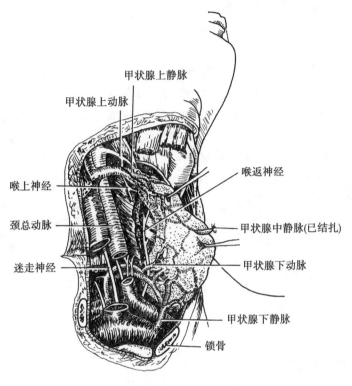

图 16-1-2　甲状腺局部解剖

与甲状腺外科密切相关的喉部神经包括喉返神经和喉上神经(皆来自迷走神经)。前者支配声带运动,行走于气管食管间沟内,多在甲状腺下动脉分支间穿过;后者分为内、外两支:内支(感觉支)分布于喉黏膜;外支(运动支)与甲状腺上动脉伴行,支配环甲肌,使声带紧张(图 16-1-3)。

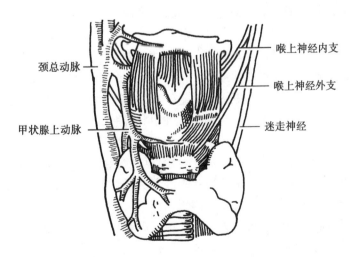

图 16-1-3　甲状腺上动脉与喉上神经的解剖关系

甲状腺的功能是合成、储存和分泌甲状腺素。甲状腺素主要有两种:四碘甲状腺原氨酸(T_4)和三碘甲状腺原氨酸(T_3),都是酪氨酸碘化物。合成后的 T_4 和 T_3 与甲状腺球蛋白结合储存于腺泡中。由于储量大，抗甲状腺药物需很长时间才能起效。释放入血的甲状腺素与血清蛋白结合，其中90％为T_4，10％为T_3，但T_3的生物活性比T_4大5～10倍。甲状腺素的主要作用包括：①加速三大物质的分解代谢，加速几乎所有细胞的氧消耗，增加产热。②促进组织成熟和分化，尤其是婴儿期（出生后头4个月）脑及长骨的生长发育，甲状腺素缺乏时导致呆小症。③兴奋成人中枢神经系统和循环系统，过量时导致烦躁、失眠、心动过速等。④调节其他激素的作用。

甲状腺功能主要受下丘脑-垂体-甲状腺轴系统调控。该轴起自下丘脑分泌的促甲状腺激素释放激素（TRH），TRH刺激垂体前叶分泌促甲状腺素（TSH），而且促进腺细胞增生。TRH起紧张作用，保持TSH在血浆内的一定水平，以维持甲状腺的基础分泌；而T_4（T_3）则是确定TSH水平的主要因素，其中包含着神经体液调节中最普遍的机制，即负反馈作用。例如当人体在活动或因外部环境变化，甲状腺素需要量增加时（如寒冷、妊娠期妇女、生长发育期的青少年），或甲状腺素合成发生障碍时（如给予抗甲状腺药物），血中T_4（T_3）浓度下降，刺激垂体前叶，使TSH分泌增加，甲状腺素合成和分泌加快；当血中T_4（T_3）升高到一定程度后，又反过来抑制垂体TSH的分泌（负反馈作用）和下丘脑TRH的释放，从而使甲状腺素合成分泌减慢。此外，甲状腺本身还有一个能调节甲状腺素生产和分泌的自身调节系统以适应碘供应量的变化。如血浆无机碘含量升高时，能刺激甲状腺摄碘及其与酪氨酸结合成较多的甲状腺素，但当血浆无机碘蓄积到一个临界值后，便发生碘化作用的进行性抑制（Wolff-Chaikoff效应），而使甲状腺素合成与分泌降低。甲状腺功能的调节与人体其他系统的动作融合在一起，以更好地适应内、外环境的变化。

二、单纯性甲状腺肿

单纯性甲状腺肿（simple goiter）即不伴有功能变化、炎症或恶变的甲状腺肿。

（一）病因

祖国医学很早就对甲状腺肿有所记载，称之为瘿病，并开始用多种含碘海生植物甚至动物的甲状腺治疗该病．比西方国家要早700余年。目前认为，单纯性甲状腺肿实为甲状腺对缺碘环境的适应性反应。高原山区土壤中的碘被冲洗流失，以致饮水和食物中含碘量不足，因此我国多山各省的居民患此病较多，故又称"地方性甲状腺肿"（endemic goiter）。由于碘摄入量不足，甲状腺素供不应求，血中T_4（T_3）浓度下降，反馈性引起垂体TSH分泌增高而刺激甲状腺增生及代偿性肿大。同时甲状腺刺激生物活性大、耗碘量少的T_3的生物合成，使甲状腺功能得以代偿。但如果缺碘情况很严重或长期持续，仍会出现甲状腺功能不足的表现。

在生理情况下，如青春发育期、妊娠期或绝经期的妇女，由于对甲状腺素的需要量暂时性增高，也可发生轻度弥漫性甲状腺肿，叫做生理性甲状腺肿。这种甲状腺肿大常在成年后或妊娠后自行缩小。此外，某些食物和药物可引起甲状腺素合成或分泌过程中某一环节的障碍，例如久食含硫脲的萝卜、白菜或服用硫脲类药物可导致甲状腺肿。还有如先天性缺乏合成甲状腺素的酶，导致血中甲状腺素不足也可引起甲状腺肿大。最近的研究认为该病的发生过程有生长因子的参与，自身免疫反应也是不可忽视的因素。

总之，单纯性甲状腺肿的病因可分为三类：甲状腺原料（碘）缺乏，甲状腺素需要量增高以及甲状腺素合成或分泌障碍。

（二）病理

初期增长、扩张的滤泡较为均匀地散布在腺体各部，呈弥漫性甲状腺肿，随着缺碘时间的延长，病变继续发展，扩张的滤泡逐渐聚集成多个大小不等的结节，形成结节性甲状腺肿。结节常发生出血和囊性变，继而纤维化、钙化。

（三）临床表现

女性多见，患者甲状腺功能和基础代谢率（除结节性甲状腺肿继发甲状腺功能亢进外）大多正常。甲状腺不同程度的肿大以及肿大结节对周围器官的压迫症状是本病主要的临床表现。早期甲状腺呈对称弥漫性肿大，腺体表面光滑，质地柔软，随吞咽上下移动。随后，在肿大的腺体一侧或两侧可以扪及多个（有时单个）结节。结节增长很慢，但当囊肿样变的结节发生囊内出血时，结节可迅速增大。体积较大的单纯性甲状腺肿可压迫周围器官，引起相应症状，严重时，甚至休息睡眠时也有呼吸困难。气管受压过久可引起气管软骨变性、软化。压迫喉返神经或食管则出现声音嘶哑或吞咽困难。

病程久的巨大甲状腺肿可如小儿头大小，下垂于颈下胸骨前方，还可向胸骨后伸展形成胸骨后甲状腺肿。不但压迫气管和食管，甚至压迫颈深部大静脉，引起头颈部静脉回流障碍，出现面部青紫、肿胀及颈胸部浅表静脉扩张。

结节性甲状腺肿可继发甲状腺功能亢进症，也可恶变。

（四）诊断

体检很容易发现甲状腺肿大和结节，关键在于确定甲状腺肿大及结节的性质。详细的病史可以提供有价值的线索。依患者居住于高原缺碘地区的事实及家族中的类似病史，常可作出地方性甲状腺肿的诊断。血中 T_4（T_3）正常、TSH 趋于升高等有助于确诊。

B 超检查有助于发现甲状腺内囊性、实质性或混合性多发结节的存在，而放射性核素[131]I 或[99m]Tc 扫描从功能角度提示结节是否存在功能亢进或恶变的可能，但细针穿刺细胞学检查对结节的性质可以提供更准确的组织学证据。颈部 X 线检查主要在于发现胸骨后甲状腺肿大，并确定是否存在气管受压、移位或狭窄，对术前诊断很重要。

（五）预防

全国各地已普遍进行了甲状腺肿的普查和防治工作，发病率已大大降低。在流行地区，甲状腺肿的集体预防极为重要，一般补充加碘盐。常用剂量为每月 10～20kg 食盐中均匀加入碘化钾 1.0g，以满足人体每日需要量。有些地区采用肌内注射碘油，因其在体内吸收很慢，随身体需要情况可自行调节，较服用加碘盐更为有效。

（六）治疗原则

1. 生理性甲状腺肿　宜多食含碘丰富的食物如海带、紫菜等。对 20 岁以下的弥漫性单纯性甲状腺肿患者可给予小剂量的甲状腺素，可缓解甲状腺的增生及肿大，剂量以血中 TSH 几乎测不到为准。常用剂量为 30～60mg，每日 2 次，3～6 个月为一疗程。

2. 有以下情况，应及时施行甲状腺大部切除术治疗

（1）因气管、食管或喉返神经受压引起临床症状者。

（2）胸骨后甲状腺肿。

（3）巨大甲状腺肿影响生活和工作者。

（4）结节性甲状腺肿继发功能亢进者。

（5）结节性甲状腺肿疑有恶变者。

三、甲状腺功能亢进症

源自甲状腺本身或外部的因素均可能破坏甲状腺素分泌在正常情况下的反馈控制机制，引起循环中甲状腺素异常增多、甲状腺肿大、全身代谢亢进等，这一类疾病统称为甲状腺功能亢进症（hyperthyroidism）（简称甲亢），其中需外科治疗的主要有：原发性甲状腺功能亢进症、继发性甲状腺功能亢进症和高功能腺瘤三类。①原发性甲状腺功能亢进症又称 Graves 病，是最常见的一种。腺体双侧对称性弥漫性肿大，常伴有眼球突出，因而又称"突眼性甲状腺肿"（exophthalmic goiter）。②继发性甲状腺功能亢进症较少见，指继发于结节性甲状腺肿的甲状

腺功能亢进症，患者先有结节性甲状腺肿多年，以后逐渐出现功能亢进症状。发病年龄多在40 岁以上。肿大腺体呈结节状，双侧多对称，无眼球突出，容易发生心肌损害。③高功能腺瘤，少见，腺体内有单发的自主性高功能结节，结节周围甲状腺组织萎缩。患者无眼球突出。

原发性甲状腺功能亢进症（graves disease）目前一致认为它是一种自身免疫性疾病。患者血内可以查到两类自身抗体：长效甲状腺刺激因子（long acting thyroid stimulator，LATS）及甲状腺刺激免疫球蛋白（thyroid stimulating immunoglobulin，TBI）。前者作用于 TSH 受体，模仿 TSH，但作用更持久，引起甲状腺肿大及甲状腺功能亢进症症状；后者则抑制正常 TSH 与受体的结合。由于这些抗体的存在，甲状腺功能亢进症患者血内 TSH 虽然极低，但仍然产生大量的 T_3（T_4）。此外，在患者体内可查出其他一些自身抗体，都在甲状腺功能亢进症的发病过程中发挥着微妙的作用。

继发性甲状腺功能亢进症和高功能腺瘤的病因尚不清楚。患者体内没有自身抗体的升高，甲状腺功能亢进症可能源自结节或腺瘤的自主性分泌活动。

(一) 诊断

主要依靠典型的临床表现，结合一些必要的辅助检查。

甲状腺素作用于身体所有细胞，因此甲状腺功能亢进症时临床表现具有系统性，但基本特征是甲状腺肿大、突眼、心动过速和双手震颤。此外，情绪急躁、容易激动、失眠、怕热、多汗、皮肤潮湿、食欲亢进，但体重减轻、心悸、脉快有力（脉率常在 100 次/分以上，休息及睡眠时仍快）、脉压增大（主要由于收缩压升高）、内分泌紊乱（如月经失调）、无力、疲惫及肢体近端肌萎缩等均可出现。其中脉率加快及脉压增大尤为重要，常作为判断病情程度和治疗效果的重要指标。

甲状腺功能亢进症常用的特殊检查方法如下：

1. 基础代谢率测定　可根据脉压和脉率计算，或用基础代谢率测定器测定。后者较可靠，但前者简便。公式为：基础代谢率＝（脉率十脉压）－111。测定基础代谢率一定要在完全安静、空腹时进行。正常值为±10%；升高到＋20%～30% 为轻度甲状腺功能亢进症，＋30%～＋60% 为中度，＋60% 以上为重度。

2. 甲状腺摄 ^{131}碘率测定　正常甲状腺 24 小时内摄取的 ^{131}I 量为人体总量的 30%～40%。如果 2 小时内甲状腺摄 ^{131}I 量超过人体总量的 25%，或 24 小时内超过人体总量的 50%，且吸 ^{131}I 高峰提前出现，均可诊断甲状腺功能亢进症。

3. 血清 T_3 和 T_4 含量测定　甲状腺功能亢进症时，血清 T_3 可高于正常 4 倍左右，而 T_4 仅为正常的 2.5 倍，因此，T_3 测定对甲状腺功能亢进症的诊断具有较高的敏感性。

(二) 外科治疗

甲状腺大部切除术对中度以上的甲状腺功能亢进症仍是目前最常用而有效的疗法，能使 90%～95% 的患者获得痊愈，手术死亡率低于 1%。手术治疗的缺点是有一定的并发症和有 4%～5% 的患者术后甲状腺功能亢进症复发，也有少数患者术后发生甲状腺功能减退。

手术治疗适应证为：继发性甲状腺功能亢进症或高功能腺瘤；中度以上的原发性甲状腺功能亢进症；腺体较大，伴有压迫症状或胸骨后甲状腺肿等类型的甲状腺功能亢进症；抗甲状腺药物或 ^{131}碘治疗后复发者，或坚持长期用药有困难者。此外，鉴于甲状腺功能亢进症对妊娠可造成不良影响（流产、早产等），而妊娠有可能加重甲状腺功能亢进症。因此，妊娠早、中期的甲状腺功能亢进症患者具有上述适应证者，仍应考虑手术治疗。

手术禁忌证为：青少年患者、症状较轻者、老年患者或有严重器质性疾病不能耐受手术者。

1. 术前准备　甲状腺功能亢进症患者基础代谢率高，机体处于严重消耗和负氮平衡状态下，此时手术危险性极大，因此术前必须进行充分的准备，降低基础代谢率，以保证手术的顺利进行并避免术后并发症的发生。

（1）一般准备：消除患者的紧张情绪及对手术的恐惧心情。精神过度紧张或失眠者可适当应用镇静和安眠药；心率过快者，可口服利血平0.25mg或普萘洛尔（心得安）10mg，每日3次；发生心力衰竭者，给予洋地黄制剂。必须给予充足的糖及蛋白质饮食，以改善机体能量状态。

（2）术前检查：除全面体格检查和必要的生化检查外，还应包括颈部X线检查，了解有无气管受压或移位；详细检查心脏有无扩大、杂音或心律不齐等，并做心电图及超声检查；喉镜检查，确定声带功能；测定基础代谢率，了解甲状腺功能亢进程度，选择手术时机。

（3）药物准备：目的在于降低基础代谢率和手术难度。总的原则是应用药物降低基础代谢率，然后应用碘剂。有两种方法：①先用硫脲类药物降低甲状腺素的合成并抑制自身抗体的产生，从而控制甲状腺功能亢进症症候群，待患者症状基本控制后（情绪稳定、睡眠好转、体重增加、脉率稳定在90次/分以下，基础代谢率＋20％以下），停服并改服碘剂2周再行手术。由于硫脲类药物包括甲硫氧嘧啶或丙硫氧嘧啶、甲巯咪唑（他巴唑）、卡比马唑（甲亢平）等能使甲状腺肿大和动脉性充血，手术时极易发生出血，增加手术的难度及危险性。因此，服用硫脲类药物后必须加用碘剂使甲状腺缩小变硬，血管数减少后再手术。②也可开始即用碘剂，2～3周后甲状腺功能亢进症症状得到基本控制后即可手术，但少数患者服用碘剂2周后，症状改善不明显。此时，可在继续服用碘剂的同时加用硫氧嘧啶类药物，直到症状基本控制，停用硫氧嘧啶类药物后，继续单独服用碘剂1～2周，再进行手术。

需要说明：碘剂的作用在于抑制蛋白水解酶，逐步地抑制甲状腺素的释放，使机体逐渐适应甲状腺素的减少，从而避免激素平衡的突然变化，减少甲状腺危象的发生。另外碘剂可以减轻甲状腺充血，因而腺体缩小变硬。常用复方碘化钾溶液（卢戈液），每日3次；第1日每次3滴，第2日每次4滴，以后逐日增加1滴，直到每次16滴，然后维持此剂量。但由于碘剂只抑制甲状腺素释放，而不抑制其合成，因此一旦停服，储存于甲状腺滤泡内的甲状腺素大量释放，甲状腺功能亢进症症状就会重新出现，甚至更为严重，因此，凡不准备施行手术者，不要服用碘剂。

对于上述方法不能耐受或无效的患者，可单用普萘洛尔或与碘剂合用做术前准备，普萘洛尔是肾上腺素能β受体阻滞剂，可抑制甲状腺素的合成，控制甲状腺功能亢进症症状，缩短术前准备时间，且用药后不引起腺体充血，有利于手术操作。剂量为每6小时口服给药1次，每次20～60mg，剂量随心率调节，逐日增加，可达160mg，一般4～7天脉率降至正常，可施行手术。但普萘洛尔在体内的有效半衰期不到8小时，所以最末一次给药要在术前1～2小时；术后继续口服普萘洛尔7天。此外术前不用阿托品，以防引起心动过速。

2. 手术和术后注意事项

（1）麻醉：一般采用颈丛神经阻滞效果良好，可了解患者发声情况，避免损伤喉返神经。但对巨大胸骨后甲状腺肿压迫气管，或精神异常紧张的甲状腺功能亢进症患者，仍应选用气管内麻醉，以保证呼吸道通畅和手术顺利进行。

（2）手术操作应轻柔、细致，必须做到严格止血、保护甲状旁腺、避免损伤喉返神经。还应注意：

1）充分暴露甲状腺腺体：手术操作应按解剖层次进行，严密止血。细致解剖分离后，结扎、切断甲状腺上动、静脉和甲状腺下动、静脉，贴近甲状腺腺体，避免损伤喉上神经和喉返神经。

2）切除腺体的体积应根据腺体大小或甲状腺功能亢进程度决定。通常需切腺体的80％～90％，并同时切除峡部，每侧残留腺体如成人拇指末节大小为恰当（3～4g）。腺体切除过少容易复发，过多又易发生甲状腺功能低下。必须保存两叶腺体背面部分（图16-1-4），以避免损伤喉返神经和甲状旁腺。

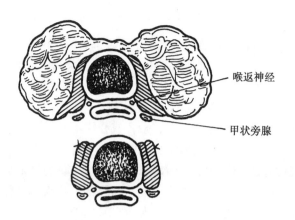

喉返神经

甲状旁腺

图 16-1-4   甲状腺大部切除术保留甲状腺体背面部分

3）严格止血：对较大血管（如甲状腺上动、静脉，甲状腺中、下静脉），应分别采用双重结扎（或加近端缝扎），防止滑脱出血。术野常规放置橡胶片引流 24～48 小时，以观察切口内出血情况和及时引流切口内的积血，预防积血压迫气管，造成窒息。

（3）术后观察和护理：术后当日应密切注意患者呼吸、体温、脉搏、血压变化，做好应对甲状腺危象的准备。如脉率过快，可使用利血平肌内注射。患者采用高半坐卧位，以利呼吸及切口内积血引道通畅。甲状腺功能亢进症患者术后要继续服用复方碘化钾溶液，每日 3 次，每次 16 滴开始，逐日每次减少 1 滴，7～10 日后停用。

3. 主要手术并发症

（1）术后呼吸困难和窒息（postoperative dyspnea or suffocation）：是术后最危急的并发症，多发生在术后 48 小时内。常见原因为：①切口内出血压迫气管：因手术时止血不彻底，特别是腺体断面留有残腔，或血管结扎线滑脱引起。②喉头水肿：主要是手术创伤所致，也可因气管插管引起。③气管塌陷：是气管壁长期受压，发生软化，切除甲状腺大部分后软化的气管壁失去支撑的结果。④双侧喉返神经损伤，声带处于内收位使声门关闭。

临床表现为进行性呼吸困难、烦躁、发绀，甚至窒息。如见颈部肿胀、切口渗出鲜血，多为切口内出血所致。发现上述情况时，必须立即行床旁抢救，及时剪开缝线，敞开切口，迅速除去血肿；如果患者呼吸仍无改善，则应立即施行气管切开；情况好转后，再送手术室做进一步检查、止血和其他处理。因此，术后应常规地在患者床旁放置无菌的气管切开包和手套，以备急用。

（2）喉返神经损伤（injury of recurrent laryngeal nerve）：喉返神经虽然多数走行于气管食管间沟内，但有一定变异（尤其是右侧喉返神经），特别是存在穿过甲状腺腺体或悬韧带的情况。术中处理甲状腺下极时缝扎、游离过深则可能连带损伤之。少数也可由血肿或瘢痕组织压迫、牵拉造成。喉返神经支配声带运动，一侧喉返神经损伤造成声音嘶哑，术后健侧声带代偿性向患侧过度收缩而好转，但不能恢复其原有音色。双侧喉返神经损伤，可导致失声或严重的呼吸困难或窒息，需立即行气管切开。手术时切断、缝扎、挫夹、牵拉等直接损伤喉返神经者，术中立即出现症状；而因血肿压迫者多为暂时性，经理疗等及时处理后，一般在 3～6 个月内逐渐恢复。任何喉返神经的损伤都应严格避免，关键在于提高手术医师责任意识，手术操作轻柔，谙熟其解剖变异。

（3）喉上神经损伤（injury of superior laryngeal nerve）：喉上神经多经甲状腺上血管的分支间穿过，处理甲状腺上极时如分离不仔细，过于远离甲状腺，易将其同甲状腺上动脉一并结扎而损伤。喉上神经分内（感觉）、外（运动）两支。外支损伤会使环甲肌瘫痪，引起声带松弛、声调降低；内支损伤，则喉部黏膜感觉丧失，进食特别是饮水时，容易误咽发生呛咳。一般经理疗后可自行恢复。

（4）手足抽搐（tetany）：因手术时误伤、误切甲状旁腺或其血供受累所致，血钙浓度下降至 2.0mmol/L 以下，严重时可降至 1.0～1.5mmol/L（正常时 2.25～2.75mmol/L），神经肌肉应激性显著升高，多在术后 1～3 天出现手足抽搐。多数患者只有面部、唇部或手足部针刺样麻木感或强直感，2～3 周后，未受损的甲状旁腺增生肥大，起到代偿作用，症状即消失。严重者出现面肌和手足伴有疼痛感的持续性痉挛，每天发作多次，每次持续 10～20 分钟或更长，甚至可发生喉和膈肌痉挛，引起窒息死亡。切除甲状腺时，注意保持腺体背面部分结构及血供的完整；切下甲状腺标本时要立即仔细检查甲状旁腺有无误切，发现时设法移植到胸锁乳突肌内，均是避免此并发症的关键。发生手足抽搐后应限制肉类、乳品和蛋等的摄入（因含磷较高，影响钙的吸收）。抽搐发作时，立即静脉注射 10％葡萄糖酸钙或氯化钙 10～20ml。症状轻者可口服葡萄糖酸钙或乳酸钙 2～4g，每日 3 次，症状较重或长期不能恢复者，可加服维生素 D₃，每日 5 万～10 万 U，以促进钙在肠道内的吸收。口服双氢速固醇（DT10）油剂能明显提高血中钙含量，降低神经肌肉的应激性。还可用同种异体甲状腺—甲状旁腺移植；近来有研究甲状旁腺细胞移植，并取得一定的效果。

（5）甲状腺危象（thyrotoxic crisis）：是甲状腺功能亢进症术后的严重并发症。甲状腺危象与术前准备不够、患者症状未能很好控制、感染及手术应激有关，是被甲状腺激素加强的肾上腺素能的应激性爆发，主要表现为神经、循环、消化系统的严重功能紊乱，如：高热（＞39℃）、昏迷、休克甚至死亡，目前该危象死亡率为 10％。治疗原则为：对抗应激反应、抑制甲状腺素的合成和释放、降低甲状腺素的效应、补充能量和体液及对症治疗。具体措施如下：

1）肾上腺素能阻滞剂：利血平 1～2mg 肌内注射或胍乙啶 10～20mg 口服。前者用药 4～8 小时起效，后者 12 小时后起效。还可用普萘洛尔 5mg 加 5％～10％葡萄糖溶液 100ml 静脉滴注，以降低周围组织对甲状腺素的反应。

2）碘剂：口服复方碘化钾溶液，首次为 3～5ml，或紧急时用 10％碘化钠 5～10ml 加入 10％葡萄糖溶液中静脉滴注，抑制甲状腺素的释放。

3）氢化可的松：每日 200～400mg，分次静脉滴注，以拮抗应激反应。

4）丙硫氧嘧啶：抑制甲状腺素合成及 T₄ 转化为 T₃。首剂量 600mg 口服或经胃管注入，继而 200mg，每日 3 次口服，待症状减轻后改用一般治疗。

5）镇静剂：苯巴比妥钠 100mg，或复方盐酸氯丙嗪注射液半量，肌内注射，6～8 小时一次。

6）降温：用退热剂、冬眠药物和物理降温等综合方法，保持患者体温在 37℃左右。

7）静脉输入大量葡萄糖溶液补充能量，吸氧，以减轻组织缺氧。

8）有心力衰竭者，加用洋地黄制剂。

四、甲状腺炎（thyroiditis）

（一）亚急性甲状腺炎

亚急性甲状腺炎又称 De Quervain 甲状腺炎或巨细胞性甲状腺炎。本病常发于病毒性上呼吸道感染之后，是颈前肿块和甲状腺疼痛的常见原因。病毒感染可能破坏甲状腺滤泡，使上皮脱落，胶体外溢而引起甲状腺异物反应。病理多见单核细胞、淋巴细胞及异物巨细胞浸润，病变滤泡周围出现巨细胞性肉芽肿是其特征。本病多见于 30～40 岁女性。

1. 临床表现　突发性甲状腺疼痛和肿胀是其特征。疼痛可向患侧耳颞处放射。腺体发硬，有时伴吞咽困难。患者可有发热、红细胞沉降率加快。病程为 3 个月，自愈后甲状腺功能多不减退。

2. 诊断　病前 1～2 周有上呼吸道感染史。起病 1 周内因过量甲状腺素自滤泡外逸可有基础代谢率升高，但甲状腺摄¹³¹I 率显著降低，这种分离现象有助于诊断。泼尼松试验治疗可使肿胀消退、疼痛缓解。亦有助于确诊。

3. 治疗　泼尼松每日 4 次，每次 5mg，2 周后减量，全程 1～2 个月。同时加用甲状腺干制剂，效果较好。停药后如复发，则予以放射治疗，效果持久。抗生素无效。

(二)慢性淋巴细胞性甲状腺炎

慢性淋巴细胞性甲状腺炎又称桥本甲状腺肿（Hashimoto's thyroiditis），是一种自身免疫性疾病，也是甲状腺肿伴甲状腺功能减退的最常见原因。血清中可检出甲状腺球蛋白抗体、抗甲状腺线粒体抗体及甲状腺细胞表面抗体等多种抗体。组织学示甲状腺组织内广泛淋巴细胞、浆细胞浸润，形成淋巴滤泡及生发中心，继而纤维化。患者多为 30～50 岁女性。本病可与 Graver 病同时存在。

1. 临床表现　弥漫性甲状腺肿，表面光滑、质硬，有时有结节，伴疼痛和触痛，多伴甲状腺功能减退。较大腺体可有压迫症状。

2. 诊断　甲状腺肿大、基础代谢率降低，甲状腺摄^{131}I 率下降，结合血清中多种抗甲状腺抗体，可帮助诊断。疑难时可行穿刺活检以确诊。

3. 治疗　长期服用甲状腺干制剂。手术适应证：压迫症状、影响外观、药物治疗腺体不缩小或疑有甲状腺癌。

五、甲状腺腺瘤

甲状腺腺瘤（thyroid adenoma）是常见的甲状腺良性肿瘤。病理上分为滤泡状和乳头状囊性腺瘤两种。前者较为常见；后者较少见，且常不易与乳头状腺癌区分。本病多见于 40 岁以下妇女。

(一)临床表现

颈部出现圆形或椭圆形结节，多为单发，质地较周围甲状腺组织稍硬，表面光滑，无压痛，随吞咽上下移动。腺瘤生长缓慢，大部分患者无任何症状。乳头状囊性腺瘤有时可因囊壁血管破裂，发生囊内出血，而在短期内迅速增大，伴局部胀痛。

甲状腺腺瘤与结节性甲状腺肿的单发结节在临床上较难鉴别。以下几点可供鉴别时参考：①甲状腺腺瘤没有地域性。②甲状腺腺瘤经过数年仍保持单发；结节性甲状腺肿的单发结节经过一段时间后多演变为多发结节。③组织学上腺瘤有完整的包膜，与周围正常组织分界明显；结节性甲状腺肿的单发结节包膜常不完整。细针穿刺细胞学检查（FNA）常可确诊。

(二)治疗

甲状腺腺瘤有继发甲状腺功能亢进症（发生率约为 20%）或恶变（发生率约为 10%）的可能，应早期行包括腺瘤的患侧甲状腺大部切除或部分（腺瘤较小）切除。切除标本立即行术中冰冻切片，如回报恶性，则按恶性肿瘤处理。

六、甲状腺恶性肿瘤

甲状腺癌（thyroid carcinoma）是最常见的甲状腺恶性肿瘤，约占全身恶性肿瘤 1%。除髓样癌外，大部分甲状腺癌起源于滤泡上皮细胞。多数甲状腺癌没有明确的病因，但儿童时期射线照射增加患病危险度。病理类型如下：

1. 乳头状癌（papillary carcinoma）　约占成人甲状腺癌 2/3，儿童甲状腺癌的全部。多见于 30～45 岁女性。肿瘤细胞分化度不均一，但总体生长缓慢，大部分呈多中心生长，约 1/3 累及双侧腺体。这一点对计划治疗很重要。40% 患者就诊时已有颈部淋巴结转移，但预后仍然较好。

2. 滤泡状腺癌（follicular carcinoma）　多见于 40～50 岁女性。肿瘤一般生长缓慢，晚期易经血运向肺、骨、肝及中枢神经系统播散。预后取决于原发灶和转移瘤对包膜及血管的侵蚀程度，以及周围组织受累范围，但总体上不及乳头状癌。

3. 未分化癌（anaplastic carcinoma）　几乎全部见于 60 岁以上老年人。恶性度极高，肿瘤生长迅速，早期即有局部淋巴结转移，并经血运向肺、骨、脑等远处播散。侵犯气管、食管及喉返神经，导致严重并发症，预后极差。几乎所有患者诊断后 1 年内死去。

4. 髓样癌（medullary carcinoma）　起源于滤泡旁细胞〔或 C 细胞，分泌降钙素（calcitonin）〕。细胞排列呈巢状或囊状，无乳头状或滤泡结构；瘤内大量淀粉样物沉积，触诊坚硬如石。肿瘤生长较慢，可经淋巴或血行转移。预后介于乳头状癌和未分化癌之间。

（一）临床表现

甲状腺内出现单发肿块、质硬、表面高低不平；随肿块生长，其随吞咽上下移动度减小。如此两种表现发展迅速、肿块固定，应高度怀疑为未分化癌。晚期肿瘤侵犯气管、食管、喉返神经，出现呼吸、吞咽困难，声音嘶哑，交感神经受压引起 Horner 综合征。未分化癌很早出现颈淋巴结转移，有的患者就医原因不是甲状腺肿，而是发现了颈、肺、骨等处的转移灶，此时就应想到甲状腺癌的可能。髓样癌量多数散发，但很可能合并 APUD 细胞瘤，特别是嗜铬细胞瘤、甲状旁腺腺瘤，属于Ⅱ型多发性内分泌腺瘤综合征的一部分。此征为常染色体显性遗传，有家族史，所以对有腹泻、心悸、颜面潮红、低血钙的患者宜多加注意。

（二）诊断

甲状腺出现肿块、质硬、固定、表面凹凸或有压迫症状应怀疑为甲状腺癌。存在多年的甲状腺肿块，突然生长迅速，排除结节性甲状腺肿伴囊内出血后，应高度怀疑为甲状腺癌。应注意与慢性淋巴性甲状腺炎相鉴别。后者表现为甲状腺弥漫性肿大，腺体虽然坚硬，但表面较平，无明显结节，常可触到肿大的锥体叶。颈部多无肿大的淋巴结。Hashimoto 甲状腺肿虽也可压迫气管、食管，引起轻度呼吸、吞咽困难，但一般不压迫喉返神经或颈交感神经节。除滤泡状腺癌外，FNA 可对 90% 的甲状腺肿块作出诊断。此外，血清降钙素可协助诊断髓样癌。

（三）治疗

甲状腺大部或全部切除术是大部分甲状腺癌的标准治疗手段。

乳头状腺癌恶性程度低，如果癌肿仍局限于腺体内，可行患侧腺体、峡部全切，并对对侧腺体大部切除术。如有颈部淋巴结转移，则同时清除患侧颈部淋巴结。术后 5 年治愈率达 90%。由于该型肿瘤呈多中心性生长，仍有人主张行甲状腺全切除术。当然，患者需口服甲状腺素。

滤泡状腺癌早期，手术切除原则与乳头状腺癌相同。但如果已有颈部淋巴结转移，则多数已有远处转移，此时颈部淋巴清除也不能避免复发。应行甲状腺全切除，然后试用放射性碘治疗，因只有切除全部甲状腺后，远处转移灶才能摄取放射性碘。对于很少摄取放射性碘的腺癌，可早期给予足量的甲状腺干制剂，通过对垂体前叶的负反馈作用，使转移灶缩小。

未分化癌恶性度高，发展迅速，通常在发病 2～3 个月后即出现压迫症状和远处转移，故一般不用手术治疗。此种癌细胞极少摄取放射性碘，疗效不好，通常采用外放射治疗。对于有严重压迫症状者，可行姑息性手术，提高晚期生存质量。

髓样癌发展相对缓慢，甲状腺全切除，同时做颈部及上纵隔淋巴结清扫，10 年存活率可达 50%。

七、甲状腺结节的诊断和处理原则

临床上以甲状腺结节为主要表现的疾病包括甲状腺的退行性变、自身免疫性疾病、炎症及肿瘤等多种。鉴别结节的良、恶性质对于及时选择恰当的治疗方案是至关重要的。我们可以从病史、体检、放射性核素扫描及细针穿刺细胞学检查等方面入手，进行综合判断。

（一）病史

儿童时期出现的甲状腺结节 50％ 为恶性；发生于青年男性的单个结节，也应警惕恶性可能。以往甲状腺正常，突然发现结节，且在短期内发展较快，恶性可能性大。患者常忽视存在多年的甲状腺结节，如乳头状囊腺瘤（papillary cystadenoma），当发生囊内出血时，才发现短期内迅速增大的瘤体。询问病史，常有在重体力劳动或剧烈咳嗽后发现甲状腺结节或原有结节增大，而且伴有局部肿胀，可资鉴别。

（二）体检

多发结节多为良性病变，而孤立结节应考虑甲状腺腺瘤或腺癌。良性腺瘤表面平滑、质地柔软、随吞咽移动度大；而多数腺癌表面不平整、质地较硬、吞咽时移动度小。腺癌常有淋巴结肿大，有时即使腺癌结节很小，同侧颈部已有肿大的淋巴结。

（三）放射性核素扫描

由于 ^{131}I 放射性过强，现多改用 ^{123}I 或 ^{99m} 锝扫描，将结节的放射性密度与周围正常甲状腺组织的放射性密度进行比较：密度较高者为热结节，与正常相等者为温结节，较正常减弱者为凉结节，完全缺如者为冷结节。单个冷结节，边缘模糊，恶性可能性很大；温结节多为良性腺瘤，较少为癌；热结节几乎均为良性。值得注意的是，尽管甲状腺腺癌多为冷结节，但冷结节不一定都是癌肿的表现。良性结节性甲状腺肿内血液循环不良，发生退行性变而成的囊肿也可表现为冷结节，不过其边缘多清晰可见。甲状腺腺瘤除可表现为温、凉结节外，无功能的腺瘤也可能是冷结节，其边缘多较清晰，少数可能略模糊。需要警惕的是，甲状腺瘤（冷结节）可能由于覆盖有正常甲状腺组织而表现为凉结节，导致误诊。为进一步鉴别冷结节的良、恶性，还可用亲肿瘤的放射性核素（^{131} 铯、^{75} 硒、^{67} 镓）做甲状腺显影，如在冷结节处有放射性浓聚，则恶性可能性大，反之，如仍无浓聚，则良性可能性大。

（四）细针穿刺细胞学检查

细针穿刺细胞学检查（FNA）是明确甲状腺结节性质的最有效方法。用直径 0.7～0.9mm 的细针直接刺入结节，从多个方向穿刺取样，90％ 以上的甲状腺结节可得到直接诊断。但 FNA 无法判断滤泡状腺瘤的良、恶性，因它们的唯一区别在于是否侵犯血管，侵犯者为恶性。

对甲状腺结节的处理要考虑其是否恶变、有无压迫症状、是否影响甲状腺功能以及是否有碍美观。总的原则如下：

1. 对于良性甲状腺多发结节，若甲状腺功能正常或减退，可先试行甲状腺干制剂治疗，结节可能消退。无改善者可行腺叶大部切除术，因多发结节有继发甲状腺功能亢进症或恶变可能。

2. 放射性核素扫描为热结节的甲状腺单发结节，癌变可能性小，可采用放射性核素治疗，但推荐手术切除。冷结节应手术治疗。生长迅速、质硬，特别是伴有颈部淋巴结肿大的单发结节，或儿童及男性患者的单发结节，因恶性可能性极大，应尽早手术治疗，术中冰冻切片，以防漏诊。

3. 手术时如发现为单个囊性结节，可做单纯囊肿摘除。若为实质性结节，应将结节及其包膜连同周围 1cm 范围的正常组织整块切除，或患侧腺体大部切除。同时做快速冰冻切片检查，如证实为癌，则立即按癌肿手术原则处理。颈部淋巴结清除与否需根据有无淋巴结肿大而定。

第二节　甲状旁腺功能亢进

甲状旁腺分上、下两对，共 4 个腺体，分别起源于胚胎时期第 3 和第 4 对咽囊。甲状旁腺位置变异较大，尤其是下对腺体。通常位于甲状腺外科被膜内，紧密附着于甲状腺背面内侧，但也可能在甲状腺实质内、气管周围脂肪内甚至胸骨后。甲状旁腺外观呈黄褐色，腺体扁平、呈卵圆形、质软。每个腺体长 5～6mm，宽 3～4mm，厚 4mm，重 30～45mg，总重 150～200mg。甲状旁腺血液供应 80％来自甲状腺下动脉，静脉回流至甲状腺下静脉，其神经支配和淋巴回流同甲状腺。

甲状旁腺分泌甲状旁腺素（PTH），主要作用于骨骼和肾，其生理功能是调节体内钙的代谢并维持钙-磷平衡。血钙水平的维持主要依靠 PTH 和维生素 D_3（Vit-D_3）。PTH 通过以下 3 条途径升高血钙：①提高破骨细胞活力，使骨钙溶解入血，致血钙和血磷浓度升高。②加强远端肾小管对钙的回吸收，同时抑制近端肾小管对磷的回吸收，提升血钙而降低血磷。③在维生素 D_3 存在下加强小肠对钙吸收。此外，PTH 还能提高肾对磷的清除率，从而其总的效果是升高血钙、降低血磷。当血钙浓度超过肾阈时，血钙同样会被排出，因而甲状旁腺功能亢进时，临床表现为高血钙、低血磷、高尿钙、高尿磷。反之，切除甲状旁腺后，血钙降低、血磷升高、尿钙、尿磷都降低。

在阳光照射下，皮肤中的胆固醇转化为胆固化醇。后者在肝内转化为 25-羟胆固化醇，再到肾变为 1，25-二羟胆固化醇，即活性维生素-D（Vit-D_3）。后者通过促进小肠吸收钙而升高血钙。实际上血钙的维持主要依靠：功能正常的甲状旁腺、肝、肾、足够的钙摄入量、血中合适含量的 Vit-D_3 以及一定的太阳光照。甲状腺内的 C 细胞分泌降钙素，能拮抗 PTH 的作用，抑制破骨细胞活动和骨质溶解，并增加尿中钙、磷的排出量。降钙素只在生长发育、妊娠、哺乳期等全身对钙需求量增加的时期，对保持骨骼系统钙含量的稳定起重要作用，但对维持血钙作用不大（图 16-2-1）。

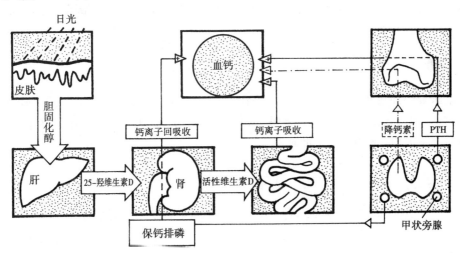

图 16-2-1　维持血钙的主要因素

研究甲状旁腺功能亢进（hyperparathyroidism）首先要明确：血钙升高不一定代表甲状旁腺功能亢进，因为许多恶性肿瘤可以通过分泌 PTH 相关蛋白（PTH-rP）（如肺鳞状细胞癌），或骨质破坏（如乳腺癌），而使血钙升高。另一方面，甲状旁腺功能亢进时，血钙不一定升高（见下述）。甲状旁腺功能亢进的特点在于甲状旁腺素（PTH）的超量分泌。

甲状旁腺功能亢进主要分为 3 种：原发性甲状旁腺功能亢进（primary hyperparathyroidism，PHPT）、肾衰竭后（继发）甲状旁腺功能亢进（secondary hyperparathyroidism，SHPT）和肾移植后（三发）甲状旁腺功能亢进（tertiary hyperparathyroidism，THPT）。肾衰竭后，肾无法合成足够 Vit-D_3，加之透析损失，血钙因而下降，刺激甲状旁腺增生，分泌大量的 PTH，形成 SHPH，但此时血钙不但不升高，反而可能下降；患者接受肾移植后，血钙回升至正常范围，但此时的甲状旁腺仍保持增生状态，并对血钙升高的负反馈作用失去敏感性，仍然保持 PTH 的高量分泌，形成 THPT。

一、原发性甲状旁腺功能亢进的 3 种病理分型

1. 单发甲状旁腺腺瘤（single parathyroid adenoma）　是甲状旁腺功能亢进的最常见原因。甲状旁腺的 4 个腺体之一被高功能腺瘤所取代，后者自主性分泌过量的 PTH，致使血钙升高，而其他腺体的功能被抑制。

2. 弥漫性甲状旁腺增生（diffuse parathyroid hyperplasia）　不常见。两个以上腺体的分泌细胞过度增生，分泌过量的 PTH。病因不明。

3. 甲状旁腺癌（parathyroid carcinoma）　极罕见，并且只发生于 4 个腺体之一。肿瘤使血钙、PTH 显著升高。一般肿瘤触诊可及。

二、临床表现

甲状旁腺功能亢进主要有 3 种类型的临床表现：①肾型：约占 70%，主要表现为尿路结石。与 PHPT 时尿中磷酸盐排出增多、碱性增强，有利于钙盐成石有关。在系统检查尿路结石患者中 4% 发现甲状旁腺腺瘤。②骨型：约占 10%。表现为骨骼广泛的脱钙及骨膜下骨质吸收。严重者称为全身纤维囊性骨炎（Von recklinghausen 病）。X 线检查示骨质疏松、皮质变薄、骨骼变形及骨内多数透明的囊肿影。病变骨呈结节状增厚、凹凸不平或弯曲；常伴疼痛，容易发生病理性骨折。③肾骨型：约占 20%，为以上两者的混合型，表现为尿路结石和骨骼脱钙病变。患者中，约 10% 因血钙过高刺激胃泌素分泌而合并胃十二指肠溃疡，部分患者可因胰石梗阻继发胰腺炎。

三、诊断

上述临床表现加血钙 >3.0mmol/L，血磷 <0.65～0.97mmol/L，血中碱性磷酸酶升高，尿钙排出增高，低钙试验（限制钙入量每天 3.75mmol，3～5 天）尿钙排出量高于 5mmol/24h 即可确诊。完整 PTH 链测定可帮助确诊。

四、治疗

除手术风险过大、不能耐受手术者，所有有临床症状的患者都适宜手术治疗。由于甲状旁腺位置变异较大，术前可利用放射性示踪剂、超声、CT、MRI 等方法对其进行定位，减少手术难度及复发可能。

第三节　颈淋巴结结核

颈淋巴结结核（tuberculous cervical lymphadenitis）多见于儿童及年轻人。结核分枝杆菌大多经扁桃体、龋齿侵入，近 5% 继发于肺和支气管的结核病变，在人体抵抗力下降时发病。

一、临床表现

临床表现为颈部一侧或双侧多个大小不等的肿大淋巴结，单侧居多，90% 只累及一组淋巴结，多从颈静脉组、颈深淋巴结链延伸到颌下组，最后到达颈后三角区淋巴结。病变淋巴结多位于胸锁乳突肌前、后缘。早期肿大淋巴结较硬、无痛、能被推动，继而发生淋巴结周围炎，淋巴结除与周围组织粘连外，还可互相粘连成团，变成不易推动的结节性肿块。晚期淋巴结干酪样坏死、液化形成寒性脓肿（cold abscess）。脓肿可自行向皮肤表面破溃，流出豆渣或米汤

样脓液，形成经久不愈的窦道或慢性溃疡。该溃疡边缘暗红、潜行，肉芽组织苍白、水肿。上述不同阶段的病变，可同时出现于同一患者的各个淋巴结。任何阶段，如果患者抵抗力增强或治疗得当，病变都可停止发展并钙化，而体质虚弱时再次破溃或复发。少数患者可出现低热、盗汗、消瘦等全身症状。

二、诊断

根据结核接触史及局部特征，特别是形成寒性脓肿，或经久不愈的窦道或溃疡时，多可明确诊断，但如此严重的病例现已不多见。对仅有淋巴结肿大的患者，诊断常较困难。小儿患者，结核菌素试验可帮助诊断。胸部透视可了解有无肺结核病史。多数病例须与慢性淋巴结炎（chronic lymphadenitis）、恶性淋巴瘤（malignant lymphoma）、颈部转移瘤（cervical metastasis-of tumors）等仔细鉴别。必要时应行切取活检，不但可明确诊断，而且去除病灶，有利于下一步治疗。

三、治疗

1. 全身治疗加强营养，注意休息，系统用药。口服异烟肼半年或1年。合并全身症状或肺结核者，需按抗结核治疗原则系统治疗。

2. 局部治疗

（1）对较大且能推动的淋巴结，在系统用药的同时，可行手术切除。注意勿损伤副神经。

（2）寒性脓肿尚未穿破者：可从脓肿周围正常皮肤处潜行穿刺进针，抽尽脓液，然后向腔内注入5％异烟肼冲洗，留少量于脓肿内，每周2次。

（3）已形成慢性窦道或溃疡者：如无明显继发感染，可细心将结核病变组织全部刮除，伤口开放引流，链霉素换药。

（4）寒性脓肿继发化脓性感染者：先行切开引流，待感染控制后，必要时再行刮除术。

第四节　颈部肿块的处理原则

一、概述

颈部的任何疾病几乎都可以表现为某种形式的肿块，而身体其他部位的疾患，也可能以颈部肿块的形式首先表现出来。外科医生首先面对的是患者颈部的肿块，这时，肿块的性质、可能的来源及最佳的处理方式便成为首要问题。必须作出正确的鉴别诊断。引起颈部肿块的常见疾病有以下几种：

1. 肿瘤

（1）原发性肿瘤：良性肿瘤包括甲状腺腺瘤、腮腺瘤、舌下囊肿和血管瘤等。恶性肿瘤包括甲状腺癌、恶性淋巴瘤（包括霍奇金病、非霍奇金病）、涎腺癌等。

（2）转移性肿瘤：原发灶多在口腔、鼻咽部、甲状腺、肺、纵隔、乳房、胃肠道等处。

2. 炎症　急、慢性淋巴结炎，淋巴结结核，涎腺炎，软组织化脓性感染等。

3. 先天畸形　甲状腺舌管囊肿或瘘、胸腺咽管囊肿或瘘、囊状淋巴管瘤（囊状水瘤）、颌下皮样囊肿等。

（一）诊断

首先按照肿块的部位（图16-4-1）及解剖关联，结合病史和体检发现，排除最不可能的情况，形成初步意向，然后选择最有鉴别价值的实验室检查或影像学手段进一步查清病变、确定诊断。现在较提倡通过穿刺、切除或切开行活组织病理检查以确诊，但需要注意某些疾病可能禁忌的情况，如涎腺混合瘤，不适于穿刺活检。

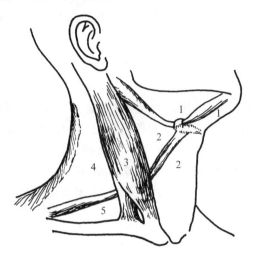

图 16-4-1   颈部解剖分区

（二）病史

要详细询问肿块发现时患者的年龄，肿块发生的部位、质地、生长速度及全身症状等。先天性畸形常见于 10 岁以下小儿，病程较长，可多年无明显变化。恶性肿瘤病程较短，仅数周或数月。除较快生长的肿块外，还会出现体重减轻、发热、厌食、乏力等体质消耗表现。急性炎症性肿块病程更短，仅以天计，同时合并全身感染症状。

（三）体格检查

既要全面，又要突出重点。

1. 肿块检查   检查时光线必须充足，有时可利用一定侧光，以充分显露肿块形状。患者端坐于无靠背的凳子上，敞开衣领。

（1）视诊：注意颈部外形是否双侧对称，活动范围是否正常，有无肿块隆起，肿块部位、形状、大小，表面皮肤情况，肿块周围血管充盈情况，以及颈部活动、吞咽及伸舌时对肿块的影响等。

（2）触诊：检查者站在患者的前面或后面，用平坦的手指掌面进一步检查肿块的部位、大小、形状、硬度、表面光滑度、活动度，注意发现有无压痛、搏动或震颤，尤其是肿块与颈总动脉或其他颈部结构的关系等。恶性肿瘤一般质硬、固定、表面多不光滑而呈结节状、无压痛；炎性肿瘤块可表现出不同程度的红、肿、热、痛及颈部活动（包括吞咽等）受限；动脉瘤有扩张性搏动和震颤；血管瘤质软，加压后体积较小，减压后又恢复原状；囊肿质软而表面光滑，加压不能使其体积缩小；甲状腺的肿块多可随吞咽上下移动。

2. 头颈部其他器官检查   发现颈部肿块，特别是怀疑为转移性肿瘤时，应仔细检查其可能的原发灶，如甲状腺、鼻咽部、口腔，并注意有无气管、食管、喉返神经及颈交感神经节受压的表现。

3. 全身检查   许多颈部肿块是全身性疾病在颈部的表现，故应进行必要的系统检查。如发现颈部寒性脓肿，应检查颈椎有无结核性病变。发现颈部多个淋巴结肿大，应检查周身淋巴结以及肝、脾，以排除恶性淋巴瘤的可能。发现锁骨上窝坚硬淋巴结应警惕肺、乳房、胃肠道或胰腺癌肿的转移。有发热、脉率增快等全身症状则是急性炎性肿块的特点。

（四）实验室及影像学检查

常规实验室检查及肿瘤标志物测定，有助于恶性肿瘤和炎性肿块的诊断。胸部 X 线检查对肺结核、肺癌、纵隔肿瘤诊断有价值；B 超、CT、动脉造影及 MRI 检查对胸、腹腔肿瘤的发现能提供直接证据；各种纤维内镜（如胃镜、结肠镜、腹腔镜）不但能早期发现各脏器的肿瘤，还可能同时获取组织标本进行细胞学和组织学检查以确诊。

（五）病理检查

若诊断不明，特别当怀疑为恶性肿瘤时，多数学者提倡细针穿刺（FNA）或切开活组织病理检查，这是确诊率最高的手段。但需注意，切取活组织时，如遇质地较韧的肿块，应先做诊断性穿刺，观察有无血液流出，以免误切血管性肿瘤而导致严重出血。

二、几种常见的颈部肿块

慢性淋巴结炎（chronic lymphadenitis）常继发于头、面、颈部的炎症病灶。淋巴结不同程度肿大，散见于颏下、颌下及颈侧区，蚕豆大小，质稍硬，表面光滑，可推动，可有轻度压痛或不适。慢性淋巴结炎重点在于寻找并处理原发灶，其本身不需治疗，可基于肿大淋巴结的接纳区，适当扩大搜索范围，查找原发炎性病灶；特别注意检查头皮、外耳及口腔、扁桃体、牙龈、舌下等隐藏部位。如颏下淋巴结肿大时，应检查舌尖和下颌切牙；颌下淋巴结肿大时，应检查扁桃体等。如仍未找到原发灶，则需随访、观察。此外，慢性淋巴结炎常需与颈淋巴结结核、恶性淋巴瘤及颈部转移瘤等进行鉴别，为避免延误治疗，现提倡切除肿大淋巴结，行病理检查。

转移性肿瘤（metastasis）约占颈部恶性肿瘤的 3/4；在颈部肿块中，发病率仅次于慢性淋巴结炎和甲状腺疾病。原发灶绝大部分（约 85%）在头颈部，尤以鼻咽部和甲状腺癌的转移瘤最为多见。锁骨上窝淋巴结转移瘤的原发癌灶大多位于胸腹部（肺、纵隔、乳房、胃肠道、胰腺等）；其中左锁骨上淋巴结（尤其是 Virchow 淋巴结）的转移瘤，原发灶首先考虑胃、食管、胰腺等。这种肿瘤转移性淋巴结质地较硬，初起常为单发、无痛，尚可被推动；以后迅速增多，肿块呈结节状、固定，并可出现局部或放射性疼痛。晚期肿块可发生坏死、破溃、感染、出血，外观呈菜花样，分泌物带有恶臭。需要注意，不少恶性肿瘤，尤其是头颈部恶性肿瘤（如鼻咽癌、甲状腺癌）患者最初是因发现颈部的转移灶而就医的，而其原发癌灶往往很小，未引起患者注意，甚至检查时也难以发现。因此应仔细检查、避免漏诊，疑难者应强调及早行活组织检查以助确诊。

恶性淋巴瘤（malignant lymphoma）包括霍奇金淋巴瘤（Hodgkin's lymphoma）、非霍奇金淋巴瘤（non-Hodgkin's lymphoma），是源发于淋巴结和淋巴结外淋巴组织的恶性肿瘤，多见于男性青壮年。肿大淋巴结常首先出现于一侧或两侧的颈侧区，散在、稍硬、无压痛、尚活动；以后，肿大淋巴结互相粘连成团，生长迅速。腋窝、腹股沟淋巴结肿大和肝、脾均大，并有不规则高热。实验室检查能提示本病，但确诊仍需依靠淋巴结病理检查。

甲状腺舌管囊肿（thyroglossal cyst）是与甲状腺发育有关的先天畸形。胚胎时期，甲状腺发生于舌根盲孔区，随后下降至颈部正常位置。其下降形成的甲状腺舌管通常在胎儿 6 周左右自行闭锁，萎缩消失。甲状腺舌管上端残留为舌根部的盲孔。如果甲状腺舌管退化不全，即可在颈部前区中线上形成先天性囊肿，囊肿有时因发生感染而破溃或被切开，成为甲状腺舌管瘘。该病多见于 15 岁以下儿童，表现为颈前区中线舌骨下方有直径 1～2cm 的圆形肿块，边界清楚、表面光滑、有囊性感、无压痛，并可随吞咽或伸、缩舌而上下移动。囊肿可多年无变化也不引起症状，但如继发感染，即可出现红、肿、热、痛及全身感染症状。感染性囊肿破溃后，便形成经久不愈的瘘管。治疗应手术切除全部瘘管。为彻底切除囊壁或窦道，需切除一段舌骨，并向上分离至舌根部，否则易复发。手术时可先自瘘管口注入亚甲蓝溶液，以指引切除瘘管的方向和范围。合并急性感染者，需在控制感染后再行手术切除。

腮腺混合瘤（pleomorphic adenoma of the parotid）见第十五章第二节。

（代文杰）

第十七章　乳腺疾病

乳房位于体表，是女性性征器官，其主要生理功能是产后泌乳。并受人体内分泌环境的影响而变化。乳房内众多腺泡和腺管汇合成15～20条大乳腺导管开口于乳头表面。与乳房解剖结构和生理功能密切相关，感染、腺上皮增生以及肿瘤是最常见的外科疾病。同时，乳房对于女性形体和心理状态的影响也日益受到关注。随着医学科学和社会文明的进步，外科治疗理念也向治疗疾病和提高生活质量并重的方向发展。

第一节　乳腺检查

一、视诊

在明亮光线环境，患者取坐位，脱去上衣，与医师面对面端坐。

1. 乳房外形　观察两侧乳房的外形、大小及高低位置有无异常，并了解其原因是先天性发育异常抑或疾病所致。正常健康人两侧乳房发育并非完全对称，双侧哺乳不均也可造成此种现象。乳房的局限性隆起常是肿瘤的表现。副乳腺体积较大时，表现为乳房外上近腋窝处局限性隆起。乳腺癌侵犯周围组织可导致乳房收缩移位，或将表面组织向深面牵引而造成局部凹陷。

2. 皮肤　注意有无酒窝征、红肿、静脉扩张、"橘皮样"改变、卫星结节及溃破等。酒窝征常是肿瘤侵入 Cooper 韧带引起的皮肤凹陷，肿瘤晚期皮肤可因淋巴滞留而发生水肿，由于皮肤在毛囊处与皮下组织连接紧密，因此，皮肤在毛囊处即形成点状小孔，而使皮肤呈橘皮样外观。弥漫性红肿一般因炎症而起，但炎性乳腺癌和乳管扩张症也常有类似表现。静脉扩张常见于生长迅速以致体积较大的肿瘤，如巨大腺纤维瘤或分叶状囊肉瘤等。

3. 乳头　观察两侧乳头是否等高，有无回缩或固定，表皮有无脱屑、糜烂等。乳房上半部的癌瘤可造成乳头上移。乳晕区的癌瘤或炎症等病变可引起乳头回缩甚至固定。乳头表皮反复的脱屑或糜烂，应警惕是否因湿疹样癌所引起。

二、触诊

1. 体位　一般取坐位。乳房肥大下垂、肿物位置较深或下部肿瘤也可结合仰卧位检查。

2. 方法　触诊须轻柔，避免过力按压。检查时用指腹按顺或逆时针方向循序进行全乳房触诊，以免遗漏主要病灶以外的其他病变。检查乳房不可抓捏，以免略呈结节感的腺体影响正确诊断，检查时须注意鉴别。对下垂型大乳房，也可一手托起，另一手触诊检查。

三、肿物检查

发育正常的乳房腺体具有一定厚度，触诊有不同程度的小结节感或局限性增厚，一般为片状，范围不定，但无法清楚测量，质地与正常腺体相似，属正常结构。

1. 肿块　有可测量边界的结节，单发或多发。

2. 部位　乳腺分为外上、外下、内上、内下 4 个象限及中央区共 5 个区。病灶按上述区域划分或绘图表示。跨占两个区以病灶中心所在部位为主。位于乳腺边缘，如胸骨旁、锁骨下等处应加以说明。

3. 大小　测量病变的两个相垂直的最长径。

4. 形状　分片状、条索状、球状、不规则结节状、结节融合状等。

5. 边界　记录病灶边界是否清楚及表面是否光滑。

6. 个数　单个或多个。多个时，须明确数目、所在各个部位及大小，亦可绘图表示。

7. 硬度　软、硬的界限有时难以界定，并与检查者的临床经验有关。

8. 活动度　良好、差或固定。膨胀性生长的病变，一般活动度好；浸润性生长常与周围组织分界不清，活动度差；侵犯胸大肌时，患者叉腰用力，病变表现固定不可推动，如胸肌松弛时也固定，则病灶已侵及胸壁。

9. 表面皮肤　在肿瘤部位表面皮肤用拇指和示指相对，可发现病灶是否与皮肤粘连。如皮肤已受累，则会与病灶紧密相粘连，不可分开。

四、乳头检查

1. 活动度　应两侧对称检查。轻牵乳头，了解乳头是否与深处组织或病灶有粘连或固定。

2. 乳头溢液　自乳腺四周向乳头根部轻轻推压，如发现溢液，须查明溢液管口的部位，一般与相应方向的病灶所在象限相对应。同时查明是单管还是多管口以及溢液的性状（浆液性、褐色、血性、无色透明、乳汁样或脓性等），并行溢液涂片细胞学检查。

五、腋窝淋巴结检查

一般采取坐位，检查右侧腋窝时，用右手托持患者右前臂，使胸大肌松弛，用左手从胸壁外侧逐步向腋顶部仔细全面触诊，如触到肿大淋巴结，应查明部位、大小、个数、硬度、活动度、淋巴结之间或与周围组织有无粘连融合、是否压痛等。

六、锁骨上淋巴结检查

可与患者对坐或站在患者背后检查，乳腺癌锁骨上淋巴结转移多发生在胸锁乳突肌锁骨头外侧缘处，检查时可沿锁骨上和胸锁乳突肌外缘向左右和上下触诊，如触及肿大淋巴结，也和腋淋巴结检查一样明确各项有关情况。

七、乳房特殊检查

1. 乳腺 X 线检查　乳腺钼靶 X 线检查是公认的早期发现和诊断乳腺癌最有效的影像学检查方法。其影像与年龄、月经、妊娠、哺乳等生理因素有关，一般分为致密型、透明型、导管型、混合型。恶性疾病常表现为不规则的高密度影，边缘有毛刺或有小而密集的砂粒状钙化点。还可显示部分腋淋巴结状况。西方国家已广泛用于乳腺癌普查，其灵敏度为 80%～90%，特异性为 85%～95%，但对致密型乳腺及近胸壁的病灶容易漏诊。美国放射学会规定并出版的乳腺影像报告与数字系统（the Breast Imaging Reporting and Data System，BI-RADS）是其形态学描述的标准化语言。BI-RADS 共 7 种分类：0，"评估不完全"，需进一步证实；1，阴性结果，结果不需要描述；2，良性发现，应描述一个良性特征；3，"可能良性发现"，极低恶性可能；4，可疑恶性，建议活检；5，高度怀疑恶性；6，"明确恶性"，有病理证实的恶性。另外钼靶 X 线乳腺立体定位穿刺还能够帮助发现早期不易触及的乳腺恶性病变。

2. 乳腺 B 超　B 超具有方法简便、安全易行、无损伤的特点，适用于各年龄段、不同乳腺疾病的诊断。高频（7.5~10.0MHz）B超是最实用有效的检查方法，适于致密性乳腺，引导肿物定位和穿刺活检，鉴别病变为囊性抑或实性。与X线检查结合成为乳腺检查的"黄金搭档"。但是B超检查对于临床阴性的乳腺病变敏感性较低，不易检出微小钙化，对较小的不典型病灶难以定性诊断。

3. 乳腺磁共振成像　乳腺磁共振成像较乳腺钼靶X线检查有更高的特异性。尤其动态增强显像在鉴别良、恶性肿块方面具有更高的准确性。美国NCCN临床实践指南一直推荐选择MRI作为乳腺癌新辅助治疗疗效的评价标准，但是作为乳腺癌的普查工具仍受到很多限制。尚不适于大规模的人群普查。

4. 空芯针活检　空芯针活检是将穿刺针直接刺入乳腺可疑病变区，取得组织标本进行组织病理学检查的一种方法。总体诊断准确率比细针穿刺细胞学检查高，灵敏度为90%~97%，特异性为100%。空芯针活检运用自动反弹切割式自动活检枪（14~16G）从病变部位切取小量组织，其因损伤小，对乳房外观无影响而成为最常用的穿刺活检方法。

5. 真空辅助活检　1994年麦默通（Mammotone）病灶旋切系统问世，在切割的同时，真空抽吸目标组织于针槽内，行卷笔刀式切割，且一次进针可连续获得多点标本。对于乳腺外观损伤较小，较小的病变能完全切除，获取的标本量大，病理诊断准确率几乎达到100%。活检同时有真空抽吸、不易形成血肿，并发症进一步减少，在欧洲各国已成为手术活检的替代方法。

6. 纤维乳腺导管镜检查　将直径0.5mm的纤细内镜经乳头开口插入乳腺大导管直接观察，并可进行冲洗及细胞学检查，是诊断乳头溢液疾病的较好方法，可早期发现乳管内小病灶，明确病变的部位及范围。

7. 病理检查　包括乳头溢液涂片和细针针吸细胞学检查，乳头或其他糜烂溃疡面刮取涂片、手术标本剖面印片以及空芯针穿刺和麦默通病灶切除或手术切除标本病理组织学检查。

第二节　乳腺良性疾病

一、急性乳腺炎

【病因】

急性乳腺炎（acute mastitis）为急性化脓性炎症，多发生在产后哺乳期女性，金黄色葡萄球菌是主要致病菌。细菌由乳头导管口或乳头皲裂侵入，至深部引起炎症。

【临床表现】

初起时局部皮肤发红、疼痛，伴有发热甚至寒战。继而可能形成脓肿，患侧腋淋巴结肿大压痛，白细胞计数增高。脓肿可单个或多个，表浅时可能有波动感并造成破溃。如脓肿深在，可形成乳房后脓肿。

【诊断】

结合病史，局部红、肿、热、痛症状和体征以及白细胞计数等资料可作出诊断。临床须注意与炎性乳腺癌鉴别。后者局部表现类似乳腺炎，但症状及全身表现不明显。

【治疗】

应停止哺乳，使用吸奶器尽量吸出乳汁，局部热敷，同时给予抗感染治疗。脓肿形成时，应切开引流，根据脓肿深浅及部位，分别采用放射状、乳晕边缘弧形或乳房下皱褶处切口。如有数个脓肿相邻或内有纤维间隔，应将间隔打通，甚至做对口引流。

二、囊性增生病

【病因】

囊性增生病（cystic hyperplasia）既非炎症亦非肿瘤，而是乳腺导管和小叶在结构上的退行性和进行性变化。表现为导管多发的囊性扩张及导管上皮细胞不同程度的乳头状增生。目前认为本病可能与体内激素调节障碍有关。

【临床表现】

本病好发于 40 岁前后的妇女，主要临床表现为乳腺腺体增厚，常为双侧，约 1/3 或半数患者可有不同程度的局部疼痛，少数（10%～25%）合并乳头溢液，常为数个导管或两侧乳头溢液，多为浆液性，也有棕色，少数间有血性。触诊检查，乳房腺体局限性增厚，有结节感，但触不到清楚分界的肿块，与皮肤无粘连，少数可有轻度压痛，偶在多结节的基础上可以触及较大的囊肿。

【诊断】

主要根据症状和体征。另外，本病须经病理组织学检查方能确诊。按导管上皮增生的形态可分成四级。这些变化并非每例均完全具备，尤其针对导管上皮增生，呈重度异型性，应高度重视出现癌变的可能。

【治疗】

对局部疼痛可采用对症治疗。本病的临床重要意义在于其中有多少病例会发生癌变。目前，有关乳腺囊性增生发生癌变的流行病学调查尚需给我们提供更多的循证医学证据。但是，发展到上皮细胞重度非典型增生时，癌变机会明显增大。因此，对伴有乳腺癌易患因素者，病变长期存在时，应做深入检查，以明确诊断。

三、纤维腺瘤

【病因】

性激素功能失调，雌激素水平过高或乳腺局部组织对雌激素作用过于敏感，可能为其主要致病因素。

【临床表现】

纤维腺瘤（adenofibroma）为最常见的乳腺良性肿瘤，好发于性激素活跃期，以 20 岁前后女性多见。常在无意中发现肿块，少数可有轻度疼痛。肿瘤大小在 1.0～2.0cm，个别可达 10cm 以上。约 15% 为多发，甚至发生在两侧乳房，呈圆形或椭圆形，边界清楚，表面光滑，一般无压痛，活动度良好。肿瘤生长一般缓慢，但合并妊娠哺乳时，常急骤增大。

【诊断】

诊断乳腺纤维腺瘤建议行以下三联检查：①临床查体；②影像学：乳房 B 超，必要时做 X 线检查（在年轻女性中尽量避免使用）；③病理学检查：空芯针活检。

【治疗】

明确诊断可临床观察。手术完整切除可治愈，很少复发。根据美国乳腺外科协会（the American Society of Breast Surgeons，ASBS）推荐，如果是超声可见的病灶最大径小于 4cm，且已经有组织病理证实的纤维腺瘤，则可行微创手术（B 超引导下的真空辅助切除或原位冷冻消融）。

四、导管内乳头状瘤

【病因】

尚未找到确切病因，多数研究者认为本病是因雌激素过度刺激，导致导管内上皮局限性乳头状生长所致。

【临床表现】

导管内乳头状瘤（intraductal papilloma）多见于 40 岁前后，平均患病年龄约为 45 岁。临床表现以乳头血性溢液为特点，溢液可偶因污染内衣而被发现，多为间歇性少量溢出，有些在流出血性液后，变为血清样清亮液，或血性与浆液性交替。乳头状瘤绝大多数为单乳单发，体积甚小，一般仅数毫米大，临床难以触及，只有在挤压恒定的乳晕区流出血性液后，才能推断病变部位；少数也有在乳晕区形成肿块者，肿物由于堵塞腺管，多形成囊腔，触诊呈囊性表现。

【诊断】

症状和体征可提供诊断依据。溢液涂片细胞学检查，除红细胞外，常可查见良性上皮细胞，偶可见到乳头状结构。乳腺导管造影，常可发现大导管内有充盈缺损表现。近年来应用于临床的纤维乳管内镜，可由乳头溢液导管口插入病变导管进行检查，对诊断有较大价值。本病必须与发生在中小导管的乳头状瘤病相鉴别，后者是囊性增生病的表现之一，皆为多发，镜检除见乳头状增生或乳头状瘤外，乳腺组织中还有小乳导管扩张及上皮细胞增生等其他囊性增生病表现。以往认为大导管乳头状瘤均为单发而且极少癌变，但也有研究发现，个别大导管乳头状瘤可以合并中小导管多发性乳头状瘤，并可发生恶变，应当引起重视。

【治疗】

应手术切除，触不到肿块时，可经溢液导管管口注入少许亚甲蓝或插入细导丝，然后以蓝染的导管或导丝为中心，行乳腺区段切除；如触到肿块，可以肿块为中心，行乳腺区段切除，也可行纤维乳管内镜定位切除。切除后应将标本做仔细的病理检查，以防漏掉小癌灶。本病罕有癌变，预后良好。

第三节   乳腺癌

【病因】

乳腺癌（breast cancer）是我国女性发病率较高的恶性肿瘤。津京沪三城市流行病学调查发病率约为 50/10 万。其发病原因尚未明确，以雌激素为主的内分泌激素与乳腺癌（breast cancer）的发生可能密切相关，月经初潮早于 12 岁，或绝经在 53 岁以后都是乳腺癌的危险因素。近年研究发现某些特定基因，尤其是与遗传有关的 BRCA1 和 BRCA2 在乳腺癌的发生中起重要作用。此外，乳腺良性病史、胸部过度 X 线照射、肥胖等也可能是乳腺癌发生的危险因素。

【临床表现】

乳腺癌生长至临床可检出前的病程有多长还不清楚，而且不同患者的生长速度可能也不相同，有很大差异。但研究表明，乳腺癌细胞倍增时间为 25～200 天，因此，癌灶长至直径 1cm，至少该临床前期可达数年，如在此期间检出乳腺癌，可提高治愈率。乳腺癌患者经确诊后如果不治疗，其平均生存期约为 3 年，其中约半数以上在确诊时已存在远处亚临床转移灶。小部分乳腺癌（低于 3%）进展迅速，患者数月内死于该病。绝大部分为可手术乳腺癌，但其中不少仍终将发生复发或转移，不过手术到复发的间隔时间从几周至数十年不等。造成上述差别的生物学特性有多方面，目前研究发现，在乳腺癌中，一些生物化学标志物的表达与患者预后相关。例如雌激素受体（ER）和孕激素受体（PgR）的阳性率越高，则患者预后越好。这两项指标已成为乳腺癌诊治中的常规检测项目。另有一些肿瘤标志物，例如 HER-2、p53、Ki67 等，也被发现与预后相关。

1. 肿块   为最常见的体征，约 80% 的乳腺癌患者以此就诊，多为患者无意中触知，无任何症状。随着肿瘤知识的普及，群众防癌意识的增强和普查工作的开展，有不少早期乳房肿块是患者自查或普查体检发现。

（1）部位：外上象限是乳腺癌的好发部位，约 1/3 的乳腺癌发生于此，分析可能是因为该象限腺体占整个乳房腺体的份额最大，故而癌瘤发生率也最高，是临床检查重点部位。

（2）大小：临床所见大小不一，过去卫生保健知识不普及，肿块直径＞5cm 者不少见，近年则大小以 2～5cm 者居多，约占可手术乳腺癌的 70％，2cm 以下和 5cm 以上者各约占 10％和 20％。随着对早期癌的重视，临床触不到肿块的 T_0 癌也在逐渐增多。

（3）数目：多为一侧乳房内单发，偶见多发或双侧乳房同时发生原发癌。诊断多中心发生或双侧原发乳腺癌时，须经病理学确诊。

（4）硬度：大多为实性肿块，较硬，但髓样癌可因富于细胞而呈中等硬，个别病理类型如囊性乳头状癌，也可呈囊性。当癌瘤体积较小或生长于乳房深部，周围被软组织包绕时，则不易触清其硬度。

（5）形态及边界：多表现为不规则的球状肿物，表面结节感，边界不清。但癌瘤较小时，上述特征常不典型，甚至类似良性。还有些向四周浸润较轻的癌灶，即使体积较大时，边界也比较清楚。有的癌灶呈片状或局限性增厚状生长，须注意鉴别。

（6）活动度：与良性肿瘤相比，癌灶与周围软组织相对活动度较差，但肿块较小时，活动度稍大。如肿瘤累犯胸大肌筋膜甚至肌肉，则患者双手用力叉腰使胸大肌收缩时，肿块活动度更差。如果累犯胸壁，则固定不可推动。

2. 患侧乳房皮肤　一般早期或部位较深在的癌瘤，其表面皮肤多无明显异常。位于腺体浅层离皮肤较近，或较晚期癌瘤，可引起各种相应的皮肤改变。

（1）皮肤粘连：是癌瘤侵犯了连接腺体和皮肤的 Cooper 韧带，使之失去弹性，短缩，向深面牵拉皮肤所致，轻者表现为"酒窝征"，重者则为稍大面积的皮肤凹陷。这种体征并非表明癌瘤已侵犯皮肤，但值得注意的是，即使早期的小癌或微小癌，肿块并不明显，但当其位置较浅时，也常出现上述体征，必须给予重视。

（2）皮肤水肿甚至"橘皮样变"：是因皮下淋巴循环回流受阻所致。癌瘤侵犯淋巴管或癌栓堵塞淋巴管时，均可造成相应区域的皮肤水肿，表示癌细胞已进入淋巴循环，发生远处转移的可能性大大增加。水肿严重时，使毛囊孔张大，形成"橘皮样变"。

（3）浅表静脉曲张：生长速度较快的肿瘤长至体积较大时，膨胀压迫使表皮变薄，丰富的血运则表现为静脉曲张，多见于直径 10cm 以上的癌或肉瘤。

（4）类炎症表现：除癌瘤伴发感染外，也有的皮肤红肿是炎性乳腺癌引起。此时，皮下淋巴管中的癌栓造成皮肤水肿，淋巴管炎表现为大片的皮肤发红，颇似乳腺炎，该体征表示癌瘤发展较为迅猛，但发热、疼痛等全身症状常不明显。

（5）皮肤溃疡：癌瘤向乳房表面浸透皮肤时，即发生溃疡，常伴有难以止住的渗血甚至坏死感染，溃疡较大时则呈"火山口"样，属局部晚期表现。

（6）卫星结节：属局部晚期，主要是原发癌灶的癌细胞沿皮下淋巴管向四周扩散，在主癌灶周围皮内形成多个小结节，直径为数毫米，凸出皮肤表面，色红。结节较多较密时，随着病情进展可互相融合成片。

3. 乳头改变

（1）乳头表皮脱屑、糜烂：乳头湿疹样癌（佩吉特病）早期即表现为乳头表面反复脱屑，继之糜烂结痂，痂皮脱落则又糜烂结痂，经久不愈，揭去痂皮，则为渗血的鲜红糜烂面，此处做印片、刮片细胞学检查或取活检，常为阳性。病灶向深面发展，可将乳头侵蚀破损，并可继续侵犯乳晕皮肤。

（2）乳头回缩、固定：先天性发育不良或乳晕区慢性炎症均可引起乳头回缩，应注意鉴别。发生在中央区的乳腺癌，早期即可引起乳头回缩。发生在乳晕区以外的癌灶，因软组织硬化挛缩，可使乳头回缩、扭向，并将乳头拉向癌灶方向，如病灶在上方，则可见乳头高于健侧水平。癌瘤侵及乳头根部，则乳头完全固定。

4. 乳头溢液　多种原因均可引起，但有生理性和病理性之分。除妊娠哺乳期当然有泌乳外，围绝经期亦可见少量乳头溢液，这些均为生理性。临床所指乳头溢液是指疾病所引起的各种性状的溢液，如乳汁样、水样、浆液性、脓性、血性等。生理性溢液多为双侧性，且常为多管口溢液，常呈乳汁样或水样。炎症引起者，则可出现脓性溢液。溢液的病因主要有两类：

（1）内分泌因素：垂体等内分泌腺异常和服用吩噻嗪类药物等均可引起血内催乳素水平升高，从而引发乳头溢液，但这类溢液多为双侧多管口溢液，且常呈乳汁样、水样或浆液性。

（2）肿瘤类疾病：主要有大导管乳头状瘤、乳头状瘤病、囊性增生病和乳腺癌等。

1）大导管乳头状瘤：因位于邻近乳头的大导管内，故容易表现有溢液，且约有 2/3 为血性。因本病一般为单发，多发性甚少，故多表现为单管口溢液。

2）乳头状瘤病：是发生于中小导管的多发性良性肿瘤，但生长活跃的重度乳头状瘤病，则应视为癌前病变。本病也发生于导管腔内，故亦容易导致乳头溢液，溢液性状与大导管乳头状瘤相似。

3）囊性增生病：因病理学改变有导管囊肿形成、导管上皮增生和乳头状瘤病等成分，故有约 50% 患者会发生乳头溢液，多为浆液性。

4）乳腺癌：表现有乳头溢液者不太多见，我院材料占 6.5%，是因癌瘤坏死、出血、分泌物增多等原因造成。在所有发生乳头溢液者中，如伴有乳房肿块，则约有 1/3 为癌；而触不到肿块的乳头溢液病例中，乳腺癌约占 10% 以上。但值得注意的是，不少早期病例，虽然瘤体很小，甚至临床未能触及肿块，即可发生乳头溢液，尤其在中老年患者，更应注意。已有报告提出，50 岁以上妇女发生乳头溢液，尤其血性溢液者，半数以上为乳腺癌。

5. 乳房疼痛　约 1/3 乳腺癌伴有乳房疼痛或胀感不适，除癌瘤直接侵犯神经外，其他原因尚不明了，而且疼痛程度轻重与癌瘤期别早晚以及病理类型等无明显相关性。临床所见绝经后妇女发生乳痛者，乳腺癌的检出率增高。

6. 区域淋巴结转移

（1）同侧腋窝淋巴结转移：乳腺癌确诊时约有半数已发生该处转移，受累淋巴结直径 0.5cm 至数厘米不等，多硬韧，可多个淋巴结融合或侵犯周围软组织，重者可引起疼痛和患侧上肢水肿。临床检查有一定误差，假阴性和假阳性均可达 20% 以上，须经病理检查确诊。

（2）胸骨旁（内乳）淋巴结：该部位淋巴结临床不易检查，近年 CT 和磁共振检查有帮助。腋淋巴结阴性时，内乳淋巴结受累率 9.8%，而腋淋巴结阳性时，则高达 43%。癌灶位于乳房中内部时该处受累率更高。少数晚期患者该处转移长大可在体表胸骨旁隆起形成固定瘤结。

（3）锁骨上淋巴结：该处转移多由腋下淋巴结受累后进展而来，少数可由原发癌直接穿过胸肌和锁骨下而至，为晚期表现。局部表现与腋下转移淋巴结相似。

7. 血行转移　好发部位为骨、肺、肝、胸膜、皮肤、脑、卵巢、心包等，早期不易发觉，出现相应症状时多已较晚。

【诊断】

虽然用于乳腺癌的检查手段不断增多，技术水平也逐渐提高，但全面细致地询问病史和体格检查，仍是医师对乳腺疾病做全面综合分析的重要基础，有经验的专科医师，据此诊断乳腺癌的符合率可达 70% 以上。乳腺位于体表，易于检查，大部分癌瘤的体征可经体检发现，但也必须指出，有些早期乳腺癌，并非皆以局部肿块为主诉而来诊，这就是近年经常被检出的所谓触不到肿块的乳腺癌，亦称 T_0 癌。这些患者多是在发现一些乳房异常表现后，经追踪检查而被检出。因此，现代临床诊断乳腺癌，不宜仍沿袭以往仅以乳房有无肿块来诊断是否为乳腺癌的传统概念，应当将患者的症状、体征并结合病史以及 X 线和超声检查等做全面的综合分析，方可不致漏诊。

1. 病史、症状和体征。

2. X 线检查　见致密影，外形不规则分叶状，有毛刺，内部密度不均匀，部分可见小杆状、小叉状或泥沙样恶性钙化点。周围可见丰富血管影，表面皮肤可因淋巴回流障碍而增厚或受深部病灶牵拉而凹陷。

3. 超声检查　一般表现为边界不清、边缘不规则的低回声区；内部回声低弱，不均匀，常有颗粒样钙化点，多数声影不典型；周围回声无明显边缘，呈浸润性征象；后方多数等回声，无彗星尾征，少数有声衰减。

4. 空芯针活检　空芯针活检组织病理学检查已成为乳腺肿物的标准诊断方法。诊断准确率比细针穿刺细胞学检查高，灵敏度为 90%～97%，特异性为 100%。

5. 真空辅助活检　对临床不能触及的乳腺病变可用该方法获得组织进行病理检查。

6. 钼靶定位微钙化病灶切除　对临床不能触及的乳腺微钙化病变切除。

7. 纤维乳腺导管镜检查　是诊断乳头溢液的好方法。

8. 针吸细胞学检查　该方法简便、快速、经济，诊断较为准确。但细胞学检查不能鉴别肿瘤是否浸润，因此目前已很少用于乳腺肿瘤的检查。仅用于腋窝肿大淋巴结是否转移时的定性检查。

9. 乳头溢液细胞学检查　检查方法同针吸细胞学。

【雌激素受体和孕激素受体】

乳腺癌的发生发展与患者的内分泌密切相关，去除卵巢等性激素分泌器官即可使部分患者病情好转。研究发现，约 60% 的乳腺癌组织中存在雌激素受体蛋白，此即为肿瘤对雌激素依赖的物质基础，称为雌激素受体（estrogen receptor，ER），雌激素通过与 ER 结合而刺激癌细胞的生长。如果同时有孕激素受体（progesterone receptor，PR）存在，则能更准确地预示ER 的功能。实践证明，ER 阳性的患者，其内分泌治疗的有效率可达 60%，而且 ER 水平越高，内分泌治疗有效的可能性越大。而 ER 阴性的患者，其内分泌治疗的有效率仅为 10%。现在，ER 和 PR 检测已成为乳腺癌诊治中的常规检查项目，是选择内分泌治疗的最重要依据。目前常用的检测方法为免疫组织化学法。

【诊断】

进入 21 世纪，纂断技术以及多学科综合治疗已经获得了明显的进步，但是，早期诊断仍是提高乳腺癌生存率最合理的途径。统计数据显示，国外乳腺原位癌检出比例达到 20% 以上。我国仅有少数三级甲等医院报道原位癌病例可以占到全部乳腺癌病例的 15%，从全国范围看原位癌的平均检出水平仍然不高。早在 1997 年，美国癌症协会（ACS）即制定了乳腺癌普查的推广原则，明确检查对象和检查方法，包括：18～39 岁每个月 1 次乳房自我检查，3 年一次临床体检；40～49 岁每年 1 次临床体检和乳腺 X 线检查；50 岁以上每年 1 次临床体检和乳腺 X 线检查，每个月 1 次乳房自我检查。近年来 MRI、CT、乳腺数字 X 线检查、彩色多普勒超声扫描的应用，使乳腺影像学检查有了更广泛的选择。

【病理】

乳腺癌的临床病理分期（2010 年 AJCC 第 7 版）

T—原发肿瘤

原发肿瘤（T）的分期定义，不管基于临床标准还是病理标准，或是两者，都是一样的。肿瘤大小应精确到毫米。在进行 T 分期时，如果肿瘤大小略小于或大于某一临界值，建议读数四舍五入到毫米。例如，1.1mm 应报告为 1mm，2.01cm 应报告为 2.0cm。应注明"c"

或"p"来分别表示 T 分期是以临床（体检或放射影像）或病理指标确定。

T_x—原发癌无法评估

T_0—无原发癌证据

Tis—原位癌

Tis（DCIS）—导管原位癌

Tis（LCIS）—小叶原位癌

Tis（Paget's）—没有瘤块的乳头 Paget 病（注意：有瘤块的 Paget 病按瘤块的大小进行分级）

T_1—原发灶最大径≤20mm

T_{1mi}—微浸润的最大直径≤1mm

T_{1a}—肿瘤最大径＞1mm，但≤5mm

T_{1b}—肿瘤最大径＞5mm，但≤10mm

T_{1c}—肿瘤最大径＞10mm，但≤20mm

T_2—肿瘤最大径＞20mm，但≤50mm

T_3—肿瘤最大径＞50mm

T_4—无论肿瘤大小，只要直接侵及胸壁和（或）皮肤（单纯侵犯真皮不作为 T_4），细分如下

T_{4a}—侵及胸壁，仅仅胸肌粘连/侵犯不包括在内

T_{4b}—乳房皮肤水肿（包括橘皮样变）和（或）乳腺皮肤溃疡，和（或）同侧乳房皮肤卫星结节，但不符合炎性乳腺癌的标准

T_{4c}—T_{4a} 与 T_{4b} 并存

T_{4d}—炎性乳腺癌

N—区域淋巴结

临床分期（N）病理学分期（pN）

N_x—不能确定是否发生区域淋巴结转移（如：曾行手术切除）；pN_x—不能确定是否发生区域淋巴结转移（如：曾行手术切除，或切除后未进行病理学检查）

N_0—无区域淋巴结转移；pN_0—无组织学上区域淋巴结转移；pN_0（i－）：无组织学上的区域淋巴结转移，IHC 阴性；pN_0（i＋）：区域淋巴结转移中的恶性细胞不超过 0.2mm（通过 H&E 染色或 IHC 方法确定，包括 ITC）

N_1—同侧 I、II 级腋窝淋巴结转移，但可活动；pN1—微转移，1～3 个腋窝淋巴结转移，和（或）通过前哨淋巴结切除发现内乳淋巴结转移，但临床上未发现

pN_{1mi}—微转移［＞0.2mm 和（或）大于 200 个细胞，但均≤2.0mm］

pN_{1a}—1～3 个腋窝淋巴结转移，至少一个转移灶大于 2.0mm

pN_{1b}—通过前哨淋巴结切除发现内乳淋巴结微小转移或大体转移，但临床上未发现＊＊

pN_{1c}—1～3 个腋窝淋巴结转移以及通过前哨淋巴结切除发现内乳淋巴结微转移或大体转移，但临床上未发现

N_2—同侧 I、II 级腋窝淋巴结转移，临床表现为固定，或相互融合，或临床上发现＊同侧内乳淋巴结转移，但无腋窝淋巴结转移；pN2—4～9 个腋窝淋巴结转移；或临床上发现＊内乳淋巴结转移，但腋窝淋巴结无转移

N_{2a}—同侧 I、II 级腋窝淋巴结转移，相互融合或与其他结构固定；pN_{2a}—4～9 个腋窝淋巴结转移（至少一个转移灶＞2.0mm）

N_{2b}—仅临床上发现＊同侧内乳淋巴结转移但无腋窝淋巴结转移的临床证据；pN_{2b}—临床上发现＊内乳淋巴结转移，但腋窝淋巴结无转移

N_3—同侧锁骨下淋巴结（Ⅲ级腋窝淋巴结）转移伴或不伴Ⅰ、Ⅱ级腋窝淋巴结转移；或临床上发现[*]同侧内乳淋巴结转移伴Ⅰ、Ⅱ级腋窝淋巴结转移；或同侧锁骨上淋巴结转移伴或不伴腋窝或内乳淋巴结转移 pN_3—≥10个腋窝淋巴结转移，或锁骨下淋巴结转移，或临床上发现[*]同侧内乳淋巴结转移，同时有1个或更多腋窝淋巴结阳性；或多于3个腋窝淋巴结转移同时临床上未发现内乳淋巴结转移但镜下有微小转移；或同侧锁骨上淋巴结转移

N_{3a}—同侧锁骨下淋巴结转移；pN_{3a}—≥10个腋窝淋巴结转移（至少一个转移灶>2.0mm），或锁骨下淋巴结转移

N_{3b}—同侧内乳淋巴结和腋窝淋巴结转移；pN_{3b}—临床上发现[*]同侧内乳淋巴结转移，同时有1个或更多腋窝淋巴结阳性；或多于3个腋窝淋巴结转移同时前哨淋巴结切除发现内乳淋巴结有临床上未发现[**]的转移

N_{3c}—同侧锁骨上淋巴结转移；pN_{3c}—同侧锁骨上淋巴结转移

注：pN分类是基于腋窝淋巴结清扫伴或不伴前哨淋巴结活检。分类如果仅仅基于前哨淋巴结活检，而没有随后的腋窝淋巴结清扫，则前哨淋巴结标示为（sn），如 pN_0（sn）。

"临床上发现[*]"定义为：影像学检查（淋巴结闪烁扫描除外）或临床体检发现有高度怀疑为恶性转移的特征，或细针穿刺细胞学检查可见大体转移。

"临床上未发现[**]"定义为：影像学检查（淋巴结闪烁扫描除外）或临床体检未发现异常。

"ITC"（孤立肿瘤细胞簇）定义为：不超过0.2mm的小细胞簇，或散在单个肿瘤细胞，或在单张组织学切片中少于200个细胞的细胞簇。ITC可以通过常规的组织学或免疫组织化学（IHC）方法确定。仅包含ITCs的淋巴结在N分期时不计入总得阳性淋巴结数，但应包括在总得评估淋巴结数中。

M—远处转移

M_0—无远处转移的临床或影像学证据

cM_0（i+）—无远处转移的临床或影像学证据，但通过分子学方案或显微镜检查在循环血液、骨髓、或其他非区域淋巴结组织中发现不超过0.2mm的肿瘤细胞，患者没有转移的症状和体征

M_1—通过传统临床和影像学方法发现的远处转移和（或）组织学证实超过0.2mm的转移灶临床分期

0期	Tis	N_0	M_0
Ⅰ A期	T_1^*	N_0	M_0
Ⅰ B期	T_0	N_{1mi}	M_0
	T_1^*	N_{1mi}	M_0
Ⅱ A期	T_0	N_1[**]	M_0
	T_1^*	N_1[**]	M_0
	T_2	N_0	M_0
Ⅱ B期	T_2	N_1	M_0
	T_3	N_0	M_0
Ⅲ A期	T_0	N_2	M_0
	T_1^*	N_2	M_0
	T_2	N_2	M_0

	T_3	N_1	M_0
	T_3	N_2	M_0
ⅢB 期	T_4	N_0	M_0
	T_4	N_1	M_0
	T_4	N_2	M_0
ⅢC 期	任何 T	N_3	M_0
Ⅳ期	任何 T	任何 N	M_1

注:* T_1 包括 T_{1mi}

** T_0 和 T_1 伴仅淋巴结微转移不属于ⅡA 期,而作为ⅠB 期。

● M_0 包括 M_0 (i+)。

● 不存在 pM_0,任何 M_0 均指临床上的。如果患者新辅助全身治疗前为 M_1,分期应为Ⅳ期,无论对新辅助治疗的反应如何,始终为Ⅳ期。

● 如果无疾病进展的证据,未接受过术前化疗,术后影像学检查(且诊断后 4 个月内进行)发现存在远处转移,以上临床分期可以更改。

● 新辅助治疗后的分期应加上"yc"或"yp"的前缀。应注意,新辅助治疗后达到病理完全缓解时没有相应的期别,例如,$ypT_0 ypN_0 cM_0$。

组织学分级 (G)

除髓样癌外所有的浸润癌均应被分级,现推荐诺丁汉(Nottingham)联合病理分级法(Scarff-Bloom-Richardson 分级法基础上的 Elston-Ellis 改良法)。肿瘤的分级是由其形态学特征(腺管形成的百分率、核的多形性程度和有丝分裂数目)决定的。每个特征的评分值从 1 分(良好)到 3 分(差),取三个特征的评分值之和来表示肿瘤的分级,3~5 分为 1 级,6~7 分为 2 级,8~9 分为 3 级。

组织学分级(推荐的诺丁汉联合病理分级法)

G_X—无法确定分级

G_1—低度恶性(分化好)

G_2—中度恶性(分化中等)

G_3—高度恶性(分化差)

【治疗】

乳腺癌治疗从单纯的手术切除进展到现代的综合治疗,经历了 100 多年。20 世纪后期,人们逐渐对乳腺癌生物特性有了深入了解,才使治疗措施渐趋合理。在以外科解剖学概念为主导的阶段,认为乳腺原发癌在局部浸润生长后,可经淋巴循环扩散到具有"屏障作用"的区域淋巴结,晚期才会发生全身转移。根据这种外科解剖学途径扩展的理论,设计了将原发癌连同全乳房包括有关软组织及区域淋巴结整块切除的所谓"乳腺癌根治术",认为此种外科治疗能阻断乳腺癌向全身扩散。至 20 世纪 50 年代,根治术式又有了新的发展,即"乳腺癌扩大根治术",即在根治术的基础上,将内乳区淋巴结链连同第 2、3、4 近胸骨段肋骨一并整块切除。直到 20 世纪 60 年代后期,发现该术式并未改善乳腺癌患者的远期生存率,相反由于手术范围的扩大,并发症和手术死亡率较根治术增加。近代实验研究及临床观察证实,在乳腺原发癌瘤体发展到>1cm 的过程中,癌细胞就有机会进入血流,可能形成潜伏于体内的微小转移灶,不管原发癌的切除范围如何广泛,并不影响转移癌灶持续生长。因此,乳腺癌并不完全是限于乳房的局部病变,多数应视为全身性疾病。由此,开始了以生物学概念为基础的乳腺癌现代综合治疗理念,许多新术式如改良根治术、全乳切除术以及保留乳房的肿瘤局部切除术等纷纷被试用于临床，而且广泛开展了国际临床随机对比试验研究。结果显示，在综合治疗中，缩小手术切除范围并不影响远期疗效，关键在于是否进行全身治疗而有效控制远处转移的发生。于是，20世纪80年代以来，改良根治术进而保留乳房手术明显增多，从而使乳腺癌的治疗摆脱了单纯局部外科治疗而进入缩小外科手术范围的规范化综合个体化治疗的新时代。

1. 外科治疗

（1）根治术：手术切除范围包括患侧全部乳腺组织、覆盖肿瘤的表面皮肤、胸大肌、胸小肌、腋窝和锁骨下脂肪及淋巴组织并腋动静脉向腋下分支整块切除。胸长神经和胸背神经应予保留。目前已基本不用。

（2）改良根治术：保留胸大小肌，皮肤切口多采用横行或斜梭形切口，腋淋巴结清除范围多清扫至胸小肌内缘以外。为保障胸大肌功能不受损害并不出现肌肉萎缩，在解剖过程中应注意保留胸前神经及其伴行血管。

（3）保留乳房的术式：主要用于临床Ⅰ期和Ⅱ期的乳腺癌，我国一般要求癌灶直径＜3cm，术中评价切缘无肿瘤，术后必须施以放射治疗。本手术的要求是疗效与根治术相仿，同时保持完美的乳房外形，提高患者的生活质量。自20世纪80年代以来，在欧美一些国家，该术式已逐渐成为乳腺癌的主流手术，我国目前正在推广应用。

适应证：①患者的愿望。②一般情况下，T≤3cm。③乳房有适当体积，术后能够保持外观效果。

绝对禁忌证：①既往接受过患侧乳腺或胸壁放疗。②活动性结缔组织病，尤其注意硬皮病和系统性红斑狼疮的风险。③妊娠、哺乳期患者（但哺乳期在终止哺乳后可考虑）。④分布在两个以上象限的多中心或多灶性病灶。⑤肿瘤经局部广泛切除后切缘阳性，再次切除后仍不能保证病理切缘阴性。

相对禁忌证：①肿瘤位于乳房中央区，即乳晕及乳晕旁2cm环形范围内，包括乳头Paget病。②直径＞3cm（建议根据肿瘤占乳房的比例来衡量，部分大乳房患者仍有机会接受保乳治疗）。③乳腺钼靶X线检查显示弥散的恶性或可疑恶性的微小钙化灶。

2. 放射治疗

（1）乳腺癌保乳术后：所有保乳手术患者，包括浸润性癌、原位癌早期浸润和原位癌的患者，均应行术后放疗。但对年龄≥70岁，TNM分期为Ⅰ期，激素受体为阳性的患者可以考虑术后单纯内分泌治疗，不做术后放疗。照射部位：①全乳腺：所有患者；②锁骨上、下区：T_3、T_4患者或腋窝淋巴结转移数≥4的患者；③腋窝：腋窝淋巴结未清扫或前哨淋巴结活检阳性未做腋窝清扫的患者；④内乳：不做常规放疗。

（2）乳腺癌改良根治术后辅助放疗：照射部位为①胸壁和锁骨上、下淋巴结区域：所有患者；②腋窝：腋窝淋巴结未清扫或清扫不彻底的患者；③内乳：不做常规放疗。

（3）术后局部复发癌灶的放疗。

（4）局部晚期乳腺癌的新辅助放疗：虽可起到一定的局部控制效果，但因属局部治疗目前很少应用，此情况目前多用新辅助化疗。

（5）转移性癌灶的姑息性放疗：可以止疼、减轻压迫症状等，从而改善患者的生活质量。随着放疗设备和放疗技术的不断改进，尤其立体准确定位和适形调强技术的应用，放疗已成为治疗乳腺癌的重要治疗手段之一。

3. 化学治疗　主要用于乳腺癌术后辅助治疗、术前新辅助治疗、复发转移后的解救治疗和晚期乳腺癌的治疗。

（1）术后辅助化疗：消灭可能存在的微转移灶，提高生存率。

（2）新辅助化疗：降低乳腺癌的临床期别，增加保乳手术的机会，了解化疗方案是否有效，并有可能提高生存率。

（3）晚期乳腺癌的化疗：用于已发生远处或广泛转移，不适合手术者。

（4）复发转移后的解救治疗：乳腺癌复发转移后仍可通过化疗延长生命，减轻症状，改善生活质量。

（5）常用的联合化疗方案：CMF 方案（环磷酰胺、甲氨蝶呤、氟尿嘧啶）；CAF 方案（环磷酰胺、多柔比星、氟尿嘧啶）；CA 方案（环磷酰胺、多柔比星）；AC→T 方案（环磷酰胺、多柔比星、紫杉醇）；FEC→T 方案（环磷酰胺、多柔比星、氟尿嘧啶、多西他赛）；TAC 方案（环磷酰胺、多柔比星、多西他赛）密集化疗（每 2 周方案，同时 G-CSF 支持）等。在复发转移患者可选单药还有长春瑞滨、铂类、卡培他滨、吉西他滨、异环磷酰胺等。

术后辅助化疗方案的选择须注意：

（1）HER2 阳性患者使用含蒽环类的方案要优于不含蒽环类的方案。

（2）HER2 阳性、腋窝淋巴结阳性患者的辅助治疗应联合曲妥珠单抗；HER2 阳性、腋窝淋巴结阴性、肿瘤≥1cm 患者的辅助治疗也应考虑应用曲妥珠单抗。

（3）对淋巴结阳性的患者，推荐使用含蒽环类的化疗方案。

（4）随机临床试验表明含蒽环类的化疗方案中加入一种紫杉类药物可以提高获益。

（5）资料表明 A→CMF 不宜用于≥4 个淋巴结阳性的患者。

（6）辅助治疗时化疗和他莫昔芬应该序贯应用，先化疗后用他莫昔芬治疗。

（7）化疗原则上均应在放疗前进行，多不主张与放疗同时进行。

（8）部分低复发风险的患者是否行辅助化疗视具体情况而定。

4. 内分泌治疗　对雌激素依赖性乳腺癌，即 ER 或 PR 阳性者，减少或抑制雌激素的作用，可取得一定疗效。

（1）卵巢去势：通过手术切除或药物去除卵巢功能，降低患者体内的雌激素水平，从而达到治疗的目的。

（2）抗雌激素药物：最常用者为他莫昔芬（tamoxifen），作用机制是与雌激素竞争与 ER 结合而发挥作用，不论患者绝经与否，均有一定的疗效。

（3）芳香化酶抑制剂：可阻断或减少绝经后妇女体内雌激素的来源，因为绝经后妇女体内的雌激素主要由外周雄激素在芳香化酶作用下转化而来。主要的药物有来曲唑、阿那曲唑、依西美坦等。

术后辅助内分泌治疗选择的注意事项：

（1）以 ER、PR（＋）为选择依据，受体阴性不推荐使用内分泌治疗。

（2）对于绝经后 ER、PR 阳性，低复发危险患者，可单独使用内分泌治疗；对中、高危复发患者，可先化疗，再序贯内分泌治疗。

（3）对绝经前受体阳性患者，应在化疗后序贯应用内分泌治疗。

（4）内分泌治疗推荐应用 5～10 年。

（5）内分泌治疗药物选择分为绝经前和绝经后。绝经前：他莫昔芬 10mg，每天 2 次，应用 5 年。绝经后：首选芳香化酶抑制剂 5 年；围绝经期患者他莫昔芬 2～3 年后序贯芳香化酶抑制剂 2～3 年。或他莫昔芬 5 年或其后再序贯芳香化酶抑制剂 5 年。

5. 生物靶向治疗　目前明确的乳腺癌生物靶点为 HER2（c-erbB-2/neu）基因，它是一种位于 17 号染色体的癌基因，其表达产物为表皮生长因子受体，它的扩增或高表达与乳腺癌的发生发展及不良预后有关。曲妥珠单抗是针对 HER2 的单克隆抗体，是一种生物靶向制剂，它的应用为乳腺癌的治疗开辟了一个新领域。经 10 年以上的临床应用证实它的不良反应少，较严重的不良反应是当与蒽环类药物联合应用时会增加充血性心力衰竭的发生概率。临床研究显示，对于 HER2 基因过表达的乳腺癌患者术后应用 1 年赫赛汀辅助治疗可以降低复发转移风险。

（1）适应证：Her-2 基因过表达的各期乳腺癌。

（2）禁忌证：治疗前左心室射血分数（LVEF）＜50％。

（3）应用方法：赫赛汀 6mg/kg（首剂 8mg/kg）每 3 周一次，或 2mg/kg（首剂 4mg/kg）每周一次。目前推荐的治疗时间为 1 年。每 4～6 个月监测一次 LVEF。治疗中若出现 LVEF 低于 50％，应暂停治疗，并跟踪监测 LVEF 结果，直至恢复 50％以上方可继续用药。若不恢复、或继续恶化、或出现心力衰竭症状则应当终止赫赛汀治疗。

6. 多学科综合治疗方案 进入 21 世纪，乳腺癌率先实现了循证医学证据指导的规范治疗。其中 NCCN 临床实践指南和 St. Gallen 共识为临床诊断和治疗提供了必要的参考蓝本。依据翔实的临床、组织病理学以及免疫组织化学的检查，可以清晰地掌握患者的肿瘤分期、分级，并根据肿瘤对不同治疗方法的反应度设计选择个体化的多学科综合治疗方案。结合国内情况，目前我院应用如下治疗框架，可供参考。

（1）非浸润性乳腺癌：NCCN 乳腺癌临床实践指南中国版（2008 年第一版）建议：

1）小叶原位癌（LCIS）的治疗：目前认为小叶原位癌（LCIS）并非癌，而是乳腺癌的高危因素，诊断后需行双乳钼靶 X 线检查，然后随诊，每 6～12 个月临床检查一次，每 12 个月一次钼靶 X 线检查。为降低乳腺癌风险，也可考虑口服 TAM。

2）导管原位癌（DCIS）的治疗：行双乳钼靶 X 线检查，行肿物切除或乳腺单纯切除±同期乳腺重建手术。单病灶≤0.5cm，低分级可仅行肿物切除或以上手术。不需行腋窝淋巴结清扫。行肿物局部切除的患者除低危患者外，均需术后辅助放疗。对 ER（＋）的 DCIS，尤其行保乳手术患者，术后考虑口服他莫昔芬 5 年。随诊每 6～12 个月临床检查一次，每 12 个月一次钼靶 X 线检查。

（2）浸润性乳腺癌：原则采用综合治疗。①局部治疗：手术（改良根治术、保乳手术、前哨淋巴结活检）和放疗；②全身治疗：化疗、内分泌治疗和靶向药物治疗。实施细则应根据病灶（T）大小和腋窝淋巴结（N）情况分别进入以下两个流程治疗：0～ⅡA 期可直接实施手术（保乳或改良根治术），ⅡA～ⅢC 期可考虑先行新辅助化疗或新辅助内分泌治疗再手术，Ⅳ期以化疗、内分泌治疗和靶向治疗为主。临床腋窝淋巴结转移应经针吸细胞学检查（FNAC）证实。

2013 年 St. Gallen 共识关于乳腺癌治疗辅助治疗选择的基本原则，提出用临床病理分类来替代分子分型，考虑不同类型肿瘤对治疗的反应性，再根据复发危险度制订治疗计划（表 17-3-1，2）。

表 17-3-1 2013 年 St. Gallen 乳腺癌本质亚型的近似替代定义

本质亚型	临床-病理学替代定义	附注
Luminal A	"Luminal A-like" 符合以下所有的条件： ER 和 PgR 阳性 HER2 阴性 Ki-67 低 a 基于多基因序列分析基础上的相对"低危" b	Ki-67 指数的临界数值在不同的实验室中并不相同 a。Ki-67＜14％与基因表达定义的 Luminal A 型恰巧匹配，但这也只是一个单独的实验室所报告的结果。类似地，在定义区别"Luminal A-like"和"Luminal B-like"时所新增加的 PR 参考值，也只是基于 Prat 等人的研究结果，即 PR ≥20％与 Luminal A 亚型恰巧匹配。质量控制对于报告这些数据的实验室来讲则显得异常必要和关键
Luminal B	"Luminal B-like［HER2 阴性］" ER 阳性 HER2 阴性 以及至少满足下列一项： Ki-67 高 PR 阴性或低表达 基于多基因序列分析基础上的相对"高危"	"Luminal B-like"亚型包含了那些缺乏上述"Luminal A-like"特点的肿瘤。因此，高 Ki-67 指数 a 或低 PR 表达都可以用来区分"Luminal A-like"与"Luminal B-like［HER2（－）］"

续表

本质亚型	临床-病理学替代定义	附注
	"Luminal B-like [HER2 阳性]" ER 阳性 HER2 过表达或扩增 任何 Ki-67 任何 PR	
Erb-B2 过表达	"HER2 阳性型（非 Luminal 型）" HER2 过表达或扩增 ER、PR 均为阴性	
"基底细胞 样癌"	"三阴型（导管型）" ER 阴性且 PR 阴性 HE 阴性	在"三阴型乳腺癌"与真正的"基底细胞样癌" 之间约存在 80% 的重叠。在一些 ER 低表达的 肿瘤中也包含了一些基因表达定义的非 luminal 亚型。此外"三阴型乳腺癌"还包括一些特殊 组织类型，如囊腺癌

a. 绝大多数专家都赞成≥20% 作为 Ki-67 指数的临界值。同时，一些其他的专家们担心不同的实验室在检验方面存在差异，进而导致一些 luminal 分型的患者错失了本该应接受并且从中获益的化疗，因此他们支持一个更低的数值作为 Ki-67 的临界值，或者通过多基因序列分析的方法来决策是否需要接受化疗

b. 这一因素是专家们在第一轮草案制定完毕后又商讨得出的，反映出一种强大的少数派观点。尽管不论是 21-基因 RS还是 70-基因检测都不能用来直接定义实质的亚型分类，但一项研究表明低 RS 中有超过 90%，低 70-基因检测结果中有超过80% 的肿瘤最终都被确定属于 Luminal A 型

表 17-3-2   2013 年 St. Gallen 不同亚型的系统性治疗推荐

亚型	治疗类型	治疗中的附注
"Luminal A-like"	严格规范的内分泌治疗，通常单用	细胞毒药物仅适用于特定的患者，专家所接受的相对适应证包括： 高 21-基因 RS（>25） 70-基因检测高危组 组织学分级 G3 大于等于 4 个淋巴结转移（少数专家支持 1 个） 是否将年龄<35 岁定为增加细胞毒治疗的意见各占一半 研究表明，Luminal 型是否增加细胞毒治疗的指标临界值存在着广泛的地区差异
"Luminal B-like [HER 阴性]"	所有患者行内分泌治疗，大部分患者行细胞毒治疗	
"Luminal B-like [HER2 阳性]"	细胞毒治疗 + 抗HER2 内分泌治疗	无证据显示此型的患者可以避免细胞毒药物治疗
"HER 阳性 （非 Luminal）"	细胞毒治疗 + 抗-HER2 治疗	pT_{1b}以上或肿瘤体积较大或存在淋巴结转移的需要抗-HER2治疗
"三阴型（导管型）"	细胞毒治疗	
	内分泌治疗 细胞毒治疗	囊腺癌可能不需要辅助性细胞毒治疗（如果无淋巴结转移）

*特殊组织类型：内分泌治疗反应型（筛状癌、管状癌、黏液癌）；内分泌治疗无反应型（顶分泌癌、髓样癌、囊腺癌、化生癌）

（刘荫华   徐   玲）

第十八章　腹部外伤

第一节　概　述

腹部外伤是外科常见疾病，占平时各种损伤的 0.4%～1.8%，战时比例则更高。

一、分类和病因

腹部外伤分为开放性和闭合性两大类：前者多为锐性暴力伤（刀刺、火器等），后者多为钝性暴力伤（坠落、碰撞、冲击、挤压、踢打等）。根据腹膜破损与否，开放性损伤分为穿透伤（有腹膜破损，多伴内脏损伤）和非穿透伤（无腹膜破损，偶伴内脏损伤）。其中伤道有入口、出口者为贯通伤，有入口无出口者为非贯通伤。闭合性损伤可能仅局限于腹壁或兼有内脏损伤。临床实践中闭合性损伤常因伤情隐蔽而难以明确诊断，更应引起足够的重视。开放性损伤中常见的受损内脏依次是肝、小肠、胃、结肠、大血管等，闭合性损伤中则依次是脾、肾、小肠、肝、肠系膜等。胰、十二指肠、膈、直肠等由于解剖位置较深，损伤发生率较低。暴力的强度、速度、硬度、着力部位和作用方向，内脏的解剖特点，原有病理状况和功能状态等多种因素综合影响着腹部损伤的严重程度。例如：肝、脾等组织结构脆弱、血供丰富、位置比较固定的实质性脏器比其他内脏更容易受伤；固定的脏器比活动者更易受损；充盈的空腔脏器（饱餐后的胃、未排空的膀胱等）比排空者更易破裂。

二、临床表现

腹部损伤后的临床表现迥异，单纯性腹壁损伤的症状和体征较轻，可表现为受伤部位疼痛、局限性肿胀、压痛。内脏如为挫伤，可无明显临床表现或仅有腹痛，严重者主要病理变化是腹腔内出血和腹膜炎。肝、脾、胰、肾等实质器官或大血管损伤主要表现为腹腔内（或腹膜后）出血甚至休克。单纯血性腹膜炎所致腹痛和腹膜刺激征常不严重；但若胆管断裂时胆汁沾染腹膜，或胰腺损伤胰管断裂，胰液溢出时可出现明显的腹痛和腹膜刺激征。体征最明显处一般即是损伤所在。肾损伤时可出现血尿。胃肠道、胆道、膀胱等空腔脏器破裂的主要临床表现是弥漫性腹膜炎。对腹膜的刺激通常是胃液、胆汁、胰液最强，肠液次之，血液最轻。除胃肠道症状（恶心、呕吐、便血、呕血等）及稍后出现的全身性感染表现外，最为突出的是强烈的腹膜刺激征。

三、诊断

了解受伤过程和查体是诊断腹部损伤的主要手段。考虑到急诊急救的需要，诊断和即刻针对性的必要治疗（如止血、输液、抗休克、维护呼吸道通畅等）常同时进行。应警惕可能同时出现的多处内脏损伤或同合并腹外损伤（如颅脑损伤、胸部损伤、脊柱骨折、四肢骨折等）。

开放性损伤的诊断应注意鉴别穿透伤。腹膜已穿透者绝大多数合并内脏损伤。详细查体时可发现穿透伤的入口或出口可能在腹部以外的胸、肩、腰、臀或会阴等部位。未穿透腹膜者，并不能排除内脏损伤的可能。伤道与入口、出口的关系可能简单或复杂。伤口大小与伤情严重程度并无确切正比关系。

闭合性损伤时诊断的要点在于确切判断有无内脏损伤。

（一）有无内脏损伤

伤后早期就诊而腹内脏器损伤的体征尚不明显者，以及单纯腹壁损伤伴有明显软组织挫伤者常难以判断。进行短时间的严密观察十分有必要。此间应详细了解受伤史，包括受伤的时间、地点、致伤条件、即时伤情、伤情变化和就诊前的急救处理。伤者有意识障碍或因其他情况不能回答问话时，应向现场目击者和护送人询问。认真观察病情和维持生命体征稳定。适时进行全面而有重点的体格检查：包括腹部压痛、反跳痛和肌紧张的程度和范围，肝浊音界改变或有无移动性浊音，肠蠕动是否受抑制，直肠指检是否有阳性发现等。还应注意腹部以外部位有无损伤，尤其是有些锐性暴力伤的入口虽不在腹部，但伤道却通向腹腔而导致腹部内脏损伤。必要的实验室检查对诊断常常具有重要意义：如血液分析时红细胞、血红蛋白与血细胞比容下降，表示有活动性失血；白细胞总数及中性粒细胞升高既见于腹内脏器损伤，也可能源于创伤性应激反应；血、尿淀粉酶升高可提示胰腺损伤或消化道穿孔；血尿提示泌尿系损伤。

检查后确认下列情况之一者，应考虑腹内脏器损伤：早期出现休克征象者（尤其是出血性休克）；有持续性甚至进行性腹部剧痛伴恶心、呕吐等消化道症状者；有明显腹膜刺激征者；有气腹征者；腹部出现移动性浊音者；有便血、呕血或尿血者；直肠指检发现前壁有压痛或波动感，或指套染血者。

（二）损伤什么脏器

首先应判断哪一类脏器受损，再考虑具体脏器和受伤部位。实质性器官损伤和空腔器官破裂的症状和体征有所不同，以下可资鉴别：单纯实质性器官损伤时，腹痛一般不重，压痛和肌紧张也不明显。出血量多时常有腹胀和移动性浊音。肝、脾破裂后，可因局部积血凝固而出现固定性浊音。空腔器官破裂所致的腹膜炎不一定在伤后很快出现，尤其是下消化道破裂，腹膜炎体征通常出现得较迟。肠壁的破口很小的情况下可因很快闭合而不发展为弥漫性腹膜炎。

以下各项可提示哪一类脏器损伤：①恶心、呕吐、便血、气腹者多为胃肠道损伤，再结合暴力打击部位、腹膜刺激征最明显的部位和程度确定损伤在胃、上段小肠、下段小肠或结肠；②排尿困难、血尿、外阴或会阴部牵涉痛者，提示泌尿系脏器损伤；③膈面腹膜刺激表现者，提示上腹脏器损伤，其中以肝和脾的破裂为多见；④下位肋骨骨折者，可能合并肝或脾破裂；⑤骨盆骨折者，有合并直肠、膀胱、尿道损伤的可能。

（三）是否存在多发性损伤

近年来多发性损伤的发病率呈上升趋势。各种多发损伤可能有以下几种情况：腹内某一脏器有多处破裂；腹内有一个以上脏器受到损伤；除腹部损伤外，尚有腹部以外部位的合并损伤；腹部以外损伤累及腹内脏器。应提高对多发性损伤的警惕，尤其在急诊急救过程中，认真追问受伤史、仔细查体、严密观察病员病情变化是防止遗漏的重要环节，各种多发性损伤的处理应贯彻全局和整体的观点，在救治过程的不同阶段，抓住病情变化的主要矛盾，以变化的视角看问题。在诊断出现困难时，可采取以下辅助检查和治疗手段。

（四）辅助检查和治疗

1. 辅助检查

（1）诊断性腹腔穿刺术（diagnostic abdominal paracentesis）：阳性率可达90%以上，对于判断腹腔内脏有无损伤和哪一类脏器损伤有很大帮助。腹腔穿刺术的操作方法是：嘱患者向拟穿刺侧侧卧5分钟，适当局部麻醉后，选用针尖角度较钝且能穿过细塑料管的穿刺套针。穿刺点最多选于脐和髂前上棘连线的中、外1/3交界处或经脐水平线与腋前线相交处，缓缓刺向腹腔。在针尖刺穿腹膜时，推送针头的手可有落空感。拔出针芯，把有多个侧孔的细塑料管经针管送入腹腔深处，进行抽吸。如抽不到液体，可变换针头方向、塑料管深度或改变体位再抽吸。抽出的液体应观察其性状（血液、胃肠内容物、混浊腹水、胆汁或尿液），借以推断哪类脏器受损。肉眼观察不能肯定所得液体的性质时，还应在显微镜下进行观察，必要时可做涂片检查。疑有胰腺损伤时，可测定其淀粉酶含量。如果抽到不凝固的血液，提示是实质性器官破裂所致内出血，因腹膜的脱纤维作用而使血液不凝。如抽出的血液迅速凝固，多是穿刺针误刺血管或血肿所致。抽不到液体并不能完全排除内脏损伤的可能性，应继续严密观察，必要时可重复穿刺，或改行腹腔灌洗术。严重腹内胀气及大月份妊娠、因既往手术或炎症造成的腹腔内广泛粘连以及躁动不能合作者，不宜做腹腔穿刺。

（2）诊断性腹腔灌洗术（diagnostic abdominal lavage）：在腹中线上取穿刺点，采用与诊断性腹腔穿刺相同的穿刺方法，把有侧孔的塑料管置入腹腔。塑料管尾端连接一盛有 500～1000ml 无菌生理盐水的输液瓶。倒挂输液瓶，使生理盐水缓缓流入腹腔。当液体流完或伤者感觉腹胀时，把瓶放正，转至床面下，使腹内灌洗液借虹吸作用流回输液瓶中。灌洗后取瓶中液体进行肉眼或显微镜下检查，必要时涂片、培养或测定淀粉酶含量。此法对腹内少量出血者比一般诊断性穿刺术更为可靠，有利于早期诊断并提高确诊率。检查结果符合以下任何一项，即属阳性：①灌洗液含有肉眼可见的血液、胆汁、胃肠内容物或证明是尿液；②显微镜下红细胞计数超过 100×10^9/L 或白细胞计数超过 0.5×10^9/L；③淀粉酶超过 100 Somogyi 单位；④灌洗液中发现细菌。

（3）X线检查：为防止遗漏多发病变，进行可疑部位的 X 线检查（透视或摄片）通常是有必要的，但以伤情允许为前提。通常选择胸部及腹部 X 线检查，必要时做骨盆 X 线检查。立位腹部 X 线检查虽然更有意义，但不适用于重伤员。腹部脏器损伤时 X 线检查的意义可表现为：腹腔游离气体为胃肠道（主要是胃、十二指肠和结肠，少见于小肠）破裂的确证，可表现为膈下新月形阴影；腹膜后积气（可有典型的花斑状阴影）提示腹膜后十二指肠或结直肠穿孔；腹腔内有大量积血时，小肠多浮动到腹部中央（仰卧位），肠间隙增大，充气的左、右结肠可与腹膜脂肪线分离；腹膜后血肿时，腰大肌影消失；胃右移、横结肠下移，胃大弯有锯齿形压迹（脾胃韧带内血肿）是脾破裂的征象；右膈升高，肝正常外形消失及右下胸肋骨骨折，提示有肝破裂的可能；左侧膈疝时多能见到胃泡或肠管突入胸腔；骨盆骨折常伴有相关脏器的损伤。

（4）B型超声检查：本检查有迅速、简便、可在床旁进行的优点，准确率在80％以上，主要用于诊断肝、脾、胰、肾的损伤，能根据脏器的形状和大小提示损伤的有无、部位和程度，以及周围积血、积液情况；B超引导下腹腔穿刺可大大提高该操作的安全性与准确性。B超还能用于对诊断尚未明确者和已确诊为实质脏器破裂正在接受非手术治疗者进行动态观察。

（5）计算机断层扫描（CT）：对实质脏器损伤及其范围、程度有重要的诊断价值。CT 影像比 B 型超声更为精确，对检查者主观条件（技术、经验）的依赖性不像 B 型超声那样高，假阳性结果较少，假阴性结果占 7％～14％。空腔脏器损伤时，常规 CT 检查的价值不大，但若同时注入造影剂，CT 对十二指肠破裂的诊断很有帮助。增强 CT 能鉴别有无活动出血并显示出血的部位。CT 检查的缺点是价格较昂贵，需要搬动患者，只适用于病情稳定又需要进一步明确诊断者。

（6）其他检查：选择性血管造影对肝、脾、胰、肾、十二指肠等脏器损伤的诊断有很大帮助。实质性器官破裂时，可见动脉相的造影剂外漏、实质相的血管缺如及静脉相的早期充盈。但血管造影属侵入性检查手段，所要求的设备条件和技术条件较高，不能普及应用。磁共振成像（MRI）对血管损伤和某些特殊部位的血肿（如十二指肠壁间血肿）有较高的诊断价值，但比 CT 更不易普及，应用较少。放射性核素扫描能显示肝外胆管和脾的损伤，但精确度远不如B 型超声和CT。诊断性腹腔镜检查主要用于临床难以确诊时，其诊断价值不亚于剖腹探查术，而创伤性比剖腹探查小得多。但诊断性腹腔镜检查时二氧化碳气腹可引起高碳酸血症和影响呼吸，大静脉损伤时更有发生二氧化碳栓塞的危险。虽已开始应用免气腹腹腔镜，即置入可张可合的吊扇式拉钩将腹壁提起,不用注气即可进行探查和简单的修补手术,但尚未广泛应用。

2. 严密观察病情变化　一时难以明确有无腹部内脏损伤的患者,应严密观察病情变化,以全局和整体的观点综合考虑和分析,以明确非手术治疗和手术治疗的时机和适应证。

观察的内容应包括:①每15～30min测定一次脉率、呼吸和血压。②每30min检查一次腹部体征,注意腹膜刺激征程度和范围的改变。③每30～60min测定一次红细胞数、血红蛋白和血细胞比容,了解是否有所下降,并复查白细胞数是否上升。④必要时可重复进行诊断性腹腔穿刺术或灌洗术。观察期间应尽量不随便搬动伤者、禁用或慎用镇痛剂、禁饮禁食;积极补充血容量,并防治休克;注射广谱抗生素以预防或治疗可能存在的腹内感染;疑有空腔脏器破裂或有明显腹胀时,应进行胃肠减压;意识不清、伤情严重者应留置导尿。

3. 剖腹探查　应明确手术适应证:腹痛和腹膜刺激征有进行性加重或范围扩大者;肠鸣音逐渐减弱、消失或出现明显腹胀者;全身情况有恶化趋势,出现口渴、烦躁、脉率增快或体温及白细胞计数上升者;膈下有游离气体者;腹腔穿刺吸出气体、不凝血液、胆汁或胃肠内容物者;胃肠道出血者;红细胞计数进行性下降者;血压由稳定转为不稳定甚至下降者;积极救治休克而情况不见好转或继续恶化者。

四、治疗

对已确诊或高度怀疑腹内脏器损伤者的处理原则是做好急诊术前准备,力争早期手术。如腹部以外另有伴发损伤,应全面权衡轻重缓急,首先处理对生命威胁最大的损伤。在最危急的病例,心肺复苏是首要的任务,首先应解除气道梗阻;其次是要迅速控制明显的出血,处理开放性气胸或张力性气胸,尽快恢复循环血容量,控制休克和进展迅速的颅脑外伤。除此以外,腹部创伤的救治应当放在优先的地位。通常实质性脏器损伤比空腔脏器损伤更为紧急,大出血可在短时间内致人死亡,而腹膜炎尚不致在同样的短时间内置伤者于死地。

内脏损伤的伤者很容易发生休克,防治休克是治疗中的一个重要环节。对尚未发生休克者,应使其保持安静,同时积极输液;诊断已明确者,可给予镇静药或镇痛药。已发生休克的内出血伤者要积极抢救,力争在收缩压回升至90mmHg以上后进行手术。如果在积极的抗休克治疗下,未能纠正休克,提示腹内有进行性大出血,这时应当机立断,在抗休克的同时,迅速剖腹止血。空腔脏器穿破者,休克发生较晚,多数属失液性休克,故应在纠正休克的前提下进行手术。少数空腔脏器穿孔者的休克,因同时有感染性休克因素存在而不易纠正,可在抗休克的同时进行手术治疗。大量抗生素对于空腔脏器破裂者是有必要的。

切口选择常用正中切口,进腹迅速,出血少,可根据需要上下延长,或向侧方添加切口甚至进入胸腔。腹部有开放伤时,不可通过扩大伤口去探查腹腔,以免伤口愈合不良、裂开和内脏脱出。进腹后的探查顺序应考虑:术前根据受伤史和体征最怀疑哪个脏器受伤,就先探查哪个脏器;凝血块集中处一般即是出血部位。

如果没有腹腔内大出血,则应对腹腔脏器进行系统探查。做到既不遗漏伤情,也不做多余、重复的翻动。探查次序原则上应先探查肝、脾等实质性器官,同时探查膈肌有无破损。接着从胃开始,逐段探查十二指肠第一部、空肠、回肠、结肠以及它们的系膜。然后探查盆腔脏器,再后则切开胃结肠韧带显露网膜囊,检查胃后壁和胰腺。如属必要,最后还应切开后腹膜探查十二指肠。在探查过程中发现的出血性损伤或脏器破裂,应随时进行止血或夹住破口。纤维蛋白沉积最多或网膜包裹处往往是穿孔所在部位。待探查结束,对探查所得伤情做一全面估计,然后按轻重缓急逐一予以处理。原则上是先处理出血性损伤,后处理穿破性损伤;对于穿破性损伤,应先处理污染重的损伤,后处理污染轻的损伤。若有猛烈出血,一时无法判明其来源而失血危及生命时,可用手指压迫主动脉穿过膈肌处,暂时控制出血,争得时间补充血容量,再查明原因止血。

关闭腹腔前应彻底清除腹内残留的液体，恢复腹内脏器的正常解剖关系。下列情况应进行有效的引流：肝、胆、胰、十二指肠及结肠损伤者；空腔脏器修补缝合后，有可能发生溢漏者；有较大裸露创面继续渗出者；局部已形成脓肿者。术后只需短暂引流，可选用烟卷引流；需较长时间引流者，宜用乳胶管；若估计引流量很多（如肠瘘、胆瘘、胰瘘），需放置双套管进行负压吸引。腹壁切口污染不重者，可以分层缝合；污染较重者，皮下可放置乳胶片引流，或暂不缝合皮肤和皮下组织，留做延期处理。

五、预后

除了全身合并伤的因素以外，腹部损伤的危险程度主要取决于：①受伤脏器的数目：被累及的脏器愈多，死亡率就愈高。②何种脏器受伤：大血管、胰、十二指肠、肝、结直肠损伤后果比较严重，小肠、膀胱等受伤则危险较小。③脏器损伤的严重程度：如肝损伤，有些只是表浅裂口甚至无须缝合，有些则严重破碎而不得不广泛切除。Moore 等综合考虑上述 3 种因素，提出"腹部穿透伤指数"（penetrating abdominal trauma index，PATI）的概念，他们把损伤的脏器分别归为不同的危险系数组：胰与十二指肠的危险系数为 5；大血管、肝及结直肠的危险系数为 4；脾、肾、肝外胆道危险系数为 3；胃、小肠、输尿管危险系数为 2；膀胱、骨及小血管危险系数为 1。每种损伤又依其严重程度从轻到重分别定为 1～5 分。受伤脏器的危险系数乘以其严重程度的积，为该脏器的评分。所有受伤脏器的评分相加，即是该患者的 PATI 评分。资料表明，超过 25 分者死亡率和并发症发生率是 25 分以下者的数倍乃至十数倍，说明PATI 能比较正确地反映腹部创伤的严重程度，对预后估计有指导意义。当然，伤员真正的预后和转归，在很大程度上还取决于诊断和治疗的及时性和有效性。

六、损伤分级

严重腹部损伤病例，约占外科住院总人数的 2%。此类患者往往伴有严重的多脏器损伤和功能障碍，客观评估和分析患者病情，对积极、有效地实施抢救治疗具有重要意义。

腹部器官损伤国内外有多种多样的分级方法，这些方法各有优点和缺点，此处仅列举美国创伤外科学会（American Association for the Surgery of Trauma，AAST）于 1989 及 1990 年公布的器官损伤分级（organ injury scale，OIS）标准。此分级已逐渐被国际创伤外科学界接受并推广。其主要特点是从解剖学的角度将腹部各主要器官的损伤程度由低至高分为 5 级或 6 级，涵盖了由最轻微损伤至最严重损伤的各类损伤。其中有关损伤情况的描述是依据尸检、剖腹探查术或放射学检查中最准确的资料总结。同一器官的多处损伤在单一损伤的分级之上增加一级（表 18-1-1～8）。

表 18-1-1　肝损伤分级（AAST）

分级	损伤类型	损伤描述
I	血肿	包膜下，不扩展，小于 10% 表面积
	裂伤	包膜撕裂，不出血，实质裂伤深度小于 1cm
II	血肿	包膜下，不扩展，10%～50% 表面积；或实质内，不扩展，直径小于 10cm
	裂伤	包膜撕裂，实质裂伤深度 1～3cm，长度在 10cm 以内
III	血肿	包膜下血肿破裂大于 50% 表面积；实质内血肿大于 10 cm 或为扩展性
	裂伤	实质裂伤深度大于 3cm
IV	裂伤	肝实质断裂达肝叶的 25%～75% 或在单一肝叶内累及 1～3 个肝段
V	裂伤	肝实质断裂达肝叶之 75% 以上或累及单一肝叶的 3 个以上肝段
	血管损伤	肝周静脉损伤，即肝后腔静脉、中央区主干肝静脉血管
VI	血管损伤	肝撕脱伤

表 18-1-2　脾损伤分级（AAST）

分级	损伤类型	损伤描述
I	血肿	包膜下，不扩展，小于 10％表面积
	裂伤	包膜撕裂，不出血，实质深度小于 1cm
II	血肿	包膜下，不扩展，10％～50％表面积；或实质内，不扩展，直径小于 5cm
	裂伤	包膜撕裂，实质裂伤深 1～3cm，不累及小梁血管
III	血肿	包膜下，大于 50％表面积或为扩展性；包膜下血肿或实质血肿破裂；实质内血肿大于等于 5cm 或为扩展性
	裂伤	实质裂伤深度大于 3cm 或累及小梁血管
IV	裂伤	裂伤累及段或脾门血管，导致大块脾组织（25％以上）丧失血供
V	裂伤	脾完全碎裂
	血管损伤	脾门血管损伤，全脾丧失血供

表 18-1-3　胰腺损伤分级（AAST）

分级	损伤类型	损伤描述
I	血肿	无胰管损伤的轻微挫伤
	裂伤	无胰管损伤的表浅裂伤
II	血肿	无胰管损伤及组织缺损的重度挫伤
	裂伤	无胰管损伤及组织缺损的重度裂伤
III	裂伤	胰腺远端部分断裂或伤及胰管的胰实质损伤
IV	裂伤	胰腺近端横断或伤及乳头壶腹部的胰实质损伤
V	裂伤	胰头严重碎裂

表 18-1-4　胃损伤分级（AAST）

分级	损伤描述
I	挫伤或血肿 部分胃壁撕裂
II	胃食管交界处或幽门裂伤小于 2cm 近端 1/3 胃裂伤小于 5cm
III	胃食管交界处或幽门裂伤大于 2cm 近端 1/3 胃裂伤大于 5cm 远端 2/3 胃裂伤大于 10cm
IV	组织缺损或胃组织失去血供小于 2/3
V	组织缺损或胃组织失去血供大于 2/3

表 18-1-5　十二指肠损伤分级（AAST）

分级	损伤类型	损伤描述
I	血肿	仅累及十二指肠的某一部分
	裂伤	伤及部分肠壁，未穿破
II	血肿	伤及一部分以上（如球部、降部）
	裂伤	破裂不足肠管周径的 50％
III	裂伤	第 1、3、4 部破裂达周径的 50％～100％，第 2 部破裂达周径的 50％～75％
IV	裂伤	第 2 部破裂达周径的 75％以上或伤及乳头壶腹部或远端胆总管
V	裂伤	严重的胰头十二指肠破裂
	血管损伤	十二指肠丧失血供

表 18-1-6　小肠损伤分级（AAST）

分级	损伤类型	损伤描述
I	血肿	挫伤或无血运障碍的血肿
	裂伤	伤及部分肠壁，未穿破
II	裂伤	破裂不足肠管周径的 50%
III	裂伤	破裂达周径的 50% 以上，但未横断
IV	裂伤	肠管横断
V	裂伤	肠管横断并肠段组织缺损
	血管损伤	肠管节段血运障碍

表 18-1-7　结肠损伤分级（AAST）

分级	损伤类型	损伤描述
I	血肿	挫伤或无血运障碍的血肿
	裂伤	伤及部分肠壁，未穿破
II	裂伤	破裂不足肠管周径的 50%
III	裂伤	破裂达周径的 50% 以上，但未横断
IV	裂伤	结肠横断
V	裂伤	结肠横断并肠段组织缺损
	血管损伤	肠管丧失血供

表 18-1-8　直肠损伤分级（AAST）

分级	损伤类型	损伤描述
I	血肿	挫伤或无血运障碍的血肿
	裂伤	部分肠壁挫裂
II	裂伤	破裂不足肠管周径的 50%
III	裂伤	破裂达周径的 50% 以上
IV	裂伤	肠壁全周撕裂并延及会阴
V	血管损伤	节段性血运障碍

第二节　常见腹腔脏器损伤

一、脾破裂

脾是腹部内脏最容易受损伤的器官。脾破裂（splenic rupture）在腹部闭合性和开放性损伤中分别占 20%～40% 和 10% 左右。有慢性病理改变（如血吸虫病、疟疾、黑热病、传染性单核细胞增多症、淋巴瘤等）的脾更易破裂。按病理解剖脾破裂可分为中央型破裂（破在脾实质深部）、被膜下破裂（破在脾实质周边部分）和真性破裂（破损累及被膜）3 种。临床所见脾破裂，约 85% 是真性破裂。破裂部位较多见于脾上极及膈面，有时在裂口对应部位有下位肋骨骨折存在。破裂如发生在脏面，尤其是邻近脾门者，有撕裂脾蒂的可能。自 20 世纪 80 年代以来，已改变了脾破裂一律行脾切除的传统观念。临床上注意到脾切除术后的患者，主要是婴幼儿，对感染的抵抗力减弱，可发生以肺炎球菌为主要病原菌的脾切除术后凶险感染

(overwhelming postsplenectomy infection，OPSI)而致死。随着对脾功能认识的深化，在坚持"抢救生命第一，保留脾脏第二"的原则下，尽量保留脾的方针已被绝大多数外科医生接受。这对 4 岁以下的小儿尤为重要。

脾裂伤局限、表浅，无其他腹腔脏器合并伤者，可在严密观察下行非手术治疗。观察中如发现活动性出血（48 小时内需输血＞1200ml）或有其他脏器损伤，应立即中转手术。保留脾的手术方法有生物胶粘合止血、物理凝固止血、单纯缝合修补、脾破裂捆扎术、脾动脉结扎术及部分脾切除术等。全脾切除术适用于脾中心部碎裂、脾门撕裂或有大量失活组织、合并空腔脏器破裂致腹腔严重污染、高龄及多发伤情况严重需尽早结束手术者。为防止小儿日后发生OPSI，可将 1/3 脾组织切成薄片或小块埋入大网膜囊内进行自体移植。成人则无此必要（OPSI 发生率低于 1%）。病理性肿大的脾发生破裂者应予切除。脾被膜下破裂形成的血肿和少数脾真性破裂后被网膜等周围组织包裹形成的局限性血肿，可在 36～48 小时冲破被膜或血凝块而出现典型的出血和腹膜刺激症状，称为延迟性脾破裂。再次破裂一般发生在 2 周以内，但也有迟至数月以后的。此种情况下脾应切除。

二、肝破裂

肝破裂（liver rupture）在各种腹部损伤中占 15%～20%。肝硬化等慢性病变时发病率较高；右肝破裂又较左肝为多。除左、右位置的差别外，肝破裂无论在致伤因素、病理类型和临床表现方面都和脾破裂极为相似。但因肝破裂后可能有胆汁溢入腹腔，故腹痛和腹膜刺激征常较脾破裂者更为明显。单纯性肝破裂死亡率约为 9%，合并多个脏器损伤和复杂性肝破裂的死亡率可高达 50%。肝破裂后，血液有时可能通过胆管进入十二指肠而出现黑便或呕血。被膜下破裂也有转为真性破裂的可能，中央型肝破裂则更易发展为继发性肝脓肿。

肝破裂手术治疗的基本要求是彻底清创、确切止血、消除胆汁溢漏和建立通畅的引流。肝损伤如属被膜下破裂，小的血肿可不处理，张力高的大血肿应切开被膜，进行清创。肝火器伤和累及空腔脏器的非火器伤都应手术治疗。其他的刺伤和钝性伤则主要根据伤员全身情况决定治疗方案。血流动力学指标稳定或经补充血容量后保持稳定的伤员，可在严密观察下进行非手术治疗，约有 30% 可经非手术方法治愈。生命体征经液体复苏仍不稳定或需大量输血（＞2000ml）才能维持血压者，说明继续有活动性出血，应尽早剖腹手术。肝破裂并有凶猛出血时，可用纱布压迫创面暂时止血，同时用手指或橡皮管阻断肝十二指肠韧带控制出血，以利探查和处理。常温下每次阻断肝的时间不宜超过 20 分钟，若需控制更长时间，应分次进行。对损伤的肝进行清创，清创后应对出血点和断裂的胆管逐一结扎。对于裂口不深、出血不多、创缘比较整齐的病例，在清创后可将裂口直接予以缝合。如在缝合前将大网膜、吸收性明胶海绵或氧化纤维填入裂口，可提高止血效果并加强缝合线的稳固性。如果裂口内有不易控制的动脉性出血，可考虑行肝动脉结扎。对于有大块肝组织破损，特别是粉碎性破裂，或肝组织挫伤严重的患者，可将损伤的肝组织整块切除或行肝叶切除术。对于裂口较深或肝组织已有大块缺损而止血不满意、又无条件进行较大手术的患者，可用长而宽的纱条顺序填入裂口以达到压迫止血的目的。纱条尾端自腹壁切口或另做腹壁戳孔引出作为引流。手术后第 5 天起，每天抽出纱条一段，7～10 天取完。此法有并发感染或在抽出纱条最后部分时引起再次出血可能。在创面或肝周应留置引流管以引流出渗出的血液和胆汁。

三、胰腺损伤

胰腺损伤（pancreatic injury）占腹部损伤的 1%～2%，但其位置深而隐蔽，早期不易发现，甚至在手术探查时也有漏诊可能。胰腺损伤后常并发胰液漏或胰瘘，日久可形成一具有纤维壁的胰腺假性囊肿。胰腺损伤可能合并邻近大血管的损伤。

术前影像学检查常有阳性发现，B 型超声可发现胰腺回声不均和周围积血、积液。CT 检查能显示胰腺轮廓是否整齐及周围有无积血、积液。测定诊断性腹腔穿刺液的淀粉酶含量可辅助诊断。

手术的目的是止血、清创、控制胰腺外分泌及处理合并伤。胰腺被膜完整的挫伤，仅做局部引流。胰体部分破裂而主胰管未断者，可用丝线做褥式缝合修补。胰颈、体、尾部的严重挫裂伤或横断伤，宜做胰腺近端缝合、远端切除术。也可缝闭近端，远端与空肠做 Roux-en-Y 吻合，或近远端同时与空肠吻合，或做主胰管吻合术。胰头部严重挫裂或断裂，为了保全胰腺功能，宜做主胰管吻合术，或结扎近端主胰管、缝闭近端腺体并行远端与空肠 Roux-en-Y 吻合术。胰头损伤合并十二指肠破裂者，伤情最重。若胰头部胆总管断裂而胰管完好，可缝闭胆总管两端，修补十二指肠及胰腺裂口，另做胆总管空肠 Roux-en-Y 吻合。若胆总管与胰管同时断裂但胰腺后壁完整，可以空肠 Roux-en-Y 袢覆盖其上与胰腺和十二指肠裂口吻合。只有在胰头严重毁损确实无法修复时才施行胰头十二指肠切除。各类胰腺手术之后，腹内均应留置引流物，最好同时使用烟卷引流和双套管负压吸引。烟卷引流可在数日后拔除，胶管引流则应维持 10 天以上。一般胰瘘多在 4～6 周内自愈。可选择奥曲肽或生长抑素用于预防和治疗外伤性胰瘘。胰瘘宜禁食并给予全胃肠外营养支持和治疗。

四、胃外伤

钝性伤时空虚胃很少受累，只在胃充盈膨胀时偶可发生。上腹或下胸部的穿透伤则常导致胃损伤（gastric injury），且多伴有肝、脾、横膈及胰等损伤。医源性检查及误吞锐物也可引起穿孔。若损伤未累及胃壁全层（如浆膜或浆肌层裂伤、黏膜裂伤），可无明显症状。若全层破裂，由于胃酸有很强的化学刺激性，立即出现剧痛及腹膜刺激征。肝浊音界消失，膈下有游离气体，胃管引流出血性物，均提示胃破裂的可能。

手术探查必须彻底，尤其注意切开胃结肠韧带探查胃后壁。1/3 的病例胃前后壁都有穿孔，特别应注意检查大小网膜附着处以防遗漏小的破损。边缘整齐的裂口，止血后直接缝合。边缘有挫伤或失活组织者，需修整后缝合。广泛损伤者，宜行部分切除术。

五、十二指肠损伤

十二指肠的大部分位于腹膜后，损伤的发生率很低，约占整个腹部创伤的 2%；该损伤较多见于十二指肠第二、三部（3/4 以上）。十二指肠损伤的诊断和处理存在一定困难，死亡率和并发症发生率都相当高。据统计，十二指肠战伤的死亡率在 40% 左右，平时伤的死亡率为 12%～30%，若同时伴有胰腺、大血管等相邻器官损伤，死亡率则更高。伤后早期死亡原因主要是合并伤，尤其是腹部大血管伤；后期死亡则多因诊断不及时和处理不当引起十二指肠瘘，导致感染、出血和衰竭。

十二指肠损伤（duodenal injury）如发生在腹腔内部分，破裂后可有胰液和胆汁流入腹腔而早期引起腹膜炎。腹膜后十二指肠破裂，早期症状体征多不明显，下述情况可为诊断提供线索：右上腹或腰部持续性疼痛且进行性加重，可向右肩及右睾丸放散；右上腹及右腰部有明显的固定压痛；腹部体征相对轻微而全身情况不断恶化；有时可有血性呕吐物出现；血清淀粉酶升高；平片可见腰大肌轮廓模糊，有时可见腹膜后呈花斑状改变（积气）并逐渐扩展；胃管内注入水溶性碘剂可见外溢；CT 显示右肾前间隙气泡更加清晰；直肠指检有时可在骶前扪及捻发音，提示气体已达到盆腔腹膜后组织。手术探查时如发现十二指肠附近腹膜后有血肿，组织被胆汁染黄或在横结肠系膜根部有捻发音，应怀疑十二指肠腹膜后破裂的可能。

手术方法主要有：①单纯修补术：70%～80% 以上的十二指肠损伤可用此法治疗，此法适用于裂口不大，边缘整齐，血运良好且无张力者。②带蒂肠片修补术：裂口较大，不能直接缝合者，可游离一小段带蒂肠管，将其剖开修剪后镶嵌缝合于缺损处。③损伤肠段切除吻合术：十二指肠第三、四段严重损伤不宜缝合修补时，可将该肠段行端端吻合。④十二指肠憩室化：适用于十二指肠第二、三段严重损伤或同时伴胰腺损伤者。手术包括胃窦切除、迷走神经切断、胃空肠吻合、十二指肠残端和胆总管造瘘。⑤损伤修复加幽门旷置术：采用上述修补或切除吻合方法修复损伤后，为保证愈合，防止破裂，通过胃窦部切口以可吸收缝线将幽门行荷包式缝闭，3 周后幽门可再通。此法能达到与十二指肠憩室化相同的效果。⑥胰头十二指肠切除术：只宜用于十二指肠第二段严重碎裂殃及胰头，无法修复者。⑦浆膜切开血肿清除术：十二指肠损伤的一个特殊类型是十二指肠壁间血肿，除上腹不适、隐痛外，主要表现为高位肠梗阻，若非手术治疗 2 周梗阻仍不解除，可手术切开血肿清除血凝块。

六、小肠破裂

小肠占据中、下腹的大部分空间，故受伤的机会比较多。小肠破裂后可在早期即产生明显的腹膜炎，只有少数患者有气腹。一部分患者的小肠裂口不大，或穿破后被食物渣、纤维蛋白素甚至突出的黏膜阻塞，可能亦无弥漫性腹膜炎的表现。

小肠破裂的诊断一旦确定，应立即进行手术治疗。手术时要对整个小肠和系膜进行系统、细致的探查，系膜血肿即使不大也应切开检查以免遗漏小的穿孔。手术方式以简单修补为主。一般采用间断横向缝合以防修补后肠腔发生狭窄。有以下情况时，则应采用部分小肠切除吻合术：裂口较大或裂口边缘部肠壁组织挫伤严重者；小段肠管有多处破裂者；肠管大部分或完全断裂者；肠管严重辗挫、血运障碍者；肠壁内或系膜缘有大血肿者；肠系膜损伤影响肠壁血液循环者。

七、结肠破裂

结肠损伤概率较小肠为低，但因结肠壁薄、血液供应差、结肠内容物液体成分少而细菌含量多，故结肠破裂的临床表现和治疗不同于小肠破裂，腹膜炎出现得较晚，但较严重。腹膜后结肠损伤常导致严重的腹膜后感染。

除少数裂口小、腹腔污染轻、全身情况良好的患者可以考虑一期修补或一期切除吻合（主要为右半结肠）外，大部分患者先采用肠造口术或肠外置术处理，待 3～4 周后患者情况好转时，再行关闭瘘口。近年来随着运送工具、急救措施、感染控制等一系列进步和对结肠损伤规律地深入了解，结肠损伤施行一期修复手术取得了引人瞩目的进展。采取肠管外置或修补后外置或两端造口等分期手术的病例已显著减少，而施行一期修补或切除吻合的病例日益增多。对比较严重的损伤一期修复后，可加做近端结肠转流性造口，确保肠内容不再进入远端。一期修复手术的主要禁忌证为腹腔严重感染、全身多发伤或腹腔内其他脏器合并伤、需尽快结束手术、有重要基础性疾病（如肝硬化、糖尿病等）。对失血性休克需大量输血（＞2000ml）者、高龄患者、高速火器伤、手术时间已延误者，选择一期修复手术须格外慎重。

八、直肠损伤

直肠上段在盆底腹膜反折之上，下段则在反折之下。如发生在腹膜反折之上，其临床表现与结肠破裂基本相同。如发生在腹膜反折之下，则将引起严重的直肠周围感染，但并不表现为腹膜炎。以下线索提示腹膜外直肠损伤：血液从肛门排出；会阴部、骶尾部、臀部、大腿部的开放伤口有粪便溢出；尿液中有粪便残渣；尿液从肛门排出。直肠损伤（rectal injury）后，直肠指检可发现直肠内有出血，有时还可摸到直肠破裂口。怀疑直肠损伤而指检阴性者，可行直肠镜检查。

直肠上段破裂，应剖腹进行修补，若全身和局部情况好，可以不做近端造口。如属严重毁损性损伤可切除后端端吻合，加做乙状结肠转流性造口。直肠下段破裂时，应充分引流直肠周围间隙以防感染扩散，加做乙状结肠造口术。有些损伤无论从腹部还是会阴部都难以显露，则不必强求一定直接修补。只要转流完全，清创彻底，感染得到控制，未经修补的直肠损伤一般均可自行愈合。

九、腹膜后血肿

外伤性腹膜后血肿（retroperitoneal hematoma）多是高处坠落、挤压、车祸等所致腹膜后脏器（胰、肾、十二指肠）损伤、骨盆或下段脊柱骨折和腹膜后血管损伤引起的。出血后，血液可在腹膜后间隙广泛扩散形成巨大血肿，还可渗入肠系膜间。腹膜后血肿因出血程度与范围各异，临床表现并不恒定，并常因有合并损伤而被掩盖。一般说来，除部分伤者有腰胁部瘀斑（Grey Turner 征）外，突出的表现是内出血征象、腰背痛和肠麻痹；伴尿路损伤者则常有血尿。血肿进入盆腔者可有里急后重感，并可借直肠指检触及骶前区伴有波动感的隆起。有时因后腹膜破损而使血液流至腹腔内，故腹腔穿刺和灌洗具有一定诊断价值。

治疗措施除积极防治休克和感染外，因腹膜后血肿常伴大血管或内脏损伤，多需行剖腹探查。手术中如见后腹膜破损，可先估计血肿范围和大小，在全面探查腹内脏器并对其损伤做相应处理后，再对血肿的范围和大小进行一次估计。如血肿有所扩展，则应切开后腹膜，寻找破损血管，予以结扎或修补；如无扩展，可不予切开，因完整的后腹膜对血肿可起压迫作用，使出血得以自控，特别是盆腔内腹膜后血肿，出血多来自压力较低的盆腔静脉丛，出血自控的可能性较大。如血肿位置主要在两侧腰大肌外缘、膈脚和骶岬之间，血肿可来自腹主动脉、腹腔动脉、下腔静脉、肝静脉、肝裸区、胰腺或腹膜后十二指肠损伤，此范围内的腹膜后血肿不论是否扩展，原则上均应切开后腹膜予以探查。剖腹探查时如见后腹膜已破损，则应探查血肿，因后腹膜的压迫作用已不复存在。探查血肿时，应尽力找到并控制出血点；无法控制时，可用纱条填塞，静脉出血常可因此停止。填塞的纱条应在术后 4～7 天内取出，以免引起感染。

感染是腹膜后血肿最重要的并发症，死亡率高。腹膜后间隙组织疏松，一旦感染，扩展迅速，故应注意预防。保持后腹膜的完整性除能对血肿产生压迫作用外，还可减少腹膜后间隙受可能存在于腹腔内的感染源的污染。

十、腹部大血管损伤

腹部血管损伤包括腹主动脉、下腔静脉、内脏血管和髂血管等，约占全部血管伤的 30%。损伤大致分为锐性伤、钝性伤和医源性损伤。锐伤主要为刀剪伤、枪弹伤、玻璃碎片刺伤等。钝伤多因交通事故、机器撞伤、建筑物倒塌挤压、高空坠落等所致。医源性损伤多因腹内手术操作合并损伤、各种介入性诊疗术中损伤血管或内膜、血管内栓塞治疗时的异位栓塞等。

休克是腹腔内血管损伤最主要的临床表现。腹腔内血管损伤多合并其他器官损伤，伤势重，病情变化迅速，常伴随严重的生理紊乱。及时诊断是成功救治的先决条件。下列情况下高度提示腹腔内血管损伤：①明确的腹部外伤史；②严重休克，经快速补液血压不回升或不稳定；③腹腔内大出血表现；④腹腔诊断性穿刺吸出不凝血；⑤伴腹腔内其他脏器损伤时，可出现其相应症状。B超检查有助于了解腹腔内液体量、腹膜后血肿的部位、大小，并可避免不必要的剖腹探查手术。诊断不明确，但疑有血管损伤时，若病情允许，可考虑行血管造影术以明确诊断。非主干血管损伤可于造影术中行栓塞治疗。主干血管损伤，必须及时行剖腹探查。

确定有腹腔内大出血时，挽救生命是治疗的首要目的，应紧急手术，及时、有效地控制出血点。妥善处理损伤血管，尽可能重建血流通道，保存器官功能，降低病残率。

第三节　腹部多器官损伤的处理原则

腹部损伤手术应遵循"抢救生命第一，保全器官第二"的原则。对于腹部多器官损伤的处理，原则上应先处理出血性损伤，后处理穿孔性损伤。对于穿孔性损伤，应先处理污染重（如下消化道）的，后处理污染轻的。临床实践中，大约10％腹部多器官损伤的患者其残存的生理功能储备难以耐受一次剖腹手术中完成控制损伤和确定性修复损伤内脏两项任务，以致有时手术成功但患者却死于严重的生理功能紊乱。

1983年，Stone首先指出：腹部多器官损伤的患者伴凝血机制障碍是严重生理功能紊乱的先兆，对其处理不能沿用传统的原则，应更新观念，采用损伤控制（damage control）原则进行救治。损伤控制的目的为：控制出血，纠正低血容量、低体温、代谢性酸中毒、凝血机制紊乱，减少污染，改善生理功能储备，计划再手术。绝大多数腹部损伤患者常规剖腹探查手术足以处理各种腹部内脏损伤，原则上只有那些施行损伤脏器修复、重建手术超过患者生理耐受极限的少数严重腹部损伤（多为腹部多器官损伤）患者才需损伤控制。根据病史及临床表现、合并伤、危险因素，确定损伤控制的适应证如下：①创伤史及临床表现：躯干高动能撞击伤、多发性躯干穿透性损伤、血流动力学不稳定。②术中情况：严重胰十二指肠损伤、肝后下腔静脉损伤、严重肝损伤、开放性骨盆骨折、骨盆血肿破裂、失血已达4000ml以上。③合并伤：腹部血管损伤合并腹部多器官损伤、多发伤需优先处理腹部以外致命损伤、腹部内脏损伤合并多发性致命性出血灶、不稳定的复杂性骨盆骨折。④危险因素：严重休克、严重代谢性酸中毒（pH<7.30、低体温<35℃）、凝血机制障碍、输血4000ml以上。损伤控制处理可概括为3个连续阶段：①首次手术：控制出血；控制腹腔内污染。诊断腹内脏器损伤；腹内填塞；暂时关闭腹腔。②ICU连续复苏：纠正低血容量、低体温、凝血机制障碍、代谢性酸中毒；呼吸支持。③计划再手术。去除腹腔填塞，确定性损伤脏器修复或重建。损伤控制首次手术患者在ICU连续复苏期间可发生腹部腔隙综合征（abdominal compartment syndrome，ACS），即腹内压增高（>20～25mmHg）引起脏器功能损伤。如诊断明确，应立即开放腹腔（腔隙）减压，但应注意对腹腔减压可能诱发致命性再灌注损伤的预防和处理。

（乔海泉）

第十九章 腹外疝

第一节 概　述

人体器官或组织通过某些先天或后天所形成的孔隙或缺损等薄弱点，由其正常解剖部位进入邻近部位，称为疝（hernia）。疝多发生于腹部，分为腹外疝和腹内疝，绝大多数是腹外疝。腹外疝是指腹腔内器官或组织连同壁腹膜，经腹壁的薄弱点或孔隙向体表突出所形成的疝，如腹股沟疝、切口疝等。腹内疝是指腹腔内器官或组织不正常地进入原有的孔隙或因病变或手术而形成的孔隙所形成的疝，如网膜孔疝等。腹外疝中，腹股沟疝最为常见。

一、病因

腹壁强度降低和腹内压力增高是腹外疝发病的两大主要原因。

1. 腹壁强度降低的潜在因素很多，最常见的因素有：①某些组织穿过腹壁的部位，如精索或子宫圆韧带穿过腹股沟管、股动静脉穿过股管、脐血管穿过脐环等处。②腹横肌腱膜弓（或腹股沟镰）弓状下缘与腹股沟韧带之间的半月形薄弱区域。③腹白线发育不全所形成的腹壁薄弱点。④腹部手术切口愈合不良、外伤、感染、腹壁神经损伤、老年、久病、肥胖等所致的腹壁肌肉缺损、萎缩等也常是腹壁强度降低的原因。生物学研究发现，腹外疝患者腹壁腱膜中胶原代谢紊乱，羟脯氨酸含量减少，成纤维细胞增生受抑，超微结构中含有不规则的微纤维，致使腹壁强度降低。另外发现，长期吸烟者血清中弹性溶解酶活性明显增高，抑制蛋白溶解的酶类（如抗胰蛋白酶）活性降低，使胶原合成减少，分解增加，提示腹壁强度与胶原代谢状态密切相关。

2. 常见的腹内压力增高因素有慢性咳嗽、慢性便秘、排尿困难（如前列腺增生、包茎、膀胱结石等）、腹水、晚期妊娠、举重、婴儿经常啼哭等。只有在腹壁强度降低的基础上，突然或持续性腹内压力增高，才是腹外疝发病的重要诱因。正常人虽常有腹内压力增高，但如腹壁强度正常，则不会发生疝。

另外，鞘状突未闭是腹股沟疝发生的先天性因素。

二、疝的组成

典型的腹外疝由疝门、疝囊、疝内容物和疝外被盖四部分组成。

1. 疝门　为腹壁薄弱点或缺损处，是疝从腹腔突出的门户，多呈环形，也称疝环。各种疝通常以疝门所在部位而命名，如腹股沟疝、股疝、脐疝、切口疝等。

2. 疝囊　是壁腹膜经疝门向外突出形成的囊袋，可分为囊颈、囊体、囊底三部分。疝囊颈是疝囊通过疝门处的狭窄部分，其位置相当于疝门；疝囊膨大的部分为疝囊体；疝囊顶部为疝囊底。

3. 疝内容物　是进入疝囊的腹内器官或组织，以小肠最为多见，其次为大网膜。此外，如盲肠、阑尾、乙状结肠、横结肠、膀胱、卵巢、输卵管、Meckel 憩室等均可进入疝囊，但较少见。

4. 疝外被盖　是指疝囊以外的腹壁各层组织，如筋膜、肌肉、皮下脂肪组织和皮肤等。

三、临床病理类型

依据疝内容物的病理变化和临床特点，腹外疝可分为易复性、难复性、嵌顿性和绞窄性四种临床类型。

1. 易复性疝（reducible hernia）　疝内容物很容易回纳入腹腔者，称易复性疝。一般疝内容物在患者站立、行走、劳动以及咳嗽等致使腹内压增加时突出，而在平卧时或用手轻推即可回纳入腹腔。此型突入疝囊的内容物一般无病理变化。

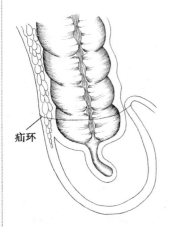

图 19-1-1　滑动性疝
盲肠成为疝囊的组成部分

疝环

2. 难复性疝（irreducible hernia）　疝内容物不能或不能全部回纳入腹腔，但并不引起严重临床症状者，称难复性疝。常因疝内容物（多为大网膜，也可是小肠）反复突出，致疝囊颈受摩擦而损伤，产生粘连所致。有些病程长的巨型疝，内容物多，腹壁已完全丧失抵挡内容物突出的作用，也常难以回纳。此外，在疝的形成过程中，一些腹腔内器官（如膀胱、盲肠）随壁腹膜的牵拉下移，经疝门滑入疝囊而构成疝囊的一部分，称为滑动性疝（sliding hernia）。常见器官右侧为盲肠（包括阑尾）及回盲部，左侧为乙状结肠及降结肠，前位为膀胱（图 19-1-1）。滑动性疝多见于右侧腹股沟，也属难复性疝。难复性疝的疝内容物多无病理变化。

3. 嵌顿性疝（incarcerated hernia）　疝门较小而腹内压突然增高时，疝内容物可强行扩张疝囊颈而进入疝囊，随后因疝囊颈的弹性回缩，将疝内容物卡住而使其不能回纳，这种情况称为嵌顿性疝。疝发生嵌顿后，如其内容物为肠管，肠壁及其系膜可在疝门处受压，先使静脉回流受阻，导致肠壁淤血和水肿，肠壁及其系膜组织逐渐增厚，颜色由正常的淡红逐渐转为深红，囊内可有淡黄色渗液，致使肠管受压情况逐渐加重而更难回纳。此时的病理状态只是静脉回流受阻，肠系膜内动脉的供血尚存在，嵌顿如能及时解除，上述病变可恢复正常。

4. 绞窄性疝（strangulated hernia）　在嵌顿疝的基础上，如组织嵌顿不能及时解除，肠管及其系膜受压情况不断加重，可使动脉血流减少或完全阻断，导致组织坏死，称为绞窄性疝。此时肠系膜动脉搏动消失，肠管失去光泽、弹性和蠕动能力，颜色由深红变为紫红，最终变黑坏死。疝囊内渗液由淡黄色变为暗红色血性液。继发感染时，疝囊内渗液可为脓性。感染严重时，可引起疝外被盖组织的蜂窝织炎。积脓的疝囊可自行穿破或误被切开引流而形成肠瘘。感染如波及腹腔则引起化脓性腹膜炎。

嵌顿性疝和绞窄性疝实际上是一个病理过程的两个阶段，临床上很难截然区分。肠管发生嵌顿或绞窄时，常因肠管的受压和闭塞出现急性肠梗阻的临床表现。如嵌顿的疝内容物仅为部分肠壁，系膜侧肠壁及其系膜并未进入疝囊，肠腔并未完全梗阻，则称为肠管壁疝或 Richter 疝（图 19-1-2）。如嵌顿的疝内容物是小肠憩室（通常为 Meckel 憩室），则称为 Littre 疝。发生嵌顿或绞窄的疝内容物通常为一个肠袢，但有时也可包含数个连续的肠袢，或呈"W"形，疝囊内所嵌顿肠袢间的部分肠管可隐藏在腹腔内，这种情况称为逆行性嵌顿疝（Maydl 疝；图 19-1-3）。此种情况下，如肠管发生绞窄，则不仅疝囊内的肠管可坏死，折返回腹腔内的中间肠袢也可坏死；有时甚至疝囊内的肠袢尚存活，而腹腔内的肠袢已坏死。所以，在手术处理嵌顿性或绞窄性疝时，必须注意打开内环，把腹腔内有关肠袢牵出检查，以防将坏死肠管遗漏于腹腔。如果疝内容物为阑尾且伴发阑尾炎或阑尾脓肿，因是感染性切口，不能行修补手术，称为 Amyand 疝。

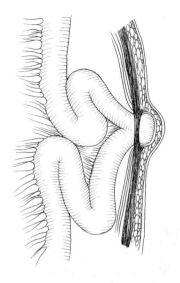

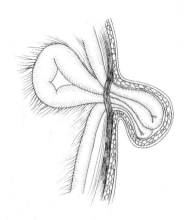

图 19-1-2　肠管壁疝　　　　　　　　图 19-1-3　逆行性嵌顿疝

儿童疝，因疝环组织一般比较柔软，嵌顿后很少发生绞窄。

第二节　腹股沟疝

腹股沟区是下腹部两侧的三角形区域，其上界为髂前上棘至腹直肌外侧缘的一条水平线，下界为腹股沟韧带，内界为腹直肌外缘。腹股沟疝（inguinal hernia）是指发生在这个区域的腹外疝，是各种疝中最常见的类型。

根据疝环与腹壁下动脉的关系，腹股沟疝可分为斜疝和直疝两种。疝囊经过腹壁下动脉外侧的腹股沟管深环（内环）突出，向内、向下、向前斜行经过腹股沟管，再由腹股沟管浅环（皮下环）穿出，并可进入阴囊，称为腹股沟斜疝（indirect inguinal hernia）。疝囊经腹壁下动脉内侧的直疝三角区直接由后向前突出，不经过内环，也不进入阴囊，称为腹股沟直疝（direct inguinal hernia）。斜疝是临床最为多见的腹外疝，发病率占全部腹外疝的 75%～90%，占腹股沟疝的 85%～95%，而直疝约占腹股沟疝的 5%。腹股沟疝多见于男性，男女发病之比约为 15∶1，右侧比左侧多见。

中华医学会外科学分会疝与腹壁疾病学组于 2012 年重新修订了成人腹股沟疝的分型。根据疝环缺损的大小、疝环周围腹横筋膜的坚实程度和腹股沟管后壁的完整性，将其分为Ⅰ、Ⅱ、Ⅲ、Ⅳ型。Ⅰ型：疝环缺损直径≤1.5cm（约一指尖），疝环周围腹横筋膜有张力，腹股沟管后壁完整；Ⅱ型：疝环缺损最大直径 1.5～3.0cm（约两指尖），疝环周围腹横筋膜存在，但薄弱且张力降低，腹股沟管后壁不完整；Ⅲ型：疝环缺损≥3.0cm（大于两指），疝环周围腹横筋膜薄弱且无张力，或已萎缩，腹股沟管后壁缺损；Ⅳ型：复发疝。

【病因及发病机制】

腹外疝好发于腹股沟区有解剖、先天发育以及生理等多方面的原因。

1. 解剖因素　腹股沟区解剖结构的缺陷使其强度弱于腹壁其他部分，成为腹股沟疝发病的主要原因，腹股沟区解剖也是腹股沟疝手术治疗的理论基础。

（1）腹股沟区的解剖层次由浅而深，有以下各层：

1）皮肤、皮下组织和浅筋膜。

2）腹外斜肌：在髂前上棘与脐之间连线以下移行为腱膜，即腹外斜肌腱膜。该腱膜下缘在髂前上棘和耻骨结节之间向后上方反折、增厚形成腹股沟韧带。韧带内侧端一小部分纤维又向下、向后反折形成腔隙韧带（陷窝韧带，Gimbernat 韧带），该韧带填充着腹股沟韧带和耻骨梳间的交角，其边缘呈弧形，构成股环的内侧缘。腔隙韧带向外侧延续并附着于耻骨梳，构成耻骨梳韧带（Cooper 韧带；图 19-2-1）。这些韧带在传统的疝修补手术中极为重要。腹外斜肌腱膜纤维在耻骨结节上方形成一三角形裂隙，构成腹股沟管浅环（又称外环或皮下环）。腱膜的深面与腹内斜肌之间有髂腹下神经及髂腹股沟神经通过，两条神经相平行，两者的神经纤维可相互交叉相连，有时融合为一条神经，手术时应注意保护以避免损伤。

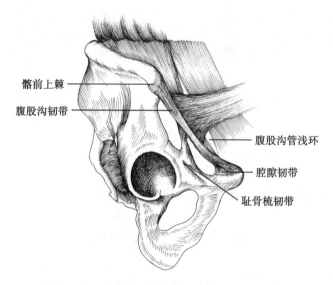

图 19-2-1 腹股沟区的韧带

3）腹内斜肌和腹横肌：腹内斜肌起自腹股沟韧带的外侧 1/2。肌纤维向内下走行，其下缘呈弓状越过精索前、上方，在精索内后侧止于耻骨结节。腹横肌起自腹股沟韧带外侧 1/3，其下缘也呈弓状越过精索上方，在内环的内侧，精索内后方，游离缘的腹横肌腱和腹内斜肌下缘融合形成腱膜性弓状结构，称腹横肌腱膜弓（transversus abdominis aponeurotic arch），也止于耻骨结节。仅有 3%～5% 的人，此腱膜弓与腹内斜肌下缘融合成腱性的腹股沟镰（或称联合肌腱；图 19-2-2）。腹横肌腱膜弓（或腹股沟镰）与腹股沟韧带之间有一空隙，该处腹壁相对薄弱，因而腹股沟疝好发于此。腹横肌腱膜弓（或腹股沟镰）常位于各种腹股沟疝的上缘，所以，此结构在各类腹股沟疝修补术中常作为修补的重要结构。

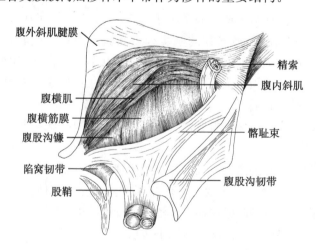

图 19-2-2 腹股沟镰和髂耻束

4）腹横筋膜：位于腹横肌深面。其下面部分的外侧 1/2 附着于腹股沟韧带，内侧 1/2 附着于耻骨梳韧带。腹横筋膜至腹股沟韧带向后的游离缘处增厚形成髂耻束（图 19-2-2）。髂耻束在外侧附着于髂前上棘和髂骨翼内唇，向内上与髂耻弓相连，向下方伸展至腹股沟韧带的后上方。其通过股血管前上方构成股鞘前部，并绕过股管向后下反转，呈扇形延续至耻骨梳韧带，因此髂耻束构成了股管的前内侧部，其内侧为腔隙韧带。构成股管的髂耻束如发育不良，易发生腹股沟疝。髂耻束常构成斜疝和直疝薄弱区的下缘，股疝薄弱区的内缘。现代疝修补术特别强调这一结构，髂耻束可作疝修补的材料。腹股沟中点上方 2cm、腹壁下动脉外侧处，男性精索或女性子宫圆韧带穿过腹横筋膜而形成一个卵圆形裂隙，即腹股沟管深环（又称内环或腹环）。腹横筋膜由此向下包绕精索，成为精索内筋膜。深环内缘和下缘的腹横筋膜组织增厚，形成一个向外上方开口的"U"形结构，称凹间韧带（腹横筋膜悬吊带；图 19-2-3，4）。悬吊带加固了内环内、下缘，而外上缘较薄弱，所以斜疝多由内环外上方疝出，疝囊位于精索的前外侧。在腹股沟内侧 1/2，腹横筋膜还覆盖着股动、静脉，并在腹股沟韧带后方伴随这些血管下行至股部。

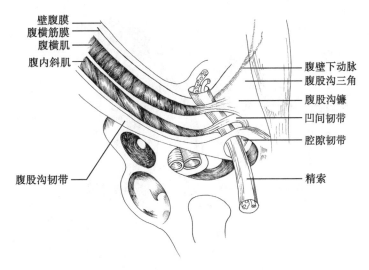

图 19-2-3　腹股沟区解剖（前面观）

5）腹膜外脂肪和壁腹膜：位于腹横筋膜的深面，并和腹横筋膜一起构成腹股沟管的后壁。

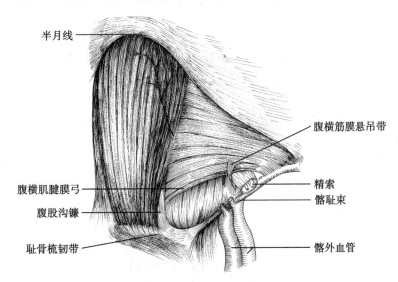

图 19-2-4　腹股沟区解剖（后面观）

　　（2）腹股沟管：腹股沟管位于腹股沟韧带内上方，大体相当于腹横肌腱膜弓和（或）腹股沟镰与腹股沟韧带之间的空隙。成年人腹股沟管的长度为 4～5cm，有内、外两口和上、下、前、后四壁。腹股沟管的内口即深环，外口即浅环。它们的大小一般可容纳一示指尖。以内环为起点，腹股沟管的走向由外向内、由上向下、由深向浅斜行。腹股沟管的前壁有皮肤、皮下组织和腹外斜肌腱膜，其外侧 1/3 部分尚有腹内斜肌覆盖；后壁为腹横筋膜及其深面的腹膜外脂肪和壁腹膜，其内侧 1/3 尚有腹横肌腱膜弓（或腹股沟镰），外侧尚有凹间韧带；上壁为腹横肌腱膜弓（或腹股沟镰）；下壁为腹股沟韧带和腔隙韧带。男性腹股沟管内有精索通过，女性则有子宫圆韧带通过。

　　（3）腹股沟三角（直疝三角或 Hesselbach 三角）：此三角位于腹股沟区的内下方，内侧边为腹直肌外侧缘，外侧边是腹壁下动脉，底边为腹股沟韧带。此处腹壁缺乏完整的腹肌覆盖，且腹横筋膜又比周围部分为薄，腹内脏器易在此处由后向前突出而形成腹股沟直疝，故称为直疝三角（图 19-2-5）。直疝三角与腹股沟管深环之间有腹壁下动脉和凹间韧带相隔。

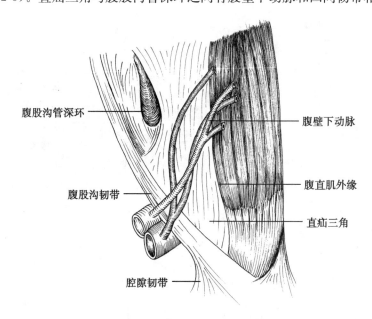

图 19-2-5　直疝三角（后面观）

　　正常情况下，腹内斜肌和腹横肌收缩所产生的括约肌样作用，以及腹横肌腱膜弓（或腹股沟镰）的掩闭器功能，能够弥补腹股沟区的解剖缺陷并保持腹股沟管的完整：①腹内斜肌和腹横肌在内环的括约肌样作用：当腹横肌和腹横筋膜收缩时，可牵动内环内侧的凹间韧带（腹横筋膜悬吊带），使之向外上方移动，从而在腹内斜肌深面关闭了内环，如果腹横肌或腹横筋膜发育不良或强度不足，这一保护作用就不能发挥而易发生疝。②腹横肌腱膜弓的掩闭器功能（shutter mechanism）：休息状态时，腹横肌腱膜弓向上凸起，而腹横肌和腹内斜肌收缩时，弧形的腱膜弓被拉直并向腹股沟韧带靠拢，使腱膜弓与腹股沟韧带之间的半月形空隙变小，有利于加强腹股沟管前壁。因此，在此二肌发育欠佳或腹横肌腱膜弓位置偏高时，易发生腹股沟疝（特别是直疝）。

　　2. 先天发育异常　胚胎期睾丸位于第 2～3 腰椎旁，随发育下降，在腹股沟深环处带动腹膜、腹横筋膜以及各肌经腹股沟管下移，并推动皮肤形成阴囊。随之下移的腹膜形成鞘突，睾丸则紧贴于其后壁。正常情况下，婴儿出生不久，鞘突下段成为睾丸固有鞘膜，其余部分自行萎缩、闭锁而形成纤维索带。如鞘突不闭锁或闭锁不完全，则鞘突与腹腔相通而成为先天性斜疝的疝囊（图 19-2-6）。后天性斜疝的疝囊并非未闭的鞘突，而是位于鞘突旁的另一个腹膜囊（图 19-2-7）。右侧睾丸下降比左侧略晚，鞘突闭锁也较迟，故右侧腹股沟疝较多。

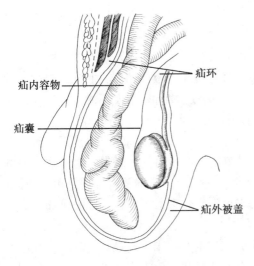
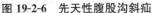

图 19-2-6　先天性腹股沟斜疝

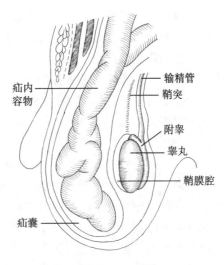

图 19-2-7　后天性腹股沟斜疝

3. 生理因素　老年、久病、肥胖、长期吸烟、胶原代谢异常等使腹壁强度减弱的因素均与腹股沟疝的发生有关。

【临床表现和诊断】

不同年龄好发的腹股沟疝类型不同。斜疝多发于青壮年，直疝多见于老年。先天性斜疝多见于婴幼儿，但有时也可见于老年。根据疝内容物下降的程度，斜疝可分为两类：疝囊底仅在腹股沟管内者为不完全疝；疝囊底已穿出外环，甚至进入阴囊者为完全疝。

不完全疝肿块较小，位于腹股沟管内，患者仅有疝环处轻度坠胀感，此时诊断较为困难。检查时嘱患者站立，将手指通过阴囊皮肤伸入浅环，浅环大小可正常，嘱患者咳嗽时指尖有冲击感可确诊。

易复性腹股沟斜疝除腹股沟区可复性肿块和偶有胀痛外，并无其他症状。肿块常在站立、行走、跑步、咳嗽、劳动时出现，平卧或用手推送可回纳消失。肿块开始较小，随疾病发展可逐渐增大呈梨形，并可降至阴囊或大阴唇。检查时用手按肿块嘱患者咳嗽，可有膨胀性冲击感。回纳疝块，以示指通过阴囊皮肤沿精索向上伸入浅环，可感浅环扩大，腹壁薄弱；此时嘱患者咳嗽，指尖有冲击感。回纳疝块后，用手指紧压腹股沟管深环，嘱患者起立并咳嗽，斜疝疝块并不出现（直疝疝块则可在手指内侧自后向前突出）；但移去手指，则可见疝块由外上向内下鼓出。这种压迫内环试验可以在术前用来鉴别斜疝和直疝。疝内容物如为肠袢，则肿块柔软、光滑，叩之呈鼓音，听诊可闻及肠鸣音；平卧回纳时常先有阻力，一旦回纳，疝块即刻消失，并常在肠袢进入腹腔时发出咕噜声。疝内容物如为大网膜，则肿块坚韧，叩诊呈浊音，回纳缓慢。

难复性斜疝在临床表现方面除胀痛稍重外，其主要特点是疝块不能完全回纳。滑动性斜疝疝块除了不能完全回纳外，常同时伴有"消化不良"和便秘等症状。出现膀胱刺激症状或排尿困难者，应怀疑膀胱滑入疝囊所构成的滑动性疝。滑动性疝术前难以明确诊断，因此临床上对病程较长的中老年肥胖患者，尤其是巨大阴囊型、呈难复性表现、但很少发生嵌顿者，应怀疑滑动性疝的可能。滑动性疝多见于右侧，左右发病率之比约为 1：6。滑动性斜疝多于滑动性直疝。滑疝虽不多见，但滑入疝囊的盲肠、乙状结肠或膀胱等可能在疝修补手术时被误认为疝囊的一部分而被切开，应特别注意。

嵌顿性疝通常发生在斜疝，直疝极少发生嵌顿。重体力劳动、用力排便或剧烈咳嗽时腹内压骤增是其主要原因。临床上表现为疝块突然增大变硬，疼痛加剧，呈持续性，伴触痛；平卧或用手推送不能使肿块回纳。如为大网膜嵌顿，局部疼痛常较轻微。如为肠袢，不但局部疼痛明显，还可伴有腹部绞痛、恶心、呕吐、腹胀、停止排气和排便；腹部可见肠型或蠕动波，叩诊呈鼓音，听诊肠鸣音亢进等机械性肠梗阻的临床表现；腹部 X 线检查可见多个液平面；因此临床应注意避免误诊误治。疝一旦嵌顿，自行回纳的机会较少，如不及时处理，则进一步发展为绞窄性疝。嵌顿性疝患者如出现腹部压痛、肌紧张等腹膜刺激征和体温上升、白细胞计数增高、脉搏增快、血压下降等感染中毒征象，提示已发展为绞窄性疝。肠管壁疝（richter hernia）或 Littre 疝嵌顿时，局部肿块常不明显，也不一定有肠梗阻表现，因而容易被忽略。

绞窄性疝的临床症状多较严重。但在肠袢坏死穿孔时，疼痛可因疝块压力骤降而暂时有所缓解。因此，疼痛减轻而肿块仍在，不可认为是病情好转。绞窄时间较长者，由于疝内容物发生坏死感染，侵及周围组织，可引起疝外被盖组织的急性炎症。如不及时处理，可形成脓肿。脓肿自行穿破或被切开引流，则可形成肠瘘。严重者可发生脓毒血症。逆行性嵌顿疝腹腔内肠袢坏死者，可出现急性化脓性腹膜炎表现。

腹股沟直疝常见于年老体弱者，女性较男性多见。其主要临床表现是直立时，在腹股沟内侧端、耻骨结节外上方出现半球形肿块，一般不伴有其他症状。由于直疝囊颈宽大，疝内容物又直接自后向前突出，故疝块多在直立时出现，平卧后自行消失，不需用手推送复位。直疝通常不进入阴囊，极少发生嵌顿。疝内容物常为小肠或大网膜。膀胱有时可进入疝囊，成为滑动性直疝，此时膀胱构成疝囊的一部分，手术时应予以注意。

腹股沟疝的诊断一般不难，但在术前确定是斜疝还是直疝，有时并不容易，需术前判断和术中判断相结合进行确定（表 19-2-1）。腹股沟疝诊断特别困难者，可借助超声波或疝囊造影（hemiography）检查。疝囊造影的方法是：先取头高脚低仰卧位，在下腹部穿刺注入造影剂后变换体位，2~4 分钟后取俯卧位、头高脚低、稍向患侧倾斜摄片。鞘状突未闭显示的阳性率约为 95%。此方法简单，相对安全。但疝囊造影不是常规检查，需有以下适应证：①病史中有可复性肿块，临床检查不能证实者；②下腹部有外伤史，经常隐痛不适，不能用其他原因解释且疑有疝存在者；③复发性疝，可准确显示疝囊数目、腹横筋膜破损的部位、大小等；④小儿单侧斜疝疑对侧有隐性疝存在者；⑤腹股沟区、下腹部或会阴部肿块诊断困难时可行疝造影术，必要时行 CT 或 MRI 检查。

表 19-2-1　斜疝和直疝的鉴别

	斜疝	直疝
发病年龄	多见于儿童及青壮年	多见于老年
突出途径	经腹股沟管突出，可进入阴囊	由直疝三角突出，不进入阴囊
疝块外形	椭圆形或梨形，基底较窄	半球形，基底较宽
回纳疝块后压住深环	疝块不再突出	疝块仍可突出
疝囊的位置	疝囊在精索的前方	疝囊在精索内后方
疝囊颈与腹壁下动脉的关系	疝囊颈在腹壁下动脉外侧	疝囊颈在腹壁下动脉内侧
嵌顿机会	较多	极少

【鉴别诊断】

腹股沟疝的诊断虽较容易，但易与下列疾病相混淆，应注意鉴别。

1. 睾丸鞘膜积液　鞘膜积液所呈现的肿块完全局限在阴囊内，其上界可以清楚地摸到；肿块呈囊性，睾丸位于积液之中不能扪及；肿块不能回纳；透光试验阳性（透光）。应该注意的是，幼儿的疝块，因组织菲薄，常能透光，勿与鞘膜积液混淆。而腹股沟斜疝的疝块上界有蒂柄通入腹腔深处，可在肿块后方扪及实质感的睾丸；透光试验阴性。

2. 交通性鞘膜积液　肿块的外形与睾丸鞘膜积液相似。常在起床或站立活动数小时后，肿块缓慢出现并逐渐增大。平卧或睡觉后肿块逐渐缩小或消失。挤压肿块，其体积也可逐渐缩小。透光试验为阳性。

3. 精索鞘膜积液　肿块较小，在腹股沟管内，不能回纳，边界清楚，有囊性感，牵拉同侧睾丸可见肿块移动。

4. 精索静脉曲张　好发于左侧，精索增粗似蚯蚓状，平卧时缩小，无咳嗽冲击感。

5. 隐睾　隐睾多位于腹股沟管内，肿块较小，边界清楚，挤压时可出现特有的睾丸胀痛感。患侧阴囊内睾丸缺如。

6. 急性肠梗阻　肠管被嵌顿的腹股沟疝可伴发肠梗阻，但应注意在诊断肠梗阻的同时不要忽略疝的检查。尤其是患者比较肥胖而疝又比较小时，更易发生误诊误治。

7. 髂窝部寒性脓肿　脊柱结核引起的寒性脓肿可沿腰大肌流入腹股沟区，位于腹股沟韧带以下，股动脉外侧偏髂窝处，肿块质软有波动感。脊柱 X 线检查可发现结核病灶。

【治疗】

除部分婴幼儿外，成人腹股沟斜疝已无自愈可能，如不及时处理，疝块可逐渐增大，终将加重腹壁的损坏而影响劳动能力和生活质量。斜疝又常可发生嵌顿或绞窄而威胁患者生命。因此，除少数特殊情况外，腹股沟疝一般均应尽早施行手术治疗。

1. 非手术治疗　一岁以下婴幼儿可暂不手术。婴儿腹肌可随躯体生长逐渐强壮，部分斜疝有自行消失的可能。因此，可采用棉线束带或绷带捆绑法压迫腹股沟管深环（图 19-2-8），防止疝块突出，给发育中的腹肌以加强腹壁的机会。

年老体弱或伴有其他严重疾病而禁忌手术者，可使用医用疝带。白天可在回纳疝内容物后，将医用疝带一端的软压垫顶住疝环，阻止疝块突出。长期使用疝带可使疝囊颈经常受到摩擦变得肥厚坚韧而增高嵌顿疝的发生率，并有促使疝囊与疝内容物发生粘连的可能。

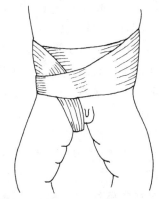

图 19-2-8　婴幼儿斜疝的棉线束带使用法

局部注射等疗法缺乏理论依据和临床证据的支持，暂不推荐。

2. 手术治疗　腹股沟疝最有效的治疗方法是手术修补。慢性咳嗽、排尿困难、便秘、腹水、妊娠、强烈运动等腹内压力增高情况，以及糖尿病等易导致术后疝复发，手术前应先予处理。手术方法可归纳为传统疝修补术、无张力疝修补术和经腹腔镜疝修补术三大类。

（1）传统的疝修补术：手术的基本原则是疝囊高位结扎或缝扎，加强或修补腹股沟管管壁。

疝囊高位结扎：显露斜疝囊颈，予以高位结扎或贯穿缝合，然后切去疝囊。这样即可堵住腹内器官进入疝囊的通道。要点是必须做到高位结扎，因为结扎偏低只是把一个较大的疝囊转化为一个较小的疝囊，不能达到治疗目的。方法是向上分离疝囊至见到腹膜外脂肪处，表明到达疝囊颈部，予以结扎或缝扎。单纯高位结扎的适应证是婴幼儿斜疝或绞窄性斜疝。婴幼儿随生长发育，腹壁可得到逐渐加强，单纯疝囊高位结扎常能获得满意的疗效，无需施行修补术。绞窄性斜疝因肠坏死造成局部严重感染，会导致修补术失败，通常只行单纯高位结扎，待炎症消退后，择期再行疝修补术以加强腹股沟管管壁。

加强或修补腹股沟管管壁：成人腹股沟疝都存在程度不同的腹股沟管前壁或后壁薄弱或缺损，单纯疝囊高位结扎不足以预防腹股沟疝的复发，只有在薄弱或缺损的腹股沟管前壁或后壁得到加强或修补之后，才有可能得到彻底的治疗。所以，在疝囊高位结扎的基础上，加强或修补腹股沟管管壁是传统疝修补术的重要内容。传统疝修补术有加强腹股沟管前壁和加强腹股沟管后壁两种方法，常用术式有五种：

Ferguson 法是加强腹股沟管前壁最常用的方法。它是在精索前方将腹内斜肌下缘和腹横肌腱膜弓（或腹股沟镰）缝至腹股沟韧带上，借以消灭腹内斜肌和腹横肌腱膜弓弓状下缘与腹股沟韧带之间的空隙，仅适用于腹横筋膜无显著缺损、腹股沟管后壁尚健全的小儿或青年的小型斜疝，也适用于早期直疝。

修补或加强腹股沟管后壁常用的方法有四种：

1）Bassini 法：将精索提起，在其后方把腹内斜肌下缘和腹横肌腱膜弓（或腹股沟镰）缝至腹股沟韧带上，置精索于腹内斜肌与腹外斜肌腱膜之间。

2）Halsted 法：将精索提起，在其后方，把腹内斜肌下缘和腹横肌腱膜弓（或腹股沟镰）连同腹外斜肌腱膜一起缝至腹股沟韧带上，置精索于腹壁皮下层与腹外斜肌腱膜之间。该方法加强腹股沟管后壁较 Bassini 法更为强劲。

3）McVay 法：将精索提起，在其后方把腹内斜肌下缘和腹横肌腱膜弓（或腹股沟镰）缝至耻骨梳韧带上。该方法多用于大的斜疝、复发疝和直疝患者。

4）Shouldice 法：上述三种修补术有一共同缺点，即将不同结构的解剖层次，强行缝合在一起，引起较大张力，也不利于愈合。此外，现代观念认为，所有成年腹股沟疝患者，都存在不同程度的腹横筋膜薄弱或缺损，而 Shouldice 法就是把疝修补手术的重点放在腹横筋膜这一层次上。具体方法是：将腹横筋膜自耻骨结节处向内环方向切开，直至内环，然后将切开的两叶予以重叠缝合。先将外下叶缝于内上叶的深面，再将内上叶的边缘缝于髂耻束上，以再造合适的内环，发挥其括约肌作用。然后按 Bassini 法将腹内斜肌下缘和腹横肌腱膜弓（或腹股沟镰）缝至腹股沟韧带深面。该术式达到了张力很小的修补效果，有人报道该方法的术后复发率低于 1%，适用于腹横筋膜未毁损者。

需要注意的是，传统修补术在疝囊高位结扎、腹股沟管管壁修补的同时，还应注意内环和外环的修补。内环修补适用于内环有明显松弛和扩大的斜疝。方法是在高位结扎疝囊后，将内环处腹横筋膜间断缝合数针或做"8"字缝合，使疝门缩小至恰能容精索通过而不受压。外环通常在修补术中显露疝囊前切开，缝合切口时可再塑，使其缩小，同样需注意能容精索通过而不受压。

首先提出无张力疝修补的概念，强调在无张力的情况下应用人工合成的生物材料加强腹股沟管后壁。Scott 等在前人研究的基础上就理想的生物合成材料提出了八条标准：①组织液不能改变其物理性能；②化学上是惰性的；③不引起炎症及首先提出无张力疝修补的概念，强调在无张力的情况下应用人工合成的生物材料加强腹股沟管后壁。Scott 等在前人研究的基础上就理想的生物合成材料提出了八条标准：①组织液不能改变其物理性能；②化学上是惰性的；③不引起炎症及异物反应；④无致癌性；⑤能够对抗机械性应力；⑥能够消毒使用；⑦不引起变态或过敏反应；⑧具有可塑性。目前临床上广泛使用的生物合成材料有以下三种：①聚酯类（polyester）：商品有 Mersilene 和 Dacron；②聚丙烯类（polypropylene），商品有 Marlex（单股网）、Prolene（双股网）和 surgipro（多股网）；③膨体聚四氟乙烯（expanded polytetrafluoroethylene，ePTFE），商品有 Gore-Tex。上述三种材料中聚酯类材料炎性及异物反应最高，ePTFE 反应最轻，聚丙烯介于二者之间，其中 Marlex 材料临床应用最为广泛。

近年来，无张力疝修补的理念和技术已在临床得到广泛推广，不仅减轻了患者术后疼痛、牵扯感等临床症状，而且有效降低了复发率。临床主要应用的手术方法有：

1）Lichtenstein 手术（平片修补手术，mesh hernia repair）：目的是修补和加强腹股沟管后壁。先行疝囊高位结扎，自腹横肌腱膜弓（或腹股沟镰）和腹横筋膜间适度向上游离。网片在内环处纵行剪开 2.0～3.0cm，然后剪一匙孔以容精索通过。将补片平铺于腹股沟管后壁，内侧与耻骨结节及腹直肌鞘外缘各缝合 1 针固定，缝合要牢靠以免补片移位；上缘与腹横肌腱膜弓（或腹股沟镰）深面缝合 2 针固定；下缘与腹股沟韧带和髂耻束缝合 2 针固定；外侧需将精索套入所剪开的匙孔，然后缝合一针关闭补片的纵行裂隙，并在补片周围缝合 2～3 针。该术式具有不破坏正常的解剖结构、局部无张力、操作简单、患者恢复快、复发率低等优点。

    2）Rutkow 手术（疝环充填式无张力疝修补术，mesh plug hernia repair）：无需按传统方法高位结扎疝囊。充分游离疝囊至颈部，较小的疝囊可直接还纳入腹腔，较大的疝囊需距颈部 3.0～4.0cm 切除远端疝囊，近端结扎或缝扎后还纳入腹腔。然后将合成纤维网片制成的花瓣形圆锥体样充填物（perfix plug），尖端对向腹腔填充在疝的内环处，并与内环或缺损边缘缝合固定，再用一合成纤维网片修补和加强腹股沟管后壁（图 19-2-9）。该术式除了具有 Lichtenstein 手术的优点外，充填物的外形为圆锥形，填塞内环使疝囊入腹腔，在物理学上有一定的对抗腹压，降低腹压在内环口局部压力的作用，在预防疝复发方面起到了更好的作用。

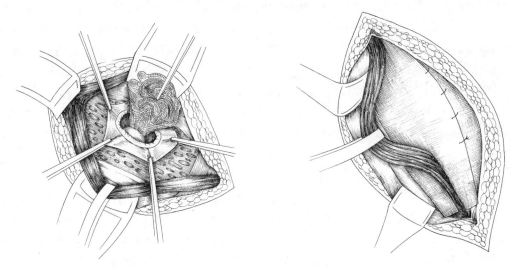

图 19-2-9 疝环充填式无张力疝修补术

    3）Stoppa 手术（巨大补片加强内脏囊手术，giant prosthetic reinforce of the visceral sac，GPRVS 手术）：Stoppa 手术是在腹股沟处用一巨大的补片来替代腹横筋膜，通过巨大补片挡住内脏囊，后经结缔组织长入，补片与腹膜发生粘连，从而阻止内脏的突出。该术式因解剖广泛，出血多，损伤大，多用于复杂疝和复发疝。1999 年美国医生 Kugel 在 Stoppa 手术的基础上加以改进，使该手术微创化。Kugel 手术的方法是：以 2.5～4.0cm 切口进入腹膜前间隙，回纳斜疝、直疝、或股疝的疝囊后，用手指钝性分离腹膜前间隙，置入双层的白膨胀式聚丙烯 Kugel 补片，使其覆盖内环、直疝间隙和股环，缝合一针固定在腹横筋膜上，依靠组织细胞长入补片的网状结构完成固定。该手术的优势在于，手术时间短、创伤小，操作简单，并实现了全腹股沟区增强修补。

    （2）腹腔镜腹股沟疝修补术：方法有四种：①经腹腔腹膜前法（transabdominal preperitoneal approach，TAPP）；②完全经腹膜外法（totally extraperitoneal approach，TEP）；③腹腔内置网技术（intraperitoneal onlay mesh technique，IPOM）；④单纯疝环缝合法。前三种方法的基本原理是，从内部用合成纤维网片加强腹壁的缺损；第四种方法则是用钉或缝线使内环缩小。目前较为常用的为前两种方法，后两种方法分别因其粘连性肠梗阻发生率和复发率较高，已很少应用。腹腔镜疝修补术能同时检查和发现双侧的腹股沟疝及股疝，且能同时对其进行修补。一侧临床疝的患者合并有亚临床对侧疝的可能性有 25%～50%。对复发性腹股沟疝使用腹腔镜可以避免再次经原手术入路而损伤神经或致缺血性睾丸炎。因此，腹腔镜腹股沟疝修补术更适用于双侧疝及各种复发疝。

    3. 腹股沟疝的分型及术式选择   1993 年 Nyhus 根据内环的解剖状况和腹股沟管后壁是否

完整提出腹股沟疝的分型和手术治疗方案，将腹股沟疝分为四型。Ⅰ型：腹股沟斜疝，其内环大小、外形和结构正常，如婴幼儿斜疝。Ⅱ型：腹股沟斜疝，内环稍扩大变形，但腹股沟管后壁未受损害。Ⅲ型：ⅢA型为所有直疝，内环处无任何疝出物；ⅢB型为腹股沟斜疝，其内环明显扩大变形，腹股沟管后壁破坏者，此型还包括滑动性疝和骑跨疝；ⅢC型为股疝。Ⅳ型：各种类型的复发疝，其中ⅣA型为复发性直疝；ⅣB型为复发性斜疝；ⅣC型为复发性股疝，ⅣD型为复发性复合疝。Ⅰ型疝患者采用疝囊高位结扎即可，不必加强腹股沟管后壁；Ⅱ型和Ⅲ型腹股沟疝可选用Shouldice手术或无张力疝修补术；Ⅳ型疝应采用无张力疝修补术。

2001年，中华医学会外科学会疝与腹壁外科学组结合我国腹股沟疝的特点提出腹股沟疝的改良分型和手术治疗方案（草案）。该方案于2003年第一次修订，2012年再次修订完善。根据疝环缺损大小、疝环周围组织完整性、腹股沟管后壁坚实程度，将腹股沟疝分为四型。Ⅰ型：疝环缺损最大直径不超过2.5cm，疝环周围组织完整性好，腹股沟管后壁坚实；Ⅱ型：疝环缺损最大直径超过2.5cm，疝环周围组织完整性尚好，腹股沟管后壁较坚实；Ⅲ型：疝环缺损最大直径超过2.5cm，疝环周围组织不完整，腹股沟管后壁缺损；Ⅳ型：复发疝、滑动性疝。Ⅰ型疝采用疝囊高位结扎和内环修补手术，也可用平片无张力疝修补术（Lichtenstein手术）；Ⅱ型疝可采用疝环充填式无张力疝修补术、平片无张力疝修补术，如果缺乏人工修补材料时也可用Bassini、McVay、Halsted和Shouldice手术，尽可能用自身组织修补以求减张；Ⅲ型疝可采用疝环充填式无张力疝修补术、平片无张力疝修补术、巨大补片加强内脏囊手术（Stoppa手术），无人工修补材料时可考虑使用自身材料并注意减张；Ⅳ型疝可采用疝环充填式无张力疝修补术、巨大补片加强内脏囊手术（Stoppa手术）。

4. 嵌顿性和绞窄性疝的处理 原则嵌顿性疝原则上应紧急手术治疗，以防止疝内容物坏死并解除伴发的肠梗阻。但具备下列情况的嵌顿疝可先试行手法复位：①嵌顿时间短，成人在3～4小时以内，婴儿不超过12小时；②肿块局部无红肿，压痛不明显；③腹部无压痛或腹肌紧张等腹膜刺激征者；④年老体弱或伴有其他较严重疾病而估计肠袢尚未绞窄坏死者。复位方法是嘱患者取头低臀高卧位，注射吗啡或哌替啶以止痛和镇静并松弛腹肌，然后托起阴囊，持续缓慢地将疝块推向腹腔，同时用左手轻轻按摩浅环和深环以协助疝内容物回纳。手法复位必须轻柔，切忌粗暴，以免挤破肠管。复位后仍需严密观察腹部情况，注意有无腹膜炎或肠梗阻的表现，如有则应尽早手术探查。手法复位本身具有一定危险性，所以要严格掌握其适应证。由于嵌顿性疝复位后，疝并未得到根治，如情况允许则应尽早实施手术修补。

绞窄性疝的内容物已坏死，需紧急手术治疗。术前应做好必要的准备，纠正脱水和电解质紊乱，应用抗生素，贫血患者应输血。这些准备工作极为重要，可直接影响手术效果。手术的关键在于正确判断疝内容物的活力，然后根据病情确定处理方法。在扩张或切开疝环、解除疝环压迫的前提下，凡肠管呈紫黑色，失去光泽，失去弹性，刺激后无蠕动，或相应肠系膜内无动脉搏动者，即可判定为肠坏死。如肠管尚未坏死，则可将其送回腹腔，按一般易复性疝处理。不能肯定是否坏死时，可在其系膜根部注射0.25%～0.5%普鲁卡因60～80ml，再用温热等渗盐溶液纱布覆盖该段肠管；或将其暂时送回腹腔，10～20分钟后，再行观察。如果肠壁转为红色，肠蠕动和肠系膜内动脉搏动恢复，则证明肠管尚具有活力，可回纳腹腔。如肠管确已坏死，或经上述处理后病理改变未见好转，或一时不能肯定肠管是否已失去活力时，则应在患者全身情况允许的前提下，切除该段肠管并进行一期吻合。患者情况不允许肠切除吻合时，可将坏死或活力可疑的肠管外置于腹外，并在其近侧段切一小口，插入一肛管，以期解除梗阻；7～14日后全身情况好转，再施行肠切除吻合术。较窄的内容如为大网膜，可予切除。

手术处理中应注意：①如嵌顿的肠袢较多，应特别警惕逆行性嵌顿的可能，不仅要检查疝囊内肠袢的活力，还应扩张或切开疝环，拉出和检查位于腹腔内的中间肠袢是否坏死。②少数嵌顿性或绞窄性疝，手术时因麻醉后腹肌松弛，疝内容物可自行回纳入腹腔，此时必须仔细探查，必要时另做腹部切口探查，以确定嵌顿部位的肠管或大网膜是否坏死。③切勿轻易将活力可疑的肠管送回腹腔，以图侥幸。④凡因肠坏死而施行肠切除吻合术的患者，仅行疝囊高位结扎术，一般不宜做疝修补术，因手术区污染易造成感染而致修补失败。

5. 复发性腹股沟疝的处理原则　腹股沟疝修补术后再发生的疝称复发性腹股沟疝（简称复发疝），可发生于手术后 6 个月内到手术后 25 年，多在术后 1 年复发。中、老年复发疝多于青少年，术前病程长者多于病程短者，直疝多于斜疝。复发原因有技术方面的原因（早期复发），如伴发疝的遗漏、未高位结扎疝囊、异常解剖的不恰当修复、错误的缝合技术、缝合材料选择错误、局部切口感染等；也有机体方面的原因（晚期复发），如腹内压增高因素未消除、胶原代谢异常、肥胖等。复发性腹股沟疝有以下三种情况：

（1）真性复发疝：由于技术上的问题或患者本身的原因，在疝手术的部位再次发生疝。再发生的疝在解剖部位及疝类型上，与初次手术的疝相同。

（2）遗留疝：初次疝手术时，除了手术处理的疝外，还有另外的疝，也称伴发疝，如右侧腹股沟斜疝伴发右侧腹股沟直疝等。由于伴发疝较小，临床上未发现，术中又未进行彻底的探查，成为遗留的疝。

（3）新发疝：初次疝手术时，经彻底探查并排除了伴发疝，疝修补手术也是成功的。手术若干时间后再发生疝，疝的类型与初次手术的疝相同或不同，但解剖部位不同，称为新发疝。

后两种情况，又称假性复发疝。从解剖学、病因及发病时间等方面来看，上述三种情况并不完全相同，分析处理也应有所区别。但在实际临床工作中，再次手术前有时很难确定复发疝的类型；即便是再次手术中，由于前次手术所致的瘢痕形成，局部解剖层次会发生不同程度的改变，要区分复发疝的类型有时也不容易。实施疝补片修补后的复发疝，往往是由于术后早期咳嗽、便秘等持续性腹压增高因素未解除，补片固定不确切，或术后伤口感染等因素所致，判断复发类型更为困难。因而，复发疝的再次修补手术没有必要仔细辨别其复发类型，而应根据术中所见确定采取何种手术方式施行再次修补：①遗留疝、新发疝（他处）：一般可采用 Shouldice 手术或 McVay 手术。②真性复发疝（修补失败）：组织缺损尚小（＜2cm）可行 Shouldice 或 McVay 手术；组织缺损较大（≥2～3cm）则行 Marlex 网片置入术。③疝补片修补术后的复发疝，如疝补片已游离或皱缩成团时，可切除补片，重新分离组织层次后再行补片修补，并注意周边固定；疝补片部分游离、部分组织嵌合尚好时，切除游离部分，置入新补片，并与嵌合较好部分的补片缝合并修补缺损部分。

第三节　股　疝

疝囊通过股环、经股管向卵圆窝突出的疝，称为股疝（femoral hernia）。股疝的发病率占腹外疝的 3%～5%，在腹股沟疝之后位居腹外疝的第二位。女性股疝是男性股疝的 4～6 倍，且多发生于中年经产妇。女性骨盆较宽广，联合肌腱和腔隙韧带较薄弱，以致股管上口宽大松弛而易发病。妊娠是造成腹内压增高的主要原因。股疝右侧多见。

【股管解剖】

股管是腹股沟韧带后侧内下方的一个狭长的漏斗形间隙，长 1～1.5cm，由上向下近乎垂直走行，内含脂肪、疏松结缔组织和淋巴结。股管有上下两口。上口称股环，直径约为 1.5cm（女性略大于男性），有股环隔膜覆盖；其内缘为腔隙韧带，外缘为股静脉，前缘为腹股沟韧带，后缘为耻骨梳韧带。股管下口为卵圆窝，是股部深筋膜（阔筋膜）上的一个缺损，覆有一层薄膜，称筛状板，它的中心点的投影在耻骨结节下方 4cm 略偏外侧处，下肢大隐静脉在此处穿过筛状板进入股静脉（图 19-3-1）。

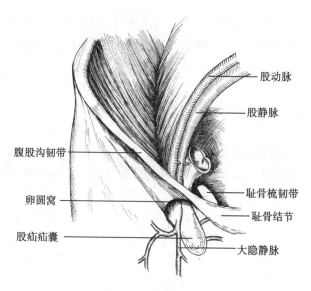

股动脉
股静脉
腹股沟韧带
耻骨梳韧带
卵圆窝
耻骨结节
股疝疝囊
大隐静脉

图 19-3-1　股疝疝囊突出途径

【病因及病理解剖】

在腹内压增高的情况下，腹内脏器经股环将腹膜、腹膜外脂肪等一起向下推入股管而形成股疝。疝块进一步发展，则由股管下口顶出筛状板而至皮下层。此时疝块不再受股管约束可有所增大，因受卵圆窝下缘阔筋膜的限制，疝块将向抗力较小的上方伸展，大者偶可达腹股沟韧带的上方。疝内容物常为大网膜或小肠。由于股管垂直走行，疝块在卵圆窝处向前转折时形成一锐角，且股环内径狭小，周围又多坚韧的韧带，因此股疝容易嵌顿。在腹外疝中，股疝嵌顿者最为多见。股疝一旦嵌顿，可迅速发展为绞窄性疝，应特别注意。本病多见于 40 岁以上女性，因女性骨盆较宽，腹股沟韧带下的空隙较大，髂腰肌、联合肌腱和陷窝韧带较薄弱，股环略大于男性，所以，腹内压增高时，更易发生股疝。妊娠和分娩是腹内压增高的主要原因。

【临床表现和诊断】

易复性股疝的症状较轻，常不为患者所注意，尤其在肠管壁疝或肥胖者更易疏忽。一部分患者可在久站或咳嗽时感到患处胀痛，并于腹股沟处出现可复性肿块。疝块一般不大，常在腹股沟韧带下方卵圆窝处，呈半球形突起，少数较大的股疝可转向上行扩展至腹股沟韧带上方。由于疝门较狭小和疝内容物突出途径曲折，咳嗽冲击感常不明显。平卧时疝块常不能自行回纳，多需用手推送。内容物回纳后，疝块有时并不完全消失，这是因为疝囊外有很多脂肪堆积的缘故。如疝内容物为网膜组织，易与疝囊发生粘连，形成难复性股疝。由于股管的解剖特点，股疝极易发生嵌顿。股疝如发生嵌顿，除局部明显疼痛外，也常伴有较明显的急性肠梗阻表现，严重者甚至可以掩盖股疝局部症状。因此，对于急性腹痛患者，特别对于有肠梗阻表现的经产妇女，应仔细检查股部，注意有无股疝嵌顿。

【鉴别诊断】

由于股疝的肿块较小，症状易被患者忽视，检查时也常被忽略，诊断较困难。发生嵌顿时又易误诊为其他急腹症。只有详细地询问病史，对股部的肿块进行认真鉴别，提高对股疝的认识和警惕，才能减少误诊率。特别应与下列疾病进行鉴别：

1. 腹股沟斜疝　股疝位于腹股沟韧带的外下方，较大的股疝除疝块的一部分位于腹股沟韧带下方以外，一部分有可能在皮下伸展至腹股沟韧带上方，但决不进入阴囊或大阴唇；肿块回纳后按压腹股沟管的内环口嘱患者咳嗽时，肿块仍可出现。斜疝则无论大小，均位于腹股沟韧带的内上方，只向阴囊或大阴唇扩展，而不会扩展至腹股沟下方。用手指探查外环是否扩大和外环处咳嗽冲击感，有助于两者的鉴别。

2. 脂肪瘤 股疝疝囊外常有一增厚的脂肪组织层，在疝内容物回纳后，局部肿块不一定完全消失，因而需与该部位脂肪瘤鉴别。鉴别的关键在于，脂肪瘤的基底并不固定，活动度较大，边界清楚，按压时常无明显胀痛和不适感。而股疝基底固定，不易被推动，边界不清，按压时疼痛明显。

3. 股淋巴结肿大 卵圆窝处单个肿大的淋巴结与嵌顿性股疝鉴别比较困难。股淋巴结炎时，常可在同侧下肢、会阴及臀部找到原发感染灶，外形多呈椭圆形，单个或多个。股疝则呈半球形，嵌顿时常伴有急性肠梗阻症状。

4. 大隐静脉曲张结节样膨大 卵圆窝处较小的易复性股疝易误诊为曲张的大隐静脉结节。结节样膨大的大隐静脉在站立或咳嗽时增大，平卧时消失；压迫股静脉近心端可使其增大。而股疝肿块平卧后往往需用手推送方能还纳。下肢其他部位同时有静脉曲张，有助于鉴别诊断。

5. 髂窝部冷脓肿 脊柱或骶髂关节结核所致寒性脓肿，可沿腰大肌流至腹股沟区并表现为一肿块。该肿块也可有咳嗽冲击感，且平卧时也可暂时缩小，因而易与股疝相混淆。在腹股沟中点摸到股动脉搏动，股疝应在其内侧，脓肿应在其外侧部分偏髂窝处，且有波动感。腰椎X线检查发现结核病变有助鉴别。

【治疗】

股疝容易嵌顿，一旦嵌顿又可迅速发生绞窄。因此，股疝诊断明确后，应及时进行手术治疗。对于嵌顿性或绞窄性股疝，更应进行紧急手术。

最常用的手术方法是 McVay 修补法，根据手术径路分为两种手术方式：①经股部股疝修补术：于腹股沟韧带下卵圆窝处做切口，分离疝囊行高位结扎，缝合腹股沟韧带、耻骨梳韧带和腔隙韧带，以关闭股环。适用于较小股疝和年老体弱者。②经腹股沟股疝修补术：沿腹股沟上方做切口，游离保护圆韧带或精索，显露疝囊颈部，必要时可切断前方的腹股沟韧带以扩大股环；切开疝囊回纳疝内容物，行疝囊高位结扎及远端切除；缝合腹股沟韧带、耻骨梳韧带和腔隙韧带，以关闭股环。适用于较大的股疝或嵌顿性股疝。

也可采用无张力疝修补术，常用手术方式有两种：①充填式无张力疝修补术：较小的疝可回纳疝囊，较大的疝可高位结扎并切除远端疝囊，然后以网塞置于股环处并周边固定于腹股沟韧带、耻骨梳韧带和腔隙韧带，而无需再用补片修补其浅面，在固定网塞时切勿损伤外侧的股静脉。②平片疝修补术或腹腔镜疝修补术：按 Lichtenstein 手术方法进行，但为了关闭股环，需将平片下缘缝合在耻骨梳韧带上而不是腹股沟韧带。该方法开放式手术或腹腔镜手术均能完成，而且不仅修补了股疝，同时也加强和修补了斜疝和直疝的好发部位。

第四节 切口疝

切口疝（incisional hernia）是发生于手术切口处的腹外疝，临床常见，占腹外疝的第三位。腹部手术后，如切口获得一期愈合，切口疝的发病率通常在1%以下；但如切口发生感染，则发病率可达10%；伤口裂开者甚至可高达30%。在各种常用的腹部切口中，最常发生切口疝的是经腹直肌切口，下腹部因腹直肌后鞘欠完整而更多见。其次为正中切口和旁正中切口。

【病因】

切口疝的病因有全身因素和局部因素。

1. 全身因素 肥胖、老龄、贫血、低蛋白血症、营养不良、氮质血症以及长期使用类固醇激素等全身因素，使蛋白合成受到抑制，切口愈合不良而易发切口疝。

2. 局部因素 除腹直肌外，腹壁各层肌及筋膜、鞘膜等组织的纤维大体上都是横向走行的，纵行切口势必切断这些纤维；而在缝合这些组织时，缝线易在纤维间滑脱；已缝合的组织又经常受到肌的横向牵引力而容易发生切口裂开。纵行切口虽不至于切断强有力的腹直肌，但因肋间神经可被切断,其强度可能因此而降低。正中切口则因缺乏坚强的腹肌保护,正中线血供又差,也易发生伤口裂开。除上述解剖因素外,切口感染是导致切口疝的最主要原因。感染所致腹壁组织坏死可形成薄弱区或缺损,由此引起的腹部切口疝占全部病例的 50% 左右。手术操作不当,如切口过长以致切断肋间神经过多、术中麻醉效果不佳、缝合时强行拉拢创缘而致组织撕裂,腹壁切口缝合不严密,未合理地减张缝合,留置引流物过久等因素,均可造成切口疝的发生。术后腹部明显胀气或肺部并发症导致剧烈咳嗽等致使腹内压骤增,也可使切口内层哆裂而发生切口疝。

【临床表现和诊断】

腹部切口疝的主要症状是腹壁切口处逐渐膨隆,有肿块出现。肿块通常在站立或用力时更为明显,平卧休息则缩小或消失。小的切口疝可无明显症状,较大的切口疝有腹部牵拉感,伴食欲缺乏、恶心、便秘、腹部隐痛等表现。多数切口疝无完整疝囊,故疝内容物常可与腹膜外腹壁组织粘连而成为难复性疝。查体时可见切口瘢痕处有肿块突出,肿块柔软,小者直径数厘米,大者可达 10~20cm,甚至更大。巨大切口疝的疝内容物可因重力因素向腹壁其他部位延伸而远离疝环处,有时可达皮下。此时常可见肠型和肠蠕动波,触诊可感到肠管咕噜声引起的颤动。肿块复位后,多数可清楚地扪及疝环边缘。腹壁肋间神经损伤后腹肌薄弱所致的切口疝,虽有局部膨隆,但无边缘清楚的肿块,也无明确疝环可扪及。切口疝的疝环一般比较宽大,很少发生嵌顿。

【治疗】

原则上应采取手术治疗。手术方法有单纯疝修补术和疝成形术。

1. 单纯疝修补术   适用于较小的切口疝。手术步骤:①切除疝表面原手术切口瘢痕。②显露疝环,沿其边缘清楚地解剖出腹壁各层组织。③回纳疝内容物后,在无张力的条件下拉拢疝环边缘,逐层细致地缝合健康的腹壁组织,必要时可用重叠缝合法加强之。

2. 疝成形术   适用于较大的切口疝。因腹壁组织萎缩的范围过大,强行拉拢健康组织进行修补很难达到无张力目的,可采用自体筋膜组织或合成纤维网片对缺损的腹壁进行无张力修补。腹壁组织结构分离技术适用于中线附近的较大切口疝,方法是完整修复腹膜的基础上,两侧腹直肌外侧缘纵行切开,分别游离腹直肌前鞘、腹直肌、及腹直肌后鞘,将前鞘或后鞘分别向对侧交叉移行以修补腹壁缺损。自体组织难以修复的巨大切口疝,可采用生物合成材料进行修补。临床主要应用的是合成纤维网补片或多层生物补片两种修补材料。腹膜修复完整的情况下可采用纤维网补片进行修补,腹膜修复不完整的情况下,可采用双层生物补片进行修补。修补时应注意以下要点:①沿疝环边缘清楚地解剖出腹壁各层组织。②尽量保存正常的疝囊以完整修复腹膜层。③补片大小应以四周超过疝环边缘 3~5cm 为宜。④修补时腹壁不能留有无效腔,或修补后加压包扎以消灭无效腔,以防止腹壁积液继发感染。⑤缝线尽量选用单股可吸收线,以减少术后感染的发生率。

第五节   脐 疝

疝囊通过脐环突出的疝称脐疝(umbilical hernia)。脐疝有小儿脐疝和成人脐疝之分,小儿脐疝较多见,两者发病原因及处理原则不尽相同。

一、小儿脐疝

【病因及病理】

小儿脐疝的发病原因是脐环闭锁不全或脐部瘢痕组织不够坚强,在腹内压增高的情况下发生。小儿腹内压增高的主要原因有经常啼哭、便秘或咳嗽等。疝囊为突出的腹膜,疝内容物多为大网膜或小肠，一般不发生粘连，疝内容物极少发生嵌顿。

【临床表现及诊断】

小儿脐疝多属易复性，主要表现为啼哭时脐部有肿块脱出，安静时肿块消失。疝内容物回纳后可触及疝环边缘。疝环大小多在 1cm 左右，很少超过 2cm，但极少发生嵌顿和绞窄。有时，小儿脐疝的覆盖组织可因感染或外伤而溃破。

【治疗】

临床发现没有闭锁的脐环延迟至 2 岁时多能自行闭锁。因此，除嵌顿或溃破等紧急情况外，在小儿 2 岁之前可采取非手术疗法。非手术疗法是在回纳疝块后，用一大于脐环、外包纱布的硬币或衣扣抵住脐环，然后用胶布或绷带加以固定勿使移动。6 个月以内的婴儿采用此法治疗，疗效较好。满 2 岁后，如脐环直径仍大于 1.5cm，则可手术治疗。原则上，5 岁以上儿童的脐疝均应采取手术治疗。手术时应注意保留脐，以免对小儿产生心理上的影响。

二、成人脐疝

【病因及病理】

成人脐疝为后天性疝，较为少见。腹内压增高是其主要原因，如多次妊娠、过度肥胖或肝硬化腹水等。由于成人脐环一般狭小，周围瘢痕组织较坚韧，故疝内容物易发生嵌顿或绞窄。

【临床表现及诊断】

多发生于肥胖的中年经产妇。主要症状是脐部出现半球形肿块，有咳嗽冲击感。常伴有消化不良，腹部隐痛不适。孕妇或肝硬化腹水者，如伴发脐疝，有时会发生自发性或外伤性破溃。

【治疗】

由于成人脐疝无自愈可能，且易发生嵌顿或绞窄，所以宜尽早手术治疗。脐疝的手术方法是切除疝囊，缝合疝环，必要时可重叠缝合疝环两旁的组织。巨大成人脐疝可考虑应用网塞或合成纤维网补片进行修补。成人脐的保留与否关系不大，所以多数成人脐疝，特别是巨大脐疝，手术时均可考虑将脐切除。

第六节　白线疝

发生于腹壁正中线（即白线）的腹外疝称白线疝（hernia of linea alba）。白线疝绝大多数发生于脐与剑突之间，因而又称上腹疝。

【病因及病理】

过去认为，白线由两侧腹直肌鞘的纤维交叉成网，因此在白线部可能有交叉纤维之间的空隙存在。在腹内压增高的情况下，可在这些空隙处发生疝。现在认为，白线的腱纤维均为斜行交叉，这一结构可使白线做出形态和大小改变，以适应在躯体活动或腹壁呼吸活动时的变化，如在伸长时白线变窄，缩短时变阔。但当腹胀时又需同时伸长和展宽，就有可能撕破交叉的腱纤维，从而逐渐形成白线疝。上腹部白线深面是镰状韧带，它所包含的腹膜外脂肪常是早期白线疝的内容物。白线疝进一步发展后，突出的腹膜外脂肪可把腹膜向外牵出形成一疝囊，于是腹内组织（通常是大网膜）可通过囊颈而进入疝囊。下腹部两侧腹直肌靠得较紧密，白线部腹壁强度较高，故很少发生疝。白线疝一般较小，内容物多为大网膜，并易和疝囊发生粘连，成为难复性疝，但很少嵌顿。

【临床表现及诊断】

早期白线疝肿块小而无症状，不易被发现。最常见的症状为上腹疼痛，少数患者伴有消化不良、恶心、呕吐等症状。上腹肿块是白线疝的主要体征，嘱患者平卧、回纳疝块后，常可在白线区扪及缺损的空隙。

【治疗】

疝块较小而无明显症状的白线疝，可不必治疗。如症状明显，可行手术修补；一般只需要切除突出的脂肪，缝合白线的缺损。如果有疝囊存在，还纳疝内容物后高位结扎疝囊颈，切除多余疝囊，并修补疝环（即白线缺损）。白线缺损较大者，可用合成纤维网补片修补。

（蔡建辉）

第二十章 腹腔感染

腹膜腔简称腹腔，是壁腹膜和脏腹膜之间的一个潜在间隙。男性为密闭，女性经输卵管、子宫、阴道与体外相同。正常情况下，腹腔内有 75～100ml 黄色澄清液体，起着润滑作用。其解剖面积相当于本人的体表面积，为 1.7～2.0m²。腹腔之腹膜内层为排列规则的扁平间皮细胞，中层为弹力纤维组成的基底膜，外层为富含血管、淋巴管和体神经纤维末梢组成的结缔组织。腹膜为半透膜，水和小分子物质可自由通过，液体进入后可由腹膜的回吸收收功能而保持平衡。当腹腔发生急性炎症时腹膜受刺激，迅速反应产生大量液体透过腹膜进入腹腔。此种液体内含大量巨噬细胞、补体、免疫球蛋白等可对抗炎性感染的物质，以利控制感染。

腹膜炎是脏腹膜和壁腹膜的急性炎症，通常是腹膜对细菌、化学、物理或异物等刺激所产生的炎症反应，临床上主要表现为腹痛、腹部压痛、反跳痛及肌紧张。腹膜炎的分类方法很多，但没有一种能包括疾病的各个方面。按临床经过可分为急性和慢性腹膜炎；按病变范围可分为局限性和弥漫性腹膜炎；也可分为细菌性、化脓性、胆汁性、血性腹膜炎等。腹膜炎按病因可分为化学性腹膜炎和细菌性腹膜炎两大类，临床上又将其分为原发性腹膜炎（又称自发性腹膜炎）、继发性腹膜炎（secondary peritonitis）、第三型腹膜炎（tertiary peritonitis）及腹膜透析相关性腹膜炎（CAPD）性腹膜炎四类。其中第三型腹膜炎是近年才提出的概念，以往被认为是继发性腹膜炎的晚期，现已将其单独列出。也可将腹膜炎和腹腔脓肿统称为腹腔内感染。

第一节 原发性腹膜炎

原发性腹膜炎（primary peritonitis）是指腹腔内无原发疾病或感染病灶存在而发生的腹膜炎。病原体经血行、淋巴、输卵管、肠道或邻近感染直接扩散至腹腔。本病远较继发性腹膜炎少见，多见于患有严重疾病的 3～9 岁儿童，女性儿童稍多，成人较少见。

【病因】

常见于下列情况：①儿童：发病高峰为新生儿、3～9 岁的幼儿；②慢性肾病患者；③肝硬化腹水患者；④系统性红斑狼疮患者；⑤免疫功能受抑制的患者，如儿童脾切除后或用皮质类固醇治疗的患者。另外，持续腹膜透析可引起医源性原发性腹膜炎。

原发性腹膜炎的主要致病菌为溶血性链球菌及肺炎双球菌，也可为大肠埃希菌、脑膜炎双球菌、葡萄球菌、淋球菌等，为单一细菌感染。近年来，由革兰阴性菌引起的感染已明显增多，且个别由厌氧菌或多种细菌引起。儿童多是由血行引起的革兰阳性菌感染，如溶血性链球菌和肺炎球菌，女性多为经生殖道的上行性感染，成人多为肠道的内源性细菌感染。医源性者多为外源性感染，病原菌常是表皮葡萄球菌。但有些病例的腹腔脓液内无细菌，可能由其他的病原体引起。

【诊断要点】

原发性腹膜炎术前诊断较困难，常于剖腹探查术后确诊。

1. 病史　发病前常有中耳炎或上呼吸道感染。既往有肾病综合征、肝硬化腹水或全身免疫功能低下等常有助于诊断。

2. 临床表现　儿童发病较急，肝硬化患者发病较慢。腹膜刺激征一般较继发性腹膜炎为轻。

（1）腹痛：最初腹痛部位不明确，以后弥漫至全腹。女性经生殖道感染者腹痛可局限于下腹及盆腔。后期随着肠麻痹的发生，可出现腹胀。

（2）恶心、呕吐。

（3）全身感染中毒症状：儿童发热较突出。

（4）其他疾病的表现：肝硬化患者常有腹水增多及肝性脑病。

（5）腹部体征：可有腹胀，腹部有压痛、反跳痛及肌紧张，婴幼儿或全身衰弱的患者腹肌紧张常不明显。腹腔内渗液较多时，可叩出移动性浊音。肠鸣音减弱或消失。

（6）直肠指检常有触痛。

（7）妇科检查。

3. 辅助检查

（1）血白细胞计数常超过 $10 \times 10^9/L$。

（2）腹腔穿刺液检查：涂片如找到革兰阳性球菌，则原发性腹膜炎极为可能。如抽出腹水样液，白细胞 $>0.25 \times 10^9/L$，且多形核白细胞 $>25\%$ 或腹水培养只有一种肠道细菌生长（最常见为大肠埃希菌），则应考虑为原发性腹膜炎。另外，腹水 pH 值降低（<7.31）或血清乳酸水平升高（$>33mg/dl$）也有助于诊断。

【鉴别诊断】

主要与继发性腹膜炎鉴别。

1. 继发性腹膜炎　腹腔穿刺液最具有诊断价值，涂片若有革兰阴性杆菌或培养出多种内源性细菌，则多为继发性腹膜炎。另外，继发性腹膜炎的病史与原发性也不同。

2. 肺炎或泌尿系感染　也可有发热及腹痛，有时不易与儿童原发性腹膜炎鉴别。但腹部体征常限于一侧，胸部或尿液检查常有异常。

【治疗】

原发性腹膜炎经非手术治疗常能得到控制，包括应用抗生素及支持疗法。抗生素选用广谱抗生素或联合用药，并针对需氧菌和厌氧菌，一般多在治疗后 24 小时内显效，体温开始下降，腹部体征减轻。抗生素的选择应考虑肝、肾功能情况，以避免加重肝、肾功能损害。

如非手术治疗无效，病情逐渐恶化，或难以与继发性腹膜炎鉴别，仍宜按继发性腹膜炎行剖腹探查。对晚期肝硬化患者，若认为原发性腹膜炎可能性大，则不宜手术。

剖腹探查证实为原发性腹膜炎者，可吸出脓液，并做脓液培养及药物敏感试验。腹腔不放置引流。

【预后】

肝硬化患者发生原发性腹膜炎后，死亡率可达 50%，主要死于肝衰竭。免疫功能受抑制的患者死亡率也较高。儿童患者的死亡率较低。

第二节　继发性腹膜炎

继发性腹膜炎（secondary peritonitis）也称继发性化脓性腹膜炎，是最常见的腹膜炎，约占急性腹膜炎的 98%，常由腹内脏器的穿孔、炎症、缺血及损伤引起。

如果感染程度轻、机体抵抗力强及治疗恰当，腹膜炎可局限化，甚至完全吸收消退。反之，局限性腹膜炎也可发展成为弥漫性腹膜炎。若炎性渗液未被完全吸收，则可形成腹腔残余脓肿。腹膜炎症可引起肠麻痹、肠腔内积液。腹腔内大量炎性渗液和肠腔内积液，均使水、电解质和蛋白质丢失在"第三间隙"，导致低血容量。腹膜吸收渗液内的细菌和毒素入血可产生内毒素血症，内毒素能刺激多种细胞释放 TNF，IL 等细胞因子，并激活补体和凝血系统，进一步引起内分泌和代谢改变，最终导致休克和多器官损害。

【病因】

常见的致病菌是大肠埃希菌，其次为肠球菌、链球菌、变形杆菌、铜绿假单胞菌和厌氧类杆菌，但多数为混合感染，故而病情一般严重。细菌多是消化道的内源性细菌，细菌种类常取决于原发病变部位。消化道内细菌组成的特点是从上至下细菌种类、总数及厌氧菌逐渐增加，结直肠内细菌数最多。下述几个原因均可使致病细菌感染发生腹膜炎。

1. 炎症性腹膜炎　最常见的为急性阑尾炎，其他如急性胰腺炎、急性胆囊炎、绞窄性肠梗阻也是常见的原因。其他原因有女性生殖器炎症引起的盆腔腹膜炎、肠憩室炎、坏死性肠炎、克罗恩（Crohn）病等。

2. 脏器穿孔性腹膜炎　急性阑尾炎坏疽穿孔、胃十二指肠溃疡穿孔，胃肠道肿瘤穿孔、肝脓肿破裂、伤寒溃疡穿孔以及绞窄性肠梗阻致肠坏死破裂等。

3. 手术后腹膜炎　如吻合口漏及结肠镜检查时的结肠穿孔等医源性损伤。

4. 腹部钝性或穿透性损伤致脏器出血、穿孔或破裂等。

【诊断要点】

1. 病史　有溃疡病、胆囊结石等原发病或腹部手术、创伤史。

2. 临床表现　继发性腹膜炎因发病原因、缓急、范围、持续时间、年龄及体质不同，其严重程度及临床表现也不完全一样。但一般都有腹痛、腹部压痛、反跳痛及肌紧张等腹膜刺激征，并有全身感染中毒表现。

（1）腹痛：是最突出的症状，一般较剧烈，呈持续性，咳嗽及活动身体均可加重，并伴有原发病的表现，开始腹痛在原发病变部位，以后范围可逐渐扩大以至全腹，但仍以原发病变部位最为明显。

（2）恶心、呕吐：是常见的早期症状，晚期由于肠麻痹可出现类似肠梗阻的呕吐，且伴腹胀、食欲下降。

（3）感染中毒表现：发热、脉搏、呼吸增快，程度不一，后期明显。严重者高热、大汗、呼吸急促，可出现明显代谢性酸中毒、休克及多器官衰竭。

（4）腹部体征：腹式呼吸减弱或消失，后期可有腹胀。最初腹部压痛、反跳痛和肌紧张可仅限于病灶附近，以后随炎症的扩散可累及全腹，但仍以原发病变部位为甚。腹肌紧张视刺激物和机体反应性不同而异。胃十二指肠溃疡穿孔时，受胃肠液的刺激，腹肌紧张非常明显；老、幼、肥胖、腹壁松弛、体弱或免疫功能低下、血性腹膜炎、盆腔腹膜炎，患者腹肌紧张可不明显。叩诊可因胃肠胀气而呈鼓音；消化道穿孔时，肝浊音界可缩小或消失。腹腔内渗液较多时，可叩出移动性浊音。肠鸣音消失提示已发生肠麻痹。

（5）直肠指检：直肠子宫或直肠膀胱陷凹有触痛、饱满感，提示盆腔有炎症或积液。

3. 辅助检查

（1）血常规：白细胞计数及中性粒细胞比率增高。

（2）X 线检查：腹部 X 线检查可观察有无空腔脏器穿孔所致的膈下游离气体、有无绞窄性肠梗阻的 X 线表现。腹膜炎后期，腹膜外脂肪线模糊或消失。

（3）诊断性腹腔穿刺或腹腔灌洗：有助于对腹膜炎及原发病的诊断。女性也可经阴道穹后部穿刺。

根据病史和腹膜刺激征，本病的诊断一般不难。但有些患者很难确定病因及是否需立即手术，这就需要医师亲自严密动态观察病情变化，并根据病情进行其他必要辅助检查，如腹部 B 超、CT 及腹腔镜检查等以明确病因。腹部 CT 除能显示腹膜炎时增厚的腹膜、系膜、网膜及腹腔积液外，也能显示部分脏器的炎症、破裂及穿孔，近年应用较普遍。下列为几种常见继发性腹膜炎的诊断要点：

1. 急性阑尾炎穿孔　多有转移性右下腹疼痛，阑尾炎穿孔前腹痛仅限于脐周及右下腹部，一般穿孔均在发病数小时或更长时间以后。穿孔后表现为全腹压痛、反跳痛及肌紧张，但压痛仍以右下腹部最为明显。近年可用加压 B 超及 CT 辅助诊断。

2. 胃、十二指肠溃疡穿孔　多有溃疡病史。突发上腹剧痛，呈刀割样，并迅速延及全腹，伴有早期休克表现。全腹压痛、反跳痛、板样强直，上腹部为甚。X 线检查膈下有游离气体。

3. 急性重症胰腺炎　多有胆道疾患病史，常先为上腹部突发持续疼痛，向肩背部放射、迅速扩及全腹。早期可有休克及急性呼吸窘迫综合征（acute respiratory distress syndrome, ARDS）。脐上部压痛明显，肠麻痹及肠胀气较明显。腹腔穿刺液常呈血性或深啤酒色，且淀粉酶升高。CT 检查可显示胰腺病变的部位、范围及性质。

4. 胆囊炎穿孔　发病前多有饱餐或进食油腻食物史，常发生于右上腹痛数小时或数天以后。可有轻度黄疸，多为局限性腹膜炎，少数为弥漫性腹膜炎。肝区可有叩痛。尿胆红素可呈阳性。B 超及 CT 检查常显示胆囊增大、胆囊结石及胆囊周围有渗出。

5. 盆腔腹膜炎　先发热，体温多在 38℃ 以上，后有腹痛，腹痛位于下腹部。恶心、呕吐不明显。一般情况好，整个下腹均有压痛，肌紧张常不明显，有脓性白带，子宫有举痛，阴道穹后部穿刺可抽出脓液，涂片可帮助诊断。盆腔 B 超也有助于诊断。

6. 手术后腹膜炎　常由吻合口瘘及残端瘘引起，发生于术后 3～7 天，表现为发热、腹痛、腹胀及肠麻痹。B 超或 CT 检查可显示有无脓肿形成。

7. 腹外伤后腹膜炎　有腹部外伤史。实质脏器损伤常伴内出血及休克，空腔脏器破裂膈下常有游离气体。腹膜刺激征以病灶处明显。腹腔诊断性穿刺常能确诊，但如有严重腹胀、肠管明显扩张时应慎重，最好在 B 超引导下进行。也可根据病情，行 B 超、CT、选择性动脉造影、腹腔镜等检查以确定损伤部位。

【鉴别诊断】

当继发性腹膜炎表现轻微或不典型时，需注意和下列疾病，即"假性腹膜炎"（Pseudo-peritonitis）鉴别：

1. 心、肺疾病　心绞痛、胸膜炎或肺炎引起的腹痛属神经反射性质，常限于一侧，而非全腹。一般无胃肠道症状。腹肌紧张不明显，肠鸣音正常。心、肺检查常有阳性发现。

2. 内科胃肠道疾病　急性胃肠炎、中毒性痢疾等都可有急性腹痛。腹痛前常有发热，伴有腹泻。腹肌紧张不明显，肠鸣音活跃。粪便检查常能提示诊断。

3. 麻痹性肠梗阻　由腹膜后感染引起者常有腰背部叩痛和腰大肌刺激征，CT 检查常能发现原发病灶。脑血管疾病、尿毒症等也可伴麻痹性肠梗阻，但麻痹性肠梗阻腹痛轻微，主要是腹胀，腹部压痛和肌紧张也较轻，X 线检查示全肠道扩张。

4. 癔症　也可有腹痛、腹部压痛，但肠鸣音正常。结合病史和体征不难诊断。

5. 脊椎疾病　刺激压迫脊神经也可引起腹痛及肌紧张。X 线和神经系统检查有助于诊断。

【治疗】

1. 治疗原则　继发性腹膜炎因病因、轻重缓急及患者体质不同，治疗方法也不完全相同，但总的原则包括：

（1）纠正低血容量，预防或纠正缺氧，根据需要给予心、肺、循环及营养支持。

（2）及时给予适当的抗生素。

（3）适时消除腹腔感染源，清除脓液和其他物质。

2. 非手术治疗　也可作为术前准备和术后处理。

（1）适应证：急性弥漫性腹膜炎已局限，盆腔腹膜炎、急性弥漫性腹膜炎病因不明等且腹部及全身情况都不严重者。但必须在有经验的医师指导下进行。如果治疗后症状不减或加重，则应果断改为手术治疗。

（2）治疗方法

1）患者取半卧位、禁食、胃肠减压、吸氧。

2）输液维持水、电解质平衡与营养：迅速输注晶体液以纠正低血容量。并记录出入量，一般不急于输胶体液。严重贫血或失血患者应输全血。循环不稳定者，必要时行中心静脉压和肺动脉楔压监测。

3）应用抗生素：针对病因应用抗生素以对抗需氧菌和厌氧菌。病情较轻者，可选择单一药物治疗，对严重的感染可选用联合用药。

4）预防、治疗各种并发症：如肾功能不全、呼吸衰竭及腹腔脓肿等。

3. 手术治疗　继发性腹膜炎绝大多数情况下需手术治疗，以去除病灶、修补穿孔、消除异物和脓液等，尤其年老或伴有内科疾病者，不宜拖延手术时机。

（1）适应证：①胆囊炎穿孔、胃肠道穿孔，全身情况较差，腹腔渗液多；②绞窄性肠梗阻；③术后腹腔内出血；④明显的外伤性内脏破裂；⑤急性重症胰腺炎伴感染，中毒症状明显者；⑥病情较重，原发病灶未明确者。

（2）原则和方法：切口和麻醉的选择依原发病灶的部位而定。病因未确定者，可先做剖腹探查切口或正中切口，需要时可向上、向下延长切口。手术应包括以下步骤：

1）去除原发病灶：如切除穿孔的阑尾、胆囊或坏死肠管，修补穿孔，去除坏死组织及异物；对一时难于切除病灶或患者全身情况很差不能耐受彻底手术时，可先做引流、肠外置等手术。

2）清除脓液：吸净脓液，弥漫性腹膜炎患者情况许可时可用大量生理盐水冲洗腹腔，一般不需用含有抗生素的冲洗液。

3）充分引流：病灶已清除、腹腔清洗干净者，原则上不放置引流，但对下列情况应放置引流：①病灶处仍有感染坏死组织及较多脓液。②腹腔内继续渗血。③腹腔内可能发生胆汁或胰液泄漏。④胃肠道缝合后有泄漏可能。一般多选用双套管引流，术后也可经此管行腹腔连续灌洗。另外，对术后可能需长时间胃肠减压或营养支持者，可行胃造瘘或空肠造瘘。

对部分严重继发性腹膜炎患者也可行有计划的反复剖腹术及腹腔开放治疗。

【预后】

继发性腹膜炎的预后，除手术和麻醉的改进外，由于近年重症医学的发展、围术期全身和器官的有力支持和有效抗生素的应用，死亡率已明显降低。有效去除原发病灶和合理应用抗生素可以使继发性腹膜炎的死亡率控制在 5%～6%，如果不能控制原发病灶，死亡率则有可能超过 40%。

【预防】

早期诊断、治疗原发病（如急性阑尾炎、急性胆囊炎等），可降低继发性腹膜炎的发生率。腹部手术应避免腹腔污染及吻合口瘘的发生。

第三节　结核性腹膜炎

结核性腹膜炎（Tuberculous peritonitis）可由肠结核、肠系膜淋巴结结核或输卵管结核等直接蔓延引起，也可为血行播散的结果。儿童和青壮年多见，女性多于男性。近年来，结核性腹膜炎患者已较以前减少，但在欧美国家随着艾滋病的传播，此病发病率又有回升。

【病理分型】

结核性腹膜炎病理变化可表现为渗出型、粘连型和包裹型三型。

1. 渗出型　腹膜充血、水肿，满布黄白色或灰白色粟粒样结核结节，腹腔内有浆液性纤维蛋白渗出性腹水，腹水呈草黄色，偶尔稍呈血性。临床表现以腹水、低热为主。

2. 粘连型　腹水吸收后，大量纤维蛋白沉着，与网膜、肠系膜、肠管等形成粘连，可引起肠梗阻。少数病例腹腔内广泛粘连以致腹腔闭塞呈"冰冻腹腔"。

3. 包裹型　腹腔内有局限性或多房性积液，并可形成结核性脓肿。有时脓肿可侵蚀肠管、腹壁等形成内瘘或外瘘。临床上三种类型也可同时存在。

【诊断要点】

1. 病史　有腹腔外其他部位结核或有结核病史有助于诊断。

2. 临床表现　分急性和慢性两类，慢性多见。

（1）急性结核性腹膜炎：以急性腹痛为主要表现。①腹痛：发病急，可迅速扩散至全腹，程度不一，有时出现绞痛或剧痛。疼痛部位可为脐周或全腹，有时为右下腹疼痛，常伴腹胀。②全身感染中毒症状：没有细菌性腹膜炎严重。③腹膜刺激征：较轻。

（2）慢性结核性腹膜炎：多表现为腹水，肠梗阻、腹部肿块及慢性结核中毒症状。①慢性结核中毒症状：如消瘦、低热、乏力、贫血、盗汗等。②腹水：腹水型患者腹水常逐渐增多，有时可出现大量腹水，表现为腹胀。③肠梗阻：粘连型常表现为反复出现的慢性不全性肠梗阻或急性肠梗阻。④腹部肿块：为粘连型、包裹型所致。⑤腹壁瘘或内瘘。⑥其他部位结核的表现，可有恶心、呕吐、腹泻或便秘等。⑦腹部柔韧感：少部分患者有腹部柔韧感。⑧直肠指检：直肠膀胱陷凹处可有结节。

3. 辅助检查

（1）中度贫血、红细胞沉降率增快。

（2）结核菌素反应呈强阳性。

（3）X线检查：X线检查可了解有无陈旧或活动性肺结核及胸腔积液；腹部平片可见钙化影；钡餐可有肠结核征象。

（4）腹腔穿刺液：为草黄色渗出液，蛋白定量在 25g/L 以上，镜检白细胞以淋巴细胞为主。涂片可找到抗酸杆菌，动物接种结核分枝杆菌阳性。近年发现腹水腺苷脱氨酶（Adenosine Deaminase）大于 44U/L 有助于诊断。

（5）B超或CT：有助于诊断。

（6）腹膜穿刺活检。

（7）腹腔镜检查：适用于腹水型。准确率可达 90％以上。腹膜呈苍白或灰白色，并有粟粒样结节，取活检常能确诊。粘连型、包裹型不宜行腹腔镜检查。

（8）剖腹探查：若不能与急腹症或恶性肿瘤等鉴别，应及时剖腹探查，取活检明确诊断。

【鉴别诊断】

当结核性腹膜炎表现为急腹痛、腹水或腹部肿块时，应注意和以下疾病鉴别：

1. 急腹症　如急性阑尾炎、胆囊炎、肠穿孔等。

2. 肝硬化腹水和癌性腹水。

3. 腹腔及盆腔肿瘤。

【治疗】

1. 抗结核治疗　结核性腹膜炎基本上以抗结核药物治疗为主。肺结核的治疗原则也适用本病。常用药物为异烟肼、利福平、吡嗪酰胺、链霉素、乙胺丁醇等。一般为二联或三联用药。可先用异烟肼加利福平或加其他药物强化 2～3 周，然后再用异烟肼或加利福平治疗，使总疗程达 9～12 个月。对渗出型病例，可在全身用药的同时，向腹腔内注入适量的抗结核药及肾上腺皮质激素。

2. 手术治疗适应证

（1）并发完全性、急性肠梗阻或慢性不全性肠梗阻经非手术治疗无效或加重者。

（2）腹壁瘘管经久不愈。

（3）诊断不清，不能除外其他原因的急腹症或腹腔内肿瘤。

对一些肠梗阻患者，尽管非手术治疗恢复缓慢，但只要没出现肠绞窄征象，仍以药物治疗为妥，不应急于手术。肠梗阻的手术方法包括粘连松解术、肠切除、肠侧侧吻合术、小肠排列固定术和梗阻近侧插管造口术。若术中发现有肠道、附件等原发结核病灶，或腹膜、网膜等粘连成纤维板状并有干酪样变者，应尽量将其切除。术后继续抗结核治疗。非手术或手术治疗的同时还应注意全身的营养支持。

【预后】

腹水型结核性腹膜炎预后较好，及时治疗可以痊愈。粘连型及包裹型预后较差，特别是身体其他部位有严重的结核病灶或并发肠梗阻、肠穿孔等时。预后极差。

第四节　第三型腹膜炎

第三型腹膜炎（tertiary peritonitis）是 Rotstein 等于 1990 年首先提出的概念。但在我国近期出版的各教材均尚未收入，本书做此介绍，仅供参考。

【定义】

Rotstein 等于 1990 年首先针对一些细菌性腹膜炎患者经治疗腹腔感染及脓毒症依然存在，而在检查或手术时可见腹腔内仍有未局限的稀薄积液的现象提出的这一概念。同年，Marshall 等将其定义为：原发性或继发性腹膜炎经过 72 小时以上适当治疗，腹腔感染症状仍持续存在或反复发作的腹膜炎。有文献也称复发性腹膜炎（recurrent peritonitis）。

腹膜炎经积极治疗后腹腔感染依然存在、不能局限，仍表现为持续性弥漫性腹膜炎（persistent diffuse peritonitis）。患者同时伴有低热，处于高代谢及心血管系统高动力状态。但手术时腹腔内仅有血清样或血性液体，没有脓液，感染毫无局限倾向。病情不因，经积极的外科治疗未见好转，而出现序贯性多器官衰竭，而急性呼吸衰竭往往是第三型腹膜炎时最先出现的器官衰竭，死亡率甚高，可达 60％左右。Malangoni 290 例重症腹膜炎患者的临床资料表明，第三型腹膜炎死亡率死亡率为 30％～60％，这几乎是继发性腹膜炎的 2 倍。

以往，此种病例被当做继发性腹膜炎的晚期，由于其临床表现具有医院感染的特点，又将其归入复杂的医院感染。

【发病机制及病原菌】

第三型腹膜炎的发病机制尚不清楚，但可能与患者的腹膜缺乏清除腹腔残留污染物能力、且不能使之局限有密切关系。而营养不良，低蛋白血症、高 APACHE Ⅱ 评分、病原菌耐药、器官功能衰竭等情况则是其发生的主要危险因素。

第三型腹膜炎的腹腔内液体的培养阳性率很低，甚至无菌生长。即使培养出来也不同于继发性腹膜炎时常见的大肠埃希菌和脆弱杆菌，而多是表皮葡萄球菌、假单胞菌属、念珠球菌等条件致病菌和抗生素耐受的革兰阴性菌。

感染菌的来源尚不很清楚，但肠菌移位应是主要来源。多种因素（如肠麻痹、内毒素血症、休克以及免疫力低下等）可导致肠道内细菌量增加，肠黏膜机械屏障受损、破坏，从而促使肠道细菌移位。来自肠道的细菌和内毒素通过肠黏膜屏障转移到血循环并激活 Kupffer 细胞，释放多种介质，导致细胞损害和多器官衰竭。

【临床表现及诊断】

目前对第三型腹膜炎的描述存在一些差异，尚未达成严格的诊断标准。诊断第三型腹膜炎应包括：①腹膜炎患者积极治疗 72 小时后无好转，且有脓毒症表现；②体温＞38.5℃，白细胞＞12×10⁹/L；③手术探查腹腔内仅有散在或不局限的稀薄液体。

除继发性腹膜炎共有的全身症状和腹部体征外，第三型腹膜炎的病理生理改变更加明显，主要表现为低灌注、感染性休克、高代谢状态、多器官功能衰竭。

【治疗和预防】

第三型腹膜炎发生于全身免疫力低下，肠源性感染的基础上，手术引流难以奏效，治疗非常棘手，死亡率高、预后差。因此重点在于预防，主要措施如营养支持、维持足够的组织血液灌注、保护胃肠黏膜功能、保持肠道菌群的生态平衡等。

第五节　腹腔脓肿

腹腔脓肿（peritoneal abscesses）是指脓液积聚在腹腔内某一间隙或部位，由肠袢、内脏、腹壁、网膜或肠系膜等粘连包围而成。腹腔脓肿常是腹膜炎或腹部手术后的并发症，是炎症局限化的结果，但严重者又可破溃至腹腔或胸腔，引起腹膜炎或脓胸；也可并发脓毒性休克和多器官衰竭。腹腔脓肿多位于原发病灶处，也可在远离原发病灶处，可单发或多发，包括膈下脓肿、盆腔脓肿及肠间脓肿。

一、膈下脓肿

膈下脓肿（subdiaphragmatic abscesses）是指脓肿位于膈肌以下、横结肠及其系膜以上的间隙内，按部位可分为右膈下脓肿（右肝上间隙脓肿）、左膈下脓肿、右肝下间隙脓肿和网膜囊脓肿。右侧多见，双侧者少见。脓肿发生的部位和原发病有密切关系。多因膈下部位直接感染所引起，感染来自局部病变、损伤，也可为邻近的脓液蔓延所致。如肝脓肿破裂、胃十二指肠穿孔、急性阑尾炎穿孔、右侧结肠手术、肝胆疾病及手术等常可引右膈下或右肝下间隙脓肿；而脾、胃切除、左侧结肠手术、胰腺疾病及手术常可引起左膈下或网膜囊脓肿，如胃后壁穿孔及急性胰腺炎均可引起网膜囊脓肿。胸部感染和腹膜后间隙感染扩散引起的膈下脓肿较少见。

膈下脓肿的病原菌一般与原发病的致病菌一致，主要为大肠埃希菌、链球菌和厌氧菌等；且常为多种细菌的混合感染。

【诊断要点】

1. 病史　多有急性弥漫性腹膜炎、腹部大手术或外伤史。由上腹部疾病或手术引起者多见。

2. 临床表现

（1）发热：腹膜炎或腹部手术后的患者，经治疗体温持续不降或下降数日后又逐渐上升，热型常呈弛张热。

（2）腹痛：常为钝痛，可向肩背部放射，深呼吸或咳嗽时加重，有时伴有呃逆、胸痛、腹胀及恶心。

（3）可有寒战、乏力、食欲缺乏等。

（4）查体：局部腹壁及肋间隙可见水肿，有压痛及叩击痛，肝浊音界可扩大，下肺呼吸音减弱，常伴有肠麻痹。

3. 辅助检查

（1）白细胞计数及中性粒细胞明显升高，血培养偶见阳性。

（2）B超：有助于脓肿的诊断及定位，也可引导穿刺或插管引流，观察脓肿消退情况。

（3）X线：平片见患侧膈肌抬高或运动受限，同侧胸腔积液、肺炎或肺不张，膈下有气液面或胃肠道外有孤立性积气。钡餐有时可见胃肠道受压或移位。

（4）CT：能确定脓肿的部位、范围及与周围脏器的关系。尤其适用B超难以诊断及定位者。手术后有切口、敷料及引流者也宜选用 CT。

（5）放射性核素：已不常用，基本被 CT 所取代。

（6）MRI：有助于诊断。

（7）诊断性穿刺：常在 B 超或 CT 引导下进行，穿刺抽出液可行细菌培养及药物敏感试验。

【治疗】

包括脓肿的引流、原发病的控制、抗生素的应用及一般支持治疗。非引流治疗仅适应于部分小脓肿或脓肿形成早期，待其自行吸收；对诊断明确的腹腔脓肿，原则上应及早引流。引流方法包括经皮穿刺置管引流术和切开引流术。

1. 经皮穿刺置管引流术　其优点是避免了大手术及麻醉的危险，操作简单，损伤小，并发症少，安全可靠。

（1）适应证：①单房脓肿；②有安全的经皮途径，不需经过肠管等脏器；③外科医师有影像医师的配合；④穿刺失败或出现并发症时，有能立即手术探查的条件。

近年来，这种方法已不只限于单房脓肿，而且也已用于多房、多发等复杂脓肿，成功率可达 70% 以上。对复杂脓肿，一般情况稳定者可先用此法。而危重患者应慎用，应考虑置管引流失败后持续感染的危险。

（2）方法及注意事项：根据 CT 或超声波显示脓肿的部位及与邻近器官的解剖关系，确定进针的部位、方向和深度，选择安全途径，避免败血症、出血、瘘形成及脏器损伤等并发症。经皮穿刺置管可分血管导管法和套管针插管法。前者先用细套管针做诊断性穿刺，拔出针芯，抽出约 5ml 脓液，送细菌培养，从套管插入导丝至脓腔后拔出套管，再沿导丝套入导管。套管针插管法是先做诊断性穿刺，抽得脓液后拔去穿刺针，顺原针道插入套管针，沿套管插入导管。导管接负压吸引或用重力引流，可用少量生理盐水冲洗导管以确保其通畅，并可行脓腔造影。但冲洗或造影压力不宜过高。另外，需注意的是应在 B 超引导下调整导管在脓腔的位置以保引流通畅，避免导管脱出或扭曲。根据具体患者选用不同粗细的导管。也可用双腔导管或从2 个部位置管引流。临床征象改善，脓液减少，CT、B 超或造影示脓腔缩小至 2cm 以下或无脓腔时可停负压吸引，观察 2～3 日无反复，即可拔管。若临床征象无改善，可能为引流不畅或另有脓肿，应再行 CT 或超声波检查，以便再穿刺置管或切开引流。

2. 切开引流术　切开引流只适用于穿刺置管引流失败及不适宜行穿刺置管者，但对已确诊的巨大脓肿、多房脓肿、有持续性污染源的脓肿、异物引起的脓肿，真菌感染、脓液脓稠或含坏死组织，需行清创、切除等手术或危重患者，特别是胰腺炎所致的网膜囊脓肿，宜行切开引流术。通常将切开引流术分为两类。

（1）经腹膜外途径引流术：优点是对机体损伤小，直接引流，不污染游离腹腔，并发症少，但必须在术前准确定位脓肿，否则可使多发脓肿遗漏或误诊。经腹膜外途径又分经腹部的前路和经后腰部的后路两种。

1）经前腹壁切口：适用于右肝上、右肝下及左膈下靠前的脓肿。在肋下做一与肋缘平行的斜切口，沿腹膜外间隙向上分离至脓腔位置，穿刺抽出脓液后，即可切开脓腔，吸尽脓液，放置引流管。

2）经后腰部切口：适用于右肝下和左膈下靠后的脓肿，沿第 12 肋做切口，并切除第 12 肋，于第 1 腰椎平面横行切开肋骨床，注意勿伤胸膜，将肾向下稍推开，穿刺抽得脓液后，即可切开。

（2）经腹腔途径切开引流术：常用于多发脓肿，同时可探查腹腔内有无其他病变。尤其适用于网膜囊脓肿的引流。切口以愈接近脓肿愈好。若为术后膈下脓肿，可经原切口探查。若除有膈下脓肿外，还怀疑有肠间脓肿或诊断不明确，多用正中切口以便探查。此法有污染游离腹腔的可能。故术中应注意保护腹腔并避免损伤肠管等。近年很多作者常采用经腹腔途径引流，他们认为此法可同时发现和处理腹腔内的其他病变，而并不增加感染扩散。

无论采用何种切开引流术，都应分开多房脓肿的间隙，用大量生理盐水冲洗脓腔，根据情况放置双套管或单腔引流管，术后将引流管接负压吸引或用重力引流。以后可冲洗引流管及调整引流管的位置以确保引流通畅。

二、盆腔脓肿

腹腔内炎性渗出物、脓液易积聚在盆腔形成盆腔脓肿（pelvic abscesses）。常见的原因是急性阑尾炎穿孔、盆腔腹膜炎等。主要表现为有膀胱或直肠刺激征，并有发热。

【诊断要点】

1. 病史　有腹部急性炎症或手术史，尤其是下腹部疾病。

2. 临床表现

（1）发热：腹膜炎或腹部手术后，体温持续不降或下降后又复升高。但其他全身中毒症状较轻。

（2）下腹部不适或胀痛。

（3）膀胱、直肠刺激征：尿频、尿急、尿痛，腹泻、排黏液便及里急后重。

（4）直肠指检：肛门括约肌松弛，直肠前壁饱满或可及肿块，有触痛，有时有波动感。

（5）已婚妇女可经阴道检查（应有第三者陪同）。

3. 辅助检查

（1）白细胞计数增多。

（2）B超或CT：可了解脓肿的部位及大小。

（3）经直肠或阴道穹后部穿刺抽到脓液可确诊。

【治疗】

1. 非手术治疗　小的脓肿或脓肿尚未形成时，可用温生理盐水灌肠，下腹部理疗、热敷、抗生素及中药治疗。

2. 手术治疗

（1）脓肿已局限者可经直肠或阴道穹后部切开引流：术前排空膀胱，先行直肠指检，了解脓肿的位置，在肛门镜直视下穿刺抽出脓液后，用尖刀切一小口，以止血钳扩大切口排脓，然后用手指探查脓腔，分开其内的间隔，最后置放引流管引流。也可不放引流管而在术后每天用手指扩张引流口，以保持引流通畅，术后继续使用抗生素、热水坐浴及理疗等。近年来，由于超声和CT技术的广泛应用，盆腔脓肿的治疗也可应用经直肠或阴道穿刺置管引流。

（2）经前腹壁切口进行引流：腹腔、盆腔有多发性脓肿，或合并粘连性肠梗阻时，可用此法。

三、肠间脓肿

肠间脓肿（interbowel abscess）是指位于横结肠与盆腔之间的脓肿，脓液被肠管、腹壁、系膜与网膜包围，在肠间或左、右下腹形成脓肿，可单发或多发。急性阑尾炎穿孔是右下腹脓肿最常见的原因。胃十二指肠溃疡穿孔胃肠液沿右结肠旁沟向下流，也可引起右下腹脓肿。左下腹脓肿常由降结肠或乙状结肠憩室穿孔引起，也可为结肠癌破裂所致。其他肠间脓肿常为肠穿孔、吻合口瘘或手术后的并发症。

【诊断要点】

1. 病史　有消化道炎症、穿孔、破裂、肠缺血或腹部手术史。

2. 临床表现　缺乏特征性症状和体征，表现为一般化脓性感染的症状，常伴不同程度的粘连性肠梗阻。术后肠间脓肿可合并切口裂开和肠麻痹，脓肿穿破肠管或膀胱则形成内瘘。

（1）发热等全身中毒症状。

（2）腹痛：左、右下腹的脓肿，腹痛常较明显。

（3）腹胀或腹部不适。

（4）脓肿部位有压痛及肌紧张，有时可触及有压痛的肿块。

3. 辅助检查

（1）白细胞总数及中性粒细胞增高。

（2）X线：可见肠壁间距增宽。

（3）CT或B超：确定脓肿的部位、数量及大小。

（4）诊断性穿刺。

【治疗】

1. 非手术治疗　多发小脓肿经抗生素治疗多可自行吸收。阑尾脓肿非手术治疗也常能吸收。

2. 经皮穿刺置管引流术　尤其适合结肠旁沟的脓肿。

3. 剖腹探查　多数肠间脓肿需剖腹探查。方法同膈下脓肿的经腹腔途径切开引流术。应用手指将多房脓肿逐个分离沟通，吸尽脓液，清除脓苔及坏死组织，并用大量生理盐水冲洗。通常不需放置引流。若放引流，双套管负压吸引效果较好。

四、腹腔脓肿的预后

严重腹腔脓肿的死亡率可达30%。死亡病例常是原发病严重、诊断延误、脓肿引流不完全及并发多器官损害者。膈下脓肿死亡率为25%~40%，由溃疡穿孔、急性阑尾炎引起的右下腹及盆腔脓肿、死亡率低；老年人及伴有器官损害时，死亡率增加。

（王　宇）

第二十一章　胃十二指肠疾病

第一节　胃十二指肠的解剖生理

一、胃的解剖

（一）胃的形态和分部

胃的形态随胃的充盈程度、体位及体形不同而有很大的变化。胃可分为出、入两口，前、后两壁，上、下两缘。胃的入口与食管腹部相接，称贲门。在贲门左侧，食管左缘与胃底之间形成一锐角，称贲门切迹。胃的出口与十二指肠相连，称幽门。胃前壁朝向前上方，后壁朝向后下方。胃的上缘凹而短，称胃小弯，朝向右上方，其最低点弯曲呈角状，称角切迹。胃的下缘称胃大弯，凸而长，朝向左下方。

通常将胃分为四部分：近贲门附近的部分称为贲门部；贲门切迹平面以上向左上方膨出的部分称胃底，内含约 50ml 咽下的空气；自胃底向下至角切迹的大部分称胃体；位于角切迹与幽门之间的部分称幽门部，幽门部大弯处有一浅沟，称中间沟，该沟将幽门部分为左侧的幽门窦和右侧的幽门管。幽门窦通常居胃的最底部，胃溃疡和胃癌多发生于幽门窦近胃小弯处（图 21-1-1）。

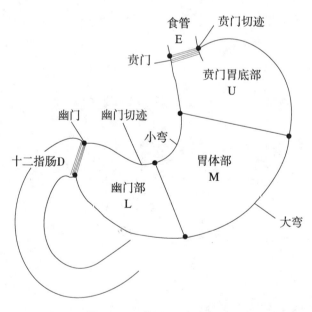

图 21-1-1　胃的解剖与分区

根据活体 X 线钡餐透视检查，可将胃分为三种类型：①钩型胃：最常见，胃大、小弯几乎平行，先向下、后向右上，角切迹呈鱼钩形。此型多见于中等体型者。②角型胃：胃底与胃体几近横位，角切迹不明显，胃大弯位置较高，达第 2 腰椎水平，此型多见于矮胖体型者。③长胃：见于胃张力降低者，胃底与胃体较长且垂直下降，角切迹呈锐角，向下可延伸至第4腰椎水平或更低，多见于瘦长体型者，女性较男性多见。

胃黏膜形成许多高低不一的黏膜皱襞，在胃小弯处多为纵行皱襞，有4～6条，襞间的沟称胃道。胃的肌层由内斜、中环、外纵三层平滑肌构成，环行平滑肌在幽门处增厚，形成幽门括约肌，此处的黏膜呈环状隆起，称幽门瓣，有控制胃内容物排空和防止小肠内容物反流至胃的作用。

（二）胃的位置和毗邻

胃充满到中等程度时，大部分（3/4）在左季肋区，小部分（1/4）在腹上区。胃前壁右侧份邻接左半肝，左侧份上部紧邻膈，下部接触腹前壁，此部移动性大，通常称为胃前壁的游离区。胃前壁接触腹前壁和肝左叶的下面。接触腹前壁的部分，位于肝左叶与左肋弓之间。胃后壁隔网膜囊与胰、左肾上腺、左肾、脾、横结肠及其系膜相毗邻，这些器官共同形成胃床。由于胰与胃后壁关系密切，故胃后壁溃疡易与胰腺粘连，并有时可穿入胰中，成为穿透性溃疡。胃底邻接膈和脾。贲门位于第11胸椎的左侧，幽门在第1腰椎的右侧。胃的位置，可因体型、体位、所含内容物的多少和邻近器官的影响等而有所改变。如胃充盈时，胃大弯向左下方移动，胃小弯则因胃的贲门部和幽门部固定而不甚活动。

（三）胃的韧带

覆盖胃前后壁的腹膜移行于大、小弯，合成两叶形成系膜韧带。系膜韧带一方面起固定作用，同时其中也有血管、神经、淋巴管通过，了解他们与周围脏器和腹膜之间的联系，对于胃癌根治手术具有重要意义。胃的韧带主要有：

1. 胃膈韧带　是胃背侧系膜脾上部的衍生物，联系胃贲门部与膈肌。在胃的附着线为胃底部大弯的近侧部和食管胃相连接处。胃膈韧带向右侧移行为膈食管韧带。胃膈韧带透明，无血管及淋巴结构。

2. 肝十二指肠韧带　是小网膜的右侧部，包绕进入肝的结构，如门静脉、胆总管、肝固有动脉，以及由肝总动脉进入胃的分支——胃右动脉。此韧带含有丰富的血管、淋巴网，是胃癌根治手术清扫的部位。

3. 肝胃韧带　是小网膜的左侧部，此韧带内含胃左动、静脉，迷走神经干肝支和淋巴结。是淋巴结容易转移的部位，也是进行胃癌根治手术须处理和清扫的部位。

4. 胃脾韧带　是胃背侧系膜脾部的衍生物，自胃大弯连接脾门，上接胃膈韧带，下连大网膜或胃结肠韧带，此韧带上部含有胃短动、静脉及胰脾淋巴结，下部含有胃网膜左动、静脉和淋巴结。

5. 胃结肠韧带　是大网膜的一部分，由胃大弯连接至横结肠前面。此韧带内含有胃网膜左动、静脉，胃网膜右动、静脉及淋巴结等。

（四）胃的血供

胃的血管丰富，并且相互之间有交通，形成血管网络。主要供应血管有胃左动脉、胃右动脉、胃短动脉、胃网膜左动脉和胃网膜右动脉。回流静脉与同名动脉相伴行（图21-1-2）。

1. 胃左动脉　起源于腹腔动脉，行走至贲门处分出食管支与食管动脉交通，向下分出前后两支胃降支，沿小弯的前后向右下走行，末端与胃右动脉吻合。

2. 胃右动脉　肝总动脉分出肝固有动脉和胃十二指肠动脉，前者又分出胃右动脉，向左上方行走，与胃左动脉吻合，形成小弯侧动脉弓。

3. 胃短动脉和胃网膜左动脉　由脾动脉分出，前者经脾胃韧带至胃大弯，主要分布于胃底外侧区，后者沿大弯右行，末端与胃网膜右动脉吻合。

4. 胃网膜右动脉　由胃十二指肠动脉分出，与胃网膜左动脉相互交通，形成胃大弯动脉弓。

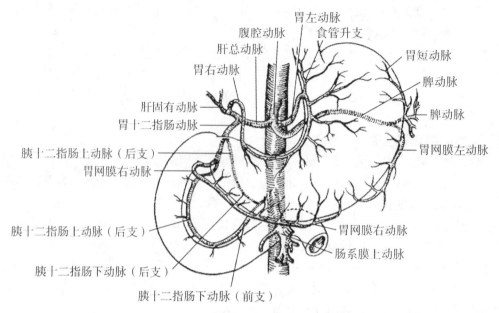

图 21-1-2　胃和十二指肠的血液供应

5. 胃的静脉起源于胃内丰富的静脉网，最后汇集成小静脉和动脉伴行，穿出胃壁形成胃静脉，在胃大、小弯处分别汇入胃左静脉（冠状静脉）、胃右静脉、胃网膜左静脉、胃网膜右静脉、胃短静脉和胃后静脉，这些静脉与同名动脉伴行，并最终从不同部位汇入门静脉系统。胃的静脉主要经门静脉入肝静脉，个别静脉如胃左静脉的食管支和胃黏膜下静脉丛，可以经过食管静脉丛汇流入奇静脉，与上腔静脉交通。

除了以上动脉外，胃的供应动脉尚可以有食管动脉下行支、胃左动脉上行支、左膈下动脉、胃后动脉等。

（五）胃的淋巴引流

胃的淋巴引流在胃癌的转移中占重要地位。胃壁中分布着丰富的毛细淋巴管，以黏膜下层最为丰富。因此，黏膜内的局限性肿瘤，可以通过黏膜下毛细淋巴管网，播散到胃的各部。另外，胃黏膜下毛细淋巴管网还可以通过与贲门腹段食管的黏膜下毛细淋巴管网构成丰富的吻合，因此，胃黏膜内的肿瘤可以侵犯食管。幽门则不同，十二指肠缺乏黏膜下层，向十二指肠播散的机会比较小，但是，胃和十二指肠的浆膜下毛细血管网则有较广泛的吻合。同样构成胃肿瘤向十二指肠近端播散的可能。

胃周围淋巴结沿胃主要动脉及其分支分布，经多个淋巴结逐步向动脉根部聚集。胃的淋巴管和淋巴结总体上伴随腹腔动脉的 4 个主要分支分布。从理论上相应地把胃引流淋巴结分为 4 群：①腹腔淋巴结群，引流胃小弯上部淋巴液；②幽门上淋巴结群，引流胃小弯下部淋巴液；③幽门下淋巴结群，引流胃大弯右侧淋巴液；④胰脾淋巴结群，引流胃大弯上部淋巴液。

淋巴转移是胃癌的重要转移方式，为便于术中解剖定位，将胃周围淋巴结更加精确地划分。

（六）胃的神经

支配胃的神经有交感神经和副交感神经，还有内脏传入神经。胃的交感神经节前纤维起于脊髓第 6～10 胸节段，穿第 6～8 胸交感干神经节，经内脏大神经至腹腔神经节更换神经元，节后纤维参与形成腹腔丛，丛的分支随腹腔干的分支分布到胃。交感神经抑制胃的分泌和蠕动，增强幽门括约肌的张力，并使胃的血管收缩。副交感神经来自迷走神经。左、右迷走神经在食管壁上形成食管丛，向下分别形成迷走神经前干和迷走神经后干，它们随食管穿膈的食管裂孔入腹腔。迷走神经前干经食管腹部的前面，至贲门附近分出胃前支和肝支。胃前支沿胃小弯前面向右，沿途发出 4～6 个小支，分布到胃前壁，其终支以"鸦爪"形的分支分布于幽门部的前壁。肝支有 1～3 条，参加肝丛。迷走神经后干经食管的腹部的后面，至贲门附近分为胃后支和腹腔支。胃后支沿胃小弯后面向右，沿途发出小支至胃后壁，终支也以"鸦爪"形分支，分布于幽门部的后壁。腹腔支向右参加腹腔丛，并与交感神经纤维一起伴随动脉分布到腹腔的大部分脏器（如胃、脾、小肠、盲肠、升结肠、横结肠、肝、胰和肾等）。迷走神经各胃支在胃壁神经丛内换发节后纤维，支配胃腺与肌层，通常可促进胃酸和胃蛋白酶的分泌，增强胃的运动。此外，这些脏器的感觉神经纤维随交感及副交感神经走行进入中枢。

二、胃的生理

胃具有运动和分泌两大功能，通过储纳食物，将食物研磨、混匀，初步消化，形成食糜并逐步分次排入十二指肠。此外，胃黏膜还有吸收某些物质的功能。

（一）胃的运动

食物在胃内的储藏、研磨、搅拌以及有规律的排空，主要由胃的肌肉运动参与完成。胃的蠕动波起自胃体传向幽门，幽门发挥括约肌作用，调控食糜进入十二指肠。胃的电起搏点位于胃底近大弯侧的肌层，有规律地发出频率为 3 次/分的脉冲信号，该信号沿胃的纵肌层传向幽门。每次脉冲不是都引起肌肉蠕动收缩，但脉冲信号决定了胃蠕动收缩的最高频率。每次蠕动后食糜进入十二指肠的量取决于蠕动的强度与幽门的开闭状态。幽门关闭，食物在胃内往返运动；幽门开放时，每次胃的蠕动波将 5～15ml 食糜送入十二指肠。

胃空腔的容量仅为 50ml 左右，但在容受性舒张状况下，可以承受 1000ml 而无胃内压增高。进食后的扩张刺激引发蠕动，若干因素影响胃蠕动的强度、频率以及胃排空的速度。胃的迷走反射加速胃蠕动；进食的量与质对于排空亦起调节作用，小颗粒食物比大颗粒食物排空快；十二指肠壁的受体能够感受食糜的渗透浓度与化学成分，当渗透压超过 200mmol/L 时，迷走胃肠反射被激活，胃排空延迟；不少胃肠道激素能够对胃的运动进行精细调节，促胃液素能延迟胃的排空。

（二）胃液分泌

胃腺体分泌胃液，正常成人每日分泌量为 1500～2500ml，胃液的主要成分是胃酸、胃蛋白酶、电解质、黏液和水。壁细胞分泌盐酸，而非壁细胞的分泌成分类似细胞外液，略呈碱性，其中钠离子是主要阳离子。胃液的酸度取决于上述两种成分的配合比例，并和分泌速度、胃黏膜血流速度有关。

胃液分泌分为基础分泌（消化间期分泌）和餐后分泌（消化期分泌）。基础分泌是指不受食物刺激时的自然胃液分泌，其量较小。餐后胃液分泌明显增加，餐后分泌可分为三个时相：①迷走相（头相）：食物经视觉、味觉、嗅觉等刺激兴奋神经中枢，兴奋迷走神经下传至壁细胞、主细胞、黏液细胞，使其分泌胃酸、胃蛋白酶和黏液；迷走神经兴奋还使 G 细胞分泌促胃液素、刺激胃黏膜肥大细胞分泌组胺，进而促进胃酸分泌。这一时相的作用时间较短，仅占消化期泌酸量的 20%～30%。②胃相：指食物进入胃以后引起的胃酸分泌，包括食物对胃壁的物理刺激（扩张）引起的迷走长反射和食物成分对胃黏膜的化学刺激造成的胃壁内胆碱反射短通路。在胃相的胃酸分泌中，促胃液素介导的由食物成分刺激引起的胃酸分泌占主要成分，当胃窦的 pH<2.5 时，促胃液素释放受抑制，pH 达到 1.2 时，促胃液素分泌完全停止，对胃酸及促胃液素分泌起负反馈调节作用。胃窦细胞分泌的生长抑素也抑制促胃液素的释放。③肠相：指食物进入小肠后引起的胃酸分泌，占消化期胃酸分泌量的 5%～10%，包括小肠膨胀及食物中某些化学成分刺激十二指肠和近端空肠产生肠促胃液素，促进胃液分泌。进入小肠的酸性食糜能够刺激促胰液素、胆囊收缩素、抑胃肽等的分泌。小肠内的脂肪能抑制促胃液素的产生，使胃酸分泌减少。

三、十二指肠的解剖和生理

十二指肠指幽门和十二指肠悬韧带（Treitz 韧带）之间的小肠，长约 25cm，呈 "C" 形，是小肠最固定的部分。十二指肠分为四部分：①球部：长 4～5cm，属腹膜间位，活动度大，黏膜平整光滑，球部是十二指肠溃疡的好发部位。胆总管、胃十二指肠动脉和门静脉在球部后方通过。②降部：与球部呈锐角下行，固定于后腹壁，属腹膜后位，内侧与胰头部紧密相连，胆总管和胰管开口于此部中、下 1/3 交界处内侧肠壁的十二指肠乳头，距离幽门 8～10cm。从降部起十二指肠黏膜呈环形皱襞。③水平部：自降部向左走行，长约 10cm，完全固定于腹后壁，属腹膜后位，横部末端的前方有肠系膜上动、静脉跨越下行。④升部：先向上行，然后急转向下、向前，与空肠相接，形成十二指肠空肠曲，由十二指肠悬韧带固定于后腹壁，此韧带是十二指肠空肠分界的解剖标志。整个十二指肠环抱在胰头周围。十二指肠的血供来自于胰十二指肠上动脉和胰十二指肠下动脉，两者分别起源于胃十二指肠动脉和肠系膜上动脉。胰十二指肠上、下动脉的分支在胰腺前后吻合成动脉弓。

十二指肠接受胃内食糜以及胆汁、胰液。十二指肠黏膜内有 Brunner 腺，分泌的十二指肠液含有多种消化酶，如蛋白酶、脂肪酶、麦芽糖酶等。十二指肠黏膜内的内分泌细胞能够分泌促胃液素、抑胃肽、胆囊收缩素、促胰液素等肠道激素。

第二节　胃十二指肠溃疡的外科治疗

一、概述

胃或十二指肠的圆形或椭圆形局限性全层黏膜缺损，称为胃十二指肠溃疡（gastroduodenal ulcer）。溃疡的形成与胃酸-蛋白酶的消化作用有关，故也称为消化性溃疡（peptic ulcer）。新型制酸剂和抗幽门螺杆菌（Helicobacter pylori，HP）药物的应用使得溃疡病的诊断和治疗发生了很大变化。目前消化性溃疡的治疗以内科治疗为首选，外科治疗主要用于急性穿孔、出血、幽门梗阻、药物治疗无效的溃疡病例以及恶变等情况。

【病理】

典型溃疡呈圆形或椭圆形，黏膜缺损深达黏膜肌层。溃疡深而壁硬，呈漏斗状，边缘增厚或充血、水肿，基底光滑，表面可以覆盖有灰白色或灰黄色苔膜。胃溃疡多发生在胃小弯，以胃角最多见，胃窦部与胃体部也可见，胃底大弯少见。十二指肠溃疡常见于球部，发生在球部以下的溃疡称为球后溃疡。球部前后壁或大小弯侧同时见到的溃疡称为对吻溃疡。

【发病机制】

胃十二指肠溃疡发病是多个因素综合作用的结果。其中最为重要的是胃酸异常分泌、幽门螺杆菌感染和黏膜防御机制的破坏。

正常情况下，酸性胃液对胃黏膜的侵蚀作用和胃黏膜的防御机制处于动态平衡状态。当平衡受到破坏，侵害因子作用增强，黏膜屏障等防御因子的作用削弱，胃酸、胃蛋白酶的分泌增加，最终导致溃疡。在十二指肠的发病机制中，胃酸分泌过多起重要作用。胃溃疡患者平均胃酸分泌比正常人低，胃排空延迟、十二指肠液反流是导致胃黏膜屏障破坏形成溃疡的重要原因。HP 感染和非甾体消炎药（non-steroidal anti-inflammatory drug，NSAID）是破坏胃黏膜防御机制的外源性因素，可促进溃疡形成。在胃溃疡患者中可发现胃窦部肌纤维变性、自主神经节细胞变性或减少，这些改变使胃窦收缩失效、胃内容物滞留，刺激胃窦部胃泌素分泌增加；十二指肠液反流入胃，肠液中所含胆汁酸与胰液可破坏胃黏膜屏障，使 H^+ 逆行扩散；胃小弯是胃窦黏膜与泌酸胃体黏膜的移行部位，该处的黏膜下血管网为终末动脉，供血吻合少，又是胃壁纵行肌纤维与斜行肌纤维的接合处，在肌肉收缩时剪切力大，易引起胃小弯黏膜与黏膜下的血供不足，黏膜防御机制较弱，因此也成为溃疡的好发部位。

1. **幽门螺杆菌感染** 幽门螺杆菌与消化性溃疡密切相关。95％以上的十二指肠溃疡与80％的胃溃疡病例中可检出 HP 感染。HP 感染使发生消化性溃疡的危险增加数倍，有 1/6 左右的患者 HP 感染发展成为消化性溃疡。清除 HP 可以明显降低溃疡病的复发率。

2. **胃酸分泌过多** 溃疡只发生在与胃酸接触的黏膜，抑制胃酸分泌可以使溃疡愈合，充分说明胃酸分泌过多是胃十二指肠溃疡的病理生理基础。十二指肠溃疡患者的胃酸分泌高于健康人，除与迷走神经的张力及兴奋性过度增高有关外，与壁细胞数量的增加也有关。此外，壁细胞对胃泌素、组胺、迷走神经刺激的敏感性亦增高。溃疡患者在胃窦酸化情况下，正常的抑制胃酸分泌机制受到影响，胃泌素异常释放，而组织中生长抑素水平低，黏膜前列腺素合成减少，削弱了对胃黏膜的保护作用，使得黏膜易受胃酸损害。

3. **非甾体消炎药与黏膜屏障损害** 非甾体消炎药（NSAID）、肾上腺皮质激素、胆汁酸盐、酒精等均可以破坏胃黏膜屏障，造成 H^+ 逆流入黏膜上皮细胞，引起胃黏膜水肿、出血、糜烂，甚至溃疡。长期使用 NSAID，胃溃疡发生率显著增加。

【临床特点】

胃溃疡和十二指肠溃疡统称为消化性溃疡，其临床表现相似，但二者仍有显著差别。胃溃疡发病年龄平均比十二指肠溃疡高 15～20 年，发病高峰在 40～60 岁。胃溃疡患者基础胃酸分泌明显低于十二指肠溃疡患者。约 5％胃溃疡可发生恶变，而十二指肠溃疡很少恶变；与十二指肠溃疡相比，胃溃疡病灶大，对内科治疗反应差，且有恶变可能，使得外科治疗尤显重要。

胃溃疡根据其部位和胃酸分泌量可分为四型：Ⅰ型最为常见，占 50％～60％，低胃酸，溃疡位于胃小弯角切迹附近；Ⅱ型约占 20％，高胃酸，胃溃疡合并十二指肠溃疡；Ⅲ型约占 20％，高胃酸，溃疡位于幽门管或幽门前；Ⅳ型约占 5％，低胃酸，溃疡位于胃上部 1/3，胃小弯高位接近贲门处，常为穿透性溃疡，易发生出血或穿孔，老年患者相对多见。

【外科治疗】

胃十二指肠溃疡首选内科治疗，外科手术治疗主要是针对胃十二指肠溃疡的严重并发症。

1. **胃溃疡** 胃溃疡发病年龄偏大，常伴有慢性胃炎，HP 感染率高，溃疡愈合后胃炎依然存在，停药后溃疡易复发，且有 5％的恶变率。因此，临床对胃溃疡手术治疗适应证较宽，主要有：①严格内科治疗无效的顽固性溃疡，如溃疡不愈合或短期内复发者。②发生严重并发症，如溃疡出血、瘢痕性幽门梗阻、溃疡穿孔及溃疡穿透至胃壁外者。③巨大溃疡（直径大于2.5cm）或高位溃疡。④胃十二指肠复合性溃疡。⑤溃疡不能除外恶变或已经恶变者。

胃溃疡常用的手术方式是远端胃大部切除术，胃肠道重建以胃十二指肠吻合（Billroth 式）为宜。Ⅰ型胃溃疡通常采用远端胃大部切除，胃切除范围在 50％左右，行胃十二指肠吻合。Ⅱ、Ⅲ型胃溃疡宜采用远端胃大部切除加迷走神经干切断术、毕Ⅰ式吻合，如十二指肠炎症明显或有严重瘢痕形成，可行毕Ⅱ式吻合。Ⅳ型，即高位小弯溃疡处理困难。根据溃疡所在部位的不同，可采用切除溃疡的远端胃大部切除术，可行毕Ⅱ式胃空肠吻合，也可行 Roux-en-Y 胃空肠吻合。溃疡位置过高可以采用旷置溃疡的远端胃大部切除术或近端胃大部切除术治疗。术前或术中应对溃疡做多处活检以排除恶性溃疡的可能。对溃疡恶变病例，应行胃癌根治术。

2. **十二指肠溃疡** 手术治疗的适应证主要是出现严重并发症，如急性穿孔、大出血、瘢痕性幽门梗阻，以及经正规内科治疗无效的顽固性溃疡。

对十二指肠溃疡常采用减少胃酸分泌的策略，阻断迷走神经对壁细胞的刺激、降低胃窦部胃泌素的分泌以及减少壁细胞的数量。手术方法主要有胃大部切除术和选择性迷走神经切断术。也可以采用迷走神经干切断加幽门成形或迷走神经干切断加胃窦切除术。十二指肠溃疡择期手术比较安全，术后复发率与胃酸分泌减少的程度相关。急症手术并发症比择期手术明显增加，活动出血、穿孔后时间较长、围术期休克等因素增加了手术的并发症和风险。

二、急性胃十二指肠溃疡穿孔

急性穿孔是胃十二指肠溃疡严重并发症，为常见外科急腹症。起病急、病情重、变化快，需要紧急处理，若诊治不当可危及生命。十二指肠溃疡穿孔男性患者多，胃溃疡穿孔则多见于老年妇女。

【病因与病理】

约90％的十二指肠溃疡穿孔发生在球部前壁，而胃溃疡穿孔约60％发生在胃小弯，40％分布于胃窦及其他各部。急性穿孔后，有强烈刺激性的胃酸、胆汁和胰液等消化液和食物溢入腹腔，引起化学性腹膜炎，导致剧烈的腹痛和大量腹腔渗出液。约6～8小时后细菌开始繁殖并逐渐转变为化脓性腹膜炎。病原菌以大肠埃希菌、链球菌多见。由于强烈的化学刺激、细胞外液的丢失以及细菌毒素吸收等因素，患者可出现休克。胃十二指肠后壁穿孔，可穿透全层并与周围组织包裹，形成慢性穿透性溃疡。

【临床表现】

多数患者既往有溃疡病史，穿孔前数日溃疡病症状加剧。过度疲劳、情绪波动、刺激性食物或服用黏膜损害药物等常为诱发因素。临床表现为骤起上腹部刀割样剧痛，迅速波及全腹，患者疼痛难忍，可有面色苍白、出冷汗、脉速、血压下降等表现，常伴有恶心、呕吐。当胃内容物沿右结肠旁沟向下流注时，可出现右下腹痛，疼痛也可放射至肩部。当漏出的消化液被腹腔渗出液稀释时，腹痛可略有减轻。此后由于继发细菌感染，出现化脓性腹膜炎，腹痛再次加重。溃疡穿孔后病情的严重程度与患者的年龄、身体状况、穿孔大小、部位以及是否空腹穿孔密切相关。

体检时患者为急性病容，表情痛苦，仰卧微屈膝，腹式呼吸消失或减弱；全腹压痛、反跳痛，腹肌紧张呈"板样"强直，尤以上腹最明显。叩诊肝浊音界缩小或消失，可有移动性浊音；听诊肠鸣音消失或明显减弱。患者有发热，实验室检查示白细胞计数增加，血清淀粉酶轻度升高。在站立位X线检查时，80％的患者可见膈下新月形游离气体影。

【诊断和鉴别诊断】

既往有溃疡病史，突发上腹部剧烈疼痛，并迅速扩展为全腹疼痛伴腹膜刺激征等上消化道穿孔的特征性临床表现，结合X线检查腹部发现膈下游离气体，诊断性腹腔穿刺抽出液含胆汁或食物残渣，即可正确诊断。在无典型溃疡病史者，十二指肠及幽门后壁溃疡小穿孔，胃后壁溃疡向小网膜腔内穿孔，年老体弱反应差的溃疡穿孔，空腹时小穿孔等情况下，症状、体征不太典型，较难诊断。需与下列疾病鉴别：

1. 急性胆囊炎　表现为右上腹绞痛，或阵发性加剧持续性疼痛，疼痛可向右肩放射，伴畏寒、发热。右上腹局部压痛、反跳痛，可触及肿大的胆囊，Murphy征阳性。胆囊坏疽穿孔时可有弥漫性腹膜炎表现，但X线检查膈下无游离气体。B超提示胆囊炎或胆囊结石。

2. 急性胰腺炎　腹痛发作不如溃疡急性穿孔者急骤，腹痛多位于上腹部偏左并向肩部放射。腹痛有一个由轻转重的过程，肌紧张程度相对较轻。血清、尿液、腹腔穿刺液淀粉酶明显升高。X线检查膈下无游离气体，CT、B超提示胰腺肿胀。

3. 急性阑尾炎　溃疡穿孔后消化液沿右结肠旁沟流到右下腹，可引起右下腹痛和腹膜炎体征，易与急性阑尾炎相混。但阑尾炎一般症状比较轻，体征局限于右下腹，无腹壁板样强直，X线检查无膈下游离气体。

【治疗】

1. 非手术治疗　适用于一般情况好，症状、体征较轻的空腹穿孔，穿孔超过24小时，腹膜炎已局限者。非手术治疗不适于伴有出血、幽门梗阻、疑有癌变等情况的穿孔患者。治疗措施主要包括：①持续胃肠减压，减少胃肠内容物继续外漏。②静脉补液维持水、电解质平衡并给予营养支持。③静脉应用抗生素控制感染。④经静脉给予 H_2 受体抑制剂或质子泵拮抗剂等制酸药物。非手术治疗 6～8 小时后病情仍继续加重，应立即手术治疗。非手术治疗少数患者可出现膈下或腹腔脓肿。治愈患者应行胃镜检查排除胃癌，根除 HP 感染并采用制酸剂治疗。

2. 手术治疗

（1）单纯穿孔缝合术：优点是操作简单，手术时间短，安全性高。一般认为单纯穿孔缝合术的适应证：①穿孔时间超过 8 小时，腹腔内感染及炎症水肿严重，有大量脓性渗出液。②未经正规内科治疗，无出血、梗阻并发症，特别是十二指肠溃疡患者。③合并其他系统器质性疾病，不能耐受急诊彻底性溃疡手术。穿孔修补通常采用经腹手术，穿孔以丝线间断缝合，再用大网膜覆盖，或以网膜补片修补，也可经腹腔镜行穿孔缝合大网膜覆盖修补。所有的胃溃疡穿孔患者，需做活检或术中快速病理学检查排除胃癌。单纯穿孔缝合术后溃疡病仍需内科治疗，HP 感染者需抗 HP 治疗，部分患者因溃疡病未愈仍需行彻底性溃疡手术。

（2）彻底性溃疡手术：手术同时解决了穿孔和溃疡两个问题，手术适应证为①患者一般情况好，穿孔在 8 小时以内或超过 8 小时，腹腔污染不严重。②慢性溃疡病特别是胃溃疡患者，曾经正规内科治疗。③十二指肠溃疡穿孔修补术后再穿孔。④有幽门梗阻或出血史者。手术方法包括胃大部切除术外，对于十二指肠溃疡穿孔可选用穿孔缝合术加高选择性迷走神经切断术或选择性迷走神经切断术加胃窦切除术。

三、胃十二指肠溃疡大出血

胃十二指肠溃疡患者出血，引起红细胞、血红蛋白和血细胞比容明显下降，脉率加快，血压下降，出现休克前期或休克状态，称为溃疡病大出血。临床表现为大量呕血、柏油样黑便。胃十二指肠溃疡出血是上消化道大出血中最常见的原因，占 50％以上。

【病因与病理】

基本病因是溃疡基底血管壁被侵蚀而致破裂出血，大多数为动脉出血。引起大出血的十二指肠溃疡通常位于球部后壁，侵蚀胃十二指肠动脉或胰十二指肠上动脉及其分支引起大出血。胃溃疡大出血多数发生在胃小弯，出血源自胃左、右动脉及其分支。大出血后血容量减少、血压降低、血流变缓，可在血管破裂处形成血凝块而暂时止血。由于胃肠蠕动和胃十二指肠内容物与溃疡病灶的接触，暂时停止的出血有可能再次活动出血，应予高度重视。

【临床表现】

临床表现取决于出血量和出血速度。患者的主要症状是呕血和血便，患者可只有黑便而无呕血，迅猛的出血则为大量呕血与血便。呕血前常有恶心，便血前后可有心悸、乏力、全身疲软、眼前发黑，甚至出现晕厥。患者过去多有典型溃疡病史，近期可有服用阿司匹林或NSAID 药物情况。如出血速度缓慢，则血压、脉搏改变不明显。短期内失血量超过 800ml，可出现休克症状。患者焦虑不安、四肢湿冷、脉搏细速、呼吸急促、血压下降。大出血通常指每分钟出血量超过 1ml 且速度较快的出血。患者可呈贫血貌、面色苍白、脉搏增快，腹部体征常不明显，腹部稍胀，上腹部可有轻压痛，肠鸣音亢进。腹痛严重的患者应注意是否伴发溃疡穿孔。大量出血早期，由于血液浓缩，血液检查变化不大，以后红细胞计数、血红蛋白值、血细胞比容呈进行性下降。

【诊断和鉴别诊断】

有溃疡病史者，发生呕血与黑便，诊断并不困难。无溃疡病史者，需与胃癌出血、食管曲张静脉破裂出血、应激溃疡出血、贲门黏膜撕裂综合征和胆道出血鉴别。大出血时不宜行上消化道钡餐检查，急诊纤维胃镜检查可迅速明确出血部位和病因，出血 24 小时内胃镜检查阳性率可达 70％～80％。胃镜检查发现溃疡基底裸露血管的患者，再出血率超过 50％以上，需要积极治疗。经腹腔动脉或肠系膜上动脉造影可明确病因与出血部位，并可采用栓塞治疗或动脉内注射垂体加压素等介入性止血措施。

【治疗】

治疗原则是补充血容量，防治失血性休克，尽快明确出血部位并采取有效止血措施。

1. 补充血容量　建立通畅的静脉通道，快速滴注平衡盐溶液，做输血配型试验。同时严密观察血压、脉搏、尿量和周围循环状况，判断失血量指导补液。失血量达全身血容量的20％时，应输注羟乙基淀粉、右旋糖酐或其他血浆代用品，用量在 1000ml 左右。出血量较大时可输注浓缩红细胞，也可输全血，并维持血细胞比容不低于 30％。输入液体中晶体和胶体之比为 3∶1 为宜。监测生命体征，测定中心静脉压、尿量，维持循环功能稳定和良好的呼吸、肾功能十分重要。

2. 留置鼻胃管　用生理盐水冲洗胃腔，清除血凝块，维持低负压吸引，动态观察出血情况。可经胃管注入 200ml 含 8mg 去甲肾上腺素的生理盐水，每 4～6 小时一次。

3. 急诊纤维胃镜检查　可明确出血部位，还可同时施行内镜下电凝、注射或喷洒药物等局部止血措施。

4. 止血、制酸、生长抑素等药物的应用　经静脉或肌内注射巴曲酶，静脉给予 H_2 受体拮抗剂或质子泵抑制剂，静脉应用生长抑素。

5. 急症手术止血　多数胃十二指肠溃疡大出血，可经非手术治疗止血，约 10％的患者需急症手术止血。手术适应证为：①出血迅猛，短期内发生休克，或短时间内（6～8 小时）需要输入较大量血液（＞800ml）方能维持血压和血细胞比容者。②近期内发生过类似的大出血或合并穿孔或幽门梗阻。③正在进行药物治疗的胃十二指肠溃疡患者发生大出血，非手术治疗难于止血。④纤维胃镜检查提示动脉搏动性出血，或溃疡底部血管显露再出血风险很大。急症手术应争取在出血 48 小时内进行，反复止血无效，拖延时间越长越危险。胃溃疡较十二指肠溃疡再出血概率高 3 倍，应争取及早手术。

采取积极的应对措施，力争在血流动力学稳定的情况下手术止血。手术方式有：①包括溃疡在内的胃大部切除术。如未能准确定位，术中可切开胃前壁，明确溃疡出血的部位，缝扎止血同时检查是否有其他出血性病灶。②十二指肠后壁的穿透性溃疡出血，先切开十二指肠前壁，贯穿缝扎溃疡基底的出血动脉。再行选择性迷走神经切断加胃窦切除或加幽门成形术，或作旷置溃疡的毕Ⅱ式胃大部切除术加胃十二指肠动脉、胰十二指肠上动脉结扎。重症患者难以耐受较长时间手术者，可采用溃疡底部贯穿缝扎止血。

四、胃十二指肠溃疡瘢痕性幽门梗阻

胃十二指肠溃疡患者可溃疡反复发作形成瘢痕狭窄造成幽门梗阻（pyloric obstruction）。

【病因和病理】

瘢痕性幽门梗阻常见于十二指肠球部溃疡，也可见于Ⅱ、Ⅲ型胃溃疡。溃疡引起幽门梗阻的机制有痉挛、炎症水肿和瘢痕三种，前两种情况是可逆的，在炎症消退、痉挛缓解后幽门恢复通畅；瘢痕造成的梗阻是永久性的，需要手术解除。瘢痕性幽门梗阻由溃疡愈合过程中瘢痕收缩所致。初期，为克服幽门狭窄，胃蠕动增强，胃壁肌层肥厚，胃轻度扩大。后期，胃代偿功能减退，胃高度扩张，失去张力，蠕动消失。因胃内容物滞留，使促胃液素分泌增加，胃酸分泌亢进，胃黏膜呈糜烂、充血、水肿和溃疡。患者有贫血、营养障碍；呕吐引起水、电解质丢失，导致脱水、低钾低氯性碱中毒。

【临床表现】

幽门梗阻主要表现为反复发作的呕吐和上腹不适。患者最初有上腹部膨胀不适，伴嗳气、恶心、呕吐。呕吐多发生在下午或晚间，呕吐量大，一次可达 1000～2000ml。呕吐物含宿食，有酸臭味，不含胆汁。呕吐后自觉胃部饱胀改善，故患者常自行诱发呕吐以期缓解症状。常有少尿、便秘、贫血等慢性消耗表现。体检时可见患者有营养不良、消瘦、皮肤干燥、弹性消失，上腹部可见胃型，有时有自左向右的蠕动波，上腹部可闻及振水音。

【诊断和鉴别诊断】

根据长期溃疡病史、特征性呕吐和体征，即可诊断幽门梗阻。留置鼻胃管，可抽出大量酸臭胃液和食物残渣。X 线钡餐检查可见胃扩张、张力减低，钡剂入胃后有下沉现象。正常人胃内钡剂 4 小时即可排空，如 6 小时尚有 1/4 钡剂存留者，提示胃潴留。24 小时后仍有钡剂存留者，提示有瘢痕性幽门梗阻。纤维胃镜检查可确定梗阻，并明确梗阻原因。

幽门梗阻应与下列情况进行鉴别：①痉挛水肿性幽门梗阻。系溃疡活动所致，有溃疡疼痛症状，梗阻症状为间歇性，经胃肠减压和应用解痉抗酸药，疼痛和梗阻症状可缓解。②十二指肠球部以下的梗阻性病变。十二指肠肿瘤、胰头癌、十二指肠淤滞症也可以引起消化道梗阻，其呕吐物含胆汁，X 线、胃镜、钡餐检查有助鉴别。③胃窦部与幽门的癌肿可引起梗阻，胃镜活检可明确诊断。

【治疗】

怀疑幽门梗阻患者可先行盐水负荷试验，空腹情况下留置鼻胃管，注入生理盐水 700ml，30 分钟后经胃管回吸，回收液体超过 350ml 提示幽门梗阻。经过 1 周，包括胃肠减压、全胃肠外营养以及静脉给予抗酸药物后，重复盐水负荷试验。如幽门梗阻明显改善，可继续保守治疗；如无改善则应考虑手术。瘢痕性梗阻是外科手术的适应证。术前需要充分准备，包括禁食、留置鼻胃管以温生理盐水洗胃，直至洗出液澄清。纠正贫血与低蛋白血症，改善营养状况；维持水、电解质平衡，纠正脱水、低钾低氯性碱中毒。手术目的在于解除梗阻，消除病因。手术方式以胃大部切除为主，也可行迷走神经干切断加胃窦部切除术。老年患者、全身情况极差或合并严重内科疾病者可行胃空肠吻合加迷走神经切断术。

五、手术方式

胃大部切除和迷走神经切断是治疗胃十二指肠溃疡最常用的两种手术方式。

(一)胃大部切除术

手术包括胃切除及消化道重建两大部分。胃切除手术可分为全胃切除、近端胃切除和远端胃切除。后者即通常所说的胃大部切除术，是治疗胃十二指肠溃疡的首选术式。胃大部切除治疗胃十二指肠溃疡的机制：①切除大部分胃，壁细胞和主细胞数量减少，使得胃酸和胃蛋白酶分泌大为减少。②切除胃窦部，减少 G 细胞分泌促胃液素所引起的胃酸分泌。③切除溃疡本身及溃疡好发部位。

1. 胃的切除

(1) 胃的切除范围：胃大部切除范围是胃远端 2/3～3/4，包括胃体的远侧部分、胃窦部、幽门和十二指肠球部。一般来讲，切除要求高泌酸的十二指肠溃疡与Ⅱ、Ⅲ型胃溃疡切除范围应不少于胃的 60%，低泌酸的Ⅰ型胃溃疡则可略小（50%）。胃切除范围的解剖标志是从胃小弯胃左动脉第一降支的右侧到胃大弯胃网膜左动脉最下一个垂直分支左侧的连线，按此连线大致可切除胃的 60%。

(2) 溃疡病灶的处理：胃溃疡病灶应尽量予以切除，十二指肠溃疡如估计溃疡病灶切除很困难时则不应勉强，可改用溃疡旷置术（Bancroft 术式）。毕Ⅱ式胃切除术后，酸性胃内容物不再接触溃疡病灶，旷置的溃疡可自行愈合。

(3) 吻合口的位置和大小：胃空肠吻合可置于横结肠前或横结肠后。食物通过的速度主要取决于吻合口与空肠肠腔的口径，胃空肠吻合口的大小以 3～4cm 为宜，过大易引起倾倒综合征，过小则可致胃排空障碍。

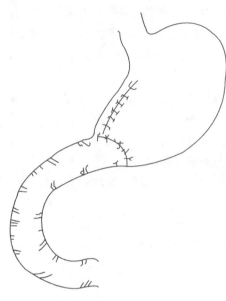

图 21-2-1　胃肠 Billroth Ⅰ式吻合术

（4）近端空肠的长度与走向：越靠近十二指肠的空肠，黏膜抗酸能力越强，日后发生吻合口溃疡的可能性越小。在无张力和不成锐角的前提下，吻合口近端空肠段宜短。结肠后术式要求从 Treitz 韧带至吻合口的近端空肠长度在 6~8cm，结肠前术式以 8~10cm 为宜。近端空肠与胃大小弯之间的关系并无固定格式，但要求近端空肠位置应高于远端空肠，以利排空；如果近端空肠与胃大弯吻合，应将远端空肠置于近端空肠前以防内疝。

2. 胃肠道重建

（1）毕（Billroth）Ⅰ式胃大部切除术：远端胃大部切除后，将残胃与十二指肠吻合（图 21-2-1）。优点是吻合后的胃肠道接近于正常解剖生理状态，食物经吻合口进入十二指肠，减少胆汁、胰液反流入残胃，术后因胃肠功能紊乱而引起的并发症较少。对十二指肠溃疡大、炎症水肿重、瘢痕粘连较多者，残胃与十二指肠吻合有一定张力，毕Ⅰ式手术困难，可能导致胃切除范围不够，增加术后溃疡复发风险。

（2）毕（Billroth）Ⅱ式胃大部切除术：切除远端胃后，缝合关闭十二指肠残端，残胃和空肠端侧吻合。优点是即使胃切除较多，胃空肠吻合也不致张力过大，术后溃疡复发率低；十二指肠溃疡切除困难时允许溃疡旷置。但这种吻合方式改变了正常解剖生理关系，胆汁、胰液流经胃空肠吻合口，术后并发症较毕Ⅰ式多。毕Ⅱ式胃大部切除术常用的几种胃肠道重建见图 21-2-2 所示。

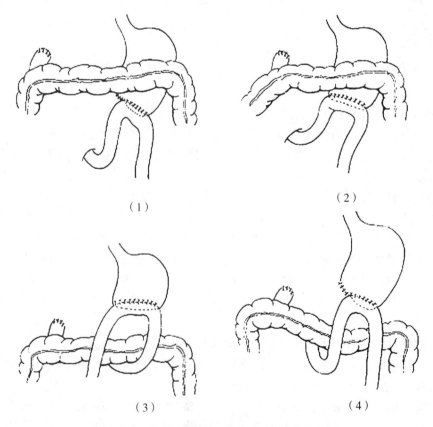

（1）　　　　　　　　　　　　（2）

（3）　　　　　　　　　　　　（4）

图 21-2-2　几种常用的 Billroth Ⅱ式胃大部切除术

（3）胃大部切除术后胃空肠 Roux-en-Y 吻合：远端胃大部切除后，缝合关闭十二指肠残端，在距离十二指肠悬韧带 10～15cm 处切断空肠，残胃和远端空肠吻合，距此吻合口以下 45～60cm 行近端空肠与远侧空肠的端侧吻合（图 21-2-3）。即使胃切除较多，胃空肠吻合也不致张力过大。此法可防止术后胆汁、胰液进入残胃，减少反流性胃炎的发生。

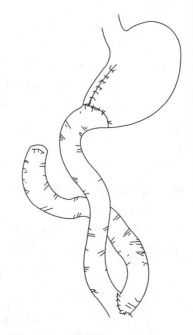

图 21-2-3 胃空肠 Roux-en-Y 式吻合术

（二）胃迷走神经切断术

迷走神经切断术治疗十二指肠溃疡在国外广泛应用，通过阻断迷走神经对壁细胞的刺激，消除神经性胃酸分泌；消除迷走神经引起的促胃液素分泌，减少体液性胃酸分泌。胃迷走神经切断术按照阻断水平不同，可分为三种类型（图 21-2-4）。

1. 迷走神经干切断术（truncal vagotomy） 在食管裂孔水平切断迷走神经前、后干，又称为全腹腔迷走神经切断术。

2. 选择性迷走神经切断术（selective vagotomy） 又称为全胃迷走神经切断术，是在迷走神经前干分出肝支、后干分出腹腔支以后再将迷走神经切断，切断了分布到胃的所有迷走神经支配，减少了胃酸分泌。保留了肝、胆、胰、小肠的迷走神经支配，避免其他内脏功能紊乱。上述两种迷走神经切断术，术后均可引起胃蠕动减退，仍需同时加做幽门成形、胃空肠吻合术、胃窦切除等引流手术。

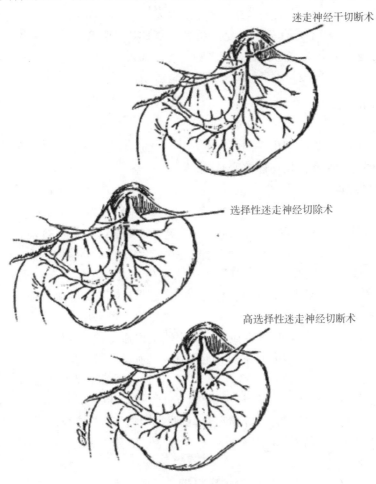

迷走神经干切断术

选择性迷走神经切除术

高选择性迷走神经切断术

图 21-2-4 迷走神经切断示意图

3. 高选择性迷走神经切断术（highly selective vagotomy） 又称为胃近端迷走神经切断术或壁细胞迷走神经切断术。手术设计切断支配胃近端、胃底、胃体壁细胞的迷走神经，消除了胃酸分泌，保留支配胃窦部的迷走神经。因幽门括约肌的功能得以保留，不需附加引流术。而且保留了胃的正常容量，是治疗十二指肠溃疡较为理想的手术。方法是自幽门上 7cm 起紧贴胃壁小弯切断迷走神经前、后干分布至胃底、体的分支。保留迷走神经前后干、肝支、腹腔支及分布到胃窦的"鸦爪"神经支。为确保迷走神经切断的彻底性，应注意在食管下段切断迷走神经后干于较高处分出的胃支（Grassi 神经）。

高选择性迷走神经切断术主要适用于难治性十二指肠溃疡，病情稳定的十二指肠溃疡出血和十二指肠溃疡急性穿孔在控制出血与穿孔后亦可施行。术后倾倒综合征与腹泻发生率很低，胃排空在术后 6 个月内可恢复正常，基础胃酸分泌明显减少。高选择性迷走神经切断术后溃疡复发率各家报道相差甚大，为 5%～30%。复发率高与迷走神经解剖变异、手术操作经验以及迷走神经再生等因素有关。高选择性迷走神经切断术不适于幽门前区溃疡、胃溃疡、幽门梗阻以及术后仍需长期服用可诱发溃疡药物的患者，此类患者手术后溃疡极易复发。

（三）手术疗效评价

各种胃切除术与迷走神经切断术的疗效评价，可参照 Visick 标准进行，从优到差分为四级。Ⅰ级：术后恢复良好，无明显症状；Ⅱ级：偶有不适及上腹部饱胀、腹泻等轻微症状，饮食调整即可控制，不影响日常生活；Ⅲ级：有轻到中度倾倒综合征、反流性胃炎症状，需要药物治疗，能正常工作与生活；Ⅳ级：中、重度症状，有明显并发症或溃疡复发，无法正常工作与生活。

手术后可出现溃疡复发，不同手术方式溃疡复发如下：胃大部切除术后溃疡复发率为 2%～5%，主要与手术切除范围不足有关；迷走神经切断术加胃窦切除术后复发率最低，为 0～2%；迷走神经切断术加幽门成形为主的引流手术，复发率为 10%～15%；高选择性迷走神经切断术后的复发率为 10%～17%，复发与术者经验密切相关。

六、术后并发症

胃十二指肠溃疡手术后早期出现的并发症与手术操作不当有关；远期并发症则主要与手术带来的解剖、生理、代谢和消化功能改变有关。

（一）早期并发症

1. 术后胃出血 胃切除术后，胃管内可抽出少许暗红色或咖啡色胃液，颜色深、不凝固。通常 24 小时内不超过 400ml，以后胃液颜色逐渐变清、变浅，出血自行停止。若术后不断吸出新鲜血液，24 小时仍未停止，则为术后出血。发生在术后 24 小时内的出血，多属术中止血不确切；术后 24 小时以后出血少见，术后 4～6 天发生出血，常为吻合口黏膜坏死脱落所致；术后 10～20 天发生出血，常因吻合口缝线处感染，黏膜下脓肿腐蚀血管而致。部分病例可因旷置溃疡出血或术中探查遗漏病变引起出血。术后胃出血多可采用非手术疗法，必要时可行纤维胃镜检查。对于活动性出血，选择性血管造影可明确出血部位和原因，亦可局部应用血管收缩药或栓塞相关的动脉止血。非手术疗法不能止血或出血量大时，应手术止血。

2. 胃排空障碍 胃切除术后排空障碍属动力性胃通过障碍，发病机制尚不明确。拔除胃管后，患者出现上腹持续性饱胀、钝痛，呕吐含有食物和胆汁的胃液。X 线上消化道造影可见残胃扩张、无张力、蠕动波少而弱，胃肠吻合口通过欠佳。迷走神经切断术后的胃排空障碍，以迷走神经干切断术和选择性迷走神经切断术中常见。多数患者经保守治疗，禁食、胃肠减压、营养支持多能好转。

3. 十二指肠残端漏 毕Ⅱ式胃切除术后早期的严重并发症，与十二指肠残端处理不当、胃空肠吻合输入袢梗阻引起十二指肠腔内压力升高有关。临床表现为突发上腹部剧烈疼痛、发热、腹膜刺激征以及白细胞计数增加，腹腔穿刺可有胆汁样液体。一旦确诊，应立即手术。术中尽量妥善关闭十二指肠残端，留置腹腔引流。如伴有输入袢的不全梗阻，应行输入-输出袢的侧侧吻合。术后给予肠内或肠外营养支持，全身应用抗生素。为预防此并发症，应注意在十二指肠溃疡切除困难时，宜行溃疡旷置的术式，不可勉强切除；十二指肠残端关闭不满意时，可做十二指肠置管造瘘。

4. 术后梗阻　包括吻合口梗阻和输入、输出袢梗阻，后两者见于毕Ⅱ式胃大部切除术后。

（1）输入袢梗阻：有急、慢性两种类型。急性输入袢梗阻多发生于毕Ⅱ式结肠前输入段对胃小弯的吻合术式。输出袢系膜悬吊过紧压迫输入袢，或输入袢过长穿入输出袢与横结肠系膜的间隙孔形成内疝，是造成输入袢梗阻的主要原因。临床表现为上腹部剧烈疼痛、呕吐伴上腹部压痛，呕吐物量少，多不含胆汁，上腹部有时可触及包块。急性完全性输入袢梗阻属闭袢性肠梗阻，易发生绞窄，病情不能缓解者应行手术解除梗阻。慢性不全性输入袢梗阻，表现为餐后半小时左右出现上腹部胀痛或绞痛，伴大量呕吐，呕吐物为胆汁，几乎不含食物，呕吐后症状缓解。产生的原因是输入袢过长扭曲，或输入袢受牵拉在吻合口处呈锐角影响到肠道排空。由于消化液积存在输入袢内，进食时消化液分泌增加，输入袢内压力突增并刺激肠管剧烈收缩，引发喷射样呕吐，也称为输入袢综合征。不全性输入袢梗阻，应采用禁食、胃肠减压、营养支持等治疗，若无缓解，可行空肠输入、输出袢间的侧侧吻合或改行 Roux-en-Y 形胃肠吻合解除梗阻。

（2）输出袢梗阻：毕Ⅱ式胃切除术后吻合口下方输出段肠管因术后粘连、大网膜水肿、炎性肿块压迫形成梗阻，或是结肠后胃空肠吻合，将横结肠系膜裂孔固定在小肠侧引起缩窄或压迫导致梗阻。临床表现为上腹部饱胀，呕吐含有胆汁的胃内容物。钡餐检查可以明确梗阻部位。若非手术治疗无效，应手术解除梗阻。

（3）吻合口梗阻：吻合口太小或吻合时胃肠壁组织内翻过多而引起，也可因术后吻合口炎症水肿出现暂时性梗阻。吻合口梗阻经保守治疗无改善，可手术解除梗阻。

（4）吻合口破裂或瘘：吻合口破裂或瘘常在术后1周左右发生。原因与缝合技术不当、吻合口张力过大、组织血供不足有关，在贫血、水肿、低蛋白血症的患者中更容易出现。术后发生吻合口破裂患者有高热、脉速、腹痛以及弥漫性腹膜炎的表现，需立即手术修补、引流腹腔；症状较轻无弥漫性腹膜炎时，可先行禁食、胃肠减压、充分引流、肠外营养、抗感染等综合措施，必要时手术治疗。

（二）远期并发症

1. 碱性反流性胃炎　多在胃切除手术或迷走神经切断加胃引流术后数月至数年发生。由于毕Ⅱ式术后碱性胆汁、胰液、肠液流入胃中，破坏胃黏膜屏障，导致胃黏膜充血、水肿、糜烂等改变。临床表现主要为胃、上腹或胸骨后烧灼痛、呕吐胆汁样胃液和体重减轻。抗酸药无效，较为顽固。治疗可服用胃黏膜保护剂、胃动力药、胆汁酸结合药物。症状严重者可行手术治疗，一般采用改行 Roux-en-Y 形胃肠吻合，以减少胆汁反流入胃。

2. 倾倒综合征（dumping syndrome）　胃大部切除术后，原控制胃排空的幽门窦、幽门括约肌及十二指肠球部解剖结构不复存在，加上部分患者胃肠吻合口过大（特别是毕Ⅱ式），导致胃排空过速所产生的系列症状。根据进食后出现症状的时间可以分为早期与晚期两种类型，部分患者也可同时出现。

（1）早期倾倒综合征：发生在进食后半小时内，与餐后高渗性食物快速进入肠道引起肠道内分泌细胞大量分泌肠源性血管活性物质有关，加上渗透作用使细胞外液大量移入肠腔，患者可出现心悸、心动过速、出汗、无力、面色苍白等一过性血容量不足表现，并有恶心、呕吐、腹部绞痛、腹泻等消化道症状。治疗主要采用饮食调整疗法，即少量多餐，避免过甜食物、减少液体摄入量并降低渗透浓度常可明显改善。饮食调整后症状不能缓解者，以生长抑素治疗，常可奏效。手术治疗应慎重，可改为毕Ⅰ式或 Roux-en-Y 形胃肠吻合。

（2）晚期倾倒综合征：在餐后 2～4 小时出现症状，主要表现为头晕、苍白、出冷汗、脉细弱甚至晕厥等。由于胃排空过快，含糖食物快速进入小肠，刺激胰岛素大量分泌，继而出现反应性低血糖综合征。采取调整饮食、食物中添加果胶延缓糖类吸收等措施可缓解症状。严重病例可用生长抑素，以改善症状。

3. 溃疡复发　由胃切除量不够，胃窦部黏膜残留；迷走神经切断不完全；或输入空肠过长等因素引起。也要警惕胃泌素瘤或促胃液素增多症引起的溃疡复发。胃切除术后可形成吻合口溃疡，临床表现为溃疡症状再现，腹痛及出血。可采用抗酸药、抗 HP 感染保守治疗，无效者可再次手术，行迷走神经干切断或扩大胃切除手术。二次手术有一定难度，应做好术前准备与评估。应测定促胃液素水平，以排除胃泌素瘤引起的胰源性溃疡可能。

4. 营养性并发症　由于胃大部切除术后，胃容量减少，容易出现饱胀感，使得摄入量不足，引起体重减轻，营养不良。胃次全切除后胃酸减少，壁细胞生成的内因子不足，使得铁和维生素 B_{12} 吸收障碍，可引起贫血。因此，术后饮食调节十分重要，应给予高蛋白、低脂饮食，补充铁剂和维生素，通过食物构成的调整结合药物治疗，情况可获改善。毕Ⅱ式重建后的消化道，食物与胆胰液不能很好混合发挥胆汁和胰酶的作用，影响脂肪的吸收。手术后胃排空与小肠蠕动的加快，也影响到消化吸收过程。胃大部切除术后患者，约 1/3 术后晚期可有钙、磷代谢紊乱，出现骨质疏松、骨软化。增加钙的摄入，补充维生素 D，可预防或减轻症状。

5. 迷走神经切断术后腹泻　腹泻是迷走神经切断术后的常见并发症，发生率为 5％～40％。以迷走神经干切断术后最为多见，高选择性迷走神经切断术后较少发生。与肠转运时间缩短、肠吸收减少、胆汁酸分泌增加以及刺激肠蠕动的体液因子释放有关。多数患者口服洛哌丁胺、考来烯胺能有效控制腹泻。

6. 残胃癌　胃十二指肠溃疡患者行胃大部切除术后 10 年以上，残余胃发生的原发性癌称为残胃癌。随访资料显示发生率为 2％左右。大多在手术后 20～25 年出现。患者有上腹部疼痛不适、进食后饱胀、消瘦、贫血等症状，胃镜并活检可以确诊。

第三节　胃　癌

胃癌（gastric cancer）在全球范围内是常见恶性肿瘤，居第三位。东亚、南美、前苏联地区是胃癌的高发地区，日本是胃癌发病率最高的国家，中国是世界上发病和死亡病例数最多的国家。2010 年卫生统计年鉴显示，2005 年，胃癌死亡率占我国恶性肿瘤死亡率的第 3 位。全球范围内，胃癌在第二次世界大战后发病率呈下降趋势，在北美地区胃癌是少见病。西方国家发病以近端胃癌为主，在其他地区远端胃癌仍然是胃癌的主要形式。据估计，我国目前胃癌每年发病 40 万例，死亡 30 万例，居恶性肿瘤第 3 位。总体而言，胃癌在我国并无明显的下降趋势，在年轻人中，还有上升的趋势。胃癌的发病和死亡仍占全球的 40％以上。

一、胃癌相关解剖

胃的淋巴引流在胃癌转移中占重要地位，了解胃的淋巴分布对胃癌根治手术有重要意义。胃壁中分布着丰富的毛细淋巴管，尤以黏膜下层最为丰富。因此，黏膜内的局限性肿瘤，可以通过黏膜下毛细淋巴管网，播散到胃的各部。另外，胃黏膜下毛细淋巴管网还可以通过与贲门腹段食管的黏膜下毛细淋巴管网构成丰富的吻合，因此，胃黏膜内的肿瘤可以侵犯食管。幽门则不同，十二指肠缺乏黏膜下层，向十二指肠播散的机会比较小，但是，胃和十二指肠的浆膜下毛细血管网则有较广泛的吻合，于是，同样构成胃肿瘤向十二指肠近端播散的可能。

（一）胃的淋巴管和淋巴结

总体上伴随腹腔动脉的 4 个主要分支分布。关于胃的淋巴引流分区，按照过去传统的看法，从理论上相应地把胃分为 4 个淋巴引流区。

1. 胃小弯区（胃左淋巴结）　由胃左动脉供血的胃区及其相应的淋巴引流区，包括腹段食管、贲门部、胃底的右半侧和靠近小弯侧的前、后壁。分别注入贲门前、后和贲门旁淋巴结、胃胰淋巴结、胃上淋巴结，而其输出淋巴管最后注入腹腔淋巴结。

2. 肝曲、幽门部（胃右淋巴结）　由胃右动脉供血的胃区及其相应的淋巴引流区，包括幽门小弯侧的前后壁。大部分注入幽门上淋巴结，其输出淋巴管汇入肝总淋巴结，最后注入腹腔淋巴结。

3. 肝曲、胃网膜右部（胃网膜右淋巴结）　由胃右动脉供血的胃区及其相应的淋巴引流区。包括胃体大弯侧右半部和幽门部，大部分注入胃网膜右下淋巴结，再沿胃网膜右动脉注入幽门下淋巴结，少部分直接注入幽门下淋巴结，其输出淋巴管再经幽门后淋巴结和幽门上淋巴结，最后经肝总淋巴结注入腹腔淋巴结。

4. 脾曲（胃网膜左淋巴结）　由胃短动脉和胃网膜左动脉供血的胃区及其相应的淋巴引流区，包括胃底左半侧的前后壁和胃体大弯侧左半部的前后壁，分别注入脾淋巴结、胰脾淋巴结、胃左下淋巴结，最后注入腹腔淋巴结。

以上是胃淋巴引流的基本线路，但应该注意，胃的淋巴引流是一个网络结构，各淋巴引流区之间相互交通，以上引流区是人为划分的，胃的淋巴引流和癌转移并非按以上所列顺序进行。在施行手术时，应该考虑这些淋巴转移规律，但是并非唯一途径。

（二）胃癌相关淋巴结的分组与分站

上面有关胃淋巴引流区的划分是很粗略的，缺乏定量和精细的划分，对于胃癌手术的指导意义显然是不够的。对胃癌转移相关的淋巴结进行准确的解剖定位意义重大，日本学者在这方面做了细致的工作，国内采用的相关标准基本沿用日本胃癌学会（Japanese Gastric Cancer Association，JGCA）《胃癌处理规约》中的淋巴结编号和分站。淋巴结的部位、名称、解剖定位如下：

第 1 组：贲门右淋巴结，位于胃左动脉上行支贲门右侧的淋巴结。与第 3 组淋巴结的界限是胃左动脉上行支进入胃壁第一支（贲门支），在贲门侧为第 1 组，幽门侧为第 3 组，恰好位于第一支的淋巴结属第 1 组。

第 2 组：贲门左淋巴结，沿左膈下动脉分出贲门食管支位于贲门左侧及后侧的淋巴结。

第 3 组：小弯侧淋巴结，位于胃小弯，沿胃左动脉与胃右动脉走行部位的淋巴结。与第 5 组淋巴结的界限是胃右动脉向胃小弯分出第一支。在贲门侧者为第 3 组，幽门侧为第 5 组，恰好位于第一支的淋巴结属第 5 组。

第 4 组：大弯淋巴结，沿胃网膜左右动脉走行的大弯淋巴结，分为以下 2 组，即沿胃网膜右动脉走行的是右组（4d），靠近胃短动脉和胃网膜左动脉的淋巴结是左组（4s）。4d 组与第 6 组的界限是胃网膜右动脉的胃大弯第一支，恰好位于第一支的淋巴结属于第 6 组；4s 与第 10 组脾门淋巴结的界限是胃网膜左动脉向大弯分出的第一支，恰好位于第一支的淋巴结属于 4sb，沿胃短动脉走行的淋巴结属于 4sa。

第 5 组：幽门上淋巴结，胃右动脉根部的淋巴结。

第 6 组：幽门下淋巴结，在幽门下大网膜内，常分为三部分：狭义的幽门下淋巴结、幽门后淋巴结、沿胃网膜右静脉注入肠系膜上静脉的淋巴结。

第 7 组：胃左动脉干淋巴结。

第 8 组：肝总动脉干淋巴结，可以分为两部分，位于肝总动脉干前面者称为 8a，位于其后方者称为 8p。

第9组：腹腔动脉周围淋巴结。

第10组：脾门淋巴结，脾门附近的淋巴结，与第11组淋巴结的界限是胰腺尾部末端。

第11组：脾动脉干淋巴结，沿脾动脉分布的淋巴结。

第12组：肝十二指肠韧带内的淋巴结。

第13组：胰腺后方淋巴结。

第14组：肠系膜根部淋巴结，分为肠系膜上静脉淋巴结（14v）和肠系膜上动脉淋巴结（14a）。

第15组：结肠中动脉周围淋巴结。

第16组：腹主动脉周围淋巴结，位于胰腺上下腹主动脉的周围。

第17组：胰前淋巴结，位于胰头前方，又可分为胰前上淋巴结（17a）和胰前下淋巴结（17b）。

第18组：胰下淋巴结，位于胰体尾下缘。

表 21-3-1　日本胃癌学会（JGCA）淋巴结分期分组分站（1998 年第 13 版）

淋巴结分组	肿瘤部位 LMU/MUL MLU/UML	LD/L	LM/M/ML	MU/UM	U	E+
NO.1　贲门右淋巴结	1	2	1	1	1	
NO.2　贲门左淋巴结	1	M	3	1	1	
NO.3　小弯淋巴结	1	1	1	1	1	
NO.4sa　大弯淋巴结，沿胃短血管	1	M	3	1	1	
NO.4sb　大弯淋巴结，沿网膜左血管	1	3	1	1	1	
NO.4d　大弯淋巴结，沿网膜右血管	1	1	1	1	2	
NO.5　幽门上淋巴结	1	1	1	1	3	
NO.6　幽门下淋巴结	1	1	1	1	3	
NO.7　胃左动脉干淋巴结	2	2	2	2	2	
NO.8a　肝总动脉干前上淋巴结	2	2	2	2	2	
NO.8p　肝总动脉干后部淋巴结	3	3	3	3	3	
NO.9　腹腔动脉周围淋巴结	2	2	2	2	2	
NO.10　脾门淋巴结	2	M	3	2	2	
NO.11p　脾动脉干淋巴结，近侧	2	2	2	2	2	
NO.11d　脾动脉干淋巴结，远侧	2	M	3	2	2	
NO.12a　肝十二指肠韧带淋巴结，动脉旁	2	2	2	2	3	
NO.12bp　肝十二指肠韧带淋巴结，门静脉后	3	3	3	3	3	
NO.13　胰头后淋巴结	3	3	3	M	M	
NO.14v　肠系膜上静脉旁淋巴结	2	2	3	3	M	
NO.14a　肠系膜上静脉旁淋巴结	M	M	M	M	M	
NO.15　结肠中动脉周围淋巴结	M	M	M	M	M	
NO.16a1　腹主动脉裂孔淋巴结	M	M	M	M	M	

续表

淋巴结分组	肿瘤部位	LMU/MUL MLU/UML	LD/L	LM/M/ML	MU/UM	U	E+
NO. 16a2b1	腹主动脉裂孔淋巴结，中间组	3	3	3	3	3	
NO. 16b2	腹主动脉裂孔淋巴结，尾侧组	M	M	M	M	M	
NO. 17	胰前淋巴结	M	M	M	M	M	
NO. 18	胰下淋巴结	M	M	M	M	M	
NO. 19	横膈下淋巴结	3	M	M	3	3	2
NO. 20	食管裂孔处淋巴结	3	M	M	3	3	1
NO. 110	下段食管旁淋巴结	M	M	M	M	M	3
NO. 111	膈上淋巴结	M	M	M	M	M	3
NO. 112	后纵隔淋巴结	M	M	M	M	M	3

注：将大、小弯三等份点依次连线将胃分为三部分：上部（U）、中部（M）、下部（L），如果肿瘤超过这部，则据累及比例从高到低依次排列，肿瘤中心所在部位居首。肿瘤累及十二指肠和食管分别标记为 D 或 E。M：属于远处转移的淋巴结；E+：食管受累者的重新分站

2010 年版日本胃癌治疗指南将 NO. 7 归入第一站淋巴结

二、流行病学和病因学

胃癌在中国的发病和死亡情况缺乏准确的统计。根据国家癌症预防控制办公室的资料，2000 年我国胃癌的发病情况如下：男性年龄标准化发病率为 41.9/10 万，女性为 19.5/10 万。2005 年男性年龄标准化发病率为 37.1/10 万，女性为 17.4/10 万。我国目前胃癌每年发病 40 万例，死亡 30 万例，居恶性肿瘤第三位。发病部位仍以胃窦为主。胃癌死亡率男女性别比值为 1.5～2.5，男性高于女性。性别比值在不同年龄组段不同。在 30～35 岁前，性别比值接近 1.0。而后性别比值逐渐加大，在 60 岁时为 2.0，在 65 岁以后下降到 1.5 左右。

胃癌是慢性疾病，发病过程较长且复杂。胃癌发生与多种因素有关，其中，幽门螺杆菌（Helicobacter pylori）被认为是最重要的致病因素。但是对胃癌的发病机制还不完全清楚。

（一）亚硝基化合物

亚硝基化合物是一大类化学致癌物，能在 30 多个动物种属中诱发不同肿瘤，其中非挥发性亚硝酰胺类化合物，如 N-甲基-N′-硝基-N-亚硝基胍（MNNG）和 N-乙基-N-亚硝基胍（ENNG），能诱发大鼠、犬的胃腺癌，具有高度的器官亲和性和特异性。在用 MNNG 诱发胃癌的过程中，可观察到胃黏膜肠化、异型性增生等癌前病变。这些病变较早出现在胃窦部，继而在相同部位出现胃癌。这一现象与人类胃癌有相似之处。

天然存在的亚硝基化合物是极微量的。自然界存在大量的亚硝基化合物前体物，如硝酸盐，食物中的二级、三级胺等。这类前体物可在胃内合成亚硝基化合物。胃内亚硝化反应主要在酸性条件下发生。因此，即使在胃黏膜正常，胃液 pH 较低条件下亦可合成亚硝基化合物。当胃黏膜病变发生时，如胃腺体萎缩、壁细胞减少、胃液 pH 升高，胃内细菌繁殖，胃内微小环境发生改变。胃内细菌可加速硝酸盐还原为亚硝酸盐并催化亚硝化反应，生成较多的亚硝基化合物。亚硝化反应不仅能在胃内而且能在胃黏膜内发生。当肌内注射盐酸羟嗪和安定后，在胃窦部肠上皮化生的组织匀浆中可检测出亚硝基化合物。由此可见，人类胃黏膜可在正常或损伤条件下直接受到亚硝基化合物的攻击。流行病学调查还发现，一些胃癌高发区居民食品中含有亚硝基化合物。在我国山东省临朐县居民食用主食发酵酸煎饼中检出二甲基、二乙基等亚硝

基化合物。用福建省长乐县居民经常食用的鱼露进行亚硝化后，检测出可能为亚硝基胍类的化合物，并在大鼠中诱发出胃腺癌。

（二）多环芳烃化合物

致癌物可污染食品或在加工过程中形成。如冰岛为胃癌高发国，居民多以渔业、牧业为生，有食用熏鱼、熏羊肉的习惯。分析熏鱼、熏羊肉样品发现，这些食品有较严重的包括3，4-苯并芘在内的多环芳烃化合物的污染，每公斤含有高达2mg的多环芳烃化合物，相当吸200支香烟所具有的含量。近30年来，冰岛居民食用新鲜食品增加，熏制食品减少，胃癌发病率呈下降趋势。日本调查资料显示，有20％的家庭经常食用烤鱼，食用量与胃癌死亡率呈正相关，相对危险度为1.7。在烤鱼中分析出多环芳烃化合物。蛋白和氨基酸高温下的分解物具有致突变作用，推测这些地区胃癌高发与上述因素有关。

（三）饮食因素

有比较充足的证据说明胃癌与高盐饮食及盐渍食品摄入量多有关。由于食品保鲜能力提高，盐渍食品消费量显著下降。1985年以来，在中国、日本、意大利、法国、英国和美国进行的12项研究中对2876例胃癌患者和8516例对照调查了食盐和盐渍食品与胃癌的关系。结果均显示高盐、盐渍食品为胃癌的危险因素，相对危险度在1.4～6.2。

摄入高浓度食盐可使黏膜屏障损伤，造成黏膜细胞水肿，腺体丢失。在给入致癌性亚硝基化合物同时给入高盐可增加胃癌诱发率，诱发时间也较短，有促进胃癌发生的作用。

食盐本身无致癌作用，但由食盐造成胃黏膜损伤使其易感性增加或协同致癌可能为增加胃癌危险性的原因。

世界各地的流行病学研究一致性表明，新鲜蔬菜、水果具有预防胃癌的保护性作用，并显示出剂量效应关系。经常食用新鲜蔬菜的人患胃癌的相对危险度降低30％～70％。含有巯基化合物的新鲜蔬菜，如大蒜、大葱、韭菜、洋葱和蒜苗等也具有降低胃癌危险的作用。我国山东省苍山县盛产大蒜和蒜苗，胃癌死亡率为3.75/10万，是长江以北最低胃癌发病县。在我国山东省临朐县的胃癌流行病学研究也显示，食用葱蒜类蔬菜与胃癌危险度呈负剂量效应关系。

（四）幽门螺杆菌

Marshall在1983年从胃黏膜内分离并成功培养出该细菌，命名为幽门弯曲菌。1989年，重新命名为幽门螺杆菌。幽门螺杆菌为带有鞭毛的革兰阴性细菌，在胃黏膜生长，代谢中可产生尿素使局部环境酸性降低。

幽门螺杆菌感染是胃癌的主要危险因素之一，相对危险性在1.8～3.6。研究还显示出幽门螺杆菌感染主要与发生在远端的肠型胃癌有关。有关幽门螺杆菌致癌原理尚不完全清楚，但研究显示cagA＋菌属感染与胃癌发生有较强的特异性关联。cagA＋型幽门螺杆菌所产细胞毒素是造成黏膜病变的主要原因。在胃癌高发区，人群较早暴露于幽门螺杆菌感染，且cagA＋亚型检出率无论在儿童和成人均高于低发区。另外，在发达国家中幽门螺杆菌感染率低于发展中国家30％～40％，说明幽门螺杆菌感染并非单一危险因素，在与其他危险因素综合作用下增加胃癌的危险性。如在胃癌低发区苍山县，由于其他危险因素不明显，幽门螺杆菌感染是胃黏膜肠上皮化生和异型性增生的主要危险因素。

（五）遗传因素

胃癌人群中约10％表现为家族聚集倾向。遗传性弥漫型胃癌（hereditary diffuse gastric cancer，HDGC）是一种少见的遗传性胃癌，占胃癌总数的1％～3％。这是一种常染色体显性遗传病，由CDH1基因的胚系突变所致，临床表现为弥漫型胃癌。1964年第一次报告了遗传性胃癌，并确定为常染色体显性遗传。这是一个新西兰毛利人家系，家族中有多个弥漫型胃癌病例。1998年，通过基因连锁分析，将致病的突变CDH1基因定位于16号染色体长臂。在三个遗传性胃癌家系中均发现了 CDH1 突变。1999 年，IGCLC（International Gastric Cancer Linkage Consortium）将 HDGC 的诊断标准定义为：（1）一级或二级亲属中弥漫型胃癌患者数≥2 例，其中<50 岁的≥1 例；或（2）一级或二级亲属中弥漫型胃癌患者数≥3 例，不论年龄大小。如果先证者属于弥漫型，但尚不符合 HDGC 标准的胃癌家族，称为家族性弥漫型胃癌（familial diffuse gastric cancer，FDGC）；以肠型为主要表现的家系则称为家族性肠型胃癌（familial intestinal gastric cancer，FIGC）。

HDGC 是常染色体显性遗传，表现为家族内的多个早发弥漫型胃癌病例。CDH1 是目前已知的唯一与 HDGC 相关的基因。CDH1 编码钙连蛋白，这是一种细胞表面的跨膜糖蛋白，在上皮细胞相互之间的黏附中发挥重要作用。散发性和遗传性弥漫型胃癌多数不表达钙连蛋白。男性 CDH1 突变携带者，发生弥漫型胃癌的风险为 63%～83%，女性携带者，发生弥漫型胃癌的风险为 40%～67%。女性携带者发生乳腺癌的风险为 39%～52%。这些乳腺小叶癌与 CDH1 相关。这与在散发性乳腺小叶癌钙连蛋白表达缺失有关。

（六）慢性疾患

胃癌，特别是肠型胃癌的发病模式为多因素作用下的多阶段过程。一些胃慢性疾患，如慢性萎缩性胃炎、胃黏膜肠上皮化生和异型性增生，均与胃癌有发病学的联系。

1. 慢性萎缩性胃炎　以胃黏膜腺体萎缩、减少为主要特征，常伴有不同程度的胃黏膜肠上皮化生。

2. 溃疡与胃癌的关系　溃疡与胃癌的关系，即溃疡是否会癌变、溃疡癌变的诊断标准以及癌变率多高，已争论多年。到目前为止，根据病理组织学检查所见，区分溃疡癌变或癌性溃疡仍是很困难或不可能的。根据长期随访研究及动物实验研究结果，目前多数学者认为慢性溃疡会发生癌变，其发生率为 0.5%～2%。

3. 残胃与癌　残胃作为一种癌前状态，它与胃癌的关系也一直受到重视。残胃癌的定义尚不统一。一般主张，因良性病变做胃大部切除术后 10 年以上在残胃发生的癌。

三、临床表现

（一）临床症状

胃癌的早期通常无特异症状，甚至毫无症状。随着肿瘤的发展，影响功能时才出现较明显的症状，但这些症状也并非胃癌所特有的，常与胃炎、溃疡病等胃慢性疾病相似。有时甚至直至出现梗阻、腹部触及肿块或出现锁骨上转移淋巴结时才被诊断。上腹部不适症状都应该警惕有胃癌的可能，以期早期发现及早期诊断。

1. 上腹部疼痛　上腹部疼痛是胃癌最常见的症状，也是最无特异性而易被忽视的症状。该症状出现较早，即使是早期胃癌的患者，除少数临床上无症状者外，大部分也均有上腹部痛的症状。初起时仅感上腹部不适，或有膨胀、沉重感，有时心窝部隐隐作痛，常被认为是胃炎、溃疡病等，给予相应的治疗，症状也可暂时缓解，易被忽视。直到病情进一步发展，疼痛发作频繁，症状持续，疼痛加重甚至出现黑便或发生呕吐时，才引起注意，此时往往已是进展期疾病。重视上腹部疼痛这一症状，尤其当治疗症状缓解后，短期内又发作者。临床上如出现疼痛持续加重且向腰背放射则是胰腺受侵犯的症状。肿瘤穿孔，则可出现剧烈腹痛。

2. 食欲减退、消瘦、乏力　这是常见的胃癌症状，有时可作为胃癌的首发症状。其在早期即可出现，早期胃癌的病例中，出现此症状的约占 40%，且可不伴有上腹部疼痛的症状。不少患者因在饱餐后出现饱胀、嗳气而限制饮食，体重逐渐下降。

3. 恶心、呕吐　早期可能仅有食后饱胀及轻度恶心感，此症状常可因肿瘤引起梗阻或胃功能紊乱所致。贲门部肿瘤开始时可出现进食不顺利感，以后随病情进展可发生吞咽困难及食物反流。胃窦部癌引起幽门梗阻时可呕吐有腐败臭味的隔夜饮食。

4. 出血和黑便　此症状也可在早期出现，早期胃癌病例中有此症状者约为 20%。小量出血时可仅有大便潜血阳性，当出血量较大时可以有呕血及黑便。凡无胃病史的老年患者一旦出现黑便必须警惕有胃癌的可能。

5. 其他症状　患者有时可因胃酸缺乏、胃排空加快而出现腹泻，有的可有便秘及下腹不适，也可有发热。某些病例甚至可以先出现转移灶的症状，如卵巢肿块、脐部肿块等。胃癌病例可出现副癌综合征，皮肤症状（如黑棘皮症、皮肌炎、环状红斑、类天疱疮、脂溢性角化病），中枢神经系统症状（如痴呆、小脑共济失调）及其他症状（如血栓性静脉炎、微血管病性溶血性贫血、膜性肾病）。

（二）体征

胃癌通常无明显体征，上腹部深压痛，有时伴有轻度肌紧张感，常是唯一值得注意的体征。上腹部肿块、盆腔触及肿物、脐部肿块、锁骨上淋巴结肿大等均是胃癌晚期的体征。临床上须仔细检查这些部位。

查体时需重视以下部位：脐周淋巴结，当肿瘤沿镰状韧带播散至皮下时出现；Virchow 结节，即左锁骨上转移淋巴结；Irish 结节，即左腋前转移淋巴结，当近端胃癌播散至下段食道和纵隔内淋巴结时可出现。

四、诊断

（一）内镜检查

内镜检查在胃癌的诊断中是必不可少的。癌症诊断的金标准是病理诊断。只有内镜检查可以获得组织进行病理学诊断。同时，内镜检查可以对肿瘤的部位进行定位，对确定手术方式提供重要参考。

1. 早期胃癌　1962 年日本内镜学会提出早期胃癌的概念，定义为癌组织浸润深度仅限于黏膜层或黏膜下层，而不论有无淋巴结转移，也不论癌灶面积大小。

根据内镜分型与所见可将早期胃癌分为三型：

（1）Ⅰ型：隆起型（protruded type），明显突入腔内呈息肉状，高出黏膜相当黏膜厚度 2 倍以上，约超过 5mm。表面凸凹不平呈颗粒或结节状，有灰白色物覆盖，色泽鲜红或苍白，有出血斑及糜烂。肿物多大于 1cm，基底为广基或亚蒂。

（2）Ⅱ型：浅表型（superficial type），又分为三个亚型。

1）Ⅱa 型：浅表隆起型，隆起高度小于 2 倍黏膜厚度，呈平台状隆起。形态呈圆形、椭圆形、葫芦形、马蹄形或菊花样不等。表面不规则，凹凸不平，伴有出血、糜烂，附有白苔，色泽红或苍白。周边黏膜可有出血。内镜下应与以下病变鉴别：异型上皮增生，可呈扁平隆起，但多小于 2cm；肠上皮化生，也可呈隆起小颗粒，多呈小苍白隆起如米粒且多发；疣状胃炎，凸起顶部有糜烂如脐状凹陷，多发散在。

2）Ⅱb 型：浅表平坦型，病灶不隆起也不凹陷，仅见黏膜发红或苍白，失去光泽，粗糙不平，境界不明显。有时与局灶性萎缩或溃疡瘢痕鉴别困难，有时正常胃体腺与幽门腺交界处的小弯侧也可粗糙不平，应直视活检予以鉴别。

3）Ⅱc 型：浅表凹陷型，是最常见的早期胃癌类型，黏膜凹陷糜烂，底部有细小颗粒，附白苔或发红，可有岛状黏膜残存，边缘不规则，如虫咬或齿状，常伴有出血，周围黏膜皱襞失去正常光泽，异常发红，皱襞向中心集聚，呈现突然中断或变细，或变钝如杵状或融合成阶梯状凹陷。

（3）Ⅲ型：凹陷型（excavated type），癌灶有明显凹陷或溃疡，底部为坏死组织，形成白苔或污秽苔，由于反复破坏与再生，基底呈细小颗粒或小结节，有岛状黏膜残存，易出血，边缘不规则呈锯齿或虫咬样，周围黏膜隆起，不规则结节，边缘黏膜改变如Ⅱc 型。

（4）混合型：有以上两种形态共存一个癌灶中者称混合型，其中以深浅凹陷型多见，其次是隆起伴浅凹陷者，以主要改变列在前面，如Ⅲ＋Ⅱc型、Ⅱc＋Ⅲ型、Ⅱa＋Ⅱc等。

以上各型中，以Ⅱa、Ⅲ及Ⅱc＋Ⅲ型最多，占早期胃癌 2/3 以上，年龄越轻，凹陷型越多，年龄增长则隆起型增多。隆起型面积多比凹陷型大，微小癌灶多为Ⅱc型。

2. 进展期胃癌　进展期胃癌的内镜分型仍沿用 Borrmann 的分类方法。

（1）Ⅰ型（结节或息肉型）：呈息肉状团块突入胃腔，呈乳头状或菜花状。表面凹凸不平，充血或灰白色，有污秽苔，糜烂易出血，组织较脆。边缘境界清楚，基底宽。周围黏膜有萎缩性炎症改变。

（2）Ⅱ型（局限溃疡型）：表面凹陷形成大溃疡，常大于 2cm，底部不规则，凹凸不平，呈结节状，有污秽的灰白苔附着，易出血，边缘黏膜隆起，呈明显高起的环堤或火山口样，周围黏膜皱襞向溃疡集中，呈虫咬状或锯齿状改变，溃疡境界清楚，周围黏膜无浸润性改变。

（3）Ⅲ型（浸润溃疡型）：癌性溃疡与Ⅱ型相同，但溃疡边缘呈隆起环堤状，其一部分与周围黏膜分界不清，向外倾斜。周围黏膜有结节、凹凸不平、出血、糜烂等改变。

（4）Ⅳ型（弥漫浸润型）：即皮革样胃癌，病变弥漫广泛，癌灶在胃壁内浸润，黏膜表面高低不平，有大小不等的团块、结节，或如肥厚性胃炎粗大增厚的皱襞，僵硬不能为注气展平。表面多发溃疡、糜烂、出血。溃疡可深浅不一，大小不等。癌灶与正常黏膜分界不清。黏膜增厚、僵硬，胃腔狭窄不易扩张，蠕动消失。

3. 染色法内镜检查　常规内镜结合活检诊断胃癌有困难时采用黏膜染色法，可提高胃癌的确诊率，有报告可达 98%，还可用于估计胃癌浸润深度与范围。按照染色的原理分对比染色，即喷入的染料积集于黏膜皱襞间，显示出胃小凹的高低不平改变。染料被黏膜吸收而着色者为吸收染色，用于良、恶性病变的鉴别。还有以染料为指示剂的功能染色，以了解胃酸分泌功能。

4. 活检　活检是确诊胃癌的必要手段，依靠活检明确病理类型。早期胃癌胃镜结合活检确诊率可达 95%，进展期胃癌可达 90%。为了提高活检阳性率应注意：选择取材部位是获得阳性结果的关键。凹陷病变在凹陷边缘的内侧四周以及凹陷的基底，浅凹陷病变主要在基底，深凹陷病变主要在内缘钳取活检材料。隆起病变应在顶部与基底部取材。

（二）超声内镜

超声内镜（endoscopic ultrasound，EUS）指将微型高频超声探头安置在内镜顶端，当内镜插入体腔后，通过内镜直接观察腔内的形态，同时又可进行实时超声扫描，以获得管道层次的组织学特征及周围邻近脏器的超声图像。正常胃壁在 EUS 上出现高、低、高、低、高 5 个回声区，分别相当于黏膜界面、黏膜层、黏膜下层、固有肌层、浆膜层。超声内镜是判断胃癌浸润深度的重要方法，在胃癌的分期和新辅助治疗效果评判方面有重要意义。有条件的单位建议作为常规检查项目。超声内镜不仅可以显示胃壁各层的结构，还可了解胃与邻近脏器的病变，判断胃癌浸润深度，侵犯周围脏器如胰腺、肝情况，估计淋巴结转移范围对临床判断分型，估计手术切除都有重要帮助。此外，对胃黏膜下肿物的定位与定性也有重要作用。超声内镜评价肿瘤浸润深度和淋巴结情况的准确率为 80% 左右。

（三）胃癌的 CT 诊断

1. 胃癌的 CT 检查　胃癌 CT 检查的重要作用在于进行肿瘤的分期判断，包括淋巴结状态、腹腔种植转移和肝等腹腔脏器的转移判断。这也是新辅助治疗疗效评判的重要手段。

胃癌进行 CT 检查，应该常规进行增强扫描，同时口服对比剂扩张胃腔，有利于消除管壁增厚的假象，更好地显示病变的范围和观察管腔形态及管壁伸展性的变化，同时有助于判断胃肠道走行和显示胃肠道与周围结构的关系。

正常胃壁厚度在 5mm 以下，胃窦部较胃体部稍厚。注意扫描层面与胃壁的相互关系，当胃壁与扫描面呈斜面或平行时，胃壁可出现增厚的假象，在贲门胃底区和胃窦部经常会遇到这种现象，当有怀疑时变换体位扫描即可排除。正常情况下处于收缩状态的胃窦，多为对称性表现，浆膜面光滑无外突，如腔内有液体或气体衬托，可见增厚的胃壁为均匀的对称性改变，与胃癌有所不同。

增强扫描，胃壁常表现为三层结构，内层与外层表现为明显的高密度，中间为低密度带。内层大致相当于黏膜层，中间层相当于黏膜下层，外层为肌层和浆膜。胃癌在 CT 检查时可以表现为：①胃壁增厚。癌肿沿胃壁浸润造成胃壁增厚，主要是癌肿沿胃壁深层浸润所致。②腔内肿块。癌肿向胃腔内生长，形成突向胃腔内的肿块。肿块可为孤立的隆起，也可为增厚胃壁胃腔内明显突出的一部分。肿块的表面不光滑，可呈分叶、结节或菜花状，表面可伴有溃疡。③溃疡。胃癌形成腔内溃疡，周边表现为环绕癌性溃疡周围的堤状隆起。④胃腔狭窄。CT 表现为胃壁增厚基础上的胃腔狭窄，狭窄的胃腔边缘较为僵硬且不规则，多呈非对称性向心狭窄，伴环周非对称性胃壁增厚等。

2. 淋巴结大小、形态与转移的关系　　正常情况下，随淋巴结直径的增大，其数量相应减少，而转移淋巴结由于癌组织不断生长，其大小可不断增大。有研究显示，直径小于 5mm 淋巴结转移阳性率为 5%，5～9mm 者为 21.7%，10～14mm 为 23%，15mm 以上的淋巴结，转移阳性率为 82.6%。阳性淋巴结的平均直径为 7.3±4.1mm。这一结果说明随淋巴结直径增加，转移率明显升高。淋巴结直径与转移的相关性，是判定淋巴结转移的依据之一。

应当指出，CT 上淋巴结增大并不意味一定是转移，当增大淋巴结出现下述表现时，提示转移的存在：蚕蚀状、囊状、周边高密度中心低密度、相对高密度及花斑状者，呈串珠状排列、对血管产生压迫和肿块状增大的淋巴结多有转移。利用螺旋 CT 进行动态增强扫描的结果显示：转移淋巴结的 CT 值明显高于非转移淋巴结，转移淋巴结较非转移淋巴结有更大的短轴/长轴比值，如果前者以 100Hu，后者以 0.7 为界，二者同时应用的阳性预期值可达 89.5%。

在实际临床工作中，根据上述淋巴结形态及增强表现判定淋巴结转移的方法，只适用于较大的淋巴结，而对于较小的淋巴结，在诊断上仍存在较大难度。

以淋巴结大小作为诊断转移的指标，尚没有统一的标准，从 8mm 至 15mm 均有报道。随淋巴结直径的增加，转移率明显升高。单纯以淋巴结直径为标准，难以同时保证诊断的灵敏度和特异性。若以 15mm 为标准，虽然 CT 诊断的特异性达 99.2%，但灵敏度却仅为 23.0%，如果以 8mm 作为诊断标准，虽提高了 CT 诊断的灵敏度（54.6%），但特异性却明显下降（86.2%）。

由于小淋巴结仍有相当比例的转移率，在淋巴结转移的诊断过程中，提高对小淋巴结的重视程度，对于提高诊断的灵敏度和特异性，降低假阴性率有更重要的意义。

（四）胃癌的 X 线诊断

X 线检查是胃癌的基本诊断方法之一。随着胃镜和 CT 技术的普及，此方法的重要性有所降低。但是对于胃癌病变范围的判断，特别是近端胃癌，观察食管下端受侵的范围，确定手术方式有重要作用。最基本的是充盈法，钡剂充盈的程度以立位充盈时钡剂能使胃体中部适度伸展为宜，通常所需钡量为 200～300ml。充盈像主要用于观察胃腔在钡剂充盈下的自然伸展状态、胃的大体形态与位置的变化、胃壁的柔软度等，对于显示靠近胃边缘部位如大、小弯侧的病变有很重要的价值。目前最为常用的双对比法，把作为阳性造影剂的钡剂和作为阴性造影剂的气体共同引入胃内，利用黏膜表面附着的薄层钡剂与气体所产生的良好对比，可以清晰地显示胃内微细的隆起或凹陷。气体可作为胃腔的扩张剂，用于观察胃壁的伸展性。在钡剂附着良好的条件下，调整胃内充气量对于显示病变的细微结构和胃壁伸展度的变化有重要意义。

胃癌的基本 X 线表现包括充盈缺损、龛影、环堤等，可伴有胃壁的变形，如胃腔狭窄、胃角变形、边缘异常和小弯缩短。黏膜形态异常可表现为黏膜皱襞的粗大、僵硬、中断、破坏消失及不规则的沟槽影。

晚期病例可以出现腹腔转移的间接征象，如胃横结肠间距、胃底膈肌间距、肠间距增宽等征象，以及肠管移动度异常和腹水等。

（五）肿瘤标志物

胃癌缺乏特异的肿瘤标志物，癌胚抗原（carcinoembryonic antigen，CEA）在40%～50%的病例中升高，甲胎蛋白（alpha-fetoprotein，AFP）和CA199在30%的胃癌患者中增高。这些肿瘤标志物的主要意义在于随访而不是诊断或普查。

五、病理学

（一）组织学分类

在组织病理学上，胃癌主要是腺癌（90%以上），其中又可以细分为乳头状腺癌、管状腺癌、低分化腺癌、黏液腺癌、印戒细胞癌。少见类型包括：腺鳞癌、鳞癌、肝样腺癌、神经内分泌癌等。

1. 腺癌

（1）乳头状腺癌：癌细胞呈立方形或高柱状，排列在纤细的树枝状间质的周围。一般分化较好，瘤细胞尚保持极向。癌灶深部常伴有明显的腺管结构。在诊断上需注意将高分化的癌与乳头状腺瘤鉴别。

（2）管状腺癌：腺管结构明显。根据分化程度可分为高分化和中分化两个亚类。

1）高分化管状腺癌：腺管的大小和形状显示轻度不同，不具有复杂分支。癌细胞呈立方形或高柱状。核位于基底部，多为单层，局部可为复层。核形不规则，核膜肥厚，染色质丰富，颗粒粗大。仔细观察核的性状对于高分化腺癌与腺瘤的鉴别极为重要。

2）中分化管状腺癌：癌灶的大部分具有腺管结构，但结构的异型性较为显著，即腺管不规则，或形成不完整的腺腔。癌细胞极向紊乱，复层排列较常见。核呈类圆形或不正形，染色质丰富、粗糙、核分裂象较多。

（3）低分化腺癌：呈髓样癌实性细胞巢或小巢状及索条状排列。基本没有腺管结构，仅可见不完整的或少量小型腺管。以前称之为"单纯癌"者，大部分属于此型。黏液组织化学染色证明，多数瘤细胞胞浆内含有黏液。核一般比较小，呈类圆形或不正形，染色质丰富，核分裂象多见。

（4）黏液腺癌：肿瘤组织含有大量细胞外黏液，或在腺腔内，或形成大小不等的黏液结节，由纤维间质分隔，癌细胞"漂浮"在黏液物质中。癌细胞分化较低者呈印戒细胞样，分化较高者呈柱状，形成腺管或乳头。与印戒细胞癌相比，其预后较好。

（5）印戒细胞癌：癌细胞呈小巢状或索条状排列，具有较强的弥漫性浸润倾向。胞质内含有大量黏液，核位于细胞一侧，核形不规则。

2. 其他组织学类型

（1）腺鳞癌：同一癌灶内既有腺癌也有鳞癌成分，两种成分的量几乎相等，或者其中之一不少于1/3。两种成分可呈碰撞瘤样结构，互相邻接，但多数表现为腺癌中伴有鳞状分化的肿瘤细胞。如果在腺癌中仅含少量鳞状化生成分，则不能诊断为腺鳞癌。

（2）鳞癌：各种分化程度的鳞癌均可见到。分化较低时，诊断比较困难。癌灶周围必须都是胃黏膜，才能诊断为胃的鳞癌。累及食管末端者，应考虑为食管的原发性鳞癌扩展至胃。最初诊断为鳞癌者，经多做切片仔细检查，多数病例都可发现有少量腺癌成分。

（3）肝样腺癌：是最近报道的一种类型，具有腺样和肝细胞样分化特征的肿瘤细胞，二者混合存在。该肿瘤可产生大量AFP，免疫组化检测，AFP阳性。一般呈结节状或肿块状，常有广泛的静脉侵犯。预后较差。

（二）Lauren 分型

根据组织结构、生物学行为及流行病学等方面的特征，Lauren 将胃癌分为肠型及弥漫型。该分型目前在世界上广泛应用。

1. 肠型胃癌　此型相对常见，分化程度高，有腺管形成，与癌前病变、胃黏膜萎缩和肠上皮化生有关。统计显示肠型胃癌在远端胃癌中占多数，发病率稳定或下降。部分此型胃癌与幽门螺杆菌感染有关。在这种癌变模式中，环境因素的影响造成腺体萎缩继而胃酸缺乏，胃内 pH 值升高。进而细菌过度增长，亚硝酸盐和亚硝基等细菌产物的增多将加剧胃黏膜萎缩和肠上皮化生，增加癌变危险。

2. 弥漫型胃癌　此型相对少见，年轻患者中多一些，组织学多表现为未分化的印戒细胞。因为细胞间缺乏黏合力易发生黏膜下播散，形成皮革胃。腹膜播散也很常见。通常无明显的癌前病变，也可能与幽门螺杆菌感染有关。A 型血型者具有易感性，有报告具有遗传易感性。发生在近端胃的弥漫型胃癌发病率在世界范围内有所升高，相同分期情况下，预后较远端胃癌差。

六、分期

2010 年美国癌症联合会（American Joint Committee on Cancer，AJCC）公布了最新的 TNM 分期标准（表 21-3-2）。此版分期较第六版分期有较大的调整。这些变化体现在 T_3 和 T_4 的定义标准，N_1、N_2、N_3 淋巴结转移的划分，以 TNM 为基础的分期组合上。

表 21-3-2　TNM/AJCC/UICC 第七版分期标准（2010）

原发肿瘤
T_X：原发肿瘤无法评价
T_0：切除标本中未发现肿瘤
Tis：原位癌
T_1：侵犯黏膜固有层、黏膜肌层或黏膜下层
　　T1a：侵犯黏膜固有层或黏膜肌层
　　T1b：侵犯黏膜下层
T_2：侵犯固有肌层*
T_3：侵犯至浆膜下结缔组织，但没有穿透脏腹膜（浆膜）或侵犯临近组织结构**
T_4：侵犯浆膜或临近组织结构***
T_{4a}：侵犯浆膜
T_{4b}：侵犯临近组织结构

局部淋巴结
N_X：淋巴结无法评价
N_0：局部淋巴结无转移
N_1：局部转移淋巴结 1～2 处
N_2：局部转移淋巴结 3～6 处
N_3：局部转移淋巴结≥7 处
N_{3a}：局部转移淋巴结 7～15 处
N_{3b}：局部转移淋巴结>15 处

远处转移
M_X：无法评价是否有远处转移
M_0：无远处转移
M_1：存在远处转移

组织分级
G_X：分级无法评价
G_1：高分化
G_2：中分化
G_3：低分化
G_4：未分化

续表

分期系统

0 期	$TisN_0M_0$			
Ⅰ A 期	$T_1N_0M_0$			
Ⅰ B 期	$T_1N_1M_0$	$T_2N_0M_0$		
Ⅱ A 期	$T_1N_2M_0$	$T_2N_1M_0$	$T_3N_0M_0$	
Ⅱ B 期	$T_1N_3M_0$	$T_2N_2M_0$	$T_3N_1M_0$	$T_{4a}N_0M_0$
Ⅲ A 期	$T_2N_3M_0$	$T_3N_2M_0$	$T_{4a}N_1M_0$	
Ⅲ B 期	$T_3N_3M_0$	$T_{4a}N_2M_0$	$T_{4b}N_1M_0$	$T_{4b}N_0M_0$
Ⅲ C 期	$T_{4a}N_3M_0$	$T_{4b}N_3M_0$	$T_{4b}N_2M_0$	
Ⅳ 期	T 任何 N 任何 M_1			

　* 肿瘤可以穿透固有肌层达胃结肠韧带，肝胃韧带或大、小网膜，但没有穿透这些结构的脏腹膜。在这种情况下，原发肿瘤分期为 T_3。如果穿透这些韧带或网膜脏层，则分期为 T_4

　** 胃的临近结构包括脾、横结肠、肝、膈肌、胰腺、腹壁、肾上腺、肾、小肠及后腹膜

　*** 经胃壁扩张至十二指肠或食管的肿瘤分期取决于包括胃在内这些部位的最大浸润深度

七、治疗

(一) 早期胃癌

1. **早期胃癌定义的歧义**　根据日本胃癌协会的定义，早期胃癌指癌组织局限于胃黏膜层和黏膜下层，不论其面积大小或有无淋巴结转移。早期胃癌内镜下分为Ⅰ型（隆起型）、Ⅱ型（表浅型）、Ⅲ型（凹陷型）和混合型。其中Ⅱ型（浅表型）又分为Ⅱa型（浅表隆起型）、Ⅱb型（浅表平坦型）和Ⅱc型（浅表凹陷型）3 种。很显然，日本早期胃癌定义是一种基于内镜的临床诊断。

　　胃癌目前最常用的分期系统是 TNM 分期，这是一个基于手术后病理分期的系统。TNM 分期系统中并没有早期胃癌的定义，根据日本早期胃癌的定义，就是 TNM 分期中肿瘤分为 T_1 者。早期胃癌的预后和治疗方法的选择，是基于术后病理诊断。也就是说，早期胃癌的诊断需要将临床诊断和病理分期相结合。

2. **诊断标准的差异**　在早期胃癌的病理诊断方面，中国与日本的诊断标准是有不同的。在中国，病理诊断采用维也纳标准，肿瘤至少浸润至黏膜肌层才能诊断为胃癌。而日本的诊断标准中，胃癌的诊断依据细胞或结构的异形性，并不考虑浸润深度。因此，日本诊断为早期胃癌的病例，按照中国诊断标准，部分病例为不典型增生或高级别腺瘤。因此，在参考日本有关早期胃癌的研究时，一定要考虑到这一点。

3. **临床分期判断**　治疗方法的选择取决于分期。目前我们尚不能对早期胃癌进行准确判断。早期胃癌的内镜治疗发展迅猛。内镜治疗前，需要进一步将早期胃癌细分为局限于黏膜层（T_{1a}）和浸润至黏膜下层（T_{1b}），以及对淋巴结状态进行判断。

　　(1) T 分期：超声胃镜和高分辨率 CT 准确分期。

　　近年来，随着内镜治疗的迅猛发展，特别是内镜黏膜下剥离术（endoscopic submucosal dissection，ESD）的逐步成熟，ESD 治疗早期胃癌的适应证已经由 T_{1a} 扩大到部分 T_{1b} 病例。T 分期目前最可靠的检查方法是超声内镜，但是其准确率不能令人满意，大致在 80% 左右。

　　(2) N 分期：淋巴结状态。

　　早期胃癌淋巴结状态因浸润深度的不同而有很大差别，黏膜内癌淋巴结转移率为 3%，而黏膜下层者，淋巴结转移率为 20%。淋巴结状态的判断是早期胃癌术前分期诊断中的难点，目前没有满意的方法。多排 CT 重建技术对胃癌淋巴结分期判断的准确率为 78%，对早期胃癌而言，准确率更低。

　　(3) 前哨淋巴结（sentinel lymph node，SLN）在早期胃癌中的应用仍然有争议，准确率差异很大，特别是在假阴性率（false negative rate，FNR）方面，有文献报道高达 15%～20%。因此，前哨淋巴结活检不能作为诊断早期胃癌淋巴结转移的标准技术。

4. 治疗方法　早期胃癌可以通过标准根治手术治愈。经标准根治手术，5 年生存率超过 90％。但是，根治手术会影响患者的生活质量。缩小手术范围、提高生活质量是早期胃癌临床研究的热点问题。目前，已经列入治疗标准的是内镜下切除手术和改良根治手术。

(1) 内镜治疗：内镜治疗已经是早期胃癌的标准治疗方法。内镜下黏膜切除术（endoscopic mucosal resection，EMR）适用于直径<2cm、没有溃疡的分化型黏膜内癌。ESD 可以做病变的整块切除，而且切除范围更大，也可用于有溃疡病变者，因此，ESD 优于 EMR。2000 年，Gotoda 等人分析 5265 例手术治疗的早期胃癌病例，发现以下情况淋巴结转移风险很小：无溃疡的分化型黏膜内癌，不论肿瘤大小；直径<3cm、有溃疡的分化型黏膜内癌；直径<3cm 的微小浸润黏膜下癌。此后，ESD 的适应证扩大到以上情形。需要指出，早期胃癌的内镜下切除是基于术前检查和术后标本病理检查等对淋巴结转移状况、病灶浸润深度和大小判断而实施的。术后标本都应进行连续切片和病理组织学检查，以判断是否完全切除病灶，对存在血管（淋巴管）浸润及侵犯、淋巴结转移等高危因素者可行补救手术。

(2) 缩小淋巴结清除范围：早期胃癌的转移淋巴结绝大多数局限于第一站淋巴结，约有 5％的黏膜下癌会出现第二站淋巴结转移，主要集中于 7、8a 和 9 组淋巴结。因此，不适于内镜治疗的早期胃癌，行清除以上缩小的淋巴结切除是合理的，而且预后良好。

(3) 局限性手术：腹腔镜技术用于早期胃癌的治疗逐步得到认可。经多中心前瞻性Ⅲ期临床研究证实，腹腔镜技术用于早期胃癌手术，是安全和可行的，短期效果优于开放式手术。腹腔镜下局部切除（laparoscopic wedge resection，LWR）、保留幽门的远端胃切除（pyloruspreserving distal gastrectomy，PPG）、保留迷走神经的胃切除等技术已经被用于无淋巴结转移风险的早期胃癌。双镜联合技术亦开始被用于早期胃癌的治疗。

5. 中国开展早期胃癌诊疗新技术的问题　目前中国早期胃癌的比例很低，约为 10％。内镜治疗和腹腔镜技术要求高，学习曲线和积累需要较长的时间。内镜或腔镜治疗依赖于准确的临床分期判断，超声内镜是早期胃癌临床诊断的必要设备。没有超声内镜设备和经验丰富的内镜专家，则不具备开展这些新方法的基本条件。不能完全照搬日本经验，因为中国和日本早期胃癌的诊断标准有所不同。早期胃癌治疗新技术的探索应限于大医院，需要进行相关临床研究。同时，早期胃癌治疗新技术的开展需要内镜、病理、外科医生之间的紧密合作。

（二）进展期胃癌

在胃癌的综合治疗方案中，手术一直占据着主导地位，关于扩大手术范围能否给患者带来更好的预后一直存在争论。目前统一的认识是将 D2（淋巴结清除至第二站）手术作为标准术式。其实对于病期较晚（例如淋巴结转移已超出第三站）的患者，肿瘤已经不再是一个局部问题，仅仅通过局部治疗，即使扩大淋巴结清扫、多脏器联合切除等，也已证明无法给患者带来益处。单纯外科手术无法达到生物学意义上的根治，即便扩大切除和淋巴结清扫范围，仍然如此。能否根治性切除是胃癌患者最重要的预后因素，直接影响患者的预后。但对于进展期胃癌，特别是Ⅲ期胃癌患者，往往只能进行姑息性手术，预后难令人满意。积极寻求其他可能根治肿瘤的手段和提高手术切除率，尤其是 R0 切除率，成为改善胃癌患者预后的主要目标。

1. 胃切除范围　远端胃大部切除的效果与全胃切除相当，而且并发症减少，生活质量提高。因此，对于远端胃癌推荐胃大部切除术。

对于近端胃癌而言，近端胃大部切除和全胃切除在手术安全性、预后方面相似，且均会出现手术后营养障碍。因此，近端胃癌的手术方式仍然存在争论。术中冰冻切片检查切缘是近端胃癌手术重要的原则，有时需反复切除食管下端，以确保切缘阴性。目前大多数人更趋向于肿瘤位于胃底及中 1/3 胃体、Borrmann Ⅳ型是全胃切除的适应证。

2. 联合脏器切除　进展期胃癌脾门淋巴结的转移率为 15％～27％。既往曾经认为，D2 根治手术联合胰体尾、脾切除可改善患者预后。胰体尾或脾切除明显增加术后并发症和死亡率。

目前已有可靠证据表明保留胰、脾可使患者受益。临床医生需考虑：①癌肿是否直接浸润胰腺或脾。②如保留脾是否可增加脾门转移淋巴结的残留。③保留胰体尾的脾切除在技术上是否可行。脾门淋巴结是否出现转移与肿瘤的部位以及浸润深度相关。从日本的资料来看，远端胃癌、中近端胃癌淋巴结转移率分别为0~2%和15%，皮革胃为21%。研究证明，胃癌的淋巴结转移不存在于胰腺的实质内，而存在于脾动脉周围的结缔组织中。行包括该动脉在内的淋巴结清除，即可达到清除 No.10、11 淋巴结的目的。因此，对于胃中、上部癌侵及胰体尾或 No.10、11 淋巴结转移明确者，应行脾及胰体尾切除术。癌肿未侵入胰腺，疑有 No.10、11 淋巴结转移者，主张行保留胰腺的脾及脾动脉干切除术，不可做预防性胰体尾或脾切除。

3. 淋巴结清扫范围　淋巴结转移是胃癌最重要的预后因素。一般认为，检出的淋巴结越多，N 分期越准确。为了获得准确的分期，胃癌手术要求至少检出 15 枚淋巴结。根据淋巴结的清除范围，可以分为 D1、D2、D3。例如将第一站的淋巴结完全清除称为 D1，依次类推。未能完全清除第一站淋巴结者称为 D0。胃癌的位置不同，淋巴结的分站亦不同，可参照日本胃癌学会的胃癌淋巴结分期分组分站标准（表 21-3-1）。肿瘤淋巴结的数目与淋巴结的清除范围并非直接对应。根据解剖学及组织病理学检查，D1 淋巴结清除可以平均获得 15 枚淋巴结，D2 淋巴结清除平均获得 27 枚淋巴结，D3 清除可以获得 43 枚淋巴结。

清除淋巴结可以改善生存这是全球共识。但是东西方对于淋巴结的清除范围存在争论。这些争论包括：胃癌淋巴结清除范围的标准是 D2 还是 D1? 扩大清除是否可以改善生存?

(1) D2 还是 D1?　来自东方国家的系列单中心研究显示，D2 淋巴结清除是一个独立预后因素，并发症和死亡率低，而且可以改善生存，特别是对于 II 期和 III A 期胃癌。在日本胃癌学会的指南中，D2 清除被列为胃癌治疗标准。

欧美国家的随机对照研究显示，D2 手术的围术期并发症和死亡率高，因此并不能改善生存。MRC 的前瞻随机对照研究，400 例患者随机分为 D1 和 D2 手术两组。两组患者的围术期死亡率分别为 6.5% 和 13.0%，并发症发生率分别为 28% 和 41%。两组比较 5 年生存率并无差别（35% 和 33%）。多因素分析显示，老年、男性、胰腺切除、脾切除是独立的不良预后因素。研究认为对于相同分期的胃癌，D2 手术并不能改善生存。

荷兰胃癌研究组的随机对照研究被广泛引用。8 位质量控制医生接受日本胃癌专家的培训，然后帮助参加研究的外科医生。711 例患者随机分为 D1 和 D2 清除两组，D2 手术组的术后死亡率（10% vs. 4%）、并发症（43% vs. 25%）和住院时间（25 天 vs. 18 天）明显高于 D1 清除组。死亡和并发症的危险因素包括：D2 清除、脾切除、胰腺切除、年龄超过 70 岁。两组 5 年生存率没有显著差异（30% vs. 35%）。亚组分析显示，只有 N_2 期病例可能受益。

因此在西方学者看来，D2 手术有较高的并发症和死亡率，并不能改善患者预后。这些研究的死亡率显著高于亚洲的研究。在东方学者看来，胃癌在西方是少见病，参加临床研究的手术医生缺乏足够的训练。D2 手术的学习曲线在 25 例左右，这些医生实际胃癌手术平均不足 5 例。D2 手术组中胰腺、脾切除病例多于 D1 手术组，分析认为 D2 手术组的较高死亡率和并发症与脾、胰腺切除有关。对荷兰研究进行进一步分析，排除胰腺和脾切除病例，可以看到 D2 组的生存收益。

IGCSP (Italian gastric cancer study group) 进行了一项多中心随机前瞻临床研究，证实了技术熟练医生行保留胰腺 D2 手术的安全性和有效性。两组间，手术并发症没有显著差异（D1 组 10.5% vs. D2 组 16.3%），再手术率相似（D1 组 2.6% vs. D2 组 3.4%）。术后死亡率 D1 组为 1.3%，D2 组无手术死亡。因此，不论在西方还是东方，对于技术熟练的外科医生，D2 手术是同样安全的。

(2) 扩大清除是否可以改善生存?　2006 年，台湾学者进行了 D1 和 D3 淋巴结清除的单中心随机对照研究。手术医生在参加临床研究前至少进行过 25 例 D3 手术。D3 和 D1 组的 5 年生存率分别为 59.5% 和 53.6%。5 年局部复发率分别为 40.3% 和 50.6%。基于这个结果，认为技术熟练的外科医生，D3 清除有可能改善生存。

日本学者进一步比较了 D2 和 D2＋PAND（para-aortic nodal dissection）手术对生存的影响。日本 JCCG 9501 研究证实后者的术后并发症略高于前者，两组分别为 28.1% 和 20.9%（$P=0.07$）。吻合口漏、胰漏、腹腔脓肿、肺炎四种并发症近似，两组的死亡率均为 0.8%。扩大切除组并无生存优势（70.3% vs. 69.2%）。但扩大切除组出血多，所需手术时间更长。因此，国内推荐 D2 淋巴结清除，不推荐扩大淋巴结清除。

4. 新辅助治疗　进展期胃癌是一种全身性疾病。手术是一种局部治疗手段，综合治疗可以提高进展期胃癌患者的生存。胃癌近年来最重要的治疗进展是新辅助治疗的应用。人们根据术后辅助治疗的经验提出术前辅助治疗的概念，亦称新辅助治疗，包括新辅助化疗、新辅助放疗和新辅助放化疗。

（1）新辅助治疗的理论依据：手术切除原发肿瘤可能会刺激剩余肿瘤细胞的生长。肿瘤周围组织术后血供改变影响化疗药浓度及放疗效果。新辅助化疗可以降期，提高手术切除率，减少术中播散的可能性，降低肿瘤细胞活性，消除潜在的微转移灶，降低术后转移复发的可能。术前通过可测量病灶及术后标本准确判定临床缓解率和病理学有效率。通过术前辅助治疗了解肿瘤对治疗的反应情况，有助于确定患者术后治疗方案。

（2）相关临床研究：目前已有可靠证据证明，新辅助化疗能够使局部进展期胃癌患者降期，提高切除率和改善预后，不良反应可耐受，并不增加围手术死亡和并发症。新辅助化疗最重要的支持证据是 MAGIC 研究。503 例患者被随机分为围术期化疗加手术组和单纯手术组。围术期化疗组的根治性手术切除率显著高于单纯手术组（79% vs. 69%）。研究显示化疗可以降期。手术后病理检查发现，围术期化疗组病例在 $T_{1\sim2}$（51.7% vs. 36.8%）、$N_{0\sim1}$ 淋巴结转移（84.4% vs. 70.5%）比例显著高于单纯手术组。合并症和死亡率相似。围术期化疗组 5 年生存率显著高于单纯手术组（36% vs. 23%）。北京大学肿瘤医院研究证实，采用 FOLFOX 方案的新辅助化疗可降低肿瘤分期，可使局部进展期胃癌的切除率提高至 70%。

（3）新辅助化疗适应证：目前新辅助治疗已经被推荐为进展期胃癌的标准治疗，适用于手术前分期评估为 T_3 以上或淋巴结有转移病例。目前推荐方案为 ECF（表柔比星、顺铂、氟尿嘧啶）及其改良方案。但总体来说，FOLFOX（奥沙利铂、氟尿嘧啶）方案或 XELOX（奥沙利铂、卡培他滨）方案效果更好，而且毒性小。新辅助治疗应尽可能选择毒性小的方案，减少对手术的影响。化疗时间不宜过长，一般推荐 2~4 个周期。

5. 腹腔镜技术　微创外科是外科的趋势和发展方向。在胃癌的诊治方面，其代表是腹腔镜和机器人手术。因为胃癌手术复杂，腹腔镜在胃癌中的应用起步较晚，发展相对较慢。目前国内外在此领域的报道日益增多，这是胃癌外科的发展趋势。在欧美国家，目前已经有机器人用于胃癌手术实践，但其普及与推广还有很长的路要走。腹腔镜技术目前主要被推荐用于早期胃癌的治疗。

（三）晚期胃癌

晚期胃癌不可治愈。化疗对部分患者有姑息治疗效果。只有少数几个单药对晚期胃癌有肯定的疗效。这些药物包括氟尿嘧啶、丝裂霉素、依托泊苷和顺铂，有效率为 10%~20%。几种新药及其联合方案显示对胃癌有效，这些药物包括紫杉醇、多西他赛、伊立替康、表柔比星、奥沙利铂。研究表明，与最佳支持治疗相比，联合化疗可以改善患者的生活质量。以下是有关晚期胃癌的重要的随机前瞻多中心Ⅲ期临床研究。

V325 试验将 445 例未经治疗的晚期胃癌随机分为两组，一组用 DCF（多西他赛、顺铂、氟尿嘧啶）方案治疗，每 3 周一次。另一组用 CF（顺铂、氟尿嘧啶）治疗。DCF 治疗的无进展时间明显长于 CF 组。两组分别为 5.6 个月和 3.7 个月。DCF 组的 2 年生存率为 18%，CF

组为9%。DCF组的中位生存期优于CF组（9.2个月 vs.8.6个月，$P=0.02$）。根据此结果，美国FDA于2006年批准DCF方案用于未经化疗的晚期胃癌。此方案的问题在于严重不良反应多，特别是3/4级粒细胞减少。在此基础上，出现了多种改良方案，如改为每周用药，或分别以紫杉醇、奥沙利铂、卡培他滨替代多西他赛、顺铂、氟尿嘧啶，或改为以多西他赛为主的两药联合方案。

REAL-2试验将1043例经病理证实的胃癌或胃食管结合部癌随机分为四组，分别用ECF（表柔比星、顺铂、氟尿嘧啶）、EOF（表柔比星、奥沙利铂、氟尿嘧啶）、ECX（表柔比星、顺铂、卡培他滨）、EOX（表柔比星、奥沙利铂、卡培他滨）进行治疗。中位随访期为17.1个月。四种方案的有效率分别为41%、42%、46%和48%。此研究证实奥沙利铂可以替代顺铂，卡培他滨可以替代氟尿嘧啶，且质量安全性得以提高。

ML17032试验是另一个重要临床研究。此研究比较了用XP（卡培他滨、顺铂）方案和FP（氟尿嘧啶、顺铂）方案治疗晚期胃癌的疗效。结果显示XP方案有较高的有效率（41% vs.29%），两组的总生存期接近（10.5个月 vs.9.3个月），中位无进展生存期亦相似（5.6个月 vs.5.0个月）。

FLAGS研究比较了另一种口服制剂S-1的疗效。1053例患者随机接受CS（顺铂、S-1）或CF（顺铂、氟尿嘧啶）治疗。两组疗效相似，但前者耐受性更好。

TOGA试验是第一个随机前瞻多中心Ⅲ期研究，评价曲妥珠单抗结合顺铂与氟尿嘧啶化疗治疗HER-2阳性胃癌病例。研究结果显示，对于HER-2阳性的进展期胃癌，抗体结合化疗优于单用化疗。试验中594例HER-2阳性晚期胃癌随机分为两组，接受曲妥珠单抗结合化疗或化疗。抗体组没有意外不良反应，安全性相似。联合抗体组的中位生存时间为13.5个月，化疗组为11.1个月，研究者认为具有显著性差异。

目前已经上市的分子靶向药物中，贝伐单抗（抗VEGF抗体）和西妥昔单抗（抗EGFR抗体）在用于晚期胃癌治疗的Ⅲ期临床研究中，均显示出阴性结果。

八、未来研究方向

（一）提高早期胃癌的诊断比例

目前在中国，早期胃癌的比例很低。早期胃癌治愈率高，费用低。提高胃癌疗效的最重要方法是提高早期胃癌的诊断比例。这涉及社会、经济和医疗等多方面的因素。随着社会经济的发展，健康和预防的观念逐渐扩展和延伸，胃癌早期诊断的比例会逐步提高。从技术层面讲，内镜技术的不断更新，染色内镜、窄谱内镜、放大内镜和共聚焦内镜技术的成熟和推广，相信胃癌早期诊断的比例会有大幅的提升。以上内镜技术在胃癌早期诊断中将会发挥越来越大的作用。

（二）提高分期的准确度

分期是治疗的基础。胃癌的临床分期与手术后病理分期对比，临床分期的准确度有很大的空间。主要在于淋巴结状态和腹膜转移的判断。目前的淋巴结判断准确度只有50%，大小、强化的指标均不足以准确判断淋巴结状态。腹腔内是否转移也是临床分期的难点，15%~20%的进展期胃癌病例，其腹腔细胞学是阳性的。而这只有在进行腹腔冲洗液细胞学检查时才能发现。

（三）近端胃癌术前放化疗的研究

对于局部进展期病例，手术前化疗已经被临床研究证实，可以提高手术切除率和生存率。手术前放化疗有望进一步提高疗效。西方有研究认为，手术前放化疗具有良好的耐受性和安全性，可以改善生存。但这些研究包括了部分食管癌病例。而且，放化疗对手术安全性的影响也已被充分评估。这应该是今后近端胃癌研究的重要方向。

（四）早期胃癌改善生活质量的研究

早期胃癌的比例将会有大幅的提高，早期胃癌在中国有望像日本、韩国一样，成为胃癌的主要。早期胃癌应作为今后研究内容的重点。研究方向包括：提高检出率、内镜治疗技术、各种缩小和功能保留手术、各种提高生活质量的治疗方式及其安全性和长期效果的评价等。

（五）腹腔镜技术在进展期胃癌的应用

腹腔镜在胃癌治疗中的作用包括诊断和治疗两个方面。在诊断中可作为常规检查方法的有效补充，进行准确的诊断和分期，以避免不必要的剖腹探查。胃癌手术的难度在于淋巴结的清扫，D2 淋巴结清除是手术规范的要求。尽管理论上，只要经过足够的训练，腹腔镜技术完全可以达到与开腹手术同样的效果，但在实践中这个学习过程是困难的。由于临床研究资料有限，而且随访时间太短，难以对其疗效和安全性作任何结论。需要长时间的随访资料来评价此技术在胃癌应用中的价值。

第四节　胃肠道间质瘤

胃肠道间质瘤（gastrointestinal stromal tumor，GIST）是消化道最常见的间叶源性肿瘤，其中 60%～70% 发生在胃，20%～30% 发生在小肠，曾被认为是平滑肌（肉）瘤。其在免疫表型上表达 KIT 蛋白（CD117）、遗传学上存在频发性 c-kit 基因突变、组织学上主要以梭形细胞和上皮样细胞呈束状交叉或弥漫性排列为特征。胃的 GIST 约占胃肿瘤的 3%，可发生于各年龄段，高峰年龄为 50～70 岁，男女发病率相近。

一、病理

GIST 不同于胃肠道的其他间叶源性肿瘤（gastrointestinal mesenchymal tumor，GIMT）。GIMT 除包括 GIST 外，还包括平滑肌瘤和肉瘤、神经纤维瘤、颗粒细胞瘤、脂肪瘤、Kaposi肉瘤和血管肉瘤等。GIST 呈膨胀性生长，可向黏膜下或浆膜下浸润形成球形或分叶状肿块。肿瘤可单发或多发，直径从 1～20cm 不等，质地坚韧，境界清楚，表面呈结节状。瘤体生长较大可造成瘤体出血、坏死及囊性变，并在黏膜表面形成溃疡导致消化道出血。

GIST 的生物学行为从形态学良性、潜在恶性到低、中和高度恶性形成一个连续谱。按 WHO（2002）软组织肿瘤分类的肿瘤生物学行为分为良性、中间性（局部侵袭性）、中间性（偶有转移性）和恶性四类的标准来看，文献中报告的 GIST 体积<2cm、核分裂数仅 1～2/50HPF，亦偶可发生转移。至今尚无可靠的指标预测其生物学行为，认为目前使用"良性"GIST 这一术语是不明智的，许多学者推荐依据肿瘤大小和核分裂数来估计转移的危险性，但仍值得商榷。

二、临床表现

瘤体小时，通常无症状。常在体检、X 线、胃镜检查、CT 检查或在其他手术时偶尔发现。肿瘤大，可出现非特异性症状，与部位有关。患者可有不适、上消化道溃疡和出血，亦可有腹痛、腹部肿块、梗阻、便血或穿孔等。恶性肿瘤患者可有体重减轻、发热，腹腔播散和肝转移时也可出现相应症状。

三、诊断

钡餐造影胃局部黏膜隆起，呈凸向腔内的类圆形充盈缺损，胃镜下可见黏膜下肿块，顶端可有溃疡。黏膜活检检出率低，超声内镜可以发现直径<2cm 的胃壁肿瘤。CT、MRI 扫描有助于发现胃腔外生长的结节状肿块以及有无肿瘤转移。组织标本的免疫组织化学检测显示

CD117 和 CD34 过度表达，有助于病理学最终确诊。

四、治疗

首选手术切除。术后切缘阳性或高度恶性者应予辅助治疗。复发或转移者，伊马替尼是首选，根据具体情况采取结合手术治疗。

（一）手术治疗

切缘阴性的完整切除为外科治疗标准。不同于胃癌或肠癌，间质瘤的生长方式是膨胀式生长。切缘不需要达到 5cm，2～3cm 已经足够。其转移方式与上皮来源的癌不同，以腹腔种植和血行转移为主，淋巴结转移的发生率低于 10%，故不主张进行淋巴结清扫。

术前穿刺可能造成肿瘤破裂和出血，增加肿瘤播散风险。对临床怀疑为 GIST 者，手术前不做穿刺活检。对于高危患者，即肿瘤直径＞10cm、腹腔内肿瘤破裂者，建议至少服用伊马替尼 1 年。

（二）转移性病例

单纯手术治疗复发或转移性肿瘤，绝大多数将复发。伊马替尼结合手术，可使患者获得更长生存。对伊马替尼治疗已经达到最大受益者或治疗无效时，建议采用手术治疗。手术可以显著改善肝转移患者的预后。对不适于外科手术切除的转移灶，可行射频消融或动脉栓塞治疗。

第五节　先天性肥大性幽门狭窄

先天性肥大性幽门狭窄（congenital hypertrophic pyloric stenosis）是新生儿期幽门肥大增厚而致的幽门机械性梗阻，是新生儿常见疾病之一，男女比例为 4：1。其确切病因不明，可能与自主神经结构功能异常、血液中促胃液素水平升高以及幽门肌持续处于紧张状态有关。

一、病理

肉眼观察幽门部形似橄榄状，与十二指肠界限明显，长 2～2.5cm，直径为 1.0～1.5cm，表面光滑呈粉红色或苍白色，质硬但有弹性。肌层特别是环行肌肥厚，达 0.4～0.6cm，幽门管狭窄。镜下见黏膜充血、水肿，肌纤维层厚，平滑肌增生，排列紊乱。

二、临床表现

多在出生后 2～3 周内出现典型的表现。进行性加重的频繁呕吐，呕吐物为不含胆汁的胃内容物。进食后出现呕吐，最初是回奶，接着发展为喷射状呕吐。上腹部见胃蠕动波，剑突与脐之间触及橄榄状的肥厚幽门是本病的典型体征。患儿可有脱水、体重减轻；血气分析与生化检查常出现低钾性碱中毒。

三、诊断与鉴别诊断

根据患儿典型的喷射状呕吐，胃肠蠕动波以及触及幽门肿物，即可确诊。超声检查探测幽门肌层厚度≥4mm、幽门管长度≥16mm、幽门管直径≥14mm，提示本病；X 线钡餐提示胃扩张、蠕动增强、幽门管腔细长、幽门通过受阻、胃排空延缓。

应与可以导致婴儿呕吐的其他疾病进行鉴别，如喂养不当、感染、颅内压增高、胃肠炎等。幽门痉挛的新生儿也可出现间歇性喷射性呕吐，但腹部不能触及幽门肿物；钡餐检查有助于区别肠旋转不良、肠梗阻、食管裂孔疝等。

四、治疗

幽门肌切开术是治疗本病的主要方法，手术可开腹施行也可以经腹腔镜施行。手术前需要纠正营养不良与水电解质紊乱。给予患者 5% 葡萄糖溶液、生理盐水及氯化钾，使血 HCO_3^- 浓度低于 30mmol/L，每小时尿量达到 1ml/kg 以上，以保证麻醉、手术能够安全进行。手术在幽门上前方纵行切开浆膜与幽门环行肌层，切口远端不超过十二指肠，近侧应超过胃端，使黏膜自由膨出即可。术中应注意保护黏膜、避免损伤。手术结束前，应经胃管注入 30ml 空气检查有无黏膜穿孔，必要时予以修补。手术后当日禁食，以后逐步恢复饮水和喂奶。

（季加孚）

第二十二章 小肠疾病

第一节 解剖与生理功能特点

一、解剖

小肠近端起于胃幽门环，远端经回盲瓣与盲肠相接，包括十二指肠、空肠与回肠三部分，正常成人总长度为3～5m，但个体差异较大。十二指肠呈"C"形包绕胰腺头部，位置深且固定，正常成人长25～30cm，十二指肠和空肠交界处位于腹膜后的横结肠系膜根部，由十二指肠空肠悬韧带（Ligament of Treitz）固定于腹后壁。空肠与回肠为腹膜所包裹，呈肠襻状游离于腹腔内，活动度较大，仅通过小肠系膜附着于腹后壁，系膜根部起自于第1、2腰椎左侧，向右下斜行，止于右骶髂关节前方。空、回肠间没有明确的解剖标志，一般认为近端2/5为空肠，远端3/5为回肠。成人小肠壁自内向外分为黏膜层、黏膜下层、肌层和浆膜层。黏膜层有环状皱襞，空肠黏膜皱襞高而密集，向远端逐渐递减，至回肠末端几近消失，故肠管自上而下也逐渐变细变薄。肠黏膜下层含有丰富的血管、淋巴网及神经组织。

空、回肠的血液供应来自于从腹主动脉发出的肠系膜上动脉，其自胰腺颈部下缘穿出，跨过十二指肠横部后进入小肠系膜根部，发出胰十二指肠下动脉、中结肠动脉、右结肠动脉、回结肠动脉和12～16支空、回肠动脉。肠动脉各支间相互吻合形成动脉弓，最后分出直支到肠壁。近端空肠系膜内仅有初级弓，直支血管较长，系膜脂肪较少，愈向远端动脉弓愈多，由初级弓分出的动脉支吻合，可形成3级、4级动脉弓，直支血管短，系膜内脂肪亦增多，进入肠壁形成毛细血管网，借此可从外观上判断空、回肠的分界。小肠的静脉与动脉伴行，最后汇合成肠系膜上静脉在胰腺后方与脾静脉汇合成为门静脉进入肝。

小肠及系膜内含有大量的免疫活性细胞和丰富的淋巴管网。空肠和回肠的淋巴管起源于肠黏膜绒毛中心的乳糜管，于黏膜下层形成淋巴滤泡，在空肠呈散在性分布，至回肠则大量的淋巴滤泡聚集成Peyer淋巴集结。淋巴液自肠黏膜吸收通过肠壁及系膜淋巴管网引流至肠系膜根部淋巴结，汇入乳糜池经胸导管注入静脉。

小肠的神经支配包括交感神经和副交感神经，主要由来自于腹腔神经丛和肠系膜上神经丛的神经纤维组成，含有运动和感觉神经纤维。交感神经兴奋时小肠蠕动减弱、血管收缩，迷走神经兴奋时小肠蠕动及腺体分泌增加。小肠的痛觉主要由内脏神经的传入纤维传导，常放射到9、10、11胸神经分布的区域。

二、生理功能

小肠具有消化、吸收、运动、分泌和免疫功能，是食物消化和吸收的主要部位。食糜进入小肠后在胰液、胆汁和小肠分泌的多种酶的作用下，被分解为葡萄糖、半乳糖、果糖、氨基酸、脂肪酸、二肽、三肽和单酸甘油酯，经小肠黏膜吸收。肠黏膜上的绒毛形成近10m²的吸收面积，是营养物质吸收的主要场所，亦有维持水、电解质平衡的重要作用，消化道每天分泌约 8000ml 消化液，大部分经小肠黏膜吸收入血，仅 500ml 进入结肠，有效维持了人体内环境的稳定。小肠运动主要依赖于肠壁环行肌和纵行肌的相互协调运动，使肠内容物充分混合、与肠黏膜充分接触，利于营养物质吸收，并使食糜逐步向远端移行。小肠黏膜含有大量的内分泌细胞，分泌多种消化道激素，如促胃液素、缩胆囊素、促胰液素、肠抑胃素、生长抑素、胰高血糖素、促胃动素、血管活性肠肽等。小肠黏膜具有屏障功能，肠道相关淋巴组织（gut-associated lymphatic tissue，GALT）和黏膜层中的浆细胞产生的分泌型免疫球蛋白（sIgA）具有免疫屏障功能，在预防肠源性感染方面具关键作用。

第二节　小肠炎性疾病

一、肠结核

肠结核（intestinal tuberculosis）是结核分枝杆菌侵犯肠管所引起的慢性特异性感染。当肠结核引起肠腔狭窄、梗阻、肠穿孔以及炎性肿块等病变时，则需要外科手术进一步治疗。

【病因和病理】

原发性肠结核较为少见，常由进食结核分枝杆菌污染的食物所致。临床上以继发性肠结核最为常见，多继发于肺结核，其主要病变位于末段回肠和回盲部，约占肠结核的 85%。病变在形态上可分为溃疡型与增生型，两者也可并存，但以溃疡型最为多见。溃疡型常多发于末段回肠，结核分枝杆菌经肠黏膜进入肠壁淋巴组织，形成结核性肉芽肿，继而发生干酪样坏死，病变肠黏膜脱落形成边缘不规则、大小和深浅不一的溃疡，病变沿肠壁环形淋巴管扩散，溃疡愈合后形成环状瘢痕而致肠腔狭窄，病变可散在分布，致肠腔多处狭窄，可呈腊肠样改变。增生型多见于原发性肠结核，病变多局限于盲肠，少数可累及末段回肠或近段升结肠，受累肠壁增厚变硬，与周围粘连，易致肠腔狭窄和肠梗阻。结核病变发展过程缓慢，可致腹膜及肠系膜淋巴结结核，且病变肠管局部纤维组织增生并与周围组织紧密粘连，很少发生急性穿孔，若发生慢性穿孔者则多形成局限性腹腔脓肿或肠瘘。镜检时可见肠黏膜下层大量结核性肉芽肿和纤维组织增生，黏膜隆起呈假性息肉样改变。

【临床表现】

本病多见于青壮年，起病缓慢，病程较长，溃疡型肠结核患者常有低热、盗汗、乏力、食欲缺乏、消瘦等结核病的全身症状，同时伴肠外结核表现，而增生型肠结核患者则前述症状较轻，多不伴有其他肠外结核表现。

肠结核患者常有慢性腹痛，且以右下腹及脐周为主，呈隐痛或钝痛，偶伴阵发性绞痛，常于进食后加重，排气或排便后减轻。溃疡型肠结核患者常伴有排便习惯改变，以腹泻为主，偶可出现腹泻和便秘交替，当病变侵犯结肠时可有黏液脓血便，查体右下腹可有压痛，肠鸣音活跃。在病变趋向愈合并有瘢痕形成或为增生性肠结核时，可表现为低位不全性肠梗阻症状，有阵发性绞痛，可出现呕吐，查体可见肠型，右下腹可触及包块。若发生慢性穿孔则出现腹腔局限性脓肿，脓肿穿破腹壁时可形成肠外瘘。

辅助检查可有贫血，红细胞沉降率增快。部分患者胸部 X 线检查示肺内有活动性或陈旧性结核病灶。全消化道钡餐或钡灌肠检查提示小肠运动加快，回盲部激惹现象，出现钡剂缺失，病变上下段肠管充盈良好，出现跳跃征象，病变段肠管肠腔狭窄和畸形，黏膜皱襞紊乱，肠壁僵硬，结肠带消失。纤维结肠镜检查与活体组织检查发现结核病变。

【诊断】

结合病史、临床表现及辅助检查，特别是对伴有活动性肠外结核的中青年患者应高度警惕此病。具有下列条件之一，可诊断为肠结核：①手术中发现病变，肠系膜淋巴结活检证实有结核病变；②病变组织病理检查有结核结节及干酪样坏死；③病变组织中找到结核分枝杆菌；④病变组织经细菌培养或动物接种证实有结核分枝杆菌生长。

【治疗】

肠结核应以内科抗结核治疗为主，当伴有外科并发症时才考虑行手术治疗。其手术治疗适应证为：①急性穿孔合并腹膜炎；②慢性穿孔形成局限性脓肿或肠外瘘；③溃疡型病变伴有肠管狭窄或是增生型病变导致肠梗阻；④不能控制的肠道大出血；⑤诊断不肯定，又不能除外癌肿者。

应充分重视围术期的处理，除急诊情况外，术前、术后均需行抗结核治疗和全身支持治疗。特别是对于活动性肺结核或其他肠外结核的患者，需术前抗结核治疗，待结核病变稳定、患者营养状况改善后再行手术治疗。手术方式应根据并发症的情况而定。

1. 急性穿孔可行病变所在的肠段切除断端吻合术或腹腔引流术。

2. 慢性肠穿孔形成局限性脓肿，其周围多有紧密粘连，宜行脓肿切开引流术，待瘘管形成后再行进一步处理。

3. 对回肠肠管伴有瘢痕狭窄形成肠梗阻者，可做肠段局部切除及肠吻合术。若病变累及升结肠时可行右半结肠切除术。病变广泛而固定，切除困难者，应在病变的近侧切断回肠，远断端内翻封闭，近断端与结肠行端侧吻合，解除梗阻，待病变控制后再行二期手术切除病变肠袢。若病变为完全性梗阻，远断端可外置造口以排除肠黏液。避免施行回肠横结肠侧侧吻合的短路手术，因为部分肠内容物仍可通过病变肠管，病灶不能完全处于静息状态，而梗阻症状也不能完全缓解。

二、克罗恩病

克罗恩病（Crohn disease，CD）是以侵及肠壁全层为特征的、节段性、非特异性肉芽肿性炎症。病变可见于口腔至肛门整个消化道的任何部位，以末段回肠最为好发，故又称"末段回肠炎"。需外科治疗的主要是病变引起严重消化道并发症的患者。

【病因和病理】

病因迄今未明，近年研究显示，其发病主要与感染及免疫等因素相关。本病好发于青年女性患者，以西欧、北欧以及美国多见。近年来，随着对克罗恩病认识水平的提高，我国的发现率也在逐步增加。

主要病理表现为病变肠管呈节段性充血、水肿，炎症累及肠壁全层，浆膜面纤维素性渗出，肠系膜增厚，淋巴结肿大，病变常呈不连续的跳跃性发展，病变间肠段正常。随病情的进展，肠壁增厚变硬、肠腔狭窄，黏膜水肿、充血，可见裂钩状溃疡，黏膜层突起形成"鹅卵石"样外观改变。由于病变肠管增厚狭窄出现肠梗阻，引起近端肠管扩张。受累肠袢与周围器官粘连，病变肠壁穿孔常形成内瘘或外瘘。镜下表现为肠壁全层阻塞性淋巴管炎伴淋巴细胞、浆细胞浸润，特征性改变是含大量巨噬细胞肉芽肿，无干酪样坏死病变。

【临床表现】

本病可发生于任何年龄段，男女发病比例均等；该病起病隐匿，病程较长，症状呈进行性加重趋势；其临床表现因病变部位、累及范围，以及有无并发症而不同。最常见的症状是间断性腹痛，多见于右下腹，常伴有腹泻、低热、体重减轻等症状，粪便隐血可阳性。有时腹痛比较剧烈，与急性阑尾炎发病相似，需小心鉴别。当慢性溃疡穿透、肠内瘘和粘连形成时，右下腹可触及包块，部分患者可合并肠梗阻症状，多为不全性梗阻。长期慢性克罗恩病患者，其小肠恶性肿瘤的发生率较一般人群显著增高，约为正常人的 6 倍。

约30%患者常伴有肠外表现，最常见的症状为口疮性口炎、眼虹膜炎、结合膜炎、葡萄膜炎、皮肤结节性红斑、坏死性脓皮炎、游走性关节炎、非特异性三联征等。这些肠外表现结合肠道症状可提示有本病的可能，需做进一步检查。

辅助检查常可提示贫血、低蛋白血症及红细胞沉降率增快。钡餐及钡灌肠可显示肠黏膜病变，黏膜皱襞消失，呈跳跃式，肠腔狭窄，呈线样征（string sign）。纤维结肠镜检查可见肠黏膜裂钩状溃疡及"鹅卵石"样改变，病变间可出现正常黏膜。肠黏膜活检具有一定诊断价值，但仅15%的患者可获取到具有诊断意义的肉芽肿结节。

【诊断】

对于反复发作间断性腹痛、腹泻伴体重减轻的患者应考虑本病的存在。结合消化道造影及电子肠镜检查有助于确诊本病。

该病在临床上需要与其他肠道炎症性疾病相鉴别。少数急性期患者常误诊为急性阑尾炎，在行阑尾手术时，发现阑尾形态正常而末段回肠存在局限性炎性病变时，才考虑本病。当病变局限于末段回肠且为单发病灶时，无论从临床症状还是影像资料上，本病有时都难以与肠结核鉴别，诊断最终依赖于对切除标本的病理检查。当本病累及结肠时，需要与溃疡性结肠炎鉴别，多数情况可通过纤维结肠镜检及活检获得诊断。

【治疗】

目前，克罗恩病仍无确切的治疗方法，一般以缓解症状、预防复发的内科治疗为主，当有并发症时才采用外科治疗。手术适应证包括：肠梗阻、腹腔脓肿、肠内瘘或肠外瘘、难以控制的消化道出血、肠穿孔所致腹膜炎等。

手术方法常选择部分肠切除肠吻合术、短路及旷置术。原则上只对发生梗阻、穿孔及瘘管的肠段实施切除手术，切除范围应包括距肉眼观察病变边缘约10cm的肠管，以缓解术后短时间吻合口复发（其术后复发率可达50%以上）。对其他未出现并发症的肠管则不予处理。扩大切除并不能防止复发。当病变肠管与周围粘连较重，病变范围广，患者一般情况较差，不宜施行肠切除术时，可选择短路及旷置术。对于多发纤维性狭窄导致的肠梗阻或肠切除术后复发的病例，为保留肠管的长度，可选择狭窄肠段整形术。

因误诊为阑尾炎而术中证实为此病时，若无肠梗阻、穿孔等并发症，不必行肠切除术，阑尾是否切除，目前仍有争议。盲肠、末段回肠病变明显，阑尾切除后易发生残端瘘。

三、急性出血性肠炎

急性出血性肠炎（acute hemorrhagic enteritis）是一种好发于小肠以急性出血、坏死为主要表现的非特异性肠管炎性病变。主要表现为便血，受累肠段出现广泛出血、坏死，因此又称之为急性出血坏死性肠炎。病变主要累及空肠或回肠，偶尔可累及结肠。

【病因及病理】

目前病因未明，一般认为肠道缺血、感染、肠屏障功能受损是发病的易感因素。本病主要发生在回肠末段或空肠。少数病例可有全部小肠及结肠受累。表现为肠壁充血、水肿、炎性细胞浸润，广泛出血、坏死和溃疡形成，严重者可致肠穿孔。肠腔扩张、腔内充满血性液和坏死组织。病变呈节段性分布，病变间可有分界明显的正常肠管，但严重时病变也可融合成片。受累肠段系膜充血、水肿，淋巴结肿大，腹腔内有混浊渗液。

【临床表现】

本病好发于夏秋季节，以儿童及青少年多见。主要为持续性腹痛伴阵发加重，可为绞痛，多在脐周或中上腹开始，继之可出现腹泻，血水样或果酱样粪便，伴腥臭味。多数患者可有寒战、发热、恶心、呕吐及全身中毒症状。腹部检查有程度不同的腹胀、腹肌紧张及压痛，肠鸣音减弱或消失。当肠管坏死或穿孔时，腹膜炎体征明显，严重者可致中毒性休克。

【诊断】

术前确诊有时较为困难。根据发病季节、多发地区以及患者典型临床表现考虑本病。实验室检查可有白细胞计数增高、贫血、电解质紊乱，便血及粪便隐血阳性等。腹部X线检查可见肠管充气、扩张、肠间隙增宽、腹腔积液。腹腔穿刺抽出脓性或血性液时应考虑有肠坏死或穿孔。

诊断本病时需与肠套叠、中毒性菌痢、克罗恩病、过敏性紫癜以及急性肠梗阻等鉴别。

【治疗】

考虑本病时，一般以非手术治疗为主。包括禁食，胃肠减压，纠正水、电解质与酸碱平衡紊乱，进行有效的肠外营养支持，应用广谱抗生素与甲硝唑控制肠道细菌特别是厌氧菌的生长，积极改善因内毒素而产生的中毒症状，预防中毒性休克。当出现如下情况时，应考虑手术治疗：①有明显腹膜炎症，腹腔穿刺有脓性或血性液；②全身症状无明显缓解，局部症状进行性加重，疑有肠坏死或穿孔者；③肠梗阻经非手术治疗不能缓解，症状进一步加重；④不能控制的肠道大出血；⑤诊断未能确定者。

手术方式根据探查情况而定，若无肠管坏死、穿孔或大量出血者，可行 0.25% 普鲁卡因溶液肠系膜根部封闭。对有肠坏死、穿孔或大量出血，且病变局限者可行肠管部分切除肠吻合术。若病变肠管广泛、患者全身情况差，可仅切除病变严重部分肠管，行远、近两端肠管外置造口，待病情稳定后再行二期吻合。术中应仔细判断肠管活性，不可因肠管广泛炎症、水肿、浆膜下点状出血而行广泛肠切除，预防术后出现短肠综合征。

四、肠伤寒穿孔

肠伤寒穿孔是伤寒的严重并发症之一，死亡率高，常见于伤寒流行季节和地区。随着伤寒疫苗的应用及有效的药物治疗，我国肠伤寒的发病率明显下降。

【病因及病理】

肠伤寒由伤寒沙门杆菌所引起，经口摄入肠道，常侵犯末段回肠的淋巴集结。主要病理演变分为增生期、坏死期、溃疡期、愈合期，各持续约 1 周。在发病的第 2 周起肠壁上的淋巴集结开始发生坏死，坏死组织脱落即形成溃疡，常见于肠系膜对侧，呈椭圆形，与肠管长轴平行。当肠腔压力增加时可致溃疡穿孔，肠伤寒极少引起腹膜反应性粘连，因此极易形成急性腹膜炎。穿孔大多数为单发，多发穿孔仅占 10% 左右。

【临床表现】

肠伤寒穿孔多发生在伤寒流行的夏、秋季，60%～70% 发生在病程的第 2～3 周。本病常见于临床上已诊断为肠伤寒的患者，具有肠伤寒的典型临床表现，当伴发穿孔时可突发右下腹疼痛，并很快弥漫及全腹，出现腹膜刺激征，由原来的相对缓脉、白细胞降低变为脉率加快、白细胞升高。X 线检查发现膈下游离气体，腹腔穿刺抽出脓液。

【诊断】

结合患者肠伤寒病史及典型的临床表现、辅助检查可明确诊断。少数肠伤寒患者，症状不典型，仅轻度发热、头痛或周身不适，仍能正常工作、活动，往往不被患者及医生所重视。这类患者发生肠穿孔时，常误诊为急性阑尾炎穿孔，若术中发现病变不在阑尾，而是回肠穿孔，在伤寒流行的季节与地区，应警惕伤寒穿孔的可能性。

【治疗】

诊断明确后应立即手术治疗。由于该类患者体质都很虚弱，手术操作应尽量简单，原则上是采取右下腹切口，经探查后对穿孔的肠壁进行简单的缝合修补。对术中发现肠壁很薄接近穿孔的其他病变处，应做浆肌层缝合以预防术后发生新的穿孔。若穿孔较大，可做近端回肠置管造口，以保证穿孔缝合处愈合。若为多处穿孔及并发不易控制的大出血，在患者全身条件允许时，可行肠切除肠吻合术。手术结束前应清洗腹腔，放置有效的引流。术后针对伤寒及腹腔炎症继续抗感染及营养支持治疗。

第三节　肠梗阻

各种原因引起的肠道内容物运行障碍、不能正常通过肠道，称之为肠梗阻（intestinal obstruction），是外科常见急腹症之一。肠梗阻不仅引起肠管本身解剖与功能上的改变，而且亦可导致全身性的病理生理紊乱，病情复杂多变，严重者可危及生命。

【病因与分类】

（一）肠梗阻按发生原因分类

1. 机械性肠梗阻　由机械性因素造成的肠腔狭小，肠道内容物运行障碍，临床上最为常见，主要原因包括：①肠腔内因素，如肠石、异物、虫团等；②肠壁因素，如肿瘤、炎性肠病、肠套叠、先天性畸形等；③肠外因素，如肠粘连、扭转、嵌顿疝，肿瘤压迫等。其中以术后肠粘连、肿瘤、腹外疝常见。

2. 动力性肠梗阻　由于毒素刺激或神经反射功能紊乱造成肠壁肌运动障碍引起的肠梗阻，但无器质性的肠腔狭窄。主要包括：①麻痹性肠梗阻：常见原因有急性腹膜炎、腹部大手术后、腹膜后血肿等，临床上较为常见。②痉挛性肠梗阻：可见于肠道功能紊乱和慢性铅中毒等，临床上较为少见。

3. 血运性肠梗阻　由于肠系膜血管病变造成肠管血供障碍，导致肠内容物运行受阻，多见于肠系膜血管栓塞或血栓形成以及动脉硬化引起的肠系膜动脉狭窄。早期常表现为麻痹性肠梗阻，因其可继发肠坏死，其处理与麻痹性肠梗阻截然不同。

4. 假性肠梗阻　无明显病因，是一种可逆转、自限性疾病，表现为反复发作的肠梗阻症状，但十二指肠与结肠蠕动正常。腹部 X 线检查不显示机械性肠梗阻时的肠胀气和液平面。一般选择非手术治疗，当继发肠穿孔、肠坏死时才行手术处理。

（二）其他分类

1. 按梗阻肠管有无血液循环障碍　可分为单纯性和绞窄性肠梗阻。

2. 按梗阻程度　分为不全性肠梗阻或完全性肠梗阻。

3. 按梗阻部位的高低　分为高位肠梗阻和低位肠梗阻。

4. 按发病缓急　可分为急性或慢性肠梗阻。

肠梗阻病理生理变化复杂，在疾病发展演变过程中，上述有的类型在一定条件下可以互相转化。

【病理生理】

肠梗阻发生后，肠管局部和机体全身将出现一系列复杂的病理生理变化。

1. 局部肠管的病理生理变化　根据梗阻的不同分类，其病理生理过程不完全一致。单纯性机械性肠梗阻在早期肠蠕动增强，以期克服阻力使肠内容物通过梗阻部位。随着病情发展，肠腔内容物的蓄积和肠胀气的增加，从形态上可见梗阻近端肠管明显扩张，远端肠管表现为塌陷、空虚。当发生急性完全性肠梗阻时，肠腔压力不断升高，肠管过度扩张，造成肠壁血运障碍，最初表现为静脉回流受阻，肠管呈暗红色，由于组织缺氧，毛细血管渗透性明显增加，可有血性液向肠腔和腹腔渗出，继之出现动脉血运受阻，肠管呈紫黑色，出现肠壁缺血坏死、穿孔。麻痹性小肠梗阻则为全部肠管扩张。慢性不全性肠梗阻，由于长期蠕动增强，肠壁呈代偿性增厚。痉挛性肠梗阻多为暂时性，肠管多无明显病理改变。

2. 全身性病理生理变化

（1）体液、电解质丢失和酸碱平衡失调：肠管扩张、大量体液和电解质聚集于肠壁和肠腔内，肠壁明显水肿，不能参加正常的液体交换，造成脱水和血容量减少。高位肠梗阻由于呕吐频繁，丢失大量氯离子和酸性胃液，引起低氯、低钾和代谢性碱中毒。低位肠梗阻由于肠腔内积聚了大量胃肠液，其中含大量电解质，且以碱性和中性液为主，伴随肠壁重吸收功能障碍，等于丢失到体外。因此会出现代谢性酸中毒和钠、钾离子的丢失。

（2）感染和中毒：肠梗阻时肠腔内压增高、肠腔内细菌大量繁殖并产生毒素，且梗阻近端肠壁水肿明显，通透性增加，肠道屏障功能损害，导致了细菌移位和毒素吸收，引起脓毒血症，感染中毒性休克。

（3）休克和多器官功能不全：机体体液的丢失、血浆白蛋白大量渗出、电解质和酸碱平衡紊乱、细菌及毒素物质的吸收，引起全身炎症反应，严重者可致休克。并且，肠腔积气、积液、渗出引起腹腔内压增高，膈肌上抬，影响腹式呼吸及下腔静脉回流，造成呼吸、循环障碍，加重了休克的严重程度，出现多器官功能障碍综合征（MODS）。

【临床表现】

根据引起肠梗阻的原因、发病缓急、梗阻部位的高低以及病变程度的不同，其临床表现各有差异，但都存在肠内容物通过受阻。

（一）共同表现

1. 腹痛　典型的腹痛为阵发性绞痛，由梗阻部位以上肠管强烈蠕动所致，以机械性肠梗阻较为常见，一般可间歇数分钟，低位肠梗阻的间歇期相对较长。发作时可伴有肠鸣音亢进，肠腔明显胀气、积液时，肠鸣音呈气过水声或高调金属音。患者自觉腹内有"气块"来回窜动，并受阻于某一部位。如果腹痛间歇期缩短，或发展为持续性疼痛时，应警惕绞窄性肠梗阻的可能。

2. 呕吐　为肠梗阻主要症状之一。因梗阻部位的高低，其呕吐发生的时间、呕吐的频次和呕吐物的性质有所差异。梗阻部位愈高，呕吐出现愈早，呕吐愈频繁，呕吐物常为胃及十二指肠内容物；梗阻部位较低时，呕吐出现相对较晚，呕吐物为积存在肠内并经发酵的肠内容物。当呕吐物呈棕褐色或血性时，常提示梗阻段肠管血运障碍。麻痹性肠梗阻的患者，呕吐多呈溢出性。

3. 腹胀　腹胀的程度亦与梗阻部位的高低相关。高位肠梗阻时，腹胀常不明显；低位或麻痹性肠梗阻时，腹胀可遍及全腹。当发生肠扭转所致的闭祥性肠梗阻时，可出现局限性腹胀。

4. 肛门停止排气、排便　完全性肠梗阻时，患者多停止肛门排气、排便。但高位肠梗阻或梗阻早期，梗阻远端肠管尚残留粪便和气体，可经灌肠后排出。因此，临床上须仔细鉴别梗阻通畅前的排气、排便。当患者肛门排出黏液样血性便时，应警惕绞窄性肠梗阻的发生。

早期单纯性小肠梗阻查体全身多无明显变化。随着病情的进展，患者呕吐等症状的加重，可表现为唇干舌燥、眼窝凹陷、脉快、血压下降、尿少或无尿等血容量不足的体征。梗阻晚期或发生肠绞窄时可出现发热、脉快、感染中毒性休克等表现。

（二）腹部查体

应注意手术瘢痕、腹胀程度、肠型和蠕动波。在胀气的肠管内由于积聚多量液体可听到振水音。肠扭转时腹胀不对称，麻痹性肠梗阻时腹胀为均匀性。单纯性肠梗阻全腹柔软，可有轻度压痛但无腹膜刺激征；绞窄性肠梗阻由于腹腔炎性渗液的刺激，可出现腹膜刺激征，移动性浊音可阳性。梗阻早期肠鸣音亢进，可听到高调金属音或气过水音，梗阻晚期或肠麻痹时则肠鸣音减弱或消失。

（三）辅助检查

单纯性肠梗阻早期常无明显变化。随着病情进展，由于脱水、血浓缩，血红蛋白、血细胞比容可增高。血生化检查可有 K^+、Na^+、Cl^- 的变化和酸碱平衡的紊乱，多有代谢性酸中毒。当发生绞窄性肠梗阻时血白细胞计数及中性粒细胞增多。立位或侧位 X 线检查可显示多数阶梯状液平及充气的小肠肠祥，在高位肠梗阻时还可见"鱼肋骨刺状"征，应列为诊断肠梗阻的首选检查。若无上述征象，也不能排除肠梗阻的可能。当怀疑肠套叠或肠扭转时，可行钡灌肠或腹部 CT 检查协助诊断。

【诊断】

根据病史，典型症状、体征可明确诊断，症状、体征不典型时，可结合腹部 X 线、CT 等辅助检查，有助于对肠梗阻的进一步诊断。

临床在诊断小肠梗阻时应明确以下问题：①是否存在肠梗阻，是急性还是慢性。②是机械性肠梗阻还是动力性肠梗阻。③是单纯性肠梗阻还是绞窄性肠梗阻。④是低位肠梗阻还是高位肠梗阻。⑤是完全性还是不全性肠梗阻。⑥造成肠梗阻的原因是什么。

【治疗】

肠梗阻的治疗原则是解除肠道梗阻，纠正因肠梗阻而引起的水、电解质、酸碱平衡紊乱以及全身感染和中毒症状。

（一）基本治疗

（1）胃肠减压：是治疗肠梗阻的基本措施之一。通过减压可吸出梗阻近端胃肠道内气体和液体，可有效减少肠腔积气、积液，有利于减轻腹腔及肠腔压力，减少肠腔细菌移位和毒素的吸收，可有效减轻肠壁水肿。在行胃肠减压时，应密切观察引出液的性质，可有效判断梗阻部位的高低或有无绞窄性梗阻。

（2）纠正水、电解质及酸碱平衡紊乱：是肠梗阻最突出的生理紊乱，及早予以纠正，对缓解患者全身症状具有重要作用。补液的选择应根据患者呕吐的情况、缺水的体征、尿量和比重，并结合血清电解质及血气分析检测的结果而定。在检测结果获取前，首先给予平衡盐溶液，根据检测结果，添加电解质成分并纠正酸碱平衡紊乱。若发生感染中毒性休克，应积极予以抗休克治疗。在输注过程中，应密切监测心、肺、肾功能，避免液体输注过快、过多或过少。

（3）抗感染：应用抗肠道细菌的抗生素可有效预防细菌移位所致的全身感染。一般单纯性肠梗阻可不用，但对于单纯性梗阻晚期、绞窄性肠梗阻或行手术治疗的患者应该使用。

此外，治疗过程中应用镇静、解痉剂，给予患者吸氧等治疗，可有效改换患者全身症状。生长抑素的应用，可减少患者消化液的分泌，有效缓解腹胀。

（二）解除梗阻

方法可分为非手术治疗和手术治疗两大类。

1. 非手术治疗　包括中药、针刺、口服植物油、液状石蜡等。中药代表方剂为大承气汤。在治疗期间，必须严密观察，若经保守治疗 24～48 小时，患者症状体征不见好转，反而加重或出现腹膜炎体征时，应立即手术。

2. 手术治疗　主要适用于各种类型的绞窄性肠梗阻、肿瘤、先天性肠道畸形引起的梗阻以及非手术治疗无效的患者。手术治疗原则：在最短的手术时间内，以最简单的方式解除梗阻，恢复肠道通畅。根据梗阻的病因、性质、部位以及患者全身情况，可选手术方式有以下四类。

（1）解除病因：①肠粘连松解术；②肠扭转、肠套叠的肠袢复位术；③肠腔切开取出异物、粪石、蛔虫团手术等。

（2）肠短路手术：在不能有效切除病变肠段解除梗阻，而病变肠段又无缺血、坏死的情况下，可施行梗阻近端与梗阻远端肠管吻合，以恢复肠道的通畅。在手术过程中，应注意梗阻近端肠管旷置的长度，以免术后发生盲袢综合征。

（3）肠切除肠吻合术：若因小肠肿瘤、炎性狭窄所致梗阻或局部肠袢缺血坏死时，可行肠切除肠吻合术。对于绞窄性肠梗阻，应争取在肠坏死前解除梗阻，恢复肠管血供。在切除坏死肠段时，应仔细判断肠管活力。若解除梗阻后肠管有如下表现，则提示已无活力：①肠壁已呈黑色、塌陷；②肠壁失去张力和肠蠕动，对刺激无反应；③肠段终末小动脉无搏动。坏死肠段无法确定，特别是在病变肠管过长，切除后可能致短肠综合征时，可保留肠管，于 24 小时后再次剖腹探查，了解肠管活性，在此期间内应密切观察，若病情恶化，随时再次手术。

（4）肠外置或造瘘：若患者一般情况较差，局部病变严重不能行一期吻合，或不能耐受较为复杂的手术方式，常选择此方式解除梗阻。

一、粘连性肠梗阻

粘连性肠梗阻（intestinal obstruction due to adhesions）是由于腹腔内粘连或粘连索带引起的梗阻，最为常见，其发病率占肠梗阻的 40%～60%。

【病因和病理】

粘连或粘连索带的形成可分为先天性或后天获得性两种原因，前者见于胎粪性腹膜炎、梅克尔憩室等；后者可因腹部手术、创伤、感染、异物、放射治疗后的反应等原因造成。临床上以腹部手术后的粘连性肠梗阻最为多见。粘连只有在一定条件下才形成梗阻，常见原因包括：①粘连团块：在肠管间、肠管与腹壁间形成广泛粘连，使肠管蠕动和扩张受到限制。②粘连成角：一段肠袢与腹壁粘连形成锐角，在肠内容物的重力作用下使肠管成角加剧，造成通过障碍。③粘连内疝：粘连带在腹腔内呈两端固定而中间形成半环状空间，肠管可由此环钻入形成内疝。④粘连扭转：肠袢以粘连处为支点，由于肠管动力因素发生扭转。⑤粘连索带压迫等（图 22-3-1 A～E）。

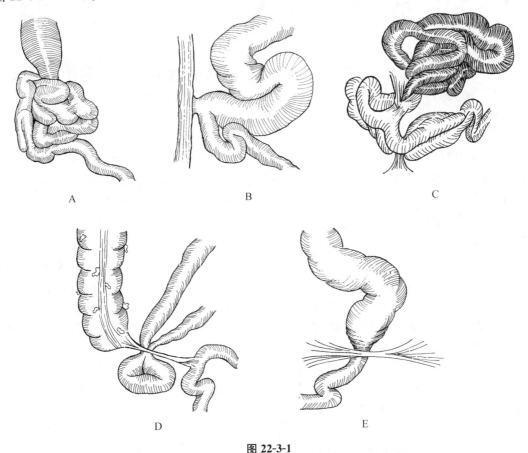

图 22-3-1
A. 粘连成团；B. 粘连成角；C. 粘连扭转；D. 粘连内疝；E. 粘连索带压迫

【诊断】

结合患者腹部手术、创伤、感染史，典型的临床表现和辅助检查，可明确诊断。粘连性肠梗阻主要是小肠机械性肠梗阻的表现，患者出现腹胀、局限性压痛、反跳痛时，应警惕绞窄性肠梗阻的可能。小肠梗阻早期可有肠鸣音亢进，在后期可出现肠麻痹，应与麻痹性肠梗阻鉴别。术后早期出现的粘连性肠梗阻应与术后肠麻痹恢复期的肠蠕动功能失调相鉴别。

【治疗】

治疗粘连性肠梗阻最重要的是判断梗阻的性质，是单纯性还是绞窄性、是完全性还是不完全性。单纯性、不完全性肠梗阻，一般选择非手术治疗。当腹痛、腹胀消失，肛门恢复排气、排便，则提示梗阻完全解除。

经积极非手术治疗未见好转，怀疑有绞窄性肠梗阻的患者应行手术治疗。手术方式应根据腹腔粘连情况而定。点片状粘连可行粘连松解术，索带压迫引起梗阻者应剪断并切除索带，粘连内疝或扭转造成梗阻者经复位后应观察肠管血运再决定对肠管进行保留或切除。腹腔广泛粘连只需解除梗阻，不应强行过多分离粘连，以免造成不必要的创面或致肠管破损。反复发作的肠梗阻且腹腔粘连严重者应进行肠排列手术。

【预防】

粘连的形成是机体对损伤的一种炎症反应，是愈合机制的一部分。预防术后肠粘连的发生，除一些不可避免的因素外应注意以下几点：①清除手套上的滑石粉，不留线头、棉花纤维等异物于腹腔。②轻柔的手术操作，减少浆膜面破损，缩短肠管在腹腔外暴露时间。③彻底止血，不做大块组织结扎。④注意无菌操作，减少炎性渗出。⑤及时治疗腹腔内炎性病变，防止炎症扩散。⑥冲洗清除腹腔内积血、积液，必要时放置腹腔引流。术后早期活动、给促进肠蠕动的药物、针灸、理疗等对预防肠粘连有一定作用。

二、肠扭转

肠扭转（volvulus）是指肠袢沿其系膜长轴扭转而出现的急性、闭袢性肠梗阻，患者既有肠管的梗阻，又有肠系膜血管受压、血供中断。因此，病变肠管迅速出现缺血、坏死，病情凶险，变化迅速，死亡率较高。

【病因和病理】

造成肠扭转的常见原因是肠系膜过长而系膜根部附着处过窄或炎性粘连收缩靠拢；肠内容物重量骤增；突然改变体位或剧烈运动。肠扭转部位在系膜根部，可为顺时针或逆时针方向扭转，扭转较轻者可在360°以内，重者可达720°。一旦发生，扭转段肠管则发生绞窄性肠梗阻，出现相应的病理生理改变。

【临床表现】

肠扭转（图22-3-2）多发生于青壮年，常有饱食后剧烈活动等诱因，表现为突发剧烈腹痛，呈持续性疼痛，阵发性加重。腹痛常牵涉腰背部，患者不敢平卧，喜胸膝位或蜷曲侧卧位，痛苦呻吟、频繁呕吐。查体可见腹胀不对称，有时可扪及局部扩张的肠管，腹部有压痛及反跳痛，无肠鸣音亢进。腹部X线检查符合绞窄性肠梗阻表现。诊断性腹腔穿刺可抽出血性渗液，常提示肠管坏死。该类型肠梗阻病情进展迅速，往往短时间内出现休克表现。

乙状结肠扭转（sigmoid volvulus）多见于乙状结肠冗长，有便秘的老年人。临床表现除腹部绞痛外，有明显腹胀，呕吐一般不明显。腹部X线检查可见马蹄状巨大的双腔充气肠袢，立位可见两个液平面。钡灌肠见扭转部钡剂通过受阻，出现"鸟嘴"征。

【诊断】

典型的机械性肠梗阻表现，结合腹部X线检查及腹腔穿刺多可明确诊断。需与血运障碍所致肠梗阻引起的肠缺血、坏死相鉴别。

【治疗】

肠扭转一经诊断，应及时手术。若扭转段肠管尚未失去活力，可在手术时按其扭转方向逆行复位，复位后如肠管有血运障碍则应行坏死肠段切除，将正常肠管两断端进行端端吻合，如肠管血运状况良好即可关闭腹腔。肠扭转复位后很少再发扭转，一般不需手术固定，若为移动性盲肠，复位后可固定于侧腹壁上。若复位前明确扭转肠管缺血、坏死，失去活力，则应迅速结扎、切断坏死肠管及系膜，切忌坏死肠管复位，避免复位后大量炎症因子吸收入血，引起感染中毒性休克。

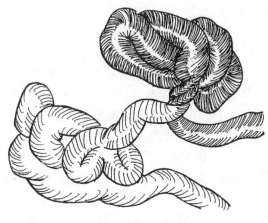

图 22-3-2　小肠扭转

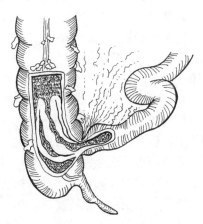

图 22-3-3　小肠结肠型肠套叠

三、肠套叠

肠套叠（intussusception）是指一段肠管套入其相连的肠腔内。多数情况下为顺行套叠即近端肠管套入远端肠腔内。临床上以小儿最多见，80％发生于 2 岁以下婴幼儿。

【病因和病理】

成人肠套叠多继发于肠道肿瘤、息肉、Meckel 憩室内翻形成肠腔内肿物；小儿肠套叠以原发性为主，与肠道感染、腹泻引起肠蠕动加速及节律失调有关；手术后肠套叠与肠吻合缝线、肠腔引流管放置或撤除、粘连等有关。根据发生的部位可分为小肠结肠型（图 22-3-3）、小肠小肠型、结肠结肠型肠套叠。肠管套叠时连同套入肠段系膜也进入肠腔，致使肠腔阻塞的同时，肠系膜血管受压，肠管可发生绞窄、坏死。

【临床表现】

典型临床表现为腹痛、便血和腹部包块。腹痛发作时为剧烈绞痛，患者面色苍白、出汗，伴有呕吐和果酱样血便。查体时可在腹部扪及腊肠样肿块，可活动。如属小肠结肠型肠套叠，在右下腹触诊有空虚感，肿块一般在脐右上方。肠套叠晚期出现肠绞窄时可呈持续性腹痛、腹胀，严重者可脱水，甚至休克。空气或钡灌肠 X 线检查在小肠结肠型肠套叠时可见气体或钡剂在结肠通过受阻，受阻端钡剂表现为"杯口状"或"弹簧状"阴影。成人肠套叠多属慢性，可反复发作。由于肠腔较大，很少发生完全性肠梗阻，且往往可自行复位，因此发作后检查常正常；当发生肠套叠时可有阵发性腹痛，腹部可扪及肿块，但很少出现便血。钡剂胃肠道造影检查有较高的诊断率，腹部 CT 检查有助于本病的诊断。

【诊断】

对本病的诊断主要依靠病史、查体和 X 线检查所见。

【治疗】

采用空气或钡剂灌肠，对肠套叠兼有诊断和治疗作用，适用于小儿回肠结肠型肠套叠的早期，有效率达 90％以上。在 X 线透视下注入空气，注气压力最初为 60mmHg，诊断明确后可增至 80mmHg 左右，套叠肠段常可复位。如肠套叠不能复位，复位后出现腹膜刺激征，疑有肠坏死者或病程超过 48 小时，应考虑行手术治疗。手术方式有：手术复位、肠切除吻合术、肠外置术。成人肠套叠常由病理性因素引起，一般主张手术治疗。

四、肠堵塞

肠堵塞是因肠道内容物堵塞肠腔而引起的肠梗阻。常见堵塞原因有肠蛔虫团、粪块、胆石、异物等，其所致肠梗阻多为单纯性，有时可合并肠扭转、肠破裂。

蛔虫性肠梗阻我国较常见，好发于儿童。蛔虫在肠道内大量繁殖，当其受到某些因素（常见有驱蛔治疗不当、腹泻、肠功能紊乱）的影响，导致肠腔内蛔虫聚集成团，堵塞肠腔。同时肠壁受蛔虫团块的刺激发生痉挛收缩，加重了肠道的梗阻。发病时主要症状有腹痛，呈阵发性疼痛，伴呕吐，一般无明显腹胀、腹肌紧张。查体时腹部可扪及肠型肿块，疼痛明显时肠鸣音呈高调。粪便检查可见虫卵。腹部 X 线检查可见梗阻近端小肠充气或液平面，肠腔内可见成团的虫体影，血白细胞计数多正常。单纯性肠堵塞采用禁食、胃肠减压、补液，给予镇静、解痉、止痛药物并配合针刺、腹部轻柔按摩等处理，待症状缓解后行氧气驱蛔治疗，效果良好。对采用非手术治疗无效或并发肠扭转、肠穿孔、腹膜炎者，应及时进行手术治疗。手术方式包括：肠切开取蛔虫、扭转复位、坏死或穿孔肠段切除肠吻合等。

粪石堵塞者多见于老年、习惯性便秘者。就诊时表现全腹胀，肛门指诊可触及坚硬粪球样便。通过手辅助排除最下层粪球，结合多次保留灌肠，堵塞症状可解除。胆石、异物造成的肠堵塞常发生于末段回肠或回盲部，对异物堵塞已发生肠梗阻者宜行手术治疗。

五、嵌顿和绞窄性腹外疝

嵌顿和绞窄性腹外疝以腹股沟斜疝和股疝最为常见。常引起小肠完全性梗阻。一般选择手术治疗。在切开疝环、解除压迫后应仔细观察疝内容物。若疝入肠管发生缺血、坏死，应予以切除坏死部分；若无血运障碍，可将其送入腹腔并行疝囊高位结扎，可采用生物补片行无张力疝修补，但不主张一期行传统疝修补术或用普通补片无张力疝修补术。在嵌顿疝早期，对于儿童患者可行手法复位，复位后应密切观察腹部体征变化。

第四节 肠系膜血管缺血性疾病

肠系膜血管缺血性疾病常见于患有心血管疾病的中老年患者。因肠系膜血管闭塞或血流量锐减而引起肠管血运障碍导致肠缺血、坏死。因其累及肠管范围广，术中需切除肠段长，术后常遗留营养功能障碍。临床上较一般绞窄性肠梗阻更为严重。

【分类】

按系膜血管及病因主要分为以下四类：

1. 肠系膜上动脉栓塞（mesenteric arterial embolism） 栓子一般来自于心脏的附壁血栓、心瓣膜病、心房颤动、感染性心内膜炎的赘生物等，栓塞可发生在肠系膜上动脉的自然狭窄部，常见部位在中结肠动脉出口以下。

2. 肠系膜上动脉血栓形成（mesenteric arterial thrombosis） 多在肠系膜上动脉硬化性闭塞或狭窄的基础上发生，好发于肠系膜上动脉近端约 1.0cm 处。

3. 肠系膜上静脉血栓形成（mesenteric venous thrombosis） 大多数继发于腹部创伤、腹腔感染、门静脉高压、真性红细胞增多症、血高凝状态等原因造成的血流淤滞。

4. 非闭塞性肠系膜血管缺血病（nonocclusive mesenteric ischemia） 发生于心排血量不足、血容量锐减、脱水、低血压或应用血管收缩药后肠系膜血管"低流灌注"状态。

【病理生理】

不同病因所致肠管血供障碍引起的肠缺血病理生理改变大致相似。首先是肠黏膜不耐受缺血，黏膜坏死、脱落，肠壁水肿，大量富含蛋白质液体渗出至肠腔和腹腔。若短时间内动脉血供恢复，肠管可存活，但仍存在缺血-再灌注损伤。若缺血时间持续延长，则肠管坏死累及肌层及浆膜层，出现腹膜炎体征。患者在短时间内可能出现大量体液的丢失、肠道细菌移位而出现感染中毒性休克。

【临床表现】

以老年患者最为多见，常伴有冠心病史、心房颤动或动脉粥样硬化等。临床上因系膜血管阻塞的部位、性质和发生的缓急而略有差异。系膜血管梗阻范围越广、发展过程越急，其表现越严重。动脉栓塞较静脉栓塞进展快且严重。

腹痛为其主要症状之一，可为局限性或全腹疼痛，早期呈阵发性疼痛，病情加重可转为持续性疼痛。伴有恶心、呕吐，呕吐物可呈血性。早期可表现为腹部轻度压痛，肠鸣音活跃，与严重腹痛的症状不相符合，常为肠管的急性缺血期。随着病情进展，可出现腹胀，压痛明显，反跳痛及肌紧张等腹膜刺激征，肠鸣音消失，表明已出现肠坏死。

辅助检查血白细胞明显升高，血液浓缩以及代谢性酸中毒。腹部 X 线检查显示肠管扩张、肠壁水肿增厚。CT 血管成像或血管造影检查可明确动脉栓塞及血栓形成部位，诊断性腹腔穿刺可抽出血性液体。

【诊断】

术前诊断较为困难，主要依靠病史及临床表现，腹部 X 线检查、CT 血管成像、选择性血管造影对该病诊断具重要意义。

【治疗】

早期诊断，及时治疗，对缓解病情进展具重要意义。血管造影检查在明确病变部位和性质后，动脉导管原位保留给予灌注罂粟碱、尿激酶等药物行扩张血管和溶栓治疗，并维持到手术后或栓塞病变治疗后，可有利于提高缺血肠管的成活率。手术治疗包括：①肠系膜上动脉栓塞行手术取栓。②血栓形成可行血栓动脉内膜剥脱术或肠系膜上动脉-腹主动脉旁路移植术。③对已发生肠坏死者需行肠切除术。肠系膜静脉血栓形成行肠切除术时，应切除全部受累系膜，术后继续溶栓并抗凝治疗。急性非闭塞性肠系膜血管缺血早期除积极恢复有效血容量、纠正诱发因素外，应尽快使用妥拉唑啉等扩张血管药。

【预后】

急性肠系膜血管缺血性疾病，临床常因认识不足而被误诊，一旦发生广泛的肠缺血、坏死，预后凶险，死亡率很高。短肠综合征、再栓塞、肠外瘘、胃肠道出血、局限性肠纤维化狭窄等是术后可能发生的并发症。

第五节　小肠肿瘤

小肠肿瘤的发病率仅占胃肠道肿瘤的 2%，明显低于胃肠道其他部位肿瘤发生率。在临床上，因其缺乏典型的症状，检查手段有限，早期诊断困难，常易致治疗上的延误。

【病理生理】

小肠肿瘤可来自于构成小肠的各种组织，分为良性和恶性肿瘤。良性肿瘤常为单发，以腔内生长多见，瘤体较小，常见的有平滑肌瘤、腺瘤、脂肪瘤和纤维瘤等。恶性肿瘤常沿肠壁浸润，可向腔外生长，形成较大肿块，引起肠腔狭窄并可浸润周围器官，发生区域淋巴结转移，以恶性淋巴瘤、腺癌、平滑肌肉瘤、类癌比较多见。恶性淋巴瘤最多见于回肠，有多发倾向，腺癌则以近端小肠特别是十二指肠为好发区域。小肠间质瘤也较常见。

【临床表现】

临床表现多不典型，可有如下症状：

1. 腹痛   是小肠肿瘤最为多见的症状，多为间断的隐痛或绞痛，当并发肠梗阻时，疼痛较为剧烈。

2. 肠梗阻   良性肿瘤多因肠套叠致梗阻，可表现为反复发作的痉挛性腹痛，伴恶心、腹胀，缓解后可有血便或黏液血便，如不缓解则表现为急性完全性机械性肠梗阻；恶性肿瘤所致肠梗阻则多由于肿瘤浸润或压迫导致的肠腔狭窄。

3. 消化道出血   常为患者就诊的主要症状，表现为黑便或血便，长期反复小量出血可表现为"慢性贫血"。

4. 腹部包块   常见于外生性肿瘤，良性肿瘤包块有一定活动度，位置及形状可不固定；恶性肿瘤易侵犯周围器官，肿块多固定且质地坚硬。

5. 肠穿孔   多见于恶性肿瘤。急性穿孔可引起腹膜炎，慢性穿孔则形成肠瘘。

6. 小肠类癌   癌细胞常可产生 5-羟色胺和缓激肽类物质，引起阵发性皮肤潮红、腹痛、腹泻和心瓣膜病等"类癌综合征"，多见于类癌有肝转移的患者。

【诊断】

小肠肿瘤的诊断主要靠临床表现及 X 线检查。小肠系钡餐造影是常用的检查方法。胶囊内镜及选择性动脉造影检查可提高诊断率。CT 及 MRI 常用于腹腔包块的诊断。虽有上述辅助检查，但小肠肿瘤诊断率仍较低，必要时可行剖腹探查明确诊断。

【治疗】

小肠肿瘤主要采用手术治疗。小的或带蒂的良性肿瘤可连同周围肠壁行局部切除，较大的或局部多发的肿瘤做肠段切除吻合术。恶性肿瘤应连同肠系膜行区域淋巴结清扫。位于十二指肠的病灶则应行胰十二指肠联合切除术。对于肿瘤浸润，无法切除而梗阻症状明显者，可行短路手术，缓解梗阻症状。术后根据病理情况，辅助放疗、化疗等综合治疗。

第六节   先天性肠疾病

一、先天性肠闭锁与肠狭窄

先天性肠闭锁（congenital intestinal atresia）与肠狭窄（intestinal stenosis）为肠道的先天性发育异常，是新生儿肠梗阻的常见原因，常见的发生部位为空肠，十二指肠次之。

【病因和病理】

目前研究认为肠闭锁或肠狭窄的发生与妊娠期胎儿肠管发生缺血、坏死有关。也有人认为与胚胎期肠道再腔化形成肠腔的过程发育障碍有关。

肠闭锁分为四种类型：①隔膜型：肠腔内有薄膜状横隔，肠腔完全阻塞。②盲端型：肠管中断形成盲端，闭锁两盲端间由索状纤维束连接。③两盲端系膜缺损型：闭锁两端完全分开，伴有系膜"V"形缺损。④多节段型：闭锁远近端完全分开，肠系膜缺损呈多段，似成串香肠。

肠狭窄以隔膜型狭窄为多，程度较轻者仅为一狭窄环。短段形狭窄则少见。

【临床表现】

肠闭锁表现为完全性肠梗阻，根据闭锁部位的高低，其临床表现略有差异，主要表现为：①呕吐，高位闭锁患儿呕吐频繁，吐出物含胆汁；低位闭锁患儿呕吐次数相对较少，且呕吐物常含胆汁和粪便。②腹胀，高位闭锁时上腹膨隆，呕吐后消失；低位闭锁全腹膨隆，可见肠型，肠鸣音亢进。③患儿出生后无正常胎便排出。④高位肠闭锁患儿因频繁呕吐，表现为脱水、电解质紊乱及酸中毒；低位闭锁因肠管严重扩张可致血运障碍发生肠穿孔、腹膜炎。

肠狭窄症状的表现常与狭窄的程度相关，常表现为慢性不全性梗阻。

【诊断】

结合临床表现、腹部 X 线检查多可作出诊断。钡剂 X 线检查可明确闭锁或狭窄的部位。肠闭锁还应与肠套叠、腹内疝、先天性肠旋转不良、先天性巨结肠等相鉴别。

【治疗】

肠闭锁或狭窄诊断明确后，应在支持治疗的同时尽早手术。术前应行胃肠减压，纠正脱水、酸中毒及电解质紊乱。根据闭锁或狭窄的部位选择相应的手术方式，主要目的在于恢复消化道的连续性，使肠内容物下行通畅。手术包括闭锁盲端或肠狭窄段切除、正常肠段间端端吻合。结肠闭锁多先行结肠造瘘术，二期行关瘘、吻合术。

二、先天性肠旋转不良

先天性肠旋转不良（congenital malrotation of intestine）是指在胚胎发育中肠旋转及固定障碍，引起肠梗阻或肠扭转，为常见的先天性消化道畸形。

【病因和病理】

在胚胎发育过程中，肠管以肠系膜上动脉为轴心按逆时针方向从左至右旋转。经正常旋转后，十二指肠空肠曲固定于脊柱左侧后腹壁上，盲肠转至右髂窝，升、降结肠由肠系膜固定于两侧腹壁，小肠系膜自 Treitz 韧带开始由左上向右下附着于后腹壁。若异常旋转发生于以上任意阶段，可造成多种病理改变，主要包括：

1. 十二指肠梗阻　多因盲肠位于右上腹或脐区的压迫，或自盲肠、升结肠发出宽阔的膜状索带跨越十二指肠第二段前方附着于右侧后腹壁而引起，常表现为不全性梗阻。

2. 肠扭转　因小肠系膜不是从左上至右下附着于后腹壁，而是凭借狭窄的肠系膜上动脉根部悬挂于后腹壁，小肠活动度大，易以肠系膜上动脉为轴心，发生扭转。严重者可引起广泛性小肠缺血、坏死。

【临床表现】

根据肠旋转不良的不同病理类型，其临床表现有差别，但多数有不全性肠梗阻症状。主要表现为呕吐，呕吐物含胆汁。查体可见胃蠕动波，呕吐后腹部膨隆消失。症状反复可出现脱水、营养不良。因肠旋转不良发生肠扭转时表现为持续腹痛阵发性加重和频繁呕吐，可因肠壁血运障碍出现腹膜炎体征和中毒性休克。

【诊断】

新生儿或婴幼儿有高位肠梗阻临床表现者应警惕本病的存在，特别是高位肠梗阻症状间歇性出现者更应考虑。腹部 X 线检查可见胃及十二指肠扩张，小肠内只有少量散在气体，如发生肠扭转可见肠腔明显扩张，充满大量气体，可有阶梯样液平面。钡餐或钡灌肠检查有助于进一步诊断及与肠闭锁或狭窄鉴别。

【治疗】

患儿一经诊断明确，需早期行手术治疗，手术原则是解除梗阻，恢复肠道通畅。术前需胃肠减压，积极纠正水、电解质及酸碱平衡紊乱。手术方式有肠扭转复位、膜状束带松解，对有肠坏死者需行坏死肠段切除肠吻合术等治疗。

（白　錬）

第二十三章　阑尾疾病

第一节　解剖生理概述

阑尾是右髂窝部连接于盲肠的一盲管样结构，外形如蚯蚓，又名蚓状突。长度变异较大，多数为6～8cm，直径为0.6～0.8cm，儿童相对较长，阑尾腔容积约0.1ml。阑尾自盲肠后内侧壁伸出，其根部位于三条结肠带的交汇点处，其体表投影位置通常为右髂前上棘与脐连线的中、外1/3交点，称为麦氏点（McBurney点）。外科临床中以麦氏点为阑尾切除术时寻找阑尾的体表标志，术中进腹后常以结肠带为标志寻找阑尾（沿盲肠的三条结肠带向顶端追寻可找到阑尾根部），前结肠带更明显。

阑尾以根部连续于盲肠，其开口与盲肠交接处有一半月形黏膜皱襞（Gerlach瓣），可阻挡异物进入阑尾腔，当无瓣或瓣功能不全时，则粪便或蛔虫等异物易进入腔内，形成梗阻。盲肠活动度大，因而阑尾随盲肠位置变化而可能在腹腔内多种位置，可高至肝下，低至盆腔，偏至腹中部甚至左侧腹，但仍以右下腹者占多数。依阑尾与回肠、盲肠位置关系及尖端指向的不同，以其根部为中心，顺时针方向，阑尾的位置关系有如下几种：①回肠前位：相当于时钟0～3点位，尖端位于回肠前方；②回肠后位：0～3点位，但尖端位于回肠后方；③盆位：相当于3～6点位，尖端指向盆腔；④盲肠下位：相当于6～9点位，尖端指向右下；⑤盲肠外侧位：相当于9～10点位；⑥盲肠后位：相当于9～12点位，位于盲肠后方（腹膜后），尖端指向上。以盲肠后位及盆位阑尾常见（图23-1-1）。盆位阑尾病变时体征典型，而盲肠后位阑尾病变时因其位置深在，体征不明显，手术亦较困难。盲肠壁内阑尾，阑尾位于盲肠壁浆膜层下，是手术中容易疏忽而未能发现阑尾的原因。双阑尾和阑尾先天缺如等变异极为罕见。

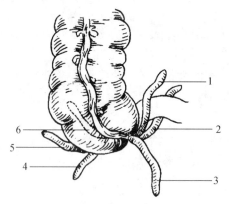

图 23-1-1　阑尾的解剖位置
1. 回肠前位；2. 回肠后位；3. 盆位；4. 盲肠下位；5. 盲肠外侧位；6. 盲肠后位

阑尾系膜呈三角形，在回肠末端后面与回肠系膜相连，其内走行着阑尾的血管、淋巴管和神经（图23-1-2）。因其短于阑尾，常使阑尾远端弯曲而呈半月形。当阑尾弯度过大，则阻碍远端腔内容物排空，易成炎症的诱因。阑尾动脉多为回结肠动脉的终末分支，在回结肠末端后方沿阑尾系膜的游离缘至阑尾尖端，因极少形成侧支，因而血管栓塞时可致阑尾尖端坏死甚至穿孔。阑尾静脉伴行于同名动脉，经右结肠静脉、肠系膜上静脉而汇入肝门静脉系，因而阑尾炎症时可因细菌栓子脱落形成门静脉炎或入肝而形成细菌性肝脓肿。阑尾的淋巴管伴行于阑尾动、静脉回流至回盲肠淋巴结或盲肠后淋巴结，向上至肠系膜上动脉附近淋巴结。在阑尾腺癌根治性切除时，上述各部位淋巴结均应一并清扫。阑尾的神经在阑尾系膜中经交感神经纤维由腹腔丛和内脏小神经传入至胸髓第 10、11 节段，恰与脐周部位的传入节段相同，因而阑尾炎（appendicitis）急性发病之初常出现脐周部位的疼痛，称之为牵涉痛（referred pain）。

阑尾的组织结构与结肠相似（图 23-1-2），阑尾黏膜由结肠上皮构成，黏膜上皮能分泌少量黏液。黏膜和黏膜下层中含有丰富的淋巴组织，被认为与回肠末端 Peyer 淋巴滤泡一起参与B 淋巴细胞的产生和成熟，既能对抗病毒感染，也能产生抗体，成为与免疫功能有关的器官。淋巴组织于出生后 2 周出现，12～20 岁时达到高峰期，30 岁以后逐渐减少，60 岁以后完全消失。阑尾黏膜深层有嗜银细胞，是阑尾类癌发生的组织学来源。

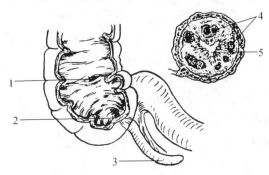

图 23-1-2 阑尾的解剖
1. 回盲瓣；2. 阑尾开口；3. 阑尾；4. 淋巴组织；5. 阑尾腔

现代医学研究对阑尾功能有许多新的认识，特别是免疫学和移植外科的发展，给临床外科医生提示：应严格掌握阑尾切除术的适应证，对附带的阑尾切除更要持慎重态度。最新研究成果证实：阑尾还具有分泌细胞，能分泌多种物质和各种消化酶，如促使肠管蠕动亢进的激素和与生长有关的激素等。另外，阑尾具有完整的内环肌及外纵肌，有一定的长度和管径，随着显微外科的发展，可利用自体阑尾移植替代某些管道（如输尿管、尿道）的缺损和狭窄的手术。

第二节 急性阑尾炎

急性阑尾炎（acute appendicitis）是腹部外科最常见、最多见的急腹症，发病率约为 1/1000，占外科住院患者的 10%～15%。本病发病年龄集中于 20～40 岁（约占 85%），男性多见，男女性别之比为（2～3）：1。1886 年 Fitz 首先明确描述了本病，1889 年 McBurney 提出了外科治疗本病的观点。目前由于外科技术、麻醉技术、抗菌药物治疗以及护理的进步，绝大多数患者能够早期诊断和早期治疗，取得了良好的治疗效果。但是临床医师往往在本病的诊治中遇到多种多样的问题，手术后并发症可达 17.7%，死亡率为 0.1%～0.5%，仍是临床不容忽视的急腹症之一。

【病因】

1. 阑尾管腔阻塞　是急性阑尾炎最常见的病因。阑尾管腔阻塞最常见的原因是淋巴滤泡的明显增生，约占 60%，多见于年轻人；粪石也是阻塞的原因之一，约占 35%；异物、炎性狭窄、食物残渣、寄生虫、肿瘤、结核等则是较少见的病因；由于阑尾管腔细，开口狭小，系膜短使阑尾卷曲。阑尾管腔阻塞后阑尾黏膜仍继续分泌黏液，腔内压力上升，血运发生障碍，使阑尾炎症加剧。

2. 细菌入侵　细菌入侵途径可为直接侵入、血行感染及邻近组织感染波及。管腔内细菌大量繁殖，分泌内毒素和外毒素，损伤黏膜上皮而形成溃疡，细菌继续侵入加重管壁缺血病变。致病菌多为肠道内的各种革兰阴性杆菌和厌氧菌。其他部位感染灶（如扁桃体炎等）细菌经血液循环至阑尾，引发淋巴组织保护性反应诱发急性炎症。阑尾周围脏器的化脓和感染（如化脓性输卵管炎）累及阑尾诱发阑尾炎症。

3. 其他　胃肠炎性疾病蔓延，如急性肠炎、节段性肠炎、急性坏死性肠炎等，都可直接蔓延至阑尾，导致其功能及血运障碍，引起阑尾炎。

【临床病理分型】

根据其临床过程和病理解剖学改变，一般可以分为四种病理类型。

1. 急性单纯性阑尾炎（acute simple appendicitis）　属轻型阑尾炎或病变早期。阑尾外观轻度肿胀，浆膜充血并失去正常光泽，表面有少量纤维素性渗出物，阑尾腔内可有些少许渗出液。镜下病变多只局限于黏膜和黏膜下层，各层均有水肿和中性粒细胞浸润，黏膜表面有小溃疡及出血点。临床症状和体征均较轻，如能及时处理，其感染可以消退、炎症完全吸收，阑尾也可恢复正常。

2. 急性化脓性阑尾炎（acute suppurative appendicitis）　亦称急性蜂窝织炎性阑尾炎，常由单纯性阑尾炎发展而来。阑尾通常显著肿胀，浆膜高度充血，阑尾表面可有大量纤维素性（脓性）渗出物，阑尾腔内积脓。镜下可见阑尾壁全层大量中性粒细胞浸润，溃疡大而深，可达肌层或浆膜，局部可形成壁间脓肿，周围组织可表现为周围炎，周围肠管充血，阑尾周围的腹腔内可见白色、黄白色脓汁，形成局限性腹膜炎。临床症状和体征较重，此类阑尾炎患者的阑尾已有不同程度的组织破坏，即使经保守治疗恢复，阑尾壁仍可留有瘢痕挛缩，致阑尾腔狭窄，日后炎症可反复发作。

3. 急性坏疽性阑尾炎（acute gangrenous appendicitis）及穿孔性阑尾炎是重型的阑尾炎。阑尾壁部分或全部坏死，外观呈黑色或暗紫色，触之易破，阑尾腔内多为血性脓液，黏膜广泛糜烂，穿孔部位多在阑尾根部和尖端。阑尾周围可见脓汁或大网膜粘连、包裹，穿孔如未被包裹，感染继续扩散，则可引起急性弥漫性腹膜炎。

4. 阑尾周围脓肿（periappendicular abscess）　急性阑尾炎化脓、坏疽或穿孔，如果此过程进展较慢，大网膜可转移至右下腹部，将阑尾包裹并形成粘连，形成炎性包块或脓肿。

急性阑尾炎的转归可为：①炎症消退：通常单纯性阑尾炎经药物治疗等非手术疗法后炎症可渐退，但常迁延转为慢性阑尾炎，易复发，部分可出现阑尾周围粘连。②炎症局限：部分急性化脓性、坏疽性或穿孔性阑尾炎因大网膜或周围肠袢包裹粘连形成炎性包块或阑尾周围脓肿，表现为右下腹触痛性包块，不伴有或伴有全身症状，如发热等。阑尾周围脓肿常需较长时间大剂量应用抗生素或中药治疗，吸收缓慢，病程迁延。③炎症扩散：急性化脓、坏疽性阑尾炎进展迅速，未进行及时手术而病变恶化，出现阑尾穿孔、弥漫性腹膜炎、化脓性门静脉炎、感染性休克等，需急诊手术。炎症偶可侵入血液循环，引起致命的败血症。

【临床表现与诊断】

急性阑尾炎的临床诊断主要依靠临床症状、体征和相关实验室检查。

（一）症状

1. 腹痛　是急性阑尾炎最常见的症状，也是患者最主要的入院主诉。通常70%～80%的患者具有典型的转移性腹痛病史，即由起病之初的上腹部或脐周疼痛，数小时（通常6～8小时）后转移并固定局限于右下腹部。部分病例发病开始即出现右下腹痛。右下腹疼痛感的特点常与病理类型有关，单纯性阑尾炎表现为钝痛或隐痛，常不剧烈；化脓性阑尾炎常伴有明显胀痛或剧痛；坏疽性阑尾炎常表现为剧烈的持续性腹痛；阑尾腔完全阻塞时可有阵发性剧痛或绞痛；穿孔性阑尾炎因阑尾穿孔后腔内压力骤降，可表现为剧烈腹痛突然或暂时减轻，待出现局限性或弥漫性腹膜炎时，腹痛再次加剧。

不同位置的阑尾炎，其疼痛部位也有区别，如盲肠后位阑尾可出现右侧腰部痛，肝下阑尾可出现右上腹痛，盆位阑尾为耻骨上区痛，极少数左位阑尾可出现左下腹痛。

2. 胃肠道症状　急性阑尾炎早期常出现的胃肠道症状有恶心、呕吐或不思饮食，但多不严重。如后期出现排便次数增多、里急后重感或尿痛等症状，提示为盆位阑尾炎或坏疽性阑尾炎已合并穿孔，为炎症或脓液直接刺激直肠与膀胱所致；如并发弥漫性腹膜炎，引起肠麻痹，可出现腹胀或频繁性呕吐。

3. 全身症状　急性单纯性阑尾炎体温多数为正常或低热。化脓性阑尾炎一般亦不超过38℃。坏疽性阑尾炎或合并穿孔，患者可出现口渴、出汗、脉率加快、高热、寒战等全身中毒症状。如发生化脓性门静脉炎可出现寒战、高热及轻度黄疸。

（二）体征

1. 右下腹压痛　是急性阑尾炎最常见的重要体征。阑尾压痛点最常见于 McBurney 点，其他如 Lanz 点（双侧髂前上棘连线中、右 1/3 交点）、Morris 点（右髂前上棘-脐连线与右腹直肌外缘交点）也可因阑尾位置不同而出现固定压痛，且压痛与病变程度相关，但压痛点始终在一个固定的位置上（图 23-2-1）。发病早期腹痛尚未转移至右下腹时，右下腹便可出现固定压痛，且压痛的程度与病变的程度相关。当炎症加重，压痛的范围也随之扩大。当阑尾穿孔时，疼痛和压痛的范围可波及全腹，但此时仍以阑尾所在位置的压痛最明显，可用叩诊来检查更为准确。也可嘱患者左侧卧位，体检效果会更好。老年人对压痛的反应较轻。

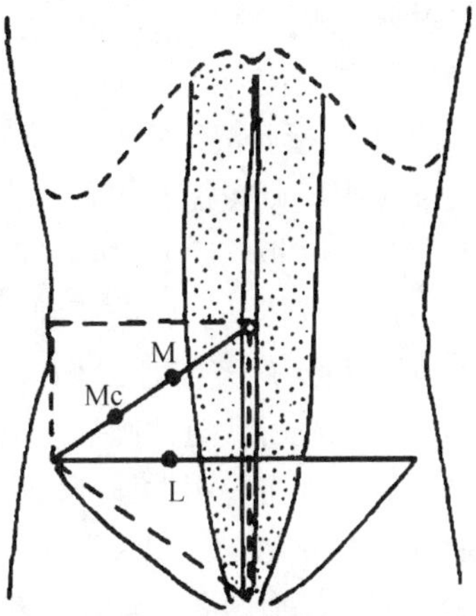

图 23-2-1　急性阑尾炎的压痛点

Mc：McBurney 点；M：Morris 点；L：Lanz 点
点线围成的四边形为 Rapp 压痛区

2. 腹膜刺激征象　反跳痛（Blumberg 征）、腹肌紧张，这是壁腹膜受炎症刺激出现的防卫性反应，提示阑尾炎症状严重，出现化脓、坏疽或穿孔等病理改变。腹膜炎范围扩大，说明局部腹腔内有渗出或阑尾穿孔。但是在小儿、老人、孕妇、肥胖、虚弱者或盲肠后位阑尾炎时，腹膜刺激征象可不明显。

3. 右下腹包块　如体检发现右下腹饱满，扪及一压痛性包块，边界不清、固定，应考虑阑尾周围脓肿的诊断。

4. 其他辅助性体征　①结肠充气试验（Rovsing 征）：患者取仰卧位，用右手压迫左下腹，再用左手挤压近侧结肠，结肠内气体可传至盲肠和阑尾，引起右下腹疼痛者为阳性。②腰大肌试验（Psoas 征）：患者取左侧卧位，右下肢向后伸，引发右下腹痛者为阳性，提示阑尾位置较深，位于腰大肌前方、盲肠后位或腹膜后位。③闭孔内肌试验（Obturator 征）：嘱患者取仰卧位，将右髋和右膝各屈曲 90°，并将右下肢向内旋转，引起右下腹痛者为阳性，提示阑尾位置较低，炎症刺激闭孔内肌所致。④睾丸回缩试验（La Rogue 征）：压迫麦氏点压痛区，可见右睾丸回缩，移除压力睾丸复位，坏疽性阑尾炎常为阳性。⑤直肠指检：于直肠右前方有触痛，提示阑尾位于盆腔或阑尾炎症已波及盆腔。若阑尾周围脓肿波及盆腔，则可触及痛性肿块，或可有波动感。

（三）实验室检查

大多数急性阑尾炎患者的白细胞计数和中性粒细胞比例增高。白细胞计数升高至（10～20）$\times 10^9$/L，核左移，随着炎症进展，亦相应显著增高。单纯性阑尾炎或老年患者白细胞可无明显升高。尿液分析常无异常，如尿液中出现少量红细胞，提示炎性阑尾刺激右侧输尿管或膀胱，明显血尿说明存在泌尿系统的原发病变。对生育期有闭经史的女性患者，应检查血清 β-

HCG，以除外产科情况。血、尿淀粉酶和脂肪酶检查有助于除外急性胰腺炎。

（四）影像学检查

通常对阑尾炎缺乏特异性。腹部平片可见盲肠扩张和液气平，偶见钙化的粪石或异物影；阑尾区的气体影可为阑尾腔内索条状气影或阑尾腔外圆形或不规则影，后者是阑尾穿孔所致，气腹征少见，且气体量少，为膈下弧线状或新月状气影提示阑尾穿孔；胃肠钡剂造影多用于慢性阑尾炎诊断。临床求助于X线检查的主要目的还在于鉴别其他急腹症（如消化道穿孔、肠梗阻）或者胸部疾病（如肺炎等）。B超可显示阑尾呈低回声的管状结构，压之形态不改变，较僵硬，横切面呈同心圆样靶状图形，阑尾周围脓肿时可见包块影。CT和MRI作为诊断急性阑尾炎的检查手段，国外报道较多，国内作为急性阑尾炎的诊断方法尚少。放射性核素扫描因其设备条件、患者经费等原因目前实际临床应用者甚少。

【鉴别诊断】

急性阑尾炎应与下列疾病相鉴别。

1. 胃十二指肠溃疡穿孔　前壁溃疡穿孔后胃内容物沿右结肠旁沟流至右髂窝处，可出现右下腹痛和腹膜刺激征。患者多有溃疡病史，先有胃区或上腹部疼痛，后至右下腹或全腹痛，腹肌紧张强直（板状腹），压痛区仍以上腹部为著，肝浊音界缩小或消失，腹部X线检查可发现有膈下游离气体征。腹腔穿刺可见胃肠内容物。

2. 妇产科疾病　在育龄妇女中应提高警惕，异位妊娠破裂有停经史，阴道不规则流血，表现为腹腔出血所致急性腹痛、失血性症状。查体可见宫颈软而举痛阳性、附件肿块，阴道穹后部穿刺有不凝血等阳性体征。卵巢囊肿蒂扭转后为急性剧烈阵发性绞痛，双合诊时可发现腹部包块并有触痛，与子宫关系密切。卵巢黄体或囊肿破裂出血表现类似异位妊娠，但无停经史，少见阴道流血。急性输卵管炎或急性盆腔炎时常见脓性白带、盆腔对称性压痛，阴道穹后部穿刺可见脓液。B超检查有助于诊断和鉴别。

3. 泌尿系统疾病　右侧输尿管结石患者可有右侧腰部绞痛发作，向会阴部及外生殖器放射。尿液分析可见大量红细胞，腹部X线检查有时可发现结石影，B超可见肾盂积水、输尿管扩张和结石影。右肾盂肾炎患者可有右腰痛，但常伴有发热、恶心、尿路刺激征等，腹部症状、体征轻或无，尿中可见大量脓细胞，尿细菌检查阳性。

4. 急性肠系膜淋巴结炎　多见于儿童，往往先有上呼吸道感染史，腹部压痛部位偏内侧，范围不太固定且较广，并可随体位变更。

5. 其他　急性胃肠炎时，恶心、呕吐和腹泻等消化道症状较重，无右下腹固定压痛和腹膜刺激体征。右肺下叶肺炎、膈胸膜炎可因刺激第10～12肋间神经而出现反射性右下腹痛。腹型过敏性紫癜因肠壁出血形成浆膜下血肿刺激腹膜引起腹痛。铅中毒者可有突发性腹部绞痛，多有铅接触史及牙铅线、腕下垂等表现。胆道系统感染性疾病，易与高位阑尾炎相混淆，但有明显绞痛、高热，甚至出现黄疸。急性肠穿孔、Meckel憩室炎、炎性肌病、肠结核、回盲部肿瘤、急性精索炎、痛经、局限性回结肠炎等亦应进行临床鉴别。

【治疗】

1. 非手术治疗　仅适用于单纯性阑尾炎、观察性治疗或拒绝手术治疗的急性阑尾炎早期阶段，或伴有其他严重器质性疾病有手术禁忌证者。主要措施包括选择有效的抗生素和补液治疗，也可经肛门直肠内给予抗生素栓剂。

2. 手术治疗　绝大多数急性阑尾炎一旦确诊，应积极手术。非手术治疗无效的阑尾周围脓肿亦应手术。早期手术不但手术操作简易，而且术后并发症少。如化脓、坏疽或穿孔后再手术，不但操作困难且术后并发症会明显增加。手术方法主要为阑尾切除术，或加行引流术。急性单纯性阑尾炎采用麦氏切口，切口一期缝合，有条件的单位或患者可采用腹腔镜阑尾切除术。急性化脓性阑尾炎或坏疽性阑尾炎可采用麦氏切口，或右下腹经腹直肌切口，用湿纱布蘸净脓液后关腹，若脓液较多应置引流，妥善保护切口，一期缝合。穿孔性阑尾炎宜采用右下腹经腹直肌切口，利于术中探查和确诊，切除阑尾后认真清理腹腔，视具体情况放置引流。术中注意保护切口，冲洗切口，一期缝合，术后切口感染概率高。目前，不少地区已广泛开展腹腔镜阑尾切除术（laparoscopic appendectomy），一般用于单纯性阑尾炎、择期性阑尾炎，对阑尾炎诊断不确定者，选用腹腔镜不仅可以用于治疗，还可帮助诊断，尤其是女性患者。

【技术要点】

阑尾切除术（图 23-2-2）可分为顺行切除和逆行切除，前者即先处理阑尾系膜内血管，再处理阑尾及根部；反之即为逆行切除。

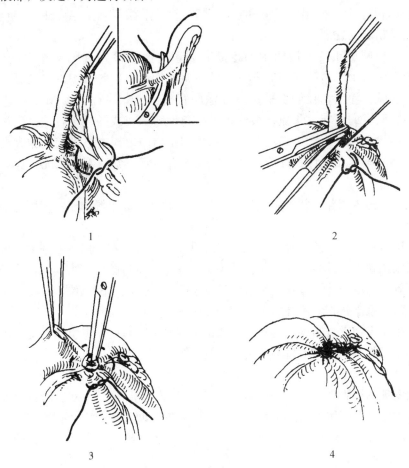

1

2

3

4

图 23-2-2　阑尾的解剖位置

1. 阑尾系膜结扎；2. 切断系膜，做荷包缝合；3. 阑尾切除，残端内翻；4. 收紧荷包线结扎

1. 麻醉　一般采用蛛网膜下腔麻醉（腰麻）或硬脊膜外麻醉，也可采用局部浸润麻醉。小儿可采用静脉麻醉。

2. 切口　一般情况下采用麦氏切口（McBurney 切口），标准麦氏点是在右髂前上棘与脐部连线的与中、外 1/3 交接点上，麦氏切口是做与连线相垂直的 4～6cm 长的切口。如诊断不明确或腹膜炎较广泛应采用右下腹经腹直肌切口，以便探查。

3. 寻找阑尾　沿升结肠的三条结肠带向盲肠方向寻找阑尾是较可靠的方法。若找至末端仍未见阑尾，应考虑是否为盲肠后位阑尾，可用手指探查盲肠后方，或者剪开盲肠外侧腹膜寻找阑尾。术中注意不要将乙状结肠误认为升结肠。

4. 处理阑尾系膜　提起阑尾系膜，于阑尾根部相应位置钳夹、切断系膜后确切结扎或缝扎。如阑尾系膜肥厚或较宽，应分次钳夹、切断后结扎或缝扎系膜。

5. 处理阑尾根部　距根部 0.5cm 处轻轻钳夹阑尾后用丝线结扎，再于结扎线远端 0.5cm

处切断阑尾，残端黏膜用碘伏、乙醇涂擦处理。于盲肠壁距阑尾根部周围 1.0cm 处行浆肌层荷包缝合，勿将阑尾系膜缝在内，针距为 2～3mm，将阑尾残端埋入同时结扎。最后在无张力情况下将系膜绑扎在荷包缝合线下覆盖加固。

6. 特殊情况下阑尾切除术　阑尾尖端粘连固定或阑尾系膜短绌致阑尾难以提出，可先将阑尾于根部结扎切断，残端处理后再分段切断阑尾系膜，最后切除整个阑尾。盲肠后位阑尾，宜剪开侧腹膜，将盲肠向内翻，显露阑尾后将其切除，再将侧腹膜缝合。局部炎症明显，盲肠壁水肿难以荷包缝合，可行"8"字或"U"字缝合。局部渗出或脓液不多，用纱布多次蘸净，不要用生理盐水冲洗，以防炎症扩散。如已穿孔，脓液较多，彻底清除脓液或冲洗腹腔并放置引流。如合并移动盲肠，切除阑尾后，应同时将盲肠皱襞折叠紧缩缝合（缝合相邻的两条结肠带）。

7. 术中特殊情况的处理

（1）术中发现阑尾正常：说明术前诊断有误，应注意检查有无腹腔内其他疾病，如：①胆汁样液体考虑胃十二指肠溃疡穿孔。②黄色浆液性渗出伴肠系膜淋巴结肿大为急性肠系膜淋巴结炎。③脓性渗液，在妇女提示急性输卵管炎，小儿注意有无 Meckel 憩室穿孔，也要考虑原发性腹膜炎的可能。④血样液体提示有急性胰腺炎或肠绞窄，纯血应考虑异位妊娠破裂。⑤急性胆囊炎一般不产生渗液，但用示指和中指向上探查，可扪到肿大的胆囊。⑥注意检查盲肠的脂肪垂有无急性炎症或扭转。⑦如所有器官正常，腹腔内无液体，可考虑非特异性急性腹痛。

这种情况下，是否切除正常的阑尾仍有争议，多数外科医生倾向于将阑尾切除预防急性阑尾炎的发生。

（2）手术中找不到阑尾的几种可能性：术中见盲肠位置正常，但找不到阑尾，有以下几种可能：①先天阑尾缺如：较罕见；②腹膜外阑尾：阑尾位于盲肠后方腹膜外，需切开盲肠外方侧腹膜，将盲肠向内翻，才能显露阑尾；③盲肠壁浆膜下阑尾：阑尾位于盲肠壁浆膜下方，在盲肠壁上可触及一索条状物，切开索条状物表面浆膜，即可显露阑尾。

（3）急性阑尾炎伴发盲肠癌：盲肠肿瘤如位于阑尾基底附近，可引起阑尾引流不畅，致急性阑尾炎。阑尾切除术中如发现盲肠肿瘤，虽没做肠道准备，可扩大切口，行急诊一期右半结肠切除。

（4）术中发现阑尾肿瘤：近 90% 的阑尾肿瘤为阑尾类癌，病变一般多累及阑尾远侧部分。单纯阑尾切除术对多数阑尾类癌是足够的治疗，但对进展期癌是否需做右半结肠切除仍有不同意见。右半结肠切除的适应证为：①类癌直径超过 2cm；②手术中发现有淋巴结转移；③阑尾的切缘仍留有肿瘤细胞。

【并发症】

1. 急性阑尾炎并发症

（1）腹腔脓肿：是阑尾炎未经及时治疗的后果。在阑尾周围形成的阑尾周围脓肿最常见，也可在腹腔其他部位形成脓肿，常见部位在盆腔、膈下或肠间隙等处。治疗可在超声引导下穿刺抽脓冲洗或置管引流，必要时手术切开引流。

（2）内、外瘘形成：阑尾炎症及阑尾周围脓肿未及时治疗，可向小肠、大肠、膀胱、阴道等穿破，形成肠瘘、膀胱瘘或阴道瘘等，经瘘管可有脓液排出。经瘘管行 X 线造影可判断瘘管数目、走行等，术中可应用亚甲蓝瘘管内注射以指示方向。

（3）化脓性门静脉炎（pylephlebitis）：为阑尾炎症时阑尾静脉中感染性血栓沿肠系膜上静脉至门静脉，诱发门静脉炎症，表现为寒战、高热、轻度黄疸、肝大、剑突下压痛，可进一步发展为细菌性肝脓肿，甚至全身感染中毒症状。行阑尾切除并大剂量抗生素治疗有效。

2. 阑尾切除术的并发症

（1）出血：主要是阑尾系膜结扎线松脱，造成腹腔出血，表现为腹痛、心悸、脉速及失血性休克等表现。关键在于预防，阑尾切除术中结扎线一定要牢靠，距断缘通常至少1.0cm，必要时缝扎，确认无误后及时剪断，以免牵拉时造成线结松脱，系膜短粗时尤应注意。一旦发生出血应立即输血补液，紧急再手术以控制出血。

（2）切口感染：是最常见的术后并发症，多见于急性化脓性或穿孔性阑尾炎。表现为术后2～3日切口红、肿、胀痛，渗出脓液，触痛明显，伴有全身症状（如发热等），此时应及时拆除缝线并拆除已暴露成为异物的皮下缝线，敞开切口以利充分引流。配合全身使用抗生素和局部换药处理，多可短期痊愈。手术时应确切保护切口，缝闭腹膜后以抗生素生理盐水彻底冲洗切口，缝合时消灭无效腔，确切止血，必要时可于切口预置引流。

（3）粘连性肠梗阻：为术后远期并发症，多因局部炎症病变重、浆膜面损伤、术后制动等原因所致。多可经非手术疗法治愈，否则需手术解除粘连。预防措施为确诊后早期手术，早期下床活动，左侧卧位等。

（4）阑尾残株炎：由于阑尾残端保留过长（常＞1cm）再次炎症所致。表现与阑尾炎相同，确诊可通过钡剂灌肠透视摄片，症状较重者应再次手术切除过长的残端。

（5）粪瘘：因阑尾残端单纯结扎后线结脱落，盲肠壁水肿脆弱，缝合时撕裂，或盲肠自身存在结核、肿瘤等病变。通常粪瘘形成时病变已局限化，类似阑尾周围脓肿，多可经非手术治疗痊愈。

第三节　阑尾周围脓肿

阑尾周围脓肿（periappendicular abscess）是急性阑尾炎症迁延、局限化后在阑尾周围形成的炎性包块和脓肿。阑尾周围脓肿的发生率占急性阑尾炎的4%～10%，多见于回盲部，也可位于盆腔、右腰部、右结肠旁沟、盲肠后及肝下。

阑尾急性炎症时，一方面炎症扩散累及阑尾周围组织，另一方面机体发挥防御机制，大网膜、肠管等相互粘连，使炎症局限，即使阑尾穿孔，也极少发生弥漫性腹膜炎。其转归为炎症消退吸收，脓肿扩展，破溃形成内瘘、外瘘、窦道。脓肿形成后的阑尾遗留慢性病灶，或完全被吸收而自身截除。70%～80%的阑尾周围脓肿患者可有急性阑尾炎病史，常于腹痛、发热后2～7天后出现右下腹肿块，患者多有低热、消瘦、乏力等慢性消耗和中毒症状。依阑尾位置及病变特点不同，脓肿可位于腹腔各处及腹膜后，B超、CT等影像学手段可辅助诊断及治疗。阑尾周围脓肿应注意与回盲部肿瘤、结核、右卵巢囊肿蒂扭转、右髂窝脓肿、阑尾肿瘤、陈旧性异位妊娠等相鉴别。

阑尾周围脓肿的治疗以非手术疗法为主，包括联合应用广谱抗生素，中医中药内服外敷、穿刺引流或抽脓。抗生素选择应兼顾需氧菌和厌氧菌，常以广谱抗生素联合氨基糖苷类或甲硝唑使用。中医中药主要应用清热解毒、活血化瘀、排脓消肿等疗法。对较大脓肿、长期用药难以奏效者，可以B超或CT引导下行穿刺抽脓或置管引流冲洗。非手术疗法复发率达8%～25%，多在1年内。手术治疗适应证为：起病3～4天以内，局限性粘连包裹尚易剥离，切除阑尾及炎性团块的大网膜；阑尾周围脓肿穿破出现腹膜炎，或出现粘连性肠梗阻经非手术治疗难以缓解；右下腹包块经久不消，疑有恶变或其他肿瘤可能时；脓肿深在难以穿刺时可行阑尾切除术或切开引流术。3～4天后的阑尾周围脓肿经非手术疗法治愈后3个月行阑尾切除术。

第四节　特殊类型阑尾炎

一般成人急性阑尾炎可明确诊断和治疗，但婴幼儿、儿童、老年人、妊娠期妇女及AIDS患者发生急性阑尾炎时，因临床表现经过及特点与成人急性阑尾炎有所不同，因而诊断和治疗均较困难，应予以重视。

一、新生儿急性阑尾炎

新生儿阑尾呈短粗漏斗状，管腔很少因淋巴组织增生或粪石堵塞而梗阻，因此新生儿急性阑尾炎很少见。由于新生儿不能提供病史，其早期临床表现又无特异性，仅有厌食、恶心、呕吐、腹泻和脱水等症状，发热和白细胞升高均不明显，因此早期诊断较难，穿孔率高达80%，死亡率很高。诊断时应仔细检查右下腹部压痛和腹胀等体征，积极早期手术治疗。

二、小儿急性阑尾炎

小儿大网膜发育不全，腹腔内出现炎症时难以有效抵御，因而病情常进展快，特点为：①症状重，早期即可出现高热、呕吐、腹泻及脱水等症状。②体征轻，右下腹体征不典型、不明显，仅有局部压痛及肌紧张。③穿孔发生早，穿孔率高，达15%～50%，应积极补液，应用广谱抗生素及支持治疗下早期手术。

三、妊娠期急性阑尾炎

以妊娠中期最常见，特点为：①腹痛及压痛点上移：因子宫在妊娠中期增大显著，推挤盲肠及阑尾向右上、外、后侧移动。②体征不典型：因增大的子宫提高了腹壁，使阑尾炎症不易刺激壁腹膜，压痛、肌紧张及反跳痛均不明显。③感染及炎症易播散：大网膜难以包裹炎症阑尾及渗液，导致腹膜炎难以局限；妊娠期盆腔充血、水肿，炎症易蔓延而致严重感染而难以控制。延误诊断及治疗可严重威胁母子生命安全。

妊娠各期阑尾炎诊断明确时应积极手术。围术期应用黄体酮安宫保胎，广谱抗生素控制感染，加强胎儿监护。手术切口应偏高，术中操作应轻柔，减少对子宫的刺激。腹部切口应严格保护，谨防切口感染，必要时可加行减张缝合以利切口愈合，尽量不放置腹腔引流。临产期发生急性阑尾炎，或并发阑尾穿孔、全身明显感染时，可考虑经腹剖宫产术以同时处理阑尾。

四、老年人急性阑尾炎

因老年人对疼痛感觉迟钝，腹肌薄弱，防御功能减退，故体征不典型，体温和白细胞升高均不明显，容易延误诊断和治疗。加之老年人常伴发心脑血管疾病、糖尿病、肾功能不全等，使病情更趋复杂严重。一旦诊断应及时手术，同时注意处理伴发的内科疾病。

五、AIDS/HIV 感染患者的阑尾炎

临床表现和体征与正常患者相似但不典型。因免疫功能缺陷，白细胞常不升高，B超和CT检查有助于诊断。确诊后应及早手术，如炎症播散或穿孔后严重威胁患者生命。不应将AIDS和HIV感染者视为阑尾切除的手术禁忌证。

第五节 慢性阑尾炎

大部分慢性阑尾炎（chronic appendicitis）为急性阑尾炎迁延而来，少数开始即为慢性阑尾炎过程。主要病变特点为阑尾壁不同程度纤维组织增生及慢性炎性细胞浸润。黏膜层和浆肌层中主要以淋巴细胞和嗜酸性粒细胞替代了急性炎症时的多形核白细胞，镜下还可见阑尾壁内的异物巨细胞。慢性纤维化的阑尾壁因管壁硬且厚、腔径狭小不规则，加之淋巴组织增生、粪

石阻塞，严重影响阑尾排空，腔内压力升高压迫壁内神经而产生痛感。

患者多有急性阑尾炎发作史，时常右下腹疼痛，或仅有隐痛或不适。可再次急性发作或反复发作，腹部压痛相对固定和恒定。X 线钡剂灌肠可见阑尾不充盈或充盈不全，管腔狭窄、不规则，72 小时后仍有钡剂残留，即可诊断慢性阑尾炎。慢性阑尾炎诊断明确者，仍以手术切除阑尾为宜。手术既作为治疗手段，也可作为最后明确诊断的措施。如手术发现阑尾增生变厚、系膜缩短变硬，阑尾扭曲，周围严重粘连，则可证实术前慢性阑尾炎的诊断。如发现阑尾基本正常，炎症程度与临床表现不符，则应怀疑慢性阑尾炎的诊断。此时，应详细探查临近有关器官，做相应的处理。

第六节　阑尾肿瘤

阑尾肿瘤非常少见，占阑尾疾病的 0.5%～1.0%。术前诊断率低，多于阑尾切除术或尸检时发现，可分为类癌、腺癌、囊性肿瘤。

一、阑尾类癌

阑尾类癌起源于阑尾黏膜深层的嗜银细胞，占胃肠道类癌的 45%，占阑尾肿瘤的 90%。几乎总是在阑尾切除术时发现，3/4 位于阑尾尖端，为 1～2cm 的黄褐色质硬肿物，边界清晰，临床表现难以与急慢性阑尾炎区别。阑尾类癌恶性度低，淋巴结转移率仅 0.4%，发现后应手术切除：肿瘤直径小于 1cm 时施行阑尾切除术；直径大于 2cm、侵及盲肠、阑尾系膜、回盲部或有可证实的淋巴结转移时，应行右半结肠切除术，术中其他转移灶亦应切除。患者 5 年生存率可大于 50%。

二、阑尾腺癌

阑尾腺癌十分少见，发现时约半数已为晚期，淋巴结转移率很低，仅为 0.4%，可侵犯肠系膜或腹膜。病变起源于阑尾黏膜的腺上皮，可分为结肠型和黏液型，临床表现并无特异性，类似急、慢性阑尾炎或右结肠癌，较大时可扪及右下腹包块，钡餐 X 线检查示盲肠外肿物，处理原则同右半结肠癌，须行根治性右半结肠切除术。黏液型腺癌的预后优于结肠型。

三、阑尾囊性肿瘤

阑尾囊性肿瘤包括阑尾黏液囊肿和假性黏液瘤。前者是一种潴留性囊肿，而非真性肿瘤，是因阑尾腔梗阻后，其黏膜上皮不断分泌黏液，潴留于阑尾腔而形成。阑尾黏液囊肿 75%～85% 为良性囊腺瘤，少数为囊腺癌，临床表现与阑尾炎相似。钡餐 X 线检查可发现回肠-盲肠间隙扩大，边缘压迹光滑，囊壁可有钙化，应手术切除。假性黏液瘤的发病率为黏液囊肿的 1/10，是阑尾的真性肿瘤，由阑尾分泌黏液的细胞在腹腔内种植形成。假性黏液瘤可发生广泛腹腔种植，引起粘连性肠梗阻，但不转移至肝及淋巴结。假性黏液瘤应手术彻底、完整切除肿块，包括已种植的组织或器官。

（王树卿）

第二十四章 结、直肠与肛管疾病

第一节 解剖生理概要

一、结肠、直肠和肛管解剖

（一）结肠

结肠包括盲肠、升结肠、横结肠、降结肠和乙状结肠，下接直肠。成人结肠全长平均约150cm（120～200cm）。结肠各部的直径不一，自盲肠端的7.5cm依次递减为乙状结肠末端的2.5cm。结肠有三个解剖标志，即结肠袋、肠脂垂和结肠带。盲肠以回盲瓣为界与末端回肠相连接。回盲瓣具有括约功能，可防止结肠的内容物逆流入回肠，也可阻止回肠内容物过快进入结肠。由于回盲瓣的存在，结肠梗阻易发展为闭袢性肠梗阻；另一方面，在短肠综合征中，保留回盲瓣可使短肠具有较好的代偿能力。盲肠为腹膜内位器官，故有一定的活动度，其长度在成人约为6cm，盲肠过长时易发生扭转。升结肠与横结肠交界段称为结肠肝曲，横结肠与降结肠交界段成为结肠脾曲，肝曲和脾曲是结肠相对固定的部位。升结肠和降结肠为腹膜间位器官，前面及两侧有腹膜覆盖，后面以疏松结缔组织与腹腔后壁相贴，故其后壁穿孔时可引起严重的腹膜后感染。横结肠和乙状结肠为腹膜内位器官，完全为腹膜包裹，是结肠中活动度较大的部分，乙状结肠系膜过长时易发生扭转。结肠的肠壁由外到内分为浆膜层、肌层、黏膜下层和黏膜层。

（二）直肠

直肠位于消化道末端，长12～15cm，上方相当于骶骨岬水平，与乙状结肠相连续，沿骶尾骨前面下行，穿过盆膈转向后下，至尾骨平面与肛管相连开口于体外。盆底腹膜反折（peritoneal reflection）距肛缘6～8cm，以其为界可将直肠分为两部分：腹膜反折以上部分的直肠周围被覆浆膜，是腹膜内脏器；腹膜反折以下部分的直肠周围无浆膜，是腹膜外脏器。临床上将直肠分为三段：上1/3直肠前方、侧方有腹膜覆盖；中1/3仅前面有腹膜覆盖；下1/3段则完全位于腹膜外。由于部分直肠位于盆底腹膜以下，传统观点认为直肠没有系膜，其实盆底腹膜以下的直肠仍有完整的系膜。系膜中的神经、血管与脂肪结缔组织由直肠前方的Denonvilliers筋膜（Denonvilliers fascia，DF）及后方的盆筋膜脏层（即直肠深筋膜）包绕，形成一个完整袖套向下延伸至肛提肌（levator ani muscle）。直肠前方，男性为膀胱底部、输精管壶腹部、精囊和前列腺，女性为子宫颈和阴道。直肠和膀胱、阴道之间存在一层筋膜即DF，男性亦称膀胱直肠筋膜，女性称为直肠阴道筋膜，手术游离直肠前壁时应从此筋膜前面往下分离（图24-1-1）。直肠后方是骶骨和尾骨，覆盖骶骨前面的是盆筋膜壁层，称为Waldeyer筋膜，亦称骶前筋膜（图24-1-2），其深面走行着骶正中动、静脉和骶前静脉丛。在Waldeyer筋膜与直肠深筋膜之间为一充满纤维结缔组织的无血管间隙，称直肠后间隙或骶前间隙，为手术游离直肠后壁避免出血的理想间隙。于第4骶骨水平，Waldeyer筋膜与直肠深筋膜融合成一层较坚韧的筋膜，将直肠后壁固定于骶骨，此处是盲目钝性分离引起骶前筋膜撕脱、导致出血的常见部位。在直肠侧方，直肠深筋膜与盆壁内侧下腹下神经丛紧邻，由此发出的支配直肠的神经纤维与直肠周围的血管、纤维结缔组织一起，形成所谓直肠侧韧带，使直肠固定于盆壁，手术时必须将侧韧带切断方可将直肠游离。直肠黏膜紧贴肠壁，其下端由于与口径较小且呈闭缩状态的肛管相连，黏膜呈现 8～10 个隆起的纵行皱襞，称为肛柱。肛柱基底之间有半月形皱襞，称为肛瓣。肛瓣与肛柱下端共同围成的小隐窝，称肛窦。肛管与肛柱连接的部位有三角形的乳头状隆起，称为肛乳头 (anal papilla)。肛瓣边缘和肛柱下端形成一锯齿状的环行线，称齿状线 (dentate line)，是直肠与肛管分界的解剖标志 (图 24-1-3)。

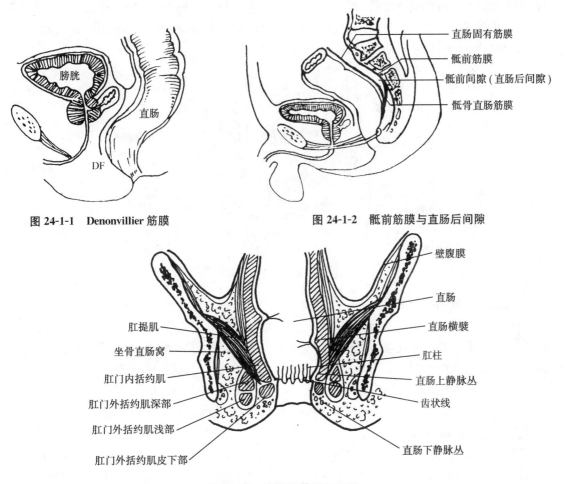

图 24-1-1　Denonvillier 筋膜　　　　　图 24-1-2　骶前筋膜与直肠后间隙

图 24-1-3　直肠肛管纵剖面图

（三）肛管

肛管上自齿状线，下至肛门缘，是消化道的末端。肛管长度及与直肠的分界，解剖学者与外科学者曾有争议。解剖学者认为肛门缘距齿状线 1.5cm，所以肛管长 1.5cm，此为解剖肛管。外科学者为了手术方便，将肛管上界定为肛管直肠环上缘，称为外科肛管，长 3～4cm。齿状线是直肠和肛管的交界线，是重要的解剖标志，约 85% 的直肠肛管疾病发生在齿状线附近，在临床上具有重要意义。齿状线上下的区别在于：①齿状线以上被覆黏膜，受自主神经支配，无疼痛感；齿状线以下被覆皮肤，受阴部内神经支配，痛觉敏锐。所以内痔的治疗必须在齿状线以上进行，累及齿状线以下会导致剧烈疼痛。②齿状线以上由直肠上、下动脉供应；齿状线以下属肛管动脉供应。③齿状线以上的静脉回流经直肠上静脉丛入门静脉；齿状线以下则经直肠下静脉丛通过肛管静脉回流到腔静脉。④齿状线以上的淋巴引流主要汇入腹主动脉周围或髂内淋巴结；齿状线以下的淋巴引流主要汇入腹股沟淋巴结及髂外淋巴结。

（四）直肠肛管肌

直肠的肌层包括外层纵行肌与内层环行肌，直肠环肌在直肠下端增厚而成为肛门内括约肌 (internal anal sphincter)，环绕肛管上 2/3，属于不随意肌，受自主神经支配，有协助排便的功能，但无括约肛门的功能。直肠纵行肌的下端参与肛管直肠环的组成。肛管外有肛门外括约肌（external anal sphincter）和肛提肌，肛门外括约肌是围绕肛管的环行横纹肌，属于随意肌，被直肠纵行肌和肛提肌穿过，分为皮下部、浅部和深部，环绕肛管下 1/3。皮下部位于肛管下端的皮下、肛门内括约肌的下方；浅部位于皮下部的外侧深层；而深部又位于浅部的深面，它们之间有纤维束分隔。肛门外括约肌组成三个肌环：深部为上环，与耻骨直肠肌合并，附着于耻骨联合，收缩时将肛管向上提举；外括约肌浅部肌环为中环，附着于尾骨，收缩时向后牵拉；皮下部为下环，与肛门前皮下相连，收缩时向前下牵拉。三个环同时收缩将肛管向不同方向牵拉，加强肛门括约肌的功能，使肛管紧闭（图 24-1-4）。

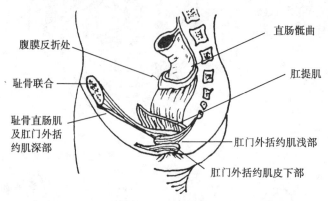

图 24-1-4　肛门括约肌环

肛提肌是直肠周围形成盆底的一层宽薄的肌肉，由耻骨直肠肌、耻骨尾骨肌和髂骨尾骨肌三部分组成。肛提肌起自骨盆两侧壁，斜行向下止于直肠壁下部两侧，左右联合呈向下的漏斗状，属于随意肌，具有承托盆腔脏器、协助排便、括约肛管的功能。肛管直肠环是由肛门内括约肌、直肠纵行肌的下部，肛门外括约肌的浅部、深部及肛提肌的耻骨直肠肌纤维共同组成的肌环，包绕肛管和直肠分界处，距齿状线 1～1.5cm，直肠指检（digital rectal examination）时可以明确触摸到此环，是括约肛管的重要结构，手术切断将引起肛门失禁。

（五）直肠肛管周围间隙

直肠肛管周围间隙即外科解剖间隙，因其间为脂肪结缔组织填充，极易感染形成脓肿。在肛提肌以下的有：肛门周围间隙，位于坐骨肛管隔及肛门周围皮肤之间，左、右两侧可在肛管后相通；坐骨肛门窝，在肛管两侧，坐骨肛管隔与肛提肌之间，肛管后方两侧亦可相通。在肛提肌以上的有：骨盆直肠间隙，在直肠两侧，盆腔腹膜与肛提肌之间，左、右各一；直肠后间隙，又称骶前间隙，位于肛提肌以上、直肠与骶前筋膜之间，与两侧骨盆直肠间隙相通（图 24-1-5）。

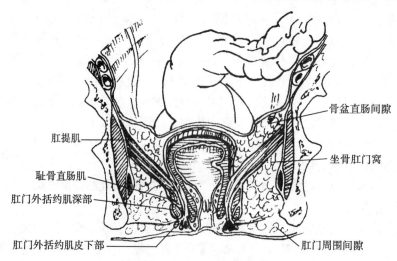

图 24-1-5　直肠肛管周围间隙

（六）结肠、直肠及肛管的血管、淋巴和神经

1. 血管　结肠的供应动脉以脾曲为界，肠系膜上动脉发出的回结肠动脉、右结肠动脉、中结肠动脉供应右半结肠；肠系膜下动脉发出的左结肠动脉与乙状结肠动脉供应左半结肠。静脉与动脉相似，分别经肠系膜上静脉和肠系膜下静脉汇入门静脉。直肠、肛管的动脉供应以齿状线为界，其上由肠系膜下动脉的终末支直肠上动脉和来自髂内动脉的直肠中动脉及骶正中动脉供应；其下由来自两侧阴部内动脉的肛管动脉（又称直肠下动脉）来供应。齿状线上下动脉之间有丰富的吻合（图 24-1-6）。直肠、肛管的静脉与动脉伴行，齿状线以上形成上静脉丛，经直肠上静脉、肠系膜下静脉回流至门静脉；齿状线以下的下静脉丛在直肠、肛管外形成肛门静脉和直肠下静脉，分别经阴部内静脉和髂内静脉回流到下腔静脉（图 24-1-7）。

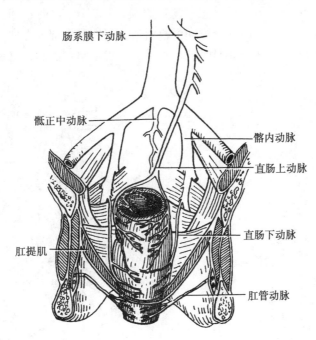

图 24-1-6　直肠、肛管动脉供应

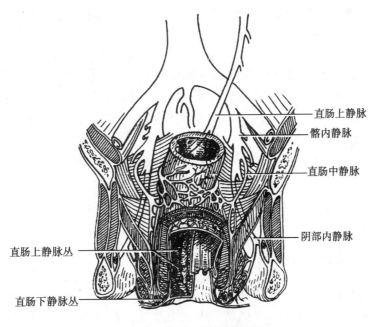

图 24-1-7　直肠、肛管静脉回流

2. 淋巴结　肠的淋巴结分为结肠上淋巴结、结肠旁淋巴结、中间淋巴结和中央淋巴结四组。结肠上淋巴结位于肠壁，常沿肠脂垂分布；结肠旁淋巴结沿边缘血管弓和从弓上发出的短支终末血管排列；中间淋巴结分布于边缘血管弓和结肠血管根部之间；中央淋巴结位于肠系膜上、下动脉根部的周围，前者汇合升结肠、横结肠的淋巴引流，后者汇合降结肠、乙结肠的淋巴引流，再引至腹主动脉周围的腹腔淋巴结。直肠、肛管的淋巴引流有向上、侧方、向下三种途径。向上淋巴引流沿直肠上动脉引至肠系膜下动脉淋巴结，是直肠最主要的淋巴引流途径，收集上、中、下三段直肠的淋巴液；侧方淋巴引流主要沿着直肠中动脉，肛管动脉，膀胱上、下动脉进入髂内淋巴结、髂总淋巴结引至腹主动脉淋巴结，主要收集来自腹膜反折以下直肠及肛管淋巴结；向下淋巴引流沿肛管周围皮肤到腹股沟淋巴结，仅引流来自齿状线以下肛管的淋巴液。并非直肠各段均有三个方向的淋巴引流，腹膜反折以上的直肠一般只有向上淋巴引流，腹膜反折以下直肠则有向上和侧方两个方向淋巴引流，只有肛管部才有向上方、侧方和下方三个方向的淋巴引流。淋巴引流的规律是直肠癌根治行淋巴结清扫的基础（图 24-1-8）。

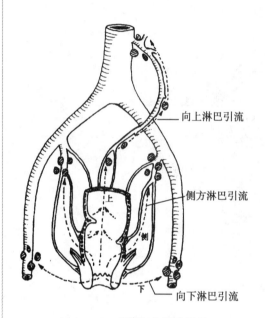

图 24-1-8　直肠肛管淋巴引流

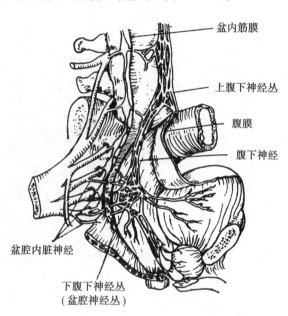

图 24-1-9　盆腔的自主神经

3. 神经支配　结肠的副交感神经来源不同，迷走神经支配右半结肠，盆腔神经支配左半结肠。交感神经纤维则分别来自肠系膜上和肠系膜下神经丛。直肠由交感神经和副交感神经支配。来自 T_{11} 至 L_4 的交感神经纤维在腹主动脉分叉处形成上腹下神经丛，该丛在腹主动脉分叉下方向左右分开，走行于髂内血管内侧，称为腹下神经，最后在两侧直肠侧韧带旁与来自第 2～4 骶神经的副交感神经混合形成下腹下神经丛，又称为骨盆神经丛（图 24-1-9）。盆腔交感神经和副交感神经协同作用维持正常的排尿与性功能：交感神经维持贮尿、射精，副交感神经支配排尿、勃起。直肠癌根治术保留自主神经即指保留上述交感与副交感神经。肛管及其周围外括约肌主要由来自第 2～4 骶神经的阴部神经支配，其内含有脊神经的分支，对疼痛感觉异常敏锐。

二、结肠、直肠和肛管生理

结肠有消化、吸收、储存、分泌和排泄功能。结肠不产生消化酶，但含有大量细菌，其消化作用是通过细菌的发酵来完成的。结肠的吸收功能以右半结肠为主，主要吸收水分、电解质、葡萄糖、尿酸和胆汁酸等。结肠黏膜内含有杯状细胞，分泌碱性的黏液，能保护黏膜，润滑粪便，以利粪便推进。结肠运动将结肠内储存的粪便向远端推进。结肠运动受多因素调节。直肠的主要功能为排便，其下段是排便反射的始发部位。粪便进入直肠后，膨胀刺激直肠，引起便意和反射性的肛门内括约肌舒张和肛门外括约肌松弛，同时腹压增加使粪便排出体外。直肠还可吸收少量的水、盐和葡萄糖，也可分泌黏液以利排便。肛管除参加排便外，无其他特殊生理功能。

第二节　检查方法

一、检查体位

合适的体位对于直肠肛管疾病的检查十分重要，体位不当可能引起疼痛或遗漏疾病，所以应根据不同的检查目的和患者的身体情况，选择不同的检查体位（图 24-2-1），以保证获取正确、全面的临床资料。

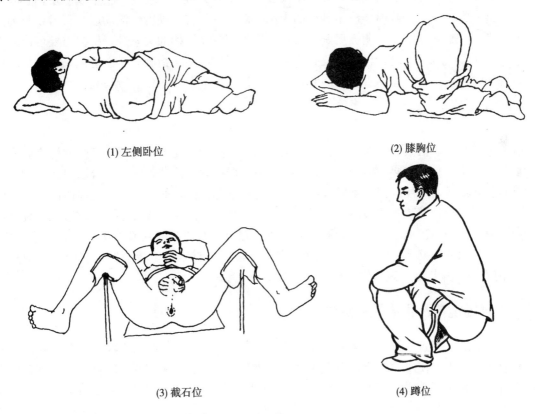

(1) 左侧卧位　　　　(2) 膝胸位

(3) 截石位　　　　(4) 蹲位

图 24-2-1　直肠肛管检查体位

1. 左侧卧位　患者向左侧卧位，左下肢略屈，右下肢屈曲贴近腹部，适用于病重、年老体弱者。

2. 膝胸位　患者两膝关节屈曲，分开跪于检查床上，肘关节及前胸着床，臀部抬高，是检查直肠肛管的常用体位，肛门部显露清楚，肛镜和乙状结肠镜插入方便。

3. 截石位　患者仰卧于检查床上，双下肢抬高并外展，屈髋屈膝，需要做双合诊时选择该体位。

4. 蹲位　患者取下蹲排便姿势，以增加腹压，便于观察直肠脱垂、内痔脱垂、直肠息肉等，仅适用于肛门视诊。

二、肛门视诊

采用合适体位显露肛门后，用双手拇指或示指、中指、环指三指分开臀沟，观察肛门周围有无红肿、血、脓、粪便、黏液、瘘口、外痔、疣状物、溃疡、肿块及直肠黏膜脱垂等。

三、直肠指检

直肠指检是一项简单而重要的检查，对于及早发现直肠肛管肿瘤意义重大，75%～80%的

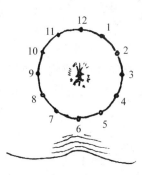

图 24-2-2　肛门时钟定位示意图

直肠癌可以在直肠指检时发现。检查要点包括：检查者戴手套涂以润滑剂后，先检查肛门周围有无肿块、压痛、瘘管、外痔等；然后以示指轻按肛缘使括约肌松弛，缓慢插入示指测试肛管括约肌的松紧度，正常时仅能伸入一指并感到肛门收缩。示指要全部插入直肠，并有次序地从右、前、左、后一圈触诊，顺逆两次，在肛管后方可以触到肛管直肠环；进一步检查直肠壁有无触痛、波动、狭窄及肿块，触及肿物时要确定肿块的大小、形状、位置、硬度、活动度、数目及与前列腺、阴道后壁、宫颈、骶骨等脏器结构的关系等；根据需要可以做双合诊检查；检查完毕抽出手指后应观察指套有无血迹或黏液；一种体位检查有疑问时，应在允许情况下改变体位再行检查。

四、肛门镜检查

除有肛门狭窄、肛裂、妇女月经期或指检时患者已不能耐受的情况外，直肠肛管疾病应常规行肛门镜检查。检查时多用膝胸位，以右手持镜，拇指顶住镜芯，整个镜管涂以润滑剂，左手分开臀沟，用镜芯轻压肛门片刻后缓慢推入。先朝脐孔方向，通过肛管后改向骶凹，在肛门镜全部推进后拔出镜芯，观察镜芯上有无血迹。调好灯光，由深至浅缓慢退出，边退边观察黏膜颜色，有无溃疡、出血、息肉、肿瘤及异物等。在齿状线附近要注意有无内痔、肛瘘内口、肛乳头等。记录肛门周围病变一般采用时钟定位法，并注明体位。膝胸位以肛门后方中点为12点，前方中点为6点；截石位正好相反（图 24-2-2）。

五、直肠镜与乙状结肠镜检查

常用的有硬管型直肠镜、乙状结肠镜，是诊断直肠上段、乙状结肠下段病变的重要检查方法。凡有不明原因的便血、脓便、慢性腹泻、粪便变细、排便习惯改变者应行该项检查。检查前嘱患者排空粪便，必要时可用开塞露协助，采用膝胸位，按肛门镜检查方法将镜管缓慢插入10～15cm后取出镜芯，在光源直视下看见肠腔再推进，一般可放入25～30cm深度。肠镜全部进入后，缓慢退出，边退边环绕肠壁进行观察，注意黏膜色泽，充血程度，有无糜烂、出血点、溃疡、狭窄、肿物，发现肿物应注意肿物大小、部位，有无蒂及表面形态，可疑病变应行组织活检，取材部位应在溃疡或肿物边缘。检查者应动作轻柔，切忌盲目和暴力推进，遇有阻力或患者剧痛时，不要强行检查，以免引起出血、穿孔等并发症。

六、纤维电子结肠镜检查

目前临床应用广泛，不仅能观察到结、直肠的病变，还能进行活检以及结、直肠息肉的电灼摘除、出血点止血、肠吻合口良性狭窄的扩张等治疗。

七、影像学检查

（一）钡剂灌肠或气钡双重造影检查

对肛管及齿状线附近的病变较难显示，对结、直肠内肿瘤和憩室，直肠黏膜脱垂等病变有重要价值。

（二）腔内超声检查

可以观察直肠壁厚度及各层结构，直肠癌时可清楚地显示直肠壁受累的层次，有经验时可探查直肠周围淋巴结情况，进行术前分期。

（三）CT及其三维重建技术

对结、直肠癌的诊断，淋巴结转移情况以及向外侵犯的判断有重要意义，可用于术前分期。

（四）MRI

可用于判断直肠肛管癌浸润扩散范围、分期以及术后复发情况，其矢状位影像有助于了解直肠肿瘤与骶骨、膀胱、前列腺的关系。

（五）正电子发射断层扫描

并非结直肠癌的常规检查方法，但对其肿瘤复发诊断有一定价值。

八、直肠、肛管功能检查

直肠、肛管功能检查的方法主要有直肠和肛管测压、直肠感觉试验和模拟排便试验。

第三节　乙状结肠扭转

乙状结肠扭转（sigmoid volvulus）是乙状结肠以其系膜为中轴发生旋转，导致肠管部分或完全梗阻。乙状结肠是结肠扭转最常见的发生部位，占 65%～75%，其次为盲肠和横结肠。60 岁以上老年人的发生率是年轻人的 20 倍。

【病因与病理】

乙状结肠易发生扭转的解剖学基础：①肠管有较大的活动度。②肠系膜较长，但系膜根部较窄，对造成扭转起着支点的作用。③肠腔内常有粪便积存，由于重力作用，体位突然改变或强烈的肠蠕动可诱发扭转。扭转以逆时钟方向多见，扭转超过 180°可造成肠梗阻；超过 360°则肠壁血运可能受到影响，扭转形成的肠梗阻为闭袢性肠梗阻（图 24-3-1）。

【临床表现】

乙状结肠扭转的主要症状为腹痛和进行性腹胀。临床上分为亚急性（约 80%）和急性（约 20%）两类。

亚急性乙状结肠扭转多见于老年男性，常有慢性便秘史。部分患者曾有类似发作，并随排便、排气而腹痛自行消失的病史。发病大多缓慢，主要表现为中下腹部的持续性隐痛、阵发性加剧和进行性腹胀。查体可见腹部明显膨隆、不对称，有时可触及有压痛的囊性肿块，无显著腹膜刺激征，主要为低位不完全或完全性肠梗阻表现。

急性乙状结肠扭转多见于年轻人，起病急骤，剧烈腹痛，呕吐出现早而频繁，腹胀反而较

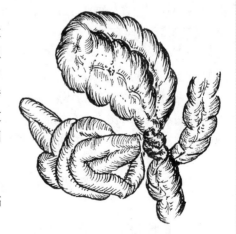

图 24-3-1　乙状结肠扭转

轻，主要为典型的绞窄性低位肠梗阻表现，查体可有腹膜炎体征。

亚急性和急性乙状结肠扭转在症状和体征上有时与远段结肠癌造成的梗阻不易区分，应加以重视。

【诊断】

（一）病史与临床表现

男性老年患者，有长期便秘或既往有类似腹痛史，呈低位肠梗阻表现。部分患者触及左中下腹囊性肿块，应考虑乙状结肠扭转。

（二）X 线及 CT 检查

腹部 X 线检查于左中下腹见充气的巨大乙状结肠肠袢，常可见两个处于不同平面的液-气平面，左、右半结肠可有不同程度积气。钡剂灌肠可见钡剂在直肠与乙状结肠交界处受阻，尖端呈锥形或喙突状。有腹膜刺激症状时禁行此项检查。CT 检查有时可以看到扭转的系膜而作出诊断。

（三）纤维电子结肠镜

对疑为乙状结肠扭转者可明确诊断，并可同时对肠扭转进行复位，而且可排除诱发乙状结肠扭转的肠道病变。

【治疗】

急性乙状结肠扭转的临床表现常与其他严重急腹症混淆，术前不易区别，常需急诊手术探查。治疗应按肠梗阻治疗原则进行处理，包括禁食、胃肠减压、纠正水和电解质平衡失调等。

（一）保守治疗

在无绞窄性肠梗阻表现时，可采取保守治疗，试用非手术复位。具体方法有：

1. 温生理盐水低压灌肠法　复位率不高，为 5%～10%。

2. 乙状结肠插管法　在乙状结肠镜下插入粗导尿管或肛管，有气体液体排出后可固定保留，复位率可达 80%～90%。

3. 纤维电子结肠镜复位　直视下边充气边缓慢插入纤维电子结肠镜，通过扭转部位促使其复位，此法盲目性小，比较安全，成功率亦高。

由于非手术复位的复发率为 55%～90%，且一旦出现绞窄性乙状结肠扭转，死亡率为 50%～70%，故复位后应尽早施行择期手术治疗。

（二）手术治疗

1. 手术适应证　急性乙状结肠扭转有肠坏死及腹膜炎征象；肠腔内出现血性肠内容物；反复发作的乙状结肠扭转；经非手术复位失败。

2. 手术原则　如有肠坏死或积粪较多、污染严重、患者一般情况较差时可行直肠远端闭死，近端乙状结肠切除并行结肠造口，即 Hartmann 手术。如患者一般情况尚好，术中能较好灌洗结肠，可行乙状结肠切除并一期吻合。非手术复位成功后可择期行乙状结肠切除术。

第四节　结、直肠息肉与息肉病

结、直肠息肉（polyps of colon and rectum）泛指结、直肠黏膜上所有向腔内突出和隆起的病变。在未确定其病理性质前统称为息肉，明确病理性质后则按部位直接冠以病理诊断学名称，如结肠管状腺瘤，直肠原位癌，结、直肠炎性息肉等。多发肠息肉并且有特殊临床表现及遗传因素者称为息肉病。

检查方法与诊断：结、直肠息肉无特异性临床表现。小肠息肉可有反复发作的腹痛和肠道出血，甚至发生肠套叠；直肠带蒂样息肉可于排便时自肛门脱出，便后又缩入肛内。直肠息肉可经肛门指检或借助于直肠或乙状结肠镜检查作出诊断，通过使用纤维结肠镜或钡剂灌肠、气钡双重对比造影检查可了解全结肠息肉分布情况。对有家族性、遗传性息肉或息肉病患者可通过家庭随访和定期检查发现新患者。重要的是息肉的取材和病理学诊断。取材应为整个息肉或多处钳取活组织，取材后应标记好息肉的头部、基底和边缘。病理学诊断是确定进一步治疗的关键因素。

1981 年全国大肠癌病理专业会议提出了统一的结、直肠息肉分类方法（表 24-4-1）。

表 24-4-1　结、直肠息肉分类方法（1981 年全国大肠癌病理专业会议）

	单发	多发
新生物性 （肿瘤性）	管状腺瘤 绒毛状腺瘤 管状绒毛状腺瘤	家族性（或非家族性）结肠腺瘤病 Gardner 综合征 Turcot 综合征
错构瘤性	幼年性息肉 Peutz-Jeghers 息肉	幼年性息肉病 Peutz-Jeghers 综合征
炎症性	炎性息肉 血吸虫性息肉 良性淋巴样息肉	假息肉病 多发性血吸虫性息肉 良性淋巴样息肉病
化生性	化生性（增生性）息肉	化生性（增生性）息肉病
其他	黏膜肥大性赘生物	

一、结、直肠息肉

1. 新生物性息肉　结、直肠内新生物性息肉就是腺瘤性息肉，是公认的癌前病变。一般认为结、直肠癌大多数经过腺瘤的过程，摘除腺瘤性息肉可减少结、直肠癌发生。结、直肠腺瘤发生率与结、直肠癌发生率的正相关性已得到流行病学的证实。

腺瘤分三种类型，即管状腺瘤（tubular adenoma）、绒毛状腺瘤（villous adenoma）、管状绒毛状腺瘤（tubulovillous adenoma）（亦称混合型腺瘤），其中以管状腺瘤最为多见，发生率分别为 65%～80%、5%～10% 和 10%～25%。广基腺瘤的癌变率较有蒂腺瘤高；腺瘤越大，癌变的可能性越大；腺瘤结构中绒毛状成分越多，癌变的可能性也越大。

2. 非肿瘤性息肉

（1）幼年性息肉：常见于幼儿，是儿童中最常见的大肠息肉，大多在 10 岁以下，尤以 5 岁左右为最多，成人亦可见，有家族倾向。息肉好发于直肠和乙状结肠，多数发生在距肛门 5cm 内的直肠内，呈圆球形，多为单发，通常为有蒂的表面光滑并呈樱桃红色，病理特征为大小不等的潴留性囊腔，是一种错构瘤。虽然错构瘤可以腺瘤样变和癌变，但其发展为结直肠癌的远期危险性与一般人群并无不同，治疗上可经肛门镜及结肠镜予以电灼切除，或在直肠指检触及的息肉的蒂部结扎。对于息肉小且位置较高而患儿不能合作者，科暂不予以处理，而予随访观察，因为极有可能自行脱落。

（2）炎性息肉：最多见于溃疡性结肠炎、血吸虫病、Crohn 病、肠阿米巴等慢性炎症刺激所形成。往往炎症消退后，息肉可自行消逝，但如慢性炎症不能得到有效的控制，而呈持久的慢性刺激，就有恶变的可能。慢性溃疡性结肠炎具有极高的癌变率，而 Crohn 病亦有癌变的可能，因此，应视为癌前病变慎重处理。

二、结、直肠息肉病

（一）家族性腺瘤性息肉病

家族性腺瘤性息肉病（familial adenomatous polyposis，FAP）是一种常染色体显性遗传性疾病，表现为整个大肠布满大小不一的腺瘤，如不及时治疗，终将发生癌变。但它不是先天性疾病，出生时肠内并无腺瘤，常随青春发育逐渐出现。患者的下一代中约 50% 有罹患的危险。另 50％未受罹的子女将不再遗传。一般认为 40 岁尚未出现腺瘤者，虽有家族史，亦不会再出现腺瘤。由于此病与性染色体有关，因而父母都有遗传本病给下一代的可能。

目前认为 APC 基因是 FAP 的致病基因。1986 年 APC 基因首次由 Herrera 在一位患有直肠肿瘤患者染色体上发现。研究表明表明 APC 基因突变不仅与 FAP 发生有关，而且涉及非 FAP 的散发性结直肠肿瘤。APC 基因突变发生于小于 1cm 腺瘤的事实，提示 APC 基因突变是结直肠肿瘤发生过程中的早期事件。

1. 病理学特点　①多发性：一般在 100 个以上，可多发 5000 个，平均 1000 个。②多形性：不但大小不一，约 90％＜0.5cm，仅 1％＞1cm，在同一病例中，息肉的形态结构、细胞分化上也有很大差异。③癌变率 100％：FAP 是公认的癌前病变，若不予以及时治疗，几乎肯定发生癌变。

2. 诊断标准　诊断方法治疗以硬管乙状结肠镜和纤维结肠镜为主。诊断家族性腺瘤性息肉病必须符合下列条件之一：①腺瘤数＞100 个；②具有遗传倾向（家族史）的人，腺瘤数＞20 个。

3. 治疗　由于 FAP 若不及时治疗，终必癌变。手术切除是唯一有效的治疗措施。理想的手术时间在 20 岁以前，最好是 14～15 岁。一旦确诊，即行手术。手术方式可选择：结直肠全切除、永久性回肠造口术、结肠全切除直肠吻合术和结直肠次全切除升结肠直肠吻合术、结肠全切除、直肠黏膜剥离、回肠袋肛管吻合术。

（二）Peutz-Jeghers 综合征

Peutz-Jeghers 综合征（PJS 综合征）亦称黑斑息肉综合征，是一种少见的显性遗传性疾病，特点为胃肠道多发性息肉伴口腔黏膜、口唇、口周、肛周及双手指、掌、足底有黑色素沉着。以小肠息肉为主，约 30％的患者有结、直肠息肉，而这种息肉在组织学上为错构瘤。

1. 临床特征　以青少年高发，少数可至老年才发病，两性差别不显著，临床上具有三大特点：①全胃肠道的多发性息肉：与 FAP 相比，数目少，而息肉较大，大的息肉容易发生出血、梗阻及恶变。②遗传性、家族性发病：鉴于 PJS 是一种常染色体显性遗传疾病，在父母中必有一人是 PJS 患者，因此从安全的角度而言，凡父母患有 PJS 者其子女即使无 PJS，还是以不要生育为妥。③皮肤和黏膜出现黑色素斑：黑色素斑的出现可早于息肉，最好发部位是口唇，口脸周围，颊部、腭黏膜，手指和足趾末端，手掌与足的跖面，其次是鼻唇内，色素斑的色泽为黑色、黑蓝色、棕色和棕黄色，可呈圆形、椭圆形、长条形或不规则形，色素斑不会高出皮肤，无毛发，无瘙痒，大小 1～4mm，不会恶变。

2. 治疗　治疗的目标是清除息肉，与 FAP 不同，因为息肉布满全胃肠道，无法简单地采用肠切除来解决，又不能通过内镜完全予以摘除，因此需要根据具体情况，采用内镜与手术相结合的方法治疗。

第五节　结、直肠癌

结、直肠癌（carcinoma of colon and rectum）是常见的恶性肿瘤，在世界范围内其发病率和死亡率均位于恶性肿瘤的第三位。据 2002 年的一组中国结、直肠癌的流行病学统计，其发病率和死亡率在我国总体位于恶性肿瘤的第五位。流行病学方面，中国人结、直肠癌与西方人比较有三个特点：①直肠癌比结肠癌发病率高，为 1.5～2∶1；②低位直肠癌在直肠癌中所占比例高，约占 70％，大多数直肠癌可在直肠指检时触及；③青年（＜30 岁）比例较高，约占 15％。但近几十年来，随着人民生活水平的提高及饮食结构的改变，结肠癌比例亦逐渐增多。直肠癌的发病率比较稳定，而结肠癌的发病率上升较快。

结肠癌根治性切除术后 5 年生存一般为 60％～80％，直肠癌为 50％～70％。TNM 分期 I 期的患者根治性切除术后的 5 年生存率可达 90％以上，而 IV 期的患者小于 10％。

【病因与病理】

（一）病因

结、直肠癌的发病原因尚不清楚，可能与下列因素有关。

1. 饮食与致癌物质　统计资料表明，结、直肠癌发病率高的国家，其人均动物蛋白质、动物脂肪的消费量大，呈正相关。高脂、高蛋白食物能使粪便中甲基胆蒽物质增多，动物实验已表明甲基胆蒽可诱发结、直肠癌。饮食纤维与结、直肠癌的发病率也有密切关系。调查资料显示，结、直肠癌高发区人的每天平均粪便重量比低发区轻。饮食纤维内的戊糖具有很强的吸水能力，所以高纤维饮食的摄入可增加粪便的单位体积重量，使得粪便通过肠道速度加快，减少肠道中有害物质的形成及活性，缩短致癌物质与肠黏膜的接触时间。

动物实验表明二甲基肼可以诱发大鼠的结、直肠癌。肉类、鱼类食物高温烹调产生的热解物中含有多种能诱发大鼠结、直肠癌的诱变剂和致癌物质。流行病学研究发现人群钙和维生素D摄入量与结、直肠癌发病存在负相关。

2. 结、直肠的慢性炎症（如溃疡性结肠炎）、血吸虫病使肠黏膜反复破坏和修复而发生癌变。

3. 遗传因素　根据流行病学调查，日本、中国人移居美国和欧洲后，结、直肠癌发病率明显上升，因此可以推测结、直肠癌的发生可能与环境有关。

近年来研究发现遗传性非息肉性结直肠癌（hereditary non-polyposis colorectal cancer，HNPCC）家族成员有错配修复基因突变，而家族性腺瘤性息肉病（FAP）家族成员中80%发生APC（adenomatous polyposis coli）基因突变，表明了基因突变与缺失等遗传因素在直肠癌发生中的重要作用。

4. 癌前病变　如结、直肠腺瘤，尤其是绒毛状腺瘤更为重要。人们已逐渐接受了结、直肠癌并非是在结、直肠黏膜上突然发生的病变的观点，而是通过"正常黏膜-腺瘤-癌变"这样一种顺序发展的规律。

5. 其他　以往曾患结、直肠癌的人群再次患结、直肠癌的风险较正常人高。在女性曾患乳腺癌、卵巢癌和宫颈癌的患者中，发生结、直肠癌的风险亦较正常人高。妇科肿瘤患者接受过放疗者发生结、直肠癌的概率较正常人高2～3倍。且40岁以后逐年上升。

（二）病理

1. 大体分型　大肠癌的大体形态随病期不同。

（1）早期结、直肠癌：指癌组织局限于结直肠黏膜层及黏膜下层者，大体形态分为息肉隆起型、扁平隆起型及扁平隆起伴浅表溃疡型。临床不易发现。

（2）进展期结、直肠癌：可分为三型：①肿块型：又称菜花型，肿瘤向肠腔内生长，瘤体一般较大，菜花状，呈球形或半球形，向周围浸润少，转移较晚，预后较好；②溃疡型：最多见，占直肠癌的50%以上。肿瘤向肠壁深层生长并向周围浸润，多为圆形或卵圆形，早期即可有溃疡形成，表现为中央凹陷，边缘凸起，易发生出血、感染或穿孔，转移较早，预后较差；③浸润型：又称狭窄型，肿瘤沿肠壁内浸润性生长，表现为肠壁弥漫性增厚，肠腔狭窄，转移早，浸润广，预后差。

右半结肠的肿瘤以隆起型及局限溃疡型为多见，而左半结肠癌则以浸润型为多见，且常可导致肠管的环形狭窄。

2. 组织学分类

（1）腺癌：结、直肠腺癌细胞主要是柱状细胞、黏液分泌细胞和未分化细胞，进一步分类主要为管状腺癌和乳头状腺癌，占75%～85%，其次为黏液腺癌，占10%～20%。①管状腺癌：是最为常见的组织学类型，癌细胞排列呈腺管或腺泡状排列。根据其分化程度可分为高分化腺癌、中分化腺癌和低分化腺癌。②乳头状腺癌：癌细胞排列组成粗细不等的乳头状结构，乳头中心索为少量血管间质。③黏液腺癌：由分泌黏液的癌细胞构成，癌组织内有大量黏液为其特征，恶性程度较高。④印戒细胞癌：肿瘤由弥漫成片的印戒细胞构成，胞核深染，偏于胞浆一侧，似戒指样，恶性程度高，预后差。⑤未分化癌：癌细胞弥漫呈片或团状，不形成腺管状结构，细胞排列无规律，癌细胞较小，形态较一致，预后差。

（2）腺鳞癌：亦称腺棘细胞癌，肿瘤由腺癌细胞和鳞癌细胞构成。其分化多为中度至低度。腺鳞癌和鳞癌主要见于直肠下段和肛管，较少见。

结、直肠癌可以一个肿瘤中出现两种或两种以上的组织类型，且分化程度并非完全一致，这是结、直肠癌的组织学特征。

3. 组织学分级（Broders 分级） 按癌细胞分化程度分为四级：

Ⅰ级：75%以上癌细胞分化良好，属高分化癌，呈低度恶性。

Ⅱ级：25%～75%的癌细胞分化良好，属中度分化癌，呈中度恶性。

Ⅲ级：分化良好的癌细胞不到25%，属低分化癌，高度恶性。

Ⅳ级：为未分化癌。

4. 扩散和转移

（1）直接浸润：结、直肠癌可向三个方向浸润扩散，即肠壁深层、环状浸润和沿纵轴浸润。结肠癌向纵轴浸润一般局限在5～8cm 内，直肠癌沿纵轴向下浸润发生较少。多组大样本临床资料表明：直肠癌标本向远侧肠壁浸润超过2cm 的在1%～3%，下切缘无癌细胞浸润的前提下，切缘的长短与5年生存率、局部复发无明显相关，说明直肠癌向下的纵向浸润很少，这是目前保肛术的手术适应证适当放宽的病理学依据。估计癌肿浸润肠壁一圈需1.5～2年。直接浸润可穿透浆膜层侵入邻近脏器（如肝、肾、子宫、膀胱等），下段直肠癌由于缺乏浆膜层的屏障作用，易向四周浸润，侵入附近脏器（如前列腺、精囊、阴道、输尿管等）。

（2）淋巴转移：为主要转移途径。引流结肠的淋巴结分为四组：①结肠上淋巴结；②结肠旁淋巴结；③中间淋巴结；④中央淋巴结。通常淋巴转移呈逐级扩散，少数可出现跳跃式转移。

直肠癌的淋巴转移分三个方向：①向上沿直肠上动脉、腹主动脉周围的淋巴结转移；②向侧方经直肠下动脉旁淋巴结引流到盆腔侧壁的髂内淋巴结；③向下沿肛管动脉、阴部内动脉旁淋巴结到达髂内淋巴结。

近几年的研究发现无论直肠癌肿瘤位置高低，其淋巴转移的规律是：①肿瘤位于腹膜反折以上，其淋巴转移方向只有向上；②肿瘤位于腹膜反折以下，其淋巴转移方向仍是向上，可有向侧方的淋巴转移。但当向上的淋巴管被阻塞时，才有可能逆行向下转移；③只有肛管癌才有向上方、侧方和下方三个方向淋巴转移。

（3）血行转移：癌肿侵入静脉后沿门静脉转移至肝，也可转移至肺、骨和脑等。结、直肠癌手术时有10%～20%的病例已发生肝转移。结、直肠癌致结肠梗阻和手术时的挤压，易造成血行转移。

（4）种植转移：腹腔内播散，最常见为大网膜的结节和肿瘤周围壁腹膜的散在砂粒状结节，亦可融合成团块，继而全腹腔播散。在卵巢种植生长的继发性肿瘤，称 Krukenberg 肿瘤。腹腔内种植播散后产生腹水。结、直肠癌如出现血性腹水多为腹腔内播散转移。

（5）前哨淋巴结：1977 年 Cabana 用淋巴管造影证实引流原发肿瘤的第一个淋巴结是最可能发生肿瘤转移的淋巴结，称为前哨淋巴结（sentinel lymph node，SLN）。结直肠癌 SLN 的测定可采用术中或术后切除标本，30 分钟内在结、直肠癌标本的 4 个象限的黏膜下注射亚甲蓝，然后在肠系膜内辨认蓝色淋巴管并追踪至蓝染的 SLN。术后尚可依此行病理的免疫组化分析证实肿瘤转移情况。有学者认为该淋巴结对判断预后有帮助。

5. 临床分期

（1）Dukes 分期：1932 年提出结、直肠癌 Dukes 分期的基本原则为国际所公认，称 Dukes 分期，但之后出现了不少改良 Dukes 分期法已与原始含义有很大出入，各家报道结果无法进行比较。为此，1978 年我国第一次大肠癌科研协作会议提出了大肠癌临床病理分期的改良方案作为全国统一使用标准，这一改良方案的特点是保持了 Dukes 原始分期中各期的含义，然后再细分。具体如下。

A 期：肿瘤局限于肠壁，且无淋巴结转移

A_0：肿瘤局限在黏膜

A_1：肿瘤侵及黏膜下

A_2：肿瘤侵犯肌层

B 期：肿瘤穿透肠壁，侵进邻近组织结构或器官，但能切除，且无淋巴结侵犯。

C 期：无论肿瘤局部浸润范围如何，已有有淋巴结转移者。

C_1：肿瘤附近淋巴结有转移。

C_2：肠系膜上或下血管根部淋巴结有转移。

D 期：远处器官如肝、肺、骨、脑等发生转移；远处淋巴结如锁骨上淋巴结或主动脉旁淋巴结有转移；肿瘤广泛浸润邻近器官已无法全部切除或形成冰冻骨盆；腹膜腔内有广泛播散者。

（2）TNM 分期：1978 年美国癌症分期和疗效总结联合委员会（AJCC）建议的 TNM 分期方法在国际抗癌联盟（UICC）得到认可和推荐。现多采用 2002 年 AJCC/UICC 的 TNM 分期法对结直肠癌进行分期，并指导治疗和判断预后。

T　原发肿瘤

T_X　原发肿瘤无法评价

T_0　未发现原发肿瘤

Tis　原位癌：上皮内或侵犯固有膜

T_1　肿瘤侵犯黏膜下层

T_2　肿瘤侵犯固有肌层

T_3　肿瘤通过固有肌层到达浆膜下层，或侵及无腹膜的结肠或直肠周组织

T_4　肿瘤侵犯其他组织或结构并且（或）脏腹膜穿孔

N　区域淋巴结

Nx　区域淋巴结无法评价

N_0　无区域淋巴结转移

N_1　转移限于 1～3 个区域淋巴结

N_2　转移大于或等于 4 个区域淋巴结

M　远处转移

M_X　远处转移无法评价

M_0　无远处转移

M_1　有远处转移

分期	TNM		Dukes
	Tis	N_0　M_0	
Ⅰ	T_1	N_0　M_0	A
	T_2	N_0　M_0	A
ⅡA	T_3	N_0　M_0	B
ⅡB	T_4	N_0　M_0	B
ⅢA	T_1～T_2	N_1　M_0	C
ⅢB	T_3～T_4	N_1　M_0	C
ⅢC	AnyT	N_2　M_0	C
Ⅳ	AnyT	AnyN　M_1	D

【临床表现】

结、直肠癌早期无明显症状，肿瘤生长到一定程度，依其生长部位不同而有不同的临床表现。

（一）右半结肠癌的临床表现

右侧结肠在解剖上具有腔大、壁薄的特征，内容物多呈液状，病理学上以隆起型病变为多见，此类病变的恶性程度较低，发展患者，临床表现主要为：

1. 腹痛　右半结肠癌患者70%～80%有腹痛，多为隐痛。

2. 贫血　因癌灶的坏死、脱落、慢性失血而引起，有50%～60%的患者血红蛋白低于100g/L。

3. 腹部肿块　腹部肿块亦是右半结肠癌的常见症状。腹部肿块同时伴梗阻的病例临床上并不多见。

（二）左半结肠癌的临床表现

左侧结肠腔较细，肠腔内容物多呈半固体状，病理学上以浸润性多见，易致肠腔狭窄和梗阻，临床表现主要为：

1. 便血、黏液血便　70%以上患者可出现便血或黏液血便。

2. 腹痛　约60%患者出现腹痛，腹痛可为隐痛，当出现梗阻表现时，亦可表现为腹部绞痛。

3. 腹部肿块　40%左右的患者可触及左下腹肿块。

（三）直肠癌的临床表现

1. 直肠刺激症状　便意频繁，排便习惯改变，便前有肛门下坠感，伴里急后重、排便不尽感，晚期有下腹痛。

2. 肠腔狭窄症状　癌肿侵犯致肠管狭窄，初时粪便变形、变细，严重时出现肠梗阻表现。

3. 癌肿破溃感染症状　粪便表面带血及黏液，甚至脓血便。

此外，癌肿侵犯前列腺、膀胱时，可出现尿频、尿痛、血尿等表现。侵犯骶前神经可出现骶尾部持续性剧烈疼痛。

【辅助检查】

检查应遵循由简到繁的步骤进行。常用方法有以下几项：

1. 粪便潜血　检查大规模普查时或对高危人群作为结、直肠癌的初筛手段，阳性者需做进一步检查。

2. 肿瘤标记物　对结、直肠癌诊断和术后监测较有意义的肿瘤标记物是癌胚抗原（carcino-embryonic antigen，CEA）。大量统计资料表明大肠癌患者的血清CEA水平与Dukes分期呈正相关，与大肠癌预后有一定关系，作为早期直肠癌的诊断则缺乏价值。CEA主要用于术后监测复发，但作为对术前不伴有CEA升高的结、直肠癌患者术后监测复发的指标仍存在争议。

3. 直肠指检　是诊断直肠癌最简便而又最重要的方法，80%的直肠癌可经直肠指检发现。指检可以触及质地坚硬、表面不平的肿块或溃疡，或肠壁增厚狭窄，指套可血染，即使直肠指检未触及肿物，但指套血染则应高度怀疑结、直肠癌的可能，是一具有重要诊断意义的阳性发现。触及肿块时应注意肿块离肛门的距离、位置、质地、活动度，与前列腺、阴道、子宫及骶骨的关系。对女性患者应同时行直肠、阴道指检。指检阴性时，应做进一步检查。直肠指检是诊断直肠癌最重要的方法。我国直肠癌中约75%为低位直肠癌，大多能在直肠指检时触及。因此，凡遇患者有便血、排便习惯改变、粪便变形等症状均应行直肠指检。

4. 内镜检查　包括直肠镜、乙状结肠镜和结肠镜检查。内镜检查时可取病理活检明确病变性质，一般主张行纤维全结肠镜检，可避免遗漏同时性多源发癌和其他腺瘤的存在，但肠镜对于病变的定位较差。直肠指检与纤维全结肠镜检是结、直肠癌最基本的检查手段。

5. 影像学检查

（1）钡剂灌肠：是结肠癌的重要检查方法，结肠癌与良性腺瘤的区别主要在于后者不破坏黏膜结构，亦无浸润，故同样充盈缺损其表面光滑，边缘整齐，结肠袋存在，肠腔亦无狭窄。

（2）腔内超声：用腔内超声探头可探测癌肿浸润肠壁的深度及有无侵犯邻近脏器，有经验者还可探测直肠癌周围淋巴结情况，做术前分期。

（3）CT：可以了解直肠和盆腔内扩散情况，局部淋巴结有无转移以及有无侵犯膀胱、子宫及盆壁，是术前常用的检查方法。也可判断肝、腹主动脉旁淋巴结是否有转移。

（4）MRI：对直肠癌术后盆腔、会阴部复发的诊断较优于CT。

【治疗】

（一）手术治疗

外科手术切除仍然是结、直肠癌的主要治疗方法。但近年来随着抗肿瘤新药的诞生，以及基因靶向治疗药物的应用，结、直肠癌的治疗更趋向于以外科手术为主的多学科综合治疗。结肠癌手术切除的范围应包括肿瘤在内的足够的两端肠段，一般要求距肿瘤10cm，还应包括切除区域的全部系膜，并清扫主动脉旁淋巴结。直肠癌切除的范围包括肿瘤在内的两端足够肠段（低位直肠癌的下切缘应距肿瘤边缘2cm即可）、全部直肠系膜或至少包括肿瘤下缘5cm的直肠系膜、周围淋巴结及受浸润的组织。由于近年来保留盆腔自主神经（pelvic autonomic nerve preservation, PANP）、全直肠系膜切除术（total mesorectum excision, TME）及全结肠系膜切除CME（complete mesocolic excision）等手术新观念的融入，直肠癌浸润转移规律的重新认识和吻合器的广泛使用，以及新辅助治疗在局部进展期直肠癌中的应用，使直肠癌治疗得到不断完善和发展，有效降低了直肠癌局部复发率，提高了患者的生存率和术后生活质量。

全直肠系膜切除术（total mesorectum excision, TME）：直肠系膜是指盆筋膜脏层所包裹的直肠后方和两侧的脂肪及其结缔组织、血管和淋巴组织。由于骨盆的特殊形状，在直肠上1/3形成膜状结构，中、下1/3是从直肠后方和两侧包裹着直肠，形成半圈1.5～2.0cm厚的结缔组织，外科临床称之为直肠系膜。1982年英国学者Heald等首次提出了全直肠系膜切除术的概念，包括三种含义：①直视下在骶前间隙、盆筋膜脏壁层间锐性分离；②保持直肠系膜完整，即盆筋膜脏层完整性；③切除肿瘤远侧至少5cm的直肠系膜。Heald通过大量直肠癌术后标本发现：30%以上的病例直肠癌系膜中存在着癌细胞，20%在直肠系膜的远侧存在癌细胞播散，播散距离常达4cm。按传统方法进行钝性分离，系膜不能彻底切除，癌细胞可能残留和播散，成为局部复发的主要原因。现在TME已作为中低位直肠癌手术的金标准，其原则为：①直视下锐性解剖直肠系膜周围盆筋膜壁层和脏层之间无血管的界面；②切除标本的直肠系膜完整无撕裂，或在肿瘤下缘5cm切断直肠系膜；③辨认及保护性功能及膀胱功能所依赖的自主神经；④增加保肛手术，减少永久性造口；⑤低位吻合重建，通常用吻合器加结肠贮袋与直肠或肛管吻合。

全结肠系膜切除（complete mesocolic excision, CME）：2009年Hohenberger教授等提出了全结肠系膜切除（complete mesocolic excision, CME）概念。TME阐述了根据胚胎解剖学平面将壁层筋膜与脏层筋膜锐性分离，然而这个"神圣平面"不仅局限于直肠及其系膜，在左侧继续向上延续，其可延伸至乙状结肠及降结肠，至胰腺后方包绕脾、胰头十二指肠、盲肠、升结肠及右侧肠系膜根。结肠的淋巴引流被结肠脏层筋膜包被局限于系膜内，开口于血管根部，CME概念正是基于这个解剖学基础。因此，同TME一样，CME要求直视下锐性游离脏壁层间筋膜间隙，保持脏层筋膜的完整性，完全暴露根部血管，并于根部结扎之，从而最大程度减少肿瘤播散，达到最大的淋巴结清扫范围。从而减低局部复发，提高术后生存率。

1. 结、直肠癌的内镜治疗　①电切：适用于直径<5mm的黏膜内癌，切除的组织可送病

理检查。②套圈切除：适用于有蒂、亚蒂或无蒂的早期结、直肠癌。③黏膜切除：适用于表面型病变，特别是平坦、凹陷型病变。④经肛内镜显微外科手术（transanal endoscopic micro-surgery，TEM）：主要适用于无淋巴转移的早期直肠癌，特别是 T_1 期，对于 T_2 期目前仍持谨慎态度。TEM 优点是手术时间短、创伤小、术中出血少、无皮肤切口、术后恢复快、住院时间短等，可以避免不必要的开腹手术和肠造口手术。但 TEM 对于手术适应证要求严格，并且同腹腔镜一样，TEM 对于技术及设备要求较高，加之我国直肠癌主要以进展期为主，至今在我国还未全面开展起来。

2. 右半结肠癌的手术　右半结肠癌包括盲肠、升结肠、结肠肝曲部癌，都应行右半结肠切除术（right hemicolectomy）。无法切除时可行回结肠-横结肠侧侧吻合，解除梗阻。右半结肠的切除范围包括末端回肠 10～20cm、盲肠、升结肠、横结肠右半部和大网膜（图 24-5-1a）。在根部结扎回结肠动脉、右结肠动脉和中结肠动脉右支。淋巴结的清扫范围包括结扎血管根部的淋巴结及其切除区域系膜的淋巴结。

3. 横结肠癌的手术　由于横结肠肝曲、脾曲癌在治疗上分别采取右半结肠切除术和左半结肠切除术，所以从治疗角度，横结肠癌主要指横结肠中部癌。手术方式为横结肠切除术（transverse colon reaction）（图 24-5-1b）。切除范围包括横结肠及其系膜、部分升结肠和降结肠、大网膜。

4. 左半结肠癌的手术　左半结肠癌包括结肠脾曲、降结肠和乙状结肠癌。其常规手术方式是左半结肠切除术（left hemicolectomy）（图 24-5-1c，d）。部分乙状结肠癌如肿瘤小，位于乙状结肠中部，而且乙状结肠较长，也可行单纯乙状结肠切除术。常规的左半结肠切除术的切除范围应包括横结肠左半、降结肠和乙状结肠及其相应系膜、左半大网膜。

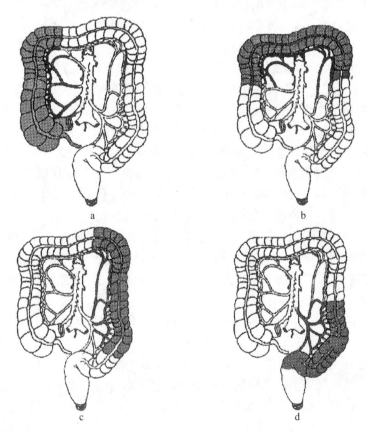

图 24-5-1　结肠手术切除范围

a. 右半结肠切除术；b. 横结肠切除术；c. 左半结肠切除术；d. 乙状结肠切除术

5. 直肠癌的手术 直肠癌根据其部位、大小、活动度、细胞分化程度等有不同的手术方式。

(1) 局部切除术：是指完整切除肿瘤及其周围 1cm 的全层肠壁。它区别于传统的直肠癌根治术，手术仅切除肿瘤原发病灶，不行区域淋巴结清扫，多用于早期癌，亦有根治性切除的含义。

直肠癌具备如下条件者可考虑做经肛门局部切除：①肿瘤距肛缘 8cm 以内；②肿瘤直径< 2.5cm；③<肠壁周径的 30%；④肿瘤为 T_1 或 T_2；⑤组织学类型为高、中分化腺癌者；⑥无血管、淋巴管浸润或神经浸润；⑦治疗前无淋巴结肿大的影像学证据。

局部切除术的手术入路：①经肛门途径；②经骶后途径，包括经骶骨途径（Kraske）和经骶骨旁途径（York-Mason）；③经前路括约肌途径，经阴道后壁切开括约肌和肛管、直肠。显露并切除肿瘤。

(2) 腹会阴联合直肠癌切除术（abdominoperineal resection）：即 Miles 手术，原则上适用于腹膜反折以下的直肠癌。切除范围包括乙状结肠远端、全部直肠、肠系膜下动脉及其区域淋巴结、全直肠系膜、肛提肌、坐骨直肠窝内脂肪、肛管及肛门周围直径约 5cm 的皮肤、皮下组织及全部肛门括约肌（图 24-5-2），于左下腹行永久性结肠造口。

(3) 直肠前切除术（low anterior resection）：即 Dixon 手术或称经腹直肠癌切除术，是目前应用最多的直肠癌根治术，原则上适用于腹膜反折以上的直肠癌（图 24-5-3）。大样本临床病理学研究提示，直肠癌向远端肠壁浸润的范围较结肠癌小，只有不到 3% 的直肠癌向远端浸润超过 2cm。是否选择 Dixon 手术，主要取决于患者的全身情况、肿瘤分化程度、浸润转移范围及肿瘤下缘距齿状线距离。应在术前做好评估，正确判断肿瘤浸润、进展的程度并结合术中具体情况个体化对待。一般要求肿瘤距齿状线 5cm 以上，远端切缘距肿瘤下缘 2cm 以上，以能根治切除肿瘤为原则。由于吻合口位于齿状线附近，在术后的一段时期内患者出现排便次数增多、排便控制功能较差，可通过行结肠"J"形贮袋改善排便功能。

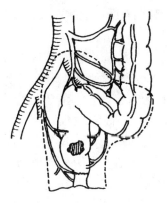
图 24-5-2　Miles 手术切除范围

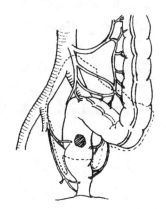
图 24-5-3　Dixon 手术切除范围

(4) 经腹直肠癌切除、近端造口、远端封闭手术：适用于无法进行一期吻合的直肠癌患者或一般条件较差的患者，即 Hartmann 手术。

直肠癌侵犯子宫时，可一并切除子宫，称之为后盆腔脏器清扫。直肠癌侵犯膀胱时，可行直肠和膀胱（男性）或直肠、子宫和膀胱切除（女性），这种手术称全盆腔清扫。

1991 年 Jacobs 等首先报道了腹腔镜结肠癌切除术，1992 年 Kokerling 首次成功地完成了腹腔镜下直肠癌 Miles 根治术。与开腹手术相比，腹腔镜手术具有创伤小、出血少、切口美观、深部视野好等优点，但同时学习曲线长、手术难度高、器械依赖性强也限制着腹腔镜手术的全面开展。

对于腹腔镜手术的治疗效果，自其出现以来就成为了无数学者关注、研究的焦点。对于结肠癌，已有全球的多中心研究证实腹腔镜手术和开腹手术无论从近期并发症还是远期生存率方面均无统计学差异。腹腔镜手术具有术后胃肠功能恢复快、住院时间短的优点，能够达到开腹手术同样的肿瘤根治效果。

而腹腔镜直肠癌手术由于存在新辅助治疗和侧方淋巴结清扫等问题的争论，临床上尚存争议。NCCN（美国国立综合癌症网络）指南 2013 版明确指出，除非用于临床研究，否则不推荐腹腔镜直肠癌手术，但随着近些年大样本随机前瞻研究的陆续报道，已有结果初步证实了腹腔镜直肠癌手术在近期、远期疗效均能达到开腹手术的治疗效果。相信随着之后更多高级别循证医学证据的出现，腹腔镜手术必然会成为结、直肠癌外科的主要术式。

（二）辅助治疗

1. 化疗

（1）术前化疗：已有许多报道显示在术前化疗联合放疗可使肿瘤缩小和降低分期，有利于提高直肠癌保肛手术成功率，降低局部复发率，且对生存期无不利影响。

（2）术中化疗：①肠腔化疗：1960 年 Rousselot 等首先倡导使用术中肠腔内灌注氟尿嘧啶化疗作为辅助治疗；②门静脉化疗：肝是结、直肠癌最常见及最早发生转移的远处脏器。预防肝转移是提高结、直肠癌术后 5 年生存率的关键。具体方法是经肠系膜上静脉分支或胃网膜右静脉插管，手术当天起连续缓慢滴注氟尿嘧啶进行门静脉化疗；③术中温热灌注化疗：结、直肠癌术中腹腔内温热灌注化疗近年受到国内外的重视，临床研究表明可减少肿瘤术后的复发及转移。

（3）术后化疗：目前公认对Ⅲ期的根治性切除术后患者应采用辅助性化疗。化疗方案有多种，常用的方案为：奥沙利铂＋氟尿嘧啶＋亚叶酸钙。对Ⅱ期术后患者的辅助性化疗的有效性尚有争议。

2. 放疗　结、直肠癌的放疗主要是针对直肠癌而言。直肠癌大多数为腺癌，对放射线敏感度较低。放射治疗主要用于：①根治术的辅助治疗。②体外照射加近距离照射用于有禁忌或拒绝做手术的直肠癌患者。③姑息性体外照射治疗用于晚期直肠癌缓解疼痛、改善症状。④术前新辅助放疗。

3. 新辅助治疗　针对于直肠癌术前采取的一些治疗方法统称为新辅助治疗，包括新辅助化疗（neoadjuvant chemotherapy）、新辅助放疗（neoadjuvant radiotherapy）和新辅助放化疗（neoadjuvant chemoradiotherapy）等。新辅助治疗的优点有：①术前放化疗耐受性好，副作用均小于术后放化疗；②降低术后复发、转移发生率，提高无病生存率；③可使肿瘤降期、部分肿瘤可达完全病理学缓解（pathologic complete response，pCR），提高根治效果和保肛率；④减少盆底粘连及放射性小肠损伤的发生率。美国结直肠外科医师协会（American Society Colon & Rectal Surgeons，ASCRS）治疗规范中提出，对Ⅱ期和Ⅲ期直肠癌推荐使用新辅助放化疗，而对于局部晚期不可切除的患者，可行新辅助放化疗后，重新评估可否行手术治疗。

4. 其他辅助治疗　免疫治疗、导向治疗、基因治疗目前仍处于实验室和临床研究阶段，有着良好的应用前景。近年来，靶向治疗药物的诞生和应用，为晚期结、直肠癌患者带来了新的希望。针对血管内皮生长因子（VEGF）和表皮生长因子受体（EGFR）的单克隆抗体（贝伐珠单抗和西妥昔单抗）已在临床上广泛应用，并取得了良好的疗效。NCCN（美国国立综合癌症网络）指南推荐西妥昔单抗联合化疗作为晚期大肠癌 KRAS 基因野生型患者的一线治疗方案，同时推荐应用贝伐珠单抗联合化疗作为 KRAS 基因突变型晚期大肠癌一线治疗方案。

5. 结、直肠癌相关基因检测　随着分子生物学、基因组学的不断发展，结、直肠癌靶向治疗预测指标受到了越来越多的关注，并已逐渐应用于临床治疗当中。KRAS 基因是 EGFR

下游信号通路中重要的分子，40%左右结、直肠癌患者存在 KRAS 基因突变，这些患者不能从抗 EGFR 治疗中获益。BRAF 基因参与调控细胞内多种生物学事件，如细胞生长、分化、调往等，在结、直肠癌中，BRAF 基因突变率约为 15%，其与 KRAS 基因突变相互排斥，即两者突变从不同时出现。同 KRAS 基因突变型一样，BRAF 基因突变型的患者也不能从抗 EGFR 治疗中获益。

靶向治疗仍处于研究发展阶段，治疗前进行相关基因检测对于治疗效果可以起到较好的预测作用，避免了金钱的浪费及病情的延误。

第六节 溃疡性结肠炎的外科治疗

溃疡性结肠炎（ulcerative colitis）是发生在结、直肠黏膜和黏膜下层的一种弥漫性的炎症性病变。人们通常将溃疡性结肠炎和 Crohn 病统称为炎性肠病（inflammatory bowel disease，IBD）。溃疡性结肠炎可发生在结、直肠的任何部位，其中以直肠和乙状结肠最为常见，也可累及结肠的其他部位或整个结肠，少数情况下可累及末段回肠。病变多局限在黏膜层和黏膜下层，肠壁增厚不明显，这是它区别于 Crohn 病的典型病理特征，表现为黏膜的大片水肿、充血、糜烂和溃疡形成。临床上以血性腹泻为最常见的早期症状，多为脓血便，腹痛表现为轻到中度的痉挛性疼痛，少数患者因直肠受累而引起里急后重。

溃疡性结肠炎外科治疗的适应证：中毒性巨结肠、穿孔、出血、难以忍受的结肠外症状（坏疽性脓皮病、肝功能损害、眼的并发症和关节炎、强直性脊柱炎等）及癌变。另外，因结、直肠切除是治愈性的治疗，当患者出现顽固性的症状时也可考虑手术治疗。

中毒性巨结肠是溃疡性结肠炎的严重并发症，表现为急性的结肠炎并伴随明显的结肠扩张。患者多出现高热、剧烈腹痛、腹膜刺激症状和全身中毒表现，多需要急诊外科手术治疗。

溃疡性结肠炎的手术治疗根据病情的不同分为两大类：急诊手术与择期手术。急诊手术适应证包括：大出血、中毒性结肠炎、中毒性巨结肠、肠穿孔和急剧的全身状态变化。择期手术适应证则包括：内科治疗无效的病变广泛病例和慢性反复发作的顽固性溃疡性结肠炎；激素严重依赖且副作用危险性较大者；全结肠型病例；严重局部并发症（狭窄、梗阻、直肠阴道瘘）；严重肠外并发症；患儿明显发育障碍以及证实或疑有不典型增生或癌变者。

手术方式一般而言，溃疡性结肠炎的外科治疗具体选择哪一种术式需要依据：①患者年龄与全身状况；②病变的范围、程度和缓急；③是否存在不典型增生和癌变；④患者对排便节制的要求；⑤肛门括约肌功能；⑥疾病的确诊状况。外科手术主要包括以下三种手术方式。

1. 全结、直肠切除及回肠造口术 早在 20 世纪 30 年代便已选用，是最经典、最彻底的术式。此手术不但彻底切除了病变可能复发的部位，也解除了癌变的危险，因而曾一度成为治疗溃疡性结肠炎手术的金标准及衡量其他手术的基础。该术式一般适用于老年患者、合并直肠癌和不适宜做回肠贮袋手术者。

2. 结肠切除、回直肠吻合术 该手术是 20 世纪 60 年代初期在保留直肠、肛管功能，使患者免除实行回肠造口而采用的，但该手术没有彻底消灭疾病复发的部位和解除癌变的危险。一般而言，年轻人应慎行此手术，术后定期肠镜随诊活检了解直肠黏膜有无不典型增生尤为重要。

3. 结直肠切除、回肠贮袋肛管吻合术（ileal pouch anal anastomosis，IPAA） 该术式引领了溃疡性结肠炎外科治疗由肠造口到保留排便节制功能的肠道重建术式的重大转变，现已成为治疗溃疡性结肠炎和家族性腺瘤性息肉病（FAP）最常用和较为理想的手术选择。通常 IPAA 可一期完成，也有的需做二期或三期手术。回肠贮袋由 2~4 个回肠襻组成。常见的回肠贮袋有"J"形、"S"形、"H"形和"W"形等。该术式的优点是：①切除了所有患病的黏膜，理论上彻底消除了病变复发和癌变的危险；②保留对膀胱和生殖器的副交感神经支配，避免了术后排尿和性功能障碍的发生；③无需永久性回肠造口；④保留肛门括约肌环对排便的控制作用。从手术设计来看，该术式符合外科治愈溃疡性结肠炎所应追求的几乎所有目标，因此该术式是一种较为理想的术式。以下几种情形应视为 IPAA 的禁忌证：肛门括约肌功能低下和远段直肠明显不典型增生，或癌变需切除肛门括约肌者、急症手术条件下以及Crohn病患者。

第七节　直肠脱垂

直肠脱垂指肛管、直肠、甚至乙状结肠下端向下移位。只有黏膜脱出称不完全脱垂，直肠全层脱出称完全脱垂。若脱出部分在肛管直肠腔内称内脱垂；脱出肛门外称为外脱垂。直肠脱垂常见于儿童及老年。

【病因】

直肠脱垂的病因尚不完全明了，认为与多种因素有关。

（一）解剖因素

幼儿发育不良、营养不良患者、年老衰弱者，易出现肛提肌和盆底筋膜薄弱无力；小儿骶骨弯曲度小，直肠呈垂直状；手术、外伤损伤肛门直肠周围肌或神经等因素都可减弱直肠周围组织对直肠的固定、支持作用，直肠易于脱出。

（二）腹压增加

如便秘、腹泻、前列腺肥大、慢性咳嗽、排尿困难、多次分娩等，经常致使腹压升高，推动直肠向下脱出。

（三）其他

内痔、直肠息肉经常性脱出，向下牵拉直肠黏膜，诱发黏膜脱垂。

引起直肠完全脱垂有以下两种学说：①滑动疝学说：因腹腔内压力增高及盆底组织松弛，直肠前凹陷构成疝囊，将直肠前壁推入直肠腔内，经肛管向外脱出；②肠套叠学说：认为直肠脱垂始于肠套叠，正常时直肠上端固定于骶骨岬附近，在腹压增加、盆底松弛等因素影响下，使此固定点受伤，故易在乙状结肠直肠交界处发生肠套叠，反复的套叠与复位使直肠侧韧带和肛提肌受伤，肠套叠不断加重，最后出现直肠脱出肛门外。

【临床表现】

直肠脱垂早期的症状可以不典型，包括肛门不适和排便不尽感。主要症状为长期便秘、排便费力和有肿物自肛门脱出。初发时表现为排便时肛门肿物脱出，便后自行还纳。以后肿物脱出逐渐频繁，体积增大，便后需用手托入肛门内，伴有排便不尽和下坠感。最后在咳嗽、用力甚至站立时亦可脱出。随着脱垂加重，可引起不同程度的肛门失禁，常有黏液流出，致使肛周皮肤湿疹、瘙痒。因直肠排空困难，患者常出现便秘，排便次数增多，呈羊粪样。黏膜糜烂、破溃后有血液流出。内脱垂常无明显症状，偶尔在行肠镜检查时发现。

检查时嘱患者下蹲后用力屏气，使直肠脱出。部分脱垂可见圆形、红色、表面光滑的肿物，黏膜皱襞呈"放射状"；脱出长度一般不超过 3cm；指检仅触及两层折叠的黏膜；直肠指检时感到肛门括约肌收缩无力。嘱患者用力收缩时，仅略有收缩感觉。若为完全性直肠脱垂，表面黏膜有"同心环"皱襞；脱出较长，脱出部分为两层肠壁折叠，触诊较厚；直肠指检时见肛门口扩大，感到肛管括约肌松弛无力；当肛管并未脱垂时，肛门与脱出肠管之间有环状深沟。

乙状结肠镜检可见到远端直肠充血、水肿。排粪造影检查时可见到远端乙状结肠和近端直肠套入远端直肠内。肛门测压可以帮助判断肛门括约肌受损程度，有利于制订合理的外科治疗方案。

【治疗】

直肠脱垂的治疗依年龄、严重程度而不同，主要是消除直肠脱垂的诱发因素。幼儿直肠脱垂以保守治疗为主；成人黏膜脱垂多采用硬化剂注射治疗；成人完全性直肠脱垂则以手术治疗为主。

（一）一般治疗

儿童直肠脱垂是一种自限性疾病，多在5岁前自愈。应养成良好的排便习惯，缩短排便时间。便后立即将脱出直肠复位，取俯卧位，用胶布固定双臀等。成人应积极治疗便秘、咳嗽等引起腹压增高的疾病，以避免加重脱垂程度和手术治疗后复发。

（二）注射治疗

将硬化剂注射到脱垂部位的黏膜下层内。使黏膜与肌层产生无菌性炎症，粘连固定。常用硬化剂为5％苯酚植物油和5％盐酸奎宁尿素溶液。对儿童与老人疗效尚好，但成年人容易复发。

（三）手术治疗

成人完全性直肠脱垂的手术方法很多，原则如下：①切除脱垂的多余肠段；②缩小肛门；③加强、重建和盆底成形；④经腹部对脱垂肠段进行悬吊和固定；⑤闭合、抬高直肠前壁陷凹；⑥修补会阴滑疝。

手术途径有四种：经腹部、经会阴、经腹会阴和经骶部。前两种途径应用较多。

直肠悬吊固定术治疗直肠脱垂疗效肯定。术中游离直肠后，可通过多种方法将直肠、乙状结肠固定在周围组织上，主要为骶前两侧的组织上，注意勿损伤周围神经及骶前静脉丛；可同时缝合松弛的盆底筋膜、肛提肌，切除冗长的乙状结肠、直肠。腹腔镜下直肠悬吊固定术较剖腹直肠悬吊固定术创伤小、恢复快。经会阴手术操作安全，但复发率较高。可将脱出的直肠甚至乙状结肠自肛门直接切除缝合。直肠黏膜脱垂可采用传统的痔环行切除或吻合器痔上黏膜环行切除术（procedure for prolapse and hemorrhoids，PPH）的方法切除脱垂黏膜。年老、体质虚弱者可简单地行肛门环缩术，即用金属线或涤纶带在皮下环绕肛门，2～3个月后取出皮下埋置物，使肛门缩小以阻止直肠脱垂。

第八节　直肠肛管周围脓肿

直肠肛管周围软组织内或其周围间隙内发生急性化脓性感染后形成的脓肿，称为直肠肛管周围脓肿（anorectal abscess）。脓肿切开引流或自行破溃后常形成肛瘘（anal fistula）。直肠肛管周围脓肿是常见的直肠肛管炎症性疾病，是病理过程的急性期表现，肛瘘则为其慢性期表现。

【病因和病理】

绝大部分直肠肛管周围脓肿继发于肛腺的感染。肛腺开口于肛窦，因肛窦开口向上，粪便易进入或损伤肛窦引发肛窦炎，感染延及肛腺后可以通过腺体的管状分支向上、向下及向外沿直肠肛管周围疏松的脂肪结缔组织间隙蔓延、扩散，形成各种不同部位的脓肿。以肛提肌为界可将直肠肛管周围脓肿分为肛提肌下部脓肿和肛提肌上部脓肿，前者包括肛门周围脓肿及坐骨直肠窝脓肿；后者包括骨盆直肠窝脓肿、直肠后间隙脓肿及少见的高位肌间脓肿（图24-8-1）。

少部分感染并不来源于肛腺，可以直接来源于肛裂、血栓性外痔破裂、内痔或直肠脱垂药物注射后，也可继发于肛周皮肤的感染或外伤，极少数还可以来源于结核、溃疡性结肠炎或 Crohn 病等。常见的致病菌有大肠埃希菌、金黄色葡萄球菌、链球菌和铜绿假单胞菌，偶有厌氧菌和结核分枝杆菌，常是多种病菌混合感染。一般而言，大肠埃希菌或厌氧菌感染多来自直肠术后，常有肛瘘形成；金黄色葡萄球菌感染多来自皮肤，术后很少形成肛瘘。这一规律对治疗有参考价值。

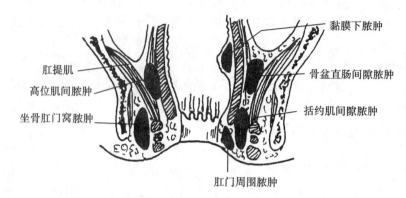

图 24-8-1　直肠肛管周围脓肿发生部位

【临床表现】

（一）肛门周围脓肿

最常见，多由肛腺感染经肛管外括约肌皮下部向外或直接向外扩散而成，常位于肛门后方或侧方皮下部，一般不大，以局部症状为主，主要表现为肛周持续跳动性剧痛，咳嗽、排便或坐下受压时加重，全身感染症状不明显。局部检查可见肛周皮肤红肿，伴有硬结和压痛，可有波动感。如未及时切开，常自行破溃形成低位肛瘘。

（二）坐骨直肠间隙脓肿

较常见，又称坐骨直肠窝脓肿，多由肛腺感染经肛门外括约肌向外扩散到坐骨直肠间隙而成，脓肿范围较肛周脓肿深而广，容量可达 60～90ml。临床主要表现为患侧持续性胀痛，逐渐加重，坐立不安，排便或行走时疼痛加剧，有时有反射性排尿困难和里急后重感，乏力、发热、寒战等全身症状明显。由于感染位置较深，早期局部体征不明显，以后出现患侧红肿，双臀不对称，局部有深压痛。直肠指检可在患侧触及压痛性肿块，甚至有波动感。如未及时切开，可向下穿入肛管周围间隙后经皮肤破溃，形成高位肛瘘。

（三）骨盆直肠间隙脓肿

较少见，又称骨盆直肠窝脓肿，多由肛腺感染或坐骨直肠间隙脓肿向上穿破肛提肌进入骨盆直肠间隙引起，也可由直肠炎、直肠溃疡、直肠外伤等直接引起，由于脓肿位置深在，局部症状多不明显。早期自觉症状为直肠坠胀感，排便时尤感不适，有时有排尿困难。由于该间隙位置深在，间隙较大，早期即可引起较重的发热、寒战、乏力等全身中毒症状，甚至早于局部症状的出现，应引起重视。局部检查肛门周围多无异常，直肠指检可在直肠上部前侧壁外触及肿块隆起，有压痛和波动感。穿刺抽脓和直肠超声检查可协助诊断。

（四）其他

直肠后间隙脓肿和高位肌间脓肿少见，由于位置深在，局部主要表现为会阴部或直肠坠胀感，同时伴有不同程度的全身感染症状。直肠指检可触及疼痛性、波动性包块。

【治疗】

手术切开引流是治疗直肠肛管周围脓肿的主要方法，一旦诊断明确，即应切开引流，这是控制感染及减少肛瘘形成的有效方法。全身应用抗生素、局部理疗或坐浴、口服缓泻剂或液状石蜡可以作为对症的辅助治疗。直肠肛管周围脓肿的切开引流应注意以下几点：①定位要准确：切开引流前应行穿刺抽脓定位，肛管超声亦有助于发现、定位脓肿。②切口要合适：肛周浅部脓肿行放射状切口，深部脓肿行前后方向直切口，切口应距离肛缘 3~5cm，避免损伤括约肌。③引流要彻底：切开脓肿后应探查脓腔，分开脓腔间的纤维间隔以了解脓腔的方向和范围，根据需要适当扩大切口，深部脓肿应置管或放置油纱布条引流。④预防肛瘘形成：应仔细寻找内口并同时切开，防止肛瘘形成。⑤应行脓液细菌培养，有助于判断肛瘘有无和指导抗生素应用。

第九节　肛　瘘

肛瘘是肛管或直肠与肛周皮肤相通的肉芽肿性管道，为常见直肠肛管疾病之一，任何年龄均可发病，多见于男性青壮年。

【病因和病理】

大部分肛瘘由直肠肛管周围脓肿引起，是化脓性感染慢性期表现，少数为结核性感染。直肠肛管的外伤继发感染和恶性肿瘤溃破也可形成肛瘘，但较少见。肛瘘由内口、瘘管、外口三部分组成。内口即感染源的入口，可发生于直肠下部和肛管的任何部位，多见于后正中线两侧、齿状线上肛窦处，常有一个。外口即脓肿溃破处或切开引流的部位，多位于肛管周围皮肤上，可为一个或多个。内、外口之间的瘘管管壁由纤维组织构成，管内为炎性肉芽组织，故经久不愈。

【分类】

肛瘘的分类方法很多，常用的有以下几种。

（一）按瘘管的多少分类

1. 单纯性肛瘘　只有一个瘘管和外口。

2. 复杂性肛瘘　有人将有多个外口者称为复杂性肛瘘，但多数学者认为复发性肛瘘不应以外口多少来分，而是指主管累及肛管直肠环以上。虽然这种肛瘘只有一个外口，但治疗复杂，故称为复发性肛瘘。

（二）按瘘管位置的高低分类

1. 低位肛瘘瘘管　位于肛管直肠环以下。

2. 高位肛瘘瘘管　位于肛管直肠环以上，这类肛瘘治疗时应注意保护肛管直肠环，以防损伤后引起肛门失禁。

（三）按瘘管与括约肌的关系分类

1. 肛门括约肌间肛瘘　约占肛瘘的 70%，为肛管周围脓肿的后果。瘘管只穿过肛门内括约肌，位于内、外括约肌之间，外口常只有一个，为低位肛瘘。

2. 经肛门括约肌肛瘘　约占肛瘘的 25%，多为坐骨直肠窝脓肿的后果，瘘管穿过肛门内括约肌、肛门外括约肌浅部和深部之间，经坐骨直肠窝开口于肛周皮肤，常有数个外口，可为低位或高位肛瘘。

3. 肛门括约肌上肛瘘　较少见，占肛瘘的 4%~5%，瘘管在括约肌间向上穿过肛提肌后，再向下经坐骨直肠窝穿透肛周皮肤，为高位肛瘘。因累及肛管直肠环，治疗上较困难。

4. 肛门括约肌外肛瘘　最少见，约占肛瘘的 1%，瘘管穿过肛提肌直接与直肠相通，常因外伤、克罗恩病、直肠癌等引起，为骨盆直肠间隙脓肿合并坐骨直肠窝脓肿的后果（图24-9-1）。临床常常结合前两种方法，将肛瘘分为低位单纯性肛瘘、低位复杂性肛瘘、高位单纯性肛瘘和高位复杂性肛瘘。

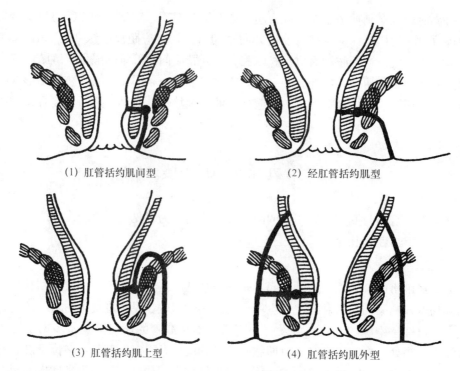

(1) 肛管括约肌间型   (2) 经肛管括约肌型

(3) 肛管括约肌上型   (4) 肛管括约肌外型

图 24-9-1   肛瘘的分类

【临床表现】

　　肛瘘患者常有直肠肛管周围脓肿自行破溃或切开引流的病史，此后伤口经久不愈，主要症状为外口流出少量脓性、血性、黏液性分泌物，同时因分泌物的刺激导致肛门周围的潮湿、瘙痒。外口暂时封闭后，在瘘管内形成脓液积聚，局部可红肿、胀痛，并出现发热、寒战、乏力等全身感染症状。外口再次开放后，上述症状缓解，其反复发作是肛瘘的临床特点。局部检查在肛周皮肤可见到单个或多个外口，呈红色乳头状突起或肉芽组织的隆起，压之有脓液或脓血性分泌物排出，肛周皮肤常增厚、发红，低位肛瘘可摸到皮下硬索条。直肠指检在内口处有轻度压痛，有时可触及硬结及索条样瘘管。碘油造影可用于显示瘘管分布。探针检查有造成假性瘘管的可能，不能用作诊断方法。Goodsall 1900 年提出的肛瘘内口与外口关系的规律，目前仍对临床具有实际意义，具体方法为：在肛门中点画一横线，若外口在横线前方，瘘管常是直型，且内口常位于与外口相应位置的肛窦处；若外口在横线后方，瘘管常是弯型，且内口多在肛管后正中处。一般称此为 Goodsall 规律（图 24-9-2），但临床证实并非所有肛瘘都符合该规律，因此该规律仅供诊疗时作为参考，而不能替代其他检查方法。

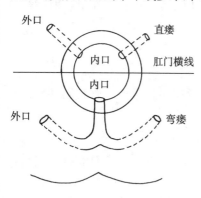

图 24-9-2   肛瘘内、外口的关系
（Goodsall 规律）

【治疗】

　　肛瘘不能自愈，必须手术治疗。手术治疗原则是将包括内口在内的瘘管全部切开，必要时将内口及瘘管周围瘢痕组织同时切除，形成敞开的创面，充分引流，使其自基底向上逐渐愈合。手术方式则应根据瘘管与肛管括约肌的关系、内口高低等进行选择，关键在于确认内口并尽量减少肛管括约肌的损伤，防止肛门失禁，避免肛瘘复发。一般常用的术式有四种，其基本操作是将探针自外口插入，循瘘管走行找到齿状线附近的真正内口，以探针为导向进行瘘管的切开、切除或挂线处理。

（一）瘘管切开术

将瘘管全部切开，使引流通畅，依靠肉芽组织愈合创面。适用于低位肛瘘，因切开后仅损伤肛管外括约肌皮下部和浅部，一般不会导致肛门失禁。

（二）挂线疗法

这是一种缓慢的瘘管切开法，利用橡皮筋或有腐蚀作用的药线的机械作用，使结扎的肌肉组织发生血运障碍，逐渐坏死断开，以达到切开肛瘘的目的。同时结扎线可以作为瘘管引流物，防止急性感染的发生。适用于距肛缘3～5cm内有内外口的低位或高位单纯性肛瘘，或作为复杂性肛瘘切开或切除的辅助。此法的最大优点是肛门括约肌虽被切断，但因是一慢性过程，肌肉不会收缩过多且逐渐愈合，从而防止了被切断的肛管直肠环回缩引起的肛门失禁（图24-9-3）。

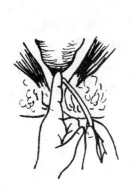 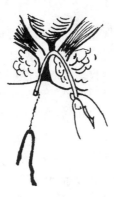 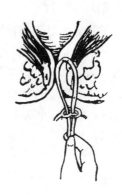

1. 经外口引入探针　　2. 用探针引入橡皮筋　　3. 切开皮肤结扎

图 24-9-3　肛瘘挂线疗法

（三）肛瘘切除术

切开瘘管后将瘘管壁全部切除直至健康组织，仅适用于瘘管壁纤维化较重的低位肛瘘。切除后的创面可以不予缝合，以油纱布填入，创面较大者，可以部分缝合或切除后植皮。

（四）瘘管切开联合挂线法

按上述方法先切开括约肌以外的瘘管，然后挂线结扎经括约肌的瘘管。该术式避免了一期切开造成括约肌损伤后所致的肛门失禁，适用于高位复杂肛瘘。对于马蹄形肛瘘则应将两个外口切开融合成一个外口、一个瘘管后，按该术式处理。

第十节　肛　裂

肛裂（anal fissure）是齿状线以下肛管皮肤层裂伤后形成的一种慢性感染性缺血性溃疡，其方向与肛管纵轴平行，长0.5～1.0cm，呈梭形或椭圆形，多见于青年和中年人。绝大多数肛裂发生在肛管的后正中线上，也可发生在前正中线上，侧方出现肛裂极少。若侧方有肛裂多为肠道炎性疾病所致。

【病因和病理】

肛裂的病因尚不清楚，可能与以下因素有关。

（一）解剖因素

肛门外括约肌浅部在肛门后方形成肛尾韧带，其伸缩性差且坚硬，同时，肛管与直肠成角相延续，排便时肛管后壁承受的压力最大，所以后正中线处易受损伤（图24-10-1）。

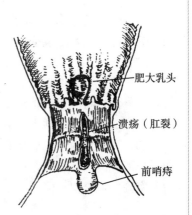

肥大乳头

溃疡（肛裂）

前哨痔

图 24-10-1　肛裂三联征

（二）外伤

慢性便秘患者由于粪便干硬，排便用力过猛或长时间腹泻均可导致肛管皮肤裂伤，反复损伤使裂伤深及全层皮肤，形成慢性感染性溃疡。

（三）感染

肛管齿状线附近的肛窦炎、肛乳头炎等慢性炎症均可引发肛管慢性溃疡。急性肛裂发病时间较短，裂口边缘整齐、新鲜、底浅，呈红色并有弹性，无瘢痕形成。慢性肛裂病程较长，因反复发作，裂口边缘纤维化，多呈灰白，底深而不整齐，裂口上端的肛门瓣和肛乳头水肿，形成肥大乳头，下端皮肤因淋巴回流受阻形成外痔样的皮垂突出于肛门外，往往在检查时先看到此皮垂而后看到肛裂，故称为前哨痔。肛裂、前哨痔、肛乳头肥大称为肛裂的"三联征"。

【临床表现】

疼痛、便秘和便血是肛裂的典型表现。疼痛多为与排便有关的周期性疼痛，排便初始因为溃疡面的神经末梢受刺激，立刻感到肛门烧灼样或刀割样的剧痛，便后数分钟疼痛缓解，此期为疼痛间歇期，随后因肛门内括约肌痉挛收缩又产生疼痛，可持续半小时到数小时。再次排便时疼痛再次发作，临床上称为肛裂疼痛周期。患者因为害怕疼痛而不愿排便，长此以往引起便秘，粪便变干燥，便秘又加重肛裂，形成恶性循环。排便时在粪便表面或便纸上可见少量新鲜血迹，或滴鲜血，大量出血少见。

【诊断】

根据典型的排便疼痛病史及肛门检查发现的肛裂"三联征"，则诊断明确。确诊肛裂后，不宜做直肠指检及肛门镜检查，以免引起剧痛。位于侧方的肛裂，应考虑到结核、肿瘤、Crohn 病及溃疡性结肠炎等病变。

【治疗】

肛裂的治疗首先应选择保守疗法，原则是软化粪便，保持排便通畅，解除疼痛和括约肌痉挛，打断恶性循环，促使创面愈合。急性肛裂或早期慢性肛裂多能获得较好疗效。

对于经久不愈、保守治疗无效的慢性肛裂才考虑手术治疗。具体措施如下：

1. 口服缓泻剂或液状石蜡　可使粪便松软、润滑。增加富含纤维的食物，逐步纠正便秘，保持排便通畅。

2. 坐浴　排便前后应用 1：5000 高锰酸钾温水或硼酸粉温水坐浴，保持局部清洁，利于创面肉芽组织生长。

3. 肛管扩张　在局部麻醉下以手指向前、后方向维持扩张肛管 5 分钟，可以解除肛门括约肌痉挛，使创面扩大引流通畅，促进创面愈合。但此法可导致出血、肛周脓肿及短时间肛门失禁等并发症，复发率高。

4. 手术治疗

（1）肛裂切除术：即切除全部肛裂及其周围的肥大肛乳头、前哨痔，必要时垂直切断部分内括约肌。其优点是病变全部切除，引流通畅，易于肉芽组织自基底生长。缺点是遗留创面较大，愈合缓慢，目前临床已较少采用。

（2）侧位皮下内括约肌切断术：麻醉后以手指摸到括约肌间沟，引导刀刺入内、外括约肌间，由外向内将肛门内括约肌切断，适用于有经验者完成，治愈率高，复发率低，也有肌肉切断不完全、易出血的缺点。肛管直肠内的 B 超检查有利于解决这些弊端。

（3）开放式内括约肌切断术：在肛门缘外侧做小切口达肛门内括约肌下缘，触到括约肌间沟后分离肛门内括约肌至齿状线，切断肛门内括约肌，一并切除肥大肛乳头及前哨痔。该方法治愈率高、愈合快，但手术不当可导致肛门失禁。

第十一节　痔

痔（hemorrhoid）是最常见的肛门良性疾病。肛垫的支持结构、静脉丛及动静脉吻合支发生病理性改变或移位为内痔（internal hemorrhoid）；齿状线远侧皮下静脉丛的病理性扩张或血栓形成为外痔（external hemorrhoid）；内痔通过丰富的静脉丛吻合支和相应部位的外痔相互融合为混合痔（mixed hemorrhoid）。

【病理生理】

肛垫是直肠下端的唇状肉赘，为位于齿状线至齿状线上1～5cm的环状海绵样组织带，亦称为直肠海绵体，属正常解剖结构。由于内括约肌的收缩，肛垫借"Y"形沟分割为右前、右后及左侧三块，此即所谓的"痔的好发部位"，起着肛门垫圈的作用，协助括约肌以完全封闭肛门。

痔与静脉丛的关系：内痔不是曲张的直肠上静脉终末支，而是肥大、移位的肛垫，这一观点已获认同。肛垫内正常纤维弹力结构的破坏伴有肛垫内静脉的曲张和慢性炎症纤维化，肛垫出现病理性肥大并向远侧移位后形成痔。

长期饮酒和食入大量刺激性食物可使局部充血；肛周感染可引起静脉周围炎使肛垫肥厚；营养不良可使局部组织萎缩无力。长期坐立、便秘、妊娠、前列腺肥大等都可诱发痔的发生。

【分类和病理】

痔根据其所在部位不同分为三类。

（一）内痔

临床上最为多见，位于齿状线上方，表面为直肠黏膜所覆盖。常见于直肠下端的左侧、右前和右后。根据痔脱出的程度，将内痔分为四度：Ⅰ度，只在排便时出血，痔不脱出于肛门外；Ⅱ度，排便时痔脱出肛门外，排便后自行还纳；Ⅲ度，痔脱出于肛门外需用手辅助才可还纳；Ⅳ度，痔长期在肛门外，不能还纳或还纳后又立即脱出。

（二）外痔

位于齿状线下方，表面为肛管皮肤所覆盖，分为结缔组织性外痔（皮赘）、静脉曲张性外痔和血栓性外痔。

上述四期痔是内痔发展成混合痔的一个病理过程，内痔发展到第二期以上已形成混合痔。而外痔与内痔并无明显内在关系，实质属于不同性质的疾病。

（三）混合痔

内痔通过静脉丛和相应部位的外痔静脉丛相互融合而形成，位于齿状线上下，表面为直肠黏膜和肛管皮肤覆盖。内痔发展到Ⅱ度以上时多形成混合痔（图24-11-1）。混合痔逐步发展，

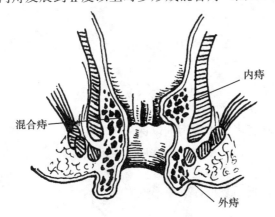

图 24-11-1　痔的分类

周围组织被破坏和发生萎缩，肥大的肛垫逐渐增大、下移、脱出到肛门外。当脱出痔块在肛周呈梅花状时，称为"环形痔"（annulus hemorrhoid）。脱出痔若被痉挛的括约肌嵌顿，以至发生水肿、淤血甚至坏死，临床上称为嵌顿性痔或绞窄性痔。

【临床表现】

单纯外痔常无症状。不同病期的内痔则可表现为便时出血、痔块脱出、肛门瘙痒及疼痛。

1. 出血　便时出鲜血，量多少不定，或排便后滴少许鲜血或呈喷射状出血，长期失血可发生严重贫血。血不与粪便相混，无疼痛，便后出血多自行停止。出血是内痔初期唯一症状，到后期出血较少见。

2. 痔块脱出　痔块常于便后脱出，开始可自行回纳，以后需用手托回，严重时站立、行走或咳嗽时即可脱出，且不易回纳，发生嵌顿"绞窄"后则更不易回纳。

3. 肛门瘙痒　脱出的痔块分泌黏液刺激肛周皮肤，产生刺痒，长期刺激导致慢性湿疹改变。

4. 疼痛　单纯内痔一般无疼痛，当痔块脱出发生嵌顿，出现水肿、感染、血栓形成、坏死时可出现剧烈疼痛。

【体检】

肛门视诊时将肛门向两侧牵开，除Ⅰ期内痔外，其余三期均可观察到痔核，可见到外痔或混合痔团块或环绕肛门一周的梅花状环状痔团块，表面覆盖黏膜、皮肤。痔嵌顿时可见到痔核团块呈暗红或紫红色，充血水肿，表面黏膜可有糜烂甚至坏死。内痔仅在肛镜下才能看到，向腔内突起，呈暗紫色圆形或椭圆形肿物，边界清楚，表面为黏膜。内痔块常见于肛管右前、右后及左外侧三处。直肠指检不能扪及痔核，但可明确有无肿块、溃疡等，借以除外直肠肛管息肉及肿瘤等疾病。

【诊断与鉴别诊断】

痔的诊断主要依靠肛管直肠检查，根据典型征象诊断不困难，但需与下列疾病鉴别。

1. 血栓性外痔　多有肛门剧痛，检查肛门部可见紫色肿块，并有明显触痛。

2. 直肠癌　临床常易将直肠癌误诊为痔，主要原因在于对直肠癌的警惕性不高，仅凭便血症状即轻易诊断为痔，而不进行认真的直肠指检。直肠癌便血时血与粪便混合，并常有便频、里急后重等症状，直肠指检常可发现质地较硬的不规则肿块或溃疡或肠腔狭窄。

3. 直肠息肉　低位长蒂直肠息肉排便时可脱出肛门外，易误诊为痔块脱出，但直肠息肉常见于儿童，形态上为鲜红色的圆形肿物，实性，可与痔鉴别。

4. 直肠脱垂　有时被误诊为环状痔。脱出的直肠黏膜呈宝塔样同心环状，常伴有肛门括约肌松弛；痔块脱出呈不规则团块或梅花瓣状，括约肌不松弛。

【治疗】

痔的治疗应遵循以下原则：无症状的痔无需治疗；有症状的痔重在减轻、消除症状；治疗以保守治疗为主。

（一）一般治疗

适用于偶有便血的早期痔，包括：

1. 增加纤维性食物，便秘者给予缓泻剂以保持排便通畅。

2. 热水坐浴，保持肛门清洁、干燥，改善局部血液循环。

3. 肛管及其周围局部应用消炎止痛药物。

4. 内痔脱出者应清洗消炎后复位，以免形成嵌顿。

（二）注射疗法

将硬化剂注射到痔上方的黏膜下层，使之产生化学性炎症反应，促进黏膜下组织纤维化，使肛垫固定、悬吊于肛管内括约肌上,最适于Ⅰ期内痔,控制出血效果好,亦用于Ⅱ、Ⅲ期内痔的治疗,任何外痔和有并发症的内痔禁忌行注射治疗。

(三) 胶圈套扎疗法

其原理是将特制的胶圈套入内痔的根部,利用胶圈较强的弹性阻断内痔的血运,引起痔缺血、坏死、无菌性炎症后使肛垫固定。适用于各期内痔及混合痔的内痔部分,但以Ⅱ、Ⅲ期的内痔最合适,不宜用于有并发症的内痔。该法操作简单、快速,效果较好,术前亦无需特殊准备。

(四) 红外线照射疗法

通过红外线照射痔区,产生痔区黏膜下纤维化而固定肛垫,减轻脱垂,适用于Ⅰ、Ⅱ期内痔。该法简便,无疼痛,疗效与胶圈套扎法相似。

(五) 手术治疗

对保守治疗效果不满意、症状严重者,可行手术治疗。常用手术方法有以下几种:

1. 痔切除术 (hemorrhoidectomy) 根据切除痔块后缝合直肠肛管黏膜和会阴部皮肤与否,分为开放式和闭合式,适用于Ⅱ、Ⅲ、Ⅳ期内痔和混合痔。对内痔部分,临床常在麻醉、扩肛、显露痔块后,在其基底部两侧皮肤上做"V"形切口,分离痔块直至显露肛管外括约肌,钳夹痔块底部、贯穿缝合后切除之,齿状线以下皮肤不予缝合,以利引流;对外痔部分,可将痔块表面的皮肤梭形切除,如有血栓则摘除血栓,创面不予缝合。

2. 痔环形切除术 对于严重环状痔或内痔伴有直肠黏膜脱垂者,可行痔的环形切除术。传统的痔环形切除术因严重破坏了肛管结构,并发症多,已逐渐被淘汰。吻合器痔上黏膜环切术 (procedure for prolapse and hemorrhoids, PPH) 是近年发展起来的一种术式,因简便快速、效果好、止血充分、术后无疼痛、住院时间短等优点而值得提倡。主要方法为利用特制的吻合器将齿状线上3cm以上的直肠黏膜连同内痔、外痔一并呈环形切除,使下移的肛垫上移固定。

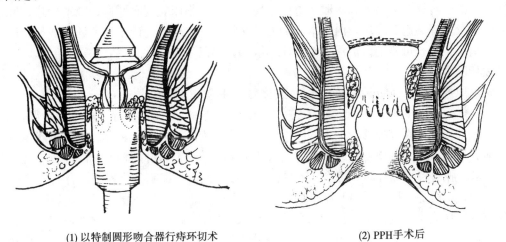

(1) 以特制圆形吻合器行痔环切术　　　　　(2) PPH手术后

图 24-11-2　吻合器痔上黏膜环切术 (PPH)

第十二节　肛管及肛周恶性肿瘤

肛管及肛周恶性肿瘤少见,占全部结、直肠癌的2%～5%。发生在齿状线上方1.5cm处至肛缘的称肛管癌。发生在肛缘外,以肛门为中心,直径6cm圆形区内的称肛周癌。其发生与人乳头瘤病毒感染、免疫功能低下、肛门周围慢性疾病和刺激有关,近年有同性恋者发生肛门部癌的病例报告。

肛管癌主要有鳞状上皮细胞癌、基底细胞癌、一穴肛原癌和恶性黑色素瘤；肛周癌主要包括鳞状上皮细胞癌、Paget 病和基底细胞癌。肛周癌的预后一般较肛管癌好，广泛的外科切除是治疗肛周癌的主要手段。肛管癌的发生率是肛周癌的 4～7 倍，以女性多见，而肛周癌男性多见。

鳞状上皮细胞癌（squamous cell carcinoma）最常见，占肛管肛周恶性肿瘤的 50%～80%，主要位于肛管下半部及肛门周围皮肤，多来源于肛缘部的鳞状乳突状瘤，极少数来源于皮肤癌前病变，癌肿边缘隆起、溃疡状，有些呈斑块状或结节状，少数呈菜花状。肛管癌主要表现为肛门的持续性疼痛，便后加重，早期可有便血，随后病情进展出现便血增多，排便习惯改变，便次增多，排便不尽感等。肛周癌早期表现为硬结性肿块，瘙痒，生长缓慢，一般不疼，只有当肿块增大侵犯到肛门括约肌或肿块破溃形成溃疡时才感疼痛，两者在检查时均应注意在腹股沟处触及肿大的淋巴结。

治疗方法：治疗方法按肿瘤部位、括约肌有无侵犯及腹股沟淋巴结有无转移而定，首选治疗方法为放疗联合化疗。手术治疗适用于肿瘤体积较大，放化疗后肿瘤残留和肿瘤复发者。手术治疗可选择局部切除和 Miles 术。

基底细胞癌（basal cell carcinoma）发生率仅次于鳞状细胞癌，多发生在肛缘，癌肿常呈扁平肥厚状，或呈息肉状，通常不产生溃疡，多在 1～2cm 大小，多见于老年人，主要表现为肛门肿块及溃疡，可有出血、疼痛、肛门瘙痒及有分泌物，或排便习惯改变等。

治疗方法：以手术切除为主，根据肿瘤的大小及浸润深度，采用不同术式。若肿瘤巨大，浸润广泛，可行 Miles 术；若肿瘤较小且无明显浸润，可行局部切除，基底细胞癌对放射治疗敏感。

恶性黑色素瘤（malignant melanoma）恶性程度高，预后差，非常少见，来源于黑色素细胞的恶变。一般均呈息肉状突起，也可呈溃疡型。血行转移多向远处部位（如肝、肺以及骨髓）转移，淋巴转移多向髂外和腹股沟淋巴结转移。主要临床表现有便血、脱垂症状、肛管直肠刺激症状及局部突起型肿块，由于本病少见，又特异性表现，初诊正确率低，常与血栓性痔相混淆，组织学检查可鉴别。治疗上对放疗不敏感，仍以手术切除为主，主要包括 Miles 术及局部扩大切除术。

一穴肛原癌（cloacogenic carcinoma）或称移行细胞一穴肛原性癌（transitional-cloacogenic carcinomas），多在齿状线附近。此区域有柱状上皮、鳞状上皮、移行上皮或三种混合上皮。一穴肛原癌即指发生在该处移行上皮的肿瘤。大体形态为斑块、结节、息肉或溃疡状。早期症状以便血、肛门疼痛、排便习惯改变和肛门肿块为主。治疗上若肿瘤较大、浸润较广泛者，应行 Miles 术；肿瘤较小可行局部切除，术后辅以放疗。预后与细胞分化程度及有无转移相关。

肛周 Paget 病是一种少见的上皮内腺癌，属乳腺外 Paget 病。病变特征为边界清楚的湿疹样斑伴有顽固性溃疡；组织学特征为表皮内有分散或成群的 Paget 细胞。本病好发于老年人，起病慢，病程长，临床表现以肛周顽固性瘙痒为最主要症状，局部应用皮质类固醇类药物不能缓解，随病情进展，逐渐演变为肛周的浸润斑，继而形成溃疡，长期不愈。治疗前应先排出其他部位恶性肿瘤，手术切除是主要的治疗方法。化疗不能消除病变，但 1% 氟尿嘧啶局部应用可改善瘙痒症状。放疗可使病变暂缓发展。

（王　今）

第二十五章　肝脏疾病

第一节　肝的解剖与生理特点

一、肝的解剖特点

肝是人体内最大的实质性脏器，位于右上腹，受肋弓保护，呈右厚左薄的楔形。成人肝重1200~1500g，大小约25cm（左右径）×15cm（前后径）×6cm（上下径），分为左、右、前、后四缘和膈、脏两个面，膈面光滑向膈肌隆起，脏面向后下凹陷。肝被一系列韧带牢固地固定在右上腹，行肝叶切除时，需先切断相应的韧带，才能将肝游离进行肝切除术。

肝周围的韧带包括：①肝圆韧带（ligamentum teres hepatis）：是脐静脉闭塞所形成的纤维索，与前腹壁相连。②镰状韧带（falciform ligament）：是左叶间裂在肝表面的标志，与腹壁及膈相连。③左、右冠状韧带：腹膜反折所形成，与膈相连。右侧分为上、下两层，左侧分为前、后两层，两层之间为肝裸区；第二肝门位于右冠状韧带内。④左、右三角韧带（left/right triangular ligament）：为左、右冠状韧带向左、右延伸汇合而成，把肝固定于膈肌。⑤肝结肠韧带（hepatocolic ligament）：连于右肝下缘与横结肠肝曲。⑥肝十二指肠韧带：位于肝门横沟右侧与十二指肠球部之间，其中有肝固有动脉、门静脉、胆总管等重要结构。另外还有肝胃韧带（hepatogastric ligament）和肝肾韧带（hepatorenal ligament）（图25-1-1）。

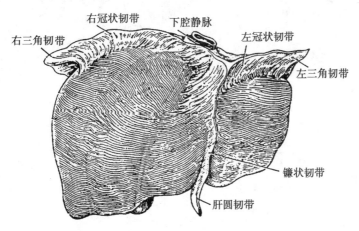

图 25-1-1　肝的韧带

肝膈面光滑，主要结构是与膈肌之间的固定韧带。肝的脏面结构较为复杂，主要由两个纵沟和一个横沟构成"H"形，右纵沟前方为胆囊窝及胆囊，后方是腔静脉窝和腔静脉，后上方为肝静脉汇入下腔静脉处，也是第二肝门处；左纵沟前方为脐静脉窝，后方是静脉韧带；横沟连于两纵沟之间，为第一肝门（primitive porta hepatis）。进出肝的重要管道系统（Glisson系统）位于横沟，内含肝管（bile duct）、肝动脉（hepatic artery）、门静脉（portal vein）（图25-1-2）。

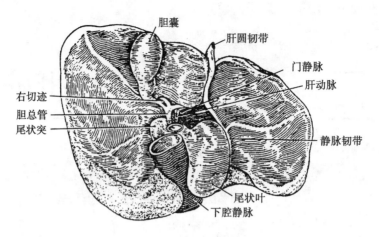

图 25-1-2　肝的脏面结构

　　肝以镰状韧带为标志分为左、右两叶。但根据肝胆道、血管在肝内的走行分布，发现其存在自然分界，称之为肝裂。肝共有三个主裂（正中裂、左叶间裂、右叶间裂）、两个段间裂（左段间裂、右段间裂）和一个背裂。这些肝裂将肝分为五叶、四段，分别是左外叶、左内叶、右前叶、右后叶和尾状叶，左外叶和右后叶又各分为上、下两段。肝叶段的划分对肝病的定位诊断和肝部分切除有重要意义（图 25-1-3，4）（表 25-1-1）。

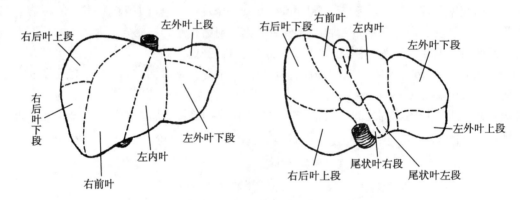

图 25-1-3　肝的分叶分段

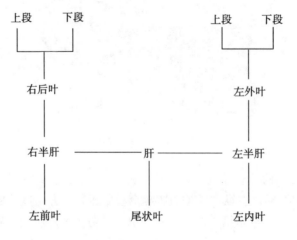

图 25-1-4　肝的分叶分段

表 25-1-1　肝分叶与肝切除名称的关系

肝分叶	右后叶			右叶间隙	右前叶	正中裂	左内叶	左叶间裂	左外叶		
	上　段	左段间裂	下　段						上　段	右段间裂	下　段
肝切除的名称	右后叶上段切除术		右后叶下段切除术	右前叶切除术		左内叶切除术			左外叶上段切除术		左外叶下段切除术
	右后叶切除术								左外叶切除术		
	右半肝切除术					左半肝切除术					
	右后叶切除术			左三叶切除术							
	右三叶切除术								左外叶切除术		
	右后叶切除术			中肝叶切除术					左外叶切除术		

此外，临床上常用的肝分叶法还有 Couinaud 肝分叶法。其把肝分为八段：第 I 段（尾状叶）、第 II 段（左外叶外段）、第 III 段（左外叶内段）、第 IV 段（左内叶）、第 V 段（右前叶下段）、第 VI 段（右后叶下段）、第 VII 段（右后叶上段）、第 VIII 段（右前叶上段）（图 25-1-5）。临床上常以 Couinaud 肝分叶法为根据进行肝段切除。

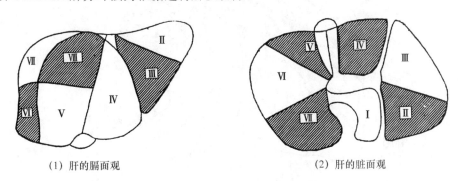

（1）肝的膈面观　　　　　　　　　　　　　（2）肝的脏面观

图 25-1-5　Couinaud 肝分段法

肝段在解剖结构上可以说是肝的一个独立单元，其特点是：①每个肝段有一组相对独立 Glisson 系统，即每个肝段都有独立的肝动脉、门静脉和胆道。②肝段间的间隔都有肝静脉行走。

肝血液供应非常丰富，其血管分布分为两个系统。一是入肝血流，来源于肝动脉和门静脉系统，两者从第一肝门处进入肝。肝动脉占肝血供的 1/4，可为肝提供 50% 的氧和部分营养，肝的另外 3/4 血供来自门静脉，也为肝提供 50% 的氧。另一个肝血管系统是肝静脉系统，有三个主干：肝左静脉、肝中静脉、肝右静脉，在肝膈面后上方的静脉窝处［第二肝门（porta hepatis secundum）］汇入下腔静脉。肝的两个血管系统在肝内分布呈"双手叉指状"（图 25-1-6A，B）。

肝组织结构基本单位是肝小叶，肝小叶形状为多角形的棱柱体。典型的肝小叶是以肝小叶中央静脉为中心，放射状排列的许多肝细胞索排列构成的立体结构（图 25-1-7）。在肝细胞索之间是肝血窦，其内为肝动脉、门静脉来源的血管终末分支形成的微循环，相当于人体其他部位的毛细血管网，其血流最终汇入小叶中央静脉，通过小叶下静脉、肝静脉，最后汇入下腔静脉（图 25-1-8、表 25-1-2）。人体内约有 100 万个肝小叶结构。小叶之间为汇管区，有肝动脉、门静脉的分支、毛细胆管及肝的神经、毛细淋巴管走行。

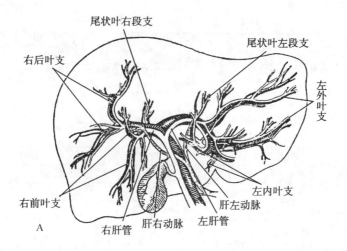

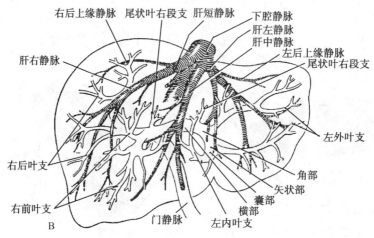

图 25-1-6　入肝血管系统

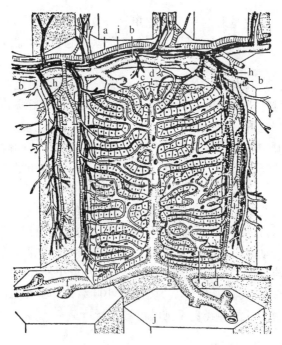

图 25-1-7　典型肝小叶立体图

a. 小叶间动脉；b. 小叶间静脉；c. 血窦；d. 肝细胞索；e. 中央静脉；f. 小叶下静脉，
箭头示血流方向；g. 毛细胆管；h. 终末小胆管；i. 小叶间胆管；j. 邻接肝小叶表面

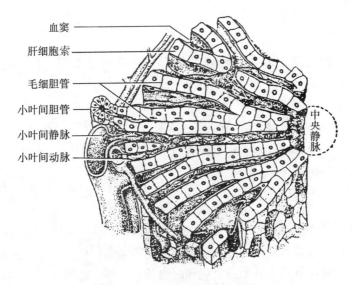

图 25-1-8　肝细胞索及肝窦结构

图示肝细胞索和血窦围绕中央静脉呈辐射状排列。血流自肝动脉
和门静脉的分支流向中央静脉。胆汁（小箭头）由毛细胆管流向小叶胆管。

表 25-1-2　肝血液循环途径

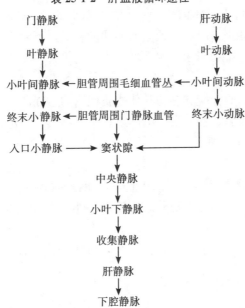

　　肝的淋巴管分布丰富，输出淋巴液很多，占胸导管输入淋巴液总量的 1/4～1/2。肝淋巴系统的主要功能是输出肝代谢合成的蛋白质。肝淋巴管分为深、浅两组。深组淋巴管分布于肝实质内，始于肝小叶的毛细淋巴管，伴随肝内 Glisson 系统和肝静脉系统分别流到第一肝门和第二肝门。流到第一肝门的淋巴液注入肝十二指肠韧带内的肝门淋巴结、肠淋巴结、乳糜池，最终入胸导管，一部分可从肝门淋巴结直接注入胸导管。流到第二肝门的淋巴液直接输入到位于下腔静脉周围的膈上淋巴结和膈下淋巴结，再汇入到纵隔淋巴结。浅组淋巴管分布于肝包膜下层，直接汇入到胸骨淋巴结、膈后淋巴结和肝门淋巴结。与深组淋巴管有着丰富的吻合支。

　　肝的神经分布也很丰富。肝的神经支配主要为自主神经。在肝十二指肠韧带内走行，到肝分肝前丛和肝后丛，进入肝后随血管的分布而分布。在血管周围及肝小叶间形成许多神经丛，分布到肝小叶的分支状神经末梢附着于肝细胞及肝血窦内皮细胞表面。肝动脉和门静脉由交感神经支配，胆道系统由交感神经和副交感神经共同支配。

二、肝的生理特点

肝是人体内最大的代谢器官,同时具有解毒、分泌和排泄等重要功能。其主要生理功能有:

(一)代谢功能

1. 糖代谢　肝是人体糖代谢的中心,将肠道吸收的单糖物质、蛋白质和脂肪转化为糖原,储存于肝。也可根据人体代谢需要,将糖原进行氧化分解成葡萄糖,从而起到调节血糖,满足人体能量代谢需求的作用。

2. 脂类代谢　肝通过对脂肪酸的代谢调节,参与脂类代谢和人体能量代谢。同时保持体内各种脂质的浓度、比例恒定。

3. 蛋白质代谢　①蛋白质的合成:肠道吸收的氨基酸经门静脉运送到肝,肝根据人体氨基酸的排列顺序,经过一系列复杂的过程,合成人体所需蛋白质,主要有人体结构蛋白、凝血酶原等。肝功能受损时,可发生低蛋白血症和凝血功能障碍。②转氨作用:肝内的多种转氨酶可将一种氨基酸转化为另一种氨基酸,以满足人体合成蛋白的需要和对不同食物的适应性,肝细胞受损时转氨酶可溢出肝细胞入血,血转氨酶升高。

4. 维生素代谢　肝可将胡萝卜素转化为维生素 A,储存维生素 A、B、C、D、E 和维生素 K。

5. 激素代谢　肝可通过灭活体内雌激素、抗利尿激素来调节这些激素的作用,保持体内激素水平的适中。当肝功能损害时,灭活激素的功能降低,可发生雌激素水平增高,引起蜘蛛痣、肝掌和男性乳房发育;抗利尿激素水平增高,体内水、钠潴留,引起水肿和腹水。

(二)胆汁排泌功能

肝通过将胆固醇转化为胆汁酸和参与其他物质代谢的过程产生胆汁,胆汁的主要成分有胆固醇、胆红素、胆盐、卵磷脂、蛋白质、电解质和水等物质。胆汁进入肠道,有帮助脂肪消化和脂溶性维生素吸收的作用。

(三)解毒功能

肝可通过其单核-巨噬细胞系统(Kupffer cell)的强大吞噬能力和分解、氧化、结合及分泌功能,将外来的和代谢产生的有毒物质进行转化、排泄,从而达到解毒的目的。

(四)凝血功能

人体内大多数凝血物质是在肝内合成的,如:纤维蛋白原,凝血酶原,凝血因子 V、VI、VII、VIII、IX、X 和 XI 等。

(五)免疫功能

肝合成的蛋白质中包括人体抗病的大量抗体蛋白和免疫球蛋白,肝还可通过其单核-巨噬细胞系统的 Kupffer 细胞的吞噬作用,清除细菌、抗原抗体复合物和其他有害物质。

(六)对药物代谢的影响

肝对许多药物均有解毒或排泄到胆汁中的功能。药物在其中转化,最终随胆汁或尿液排出。

第二节　肝脓肿

肝脓肿(hepatic abscess)是肝感染后形成的病灶。临床上常见的肝脓肿有细菌性肝脓肿和阿米巴肝脓肿。

一、细菌性肝脓肿

由细菌感染形成的肝感染灶为细菌性肝脓肿（bacterial liver abscess）。

【病因和发病机制】

1. 病原菌　细菌性肝脓肿常见的感染菌种是大肠埃希菌、葡萄球菌、变形杆菌、肠球菌、厌氧杆菌、厌氧链球菌等，大多数肝脓肿为多种细菌混合感染。

2. 感染途径

（1）通过胆道系统感染：胆道系统的解剖结构特点决定了细菌性肝脓肿超过50%是由胆道系统的感染引起的。胆道末端与肠道相通，胆道分支深入肝实质。当胆道系统感染时，如急性胆囊炎、化脓性胆管炎，尤其在合并胆道下端梗阻时，细菌沿胆道上行至肝，极易造成细菌性肝脓肿。胆道感染所致的细菌性肝脓肿常为多发性。

（2）通过门静脉系统感染：门静脉系统收集胃肠道的静脉血液入肝，因此，化脓性阑尾炎、痔感染、胰腺脓肿、肠炎、脐部感染及化脓性盆腔炎等腹部感染性疾病都有可能引起门静脉炎，继而引起细菌性肝脓肿，以右肝多见。

（3）通过肝动脉感染：身体任何部位的化脓性疾病，在人体抵抗力低下时，细菌栓子随动脉血液运行至肝动脉，继而引起细菌性肝脓肿，常为多发性。

（4）直接蔓延感染：如化脓性胆囊炎、上消化道穿孔、膈下脓肿、肾周脓肿等病原菌可直接侵袭肝或通过淋巴系统引发细菌性肝脓肿。

（5）肝外伤引起感染：开放性肝损伤可造成细菌的直接进入。肝外伤造成的血肿也可继发感染形成细菌肝脓肿。

（6）"隐源性"肝脓肿：原因不明，可能肝已存在隐匿性病变，当机体抵抗力下降时，致病菌在肝内繁殖，形成肝脓肿，常伴有糖尿病。

【病理改变】

化脓性细菌侵入肝后在局部形成小感染灶，多个小感染灶融合成大的脓肿。脓腔周围肝组织发生反应性增生形成肉芽组织及纤维化，构成脓肿壁。随着病情发展，肝脓肿可向膈下、腹腔、胸腔及胆道穿破。

【临床表现】

1. 症状　由于肝血运丰富，细菌性肝脓肿时大量毒素吸收入血，引起严重的全身反应：①寒战及高热：为常见的早期症状。②肝区疼痛：肝因脓肿而体积增大，引起肝区钝痛，表浅肝脓肿因刺激膈肌可引起右肩部放射痛。③乏力，食欲缺乏，恶心、呕吐，为全身中毒症状。

2. 体征　①肝区压痛；②肝区叩击痛；③浅表肝脓肿可能引起皮肤红肿；④黄疸：是严重感染造成肝功能损害或胆道梗阻所致；⑤晚期患者可出现腹水。

应该引起注意的是，由于诊断技术的进步和抗生素的早期应用，细菌性肝脓肿的典型临床表现已不多见，而常以腹痛、乏力和夜间盗汗为主要症状。

【诊断依据】

1. 病史　询问有无胆道感染、腹部感染、全身感染及肝外伤病史。

2. 症状体征　有无肝区疼痛，寒战、高热和感染中毒症状；有无肝区压痛、叩击痛。

3. 实验室检查　细菌性肝脓肿时血常规白细胞数明显增高或降低，有核左移和中毒颗粒。肝功能异常。

4. X线检查　肝区局部X线检查显示肝阴影增大，可有右侧反应性胸膜炎。CT可显示肝内囊性肿物、壁厚、不规则，囊内容物密度高或不均匀，可有液平（由产气菌造成）。

5. B超　可显示肝内囊性肿物的位置、大小，囊肿壁厚、不规则。其方便、无创，可作为首选检查方法。

【鉴别诊断】

细菌性肝脓肿应当与阿米巴肝脓肿认真鉴别（表 25-2-1）。较少见的情况是与膈下脓肿（尤其是右侧）相鉴别。还应注意，当原发性肝癌发生坏死液化时可与肝脓肿呈现相似的征象，如 X 线检查及 B 超等表现，应提高警惕。鉴别方法主要依据病史、临床表现、相关实验室检查和 CT 检查结果等。

表 25-2-1　细菌性肝脓肿与阿米巴性肝脓肿的鉴别要点

	细菌性肝脓肿	阿米巴性肝脓肿
病　　史	多数常先有其他部位感染	多有阿米巴痢疾史或"腹泻"史
发病时间	与原发病相连续或相隔数日	与阿米巴痢疾相隔 1~2 周，数月甚至数年
病　　程	发病急，脓毒症状重	发病较慢，症状较轻，病程较长
肝表现	肝大一般不明显，触痛较轻；脓肿多为多发	肝大及触痛明显，脓肿常为单发且巨大
粪便检查	无阿米巴滋养体	可查到阿米巴滋养体
肝穿刺	黄白色脓液，能查到致病菌，肝组织为化脓性病变	棕褐色脓液，可查到阿米巴滋养体，无细菌，肝组织可有阿米巴滋养体
试验治疗	抗阿米巴药物无效	抗阿米巴药物效果良好

【治疗】

1. **非手术治疗**　适用于急性期未局限形成脓腔的肝脓肿和多发的肝脓肿，也适用于各期肝脓肿的配合治疗。

（1）营养支持：提高患者的抗病能力，保持水、电解质平衡，给大剂量维生素 C、B、K，多次少量输注新鲜血，纠正低蛋白血症。

（2）应用大剂量有效抗生素：最好根据细菌培养结果使用敏感抗生素。

2. **手术治疗**　适用于已形成脓腔的较大肝脓肿。

（1）穿刺引流术：对右半肝单发、较浅表脓肿，可在 B 超引导下穿刺脓腔，用套管针逐渐扩大穿刺孔，然后置管引流。遇脓汁较黏稠时，可以抽出部分脓汁后用生理盐水反复冲洗、稀释，以利彻底引流。经皮穿刺治疗操作简单、创伤小、费用低、效果明显，逐渐成为细菌性肝脓肿的首选治疗。特别适用于年老体弱及病情危重的患者。但不能完全代替手术治疗。

（2）手术切开脓肿引流术：细菌性肝脓肿的手术切开引流治疗，并发症和死亡率均较高，适用于脓肿较大或经上述治疗后病情未得到控制，全身中毒症状加重或出现并发症者。手术引流应当注意遵循低位引流原则，必须充分打开脓腔内间隔组织；排尽脓汁后认真冲洗脓腔，并于脓腔最低位放置引流管。

（3）肝叶切除术：适用于慢性脓肿，因其壁厚难以用上述疗法治疗且脓肿局限于一个肝叶者。

（4）腹腔镜肝脓肿引流术：随着腹腔镜技术在肝胆领域的应用和不断发展，腹腔镜肝脓肿引流术显示出其独特的优势，已成为治疗细菌性肝脓肿的重要措施。其克服了穿刺引流术盲目、不彻底的不足，又避免了开腹手术创伤大、并发症多的缺点，具有直观、简单、安全可靠的优点。其在腹腔镜直视下，于肝脓肿表面隆起或最薄弱部位穿刺明确后，切开脓肿壁吸净脓液、分开间隔、彻底冲洗、放置引流管。此手术引流彻底，对患者创伤小，恢复快，是治疗肝脓肿的有效方法之一，特别适用于脓腔大且有分隔，或脓肿部位无法行经皮穿刺引流，以及合并胆道系统疾病的患者。

二、阿米巴肝脓肿

阿米巴肝脓肿（amebic liver abscess）是肠阿米巴病的并发症。随着人们生活水平的提高，卫生条件的改善，本病已渐减少。

【病因】

溶组织阿米巴是引起阿米巴肝脓肿的寄生虫，其滋养体为致病型，包囊为传染型。包囊可在外界存活，人吞食被阿米巴包囊污染的水或食物后，包囊在肠道内释放原虫并大量繁殖成滋养体，肠道内的滋养体分泌溶组织酶，破坏结肠黏膜（主要是盲肠和升结肠）形成溃疡并侵入肠壁小静脉，滋养体顺肠静脉经门静脉进入肝，在肝内继续繁殖，阻塞肝血管造成局部缺血坏死，溶组织酶破坏肝组织和血管，形成脓肿。

【病理】

阿米巴原虫最常见侵犯盲肠和升结肠，本部位静脉回流主要注入右半肝。所以，阿米巴肝脓肿 90% 以上发生在右半肝。阿米巴原虫进入肝后，大部分在小叶间静脉内被消灭，少部分未被消灭的原虫在门静脉小分支内继续繁殖，并不断分泌溶组织酶，使肝组织溶解破坏，坏死的肝组织逐渐融合成团块，形成肝脓肿前期。若此时治疗不及时，使病变继续发展，团块中心即出现坏死形成脓肿。典型的阿米巴肝脓肿壁有 2 层结构：外层为肝组织炎症反应形成的纤维膜，内层为间质层。脓汁主要由坏死的肝组织、血细胞组成，所以呈巧克力色，黏稠无臭味，无细菌，脓肿壁上可发现原虫。

【临床表现】

1. 发热　大多为长期慢性弛张热或间歇热，体温 38～39℃，脓肿后期因壁厚，进入血液的致热原减少而体温正常。合并细菌感染时体温可达 40℃。

2. 肝区疼痛　由于肝体积增大，肝区出现持续性钝痛或胀痛，可伴有右肩部放射痛。

3. 肝大　肝体积增大，多呈弥漫性，肋下缘可触及肝，有压痛或叩击痛，右季肋部饱满，肋间增宽，甚至有皮肤水肿。

4. 由于长期消耗，患者可有消瘦、贫血、营养不良等表现。

【并发症】

1. 并发细菌感染　由于结肠溃疡，细菌易入侵门静脉系统，以金黄色葡萄球菌及大肠埃希菌多见。同时患者抵抗力降低，易并发细菌感染。表现与细菌性肝脓肿相似。

2. 脓肿破溃　是阿米巴肝脓肿最严重的并发症。浅表阿米巴肝脓肿可能向不同方向破溃，向上可破入膈下形成膈下脓肿；甚至破入胸腔形成胸腔脓肿；破入支气管形成支气管肝瘘；向左上可破入心包，造成心包压塞；向下破入腹腔，形成腹膜炎。

3. 血行播散　阿米巴原虫可随血行播散到肺、脑等，形成脓肿。

【诊断依据】

1. 病史　60% 的患者近期有脓血便或腹泻病史。

2. 临床症状体征　慢性发热、肝区疼痛、肝大、叩击痛。

3. 实验室检查　①血象：急性感染期白细胞可增高，慢性期正常；②肝功能：大多正常；③粪便：找到原虫或包囊体的阳性率仅 14%；④补体结合试验：100% 阿米巴肝脓肿为阳性，但无症状带虫者和非感染人群可出现假阳性，所以特异性并不高。

4. 影像检查　①B 超：可发现肝液性暗区；②CT 表现为肝内囊性肿物，脓肿壁不规则。

5. 脓肿穿刺　是阿米巴肝脓肿的确诊手段，抽出典型的巧克力色无臭味黏稠脓汁，细菌培养阴性。

【治疗】

1. 药物治疗　是治疗阿米巴病的主要手段。抗阿米巴药物主要有甲硝唑、盐酸依米丁和氯喹。

2. 穿刺抽脓　在药物治疗的同时，对较大脓肿可进行反复抽脓或置管引流。同时用加抗生素的生理盐水反复冲洗脓肿。待患者体温正常，脓腔缩小至 5～10ml 后可停止穿刺治疗。

3. 手术切开引流　仅在以下情况时才考虑手术引流：①抗阿米巴药物治疗和反复排脓疗

效不好的；②脓肿已穿破到周围组织的；③左外叶脓肿有穿破危险且不易穿刺引流的；④合并细菌感染的。

对于病程长、脓肿壁厚，或形成难以治愈的残留无效腔的患者，可采取肝叶切除术。

4. 营养支持　阿米巴肝脓肿大多为长期慢性消耗性疾病，患者一般状况差，抵抗力低，需营养支持治疗。

【预防及预后】

阿米巴肝脓肿是可以预防的，主要是注意卫生、加强粪便管理，及时彻底治疗阿米巴痢疾。其预后取决于早期诊断、早期治疗及治疗是否彻底。

第三节　肝棘球蚴病

肝棘球蚴病（hydatid disease of liver）也称肝包虫病，是由细粒棘球蚴或泡状棘球蚴引起的肝寄生虫病。牧区多见。

【病因】

细粒棘球蚴成虫（echinococcosis granulosa imago）寄生在犬、狐、豺和狼的肠道内，其虫卵随粪便排出，污染草场、水源和动物皮毛，牛、马、骆驼、羊、猪和人为中间宿主。人食入被虫卵污染的水或食物，或接触皮毛被污染的犬、羊等动物后，将附于动物皮毛上的虫卵食入。虫卵在胃或十二指肠内孵化成六钩蚴（hexacanth），六钩蚴附着于小肠壁并可穿透肠黏膜进入肠静脉，顺门静脉进入肝，此过程一般需 6～12 小时（图 25-3-1）。泡状棘球蚴成虫多寄生在狐肠道内，其致病过程与细粒棘球蚴相似。

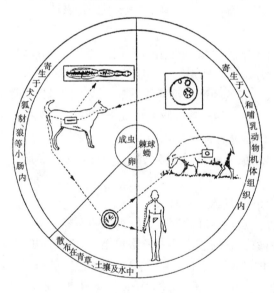

图 25-3-1　肝包虫生活史

【病理】

到达肝的六钩蚴发育成棘球蚴，棘球蚴在肝内继续发育成小的空囊，空囊逐渐增大。最内层为生发层（stratum germination），是虫体的一部分，可繁殖产生大量的生育囊、头节、子囊和囊液，使空囊不断增大，头节子囊不断脱落进囊腔内，子囊还可以再产生孙囊。生发层的外面是角质层（stratum corneum），由生发层细胞的分泌物形成，为白色半透明粉皮样物，有保护生发层、吸收营养的作用。生发层与角质层组成肝包虫的内囊。内囊外面为一层纤维组织包膜，称为外囊，它不是虫体部分，而是由虫体刺激肝组织反应性增生形成的纤维组织。囊液

多为透明液体，内含大量的头节和子囊及微量蛋白质、氯化物和钙磷（图 25-3-2）。泡状棘球
蚴（alveolar hydatid）在肝组织内呈小泡状浸润性生长，直接破坏肝组织，形成泡沫样结构，
无完整角质层，不形成内囊（图 25-3-3）。

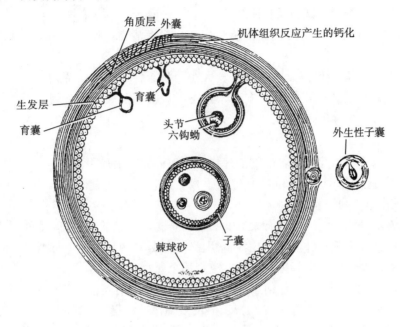

图 25-3-2　肝包虫囊肿结构图解

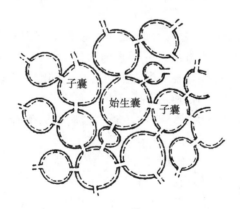

图 25-3-3　泡状棘球蚴生长示意图

【临床表现】

1. 症状　①肝区胀痛不适感：肝包虫囊生长较慢，平均每年增大 4cm 左右，只有当肝包
虫囊很大时，才会引起肝区胀痛或不适，这也是肝包虫首发症状之一。②压迫症状：压迫胃肠
道引起恶心、食欲缺乏；压迫胆道可引起梗阻性黄疸；压迫门静脉可引起肝大及腹水；压迫肺
脏引起呼吸困难。③过敏反应：肝包虫囊液可少量渗透过囊壁进入静脉，引起过敏反应，如恶
心、呕吐、皮疹、面部潮红等。

2. 体征　当肝包虫囊肿很大时，可见肝区饱满，肋间增宽，叩诊为实音。当囊肿压迫下
腔静脉时可有下肢水肿。

【诊断】

1. 病史　有牧区生活史或犬、羊等接触史。

2. 症状　有肝区胀痛不适等症状。

3. 实验室检查　末梢血象嗜酸性粒细胞增加。

4.免疫学检查　最敏感快捷的试验是包虫囊液皮肤试验（Casoni 试验）。棘球蚴感染者体内存在抗虫抗体。用包虫液加工制成皮试液，注射到人体皮内，可发生抗原抗体反应，局部形成皮丘或红晕为阳性。其简单、易行，阳性率可达 90％。其他还有间接红细胞凝集试验、酶联免疫吸附试验、乳胶凝集试验及补体结合试验。

5.超声检查　B超显示肝内囊性占位性病变，边缘清晰，囊内有子囊及头节，不同发育阶段的囊肿超声下表现不同。

6.CT、MRI　可显示肝内囊肿的结构、大小、是否伴有钙化。囊内有子囊或头节呈"水上浮萍"。CT 是定位囊肿位置的常用方法，其还可对脑部及腹腔内的囊肿等提供清晰的影像学参考。

【治疗】

肝包虫治疗以手术治疗为主，药物治疗作为该病的辅助治疗手段。

1.肝包虫内囊摘除术　是传统的肝包虫手术方法，要求完全彻底摘除内囊（生发层和角质层）。手术操作时必须注意：

（1）防止囊液外漏：囊液内含有大量的头节、子囊，一旦漏出，可在腹腔内任何部位继发包虫囊肿。所以，在穿刺囊肿前必须用浸满甲醛溶液或 95％乙醇的纱布保护周围，防止囊液外漏。大量囊液外漏还可能引起患者过敏反应，甚至死亡。

（2）彻底清除囊液及内囊：任何囊液或生发层的残留都有可能引起包虫复发。所以，在彻底清除囊内容物后，要用甲醛溶液或 95％乙醇反复擦拭冲洗囊腔，确保生发层彻底清除。

（3）尽可能闭合囊腔，充分引流：因肝包虫囊肿往往较大，清除囊内容物后残留较大空腔，不易愈合，所以，要尽可能缝闭残腔或用大网膜填塞，同时低位充分引流，保证残腔尽早愈合。

经典的肝包虫内囊摘除加外囊残腔处理术已有百年历史，但其存在残腔积液、胆漏、复发等并发症。为寻找更加完善的手术方法，近年来国内外学者提出肝包虫外囊切除术的新概念，即在肝包虫外囊与正常肝组织之间存在一潜在的可分离的间隙，在此间隙内可进行完整的肝包虫囊肿切除。此方法简单、创伤小，避免了上述并发症的发生。

2.肝叶切除术　适用于肝泡状棘球蚴病，肝包虫病变局限者，或肝细粒棘球蚴病、囊肿占据肝左外叶者。

3.其他治疗方法

（1）肝移植：适用于处理失败或多次手术导致肝衰竭的患者。

（2）腹腔镜肝包虫内囊摘除术：随着腹腔镜技术的开展和不断进步，其已成为治疗肝包虫病的方法之一，但需严格掌握手术适应证和必须由有经验的医生进行。

（3）药物治疗：如阿苯达唑、吡喹酮等。但其不能代替手术，只适用于术前术后预防种植扩散和复发者。

（金　岚）

第四节　肝囊肿

肝囊肿（cyst of the liver）是一种比较常见的良性疾病，根据发病原因，可将其分为寄生虫性（如肝棘球蚴病）和非寄生虫性肝囊肿。后者又分为先天性、创伤性、炎症性和肿瘤性囊肿。其中，以先天性肝囊肿最为常见，亦称单纯性肝囊肿（simple cyst of the liver）。

单纯性肝囊肿多见于女性，50 岁以上患者的肝囊肿较年轻患者的明显为大，巨大肝囊肿几乎仅见于 50 岁以上女性。本病有一半为单个肝囊肿，其余大多为 2 个或以上的囊肿，仅一小部分为多发性肝囊肿。囊肿呈球形或椭球形，直径数毫米至 20cm 不等，呈单房性，无间隔，有完整的包膜，内层为柱状上皮，外层为结缔组织。囊液多为清亮透明，或染有胆汁，合并囊内出血时可呈咖啡色。周围肝组织因长期受压而萎缩变性，而余肝可呈代偿性增大。

单纯性肝囊肿生长缓慢，小的囊肿可无任何症状。囊肿增大到一定程度可产生压迫症状，出现食后饱胀、恶心、呕吐、右上腹隐痛不适等症状。少数因囊肿破裂或囊内出血而出现急性腹痛，如合并囊内感染，则患者往往出现畏寒、发热、白细胞升高等表现。体检时可触及右上腹肿块和肝大，肿块随呼吸运动，表面光滑，有囊性感，无明显压痛。多发性肝囊肿在肝表面可触及无明显压痛的散在囊性结节。通过 B 超检查，一般不难作出诊断。多发的单纯性肝囊肿必须与成人多囊肾病的肝囊肿相鉴别。前者为非遗传性畸形，仅偶有 1 个或数个肾囊肿；后者则为常染色体显性遗传病，并且一定合并多发的肾囊肿。

解除压迫、消除症状和改善肝功能是肝囊肿治疗的主要目的。单纯性肝囊肿无恶变倾向，单发的囊肿小于 5cm 且无临床症状者，不需特殊处理。囊肿较大，出现压迫症状、囊内出血、合并感染或疑为肿瘤性囊肿时，应予适当治疗。常用的方法有囊肿穿刺抽液术、囊肿开窗术、囊肿内引流术和囊肿切除术等。B 超引导下囊肿穿刺抽液术操作简单，不需剖腹手术，缺点是需反复穿刺抽液，目前多采用在囊腔内注射硬化剂（如无水乙醇）来破坏囊肿内壁的上皮组织，防止囊肿复发，成功率可达 65%～95%；囊肿开窗术是在剖腹术下或经腹腔镜切除部分囊壁，吸尽囊液后囊肿向腹腔开放，效果较好，复发率＜5%；亦可在剖腹囊肿开窗术下吸尽囊液后用氩气刀或者无水乙醇灭活囊肿壁以减少复发；对合并感染、囊内出血或囊内疑有胆汁者，可在开窗术后放置引流或穿刺置管引流，待囊腔缩小、瘪陷后拔除引流；与胆管相沟通的厚壁囊肿，也可行囊肿空肠 "Y" 形吻合术，但此法常易引起继发感染。

多发性肝囊肿仅限于处理引起症状的大囊肿，并按单发性囊肿处理。病变局限于肝的一段或一叶，患者情况允许，可行病变肝段或肝叶切除术。多囊肾病肝囊肿的治疗应考虑到肾病的情况，当肾功能严重损害时，会严重干扰肝囊肿的治疗，预后极差。

第五节　肝肿瘤

肝肿瘤可分为良性和恶性两大类。由于 B 超、CT 等影像学检查的广泛应用，临床上发现的肝良性肿瘤明显增多。恶性肿瘤常见的是肝癌，可分为原发性和继发性（即转移性）两种。

一、肝良性肿瘤

肝良性肿瘤包括肝血管瘤、肝腺瘤、局灶性结节性增生以及其他肝良性肿瘤，其中最常见的是肝血管瘤。

肝血管瘤（liver hemangioma）可分为小的毛细血管瘤和较大的海绵状血管瘤。前者较为常见，但无重要临床意义。肝海绵状血管瘤（cavernous hemangioma of the liver）的发生，多认为是先天性的血管畸形，是由血管扩张所致，而非血管增生。本病可发生于任何年龄，但以 30～50 岁多见，男女比例为 1：3；多为单发，也可多发，左右肝叶发生率相等。肿瘤生长缓慢，病程常达数年以上。瘤体较小时无任何临床症状。增大后因牵拉肝包膜或压迫胃、十二指肠等邻近器官，引起上腹部不适、腹胀、腹痛、食欲减退、恶心、嗳气等症状。急性栓塞、出血以及肝包膜有炎症时可出现剧烈腹痛。体格检查：上腹部包块是常见的体征，包块与肝相连，表面光滑，随呼吸上、下运动，质地接近正常肝，有囊性感和不同程度的压缩感，一般多无压痛或仅有轻度压痛。偶在肝区闻及血管杂音。影像学诊断首选 B 超，次选 CT 和 MRI，一般不难作出诊断（表 25-5-1）。

表 25-5-1　肝海绵状血管瘤与原发性肝癌的鉴别

项目	肝海绵状血管瘤	原发性肝癌
性别	女性多见	男性多见
病程	较长	较短
对全身影响	小、全身情况好	大、晚期全身情况差
合并肝硬化	极少	较多，约占 80％以上
肿块特点	质软或中等硬，多无压痛，可压缩	质硬，压痛，无压缩性
肝功能	正常	晚期有变化
HBsAg	多阴性	多阳性
AFP	阴性	阳性（约 70％）
血清酶活性	无改变	均可升高
MRI	T_2 加权像呈灯泡征样高信号	T_1 加权像呈低信号，T_2 加权像呈高信号
CT	增强后早期病变呈周边强化，逐渐向中央扩展，延迟期造影剂呈等密度充填增强后呈"快进快出"表现，动脉期瘤内造影剂充盈，门静脉期造影剂迅速消退	

肝血管瘤无恶变倾向，对于大多数确诊而无症状的患者仅需随诊。其手术的绝对适应证为肿瘤破裂出血，迅速增大或出现 Kasabach-Merritt 综合征（即合并血小板减少症和消耗性凝血紊乱）。术式多采用选择性血管瘤摘除术。对于肿瘤过大或多发者，可根据病变范围做肝部分切除或肝叶切除术。对病变范围超过半肝的巨大单发性肿瘤，只要余下的肝组织明显增大，无肝硬化，肝功能正常，患者全身情况良好，也可做肝三叶切除。对直径小于 15cm 者也可采用血管瘤捆扎术。对多发性血管瘤或病变广泛不能切除者，可行肝动脉结扎术。国内手术切除的最大一例肝海绵状血管瘤的体积为 63cm×48.5cm×40cm，重达 18kg。此外，对于不易手术或不愿手术者，还可行微波固化、射频、瘤内无水乙醇注射或介入性栓塞等非手术治疗。

肝海绵状血管瘤最危险的并发症是血管瘤破裂引起腹腔急性大出血，死亡率高达 60％以上，但极为少见。

二、肝癌

原发性肝肿瘤中以原发性肝癌（primary liver cancer）最多见，而继发性肝癌（secondary liver cancer）又较原发性肝癌常见，国内资料统计二者之比为（2～4）：1，西方国家高达 20：1以上。

（一）原发性肝癌

原发性肝癌是常见的恶性肿瘤之一，据 2008 年最新统计，每年全球新患肝癌人数为 74.8万人，因肝癌死亡者高达 69.6 万人，其中 50％新发病例发生在中国。根据卫生部统计资料，我国肝癌死亡率在各种癌症死亡率中居第 2 位。本病可发生于任何年龄，以 40～50 岁多见，男女之比为（2～8）：1。

【病因及病理】

原发性肝癌的病因与发病机制迄今尚未完全清楚。目前多认为与肝炎病毒感染、黄曲霉毒素、酒精、肝硬化及其他化学致癌物质和水土因素有关。在我国 HBV 感染是主要的致癌因素。

原发性肝癌按病理形态可分为四型：结节型、巨块型、弥漫型和小癌型（图 25-5-1）。结节型最为常见，多伴有肝硬化，恶性程度较高。巨块型为单独巨块或由多数结节密集融合而成，直径一般在 10cm 以上，较少伴有肝硬化或肝硬化程度较轻微，手术切除率较高。弥漫型少见，全肝满布灰白色点状结节，伴有肝硬化，有时与肝硬化很难区别，病情发展快，预后极差。近年来将直径＜3cm 的原发性肝癌另分为小癌型，该类型肝癌多以膨胀性生长为主，有包膜；血管侵犯及肝内转移发生较少；生长相对较慢，恶性程度较低，手术切除率高，预后较好。

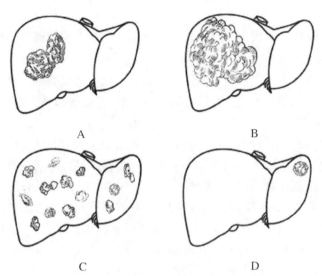

图 25-5-1　原发性肝癌的病理形态分型
A. 结节型；B. 巨块型；C. 弥漫型；D. 小癌型

按组织学类型，分为肝细胞型、胆管细胞型和两者同时出现的混合型，其中肝细胞癌（hepatocellular carcinoma）最多见，占 91.5%。

按肿瘤大小，传统上分为小肝癌（直径≤5cm）和大肝癌（直径＞5cm）两类。由于诊断和治疗技术的不断提高，目前提出新的分类：对瘤体直径＜1cm 称为微小癌，1~3cm 称为小肝癌，3~5cm 称为中肝癌，5~10cm 称为大肝癌，＞10cm 称为巨块型肝癌。

原发性肝癌在发展过程中极易侵犯门静脉及分支，形成门静脉癌栓，经门静脉系统形成肝内播散，如阻塞门静脉主干，可引起或加重原有的门静脉高压。肝外血行转移最多见于肺，其次为骨、脑等。淋巴转移至肝门淋巴结最多见，其次转移至胰周、腹膜后、主动脉旁及锁骨上淋巴结。此外，向横膈及邻近脏器直接蔓延和腹腔种植转移也不少见，偶可破入胆道引起梗阻性黄疸。

【临床表现】

本病早期症状不明显，病程发展迅速。近年来诊断水平的不断提高，如甲胎蛋白（AFP）和 B 型超声检查的普遍应用，有助于早期发现。临床上甚至发现了一些无任何症状和体征的"亚临床肝癌"。原发性肝癌常见的临床表现有：

1. 肝区疼痛　疼痛多为持续性隐痛、胀痛或刺痛，是因肿瘤迅速生长致使肝包膜张力增加所致。疼痛部位与病变部位关系密切，病变位于肝右叶表现为右季肋区疼痛；位于肝左叶则表现为剑突下区痛；如位于膈顶靠后，疼痛可放散至右肩背部。肝癌结节坏死、破裂，引起腹腔内出血时，则表现为突发性剧烈腹痛和腹膜刺激征，甚至出现休克。

2. 消化道症状　由于缺乏特征性而易被忽视，主要有食欲减退、腹胀、恶心、呕吐、腹泻等。

3. 乏力、消瘦　早期常不明显，随着病情发展而日益加重，呈进行性消瘦。晚期患者则呈恶病质状态。

4. 肝大　为中、晚期最常见的体征。肝大呈进行性、质坚硬、表面凹凸不平，呈大小不等的结节或巨块，边缘不规则，触诊时常有不同程度的压痛。肝癌突向右肋弓下或剑突下时，相应部位可见局限性隆起；癌肿位于肝的膈面，则主要表现膈肌抬高，肝浊音界上升；位于肝表面接近下缘的癌结节较易触及，有时患者可自己发现而就诊。

此外，患者可伴有发热，晚期可出现贫血、黄疸、腹水、下肢水肿、皮下出血等。少数患者还可有低血糖、红细胞增多症、高血钙等癌旁综合征的表现。如发生肺、骨、脑等处转移，可产生相应症状。

原发性肝癌的并发症，主要有肝性脑病、上消化道出血、癌肿破裂出血及继发感染等。

【诊断和鉴别诊断】

对具有典型临床表现者作出诊断并不困难，但往往已界中、晚期。对可疑患者进行甲胎蛋白（AFP）的动态观察，结合 B 超、CT、选择性肝动脉造影等检查，可早期发现并确定诊断。

1. 血液学检查

（1）血清 AFP 检测：是目前诊断原发性肝癌常用而又重要的方法，具有相对的特异性。诊断标准：放射免疫法持续血清 AFP>400μg/L，并能排除妊娠、活动性肝病、生殖腺胚胎性肿瘤等应考虑为肝细胞癌。对 AFP 低度升高者应动态观察，并对比分析肝功能变化有助于判断。30％左右的肝癌患者 AFP 正常，同时检测 AFP 异质体有助于提高诊断的阳性率。

（2）肝功能检查：肝癌患者的血清碱性磷酸酶、胆红素、ALT、AST、γ-谷氨酰转肽酶、乳酸脱氢酶及其同工酶可升高，对原发性肝癌可起到辅助诊断和判断预后的作用，但缺乏特异性。肝储备功能检查能客观反映肝病患者的肝功能状态，客观评估患者肝对手术的承受能力，降低术后肝衰竭的概率，保障手术的安全性。

（3）肝炎病毒感染检测：在我国 HBV 感染是原发性肝癌的主要致病因素，大多数肝癌患者 HbsAg 阳性，HbcAb 阳性率更高，且肝癌死亡率和乙肝病毒表面抗原携带率有正相关关系。因此，HBV 的抗原抗体检测可为肝癌的诊断提供重要的依据。

2. 影像学检查

（1）超声检查：应用 B 型超声检查，可显示肿瘤的大小、形态、所在部位以及肝静脉或门静脉内有无癌栓等，其诊断符合率可达 84％，能发现最小直径为 1cm 的癌灶。作为一种非侵入性检查，B 型超声具有分辨率高、操作简便、可重复性强等优点，可作为高发人群的普查工具。实时超声造影可在常规超声检查的基础上，通过静脉注射超声造影剂来增强人体的血流信号，实时动态地观察组织的微血管灌注信息，对于小肝癌的鉴别诊断具有重要的临床价值。术中 B 超可促进肝癌切除的安全性和彻底性，并能指导活检和射频消融，应作为肝癌切除术中的常规技术。

（2）CT 检查：分辨率高，可检出直径为 1.0cm 左右的微小肝癌，对肝癌的诊断符合率达90％。动态增强扫描有助于鉴别血管瘤。应用 CT 与肝动脉造影相结合的 CT 血管造影（CTA），可显示直径 2mm 的微小肝癌。近年来，伴随着计算机断层成像技术的进步，基于CT 的肝三维重建可以准确的描述各肝段血管的走行，肿瘤与血管的关系，模拟手术切除平面，测算预切除肿瘤的体积和剩余肝体积，极大地提高了手术安全性。

（3）磁共振成像（MRI）：对良、恶性肝肿瘤，尤其是血管瘤的鉴别优于 CT，可进行门静脉、肝静脉、下腔静脉和胆道重建成像，利于发现癌栓。此外，磁共振血管成像（MRA）可无创地清晰显示肝内血管情况，利于手术安全。

（4）选择性腹腔动脉或肝动脉造影检查：对血管丰富的癌肿，能检出最小直径为 0.5cm的肿瘤，诊断阳性率高达 90％，对小肝癌的定位诊断是目前各种检查方法中最优者。由于是侵入性检查，当上述检查未发现明确病灶时，才考虑使用。

（5）放射性核素肝扫描：应用[198]金、[99m]锝、[131]碘玫瑰红、[113m]铟等进行肝扫描，有助于对大肝癌的诊断，但不易显示直径小于 3.0cm 的肿瘤。采用动态显像和放射性核素扫描（ECT）等技术，可提高诊断符合率达90%～95%。

(6) X线检查：肝右叶膈面的癌肿可见右侧膈肌升高，活动受限或呈局限性隆起。位于肝左叶或巨大的肝癌，钡餐检查可见胃和横结肠被推压现象。

(7) PET-CT：将PET与CT完美融为一体，由PET提供病灶详尽的功能与代谢等分子信息，而CT提供病灶的精确解剖定位，并且同时全身扫描，可以了解整体状况和评估转移情况，有助于早期诊断及判断肿瘤分期及预后。但由于其价格昂贵、普及率低，尚不作为肝癌诊断的常规检查。

B超引导下经皮肝穿刺活检具有确定诊断的意义，但有肿瘤破裂、出血和针道转移等危险，适用于以上检查不能确诊，但又高度怀疑为肝癌者。腹腔镜检查可直接观察肝表面和腹膜情况，但部位受局限，很少应用。经各种检查仍不能排除肝癌的诊断，患者全身状况良好且有切除可能者，应积极进行剖腹探查。

原发性肝癌在诊断过程中，应与下列疾病相鉴别：

1. 继发性肝癌　继发性肝癌一般病情发展相对缓慢，患者多数有原发癌的临床表现，AFP检测多为阴性，多无肝炎病史或肝硬化表现。与原发性肝癌的鉴别，关键在于查明原发癌灶。

2. 肝硬化　病程发展缓慢，多有肝炎病史，血清AFP、B超、CT、MRI和肝动脉造影有助于鉴别。大的硬化结节，影像学上可显示为肝占位性病变，当AFP阳性或低度升高时，应密切观察，动态监测血清AFP。

3. 肝脓肿　肝脓肿患者有发热、白细胞增多等炎性反应，脓肿相应部位的胸壁常有局限性水肿、压痛及右上腹肌紧张等改变。超声检查可发现脓肿液性暗区，但肝癌液性坏死亦可出现液平，应注意鉴别，必要时可于压痛点做细针穿刺检查。

4. 肝海绵状血管瘤　本病为肝内良性占位性病变，常因查体、B超或放射性核素扫描等偶然发现。鉴别诊断主要依靠测定AFP、B超、MRI、CT及肝血管造影。

此外，原发性肝癌还须与肝邻近器官，如右肾、结肠肝曲、胃、胰腺等处的肿瘤相鉴别。

【治疗】

1. 治疗原则　早期发现、早期诊断及早期治疗并根据不同病情发展阶段进行以手术为主的综合治疗，是提高疗效的关键；而早期施行手术切除仍是最有效的治疗方法。对无法手术的中、晚期肝癌，可根据病情采用化疗、肝动脉栓塞化疗、冷冻治疗、射频消融治疗和中医中药治疗等。

2. 手术治疗

(1) 手术切除：主要适用于：①全身情况良好，无心、肺、肾功能严重损害；②肝功能正常，或仅有轻度损害（Child-Pugh A级），或肝功能分级属B级，经短期护肝治疗后恢复到A级；肝储备功能基本在正常范围以内；③癌肿未严重侵犯第一、二、三肝门，无远处广泛转移。临床上有明显黄疸、腹水、下肢水肿或肝外癌转移及患者情况不能耐受手术者，都是手术禁忌证。肝切除分为规则性肝切除和非规则性肝切除，前者是按照肝内血管的解剖结构进行分叶分段施行手术，是指广泛肝切除、肝叶切除和肝段切除。术式的选择应根据患者的全身情况、肿瘤的大小和部位、肝硬化程度以及肝代偿功能等而定。如癌肿局限于一个肝叶内，可做肝叶切除；已累及一叶或刚及邻近肝叶者，可做半肝切除；如累及半肝，但无肝硬化者，可考虑做半肝甚至三叶切除。位于肝边缘区的肝癌，亦可根据肝硬化程度选用肝部分切除或局部切除。对伴有肝硬化的小肝癌、多发肿瘤散布于多个叶或段以及复发性肝癌较难施行规则性切除者，可采用距肿瘤1～2cm处做肿瘤切除，即非规则性肝切除，同样可获得满意的效果。周围脏器（结肠、胃、膈肌或右肾上腺等）受侵犯，若原发瘤可切除，应连同受侵犯脏器一并切除；如肝癌合并门静脉癌栓，可切除原发肿瘤的同时行门静脉切开取栓；远处脏器单发转移性肿瘤（如单发肺转移），可同时进行原发肝癌和转移瘤的切除。目前，有学者提出"精准肝切除理念"，即术前精确评估患者身体和病灶的局部情况，术中以最精准的操作，尽可能完整切除肝癌病灶，最大程度减轻患者的损伤（图 25-5-2）。

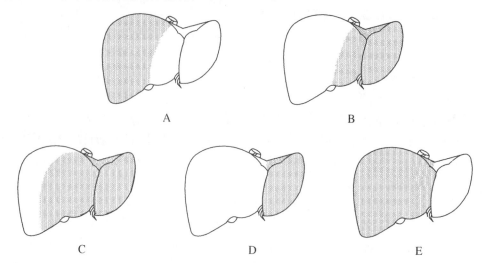

图 25-5-2　常见规则性肝切除的范围
A. 右半肝切除；B. 左半肝切除；C. 左三叶切除；D. 左外叶切除；E. 右三叶切除

肝切除手术一般至少要保留正常肝组织的 20%～30%，或硬化肝组织的 50%，否则不易代偿。肝切除术后应注意预防和处理继发性出血、胆瘘、腹水、腹腔感染、胸腔积液和肝衰竭等并发症。

（2）对于不能切除的肝癌的外科治疗：可根据具体情况，术中采用肝动脉结扎、肝动脉栓塞化疗、液氮冷冻、射频消融和微波热凝等治疗，都有一定疗效。肝动脉结扎、肝动脉栓塞、灌注化疗或化疗栓塞，常使肿瘤缩小，部分患者可因此而获得二期手术切除的机会。

此外，原发性肝癌可行肝移植治疗，但远期疗效尚不理想，主要是难以解决肿瘤复发。

3. 介入治疗

（1）经导管动脉化疗栓塞（TACE）：一般经股动脉插管至肝固有动脉，最好选择至患侧肝动脉行造影下的化疗栓塞，适用于肿瘤不能根治性切除且肝功能尚好、无门脉主干完全栓塞者。

（2）B超引导下局部消融治疗：包括经皮无水乙醇注射、射频、微波和冷冻消融，适用于瘤体较小而又不能或不易手术切除者。对于肝切除术后早期肿瘤复发者也可采用。优点是安全、简便、创伤小、效果较为满意。

4. 化学药物治疗　原发性肝癌的全身化学治疗疗效较差，有效率不足 20%，且作用短暂。经剖腹探查发现肿瘤不能切除者，或作为肿瘤姑息切除的后续治疗，可采用肝动脉和（或）门静脉置泵做区域化疗栓塞。常用的化疗药物有：多柔比星（ADM）、氟尿嘧啶、丝裂霉素（MMC）、甲氨蝶呤（MTX）和表柔比星（EADM）等。

5. 放射治疗　对一般情况较好，肝功能无严重损害，无黄疸、腹水，无脾功能亢进和食管静脉曲张，癌肿较局限，尚无远处转移而无法切除的患者，可采用放疗为主的综合治疗。在放疗期间结合中药治疗，可减少放疗不良反应，提高疗效。

6. 生物治疗与分子靶向治疗　目前临床常用的有干扰素、胸腺肽以及白细胞介素-2 等，新近研究应用肿瘤产物或肿瘤相关抗原负载树突状细胞制成肿瘤疫苗进行抗肝细胞癌治疗，效果令人鼓舞。近年来，分子靶向药物治疗肝癌已成为新研究热点，如索拉非尼和舒尼替尼等。其中，多激酶抑制剂索拉非尼已经应用于临床，该药物既可以抑制血管内皮生长因子受体（VEGFR）和血小板源性生长因子受体（PDGFR）阻断肿瘤血管生成，又可以阻断 Raf/

MEK/ERK 信号转导通路抑制肿瘤细胞增殖。多项 Ⅲ 期临床研究表明，索拉非尼可明显延长晚期原发性肝癌患者的生存期。

7. 中医中药疗法　中药治疗可与手术、化疗、放疗相结合，也可用于术后复发或晚期、肝功能代偿不良的患者。多依据病情辨证论治、攻补兼施。补法主要包括调理脾胃、养阴柔肝、补益气血等。攻法主要为活血化瘀、软坚散结、清热解毒等。

【预后】

亚临床肝癌疗效逐年提高，晚期则预后不佳。疗效较好的 5 年生存率约为 50%，总的 5 年复发率可达 60% 以上。以下几点有助于预后良好的估计：①肿瘤≤3cm，术后病理癌肿包膜完整，核分裂象少；②肿瘤周围肝病背景（肝硬化）轻；③肝代偿适应能力强；④具有良好的免疫状态，如 OT 试验阳性和淋巴细胞转化率大于 50%。

（二）继发性肝癌

继发性肝癌又称转移性肝癌（metastatic cancer of the liver），是指其他部位的癌肿转移到肝，并在肝内继续生长、发展，其组织学特征与原发癌相似。继发性肝癌有 57% 来自消化系统的原发癌，尤以结、直肠最易发生。其他较多发生肝转移的原发癌包括胰腺癌、肺癌、乳腺癌、胆囊癌、肝外胆管癌、胃癌、卵巢癌及头颈部恶性肿瘤。

发生肝转移的途径有：①经门静脉转移：是主要的转移途径，占继发性肝癌的 35%～50%，消化道及盆腔部位的癌肿多经此途径转移至肝；②经肝动脉转移：肺癌、乳腺癌、肾癌、恶性黑色素瘤、鼻咽癌等可经此途径转移；③经淋巴道转移：胆囊癌可沿胆囊窝淋巴管扩散至肝内，也可经肝门淋巴结循淋巴管逆行转移至肝；④直接蔓延：如胃癌、胆囊癌等可直接侵犯肝。

继发性肝癌可为单个结节，但多为弥散型。癌结节外观多呈灰白色，质地较硬，与周围肝组织间分界清楚，结节的中央常因坏死而凹陷。继发性肝癌很少合并肝硬化，而肝硬化也很少发生转移癌。继发性肝癌一般病情发展相对缓慢，症状也轻，主要表现为肝外原发癌所引起的症状。有少部分患者在出现了消瘦、乏力、肝区疼痛、肝区结节性肿块，甚至腹水、黄疸等继发性肝癌的症状以后，仍不易查出原发病灶。因此，有时与原发性肝癌难以鉴别。继发性肝癌的诊断应注意以下四点：①存在肝外肿瘤的病史或证据；②有肝病变的临床表现；③多无肝病背景，CEA、CA19-9、CA125 等标志物阳性，ALP、γ-GT 升高，而 AFP 阴性；④影像学发现肝多发、散在实性占位，并常有特殊性表现。

一旦发生继发性肝癌，表明原发癌肿已属晚期，一般多已不能切除，预后较差。目前，对于继发性肝癌的外科治疗持更为积极的态度。继发性肝癌施行肝切除术时应具备以下两个条件：①原发癌能够切除或根治；②转移性癌灶为单发或癌肿局限于肝的一叶，能进行较彻底的肝切除术。肝继发性癌可与原发性癌同期或二期手术切除。如原发癌已切除一定时期后才出现肝内转移癌，局部病灶符合切除条件，且无其他部位转移者，也适宜手术切除。对于肝内多发的转移癌灶或除肝转移外尚有其他脏器转移者，多提示原发癌恶性程度较高，扩大手术范围不但不能延长生存期，反而增加了手术死亡率。此时，可根据患者情况及原发癌的病理性质，选用肝动脉结扎、肝动脉插管或皮下埋藏式灌注装置化疗，也可应用介入方法（如肝动脉化疗栓塞等）。对肿瘤较大或多发而不宜手术治疗者，可在 B 超引导下行射频、微波或无水乙醇注射治疗，对缩小肿瘤、延长生存期有一定的作用。此外，全身化疗、放疗和中医中药治疗也有一定效果。

（姜洪池）

第二十六章　门静脉高压症

门静脉高压症是由不同原因所致肝硬化以及一些非肝硬化病因造成的门静脉系统回流受阻、内脏血流量增加、内脏血管床扩张，血流淤滞使门静脉压力超过正常范围 13～24cmH$_2$O（1.27～2.35kPa），一般可达 30～50cmH$_2$O，而表现出来的一组综合征；临床上主要表现为门静脉-体静脉循环间侧支循环大量开放形成静脉曲张、腹水、脾大、脾功能亢进，最主要的并发症是食管胃底静脉曲张破裂出血，常因此导致患者死亡，这也是目前外科治疗门静脉高压症重点要解决的问题。造成门静脉高压症患者食管胃底静脉曲张破裂出血的因素是多方面的，既与门静脉压力升高的程度有关，也与反流性食管炎等因素有关，目前尚不能准确预测哪部分患者将发生曲张静脉破裂出血，但普遍认为门静脉压力低于 25cmH$_2$O 时一般不会发生曲张静脉破裂出血。另有研究表明：门静脉与腔静脉系统压力梯度<12mmHg 时，不会形成食管胃底静脉曲张，即使压力梯度>12mmHg 时，这种压力梯度与食管胃底静脉曲张的形成和破裂出血之间也没有很强的相关性。

第一节　门静脉解剖及生理功能特点

【外科解剖及生理功能特点】

肝是身体里唯一享受门静脉和肝动脉双重血液供应的器官。正常人全肝血流量平均每分钟为 1500ml，约占心排血量的 25%，其中门静脉血占全肝血流量的 2/3，肝动脉血占 1/3，其供氧量约各占 50%。门静脉主干由肠系膜上、下静脉和脾静脉汇合而成，其中约 20% 的血液来自脾。门静脉主干在肝门处分为左、右两支，分别进入左、右半肝，逐渐分支，其小分支和肝动脉小分支的血流汇合于肝小叶内的肝窦（肝的毛细血管网），然后汇入肝小叶的中央静脉，再汇入小叶下静脉、肝静脉，最后注入下腔静脉。所以，门静脉位于两个毛细血管网之间，一端是胃、肠、脾、胰的毛细血管网，另一端是肝小叶内的肝窦。

门静脉和肝动脉的小分支血流不但汇合于肝小叶内的肝窦，还在肝小叶间汇管区借着无数动、静脉间的小交通支相互流通。这种动静脉交通支一般仅在肝内血流量增加时才开放而被利用。所以，两种压力不同的血流（肝动脉压力为门静脉压力的 8～10 倍）经过肝小叶内的肝窦和利用肝小叶间汇管区的动静脉交通支后，得到平衡，再汇入肝小叶的中央静脉。

门静脉和肝动脉之间关系密切，当门静脉血流增加时，肝动脉血流就减少；如门静脉血流减少，肝动脉血流就增加，把这种关系称为肝动脉缓冲反应，以维持肝窦内血液灌注的相对稳定。门静脉无瓣膜，其压力通过流入的血量和流出阻力形成并维持。在门静脉未加阻断情况下所测得的压力，正常值为 13～24cmH$_2$O（1.27～2.35kPa），平均为 18cmH$_2$O（1.76kPa）左右，比肝静脉压高 5～9cmH$_2$O（0.49～0.88kPa）。如果压力高于此界限，就定义为门静脉高压症。

门静脉系与腔静脉系之间存在四个交通支：

1. 胃底、食管下段交通支　门静脉血液经胃冠状静脉、胃短静脉，通过食管胃底静脉与奇静脉、半奇静脉的分支吻合，流入上腔静脉。

2. 直肠下端、肛管交通支　门静脉血流经肠系膜下静脉、直肠上静脉与直肠下静脉、肛管静脉吻合，流入下腔静脉。

3. 前腹壁交通支　门静脉血流经脐旁静脉与腹上深静脉、腹下深静脉吻合，分别流入上、下腔静脉。

4. 腹膜后交通支　在腹膜后，有许多肠系膜上、下静脉分支与下腔静脉分支相吻合，称 Retzius 静脉丛（图 26-1-1）。

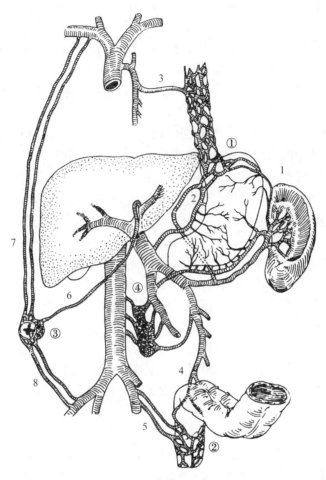

图 26-1-1　门静脉与腔静脉之间的交通支

1. 胃短静脉；2. 胃冠状静脉；3. 奇静脉；4. 直肠上静脉；5. 直肠下静脉、
肛管静脉；6. 脐旁静脉；7. 腹上深静脉；8. 腹下深静脉；①胃底、食管下段交通支；
②直肠下端、肛管交通支；③前腹壁交通支；④腹膜后交通支

在这四个交通支中，最主要的是胃底、食管下段交通支。这些交通支在正常情况下都很细小，血流量很小。

第二节　门静脉高压症的病因及分类

【病因及分类】

按门静脉血流受阻部位不同，门静脉高压症可分为肝前型、肝内型和肝后型三类。肝内型在我国最常见，占 95% 以上。在肝内型，按病理形态的不同又可分为窦前阻塞、肝窦和窦后阻塞三种。窦前型以及窦后型梗阻可以发生在肝内或肝外。这种分类方法的实用价值在于将非肝硬化性门静脉高压症（窦前型）与肝细胞损害造成的门静脉高压症（窦型和窦后型）区别开来。

（一）肝前型

肝前型的主要病因是门静脉主干血栓形成（或同时有脾静脉血栓形成存在），在儿童约占 50%，这种肝前阻塞同样使门静脉系的血流受阻，门静脉压增高。

腹腔内的感染（如阑尾炎、胆囊炎等）或门静脉、脾静脉附近的创伤都可引起门静脉主干血栓形成。门静脉血栓形成后，在肝门区形成大量侧支循环血管丛，加之门静脉主干内的血栓机化、再通，状如海绵，因而称为门静脉海绵样变（cavernous transformation of portal vein）。

先天性畸形，如门静脉主干的闭锁、狭窄或海绵窦样病变，也是肝前型门静脉高压症的常见原因。

单纯脾静脉血栓形成常继发于胰腺炎症或肿瘤，结果是胃脾曲的静脉压力增高，而此时肠系膜上静脉和门静脉压力正常，左侧胃网膜静脉成为主要侧支血管，胃底静脉曲张较食管下段静脉曲张更为显著，单纯脾切除即可消除门静脉高压，这是一种特殊类型的门静脉高压症，称为左侧门静脉高压症。

这种肝外门静脉阻塞的患者，肝功能多正常或轻度损害，预后较肝内型好。在成年人，最常见的原因是恶性肿瘤引起的门静脉内血栓形成，其他引起门静脉内血栓形成的原因有：红细胞增多症、胰腺炎、门静脉周围淋巴结病。这种患者直接门静脉压升高，而肝静脉楔压正常，肝实质无损害。另外由于凝血机制未受损害，这种患者如发生食管静脉曲张破裂出血，往往可以通过保守治疗得到控制。

（二）肝后型

肝后型是由于肝静脉和（或）其开口以及肝后段下腔静脉阻塞性病变引起的，其典型代表就是巴德-吉利亚综合征（Budd-Chiari syndrome），这是由肝静脉、下腔静脉直至下腔静脉汇入右心房处任何水平的梗阻引起的一组症候群。其病因不明，但往往与肾上腺和肾肿瘤、创伤、妊娠、口服避孕药、肝细胞瘤、静脉阻塞性疾病、急性酒精性肝炎以及肝静脉内膜网状组织（membranous webs）形成有关。临床上首先表现为腹水，伴有轻度肝功能异常。由于肝尾叶静脉多独立于肝内其他静脉汇入下腔静脉，病变往往不累及此静脉，所以肝扫描仅见肝尾叶放射性密集。血管造影可以发现肝静脉或下腔静脉内血栓。肝活检表现为特征性的中央静脉扩张伴小叶中心性坏死。

（三）肝内型

1. 肝内窦前型梗阻　最主要的病因是血吸虫病（世界范围内门静脉高压症最常见的病因）。血吸虫病患者血吸虫卵沉积在肝内门静脉，引起门静脉壁肉芽肿性炎症反应，进而发生纤维化及瘢痕化，最终导致终末门静脉梗阻。而患有骨髓增殖性疾病时，原始细胞物质在门静脉区的沉积也可以造成窦前型门静脉高压症；也表现为直接门静脉压升高，肝静脉楔压正常，肝实质无损害。食管静脉曲张破裂出血，也往往可以通过保守治疗得到控制。

造成窦前型门静脉高压症的另一个常见原因是先天性肝纤维化，这是由于广泛浓密的纤维索条包绕、压迫门静脉，导致其梗阻造成的。

慢性的氯乙烯和砷化物中毒也可以引起肝内门静脉纤维化、肉芽肿形成，压迫门静脉，导致窦前型梗阻。

原发性胆汁性肝硬化在形成再生结节以前，也是由肝内门静脉纤维化造成的窦前型梗阻。

2. 肝内窦型梗阻　往往由病毒性肝炎和急性酒精中毒引起的肝硬化发展而来，一般不仅仅是窦型梗阻，多表现为窦前型、窦型、窦后型的复合型梗阻，只是为区别于单独的窦前型梗阻和窦后型梗阻而称之为窦型梗阻。主要病变是肝小叶内纤维组织增生和肝细胞再生。由于增生纤维索和再生肝细胞结节（假小叶）的挤压，使肝小叶内肝窦变或闭塞，以致门静脉血不易流入肝小叶的中央静脉或小叶下静脉，血流淤滞，门静脉压就增高。又由于很多肝小叶内的肝窦变窄或闭塞，导致部分压力高的肝动脉血流经肝小叶间汇管区的动静脉交通支而直接反注入压力低的门静脉小分支，使门静脉压增高。由于患者往往表现为不同程度的肝功能损害以及凝血机制障碍，故食管静脉曲张破裂出血一般较难通过保守治疗控制（图26-2-1）。

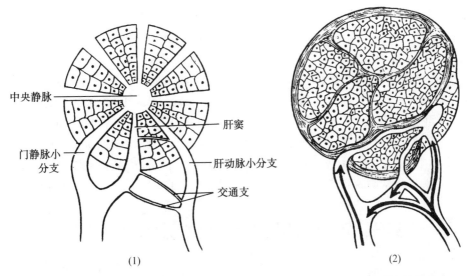

图 26-2-1 门静脉、肝动脉小分支之间的交通支在门静脉高压症发病中的作用

（1）正常时，门静脉、肝动脉小分支分别流入肝窦，它们之间的交通支细而不开放。

（2）肝硬化时，交通支开放，压力高的肝动脉血流注入压力低的门静脉，从而使门静脉压增高。

3. 肝内窦后型梗阻 往往不是一个独立的现象，其处理也往往很困难。其病因包括酒精性、坏死性肝硬化以及血色素沉着症。病理表现主要是：酒精性肝炎引起中心玻璃样硬化以及再生结节压迫肝实质导致小叶内肝小静脉消失。

另外，肝内淋巴管网同样可被增生纤维索和再生肝细胞结节压迫而扭曲、狭窄，导致肝内淋巴回流受阻。肝内淋巴管网的压力显著增高，这对门静脉压的增高也有影响。

【病理】

门静脉高压症形成后，可以发生下列病理变化：

1. 脾大（splenomegaly）、脾功能亢进（hypersplenism） 门静脉系压力增高，加之其本身无静脉瓣，血流淤滞，可出现充血性脾大。长期的脾窦充血引起脾内纤维组织增生和脾组织再生，继而发生不同程度的脾功能亢进。长期的充血还可引起脾周围炎，发生脾与膈肌间的广泛粘连和侧支血管形成。

2. 交通支扩张 由于正常的肝内门静脉通路受阻，门静脉又无瓣膜，为了疏通淤滞的门静脉血到体循环去，门静脉系和腔静脉系间存在的上述四个交通支（胃底、食管下段交通支，直肠下端、肛管交通支，前腹壁交通支，腹膜后交通支）大量开放，并扩张、扭曲形成静脉曲张。临床上特别重要的是胃冠状静脉、胃短静脉与奇静脉分支间的交通支，也就是食管胃底静脉丛的曲张。它离门静脉和腔静脉主干最近，压力差最大，因而受门静脉高压也最早、最显著。由于黏膜因静脉曲张而变薄，易被粗糙食物所损伤；又由于胃液反流入食管，腐蚀已变薄的黏膜；特别在恶心、呕吐、咳嗽等使腹腔内压突然升高，门静脉压也随之突然升高时，就可导致曲张静脉的突然破裂，发生急性大出血。其他交通支也可以发生曲张，如直肠上、下静脉丛的曲张可以引起继发性痔；脐旁静脉与腹上、下深静脉交通支的扩张，可以引起腹壁脐周静脉曲张，即所谓海蛇头症（caput medusae）；腹膜后静脉丛也明显扩张、充血。

3. 腹水 门静脉压力升高，使门静脉系统毛细血管床的滤过压增加，组织液回吸收减少并漏入腹腔而形成腹水。特别在肝窦和窦后阻塞时，肝内淋巴液产生增多，而输出不畅，促使大量肝内淋巴自肝包膜表面漏入腹腔，是形成腹水的另一原因。但造成腹水的主要原因还是肝功能损害，血浆白蛋白合成减少，引起血浆胶体渗透压降低，而促使血浆外渗。肝功能损害时，肾上腺皮质的醛固酮和垂体后叶的抗利尿激素在肝内分解减少，血内水平升高，促进肾小管对钠和水的再吸收，因而引起钠和水的潴留。以上多种因素综合，就发生腹水。

4. 约20%的门静脉高压症患者并发门静脉高压性胃病（portal hypertensive gastropathy），并且占门静脉高压症上消化道出血的5%。在门静脉高压时，胃壁淤血、水肿，胃黏膜下层的动-静脉交通支广泛开放，胃黏膜微循环发生障碍，导致胃黏膜防御屏障的破坏，形成门静脉高压性胃病。

5. 肝性脑病　由于自身门体血流短路或手术分流，导致大量门静脉血流绕过肝细胞或因肝细胞功能严重受损，导致有毒物质（如氨、硫醇和 γ-氨基丁酸）不能代谢与解毒而直接进入体循环从而对脑产生毒性作用并出现精神神经综合征，称为肝性脑病（hepatic encephalopathy），或称门体性脑病（portosystemic encephalopathy）。门静脉高压症患者自然发展成为肝性脑病的不到10%，常因胃肠道出血，感染，过量摄入蛋白质、镇静药、利尿剂而诱发。

第三节　门静脉高压症的诊断与治疗

【临床表现】

门静脉高压症多见于中年男性，病情发展缓慢。症状因不同病因而有所差异，但主要是脾大和脾功能亢进、呕血或黑便、腹水。

1. 脾大和脾功能亢进　所有患者都有不同程度的脾大，大者脾可达盆腔。巨型脾大在血吸虫病性肝硬化患者中尤为多见。早期，脾质软、活动；晚期，由于纤维组织增生脾的质地变硬，如脾周围发生粘连可使其活动度减少。脾大常伴有脾功能亢进，白细胞计数降至 3×10^9/L以下，血小板计数减少至（70~80）$\times 10^9$/L以下，逐渐出现贫血。

2. 食管静脉曲张、破裂出血呕血和（或）黑便　半数患者有呕血或黑便史，出血量大且急。由于肝功能损害使凝血酶原合成发生障碍，又由于脾功能亢进使血小板减少，以致出血不易自止。患者耐受出血能力远较正常人差，约25%患者在第一次大出血时可直接因失血引起严重休克或因肝组织严重缺氧引起肝功能急性衰竭而死亡。由于大出血引起肝组织严重缺氧，容易导致肝性脑病。部分患者出血虽然自止，但常又复发；在第一次出血后1~2年内，约半数患者可再次大出血。

3. 腹水　约1/3患者有腹水，腹水是肝功能损害的表现。大出血后，往往因缺氧而加重肝组织损害，常引起或加剧腹水的形成。有些"顽固性腹水"甚难消退。此外，部分患者还有黄疸、肝大等症状。

体检时如能触及脾，就可能提示有门静脉高压。如有黄疸、腹水和前腹壁静脉曲张等体征，表示门静脉高压严重。如果能触到质地较硬、边缘较钝而不规整的肝，肝硬化的诊断即能成立，但有时肝硬化缩小而难以触到。患者还可有慢性肝病的其他征象，如蜘蛛痣、肝掌、男性乳房发育、睾丸萎缩等。

【诊断和鉴别诊断】

根据病史（肝炎或血吸虫）和三个主要临床表现：脾大和脾功能亢进、呕血或黑便、腹水，一般诊断并不困难。但由于个体反应的差异和病程的不同，实验室检查和其他辅助检查有助于确定诊断。下列辅助检查有助于诊断：

1. 血液学检查　脾功能亢进时，血细胞计数减少，以白细胞和血小板计数减少最为明显。出血、营养不良、溶血或骨髓抑制都可以引起贫血。

2. 肝功能检查　常反应在血浆白蛋白降低而球蛋白增高，白、球蛋白比例倒置。由于许多凝血因子在肝合成，加上慢性肝病患者有原发性纤维蛋白溶解，所以凝血酶原时间可以延长。天冬氨酸转氨酶和丙氨酸转氨酶超过正常值的3倍，表示有明显肝细胞坏死。碱性磷酸酶和 γ-谷氨酸转肽酶显著增高，表示有胆汁淤积。在没有输血因素影响的情况下，血清总胆红素超过 51μmol/L（3mg/dl），血浆白蛋白低于30g/L，说明肝功能严重失代偿。

肝功能检查并进行分级，可评价肝硬化的程度和肝储备功能（表 26-3-1），还应做乙型肝炎病原免疫学和甲胎蛋白检查。肝炎后肝硬化患者，HBV 或 HCV 常为阳性。

表 26-3-1　Child 肝功能分级

	A	B	C
血清胆红素（μmol/L）	<34.2	34.2～51.3	>51.3
血浆白蛋白（g/L）	>35	30～35	<30
腹水	无	易控制	难控制
肝性脑病	无	轻	重、昏迷
营养状态	优	良	差、消耗性

3. B 超和多普勒超声　可以帮助了解肝硬化的程度、脾是否肿大、有无腹水以及门静脉内有无血栓等。门静脉高压时，门静脉内径通常≥1.3cm，半数以上患者肠系膜上静脉和脾静脉内径≥1.0cm。通过彩色多普勒超声测定门静脉血流量、是向肝血流还是逆肝血流，对确定手术方案有重要参考价值。

4. 食管吞钡 X 线检查　在食管为钡剂充盈时，曲张的静脉使食管的轮廓呈虫蚀状改变；排空时，曲张的静脉表现为蚯蚓样或串珠状负影，阳性发现率为 70%～80%（图 26-3-1）。

5. 腹腔动脉造影的静脉相或直接肝静脉造影　可以使门静脉系统和肝静脉显影，确定静脉受阻部位及侧支回流情况，对于预备和选择分流手术术式等有参考价值。

6. 胃镜检查　能直接观察到曲张静脉情况以及是否有胃黏膜病变或溃疡等，并可拍照或录影。

7. CT、MRI 和门静脉造影（portal venography）　如病情需要，患者经济情况许可，可选择这些检查。

（1）螺旋 CT：可用于测定肝的体积，肝硬化时肝体积明显缩小，如小于 750cm³，分流术后肝性脑病发生率比肝体积大于 750cm³ 者高 4.5 倍。

（2）MRI：不仅可以重建门静脉、准确测定门静脉血流方向及血流量，还可将门静脉高压患者的脑生化成分做出曲线并进行分析，为制订手术方案提供依据。

（3）门静脉造影及压力测定：经皮肝穿刺门静脉造影，可以确切地了解门静脉及其分支情况，特别是胃冠状静脉的形态学变化，并可

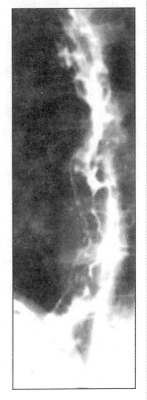

图 26-3-1　食管吞钡
X 线检查照片

直接测定门静脉压。经颈内静脉或股静脉穿刺，将导管置入肝静脉测定肝静脉楔压（wedge hepatic venous pressure，WHVP），同时测定下腔静脉压（inferior vena-cava pressure，IVP），计算肝静脉压力梯度（hepatic venous pressure grade，HVPG）。由于肝窦和门静脉均无瓣膜，因此肝静脉 WHVP 可以较准确地反映门静脉压，而 HVPG 则反映门静脉灌注压。

当急性大出血时，应与胃十二指肠溃疡大出血等鉴别。

【手术治疗的由来】

1877 年，Eck 首先报告了门腔端侧分流术的动物实验，后人称为 Eck 瘘。1893 年 Pavlov 等报告了他所观察的 20 只犬进行 Eck 手术的结果，尸检发现有"肉中毒"或"门体分流后脑病"者，吻合口均通畅，并且肝萎缩；而无此症状者，吻合口有血栓形成或肝门静脉血液灌注可通过侧支血管维持。

食管胃底曲张静脉破裂大出血的现代治疗可以追溯到 1945 年，Blakemore、Lord 和

Whipple 将门腔分流和传统的脾静脉-肾静脉分流用于临床。尽管 19 世纪 30 年代出现了球囊压迫止血和内镜下硬化剂注射治疗曲张静脉大出血，但这些只是暂时的治疗手段。在随后的 20 年中，出现了各种非选择性分流和门静脉-腔静脉分流术式的随机对照观察，Warre、Zeppa 和 Fomon 于 1967 年提出了选择性曲张静脉降压的概念，即远端脾静脉-肾静脉分流。1973 年，Johnston 和 Rodgers 再次将内镜下硬化治疗用于曲张静脉出血的治疗，并且现在仍广泛应用。同年，Sugiura 和 Futagawa 将广泛的食管胃底断流术应用于临床。免疫抑制剂的出现和外科技术的发展使肝移植成为 20 世纪 80 年代以来治疗终末期肝病的广为应用的手段。另外，门静脉降压的一种非手术方法，经颈静脉肝内门体分流术（transjugular intrahepatic portosystemic shunt，TIPS）也于 1983 年由 Colapinto 用于曲张静脉出血的临床治疗。

国内分流术以孙衍庆、王宇创始和发展应用的附加限制环、肝动脉强化灌注的限制性门腔静脉侧侧吻合术的治疗效果为好。断流术由裘法祖倡用并得到了发展及普及。

【处理】

外科治疗门静脉高压症，主要是针对门静脉高压症的并发症进行治疗。

（一）食管胃底静脉曲张破裂大出血的治疗

肝硬化患者中仅有 40％出现食管胃底静脉曲张，而有食管胃底静脉曲张的患者中有 50％～60％并发大出血。这说明有食管胃底静脉曲张的患者不一定发生大出血。临床上还看到，本来不出血的患者，在经过预防性手术后反而引起大出血。尤其鉴于肝炎后肝硬化患者的肝功能损害多较严重，任何一种手术对患者来说都有伤害，甚至引起肝衰竭。因此，对有食管胃底静脉曲张但并没有出血的患者，不宜做预防性手术，重点是内科的护肝治疗。外科治疗的主要目的在于紧急制止食管胃底静脉曲张破裂所致的大出血，而决定食管胃底曲张静脉破裂出血的治疗方案，要依据门静脉高压症的病因、肝功能储备、门静脉系统主要血管的可利用情况和医师的操作技能及经验。评价肝功能储备，可预测手术的后果和非手术患者的长期预后。目前常用 Child 肝功能分级来评价肝功能储备。Child A 级、B 级和 C 级患者的手术死亡率分别为 0～5％，10％～15％和超过 25％。

1. 非手术治疗　适应证：①对于有黄疸、大量腹水、肝功能严重受损的患者发生大出血，如果进行外科手术，死亡率可高达 60％～70％。对这类患者应尽量采用非手术疗法。②对上消化道大出血一时不能明确诊断者，要一边进行积极抢救，一边进行必要的检查，以明确诊断。③作为手术前的准备工作。对食管胃底静脉曲张破裂出血，尤其是肝功能储备 Child C 级的患者，尽可能采用非手术治疗。

（1）初步处理：输血、输液、防治休克，严密观测血压、脉搏变化。如果收缩压低于 80mmHg，估计失血量已达 800ml 以上，应立即快速输血。适当地输血是有必要的，但切忌过量输血，更不能出多少输多少，绝不能认为输血越多越好，因为过多、过快地输血，使血压迅速恢复到出血前水平，常可使因低血压已暂时停止出血的曲张静脉再次出血。必要时可输入新鲜冰冻血浆、血小板，但应避免使用盐溶液，这是因为肝硬化患者多表现为高醛固酮血症，水、盐代谢紊乱，盐溶液的输入可以促进腹水的产生。患者如在加强监护病房（ICU）监护及处理，必要时放置 Swan-Ganz 管，以监测患者的循环状态，指导输液。

（2）血管升压素：可使内脏小动脉收缩，血流量减少，从而减少门静脉血的回流量，短暂降低门静脉压，使曲张静脉破裂处形成血栓，达到止血作用。常用剂量：每分钟 0.2～0.4U 持续静脉滴注，出血停止后减至每分钟 0.1U，维持 24 小时。使门静脉压力下降约 35％，一半以上的患者可控制出血。对高血压和有冠状血管供血不足的患者不适用。如有必要，可联合应用硝酸甘油以减轻血管升压素的副作用。特利加压素（terlipressin）的副作用较轻，近年来较多采用。生长抑素（somatostatin）能选择性地减少内脏血流量，尤其是门静脉系的血流量，从而降低门静脉压力，有效地控制食管胃底曲张静脉破裂大出血，而对心排血量及血压则无明显影响。首次剂量为 250μg 静脉冲击注射，以后每小时 250μg 持续滴注，可连续用药3～5天。生长抑素的止血率（80%～90%）远高于血管升压素（40%～50%），副作用较少，是目前治疗食管胃底静脉破裂出血的首选药物。

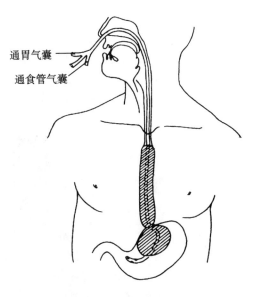

图 26-3-2　三腔管压迫止血法

（3）三腔管压迫止血：原理是利用充气的气囊分别压迫胃底和食管下段的曲张静脉，以达止血目的（图 26-3-2）。通常用于对血管升压素或内镜治疗食管胃底曲张静脉出血无效的患者。该管有三腔，一通圆形气囊，充气 150～200ml 后压迫胃底；一通椭圆形气囊，充气 100～150ml 后压迫食管下段；一通胃腔，经此腔可行吸引、冲洗和注入止血药。Minnesota 管还有第四个腔，用以吸引充气气囊以上口咽部的分泌物。

三腔管压迫止血的用法：先将两个气囊各充气约 150ml，气囊充盈后，应是膨胀均匀、弹性良好。将气囊置于水下，证实无漏气后，即抽空气囊，涂上液状石蜡，从患者鼻孔缓慢地把管送入胃内；边插边让患者做吞咽动作，直至管已插入 50～60cm，没有胃内容物为止。先向胃气囊充气 150～200ml 后，将管向外提拉，感到管子不能再被拉出并有轻度弹力时予以固定，或利用滑车装置，在管端悬以重量约 0.5kg 的物品，做牵引压迫。接着观察止血效果，如仍有出血，再向食管气囊注气 100～150ml（压力 10～40mmHg）。放置三腔管后，应抽出胃内容物，并用生理盐水反复灌洗，观察胃内有无鲜血吸出。如能清除胃内积血及血凝块，则可利于早期的内镜检查和采取进一步的止血治疗。如无鲜血，同时脉搏、血压渐趋稳定，说明出血已基本控制。有人愿意洗胃时加用冰水或血管收缩药，但近来普遍认为这并不能起到止血作用。

三腔管压迫可使 80% 的食管胃底曲张静脉出血得到控制，但约一半患者排空气囊后又立即再次出血。再者，即使技术熟练的医师使用气囊压迫装置，其并发症的发生率也有 10%～20%。并发症包括吸入性肺炎、食管破裂及窒息。故应用三腔管压迫止血的患者，应放在监护室里监护，要注意下列事项：患者应侧卧或头部侧转，便于吐出唾液，吸尽患者咽喉部分泌物，以防发生吸入性肺炎；要严密观察，谨防气囊上滑堵塞咽喉引起窒息；三腔管一般放置 24 小时，如出血停止，可先排空食管气囊，后排空胃气囊，再观察 12～24 小时，如确已止血，才将管慢慢拉出。放置三腔管的时间不宜持续超过 3～5 天，否则，可使食管或胃底黏膜因受压迫太久而发生溃烂、坏死、食管破裂。因此，每隔 12 小时，应将气囊放空 10～20 分钟；如有出血即再充气压迫。

（4）内镜治疗：内镜治疗因其创伤小、技术操作简单且能安全、有效地预防和治疗上消化道出血，而成为了门静脉高压症曲张静脉出血的可选择疗法之一。

1）内镜下硬化剂注射疗法（endoscopic injection sclerotherapy，EIS）：分为曲张静脉内、外硬化剂注射疗法两种。曲张静脉内注入硬化剂（国内多选用鱼肝油酸钠）可同时闭锁曲张静脉的交通血管及滋养血管，还能闭锁一些参与曲张静脉形成的心脏静脉；曲张静脉外硬化剂注射可将周围残余的曲张静脉闭锁，但对于交通血管及滋养血管却无能为力。急性出血时，硬化剂注射使曲张静脉血栓形成、周围组织水肿、血管壁炎性反应后纤维化而达到止血效果。

2）内镜下曲张静脉套扎疗法（endoscopic variceal ligation，EVL）：通过内镜施放橡皮绳捆扎曲张静脉以闭锁曲张静脉，并可以重复实施。注射疗法只有短暂的止血效果，近期效果虽较满意，但再出血率较高，可达 45%，且多发生在治疗后 2 个月内。对于急性出血的疗效与药物治疗相似，长期疗效优于血管升压素和生长抑素。主要并发症是食管溃疡、狭窄或穿孔。食管穿孔是最严重的并发症，虽然发生率仅1％，但死亡率却高达50％。比硬化剂注射疗法操作相对简单和安全的是经内镜食管曲张静脉套扎术（图26-3-3）。方法是经内镜将要结扎的曲张静脉吸入到结扎器中，用橡皮圈套扎在曲张静脉基底部。最近发现，此法治疗后近期再出血率也较高。硬化剂注射疗法和套扎术对胃底曲张静脉破裂出血无效。

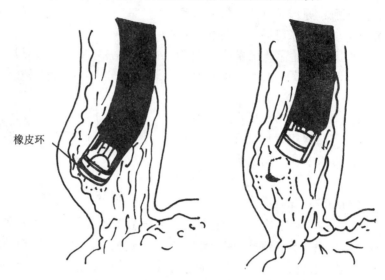

橡皮环

图 26-3-3　经内镜食管曲张静脉套扎术

（5）经颈静脉肝内门静脉-体静脉分流术（transjugular intrahepatic portosystemic shunt，TIPS）：采用介入放射方法，经颈静脉途径在肝内肝静脉与门静脉主要分支间建立通道，置入支架以实现门静脉-体静脉分流，展开后的支架口径通常为7～10mm（图26-3-4）。TIPS实际上与门静脉-下腔静脉侧侧吻合术相似，只是操作较后者更容易、更安全，能显著地降低门静脉压，控制出血，特别对顽固性腹水的消失有较好的效果。TIPS适用于食管胃底曲张静脉破裂出血经药物和内镜治疗无效，肝功能失代偿（Child C级）不宜行急诊门静脉-体静脉分流手术的患者。TIPS最早用于控制食管胃底曲张静脉破裂出血和防止复发出血，特别适用于出血等待肝移植的患者。

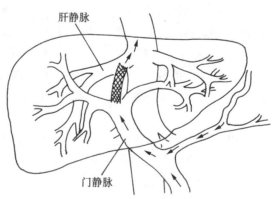

肝静脉

门静脉

图 26-3-4　经颈静脉肝内门静脉-体静脉分流术

TIPS的绝对禁忌证包括：右心衰竭中心静脉压升高，严重的肝衰竭，没有控制的肝性脑病，全身细菌或真菌感染以及多囊肝。TIPS的相对禁忌证包括：肝肿瘤和门静脉血栓形成。

对于经内镜硬化或结扎治疗效果不满意，肝功能储备较差（Child B 或 C 患者）或不能耐受手术治疗的患者，可采用 TIPS 治疗。TIPS 治疗的目的有两个：控制出血和作为将来肝移植的过渡治疗。

TIPS 用于控制出血的目的主要是改善患者的生存质量，对于延长生存期并没有帮助。其存在的问题主要是再出血率较高，原因主要是支架管堵塞或严重的狭窄。TIPS 1 年内支架狭窄和闭塞发生率高达 50%，为什么在有些患者支架管可长期保持通畅，而在有些患者很快堵塞？因此，应当努力的研究方向主要是如何改进支架管以及放置技术，保证其长期通畅。

对于适合进行肝移植的患者，作为过渡性治疗方法，TIPS 可以使患者有机会等待供体，同时由于降低了门静脉压力，可减少肝移植术中出血。但为这部分患者进行 TIPS，技术要求更高，应当保证支架管位于肝实质内，避免其迷走进入肝上、下腔静脉，门静脉甚至肠系膜上静脉内，否则将对日后的肝移植带来很大的困难。

2. **手术治疗** 对于没有黄疸、没有明显腹水的患者（Child A、B 级）发生大出血，应争取及时手术；或经非手术治疗 24～48 小时无效者即行手术。因为，食管胃底曲张静脉一旦破裂引起出血，就会反复出血，而每次出血必将给肝带来损害。积极采取手术止血，不但可以防止再出血，而且是预防肝性脑病的有效措施。可在食管胃底曲张静脉破裂出血时急诊施行，也可为预防再出血择期手术。手术治疗可分为两类：分流术和断流术目前仍是国内治疗门静脉高压症最为常用和经典的两种手术方法。通过各种不同的分流手术，以降低门静脉压力；通过阻断门、奇静脉间的反常血流，从而达到止血目的。

（1）门静脉-体静脉分流术（portosystemic shunts）：可分为非选择性分流、选择性分流和限制性分流三类。

1）非选择性门静脉-体静脉分流术：将入肝的门静脉血完全转流入体循环，代表术式是门静脉与下腔静脉端侧分流术［图 26-3-5（1）］。方法是将门静脉肝端结扎，防止发生离肝门静脉血流；门静脉与下腔静脉侧侧分流术［图 26-3-5（2）］：离肝门静脉血流一并转流入下腔静脉，减少肝窦压力，有利于控制腹水形成。

非选择性门静脉-体静脉分流术治疗食管胃底曲张静脉破裂出血效果好，但肝性脑病发生率高达 30%～50%，易形成肝衰竭。由于破坏了第一肝门的结构，为日后肝移植造成了困难。

非选择性门静脉-体静脉分流术还包括肠系膜上静脉与下腔静脉"桥式"（"H"形）分流术［图 26-3-5（3）］和中心性脾静脉-肾静脉分流术［图 26-3-5（4）］（切除脾，将脾静脉近端与左肾静脉端侧吻合）等，但术后血栓形成发生率高。

上述任何一种分流术，虽然一方面降低了门静脉的压力，但另一方面也会影响门静脉血向肝的灌注，术后肝性脑病的发生率仍达 10% 左右。现已明确，肝性脑病与血液中氨、硫醇和 γ-氨基丁酸等毒性物质升高有关。例如，分流术后由于肠道内的氨（蛋白质的代谢产物）被吸收后部分或全部不再通过肝进行解毒，转化为尿素，而直接进入血液循环，影响大脑的能量代谢，从而引起肝性脑病，且死亡率高。

2）选择性分流术：选择性门静脉-体静脉分流术旨在保存门静脉的入肝血流，同时降低食管胃底曲张静脉的压力，以预防或治疗出血。

以远端脾静脉-肾静脉分流术［图 26-3-5（5）］为代表，即将脾静脉远端与左肾静脉进行端侧吻合，同时离断门静脉-奇静脉侧支，包括胃冠状静脉和胃网膜静脉。但国内外大量临床应用结果表明这种术式治疗的良好效果难以被重复，故已极少应用。并且对有大量腹水及脾静脉口径较小的患者，一般不选择这一术式。

3）限制性门静脉-体静脉分流术：目的是充分降低门静脉压力，制止食管胃底曲张静脉出血，同时保证部分入肝血流。代表术式是限制性门静脉-腔静脉分流（侧侧吻合口控制在 10mm）和门静脉-腔静脉"桥式"（"H"形）分流（桥式人工血管口径为 8～10mm）［图 26-3-5（6）］。前者随着时间的延长，吻合口径可扩大，如同非选择性门静脉-体静脉分流术；后者，近期可能形成血栓，需要取出血栓或溶栓治疗。

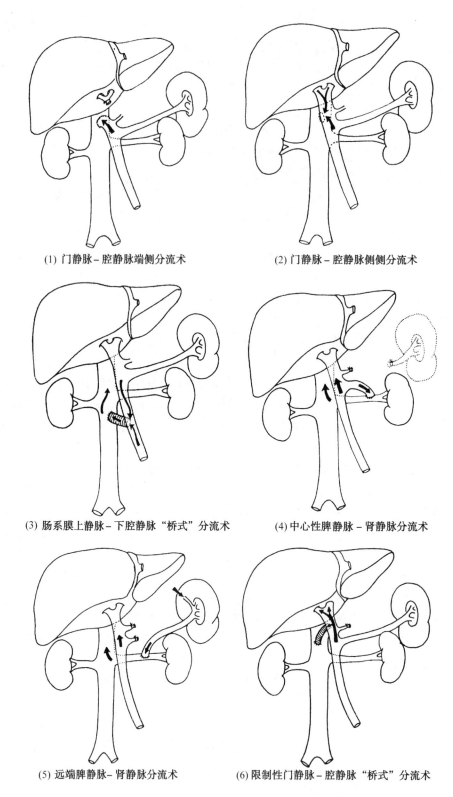

(1) 门静脉-腔静脉端侧分流术 　　　　　　(2) 门静脉-腔静脉侧侧分流术

(3) 肠系膜上静脉-下腔静脉"桥式"分流术 　　(4) 中心性脾静脉-肾静脉分流术

(5) 远端脾静脉-肾静脉分流术 　　　　　　(6) 限制性门静脉-腔静脉"桥式"分流术

图 26-3-5　门静脉分流术

　　附加限制环、肝动脉强化灌注的限制性门静脉-腔静脉侧侧分流术是限制性门静脉-腔静脉侧侧分流术的改进与发展，有保持向肝血流、防止吻合口扩大、降低门静脉压、保肝和肝性脑病发生率均较低等多种优点。

　　(2) 断流术：手术阻断门、奇静脉间的反常血流，同时切除脾，以达到止血的目的。手术的方式也很多，阻断部位和范围也各不相同，有食管下端横断术、胃底横断术、食管下端胃底切除术以及贲门周围血管离断术等。在这些断流术中，食管下端横断术、胃底横断术，阻断门、奇静脉间的反常血流不够完全，也不够确切；食管下端胃底切除术的手术范围大，并发症多，死亡率较高。以贲门周围血管离断术（extensive devascularization around the cardia, extensive esophagogastric devascularization）开展得较为普遍，近期效果不错。这一术式还适合于门静脉循环中没有可供与体静脉吻合的通畅静脉，肝功能差（Child C 级），既往分流手术和其他非手术疗法失败而又不适合分流手术的患者。在施行此手术时，了解贲门周围血管的局部解剖十分重要（图 26-3-6）。

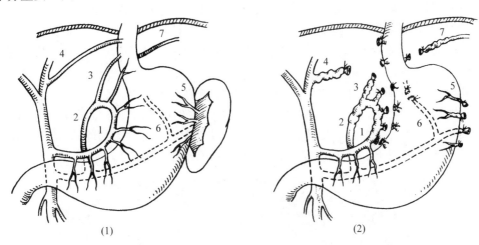

图 26-3-6　**（1）贲门周围血管局部解剖示意图（2）贲门周围血管离断术示意图**
1. 胃支；2. 食管支；3. 高位食管支；4. 异位高位食管支；5. 胃短静脉；6. 胃后静脉；7. 左膈下静脉

贲门周围血管可分为四组：①冠状静脉：包括胃支、食管支及高位食管支。胃支较细，沿着胃小弯走行，伴行着胃右动脉。食管支较粗，伴行着胃左动脉，在腹膜后注入脾静脉；其另一端在贲门下方和胃支汇合而进入胃底和食管下段。高位食管支源自冠状静脉食管支的凸起部，距贲门右侧 3~4cm 处，沿食管下段右后侧走行，于贲门上方 3~4cm 或更高处进入食管肌层。特别需要提出的是，有时还出现"异位高位食管支"，它与高位食管支同时存在，起源于冠状静脉主干，也可直接起源于门静脉左干，距贲门右侧更远，在贲门以上 5cm 或更高处才进入食管肌层。②胃短静脉：一般胃 3~4 支，伴行着胃短动脉，分布于胃底的前后壁，注入脾静脉。③胃后静脉：起始于胃底后壁，伴同名动脉下行，注入脾静脉。④左膈下静脉：可单支或分支进入胃底或食管下段左侧肌层。

门静脉高压症时，上述静脉都显著扩张，高位食管支的直径常达 0.6~1.0cm，彻底切断上述静脉，包括高位食管支或同时存在的异位高位食管支，同时结扎、切断与静脉伴行的同名动脉，才能彻底阻断门、奇静脉间的反常血流，达到即刻而确切的止血，这种断流术称为"贲门周围血管离断术"。

贲门周围血管离断术后再出血发生率较高，主要原因有：①由于出血性胃黏膜糜烂引起。这种患者大多有门静脉高压性胃病。手术后患者处于应激状态，导致胃黏膜的缺血、缺氧，胃黏膜屏障破坏，门静脉高压性胃病加重，发生大出血。对于这类出血，原则上采用非手术疗法止血。②第一次手术不彻底，遗漏了高位食管支或异位高位食管支，又引起食管胃底静脉的曲张破裂。对于这种情况要争取早期手术，重新离断遗漏了的高位食管支或异位高位食管支。最重要的是断流后门静脉高压仍存在，但交通支出路已断，没有出路，这就必然发生离断后的再粘连、交通血管再生。另外需要指出的是，在选择手术方式时还要考虑到每个患者的具体情况以及手术医生的经验和习惯。

（3）分流加断流的联合术：由于分流术和断流术各有特点，治疗效果因人而异，难以判断孰优孰劣。不同学者各有偏好，也存在着争论。近年来，分流加断流的联合术式，如贲门周围血管离断加肠腔静脉侧侧分流术、脾次全切除腹膜后移位加断流术等，正引起人们的浓厚兴趣。初步的实验研究和临床观察显示，联合术式既能保持一定的门静脉压力及门静脉向肝的血供，又能疏通门静脉系统的高血流状态，是一种较理想的治疗门静脉高压症的手术方法。

　　既往对于术式的改进一直停留在确切止血的基础上尽可能地保留门静脉的向肝血流方面，未能取得突破性的进展。近年来，有学者基于"门静脉高压症的本在于肝硬化"的认识，并提出应注意增加肝动脉血流，提高肝供氧量以达到保护肝的目的，为门静脉高压症术后肝功能保护提供了一种新的思路。而单纯的分流术或断流术很难满足上述要求，故有关单一术式的研究报道已相对减少，而分流加断流的联合术式正引起人们的浓厚兴趣。常见的术式有贲门周围血管离断加肠腔静脉侧侧分流术、脾次全切除腹膜后移位加断流术、门静脉-腔静脉侧侧分流加肝动脉强化灌注术等。

　　附加限制环、肝动脉强化灌注的门静脉-腔静脉侧侧分流术（图 26-3-7）就是一个很好的开端。通过附加限制环的门静脉-腔静脉侧侧分流，取得理想的门静脉减压效果并可防止吻合口扩大；而通过结扎胃左、右动静脉、胃十二指肠动脉和脾动脉（脾切除），使腹腔动脉的全部血流都集中供给肝动脉。这就增加了肝血供而起到了保肝作用。

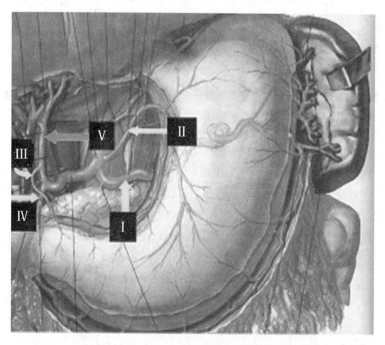

图 26-3-7　附加限制环、肝动脉强化灌注的门静脉-腔静脉侧侧分流术
注：Ⅰ. 切除脾，切断脾动脉；Ⅱ. 切断胃左动脉；Ⅲ. 切断胃右动脉；
Ⅳ. 胃十二指肠动脉；Ⅴ. 肝固有动脉得到来自腹腔动脉的全部血流，加强了肝的血氧供应

　　因此，它在一定程度上克服了传统门静脉-腔静脉分流术的不足。它在集分流术和断流术优点的同时，使其对于肝血流动力学的改变趋于合理。通过强化肝动脉血流灌注改善肝血供，益于术后恢复，又不影响肠系膜静脉区向肝血流，相对增加了来自胰腺和胃肠道的营养物质对肝的供给，对肝功能起到一定的维护作用，能明显改善术后肝纤维化的程度。另外，本术式在分流术基础上，结扎胃左、右动静脉、胃十二指肠动脉，并没有增加手术难度。

　　（4）肝移植：上述的各种治疗方法均是针对门静脉高压症食管胃底曲张静脉破裂出血的措施，对导致门静脉高压症的根本原因即肝硬化则无能为力，甚至可能导致进一步的肝功能损害。肝移植手术的出现，无疑给彻底治愈肝硬化门静脉高压症带来了希望。随着新的免疫抑制剂的应用和手术技术的发展与成熟，肝移植的近期疗效和患者远期存活率不断提高。进入 21

世纪，肝移植已经成为治疗终末期肝病、急性暴发性肝衰竭的一种最有效的方法。据报道，肝移植已经成为治疗晚期肝病唯一有效的方法。截至 2009 年年底，全世界已有 10 万余名晚期肝病患者通过肝移植重获新生，患者最长存活超过 33 年。近年来国内肝移植也得到快速发展。到 2006 年，年移植数 3000 例，总数已达 12 000 例。亲体肝移植可缓解供肝短缺的现状，减少晚期肝病患者等待移植的时间，移植后发生排斥反应概率降低。至 2010 年年底，全国的亲体肝移植数量已近千例。

目前影响肝移植发展的主要障碍是供肝太少，尽管劈离式肝移植可以部分缓解肝供需矛盾，但难以彻底解决供肝紧张问题。目前，全球等待肝移植的患者每年增加 15 倍之多，而实施肝移植者只增加 3 倍，供肝严重缺乏。活体肝移植虽然也有较大发展，仅我国自 1995 年 1 月至 2008 年 8 月，活体肝移植已达 925 例，但也只是杯水车薪。异种肝移植研究虽有希望彻底解决供肝来源问题，但由于涉及技术和伦理学方面的问题，短时间内难以应用于临床。影响肝移植对肝硬化门静脉高压症治疗效果的另一因素是移植肝病毒性肝炎复发，尽管近年来抗病毒药物研究的进展已使病毒性肝炎复发率明显降低，但其仍是从事肝移植工作的外科医师必须认真对待的问题。对于国内治疗门静脉高压症的外科医师来说，肝移植术过高的治疗费用同样是必须考虑的因素，可见，现有的内、外科治疗方法在今后相当长的一段时期仍然是治疗门静脉高压症的重要手段。事实上，是将大量的资金用于肝移植的研究还是用于病毒性肝炎、肝硬化的预防上，仍是一个值得认真探讨的课题。

（5）微创治疗：近年来，随着内镜、腹腔镜及介入技术的快速发展，网络及杂志已有不少有关微创手术治疗门静脉高压症的介绍和报道。大多认为微创疗法能有效地减少术后并发症、提高远期疗效。下面介绍的方法虽然有不少报告，但尚未成为主流，其应用及发展前景理应得到高度关注。

1）腹腔镜治疗：脾大、脾功能亢进是门静脉高压症的主要临床表现之一，有人通过比较多例门静脉高压症行腹腔镜脾切除术与开腹脾切除术的长期疗效指出，前者能明显缩短患者的住院时间，减少术后应激反应、术后感染及术后疼痛等，因而认为腹腔镜脾切除术治疗门静脉高压症脾功能亢进是更好的选择。另外，对于脾过大者，腹腔镜脾切除术能很好地解决这一问题，不仅能有效降低手术风险，同时也是腔镜手术的优势。

2）介入治疗：门静脉高压脾功能亢进的介入治疗方法是指脾动脉栓塞术，它以微创、效果显著、可重复操作等优势逐渐成为门静脉高压症的微创治疗可选择方法之一。

但介入治疗也存在如栓塞剂的移位至胰腺缺血坏死、栓塞后疼痛、胰瘘、肺不张等问题。因此，临床上单独使用脾动脉栓塞术治疗门静脉高压症仍然受到一定限制。

3）腹腔镜介入联合疗法：门静脉高压症患者脾一般较大，这将增加腹腔镜脾切除术的手术风险。为此术前先行脾动脉栓塞术来减小脾的体积，然后再行腹腔镜脾切除术，以减少术中出血，缩短手术时间，提高手术安全性。内镜及腹腔镜在联合治疗门静脉高压症时各行其职：内镜能够有效地预防和治疗上消化出血；腹腔镜能够有效地解决脾功能亢进、降低门静脉压力。这样，联合两种微创技术能够较为满意地治疗门静脉高压症。

综上所述，不难发现，门静脉高压症的外科治疗取得了很大进展，但仍存在诸多不足之处。保护肝功能、微创外科的应用以及肝移植的研究将是门静脉高压症外科在今后一段时期内研究的难点和重点。必须指出的是，事实上我国人口众多，肝炎患者也多，肝硬化、门静脉高压症、食管静脉曲张破裂出血的患者也相应多。相比之下肝源极少，因此今后在相当长的时期内，非肝移植的上述治疗诸法仍然是主要治疗的手段。

（二）严重脾大合并明显脾功能亢进的外科治疗

最多见于晚期血吸虫病，也见于脾静脉栓塞引起的左侧门静脉高压症。对于这类患者单纯行脾切除术效果良好。

（三）肝硬化引起顽固性腹水的外科治疗

有效的治疗方法是肝移植。其他疗法包括 TIPS 和腹腔-静脉转流术。放置腹腔-静脉转流管，有窗孔的一端插入腹腔，通过一个单向瓣膜，使腹腔内的液体向静脉循环单一方向流动，管的另一端插入上腔静脉。尽管放置腹腔-静脉转流管并不复杂，然而有报道手术后的死亡率高达 20%。放置腹腔-静脉转流管后腹水再度出现说明分流闭塞。如果出现弥散性血管内凝血、曲张静脉破裂出血或肝衰竭，就应停止转流。

【非手术治疗失败的治疗原则】

（一）食管胃底静脉曲张破裂大出血的非手术治疗

1. 狭义　内科药物、物理等治疗方法。

2. 广义　还包括内镜下套扎、注射，经股动脉、颈静脉置管介入等治疗。

（二）食管胃底静脉曲张破裂大出血非手术治疗失败，能否手术？手术条件，手术时期和手术方式如何掌握和选择？

食管胃底静脉曲张破裂大出血非手术治疗失败，也就是又发生了无法控制的大出血时就必须实施紧急止血手术或于静止期择期手术。

急诊手术的死亡率要高出择期手术数倍，我们在 20 世纪 80 年代的统计发现急诊手术死亡率是择期手术的 10 倍。因此，还是尽可能地选择择期手术治疗。

（三）主要手术方式

门静脉高压症的治疗目的是预防和治疗上消化道出血，主要手术方式有：

1. 分流手术　是采用门静脉系统主干及其主要分支与下腔静脉及其主要分支血管吻合，使较高压力的门静脉血液分流入下腔静脉中去，由于能有效地降低门静脉压力，是防治大出血的较为理想的方法。

分流的方式很多，如较为经典的门静脉-腔静脉吻合术、脾静脉-肾静脉吻合术、肠系膜上静脉-下腔静脉吻合术。目前应该说既有止血效果好又有一定保肝作用的"附加限制环及肝动脉强化灌注的门静脉-腔静脉侧侧吻合术"的效果最为满意。

2. 断流术　一般包括腔内食管胃底静脉结扎术、贲门周围血管离断术、冠状静脉结扎术。因一般只要能够掌握胃大部切除术的外科医生即能实施贲门周围血管离断术，故此，目前此种手术的开展最为普及。

3. 肝移植　这是治疗终末期肝病的（不包括晚期肿瘤）好办法，在西方已被普遍采用。但在我国，因病毒性肝炎后肝硬化、门静脉高压症、食管胃底静脉曲张破裂出血的患者较多，而供肝者少，故不能广泛开展，仍以分流术及断流术为主（内镜下套扎、注射，经股动脉、颈静脉置管介入等治疗属非手术治疗范畴，这里不予赘述）。

第四节　肝后型门静脉高压症

肝后型门静脉高压症，又称巴德-基亚里综合征（Budd-Chiari syndrome），由先天或后天性原因引起肝静脉和（或）其开口以上的下腔静脉段狭窄或阻塞所致。1845 年和 1899 年 Budd 和 Chiari 分别描述了本病，故称 Budd-Chiari syndrome。在欧美国家，多因血液高凝状态导致肝静脉血栓形成所致，常不涉及下腔静脉。在亚洲国家，则以下腔静脉发育异常为多见。其他原因尚有真性红细胞增多症、非特异性血管炎、腔外肿瘤、肥大的肝尾叶压迫等。我国河南、山东两省发病率较高，个别地区高达 6.4/10 万人口。

本病分为三种类型：Ⅰ型约占 57%，以下腔静脉隔膜为主的局限性狭窄或阻塞；Ⅱ型约占 38%，下腔静脉弥漫性狭窄或阻塞；Ⅲ型仅占 5%，主要为肝静脉阻塞。以男性患者多见，男女比例约为 2∶1。单纯肝静脉阻塞者，以门静脉高压的症状为主；合并下腔静脉阻塞者，同时可有门静脉高压症和下腔静脉阻塞综合征的临床表现。下腔静脉回流受阻可引起双侧下腔静脉曲张、色素沉着，甚至经久不愈的溃疡；严重者双侧小腿皮肤成树皮样改变。下腔静脉阻塞后，胸、腹壁及腰部静脉扩张扭曲，以部分代偿下腔静脉的回流。晚期患者出现顽固性腹水、食管胃底曲张静脉破裂出血或肝、肾衰竭。

有上述临床表现者，应高度怀疑为巴德-基亚里综合征，并做进一步检查。B型超声或彩色多普勒检查，诊断准确率达 90% 以上。诊断本病的最好方法为下腔静脉造影，可清楚显示病变部位、梗阻的程度、类型及范围，对治疗具有指导意义。经皮肝穿刺肝静脉造影可显示肝静脉有无梗阻。CT 及 MRI 也可采用，但不如上述方法准确。

关于治疗，如果同时有下腔静脉阻塞的临床表现，原则上应采用同时缓解门静脉和下腔静脉高压的方案。当两者不能兼顾时，则首先治疗门静脉高压症，然后再解决下腔静脉阻塞问题。治疗方法选择上，现在主张首选介入法，或介入与手术联合治疗。例如，对于下腔静脉局限性阻塞或狭窄者，可做经皮球囊导管扩张，如有必要，可同时安装内支撑架。当阻塞不能通过介入法穿破时，不要强行穿破，应联合采用手术方式经右心房破膜。治疗本病常用的手术有：①贲门周围血管离断术；②脾肺固定术；③肠系膜上静脉和（或）下腔静脉与右心房之间的转流术；④局部病变根治性切除术等。

第五节　肝前型门静脉高压症

肝前型门静脉高压症（prehepatic portal hypertension，PPH）是指肝外门静脉系统受累、不伴有肝硬化的门静脉系统高压症，临床表现为一组症状，亦可称肝前门静脉高压综合征。亦有许多学者称之为特发性门静脉高压（idiopathic portal hypertension，IPH；non-cirrhotic portal hypertension，NCPH），关于其病因有多种学说。门静脉先天发育异常和门静脉血栓形成是最主要原因，其他诸如婴幼儿早期的脐部感染史，或腹腔内感染史亦可导致门静脉的阻塞性病变。内脏动静脉瘘也可导致肝外型门静脉高压。

间接门静脉造影检查可明确诊断肝前型门脉高压症，此类患者造影表现有特异性。其病理改变主要是门静脉二级分支以后的血管走行紊乱、迂曲，造影剂残留时间明显延长，说明门静脉对肝内灌注时间明显延迟。此种病变的病因目前尚未明确，可能与门静脉先天发育异常和门静脉血栓紧密相关，CT 门静脉系血管成像技术是近几年来使用越来越多的检查手段，其基本属于无创性检查，且成像清晰，在有条件的医院已成为确定诊断的首选检查，但不能动态观察门静脉的血流影像。

门静脉-体静脉分流手术是治疗肝前性门静脉高压症的主要术式，首选术式应属肠系膜上静脉-下腔静脉分流术。若二者距离远、直接吻合困难，可用自体静脉行门静脉和腔静脉间转流。因远期通畅率较低，亦不能随着机体的发育而生长，故应尽量避免使用人工血管搭桥，尤其对于小儿应属禁忌。

肝前型门静脉高压症患者的肝功能大都正常或基本正常，故分流术后并发症少，肝性脑病发生率低。

综上所述，肝前型门静脉高压是门静脉高压症中一种特别的类型，与肝本身病变引起的门静脉高压（主要是肝硬化）和肝后型门静脉高压（巴德-基亚里综合征）有明显区别，即肝功能基本正常，而是以食管胃底静脉曲张所致的上消化道出血、脾功能亢进、胃肠道淤血和腹水等症状和体征为主，所以施行门体分流切实有效，术后并发症发生率很低。

（王　宇）

第二十七章 胆道疾病

第一节 胆道的解剖生理功能特点

肝、胆囊、胆管的胚胎原基（primordial anlagen）是在人胚胎发育的第 5 周形成的，是胚胎前肠突向腹侧的中空憩室，后来变成细胞实体，再后又重新形成管道。其发育障碍可能导致先天性胆道闭锁或先天性胆道扩张。

胆道系统以肝管分叉部为界分为肝内、肝外两部分。

肝内胆管从毛细胆管开始，经肝小叶的肝闰管，开始汇集成肝段、肝叶胆管和左、右肝管。其与肝内门静脉和肝动脉分支伴行，三者被包绕在结缔组织鞘（Glisson 鞘）内，又称为 Glisson 系统。肝外胆道包括肝外胆管（肝外左、右肝管，肝总管，胆总管）和胆囊。肝总管与胆囊管汇合后，形成胆总管，斜行经十二指肠壁，与胰管汇合，开口于十二指肠乳头。实际上位于肝门横沟处的左、右肝管仍然位于肝实质之外。处于肝门部的胆管的解剖变异较常见，与该处重要血管的关系密切而复杂，因此出现肝门部胆管这一临床概念，指自肝总管中部以上至肝门横沟内左、右肝管这一范围，是胆道外科的一个重要解剖部位。在肝十二指肠韧带内，肝动脉位于胆总管左侧，门静脉在胆总管的后内方。右肝动脉通常经过肝胆管的后方，在进入右肝叶之前发出胆囊动脉，但是常有变异。手术时应特别注意。了解胆道系统常见的解剖变异，可减少手术中的胆管损伤。

胆道系统的主要生理功能是输送、储存和调节肝分泌的胆汁进入十二指肠，参与食物的消化。胆囊具有储存、浓缩和排出胆汁的作用。胆囊容量平均为 40~60ml，正常收缩时为 15ml，充盈时容积为 90ml。储存胆汁靠它的浓缩功能将胆汁浓缩 5~10 倍。当食物中的脂肪进入肠腔时，小肠黏膜分泌缩胆囊素（cholecystokinin，CCK）并释放入血流，引起胆囊收缩和 Oddi 括约肌舒张，浓缩的胆汁得以进入肠道将其消化。氨基酸和小分子多肽刺激 CCK 分泌的作用较弱，而糖类不起作用。迷走神经传导的冲动加强其作用。因此，有胆结石的患者，进食油腻食物常诱发胆绞痛。胆汁由肝细胞和毛细胆管的上皮细胞产生，每天有 500~1000ml，白天多，夜晚少，渗透压接近血浆。胆汁流动是一个渗透的过程，凭借着溶质的主动分泌，随之而来的是水的渗透。胆囊胆汁中大约含有 10% 的固体成分，胆汁酸盐、卵磷脂和胆固醇三者占固体成分中的 90%，其余为胆红素、脂肪酸和多种无机盐，如钠、钾、钙、磷酸盐和碳酸盐等。以上成分中，胆汁酸盐的生理功能最重要，主要是：①在肠道内乳化脂肪，使食物中的脂肪和脂溶性维生素得以吸收。②在肠道内抑制肠内致病菌的生长繁殖，减少吸收入血的类毒素。③在胆汁中帮助胆固醇溶于胆汁，阻止胆红素和钙离子形成"胆红素钙"沉淀，从而预防胆石形成。人胆汁中的胆汁酸（bile acids）包括胆酸（cholic acid，CA）、鹅脱氧胆酸（chenodeoxycholic acid，CDCA）、脱氧胆酸（deoxycholic acid，DCA）和石胆酸（lithocholic acid，LCA）等。胆囊胆汁中胆汁酸的总浓度为 200~300mmol/L。它们以胆汁酸盐（bile salt）的形式存在于胆汁中。以上四种胆汁酸各自的构成比约为 40%、40%、20% 和微量。前两种由肝细胞以胆固醇为原料合成，然后分泌入胆汁，称为初级胆汁酸（primary bile acids）。后两种称为次级胆汁酸（secondary bile acids），它们是由初级胆汁酸在肠道中经细菌的作用脱去一个氧后生成，胆酸衍生为脱氧胆酸，鹅脱氧胆酸转化成石胆酸，在末段小肠被重吸收入血，肝细胞再将其分泌入胆汁。各种胆汁酸在初分泌进入胆汁之前，先与甘氨酸或牛磺酸结合以增强其水溶性。此即胆汁酸的肠肝循环。末段小肠被切除或患病后，胆汁酸的回吸收障碍，可诱发胆结石。

第二节　胆道疾病的特殊检查方法

一、超声检查

B 型超声检查（B 超）是一种非侵袭性的检查方法，可重复施行，价格低廉、简便易行、准确率高，同时还可检测其他脏器，是胆系疾病的首选检查方法，用途很广，疑有下列疾病时选用：①胆石症，包括胆囊结石、胆总管和肝内胆管结石。对胆囊结石的诊断准确性可达 95％～98％，对肝内胆管结石约 30％。②梗阻性黄疸，可查出胆管扩张，并能提示梗阻的水平和原因，有助诊断。③胆囊息肉样病变（又称隆起性病变）或胆囊癌。④胆道蛔虫。⑤胆道畸形。⑥测定胆囊的收缩功能。

二、X 线检查

1. X 线平片　腹部立位平片对胆道系统疾病的诊断价值有限，但可作为胆道造影前的常规。可显示：①胆结石，有 1/3～1/2 的胆囊结石显影，原发性胆管结石不显影。②胆管积气，提示胆道-肠道内瘘形成、胆-肠吻合术后或 Oddi 括约肌功能不良。③胆囊壁内出现气泡提示胆囊的产气杆菌感染（少见）。④胆囊壁钙化又称瓷化胆囊（少见），易癌变。

2. 口服法胆囊造影　主要观察胆囊形态和功能，用于了解胆囊的浓缩、收缩功能和胆囊腔内的病变。浓缩功能丧失时不显影。在排除了造影剂未被肠道吸收和肝功能不良等原因之后，浓缩功能丧失是慢性胆囊炎或胆囊管阻塞的证据，为胆囊切除术的适应证。在浓缩功能正常的胆囊中，能透 X 线的胆囊结石、胆囊息肉样病变（包括良、恶性肿瘤）表现为充盈缺损，胆囊腺肌增生病呈现绕胆囊壁分布的、从针尖大小到 10mm 不等的憩室样小斑点。

3. 静脉胆道造影　经静脉推注或点滴胆道造影剂（如泛影葡胺）后可使胆管和胆囊显影。但因影像不清晰和易受肝功能状态影响，现已不用。

4. 胆道直接造影

（1）经胆道引流管造影：胆管切开取石引流术后或术中，经留置在胆管或胆囊内的引流管注入造影剂，可以了解胆管入肠是否通畅，肝内、肝外胆管是否有结石、胆管狭窄、肿瘤或其他病变，用以决定下一步治疗措施。

（2）经十二指肠内镜的胰胆管造影（endoscopic retrograde cholangiopancreatography，ERCP）：在纤维十二指肠镜直视下，经十二指肠乳头向胆-胰管内插入导管，注入造影剂可使胆、胰管显影。检查目的与经胆道引流管造影相同，但可用于未经手术置管的患者。还能直接观察十二指肠及其乳头的病变并可取活组织病理检查。可引起急性胰腺炎和急性胆管炎。

经十二指肠内镜对胆道疾病进行诊断和治疗是近年来的一项重要进展。可行十二指肠乳头切开、清除胆管内结石及异物、扩张胆管狭窄，逆行插入胆总管导管引流胆道，可用于高危的重症急性化脓性胆管炎和壶腹部癌的患者。更适用于低位胆管梗阻的诊断。

（3）经皮肝穿刺胆管造影术（percutaneous transhepatic cholangiography，PTC）：在 B 超或 X 线引导下经皮经肝用穿刺针穿入梗阻上游的扩张胆管，注入造影剂使胆管显影。对梗阻性黄疸的鉴别诊断有用。穿刺成功后还可经穿刺针将导管留置在梗阻上游的导管内作引流，称为经皮经肝穿刺胆管引流术（percutaneous transhepatic cholangial drainage，PTCD）。这是有创的检查，可引起出血、胆汁性腹膜炎等并发症。最好在做好术前准备后行之。此方法目前已极少用于胆道疾病诊断，仅应用于胆道梗阻患者不能经低位胆管引流而需要在梗阻近端扩张的胆管穿刺引流。

5.CT　在人体横断面的 X 线断层摄影片上，清楚显示该层面中的胆囊、胆管的腔径，腔内的结石或壁上的肿物，胆道结石和胆管狭窄的位置和分布，相应肝有无萎缩或肥大，胆道和肝肿物的位置和大小，肿瘤与重要血管的关系等，为制订手术方案提供重要信息。此外，还可通过测定胆道结石的 CT 值，推断结石的化学分类，指导溶石治疗。螺旋 CT 胆道成像在胆道疾病诊断中有重要价值。三维 CT 血管成像已替代血管造影。

三、磁共振成像

磁共振成像（magnetic resonance imaging，MRI）的用途和适应证与 CT 基本相同，除了横断面图像之外，MRI 还能获得冠状断面或矢状断面的图像。此外，还能在不注射对比剂的情况下，无创地获得胆管和胰管的三维图像。

磁共振胆胰管成像（magnetic resonance cholangiopancreatography，MRCP）或称磁共振胰胆管水成像是近期出现的无创性胆道造影新技术，无需造影剂，成功率高，已基本取代 PTC 和部分 ERCP 检查，广泛应用于临床（图 27-2-1）。

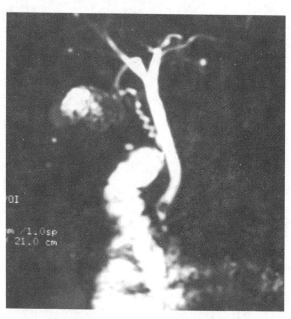

图 27-2-1　MRCP 示胆囊、胆总管结石

四、放射性核素肝胆扫描

激发态 ^{99} 锝标记的二乙基亚氨二乙酸（^{99m}Tc-EHIDA）静脉注射后，可经肝排入胆汁，由 γ 探头扫描成像。正常时，肝于 3～5 分钟内显像，胆管、胆囊和十二指肠于 15～30 分钟内相继显像。显像时间延迟示胆管梗阻；胆管显影佳而胆囊不显影示胆囊管梗阻。一般仅限于诊断。

五、胆道镜检查

光导纤维胆道镜不仅可以直接观察胆管内的结石、肿瘤、出血点等病变，还可取活组织做病理检查，更多用于取石、取蛔虫等治疗措施。胆道镜进入胆道的途径：术前可经皮经肝或经口进入；术中可直接切开胆管或经胆囊管进入；术后经 T-管瘘管（距手术至少 6 周）、经胆道吻合的空肠袢或经皮下空肠盲袢。

六、超声内镜检查

超声内镜检查可用于：①胆道疾病，特别是腹部 B 超、PTC 及 ERCP 诊断困难者，如胆总管下段病变。②胰腺良、恶性病变。可行超声内镜下活检、细针吸引细胞学检查。

七、腹腔镜检查

为了明确是否有胆系疾病、有无手术适应证及采用何种手术治疗方案，可采用腹腔镜检查，或在腹腔镜引导下完成胆道镜联合检查、胆道造影、超声检查。腹腔镜检查具有准确、及时、可明确病变范围和程度的优势。

第三节　胆石症

一、概述

(一)胆石的分类

1. **按结石的化学组成分类**　化学分类在了解胆石成因和采取预防和溶石措施方面有实用价值。所有的胆石都是由胆固醇、胆红素、糖蛋白和钙等组成的混合结石。但根据结石的主要成分，可分为两大类（图 27-3-1）：

(1) 胆固醇结石：胆固醇含量＞45％，甚至可＞90％。

(2) 胆色素结石：胆固醇含量在 45％ 以下，余为"胆红素钙"及其和糖蛋白形成的高分子聚合物。棕色胆色素结石质地松脆，成石诱因与胆道感染关系密切；黑色胆色素结石质地坚硬，其诱因为肝硬化或溶血性贫血等代谢障碍。

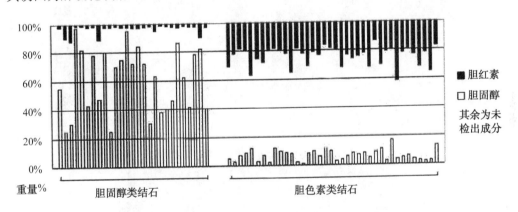

图 27-3-1　胆石的化学分类

每一柱图代表一例胆石症患者的胆石成分，共 65 例；两类结石特别明显

2. **按结石在胆道内的解剖位置分类**　解剖位置相同的结石，无论其化学分类为何，临床表现和诊断处理原则均相同。①胆囊结石：其中 70％ 以上为胆固醇结石（图 27-3-2）。②肝外胆管结石：由胆囊结石迁移而来者，称继发性胆管结石；发生在肝外或肝内胆管的结石，称原发性胆管结石。③肝内胆管结石：属原发性胆管结石，90％ 以上为胆色素结石（图 27-3-3），在我国常见。上述三种结石也可联合存在。

(二)患病率

胆石症是常见病。美国人群发病率为 10％，主要是胆囊胆固醇结石。我国胆石症患病率约为 6.6％，女性多于男性。随着生活水平的提高、饮食习惯的改变，我国胆石症的发病率也在逐年增高。

（三）胆石形成的机制

1. 胆固醇结石的形成机制　　成石胆汁和胆囊的存在是胆固醇结石形成的两个必要条件。成石胆汁的特征：一是胆汁中胆固醇过饱和（图 27-3-4），二是胆汁的成核时间缩短。胆固醇不溶于水，胆汁中的胆汁酸盐和卵磷脂（lecithin）组成三种胆固醇载体助其溶于胆汁：①简单微胶粒，由胆汁酸盐加胆固醇组成；②混合微胶粒，由胆汁酸盐、卵磷脂加胆固醇组成；③泡（vesicle），由卵磷脂加胆固醇构成。在不饱和胆汁中，因胆汁酸盐充足，胆固醇全借微胶粒助溶不会析出胆固醇结晶；在过饱和胆汁中，因胆汁酸盐不足，一部分胆固醇便从微胶粒中转移到泡中。泡不如微胶粒稳定，静置一定时间后，胆固醇结晶便从泡中析出。

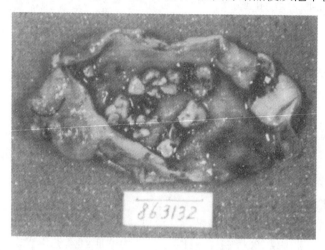

图 27-3-2　胆囊中的胆固醇结石

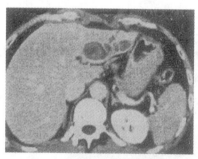
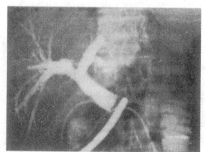

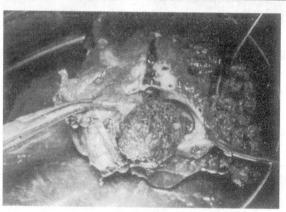

图 27-3-3　肝内胆管中的胆色素结石

上左图：术前 CT，示左外叶肝内胆管结石

上右图：同左病例，术中胆管造影，因结石阻塞左外叶肝胆管，造影剂充盈中断

下图：同上病例，左外叶切除标本，肝断面显示肝内胆管中的胆色素结石

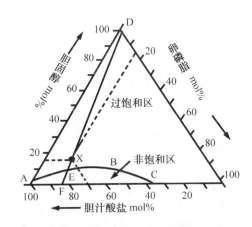

图 27-3-4　Small-Admirand 三角形坐标和胆汁的胆固醇饱和指数（CSI）

以胆汁酸盐、卵磷脂、胆固醇三种脂类在胆汁中摩尔浓度（mmol/L）之和为 100%，每一脂类的摩尔浓度所占有的百分比称为该脂类的摩尔百分数（mmol%）。用等边三角形的三个边分别表示三种脂类的摩尔百分数，便构成了 Small-Admirand 三角形坐标。任何一份胆汁都能根据其中三种脂类的摩尔百分数在三角形坐标中找到一个相应的点。例如图中 X 点所代表的胆汁，其胆汁酸盐的摩尔百分数为 70%，胆固醇为 15%，卵磷脂为 15%。曲线 ABC 称为胆固醇的饱和曲线，是根据实验结果绘制而成的。落在曲线下方的胆汁没有胆固醇结晶析出，称为不饱和胆汁。落在曲线上方的胆汁有胆固醇结晶析出，称为过饱和胆汁。用胆固醇饱和指数（cho-lesterol saturation index，CSI）可定量地描述胆汁的胆固醇饱和程度。仍以 X 点所代表的胆汁为例，连接三角形顶点 D 与 X 的直线与饱和曲线 ABC 交于 E，与三角形的底交于 F。CSI 的定义为：CSI＝XF/EF。过饱和胆汁的 CSI＞1，不饱和胆汁的 CSI＜1。

静置的胆汁从均质状态到出现胆固醇结晶所需的时间称为成核时间。正常人胆汁也有过饱和者，但其成核时间为 10～20 天；胆固醇结石患者的胆汁不仅过饱和，而且成核时间只有 1～4天。现已查明胆汁中的某些蛋白质有延长成核时间的作用，称抗成核因子；另一些蛋白质、钙离子等有缩短成核时间的作用，称促成核因子。新的抗成核因子和促成核因子还在继续探索中。

胆固醇结石在女性中多见，雌激素可促进胆汁中胆固醇过饱和，促进胆固醇结石的成石。

从胆汁中析出的胆固醇结晶还需要胆囊的作用才能最终形成结石。胆囊的作用是：①胆囊收缩功能减弱，胆汁滞留于胆囊内，形成沉淀物，为胆固醇结晶析出和聚集成石提供必要的场所和时间。②胆囊分泌的糖蛋白中含促成核因子，糖蛋白又是将胆固醇结晶凝集成石必不可少的基质。③沉淀微粒带有相同的电荷而互相排斥，胆汁以射流方式进入胆囊所形成的漩涡运动提供了克服这种斥力所必需的动能，使沉淀微粒能凝聚成石。

2. 胆色素结石形成的机制　胆色素结石的主要成分是非结合胆红素（unconjugated bilirubin，UCB）与钙等金属离子共同形成的螯合型高分子聚合物，统称为"胆红素钙"。糖蛋白作为基质将"胆红素钙"的沉淀微粒凝聚在一起而成石。"胆红素钙"沉淀-溶解平衡学说认为："胆红素钙"的沉淀和溶解为一动态平衡。一旦 UCB 负离子浓度（不是 UCB 总浓度）与钙离子浓度（不是总钙浓度）的乘积［离子浓度积（ion product，IP）］超过"胆红素钙"的条件溶度积常数（Ksp）就会生成"胆红素钙"沉淀，进而成石。反之，已有的沉淀可再溶解胆汁中的胆汁酸盐，与 UCB 负离子和钙离子都能结合成可溶物而降低二者的离子浓度，减低 IP，是阻止"胆红素钙"沉淀生成的生理成分。临床观察到胆色素结石形成有四大诱因，即胆管狭窄、胆道感染、胆道异物和代谢因素，它们都是通过干扰"胆红素钙"沉淀溶解平衡而诱发胆色素结石的。

（1）胆管狭窄：①引起胆汁中 UCB 和钙离子浓度增高，从而使二者的 IP 升高。②使胆汁中自由基活性增强，自由基使"胆红素钙"的 Ksp 减低；还诱发"胆红素钙"聚合，聚合物难于再溶解。③使胆道上皮分泌更多糖蛋白，糖蛋白将"胆红素钙"包裹而凝集成石，能阻止其再溶解。

（2）胆道感染：多在胆管狭窄的基础上发生。除了胆管狭窄所引起的胆汁成分变化之外，感染胆汁中的细菌还产生大量 β-葡糖醛酸苷酶（β-G），β-G 将胆汁中的结合胆红素（胆红素-葡糖醛酸苷）水解为 UCB（此即 MakiT. 于 20 世纪 60 年代提出的 β-G 学说），使 IP 增高。

（3）胆道异物：最常见的是胆道蛔虫。活虫和虫尸既引起不全梗阻，又带来感染，虫尸还是"胆红素钙"沉积的核心。

（4）代谢因素：肝硬化患者的胆汁中胆汁酸盐和胆固醇浓度都低，因此很少生成胆固醇结石。另一方面，肝硬化和溶血性贫血患者红细胞破坏增多，经胆汁排出的 UCB 增多，胆汁酸盐浓度却降低，削弱了胆汁中抑制"胆红素钙"IP 升高的生理机制，便在胆囊中生成黑色胆色素结石。

用手术造成豚鼠胆总管不全狭窄后，1 周内胆汁成分出现上述变化并生成胆色素结石，成石率>95％。根据平衡学说选择两组预防结石的药物：①复方胆汁酸盐，可提高胆汁中胆汁酸盐浓度；葡醛内酯，可抑制胆汁中 β-G 活性；阿司匹林，可减少胆道黏膜分泌的糖蛋白。三种药物同时口服。②注射维生素 C 与维生素 E 用以抑制胆汁中自由基活性。两组药物都能在胆管狭窄后 3 周内阻止胆汁成分的成石性变化，并将成石率降到 50％，但 3 周后成石率回升至 90％以上。这些结果虽然在成石和防石的动物实验中证实了平衡学说，但也表明，如果有胆管狭窄存在，结石终将生成，现有药物防石无效。因此，手术不能只顾取石，更要解除胆管狭窄。

二、胆囊结石

【临床表现】

患者早期常无明显症状，有时仅有轻微不适被误认为是胃部疾病而没有及时确诊。少数单发较大结石，可在胆囊内自由存在，不易发生嵌顿，很少产生症状。

1. 特异性症状　由胆囊结石（cholecystolithiasis）的急性并发症引起。

（1）胆绞痛（biliary colic）：胆囊结石嵌顿于胆囊颈部，或小的胆囊结石进入胆总管并阻塞胆总管下端，可引起胆绞痛。患者突然出现心前区或右肋缘下阵发性剧痛，多在夜间或进油腻食物后发生，持续十几分钟至数小时后常可自然缓解，或用解痉药后缓解。可有恶心、呕吐，不伴发热。胆囊区可有压痛但无肌紧张。B 超可见到位于胆囊颈部的结石和胀大的胆囊；或发现扩张的胆总管，但不一定能发现嵌顿于胆总管下端的小结石。

（2）急性胆囊炎：胆绞痛不缓解，胆囊扩张、水肿，炎症细胞浸润，合并感染时可发展为急性胆囊炎。

（3）急性化脓性胆管炎、急性胰腺炎或梗阻性黄疸：由降入胆总管的结石阻塞引起。结石梗阻解除后，急性并发症的症状消失，但迟早会再发生急性并发症。在急性发作的间歇期，可能无症状，也可能表现为慢性胆囊炎的症状。

2. 非特异性症状　表现为右上腹或心前区隐痛，饱胀、嗳气，消化不良等不适，但没有急性并发症发作的历史。除胆囊结石和慢性胆囊炎之外，胃、肠、肝、胰等许多器官的疾病也可引起这些症状。被统称为"慢性胃病症状"。

3. 无症状　有的患者虽有胆囊结石，但从来没有出现过胆囊结石的特异性症状或非特异性症状。这类结石称为"无症状胆囊结石"。

【诊断与鉴别诊断】

诊断有无胆囊结石较易。B 超检查的准确率在 95％以上，必要时辅以 CT、MRI 或做胆囊造影不难下结论。判断患者的症状是否由胆囊结石所引起较难，因腹痛就诊者要与各种急腹症相鉴别，尤其是胆绞痛与心绞痛的鉴别；因梗阻性黄疸就诊者主要与胆道肿瘤和病毒性肝炎作鉴别；就诊时无症状者应注意区分"无症状"胆囊结石患者还是处于急性发作间隙期的患者，二者治疗方针不同。

【治疗】

胆囊结石对患者的危害主要有：①出现特异性症状时带来痛苦甚至生命危险；②诱发胆囊癌。胆囊切除术可彻底消除这两方面的危害。

1. 胆囊切除术（cholecystectomy）　有过特异性症状发作史者，应切除胆囊。开腹胆囊切除术（open cholecystectomy，OC）或腹腔镜胆囊切除术（laparo-scopic cholecystectomy，LC）都能得到满意的效果。首选手术方式为腹腔镜胆囊切除术，创伤小、痛苦小、术后恢复快，已成为胆囊结石治疗的金标准。

对于"无症状胆囊结石"患者，可采取等待和追踪观察的方针，而不急于切除胆囊，如果出现急性并发症或检查显示胆囊浓缩功能丧失再切除胆囊不迟。但即使无症状，也要每半年复查一次。一旦胆囊结石的最大径达到或超过 2cm，或 B 型超声、X 线等影像学检查发现胆囊壁有限局性增厚、合并胆囊息肉样病变（polypoid lesion of gallbladder，PLG）或瓷胆囊（porcelain gallbladder），都应当切除胆囊以防癌。结石充满型胆囊，虽无明显临床症状，但胆囊已无功能，长期炎症刺激可导致胆囊癌变，也应切除胆囊。

只有"慢性胃病症状"而无并发症发作的患者，其自然病程与无症状胆囊结石者相似，可采取与之相同的处理方针。再辅以对症治疗。

胆囊切除术中遇有下列情况应当探查胆总管：①有黄疸或黄疸病史者；②影像学检查或手术探查怀疑胆总管内有结石或其他异物者；③胆总管直径达 1cm 以上者；④胆总管壁明显增厚者；⑤胆囊结石为多发小结石，有可能通过胆囊管进入胆总管者；⑥胆囊结石为棕色胆色素结石者，常合并肝内胆管结石；⑦胆总管胆汁呈脓性或肝肿胀、充血、表面有脓性纤维素渗出物附着者；⑧有胆源性胰腺炎病史者；⑨有肝功能损害，肝转氨酶、转肽酶增高病史者。如果在探查中发现胆总管或肝内胆管有结石或狭窄等病变，分别按肝外或肝内胆管结石进一步处理。

2. 口服药物溶石　口服鹅去氧胆酸（CDCA）或熊去氧胆酸（UDCA）可使胆汁的胆固醇饱和指数降低，部分胆囊内的胆固醇结石被溶解（图 27-3-5）。对胆色素结石无效。选择患者的条件：①X 线检查结石不显影；②口服胆囊造影胆囊显影；③结石直径小于 1cm；④结石的 CT 值≤50Hu（CT 值＜40Hu 者，93％为胆固醇结石）。剂量与用法：CDCA 13～15mg/(kg·d)；或 UDCA 8～13mg/(kg·d)；或两药各取半量合用。全日量睡前顿服或分 3 次口服。连续服药半年至 3 年，半年不见溶石迹象者，继续用药也无用。副作用：腹泻或血清转氨酶升高，停药恢复后可再服。疗效：CT 问世前，仅据条件①～③选择患者，结石全溶率约为 20％；加上条件④后，全溶率达 40％。溶石后停药 2 年的结石复发率为 13.5％～45％，5 年后为 75％（图 27-3-5）。

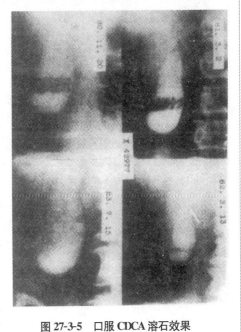

图 27-3-5　口服 CDCA 溶石效果
（口服　胆囊造影）

左上：服药前右上：服药 3 月多

右下：服药 15 月多，结石部分溶解

左下：服药 32 个月，结石完全溶解

3. 其他留胆囊的治疗方法　经皮经肝穿刺胆囊置管直接灌注药物溶石、经皮胆道镜碎石取石、体外震波碎石排石等保留胆囊的治疗方法，都曾被研究和临床试用，以及目前少数单位开展的腹腔镜下保胆取石术。它们的共同问题都是胆汁

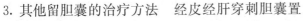

的成石特性没有改变，同时又保留了胆囊，胆囊胆固醇结石形成的两个必要条件均未触动，因而结石多复发，无发展和使用前途。

三、肝外胆管结石

位于胆总管和肝总管内的胆石统称肝外胆管结石（extrahepatic cholangiolithiasis，cholodocholithiasis），在我国和东南亚各国较多见。近年来，随着生活水平提高、卫生条件改善，我国的原发胆总管结石有明显减少趋势。肝外胆管结石无论其为原发性或继发性，临床表现和处理原则都相同。

【临床表现】

典型临床表现为 Charcot 三联征：即反复发作腹痛（上腹绞痛和对穿性背痛）、寒战、高热及黄疸。结石阻塞胆总管时，进入急性发作期，表现为胆总管梗阻型急性化脓性胆管炎、急性胰腺炎或胆绞痛。有时表现为无痛性黄疸。梗阻自行解除或经治疗而解除后，疾病进入间歇期，患者可无症状或仅有"慢性胃病症状"。急性发作期与间隙期反复交替。

【诊断与鉴别诊断】

据临床表现考虑到肝外胆管结石的可能性。B 型超声发现胆总管内结石回声可证实诊断，但未发现胆总管内结石回声不能否定诊断。因为，位于十二指肠后方的胆总管结石，因受肠内气体的干扰而难被超声发现。ERCP 或 MRCP 可确定诊断。部分患者是在胆囊切除术术中行胆总管探查时发现并确诊。

【治疗】

治疗原则和目的主要是取净结石，解除梗阻，胆流通畅，防止感染。

一般应尽量避免急诊手术。采用非手术措施，控制急性期炎症，待症状缓解后，择期手术为宜。多采用十二指肠镜下置入鼻胆管引流胆汁，减轻胆道及全身炎症反应，再择机手术。

手术仍较多应用胆总管切开取石 T 形管引流术，同时切除有结石或炎症的胆囊。现在许多医院已开展微创手术：腹腔镜下胆囊切除术及胆道探查术。术中必须仔细探查整个胆管系统和肝，对发现伴有肝内胆管结石或肝胆管狭窄者，按肝内胆管结石处理。对肝内胆管正常，胆总管下段严重的狭窄或梗阻，狭窄段>2cm，无法用手术方法在局部解除梗阻者，应行胆总管-空肠 Roux-en-Y 形吻合术并切除胆囊。未见上述异常者，安置 T 形管结束手术。术后 2 周经 T 形管行胆道造影，确认胆道无结石残留方可拔管。如果 T 形管为硅胶管，或患者长期使用激素，或年老、营养不良者，T 形管周围瘘管形成可能延迟，应推迟拔除 T 形管的时间，以免拔管后出现胆汁性腹膜炎。如果 T 形管造影发现有结石残留，可于手术 6 周后，用纤维胆道镜经 T 形管瘘管取石。

对于单纯胆总管结石患者，也可用经内镜十二指肠乳头括约肌切开术（endo-scopic sphincterotomy，EST）。为胆总管结石排入十二指肠打开通路，或经切开的 Oddi 括约肌向胆总管送入网篮取石。肝内胆管结石者忌用 EST。

四、肝内胆管结石

位于左、右肝管汇合部以上的胆管结石称肝内胆管结石（intrahepatic cholangiolithiasis），是原发性胆管结石的一部分。凡肝内胆管有结石的病例，无论是否有肝外胆管结石或胆囊结石并存，均为肝内胆管结石。近 50 年来，在我国经手术证实的胆石症患者中，肝内胆管结石的构成比明显下降，胆囊结石的构成比则明显上升。但构成比的这种变化并不等于肝内胆管结石的发病率下降。我国 71 家医院 1981—1985 年手术治疗的 4197 例肝内胆管结石病例中，有 3286 例（78.3%）同时存在肝外胆管结石。因此，凡有肝外胆管或胆囊结石的患者都应查明是否合并肝内胆管结石。

【临床病理】

基本病理改变是由于结石引起胆管系统的梗阻、感染，导致胆管狭窄、扩张，肝纤维组织增生，肝硬化、萎缩，甚至癌变等。即肝内胆管结石的病理变化皆源于反复发作的急性化脓性胆管炎，而肝内胆管狭窄和结石局限者，病变的肝叶或肝段因纤维化而萎缩，正常的肝叶或肝段则增生肥大。

【临床表现】

肝内胆管结石的临床表现是胆管炎的急性发作期与间隙期反复交替。大多数患者的急性发作由肝内胆管结石降入胆总管引起，表现为胆总管梗阻型急性化脓性胆管炎，可伴有急性胰腺炎或胆绞痛。少数患者表现为肝内胆管梗阻型急性化脓性胆管炎。间歇期可无症状或仅有"慢性胃病"症状。晚期可有肝硬化、门静脉高压、肝功能不全等临床表现。

【诊断与鉴别诊断】

反复发作的急性化脓性胆管炎病史是怀疑肝内胆管结石的线索。确定诊断需要借助于各种影像学检查，包括 B 超、CT、各种胆道直接造影（T 形管造影、ERCP、PTC）、MRCP　等（图 27-3-3）。有时，肝内胆管结石的诊断是在对肝外胆管结石或胆囊结石的手术探查中发现和确定的。

B 超疑为"肝内结石"的强回声应与肝内血管钙化（回声呈"等号"状）、胆管内气体（有胆道-胃肠道瘘或吻合的病史）、或肝内海绵状血管瘤的回声鉴别。无急性胆管炎的梗阻性黄疸应与病毒性肝炎和胆道肿瘤鉴别。

【治疗】

肝内胆管结石患者的死亡原因都与急性化脓性胆管炎反复发作有直接或间接的关系，前者指脓肿、败血症、休克等，后者如手术并发症、肝硬化、门静脉高压症等。因此，各种治疗手段都应以消除，至少是减少胆管炎的复发为目的，而不能满足于手术取出，或用中药等手段排出若干结石。至今尚无临床实用的口服药物能够溶解或排除肝内胆管结石，也没有实用的经引流管灌注直接溶解胆色素结石的药物。手术是主要的治疗手段，当急性化脓性胆管炎发作时，挽救生命的急救手术疗效肯定，但是，手术后远期胆管炎仍常复发。经过我国几代外科医师持续 50 多年的努力，复发率才从 70% 左右降至 15% 以下。更好的结果还待年轻一代医师去创造。

1. 胆管切开取石、引流术　胆总管或肝内胆管切开取石、引流术是诊治肝内胆管结石的基本手术，而且是急性化脓性胆管炎发作时十分有效的急救手术。但因没有清除肝内胆管的狭窄和结石，术后胆管炎复发率高达 65%～70%，需要在急性炎症消退后，再做一次手术以降低胆管炎复发率。

2. 肝部分切除术

（1）对于病变局限于半肝、一叶或一段的肝内胆管结石病例（图 27-3-3），规则的肝段或肝叶切除术能将肝内胆管的狭窄连同结石彻底清除，达到"去除病灶"的目的，是肝部分切除术的适应证，应作为首选手术，手术后胆管炎复发率最低。

（2）至少有 45% 的肝内胆管结石患者，胆石广泛分布于左、右两肝（图 27-3-6），只能切除毁损严重的部分肝以除去主要的病灶。必须保留毁损较轻的肝叶来维持肝功能。这是减少病灶的肝部分切除术。对保留下来的脏还需要附加其他手术，用来处理肝胆管狭窄和结石，例如肝胆管切开取石术、肝

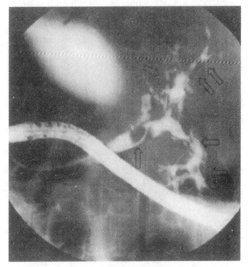

图 27-3-6　肝胆管狭窄及结石广泛
分布于左、右两肝，同时有胆总管结石
（ERCP 照片）

内胆管肠吻合术或肝内胆管狭窄整形术等。术后胆管炎的复发率取决于附加的手术。

　　3. 胆管肠吻合术

　　(1) 胆总管肠吻合术 (图 27-3-7): 曾是 20 世纪 50—60 年代我国普遍采用的肝内胆管结石的最终手术方式。因为, 促使肝内胆管结石患者就诊的原因, 几乎都是降入胆总管的肝内结石引起的化脓性胆管炎。采用这种手术是希望能为胆总管的肝内结石准备一条入肠的通路而避免胆管炎的发作, 故称为 "内引流" 手术。20 世纪 70 年代得到这种手术的远期结果: 术后胆管炎的复发率并不低于胆总管切开取石引流术, 而且术后胆管炎的发作比术前更频繁、更严重。这是因为: ①本手术对肝内胆管狭窄和结石未做处理, 在胆肠吻合的上游留下了胆管炎复发的病理基础; ②手术后, 肠内容可经吻合口反流入胆道, 又增添了胆管炎复发的诱因。因此在肝内胆管结石中, 不宜采用这一术式, 应慎用。

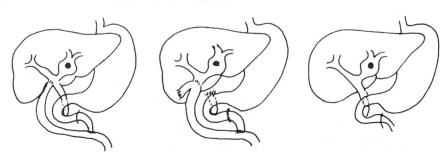

图 27-3-7　胆总管-肠吻合术: 肝内病灶未处理, 新添肠内容反流

左: 胆总管-空肠 Y 形吻合术 (侧端吻合)

中: 胆总管-空肠 Y 形吻合术 (端侧吻合)

右: 胆总管-十二指肠吻合术 (侧侧吻合)

　　(2) 肝内胆管-空肠 Y 形吻合术: 空肠袢游离性好, 手术灵活度大, 几乎适用于各部位的胆管狭窄。无论肝外、肝门和肝内胆管狭窄段切开, 取出结石后均可将切开的胆管与空肠吻合, 达到解除狭窄、胆流通畅的目的。辅以各种形式的防反流措施, 可以减少反流性胆管炎。开展的肝内胆管-空肠 Y 形吻合术 (图 27-3-8) 使第一级肝胆管内的结石及其开口部的狭窄得到妥善处理。后又将此原则推广用于处理更高位的肝内胆管狭窄及结石; 沿纵轴连续切开胆总管和第一、二级肝胆管的多重狭窄环, 有时能切到第三级肝胆管, 取出结石后, 拼拢缝合瓣状的胆管切缘, 形成一个盆状的胆管后壁, 称 "肝胆管盆"。再用 Y 形空肠袢与肝胆管盆吻合以修复其前壁, 使胆管狭窄得以整形矫正 (图 27-3-9)。这种手术可单独应用, 也可与减少病灶的肝部分切除术联合运用, 术后胆管炎复发率降至 35% 左右, 显著低于胆总管肠吻合术。胆管炎复发的原因仍然是: ①吻合口上游 (第三级以上) 胆管的病灶未得到处理为其病理基础; ②肠内容经吻合口向胆道反流为其诱因。

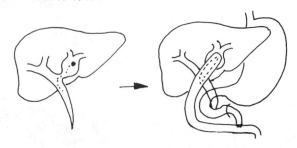

图 27-3-8　肝内胆管-空肠 Y 形吻合术 (侧侧吻合)

左图: 左肝胆管开口狭窄及结石, 虚线示跨越狭窄环上、下的胆管切口

右图: 清除结石后用 Y 形空肠袢与胆管吻合, 胆管狭窄得以矫正, 虚线示跨越狭窄环上、下的吻合口

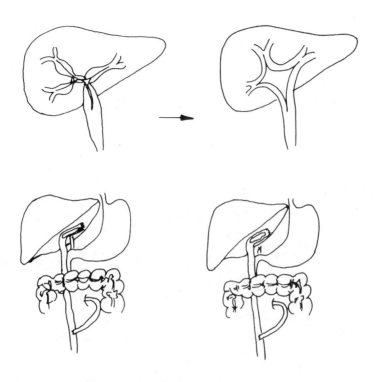

图 27-3-9　肝胆管盆-空肠 Y 形吻合术

左上图及右上图：肝胆管盆形成步骤

左下图：肝胆管盆-空肠 Y 形吻合术（侧侧吻合）

右下图：肝胆管盆-空肠 Y 形吻合术（端侧吻合）

4. 保留 Oddi 括约肌的肝胆管狭窄整形术（皮下通道型空肠肝门胆管成形术）　针对上述肝内胆管-空肠 Y 形吻合术后胆管炎仍有复发的原因，能清除其病理基础固然最好，但目前做不到。只好设计本手术来制止肠内容反流以消除诱因。先形成肝胆管盆如图 27-3-9 所示，再取长 12～15cm 带系膜的游离空肠段，肛侧端与肝胆管盆吻合，用以修复狭窄胆管前壁的缺损，矫正胆管狭窄；口侧端缝闭成盲端后留置皮下并在皮肤上做标记（图 27-3-10）。以此恢复胆汁经 Oddi 括约肌入肠的正常途径，避免肠内容反流入胆，术后胆管炎的复发率进一步减低，低于 15%。本手术特意构建一个皮下至胆管的空肠通道，是因为吻合口上游还留下了未能处理的肝内胆管狭窄和结石。术后因残留或再发结石引起胆管炎复发的病例，可在局部麻醉下切开皮下的空肠，用作引流或胆道镜取石的通路，避免了再次开腹的大手术。如果胆囊尚未切除，也可用胆囊代替游离空肠修复狭窄胆管的前壁并构建皮下-胆管通道。

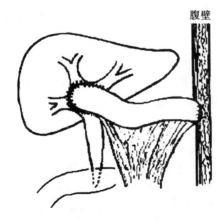

图 27-3-10　保留 Oddi 括约肌的肝胆管狭窄成形术

5. 胆管炎急性发作期手术治疗的特点　胆管炎急性发作期紧急手术的主要目的在于引流梗阻上游的胆管或肝内、肝周的脓肿以挽救生命（见"急性化脓性胆管炎"）。针对肝内胆管结石的最终手术可等急性期过后再行之。

第四节　胆道感染

一、急性胆囊炎

发生在胆囊的急性炎症称为急性胆囊炎（acute cholecystitis）。胆囊出口梗阻或胆总管梗阻都可引起急性胆囊炎。后者是急性化脓性胆管炎的一部分，在之后讨论。

【病因】

由胆囊结石引起者称结石性胆囊炎（calculous cholecystitis），无胆囊结石者称非结石性胆囊炎（acalculous cholecystitis）。前者约占 95%。

胆囊结石嵌塞于胆囊颈或胆囊管后，胆囊排空受阻，囊内压力升高，压迫囊壁内的血管，血供不足，降低了对化学刺激和细菌感染的抵抗力。化学刺激包括浓缩的胆汁酸盐（bile salts）、胰酶和溶血磷脂等。致病菌以大肠埃希菌、厌氧菌最常见，此外有变形杆菌、铜绿假单胞菌、产气杆菌、肠球菌等。

胆囊管细长、扭曲、螺旋瓣异常，肿瘤或蛔虫都能造成胆囊出口受阻，引起非结石性胆囊炎。此外，严重感染、严重创伤（包括大面积烧伤、大手术）的患者，由于全身血流灌注不足，波及胆囊，损伤囊壁和黏膜；长期胃肠外营养的患者，缺乏缩胆囊素的刺激而胆汁淤滞，均可诱发非结石性胆囊炎。

【病理】

根据病情的不同发展阶段，胆囊炎症程度不同分为四种类型：

1. 急性单纯性胆囊炎　黏膜水肿、充血及白细胞浸润，胆汁外观正常或略呈浑浊。

2. 急性化脓性胆囊炎　炎症波及胆囊壁全层，囊壁增厚，大量中性粒细胞浸润，出现壁内小脓肿，胆囊腔内渗出物呈脓性；浆膜面附着脓性纤维素性渗出物，与周围的脏器或网膜粘连，已继发细菌感染。

3. 急性坏疽性胆囊炎　胆囊内压升高，囊壁内血管受压，出现局限的或广泛的坏死灶，胆囊壁坏疽变为紫色或黑色。

4. 胆囊穿孔　穿孔多发生在胆囊底部或结石嵌顿处的坏死胆囊壁，如果胆囊粘连包裹不完全，便形成弥漫性胆汁性腹膜炎；如粘连包裹完全，则形成胆囊周围炎性浸润或限局限性脓肿；如果胆囊穿孔破入与之粘连的肠道（胃、十二指肠或结肠），则形成胆囊肠道瘘。急性炎症消退后，遗留纤维组织增生，囊壁增厚，浓缩功能丧失，胆囊与周围粘连。

【临床表现】

1. 症状　腹痛。腹痛位于心前区或右肋缘下，可向右肩部或右背部或右肩胛下角放射。腹痛呈持续性、阵发性加重。持续性痛由炎症引起，阵发性加重是胆囊管梗阻后引起胆囊强力的阵发性收缩所致。腹痛的程度因人而异，可为剧烈绞痛，也可呈钝性胀痛。起病多在夜间，或在进油腻食物后，伴有发热，可伴有恶心、呕吐。病情严重时可出现寒战、高热等全身中毒症状，老年患者多见。

2. 体格检查　胆囊区压痛，在单纯性胆囊炎阶段即可出现。压痛局限于右上腹，有时还可触到胀大的胆囊，Murphy 征阳性。到化脓性胆囊炎阶段，右上腹除压痛之外，还出现肌紧张，这是炎性渗出物刺激壁腹膜的结果。到了胆囊周围浸润或脓肿阶段，可在右上腹触到包块。胆囊穿孔引起弥漫性腹膜炎后出现全腹压痛和肌紧张，严重者休克。出现黄疸表明胆总管有梗阻。

3. 实验室检查 白细胞增高，血清丙氨酸氨基转移酶（ALT）和天冬氨酸氨基转移酶（AST）升高。胆总管有梗阻时血清胆红素增高。

4. 影像学检查 ①B 型超声检查可见胆囊增大，囊壁增厚，结石性胆囊炎可发现结石。②放射性核素^{99m}Tc-HIDA 可用于急性期，如果胆管显影佳而胆囊内不能检出放射性，表明胆囊管阻塞，支持本病的诊断。③CT 和 MRI 对急性结石性胆囊炎，尤其对合并有胆管结石、急性胰腺炎时的诊断鉴别更有价值。

【诊断与鉴别诊断】

根据临床表现即可做出诊断。其中，腹痛的特点和右上腹限局性压痛是诊断急性胆囊炎的必要条件，右上腹肌紧张、其他的体征和特殊检查结果出现，更支持诊断，但非必需。鉴别诊断除考虑各种腹部器官的疾病（胆囊扭转、十二指肠溃疡合并十二指肠周围炎、胃十二指肠溃疡急性穿孔、急性胰腺炎、肠梗阻）等外，还要与右侧肺炎和胸膜炎相鉴别。

【治疗】

1. 非手术治疗 包括对患者的全身支持，维持水和电解质的平衡，进流食或禁食，解痉止痛，用抗生素和严密的临床观察。经过上述治疗，多数患者的急性胆囊炎可以消退，如果治疗中腹部压痛和肌紧张的范围扩大、体温进行性增高，应行手术治疗。此时，上述措施是必要的术前准备。

2. 手术治疗 首选胆囊切除术（cholecystectomy）。如果患者全身情况不能耐受胆囊切除术，或局部充血、水肿、粘连致解剖不清，可行胆囊造口术（chole-cystostomy）作为急救措施。待急性炎症消退 3 个月后再切除胆囊。

3. 治疗的选择 单纯性胆囊炎患者采用非手术治疗或手术治疗均可。伴有寒战、高热、明显的腹肌紧张者，或触到张力很高的胆囊者，多为化脓性胆囊炎，应当尽早手术以防穿孔。对胆囊穿孔引起弥漫性腹膜炎者，应当紧急手术以挽救生命。对单纯性或化脓性胆囊炎，在发作 48～72 小时内手术为佳。现多数医院已开展微创腹腔镜手术，急性胆囊炎患者行早期腹腔镜手术是合理的选择。发病 72 小时以上而无紧急手术适应证者，或胆囊区触到炎性浸润块者，表明炎症已被局限；同时，局部解剖不清，手术困难，宜先用非手术治疗，待急性炎症消退 3 个月以后再择期切除胆囊。如果在非手术治疗中胆囊周围的浸润块不是缩小，而是增大，体温增高，表明浸润块向脓肿转化，应行脓肿切开引流。脓肿治愈后再择期切除胆囊。对于胆总管梗阻引起的急性胆囊炎，除上述外，还必须解除胆总管的梗阻，详见本节后段。

二、慢性胆囊炎

慢性胆囊炎常合并于胆囊结石，临床上称之为慢性结石性胆囊炎。部分慢性胆囊炎是急性胆囊炎多次反复后遗留下来的病理状态：囊壁因纤维组织增生而增厚，淋巴细胞和单核细胞浸润，黏膜上皮向囊壁内凹陷生长，有时深达肌层，形成 Rokitansky-Aschoff 窦。胆囊的浓缩功能丧失。个别病例胆囊出口长期梗阻但无感染，胆囊内黏液潴留使之胀大，称为胆囊积液（hydrops of gallbladder）。积液中的胆色素被吸收，留下无色的黏液，称为"白胆汁"。

临床表现为上腹隐痛、饱胀、嗳气、反酸、不能耐受油腻食物等。体格检查一般仅有胆囊区压痛，有胆囊积水者可触到增大的胆囊。B 超见胆囊壁增厚。根据病史，或 B 超、X 线发现胆囊结石或积液，或口服胆囊造影胆囊不显影，即可确立慢性胆囊炎（chronic cholecystitis）的诊断。鉴别诊断应考虑：①胆囊胆固醇沉积症；②胆囊腺肌增生症；③胃、十二指肠、肝、胰等相邻脏器的慢性病；④右上腹腹肌劳损等。

服用消炎利胆的中、西药物可减轻症状，但慢性胆囊炎的反复发作、胆囊结石或积液等问题，只能行胆囊切除术。

三、急性化脓性胆管炎

急性化脓性胆管炎（acute suppurative cholangitis）是发生在整个胆管和胆囊，并可波及肝的急性化脓性感染，是胆管结石患者死亡的主要原因，死亡率可达 4.5%～43%。严重的急性化脓性胆管炎伴有休克者，曾被称为急性梗阻性化脓性胆管炎（acute obstructive suppurative cholangitis，AOSC）以区别于不伴休克的、轻型的胆管炎。但鉴于急性化脓性胆管炎无论是否伴有休克，都以梗阻为其诱因，故中华医学会外科学会于 1983 年倡议用"重症急性胆管炎（acute cholangitis of severe type，ACST）"这一新的命名，突出强调了 ACST 特指急性化脓性胆道感染的严重类型，不再使用"急性梗阻性化脓性胆管炎"一词。

【病因】

胆管梗阻加细菌感染是本病的病因。胆管梗阻最常见的原因是结石嵌塞。引起胆道化脓性感染的致病菌几乎都是肠道细菌逆行进入胆管。菌种主要是革兰染色阴性杆菌，其中大肠埃希菌最常见，铜绿假单胞菌、变形杆菌及克雷伯杆菌次之，厌氧菌也较多见，还可混合感染。钻入胆道的蛔虫也是本病的常见诱因之一。肿瘤梗阻引起本病者少见。

【病理】

胆管的化脓性炎症由黏膜层开始，向管壁全层及其周围蔓延，在胆囊和肝外胆管周围出现脓性纤维素性渗出物，在肝内胆管周围引起汇管区炎症和胆管源性化脓性肝炎，进一步可形成胆管源性肝脓肿（图 27-4-1～3）。化脓性肝炎的直接蔓延或脓肿破裂，都可引起弥漫性腹膜炎或膈下脓肿。膈下脓肿可引起相邻的胸膜腔或心包腔的反应性积液，重者可穿破横膈，形成胆管、支气管瘘或心包压塞。胆管的炎症侵蚀与之伴行的血管后，可引起胆道出血，或胆砂（泥沙样结石）进入肝静脉造成肺栓塞。急性炎症消退后遗留瘢痕组织。胆管壁瘢痕将引起或加重原有的胆管狭窄，成为胆管炎和胆管结石反复发作的基础。肝实质内的瘢痕引起肝硬化、门静脉高压和手术中可以见到的肝实质纤维化、萎缩。

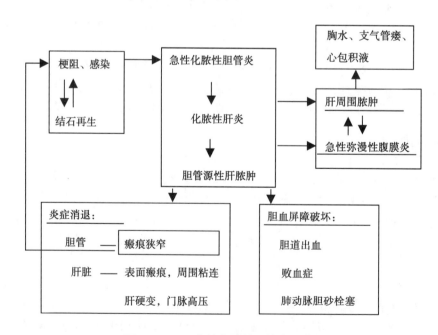

图 27-4-1　急性化脓性胆管炎的病理过程

【临床表现和诊断】

胆总管梗阻型急性化脓性胆管炎由胆总管阻塞引起，最为常见。典型表现为上腹痛、寒战高热和黄疸，称为 Charcot 三联征。腹痛为持续性痛阵发性加重，高热，体温可达 39～40℃，呈弛张热型，数小时至数日后出现黄疸。右上腹或剑突下压痛、肌紧张。有时可触到增大且压痛的胆囊。白细胞增高、血清胆红素和 ALT 升高，尿胆红素阳性。B 超见胆总管扩张，发现胆囊或胆管内结石有助诊断，但未发现结石不能否定诊断。若病情继续发展，出现低血压（休克）和意识障碍（Reynolds 五联征），严重者可于短期内死亡。

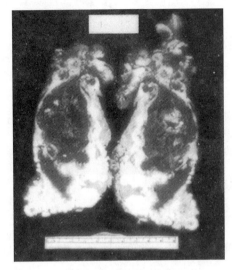

图 27-4-2　胆管源性肝脓肿
（肉眼可见的脓肿）
左外叶手术切除标本的冠状断面（标尺的单位为 cm）

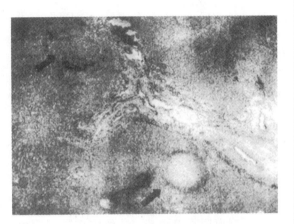

图 27-4-3　胆管源性肝脓肿
（多发性粟粒样小脓肿）
组织切片，HE 染色，34×

肝内梗阻型急性化脓性胆管炎由一侧的肝胆管梗阻引起。患者具有上述各种全身症状，但无黄疸或只有轻微黄疸，血清胆红素<34μmol/L（2mg/dl），与严重的全身症状不相称。左侧肝内胆管梗阻者，腹痛在左肝区（剑突下或左上腹），并可向左肩放射；压痛、肌紧张、叩击痛亦以左肝区为重；剑突下常可触到增大并压痛的左肝。如为右肝病变，症状和体征在右肝区，与急性胆囊炎类似。B 超见扩张的肝内胆管或结石有助诊断。

收缩压低于 9.3kPa（70mmHg）或具有 2 项以上的下列表现，应诊断为 ACST：①精神症状；②脉搏>120 次/分；③白细胞>20×10⁹/L；④体温>39℃或<36℃；⑤胆汁呈脓性，胆管内压力明显增高；⑥血培养阳性或内毒素升高。根据临床表现和 B 超检查多能明确诊断。既往的胆道造影更有帮助。

【治疗】

1. 非手术治疗　未达到 ACST 程度者，先行非手术治疗。针对革兰染色阴性杆菌和厌氧菌选用抗生素。禁食、胃肠减压。用静脉输液防治水、电解质平衡失调，同时经静脉补充维生素 K₁，以改善梗阻性黄疸造成的凝血障碍。用艾灸或针灸解痉止痛。严密观察病情，大多数患者经以上处理后，急性炎症可消退。如果病情不见好转，向 ACST 转化，应紧急引流胆管以挽救生命。此时，上述非手术治疗是必要的术前准备。

2. 手术治疗　对于胆总管梗阻型急性化脓性胆管炎，开腹施行胆总管造口引流术（choledochostomy）是挽救生命的有效措施。遇有胆管结石或蛔虫可同时取出。胆囊造口术的引流效果不可靠。对于肝内梗阻型急性化脓性胆管炎，必须引流梗阻上游的肝内胆管（图 27-4-4）。如果已形成肝脓肿或肝周围脓肿，还应该在脓肿内安置引流管，以引流脓肿。T 形管引流要选用口径较大者并以最短、最直的通道由腹腔内引出皮肤，以利术后纤维胆道镜取残余结石。

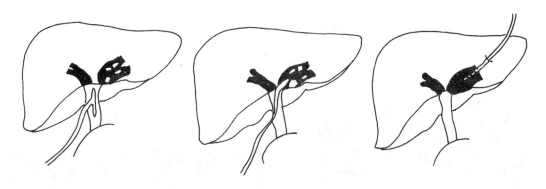

图 27-4-4   肝内梗阻型急性化脓性胆管炎的引流
左图：胆总管 T 形管引流。仅对胆总管下端的梗阻起引流作用，对左侧肝内胆管的
梗阻不起引流作用；中图、右图：对左侧肝内胆管梗阻能达到引流目的
（引自：中国人民解放军第三军医大学第一附属医院《胆道外科》
编写组编.胆道外科学.北京：人民卫生出版社，1976）

3. 其他胆管引流方法　随着介入放射学和内镜技术的进步，可以不开腹就能达到引流胆管的目的。方法简单，无需麻醉，能迅速、有效地改善临床症状，降低急诊手术死亡率。①经皮经肝穿刺胆管引流术。②经内镜鼻胆管引流术（endoscopic nasobiliary drainage，ENBD）：用十二指肠镜经十二指肠乳头将导管插至胆管梗阻部位的上游，导管经鼻引出体外。③经内镜括约肌切开术（endoscopic sphincterotomy，EST）：结石嵌塞于乳头部，或乳头部瘢痕狭窄所造成的梗阻，可在十二指肠镜目视下，用电刀将 Oddi 括约肌切开以解除梗阻，结石可排除或取出。但应注意：EST 对于肝内胆管有狭窄和结石者是禁忌。经以上三种方法引流后病情无改善者，仍应及时开腹施行相应的胆管造口引流术。

4. 后续治疗　经上述治疗使急性炎症消退后，必须继续针对病因（例如胆石症因）进行治疗，以防复发。

第五节　胆道蛔虫症

胆道蛔虫症（biliary ascariasis）是指蛔虫钻入胆道后所引起的一系列临床症状。蛔虫寄生在人体小肠的中下段，由于饥饿、胃酸降低或驱虫不当等因素，蛔虫上扰可钻入胆道。以前是外科常见的疾病之一。目前，其发生率已明显降低。但在不发达地区仍是常见病。

【病因和病理】

胆道蛔虫症由胆道中的蛔虫所致，也是蛔虫症主要的并发症，多见于儿童。胆道蛔虫症80%的蛔虫存在于胆总管中，少数可进入肝总管及肝内胆管或胆囊内。蛔虫钻入胆道内可出现 Oddi 括约肌痉挛、胆道继发感染、梗阻性黄疸、急性胰腺炎、胆道出血、胆道结石形成等病理变化。

【临床表现】

上腹部阵发性钻顶样绞痛，可向右肩背部放射，伴有恶心、呕吐。部分患者因合并感染而出现发热、黄疸。腹痛有如下特点：①突发突止；②腹痛与体征分离；③疼痛时间和间歇期一般较短。胆道蛔虫所致的胆道梗阻多不完全，黄疸较轻。

【诊断和鉴别诊断】

根据典型的持续性钻顶痛和不相称的腹部体征检查，诊断率可达 90% 左右。B 超检查可以帮助确诊。对因肠道积气而影响超声检查的患者，可选用静脉胆道造影术确诊。腹痛需与胆石症、胆管炎、胃十二指肠溃疡穿孔等疾病鉴别。

【治疗】

多采用保守治疗。治疗原则为解痉止痛，利胆排虫，控制感染。可肌内注射山莨菪碱或阿托品解除平滑肌痉挛。使用布桂嗪或哌替啶缓解腹痛。在疼痛的早期亦可使用针灸或口服颠茄等药物治疗。口服乌梅汤或33%硫酸镁具有利胆驱虫作用。控制继发的胆道感染多用替硝唑或氨苄西林。驱虫治疗多在缓解期内进行。当胆道蛔虫急性发作时，可通过十二指肠检查，如虫体部分在胆道外即可钳夹取出。外科治疗仅在出现严重并发症时考虑使用，如保守治疗3～5天后无缓解，胆道出血，出现急性胆管炎、急性胰腺炎和较大的肝脓肿等并发症时。手术原则是去除蛔虫及病灶，解除胆道梗阻，通畅胆道引流。手术方式多为胆总管探查和T形管引流。

第六节　胆道先天畸形

一、先天性胆道闭锁

【病因和病理】

以往认为先天性胆道闭锁（congenital biliary atresia）是胆管和肝的原基在重新形成管腔时发育停止或紊乱，属先天畸形。近年新发现许多事实倾向于是胚胎后期或出生后早期病毒感染的结果，属获得性疾病。任其发展的最终结局为胆汁性肝硬化。胆道闭锁是一种炎症性改变，与新生儿肝炎的病理改变极相似。如门静脉区炎症细胞浸润，肝小叶局限性坏死，闭锁胆管由肉芽组织引起。因此，认为本病与新生儿肝炎是属于同一病理过程的不同阶段，胆道闭锁是炎症的终末阶段，造成胆管纤维瘢痕化闭锁，胆汁排泄通路梗阻。先天性胆道闭锁分为三型：①肝外型，肝外胆管闭锁而肝内胆管正常。②肝内型，最多见，肝内胆管闭锁而肝外胆管正常。③混合型，肝内、外胆管均闭锁。组织学研究发现，几乎全部病例，闭锁胆道的纤维索条中都有微细的开放胆管，这是肝门-空肠吻合术治疗本病的解剖学基础。

【临床表现和诊断】

渐进性黄疸，巩膜黄染是最早的体征。一般在出生1～2周后出现黄疸并逐渐加深。随着黄疸加深，粪便由正常黄色逐渐变浅，直到白陶土色。起病3个月内患儿发育营养正常，其后发育减慢，出现营养不良，尤其是维生素A、D、K等脂溶性维生素缺乏。最终出现门静脉高压症的症状和体征。未经治疗者，出生后1年内死于肝性脑病。上述临床表现和B超显示肝外胆管和胆囊发育不良，均提示可能为本病。十二指肠引流液内无胆汁，或^{99m}Tc-EHIDA肝胆扫描无放射性核素进入肠道，即可明确诊断。要与新生儿肝炎、新生儿溶血症、药物反应等鉴别。

【治疗】

最好于出生后6～8周内手术重建胆汁入肠的通道，手术延迟者，因胆汁性肝硬化不可逆，效果差。先天性胆道闭锁手术的效果取决于：①早期手术；②胆道闭锁类型；③手术方式；④化脓性胆管炎的预防。手术方式包括：①胆囊或部分肝外胆管未闭锁者，可利用胆囊或这部分肝外胆管与空肠做Y形吻合。②肝外胆管完全闭锁者，可采用肝门-空肠吻合术（Kasia手术），切除门静脉前方所有闭锁的胆管上至肝门，然后做一肝门与空肠的吻合（Roux-en-y形吻合），希望细小的肝内胆管能引流胆汁到肠道内。③肝移植术被认为是更佳的选择和尝试。

二、先天性胆管扩张症

先天性胆管扩张症（congenital dilatation of bile duct）是一种伴有胆汁淤积的外科胆道疾病，最常见于胆总管，可发生于任何年龄，好发于婴幼儿。

【病因】

发病原因不清，认为与下列因素有关：①胚胎期索状的胆管在空腔化的阶段发育不良，导致某段胆管管壁薄弱，形成异常的囊性扩张。②胰胆管合流位置过高，形成 2～3cm 的共同通道（正常＜0.5cm），胰液反流入胆管，使胆管内膜受损，管壁纤维变性，致胆总管囊性扩张。③原发病变为胆总管末端的胆管壁神经分布减少，导致该部痉挛性狭窄，继发上段胆管扩张。④胆管上皮受病毒或细菌感染后，胆管壁受损害，管壁变薄而扩张。②、③可能同时存在。

【病理】

根据胆管扩张的位置和形态可分五种类型（图 27-6-1）。

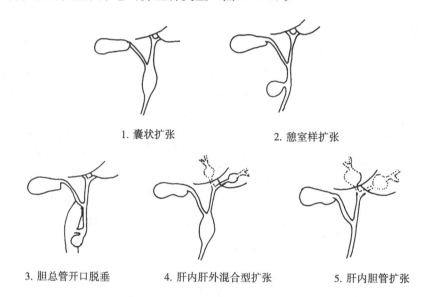

1. 囊状扩张　　　　　　2. 憩室样扩张

3. 胆总管开口脱垂　　4. 肝内肝外混合型扩张　　5. 肝内胆管扩张

图 27-6-1　先天性胆管扩张症的分型

（引自：裘法祖主编，外科学 . 4 版 . 北京：人民卫生出版社 1995：550）

【临床表现和诊断】

本病好发于女性、儿童，男女比例 1：（4～5）。典型症状是腹痛、黄疸、腹部包块三联征。腹痛常为右上腹持续性钝痛；患者可反复隐现黄疸；包块多位于右上腹。患者因反复发作急性化脓性胆管炎或右上腹的囊性肿物而就诊。体检可于 80% 的患者发现表面光滑的右上腹肿物。B 超、CT 或 MRCP 检出与胆道连通的囊肿而确定诊断。放射性核素扫描、ERCP 或PTC 等检查也能确定肿物与胆道的关系。

【并发症】

1. 胆管病变　①高淀粉酶胆汁；②胆管扩张；③胆管炎症；④胆结石；⑤胆管梗阻；⑥胆管囊肿穿孔；⑦癌变。

2. 肝病　①肝硬化；②门静脉高压；③肝性佝偻病。

3. 感染或发热　多为慢性胆囊炎或肝脓肿。

【治疗】

应尽早手术以避免胆管炎的反复发作、囊肿破裂、囊壁癌变、肝硬化等恶果。囊肿切除术、胰胆分流术、胆管重建术是目前开展最多的术式，应用最普及的是肝总管空肠 Roux-en-Y 形吻合术。对合并重症急性胆管炎或囊肿穿孔等危重情况，可向囊肿内置管行外引流作为急救措施，待危重情况度过后再行上述手术。以往将囊肿与十二指肠或 Y 形空肠直接吻合，手术虽简单，也能解除症状，但术后囊壁黏膜癌变率高，并常有胆管炎、胰腺炎发作，现已不用。对肝内胆管囊肿，局限于一段、一叶或半肝者，可将病肝切除。肝内胆管扩张累及全肝或肝硬化严重者，可行肝移植术。

第七节　原发性硬化性胆管炎

【病因和病理】

原发性硬化性胆管炎（primary sclerosing cholangitis，PSC）是一种自身免疫性的、原因不明的渐进性肝和胆管炎性疾病。以胆道狭窄、闭塞和严重的梗阻性黄疸为特征，又称狭窄性胆管炎。病情大多进展缓慢，常导致肝硬化、门静脉高压、肝衰竭。病变以弥漫性或节段性的形式发生在肝内或肝外胆管。胆囊一般不受影响。胆管壁增厚可达 3mm 以上，管腔极度狭窄或梗阻，但黏膜完整。镜下有时难与分化好的硬化性胆管癌鉴别。肝呈胆汁淤滞性改变，可伴有门静脉高压症。本病在临床上并不多见。

【临床表现和诊断】

男性患者多见，壮年期发病居多。缺乏特异性症状，主要表现为慢性进行性的胆管梗阻及胆管炎。患者常有慢性、持续性的梗阻性黄疸，黄疸可以在一定范围内波动、起伏，可有右上腹痛、皮肤瘙痒等。临床上约 1/5 的患者无症状。实验室检查：嗜酸性粒细胞增高、血清胆红素及 ALT、5'-NT、γ-GT 等升高。B 超检查示肝内胆管均匀性或节段性狭窄，管壁明显增厚。静脉胆道造影、ERCP、MRCP 检查发现肝外胆管狭窄或闭锁，或狭窄扩张交替存在，僵直等变化。肝组织穿刺活检可帮助确诊。

【治疗】

目前缺乏针对性治疗。

1. 保守治疗　目的是控制感染，减轻黄疸，保护肝。肾上腺皮质激素是较常用的药物，其具有抗炎、利胆、免疫抑制等作用，可改善症状。多采用长期疗法，一般应用在 6～12 个月。抗生素适用于发热，伴有胆管炎的患者。一般多选用广谱抗生素。免疫抑制剂亦可在某种程度上改善症状。其他治疗如使用考来烯胺缓解皮肤瘙痒，对长期淤胆患者可每日补充维生素 A、D、K 等。

2. 手术治疗　目的是引流胆汁，减轻肝损伤，多用于肝外胆管狭窄的情况。对胆总管以下部位的狭窄，可采用狭窄段的胆管切除、胆囊造瘘、胆囊或肝总管-空肠吻合，或放置胆管内支架等。对肝外胆管全部硬化狭窄的，可设法放置 T 形管长期引流。目前认为肝移植是唯一有效的治疗方法。本病预后差，最终常发生硬化性胆管癌。

第八节　胆道疾病常见并发症

胆道疾病在发生和发展的过程中，可出现邻近器官和全身的并发症。胆囊穿孔、胆道出血、胆管炎性狭窄和胆源性肝脓肿是常见的并发症。

一、胆囊穿孔

胆囊穿孔是在急性炎症时，胆囊内压力增高，引起胆囊壁血循环障碍所致。胆囊穿孔

(perforation of gallbladder) 的发病率在 10％左右。老年患者尤其在伴有糖尿病或动脉硬化的老年患者,比年轻患者多见。胆囊穿孔一般为急性过程,并且在初次胆囊炎发作者穿孔的比例高。穿孔部位多位于胆囊底部,是胆囊动脉末端供血部位;颈部次之。影响胆囊穿孔的因素有:①胆囊内压力上升的速度;②胆囊壁厚度及纤维化程度;③胆囊的可膨胀性;④胆石的机械性压迫作用;⑤胆囊与周围组织的粘连等。临床上有约 50％的穿孔患者因大网膜的包裹而形成胆囊周围脓肿。30％的患者表现为弥漫性腹膜炎。其死亡率高达 20％～36％。有 20％的穿孔为慢性过程,形成内瘘(如胆囊十二指肠瘘、胆囊结肠瘘等)。胆囊穿孔多需紧急手术治疗,术中根据情况选择胆囊切除或胆囊造瘘术。

二、胆道出血

胆道出血(hemobilia)是胆道疾病和胆道手术后的严重并发症。胆道出血的死亡率高达 25％。胆道的感染、结石压迫、创伤、肿瘤浸润、医源性出血是胆道出血的原因。胆道出血可来自肝内外的胆道。临床表现因出血原因和出血量的多少而异。少量出血时可仅表现为黑便。大量出血时可表现为右上腹绞痛、呕血便血或 T 形管内出血,梗阻性黄疸等三联征。少量的胆道出血可自行停止,但可反复发作,并有周期性。临床上对仅表现为黑便的胆道出血诊断困难。但对出血量大的患者,根据临床表现基本可做出定性诊断,选择性肝动脉造影可帮助做出定位诊断。治疗一般采用保守疗法,输液、输血,补充血容量;使用足量的抗生素治疗感染;用止血药止血。对于反复大量出血,或合并严重的胆道感染、胆道手术后出现的大出血者,要选择手术治疗。手术方式为结扎出血的血管或切除病灶。选择性肝动脉栓塞也是临床上一种较新的止血方法。

三、炎症性胆管狭窄

炎症性胆管狭窄(inflammatory stricture of bile duct)可出现在肝内胆管及肝外胆管的任何一部分或全部,胆管结石和胆道感染是主要的原因。结石长期压迫和机械刺激并反复发作的胆道感染,使该处的胆管壁溃疡形成、瘢痕组织增生,胆管壁结构受到破坏,弹性纤维层中断,胆管壁及胆管周围纤维增生,最后瘢痕挛缩致管腔狭窄。狭窄部多为环状,可呈节段性和多发性。结果是胆汁排出受阻,胆汁淤滞,肝组织纤维化,肝萎缩等并逐步出现胆汁性肝硬化,门静脉高压症及肝衰竭。狭窄多出现在左、右肝管,肝总管,肝段胆管开口处。临床分为单纯型、狭窄合并胆管结石、复杂型三种。发病女性多于男性,年龄多在 20～40 岁。多数患者有长期的胆道疾病史。临床表现与肝胆管结石相似,如上腹隐痛、胀满。患者可出现寒战、高热。临床表现初发时短暂。随着病情的发展,发作频繁,持续时间长,症状加重。并可出现菌血症、败血症、中毒性休克等临床表现。B 超、PTC、MRCP 等可帮助确诊。保守治疗多采用消炎利胆措施。一般可缓解症状,但不能解除梗阻及其引发的肝继发性损伤。外科治疗的目的是解除梗阻。具体方式可参考有关胆管结石章节。

四、胆源性肝脓肿

肝脓肿是胆道感染的严重并发症。细菌性肝脓肿多数由胆源性肝脓肿(biliary hepatic abscess)引起。可参阅本章节。

第九节　胆道肿瘤

一、胆囊息肉样病变

胆囊息肉样病变（polypoid lesion of gallbladder）是一组向胆囊腔内突出的局限性息肉样隆起病变的总称，包括肿瘤性和非肿瘤性、良性或恶性病变，是术前形态学、影像学诊断的概念，较为实用。病变多为良性，发生率在 4.5%～8.7%。胆囊息肉样病变可分成真性肿瘤、假性肿瘤两类。前者包括腺瘤和腺癌、血管瘤、脂肪瘤等。后者包括炎性息肉、胆固醇性息肉、腺肌症、黄色肉芽肿、异位的胃黏膜或胰腺组织等。临床无特异性表现，多在超声检查时被发现。CT 对于大于 0.5cm 的隆起病变具有诊断价值，但从临床和影像学上很难判断出病变的性质。胆囊息肉样病变的治疗分为定期观察和手术切除。

手术适应证：合并胆囊结石、胆囊炎并有症状者；病变直径大于 1cm；病变位于胆囊颈部影响胆囊排空；或短期内病变生长迅速，病变基底变宽，疑有恶变；多发息肉反复合并胆管炎、胰腺炎。手术方式首选腹腔镜下胆囊切除术。手术中均应做冰冻切片检查，如发现早期胆囊癌，应按胆囊癌的治疗原则处理。

二、胆囊癌

胆囊癌（carcinoma of gallbladder）是常见的胆道恶性肿瘤，原因不清。但认为与胆囊结石的长期刺激，慢性炎症有关。胆囊腺瘤样息肉和胆囊腺肌症亦可发生癌变。胆囊癌以腺癌为主，主要发生在胆囊底和体部。恶性度较高，向淋巴、周围组织和器官转移是其重要特征，胆囊癌的转移早而广泛。病程根据病变所浸润的程度按照 Nevin 分成 I～V 期。I 期：黏膜层内原位癌；II 期：侵入黏膜和肌层；III 期：侵犯胆囊壁全层；IV 期：胆囊壁全层及胆囊淋巴结；V 期：侵犯或转移至肝、胆管、邻近组织和器官。现更多采用美国癌症联合会（AJCC）的 TNM 分期：

分期	AJCC/TNM（第 6 版）
I 期	黏膜或肌层侵犯，T_1，N_0，M_0
II 期	单器官局部侵犯，T_3，N_0，M_0 淋巴结转移；$T_{1\sim3}$，N_1，M_0
III 期	局部进展型（T_4，任何 N，M_0）
IV 期	远处转移；任何 T，任何 N，M_1

T_1 期肿瘤侵入固有膜，侵犯但没有突破肌层；T_2 期肿瘤侵犯了肌层周围的结缔组织；T_3 期肿瘤穿破了浆膜层，直接侵犯肝，或者侵犯了任何单一肝外脏器；T_4 期肿瘤侵犯了门静脉主支、肝动脉或多个肝外脏器。肝十二指肠韧带淋巴结、腹腔淋巴结、胰后淋巴结、腹主动脉和下腔静脉间淋巴结，任何淋巴结转移为 N_1，无淋巴结转移为 N_0。M_0 无远处转移，M_0 远处转移。

胆囊癌临床表现缺乏特异性，早期诊断较困难。反复的右上腹隐痛，上腹肿块，黄疸是主要的症状，并可伴有食欲差、乏力和体重减轻等表现。B 超检查可见胆囊壁不规则增厚，胆囊腔内肿块。高灵敏度 B 超可以辨别出 2mm 的胆囊壁上的病变，可作为早期的诊断手段。CT 不但可见胆囊内的肿块，而且可发现邻近肝组织和肝门淋巴结受累程度，肝内外胆管扩张情况。在确诊率上，CT 要优于 B 超。MRCP 可显示胆管受阻部位和与胆囊癌的关系，可作为手术前的检查。实验室检查对胆囊癌诊断缺乏特异性。

胆囊癌的治疗应以手术为主。Ⅰ期可行单纯胆囊切除或连同胆囊床外 1～2cm 的肝组织切除。Ⅱ期行胆囊和周围的肝叶楔形切除（Ⅳ，Ⅴ段），肝十二指肠韧带及胰后淋巴结的清扫或联合肝外胆管部分切除术。对Ⅳ、Ⅴ期的晚期患者，多以减黄的内引流术为主。放疗和化疗的效果不明确。

三、胆管癌

胆管癌（carcinoma of bile duct）是发生在左、右肝管和胆总管下端的肝外胆管癌，病因不明。肝外胆管癌可分成三段，发病率以上段最高，中、下段次之。组织学类型以腺癌最多见，乳头状腺癌次之。鳞状细胞癌和类癌罕见。以浸润性管壁生长方式多见。

黄疸是胆管癌的主要临床表现，其特点为进行性加重，如有癌肿的坏死可出现波动。同时伴随皮肤瘙痒，尿呈浓茶样，粪便呈白陶土样表现。上腹胀满、隐痛，食欲差，乏力，消瘦等也是常见的症状。查体时可触及肿大的肝，如果肿瘤位于胆囊管以下，可触及肿大的胆囊。实验室检查有肝功能异常及梗阻性黄疸的表现。B超是首选的影像学检查，可显示肿瘤的部位和范围。CT、PTC、MRCP 可对肿瘤的部位和肝内胆管扩张的情况有帮助。

手术是主要的治疗手段。对于上段胆管癌，在切除病变的胆管外，还要清扫其周围的部分肝组织及肝十二指肠韧带内的淋巴结。早期中段肿瘤可施行肿瘤切除及胆管空肠吻合术。但胆管的切缘至少应超过肿瘤边缘 1cm。下段肿瘤则需行胰十二指肠切除术。对于无法切除的肿瘤，可采用内外引流的方式。放疗和化疗的效果不明确。

（张忠涛　刘　军）

第二十八章 胰腺疾病

第一节 胰腺解剖与生理功能特点

胰腺呈带状，位于上腹中部腹膜后，横卧于第1～2腰椎椎体前方，分头、颈、体、尾四部分，各部相互移行，无明显界限。正常成人胰腺长12～20cm，宽3～4cm，厚1.5～2.5cm，重75～125g。胰腺前上方被胃窦、胃体部及胃结肠韧带覆盖，下方为横结肠及其系膜。胰头部较为膨大，被十二指肠"C"形襻包绕，胰头下部向后、向左延伸形成的舌状突起称为钩突，包绕着肠系膜上动、静脉。胰颈部较窄，其深面是肠系膜上静脉与门静脉的分界处。胰颈和胰尾之间为胰体，是胰腺的主要组成部分，其后方紧邻腰椎椎体，故胰体是胰腺损伤的好发部位。胰尾部是胰腺左端的狭细部分，行向左上，常抵脾门，故脾切除术常因误伤胰尾部而形成胰瘘。

胰腺的血液供应十分丰富（图28-1-1）。胰头部的血供来源于胰十二指肠上、下动脉前后支相互吻合而成的胰十二指肠前、后动脉弓。胰十二指肠上动脉来自胃十二指肠动脉，胰十二指肠下动脉来自肠系膜上动脉。胰体尾部的血液供应主要来自脾动脉，少数直接来源于腹腔动脉的胰背动脉及其分支胰横动脉，或者由脾动脉的分支胰大动脉和胰尾动脉所供应。胰腺的静脉多与同名动脉伴行，经脾静脉和肠系膜上静脉回流入门静脉。

胰腺的淋巴也很丰富，由多个淋巴结群引流胰腺的淋巴液。胰头部的淋巴液分上、下两个方向回流：胰十二指肠前、后淋巴结的上组和幽门下淋巴结向上汇入肝总动脉旁淋巴结和腹腔动脉周围淋巴结；胰十二指肠前、后淋巴结的下组向下汇入肠系膜上动脉周围淋巴结。胰体尾部的淋巴引流到脾门的腹膜后淋巴结或腹腔动脉、腹主动脉、横结肠或肠系膜的淋巴结。

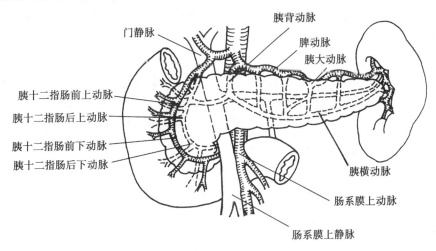

图 28-1-1　胰腺的血液供应

胰腺受交感神经和副交感神经的双重支配，交感神经是胰腺疼痛的主要通路，副交感神经传出纤维对胰岛、腺泡和导管起调节作用。

胰腺分泌的胰液经胰管排泄，胰管的走行大致与胰腺的长轴相平行。主胰管（Wirsung

管）直径 2～3mm，贯穿胰腺全长，由胰尾行至胰头，沿途接纳小叶间导管。约 85％的人主胰管与胆总管汇合成乏特（Vater）壶腹，形成共同通道（图 28-1-2），开口于十二指肠大乳头，乳头内有 Oddi 括约肌，这种共同通道是胆道疾病与胰腺疾病相互关联的局部解剖学基础。一部分人主胰管与胆总管虽开口于乳头，但两者之间有分隔，或分别开口于十二指肠。此外，尚有少数人存在副胰管（Santorini 管），细而短，一般位于主胰管开口的上方，单独开口于十二指肠小乳头。

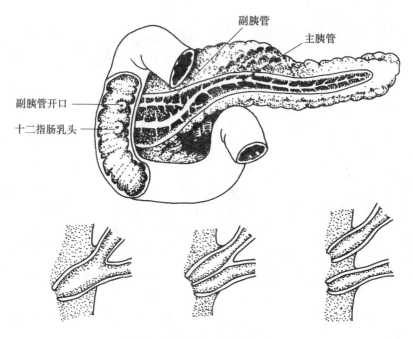

图 28-1-2　胰管系统的解剖关系

胰腺是人体第二大腺体，兼有外分泌和内分泌功能。胰腺的外分泌物称胰液，主要成分是水、碳酸氢钠和消化酶。正常人每日胰液量为 750～1500ml，它是一种无色、无臭、低稠度的碱性液体，pH 为 7.4～8.4，由腺泡细胞和导管细胞分泌。消化酶主要有糖水解酶类，如胰淀粉酶、弹力蛋白酶、羧肽酶等；脂肪水解酶类，如胰脂肪酶、胰磷脂酶、胆固醇酯酶等。另外，还有核酸水解酶类，如核糖核酸酶和去氧核糖核酸酶等。这些消化酶的分泌受到体液和神经的双重调节，但以体液调节为主。

胰腺的内分泌功能来源于胰岛，胰腺中含有 100 余万个胰岛，均匀地分布在胰腺的内部。胰岛内含有多种细胞，其中以 B 细胞为主，占 50％以上，分泌胰岛素；A 细胞分泌胰高血糖素，占 20％左右；D 细胞分泌生长抑素。此外，还有少数分泌胃泌素的 G 细胞、分泌胰多肽的 PP 细胞以及分泌血管活性肠肽的 D_1 细胞等。

第二节　急性胰腺炎

急性胰腺炎（acute pancreatitis，AP）是常见的急腹症，病情轻重不一，轻者易于治疗，预后好；重者不仅是胰腺局部及胰周的炎性病变，而且常累及全身多个脏器，病情凶险，死亡率高，是目前外科急腹症中治疗最为棘手的疾病之一。

【病因及发病机制】

（一）早期始动因素

急性胰腺炎是因胰腺分泌的各种消化酶被异常激活导致对胰腺组织本身及其周围脏器产生

消化，即"自我消化"作用。正常情况下，胰腺腺泡细胞分泌的消化酶并不能引起自身消化，这是由于胰腺导管上皮有黏多糖保护，而大部分胰酶以非激活的酶原形式存在，同时血液和胰液中含有少量胰酶抑制物以中和少量激活的胰酶；正常人在胰腺实质和胰管之间、胰管和十二指肠之间以及胰管中的胰液分泌与胆道中胆汁分泌之间存在压力梯度，不会发生异常反流；Oddi 括约肌、胰管管口括约肌均可防止反流。保护酶原的未激活形式是维持胰腺正常功能的关键，反之，任何原因造成酶原的异常激活即为急性胰腺炎发生的始动因素。

1. 胆汁反流　当胆道小结石嵌顿于"共同通道"的远端时，胆汁可反流入胰管。因感染胆汁中的细菌能使胆汁中的结合胆酸变成游离胆酸，游离胆酸对胰腺有很强的损伤作用，并可激活胰酶中的磷脂酶原 A，产生激活的磷脂酶 A_2，后者作用于胆汁中的卵磷脂，产生有细胞毒性的溶血卵磷脂，引起胰腺组织的出血、坏死。此外，磷脂酶 A_2 对全身还有破坏作用，如破坏肺泡表面的卵磷脂，引起急性呼吸窘迫综合征（acute respiratory distress syndrome，ARDS），同时还可促使组胺释放，引起循环衰竭。

2. 酒精中毒　西方国家中，酒精中毒是急性胰腺炎的主要诱因，其机制可能为：大量饮酒能刺激胰液分泌，使胰管内压力增高，而且大量饮酒还可引起 Oddi 括约肌痉挛，导致细小胰管破裂，胰液进入胰腺组织间隙，胰蛋白酶原被肠激酶激活为胰蛋白酶，后者又激活磷脂酶 A、弹力蛋白酶、糜蛋白酶以及胰血管舒张肽，造成一系列的酶性损害。此外，酒精对胰腺的直接损伤作用亦是导致急性胰腺炎发生的重要因素。

3. 十二指肠液反流　当十二指肠内压力升高，十二指肠液可反流入胰管，其中的肠激酶等物质可激活胰液中各种分解蛋白的酶原和磷脂酶 A，从而导致急性胰腺炎的发生。

4. 高脂血症　高脂血症诱发急性胰腺炎的机制尚不明确，其可能机制是三酰甘油在胰脂肪酶的作用下生成游离脂肪酸，对腺泡的直接损伤作用所致。高脂血症所致血液黏稠度升高也可能加重胰腺病变和其他器官功能损害。

5. 其他原因　急性胰腺炎的早期发病因素很多，除以上常见的始动因素外，还包括饮食因素、创伤因素、感染因素、内分泌及代谢因素、药物因素、解剖因素及遗传因素等。此外，尚有少数急性胰腺炎经初步实验室检查及影像学检查后未发现明确病因，则称之为特发性胰腺炎（idiopathic acute pancreatitis，IAP）。对于长期反复发作、年龄大于 40 岁者，应考虑胰腺肿瘤可能。

（二）后期加重因素

1. 胰腺微循环障碍　胰腺的血供极为丰富，但当出现微循环障碍及血液黏稠度变化时，可造成胰腺的水肿甚至出血、坏死。有学者曾对胰腺微血管及循环损伤进行研究发现，胰腺小叶血管为终末动脉，与四周无交通支；胰腺小叶内动脉平滑肌损害及其痉挛引起的微循环障碍是导致胰腺损伤进一步加重的关键因素，即微循环障碍很可能是急性胰腺炎发病后的加重因素之一。

2. 细胞因子、炎症介质　在急性胰腺炎的发生过程中，大量细胞因子及炎症介质的过度释放起着很大作用，特别是白介素-1（IL-1）、白介素-6（IL-6）和肿瘤坏死因子-α（TNF-α）等细胞因子的快速释放，使粒细胞迅速发生活化，进一步导致溶酶体酶和炎性介质释放，并向细胞间质逸出，从而加重胰腺毛细血管、血管内皮和腺泡的损伤。另外，血小板活化因子（PAF）在急性胰腺炎的发病中也起到重要作用。关于细胞因子、炎症介质加重急性胰腺炎的机制以及导致肝、肾、心、肺等多器官衰竭的机制有待进一步研究。

3. 感染　胰腺炎症引发的出血、坏死常常导致胰腺坏死组织的感染。若感染不能得到有效控制，则可引起全身脓毒症。胰腺坏死组织继发的感染均为混合性感染，其致病菌多为寄居于宿主肠道内的革兰阴性杆菌、厌氧菌和真菌。由于急性胰腺炎时肠黏膜相对缺血、缺氧，肠黏膜绒毛营养状态下降，使其黏膜屏障作用遭到破坏，细菌和内毒素移位到肠外，可引发全身炎症反应综合征（systemic inflammatory response syndrome，SIRS）及多器官功能障碍综合征（multiple organ dysfunction syndrome，MODS）。

【病理】

依病理变化可分为两类，即间质水肿性胰腺炎和坏死性胰腺炎。前者以间质性水肿和炎性反应为主，后者以胰腺实质坏死、出血为主。

1. 急性间质水肿性胰腺炎　胰腺呈局限性或弥漫性肿大，被膜明显充血，其下可有积液，少数患者可见被膜下散在脂肪坏死或皂化斑（脂肪酸钙）。显微镜下可见腺泡和间质水肿、炎性细胞浸润，可伴有轻度出血和局灶性坏死，占急性胰腺炎的80%左右，预后良好。

2. 急性坏死性胰腺炎　胰腺除肿胀外，被膜下有淤血，腺体可见大片出血，坏死灶呈深红色或灰黑色。大网膜及肠系膜上有小片状皂化斑。腹腔及腹膜后间隙伴有血性渗液，内含大量的淀粉酶。镜下可见脂肪坏死和腺泡严重破坏，血管被消化，腺泡及小叶结构模糊不清，小叶间隙破坏最大，胰腺导管扩张，动脉血栓形成，坏死灶外有炎症区围绕。

【临床症状】

因病理变化的性质与程度不同，临床症状亦轻重不一。间质水肿性胰腺炎症状相对较轻，呈自限性经过；坏死性胰腺炎起病急骤，病情危重，变化迅速，可伴有休克及多种并发症。

1. 腹痛　为主要症状，常于饱餐和饮酒后突然发病，腹痛剧烈，且呈持续性。间质水肿性胰腺炎的腹痛一般解痉剂可缓解；坏死性胰腺炎常出现全腹剧烈疼痛，伴双侧腰背部胀痛。疼痛的强度常与病变的程度一致，而腹痛的位置与病变部位相关，即胰头部以右上腹痛为主，向右肩放射；胰尾部以左上腹为主，向左肩放射；累及全胰则呈束带状腰背部疼痛。

2. 腹胀　与腹痛同时存在，是大多数急性胰腺炎患者的共同症状，腹胀一般较为明显，可有部分患者诉腹胀的痛苦超过腹痛。腹胀的程度通常也可反映病情的严重程度。腹胀主要因胰腺炎的大量渗出及产生的炎症反应刺激腹腔神经丛，从而导致肠麻痹发生。

3. 恶心、呕吐　发病开始即可出现较频繁的恶心、呕吐，呕吐后腹痛、腹胀并不缓解为本病特点，呕吐物为胃十二指肠内容物，少数呕吐物呈咖啡色样。

4. 发热　早期仅为中等程度发热，体温为38℃左右。胆源性胰腺炎伴胆道梗阻者，或胰腺坏死组织并发感染时常有寒战、高热。

5. 休克　多见于急性坏死性胰腺炎，主要为已激活的酶对全身的影响及大量渗液导致有效循环血量锐减所致。休克可在发病初数小时突然出现，也可逐渐出现，或在出现并发症时发生，并可继发MODS。

6. 其他　25%左右的患者可出现不同程度的黄疸，多因结石阻塞或胰腺水肿压迫胆总管所致。少数患者可出现少尿、消化道出血、呼吸急促、手足抽搐等症状。严重者可有弥散性血管内凝血（DIC）表现。

【体格检查】

急性间质水肿性胰腺炎为上腹部轻度局限性腹膜炎体征，左侧腰背部轻度叩击痛，极少出现弥漫性腹膜炎。急性坏死性胰腺炎患者有不同程度休克征象，伴上腹部或全腹弥漫性腹膜炎，大多数可有移动性浊音，少数可有黄疸，腹胀明显，肠鸣音减弱或消失，腹胀进一步加重时，表现为腹内高压，继而进展为腹腔间隔室综合征（abdominal compartment syndrome，ACS），可引发MODS。部分患者因胰酶及坏死组织液穿透筋膜与肌层渗入腹壁皮下，可见肋腹部皮肤呈片状青紫色斑（Grey-Turner征）或脐周皮肤青紫（Cullen征），实为皮下脂肪溶解、毛细血管破裂出血所致。左侧胸腔可有反应性渗出液，患者可表现为呼吸困难。少数严重者可出现精神症状，包括意识障碍、神志恍惚其至昏迷。

【实验室检查】

1. 淀粉酶测定　是诊断急性胰腺炎的重要手段之一。血清淀粉酶在发病1～2小时即开始升高，24 小时达到高峰，2～5 天恢复正常。尿淀粉酶在发病 12～24 小时开始上升，下降缓慢，可持续 1～2 周甚至更长时间。一般地，大于参考值上限 3 倍才具有诊断价值。淀粉酶的定量越高，诊断的正确率也越高。值得注意的是，淀粉酶定量的高低与病变的严重程度不一定呈正比。

2. 血脂　有 20% 左右的急性胰腺炎患者合并有高脂血症。合并高脂血症的急性胰腺炎患者血清淀粉酶可无升高，若三酰甘油高于 11.3mmol/L，提示急性胰腺炎的发生与高脂血症密切相关。

3. 血清钙　重症急性胰腺炎血清钙几乎都下降，且下降程度与预后密切相关。一般认为，血钙降低与脂肪组织坏死和组织内钙皂化的形成有关。

4. 血糖　早期血糖升高由肾上腺皮质激素的应激反应及胰高血糖素代偿性分泌增多所致，后期则为胰岛破坏、胰岛素分泌不足所致。若较长时间禁食后血糖仍超过 11.0mmol/L（200mg/dl），则提示胰腺广泛坏死，预后不良。

5. 动脉血气分析　血气分析一方面反映机体的酸碱平衡和电解质情况，另一方面也可以早期诊断 ARDS。

【影像学检查】

1. 腹部超声检查　是首选的影像学诊断方法，常可显示胰腺弥漫性肿胀，间质水肿性病变时，胰实质呈均匀低回声分布；出血、坏死时，可出现粗大强回声。鉴于胆源性胰腺炎的高发病率和预防复发的重要性，对所有急性胰腺炎患者均应常规行腹部超声检查以明确胆石症的存在与否及其病变程度。

2. CT 检查　急性间质水肿性胰腺炎时，胰腺弥漫性增大，密度不均匀，被膜凸起，胰周有少量渗出液。坏死性胰腺炎时，肿大的胰腺内出现皂泡状的密度减低区，增强扫描时更为明显。胰腺增强 CT 是诊断胰腺坏死最有效的方法，可见多个大小不一、形态各异的低密度灶。

3. 磁共振成像（MRI）　MRI 能够提供类似 CT 检查的诊断信息。磁共振胆胰管成像（MRCP）对于判断胆管、胰管的病变性质及程度有很大帮助。

【穿刺检查】

1. 腹腔穿刺　是一种安全、简便而又可靠的检查方法。对移动性浊音阳性者，取左下腹或右下腹作为穿刺点，可抽出淡黄色或咖啡色腹水，其淀粉酶定量可升高。

2. 胰腺穿刺　适用于怀疑坏死性胰腺炎继发感染者，一般需在 CT 或超声定位引导下进行，将吸出液或坏死组织进行细胞学涂片和细菌或真菌培养。

【诊断和鉴别诊断】

多数急性胰腺炎的诊断可依靠临床症状，血、尿淀粉酶定量检测，必要的影像学检查确立。若腹腔穿刺液呈血性且淀粉酶增高，则对诊断急性坏死性胰腺炎有很大帮助。胰腺增强 CT 联合腹腔穿刺、细菌培养是诊断坏死性胰腺炎并发感染的有力依据。急性间质水肿性胰腺炎需与胆道疾病、胃十二指肠溃疡发作、急性阑尾炎穿孔或急性肠梗阻等急腹症相鉴别；急性坏死性胰腺炎则需与绞窄性肠梗阻、肠系膜血管栓塞、肝癌破裂出血和急性心肌梗死等相鉴别。

【并发症】

（一）局部并发症

1. 急性液体积聚　发生于急性胰腺炎发病后 4 周内，液体积聚在胰腺内或胰周，无囊壁包裹，多为无菌性。

2. 胰腺假性囊肿　急性液体积聚持续超过 4 周，可被纤维组织包裹而形成假性囊肿，常呈圆形或椭圆形，囊壁清晰，影像学检查易于诊断。

3. 急性坏死性液体积聚　仅见于坏死性胰腺炎，病程不超过 4 周，有别于急性液体积聚，胰腺周围可见大量液性或实性坏死组织。

4. 包裹性坏死　仅见于坏死性胰腺炎，急性坏死性液体积聚持续超过 4 周者，由反应性组织形成的囊壁包裹坏死的胰腺或胰周组织构成，病灶可多发，也可远离胰腺组织。

（二）全身并发症

全身并发症主要包括器官功能衰竭、SIRS、全身感染、腹内高压或 ACS、胰性脑病等，其中以器官功能衰竭最为突出。肾、循环及呼吸系统功能衰竭是影响胰腺炎预后的主要因素，根据修订版 Marshall 评分标准（表 28-2-1），三个系统中任何一个评分≥2 分则可认为存在器官功能衰竭。

表 28-2-1　修订版 Marshall 评分标准

器官	评分				
	0	1	2	3	4
呼吸（PaO$_2$/FiO$_2$）	>400	301～400	201～300	101～200	≤101
肾					
血清肌酐（mol/L）	≤134	134～169	170～310	311～439	>439
血清肌酐（mg/dl）	≤1.4	1.4～1.8	1.9～3.6	3.6～4.9	>4.9
心血管（血压 mmHg）	>90	<90	<90	<90	<90
		补液后可纠正	补液不能纠正	pH<7.3	pH<7.2

【临床分级】

按其严重程度，2012 年亚特兰大标准修订版将急性胰腺炎分为轻症急性胰腺炎（mild acute pancreatitis，MAP）、中度重症急性胰腺炎（moderate severe acute pancreatitis，MSAP）和重症急性胰腺炎（severe acute pancreatitis，SAP）三级。

MAP 多为间质水肿性胰腺炎，既无器官功能衰竭，也无局部或全身并发症。MSAP 及 SAP 多为坏死性胰腺炎；不同于 MAP，MSAP 表现为一过性器官功能衰竭或（和）伴有局部或全身并发症，而 SAP 则表现为持续性器官功能衰竭，无论有无局部或全身并发症。SAP 临床表现最为严重，腹痛范围可扩及全腹，腹膜炎体征重，腹胀明显，肠鸣音减弱或消失；腹水呈血性或脓性；体温可达 38.5℃以上；早期即可出现 SIRS，甚至进展为 MODS、死亡。实验室检查：白细胞增多（≥16×10^9/L），血糖升高（>11.1mmol/L），血钙降低（<1.87mmol/L），血尿素氮及肌酐升高，酸中毒，PaO$_2$ 下降<8kPa（60mmHg）。SAP 病情危重，即便积极行非手术治疗及手术治疗抢救，死亡率仍较高，尤以坏死继发感染时为著。一般来讲，以患者入院后 24h 内有无器官功能衰竭区别 MAP 和 SAP（MSAP），经积极治疗，器官功能衰竭在 48h 内得到纠正者，视为一过性器官功能衰竭，给予 MSAP 分级；器官功能衰竭时间持续 48h 以上，则给予 SAP 分级。

【病程分期】

根据病程发展规律，急性胰腺炎可划分为前期及后期，以 SAP 最为典型。

1. 早期（发病 7 天内）　以大量细胞因子及炎症介质瀑布式释放引发过度炎症反应为特征，SIRS、ACS 及 MODS 是影响疾病转归的首要因素，构成第一个死亡高峰。

2. 后期（发病 7 天后）　以胰腺继发感染和由此引发的 MODS 为特征，临床表现为全身细菌感染、深部真菌感染或二重感染，构成第二个死亡高峰。

【治疗】

1. 一般治疗　急性胰腺炎早期，轻症及重症胰腺炎尚未感染者均可采用一般治疗。

（1）禁食和胃肠减压：使胰腺处于"休息状态"，减少胃酸和促胰液素、缩胆囊素等的分泌，尚可减轻胃潴留并改善腹胀。

（2）液体复苏、防治休克：应早期积极补充液体、电解质和热量，有效地进行液体复苏，以维持循环稳定和水、电解质平衡，防止低血压，改善微循环，保证胰腺血流灌注充分。一般认为，患者入院 12～24 小时内密切监测下的积极、快速补液对于病情好转起着重要作用，48h 后的大量补液对预后几无益处。

（3）镇痛和解痉：诊断明确者，可对症给予止痛药（哌替啶），同时应用解痉药（阿托品、山莨菪碱）。禁用吗啡，以免引起 Oddi 括约肌痉挛。

（4）抑制胰腺分泌及抗胰酶疗法：抗胆碱类药物（如山莨菪碱、阿托品等）有抑制胰腺分泌的作用。H₂ 受体阻滞剂（如西咪替丁）可抑制胃酸以减少胰液分泌。抑肽酶有一定的抑制胰蛋白酶合成作用。生长抑素能有效抑制胰腺的分泌功能，目前已广泛应用于临床。

（5）预防和治疗感染：应用能通过血胰屏障的广谱抗生素，如喹诺酮类、头孢拉定、碳青霉烯类、甲硝唑等，可预防并治疗因肠道菌群移位造成的细菌感染。氟康唑可用于真菌感染的防治。

（6）营养支持：早期给予全胃肠外营养，待肠道功能恢复后尽早转向肠道内营养支持，避免长期全胃肠外营养可能导致的导管性并发症、代谢性并发症及肠源性感染。

（7）中药治疗：对恢复胃肠道功能及减少肠道细菌移位有一定的疗效。可通过胃管注入中药生大黄等，对腹胀者可腹部外敷芒硝等。

（8）血液滤过：针对急性胰腺炎早期释放的大量细胞因子及炎症介质，可应用血液滤过，将过多的细胞因子、促炎因子滤出，以减轻 SIRS，改善全身症状。

2. MSAP 及 SAP 的治疗　在上述一般治疗的基础上，部分患者需要外科干预，其过程应是循序渐进、创伤递升，分期分阶段处理的。外科干预基本原则可概括为三个"不"：是否采用外科干预不可一概而论；外科干预方式不应一个模式，外科干预过程不能一蹴而就。

（1）早期：以非手术治疗为主，重点动态监测循环及多脏器功能变化，防止休克、肺水肿、ARDS、急性肾衰竭等严重并发症的发生。非手术治疗无效时，可考虑手术治疗。手术适应证：①虽经系统的非手术治疗，ACS 症状未见缓解，腹内压持续＞2.94kPa（30cmH₂O），需应用呼吸机辅助呼吸；②有潜在或进行性加重的 MODS 表现。此类患者应在 ICU 综合治疗的同时，早期手术行网膜囊、胰周及腹膜后间隙的减压、引流。相对于传统的开放式手术，可视局部状况优先考虑行腹部超声或 CT 引导下的经皮穿刺置管引流术（percutaneous catheter drainage，PCD），使腹腔内含有大量胰酶和毒素物质的液体排出体外，具有创伤小、恢复快的优点。

（2）后期：此期患者的治疗除了控制感染、肠道去污及营养支持外，还应注意合理把握手术适应证：①腹腔内明确的感染性病灶，脓毒症明显；②合并需外科治疗的并发症，如出血、消化道压迫、胰腺假性囊肿（直径≥6cm）等。治疗应遵循创伤控制原则，尽量避免过多、过大的手术造成的二次损伤。腹部超声或 CT 引导下的 PCD 可经腰部、侧腹壁或前腹壁进针实现置管引流，创伤小，操作简便、安全，尤其适用于病情危重、不能耐受开腹手术者。开放式手术作为 PCD 后再进一步的外科干预方式，可达到直视下清创、引流的目的，手术时机以发病后 4 周左右为最佳。手术方式多样，术中不必追求完全、彻底清除坏死组织，避免破坏性手术造成的出血、肠瘘等。术毕常规留置多根多处引流，要求"捷径、通畅、安全、低位"。

3. 病因治疗

（1）胆源性胰腺炎：可分两种情况，第一种情况，胆源性胰腺炎合并胆道梗阻或胆道感染严重者，应早期手术或急诊（72 小时内）手术，也可施行内镜下 Oddi 括约肌切开术（endoscopic sphincterotomy，EST）并放置鼻胆管引流。在解除胆道梗阻、引流胆道的同时，根据治疗需要选择性行胆囊切除术。第二种情况，胆源性胰腺炎不伴有胆道梗阻者，可先积极非手术治疗，待病情稳定后，为防止日后胰腺炎复发，建议离院前择期行胆囊切除术。

（2）高脂血症性胰腺炎：应限用脂肪乳剂，避免应用可能升高血脂的药物。药物治疗可采用小剂量低分子肝素和胰岛素，主要是增加脂蛋白酶的活性，加速乳糜微粒的降解。快速降脂技术有血脂吸附和血浆置换。

（3）酒精性胰腺炎：针对酒精性急性胰腺炎的可能致病机制，强调减少胰液分泌、胃酸分泌、改善十二指肠酸化状态；强调缓解 Oddi 括约肌痉挛，改善胰液的引流状态。

第三节　胰腺假性囊肿

胰腺假性囊肿（pancreatic pseudocyst）是继发于急、慢性胰腺炎或胰腺损伤后的并发症。胰腺假性囊肿的形成是由于胰管破裂、胰液流出积聚在网膜囊内，刺激周围组织及器官的浆膜形成纤维包膜，但囊内壁无上皮细胞，故称为假性囊肿。囊肿一般 2 周左右形成，4～6 周囊壁成熟，囊液中淀粉酶含量一般很高。囊肿增大可产生压迫症状；继发感染可引起全身消耗症状；亦可破溃形成胰源性腹水，或破向胃、肠形成内瘘。

【临床表现和诊断】

胰腺假性囊肿多继发于胰腺炎或上腹部外伤后，上腹逐渐膨隆，腹胀，持续性疼痛，可牵涉到季肋、腰、背部。囊肿压迫胃、十二指肠、胆总管，引起恶心、呕吐及黄疸等症状。急、慢性炎症所致的消耗可使患者明显消瘦，体重减轻。上腹部可触及半球形、光滑、不移动的肿物，有囊性感和波动感，合并感染者可有发热和触痛。若囊肿破裂，则产生腹膜炎体征。部分患者血、尿淀粉酶可升高。B 超检查可确定囊肿的部位、大小。CT 检查对定位、定性诊断均有帮助，还可鉴别真性或肿瘤性囊肿。

【治疗】

对胰腺假性囊肿囊壁尚未成熟者，一般采用非手术治疗，包括应用抗生素和理疗等。定期行超声检查，观察囊肿变化。病程超过 6 周、直径≥6cm 的胰腺假性囊肿囊壁已成熟，往往不能自行消退，应选择手术治疗。手术适应证：持续腹痛无法忍受，囊肿出现压迫症状，囊肿破裂、出血或继发感染等并发症。常用的手术方法有：

1. 外引流术　适用于囊肿破裂、出血或继发感染以及全身状况差、考虑无法耐受手术者，可选择腹部超声或 CT 引导下的经皮穿刺置管引流术（percutaneous catheter drainage，PCD），安全、简单易行，但难免出现胰外瘘和囊肿复发等。

2. 内引流术　适用于囊肿壁成熟者。将囊肿与空肠或胃吻合，一般以囊肿-空肠 Roux-en-Y 形吻合较为常用。随着腹腔镜和内镜技术的不断进步，用微创方法治疗胰腺假性囊肿是安全可行的，例如腹腔镜胰腺假性囊肿内引流术、内镜及超声内镜下胰腺假性囊肿内引流术，但其适用范围有限，对假性囊肿的位置及大小、与胃壁或空肠壁的粘连程度、内镜下是否可见局部压迹等均有一定要求，可选择性实施以替代传统的开放式手术。内引流术应遵循三个原则：

（1）吻合口要选择于囊肿最低位，以利通畅引流。

（2）吻合口要尽可能大，尽量多切除囊壁，以免吻合口狭窄、塌陷致囊肿复发、胰液潴留。

（3）为排除胰腺囊性肿瘤，术中应切取部分囊壁组织行术中快速冰冻病理学检查。

（孙　备）

第四节　胰腺癌与壶腹部癌

一、胰腺癌

胰腺癌（pancreatic carcinoma）是消化系统恶性程度较高的肿瘤。2000 年至 2013 年，胰腺癌的发病率和死亡率呈逐年上升的趋势。2013 年预计美国人胰腺癌的新发病例数将达到 45 220 例，新发死亡病例数将达到 38 460 例。据全国肿瘤登记中心汇总并分析的 2009 年全国 72 个地区的发病及死亡情况显示：我国胰腺癌在全身恶性肿瘤中发病率已上升到第 7 位，死亡率居恶性肿瘤第 6 位。发病率在男性为 7.28/10 万，死亡率达 6.61/10 万。男性高于女性，城市地区（7.42/10 万）高于农村地区（5.41/10 万）。胰腺癌恶性程度高、不易早期发现、转移早而快、预后差，传统外科、化疗以及放疗的治疗效果均不理想。

【肿瘤的分子生物学基础】

与大多数肿瘤一样，胰腺肿瘤也是基因相关性疾病。胰腺导管腺癌是最为常见的胰腺肿瘤，也是其中分子机制最为明确的肿瘤。一方面的证据显示，尽管在肿瘤发生的过程中，基因突变是随机的，但是积累的主要基因改变基本相同，因此存在一个选择的过程。胰腺导管腺癌通常有特定的遗传学改变，其中包括相当特殊的一群基因改变，发生频率较高的有 KRAS2（>90%）、CDKN2A/p16/MTS1（95%）、TP53（50%~75%）以及 MADH4/SMAD4/DPC4（55%）。KRAS2 基因的突变先于其他基因改变。发生频率相对较低的基因改变有 BRCA2、MKK4、STK11 等。此外，还存在特定表遗传的改变以及一些生长因子相关基因，如 HER2/NEU/ERBB2，EGF 及其受体 EGFR，FGF 及其受体 FGFR，IGF-I 及其受体以及 VEGF 等的过度表达。另一方面的证据来自于研究中发现具有某些特定基因改变的人群具有更高发生胰腺癌的倾向，遗传易感性的患者占 5%~10%，在家族性胰腺癌的研究中更能反映这一点，如 CDKN2A 基因突变、BRCA-2 突变的家族。研究胰腺癌的分子生物学背景，是认识胰腺癌发生发展、诊断、分类以及治疗的理论基础。

【流行病学】

胰腺癌的发病，男性高于女性，40 岁以下少见，随着年龄增加，胰腺癌的发病率逐渐提高，80% 以上的患者在 60~80 岁的年龄组内。西方国家发病率较高，日本与西方国家相近，科威特、印度、新加坡和我国的发病率较低。在人种方面，美国白人和黑人的发病率都较高，但黑人的发病率要明显高于白人。Hassan 等进行的一项大样本病例对照研究选取了 808 例胰腺癌患者和 808 例健康人作为对照，对胰腺癌的高危因素进行了研究，结果显示吸烟、胰腺癌家族史、酗酒（>60ml/d）、糖尿病和胰腺炎病史都是胰腺癌明确的高危因素。具有前四项高危因素的胰腺癌患者占全部病例的比例分别为 23%、5%、3% 和 9%。同时发现在这些高危因素之间存在协同效应。大量前瞻性研究及病例对照研究表明，戒烟，提倡低脂肪、低红肉类的食谱，避免肥胖，减少酗酒，减少职业暴露（如 β 苯胺类和对二氨基联苯等化学物），改变人们的生活方式和不健康的行为可能是降低胰腺癌发病和死亡率的有效措施。

【病理】

90% 为来自导管上皮细胞发生的导管腺癌，其他少见类型的胰腺癌包括未分化癌、胶样癌、髓样癌、鳞癌及腺泡细胞癌等。胰腺癌中的 2/3 好发于胰头和钩突部，其余位于体、尾部。胰腺癌浸润性强，并通过胰内淋巴管扩散至胰腺内的胆总管下端、神经组织、静脉、淋巴结和邻近器官。患者就诊时多有相关淋巴结转移以及邻近脏器侵犯或已发生远处转移。胰腺癌累及的相关淋巴结多见于胰头后、肠系膜根部、胰头前部、脾动脉干以及腹腔动脉周围淋巴结。胰腺癌可直接浸润十二指肠、胃、脾、肾上腺及横结肠等脏器。部分患者可血行转移至肝、肺、骨等。

【临床病理分期】

临床病理分期是选择胰腺癌合理治疗方案的基础。国际抗癌联盟（UICC）和美国肿瘤联合委员会（AJCC）于 2009 年公布了第 7 版 TNM 分期系统，去除了第 6 版远处转移的 Mx，目前已得到广泛的认可，详细内容如表 28-4-1 所示。

表 28-4-1　UICC/AJCC　TNM 分期系统

T—原发肿瘤	N_1 区域淋巴结转移
Tx 不能测到原发肿瘤	M—远处转移
T_0 无原发肿瘤的证据	M_0 无远处转移
Tis 原位癌（还包括 PanIn Ⅲ）	M_1 远处转移
T_1 肿瘤局限于胰腺，最大径≤2cm*	分期
T_2 肿瘤局限于胰腺，最大径＞2cm*	0 期 $TisN_0M_0$
T_3 肿瘤扩展至胰腺外，但未累及腹腔动脉和肠系膜上动脉	Ⅰ A 期 $T_1N_0M_0$
	Ⅰ B 期 $T_2N_0M_0$
T_4 肿瘤侵犯腹腔动脉和肠系膜上动脉（原发肿瘤不可切除）	Ⅱ A 期 $T_3N_0M_0$
	Ⅱ B 期 $T_1T_2T_3N_1M_0$
N—区域淋巴结	Ⅲ 期 T_4 任何 NM_0
Nx 不能测到区域淋巴结	Ⅳ 期任何 T 任何 NM_1
N_0 无区域淋巴结转移	

*经 CT 测量（最大径），或切除标本经病理学分析

【临床表现】

绝大多数的胰腺癌为起源于胰腺导管上皮细胞的腺癌，在早期没有任何自觉症状，只有在肿瘤发展增大到一定程度时才开始出现症状，而且首先出现的临床症状通常无特异性，易与上腹部的其他脏器的疾病（如胃十二指肠、肝胆等器官的疾病）相混淆。在胰腺癌的首发症状中，以上腹部疼痛和（或）上腹部饱胀不适、黄疸、食欲缺乏和消瘦为最多见。

1. 腹痛　大部分患者都有程度不一的腹痛。由于癌变的部位和引起疼痛的机制不一，腹痛可表现多样。在病变早期主要为中上腹部不易定位、性质较模糊的隐痛、钝痛或饱胀不适。早期腹痛是由于肿瘤压迫、侵犯胰管，导致胰管梗阻，压力增高。胰头肿瘤压迫侵犯胆道时，由于胆囊增大，肝包膜被牵张，可有右上腹痛。胰体尾癌可为左侧上腹痛。当病变侵犯腹膜时，可引起较明显的上腹痛。进展期病变常有腰背痛，多由于腹腔神经受浸润所致，典型的腰背痛剧烈、持续不缓解，表现为夜间仰卧时加重，使患者辗转难眠，不能平卧。

2. 食欲缺乏和消瘦　多于 75% 的患者有明显的体重减轻，可能是由于胰液、胆汁分泌不足导致食欲缺乏、消化吸收不良及消耗过多。部分患者在病程早期可仅表现为不明原因的进行性消瘦，尤其病变在胰体尾部的患者。一般体重平均减轻 10kg 左右，体重减轻越多、越快，癌肿切除的可能性越小。

3. 黄疸　进行性黄疸是胰头癌的首发症状之一。钩突部癌患者出现黄疸稍晚，而胰体尾癌则在病程晚期，肝内有转移或肝门、肝十二指肠韧带淋巴结转移压迫胆管时才出现黄疸。肝脏和胆囊因胆汁淤滞而肿大，肿大的胆囊有时被肿大的肝所遮盖，不易触及。黄疸呈进行性，随黄疸加重，粪便呈白陶土色，尿液颜色越来越深，多数患者同时伴有皮肤瘙痒。

4. 其他　少数患者在病程中因胆道感染出现持续性低热，甚至出现寒战、高热。少数胰腺癌患者可有典型的急性或亚急性胰腺炎发作。胰腺癌与糖尿病的关系十分复杂，老年新发的糖尿病，缺乏家族史，无肥胖，有体重减轻症状，很快形成胰岛素抵抗者要十分警惕。当肿瘤压迫门静脉、门静脉血栓形成以及肿瘤浸润腹膜时可出现腹水、低蛋白血症。肿瘤压迫脾动脉

和腹主动脉时可在上腹部听到血管杂音。当侵犯胃、十二指肠时可以出现恶心、呕吐，甚至呕血、黑便。

【诊断】

1. 实验室检查

（1）血清生化检查：常用的生化检查，如血清胆红素和酶类（碱性磷酸酶等）只有在胆道梗阻时才见升高。黄疸患者的血清胆红素常超过 $256.5\mu mol/L$（15mg/dl），常高于胆石症、慢性胰腺炎所致的胆道梗阻，但缺乏特异性，不适用于胰腺癌的早期诊断。在病情早期可出现血、尿淀粉酶升高，空腹血糖升高，糖耐量异常。

（2）肿瘤标志物：胰腺癌标志物文献中已报告 20 余种，主要检测指标包括 CA19-9、抗黏蛋白抗体 CAM17.1、癌胚抗原（CEA）、胰胎瘤抗原（POA）、胰腺癌相关抗原（PCAA）、CA50、CA125、CA195、CA242、Span-1、Dupan-2 等。目前对肿瘤标志物的诊断价值评价是特异性不强，存在假阳性，早期胰腺癌阳性率低，CA19-9 是特异性和敏感性相对较高的一种。

CA19-9 即糖抗原决定簇 19-9（carbohydrate antigenic determinant 19-9），CA19-9 是目前对胰腺癌诊断最具价值的标志物之一。其血清临界值为 37U/ml。CA19-9 的血清含量与肿瘤大小及是否有扩散有一定相关关系。低水平者（<200U/ml）的手术切除率大，高水平者（>600U/ml）几乎无法切除。梗阻性黄疸也可引起 CA19-9 明显增高，因此梗阻解除，减黄治疗之后的血清 CA19-9 含量更具临床意义。大肿瘤切除后 CA19-9 明显降至正常者预后较好。其他各种腺癌如胃癌、结肠癌患者的血清中也可检出 CA19-9，但含量不一。CA19-9 对于胰腺癌与慢性胰腺炎的鉴别也有一定帮助，而其在胰腺癌普查筛选及早期诊断方面的应用价值仍有限。

2. 影像学检查　影像学诊断近来有较大进展，如螺旋 CT、磁共振成像、正电子放射断层扫描、腔内超声、内镜逆行胰胆管造影、腹腔镜等新技术的应用，使诊断及术前对肿瘤可切除性的判断有了提高。其中腔内超声，如内镜超声检查术、内镜超声引导下的细针穿刺术、胰管内超声的出现，大大提高了胰腺肿瘤的早期诊断正确率。该领域的新成员——三维腔内超声、彩色多普勒腔内超声也有广阔的应用前景。

（1）B 超扫描：B 超检查具有无创性、费用低等优点，是常规影像学检查方法，可提示肝内外胆管有无扩张、肝外胆管梗阻的部位、胰头或胆总管下端有无肿块。正常胰头部前后径不超过 3cm，胰体尾部不超过 2cm，若发现腺体增大、外形不规则，伴有胰管及肝内外胆管扩张应怀疑患有胰腺肿瘤。但是超声对诊断<2cm 的肿瘤有一定困难。

（2）CT 扫描：近年来随着螺旋快速 CT、薄层 CT、胰腺及血管重建技术的发展结合动态增强技术，使发现直径为 1cm 小肿瘤的准确性越来越高。CT 检查能较清晰地显示胰腺的形态、肿瘤的位置以及肿瘤与邻近血管、器官的关系，是具有高度可靠性的检查方法。胰腺癌在 CT 扫描时主要表现为局部肿块、胰腺外形轮廓异常增大、肿瘤坏死所致的局灶性密度减低、胰腺周围脂肪层消失、胰管扩张、邻近血管的侵犯及后腹膜淋巴结、肝内转移等（图 28-4-1）。根据 CT 图像可以判断切除的可能性。2013 年美国国立综合癌症网络（NCCN）指南提出：肿瘤局限，可以完全切除的标准为：①无远处转移；②没有肠系膜上静脉及门静脉受侵犯的影像学证据；③腹腔干、肝动脉、肠系膜上动脉周围有明确的脂肪间隙。可能切除（borderline resectable）的标准为：①无远处转移；②静脉包括肠系膜上静脉和门静脉受侵犯或狭窄的程度能满足近远端在切除后能安全吻合或置换的要求；③胃十二指肠动脉被包裹延伸至肝动脉但没有累及腹腔干；④肿瘤累及肠系膜上动脉并没有超过血管壁周径的 $180°$。

（3）磁共振成像（MRI）：发现征象与 CT 相似。近年来，由于快速扫描、口服顺磁性对比剂和磁共振胆管成像等技术的应用，MRI 成为胰腺癌较为有效的诊断方法之一，其中，磁共振胆管成像（MRCP）无创伤、无需造影剂，可了解梗阻的部位及病变的范围，同时可了解肿瘤与毗邻器官和血管的关系，有较强的应用价值。

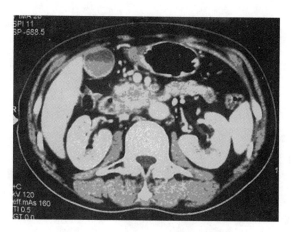

图 28-4-1 增强 CT 显示的胰头癌

肿瘤表现为局部不均质低密度肿块

　　（4）正电子发射计算机断层显像（positron emission computed tomography，PET）：其原理是将人体代谢所必需的物质制成显像剂注入人体后进行扫描成像，因为绝大部分恶性肿瘤葡萄糖代谢高，显像剂注入后会在恶性肿瘤细胞内积聚起来，所以 PET 能够鉴别恶性肿瘤与良性肿瘤及正常组织，其诊断准确率在 90% 以上，灵敏度高。对肿瘤诊断的分期，治疗方案的选择起到重要的指导作用。

　　（5）内镜逆行胰胆管造影（endoscopic retrograde cholangiopancreatography，ERCP）：ERCP 可以通过直接观察、造影诊断肿瘤。胰腺癌时主胰管造影的表现可为狭窄、管壁僵硬、扩张、中断、移位、不显影或造影剂排空延迟等。有时 ERCP 的胰管造影表现与慢性胰腺炎难以鉴别。经内镜收集胰液进行细胞学、生化和酶学检查，可以提高肿瘤检出率。另外，对于深度黄疸或伴有感染的患者，可以经内镜放置胆道内支架鼻胆管引流，对于某些胰腺导管内乳头状黏液瘤，IPMN 及十二指肠憩室炎可起到确诊的作用。

　　（6）内镜超声检查术（endoscopic ultrasonography，EUS）：EUS 能显示胰实质或胰管系统内 5mm 大小的肿块，敏感性很高，且能显示淋巴转移。对疑有胰腺癌的患者，内镜超声引导细针抽吸活检（EUS-guided fine-needle aspiration，EUS-FNA）是一种安全、有效的诊断手段，可为疑有胰腺癌患者提供组织学诊断和评估。其敏感性、特异性均很高。

　　（7）经皮肝胆管穿刺造影引流术（percutaneous transhepatic cholangiography drainage，PTCD）：对有阻塞性黄疸、肝内胆管扩张的患者，行 ERCP 有困难时可行 PTCD，以显示肝内外胆管扩张的程度、狭窄中断的部位等，并可引流胆汁，达到减黄目的。与 ERCP 相比，PTCD 保留了十二指肠乳头完整性，减少了因胆汁反流出现的发热、胆管炎等并发症。但容易出现胆汁漏、出血等并发症。

　　（8）选择性血管造影：选择性肠系膜上动脉、腹腔动脉造影，可以判断胰腺肿瘤的部位、大小、浸润范围，是否累及血管，肝内有无转移灶等征象，从而确定手术切除的可能性和手术方式。选择性血管造影对诊断 <2cm 的肿瘤有较高的准确性，但属有创性检查，需严格把握指征。鉴别诊断应与胰腺周围的恶性肿瘤，如壶腹癌、胆总管下段癌、十二指肠癌、转移癌等相鉴别。也应与慢性胰腺炎、胆总管下段结石、硬化性胆管炎、十二指肠憩室炎等良性疾病相鉴别。随着螺旋 CT 的快速发展，血管三维重建技术在临床广泛应用，选择性血管造影目前已很少使用。

　　【治疗】

　　胰腺癌患者的传统外科、化疗以及放疗的治疗效果均不理想。总的 5 年生存率低于 4%，只有很少数肿瘤直径小于 2cm、局限在体尾部以及没有淋巴结转移的患者根治术后 5 年生存率可达 18%～24%，进展期的患者 5 年生存率小于 1% 并多于 1 年内死亡。治疗前需要通过各类检查确定患者的病情，主要是通过影像学检查，甚至可以采用有创的腹腔镜结合超声进行检查，对肿瘤进行 TNM 分级与分期，以确定肿瘤的治疗方案，减少不必要的盲目探查。

治疗方案的选择：经过多学科（胰腺外科、影像科、病理科、消化内科、肿瘤科、放疗科、核医学科、超声诊断科）会诊，对于无远处转移的胰腺癌患者如能够耐受手术、估计肿块可切除的胰头癌均可以施行根治性 Whipple 手术。体尾部肿瘤行远端胰腺切除，或切缘不足时采用全胰切除，争取 R_0 切除（影像学判断标准见辅助检查部分）。根治性手术后可以加用化疗以及放疗。对于不能切除的患者应给予化疗以及放疗，并采取姑息治疗，如姑息性胆肠吻合、胃肠捷径手术、介入胆道内支架或内镜下胆道支架置入。疼痛可采用放射治疗，也可同时给予化疗，术中探查时注射 50% 无水乙醇以阻滞内脏神经能有效缓解疼痛。对于不能切除的患者以及术后复发的患者除了上述的姑息治疗措施外，应该给予积极的支持治疗和止痛治疗。

.1. 手术治疗　手术是治疗胰腺癌的主要手段，但由于胰腺癌早期诊断率很低，所以胰腺癌根治性手术切除率较低，文献报道差别较大，平均 20%～30%。胰腺癌根治手术后局部复发是影响胰腺癌预后的重要原因，因此要保证手术切缘阴性，尽量做到 R_0 切除；R_1 切除术后的生存获益可能与不行手术仅行放化疗的患者相当。近年提倡"整块切除"的概念，即完整切除肠系膜上动脉右侧的淋巴结、神经、结缔组织等，包括腹膜后组织在内，而不仅仅是在钩突部切断胰腺。标准手术方案为胰十二指肠切除术（Whipple 手术），适用于可手术切除的胰头癌，切除范围包括胰头、远端胃、十二指肠全部、下段胆管、上段空肠和胆囊，然后进行复杂的消化道重建（图 28-4-2），胰头癌淋巴结转移主要集中在肝、十二指肠韧带内，腹腔动脉及其分支周围，胰头前后方上下，肠系膜上动脉周围以及腹主动脉周围等淋巴结。因此，标准的胰十二肠切除术包括十二指肠和胰腺，肝十二指肠韧带的右侧，肠系膜上动脉的右侧，胰十二指肠前方和后方的淋巴结。扩大的淋巴结清扫还包括清除从右侧的肾门到腹主动脉左侧的后腹膜软组织，以及左侧的从门静脉到肠系膜下动脉之间的软组织。然而，对有学者主张应适当扩大清除淋巴结的论点仍存有争议。最近，来自意大利、美国和日本的前瞻性临床研究结果表明，与标准的淋巴结清扫术相比，腹膜后淋巴结扩大清扫术并不能延长胰腺癌患者的生存时间。因此，目前认为，淋巴结扩大清除没有提高早期患者的长期存活率，且患者术后生活质量很差。

2013 年 NCCN 指南建议：扩大淋巴结清扫不应该是胰十二肠切除术的常规，除对腹主动脉、下腔静脉及肝总动脉周围的淋巴结进行清扫或取样，这些部位的淋巴结阳性预示着预后较差。

胰体尾切除术适用于胰体尾的肿瘤。扩大切除术（联合脏器切除术）适用于肿瘤侵及周围脏器和血管，在标准手术方案基础上做多个脏器和血管切除，术后行消化道重建、血管重建，手术风险大，患者生存率没有明显提高，应谨慎选用。由于发现胰腺癌有 16%～37% 呈多中心癌灶，手术切缘常存留癌组织，因此有人采用全胰切除术或次全胰切除术，该手术有利于清扫区域淋巴结，但手术创伤大，可有严重的机体代谢紊乱，术后需补充胰岛素及消化酶。对于保留幽门的问题，数个随机及非随机研究证实，保留幽门的胰十二指肠切除术缩短了手术时间。然而，没有一致的数据表明其能改善患者术后的生活质量及营养状况。但其仍为临床的一种选择。

对于肿瘤已无法切除或患者体质和重要脏器功能不能耐受根治性手术，同时伴有胆道、消化道梗阻的，应行姑息手术，如胆肠吻合、胃肠捷径手术等。对于肿瘤侵犯腹腔神经丛，导致难以忍受剧痛的患者，可术中用 50% 的无水乙醇行腹腔神经丛阻滞术。亦可用皮下埋置止痛泵经硬膜外管给予止痛药或麻醉药阻滞神经根止痛。术中可行放疗或埋置金属标记用以术后放疗。

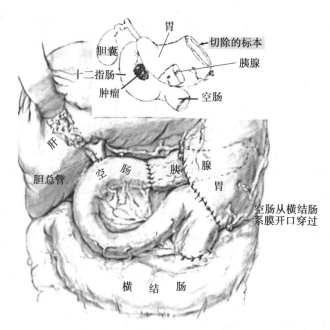

图 28-4-2　标准胰十二指肠切除范围与消化道重建（Whipple 手术）
上方的小插图为手术切除标本

2. 其他治疗　胰腺癌的手术切除率和术后 5 年生存率均低，就诊患者多出现全身播散。因此，药物治疗是治疗胰腺癌不可缺少的部分。目前有许多临床试验正在进行治疗方案以及新药物的研究，术前放化疗、术中放化疗、放疗增敏剂、新的化疗方案、新的化疗药物的治疗效果是目前临床研究的重点。胰腺癌的化疗方案众多，但也反映出尚缺乏明显有效的化疗方法。目前国际及国内均已将吉西他滨作为胰腺癌化疗的一线用药，它是一种脱氧胞嘧啶核苷类似物，其结构与阿糖胞苷相似，是细胞周期特异性抗代谢类药物，常与基于氟尿嘧啶的放、化疗联合或序贯使用。NCCN 的专家组认为，单独化疗时，吉西他滨由于毒性较低而优于氟尿嘧啶和亚叶酸钙。卡培他滨被列为 2B 类，在其他方案不可选或不可接受时，作为最后的治疗选择。

放射治疗对部分病例能起到缓解症状的作用，少数患者的病情可得到暂时控制，生存期延长，也适用于胰腺癌术前及术后的辅助治疗。出现胆道梗阻时，用介入放射学或内镜技术，放置引流管或金属支架行胆汁引流，缓解黄疸，改善由于梗阻性黄疸引起的各种症状，提高生活质量。

二、壶腹部癌

壶腹部癌（carcinoma of the ampulla of Vater）是指胆总管下端、乏特壶腹（ampulla of Vater）、十二指肠乳头的癌肿。由于其所在的特殊解剖部位，与胰头癌有着相同的临床表现，故常作为一个类型，统称为壶腹周围癌（peri-ampullary carcinoma）。但两者在病程、手术切除率、预后等方面均有明显不同，前者黄疸出现早，发展缓慢，手术切除率和 5 年生存率都明显高于胰头癌，5 年生存率可达 50%。

【病理】
壶腹癌多为腺癌，其次为乳头状癌、黏液癌、未分化癌、肉瘤、类癌等。由于癌肿的特殊位置，很容易阻塞胆总管和主胰管，引起梗阻性黄疸及消化不良，多数患者出现症状时已有主胰管的侵犯。壶腹癌亦可直接浸润肠壁，引起十二指肠梗阻及上消化道出血。淋巴结转移较胰头癌晚，如十二指肠后，肝十二指肠韧带，胰头上、下等处的淋巴结转移。晚期可累及门静脉及肠系膜血管，出现肝转移。组织学分化程度、是否出现十二指肠、胰腺侵犯及侵袭的深度与预后关系密切，但有较多证据显示淋巴结转移并不意味着预后不理想。此外，有两类遗传学疾病，家族性腺瘤性息肉病（familial adenomatous polyposis，FAP）和多发性神经纤维瘤病（Von Recklinghausen neurofibromatosis）可累及壶腹部，诊治时也应注意。

【临床表现】

患者发病年龄多在 40 岁以上，以男性居多，临床表现与胰头癌极为相似。黄疸出现较早，进行性加重，但少数患者可因肿瘤坏死、胆管再通而黄疸消退或减轻，但以后重新加深，呈现波动性黄疸，易与胆石症或肝细胞性黄疸相混淆。可有肝大、胆囊肿大、尿色深、粪色浅及皮肤瘙痒。由于壶腹癌部分坏死后慢性出血，可致黑便。部分患者可因胆总管扩张或因胰液排出受阻致管腔内压升高，而产生剑突下钝痛，可向背部放射。后期因癌肿浸润范围扩大，或伴有炎症而疼痛加重，但较胰头癌为轻。合并胆道感染时，可有寒战、高热。因胆汁、胰液不能正常参与消化过程，患者有食欲缺乏、饱胀、消化不良、腹泻、乏力及体重减轻等症状。

【诊断】

实验室与影像学检查基本与胰头癌相同，但壶腹癌一般体积较小，直径多小于 3cm。早期淀粉酶、血清胆红素多升高，粪便潜血试验几乎都为阳性。钡剂胃肠道造影有利于乏特壶腹癌和十二指肠乳头癌的诊断，ERCP 可以窥视十二指肠内侧壁和乳头情况，并可活检、造影，对壶腹癌的诊断有较大帮助。行 ERCP 有困难时可行 PTCD。CT 也是常规的检查手段，对鉴别胰头癌有意义，可显示肿瘤的位置与轮廓。近年来，内镜超声检查术（EUS）也成为重要的检查手段。对可疑的患者，可以通过 EUS-FNA 取得组织病理学依据。

【治疗】

标准的治疗手段是行胰十二指肠切除术。壶腹部局部切除只应用于良性肿瘤以及原位癌，肿瘤直径应小于 3～4cm。如癌肿不能切除或患者不能耐受手术，应通过内镜超声引导的细针穿刺（EUS-FNA）取得病理后，进行化、放疗，化疗方案为基于氟尿嘧啶的多种药物联用。同时应行内引流术以减轻黄疸，在内镜下放入胆道内支架。若发生十二指肠狭窄应行胃空肠吻合或放置十二指肠支架以解除十二指肠梗阻。

第五节　胰腺神经内分泌瘤

神经内分泌瘤（neuroendocrine neoplasm，NEN）是一种少见病，来源于 APUD 细胞［APUD 为缩写，表示细胞含有胺（amine）、胺前体摄取能力（amine precursor uptake），并有氨基酸脱羧酶 decarboxylase］，因此神经内分泌瘤也被称为 APUD 瘤。发生在胰腺的神经内分泌瘤，包括高分化的（低-中级别）神经内分泌肿瘤（pancreatic neuroendocrine tumors，PNETs 或 pancreatic neuroendocrine neoplasm，PNEN）和低分化的（高级别）神经内分泌癌（pancreatic neuroendocrine carcinoma，PNEC）。混合型腺神经内分泌癌（mixed adeno neuro-endocrine carcinoma，MANEC）具有外分泌和神经内分泌二种肿瘤成分，诊断要求每一种成分都超过 30%。MANEC 包括混合性腺泡-神经内分泌癌，混合性导管-神经内分泌癌，混合性腺泡-神经内分泌-导管癌。直径＜0.5cm 的非功能性（无症状）胰腺 NETs 称为胰腺神经内分泌微瘤。如患者在临床上出现因某种激素过量产生而导致临床综合征，可以根据特殊激素来源后面加一个"瘤"来命名，如胃泌素瘤。既往又称为有功能的胰腺内分泌瘤。以胰岛素瘤（insulinoma）最常见，占 70%～80%，其次是胃泌素瘤（gastrinoma），约占 20%，其他少见的有胰高血糖素瘤（glucagonoma）、肠肽瘤（vi-poma）和生长抑素瘤（somatostatinoma）等；无功能性胰岛细胞瘤的患者通常缺乏临床症状，血清中激素含量大多正常，但也可能会有胰多肽（pancreatic polypeptide）的升高，这一类型 90% 以上为恶性。如果临床无激素引起的症状，即使有病理免疫组化证据，也不应使用特殊的功能性术语（如胰高血糖素瘤、胰岛素瘤、胃泌素瘤）。

表 28-5-1　腺神经内分泌瘤分类

2010 WHO 胰腺神经内分泌肿瘤分类

ICD-0 编码

胰腺神经内分泌微腺瘤	8150/0
神经内分泌肿瘤（NET）	
NET G1 *	8240/3
NET G2	8249/3
非功能性胰腺 NET	
G1、G2	8150/3
神经内分泌癌（NEC）	8246/3
大细胞 NEC	8013/3
小细胞 NEC	8041/3
EC 细胞，产血清素 NET	
（Carcinoid）	8241/3
胃泌素瘤	8153/3
胰高血糖素瘤	8152/3
胰岛素瘤	8151/3
生长抑素瘤	8156/3
血管活性肽瘤	8155/3

* 根据细胞增生比例（细胞核分裂计数和 Ki-67 指数）将肿瘤分为三级：

第 1 级（G1）：核分裂 <2/10 高倍镜视野和（或）Ki-67 指数 ≤2%。

第 2 级（G2）：核分裂 2~20/10 高倍镜视野和（或）Ki-67 指数 3%~20%。

第 3 级（G3）：核分裂 >20/10 高倍镜视野和（或）Ki-67 指数 >20%。

数核分裂数时要求至少 50 个高倍镜视野。计数 Ki-67 时要求 500~2000 个细胞。如果两者数据不一致，以高级别为准

　　如果患者同时或先后发生多个内分泌腺肿瘤或增生，临床上出现多种激素的内分泌综合征，则称之为多发性内分泌肿瘤（multiple endocrine neoplasms，MEN），该疾病患者常有家族史，有遗传倾向（表 28-5-2）。

表 28-5-2　胰腺神经内分泌肿瘤恶性肿瘤的发病率、合并 MEN-1 的概率及年发病率

肿瘤类型	恶性肿瘤发病率（%）	合并 MEN-1 的概率（%）	年发病率（例/10 万）
胰岛素瘤	10	5	1~2
胃泌素瘤	60	25~40	1~2
胰高血糖素瘤	50~80	10	0.1
VIP 瘤	40~70	5	0.1
生长抑素瘤	70	45	0.1
无功能性胰岛细胞瘤	60	20	1~2

【病理学特征】

　　胰腺神经内分泌瘤中，除胰岛素瘤和类癌绝大多数为良性外，胃泌素瘤、胰高血糖素瘤、肠肽瘤、生长抑素瘤和胰多肽瘤等恶性占多数（60%~90%）。利用免疫细胞化学技术，可以鉴别胰腺内分泌瘤和胰腺的其他肿瘤。胰腺内分泌肿瘤的 2010 年 WHO 病理分型如下：

1. 神经内分泌瘤一级 ［NET G1（carcinoid）］

2. 神经内分泌瘤二级（NET G2）

3. 神经内分泌癌 NEC（小细胞癌、大细胞癌）

4. 混合腺/神经内分泌癌（MANEC）

5. 增生性和肿瘤前病变（hyperplastic and pre-neoplastic lesions）

分期

2009 UICC/AJCCTNM 第 7 版分期系统建议的 PNEN 分期

T—原发肿瘤

T_x 不能测到原发肿瘤

T_0 无原发肿瘤的证据

T_1 肿瘤局限于胰腺，≤2cm

T_2 肿瘤局限于胰腺，>2cm

T_3 播散至胰周，但没有侵犯大血管（腹腔干、肠系膜上动脉）

T_4 侵犯大血管

Tis 原位癌

N—区域淋巴结

N_x 不能评估区域淋巴结

N_0 无区域淋巴结转移

N_1 区域淋巴结转移

M—远处转移

M_0 无远处转移

M_1 远处转移

分期

0 期　　　$T_{is}N_0M_0$

Ⅰ A 期　　$T_1N_0M_0$

Ⅰ B 期　　$T_2N_0M_0$

Ⅱ A 期　　$T_3N_0M_0$

Ⅱ B 期　　$T_1T_2T_3N_1M_0$

Ⅲ 期　　　T_4 任何 NM_0

Ⅳ 期任何 T 任何 NM_1

欧洲内分泌协会（ENETS）分级系统的主要区别在于 T 分期：

T_1 肿瘤局限于胰腺，<2cm

T_2 肿瘤局限于胰腺，2～4cm

T_3 肿瘤局限于胰腺≥4cm，或侵犯十二指肠或胆管

T_4 侵犯邻近器官或大血管

【诊断原则】

功能性胰腺神经内分泌瘤患者因激素分泌过度而出现典型的临床症状。无功能性胰腺神经内分泌瘤患者的临床症状通常与肿瘤体积增大有关，如疼痛、消化道出血或梗阻等。最后根据影像学检查对肿瘤进行定位及分期，考虑手术。其中胰岛素瘤、胃泌素瘤、胰高血糖素瘤、肠肽瘤有明确的症状，同时激素的检验较为方便。而生长抑素、胰多肽等激素检测有困难。

【影像学检查】

影像学检查主要是提供定位上的依据。

1.CT　对胰腺神经内分泌瘤诊断阳性率较高，对 2cm 以上者有较高检出率。胰腺灌注 CT 在注射造影剂后动态扫描可提高诊断率，并能较好地发现区域淋巴结及肝转移灶。

2.超声检查　常规 B 超影像常欠清晰，肿瘤发现率低。近来使用内镜超声（EUS）诊断胰腺神经内分泌瘤的阳性率可达 82%，尤其对位于胰头及十二指肠壁内的肿瘤诊断效果较佳，较 CT 能够提供更多的结构特征，并能通过 EUS-FNA 获得病理组织。由于许多功能性胰腺神经分泌瘤较小，需要术中 B 超辅助手术探查，较快地定位出较小或深在、术前各项检查及术中手法触摸不到的肿瘤。同时还可帮助术者在切除肿瘤时避开胰管、胆总管和脾静脉等重要结构，提高肿瘤的切除率，减少术后并发症的发生。

3. 选择性血管造影　对胰腺神经内分泌瘤的诊断率平均为 80%。但血管造影检查创伤较大，技术要求高，对小肿瘤难以定位，且随着 CT 仪器设备的发展，CT 对胰腺神经内分泌瘤的诊断阳性率有了明显的提高，因此选择性血管造影在临床上已很少使用。

4. 经皮经肝门静脉插管取血测定激素（transhepatic portal venous sampling）　胰腺神经内分泌瘤不断分泌激素，静脉距肿瘤越近，则该段静脉内激素含量越高。如某一部位血中激素含量较下腔静脉血显著升高，则可定位诊断。该方法技术复杂，侵入性强，操作者要求有较为丰富的经验。

【治疗原则】

胰腺神经内分泌瘤原则上应尽可能行手术切除。对于已有远处转移或不能根治性切除的，也应视患者情况行减瘤术或扩大性根治术，以控制激素过高造成的症状，切除大部肿瘤组织，防止肿瘤复发。辅以对抗激素作用及分泌的药物治疗。或在获得穿刺病理后给予药物治疗、放疗等，以缓解或减轻症状。

一、胰岛素瘤

胰岛素瘤（insulinoma）是临床最多见的一种胰腺神经内分泌瘤，占全部胰腺神经内分泌瘤的 70%~80%，多数为良性。

【病理】

胰岛素瘤发生于胰腺 B 细胞。大多数为单发，占 85%~90%。多发性肿瘤约占 10%，其中部分与Ⅰ型多发性内分泌肿瘤综合征（MEN-1）有关。胰岛素瘤一般较小，直径多在 1.0~2.5cm，较平均地分布于整个胰腺。异位胰岛素瘤的发生率很低，如十二指肠、胃结肠韧带、脾门等处。胰岛素瘤肉眼观呈圆形或椭圆形，表面光滑，呈粉红或暗红色，边界清楚。

【临床表现】

当血糖浓度较低时，胰岛素瘤仍合成和分泌胰岛素造成低血糖是出现各种临床表现的根本原因。胰岛素瘤典型的临床表现即 Whipple 三联征：空腹时低血糖、发作时血糖低于 2.8mmol/L（50mg/dl）、给予葡萄糖后症状立即消失。病程早期低血糖每隔数日、数周或数月发作一次，以后则发作越发频繁，多于清晨、空腹和劳作后发作。血糖迅速下降时，儿茶酚胺分泌增加，患者可出现冷汗、心悸、颤抖、皮肤苍白、饥饿、疲劳等症状。当血糖长期持续下降，影响脑组织营养代谢而出现神经低血糖症时，表现为狂躁、抑郁、痴呆、幻觉等行为异常，甚至昏迷等。有的患者为缓解症状而多食，可出现肥胖。由于胰岛素瘤的临床表现复杂多样而常易被误诊，这种误诊可能为几个月到数年，相当一部分患者被误诊为精神病，长期接受抗精神病药物治疗，甚至电休克治疗。由于长期低血糖发作，造成中枢神经系统永久性损害，即使摘除了肿瘤，仍将遗留精神神经症状。

【诊断】

典型的 Whipple 三联征诊断胰岛素瘤多无困难。对症状不典型、诊断困难的病例，可采用下列实验室检查。

1. 血糖测定　较为可靠的检查是饥饿试验。正常人在禁食 24~48 小时后有时也可发生血糖降至 2.8mmol/L（50mg/dl）以下，但正常人并不表现低血糖症状，无异常脑电波，测定血中胰岛素含量降低。而胰岛素瘤患者出现低血糖时，血中胰岛素并不降低，当 >25μU/ml 时有诊断意义。

2. 胰岛素浓度与葡萄糖浓度的比值（insulin-to-glucose ratio）测定　将血中胰岛素浓度与血糖结合起来能更好地反映糖代谢水平。正常人比值 <0.3，胰岛素瘤患者在经过晚间禁食后空腹比值如 >0.3，可作为诊断依据。

3. 胰岛素原和 C 肽的测定　B 细胞分泌胰岛素原，分解为胰岛素和 C 肽，胰岛素瘤患者血中胰岛素原和 C 肽均有明显升高，测定血中胰岛素原和 C 肽（胰岛素原≥5 pmol/L，C 反应肽浓度≥200 pmol/L）有助于诊断胰岛素瘤。

然后经过影像学检查定位以确定肿瘤累及的范围。必要时可在密切监护下进行延长至 72 小时的饥饿试验。同时建议测定血清钙、甲状旁腺素（PTH）、促胃液素、催乳素（PRL）等激素水平，以排除 MEN。

【治疗】

胰岛素瘤诊断明确，应争取及早行手术治疗。术前注意维持血糖正常水平和电解质平衡。如无低血糖发生，手术当日术前及术中不输注含糖液体。手术日晨抽血测定空腹血糖及胰岛素。由于 10％胰岛素瘤为多发，手术探查应系统、全面地检查整个胰腺及异位肿瘤的常见部位。术中 B 超是帮助发现、定位肿瘤的有效工具。

手术方式选择：对较小、不靠近胰管的单个肿瘤原则上应行肿瘤剜除术。对位于体尾部较大、靠近胰管、多发肿瘤或疑为恶性肿瘤者可行胰体尾切除。当胰头部肿瘤较大、深在或为恶性肿瘤，可行胰十二指肠切除术或加做周围淋巴结清扫。如胰腺未发现病变，要仔细探查肝、十二指肠韧带、脾门等处。对确实未能找到肿瘤的病例，不宜盲目行胰体尾切除，应于术中行门静脉和脾静脉分段采血后终止手术，术后对上述标本进行胰岛素测定以帮助定位，或术后行 ASVS 定位明确肿瘤所在区域后再次手术。如仍不能定位，则予以密切随访。所切取标本进行术中冰冻快速病理检查，术后再进行石蜡切片免疫组织化学染色，测定 Ki-67 帮助确定肿瘤的性质。肿瘤切除后，术中及术后均需密切监测血糖，以判断肿瘤是否切除彻底，并及时处理术后高血糖。

对于不能实施手术的患者，可给予药物治疗以控制低血糖及恶性肿瘤的进展。偶氮嗪（diazoxide）能够抑制正常 B 细胞及胰岛素瘤细胞内分泌颗粒的释放，可以改善低血糖症状。生长抑素类似物［如奥曲肽（Octreotide）、SMS201-995］可以抑制胰岛素分泌，但治疗效果各家报道不一。化疗药物上采用对胰腺 B 细胞有选择性损害的链佐星，并与多柔比星或氟尿嘧啶、替莫唑胺、达卡巴嗪合用。最近，以 VEGF 通路为靶点的舒尼替尼及 mTOR 抑制剂依维莫司也被应用于进展期胰腺神经内分泌肿瘤的治疗中，并取得了可喜的效果。

二、胃泌素瘤

胃泌素瘤（gastrinoma）发病率仅次于胰岛素瘤，占 20％。1955 年 Zollinger 和 Ellison 第一次报道并描述了该病，故称卓-艾综合征（Zollinger-Ellison syndrome，ZES）。1960 年，Gregory 等人从这种肿瘤中分离出胃泌素。该病的典型临床特征是暴发性消化性溃疡、高胃酸分泌和非特异性胰岛细胞瘤。

【病理特征】

超过 80％的散发性胃泌素瘤（SG）主要位于所谓"胃泌素瘤三角"的解剖区域内，其中多发的和胰腺外的胃泌素瘤的发生率高，常发生于胃泌素瘤三角内的淋巴结内。"胃泌素瘤三角"即以胆囊管与胆总管交汇处为上点，十二指肠第二、三部分接合部为下点，胰腺颈体接合部为中点所围成的三角形区域。肿瘤直径一般<2cm，常为多发。约 10％有典型症状的病例可找不到原发肿瘤。恶性率在 60％以上，发现时多有区域淋巴结或肝转移。约 25％的卓-艾综合征是 I 型多发性内分泌肿瘤（MEN—1）综合征的一部分，与其他内分泌肿瘤并存。

【临床表现】

约 90％的病例有消化性溃疡，为进行性、顽固性溃疡。溃疡常见的部位在十二指肠球部，其次在胃、食管下段、空肠上段及回肠内，典型病例常有十二指肠球后部的溃疡。约 50％的患者可出现腹泻，甚至可导致严重的水和电解质紊乱，10％的患者以腹泻为唯一症状。如为多发性内分泌肿瘤综合征，常合并其他内分泌肿瘤的临床表现，如甲状旁腺功能亢进等。

【诊断】

绝大多数胃泌素瘤患者有典型的消化性溃疡病史，其溃疡多为慢性、多发性、难治性或伴食管溃疡，常规药物治疗效果不佳。若伴有高胃酸及顽固性腹泻者，则可能性更大。实验室检查主要依赖于血清促胃液素的升高与胃酸分泌的增多。促胰液素和钙激发试验也有助于诊断。

1. 胃液分析　空腹基础酸分泌量（basal acid output，BAO）与促胃液素水平有关。BAO正常值<10mmol/h，若BAO>15mmol/h，则提示有胃泌素瘤可能。此外胃泌素瘤患者BAO/MAO（maximal acid output，最大酸分泌量）的比值常大于或等于0.6。

2. 促胃液素测定　正常人或非胃泌素瘤患者基础血清促胃液素含量为15~200pg/ml，很少超过200pg/ml，如>1000pg/ml时可诊断胃泌素瘤。由于测定的促胃液素水平波动较大，可疑病例应反复多次测定。

3. 激发试验　当前两项检查仍未明确时，可采取激发试验。静脉注射促胰液素（secretin）2U/kg后10分钟，血浆促胃液素水平较注射前升高2倍有诊断意义，该方法特异性强、安全、简单。少数患者促胰液素试验可为假阴性，需加做钙激发试验，即在1分钟内静脉注射葡萄糖酸钙2mg/L和促胰液素2U/kg，若促胃液素增加2倍或增加200pg/ml则有确诊意义。为了鉴别不同原因的高促胃液素血症，建立了一系列的促胃液素激发实验方法（表28-5-3）。

表 28-5-3　促胃液素激发实验方法

疾病	促胰液素激发实验（血清促胃液素）	钙输注实验	标准餐实验
胃泌素瘤	↑>500pg/ml	↑>400pg/ml	增加值<空腹的50%
胃窦G细胞增生	↓或不变或轻微↑	无规律	增加值>空腹的200%
十二指肠溃疡	↓或不变或轻微↑	轻微↑	中度↑

4. 钡餐及胃镜检查　典型表现为胃腔扩大，胃黏膜皱襞肥大，可见多发性溃疡、胃十二指肠蠕动增加，有时可发现位于十二指肠壁内的胃泌素瘤。然后经过影像学检查定位以确定肿瘤累及的范围。

【治疗】

研究发现不同TNM分期的胃泌素瘤患者生存预后明显不同，因此TNM分期为外科医生掌握手术适应证并预测预后提供了依据。临床Ⅰ期、Ⅱ期患者应常规进行手术切除。Ⅲ期与0期患者是否进行开腹探查应视具体情况而定，例如对影像学检查阴性的0期患者可密切随访暂不手术；Ⅲ期患者则建议行非手术治疗。

胃泌素瘤的治疗包括两个方面，一是针对胃酸分泌亢进的治疗，二是针对肿瘤本身及其转移灶的治疗。自从H₂受体阻断药等抗酸药出现后，通过全胃切除以减少胃酸分泌的需求降低了。但肿瘤并不因抗分泌药物治疗而停止生长，而且仍威胁患者的生命，因此仍尽量争取手术切除治疗。成功切除的患者治愈率可达60%。

1. 抗分泌治疗　阿司咪唑类药物〔如奥美拉唑（omeprazole）、兰索拉唑（lansoprazole）〕已经替代H₂受体阻断药作为首选抗酸药。该类药物是一种选择性H⁺-K⁺-ATP酶抑制剂。治疗过程中应定期进行胃液分析，调整药物剂量。

2. 手术治疗　对散发病例首选手术切除，以开腹手术为主，全面探查整个腹腔和盆腔，更需要系统全面地检查整个胰腺及异位肿瘤的常见部位，并使用术中B超。胰头部单个肿瘤（<2cm）应争取行剜除术，肿瘤位于胰体尾可行胰体尾切除术，位于胰头或钩突的肿瘤如果较大、境界不清或位置深在应考虑做胰十二指肠切除。十二指肠壁的胃泌素瘤如直径较小，可行摘除术。如患者术中未能发现肿瘤，有多种选择方案：如果既往药物抗分泌治疗剂量较大时可行胃迷走神经切断术，当既往药物抗分泌治疗满意时也可直接关腹，如果患者既往有威胁生命的溃疡并发症时可考虑采取全胃切除。全胃切除术不是常规治疗方法，但是有效的姑息治疗

方法。所切取标本术中需行冰冻快速病理检查，术后再进行石蜡切片免疫组织化学染色，测定 Ki-67 以帮助判断肿瘤的性质。

3. 其他治疗　其他治疗措施包括化疗、激素治疗（生长抑素类似物）、肝动脉栓塞、肝移植及干扰素等。化疗可选用链佐星、氟尿嘧啶和多柔比星等联合化疗。生长抑素类似物抑制促胃液素的合成和释放，能够降低促胃液素血清浓度，控制临床症状。肝转移病灶可以进行介入化疗栓塞，甚至肝移植。少部分患者通过干扰素治疗使肿瘤缩小。舒尼替尼及依维莫司同样适用于进展期胃泌素瘤。合并 MEN-1 的患者肿瘤体积小且常为多发，手术治疗效果较差，若同时伴有甲状旁腺功能亢进症，应先行甲状旁腺切除术。

（廖　泉　赵玉沛）

第二十九章　脾脏疾病

第一节　脾脏解剖生理概要

脾（spleen）是人体内最大的外周淋巴器官，占全身淋巴组织总量的1/4左右，具有强大的抗感染、抗肿瘤免疫功能，在机体免疫反应中发挥着重要作用：既可通过吞噬作用行使非特异免疫作用，又可通过细胞和体液免疫完成特异性免疫功能。同时，脾又是一高度血管化的器官，具有丰富的血液循环。

一、脾脏解剖

脾富含血液，质软而脆，外覆一层结缔组织被膜，内含少量弹性纤维组织和少量平滑肌组织。脾的大小与年龄、营养状况、生理状况及病理变化等有关。正常人脾重100～250g，体积为（12～14）cm×（7～10）cm×（3～4）cm，病理情况下脾可增大为正常的十倍至数十倍。

脾脏正常情况下位于左季肋部深处，膈面被第9～11肋遮盖，其长轴平行于第10肋。脾脏毗邻胃、胰尾、左肾和左肾上腺、结肠脾曲、膈等重要结构。脾除脾门与胰尾接触的部位外，皆有腹膜覆盖，因而属腹膜间位器官。其腹膜反折形成脾脏重要的韧带：与胃大弯间形成脾胃韧带，与左肾间形成脾肾韧带，与横膈间形成脾膈韧带，与结肠脾曲构成脾结肠韧带（图29-1-1）。脾借助周围韧带固定位置、缓和冲击。在某些病理情况下韧带内扩张的侧支血管构成脾脏重要的循环通路。

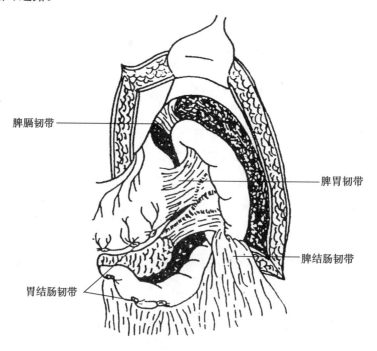

图 29-1-1　脾的局部解剖和周围韧带

脾动脉发自腹腔动脉，多沿胰腺上缘向胰尾走行，进入脾门前分支为脾叶动脉，继而分为脾段动脉、小动脉至终末动脉，故常将脾实质由脾门至外周分为脾门区、中间区及周围区。脾静脉自脾门汇合后多伴行脾动脉汇入门静脉系统。相邻脾叶、段间动静脉吻合甚少，形成脾实质相对无血管平面，构成多种保留性脾手术的解剖学基础。脾的淋巴引流汇入脾门淋巴结，继而至腹腔动脉旁淋巴结。

二、脾脏生理功能

1. 造血和储血　脾内含有少量造血干细胞（约为骨髓的 1/10），在胎儿时期，脾脏有重要的造血功能，但至妊娠 5 个月后脾脏造血功能消失，只有在严重贫血、某些类型白血病和传染病及某些破坏血细胞的药物中毒时，脾索内可重新出现造血现象。脾脏通过血窦发挥储血作用，剧烈运动、失血或情绪激动时，脾窦内血液即可进入循环。正常脾脏储血量仅约 40ml，当脾脏显著肿大时，储存的大量血液可起到"自体输血"作用。

2. 滤血　脾脏具有独特的微循环系统，脾脏动脉毛细血管有的直接开口于脾窦内；而另一种形式则是血液先经脾索再流入脾窦。脾窦壁上的滤孔可滤除细菌、缺损或衰老的红细胞、血小板和细胞碎片，并被巨噬细胞吞噬，每天滤血量约 350L，清除约 20g 红细胞。

3. 免疫功能　脾脏具有强大的滤过作用。脾脏含有大量的免疫活性细胞，如巨噬细胞、T 细胞、B 细胞、NK 细胞、K 细胞、LAK 细胞、树突状细胞等；脾脏可产生促吞噬肽（Tuftsin）因子、调理素（opsonin）、补体、备解素（properdin）、内源性细胞毒因子等免疫活性因子。脾脏具有抗感染和抗肿瘤免疫等重要功能。

4. 其他功能　临床上采用同种脾移植和脾细胞输注治疗甲型血友病获得成功，表明脾脏具有产生Ⅷ因子的功能。

第二节　脾切除术的手术适应证与相关疾病

近年来脾切除术无论作为单独的治疗手段抑或辅助治疗方法均较过去有了更广泛的普及，是治疗脾损伤、脾大、脾功能亢进、脾占位性病变、脾畸形等疾病的有效手段。

一、脾本身疾病

1. 脾损伤（splenic injury）　外伤所致脾破裂，尤其范围大、裂口深、累及脾门主干血管或为粉碎性脾破裂，无法缝合、修补或保留部分脾组织，或患者生命体征不平稳时，可行全脾切除术，以彻底去除出血灶。局限性小裂伤可保留部分脾组织时，可选择部分脾切除术。某些胸腹部手术，因手术暴力如牵拉、挤压等所致的医源性脾损伤，若保留脾脏困难，亦应将脾切除。

2. 脾感染性疾病　脾脓肿、脾结核等多来自血行感染，为机体抗感染能力低下时全身感染的并发症。此外，脾中央型破裂、脾梗死、脾动脉结扎或脾动脉栓塞术后均可能继发感染而形成脓肿。其致病菌为葡萄球菌和链球菌。临床表现为寒战、高热、左上腹疼痛、左上腹触痛和肌紧张。X 线检查可见脾脏影扩大、左膈抬高等，B 超可见液平。除抗生素治疗外，脾切除可有效去除病灶。脾周粘连紧密难以切除时，可行脓肿切开引流。对脾脓肿也可在 B 超或 CT 引导下行穿刺抽脓或置管引流术。

3. 脾囊肿　可分为真性和假性两种。前者内壁内衬内皮或上皮细胞，如皮样囊肿、表皮样囊肿、淋巴管囊肿及单纯性囊肿，可单发或多发。偶见先天性多囊肝、多囊肾并发多囊脾。寄生虫性脾囊肿亦为真性，多为脾包虫病，占全部包虫病的 2%～3%。假性囊肿多由脾损伤后陈旧性血肿或脾梗死灶液化后形成。小囊肿常无临床症状，大囊肿常因占位效应引起左上腹不适、消化不良等。腹部超声可探及脾内液性暗区，CT扫描可见脾内边界清晰锐利的圆形低密度占位。大囊肿可视情况采取囊肿摘除术、脾部分切除术、脾切除术或腹腔镜引流手术等治疗。小的非寄生虫性囊肿可观察，不需治疗。

4. 脾肿瘤   原发性脾肿瘤少见，良性者多为血管瘤、淋巴管瘤、错构瘤、纤维瘤、脂肪瘤等。小者因生长相对缓慢而无明显症状，大者可产生局部压迫症状。脾良性肿瘤中以脾血管瘤为最多见，呈结节型或弥漫型，可继发感染、梗死、纤维化、钙化等，如发生自发性破裂出血则病情较为严重。诊断性脾脏穿刺应为禁忌。脾脏良、恶性肿瘤临床鉴别困难；通常采用全脾切除术，治疗效果良好。

原发性脾恶性肿瘤多为淋巴肉瘤、网织细胞肉瘤、纤维肉瘤、血管内皮肉瘤、淋巴瘤等。因瘤体生长较快，脾脏常迅速肿大，引起左上腹闷胀不适、疼痛及邻近脏器受挤压表现。因进展快、转移早，通常预后恶劣。脾脏原发性淋巴瘤包括霍奇金淋巴瘤和非霍奇金淋巴瘤，预后亦差。脾脏原发性恶性肿瘤治疗首选脾切除加放疗或化疗，疗效取决于病期、有无转移和肿瘤的生物学特性等。

脾转移瘤通常指来源于非造血系统的恶性肿瘤。转移途径为血行、淋巴和直接侵犯。发生血行转移的原发灶通常为肺癌、乳腺癌、卵巢癌、恶性黑色素瘤等，淋巴转移多来自于腹腔脏器，而直接侵犯则来自于邻近器官，如胃、结肠等。转移灶可单发或多发，或弥漫性浸润，临床表现通常为原发病症状和体征，而脾局灶性症状不明显。影像学检查有助于提高诊断率。出现脾脏转移癌时通常原发病已届晚期，手术治疗已失去时机和意义。

5. 游走性脾扭转   脾脏脱离正常解剖位置游移活动于腹腔其他部位者称为游走脾（wandering spleen）。多因先天性脾蒂或脾周韧带过长，或脾周韧带缺如，或肿大的脾脏牵拉使韧带松弛，或腹肌薄弱等原因造成。主要临床表现为腹部肿块，常引起相邻脏器的压迫症状。治疗游走脾以脾切除为佳。游走脾并发脾蒂扭转时可出现剧烈腹痛，应与卵巢囊肿蒂扭转、绞窄性肠梗阻及游走肾蒂扭转鉴别。

6. 副脾（accessory spleen）   指正常脾脏以外存在的、与主脾结构相似，有一定功能的脾组织，发生率超过10%。副脾多位于脾门附近，约1/4位于脾蒂血管及胰尾周围，呈深紫色球形或半球形，大小从数毫米至数厘米不等。无症状者无需处理，并发肠梗阻、副脾扭转、破裂出血时应手术治疗。因血液系统疾病行脾切除术时，应仔细探查，并彻底切除副脾。外伤性脾破裂切脾时可考虑保留副脾，以保留部分功能，但其功能尚需进一步评价。

7. 脾组织植入（spleen implantation）   又称脾种植（splenosis），指损伤性脾破裂时自行散落的脾组织细胞团在一个或几个脏器表面重新建立血液循环，生长成具有包膜的大小不等的结节。脾组织植入的主要部位是小肠浆膜面、大网膜、壁腹膜、肠系膜、膈肌等处。脾组织植入通常无明显临床症状。脾组织植入物可部分代偿正常脾组织功能，但通常体积小，其效果难以替代保留性脾手术。脾组织植入应注意与副脾、血管瘤、子宫内膜异位症或腹腔转移性肿瘤相鉴别。脾组织植入物通常无需处理，仅在种植于网膜的脾组织结节引起肠梗阻时才做网膜部分切除。脾切除后血液病症状复发证实是脾组织植入所致者，应手术切除。

8. 脾梗死（splenic infarction）   脾梗死为脾动脉主干或分支血管被栓子堵塞而导致的远端缺血坏死，常并发于血液系统疾病（如急性白血病、骨髓纤维化、镰状细胞贫血等）、心血管疾病（如心房颤动、感染性心内膜炎）以及感染性疾病（如疟疾、伤寒等）。脾动脉作为终末动脉分支进入脾，其最末端分支在脾髓内呈笔毛状，是脾梗死的解剖学基础。小动脉支栓塞常无症状，而较大动脉支栓塞者可出现剧烈左上腹胀痛或撕裂样疼痛，并放射至左肩，伴恶心、呕吐，具有明显的腹膜刺激征。腹腔穿刺可能有暗红色稀薄血性液体，应注意与绞窄性肠梗阻、重症急性胰腺炎、肠系膜上动脉栓塞等疾病鉴别。脾梗死治疗以非手术疗法为主，继发感染导致脾脓肿时可行脾切除术。

9. 脾紫癜（splenic peliosis）　是一种少见的脾血管性疾病，常伴发于肝紫癜（hepatic peliosis），与使用甾体类激素、口服避孕药、既往结核、肿瘤病史等有关。雄激素亦可能在发病中起作用。受累脾脏呈轻、中度增大，切面可见大小不等、组织程度各异的充血囊腔，呈弥漫或片状集中于红髓。病程早期，囊腔仅于显微镜下可见。囊腔呈圆形或不规则形集中于滤泡旁区域，此点对鉴别脾紫癜与继发于慢性充血性脾大的脾窦扩张有意义。孤立脾紫癜常无明显症状，较大者可能破裂出血，需急诊手术。

二、脾功能亢进相关的造血系统疾病

脾功能亢进分原发性和继发性两种，多与造血系统疾病有关。脾切除可改善某些血液病的症状和预后，但脾切除可产生某些严重并发症，应慎重、严格地选择适应证和手术时机。脾切除治疗血液系统疾病的目的在于去除破坏血细胞的场所，以延长血细胞寿命，减少自身免疫性血液病自身抗体的生成。

1. 溶血性贫血　通常与先天性或遗传性因素和自体免疫功能紊乱有关。脾脏主要作为血细胞的破坏场所或自身抗体的产生场所参与发病。先天性者主要包括遗传性球形红细胞增多症、遗传性椭圆形红细胞增多症、丙酮酸激酶缺乏症、镰状细胞贫血、珠蛋白生成障碍性贫血等，主要临床表现是贫血、黄疸和脾大。脾切除是遗传性球形红细胞增多症最有效的治疗方法。脾切除后患者黄疸消退、贫血改善，但手术不能纠正红细胞骨架蛋白缺失或减少等内在缺陷。4 岁以下患儿除非有严重贫血、明显发育障碍或反复出现溶血危象，否则一般不宜施行脾切除。自体免疫性溶血性贫血因机体产生自身抗体破坏红细胞引起，按血清学特点可分为温抗体型和冷抗体型，以前者多见，脾切除对温抗体型有效。珠蛋白生成障碍性贫血行脾切除的适应证亦局限于伴有明显脾大的重症患者，以改善压迫症状和消除脾功能亢进，仅能部分纠正贫血、减少输血次数，效果不如遗传性球形红细胞增多症显著。

2. 血小板减少性紫癜　是一种因自身抗体导致血小板减少而引起的全身出血性疾病，其中特发性血小板减少性紫癜常见。脾切除可减少自身抗体的生成，自身免疫性溶血性贫血和特发性血小板减少性紫癜可选择脾切除以减轻溶血和血小板的破坏，但均非首选，仅适用于肾上腺皮质激素治疗无效或出现激素依赖时。特发性血小板减少性紫癜急性型发生危及生命的出血时可急诊行脾切除术。

3. 慢性白血病　慢性粒细胞性白血病可因脾梗死和脾周围炎引起脾区剧痛、血小板明显减少。如肿大脾脏可能破裂或对化疗不敏感，而全身情况允许时可试用脾切除。慢性淋巴细胞性白血病采用脾切除适应证与此类似。切除肿大、功能亢进的脾脏可减少正常红细胞在脾脏的滞留与破坏，仅改善血象，但不能治愈原发疾病。

4. 淋巴瘤　是起源于淋巴结或其他淋巴组织的恶性肿瘤，分为霍奇金病（Hodgkin's disease）和非霍奇金淋巴瘤（non-Hodgkin's lymphoma），临床表现为无痛性淋巴结肿大，脾脏亦常肿大，晚期可见恶病质、发热、贫血等表现。在恶性淋巴瘤考虑单独进行放疗时，常剖腹探查并行脾切除以利于分期诊断，且利于减少淋巴瘤的血行播散。

5. 骨髓增生异常综合征　为全身骨髓内弥漫性纤维组织增生，并伴有脾、肝、淋巴结等处的髓外造血，主要表现为贫血、脾大、发热、骨髓疼痛、出血等。脾切除适用于严重溶血、巨脾、脾梗死、激素治疗无效等情况。

6. 脾相关的遗传代谢性疾病　此为一类脂质代谢障碍性疾病，累及单核-巨噬细胞系统的脂质贮积症主要有葡糖脑苷脂贮积病（Gaucher 病）和神经鞘磷脂贮积症（Niemman-Pick 病）。Gaucher 病为常染色体隐性遗传病，是 β-葡糖苷脂酶缺乏，单核细胞和巨噬细胞内聚集大量葡萄糖脑苷脂所致，主要累及肝、脾、骨髓及淋巴结。临床表现为贫血、脾大、出血倾向、骨痛等。行脾切除术的适应证为脾功能亢进、血小板极度减少、脾脏显著肿大影响心肺功能等。哈尔滨医科大学附属第一医院曾为一 Gaucher 病女患者切除重达 13.5kg 的巨脾。此种情况下应注意因脾切除后大量葡萄糖脑苷脂贮积于肝及骨髓，可加重器官病变及溶骨改变。Niemman-Pick 病亦为常染色体隐性遗传病，甚罕见，脾大引起全血细胞减少时可考虑脾切除。

7. 慢性再生障碍性贫血　脾切除治疗慢性再生障碍性贫血有效的可能机制是清除了抑制性 T 细胞的产生和对骨髓的抑制，适用于骨髓增生较好、红细胞寿命缩短、常规治疗效果不佳者。

三、充血性脾大

充血性脾大多见于门静脉高压症，常伴有继发性脾功能亢进。日本血吸虫病所致脾大经锑剂治疗后，可进行脾切除；肝炎后或门脉性肝硬化所致的门静脉高压症，若伴有较严重的脾功能亢进，在肝功能较稳定时可行脾切除术。合并明显食管下段或胃底静脉曲张，或有上消化道大出血病史者，应同时行断流术或分流术。

四、其他规范性手术的脾切除术

肿瘤根治性手术时附加的脾切除术，如胃癌、食管下段癌、胰体尾部癌、结肠脾区部癌、左肾肿瘤及腹膜后恶性肿瘤等。

五、其他

慢性感染如反复发作的疟疾、黑热病等，可伴有不同程度脾大和脾功能亢进，可适当选择脾切除。人类免疫缺陷病毒（human immunodeficiency，HIV）感染可并发血小板减少，易致出血，脾切除可能解除症状。但脾切除术后免疫功能低下又可能导致获得性免疫缺陷综合征（acquired immunodeficiency syndrome，AIDS）的易感性增加，对此仍有争议。

第三节　脾保留性手术

一、发展概况

脾保留性手术是指通过外科手术的措施，使脾及其功能得到全部或部分的保留，从而免去脾切除术后所带来的脾功能丧失。最早施行保留性脾手术可追溯到 1787 年，Dorsch 为一名腹部贯穿伤者成功地施行了脾大部切除术，该患者术后存活 23 年。1867 年 Pean 做脾部分切除，也获成功。Sames 和 Zikoff 分别于 1892 年和 1895 年对 1 例脾破裂成功地施行了脾修补。但在当时脾切除术盛行的年代，对脾功能重要性缺乏认识，以至这类难度又大、风险较多的保留性脾手术难以得到广大外科医师的重视和采纳。

1919 年 Morris 和 Bullock 通过详细的临床观察，认识到脾切除后患者对感染的易感性增加，因而提出对脾切除需持谨慎态度。直到 1952 年，King 和 Schumacker 首先提出脾切除后可导致严重的全身性感染，即脾切除术后凶险感染（overwhelming postsplenectomy infection，OPSI），才对脾脏免疫功能和脾切除后对机体带来的负面影响有了较为深入的认识。

基于上述认识，研究脾脏的功能及脾切除后对机体的影响成了热门课题，如何在临床上尽量保留脾脏的手术也应运而生，无辜性脾切除受到广泛质疑，脾脏外科的经典概念发生了根本性的改变。国外于 20 世纪 60—70 年代即开展了脾保留手术，20 世纪 80 年代应用更为广泛。我国于 20 世纪 70—80 年代开展，但发展较快，尤其是在部分脾切除术、脾组织大网膜内移植、自体脾脏移植方面颇具特色，获得了满意的效果。

二、脾保留手术的术式

针对不同病因和具体手术条件，可采用不同的脾保留术式。

1. 脾外伤保脾手术　包括脾缝合术、脾破裂生物胶粘合、物理凝固止血、脾规则或不规则性部分切除、脾动脉结扎或栓塞、脾破裂捆扎网罩止血术等多种多样切合实际的术式。脾损伤采取保脾手术应遵循以下原则：①先保命后保脾是基本原则；②年龄越小越优先选择脾保留手术；③根据脾脏损伤程度、类型选择最佳术式；④联合应用几种术式更为安全、可靠。此外，自体脾组织片移植和自体脾碎粒网膜囊内移植，两者皆能在一定程度上弥补全脾切除后丧失的脾功能。采用腹腔镜行脾外伤保脾治疗，有损伤小、恢复快、住院时间短等优点。

2. 保留脾的胰体尾切除　可避免因胰体尾部良性病变进行手术所致的无辜性脾切除。脾脏除脾蒂血管外，尚有胃短血管连接脾门及胃网膜左血管，形成侧支循环，构成脾脏另一套血运系统，这是行胰体尾切除保留脾脏的解剖学基础。

（乔海泉　姜洪池）

第三十章 外科急腹症的诊断和处理原则

急腹症是指以急性腹痛为主要特征的综合症状。其发病急、变化快，需及时明确诊断、紧急处理。如延误诊治，可造成严重后果。急腹症分属于外科、内科、妇产科等科室的治疗范畴。外科急腹症泛指常需手术治疗的腹腔内非创伤性急性病变。由于疾病种类多，症状有相似之处，也有患者疾病的反应及耐受的差异，使得临床表现非常复杂，因此，接诊医生经常难以鉴别。这就要求外科医生对急腹症必须给予足够的重视，对就诊患者应该亲自动态观察、周密思考，以期尽早明确诊断并予以相应的治疗。

第一节 急性腹痛的机制

腹痛的感觉不同于体表，尤其特殊感觉途径并相互掺杂，因此了解其发生的机制及其变化规律对正确诊断无疑是很重要的。

【疼痛机制、分类】

来自腹腔各器官的生理及病理性刺激均通过自主神经传入到中枢神经系统。内脏神经的传入纤维属于自主神经系统，在空腔脏器的壁层和实质器官被膜中广泛分布着其末梢感受体。故只要一有来自腹腔各脏器的生理或病理性刺激信息，均可经自主神经传入中枢神经系统。生理性刺激的传入冲动不被人所察觉，但却起着调节内脏各种功能的作用。可是当强烈的病理性刺激达到了疼痛阈时就会感觉到疼痛。

腹壁和壁腹膜的感觉通过脊髓神经传入，和体表感觉没有差别。另外，疼痛感觉的强弱和疼痛阈高低有关，如腹膜炎时疼痛阈下降而使对疼痛感觉的敏感度增加。

腹痛可分为内脏痛、躯体痛、牵涉痛三类。

(一) 内脏痛

内脏痛分三种类型。

1. 空腔内脏痛　疼痛刺激是由于平滑肌的过度收缩或痉挛引起目的是为了克服肠腔内阻力。疼痛为阵发性，如肠梗阻胆管或输尿管结石等。

2. 实质内脏痛　是由于实质脏器的包膜所承受的压力突然增加所致，常为持续性，如急性心力衰竭时的肝肿胀痛、脾内出血时的脾胀痛等。

3. 缺血内脏痛　是由于急性缺血引起的持续痛，如肠绞窄脾栓塞、急性心肌缺血时的疼痛等

内脏痛的特点：一是定位不太明确，主要是因为不同部位的冲动都是通过腹腔神经节或腹下神经节传入脊髓，容易发生交错和重叠，加之位置深在的弥散性疼痛，患者难以指出准确位置。二是常伴有恶心、呕吐等消化道症状。这是因为超过疼痛阈的疼痛冲动刺激传入到延髓网状结构的呕吐中枢所致。

(二) 躯体痛或体性痛

躯体痛亦称腹壁痛或腹膜皮肤反射痛，为壁腹膜受刺激后产生的疼痛。由于壁腹膜及部分肠系膜是由相应部位段的脊髓神经司感觉，没有内脏神经参与，因此疼痛与体表疼痛无疑。疼痛为持续性多由腹膜炎引起，一般患者能准确指出腹痛部位，这有助于推测腹膜炎的来源。

（三）牵涉痛

牵涉痛是指远离病变部位的疼痛，又称放射痛或放散痛，其发生机制目前还未完全清楚，一般认为是内脏痛刺激的冲动经内脏神经传入脊髓，引起相应浅表部位疼痛和感觉过敏，这种疼痛的发生有躯体神经的参与。这是因为内脏传入神经在进入脊髓的解剖通路中，同时也有体表的躯体传入神经加入，一同进入脊髓后角。有些内脏传入神经和躯体传入神经需要共用同一个神经元，这样就可使得两个似乎毫不相干的部位发生了疼痛关联，即所谓会聚-辐散机制（convergence-projection）。这种疼痛现象多见，如胰腺痛可放射到背部；胆囊炎胆石症常产生右肩胛部牵涉痛；输尿管绞痛可从腰部放射到下腹部；急性肺炎胸膜炎肺梗死和气胸等有时也引起腹痛；心绞痛发病时常有左季肋部或心前区痛。

临床实际中这三种性质的疼痛多见混合出现，如阑尾炎初期或胃溃疡穿孔以前的腹痛均为内脏痛；阑尾炎后期及胃溃疡穿孔后即有躯体痛参与。

当然，还有其他的分类方式，如可分为器官性腹痛和感应性腹痛。前者为腹部脏器本身病变引起的腹痛即内脏痛。后者为腹内各脏器病变刺激可以发生冲动感应，在体表造成躯体性疼痛，称感应性腹痛。由于感应性腹痛有一定的分布区域，有助于病变部位的诊断，类似于上述的牵涉痛，也可按学科分为内、外科两大系统疼痛。如消化、循环、呼吸、血液、神经、精神、泌尿各内科系统疾病均能引起腹痛，甚至剧烈腹痛。这类腹痛称为"假性"腹痛，临床上需要与外科疾病引起的腹痛相鉴别以免误诊、误治。

第二节　急腹症的病因和分类

【病因学】

1. 内科疾病中可表现为急性腹痛　急性胸膜炎、大叶性肺炎、心绞痛和心肌梗死、心包炎、急性胃肠炎、肠系膜淋巴结炎、蛔虫病、过敏性紫癜、铅中毒或生物毒（蛇、毒蜘蛛、细菌毒）、代谢性疾病（如糖尿病酮症酸中毒、卟啉病）、神经或精神系统疾病（神经根炎、腹型癫痫）及化学药物影响等。

2. 妇科以腹痛为主要特征的疾病　异位妊娠破裂、卵巢囊肿蒂扭转、急性盆腔炎、滤泡破裂、黄体破裂及痛经等。

3. 外科急腹症最多见　①腹内器官破裂：如胃十二指肠溃疡穿孔、急性阑尾炎穿孔、肝癌破裂、食管下段自发破裂等。②腹内器官炎症：如急性阑尾炎、急性胆囊炎、急性胰腺炎、急性梅克尔憩室炎等。③腹内器官的急性梗阻：如急性肠梗阻，肾或输尿管结石、胆道结石致胆囊管梗阻或胆总管梗阻。④腹内血管病变：如肠系膜动静脉栓塞或血栓形成、脾静脉血栓形成、腹主动脉瘤破裂等。⑤其他：如胆道蛔虫病。

【分类】

急腹症可划分下列 7 种类型：

1. 炎症性急腹症　如急性阑尾炎、急性盆腔炎（女性）。
2. 破裂或穿孔性急腹症　如胃十二指肠溃疡穿孔、异位妊娠破裂（女性）。
3. 梗阻或绞窄性急腹症　急性梗阻化脓性胆管炎（重症胆管炎）、急性肠梗阻。
4. 各种原因所致的肾绞痛　如泌尿系结石、外伤等。
5. 出血性急腹症　溃疡、胆道出血、腹腔内肿瘤自发性破裂出血。
6. 损伤性急腹症（又称腹部外伤、创伤）　如内脏损伤。
7. 其他非腹部疾病引起急性腹部症状的"急腹症"　如心绞痛、过敏性紫癜、卟啉病等。

第三节　外科急腹症的诊断

外科急腹症是指患者有急性腹痛为其最先或主要的症状，发病急骤、病情严重，如不及时治疗，往往可危及生命。

【临床资料的搜集】

（一）询问病史

腹痛发生的诱因和起病时间；突然还是缓慢发病；最初疼痛的部位、性质及持续时间；腹痛时患者的姿势与体位。需要了解的发病情况：

（1）腹痛的诱因：外伤、饮食、剧烈活动。

（2）腹痛缓急：炎症，腹痛逐渐加重，多局限；穿孔、绞窄梗阻、破裂出血则腹痛急重，迅速累及全腹。

（3）症状出现的先后主次：外科先有腹痛；内科多先有发热、咳嗽，后出现腹痛。

（4）腹痛性质

1）持续性钝痛或隐痛：炎症或出血刺激腹膜。

2）阵发性绞痛：管腔阻塞后痉挛收缩引起，根据发作的频率及程度分为单纯性、绞窄性、完全性、不完全性。

3）持续性的疼痛伴阵发性加剧：炎症伴梗阻，往往互为因果。

（5）腹痛的程度

1）炎症：腹痛较轻，患者一般可耐受。

2）梗阻：腹痛剧烈，患者辗转翻动。

3）穿孔：腹痛激烈，患者不愿多动。

（6）腹痛的部位：可根据急性腹痛机制考虑病变部位，一般胃、十二指肠、胆道、胰腺的病变多表现为中上腹痛，小肠、右侧结肠、阑尾常为脐周及右侧腹部，左侧结肠多为下腹疼痛。

（7）胃肠道症状：腹腔内急性病变多发生于消化道，腹膜炎腹内出血也影响消化道功能，所以常伴有胃肠道症状发生。

1）呕吐：恶心、呕吐是急腹症的重要症状，早期属反射性，意义不大；后期若高位梗阻则出现早且频繁、低位梗阻则次数少、出现晚、呈粪水样。消化道炎症直接刺激引起的呕吐，每次量不多，为胃内容物，如急性胃炎、胃痉挛、急性胰腺炎；病初起呕吐多为反射性呕吐，量少，如急性阑尾炎、急性胆囊炎；空肠梗阻时呕吐频繁，常于肠蠕动后发作，呈喷射状，吐出为胆汁样内容物；低位肠梗阻，由于肠腔内容物大量聚集，压力增高引起的反逆性呕吐，量大可有粪臭味。

2）排便情况：盆腔脓肿里急后重、腹泻；腹内炎症肠麻痹、便秘；肠套叠、绞窄性肠梗阻有黏液血便；完全性肠梗阻停止排气、排便。

（8）感染中毒症状：如寒战、高热、头痛、乏力、食欲减退。除急性化脓性胆管炎患者腹痛和发热可同时出现外，绝大多数外科急腹症患者发热出现在腹痛之后且早期发热不显著。腹膜炎患者如出现高热，除提示有严重感染中毒外，有形成局限性脓肿的可能，如盆腔或膈下脓肿等。

（9）既往病史：了解患者的手术史、月经史、疾病史（溃疡、胆石症、尿路结石等以及内科相关病史）。

（二）体格检查

1. 全身情况

（1）生命体征：注意心率、呼吸、血压、体温的变化。

（2）特殊体征：胆道系统病变多有黄疸表现。内出血可见贫血貌。肠梗阻时部分患者腹壁有手术瘢痕或腹股沟疝等。

2. 腹部检查

（1）视诊：应包括腹股沟区和会阴部的全腹部。注意腹式呼吸是否存在；有无切口瘢痕及局部隆起。腹式呼吸受限见于腹膜炎。肠管的膨胀、局部隆起或出现胃肠型及蠕动波提示局部有肿物或胃肠通过受阻。

（2）触诊：患者取仰卧屈膝位，腹壁处于松弛状态。检查手法要轻柔，压力逐渐增加，粗暴重压易造成假象。从无痛区开始，逐渐移向疼痛部位，随时观察患者表情变化。压痛、反跳痛和肌紧张是腹膜炎的表现。压痛是壁腹膜受到炎症刺激的结果，压痛的部位就是腹腔内病变的部位，压痛的区域就是腹膜炎所波及的范围。反跳痛与压痛的意义一致。肌紧张是炎症刺激腹部肌肉，引起反射性痉挛所致。老年人、长期服镇静药的患者，腹部体征常不能如实反应病变的程度，多数老人的病变重，体征轻，应更加严密观察病情变化。儿童多因恐惧影响检查的准确性。如腹部扪及包块，应仔细检查肿块的部位、形状、大小、边界、质地和移动度等。

1）压痛：根据压痛部位、范围、程度及有无腹膜刺激症状可估计病变部位、性质和严重程度。

2）包块：大小、边界、形状、光滑度、活动度，有无波动或搏动感、压痛。蛔虫性肠梗阻呈条索状、肠套叠呈腊肠样。

（3）叩诊：鼓音为气体，提示肠管胀气或腹腔内有游离气体；实音是液体，提示腹腔内有液体或扩张的肠管内有滞留液体；移动性浊音，提示腹腔内有游离液体。肠梗阻时，应除外是扩张肠管内的液体在移动。

（4）听诊：应包括腹部 4 个象限，至少应听 2～3 分钟。肠鸣音亢进，提示肠蠕动加快，多见于肠炎和机械性肠梗阻，也可见于饥饿或进大量饮水后；高调金属音和频发的气过水音为肠内容物通过受阻，肠蠕动过强，推挤肠内容物突然通过受阻部位而发出的声音，提示有机械性肠梗阻；肠鸣音减弱或消失，提示肠管处于麻痹状态，失去蠕动能力，见于腹膜炎、麻痹性肠梗阻或肠绞窄。

3. 直肠指检　（患者如为女性，注意应有与患者同一性别第三者陪同）下腹痛、疑有盆腔病变或上腹部的疾病已波及下腹部，应做直肠指检。可能发现膀胱直肠或子宫直肠凹陷有触痛，波动或宫颈举痛，常见于胃、十二指肠穿孔，盆腔位阑尾炎或盆腔脓肿。

4. 妇科检查　注意应请第三者陪同，最好与患者同一性别，或请妇产科医生完成。

（三）辅助检查

1. 实验室检查　炎症时白细胞升高；内出血时血红蛋白下降，血细胞比容降低；急性胰腺炎时血、尿淀粉酶升高＞正常值；血钙降低；血糖升高等。尿路结石时尿常规提示血尿。

2. X 线检查　空腔脏器穿孔见膈下游离气体（有时可为阴性结果），肠梗阻腹腔内见扩张的肠腔及液平，肠套叠钡剂灌肠见杯状充盈缺损，尿路结石有时可见结石影。

3. B 超　在急腹症的诊断中多用于肝、胆、胰、脾疾患，可帮助确定胆囊的大小，胆囊壁的厚薄；结石的大小、数目、位置；肝、脾、胰的形态，周围有无积液或渗出；腹腔内有无游离液等。此外，还有 CT、MRI 等影像学检查。

4. 内镜检查　上消化道出血时用于明确出血原因，有时可止血。

5. 腹腔穿刺　腹腔穿刺术是腹膜炎和腹腔内出血的重要辅助诊断方法之一，操作简便，准确率可达 85％～90％。穿刺部位一般选在腹直肌外侧，四个象限均可。操作时应注意，手法要轻，缓慢进针，特别是腹胀的患者，避免刺入肠管。穿刺液应做涂片检查，根据白细胞计数来鉴别液体来源。根据穿刺液的性质判断：如为混浊液或脓性液则多见于各种原因引起的腹膜炎，如急性阑尾炎继发穿孔；如液体含有食物残渣，则为上消化道穿孔；如为粪便样，则为下消化道破裂；肝、脾破裂，肠系膜动脉破裂可抽出新鲜不凝血；肠绞窄性或出血性病变及肿瘤为血性腹水或血性液；异位妊娠时阴道穹后部穿刺为新鲜血；腹腔脓肿可经腹腔、阴道穹后部、直肠穿刺确诊或引流。

【诊断思路】

1. 首先应排除非外科急腹症的病变　如下叶肺炎、胸膜炎、心绞痛、心肌梗死、急性食管炎、食管痉挛等，还有背部、脊柱病变。脊髓、脊柱损伤（外伤、血肿、肿瘤）或椎旁肌肉外伤也可刺激胸神经或腰神经引起腹痛。也要注意鉴别带状疱疹、腹肌外伤、腹壁肿瘤等。

2. 特别注意鉴别内科病因所引起的急腹症类

（1）过敏性紫癜可引起腹内出血甚至休克。

（2）铅中毒、番木鳖中毒、脊髓结核、卟啉病引起的腹绞痛，有时与肠梗阻很相似。急性胃肠炎、食物中毒引起腹痛、呕吐亦易造成误诊。

（3）有些病变虽在腹内，如结核性腹膜炎、急性肠系膜淋巴结炎或髂窝淋巴结炎，但均不属于外科急诊手术之列。

3. 最后进一步确定病变的性质及部位

（1）病变的性质：急性炎症、急性穿孔、急性出血、急性管腔梗阻、急性脏器缺血（绞窄性、栓塞性）。

（2）病变的部位：根据腹痛和阳性体征所在的部位，结合解剖知识，确定病变部位。根据病变的某些特征判断病变部位。

4. 如经上述分析仍难确诊而不能排除外科急腹症，还可以剖腹探查作为最后确诊手段。

【外科急腹症的诊断要点】

1. 腹痛具有下列情况之一者　腹痛为首发和重要症状，伴消化系统反应和明显的腹部体征者；持续数小时以上的局限性腹痛无缓解征象者；出现持续性腹痛阵发性加重者；腹痛伴有进行性脉搏加快、体温和白细胞不断增高或无下降倾向者。

2. 剧烈腹痛具有下列情况之一者　突发性的剧烈腹痛，持续 6 小时以上无缓解者；伴有明显压痛的腹腔肿块者；腹痛拒按，有腹膜刺激征者；出现异常肠鸣音或停止排粪、排气者；伴有血粪或粪性呕吐物者。

3. 腹膜刺激征明显，有扩大倾向者。

4. 腹部情况有下列情况之一者　开放性腹部外伤；闭合性腹部外伤出现恶心、呕吐、血粪或血尿，胃管吸引、导尿、直肠指检或阴道内诊等检查证实有出血，伴有肩、背部放射痛、肝、脾和膈肌破裂等；伴进行性发热、腹痛、呕吐或休克，胸腹部交界处损伤有肝、脾破裂的可能；伴有明显的肾区疼痛应考虑肾损伤。

5. 腹腔穿刺或灌洗有下列情况之一者　抽出不凝固的血液、脓液、胆汁或粪样液体，红细胞 >10 万 $/mm^3$、白细胞 $>500/mm^3$、淀粉酶 $>100SU/dl$。

6. X 线检查有下列情况之一者　膈下发现游离气体，大肠或小肠内积气、积液，肾、胰、输尿管有结石征，肝、脾阴影增大，膈肌抬高和（或）活动受限，胸腔内有腹腔器官征象，腹脂线消失，腹内异物征等。

第四节　外科急腹症的处理原则

不同类型急腹症的病因、病理、病情程度，甚至机体的反应等差异甚大，治疗方法也各有特点，归纳起来可分为非手术治疗和手术治疗两大类。中西医结合治疗急腹症也是一重要手段。

【非手术治疗】

急腹症的非手术治疗必须在做好手术准备的情况下进行。通过严格的监测，随时掌握病情变化。如病情加重，应及时手术。

（一）适应证

1. 原发性腹膜炎。

2. 诊断明确，病情较轻者。如急性单纯性阑尾炎，阑尾周围脓肿；无梗阻的胆道感染；无严重感染的胆道蛔虫病，胆结石；腹膜炎病因不明，病情不重或临床症状好转，炎症已趋于局限；管腔梗阻而无严重感染征象的疾病，如单纯性机械性肠梗阻，动力性（即痉挛性或麻痹性）肠梗阻。

（二）具体措施

1. 严格半卧位　适用于腹腔已有渗出者。半卧位使渗出液流向下腹部或盆腔，以减缓毒素吸收速度，减轻中毒症状；减少渗液对膈肌刺激，以免增加心、肺的负担；一旦形成脓肿，在下腹部或盆腔比上腹部容易处理。采取半卧位时应经常活动双下肢或变换体位及受压部位，以预防下肢静脉血栓形成及褥疮。

2. 禁饮食　胃肠道穿孔者或急性肠梗阻患者应绝对禁饮食。

3. 胃肠减压　减少了胃肠内容物通过破口继续进入腹腔的机会，有利于炎症局限；可减轻胃肠道的膨胀；改善胃肠壁的血循环，并可通过减轻腹胀而改善呼吸。另一方面经鼻胃管又影响气道的通畅，妨碍呼吸和咳嗽，增加肺部并发症的机会。所以一旦肠道功能恢复，应尽早拔掉。

4. 静脉输入晶体及胶体液，纠正水、电解质紊乱和酸碱失衡，并补充足够的热量与营养。

5. 联合应用抗生素　最初用药多选择针对大肠埃希菌、肠球菌和厌氧菌的抗生素，待细菌培养明确后再改用更有效的抗生素。

6. 镇静、止痛　诊断不明确者忌用强烈止痛药；诊断明确时可适当给予止痛药以减轻痛苦。

7. 其他措施　如给氧、灌肠。

8. 中药、针灸　在急腹症的非手术治疗中占有重要地位，疗效肯定。尤其适用于急性单纯阑尾炎、阑尾周围脓肿、溃疡穿孔、胆道感染、急性胰腺炎、单纯性肠梗阻等。应用时应辨证论治。

9. 特殊药物　对诊断明确的某些疾病，如急性胰腺炎时，使用抑肽酶、生长抑素；肠系膜血栓形成时，使用抗凝治疗和溶栓治疗；麻痹性肠梗阻时，使用新斯的明、垂体后叶素及西沙必利等。

【手术治疗】

（一）适应证

1. 诊断明确的外科急腹症，已继发腹膜炎，如胃、十二指肠溃疡病穿孔、绞窄性肠梗阻等。

2. 诊断明确、虽无腹膜炎但全身感染中毒症状重，如梗阻性化脓性胆管炎。

3. 病因不明的严重腹膜炎而无局限趋势时。

4. 单纯性肠梗阻出现绞窄迹象或超过 48 小时尚未缓解。

5. 嵌顿疝超过 4～6 小时未能还纳。

6. 肠系膜血管疾病，如肠系膜血管栓塞或血栓形成。

7. 经短期（12 小时内）非手术治疗无效者。

（二）术前准备与支持治疗

1. 目的　①调节患者的水、电解质紊乱和代谢障碍；②增强机体对麻醉和手术的耐受力；

③方便手术操作；④预防术后并发症；⑤有利于术后恢复；⑥为暂时不宜手术的患者积极创造手术条件。

2. 具体措施

（1）输晶体液，补充电解质，调节酸碱平衡。

（2）必要时可适当输血浆或全血（急腹症不同于外伤输血，不当反而会影响康复和预后）。

（3）置放胃肠减压管。

（4）联合应用抗生素。

（5）适当镇痛。

（6）向家属交代病情，取得患者和家属配合，完成多项必要手续。

3. 麻醉方法的选择　急腹症的手术与普通疾病手术不同，它属于"紧急"状况下的"急救处理"范畴，没有时间进行麻醉前的多种准备，甚至带有"强制"麻醉师给予配合的意义，也常需外科医生与麻醉师共同商讨。结合诊断、手术的难易程度和所需时间及患者能否耐受等综合分析确定麻醉方法。同时还要考虑到：①有良好的肌肉松弛；②便于延长切口和探查；③易于处理可能发生的意外；④对患者的生理干扰少；⑤少有并发症。

常用的麻醉方法有硬膜外阻滞、全身麻醉。

4. 切口的选择原则　①距病灶最近、最直接；②易操作、损伤小；③便于延长切口；④切口不易感染，一旦感染也利于引流；⑤有利于愈合，不易形成切口疝。

切口常选择经腹直肌的纵切口、麦氏切口、正中切口等。

5. 探查

（1）切开腹膜时注意有无气体溢出，如于腹膜外倒些无菌生理盐水，切开腹膜时如有"气"，可有"气泡"通过水面，提示胃肠道有破口。

（2）注意腹腔内液体的性质和量，留取样本送细菌培养和敏感度检测。

（3）根据液体的性质判断病变器官。吸净脓液后探查该器官。溃疡穿孔者腹腔液稀薄、黄绿色、量较多；阑尾穿孔者脓液较稠、量少；妇科疾病者脓液集中在盆腔，量不多，且常为血性。探查操作要轻、细，尽量避免不必要的分离。如发现病变并可解释疾病的表现，不必再探查其他器官（此点与腹部损伤不同），防止炎症扩散。

6. 手术原则和方法　急腹症手术治疗的目的是控制、纠正并最终消除其病理改变。

（1）切除病灶：如化脓性阑尾炎时将阑尾切除；肠绞窄时切除坏死肠段；胆囊坏疽时切除胆囊等。

（2）控制腹膜炎的来源：当病变不适宜切除或无法立即切除，或病情不允许做彻底手术时，可采取措施，控制炎症发生原因。如十二指肠穿孔时，可选择缝合穿孔的术式；胆囊坏疽，感染中毒症状严重时，可先行胆囊造瘘术；结肠梗阻时可先行近端结肠造瘘术等。

（3）清除腹腔内渗出物或有感染的物质，如食物残渣、粪便、异物等。注意病灶周围，更要注意膈下、结肠外侧旁沟和盆腔。脓液不多时，以吸引器吸出或以湿纱布轻轻揩去。腹腔污染严重时，用大量湿生理盐水清洗，至吸出液体清亮为止。当肠壁间已被渗出形成的纤维组织覆盖时，可轻轻将纤维组织清除，并以尿囊素液冲洗（也可用透明质酸钠涂擦在局部肠壁或壁腹膜上），能减少粘连。

（4）引流腹腔内继续产生的渗液：控制残余的炎症灶，使之局限或吸收，防止形成腹腔脓肿。多数情况下，腹膜炎术后无需引流。但有下列情况时，须放置适当的引流物，引出体外。

1）坏疽的病灶或有大量坏死组织不能彻底或完全清除。

2）缝合处或吻合口处组织炎症、水肿，可能影响愈合，甚至有发生瘘的可能时。

3）腹腔继续有较多渗血或渗出时。

4）局部已形成脓肿者。

5）解除胃肠道梗阻，恢复胃肠道的连续与通畅。如粘连性肠梗阻的松解术、肠扭转的复位固定术、嵌顿疝的还纳术或肠切除肠吻合术等。

常用的引流物有烟卷、橡皮管、多孔硅胶管、双腔套管等引流。有时需同时置放于不同部位数个引流物。对严重弥漫性腹膜炎也可采用腹腔内置管（多处）持续灌洗引流。

（5）切口缝合：大多数急腹症手术的切口按通常的方法处理，逐层缝合而不发生感染，Ⅰ期愈合。轻度污染的伤口可以用稀释1倍的聚维酮碘浸泡5分钟，再以清水冲洗后逐层缝合，也能达到Ⅰ期愈合。当污染严重，手术时间长，感染可能较大时，可在缝合腹膜后，用金属线或其他不吸收的单股线行腹壁的全层缝合，针距不宜过密、结扎过紧，以利引流。对肥胖或营养不良、长期吸烟及咳嗽、术后可能出现肠麻痹、腹胀的患者，除常规方法缝合外，也可加缝数针减张缝合，在普通缝线拆除后继续保留1周左右。

（6）术后处理：除与一般腹部手术术后处理相同之外，急腹症手术后还要体现出对急、重、变化快患者的严密观察、护理与治疗。甚至将患者送入加强监护病房（ICU），由专设的医护人员进行特殊监测与护理，并依病情变化给予积极的支持治疗。根据腹腔液培养选用适当的抗生素；依患者消化道功能恢复情况调整饮食；必要时给予静脉营养补充。对腹腔有渗出的患者，麻醉清醒后应继续严格地采取半卧位，使渗液流向下腹和盆腔，以利于以后的引流处置。

第五节　常见急腹症的诊断要点

一、炎症性急腹症

（一）急性阑尾炎
病史重点：

1. 突发上腹或脐周围疼痛，既而转移至右下腹，即"转移性右下腹痛"，占70%～80%。

2. 胃肠道症状　可有恶心、呕吐、腹泻。

3. 全身症状　发热、乏力、精神差。

体检重点：

1. 右下腹压痛　典型的是麦氏点压痛，或伴有肌紧张、反跳痛。

2. 结肠充气试验、腰大肌试验、闭孔内肌试验　有助于诊断，但主要是用来术前阑尾定位。

辅助检查：

1. 实验室检查　血白细胞增多，中性粒细胞增多。

2. B超　检查阑尾。

（二）急性胆囊炎
病史重点：

1. 右上腹剧痛或绞痛，持续性或阵发性加重，常放射至右肩部（牵涉痛）。

2. 胃肠道症状　可有恶心、呕吐。

3. 全身症状　畏寒、发热，但无黄疸。

体检重点：

1. 右上腹压痛，墨菲征（Murphy sign）（＋），或伴有肌紧张，压痛、反跳痛。

2. 有时可触及肿大的胆囊。

辅助检查：

1. 实验室检查　血白细胞增多，中性粒细胞增多。

2.B超　胆囊大，壁厚或有积脓，有助于确诊。

（三）急性胰腺炎

病史重点：

1. 上腹部持续性疼痛，或伴向腰背部放射，多有胆囊、胆道病、胰腺病史，常有暴饮暴食史。

2. 胃肠道症状　可有恶心、呕吐。

3. 早期全身症状少，中、晚期患者可有发热、休克。

体检重点：

1. 上腹（胰区）压痛或伴有肌卫、反跳痛。

2. 可有黄疸、移动性浊音（＋）。

辅助检查：

1. 实验室检查　血白细胞增多，中性粒细胞增多，血、尿淀粉酶增多。

2. 器械检查　B超、CT有助于确诊。

（四）急性盆腔炎（女性）

病史重点：

1. 下腹部持续性疼痛，多有早产、引产、流产、手术、不洁性交史。

2. 胃肠道症状　可有恶心、呕吐。

3. 泌尿系症状　可有尿频、尿急、尿痛。

4. 全身症状　畏寒、发热。

体检重点：

1. 下腹部压痛或肌紧张、反跳痛。

2. 妇科检查：阴道分泌物多，有烧灼感，宫颈摆痛、举痛。

辅助检查：

1. 实验室检查　血白细胞增多，中性粒细胞增多。

2. 器械检查：妇科B超对诊断有帮助。

二、破裂或穿孔性急腹症

（一）胃十二指肠溃疡穿孔

病史重点：

1. 多有"胃病"史，中青年男性多见。

2. 突发上腹部剧烈疼痛，持续性，短期内迅速扩散至全腹。

3. 胃肠道症状　可有恶心、呕吐。

4. 全身症状　早期少，后期发热。

5.X线检查　示游离气体，有助于诊断。

（二）异位妊娠破裂（女性）

病史重点：

1. 停经　＞6周或者数月。

2. 突发性下腹剧痛，疼痛呈持续性。

3. 阴道少量流血。

体检重点：

1. 下腹部肌紧张，压痛、反跳痛。

2. 有移动性浊音，或有休克表现，腹腔穿刺（＋）。

3. 妇科检查　一侧附件不规则，有触痛包块，宫颈举痛，阴道穹后部饱满和触痛。

辅助检查：

1. 实验室检查　妊娠试验（＋）。

2. 腹腔镜检查　有助于诊断。

三、梗阻或绞窄性急腹症

（一）胆道结石并感染

病史重点：

1. 患者多有胆道结石病史。

2. 查科三联征（Charcot triad）　即腹痛、寒战高热、黄疸。

3. 胃肠道症状　可有恶心、呕吐。

4. 全身症状　畏寒、发热、黄疸、精神差。

体检重点：

1. 右上腹肌紧张、压痛或有反跳痛。

2. 黄疸。

辅助检查：

1. 实验室检查　血白细胞增多，中性粒细胞增多，肝功能异常。

2. 器械检查　B超、经皮经肝胆道穿刺造影（PTC）、CT有助于诊断。

（二）急性梗阻化脓性胆管炎（重症胆管炎）

特点：临床表现（查科三联征＋休克＋意识障碍），即五联征。

（三）急性肠梗阻（特殊类型：腹外疝嵌顿、肠扭转、肠套叠等）

病史：临床特点为"痛、呕、胀、闭"，即持续性或阵发性腹痛伴腹胀，恶心，呕吐，停止排便、排气。

体检重点：

1. 腹胀（局限性或弥漫性），肠型，蠕动波。

2. 肠鸣音活跃、亢进，气过水音，高调肠鸣音，金属音或肠鸣音减弱、消失。

（四）绞窄性肠梗阻：

特点：腹胀，肌紧张，压痛、反跳痛。

辅助检查：

1. 实验室检查　早期（一），后期血白细胞增多、中性粒细胞增多，生化检查结果异常。

2. 器械检查　X线检查示肠胀气，气-液平面，闭袢肠管影，有助于诊断。

四、各种原因所致的肾绞痛

病史重点：

1. 多有泌尿系结石、外伤、手术史，或多次类似发作史。

2. 突发腰腹部剧烈绞痛，向会阴部放射伴排尿异常。

体检：症状与体征不符，即症状重、体征少且轻，腹部多无明显外科情况，或上、中输尿管有压痛，或肾区叩击痛。

辅助检查：

1. 实验室检查　血常规（一），尿白细胞（＋～＋＋＋）；

2. 器械检查　X线检查腹部肾、输尿管、膀胱（KUB），B超、静脉肾盂造影（IVP）有助于诊断。

五、出血性急腹症

（一）消化道内出血

病因很多，常见的有食管胃底静脉曲张破裂、溃疡、胆道出血。

1. 大出血　有无"休克"是判断大出血的关键指标。

2. 小出血　如出血量为 5ml 左右，粪便潜血试验（＋）；或出血量为 50～70ml，出现黑便；或出血量约为 300ml，胃内潴留血液，可出现呕血。

（二）腹腔内出血

1. 腹部肿瘤自发性破裂。

2. 畸形。

3. 腹部卒中。

六、损伤性急腹症（又称腹部外伤、创伤）

1. 单纯腹壁损伤。

2. 内脏损伤。

3. 消化道异物及损伤。

七、引起急腹症、急性腹部症状的其他疾病

腹部以外器官病变引起或腹部病变是其中的一个部分。

1. 胸部疾病　如心绞痛、心肌梗死。

2. 造血系统疾病　如过敏性紫癜（皮肤型、关节型、腹型、肾型）。

3. 代谢病　如糖尿病酮症酸中毒、卟啉病。

4. 结缔组织病　如系统性红斑狼疮。

5. 内分泌疾病　如甲状腺功能亢进症。

6. 中毒性疾病　如铅中毒。

7. 神经系统疾病　如腹壁神经痛、腹型癫痫。

【附】

（一）内科急腹症

1. 临床特点　腹痛呈间断性、游走性和不规则性，缺乏明确的腹痛定位。腹痛一般不超过 3～6 小时，或＞6 小时渐趋好转，或＞72 小时未见病情恶化。全腹痛、病程长而全身情况无明显恶化。患者先有发热、头痛、胸痛或腹泻，后有腹痛。腹痛喜按，腹部无明显阳性体征。

2. 腹腔外病变器官的临床表现　呼吸急促，有心、肺等器质性病变体征。腹腔外器官疾病的体征逐渐明显。

3. 辅助检查　X 线检查发现胸膜、肺、心或心包征象。心电图有明显有关的改变。B 超、CT 等可发现有关病变器官的征象。

（二）妇科急腹症

妇科急腹症腹痛常起始于或局限于中下腹部，向会阴部放射，可发展至全腹。腹痛常与月经、阴道出血或分娩等有密切关系。

（三）儿科急腹症

1. 年龄特征　新生儿或婴儿先天性畸形多见，2 岁以内的幼儿肠套叠多见，幼儿、儿童及少年肠道或胆道蛔虫病多见。

2. 轻的局部病变可引起明显的全身反应。

3. 顽固性腹胀，反复呕吐，阵发性哭闹。

4. 有下列情况之一者　①出生后 2～3 日内无胎粪排出；②新生儿持续性或进行性呕吐；③新生儿呕吐伴上腹部或全腹膨胀；④婴幼儿阵发性哭闹伴有腹部肿块及血便。

（王　宇）

第三十一章　消化道大出血的诊断及处理原则

一般将 Treitz 韧带作为上、下消化道的分界。上消化道出血是指 Treitz 韧带以上的消化道包括食管、胃、十二指肠和胆、胰疾病引起的出血，胃空肠吻合术后的空肠病变出血亦属此范围；Treitz 韧带以下至肛管的出血称为下消化道出血。

第一节　上消化道大出血的诊断及处理原则

上消化道大出血（massive hemorrhage of the upper gastrointestinal）常指呕血和便血，一般数小时内消化道出血量在 1000ml 以上或超过循环血量的 20%以及足以造成循环血量波动引起休克体征者，称之为大出血。

【病因】

（一）引起上消化道大出血的常见原因

1. 胃、十二指肠溃疡出血　占 40%～50%，其中 3/4 是十二指肠溃疡。

2. 门静脉高压症食管下段和胃底黏膜下层的静脉曲张破裂出血　约占 20%。

3. 急性胃黏膜病变和应激性溃疡出血　约占 20%。

4. 胃癌出血　占 2%～4%。

5. 胆道出血（hemobilia）。

（二）临床分析

临床上在对出血原因进行判断时，还按以下四方面进行分析：

1. 是否来自消化道自身的原因　如溃疡、炎症、肿瘤、血管畸形、憩室和损伤等。

2. 有无临近器官和组织的原因　如胸主动脉瘤穿破至食管引起大出血等。

3. 有无全身或系统性疾病引起的出血　如全身出血倾向、血液病、创伤、尿毒症等。

4. 有无药物的原因　如在器官移植中大量使用皮质激素作为免疫抑制剂，造成应激性溃疡出血，水杨酸类药物（如阿司匹林）引起的急性胃黏膜损害造成的大出血等。

尽管如此，仍有原因不明的出血，这可能是对一些疾病的认识不清、缺乏有效的检查手段或在检查时被遗漏等原因造成。

【出血原因的鉴别】

食管静脉曲张破裂出血一般以呕血为主，胃出血依病变部位、出血速度、量可表现为呕血或便血，十二指肠病变及胆道、胰腺的出血多以黑便为主。

（一）溃疡病出血

80%～90%的患者都有长期规律性上腹疼痛病史，并在饮食不当、精神疲劳等诱因下并发出血，出血后疼痛减轻或消失；十二指肠溃疡出血往往在右上腹有一固定压痛点。临床上所见的大出血部位多在胃小弯侧或十二指肠球部后壁，是因胃溃疡侵蚀胃左、右动脉分支或十二指肠溃疡侵蚀胰十二指肠动脉或胃十二指肠动脉所致。

（二）肝硬化、食管下段和胃底黏膜下层的静脉曲张破裂出血

患者常有肝病史，体检可发现慢性肝病体征，如肝掌、蜘蛛痣、巩膜黄染等，严重者可出

现腹壁皮下静脉曲张、肝脾大、腹水等，血常规检查可表现贫血和血小板减少等脾功能亢进症状。

患者发病突然，呕血量大、来势凶猛，一次出血量可达 500～1000ml，迅速陷入休克。对门脉高压症与胃十二指肠溃疡造成大出血的鉴别除依据病史及查体外，肝功能试验、血氨测定、磺溴酞钠（BSP）试验等尤有帮助，因肝硬化导致的食管下段或胃底黏膜下层的曲张静脉破裂出血者，行 BSP 廓清试验表现 BSP 潴留，而溃疡病引起出血者则为正常。

（三）急性胃黏膜出血和应激性溃疡

急性胃黏膜出血又称急性糜烂性胃炎、急性表浅性溃疡、出血性胃炎等，发病诱因与药物、饮食因素有关，如连续服用阿司匹林、吲哚美辛等，有时仅一片阿司匹林即能引起出血性胃炎。大量饮酒也是诱因之一，一般认为这是因为胃黏膜屏障遭到破坏，氢离子逆向弥散，进而损伤毛细血管和小静脉所致，其病理特点是胃黏膜糜烂和浅溃疡形成，且散在、多发、不侵犯肌层，愈合后多不遗留瘢痕。

应激性溃疡的发生多与严重创伤、颅脑损伤（Cushing 溃疡）、颅脑手术后、严重烧伤（Curling 溃疡）、感染、休克、组织缺氧或使用皮质激素等有关，其病灶可为单发或多发，偶有合并穿孔者。在病理表现上溃疡常侵犯肌层，造成急性黏膜损害和出血，愈后常留有瘢痕。

急性胃黏膜出血和应激性溃疡出血在临床上可表现为突然大量出血，严重时可导致晕厥或休克。在开展急症内镜检查后此类患者得到确诊者日益增多，故在上消化道出血的诊断中应予足够的重视。

（四）胃癌及其他胃部肿瘤

其他胃部肿瘤包括胃恶性淋巴瘤、平滑肌瘤，均可因病变侵蚀血管而发生大出血。胃癌患者出血前常有食欲缺乏及消瘦，贫血与出血的程度不相称，出血后上腹疼痛不减轻，有时反而加剧。对于有上消化道出血且年龄偏大的中老年人，特别是伴有慢性贫血的胃病患者应警惕胃癌的可能性。

（五）胆道出血

胆道结石、蛔虫、感染等原因造成的胆源性肝脓肿破溃而与门静脉或肝动脉分支发生交通，使大量血液涌入胆道再流入十二指肠是主要原因，但也有肝外胆道出血者是胆管后壁穿破门静脉所致；也可见于肝癌、肝血管瘤等；大多数肝外伤后发生胆道出血病例，多在肝创伤数周后发生，是外伤引起肝实质中央破裂、感染导致肝动脉分支破入肝胆管引起；医源性胆道出血多因经皮肝穿刺活检或经皮穿刺胆道造影所致，若损伤大的肝动脉分支，可引起大出血，甚至导致死亡。

（六）少见的外科疾病引起的上消化道大出血

1. 食管黏膜撕裂症（Mallory-Weiss 综合征）　最常见的诱因是大量饮酒后，剧烈恶心、呕吐引起的食管贲门处黏膜纵行撕裂而造成的大出血。

2. 胃壁血管畸形　如 Dieulafoy 病即胃黏膜下小动脉破裂，病变多在小弯侧贲门下 6cm 范围内，在斑片状受损黏膜下可见破裂小动脉呈喷射样出血。

【诊断】

对上消化道大出血的患者当务之急是首先处理因失血造成的低血容量休克，并详细询问病史，及时对患者进行有关查体及必要的辅助检查以期做出诊断。

（一）病史

近 70% 的上消化道出血可通过询问病史做出初步诊断，在对病史询问中应注意以下问题：

1. 出血的次数、颜色，呕血或便血的数量，可能的诱因，出血前后的症状。

2. 本次出血与以往所患消化道疾病的联系　如有无溃疡病或肝病史，有无因某种疾病而使用激素或水杨酸类药物史等。

3. 有无消化道以外的病因　如是否有存在可引起消化道出血的全身或系统性疾病。

4. 根据症状及患者的自我感觉推论出血停止还是正在进行。

5. 在院外的治疗情况　包括治疗方法及患者对治疗的反应。

（二）体检

1. 除认真观察并记录重要生命体征外，还应注意发现导致出血的原发性疾病的证据，如肝掌、蜘蛛痣、腹壁皮下静脉曲张、肝脾大等，有助于对门静脉高压症的诊断；上腹部深压痛应考虑到胃十二指肠溃疡的可能；腹痛、发冷、发热、黄疸、上腹部压痛、消化道出血的先后出现以及周期性出血等是胆道出血的特征；发现皮肤、黏膜出血点应注意是否血液病引起的消化道出血，从腹部肿块应想到有消化道肿瘤等原因引起出血的可能。

2. 对失血量做出较确切的估计　由于受到胃液和消化液的影响，仅根据呕血、便血量很难对实际出血量做出正确估计，由于出血速度的不同及对出血反应的个体差异，出血量与症状间也未必完全一致；在出血的初期，虽然血容量已经减少，但血液稀释尚未充分表现出来，故血液组成最初变化不大而且还可能由于并存脱水而掩饰了贫血，因此应根据脉搏、血压等循环动态变化来推算出血量。

成年人如出血在500ml以下，可无明显全身症状；出血在500～800ml时可出现心悸、气促、眩晕及四肢冷感等症状；出血量在800～1600ml时，患者上述症状加重，尿量减少；当出血量达1600ml以上时，患者可出现黏膜苍白、皮肤湿冷、表浅静脉塌陷、意识淡漠、反应迟钝，以致陷入严重休克状态。

脉搏的改变是失血程度的重要指标。急性消化道出血时血容量锐减，最初的机体代偿功能是心率加快。小血管反射性痉挛，使肝、脾、皮肤血窦内的储血进入循环，增加回心血量，调整体内有效循环量，以保证心、脑、肾等重要器官的供血。一旦由于失血量过大，机体代偿功能不足以维持有效血容量时，就可能进入休克状态。所以，当大量出血时，脉搏快而弱（或脉细弱），当脉搏每分钟增至100～120次或以上，估计失血为800～1600ml；当脉搏细微，甚至扪不清时，估计失血已达1600ml以上。

当急性失血800ml以上时（约占总血量的20%），收缩压可正常或稍升高，脉压缩小。尽管此时血压尚正常，但已进入休克早期。急性失血800～1600ml时（占总血量的20%～40%），收缩压可降至9.33～10.67kPa，脉压小。急性失血1600ml以上时（约占总血量的40%），收缩压可降至6.67～9.33kPa，更严重的出血，血压可降至零。

3. 判断是否继续出血　临床上不能单凭血红蛋白在下降或粪便呈柏油样来判断出血是否继续。因为一次出血后，血红蛋白的下降有一定过程，而出血1000ml，柏油样便可持续1～3天，粪便隐血可达1周，出血2000ml，柏油样便可持续4～5天，粪便隐血达2周。有下列表现，应认为有继续出血：

（1）反复呕血、黑粪次数及量增多，或排出暗红甚至鲜红色血便。

（2）胃管抽出物有较多新鲜血。

（3）在24h内经积极输液、输血仍不能稳定血压和脉搏，一般状况未见改善；或经过迅速输液、输血后，中心静脉压仍在下降。

（4）血红蛋白、红细胞计数与血细胞比容继续下降，网织细胞计数持续增高。

（三）实验室检查

1. 动态观察血红蛋白、红细胞、血细胞比容的变化。在急性大出血最初几小时，由于血液稀释尚不充分，上述指标无明显下降，待3～4小时后血液稀释出现，特别是输入液体后，上述指标会明显下降。血小板计数，出、凝血时间，血常规等检查，有助于胃、十二指肠溃疡与肝硬化引起的食管静脉破裂出血鉴别诊断。

2. 肝功能检验和血氨测定　有助于胃、十二指肠溃疡与门静脉高压症引起大出血的鉴别。

前者肝功能正常，血氨不高；而后者肝功能明显异常，血氨升高。

3. 做肾功能、电解质及酸碱平衡的测定；进行有关出血性疾病与血液病的实验室检查。

上消化道大出血后数小时，血尿素氮增高，1～2天达高峰，3～4天内降至正常。如再次出血，尿素氮可再次增高。尿素氮增高是由于大量血液进入小肠，含氮产物被吸收。而血容量减少导致肾血流量及肾小球滤过率下降，则不仅尿素氮增高，肌酐亦可同时增高。如果肌酐在 $133\mu mol/L$ 以下，而尿素氮大于 14.28mmol/L，则提示上消化道出血在 1000ml 以上。

（四）特殊检查方法

1. 胃管检查　这种方法简单易行，有较大的实用价值，安置胃管后根据从胃管抽吸的内容了解出血情况，如使用三腔两囊管则兼具检查和治疗作用。

2. 纤维内镜检查　对上消化道大出血应争取在初始复苏情况稳定时尽快进行，末次出血后 12 小时内行内镜检查阳性率可达 95%。

3. 选择性腹腔动脉造影　当出血速度在每分钟 0.5ml 以上时可经股动脉插管进行选择性腹腔动脉造影，病变部位可见造影剂渗出，该法适用于在内镜和 X 线钡餐检查不能确定出血部位时使用，对上、下消化道出血的定位和病因诊断都有一定帮助，还可通过注射药物达到止血目的。

4. 钡餐造影　急症钡餐造影可帮助发现食管或胃底黏膜下层静脉曲张或胃十二指肠病变，但一般阳性率不高，故多用于出血稳定后的病因检查。

5. 胶囊内镜检查　对原因不明的消化道出血和小肠疾病具有诊断价值，特别是对小肠出血性病变的诊断具有独特的优越性。

6. 增强螺旋 CT 扫描　对消化道出血的出血部位检出率达 85%。

7. 放射性核素扫描　对上、下消化道出血的诊断价值已得到较为普遍的承认。

在以上检查方法中，内镜检查应列为首选，当胃内积血过多，积血和血凝块不易清除难于进行内镜检查时，则应考虑采用选择性腹腔动脉造影检查，由于钡剂在消化道的存留会影响造影剂在出血部位外溢的观察，故采用选择性腹腔动脉造影时应避免先做钡剂造影检查。

【处理原则】

（一）紧急处理

应先建立有效的静脉补液通道，可先输入平衡盐溶液、生理盐水或低分子右旋糖酐。当血红蛋白低于 90g/L，收缩血压低于 12kPa（90mmHg）时，应立即输入足够量的全血。对肝硬化门静脉高压的患者要提防因输血而增加门静脉压力继发再出血的可能性；要避免输血、输液量过多而引起急性肺水肿或诱发再次出血。

在处理患者过程中应进行中心静脉压的监测，以指导补液速度和补液量，注意保持呼吸道通畅并观察尿量，记录生命体征的变化，及时完成各项必要的实验室检查，填写抢救记录，随时对患者情况做出客观的估计，以便决定下一步的处理。

（二）明确出血原因、迅速采取针对性的止血措施

1. 对于胃、十二指肠溃疡大出血　一般可在内镜直视下于出血局部注射药物（如鱼肝油酸钠）、喷洒凝血酶或使用电凝、激光止血。选择性腹腔动脉造影也为止血措施之一，在证实出血部位后经留置的导管注入垂体后叶素进行药物止血，垂体后叶素每分钟 0.1～0.3 单位持续滴注 20 分钟后可再进行动脉造影，若显示远端动脉收缩，血流向前进入毛细血管出现静脉像，且无药液外渗则表示注射速度适当，即固定导管，用灌注泵持续滴注至少维持 18～24 小时，可获满意效果。此外经胃管灌注冷生理盐水加去甲肾上腺素、胃内灌注抗酸剂碱化胃腔并使用 H_2 受体阻断药西咪替丁或质子泵抑制剂奥美拉唑等药物调整胃液 pH 值保持在 6 以上，通过酌情选用以上措施多数出血可获控制；但对溃疡病史长、年龄偏大（60 岁以上）或出血不止、暂时停止后又出血者应积极进行手术治疗。手术方式基本有两种，一种为局部缝合止

血，适用于一般情况不佳、不能耐受较大手术者，另一种方式为溃疡根治性手术，即在出血部位进行缝扎后进一步完成包括溃疡在内的胃大部切除术。

2. 对门脉高压症引起的食管或胃底静脉破裂出血　应首选内镜直视下硬化剂注射疗法或对曲张静脉进行套扎术，如条件允许，可行经颈内静脉门静脉-腔静脉分流术（TIPS）。三腔两囊管压迫止血疗法是一种有效的、暂时控制出血的非手术治疗方法。半个世纪以来，此方法一直是治疗食管静脉曲张大出血的首选方法，近期止血率为90%，适用于以下情况：①内镜下注射或套扎止血失败而患者因肝功能差又不能耐受手术者；②由于技术或设备的原因不能进行内镜止血等方法者；③作为手术前的准备。TIPS是指经颈静脉插管至肝静脉后，穿刺肝实质至肝内门静脉分支，将可扩张的金属支架置入后建立肝内门静脉与下腔静脉之间的分流道，以使整个肝外门静脉系区域的压力显著降低，从而达到治疗胃食管静脉曲张破裂出血和腹水等门静脉高压并发症，对于90%以上的急性出血患者有效。药物止血被视为综合治疗中的一种措施，包括垂体后叶素或人工合成的生长抑素类似药物（如奥曲肽）。两者均具有收缩内脏血管、降低内脏血流量、降低门静脉压力的作用。手术疗法应选择肝功能较好、能耐受手术打击的患者，但有些患者是经非手术方法止血失败的，这就增加了手术死亡率，因此在最初进行治疗方法的选择时，对肝功能较好的患者以积极采取手术治疗为宜，以免因非手术疗法止血失败而延误了手术时机。手术方式大体分为门静脉-奇静脉断流术和急症分流术两类，前者通过采用贲门周围血管离断达到阻断食管下段和胃底曲张静脉反常血流、确切止血的目的，后者可通过门静脉-体静脉分流降低门静脉压力，达到止血目的，但要求患者具备较好条件，且手术死亡率高。

3. 对急性胃黏膜糜烂和应激性溃疡的出血　可于胃内灌注抗酸药、使用含铝化合物，并应用西咪替丁或奥美拉唑以抑制胃酸分泌，减少胃酸对胃黏膜的刺激、腐蚀作用，使胃pH值维持在6~7，亦可选用奥曲肽等。手术治疗用于难于控制的大出血或应激溃疡造成穿孔的病例，手术方式可为胃大部切除术或加行迷走神经切断术。

4. 对出血部位不明的上消化道大出血　在采用非手术疗法治疗难以奏效的情况下，开腹探查应是积极措施，手术可采取右上腹经腹直肌切口，进入腹腔后首先探查胃、十二指肠，当未发现病变时再顺序探查引起出血相应器官，排除门静脉高压症、肝、胆道、胰腺等原因引起的出血，并积极寻找腹腔内有可能导致出血的病灶。在一般情况下，胃和十二指肠内多有积血，此时可在胃窦部前壁、胃大弯与胃小弯之间，沿胃长轴在少血管区分别向上、向下各切开5cm，吸净积存于胃内的血块，用生理盐水冲洗胃腔并顺序对贲门处、贲门下、胃底、胃体及胃窦区进行仔细检查。注意有无出血灶，胃内壁黏附的血块有可能为出血所在，有时一经清除血痂即见小动脉呈喷射样出血。对十二指肠球部的探查可通过手指触摸或切开幽门前壁后进行，探查十二指肠第二、三、四段则需切开十二指肠侧腹膜以及游离右侧结肠及小肠后进行，每一步骤应确实、清楚，应避免重复探查增加器官损伤，对手术探查仍未发现病灶的病例原则上应避免盲目胃切除手术。

第二节　下消化道大出血的诊断及处理原则

便血多为下消化道出血（massive hemorrhage of the lower gastrointestinal），通常可分两种情况，即慢性或间歇性的中、小量出血和急性大量出血。前者指有肉眼可见的血便，包括鲜血、果酱样和暗红色稀便，但尚未引起血流动力学改变；后者则指短期内的大量出血，常致休克而需紧急处理。下消化道的出血病灶有80%~90%是在结肠和直肠，最常见的病变是肿瘤、息肉、痔等。由于下消化道的范围广泛，可引起出血的病种繁多，故其诊断常较上消化道出血更为复杂而困难。尽管应用了新诊断技术甚至手术探查，但仍有5%左右的下消化道出血病例未能找到其确切病因。

常见下消化道出血病变的性质和表现大致归纳见表 31-2-1。

表 31-2-1　下消化道出血病变的性质和临床表现

病因	病名	病变部位	病变性质	临床表现	粪便或化验特征
先天性或遗传性	家族性腺瘤性息肉病	全大肠病变	为一种多发性腺瘤性息肉病，有癌变倾向	多见于青少年，40 岁以后常致恶变。临床表现为便血、腹泻	多为新鲜血便，常粘在便表面，呈丝状，偶可有较多新鲜血便
	色素沉着息肉综合征（Peutz-Jeghers 综合征）	主要在空肠，其次在回肠，偶尔可在胃和结肠	胃肠道多发息肉，为一种错构瘤性质	伴口唇黏膜和皮肤色素沉着，常便血、腹痛和肠套叠，可致贫血	根据出血多少可以为新鲜血便，果酱样便或粪便潜血
炎症性	溃疡性结肠炎	主要在乙状结肠及直肠，也可累及全结肠	黏膜弥漫性充血、水肿，表面呈细颗粒状，有糜烂及溃疡，反复发作者可有溃疡伴息肉形成，结肠袋消失，肠袢短缩	轻者仅在成形便中混有少量鲜血和黏液；重者有西红柿样黏液血便，伴腹痛	粪便呈糊状，重者可稀水样，有大量黏液脓血，显微镜检见红细胞及脓细胞
	局限性肠炎（Crohn 病）	以末段回肠多见	病变呈节段性分布，炎症波及肠壁各层，浆膜面充血、水肿，有纤维素渗出，黏膜有交叉裂隙，其间的黏膜小岛呈"鹅卵石"样	腹泻、腹痛、低热、体重减轻等，易并发肠梗阻，偶可并发急性穿孔或大量便血	粪便潜血常阳性，病变涉及左半结肠及直肠者，有黏液血便
肿瘤性	结直肠癌	自盲肠到肛管均可发生，但 75% 在乙状结肠以下，50% 在直肠	右半结肠包括盲肠癌，大多为菜花状癌；左半结肠包括直肠癌，多为溃疡型癌	右半结肠癌易出血，贫血、消瘦多见；左半结肠癌和直肠癌，易致肠梗阻，有便血、腹痛、呕吐	粪便潜血多为阳性；粪便变形，表面附有血迹或黏液血便
	小肠肿瘤	平滑肌瘤多在空肠，良性的息肉多在回肠	主要为出血，有时可引起肠道狭窄或肠套叠	除便血外，有时有腹痛、呕吐	间歇性鲜血便或柏油样便，有时仅为持续隐性出血
血管病	急性出血肠炎	儿童多见于回肠，老年可见于结肠脾曲	病变肠管常呈节段性，肠壁充血、水肿广泛出血、坏死和溃疡形成	起病急骤，为急性腹痛和阵发性绞痛，有发热、呕吐、腥臭血便	果酱样血便及新鲜血便
血液病	血小板减少性紫癜	主要为皮肤瘀点、瘀斑，或为黏膜及内脏出血	因血小板减少而有凝血机制异常，常有腹痛或关节痛，皮肤黏膜常有出血紫癜	好发于儿童，女性多见。发病急，皮肤黏膜、胃肠道均可出血	血小板减少，出血时间延长，毛细血管脆性试验阳性
	血友病	多为皮肤、黏膜出血，常伴关节血肿	为一种遗传性出血病变，因缺乏 Ⅷ、Ⅸ 和 Ⅺ 因子而有凝血障碍	有全身出血倾向，时有关节血肿；婴幼儿即可发病，持续终生	粪便可呈果酱或鲜血便，大出血罕见

续表

病因	病名	病变部位	病变性质	临床表现	粪便或化验特征
其他疾病	肠息肉	多见于左半结肠或直肠	大多为炎症性病变，有时可为腺瘤性	有血便，无腹痛，有便意不尽感	血在粪便表面，呈丝状
	肠憩室	Meckel 憩室多在回肠末段	为脐肠管发育畸形，可并发炎症致溃疡、出血、穿孔	平时不易发现，有炎症时很像急性阑尾炎	突发的间歇性鲜血便
	内痔、肛裂		痔静脉曲张、肛门皮肤裂伤	便后出血，有时疼痛	便后滴血，在粪便表面

【诊断】

（一）临床资料

1. 病史　便血患者应问明起病之缓急、病期的长短，发病前后有无急性腹痛、发热、排便习惯和粪便形状改变、便秘或腹泻，有无心血管、血液、消化道多发性息肉病等病史，有无近期服药史，观察血便的形式和出血的多少，这些对明确诊断有重要意义。

2. 体格检查　有口唇、面颊黏膜或皮肤色素斑块者提示为色素沉着息肉综合征；有皮肤瘀斑或关节肿胀者提示为过敏性紫癜或血友病等。腹部可触及疼痛包块者，可能为炎性病变，无痛的可能为回、结肠肿瘤。患者有肠鸣音亢进者病变一般在小肠，有腹胀者病变多在下段结肠或直肠。

3. 实验室检查　癌胚抗原（CEA）阳性者对大肠癌的诊断有一定帮助。

（二）诊断程序

1. 初步推断出血部位　根据出血的程度、便血的性质，以及是否伴有腹痛、呕吐或腹泻等症状，是否有排便次增多、里急后重等感觉，便时是否有肛门疼痛或肛门脱垂等现象，能初步分析其出血部位，这样就可以针对病变的部位做相应的特殊检查以肯定其诊断。

2. 进行各种检查以求确诊

（1）直肠指检：是诊断下消化道出血的首要和必要步骤。约80%的直肠癌就是通过直肠指检时被发现的。

（2）纤维结肠镜检查：不仅可直接观察整个结肠的黏膜情况，且可同时做活检和细胞学检查，并进行治疗，在急性出血后24小时进行检查，确诊率可达90%以上。

（3）小肠镜检查：内镜图像清晰并能进行活检，检出率达86%。但临床尚未普及。

（4）小肠分段气钡造影：可以较明确观察小肠有无病变，对小肠的微小病变也能获得较明确的诊断。

（5）选择性腹腔动脉造影和胶囊内镜检查（第三十一章第一节）。

（6）钡剂灌肠检查：对结肠的憩室病和肿瘤的诊断有重要价值。

【治疗】

（一）治疗原则

下消化道出血的诊断一般应以定位为先，但一旦明确了病变部位以后，治疗时应根据病变的性质和出血的缓急行不同处理。下消化道出血的诊断和治疗程序可归纳为表31-2-2。

（二）治疗方法

下消化道出血主要是病因治疗，大出血时应积极抢救。

1. 紧急处理　详见本章第一节。

2. 手术治疗　在出血原因和出血部位不明确的情况下，不主张盲目行剖腹探查，若有下列情况时可考虑剖腹探查术：①仍有活动性大出血并出现血流动力学不稳定，不允许做动脉造影或其他检查；②上述检查未发现出血部位，但出血仍在持续；③反复类似的严重出血。剖腹探查有较高的病死率及并发症发生率，因此是最后的选择。术中应全面探查，消化道应全程仔细触摸，并将肠道提出，结合在灯光下透照，有时可发现小肠肿瘤或其他病变。如果仍未发现病变（约占1/3），可采用经肛门和（或）经肠造口导入术中内镜检查。手术医生协助导引进镜、并可转动肠管，展平黏膜皱襞，使内镜医生获得清晰视野，有利于发现小而隐蔽的出血病灶。同时，手术医生通过内镜透照，有时亦可从浆膜面发现病灶。

3. 介入治疗　在选择性血管造影显示出血部位后，可经导管行止血治疗。

（1）动脉内灌注垂体后叶素：动脉插管造影发现出血部位后，经局部血管注入垂体后叶素，每分钟0.2～0.4单位，灌注20分钟后，造影复查，确定出血是否停止。若出血停止，继续按原剂量维持12～24小时，逐渐减量至停用。然后在导管内滴注右旋糖酐或复方氯化钠溶液，证实无再出血后拔管。约80％的病例可达到止血目的。

（2）动脉栓塞：对动脉造影后动脉输注垂体后叶素无效病例，可做超选择性插管，在出血灶注入栓塞剂。本法主要缺点是可能引起肠梗死，对拟进行肠段手术切除的病例，可暂时止血。

4. 内镜治疗　急诊结肠镜检查如能发现出血病灶，可试行内镜下止血。具体方法有激光止血、电凝止血等以及对出血病灶喷洒肾上腺素、凝血酶、血凝酶等。

5. 病因治疗　针对不同病因选择药物治疗、内镜治疗、择期外科手术治疗。

表 31-2-2　下消化道出血的诊断治疗程序

便血
↓
病史，检查（判断为下消化道出血）
↓
直肠指检及乙状结肠镜检查
↓
确诊　　阴性
↓　　　↓
按病因处理　纤维结肠镜检查
↓
发现病灶　　未发现病灶
↓
胶囊内镜　动脉造影或放射性核素检查
↓　　　↓
未发现病灶　发现病灶
↓　　　↓
如持续大量出血　病因治疗
↓　　　↓
急诊手术探查　出血停止
↓　　　↓
未发现病灶　——→　密切观察

（张浩民）

第三十二章　腹主动脉和周围血管与淋巴管疾病

血管外科疾病种类繁多，主要病理改变是血管的狭窄、闭塞、扩张、破裂以及静脉瓣膜关闭不全等。临床表现各有异同，常见症状和体征有疼痛、肿胀、感觉异常、局部肿块、皮肤温度和色泽改变以及皮肤营养性改变等。主要疾病包括：动脉硬化闭塞症、动脉瘤、动脉夹层、血栓闭塞性脉管炎、大动脉炎、颈动脉体瘤、下肢静脉曲张、原发性下肢深静脉瓣膜关闭不全、深静脉血栓形成、动静脉瘘、淋巴水肿等。

第一节　腹主动脉瘤

腹主动脉瘤（abdominal aneurysm）曾被认为是威胁生命的常见病。近十余年来，虽然本病的发病率和诊出率越来越高，但是由于血管外科诊疗技术不断发展、手术前充分准备、手术后妥善处理、手术方法不断改善，使许多腹主动脉瘤患者获得治愈的机会，并减少了并发症的产生，延长了患者的生命。

在国外，60 岁以上人群发病率达 2%～4%，且多见于老年男性。流行病学资料表明，未经治疗的腹主动脉瘤 5 年内破裂率：瘤体直径在 4cm 以内者为 10%～15%，5cm 以内者约为 20%，6cm 者约为 33%，7cm 以上者为 75%～95%。腹主动脉瘤破裂是一种极其凶险的外科急腹症，死亡率为 50%～80%。所以腹主动脉瘤破裂前的干预性治疗有极为重要的意义。

【病因及病理生理】

（一）病因

腹主动脉瘤的病因主要是动脉粥样硬化，约占 95%，其他为创伤性、医源性、感染性、动脉壁中层退行性变、先天性、非感染性主动脉炎及梅毒等。由于动脉硬化等原因使动脉壁的结构失去正常的完整性，因管腔狭窄使血流形成漩涡及血流增速，对血管壁冲击压力增大，使血管扩张，形成动脉瘤。血管的直径增加，使得血管壁上所承受的张力明显增加，在持续高压血流的冲击下，动脉壁薄弱部分越来越膨胀，使瘤体越来越大最后导致动脉壁破裂。

（二）病理

动脉瘤一般为单个球形或梭形，病理上可分为三类：

1. 真性动脉瘤　瘤壁层为完整的动脉壁结构。

2. 假性动脉瘤　无完整动脉壁结构，瘤壁由动脉内膜或纤维组织构成，瘤腔与动脉管腔相通，临床多见于创伤性动脉瘤。

3. 夹层动脉瘤　动脉内膜破裂后，动脉血流经动脉内膜及中膜间穿行，使动脉壁分离、膨出，瘤体远端可与血管腔再相通，呈夹层双腔状。动脉瘤内可形成附壁血栓；可继发感染；瘤壁薄弱处可破裂，引起严重出血（图 32-1-1）。

（三）分类

根据瘤体侵犯部位的不同，可分为两大类：

1. 高位腹主动脉瘤　于肾动脉水平以上膈段的腹主动脉瘤，也称为胸腹主动脉瘤。

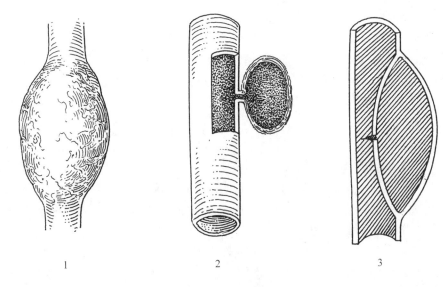

图 32-1-1　动脉瘤病理分类

1. 真性动脉瘤；2. 假性动脉瘤；3. 夹层动脉瘤

2. 腹主动脉瘤　临床上多见的是位于肾动脉水平以下的腹主动脉瘤，也称肾下腹主动脉瘤。

【临床表现】

腹主动脉瘤患者多见于男性，以北京安贞医院一组住院 205 例腹主动脉瘤患者为例，男女之比为 8.23：1（183/22），平均年龄为 71±15 岁，高龄患者越来越多，最高年龄为 94 岁。多数患者为体检或无意中发现腹部有搏动性肿物，无其他症状。有一些患者会有腹痛，均多位于脐周及中上腹部，如果为突发的疼痛，要警惕有夹层动脉瘤形成及动脉瘤破裂的可能。当动脉瘤侵犯腰椎时，可有腰骶部痛。此外，患者常有下肢急、慢性缺血的症状。有时动脉瘤增大，甚至穿入十二指肠或空肠，即可发生上消化道出血；瘤体增大后压迫胆总管出现黄疸；压迫十二指肠引起肠梗阻；腹腔动脉和肠系膜上动脉缺血时，可引起餐后疼痛；压迫输尿管，可引起肾盂积水、肾绞痛或血尿；压迫膀胱，可能有尿频、尿流呈波动状等。最危险的是瘤壁越来越薄，当血压增高、外伤等因素刺激时，容易引起瘤壁破裂，导致失血性休克，甚至威胁生命。

最主要的体征是在脐周围或中上腹部扪及有膨胀性搏动的肿块，瘤体直径为 3～20cm。病变早期瘤体没有压痛，当增大到一定程度时，可有不同程度的压痛，并可听到收缩期杂音和触及震颤感。有时瘤体肿大到一定程度，瘤内血栓不断形成可以引起下肢缺血症状，比如下肢血压下降，胫后动脉和足背动脉搏动减弱或消失，或瘤体内血块或钙化碎片脱落，堵塞下肢动脉引起急性下肢缺血症状。瘤体压迫髂静脉，引起下肢肿胀。压迫精索静脉可引起精索静脉曲张。腹主动脉瘤的患者常伴有高血压、冠心病和脑血管疾病等，检查时要注意全身情况。

【诊断与鉴别诊断】

（一）检查方法

1. 腹部 X 线检查　一些患者动脉壁有钙化时，在腰椎一侧或两侧可见到钙化的弧形阴影，似蛋壳状。瘤体软组织阴影，腰大肌阴影消失或椎体破坏。但在早期瘤体较小，患者年龄较小时，钙化阴影不易看到。

2. 超声检查　B 型超声及彩色多普勒超声检查有助于腹主动脉瘤的诊断，根据扫描图像可以了解下列问题：有无腹主动脉瘤；腹主动脉瘤的直径大小；动脉瘤腔内有无血栓形成，血栓部位、大小、范围以及动脉瘤腔内通道的口径大小；动脉瘤壁的厚度、完整性及搏动的幅度；了解腹主动脉瘤上、下端腹主动脉的腔径大小、规则及钙化程度；了解肾动脉以下是否有正常腹主动脉，如有则可确定为肾下型腹主动脉瘤；还可以了解腹主动脉壁是否存在夹层，以及真、假腔的血运情况；了解髂动脉管腔是否有瘤样扩张，如有则合并有髂动脉瘤；因为超声检查为无损伤的检查，可以对非手术患者进行追踪观察，了解瘤体增长程度，对手术后患者了解手术效果，对腹主动脉瘤腔内隔绝术后的患者可以检查是否存在Ⅰ、Ⅱ型内漏。

3. 多普勒超声血流检查　可以明确双下肢各节段的血压，了解髂动脉及双下肢主干动脉有无狭窄及阻塞。

4. 电子计算机断层技术（CT）　对肾上腹主动脉瘤、胸腹主动脉瘤以及累及髂总动脉的腹主动脉瘤在诊断和测量上有明显的优越性，从影像学上它可得到胸腹段的各个横切面的图像，以便了解瘤体与脏器的关系。高速螺旋CT也可以合成三维的动脉瘤图像（CTA）（图32-1-2）。

5. 磁共振血管成像检查（MRA）　能清晰显示主动脉瘤的形态，除横断面外还可以得到矢状面的图像及合成的二维及三维图像，对诊断动脉瘤和动脉瘤夹层等极有帮助。

6. 腹主动脉造影（DSA）　过去列为常规检查，但现在认为腹主动脉瘤腔内常有附壁血栓，造影剂只能通过动脉瘤的中央部分，不能反映出全貌，只有在下列情况才能考虑腹主动脉造影：①诊断不肯定，但又高度怀疑者；②怀疑兼有肾动脉病变者；③瘤体较大，肿块上段较高，而怀疑肿块在肾动脉以上，需了解病变范围和累及的血管，以决定手术方案者；④存在多处动脉瘤，如髂动脉瘤、股动脉瘤；⑤估计可以行腔内治疗的病例，以测量腹主、髂动脉的内径及瘤体近远心端正常段管腔的长度等（图32-1-3）。

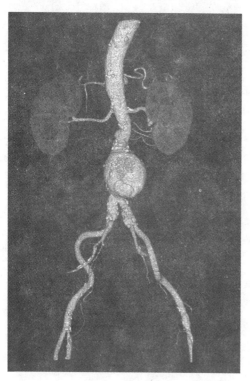

图32-1-2　肾下型腹主动脉瘤CTA影像

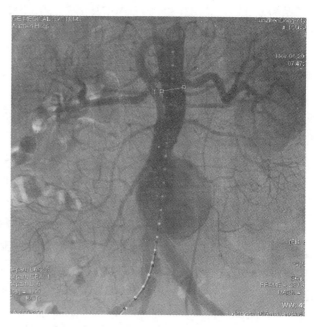

图32-1-3　肾下型腹主动脉瘤动脉造影

7. 其他　手术前对患者的全身状况也要有全面的了解，包括超声心动图及肺功能检查以了解心、肺功能，放射性核素肾图了解肾功能，对既往有心肌缺血的患者还应做心肌核素显像，必要时须做冠状动脉造影及颅脑CT等。

（二）诊断

腹部脐周围或中上腹扪及有膨胀性搏动的肿物，伴有腹痛及下肢急性或慢性缺血症状者。腹部扪诊瘤体有轻度压痛，在一些病例可以听到血管杂音及震颤，即可怀疑腹主动脉瘤，进一步行彩色超声检查、CT 检查或磁共振成像检查，显示腹主动脉瘤直径大小，近、远端动脉是否正常和动脉瘤与邻近组织的关系，必要时行腹主动脉造影，以进一步明确诊断。

（三）鉴别诊断

在检查腹部搏动性肿块时，要除外迂曲过长的腹主动脉。迂曲过长的腹主动脉常位于中线的左侧，而腹主动脉瘤的边缘应在中线的两侧。另外还需除外腹膜后肿块和胰腺肿瘤，这两种肿瘤有传导性搏动感，但没有膨胀感，腹主动脉瘤有特殊的膨胀感。

【治疗】

（一）手术治疗

手术切除是治疗腹主动脉瘤的主要方法（图 32-1-4，5）。自 1951 年首次报道应用人工移植物治疗 AAA 后，开放手术已经走过了 60 年的历程，技术已经相当成熟，也积累了相当多的经验，远期疗效十分理想。

手术适应证：①对于择期腹主动脉瘤手术，随意确定一个手术临界直径应用于所有患者是不合适的，治疗必须因人而异。②随机研究表明，腹主动脉瘤直径≤5.5cm 者破裂的危险性非常小，除非瘤体增长迅速（每年＞1cm）或有症状出现，因此对于直径≤5.5cm 的腹主动脉瘤进行严密观察是安全的。③5.5cm 可认为是治疗的临界直径。然而对于年轻、低危患者，预期寿命较长，可选择早期手术。如果医师本人开展手术的死亡率较低，而且患者自愿，直径为4.5～5.5cm 者，也可考虑手术。④对于女性或腹主动脉瘤破裂高危患者（如局部瘤体壁菲薄，有破裂的趋向），择期手术的临界直径为 4.5～5.5cm。⑤动脉瘤伴有疼痛和压痛。⑥动脉瘤有引起远端血管栓塞者。⑦动脉瘤压迫胃肠道者或其他症状。

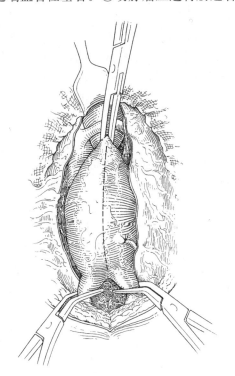
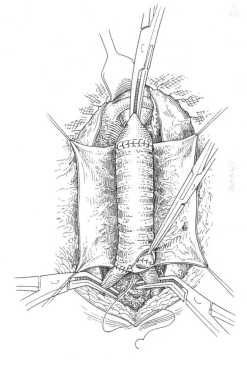

图 32-1-4　肾下型腹主动脉瘤，无创血管　　　　图 32-1-5　切除腹主动脉瘤，行人工
钳阻断肾下腹主动脉和双髂动脉　　　　　　　血管腹主动脉间置移植术

（二）腔内治疗

腹主动脉瘤的腔内修复（EVAR）在 1991 年首次应用于临床后，发展迅速，技术及器材不断改进，并已经有多个随机对照研究的结果，显示其在降低围术期死亡率等方面具有比较明显的优势。近年来腔内血管技术发展迅速，其优点是创伤小，不需要开腹手术，术后恢复快，

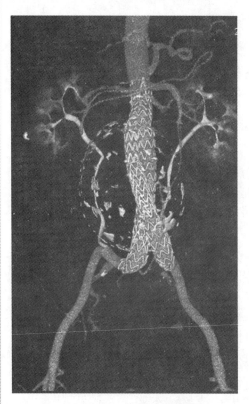

**图 32-1-6　肾下型腹主动脉瘤和
左髂动脉瘤，腔内血管隔绝术**

对心、肺功能要求低。腹股沟区做小切口，或经皮穿刺股动脉，在导丝和导管的引导下，将覆膜支架置入动脉瘤的腔内，覆膜支架固定在动脉瘤近远心端正常腹主动脉或髂动脉上，将动脉瘤置于腹膜支架之外，达到闭合瘤腔及治愈的目的。但其有严格的适应证（图 32-1-6）：腔内治疗的适应证应当与手术治疗原则一致。但它还有以下具体要求：适于腔内治疗的腹主动脉瘤的瘤颈近端成角不可以小于 120°，髂动脉成角最大不能超过 90°；动脉瘤近端瘤颈长度小于 1.5cm、瘤颈的严重钙化、瘤颈内膜附壁血栓形成和漏斗状瘤颈是腔内治疗的禁忌。

近年来，随着腔内技术的进步和腔内器材的改进，腔内治疗的适应证也在扩大。原来为腔内治疗禁忌的情况如瘤颈长度小于 1.5cm 可以使用开窗或分支型覆膜支架治疗。开窗型支架是在腹主动脉覆膜支架的肾动脉开口部位开窗，通常还需要在肾动脉内放置支架，以便能够精确地定位开窗支架的位置。分支型覆膜支架则是真正分支的模块型支架，这些分支覆膜支架可以置入内脏动脉中，重建内脏动脉，用于治疗累及内脏动脉的复杂腹主动脉瘤。开窗支架和支架型支架均需根据患者特点进行定制，且操作复杂，对技术要求高。目前尚缺乏大宗病例的报道，但是随着支架系统新技术的成熟和临床应用，针对复杂主动脉瘤的腔内器材设计上将更趋合理，技术操作将更趋安全、简单，将会有越来越多的复杂性主动脉瘤得到血管腔内修复治疗。腔内治疗后要严格随访，通常采用 B 超及 CTA 随访，以了解有无内漏等情况。

【预防与护理】

腹主动脉瘤的主要病因是动脉硬化，为预防本病的发生，必须从预防动脉硬化着手，限制动物脂肪的摄入，限制高胆固醇类食物的摄入。同时戒烟、戒酒对防治动脉硬化有一定的好处。一旦腹主动脉瘤形成，则更要严格戒烟、戒酒，不宜剧烈活动，避免生气、急躁，保持排便通畅，控制血压在 130/80mmHg 以下，以避免腹主动脉瘤的破裂，但最主要的是及时到具有血管外科的大型医院就诊。此外，服用肠溶阿司匹林、双嘧达莫及血管舒缓素等药物防止继发血栓的形成和改善下肢缺血。手术前要食用高蛋白营养；手术后要注意观察血压、脉搏，注意伤口渗血。如果心、肺功能都很好，手术后没有渗血，应鼓励患者早期下床。如肺功能较差，则应鼓励患者咳嗽和活动。

（陈　忠　王　盛）

第二节　外周动脉硬化闭塞症

动脉硬化性病变是老年人最常见的疾病，为全身性疾患，发生于大、中型动脉，可以冠状动脉、肢体动脉、颈动脉和肾动脉等。病变导致动脉壁增厚变硬和管腔狭窄、闭塞，引起肢体或脏器慢性缺血或急性缺血的临床表现。慢性闭塞性动脉硬化（arteriosclerosis obliterans，ASO）的发病率在我国有明显增高趋势，已经成为血管外科的常见疾病。

闭塞性动脉硬化如果发生在冠状动脉，可以导致冠心病，病变累及颈动脉和颅内动脉，可导致脑卒中；病变累及内脏动脉，可以引起内脏的供血不全；病变发生在腹主动脉及其以下的动脉则可引起下肢供血不足；发生在锁骨下动脉及无名动脉的则可以引起上肢及脑供血不足。

病因尚未完全确定，目前研究表明本病为多种因素作用于不同环节所致，这些因素称为危险因素或易患因素，包括年龄、性别、高脂血症、高血压、吸烟、糖尿病、肥胖、精神紧张、高脂及高热饮食、遗传、微量元素、血管通透性增高、胰岛素抵抗、血液中一些凝血因子增高等。脂肪浸润学说、血小板聚集和血栓形成学说和平滑肌细胞克隆学说均对发病机制有不同阐述，目前学者多支持损伤反应学说。

病理变化主要累及体循环系统的大、中型动脉，肢体动脉，颈动脉，肾动脉，肠系膜动脉和脾动脉等均可受累，而肺循环动脉极少被累及。病变多为数个组织器官的动脉同时受累。动脉分叉或弯曲部位有明显的成角、动脉后壁固定不动以及股内收肌腱收缩的刺激，使局部动脉内血流形成涡流，容易造成血管内膜损伤，均是动脉硬化闭塞症的好发部位（图32-2-1）。主要病理表现为动脉中层和内膜粥样硬化斑块形成，动脉腔内可以有继发血栓等，导致动脉管腔狭窄或闭塞，也可以扩张形成动脉瘤。动脉管腔狭窄或闭塞，在侧支循环不能代偿的情况下，引起组织或器官的缺血，甚至坏死。在动脉狭窄的基础上，可造成急性动脉血栓形成；动脉硬化斑块或血栓脱落，导致动脉栓塞均可以导致急性缺血。

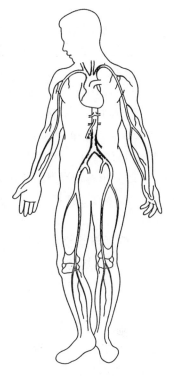

图 32-2-1　动脉硬化闭塞症动脉病变好发部位示意图

本节主要介绍动脉硬化闭塞症常见累及的颅外段颈动脉、锁骨下动脉、肾动脉、主髂动脉和下肢动脉。此疾病只要及早诊断，大多可以通过外科或腔内治疗的手段，获得满意的疗效或明显改善症状。

一、颈动脉狭窄

颈动脉狭窄可以导致脑缺血症状，甚至缺血性脑卒中。脑卒中是目前我国人群的主要致死原因之一，其在总死亡病例中所占比例，城市为20%、农村为19%。在脑卒中的病例中，缺血性病变和出血性病变的比例约为4∶1。约30%的缺血性脑卒中是由于颅外段颈动脉狭窄病变所导致。症状性颈动脉狭窄，且狭窄率大于70%的患者，其2年卒中发生率高达26%。因此，治疗颈动脉狭窄对延长患者寿命及提高生活质量甚为重要。

【病因和病理】

颈动脉狭窄的病因90%为动脉硬化闭塞症，其余10%包括纤维肌性发育不良、头臂型多发性大动脉炎，外部压迫导致创伤性闭塞、炎性血管病、放射性血管炎及淀粉样变性等。

动脉硬化闭塞症性颈动脉狭窄，好发部位为颈总动脉分叉处，特别是颈动脉球，其次为颈总动脉起始段；斑块可分为纤维性斑块和复合性斑块两类。①纤维性斑块：早期的动脉硬化斑块为附着于动脉内膜的脂质沉积，其中主要成分是胆固醇。同时斑块周围的炎症反应又伴发血管壁纤维增生，覆盖于斑块表面。②复合性斑块：纤维性斑块经不断地变化，最终成为复合性斑块，通常具有溃疡形成、附壁血栓或斑块内出血等特点。斑块进展造成血管内膜层破裂，粥样物质碎屑释放入动脉腔内。

颅外段颈动脉病变引起脑缺血症状主要通过以下两种机制：斑块或血栓脱落形成栓子致颅

内动脉栓塞；狭窄造成远端脑组织血流低灌注。近年来研究表明，颈动脉管腔狭窄引起缺血及低灌注导致脑卒中的发生率极低，绝大多数脑缺血病变为斑块成分脱落导致的栓塞。许多患者伴有颅外颈动脉严重狭窄甚至闭塞时临床上并未出现明显的症状。严重狭窄的病例（狭窄率＞80％）易于突发血栓形成，导致颈内动脉完全闭塞，致残、致命。

【临床表现】

1. 短暂性脑缺血发作（transient ischemic attacks，TIA） 短暂的偏瘫，短暂性单眼失明或单眼黑矇、失语、头晕、肢体无力和意识丧失等，临床症状持续时间在 24 小时以内，通常＜1 小时，无脑梗死表现，能完全消退。

2. 可逆性缺血性神经功能障碍（reversible ischemic neurologic deficit，RIND） 神经功能缺损持续在 24 小时以上，但于 7 天内完全消退的脑缺血发作。

3. 缺血性卒中（ischemic stroke） 脑缺血性神经障碍恢复时间＞7 天或有卒中后遗症，并具有相应的神经系统症状和体征以及影像学特征。

部分患者颈动脉区可闻及血管杂音。神经系统检查可以有相应的体征。眼底检查可在眼底动脉分叉处见到微栓，多为胆固醇结晶。病变位于颈总动脉起始段者，可以有颈动脉搏动减弱甚至消失。

【诊断与鉴别诊断】

1. 检查方法

（1）数字减影血管造影（digital subtraction angiography，DSA）：目前仍是诊断颈动脉狭窄的"金标准"。造影部位包括：主动脉弓、双侧颈动脉及椎动脉的颅外段和颅内段。在颈总动脉分叉部位 X 线投射角度应采用同侧斜位，使得颈内、外动脉夹角完全打开，以利于确切的观察病变。多数情况下，选择性颈动脉造影和颅内动脉造影是有必要的。此检查有助观察主动脉弓的形态、颈动脉病变的情况（狭窄部位、程度、范围、流出道情况以及有无溃疡等）、椎动脉和颅内动脉及前、后交通的建立情况等。但 DSA 检查可能引起的并发症，如医源性血管损伤、造影剂过敏和造影剂肾毒性反应，尤为重要的是其脑血管意外并不罕见。

（2）彩超-多普勒双功仪（duplex）：为目前最佳颈动脉无创检查仪，可以准确地显示颈动脉的通畅情况，还能够显示有无继发血栓形成及血流速度、血流方向、阻力指数和狭窄率等。诊断颈动脉的通畅程度的准确性在 95％以上。彩超检查还可以较为准确地判断动脉硬化斑块的性质，为治疗方案的制订和判断预后提供比较可靠的资料。同时也是疾病筛查和随访的有效手段。

（3）经颅多普勒（transcranial doppler，TCD）：可以了解颅内动脉的血流速度、血流方向和频谱，以判断颅内动脉有无狭窄，同时可以评价前、后交通建立的情况等。

（4）CT 血管造影（computed tomography angiography，CTA）和 MR 血管造影（magnetic resonance angiography，MRA）：无创性血管成像技术能极清晰地显示颈动脉及其分支的三维形态、结构，并且能够重建头臂动脉和颅内动脉影像；可以直观、确切地显示动脉的走行、通畅情况、斑块、脑实质病变、有无动脉瘤或夹层形成等，对诊断和确定治疗方案极有帮助。CTA 临床上可部分替代 DSA 检查，但成像的准确性与仪器的硬件、软件以及操作者等因素密切相关。

2. 诊断 通过临床表现和必要的影像学检查，可诊断颈动脉狭窄，明确的病因学诊断需病理检查。

【治疗】

颈动脉狭窄的治疗目的在于改善脑供血，纠正或缓解脑缺血的症状；降低缺血性脑卒中的发生率。治疗方法有保守治疗、手术治疗和腔内治疗。

1. 保守治疗 对于颈动脉狭窄性病变，严格的抗血小板和他汀类药物治疗是目前公认的有效的治疗方法，可以延缓病变的进展，降低脑卒中的发生率。对没有禁忌证的患者无论手术与否都应给予抗血小板药物治疗。目前常用的抗血小板聚集药物包括阿司匹林和氯吡格雷。由于出血风险增加，因此是否需要双联抗血小板治疗需要严格评估。推荐用法用量为：阿司匹林50～325mg/d；氯吡格雷75mg/d。

他汀类药物可起到降低血脂、恢复内皮功能和稳定斑块的作用。无脂质代谢紊乱的患者亦能获得益。用药时要注意肝功能的监测。如无禁忌应常规服用。

同时注意针对高血压、糖尿病、高脂血症、吸烟、酗酒、肥胖等危险因素的控制，以及中等强度的体育锻炼。

2. 手术治疗

（1）手术适应证：绝对适应证：①6个月内1次或多次短暂性脑缺血发作，且颈动脉狭窄度≥70％。②6个月内1次或多次轻度非致残性卒中发作，症状或体征持续超过24小时且颈动脉狭窄度≥70％。相对适应证：①无症状性颈动脉狭窄度≥70％。②有症状性狭窄度范围是50％～69％。③无症状性颈动脉狭窄度＜70％，但血管造影或其他检查提示狭窄病变处于不稳定状态。同时要求有症状患者围术期总卒中发生率和死亡率＜6％；无症状患者围术期总卒中发生率和死亡率＜3％；患者预期寿命＞5年。

（2）手术禁忌证：多为相对禁忌证。颅内血管畸形、急性或亚急性脑梗死、全身情况差无法耐受外科手术者、颈内动脉颅外段完全闭塞者。

（3）手术时机选择：急性脑梗死多建议在发病4～6周后手术较为安全，但是对于近期出现症状发作，影像学检查提示为不稳定斑块者可推荐选择于2周内手术。双侧颈动脉病变，建议两侧手术间隔至少2周。双侧病变，狭窄严重和（或）有症状侧优先手术。

（4）麻醉：包括局部麻醉与全身麻醉，目前推荐使用全身麻醉。

（5）手术术式：颈动脉内膜切除术（carotid endarterectomy，CEA），适用于病变范围为颈总动脉分叉部和（或）颈内动脉起始段，颈总动脉通畅、远端颈内动脉通畅者。手术取胸锁乳突肌前缘斜切口，纵切式内膜切除术沿颈总动脉纵行切口，延至颈内动脉病变部位以远，完整剥除增生的内膜和血栓，无创血管缝线连续外翻缝合动脉切口，开放颈动脉阻断前注意确切排气。还可采用外翻式内膜切除术（图32-2-2，3，4）。

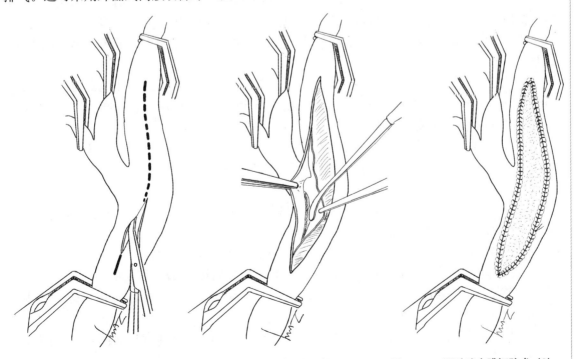

图 32-2-2　颈动脉内膜切除术（1）　　图 32-2-3　颈动脉内膜切除术（2）　　图 32-2-4　颈动脉内膜切除术（3）

术中酌情应用颈动脉内转流管，保证颅内供血；但不主张常规应用内转流管。颈动脉完全阻断后测量颈内动脉反流压力，多建议小于 50mmHg 者应用内转流管；有报道反流压力低于 40mmHg 者建议应用内转流管；也有报道反流压力大于 30mmHg 者，不应用内转流管手术的成功经验。纵切式内膜切除术酌情颈动脉切口补片成形缝合，以避免或降低术后再狭窄的发生。

3. 颈动脉血管成形和支架置入术（carotid artery angioplasty and stent placement，CAS）　近年来已广泛地应用于治疗颈动脉狭窄病变。对于无法耐受外科手术打击的患者，此时腔内治疗应作为首选；对于有气管切开、颈部瘢痕、颈动脉区接受过放射治疗、既往有脑神经损伤史的颈动脉狭窄病例，CAS 较 CEA 更具有优势；对于病变累及双侧颈动脉、甚至椎动脉和（或）颅内动脉者，患者可能难以耐受外科手术时的颅内缺血（即使是术中应用内转流管的情况下），CAS 较 CEA 可能更具有优势。

治疗禁忌证：①绝对禁忌证：颈动脉内附壁血栓形成者；腔内方法无法到达的病变者（主动脉弓分支严重扭曲或解剖特殊、无合适的入路动脉）；严重的颈动脉狭窄（＞99％）或迂曲，导丝无法通过病变段者；颈动脉瘤附近的病变。②相对禁忌证：颅内血管畸形；急性、亚急性脑梗死；血管造影禁忌证（严重的造影剂过敏反应、肾功能不全或衰竭）；严重钙化性病变，扩张困难者；不稳定斑块者。

无脑保护的颈动脉腔内治疗围术期神经系统并发症高达 5％～10％。因此，行 CAS 术时，推荐使用脑保护装置（embolization protected device，EPD）。目前临床上应用的血管腔内脑保护方式有两种：病变近端脑保护和病变远端脑保护。

【术后并发症】

1. 缺血性脑卒中　在 CEA 和 CAS 术中、术后均可以发生。斑块和血栓脱落导致的栓塞、颈动脉阻断导致脑缺血以及颅内动脉血管痉挛等因素是导致此并发症的主要原因。不是所有的脑梗死都发生在手术同侧，后循环、对侧颅内或者多部位脑缺血均可以出现。精细的操作，术中严格的抗凝治疗和术前、术后常规应用抗血小板药物，严密的血压监控，以及他汀类降血脂药和良好的血糖控制，均能减少以上风险。

2. 高灌注综合征　在 CEA 和 CAS 术中、术后均可以发生。患者可有颅内高压表现，症状以头痛多见，多为术侧，也可以为双侧；严重者可以出现颅内出血。查体可发现球结膜水肿。严格的控制血压、脱水药物的应用、酌情应用皮质激素和床头抬高可以有效地降低或减轻此并发症。

3. 术后颈动脉再狭窄　是 CEA 和 CAS 术后常见的并发症，动脉硬化病变的进展是其最主要原因。未规律服用抗血小板及他汀类药物、吸烟、女性、糖尿病和高脂血症是其危险因素。可以酌情行 CEA 或 CAS 治疗。

4. 急性颈动脉血栓形成　是 CEA 和 CAS 术后最严重的并发症之一，会导致严重的脑卒中，致残、致命。其发生原因与手术操作、颈动脉血管条件、是否接受严格的抗凝和抗血小板治疗以及患者的凝血机制等多种因素相关。

5. 脑神经损伤　包括舌下神经、喉上神经和迷走神经损伤等。见于 CEA 术后，患者会出现相应的神经损伤症状和体征。

6. 颈部切口出血和血肿　见于 CEA 术后，严重者可以导致窒息。

7. 腔内治疗相关并发症　包括穿刺部位血肿、假性动脉瘤、动静脉瘘形成等。

8. 心率和血压降低　为 CAS 术中、术后颈动脉窦刺激所导致。及时应用升压药物和阿托品是治疗的关键。

总之，颈动脉狭窄的病情复杂，治疗风险大，治疗难度高。无论选用何种治疗方法都应仔细、慎重。

二、腹主动脉、髂动脉硬化闭塞症

主动脉、髂动脉硬化闭塞症是临床上很常见的动脉硬化闭塞症，多见于中老年患者，男性居多，发病率呈逐渐增高趋势。早在 20 世纪 40 年代，一些学者开始对主髂动脉及下肢动脉硬化闭塞症有了初步认识并开始进行手术治疗。1940 年 Leriche 首先对腹主动脉、髂动脉硬化闭塞症进行了较系统的描述，称之为 Leriche 综合征，主要包括双下肢跛行、阳痿及股动脉搏动消失。Dos Santos 和 Wylie 分别于 1947 年和 1952 年报告成功地进行了主动脉-髂动脉内膜剥离术治疗主动脉-髂动脉闭塞症，随后各种针对性手术和介入治疗方法相继产生。

【临床表现】

本病的发病年龄多在 45 岁以上，男女比例为 6～8：1。初起症状是患肢发凉、麻木、感觉异常、间歇性跛行等，进一步发展可出现静止痛及组织坏疽、缺血性神经病变、皮肤色泽改变、皮肤附属器营养障碍、失用性肌萎缩及关节僵硬等症状。主动脉-髂动脉闭塞的男性患者常有阳萎。

1. 下肢缺血临床分期

(1) 按 Fontaine 分期法分为四期：

(FontaineⅠ期)：凉、麻、不适。

(FontaineⅡ期)：间歇性跛行。

(FontaineⅢ期)：缺血性静止痛。

(FontaineⅣ期)：溃疡、干性坏疽、湿性坏疽。

(2) Rutherford 分期分为六期：

0 期：无症状，平板实验或反应性充血试验正常。

1 期：轻度跛行，能完成平板运动实验；但是运动后踝压＞50mmHg，比静息值低至少 20mmHg。

2 期：介于 1 期和 3 期之间。

3 期：中度跛行，不能完成标准的平板运动试验，运动后踝压＜50mmHg。

4 期：重度跛行，安静时踝压＜40mmHg；踝或趾脉搏波形记录（PVR）平稳或者几乎没有搏动；趾动脉压＜30mmHg。

5 期：缺血性静止痛，安静时踝压＜60mmHg；踝或趾脉搏波形记录（PVR）平稳或者几乎没有搏动；趾动脉压＜40mmHg。

6 期：组织缺失，安静时 AP＜60mmHg；踝或趾 PVR 平稳或者几乎没有搏动。TP＜40mmHg。

2. 体格检查

视诊：肤色苍白、发花，皮肤皱缩、干燥有鳞屑、趾甲增厚、体毛脱失、肢体肌肉萎缩等。

触诊：皮温凉、厥冷，闭塞部位远侧的动脉搏动减弱或消失，末梢血管充盈时间延迟。

肢体抬高试验（Burger 试验）阳性。严重缺血者肢体感觉、运动功能丧失、垂足、局部皮肤溃疡甚至肢体坏疽。

【诊断】

根据下肢跛行等下肢缺血表现及男性阳痿等盆腔缺血表现可做出初步判断，尚需进行下列辅助检查。

1. 彩色多普勒超声检查（Colour duplex scanning）　便于早期普查和精确测量定位动脉闭塞部位、狭窄程度、病变范围、血流速度。

2. 彩色多普勒血流图（color Doppler flow imaging）　利用肢体节段性动脉收缩压的测定

和踝/肱指数（ABI）的比较，可准确地评价下肢血流量、缺血的部位和程度。

3. 磁共振血管成像（MRA） 能够重建周围动脉的三维图像，便于了解病变部位，尤以大、中口径的动脉效果为好，末梢动脉效果较差。

4. 计算机断层扫描血管成像（CTA） 效果与 MRA 相似，创伤小，便于广泛应用。

5. 数字减影血管造影（DSA） 普通 X 线检查能确定动脉钙化情况。DSA 是将注射造影剂后的图像减去之前软组织的图像，便于观察自躯干到双足的全部周围动脉，精确显示病变部位和范围。常经股动脉或上肢动脉穿刺置管造影。

诊断应包括病因学诊断、发病部位诊断以及缺血程度诊断。同时需要与同样具有下肢缺血表现的其他疾病鉴别诊断，包括：急性下肢动脉栓塞、血栓闭塞性脉管炎（Buerger 病）、多发性大动脉炎（Takayasu arteritis，TA）、雷诺病、特发性动脉血栓形成（并发于真性红细胞增多症和系统性红斑狼疮、结节性动脉周围炎、类风湿关节炎等）、手术或动脉损伤、椎管狭窄、坐骨神经痛、末梢神经炎、神经营养性溃疡、痛风、关节炎等疾病。

【治疗】

1. 一般治疗和药物治疗 主要是控制和治疗动脉硬化闭塞症的危险因素，如戒烟、控制高血压、降血脂治疗、控制血糖等。此外，患者应在医生的指导下进行运动训练。运动训练可以步行的方式，每周 3～4 次，每次 30～45 分钟，每个疗程不少于 12 周。在每次训练的时候，应该鼓励患者坚持到疼痛无法忍受的地步，然后稍事休息使疼痛缓解，随后继续重复训练。每次锻炼时该循环应持续进行，随着无痛行走间歇的延长，训练的强度也应该逐步增加。迄今为止，仅有 2 种药物（己酮可可碱和西洛他唑）被美国 FDA 批准作为治疗间歇性跛行的药物。但还有很多其他类药物被不同证据级别证明有效，包括沙格雷酯、左卡尼汀、丁咯地尔、前列腺素等。

2. 腔内治疗 经皮动脉腔内成形术（PTA）和支架置入术，即血管腔内治疗技术，已经在临床广泛开展，其治疗动脉粥样硬化下肢闭塞性疾病具有效果良好、创伤小、恢复快、住院周期短等特点，已经成为主动脉-髂动脉硬化闭塞症的首选治疗手段。髂动脉的腔内治疗技术已经相当成熟，治疗效果良好，远期通畅率高。PTA 及支架置入术治疗髂动脉狭窄的成功率接近 95%。近期文献对髂动脉完全阻塞性病变采用血管腔内支架放置疗法给予了高度评价。髂动脉和远端腹主动脉的广泛病变，也逐渐被考虑采用经皮血管腔内技术或联合血管腔内技术和常规手术方法修复血管通路（包括腔内移植物的置入）。在某些情况下，如血管内有血栓形成，必须预先行血栓溶解术或取栓术，而当阻塞长度为 5cm 或更短时，可直接进行 PTA 和支架置入。

3. 手术治疗 手术治疗适应证是丧失劳动力的重度间歇性跛行者或有严重缺血导致远端肢体病变者。仅有轻度间歇性跛行的患者应先用保守治疗，如保守治疗无效或病情进展，可采用手术治疗。

手术方法包括动脉血栓内膜剥脱术、动脉旁路移植术、腰交感神经切除术等。其中动脉旁路移植术是主要治疗方式，主要途径包括解剖途径旁路移植术和解剖外途径旁路移植术。解剖途径旁路移植术是指腹主动脉-髂（股）动脉人工血管旁路移植术。解剖外途径旁路术包括腋动脉-股动脉人工血管旁路移植术和股动脉-股动脉人工血管旁路移植术。

（1）主动脉-髂动脉内膜剥脱术：该术式于 20 世纪 40 年代首先应用于主动脉-髂动脉闭塞，自 20 世纪 80 年代随着转流和介入治疗的发展，虽然内膜剥脱术应用的越来越少，但仍占有一席之地。5%～10% 的患者可行此术。如患者选择合适，可获得良好的远期疗效。其适应证主要为主动脉-髂动脉局限性病变。局部内膜剥脱术具有以下几个优点：无须放置人工血管材料，减少感染机会，可保证肠系膜下动脉和髂内动脉血流。尤其对于年轻患者，预期寿命长，仍是较好的手术方式。如病变累及髂外动脉及以远、有瘤样改变或病变处接近肾动脉、病变段较长，则不适合行局部内膜剥脱术。由于其适应证仅为单纯主动脉-髂动脉的局限性狭窄性病变和介入治疗的进一步发展，目前已经应用较少。

（2）主动脉-髂（股）动脉人工血管移植术：自 20 世纪 50 年代人工血管开始应用于主动脉-髂动脉重建，主动脉-髂（股）动脉人工血管移植术发展至今得到了广泛应用。其疗效确切，远期通畅率高，有文献报道 5 年和 10 年通畅率分别为 85%～90% 和 75%～80%，因此成为经典的术式。可以经腹入路和经腹膜后入路进行手术。采用腹膜后径路的观点认为可减少对心、肺功能的影响，减少术后肠梗阻的发生和第三间隙液体的流失。对于联合有内脏和肾动脉病变腹膜后径路更易于显露和控制。但无法显露右肾动脉，有时控制右髂动脉、做隧道至右股动脉困难。亦有学者对此两种方法进行随机对比后未发现在并发症上有差异。目前仍以经腹直接行主动脉-髂（股）动脉重建为常规入路。

（3）股动脉-股动脉人工血管旁路移植术：如果仅为单侧髂动脉闭塞，对侧髂动脉-股动脉良好，可考虑行股动脉-股动脉耻骨上人工血管旁路移植术，股动脉-股动脉耻骨上旁路移植术在所有解剖外途径的术式中通畅率是最高的，而且手术最简单易行，是行解剖外途径旁路移植术时应首先考虑的术式。但有 5%～38% 的患者术后因主动脉或对侧髂动脉出现病变，而须再次行手术治疗。因此对于较低风险、年龄较轻患者，仍应以主动脉-髂（股）动脉人工血管移植术更适宜。股动脉-股动脉旁路移植术适用于全身状况差、仅有单侧髂动脉病变、对侧髂股动脉良好的高龄患者。

（4）腋动脉-股动脉人工血管旁路移植术：腋动脉-单股动脉人工血管旁路移植术 5 年通畅率不高。文献报道腋动脉-双股动脉旁路移植术 5 年通畅率为 33%～85%，主要适合于救治高危患者的下肢严重缺血。此术式仅适用于慢性肢体严重缺血而又需要改善股动脉血供，患者同时伴有严重心脏疾病，如近期有心肌梗死、顽固性心力衰竭、严重心绞痛等；以及严重肾功能不全、肺功能差、有难于控制的全身性疾病，麻醉、手术风险大者；或因有腹部特殊情况，如肿瘤、感染、曾有多次腹部手术史有严重粘连、人工血管-肠瘘，放射性损伤、后腹膜纤维化等因素不宜开腹患者。

（陈　忠　王　盛）

三、股动脉-腘动脉和膝下动脉硬化闭塞症

动脉硬化闭塞症导致股动脉-腘动脉和膝下动脉病变是血管外科的常见病和多发病，临床上也统称为腹股沟韧带以远动脉病变。可以导致下肢间歇跛行和严重肢体缺血（通常属于Fontaine 分级Ⅲ级和Ⅳ级，Rutherford 分级 4～6 级）。

与主动脉-髂动脉闭塞性病变相比，腹股沟韧带以远动脉病变由于动脉直径较细，解剖上存在跨关节部位，压力低，流出道差，且呈多节段性，多血管广泛受累，且病变多由糖尿病性动脉硬化闭塞症所致，病变钙化严重；因此无论是腔内治疗还是外科手术治疗其通畅率均较主动脉-髂动脉病变明显降低。

对于间歇性跛行的患者，股浅动脉狭窄或闭塞是间歇性跛行最常见的原因。股深动脉与腘动脉多有丰富的侧支循环建立，孤立的股浅动脉闭塞很少引起更进一步的缺血。3～5 年的严重临床恶化率（20%）和截肢率（5%）比较低，因此干预性治疗的主要目的是改善生活质量。

严重肢体缺血的病例更多见于膝下动脉病变，是由于血管广泛受累，缺乏超越这些病变的侧支循环所致。严重肢体缺血的预后比间歇性跛行要差得多，有报道其 1 年内截肢率为 25%，另外还有 25% 的患者死于心血管并发症。

因此，腹股沟韧带以远动脉病变是血管外科治疗的难点。

【治疗方法】

1. 戒烟　众所周知吸烟对动脉硬化而言是一项慢性刺激，并有增加外周血管疾病在男性

和女性发病率的危险。动脉阻塞疾病的严重程度与吸烟数量呈正比。因此戒烟对于延缓病情发展、提高动脉重建术后的通畅率是有必要的。

2. 功能锻炼　通过有计划地运动训练是间歇性跛行最佳的初始治疗方法。该疗法的益处超越了对跛行症状的缓解。规律的有氧训练能够通过改善胰岛素敏感性、降低血压及降低胆固醇的水平来降低心血管病的风险。踏车或步行是针对跛行最有效的锻炼方式，阻力式训练对合并其他心血管疾病的患者可能有效，但只是步行的补充而不是替代。每周 3～4 次，每次 30～45 分钟，每个疗程不少于 12 周。在每次训练的时候，应该鼓励患者坚持到疼痛无法忍受的地步，然后稍事休息使疼痛缓解，随后继续重复训练。每次锻炼时该循环应持续进行，随着无痛行走间歇的延长，训练的强度也应该逐步增加，提高踏车的等级和（或）速度来加大运动负荷量，保证在训练的时候有足够的疼痛刺激。随着行走能力提高，一些心脏的症状和体征也可能会出现（如心律失常、心绞痛、ST 段压低），此时应该由临床医师进行重新评估。

3. 内科药物治疗

（1）严重肢体缺血患者：较跛行患者有更高的高血压、冠心病、糖尿病以及心律失常等疾病伴发率，由此带来的是有更高的 5 年死亡率。因此对于伴发疾病的诊断和治疗尤为重要。

（2）抗血小板治疗：抗血小板治疗并不能改善下肢缺血的症状，但是对于延缓动脉硬化病变的进展以及提高下肢动脉血管重建后通畅率的价值是确定的；75～325mg/d 剂量的阿司匹林还可以明显降低心肌梗死和脑卒中的风险。氯吡格雷是阿司匹林的替代药物。对于风险很高的患者，联合使用阿司匹林和氯吡格雷可能有效，但需要评价出血的风险。

（3）改善下肢缺血症状的药物治疗：仅有 2 种药物（己酮可可碱和西洛他唑）被美国 FDA 批准作为治疗间歇性跛行的药物。其他药物包括：萘呋胺（5-羟色胺拮抗剂）、左卡尼汀（在骨骼肌代谢的分子水平增加能量生成的底物利用度）、HMG-CoA 还原酶抑制剂（他汀类，不仅降低卒中、心肌梗死等相关死亡的风险，还能够延长跛行距离）、前列腺素等。低分子肝素抗凝治疗急性重症肢体缺血临床上确实有效，但缺乏大宗的临床数据证实。

4. 外科治疗　包括各种动脉旁路移植术和截肢手术。

动脉旁路移植术要求同时具有良好的动脉流入道和流出道。移植血管可以采用带支撑环的 PTFE 人工血管和自体大隐静脉，股动脉-腘动脉旁路移植术（膝上）可以选择人工血管；膝下的旁路移植术多选择自体大隐静脉。应用大隐静脉者包括两种经典术式即倒置大隐静脉旁路移植术和原位大隐静脉移植术，原位大隐静脉旁路移植术更适用于腘动脉远端及胫动脉的重建手术，需要瓣膜刀彻底破坏大隐静脉的瓣膜。该手术的优点为：远、近端血管口径和其相吻合的动脉口径基本相等；远端可与踝部或足背动脉进行吻合；大隐静脉的滋养血管没有被破坏，减少血管内皮的损伤，有利于防止移植血管狭窄。

传统的外科手术创伤大、并发症较多。远期通畅率欠佳。

5. 腔内治疗　单纯球囊扩张对于长段病变的通畅率较外科手术差，支架置入术后其保肢率和远期通畅率等同于甚至优于外科手术；而且具有微创和可以反复施行以处理再狭窄的优势；腔内治疗还可以重建足弓的动脉。因此腔内治疗已经逐渐成为治疗腹股沟下外周动脉疾病的首选治疗方法。随着新型器材的应用，例如直径小的长球囊导管、微创斑块切除系统、钝性微分离导管、穿越内膜返回真腔导管系统；新技术的应用，例如远端动脉逆行穿刺开通技术等广泛应用于临床，显著提高了病变动脉的开通率、保肢率和近、远期的通畅率。但是腔内治疗的远期通畅率仍不令人满意，药物涂层球囊和支架、生物可吸收支架目前已逐渐应用于临床，有望明显提高远期通畅率。

（陈　忠　寇　镭）

四、锁骨下动脉盗血综合征

锁骨下动脉盗血综合征（subclavian steal syndrome，SSS）最早由 Fisher 于 1961 年在新英格兰杂志上提出，是指锁骨下动脉或无名动脉近心端狭窄或闭塞，导致脑血流经 Wills 动脉环，再经同侧椎动脉"虹吸"引流，使部分脑血流逆行灌入患侧上肢，从而引起脑局部缺血，主要是椎-基底动脉供血不足所致的一组症候群。

【病理和病因】

主要病理改变发生在锁骨下动脉或无名动脉，是椎动脉起始部近段的狭窄或闭塞，发病率左侧高于右侧，锁骨下动脉高于无名动脉。病因以动脉硬化为主，其他原因包括大动脉炎、先天性畸形、主动脉夹层、外伤、放射性损伤、纵隔肿瘤、医源性和肋骨畸形。

【临床表现】

临床表现主要可以分为肢体表现和神经系统表现：

1. 患侧肢体症状　患侧肢体供血不足，典型的表现为上肢乏力，苍白、麻木、疼痛、脉弱或无脉，在运动时表现最明显。患侧血压低于正常侧血压 20mmHg 以上，锁骨上窝可以听到血管杂音。

2. 神经系统症状　患者出现眩晕、晕厥、复视、共济失调，也可以出现两侧的感觉或运动障碍，构音困难等。缺血症状可以间断出现。上肢运动可以临时减少椎动脉的血液供应，导致大脑后部缺血加重，出现症状。

【诊断】

1. 彩色多普勒超声检查　快速、简便、无创伤的诊断方法，可以看到锁骨下动脉斑块或阻塞、血流减慢等；能发现椎动脉的血液逆流和颈动脉、锁骨下动脉的任何严重的狭窄或闭塞性病变。

2. CT 血管造影（CTA）及磁共振动脉血管成像（MRA）　无创伤的诊断方法，准确性接近动脉造影，随着成像技术的不断提高，其在诊断上的作用会越来越大。可以直观地显示锁骨下动脉及主动脉弓的形态，为手术方式的选择提供参考和依据。

3. 锁骨下动脉和主动脉弓动脉造影　可以清晰地显示患侧锁骨下动脉或椎动脉的狭窄或阻塞情况，不仅诊断准确率高，而且可以为充分估计狭窄情况，选择最佳手术方式，但为有创检查，一般不单独作为检查手段，可同期行腔内治疗。

4. 经颅多普勒超声检查（TCD）　目前经颅多普勒超声已被广泛用于临床，能发现脑血管狭窄或闭塞的颅内外血流动力学异常，为脑血管病提供客观的诊断依据。

【治疗】

从严格意义上讲，内科只能在预防和控制危险因素方面发挥作用，而没有能有效治疗锁骨下动脉盗血综合征的方法。然而，如果患者的锁骨下动脉盗血综合征是锁骨下动脉近端动脉粥样硬化性狭窄或闭塞性疾病所造成的，患者应该接受内科抗血小板治疗。治疗锁骨下动脉盗血综合征的目的是恢复椎动脉的顺行血流，从而缓解中枢神经系统缺血带来的症状群，同时改善上肢血供。治疗方法包括腔内治疗和手术治疗。

1. 腔内治疗　经皮锁骨下动脉腔内血管成形及支架置入术，为锁骨下动脉盗血综合征的首选治疗手段，创伤小、安全、术后恢复快。可以选择经股动脉路径或同侧上肢动脉路径，根据患者影像学形态特点进行选择，即使完全闭塞者也有较高的开通成功率，如开通不成功，则选择外科手术。

2. 手术治疗

（1）颈动脉-锁骨下动脉旁路移植术或颈动脉-锁骨下动脉转位术：采用锁骨上横行切口，显露颈动脉及锁骨下动脉，用人工血管分别行端-侧吻合，如果闭塞段距离椎动脉尚有一定距离，可以将锁骨下动脉在椎动脉近心端切断后与颈动脉行端-侧吻合，即颈动脉-锁骨下动脉转位术。此术式仅需一个切口，术后恢复快，但术前需证实同侧颈动脉没有明显的狭窄及闭塞性病变。

（2）腋动脉-腋动脉人工血管旁路移植术：采用移植物从胸骨上方的皮下隧道，在左右腋动脉之间进行架桥。采用该术式的先决条件是对侧腋动脉必须没有血管闭塞性病变。此术式需做两个切口，人工血管较长，且会影响日后有可能的开胸手术，因此目前一般不作为首选术式。

（陈　忠　王　盛）

五、肾动脉狭窄

肾动脉狭窄是由多种病因引起的一种肾血管性疾病，临床上主要表现为肾血管性高血压和缺血性肾病。Goldblatt 于 1934 年首先提出肾血管性疾病和高血压之间存在关联，此后 Bright 等也进行了类似的研究，为肾血管性高血压的研究奠定了基础。

【病因】

随着人口老龄化的发展，动脉粥样硬化成为肾动脉狭窄最常见的原因，病变多发生于主肾动脉开口或近端 1/3 内。其他病因包括纤维肌性结构不良、多发性大动脉炎、先天性肾动脉发育不良、肾动脉栓塞、肾动脉血栓形成、肾动脉外源性压迫（如肿瘤）等。大动脉炎为主动脉及主要分支的慢性非特异性炎症，累及肾动脉造成狭窄及肾缺血，好发于 30 岁以下女性。肾动脉纤维肌性结构不良，病变多位于肾动脉远端 2/3 及其分支，以青、中年妇女多见，可分为内膜纤维增生、中膜纤维肌发育不良和外膜或外膜周围纤维增生等亚型。

【发病机制】

肾对血压的调整系统包括分泌升压物质的肾素-血管紧张素-醛固酮系统和分泌降压物质的激肽释放酶-激肽-前列腺素系统。

1. 肾素-血管紧张素-醛固酮系统的作用

（1）肾素依赖型高血压：即高肾素型高血压，可见于单侧肾动脉狭窄患者。肾动脉狭窄后，肾内血液供应减少和肾内压降低，促使肾素分泌增多，导致血管紧张素Ⅱ升高而产生高血压。高肾素血症使对侧肾的肾素分泌受到抑制，肾素分泌下降和排钠增加，未能反馈性地抑制患侧肾素分泌，血浆肾素增多，产生血管紧张素Ⅱ、Ⅲ，形成肾素依赖型高血压。

（2）容量依赖型高血压：即低肾素型高血压，多见于双侧肾动脉狭窄者。由于血压升高引起的利尿反应消失，肾钠排泄降低，血浆容量扩张，通过反馈使肾素活性正常，即容量性高血压。

（3）正常肾素型高血压：又称混合型高血压，是指上述两种机制混合存在，即兼有钠排泄障碍和肾素分泌增加。一方面血容量扩张，另一方面小动脉收缩增强，两者均可导致血压升高。血压升高和血容量增加又可抑制肾素分泌，最后达到一种动态平衡。

2. 激肽释放酶-激肽-前列腺素系统的作用　此系统具有对抗肾素-血管紧张素-醛固酮系统的作用，通过扩张小动脉，促进水、盐排出、改善肾皮质血供，拮抗血管紧张素Ⅱ等作用使血压下降。

【临床表现】

大部分肾动脉狭窄的患者除高血压外没有明显症状，只是在查体或影像学检查被偶然发现，或因顽固性高血压就诊时检查发现。肾血管性高血压主要表现为无法用药物控制的高血压，舒张压增加更明显。高血压程时间往往较短，但进展迅速；或有较长高血压病程，但突然恶化。无高血压家族史，一般降压药物治疗效果不佳。部分患者在上腹部正中或脐部两侧各

2～3cm、偶有在背部第 2 腰椎水平处，可听到粗糙响亮的收缩期杂音，或收缩期和舒张期均有的连续性杂音。

【诊断】

病史较短的高血压患者，药物难以控制，应考虑肾动脉狭窄的可能，并通过相应的辅助检查来确认。

1. 血浆肾素活性检测　包括外周血浆肾素活性检测及分肾静脉肾素活性检测，是肾血管性高血压首选的筛选试验之一。外周血浆肾素活性升高提示有肾血管性高血压的可能，应进一步行分肾静脉肾素活性检测。

2. 彩色多普勒血管超声　用腹部 B 超直接检查肾动脉和 Doppler 测定肾血流技术相结合是目前诊断肾动脉狭窄最常用的筛查方法。检查特异性高，能显示肾动脉解剖结构、肾内血流动力学和肾体积，统计显示，该技术诊断肾动脉狭窄的阳性与阴性预测值均在 90% 以上。临床一般将普通超声与多普勒超声结合起来，通过测量肾动脉的血流动力学指标，进行肾动脉狭窄的筛选和随访。

3. CT 血管造影（CTA）及磁共振血管成像（MRA）　无创伤的诊断方法，对肾动脉狭窄的敏感性和特异性均在 90% 以上，并可以提供主动脉和肾动脉的详细信息，为腔内及手术治疗提供依据。

4. 肾动脉造影　为诊断的金标准。可以明确病变部位、范围及严重程度，可在造影的同时行腔内治疗。

【治疗】

1. 药物治疗　对于肾血管性高血压患者应服用降压药物治疗，包括 β-受体阻断药及钙拮抗剂等。血管紧张素转换酶抑制剂对双侧肾动脉狭窄或单功能肾（自然或人工移植）属于绝对禁忌证。对单侧肾动脉狭窄所致的肾素依赖性高血压，可考虑用转换酶抑制剂。

2. 腔内治疗　经皮穿刺肾动脉成形及支架置入术，是本病首选的治疗手段。一般选择经股动脉穿刺，造影明确病变后对狭窄部位进行扩张及支架置入。病因为动脉粥样硬化及纤维肌性结构不良者效果良好，大动脉炎患者效果欠佳。若肾动脉开口完全阻塞或其远端分支有多发狭窄或缺血侧肾重度萎缩者则不宜行 PTA 及支架置入术。

3. 外科手术　对于无法或不适合行腔内治疗的患者，可以考虑外科手术进行肾动脉重建，以恢复肾的血供，包括旁路移植术及自体肾移植术。如果以上治疗都失败，血流重建术与血管成形术都无法使高血压或血液灌注的情况好转，使用肾切除术切除病变肾有可能改善患者高血压情况。

（陈　忠　王　盛）

第三节　其他外周动脉疾病

一、肢体动脉栓塞

动脉栓塞（arterial embolism）是指栓子自心脏或近侧动脉壁脱落，或自外界进入动脉，被血流推向远侧而停顿在口径与栓子大小相似的动脉内，造成血流阻塞而导致肢体或内脏器官缺血以致坏死的一种病理过程。特点是起病急骤，症状明显，进展迅速，预后严重，需积极处理。

【病因和病理生理】

动脉栓塞的栓子可由血栓、动脉硬化斑块或碎片、细菌性纤维素凝集物、空气、肿瘤组织、脂肪、折断的导丝、导管类、羊水等组成，但以血栓最为常见。

血栓的来源有下列几方面：①心源性：如风湿性心脏病、冠状动脉粥样硬化性心脏病、心房颤动及细菌性心内膜炎。②血管源性：动脉瘤、动脉硬化、动脉壁炎症或创伤时，血管壁上血栓形成，血栓或动脉硬化斑块脱落形成栓子。③医源性：瓣膜置换术，主动脉瘤切除和人工血管移植术、动脉造影和插管术等也可发生动脉栓塞，以心源性最为常见。发生栓塞时动脉分叉部管腔突然狭窄，在解剖上形成鞍状，因此栓子几乎总是停留在动脉分叉和分支开口处。在周围动脉栓塞中，下肢明显比上肢多见。股总动脉发病率最高，其次是髂总动脉、腹主动脉和腘动脉。在上肢动脉依次是肱动脉、腋动脉和锁骨下动脉。左上肢又明显高于右上肢。

病理变化包括以下方面：

1. 栓塞动脉的变化

（1）动脉痉挛：栓塞刺激动脉壁，通过交感神经、血管舒缩中枢反射引起远端血管及邻近侧支动脉强烈痉挛，更加重肢体缺血。痉挛程度越剧烈，缺血越严重。

（2）继发性血栓形成：动脉本身滋养血管也可发生痉挛造成动脉壁血供障碍，血管内皮细胞受到损害，内膜退行性变，血小板、纤维蛋白黏附于动脉内膜上，继发血栓形成。这种血栓与动脉内膜紧密粘连较难摘除，摘除时容易损伤内膜造成再度血栓形成，这是动脉栓子摘除后主张用抗凝疗法的病理基础，而栓塞近端动脉的继发性血栓是由于血流滞缓造成的。正常的轴流发生紊乱，血液中有形成分沉积，血液发生凝固而形成血栓。因此这种血栓与内膜粘连较松，较易摘除。一旦发生伴行静脉的继发血栓形成，肢体血流循环障碍加重，易致坏疽。

2. 受累肢体的变化　为组织缺血、缺氧所致。周围神经对缺氧最敏感，其次是肌肉组织。因而疼痛和麻木为肢体动脉栓塞后的最早表现，至感觉消失时，组织很可能已发生坏死。

3. 心血管系统和全身的影响　多数患者合并有心血管系统疾病，动脉栓塞后更加重心血管功能紊乱。重者造成血压下降甚至休克和心搏骤停。另外，肢体坏疽、继发感染、毒素吸收和剧烈的疼痛，均对全身造成不良影响。

【临床表现】

动脉栓塞的肢体常具有特征性的所谓"5P"征，即疼痛（pain）、麻痹（paresthesia）、运动障碍（paralysis）、无脉（pulselessness）和苍白（pallor）。

1. 疼痛　剧烈疼痛是主要症状。部分患者可仅感酸痛，个别患者可无疼痛感觉。疼痛部位开始在栓塞处，以后渐向远处伸延。随栓子移动，疼痛部位可以移动，如腹主动脉骑跨，栓塞开始常有剧烈腹痛，然后很快转为双下肢痛，而腹痛消失。栓塞部位的疼痛则与局部血管压力骤增和血管突然扩张有关。

2. 麻木、运动障碍　患肢远端呈袜套型感觉丧失区，这是由于周围神经缺血引起功能障碍。其近端有感觉减退区，感觉减退区平面低于栓塞部位的水平。再近端可有感觉过敏区。患肢还可有针刺样感觉，肌力减弱，甚至麻痹，可出现不同程度的手足下垂。当出现感觉消失和麻痹时常提示已经或将要出现肌肉坏死。少数患者发病后首先出现的症状是患肢麻木。

3. 苍白、厥冷　由于组织缺血，皮肤乳头层下静脉丛血液排空，皮肤呈蜡样苍白。如果血管内尚积聚少量血液，在苍白皮肤间可见散在青紫斑块。肢体浅表静脉萎。皮肤厥冷，肢体远端尤为明显。皮温可降低 3～4℃（图 32-3-1）。

4. 动脉搏动消失或减弱　栓塞部位的动脉有压痛，栓塞以远的动脉搏动消失或减弱。有时由于血流的冲击，使动脉搏动传导到栓塞远端的动脉，所以远端动脉可扪及传导性搏动。偶尔，因栓塞不完全，仍有部分血流通过动脉，远端可触及减弱的动脉搏动。栓塞近端动脉可出现弹跳状强搏动或称之为水冲脉（water hammer pulse）。但当动脉痉挛严重或形成继发血栓时，栓塞近端搏动也可减弱。

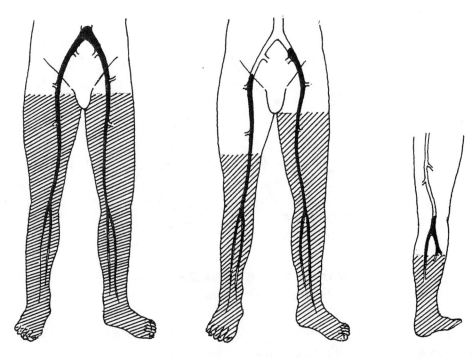

图 32-3-1 不同位置动脉栓塞后皮肤温度的改变

阴影表示温度降低区，较栓塞部位低

【诊断和检查】

凡具器质性心脏病、动脉硬化，尤其是有心房颤动或有动脉栓塞史的患者，如突然发生肢体疼痛伴急性动脉缺血表现和相应动脉搏动消失，也即具有"5P"征者，急性动脉栓塞的诊断基本成立。皮温降低的平面要比栓塞平面低一掌宽（如动脉栓塞）至一个关节（如股动脉栓塞），而皮色改变、感觉、运动障碍的平面常较栓塞部位低一至两个关节平面。临床上通常也较易判断栓塞的部位：如有双下肢剧烈疼痛和无脉患者，如腹主动脉远侧（相对于脐部）不能触到搏动，则腹主动脉骑跨栓塞的可能性很大；一侧下肢剧痛，肢端无脉患者，当股动脉搏动不可触及时，常为同侧髂动脉-股动脉栓塞；当股总动脉搏动好时则为股浅动脉、腘动脉及其分支的栓塞；上肢可依此类推。

进行以下检查有利于诊断和治疗：多普勒（doppler）血流仪可以判断栓塞的确切部位，并可测算节段性动脉收缩压和踝/肱比值，是确诊的主要检测手段。彩色超声可讲一步了解阻塞段近远端的血管条件，明确动脉栓塞的部位，CTA可以准确地显示病变部位及形态，都是目前常用的检查手段。动脉造影可更准确地了解病变的范围和性质，但并不作为诊断时的常规检查（图 32-3-2）。磷酸肌酸酶（CPK）明显升高时，提示已可能发生肌肉坏死。在确定诊断的同时，还应针对引起动脉栓塞的病因做相应的检查，如心电图、超声心动图、血液生化和酶学检查等，以利于制订全身治疗的方案。

【鉴别诊断】

1. 动脉血栓形成　发生在动脉原有病变（如动脉硬化、动脉炎等）基础上的继发性血栓形成，临床表现与动脉栓塞非常相似，但常具有下列特点：病史中有慢性肢体缺血症状，如间歇性跛行、肢体发凉、麻木等；肢体可存在慢性缺血体征，如毛发脱落、趾（指）甲增厚变形和肌肉萎缩等；常有其他部位动脉硬化征象。当诊断困难时应行动脉造影检查，血栓形成者在中断的动脉主干的近心端常常可见较丰富的侧支循环影像，而动脉栓塞者往往不存在这样的影像特征。治疗血栓形成的患者，常不能仅以取栓手术使之治愈，而常需行腔内治疗或血管旁路移植术，且多作为限期手术，而非急诊手术。

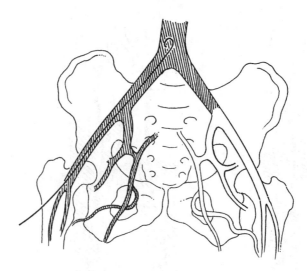

图 32-3-2   左髂动脉栓塞动脉造影示意图

阴影表示造影剂通过，在栓塞处骤然中断

2. 股蓝肿（phlegmasia cerulea dolens）   极少数可与动脉栓塞相混淆。当动脉痉挛严重时，可出现患肢苍白或发紫、发凉，末梢动脉搏动减弱或消失。但多伴有患肢肿胀明显，浅静脉充盈等与急性缺血截然不同的表现，多易鉴别。

【治疗】

肢体动脉栓塞后，治疗的早晚与肢体的生存有密切关系。一旦诊断明确应尽可能早地进行治疗。动脉栓塞患者常伴有心血管疾病，栓塞后又可加重心血管系统的负担，甚至发生心力衰竭。因此，在积极准备手术的同时，详细地了解和适当地治疗心脏疾患，是保证手术成功的关键之一。

1. 手术治疗——栓子摘除术（embolectomy）   1911 年 Lahey 首先实行栓子摘除术治疗动脉栓塞，1963 年 Fogarty 发明取栓导管，大大提高了手术的安全性和成功率。其优点是手术简单可行，取栓较彻底，手术时间短、出血少、对患者打击小（图 32-3-3）。动脉栓塞取栓术的最佳时机是 12 小时以内，除以下 4 种情况，手术应尽早进行：①趾或指动脉等微栓塞。②皮肤坏死分界面已经明确存在，肢体已经坏疽，即使取栓也不能避免截肢或降低平面者。③病情垂危，失去手术价值者或不能耐受手术打击者。④严重心、肾功能不全，如急性心肌梗死、心力衰竭、休克及高血钾，应先纠正休克，改善心、肾功能。术后肝素抗凝也是保持动脉通畅的重要措施。可以用标准化抗凝或 24 小时持续静脉滴注，维持 ACT 在 200s 以上。

但是需要指出的是，手术本身的成功，并不意味患者的痊愈、肢体的保全和生命的延续，往往手术当天肢体血供恢复正常了，一般状态也不错，但是一两天之后患者情况急转直下，生命危在旦夕甚至丧失生命的也屡见不鲜。这也说明为什么有些学者提出 Fogarty 球囊导管使手术成功率有了极大地提高，但是高危患者的死亡率未见明显下降。肌肾综合征、缺血-再灌注损伤、筋膜间隔综合征是术后危及生命及影响肢体存活的最严重的并发症。

（1）术中放血和采用 cell saver 清洗血球都是预防肌肾综合征和肌红蛋白血症的方法。如果术后发现血肌酐和尿素氮持续增高，应该及时进行血液透析。这种肌红蛋白引起的肾前性肾衰竭，不要一味苛求透析的适应证，以免丧失透析的最佳时机。现在还可以使用持续 24 小时血液超滤，也是预防肌肾综合征的方法。但是它是否能够成为一种成熟的防治方法，还需要更多的临床经验加以证实。

（2）近年来对缺血-再灌注损伤的研究为心、肺功能衰竭是第一位的死亡原因提供了理论依据。血流复通后，毒性代谢产物释放入血可引起代谢性酸中毒、高钾血症、肌红蛋白血症、

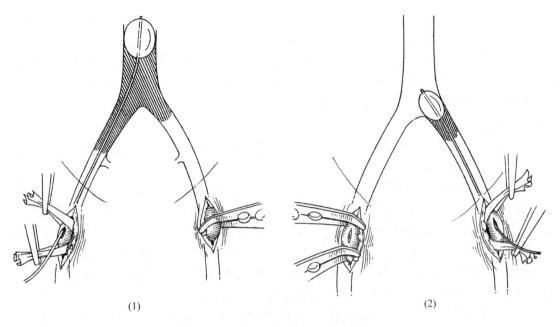

图 32-3-3　腹主动脉骑跨栓取栓示意图

（1）无创钳阻断一侧股动脉，行 Fogarty 导管取栓术；（2）一侧取栓成功后，对侧股动脉同法取栓

肌红蛋白尿，并且是造成心律失常、急性心力衰竭、肾衰竭的直接原因。再灌注后代谢产物使肺内微血管渗透性增加及中性白细胞聚积，可形成非心源性肺水肿的表现，破坏肺功能。适时的筋膜切开、高渗透性药物（甘露醇）及 5％NaHCO₃ 的使用是预防再灌注损伤，减少心、肺并发症的方法之一。此时患者体内的 pH 应维持在 7.45 以上，宁碱勿酸。

（3）筋膜切开也是预防筋膜间隔综合征有效的方法。缺血-再灌注损伤和静脉内血栓形成使患肢肿胀、张力增高，是截肢的主要因素。适时的筋膜切开是降低截肢率有效的方法。

2. 非手术治疗　其目的是防止栓塞后血栓繁衍、解除动脉痉挛和建立侧支循环、溶解血栓；作为术前或术后辅助治疗。

肢体局部处理：一般下垂 15°，室温保持在 27℃左右；缺血肢体局部发凉时切忌热敷及冷敷，加温可加重肢体缺氧程度，加快缺血肢体组织的坏死，冷敷使血管收缩，进一步减少血供，使病情加重。警惕再栓塞的发生：患者发生急性动脉栓塞后，心脏的左房左室内常残存附壁血栓，手术前后均可发生再栓塞，大块的栓塞可使患者突然致死。应用肝素或口服抗凝药物。祛聚疗法：低分子右旋糖酐静脉滴注；解痉药物：0.1％普鲁卡因 1000ml 静脉滴注；血管扩张剂：罂粟碱、妥拉唑林、酚妥拉明、前列腺素 E₁ 等。溶栓疗法：尿激酶静脉滴注。

（陈　忠　王　盛）

二、多发性大动脉炎

多发性大动脉炎（takayasu arteritis）是累及主动脉及其主要分支动脉、肺动脉的慢性非特异性炎症性疾病。日本人 Takayasu 于 1908 年首先详细报道一例 21 岁女性患者眼底病变，并且因白内障而失明的病例，故本病又名 Takayasu 病。因该病可发生在大动脉的多个部位而引起不同的临床表现。本疾病好发于青少年，女性多见。该病又有很多名称，如无脉症、主动脉弓综合征、不典型主动脉狭窄、青年女性动脉炎、青年特发性大动脉炎、缩窄性大动脉炎、巨细胞性主动脉炎等。

多发性大动脉炎的发病率不高。因有些患者在动脉狭窄程度轻，未引起血流动力学改变，而无临床症状；或者由于慢性起病，侧支循环建立充分而没有明显症状，未就诊或被漏诊，因此准确的发病率不详。Restrepo 在 1969 年综合 14 个国家 22000 例尸检报告，发现大动脉炎的发病率为 0.61%，但本病一般不至于死亡，所以实际的发病率要高于此。多发性大动脉炎病例全球各地均有报道，其发病率有明显的地区性差异，以日本、中国、印度等东南亚国家最高，其次为墨西哥等南美洲地区。我国由 Brown 在 1929 年报道第一例，目前较大宗病例报道是阜外心血管病医院 1990 年报道 500 例。

【病因】

病因迄今尚未明确，多数学者认为该病为自身免疫性疾病。本病的发病可能由多种因素所致，主要与下列因素有关：

1. 自身免疫因素　患者血清 α、γ 球蛋白升高，免疫球蛋白尤其是 IgA、IgM 升高，C 反应蛋白等升高、类风湿因子常呈阳性。抗主动脉抗体活动期阳性率可达 90%。在静止期可下降或转阴。患者的抗内皮细胞抗体 AECA（Anti-Endothelial cell antibodies）常呈阳性，滴度与正常人有显著差异。实验显示单克隆抗体 mAECA 可促进大动脉内皮细胞黏附分子的表达，促进单核细胞的附着，但对小动脉的作用不强；因此 ACEA 可有可能参与本病的病理过程。但 ACEA 不具有特异性，Wegner 肉芽肿、系统性红斑狼疮等对 ACEA 也具有抗原特异性。有患者发病前常有链球菌、结核分枝杆菌等的感染史，可能为感染性变态反应导致大动脉抗原抗体反应，使主动脉壁产生炎性反应，但不具有特异性。动脉病变处 CD8T 细胞占多数。

2. 遗传因素　近年来，HLA 基因与多发性大动脉炎的关系越来越受到重视。中国、日本和印度等国均有本病发生在孪生姐妹或母女等同一家族成员中的报道。流行病学调查显示多发性大动脉炎的患者某些 HLA 基因高表达，如 HLA-B52、HLA-B39 等。HLA 具有多态性，不同地区、不同种族的多发性大动脉炎患者 HLA 的基因型会有差异。在日本以 HLA-B52 最显著，在南美洲 HLA-DR6、HLA-B39 等与多发性大动脉炎关系密切，泰国为 HLA-A31、HLA-B52，印度为 HLA-B5。有资料显示 HLA 基因型与临床表现有一定的联系，以 HLA-B52 表达的患者主动脉反流、缺血性心脏病、肺梗死多见，HLA-B39 表达者肾动脉狭窄较多。在我国除个别报道外，此方面研究尚不多。HLA 与本病遗传易感性的关系，值得进一步研究。

3. 激素　本病好发于青年女性，男女发病比例为 1∶3。1978 年 Numano 等发现女性多发性大动脉炎患者 24 小时尿雌激素含量高于正常女性。性激素可影响免疫调节功能，也能影响血管内皮黏附因子的表达。长期服用雌激素类药物可损伤主动脉及其分支的血管壁，引起内膜纤维增厚，中膜纤维组织变性、坏死，弹性纤维断裂等类似多发性大动脉炎的病理改变。

【病理】

多发性大动脉炎可在主动脉全程任何部位发生并可累及所有主动脉的一级分支；肺动脉和其叶段分支。大多数病例（80%）可累及 2 支以上的动脉分支，以头臂动脉（尤以左锁骨下动脉多见）、肾动脉、胸主动脉、腹主动脉多发。胸腹、主动脉病变常可累及腹腔内脏大分支动脉。肺动脉病变常较轻。有冠状动脉被累及的报道。

病变血管大体标本为病变的血管呈灰白色，管壁僵硬、钙化、萎缩，与周围组织有粘连，动脉管腔狭窄或闭塞。上述病变的发展均较缓慢，在病变进展的同时，常在周围产生侧支血管。病变早期或活动期以肉芽肿型炎症为主。动脉的外膜、中层、内膜全层均有淋巴细胞、巨噬细胞、单核细胞等炎性细胞浸润，然后纤维组织增生，外膜滋养血管改变明显。外膜可与周围组织形成粘连，纤维增生。中层基质增多，弹性纤维肿胀断裂破坏。平滑肌坏死，肉芽组织形成，淋巴细胞、浆细胞浸润，中层还常有上皮样细胞和郎汉斯巨细胞形成结节样改变，增生纤维化使管壁变厚，纤维收缩及内膜增厚使整段动脉变细狭窄，壁内亦可有钙化。动脉壁内中层坏死变薄可有局部扩张或动脉瘤形成。

【临床表现】

临床上青少年发病率较高，尤其是女性，多在 12~30 岁出现症状，但最小者可在出生后

2个月发生，亦有 40 岁以上出现症状者。临床表现呈多样性，轻者可无症状，重者可严重影响生活质量，甚至危及生命，包括动脉狭窄或闭塞导致相应组织和脏器的缺血表现、心脏病变以及肺动脉高压等多种表现。临床表现与病变部位及病程不同时期（急、慢性和早、晚期）有关。病变活动期可有全身不适，发热、易疲劳，食欲缺乏、体重减轻，多汗，月经不调等症状。有时临床表现不典型，如无原因发热或心包积液等。皮肤表现可有感染性皮肤结节、结节性红斑、坏疽性脓皮病。有些患者可伴有结核、风湿热，亦有与 Crohn 病并发。常见的临床表现为高血压、心脏瓣膜关闭不全甚至心功能不全，上肢无脉，颅脑缺血的表现等。轻者可无明显临床症状。根据多发性大动脉炎分型不同叙述如下：

1. 头臂型　病变导致无名动脉、颈总动脉、锁骨下动脉严重狭窄或闭塞时，可导致颅脑缺血症状，可有耳鸣、视物模糊，头晕、头痛、记忆力减退、嗜睡或失眠、多梦等；也可有短暂性脑缺血性发作，重者可有发作性晕厥甚至偏瘫、昏迷和脑梗死；可以有视力减退，偏盲、复视甚至突发性失明，眼部缺血还可以导致角膜白斑、缺血性白内障、视网膜萎缩等。病情严重者因不能耐受起床后的压力差，甚至只能平卧。当无名动脉或锁骨下动脉第一段严重狭窄或闭塞时，因椎动脉盗血导致后循环缺血和加重颅脑缺血症状；同时出现上肢供血不足的症状，有脉搏减弱或无脉，血压测不出或明显降低；严重者有手指发凉、酸麻、乏力，上肢肌肉萎缩，因上肢有丰富的侧支循环形成，罕见有肢体或指端坏死发生。在锁骨下动脉椎动脉开口以远段受累时，则只有上肢缺血表现。

2. 胸、腹主动脉型　病变位于降主动脉和（或）腹主动脉，导致胸、腹主动脉的狭窄、闭塞或瘤样扩张，而导致狭窄之前血压高和狭窄之后供血不足。可继发肾血管性高血压。可出现下肢间歇性跛行，下肢动脉搏动减弱或消失，多无肢体坏死。很少见肠道、脊髓供血障碍，表现为进食后腹部不适、腹痛，大便和尿失禁或下肢暂时性无力。因后负荷增大，可引起主动脉瓣反流，严重者可出现心力衰竭。

3. 肾动脉型　多为肾动脉主干的狭窄或闭塞，有时可侵及肾内动脉，可以导致肾血管性高血压。严重时可产生高血压危象。肾区可听到血管杂音。

4. 肺动脉型　病变可累及肺动脉主干和叶、段动脉。症状较轻且出现较晚，可有轻或中度肺动脉高压的表现，如心悸、气短等，肺动脉区可闻收缩期杂音。此型多与其他类型并存。

5. 混合型　同时有上述两型或两型以上者。冠状动脉受累者少见，可导致心肌缺血。

【辅助检查】

1. 实验室检查　多发性大动脉炎病变活动期，患者红细胞沉降率明显增快、C 反应蛋白呈阳性、白细胞轻度增高、α 及 γ 球蛋白升高、免疫球蛋白 IgG 升高，抗链球菌溶血素 "O"、类风湿因子和结核菌素试验可以为阳性。目前临床上用红细胞沉降率来判断是否为疾病的活动期。有肾血管性高血压者，血肾素、血管紧张素和醛固酮升高。

2. 彩色血管超声多普勒检查　可以显示动脉的影像，测定病变动脉的血流、管壁及管腔情况，了解动脉狭窄和阻塞的部位、范围和程度。动脉壁全层增厚为大动脉炎特征性超声表现，重者表现为管腔闭塞。彩超在临床上应用很广泛，可以作为筛选检查和随诊手段。经颅超声多普勒可评价颅内动脉的血供情况和血流方向等。

3. 眼底检查　包括常规眼底检查、眼底荧光素造影和电子视网膜照相等。头臂型多发性大动脉炎可致角膜白斑、白内障、虹膜萎缩、视网膜萎缩或色素沉着、视神经乳头萎缩、动静脉短路、静脉出血等。

4. CT 血管造影（computed tomography angiography，CTA）和磁共振血管成像（MRA）　能清晰地显示主、肺动脉和分支动脉的病变，以及流出道的情况。对诊断和确定治疗方案极有帮助，可部分替代动脉造影检查。

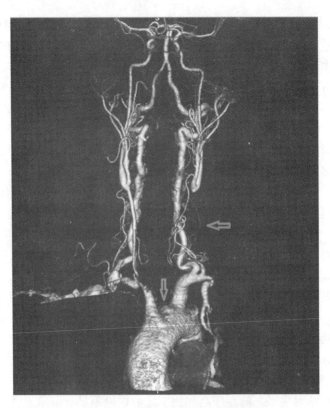

图 32-3-4   多发性大动脉炎头臂型

左侧颈总动脉闭塞、右侧颈总动脉狭窄，双侧锁骨下动脉

狭窄闭塞（椎动脉开口以远）。左侧颈内动脉、颈外动脉显影良好

5. 数字减影血管造影（DSA）   仍是最主要的检查手段，可以详细地了解病变的部位、范围、程度、类型和侧支循环形成情况，为手术和腔内治疗提供最有价值的影像学依据。由于大动脉炎有多发的特点，造影前通过无创的检查方法了解降主动脉、腹主动脉、肾动脉等大动脉有无病变，必要时分段选择性造影来验证。造影时延期像有重要的意义，仔细寻找通过侧支血管显影的狭窄段以远的动脉主干影像，是行动脉重建手术最可靠的依据。

6. 放射性核素肾图、肾显像   肾动脉狭窄者，可用于了解肾灌注及肾功能。

【诊断和鉴别诊断】

美国风湿病学会（American College of Rheumatology ACR）制定的多发性大动脉炎诊断标准需要符合 6 项中的至少 3 项（表 32-3-1），即可达到 90.5% 的诊断灵敏度和 97.8% 的特异性。

表 32-3-1   美国风湿病学会多发性大动脉炎诊断标准

标准	定义
发病年龄小于 40 岁	相关症状的发生或进展时年龄小于 40 岁
肢体运动障碍	一个或多个肢体的肌肉运动后出现疲劳进展或恶化，尤其上肢出现症状
上肢动脉搏动减弱	一侧或双侧上肢动脉搏动减弱者消失
血压差大于 10mmHg	上肢收缩压差大于 10mmHg
锁骨下动脉或主动脉杂音	一侧或双侧锁骨下动脉或降主动脉、腹主动脉听诊可闻及杂音
血管造影异常	主动脉及其主要分支动脉，影像学检查表现为非动脉硬化性、非肌纤维性发育不良所导致的狭窄或闭塞。通常是局灶或节段性病变

多发性大动脉炎急性期的判定标准沿用 NIH（National Institute of Health）制定的标准。①全身系统症状：发热，肌肉骨骼痛（非其他原因造成）；②血沉加快；③动脉缺血或血管炎表现：跛行，脉搏细弱或脉搏消失，血管杂音，任意上、下肢血压不对称等；④典型的血管造影特征。

多发性大动脉炎的临床表现可有多种多样，一些症状容易被误诊为常见的内科疾病，需要与下列疾病相鉴别：

1. 先天性主动脉缩窄　病变部位局限于主动脉峡部，可在婴幼儿时即出现症状或合并其他先天性心脏病，胸、腹主动脉型多发性大动脉炎要与其鉴别。

2. 血栓闭塞性脉管炎　可有下肢间歇性跛行，好发于青年男性，多有吸烟史等，病变多累及下肢中小动脉，可有游走性血栓性浅静脉炎，常引起肢端的坏疽。

3. 动脉硬化性疾病　中老年发病，常有动脉硬化的好发因素，病变多累及四肢动脉和颈动脉，影像学检测见内膜增厚、串珠样改变、动脉壁钙化等。

4. 胸廓出口综合征　锁骨下动脉被胸廓出口处的骨性或肌肉等组织异常压迫而引起上肢动脉脉搏减弱、指端发凉、麻木、乏力等上肢动脉缺血性表现。多有神经、静脉受压的表现，如上肢的痉挛性疼痛、麻痹、上臂肿胀等。体格检查 Adson 征常为阳性，上肢外展某一位置症状显著。肌电图示神经传导速度减慢。

【治疗】

治疗包括保守治疗、手术治疗和腔内治疗。原则是控制疾病的活动期，防止病变发展和改善脏器和肢体的供血。

1. 保守治疗　对多发性大动脉炎活动期的患者，原则上不应该手术或腔内治疗，应给予皮质激素、免疫抑制剂等药物治疗直至病情稳定。如患者缺血症状严重，可以考虑在最小药物剂量，且红细胞沉降率和 C 反应蛋白（CRP）正常的情况下行外科手术或腔内治疗，以降低感染风险以及动脉重建术后再狭窄或假性动脉瘤发生的风险。合并有结核等感染性疾病时给予抗感染治疗。红细胞沉降率和 CRP 仍是监测大动脉炎活动期的主要化验指标。应用阿斯匹林和氯吡格雷等抗血小板药物是必要的，同时也是外科手术或腔内治疗后预防再狭窄的有效措施。

2. 腔内治疗　已广泛地应用于多发性大动脉炎，具有创伤小、操作较简单和可以反复施行等优点。对于青春期和年龄更小的患者，腔内治疗可以反复进行，适应生长发育的要求，是首选的治疗方法。其治疗效果与狭窄段长度有关，短段者疗效好。腔内治疗多发性大动脉炎再狭窄率较动脉硬化性疾病高，由于支架术后远期通畅率不佳，多数学者不建议施行支架置入术，可以反复施行单纯的球囊扩张术以解决术后再狭窄。

3. 手术治疗　手术治疗的原则是重建动脉血供，术式多采用病变近、远端的正常动脉行旁路转流术，使手术简化，并可保留已建立的侧支循环，疗效满意，是首选的手术方法。手术时机应在大动脉炎活动期被完全控制，而且器官功能尚未丧失时进行。常用的术式有升主动脉-颈总动脉或锁骨下动脉旁路移植术（图32-3-5）、锁骨下动脉-颈总动脉旁路移植术、腋动脉-腋动脉旁路移植术，胸主动脉-腹主动脉旁路移植术，腹主动脉-肾动脉旁路移植术、自体肾移植术等。

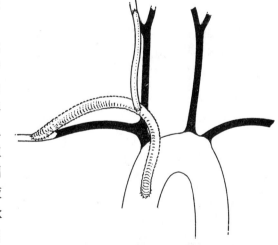

图 32-3-5　升主动脉-右颈内动脉、右锁骨下动脉人工血管旁路移植术示意图

【预后】

多发性大动脉炎是慢性、进行性疾病，有自然缓解及复发的可能。病变处常有丰富的侧支循环，很少发生器官或肢体缺血坏死。多数患者自然或治疗后转为非活动期。预后与高血压的程度、肾功能和脑供血有关，尸检发现死亡原因可为脑出血、脑梗死、肾衰竭、心力衰竭、动脉瘤破裂和肺栓塞等。

（陈　忠　寇　镭）

三、血栓闭塞性脉管炎

血栓闭塞性脉管炎（thromboangitis obliterans，Buerger disease）是一种累及血管的炎症性、阶段性和周期发作的慢性闭塞性疾病。病变主要侵袭下肢中、小动静脉，好发于男性青壮年。以前此病在我国是下肢缺血的主要原因，现在随着人民生活水平的提高，此病的发病者数也逐渐减少，同时下肢缺血的主要病因已由血栓闭塞性脉管炎转变成动脉硬化闭塞症。

【病因及病理生理】

1. 病因　本病尚无明确病因，可能与多种因素有关，大致可以分为两方面。

（1）外界因素：吸烟、寒冷与潮湿的生活环境、慢性损伤和感染。

（2）内在因素：自身免疫功能紊乱、性激素和前列腺素失调以及遗传因素。上述因素中最重要的是吸烟，绝大多数患者有吸烟史，烟碱能使血管收缩，烟草浸出液可致实验动物的动脉发生炎性改变，戒烟可使病情缓解，再度吸烟病情常复发。其次在患者的血清中有抗核抗体和免疫球蛋白（IgM、IgG、IgA）及C3复合物存在，可见免疫功能紊乱在发病中的重要性，目前它已引起更多的关注。

2. 本病的病理进展过程

（1）通常侵袭中、小动脉，并且伴有游走性浅静脉炎表现。

（2）病变呈阶段性分布，两段之间的血管比较正常。

（3）活动期血管呈全层非化脓性炎症；管腔被血栓堵塞。

（4）后期炎症消退，血栓机化，有新生毛细血管形成。动脉周围有广泛纤维组织形成，常包埋静脉和神经。

（5）虽然有侧支循环形成，但不足以代偿，因而神经肌肉和骨骼等均可出现缺血性改变。静脉受累时的病理表现与动脉大体相同。

【临床表现】

本病起病隐匿，进展缓慢，常呈周期性发作，经过较长时间后症状逐渐明显和加重。初期患者可感到患肢发凉、怕冷，或轻度麻木，活动后稍感疲乏，反复出现游走性浅静脉炎，随着病情进展，患者出现下肢间歇性跛行，患肢局部呈现营养障碍的表现，皮温降低，皮色苍白，趾甲生长迟缓、变厚，汗毛稀少。病情进一步发展则出现患肢静止痛和组织坏疽。

【诊断及鉴别诊断】

1. 诊断　诊断要点包括：①青壮年男性多见，多在寒冷地区或寒冷季节发病，多有吸烟嗜好。②患肢有不同的慢性缺血性症状。③有游走性浅静脉炎史。④患肢足背及胫后动脉搏动减弱或消失。⑤除吸烟外，一般无高血压、高脂血症、糖尿病等易致动脉硬化的因素。

辅助检查手段包括动脉彩超、多普勒血流图、CTA及动脉造影等，可以帮助明确诊断。

2. 鉴别诊断　血栓闭塞性脉管炎应与其他动脉缺血性疾病相鉴别。

（1）动脉硬化性闭塞症：发病年龄在45岁以上；常伴有冠心病、高血压、高脂血症或糖尿病；病变部位常位于大、中动脉，X线检查显示动脉壁有钙化斑块。

（2）多发性大动脉炎：多见于青年女性；活动期常有红细胞沉降率增速，免疫球蛋白升高；动脉造影可见主动脉及其主要分支开口处狭窄或阻塞。

3. 糖尿病足　有确定的糖尿病史或确定的糖尿病阳性的检查结果。

【治疗】

1. 一般及药物治疗　严禁吸烟，防止受冷、受潮和外伤，但切忌热敷，以免组织需氧量增加而加重症状。疼痛严重者，慎用成瘾的药物。可用 Buerger 运动法：先平卧抬高患肢 45°以上，维持 1～2 分钟，再在床边下垂 2～3 分钟，然后放置水平位 2 分钟，并做足部旋转、伸屈活动，反复活动 20 分钟，每天数次。应用扩张血管及抑制血小板聚集的药物，如：前列腺素 E_1（PGE_1）、肠溶阿司匹林等。根据辨证论治的原则用中医中药进行治疗，选用有效抗生素抗感染治疗。

2. 高压氧舱疗法　用来改善组织缺氧状态。

3. 手术疗法　目的是增加肢体血供和重建动脉血流通道。

（1）腰交感神经切除术：适用于腘动脉远侧动脉狭窄或闭塞，处于第一、二期的患者。先行腰交感神经阻滞试验，如阻滞后皮温升高超过 1～2℃者，提示痉挛＞闭塞因素，可考虑腰交感神经切除术。

（2）旁路移植术：包括人工血管和自体大隐静脉旁路移植术，它适用于主干动脉闭塞，但闭塞动脉的近、远侧仍有通畅的动脉通道者。

（3）取栓和血管内膜剥脱术：适用于新鲜血栓形成及短段的动脉阻塞。

（4）静脉动脉化：适用于腘动脉远侧三支动脉均已闭塞者。

（5）截肢或截趾术：适用于组织坏死已有明确界限者。

（陈　忠　王　盛）

四、雷诺综合征

雷诺综合征（Raynaud syndrome）即雷诺病，是一种遇冷或情绪紧张后，以阵发性肢端小动脉强烈收缩引起肢端缺血改变为特征的疾病，又称肢端血管痉挛症。病变部位先苍白、发凉，继而青紫、冰冷、疼痛，再转为潮红，然后复原为典型症状。本病并非少见，多见青壮年女性。本病在我国北方地区发病率较高。1862 年法国 Mauric Raynaud 首先报告本病，此后他首先指出血管、神经的功能性紊乱，肢端血管痉挛，末梢循环障碍是本病的发病本质。故将本病命名为雷诺病（Raynaud disease）。以后的学者研究发现其他疾病也可引起类似的临床表现，并将其他疾病引起的这一临床表现，称为继发性雷诺现象（secondary Raynaud phenomenon）。近年来，研究表明大多数患者都伴有其他系统性疾病（如脉管炎等），目前将这种皮肤颜色和温度的改变统称为雷诺综合征。

【病因和病理】

雷诺综合征的病因至今尚未明了，但与下列因素有关：寒冷刺激，患者对寒冷刺激特别敏感；情绪波动、精神紧张。发病时患者血液中肾上腺素与去甲肾上腺素的含量明显增高，应用交感神经阻滞药物可缓解症状。内分泌紊乱，病情可在月经期加重，妊娠期症状减轻。自身免疫性疾病、动脉阻塞性疾病、胸廓出口综合征、中枢或周围神经系统疾病、真性红细胞增多症、慢性肾衰竭、药源性因素（β-肾上腺受体阻断药，避孕药等）以及特殊的生活工作环境（慢性震动性创伤、冻伤和慢性低温损伤等）均可出现雷诺综合征。疾病早期，指（趾）动脉并无器质性改变。晚期出现动脉内膜增厚，弹性纤维断裂及动脉中层增厚，动脉腔狭窄，腔内血栓形成，管壁有炎性细胞浸润。

【临床表现】

雷诺综合征多见于青壮年女性，男性少见，常在情绪激动或寒冷刺激下发病。患者对寒冷刺激敏感，多数在冬季发病，气候转暖时症状可自行缓解。重症患者对温度的变化更为敏感，在夏季受到冷刺激也可发病。苍白、青紫和潮红顺序出现，是典型的临床表现。小动脉强烈痉挛，动脉血流中断，导致手指呈苍白色，伴有发凉、麻木和刺痛；代谢产物积聚，小静脉和毛细血管扩张，发绀；最后血流恢复，反应性充血手指转为潮红，患指可有烧灼样胀痛。通常诱因解除后，皮色恢复正常的时间为数分钟到几十分钟。尺、桡动脉（足背动脉）搏动正常。发作间期可无明显症状、体征。长期慢性缺血可致手指（趾）皮肤粗糙或光薄，指甲增厚、变形，重者皮肤可有溃疡及坏死，关节僵直等。

【检查和诊断】

1. 冷激发试验　根据患者遇冷易发病的原理，利用冷刺激诱发犯病。方法是先在20℃左右的室温下测定双手皮肤的温度，然后让患者将双手浸泡在0℃的冷水里1~2分钟，诱发出现症状，可有皮肤颜色的改变及感到疼痛，此方法的诱发率在60%左右。

2. 手指复温时间测定　利用冷激发试验，用皮温测量仪器测定发病手指的温度，计算手指温度恢复的时间。正常人恢复时间多小于15分钟，雷诺综合征患者多超过20分钟。

3. 指动脉压力测定　利用多普勒血管检查仪测定指（趾）动脉的血压，描记波形。若两个手指间的血压差大于2.0kPa（15mmHg）或指动脉与桡动脉之间的血压差大于4.0kPa（30mmHg），则说明指动脉血流不畅，有闭塞。应用冷刺激试验，测量受凉前后手指的血压，血压降低20%以上为阳性。需要说明的是冷刺激试验不能完全诱发患者发病，灵敏度为50%~60%。根据典型的临床表现即可诊断。同时还要根据病史进行相应的检查，以作出病因学诊断。

【治疗】

病情轻的患者，注意全身和肢体局部保暖；避免情绪波动；吸烟者必须戒烟，往往能够取得满意疗效。药物治疗可以应用α受体阻断药（妥拉唑林、哌唑嗪等）和肾上腺素能神经元阻断药（利血平等）治疗；前列腺素 E_1（PGE_1）有扩张血管和抗血小板作用，低分子肝素也有抗凝作用，治疗雷诺综合征都有较好的疗效；烟酸及血管舒缓素等血管扩张药也有治疗作用。多数患者保守治疗后症状明显缓解。

正规的内科治疗无效者，可考虑手术治疗。指动脉交感神经切除术；在指根部显露指动脉，剥离并切除动脉外膜，即完全切断支配该指动脉的交感神经末梢，解除血管痉挛，达到治疗的目的。

（王　盛）

第四节　腔静脉与周围静脉疾病

一、巴德-吉亚利综合征

巴德-吉亚利综合征（Budd-Chiari syndrome）（简称布-加综合征）是指肝后段下腔静脉或（和）肝静脉狭窄或完全闭塞的病变。临床上主要表现为肝脾大，进行性肝功能损害和大量腹水，严重患者可有上消化道出血、呕血和黑便，晚期患者均并发肝硬化。1845年 George Budd 首先报道了原发性肝静脉阻塞的综合征，此后 Hans Chiari 又报道了肝静脉内膜炎性闭塞征。1878年 Osler 首次报道下腔静脉纤维性阻塞性门静脉高压症。此后医学家们将这些类型的肝后性门静脉高压的疾病命名为 Budd-Chiari syndrome。

【病因】

病因仍不十分清楚。在亚洲国家中，最常见的原因是先天性因素所致的下腔静脉近心端或肝静脉入下腔静脉入口处形成完全性或不完全性隔膜而引起的阻塞。在欧美国家，该病多由下腔静脉或肝静脉的血栓形成引起，并以单纯肝静脉阻塞为主。另外，周围结构的外源性压迫也可导致该病，如肝癌、肾和肾上腺肿瘤、腔静脉内皮瘤、平滑肌肉瘤。近年的研究发现，该病患者中至少有 35％ 的病例合并有易栓性疾病，如骨髓增生性疾病，白塞病，红细胞增多症，抗心磷脂抗体综合征，阵发性夜间血红蛋白尿，因子 V Leiden 突变，蛋白 S、蛋白 C 缺乏，妊娠，口服避孕药等。

【病理生理】

肝静脉回流受阻，肝淤血。肝静脉压力增高，肝血窦亦出现淤血，淋巴液回流严重受限，腹腔形成腹水。此种腹水蛋白含量高。门静脉压力增高，脾大和脾功能亢进，并发食管胃底静脉曲张破裂出血和肝性脑病等一系列门静脉高压症的表现。肝功能损害出现一般较晚。早期可有蛋白合成障碍和凝血酶原时间延长。晚期患者因顽固腹水、恶病质、消化道出血、肝性脑病等可导致患者死亡。由于长期回心血量明显减少，心脏缩小。下腔静脉严重狭窄或闭塞者，出现双下肢肿胀、盆腔淤血等下腔静脉高压症候群。

【病理分型】

根据病理性质、病变的部位和范围等可有各种方法的病理分型。作者认为病理分型不宜过分复杂，以有利于指导诊断和治疗为原则，大致可分为如下三型：

1. 下腔静脉局限狭窄或阻塞型　此型最为常见，病变主要在下腔静脉的近心端。其中包括：①单纯下腔静脉隔膜型，此型临床多见，隔膜为先天性原因，隔膜可呈完全闭塞状或隔膜呈孔状、筛状。此型大多肝静脉无阻塞。②下腔静脉局限性狭窄，病变局限于入右房处的近心端下腔静脉，以短段狭窄为特征。病因上大多系血栓形成所致，同时可伴肝静脉阻塞。③下腔静脉局限阻塞型。短段下腔静脉近心端完全的阻塞，大多系静脉血栓的形成，可导致下腔静脉和门静脉高压。

2. 下腔静脉弥漫性狭窄或阻塞型　大多由于广泛血栓形成造成。①肝段和肝后段下腔静脉长段狭窄或阻塞伴肝静脉阻塞。②下腔静脉长段狭窄或阻塞但肝静脉血流仍可汇入阻塞段以远的下腔静脉内，也就是说肝静脉本身无阻塞。

3. 肝静脉狭窄或阻塞型　此型病变仅限于肝静脉，下腔静脉通畅。根据病变的位置和程度，又分为：①肝静脉开口狭窄或阻塞型。②肝静脉长段狭窄或阻塞型。

【临床表现】

青壮年发病多见，先天因素的患者发病年龄较小。少数患者起病急、病情发展快，此类患者病情更凶险，治疗不及时可危及生命。本病男性多于女性，男女之比约为 2∶1。根据病变的部位和范围的不同，临床表现也不同。单纯肝静脉阻塞型，临床表现为门静脉高压。下腔静脉阻塞者，同时有门静脉高压和下腔静脉高压的临床表现。

1. 门静脉高压表现　顽固性大量腹水甚至胸腔积液，低蛋白血症，电解质平衡失调，恶病质，少尿等。因腹水所致腹部膨隆，长期低蛋白血症导致极度消瘦。尤以四肢骨瘦如柴最明显，结合巨大膨隆的腹部，典型病例呈“蜘蛛人”样特征。肝脾大，脾功能亢进，食管、胃底静脉曲张，重症患者可出现上消化道出血。晚期可出现肝功能损害，导致肝性脑病、肝性脑病和肝肾综合征，甚至肝、肾衰竭，直至死亡。

2. 下腔静脉高压表现　主要表现为胸、腹壁静脉曲张，腰背部尤为明显，血流方向向上。下肢肿胀亦常见，可伴有下肢静脉曲张，出现静脉性溃疡和色素沉着。此外还可有食欲缺乏，甚至恶心、呕吐等胃肠道淤血症状。

【检查和诊断】

1. 彩色超声多普勒　可显示肝脾大呈淤血性改变，腹水；可以显示下腔静脉和（或）肝静脉狭窄、阻塞，门静脉、肠系膜上静脉、脾静脉通畅且增宽，奇静脉和半奇静脉开放；对有些慢性病例可以探查到有粗大的侧支静脉由肝静脉或下腔静脉汇入到奇静脉，是主要的无创检查方法。

2. 下腔静脉造影术　　股静脉穿刺，下腔静脉造影术是诊断本病最可靠的检查手段。对于下腔静脉右心房入口处闭塞的病例，应同时上肢静脉穿刺，行下腔静脉对端造影术。下腔静脉造影可以显示病变的部位、范围、侧支循环情况、有无血栓形成等，下腔静脉测压是必要的，测压时应了解病变近心端（或右房压）和远心端两端的压力，其压力差是手术治疗依据之一。

3. 经皮经肝穿刺肝静脉造影　　在其他手段不能确定肝静脉是否通畅时可行此项检查。可同时行肝静脉测压。此项检查有出血的风险，技术要求高，需谨慎进行。

4. 食管钡餐造影　　可确诊有无食管、胃底静脉曲张，从而判断是否有门静脉高压及其程度。

5. 磁共振静脉成像或 CT 静脉成像　　可以作为下腔静脉、肝静脉和门静脉系统影像学检查的手段，由于侧支循环丰富，成像效果多不满意。

根据临床表现和影像学检查多可以做出明确诊断。需要与导致门静脉高压的疾病，如各种病因导致的肝硬化等疾病进行鉴别；需要与下腔静脉阻塞综合征等导致下腔静脉高压的疾病鉴别。

【治疗】

治疗包括内科治疗、腔内治疗和外科治疗，对上述治疗无效的患者，可考虑行肝移植。

1. 内科治疗

（1）改善患者的一般情况，为外科手术或腔内治疗准备：一般均须行保肝、利尿、纠正水及电解质平衡失调、纠正低蛋白血症、定期正确放腹水减轻心肺负担、预防上消化道出血、治疗肝性脑病、支持治疗等；营养心肌治疗，以降低术后回心血量增加而导致心功能不全的风险。

（2）抗凝治疗：如无禁忌证，对所有患者均建议抗凝治疗。在无抗凝治疗禁忌和严重并发症的情况下，应维持长期抗凝治疗。既往消化道出血并不是抗凝治疗的禁忌证，但在治疗前应给予预防消化道再次出血的治疗。首先应用低分子肝素抗凝，后续口服药物抗凝，监测国际标准化比值（INR），使其维持在 2～3 之间。抗凝治疗期间出血风险较高。

（3）溶栓治疗：只应用于明确有急性血栓形成并导致病情明显加重的患者，要严格评估溶栓治疗的预期效果和出血的风险，谨慎施行。不建议常规应用。

2. 腔内治疗

（1）下腔静脉球囊扩张术和支架置入术：仅适用于下腔短段病变且无继发血栓形成者。如果单纯球囊扩张效果较佳，支架置入术不是必需的。肝段的下腔静脉病变，有些病例为肝尾状叶压迫所导致，此时单纯行球囊扩张治疗，多效果欠佳，术中、术后很容易出现再狭窄。在此位置放置支架则容易影响肝静脉的血流，可能导致急性的肝静脉血栓形成和闭塞，而造成门静脉高压的症状加重。

（2）下腔静脉穿刺破膜术：仅用于下腔膜状闭塞病变且无继发血栓形成者。破膜成功后行下腔静脉球囊扩张，必要时行支架置入术。

（3）肝静脉开通术和扩张术、肝静脉支架置入术：适用于肝静脉病变，下腔静脉通畅者。可以经股静脉、颈静脉途径，以及经皮肝穿刺途径。对于同时伴有下腔静脉病变者，同时要行下腔静脉的重建。

（4）经颈静脉肝内门静脉-腔静脉分流术（TIPS）：具有良好的即刻开通率与有效性。术后再阻塞率较高。建议应用重症、无法耐受手术的病例。

首都医科大学附属北京安贞医院血管外科开展腔内治疗布-加综合征的工作已有近 30 年的历史，自该技术开展以来，无严重并发症发生及死亡率。近期降低门、腔静脉压力和通畅率良好，但远期通畅率尚缺乏大宗的严密随访。

3. 外科治疗　　病例多为长段的下腔静脉闭塞，并伴有肝静脉的闭塞，因此不适于腔内治疗。

外科治疗目前仍然是治疗本病的主要手段，可以有效地降低门静脉压力。

（1）布-加综合征根治术：即直视下切除或矫正肝静脉、下腔静脉腔内病变，直接解除局部血管的狭窄闭塞，恢复正常解剖结构，从而解除下腔静脉和门静脉高压，是符合生理的手术方式，与转流术式相比较，可避免或减轻术后肝性脑病或肝性脑病等的发生。手术需要开胸、开腹或胸腹联合切口；多需要体外循环辅助。手术创伤大、出血多。

（2）肠系膜上静脉-右心房人工血管旁路移植术：应用直径 16mm 带支持环的 PTFE 人工血管，可有效地降低门静脉高压，远期疗效佳。为临床上常用的手术术式。脾静脉-右心房人工血管旁路移植术降低门静脉压力效果差于肠系膜上静脉-右心房人工血管旁路移植术。肠系膜上静脉-颈内静脉人工血管旁路移植术适用于不能行右侧开胸者，远期通畅率欠佳。

（3）下腔静脉-右心房人工血管旁路移植术：仅适用下腔静脉近心端闭塞，肝静脉通畅且与远心段下腔静脉相通者。

（4）门静脉-腔静脉分流或肠系膜上静脉-腔静脉分流术：仅适于病变局限在肝静脉且下腔静脉通畅者。

（5）脾静脉-肾静脉分流术、脾-肺固定术、经右房手指破膜术等疗效均不佳，目前临床上少有应用。

（陈　忠　寇　镭）

二、下腔静脉综合征

下腔静脉综合征（inferior vena cava syndrome，IVCS）是由于下腔静脉受邻近病变侵犯、压迫或腔内血栓形成等原因引起的下腔静脉部分或完全性阻塞，下腔静脉血液回流发生障碍而出现的临床症候群。

【病因和病理生理】

主要病因是血栓形成。血栓主要来源于下肢深静脉，血栓向近侧繁衍、扩展累及下腔静脉，其次是源于盆腔静脉。下腔静脉肝后段或 Eustachian 瓣发育异常，引起先天性的下腔静脉隔膜阻塞、原发性下腔静脉肿瘤（如下腔静脉平滑肌瘤或肉瘤），腹腔或腹膜后组织的炎症和肿瘤，亦可导致下腔静脉管腔狭窄和血栓形成。易栓症（thrombophilia）是近 20 年来对以往血液高凝状态进行研究的新发现，指因分子遗传缺陷而出现高凝状态或纤溶功能障碍，极易发生血栓的多种疾病的总称，可由下列分子遗传缺陷引起，包括抗凝血酶Ⅲ（ATⅢ）、蛋白 C、蛋白 S、纤溶酶原、肝素辅助因子Ⅱ、纤维蛋白原以及凝血因子Ⅺ、凝血因子Ⅻ和激肽释放酶原等。

下腔静脉回流受阻，导致下肢和盆腔静脉高压，出血肢体肿胀，浅静脉曲张等。少有因回心血量骤然减少，导致心排血量减少、血压下降者。肾静脉回流受阻可导致少尿。

下腔静脉有着丰富的侧支循环。下腔静脉被阻断后，其侧支循环主要有浅、深两组。浅组：自股静脉发出的腹壁浅静脉→胸壁静脉；胸外侧静脉→腋静脉。深组有以下几条路径：①髂外静脉→腹壁下静脉→腹壁上静脉→胸廓内静脉→无名静脉；②腰静脉→腰升静脉→奇静脉与半奇静脉→上腔静脉；③髂腰静脉、骶外侧静脉→椎静脉丛→奇静脉及颅内硬脑膜静脉窦；④直肠静脉与肛门静脉→直肠静脉丛→直肠上静脉→门静脉→肝静脉→下腔静脉肝段；⑤髂内静脉→性腺静脉→肾静脉→下腔静脉。侧支循环建立充分者，临床症状较轻微。

【临床表现】

临床表现取决于阻塞的原因、部位、程度，侧支循环是否充足等。血栓脱落导致肺动脉栓塞的临床表现。临床上常常把下腔静脉分为三段，下段：肾静脉汇入处以远的下腔静脉；中段：介于肾静脉与肝静脉汇入处之间的下腔静脉；上段：肝静脉汇入处以上的下腔静脉。

下腔静脉下段阻塞时，症状和体征较局限于下肢。静脉回流受阻，下腔静脉处于高压状态，下肢静脉淤滞，产生下肢水肿。随病程延长，肢体上开始出现侧支静脉及下肢浅静脉曲张；病程长者有皮肤营养不良性改变，如皮肤硬结、瘙痒、湿疹、色素沉着，甚至形成难愈的溃疡，尤以足靴区为著。

下腔静脉中段阻塞腰疼可为主要的主诉。男性患者由于前列腺静脉丛充血导致的症状类似前列腺炎，可有生殖器、阴囊水肿；女性患者可有下腹部疼痛，类似于卵巢炎或慢性盆腔炎。还可致肾静脉血栓形成或回流障碍，急性者可出现肾静脉高压、肾血流量减少、肾功能障碍；出血伴有全身水肿，低蛋白血症及大量蛋白尿，进行性肾衰竭、尿毒症，甚至死亡。还可产生胃肠道症状，如恶心、呕吐、腹泻及腹痛。

下腔静脉上段阻塞时，导致布-加综合征的临床表现。

下腔静脉阻塞的患者，其胸、腹壁曲张浅静脉的血流方向均由下向上。

【检查和诊断】

以下检查有助于明确诊断：

1. 下肢静脉测压　可以发现双下肢静脉压明显升高。目前临床少有应用。

2. 下腔静脉造影　双向下腔静脉造影是诊断下腔静脉阻塞的可靠检查方法，可清楚区别部分及完全阻塞，显示阻塞部位以及侧支循环的状况。此检查为有创检查，有造成血栓脱落导致肺动脉栓塞的风险，不建议常规施行。

3. 彩色超声多普勒检查　可显示下腔静脉直径，判断有无狭窄或阻塞，以及阻塞的位置、性质和范围；还可以检测肝、脾、肾情况及有无腹水等情况。检查准确、方便，目前临床上是确定诊断的有效方法。

凡是有双侧下肢静脉功能不全，并伴有胸、腹壁广泛浅静脉曲张的患者，都应考虑到下腔静脉综合征的诊断。彩色超声多普勒检查多可以明确诊断。在诊断时应注意病因学的诊断，有无下腔静脉先天畸形以及是否存在原发性下腔静脉肿瘤或外源性压迫等。

鉴别诊断应与肝硬化、缩窄性心包炎、结核性腹膜炎等相鉴别。

【治疗】

在明确下腔静脉阻塞的病因、部位、程度及侧支循环建立状况后决定治疗方案。下腔静脉的解剖特性及侧支循环丰富，故本疾病以内科治疗为主。治疗的原则和目的主要在于防止肺动脉栓塞的发生，同时缓解下腔静脉阻塞综合征的症状和体征。

1. 内科治疗　如无禁忌，则抗凝治疗是必需的。目前临床上多采用低分子肝素和后续的双香豆素衍化物（华法林）抗凝治疗，建议国际标准化比值（INR）维持在 $2.0\sim3.0$。X 因子抑制剂是最新的抗凝治疗方法，抗凝效果确切，出血风险可能较华法林低，不需要监测凝血指标，但费用昂贵。

溶栓治疗并不是必需的，需要综合考虑病程的时间、出血的风险等因素。溶栓治疗同时需要抗凝治疗。多建议采用局部导管溶栓。

在急性期建议绝对卧床、患肢抬高。以降低血栓脱落的风险，并有利于下肢肿胀的消退。

2. 腔内治疗　包括导管溶栓治疗；对于外压性病变者，可以考虑行下腔静脉球囊扩张和支架置入术治疗。适应证少，通畅率不佳，文献报道少。有抗凝治疗绝对禁忌证、抗凝期间出现严重的相关并发症和抗凝治疗失败是放置下腔静脉滤器的绝对适应证，需要考虑是否有足够长度的正常下腔静脉来放置滤器；多不建议将滤器放置于肾静脉开口近心段的下腔静脉。

3. 外科治疗　单纯的内科治疗对于多数患者是有效的，外科手术治疗仅适用于经积极内科治疗病情无明显好转的患者。对下腔静脉平滑肌瘤建议积极手术切除。下腔静脉血流重建术式包括下腔静脉-右心房人工血管旁路移植术等。

（陈　忠　寇　镭）

三、上腔静脉综合征

上腔静脉综合征（superior vena cava s yndrome，SVCS）是指由于各种原因所引起的上腔静脉阻塞或狭窄，导致上腔静脉系统血液回流障碍，致使上腔静脉系统的静脉压升高和颈、胸部代偿性侧支循环形成的一系列临床征候群。

【病因】

多数病例为上腔静脉外源性肿物压迫所导致。上腔静脉综合征病因可分为良、恶性两类。由恶性肿瘤引起者称为恶性 SVCS，多起病急，病程短，预后差；由良性病变引起者称为良性 SVCS，通常发病缓慢，病程较长，预后也较好。

恶性肿瘤是导致 SVCS 最常见的原因，各家报道所占的比例不一，为 30%～97%，包括肺癌、淋巴瘤、各种转移癌以及恶性胸腺瘤等。血管源性肿瘤较为少见，如平滑肌肉瘤、上皮样血管内皮瘤等。成人病例中肺癌所占的比例最大，为 65%～75%，而且多为小细胞癌；淋巴瘤在小儿病例中最为常见。有学者报道约 10% 的右侧胸腔恶性肿瘤可导致 SVCS。

良性病变占 SVCS 的 30%～70%，主要为前上纵隔的病变。病因包括：①各种急慢性纵隔炎、淋巴结炎、组织胞浆菌病、放线菌病以及纵隔血肿等。②纵隔良性肿瘤：胸骨后甲状腺肿、胸腺瘤、畸胎瘤等。③心血管源性病变：升主动脉瘤、缩窄性心包炎、心脏黏液瘤、白塞病（Behcet's disease）以及心血管疾病术后粘连和先天性心脏病等。产褥感染并发盆腔静脉血栓，可经椎静脉丛到达上腔静脉，导致上腔静脉阻塞。此外，在临床上有些病例为不明原因的上腔静脉系统静脉壁全层纤维性增生，管腔狭窄或闭塞，可伴有或不伴有血栓形成，有学者称之为原发性 SVCS。④医源性原因：近年来由于导管化疗术、心导管技术（如心内起搏器植入术、射频消融术等）和静脉高营养的广泛开展和应用，使医源性上腔静脉血栓形成的发病率明显增高。

【病理生理】

上腔静脉阻塞，使躯干上部、颈部以及头面部静脉血液回流受阻，静脉压力升高，引起颜面部及上肢出现静脉性充血、水肿，导致颜面水肿，颈部变粗，并代偿性地出现颈、胸部浅静脉怒张。起病缓慢，病程长者，有足够时间建立较充分的侧支循环，上述病理改变较轻。起病急，病程短者，无充分的侧支循环形成，因而病情重，而且预后不佳。急性完全性上腔静脉阻塞，急性脑水肿甚至颅内静脉破裂而导致患者死亡，属于上腔静脉综合征中的急症。急性喉头水肿者罕见。

当上腔静脉阻塞后，上腔静脉系统的血液主要通过侧支循环，经下腔静脉回流至右心房。上、下腔静脉之间的侧支循环主要有以下 5 条途径：①奇静脉通路，是沟通上、下腔静脉的最主要通道之一，血流方向因 SVCS 阻塞部位不同而有差异，当阻塞平面位于奇静脉开口以上的上腔静脉时，侧支循环的血流经奇静脉顺行回流至右心房，奇静脉扩张，成为上腔静脉系血液回流的最主要途径；当阻塞平面位于奇静脉开口处或以下的上腔静脉时，侧支循环的血流经奇静脉经下腔静脉回流至右心房，此时奇静脉变细，成为相对不重要的侧支通路。②胸廓内静脉通路。③胸腹壁浅表静脉通路。④椎静脉通路。⑤膈下静脉通路。

另外，体循环系统的静脉可与肺静脉建立侧支循环，形成右向左分流，导致低氧血症。

【临床表现】

临床表现因发病的急、慢性，侧支循环建立的及时和充分与否，以及病变阻塞部位、范围和程度而有所不同。起病急、进展快、静脉阻塞完全、病变范围广和侧支循环少者，临床表现多比较严重；反之则较轻微，甚至可以无明显临床表现。

1. 颜面部、颈胸部及上肢肿胀　有一些病例开始时仅感觉颈部肿胀，继之颜面、胸壁和上肢出现进行性水肿。上述部位皮肤潮红，甚至呈淤血样紫红色。颈部、胸壁浅表静脉怒张，肿胀可以因此而得到不同程度的缓解。

2. 颅内静脉压力升高的表现　程度不同的头痛、甚至嗜睡和昏迷；眼睛易疲劳、视物模糊、视力减退；偶有听力减退；部分病例可以出现面瘫，为颈静脉扩张，于颈静脉孔处压迫面神经所致。

3. 胸闷、气短　严重者可出现呼吸困难，端坐呼吸，不能平卧入睡。急性病例甚至可出现急性喉头水肿而死亡。

上述症状可于低头、弯腰或者平卧时加重。有些病例症状于晨起时最为严重，活动后可以有不同程度的减轻。急性重症患者可由于因脑水肿，急性喉头水肿、呼吸衰竭或者颅内静脉破裂而死亡。

体检可发现头面部、颈部、胸部和上肢肿胀、充血，浅静脉迂曲扩张，球结膜水肿，舌下静脉怒张。严重病例还可出现胸腔积液，以右侧胸腔多见。

临床上可发现，单纯右侧无名静脉阻塞患者，临床表现多比较严重；而单纯左侧无名静脉阻塞者，临床表现多轻微。

此外患者还会有原发疾病的临床表现。肺动脉栓塞的发病率较低。

【诊断】

根据上述的症状体征，多考虑本病的存在。由于肿瘤是导致 SVCS 最常见的原因，在诊断时一定要考虑到肿物压迫的可能性。

1. 胸部 X 线检查　胸部后前位和右侧位平片观察有无肺和纵隔肿瘤，纵隔肿瘤和炎症以及升主动脉瘤病例可显示右上纵隔影增宽；缩窄性心包炎可显示上纵隔阴影增宽，有时可见心包钙化影。

2. CT 和 MRI 检查　增强 CT 和 MRI 扫描，有助于明确肿瘤的诊断。MRV 和 CTV 三维成像技术已广泛用于临床，可以直观地显示上腔静脉、无名静脉和颈内静脉的通畅情况，对于 SVCS 由于侧支循环较多，成像效果欠佳。

3. 彩色超声多普勒检查　可明确静脉狭窄或阻塞的部位、范围和程度，管腔内有无血栓形成，静脉壁有无增厚，以及静脉直径、血流速度和方向。临床上是诊断本病的有效和可靠的检查方法。肘正中静脉注入声学造影剂，通过造影剂到达心脏的时间可间接了解阻塞情况；还可确定有无侧支循环导致的右向左分流，而鉴别低氧血症的原因。

4. 静脉造影　为有创检查，有导致血栓脱落，造成肺栓塞的风险，要谨慎使用。于单侧或双侧肘正中静脉穿刺插管至梗阻部位，应用高压注射器注入造影剂。

【治疗】

病因学的明确诊断对选择治疗方案极为重要。针对于原发疾病的治疗尤为重要。对于上腔静脉阻塞的治疗包括内科治疗、腔内治疗和外科治疗。多数病例经严格的内科治疗可以满意的缓解上腔静脉高压的症状，而不需要手术或腔内治疗重建上腔静脉血流。

内科治疗详见下腔静脉综合征。

有学者认为腔内治疗（上腔静脉球囊扩张、支架置入术或导管溶栓术）具有安全、创伤小、恢复快、疗效显著、易耐受、并发症少等特点，适用于一般状况较差尤其是恶性肿瘤晚期的患者，有助于改善患者的生存质量。

手术治疗适用于：①非肿瘤疾病导致的 SVCS，经严格保守治疗无效，且症状逐渐加重，以至影响正常生活者。②良性肿瘤导致 SVCS 且无血栓形成者，应切除肿瘤，解除上腔静脉梗阻原因，或行上腔静脉血流重建术。③恶性肿瘤引起 SVCS，多建议放射治疗或抗癌药物治疗，而禁忌手术。术式包括：上腔静脉切除加血管间置移植术、无名静脉（或颈静脉）-右心耳或右心房人工血管旁路移植术等。

（陈　忠　寇　镭）

四、下肢深静脉血栓形成

深静脉血栓形成（deep venous thrombosis，DVT）指血液在深静脉腔内异常凝结，阻塞管腔，导致静脉回流障碍。下肢深静脉血栓形成更多见，其并发的肺栓塞可威胁生命，造成的下肢深静脉瓣膜功能不全可严重地影响工作和生活。

【病因和病理】

1946 年，Virchow 提出了静脉血栓形成的三大因素，即血流滞缓、静脉壁损伤和血液高凝状态。

1. 静脉血流滞缓　首先是白细胞，然后是血小板，可以在血流的周围层集聚；血小板沉积在血管内膜上，可以构成血栓形成的核心。下肢肢体制动，血流滞缓，下肢深静脉血栓形成有较高的发病率。手术与血流缓慢亦有密切关系。手术时患者制动、仰卧，麻醉使周围静脉扩张，术后长期卧床等，都能使下肢深静脉血流减慢。

2. 静脉壁损伤　静脉壁损伤可以激活内源性凝血系统及血小板集聚，促使血栓形成，常见的损伤原因可归纳为以下 3 种：①化学性损伤；②机械性损伤；③感染性损伤。

3. 血液高凝状态　血液组成成分改变而处于高凝状态，是酿成静脉血栓形成的基本因素之一。使血液处于高凝状态有为数众多的因素，而最常见且与血栓形成关系最密切的，首推各种大型手术。此外，先天性抗凝因子缺乏的易栓症，严重脱水、口服避孕药物等许多因素都可以导致血液高凝状态。

【临床表现】

临床上常见的为两类，即小腿肌肉静脉丛血栓形成和髂静脉-股静脉血栓形成（图 32-4-1）。

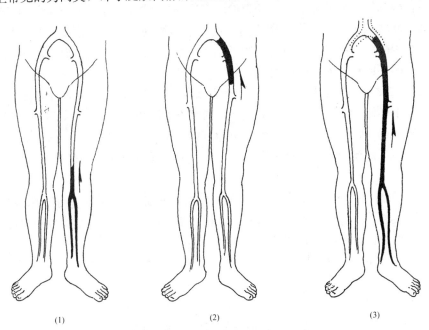

(1)　　　　　　　　(2)　　　　　　　　(3)

图 32-4-1　深静脉血栓形成的类型

（1）周围型；（2）中央型；（3）混合型

1. 小腿肌肉静脉丛血栓形成　也称为周围型，是手术后深静脉血栓形成最常见的类型。同时，也可以有原发于肌肉静脉丛的血栓形成。许多患者并无症状，或者极为轻微。临床表现包括小腿部疼痛、压痛及轻度肿胀，若在膝关节伸直位，将足急剧背屈，使腓肠肌与比目鱼肌伸长，可以激发血栓所引起的炎症性疼痛，出现腓肠肌部疼痛，称为 Homans 征阳性。

2. 髂静脉-股静脉血栓形成　髂总静脉、髂外静脉到股总静脉的范围内有血栓形成，又可分为：

(1) 原发性髂静脉-股静脉血栓形成：也称为中央型，左侧多见，为右侧的 2～3 倍。起病急骤，有三个特征，即疼痛和压痛、肿胀、浅静脉曲张。

(2) 继发性髂静脉-股静脉血栓形成：也称为混合型，血栓起源于小腿肌肉静脉丛，通过顺行性扩展生长，累及下肢整个髂静脉-股静脉系统。表现为：起病方式大多隐匿；症状开始时轻微，直到髂静脉-股静脉受累，出现典型症状才被发现；足靴区营养性变化，包括脱屑、瘙痒、色素沉着、湿疹、溃疡形成等。

(3) 股蓝肿（phlegmasia cerulea dolens）：1938 年 Gregoire 描述了严重的广泛性髂静脉-股静脉闭塞，称为股蓝肿或蓝色静脉炎。这是下肢深静脉血栓形成最严重的类型，下肢整个静脉系统包括侧支几乎全部处于阻塞状态，静脉压极高，动脉痉挛，肢体供血不足。起病急骤，疼痛剧烈，典型症状还包括患肢广泛性明显肿胀，皮肤紧张、发亮而呈紫色、起疱，皮温明显降低，足背、胫后动脉搏动消失。严重者可出现静脉性坏疽。

血栓脱落可随血流进入并堵塞肺动脉，引起肺动脉栓塞的临床表现。

【检查和诊断】

1. 检查方法

(1) 彩色超声多普勒：是首选而又能确诊的方法。它可显示病变的深静脉管腔内有实质性回声，部分或全部占据血管腔。急性期管腔明显增宽，血栓为实质性低回声。慢性期管腔变细，管壁增厚，血栓为实质性较强回声。探头加压后，静脉管腔不能被压瘪，深吸气时静脉管腔变化不明显，静脉频谱周期性消失。

(2) 多普勒血管检查：可以探及深静脉的回流信号的强弱、周期性、增强性，从而判断深静脉的通畅程度。慢性期站立位检查，挤压小腿深、浅静脉可见血液反流信号。

(3) 经足背静脉顺行静脉造影：曾经为诊断 DVT 的金指标。但因为有创，有造成血栓脱落导致肺动脉栓塞的风险；造影剂黏稠度高，有加重病情的风险，临床不常规应用。DVT 常见的造影表现为深静脉显影完全中断，或造影剂呈不规则细线状通过从而勾画出血栓的轮廓。代偿增粗的侧支循环向对侧或近心端引流。

(4) 血浆 D-二聚体测定：D-二聚体是反映凝血激活及继发性纤溶的特异性分子标志物，诊断急性 DVT 的灵敏度较高（＞99％），有重要参考价值。可用于急性 VTE 的筛查、特殊情况下 DVT 的诊断、疗效评估、VTE 复发的危险程度评估。

(5) 肺通气血流灌注扫描：根据肺通气像与血流灌注像的对比，明确是否有肺动脉栓塞以及部位和范围等。

2. 诊断   急性期根据下肢突发肿胀、疼痛、浅静脉曲张及全身反应等临床表现，慢性期根据既往下肢突发肿胀的病史及浅静脉曲张、足靴区湿疹、色素沉着，甚至淤积性溃疡，结合彩色超声多普勒检查，诊断深静脉血栓并不困难。

3. DVT 的临床分期   急性期：发病后 14 天以内。亚急性期：发病 15～30 天。慢性期：发病＞30 天。

【治疗】

1. 抗凝治疗   是 DVT 的基本治疗，虽不能直接溶解已形成的血栓，可抑制血栓蔓延、有利于促进早期血栓的自身纤溶和管腔再通，从而减轻症状；降低 PE 发生率和病死率。

(1) 普通肝素：治疗剂量个体差异较大，使用时必须监测凝血功能，一般采用静脉持续给药或者皮下脂肪注射，每 8 小时 1 次。可引起血小板减少症，在使用的第 3～6 天应复查血小板计数；HIT 诊断一旦成立，应停用普通肝素。

(2) 低分子肝素：出血性不良反应少，HIT 发生率低于普通肝素，使用时大多数患者无需监测凝血功能。临床按患者体重给药，每次 100U/kg，每 12 小时 1 次，皮下注射，肾功能不全者慎用。

（3）直接Ⅱa因子抑制剂：相对分子质量低，能进入血栓内部，对血栓中凝血酶的抑制能力强于普通肝素。HIT及存在HIT风险的患者更适合使用。

（4）间接Ⅹa因子抑制剂：治疗剂量个体差异小，每日1次，无需监测凝血功能。对肾功能影响小于低分子肝素。

（5）维生素K拮抗剂（如华法林）：是长期抗凝治疗的主要口服药物，效果评估需监测凝血功能（国际标准化比值）INR。治疗剂量范围窄，个体差异大，药效易受多种食物和药物影响。为低分子肝素或普通肝素的后续治疗手段，INR稳定在2.0～3.0并持续24h后停低分子肝素或普通肝素，继续华法林治疗。

（6）直接Ⅹa因子抑制剂：治疗剂量个体差异小，无需监测凝血功能。单药治疗急性DVT与其标准治疗（低分子肝素与华法林合用）疗效相当。

高度怀疑DVT者，如无抗凝治疗禁忌证，在等待检查结果期间可行抗凝治疗，根据确诊结果决定是否继续抗凝。

抗凝治疗疗程：①继发于一过性危险因素的初发DVT患者，建议使用维生素K拮抗剂3个月。②危险因素不明的初发DVT患者，使用维生素K拮抗剂6～12个月或更长。③伴有癌症并首次发生的DVT，建议长期使用维生素K拮抗剂。对于反复发病的DVT患者和易栓症患者，建议长期抗凝，但需定期重新进行风险、效益评估。

2. 溶栓治疗　不是必需的治疗。对于急性期中央型或混合型DVT，在全身情况好、出血风险较小的前提下，首选导管接触性溶栓。系统溶栓疗效较差、出血风险可能较大。溶栓治疗同时和之后必须接受抗凝治疗。

3. 手术治疗　同样不是必需的治疗。Fogarty导管经股静脉取出髂静脉血栓，小腿挤压驱栓或顺行取栓取出股腘静脉血栓，可迅速解除静脉梗阻。多推荐用于发病7天以内的中央型或混合型DVT患者，且严格的抗凝治疗无效者。出现股蓝肿时，可以考虑手术取栓。

4. 腔内治疗　成功行导管溶栓或切开取栓后，造影发现髂静脉狭窄＞50%，建议首选球囊扩张，效果不理想者可考虑行支架置入术。

5. 下腔静脉滤器置入术　下腔静脉滤器（inferior vena cava filter，VCF）置入术目前已经被认为是安全和有效地预防肺动脉栓塞（pulmonary embolism，PE）的方法。不推荐常规应用。建议将滤器放置在肾静脉开口之下的正常下腔静脉内。

（1）VCF置入术的适应证

绝对适应证：①PE和（或）下肢DVT患者抗凝治疗为禁忌证者。②经正规抗凝治疗失败者［复发PE和（或）DVT］。③正规抗凝治疗出现严重并发症者。④患有急性下肢DVT，因为其他疾病需要行外科手术治疗者。尤其是对于需要行下肢骨科手术，盆腔或腹部手术以及神经外科手术的DVT患者，即使这些手术不是抗凝治疗的禁忌证，但是由于麻醉和手术操作等原因容易导致血栓脱落或新的血栓形成，需要预防性地放置VCF。

相对适应证：①有严重创伤者，多需要卧床制动，可伴有血管内皮损伤，多伴有血液高凝状态和多为抗凝治疗禁忌证，可以预防性地放置VCF。②确诊有PE者，并未证明这些患者复发PE的概率高，但是由于肺功能差和肺动脉高压，再次PE时，其致死率高达25%～60%。③下肢DVT伴有严重的心肺疾患导致肺动脉高压者。④下肢DVT伴有恶性肿瘤者，多有血液高凝状态或出血性并发症的危险。⑤髂静脉-股静脉或下腔静脉血栓一端游离漂浮者。

对于相对适应证，"可以"预防性地放置VCF，同时患者的意愿是十分重要的。

（2）VCF置入术的相关并发症：VCF打开不全或折断、脱落、移位倾斜、下腔静脉穿孔、下腔静脉血栓形成、肺动脉栓塞等。

6. 其他治疗

（1）静脉血管活性药物：如黄酮类、七叶皂苷类等，可促进静脉血液回流、减少渗出、增加静脉血管张力，从而改善症状。

（2）物理治疗：包括加压弹力袜和间歇气压治疗（又称循环驱动治疗）。两者均可促进静脉回流，减轻淤血和水肿，是预防 DVT 发生和复发的重要措施。抬高患肢，避免长时间的站立和蹲坐，有助于促进下肢的静脉回流而改善症状。

【并发症和后遗症】

1. 下腔静脉血栓形成　下肢深静脉血栓形成向近侧扩展，可累及下腔静脉，导致下腔静脉综合征。

2. 肺动脉栓塞　新形成的下肢深静脉内的血栓很容易脱落，从而有导致肺栓塞的危险。抗凝治疗和下腔静脉内放置下腔静脉滤器可有效减少肺栓塞的发生率。

3. 下肢深静脉血栓形成后综合征　血栓形成的静脉，由于血栓的阻塞、静脉瓣膜功能的破坏，导致下肢静脉回流障碍和静脉高压淤血，造成一系列临床表现，包括肢体沉重不适、胀痛，下肢肿胀，浅静脉曲张，皮肤光薄，汗毛稀疏，足靴区色素沉着、抓痒、湿疹，以至形成经久不愈的溃疡。

（陈 忠 寇 镭）

五、单纯性下肢静脉曲张

单纯性下肢静脉曲张（lower extremity varicose veins）为隐静脉-股静脉瓣膜功能不全所引起，亦称为原发性大隐静脉曲张。单纯性下肢静脉曲张多见于大隐静脉，也有大、小隐静脉同时发病，单纯小隐静脉曲张较少见。下肢静脉曲张发病率随年龄增长而升高，国外统计数据显示女性患者多于男性，而在我国男性发病率高。如果不经治疗，随着病程的延长下肢会出现色素沉着、湿疹甚至经久不愈的溃疡，在晚期严重者有截肢的可能（图 32-4-2）。

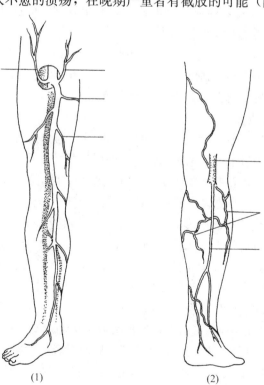

（1）　　　　　　　　（2）

图 32-4-2　下肢浅静脉

（1）大隐静脉及其分支；（2）小隐静脉及其分支

【病因及病理生理】

浅静脉壁薄弱、静脉瓣膜缺陷以及静脉内压力增高是引起浅静脉曲张的主要原因。静脉壁薄弱和静脉瓣膜缺陷，与遗传因素有关。血柱的重力以及任何加强重力作用的后天性因素，如长期站立或坐立工作、重体力劳动、肥胖、妊娠、慢性咳嗽、习惯性便秘等，都可以使瓣膜正常关闭功能受到损坏。如果循环血量超过回流的负荷，亦可造成压力的升高，静脉扩张，从而形成相对性关闭不全。当隐静脉、股静脉连接处的大隐静脉瓣膜遭到破坏而关闭不全后，就可影响其远侧和交通静脉的瓣膜，甚至通过属支而影响小隐静脉。静脉瓣膜和静脉壁离心越远，强度也越差，但静脉压力却是离心越远而越高。因此下肢静脉曲张远期进展要比开始阶段迅速，而曲张静脉在小腿部远比大腿部明显。

【临床表现】

单纯性下肢静脉曲张以大隐静脉曲张为多见，单纯的小隐静脉曲张较为少见。主要临床表现为下肢久立、坐位或行走后患肢有明显的胀满感、胀痛和肿胀，夜间休息后症状可有缓解，有晨轻暮重的特点，并且浅静脉呈代偿性曲张。如果病情继续发展，足靴区交通支瓣膜被破坏后，可出现踝部和足背部轻度肿胀，且此处皮肤将发生脱屑、变薄、增硬、粗糙、色素沉着等营养性变化甚至出现经久不愈的溃疡；如果外伤后还会引起曲张静脉破裂出血；静脉曲张也容易并发血栓性浅静脉炎，出现局部红、肿、热、痛，可扪及红肿的索条，有压痛。

【诊断】

1. 临床物理检查

（1）大隐静脉瓣膜功能试验（Trendelenburg 试验）：患者取平卧位，下肢抬高，使静脉排空，在大腿根部扎止血带，压迫大隐静脉，然后让患者站立，10 秒钟内释放止血带，如出现自上而下的静脉逆向充盈，提示大隐静脉瓣膜功能不全；应用同样原理，在腘窝部扎上止血带，可以检查小隐静脉瓣膜功能。如果在放开止血带前，止血带下方的静脉在 30 秒内充盈，则表明有交通支瓣膜功能不全（图 32-4-3）。

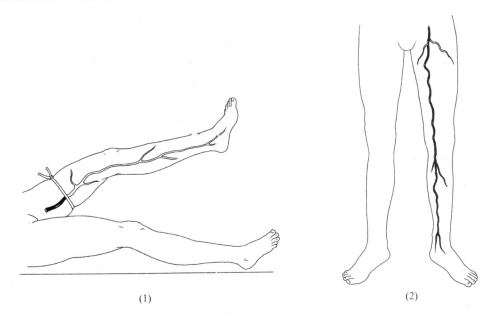

(1)　　　　　　　　　　　　　(2)

图 32-4-3　Trendelenburg 试验

(1) 大腿根部扎止血带；(2) 松开止血带后，止血带下方的静脉迅速充盈

（2）深静脉通常试验（Perthes 试验）：用止血带阻断大腿浅静脉主干，嘱患者用力踢腿或做下蹲运动连续 10 次。此时小腿肌肉泵收缩迫使静脉血液向深静脉回流，使曲张静脉排空。如在活动后浅静脉曲张更为明显，张力增高，甚至有胀痛，表明深静脉不通畅（图 32-4-4）。

（3）交通支瓣膜功能试验（Pratt 试验）：患者取仰卧位，抬高患肢，在大腿根部扎止血带。然后从足趾向上至腘窝缠第一根弹力绷带，再自止血带处向下，扎上第二根弹力绷带。让患者站立，向下解开第一根弹力绷带，同时向下继续缠第二根弹力绷带，如果在两根弹力绷带的间隙内出现曲张静脉，则意味着该处有功能不全的交通静脉（图 32-4-5）。

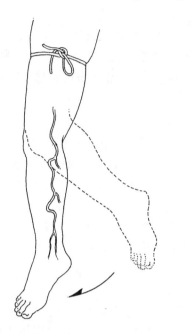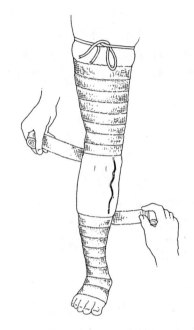

图 32-4-4　Perthes 试验　　　　　　　图 32-4-5　Pratt 试验

2. 彩色多普勒超声　彩色多普勒超声检查下肢深静脉是否通畅。如果通畅超声声像图可见：股总静脉、股浅静脉、股深静脉、腘静脉、胫前静脉、胫后静脉及管腔显示清晰，内为无回声，探头加压后管腔消失。彩色多普勒（CDFI）显示上述静脉血流通畅，充盈良好，呈自发性血流。如果不通畅声像图可见：静脉内可见实性回声，形态不规则，探头加压管腔不消失。CDFI 显示上述静脉内血流形态不规则，充盈缺损，提示下肢深静脉血栓形成或血栓再通。

在检查下肢深、浅静脉是否有反流时为了准确诊断，一定要站立位检查。如果无瓣膜功能障碍则 CDFI 示下肢深浅静脉挤压小腿放松后和（或）Valsalva 试验未见反流。如果 CDFI 示下肢深浅静脉挤压小腿放松后和（或）Valsalva 试验可见反流，并反流时间大于 0.5 秒，则说明静脉有反流。因为血管彩超在定位检查下肢静脉管腔及管壁结构的同时，还可以同步、动态地检查静脉反流情况，因此血管彩超在某种程度上几乎可以代替静脉造影。

3. 多普勒血管检查　多普勒血管检查在检查下肢静脉交通支反流方面较血管彩超敏感。在检查深静脉是否通畅或深浅静脉是否存在反流时，虽然它也能显示反流时间和反流速度，但因为不能显示管腔的二维结构，故诊断的准确率略逊于血管彩超。

4. 下肢深静脉造影　对于单纯性大隐静脉曲张而言，无损伤性检查已能基本确诊本病，故很少进行造影检查。只有在无损伤检查不能作出明确的诊断或者怀疑深静脉血栓形成及原发性深静脉瓣膜功能不全时，再进行造影检查：

（1）顺行性深静脉造影：将患者处于 30°半卧位，于踝部上方扎止血带后，穿刺足背浅静脉朝近心端方向注入造影剂，继而造影剂流入下肢深静脉（包括小腿深静脉、腓肠肌静脉丛、腘静脉、股浅静脉、股深静脉、股总静脉、髂静脉），在深静脉显影最清楚时，观察深静脉是否通畅。并且患者在做屏气运动时，瓣膜功能良好时瓣膜下方有透亮区，如瓣膜功能不好时，可见有血液倒流。

（2）逆行性深静脉造影：以 Seldinger 穿刺法于患者股总静脉逆行造影，将患者置于 60°头高脚低位。按照 Kistner 的分类方法，将反流的范围分为 5 级：0 级，无反流，造影剂受阻于大腿根部；1 级，造影剂反流至大腿中段；2 级，造影剂反流至膝关节平面；3 级，造影剂反流至膝关节平面以下；4 级，造影剂反流至小腿甚至踝部。

【鉴别诊断】

单纯性下肢静脉曲张的诊断，必须排除下列几种疾病才能确诊：

1. 原发性下肢深静脉瓣膜功能不全　各种症状相对严重，较早出现足靴区色素沉着及溃疡。如果用多普勒血流检查、血管彩超两种无创检查发现深静脉反流较严重，并且结合症状、体征怀疑该病时，应做下肢深静脉造影，它能够观察到深静脉瓣膜关闭不全的特殊征象。

2. 下肢深静脉血栓形成后遗综合征　在深静脉血栓形成的早期，浅静脉扩张属于代偿性表现，伴有肢体明显肿胀。在深静脉血栓形成的再通过程中，由于瓣膜遭到破坏，静脉血流逆流及静脉压升高导致浅静脉曲张，并伴有活动后肢体肿胀。如鉴别诊断仍有困难，应做下肢静脉造影检查。

3. 下肢动静脉瘘　动静脉瘘的患者皮温升高明显，局部有时可扪及震颤或有血管杂音，浅静脉压力明显上升，静脉血的含氧量增高。先天性动静脉瘘的患肢常比健肢长且粗。

【治疗】

单纯性下肢静脉曲张的治疗可有下列三种方法。

1. 一般及药物治疗　适用于病变轻、妊娠期妇女或者不愿手术和不能耐受手术的患者。这些治疗只能够减轻症状，而不能治愈本病。

（1）休息时尽量抬高患肢，避免长时间站立、久坐和习惯性便秘等。

（2）需要长时间站立、坐位者和妊娠妇女，可以穿循序减压（弹力）袜及弹力绷带治疗，它具有远端高而近端低的压力差，促进静脉血由足部向近心端回流，使曲张静脉处于萎瘪状态。

（3）药物治疗：可以使用减轻下肢水肿、改善微循环及预防血栓形成的药物。

2. 手术治疗　是本病的根治方法。

手术治疗的适应证：

（1）大、小隐静脉瓣膜重度功能不全，伴有交通支瓣膜关闭不全而深静脉通畅且瓣膜功能良好者为绝对适应证。

（2）大、小隐静脉瓣膜重度功能不全，伴有交通支瓣膜关闭不全而深静脉通畅且瓣膜功能轻-中度不全者为相对适应证。

（3）全身状况好且能耐受手术者。

手术方法包括三个方面：高位结扎大、小隐静脉；由大隐静脉远端置入剥脱器顺行剥脱曲张的大、小隐静脉主干及曲张属支。结扎功能不全的交通支静脉，此对有溃疡者或色素沉着者尤为重要（图 32-4-6）。

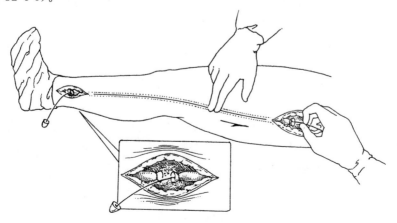

图 32-4-6　顺行剥除大隐静脉

3. 硬化剂注射治疗　曲张静脉内注射硬化剂后加压包扎，刺激静脉内膜发生炎性反应，导致血管腔纤维性阻塞。只适用手术后残留或复发的局限的曲张静脉。

4. 微创技术

(1) 大隐静脉激光闭合术（endovenous laser treatment，EVLT）：内踝上穿刺或切开的方法先将超滑导丝置入大隐静脉内，在导丝的引导下置入可透光的造影导管，打开激光瞄准光源，在直视下将激光光纤经造影导管置入大隐静脉主干内，发射激光，同时缓慢退出激光光纤，根据患者大隐静脉直径大小和皮下组织多少调整退行速度，闭合大隐静脉全程。

(2) 大隐静脉射频消融闭合术（radiofrequency endovenous occlusion，VNUS closure system）：内踝上穿刺或切开的方法先将血管鞘置入大隐静脉内，然后将治疗电极导入大隐静脉主干内，沿大隐静脉走行皮下注入麻痹肿胀液，打开治疗电极头开始射频消融治疗，同时缓慢退出电极，闭合大隐静脉全程。

(3) 电凝法（electrocoagulation）：内踝上切开游离大隐静脉主干，切断并结扎远端，将电凝导管置入大隐静脉主干内，插入腹股沟处，游离断扎大隐静脉各属支，多点穿刺并电凝曲张静脉团，边电凝边退出电凝导管，电凝大隐静脉全程。

(4) 透光直视旋切术（transilluminated powered phlebectomy，TIPP）：根据静脉曲张的范围设计切口，一端切口置入照明光棒，以此透射皮下曲张静脉团并注入麻痹肿胀液，另一端切口插入电动组织旋切器。沿曲张静脉走行缓慢推进，将组织旋切器的窗口对准曲张静脉，该处的静脉会被吸入并在直视下被切碎，并立刻被连接在旋切器手柄后方的吸引器吸出。

这些微创技术可以联合应用，具有切口数少且切口小、美观，手术时间短，恢复快的优点。其特有的并发症包括：穿破血管、光纤断裂、烧伤皮肤、皮肤损伤、血栓形成、肺栓塞、静脉炎、血肿、皮肤感觉异常等。因为以上微创技术应用于临床时间尚短，缺乏长期随访的结果，远期疗效尚待观察。

（陈　忠　王　盛）

六、动静脉瘘

动脉和静脉之间的异常交通称为动静脉瘘（arteriovenous fistulas）。它可发生于人体任何部位，但以肢体为多见。动静脉瘘分先天性和后天性两种。因血管发育异常所导致的称为先天性动静脉瘘（congenital arteriovenous fistulas）；后天性动静脉瘘大多数由创伤引起，故又称损伤性动静脉瘘（traumatic arteriovenous fistulas）。动脉血流通过瘘口直接分流至静脉，可导致局部和全身系统的血流动力学发生改变。

1. 局部血流动力学变化　瘘口近心端的动脉压可以正常或代偿性增高；由于静脉直接大量分流动脉血流，可以导致远端组织因动脉灌注压力降低，而出现组织缺血。由于动脉直接灌注，静脉压力明显升高，出现周围静脉高压的临床表现。瘘口处的动脉和静脉受血流量和压力的影响，管腔扩大，晚期可出现退行性变或瘤样改变。

2. 全身血流动力学变化　动静脉瘘的大量分流使动脉压力降低，可引起心排血量的增加和舒张压降低；静脉回心血量增加，前负荷增加，促使心率加快和动脉平均压升高，可导致心肌肥厚，心脏扩大，甚至出现心力衰竭。动静脉瘘对全身血流的影响取决于瘘口的部位、分流量的大小、存在时间的长短及血管纤维化的程度。主动脉-腔静脉之间的瘘较易出现心力衰竭，肢体的动静脉瘘可持续数年而不一定有明显的心脏器质性改变。瘘口周围的血管壁因高速血流冲击使内膜受损，在有菌血症的情况下，有可能感染导致动脉内膜炎，临床上可出现反复发热及败血症。

（一）先天性动静脉瘘

1. 病因和病理　先天性动静脉瘘（congenital arteriovenous fistulas）是在胚胎发育期由于

原始丛状血管结构持续存在而形成大小、数目不同的动静脉瘘。病理上常分三种类型：①干状动静脉瘘：瘘口位于动静脉主干之间，常有杂音、震颤和静脉曲张。②瘤样动静脉瘘：瘘口位于细小的动静脉分支之间，伴有局部血管瘤样团块。③混合型：兼有以上两种病理改变。先天性动静脉瘘常累及细小动静脉，病变呈多发性，虽属良性病变，却呈浸润性生长，常可逐渐累及邻近的组织和器官，如肌肉、骨骼、神经等。

2. 临床表现　先天性动静脉瘘常见于下肢。婴幼儿时期一般无明显临床表现，在发育期临床症状逐渐明显；可有患肢增长、增粗，肢长不对称可引起跛行、骨盆倾斜、脊柱侧曲；局部皮温升高；常伴有大小不等的暗红色的先天性血管瘤，平坦或突出于皮肤表面；可以听到血管杂音，触诊有震颤，分流量小者可不明显；浅静脉曲张，皮肤色素沉着、湿疹及溃疡形成；肢体远端可出现缺血性溃疡甚至坏死；多数患者心功能正常，少数病程长者可出现心脏扩大、心力衰竭。

3. 诊断与鉴别诊断　根据症状和体征可做出临床诊断。辅助检查有助于明确诊断，包括：周围静脉压和静脉血氧测定可发现静脉压升高，静脉血氧含量增加；彩色多普勒超声检查可了解动静脉血流速度、频谱、静脉瓣膜功能等，但由于瘘口细小，很难发现；动脉造影可明确显示病变部位及病变范围，在动脉期可见静脉早期显影，动静脉分支异常密集增多或呈团状阴影。本病需要与血管瘤、先天性静脉扩张症、下肢浅静脉曲张等鉴别。

4. 治疗　保守治疗包括适当的卧床休息、抬高患肢，避免外伤，防止感染，穿弹力袜等以缓解症状。

病变局限的先天性动静脉瘘手术疗效好。大多数先天性动静脉瘘瘘口细小、数量多，病变范围广泛，同时累及周围组织，无法完全手术切除。手术治疗仅能达到短期减轻症状的目的，术后很容易复发。手术适应证：动脉造影显示病变局限者；病变发展迅速者；出现心力衰竭、神经压迫性疼痛者；出现溃疡、出血等并发症者；引起肢体功能障碍者；内脏先天性动静脉瘘。

手术方法：

（1）动静脉瘘切除术：局限性或浅表的动静脉瘘，可行局部切除术或将受累的肌肉一并切除，注意要保存肢体的功能。

（2）动静脉瘘结扎和栓塞术：手术目的在于减少动、静脉分流，改善症状。病变广泛者，可分期手术治疗。注意预防肺栓塞、肢体坏死等并发症。

（3）肢长有明显差异，在骨骺未闭时可行骨骺固定术等抑制骨骼生长。病变严重、反复出血或影响心脏而不能单纯行切除术或栓塞和结扎术者以及肢体功能严重受损，反复出现溃疡或缺血坏死者可行截肢术。

（二）损伤性动静脉瘘

1. 病因和病理生理　损伤性动静脉瘘（traumatic arteriovenous fistulas）四肢较常见，瘘口一般单发。大多数损伤性动静脉瘘是由贯通伤引起，闭合性骨折、医源性损伤也是常见原因。毗邻的动静脉同时受伤，在数天后就可形成直接交通，称直接瘘。如动静脉创口之间有血肿，血肿机化后形成贯通于动静脉间的囊状或管状交通，称间接瘘（图32-4-7）。

2. 临床表现　局部出现搏动性肿块，大多数伴有震颤及粗糙的持续性杂音，并沿血管走行传导；压迫瘘口，震颤和杂音可以减弱或消失；远端动脉搏动可有所减弱；局部皮温升高，而肢端远侧皮温正常或降低；浅表静脉明显迂曲扩张，肢体肿胀，皮肤色素沉着，静脉淤血性溃疡；由于肢体缺血出现麻木、疼痛，可有缺血性溃疡、坏死等；分流量大、病程长者可出现胸闷、心悸、气促等心功能不全表现。

3. 诊断和鉴别诊断　根据病史和临床表现可做出初步临床诊断。下列检查有助于明确诊断：静脉压测定和静脉血含氧量测定；彩色多普勒超声检查多可以观察到明确的瘘口；动脉造影多可以显示明确的瘘口，是确定诊断和制订治疗方案的依据。损伤性动静脉瘘有时易与损伤性假性动脉瘤混淆，彩色超声检查和动脉造影可以明确诊断。

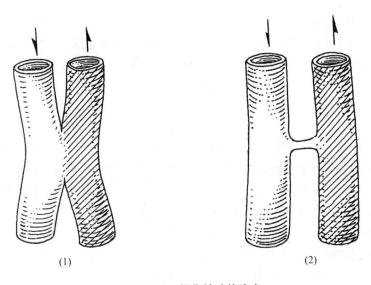

图 32-4-7　损伤性动静脉瘘

（1）直接瘘；（2）间接瘘

4. 治疗　损伤性动静脉瘘的动静脉压力差大，一旦形成瘘则难以自行闭合，一般均需手术治疗。一旦诊断明确，原则上应争取早期手术以避免或减少全身和局部循环障碍（图 32-4-8）。

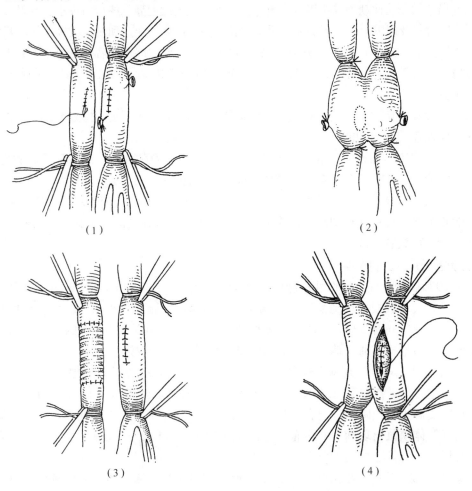

图 32-4-8　损伤性动静脉瘘的 4 种手术方法

（1）瘘切除，直接修补动、静脉；（2）动静脉瘘四头结扎术；（3）瘘切除，
静脉直接修补，动脉用人工血管移植；（4）切开动脉或静脉，经血管腔内修补瘘口

（1）手术治疗：理想的手术方法是切除瘘，分别修复动、静脉。切除瘘口后，动静脉行侧面修补，端端吻合或以自体静脉或人工血管重建动、静脉。当动静脉瘘不能直接切除时，可经动静脉管腔内修补瘘口。对于非主干血管，可施行四头结扎术（图32-4-8）。

（2）介入治疗：近年来随着介入技术的发展和栓塞材料的改进，栓塞术已成为动静脉瘘的首选治疗手段。介入栓塞治疗动静脉瘘较手术治疗的优越性除众所周知的操作简便、创伤小、并发症少、疗效确切外，更重要的是在解除症状的同时可以最大限度地保留具有功能的脏器组织。大部分动静脉瘘通过栓塞治疗都可以达到完全栓塞，彻底改善原有的症状。而多发弥漫型动静脉瘘，仅能进行部分栓塞，改善患者的症状，达到姑息治疗的目的。

（陈　忠　王　盛）

第五节　下肢淋巴水肿

淋巴系统疾病包括炎症、瘤样疾病及淋巴回流障碍三类。炎症又按发病部位分为丹毒（皮肤网状淋巴管炎）、急性淋巴管炎及淋巴结炎。瘤样疾病有先天性良性淋巴瘤、单纯性淋巴管瘤、海绵状淋巴管瘤、囊状淋巴管瘤（又称囊状水瘤）及手术或创伤引起的淋巴囊肿。淋巴回流障碍即淋巴水肿（lymphoedema）。由于淋巴液回流障碍致淋巴液在皮下组织积聚，继而引起纤维增生，脂肪组织纤维化，后期肢体肿胀，且皮肤增厚、粗糙，坚如象皮，故又称"象皮肿"。可发生于外生殖器和四肢，以下肢为最多见。本节只介绍下肢淋巴水肿（lymphoedema of lower limb）。

【病因和病理】

发病的原因可分为两大类：原发性淋巴水肿由淋巴管发育异常所致，大多数是淋巴管发育不良，少数为淋巴管异常增生扩大。继发性淋巴水肿因某些疾病原因造成淋巴管阻塞，如感染（链球菌感染，丝虫感染）。丝虫感染曾是淋巴水肿的主要病因，现已渐趋减少。因癌肿施行放射治疗和淋巴结清扫术后等引起的淋巴水肿，或肿瘤压迫所致的淋巴水肿有增多趋势。不论病因如何，淋巴管阻塞引起的病理变化都大致相同。开始是阻塞远侧的淋巴管扩张，瓣膜破坏，淋巴液淤积。淤滞的淋巴液蛋白含量增高，在组织间隙积聚、浓缩，为细菌感染提供了条件。反复的淋巴管炎不仅进一步加重阻塞，而且促进皮内和皮下组织纤维化的进程。脂肪组织被大量纤维组织替代，使皮肤及皮下组织极度增厚。

【临床表现】

主要表现为一侧肢体肿胀，开始于足踝部，以后涉及整个下肢。早期，富含蛋白的淋巴液在组织间隙积聚，形成柔软压凹性水肿，皮肤尚正常。晚期，由于组织间隙中积聚的蛋白浓缩、皮下组织的炎症和纤维化等原因，因此水肿呈非凹陷性，皮肤增厚、干燥、粗糙、色素沉着，出现疣或棘状物。淋巴水肿的程度可分为：①轻度，肢体呈压凹性水肿，抬高肢体后，可减退或消失，皮肤无纤维化样损害。②中度，水肿压之不再凹陷，抬高肢体水肿消退不明显，皮肤有中度纤维化。③重度，出现象皮肿样皮肤变化。继发性淋巴水肿常有复发性淋巴管炎和逐渐加重的淋巴水肿。淋巴管炎发作时，局部红肿、疼痛，淋巴结肿大，有压痛，常伴有突发性寒战和高热。

【检查和诊断】

可通过放射性核素淋巴显影、淋巴造影、放射性核素淋巴内烁造影、磁共振成像、磁共振淋巴造影等方法进行诊断。其中放射性核素淋巴显影是一种安全、非侵入性、符合生理且对淋巴管内皮无损伤的方法。该技术不仅能观察淋巴管形态，而且可以观察周围淋巴管的功能，提供的资料更为可靠，现已取代了直接淋巴管造影术，是淋巴水肿最常用、最重要的诊断方法。

CT、MRI 等可观察淋巴结及病变组织皮肤厚度等。而多普勒超声检查及静脉造影可了解静脉系统状态，对肢体淋巴水肿的鉴别有一定价值。磁共振淋巴造影还可用于鉴别淋巴管畸形和血管畸形的关系。

【治疗】

灭蚊和丝虫病的防治，是预防丝虫感染引起淋巴水肿的主要措施。对于溶血性链球菌感染所造成的淋巴管炎，初次发作时，就要彻底处理，抗生素的用量要足够，疗程适当延长。足癣是致病菌侵入的一个常见因素，应予积极处理。

1. 非手术疗法　包括抬高患肢、穿弹力袜、肢体间歇加压治疗，药物治疗及中药，限制水、盐摄入，使用利尿药，预防感染以及烘绑疗法。烘绑疗法有电辐射热治疗器和烘炉法两种。温度一般调节在 80～100℃，每日 1 次，每次 1 小时，20 次为一疗程。同时使用弹力绷带将患肢加压包扎，每个疗程相隔 1～2 个月。一般在治疗 2～3 个疗程后，患肢组织松软，肢体逐渐缩小，丹毒样发作明显减少。通过反复热效应刺激，使局部组织代谢活动加强，促进淋巴管的再生与淋巴回流的恢复。

2. 手术疗法　目前淋巴水肿的手术治疗主要包括两个方面，即重建淋巴回流功能与减轻淋巴负荷。两者可以分开单独进行，也可以一次手术同时进行。目前应用的减轻淋巴负荷的手术疗法有四种，即全皮下切除植皮术、真皮皮瓣埋藏术、带蒂大网膜移植术和淋巴管、静脉吻合术或淋巴结-静脉吻合术。其中淋巴管、静脉吻合术或淋巴结-静脉吻合术治疗效果较佳，为目前常用的手术方法。在切口远侧约 10cm 处皮下注射稀释 2 倍的伊文思蓝，借染料通过淋巴管回流而得到显示和定位后，找到淋巴管和附近的小静脉，应用显微外科技术进行吻合，使淤滞的淋巴液可以借静脉而回流。也可以在腹股沟区横断淋巴结，近心端截面与邻近的静脉吻合。但手术切除创伤大，可能发生淋巴漏、瘢痕增生、皮肤破溃等并发症，而且病损组织难以完全切除，需多次手术。

抽吸法治疗淋巴水肿属于手术减轻淋巴负荷方法的一种，将压迫疗法和抽吸法结合起来，取得了良好的效果。国内应用负压抽吸法治疗肢体淋巴水肿，临床实践证明其切口小、创伤轻微、早期安全有效。然而单纯抽吸法治疗淋巴水肿，不能建立有效的淋巴回流通路，对其有效性尚有疑虑，其远期效果缺乏随访报道。

3. 其他治疗　自 1996 年首个淋巴管内皮细胞特异性受体 VEGFR-3 抗体被发现后，淋巴管形成的分子机制研究取得了较快的进展。目前已知 VEGF-C、VEGF-D 与受体 VEGFR-3 结合后可诱导淋巴管新生。通过基因治疗诱导淋巴管新生，从而恢复淋巴管的生理通畅性，具有一定的发展前景。

（陈　忠　王　盛）

第三篇

创伤与骨科

第三十三章 创伤和战伤

第一节 创伤的基本问题

一、创伤的概念

由于物理、化学、生物或其他因素对人体的组织结构或器官造成的形态破坏或功能障碍，包括精神因素引起的精神损伤，通称为创伤。创伤可引起程度不同的局部和全身反应。

创伤的常见致伤因素包括：物理性因素，如机械力、高温、冷冻、电流；化学性因素，如酸、碱、毒剂；生物性因素，如犬、蛇、虫咬蛰伤；精神因素，如过度喜、怒、哀、乐导致的精神损伤。平时最常见的是机械性因素引起的创伤，如汽车撞击、高处坠落、重物挤压、利器切割伤。战时常见的致伤因素有火器（枪弹、弹片）、火焰、低温、化学毒剂、冲击波、核辐射等。

创伤在平时和战时都很常见，进入现代，随着我国汽车业等机动车的发展，交通伤已成为平时创伤的主要因素。据报道中国交通事故每年 50 万起，因交通事故死亡超过 10 万人，自 1899 年世界上第一个人被汽车撞死以来，到 1988 年的 90 年间，全世界共有 3200 多万人死于交通事故。2008 年 5 月 12 日汶川地震共造成 69 227 人遇难，374 643 人受伤，17 923 人失踪。

大量的创伤病例，促使医学家们不断地从实践中探索创伤的病因、创伤的病理生理改变，尽可能及时、有效、合理地救治创伤患者。

二、创伤的分类

（一）根据受伤的解剖部位分类

根据受伤的解剖部位可分为头部伤、颌面部伤、颈部伤、胸部伤、腹部伤、骨盆部伤、上肢伤和下肢伤等。

（二）按致伤原因分类

1. 锐器和投射致伤

（1）刺伤（stab）：由尖锐物贯穿器官或（和）组织结构所造成的损伤，往往伤口小，深度根据用力大小而不同，伤口容易感染，较深伤口易发生厌氧菌感染。刺伤对非接触组织往往无间接损伤。

（2）切伤和砍伤（incised wound and cut wound）：为带刃锐器所致损伤。切伤指锐器切线运动造成的创伤，砍伤是锐器垂直运动造成的组织创伤。一般对非接触组织无间接损害。深切口易发生感染。

（3）火器伤（firearm wound）：以火药为动力高速运动的物体带着巨大的动能穿人体组织结构或器官造成的损伤，除直接损伤外，还造成非接触组织的间接损害，伤口易感染，并可有异物残留。

2. 钝挫伤（contusion） 为钝器暴力作用于人体，造成抗裂强度较小的组织器官如（皮下脂肪、肌肉、小血管甚至内部脏器等）发生损伤，但无皮肤破裂。轻者表现为伤处肿胀、疼痛和皮下淤血，重者可发生深部肌肉撕裂、血肿形成，更重者可引起内脏破裂，造成内脏出血而致命。包括：

（1）擦伤（rubbing）：致伤物与皮肤表面快速摩擦造成表皮的损伤，有少量渗血、局部水肿及轻度炎症反应。

（2）撕裂伤（laceration）：由于暴力牵拉作用造成组织裂开。受损组织深浅不一，创面不规则，创伤一般较重。

（3）震荡伤（concussion）：钝性暴力作用于人体后产生的生理功能障碍和轻微的器质性损伤，常见的有脊髓震荡、脑震荡、视网膜震荡等。

（4）撕脱伤（avulsion）：高速旋转的轮机或机器传送带将大片头皮撕脱或四肢、皮下组织与肌肉分离，脱离的组织常失去活性，深层组织损伤较轻。

（5）毁损伤（destruction）：指人体某一部位发生的严重缺损性损伤，如炸弹爆炸致肢体皮肤、肌肉、神经、血管及骨关节的严重损伤及缺损。

3. 挤压伤（crush injury） 指四肢或肌肉丰富部位的软组织受重物强力压榨或长时间(6～8 小时及以上)压榨所造成的严重组织损伤。致伤物重力或动力巨大，造成皮下组织及肌肉、血管的大范围损害，受伤部位解除挤压后，发生广泛的组织出血、血栓形成、组织坏死和严重的炎症反应，导致受伤部位肿胀。伤后大量组织液渗出致组织高度肿胀，挤压血管造成肢体缺血，分割细胞外液造成有效循环血容量减少，大量失活的组织细胞崩解产物吸收后出现以肌红蛋白尿和高血钾为特征的急性肾衰竭，称为挤压综合征（crush syndrome）。

4. 扭伤（sprain） 外力作用于关节处使其发生过度扭转，引起关节囊、关节周围韧带、肌腱等软组织损伤，表现为受伤部位肿胀、疼痛、皮下淤血、关节活动功能障碍。

（三）按有无伤口分类

1. 闭合伤（closed injury） 受伤的组织结构与外界不相通，体表无伤口，伤处皮肤完整。深部组织器官损伤伤情不一定轻，应仔细检查与跟踪，避免遗漏内部脏器损伤，如肝、脾破裂，颅脑损伤等。

2. 开放伤（open injury） 伤处皮肤完整性遭到破坏，深部组织器官可能同时有损伤，受伤部位因伤口与外界相通，细菌侵入感染机会增加。

（四）创伤中常用的名词概念

1. 多发伤 多发伤（multiple injuries）是指在同一伤因打击下，人体同时或相继有两个以上的解剖部位或脏器受到严重损伤，

2. 多处伤 同一部位或同一脏器的多处损伤。如体表多处裂伤、四肢多处骨折等。

3. 复合伤（combined injury） 一般是两种以上的不同致伤因素同时或相继作用于人体造成的损伤，如烧伤机械复合伤、烧伤冲击复合伤、放射冲击复合伤等。

4. 联合伤 同一致伤因素引起的两个相邻部位的连续性损伤，如胸腹联合伤等。

5. 合并伤 两处以上的损伤，除主要较重的损伤外的其他部位较轻的损伤。

6. 关节脱位和半脱位（luxation and subluxation of joints） 主要发生在肢体受暴力牵拉或受力失衡时，关节脱位是关节结构完全丧失正常的对合关系；关节半脱位是关节结构部分丧失正常的对合关系。

7. 骨折（fracture） 骨组织受到外力作用而造成的骨组织结构连续性或完整性破坏。由于骨质、受力、部位等的不同，骨折可有多种多样。根据骨折端是否与外界相通分开放性骨折和闭合性骨折。

三、创伤的病理生理反应

人体创伤发生后，机体全身动员以维持生命、达到体内平衡和稳定、纠正创伤后全身损害

以及避免局部伤情恶化的过程。创伤反应可分为全身反应和局部反应。

（一）全身反应

1. 内分泌系统　创伤后丘脑下部与垂体受中枢神经系统调节，直接分泌少量激素，同时产生各种促激素，如对肾上腺皮质、甲状腺、性腺和胰腺等分泌各种相应的促激素，增加机体对创伤的应激能力，但过度又会对机体造成伤害。

2. 代谢　蛋白质损耗增加，血糖上升，脂肪代谢增加。

3. 循环系统　创伤后失血、失液导致血容量不足，机体为保证心、脑、肾等重要生命器官的血供，会将非重要组织器官血管收缩，减少血液灌流，同时心率加快，以维护血液循环稳定。如得不到及时治疗，血容量继续减少、组织器官灌流恶化，就会出现失血性休克甚至死亡。

4. 消化系统　严重创伤胃十二指肠可并发应激性溃疡，肝功能亦减退。

5 血液系统　严重创伤的大出血，先是血液凝固性增高，发生休克后，淤滞的血流和血液凝固性增高可引起广泛弥散性血管内凝血的发展，继而凝血因子在此过程中被消耗。

（二）局部反应

1. 创面反应　表现为炎症发展过程，即白细胞、吞噬细胞活跃，产生抗体，并向伤处游离，吞噬有害物质，并释放炎性代谢产物，局部组织水肿、渗出增多，代谢紊乱。

2. 血液循环　伤处组织充血，血流加快，水肿、血液淤滞。局部红、肿、发热。

3. 局部释放的化学介质　组织释放 5-羟色胺等化学介质，增加毛细血管通透性，促进白细胞的趋化作用；前列腺素等增强白细胞的趋化能力和吞噬能力。

四、创伤的修复

（一）创伤修复的过程

创伤修复分为两个阶段：增生阶段和塑形阶段。

1. 增生阶段　创伤后组织裂隙被血凝块充填，血小板聚集。伤后 24～48 小时，在炎症反应的基础上开始有细胞增生，主要增生细胞是上皮细胞、成纤维细胞、血管内皮细胞。上皮细胞增生并向创面移行，修补创面；成纤维细胞增生，产生大量胶原纤维，填补创口组织缺损；血管内皮细胞增生，形成不规则的毛细血管网。组织细胞的增生是创伤修复的主要方法。

2. 塑形阶段　创伤修复初期，增生的组织细胞结构往往是不规则的。新生血管呈不规则网状；成纤维细胞、胶原纤维、纤维蛋白束不规则排列，抗裂强度小。随着机体状态好转和活动恢复，新生组织逐步变化调整，新生上皮组织逐渐成熟，不规则毛细血管网逐渐减少，变成正常的微循环血管系统；成纤维细胞减少，纤维细胞增多；胶原纤维从细短变为粗长，从不规则排列；变为有方向性的排列，使组织抗裂强度增强，瘢痕逐步软化，使其更适应正常的生理功能需要。

（二）创伤愈合的分期

1. 一期愈合（primary healing）　是指缝合后顺利愈合的伤口，其组织损伤小，创缘整齐，组织层次对合好，间隙小，瘢痕组织较小。

2. 一期愈合（primary healing）　开放或污染严重的创口，组织损伤大，创缘不整齐，伤口需经肉芽组织生长填平，上皮组织逐渐覆盖创面，愈合时间长，形成的瘢痕组织较大，此种愈合称二期愈合。瘢痕组织修复伤口的缺点是多层组织都集于瘢痕组织上，甚至影响创伤组织的功能恢复，导致畸形。

3. 三期愈合　二期愈合过程中的创面，经换药肉芽创面清洁，清创后再予缝合（延迟缝合）所形成的愈合称为三期愈合。在战伤处理中较常见。

（三）影响创伤愈合的因素

创伤的愈合主要取决于创伤的严重程度和组织本身的再生能力，同时还受局部和全身诸多因素的影响。

1. 感染　最常见的影响因素。致病菌通过直接破坏局部组织细胞和引起全身炎性反应而影响创伤的修复。

2. 创口内异物或血肿　异物和血肿一方面易合并细菌感染；另一方面其机械阻碍作用可干扰创口内的组织细胞增生和塑形过程，影响创口修复。

3. 局部血液循环差　任何原因（休克、局部缺血等）造成创伤组织局部的血液灌流不足，都可使局部组织细胞缺氧并发生代谢异常，从而影响创伤修复，即使恢复组织灌流，还需清除缺氧所产生的组织产物。

4. 营养状况　低蛋白血症、维生素及微量元素的缺乏，也影响创伤的修复。蛋白质的缺乏，影响创口修复所必需的物质供给，同时造成创口局部水肿。维生素 A、维生素 B 对保持细胞的完整性有重要意义。缺乏锌可能造成伤口愈合的延迟。

5. 药物　肾上腺皮质激素可抑制创伤修复过程中的炎症渗出以及吞噬细胞的功能、蛋白质的含成、细胞增生和伤口收缩等，从而影响创伤修复。此外，抗凝剂易引起血肿，抗癌制剂抑制细胞增生、蛋白合成以及射线等因素均不利于创伤恢复。

6. 全身性疾患

（1）低蛋白血症：可使创伤后恢复所需的各种急性蛋白质和氨基酸不足，组织恢复缓慢。

（2）糖尿病：可导致白细胞功能低下、动脉硬化影响微循环，易受感染。

（3）变态反应性疾病：如支气管哮喘、类风湿关节炎、系统性红斑狼疮、结节性动脉周围炎等。

（4）年老体衰患者应激反应能力降低，代谢迟缓，影响组织修复。

（5）参与胶原等形成的维生素 C 及微量元素 Cu、Fe、Zn 等缺乏也影响创伤恢复。

五、创伤的诊断

（一）创伤史

尽可能了解受伤时的情况，如场所、致伤物、受伤当时有无昏迷等，以便为正确诊断和不遗漏创伤提供信息。

（二）临床表现

1. 全身情况　检查生命体征，如呼吸、脉搏、血压、体温等。判断有无休克，神志是否清楚。检查重要脏器功能，如心脏、脑、肺、肾功能。

2. 局部表现

（1）开放性创伤需检查创口情况：①检查伤口的形状、大小、边缘、深度和部位，往往能判伤的原因和创伤的程度。②伤口污染情况，关系到选择伤口处理方法，清洁伤口可清创后缝合。严重污染的伤口不能缝合，需清创引流。③伤口内有无异物：伤口内的异物表浅时可直接看到，深在的异物需 X 线检查等方法确定。

（2）闭合性创伤的诊断往往较开放性创伤困难。闭合性创伤应检查局部软组织有无肿胀、疼痛功能障碍，骨组织有无断裂，内脏器官有无损伤，局部有无压痛、叩击痛、反跳痛。检查中要重视对冲伤造成的创伤可能不在致伤物直接作用于人体的部位。

3. 辅助检查　辅助检查有时是正确诊断创伤必不可少的手段，但必须遵守一条原则：首先保证抢救患者的生命，在保证生命安全的前提下适时进行必要的辅助检查。

（1）实验室检查：血常规可提示有无贫血，有无感染。尿常规可提示有无泌尿系统损伤等。肝功能指标可提示肝功能损伤情况。血生化可帮助了解有无水、电解质平衡状况。

（2）诊断性穿刺和导管检查：胸腔穿刺可诊断血胸或血气胸，心包穿刺可明确有无心包积血。腹部穿刺可了解有无腹腔脏器损伤：空腔脏器破裂可抽出气体或消化道内容物，腹腔实质脏器破裂可抽出血性液体。留置尿管可了解有无泌尿系统损伤，同时可根据尿量判断血容量情况。

（3）影像学检查：X线检查常用于诊断骨折、气胸或血气胸、气腹等。CT通过扫描可非常直观地判断实质脏器的创伤，尤其对颅脑损伤的诊断意义更大。B超、MRI、血管造影术等对脏器的创伤也有诊断意义。

（4）内镜检查：内镜检查创伤小、检出率高，即可诊断，又能治疗。目前广泛应用的有胃镜、肠镜、膀胱镜、关节镜、腹腔镜、胸腔镜、支气管镜等。

（5）探查手术：当诊断不明，或不具备检查条件，探查手术仍是闭合性损伤诊断的重要方法，也是紧急情况下抢救生命的重要手段。

六、创伤的治疗

（一）急救

创伤发生时，首先判断患者有无危及生命的情况存在，如有应当紧急处理。

1. 解除窒息　有上呼吸道梗阻时，应设法排除，如清除呼吸道异物，防止舌后坠；必要时做气管切开，保证呼吸道通畅。

2. 保证呼吸功能　维持足够的通气量和肺泡换气功能。无自主呼吸时尽快进行口对口人工呼吸或气管插管辅助呼吸，开放性气胸与连枷胸应紧急封闭伤口，将开放性气胸变成闭合性气胸。张力性气胸和血胸可用穿刺套管排除伤侧胸腔内的气体和血液，恢复肺容积。

3. 保证循环功能　有活动性大出血应设法立即止血，并根据失血量相应补充血液和液体，以维持有效循环血容量。对创伤性休克患者可应用血管活性药物抢救休克。对心搏骤停者应立即行胸外心脏按压、电除颤，甚至开胸心脏直接按摩。

4. 创伤处理　紧急情况下，应对创伤部位尽快进行止血、包扎、固定处理，以便搬运，目的是减轻创伤刺激，防止再损伤，避免增加细菌污染。内脏的损伤应尽快进行手术处理。

（二）伤口处理

1. 伤口分类

（1）清洁伤口（cleaning wound）：无菌手术的切口，可直接缝合达到一期愈合。

（2）污染伤口（contaminated wound）：指伤口内有大量细菌沾染，但未形成感染。如开放性伤口，早期（伤后6～8小时）经过创口彻底清创、缝合，可达到一期愈合，若清创不彻底，伤口合并感染则成为感染伤口。胃肠道手术切口也属于污染伤口。

（3）感染伤口（infected wound）：指致病微生物在伤口内繁殖生长，并引起炎症反应的伤口。如手术切口的感染、脓肿切开引流口等，需经换药逐渐达到二期愈合或需延期缝合。

2. 伤口处理

（1）清洁伤口仅需缝合即可一期愈合。

（2）污染伤口需行清创术（debridement）。清创术的内容包括：清洗伤口周围皮肤，消毒周围皮肤，彻底止血，清除创口内异物和失活组织，切除伤口边缘组织，反复冲洗伤口，缝合伤口。

（3）感染伤口也需进行清创术，创口必须进行引流。

（三）抗生素应用

原则上清洁伤口无需使用抗生素。污染伤口可预防性应用抗生素，但彻底清创是预防感染的关键。感染伤口应进行分泌物细菌培养，并测试敏感抗生素，在清创彻底、引流通畅的情况下应用敏感抗生素配合治疗。

（四）全身治疗

全身治疗包括维持水、电解质和酸碱平衡，补充营养，保证热量和蛋白质的供给，抗休克并预防重要器官（脑、肺、肝、肾等脏器）的功能衰竭。

第二节　战伤救治原则和现场急救

战伤一般指在战斗中由敌方武器直接或间接造成的人员损伤，以及因战斗行动或战争环境而造成的损伤。战伤外科学是研究战争条件下战伤的发生、发展规律，以及伤员救治的理论、技术和组织方法的学科，是创伤外科学在战时的应用和发展。

战伤的特点：①大批伤员短时内出现；②伤因、伤类、伤型复杂；③伤情多变、伤势严重。

救治原则：在卫勤组织方面应遵循定点保障与机动保障相结合；分级救治、治送结合；救治与防护、防卫相结合的原则。在技术方面应按照先抢后救；全面检伤、科学分类；早期清创、延期缝合；先重后轻、防治结合；治疗的连续性和整体治疗的原则。

一、现场急救

战伤急救基本技术主要有通气、止血、包扎、固定、搬运五大技术。

（一）通气

在战场救护中应清除伤员呼吸道内血块、泥土、呕吐物等，昏迷患者应防止舌后坠阻塞呼吸道，始终保持伤员呼吸道通畅，防止窒息。呼吸道梗阻时可行环甲膜穿刺或切开。

（二）止血

止血方法包括：①指压出血大血管近端法；②加压包扎伤口法；③肢体关节屈侧加垫屈肢止血法；④填塞止血法；⑤止血钳钳夹止血法；⑥止血带止血法：用止血带缚扎肢体止血时要注明时间加标志，适时调整，一般不超过1小时，以免远端肢体缺血坏死。

（三）包扎

开放性伤口暂时包扎，出血较快的伤口应加压包扎，胸外伤影响呼吸要尽快厚敷料封闭包扎，内脏脱（膨）出不要还纳，用可找到的有支撑保护作用的物品（如钢盔、缸、碗等）扣住脱（膨）出组织后包扎。

（四）固定

骨、关节损伤是需固定制动，减少疼痛以及因骨折端错动造成的继发性损伤。战场上尽可能利用身边的各种物品（如弹箱、木杆、竹竿、枪支等）进行固定。战场固定属临时输送固定，应遵循以下原则：①尽可能将骨折肢体牵引正直。②固定范围应超过骨折部位的上、下关节。③骨隆凸部位用毛巾等柔软物品加垫保护。④捆绑不能太紧，以免影响肢体血运。⑤肢端外露，以便观察肢体血运。

（五）搬运

将伤员搬到相对隐蔽位置，以便实施战场抢救。搬运方法有背、架、拖、兜爬等技术。搬运时，要注意防止昏迷伤员舌后坠引起窒息；颈椎受伤应固定头部并保持牵引力；脊椎损伤应避免身体弯曲和扭转。

二、伤员分级救治和后送

（一）战伤救治分级

一般情况下分为三级：火线抢救、紧急医疗救治和早期医疗救治。

1. **火线抢救**　是战伤分级救治的起点，正确、及时的救治能挽救很多伤员的生命并为分级救治打好基础。火线抢救组多设在连营一级机构。其主要任务是：

（1）寻找伤员并临时搬运到安全隐蔽的地方。

（2）实施及时、准确的战场紧急救治，简单正确地处理创伤，止血、固定，保证呼吸道通畅。

（3）积极组织后送。

（4）做好自救、互救。

2. 紧急医疗救治　由团、旅一级卫生机构担任。其主要职责：

（1）前接从火线运回伤员。

（2）组织分类收容。

（3）实施医疗救治：危重伤员抢救、血管结扎止血、气管切开、导尿、胸腔外伤封闭和引流、清创伤口、抗休克、纠正不正确包扎和固定、筋膜间隔综合征减压、低温保存后送可能移植的肢体、抗感染、烧伤创面的清洁、包扎，冲洗、清除化学、放射性沾染物等。

（4）做好伤员后送准备工作。

3. 早期医疗救治　相当于师一级医疗机构担当此任务。其内容有：

（1）前接伤员。

（2）检伤、分类、安置、救护。

（3）医疗救治：对危重伤员实施急诊手术，包括大血管修补、吻合，开放性气胸的手术封闭、腹部脏器的修补、切除，钻颅减压，烧伤治疗，抗感染等。

（二）组织后送

1. 组织后送　以上一级医疗单位前接为主，前接后送密切配合，保证伤员得到及时、正确的救治。

2. 合理安排运输工具，保证后送安全。

3. 做好后送准备工作

（1）正确掌握后送适应证。

（2）认真填写后送伤员记录。

（3）掌握先重后轻的后送原则。

4. 后送途中做好保卫、防护和伪装工作，保证伤员后送安全。

第三节　火器伤、冲击伤和复合伤

一、火器伤

用火药作动力来发射投射物（如子弹、弹片等）的武器称为火器，火器所致的损伤称火器伤（firearm wound）。

（一）火器伤的致伤机制

火器伤的致伤机制根据投射物的重量、速度、形状和受伤组织的结构不同而有较大区别。

1. 直接切割和挤压　具有前冲力的投射物射人体内后，在其前进的过程中直接离断、撕裂和击穿组织，形成所谓永久性伤道，称原发伤道。如果动能很大就会产生贯通伤，如果动能较小，会在未贯通机体以前能量全部耗尽，投射物存留于体内产生非贯通伤。如果投射物沿切线方向擦过体表，则形成切线伤或体表挫伤。投射物碰到机体的致密部分而反弹，造成的损伤称为反跳伤。

2. 瞬时空腔　高速投射物进入人体后其侧冲力迫使原发伤道的周围组织迅速地向四周压缩与移位，形成一个比原发伤道或投射物直径大数倍至数十倍的椭圆形空腔。由于组织的弹性回缩，此腔随即迅速消失或萎陷，因其存在的时间仅在数毫秒以内，故称为暂时性空腔。

3. 冲击波效应　火器伤产生的冲击波以 1500m/s 或以上的速度呈球形向四周传递。同时最容易沿着充满液体的管道（如血管）、实质性脏器（肝、脾、脑、肌肉等）传递，发生组织器官损伤。

（二）火器伤的治疗

火器伤的治疗原则上均需清创处理。清创术尽可能在受伤后6小时内进行。清创术前首先要全面检查伤员，先处理致命创伤，清创时要认真清洗伤口，切除失活组织，取出异物，彻底止血并严格遵守无菌技术要求。清创后大多伤口不做缝合，一般在清创术后1~2周创面干净，组织新鲜时进行延期缝合。有感染的伤口应做引流。关于异物是否应当取出，应根据情况而定。取异物的适应证是：①位置浅表、异物较大时；②窦道或脓肿内的异物；③大血管或神经干上的异物；④关节囊或椎管内异物；⑤重要器官内或旁边的异物；⑥颅内异物。

二、冲击伤

冲击伤（blast injury）又称爆震伤，是指冲击波作用于人体所造成的各种损伤。

（一）冲击波的致伤作用

烈性炸药或核武器爆炸时，瞬间可释放出巨大的能量，使爆心处的压力和温度急剧增高，并借周围介质（如空气、水、土壤或钢板等）迅速向四周传播，由此形成了一种高压和高速的波，即冲击波。冲击波在空气运行的过程中，形成了好似双层球形的两个区域：外层为压缩区，内层为稀疏区。压缩区内的空气因被压缩而超过正常大气压，超过正常的那部分压力叫做超压。冲击波在其高速运行中所产生的冲击力叫做动压。稀疏区内，空气因压缩时所产生的真空作用而高度稀疏，并朝向爆心侧做反向运动，该区内的空气低于正常大气压，低于正常的那部分压力称为冲击波的负压。冲击波主要通过超压和动压的作用而使人体致伤。冲击波的致伤效应有：

1. 原发冲击效应　指环境压力，突然改变而使人员致伤，即超压致伤。主要造成听器、肺、胃肠道的出血、破裂等，亦可造成肝、脾等实质性脏器的出血和破裂。

2. 继发冲击效应　指某些物体（如石块、玻片等）在动压作用下具有动能，以继发投射物的形式打击机体而致伤，或是某些建筑物被冲击波破坏，坠落后打击机体而致伤，即间接冲击伤。主要造成体表撕裂、内脏出血、破裂和骨折等损伤。

3. 第三冲击效应　因动压作用使人体被抛掷或发生位移而致伤，即动压致伤。损伤类型与间接伤相似。

4. 混合冲击效应　包括因冲击波作用使热尘埃压进呼吸道，引起管腔阻塞和黏膜烧伤等损伤。

（二）冲击伤的临床特点

1. 常为多发伤，伤类复杂　由于冲击伤致伤因素和致伤方式的多样性，其伤类和伤情往往是很复杂的，不仅有体表伤，还可能有骨折或脑外伤，以及存在肺、肝、脾、肠等内脏损伤。

2. 外伤轻而内伤重　体表损伤可能很轻，但内脏损伤已非常严重，甚至是致命伤。

3. 伤情发展迅速　重度冲击伤伤员，伤后可有短时间相对稳定期，代偿失调后病情可能迅速恶化。

（三）冲击伤的救治原则

1. 听器冲击伤　关键是防治感染，用消毒的干棉球和小镊清除外耳道血性液、污物，禁用药物滴入或冲洗。清洁后用乙醇棉球消毒，必要时以干纱布条引流，应用抗生素。对穿孔、破裂的鼓膜待中耳炎治愈后再做修补。

2. 胸部冲击伤　卧床休息、保持呼吸道通畅、吸氧、防治肺水肿和保护心功能、防治出血和预防肺部感染。对合并有机械性损伤者应给予镇静止痛、输血输液、胸腔闭式引流或处理肋骨骨折。

3. 腹部冲击伤　应使伤员卧床休息，防止剧烈活动，条件允许时可观察 48h 后再后送。对于确定或疑有腹内脏器损伤者应行剖腹探查术，术中全面系统检查各脏器且做相应处理。输液抗休克，应用抗生素预防感染。

4. 颅脑冲击伤　卧床休息，适当给予镇静药。意识丧失时须加强呼吸道护理。有颅内高压症时应用脱水疗法，需要时可行颅骨钻孔探查，清除血肿、止血等。

三、复合伤

战伤中，凡两种以上性质不同的杀伤因素（如放射线、热辐射、冲击波、化学毒剂、火器等）同时或相继作用于同一人体而造成的损伤，均称之为战伤复合伤（compound wound）。

核爆炸复合伤分为放射复合伤（radial compound wound）和非放射复合伤（nonradioactive compound wound）两类。

（一）临床病理特点

1. 放射复合伤的临床病理特点　放射复合伤，常呈现不同程度的相互加重作用。其特点是：①死亡率增高；②造血组织破坏快速且重；③病程发展快；④感染严重；⑤烧伤、创伤、骨折愈合延缓；⑥休克和代谢障碍重。

2. 烧冲复合伤的临床病理特点　十万吨级以上的核武器爆炸时，主要损伤是烧冲复合伤。其临床病理特点如下：①病情重，死亡率高；②常发生休克，且较重；③心、肺损伤较重，多为肺出血，肺水肿，心肌断裂、坏死等；④感染较重；⑤血液和造血组织变化显著；⑥易发生肾衰竭。

（二）诊断

核爆炸时，瞬间的能量释放会造成大批人员伤亡，因此，对核爆炸复合伤的诊断应考虑到群体损伤。诊断的重点和难点是内脏冲击伤和放射损伤。

1. 伤员周围环境　从周围环境破坏的情况可推断冲击波压力值及人员冲击伤伤情。

2. 体表烧伤　从体表烧伤程度可大致推断出冲击伤的伤情。凡地面暴露人员发生中度以上烧伤，就要考虑可能复合有某种程度的冲击伤。

3. 早期症状　下列症状和体征有助于复合伤的诊断，烧伤伴有耳鸣、耳聋或伴有胸闷、咳嗽以至呼吸困难、出现血性泡沫痰者，表明烧伤复合有听器或肺冲击伤。早期出现恶心、呕吐、腹泻者，可能是以放射损伤为主的复合伤。

4. 实验室检查　根据血细胞检查结果，结合烧伤情况，常可正确判断复合伤的情况。白细胞总数增加，淋巴细胞绝对数不减少者，多为烧冲型；白细胞总数增加，淋巴细胞绝对数减少者，多为烧放冲型；白细胞总数减少，而中性粒细胞不减少者，多为严重的烧冲型或烧放冲型；白细胞总数及中性粒细胞均减少者，多为放烧冲型。

（三）救治

对各单一伤有效的救治措施，原则上也适用于复合伤。同时，在治疗中还应考虑到复合伤的伤情特点，重点解决主要损伤，兼顾次要损伤。

1. 急救　与一般战伤急救基本相同，包括止血、包扎、骨折固定、后送、保持呼吸道通畅等。

2. 放射复合伤的治疗

（1）早期抗辐射处理：通过分类哨的检测对"超标"伤员进行清洗和消毒。对疑有体内沾染者要测定血、尿、粪等的放射性沾染的剂量，沾污后 4h 可口服碘化钾 100mg。胃肠道沾染者采用可催吐、洗胃、缓泻，还可用二乙烯三胺五醋酸三钠钙、乙烯二胺四醋酸二钠钙、二巯丙醇等促使沾染物排出。

（2）防治休克。

（3）抗放射治疗：中度以上放射病（受照剂量在 2Gy 以上）者，按放射病治疗原则进行综合治疗。初期给予镇静、止吐、抗过敏药物；假愈期要注意保护造血功能，预防出血；极期重点是防治感染和出血，减轻造血组织损伤，补充营养，纠正水、电解质失衡；恢复期注意促进造血组织再生和创面修复。

（4）控制感染：放射复合伤感染较单一伤严重，发生较早。因此，伤后早期就应开始抗感染治疗。

（5）外科治疗：放射复合伤手术时应注意以下几点：①手术时机：除伤后因严重休克需进行复苏外，原则上应尽早手术，争取在极期来到前使伤口愈合；②创面的处理：基本原则和方法与一般烧伤相同，但应尽一切努力，在极期来到前消灭创面；③骨折的处理：放射损伤复合骨折的愈合缓慢，故固定时间常较单纯骨折延长 1/4 或 1/2 倍。

（6）放射性沾染创面的处理：除有严重休克或需做其他紧急处理外，原则上应优先和尽早处理有沾染的创伤或烧伤创面，其关键是做好创面的洗消和清创。

3. 烧冲复合伤的治疗　与一般单纯烧伤和冲击伤的治疗相同，但需特别注意以下几点：

（1）补液：烧冲复合伤时，液体丢失很多，因此需早期静脉输注大量的电解质溶液和胶体液，电解质溶液与胶体液量之比以 1：1 为宜。

（2）保护心、肺功能。

（3）防治感染。

（4）保护肾功能：早期抗休克时要补充足量的液体，以免长时间低血压；对少尿伤员可酌情给予扩张肾血管的药物，或应用呋塞米等药物进行利尿。

（李松建）

第三十四章　烧伤、冷伤和咬蜇伤

烧伤（burns）是指高温导致的损伤，也称热力烧伤，烧伤严重程度与温度高低和作用于人体的时间呈正比。轻者皮肤浅层受损，重者伤及皮下组织甚至肌肉、骨骼，还会导致严重的全身反应和内脏损害，是一种伤在体表、损在全身的伤病。火焰、热液、热蒸气、热金属等是最常见的致伤因素，而热液、蒸气则是家庭，尤其是儿童和老人的常见致伤原因，商住楼失火、爆炸、车祸等常常造成严重的合并伤，使烧伤伤情变得严重和复杂。还有一些物理和化学因素（如激光、电流、放射线以及酸、碱等）也会损伤人体组织，伤后的病理变化与高温损伤相同或相似，临床上也把它们归入烧伤的范畴，统称为非热力烧伤。烧伤是常见多发伤，也是可控性社会公害，应当引起重视，积极预防。

第一节　热力烧伤

【诊断】

烧伤诊断有三个基本要素：烧伤面积、烧伤深度、合并伤（并发症）。

（一）烧伤面积估计

中国新九分法（Chinese new "9" bisection method）：由不同民族和地区国人体表面积的研究得出，人体体表面积可以被划分为 11 个 9% 的等份，构成了中国新九分法（图 34-1-1）。

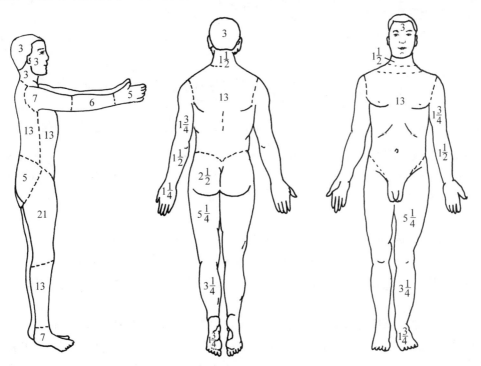

图 34-1-1　中国新九分法人体体表面积分布图

根据人体对称的规律，新九分法可以用一个口诀来记忆：

三（面部）、三（发区）、三（颈部）　　　　　　　（头面部1个九）

五（双手）、六（双前臂）、七（双上臂）　　　　　（双上肢2个九）

十三（前躯）、十三（后躯）、会阴一　　　　　　　（躯干＋会阴3个九）

五（臀部）、七（双足）、十三（双小腿）、二十一（双大腿）（双下肢＋臀部5个九）

烧伤面积的估计应注意以下几点

1. 中国新九分法通常只适合中国人，使用时要注意种族差异。

2. 患者手掌五指并拢相当于其体表面积1%，可配合新九分法用于估计散在的烧伤（图31-1-2）。

3. 儿童（12岁以下）头大、下肢小，随年龄增长逐渐接近成人，计算面积时采用辅助公式：

头部：　9＋（12－年龄）

双下肢：46－（12－年龄）

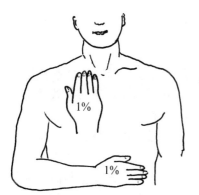

图 34-1-2　烧伤面积估计（手掌法）

4. 烧伤面积是液体复苏的依据，要求尽量估计准确。

（二）烧伤深度判断

三度四分法见表34-1-1，2。

表 34-1-1　烧伤深度判断

烧伤深度	伤及皮肤层次	临床表现	预后
Ⅰ度	伤至表皮浅层，生发层健在	局部发红，烧灼感，皮肤温度增高	3天左右脱屑愈合，不留永久痕迹
浅Ⅱ度	伤至表皮生发层、真皮乳头层	红肿明显，疼痛剧烈，可形成大水疱，基底红润	10～14天愈合，不留瘢痕，但常留下色素沉着
深Ⅱ度	伤至真皮深层，即网状层	痛觉较迟钝，亦有水疱形成，基底红白相间	主要依靠皮肤附属器上皮组织修复，如无感染，3～4周愈合，通常留有瘢痕
Ⅲ度	伤至全层皮肤，甚至伤及皮下组织	创面苍白、焦黄甚至炭化，痛觉消失，常见树枝状栓塞血管网	需手术植皮修复

其中Ⅰ度、浅Ⅱ度烧伤称为浅烧伤，深Ⅱ度、Ⅲ度烧伤称为深烧伤。临床上通常根据创面外部特征来判定烧伤深度，而烧伤深度不仅反映组织损伤程度，决定了创面组织修复时间，同时也是选择创面治疗方法的依据，务求减少误差。为此，在认真观察外部特征的同时，还应注意以下几点：

（1）人体各部位皮肤厚薄不一，同一致伤因素造成的烧伤深度会有差异。

（2）小儿皮肤比成人薄，女性比男性薄，老年人比年轻人薄，前者判断时易偏浅。

（3）Ⅰ度烧伤属轻微的体表灼伤，对机体不会产生明显损害，故不计入总面积，但要判断准确。

（4）将浅Ⅱ度、深Ⅱ度和Ⅲ度分开计算，可以更准确地判断伤情，确定治疗方法。

（5）早期处理不当、创面感染、物理刺激等会加深创面，浅Ⅱ度烧伤会变成深Ⅱ度，甚至Ⅲ度烧伤。

（三）烧伤伤情分级

按烧伤面积大小、烧伤深度、有无并发症或合并伤，将烧伤分为轻、中、重、特重四个等级。

　　轻度烧伤：烧伤面积<10%，没有Ⅲ度烧伤

　　中度烧伤：烧伤面积<30%，或Ⅲ度烧伤<10%

　　重度烧伤：烧伤面积<50%，或Ⅲ度烧伤<20%

　　特重烧伤：烧伤面积>50%，或Ⅲ度烧伤>20%

　　需要注意：

　　1. 当烧伤面积达30%及以上时，低血容量性休克发生率高，应当进行液体复苏，所以列入重度烧伤。

　　2. 在火灾、爆炸、车祸等事故中，经常发生因坠楼、坠崖、撞击、爆震等导致的骨折、内脏破裂、大出血、爆震伤、吸入性损伤等严重合并伤或并发症，凡出现此类情况，无论烧伤面积大小，都应按重度烧伤予以相应处理。

　　3. Ⅲ度烧伤机体全身病理反应重，是决定伤情轻重的重要因素，不可忽视。

　　4. 儿童生理功能发育不全，烧伤面积>15%即应列入重度烧伤。

（四）吸入性损伤

　　火灾现场，特别是在较密闭的居室环境内，伤员常常因惊恐慌乱大声呼救而短时间吸入大量一氧化碳、灼热空气、含有害颗粒的烟尘等，重者瞬间中毒、窒息而身亡，轻者造成呼吸道不同程度的损害，称为吸入性损伤。吸入性损伤会因通气或气体交换障碍而引起早期缺氧，加重病情，如不加关注和正确处理，会严重干扰和影响烧伤早期的治疗效果，也常发生窒息死亡等意外。

　　以下几点有助于吸入性损伤的早期诊断：

　　1. 火灾现场相对密闭或有大量烟尘。

　　2. 面、颈及口鼻有深度烧伤，鼻毛烧焦。

　　3. 声音嘶哑，呼吸道刺激症状，咳炭末样痰。

　　4. 早期即出现呼吸困难，缺氧。

　　5. 肺部听诊闻及哮鸣音。

　　根据需要，还可以选择X线、纤维支气管镜检查以确诊。维护呼吸道通畅是处理关键，必须进行动态血气分析，监测血氧分压，必要时可行气管切开。

（五）烧伤的病理生理

　　烧伤发生后，在体表形成烧伤创面，皮肤的屏障保护功能、体温调节、感觉、吸收与排泄、免疫等功能均受到部分或全部破坏，从而损害了人体内环境的稳定。当烧伤面积较大或创面较深时，还会产生一系列炎性因子，引发复杂的全身病理生理变化。

　　1. 局部变化　Ⅰ度烧伤是轻微的体表灼伤，仅伤及表皮浅层，外观呈红斑样改变，如日照性皮炎，就是典型的Ⅰ度烧伤，由于生发层完整，3天左右就能自行愈合，不留痕迹；浅Ⅱ烧伤伤及真皮浅层，即乳头层，内含丰富神经末梢和毛细血管网，因此疼痛剧烈，渗出较多，常形成较大的水疱，泡皮破损后创基呈现潮红色，自行修复能力较强，通常2周内上皮化愈合，不留瘢痕；深Ⅱ度创面由于伤及真皮深层，神经末梢大多受损，所以疼痛较迟钝，因深浅不一的血管网损伤，创基呈现红白相间的特殊表现。深Ⅱ度创面上皮组织基本破坏，创面主要依赖残存于皮肤附属器（毛囊、汗腺）的上皮细胞以及网状细胞（成纤维细胞）修复，所以，会遗留较明显的瘢痕，轻者损容，重者造成功能障碍。Ⅲ度烧伤则是全层皮肤的损伤，皮肤坏死呈皮革样，焦黄蜡白，甚至炭化，皮温湿冷，必须进行皮肤移植修复。

　　2. 全身变化　轻、中度烧伤没有明显的全身反应，处理上以创面治疗为主。重度以上烧伤则会出现较明显的全身病生理变化，同时有较复杂的临床过程。

　　（1）急性体液渗出-休克期：重度烧伤后组胺、缓激肽等多种血管活性物质以及各种炎性

介质、细胞因子、毒性物质大量释放导致全身性毛细血管通透性增加，大量血浆样体液迅速渗漏至创面和组织间隙，有效循环血量骤减及至低血容量性休克发生。这种烧伤后特征性病生理变化在伤后 8 小时内最明显，可持续 36~48 小时，此后渗出于组织间的水肿液逐步回收，血容量逐渐恢复。临床上通常把这一时期称为休克期。及时有效地进行液体复苏，预防休克发生是这一时期的主要措施。休克期能否平稳度过，对整个病程的发展和转归有至关重要的影响。

（2）感染：皮肤损伤使细菌易于附着、生存和侵入，造成局部感染，创伤、休克打击及全身免疫功能低下致肠道黏膜出现应激性损害，肠道细菌移位入血，是早期全身性感染发生的重要原因。伤后 1 周内水肿液回吸收、伤后 2~3 周创面坏死组织广泛溶解，这一时期是烧伤感染高发期。局部感染使创面加深、愈合延迟，并诱发全身感染，进而发展为致命的中毒性休克，是严重烧伤主要死亡原因。保护好创面并尽快覆盖和修复创面，积极、有效地防治休克，各种医疗护理导管的管理（无菌技术），营养保障，良好的心理支持等都是预防感染发生必不可少的措施。

（3）修复：创面自身修复过程在伤后不久即开始，烧伤创面的修复是皮肤上皮组织和纤维组织的再生过程，创面的深度（残留上皮组织的多少）、创面局部的微环境（血运、酸碱度、湿度、是否感染）、全身情况等决定了创面修复的时间。正确创面处理和改善全身状况，尤其是平稳度过休克期，是加快创面愈合的必要条件。应当指出，严重烧伤患者会出现失望、焦虑、恐惧等不同程度的负性情绪，对病情转归会有不利影响，应当积极予以疏导。

【治疗】

及时，有效的液体复苏并保护脏器功能，早期去除坏死组织及覆盖创面，防治创面及全身感染，正确使用抗感染药物，重视形态、功能与心理的恢复是烧伤治疗的重要原则。尽快修复创面是烧伤治疗的最终目的。

（一）院前急救

1. 自救和互救 热液烫伤时尽快脱除浸渍的衣裤，火焰烧身时应就地翻滚或用水熄火，勿用双手扑打火焰，就医前对创面的处理主要是保护好创面，用洁净的冷水冲洗或浸泡创面 15~20 分钟，可以减轻疼痛和损伤，不要在创面涂抹红汞、紫药水等有色药液以免影响创面判断。火灾发生时切忌慌乱奔跑和呼喊以防吸入性损伤。平时应当自觉接受消防部门和医疗机构相关知识的普及教育。

2. 医疗救治前移 火灾发生并危及人员伤亡时，医疗机构应立即组织专业医护人员和救治设备赶赴现场，主要职责是对成批伤员进行伤情轻重分类，以利合理救治和后送；同时，对危及生命的严重合并伤（如吸入性损伤、中毒、骨折、大出血、内脏破裂等）现场施救；对大面积烧伤伤员，必须最短时间内建立输液通道，使患者在入院前休克高发时段得到有效的液体输注，并尽可能在确保持续液体输注的前提下直接送入专科医院救治。

（二）入院处理

轻、中度烧伤者可以选择门诊或住院治疗，重度烧伤者必须住院。

1. 入住独立监护病房，如有条件，直接入住层流病房，监测生命体征，病情特别严重，可以采用有创监测，动态观察中心静脉压变化。

2. 第一时间建立输液通道，明确诊断，判定伤情，制订液体复苏和初步治疗方案。由于浅静脉受损或回流不畅，浅静脉穿刺输液很难保证持续、匀速、有效的液体复苏，因此，多采用锁骨上或股静脉置管输液。留置尿管，观察血容量情况，根据尿量调整输液。维持呼吸道通畅，对于面颈部深度烧伤，尤其是明确有较严重的吸入性损伤，应果断进行气管切开。临床上，通常将输液管、留置尿管、气管插管称为严重烧伤早期救治的三条"生命管道"。

3. 进一步妥善处理危及生命的合并伤、并发症。

4. 常规注射破伤风抗毒素。

5. 维持生命体征平稳后，行床边清创，根据需要对创面进行包扎、暴露、半暴露等处理；肢体及躯干环状、半环状焦痂应切开减压，以改善血运和呼吸。

6. 疼痛剧烈并排除颅脑损伤，可酌情使用中枢镇痛药。

7. 心理疏导。

（三）烧伤休克防治

重度以上烧伤都有可能发生休克，严重烧伤后有效循环血量锐减是休克发生的主因，伤后2～8小时以内是休克发生的高峰时段。烧伤面积越大，伤情越重，休克发生就越早。防治休克是严重烧伤早期救治的重中之重，如处理不当，机体内环境失稳，脏器功能损害，全身感染等一系列并发症随即发生，致使创面修复延迟，病程迁延，死亡率大大增加。

【休克表现】

烧伤休克属于典型的低血容量性休克，主要表现：①心率增快，脉搏细弱，心音低弱。②早期脉压变小，随后血压下降。③呼吸浅、快。④尿量减少（成人尿量如低于30ml/h提示血容量不足）。⑤烦渴（喝水难以纠正）。⑥烦躁不安（脑缺氧的表现，较早出现）。⑦肢端凉（微循环障碍）。⑧血液浓缩（实验室检查常出现血细胞比容增高，碳酸氢根离子减少、血pH值下降等）。液体复苏是烧伤休克防治基本、主要的措施。

【液体复苏】

1. 补液公式　补液公式是在大量实验研究和临床实践积累的基础上，根据伤后体液丢失的规律总结出来的液体复苏指导性方案，有助于快速制订复苏计划，在伤后休克的高发时段迅速补充液体，恢复有效循环血量。国内通用的补液公式如下表（表34-1-2）。

表34-1-2　烧伤补液公式

第一个24小时补液量（ml）		第二个24小时补液量（ml）
额外失液量：1%面积·体重（kg）	基础需水量	
成人 1.5	2000	额外失液量减半，基础需水量不变
儿童 2.0	80～100ml/kg	

2. 公式应用说明

（1）额外失液量：指烧伤后渗出于血管外（创面或组织间隙）的体液，这些体液与血浆成分基本相似，所以主要以晶体液和胶体液来补充，前者包括平衡盐溶液、生理盐水、碳酸氢钠溶液、高渗盐溶液等，后者包括新鲜血浆、代血浆、右旋糖酐、白蛋白等血液制品、全血等，两者的比例为2：1，基础需水量以5%葡萄糖溶液补充。

（2）三先三后原则：指先晶后胶，先盐后糖，先快后慢，通常第一个24小时补液量的1/2应在伤后8小时内休克高发时段输入，首先输入晶体液以迅速扩容，随后晶体液、胶体液与葡萄糖交替输入。

（3）监测指标：以下几点可以作为液体复苏有效的指标：①神志清楚，安静。②脉率稳定在120次/min以下，心搏、脉搏有力。③收缩压维持在90mmHg以上，脉压不低于20mmHg。④呼吸平稳。⑤成人尿量30～50ml/h，儿童1ml/(kg·h)。⑥血液浓缩改善，血红蛋白≤150g/L，必要时可以采取中心静脉压实施监测，中心静脉压（CVP）正常值5～10cmH$_2$O。

3. 几种特殊情况的处理

（1）特重烧伤：烧伤面积≥50%为特重烧伤，渗出高峰出现早，在伤后1～2小时就可达到峰值，因此应在伤后2小时内输入计算液体量的30%～40%，才能有效维持循环血量，防止休克的发生。尤其对于80%以上的特大面积烧伤，早期即出现体液衰竭征象，必须在中心静脉压等全身有效监测下采取液体冲击疗法，即以500～1000ml液体在数分钟内输入，迅速扩容，恢复血容量。

（2）行气管切开、全身创面暴露热风疗法的伤员，从气管套管、裸露创面体液丢失量明显增加，应当根据伤情适当增加基础需水量。

（3）延迟复苏：由于医疗保障机制缺陷、医疗条件限制、交通阻隔等种种客观原因，仍有不少重伤员伤后 4~6 小时内不能得到及时、系统、连续的液体复苏，机体内环境和脏器功能已受到损害，这种情况临床上称为延迟复苏。原则上，延迟复苏的患者首先应根据补液公式的计算，在尽可能短时间内补足亏欠的液体量，例如伤后 6 小时开始复苏，则必须在 2 小时内补足计算量的 1/2，使尿量成人达到 80ml/h；其次，应严密监测心、肺功能和全身情况，针对各脏器功能状态采取相应措施，例如针对胃肠道黏膜缺血、缺氧给予抗酸药保护黏膜，防治应激性溃疡；针对机体免疫力下降，采取积极措施防止全身感染的发生，适当放宽抗生素应用的适应证。

（4）腹腔间隙综合征（abdominal compartment syndrome，ACS）：严重烧伤早期的全身体液渗出改变、液体复苏过程中"边输边漏"等会使体液积聚腹膜腔和造成腹腔脏器水肿，致使腹内压升高。当腹内压 ≥20mmHg 时，下腔静脉、门静脉受压，膈肌上抬，造成回心血量减少、肺顺应性下降，进一步加重组织器官的缺血、缺氧和损害，不及时减压或可导致死亡。由于其临床表现与休克不易区分，容易被误认为休克纠正不良而加快补液，导致病情进一步恶化，因此应重视对腹腔间隙综合征的认识。对难以纠正的休克同时伴有腹胀者应考虑 ACS 的存在，做腹压测定可确诊。可用膀胱压测定代替腹内压，因膀胱压与腹内压有高度相关性又具有简便、无创的优点，膀胱压 >25mmHg 则提示有 ACS 发生的可能。预防 ACS 发生的重点在于虑及大量补液"边输边漏"危害和其隐蔽性、危险性；救治措施包括限制输液、利尿和及时的腹腔穿刺或剖腹减压。

4. 必须强调，烧伤休克治疗是综合治疗，维持水、电解质及酸碱平衡、维护心、肺、肾、肝、胃肠道等重要脏器功能等是必不可少的辅助措施；其次，影响补液公式计算的因素很多，例如患者体重是否真实、不同体型烧伤面积估计误差、伤员健康状况和个体差异等。笔者在全国烧伤会议上提出将烧伤深度与烧伤面积、体重一道纳入补液公式中，更增加了液体复苏的科学性合理性，得到广泛认可。因为浅烧伤和深烧伤体液的丢失差异很大，如果不区别对待，就容易造成浅烧伤输液过多，深烧伤补液不足的后果，这些因素都不能忽视；同时，要强调补液的连续性，断断续续地补液难以收到良好效果；更重要的是，烧伤休克临床病程复杂多变，无论是补液不足，或是补液过多，都会对机体产生危害，必须依据临床实际情况，严密监测，随时对补液方案做出相应调整。

（四）全身感染的防治

感染是烧伤死亡首因，有效预防、早期诊断、合理治疗是防治感染的关键。

1. 有效预防　①烧伤后院前处理和入院处理措施得当。②及时、有效的液体复苏，重视机体内环境稳定和重要脏器的保护。③创面得到良好的保护和处理。④针对以肠道菌群为主的广谱抗生素合理预防性使用。

2. 早期诊断　①精神症状：异常兴奋或淡漠，可出现定向力障碍或幻觉。②寒战、高热，或体温骤升、骤降，体温不升常提示革兰阴性菌感染。③心率加快，呼吸短促。④创面骤然恶化，如干枯、凹陷，虫蚀样改变，或晦暗、糜烂、恶臭，甚至出现出血坏死斑等。⑤寒战、发热初起时血培养可检出致病菌。⑥痂下正常组织含菌量 >10^5/g，可以诊断"创面脓毒症"。⑦大剂量、长时间使用抗生素或长时间深静脉置管者应警惕真菌感染，口腔溃疡是常见体征，创面真菌培养阳性可确诊。

3. 合理治疗　在致病菌不明确的情况下，选用广谱高效抗生素双联或三联应用，随即根据菌群分布规律、临床表现、血液及创面细菌学检查等选择敏感抗生素治疗。及时清除创面坏死组织、纠正内脏并发症、全身营养支持等均是抗感染有效的重要保证。连续肾代替疗法可清除体内的细菌毒素和炎症介质，必要时作为烧伤感染的辅助治疗有积极意义。免疫治疗作为烧伤感染治疗新的领域，其应用前景值得关注和期待。

（五）创面治疗

1. 清创　清创是烧伤后第一次创面处理，轻、中度烧伤越早处理越好，重度以上烧伤须在有效液体复苏后进行。清创步骤：酌情镇痛或麻醉，体毛浓密者应剃除创面周围毛发，头面部创面剃尽头发，如污染严重，还需清洗创周皮肤，去除创面污物和腐皮后，用 0.05% 氯己定液或聚维酮碘液擦拭并湿敷 5~10 分钟，再抽去大水疱液，保留疱皮，视情采用暴露或包扎。

2. 浅度烧伤　Ⅰ度烧伤无需特殊处理，为缓解灼痛可涂薄层牙膏或油膏。浅Ⅱ度烧伤，除面部、会阴部可以采取暴露疗法，其他部位创面清创后均可予以包扎，早期渗出较多，敷料湿透及时更换，如无感染，1~2 周即痊愈。

3. 深Ⅱ度烧伤　有保守治疗和手术治疗两种选择。由于深Ⅱ度创面主要靠残存上皮组织和纤维组织修复，会遗留不同程度的瘢痕，因此功能部位如肢体关节部位的深Ⅱ度创面，原则上应采用"削痂-自体皮肤移植术"，既可缩短病程，又能保障关节功能。而其他非功能部位的深Ⅱ度创面，一般采用包扎、或暴露等常规治疗，可以在创面使用：①促进结痂的药物如中药虎杖液等。②涂（喷）膜剂，在创面上形成薄膜，可起到代替敷料的作用。③促进脱痂药物包括中草药制剂、胰蛋白酶、胶原酶等。④抗菌药物，包括中草药制剂、化学消毒清洗药液、抗生素制剂（如磺胺嘧啶银/锌、利福平、莫匹罗星等）。⑤促进创面愈合的药物，如表皮细胞生长因子（EGF）、成纤维细胞生长因子（FGF）及氧化锌及硫酸锌软膏糊剂等。

4. Ⅲ度烧伤　手术治疗是唯一选择，手术重点在于焦痂切除后采用何种覆盖方式，小面积的切痂，自体皮源充足，即可采用游离皮片移植，自体皮源不足，则可选择"大张异体皮打洞嵌植自体皮"的方法覆盖创面。经深低温保存的异体皮通常可以在创面成活 1~2 个月后被机体排斥，嵌植的自体皮已融合成片，这种由我国创造的手术方法，曾经挽救了成千上万被宣判死刑的特大面积烧伤患者，使我国的烧伤救治水平跃升为世界前列。

【附：皮肤移植术】

（一）游离皮片移植术

主要适用于各种原因造成的皮肤组织缺损及大面积深度烧伤。

1. 皮片分类　①按皮片的来源分为：自体皮片，即供、受皮者为同一个体，临床最为常用，移植后皮片能长期存活；异体皮片，供、受皮者为同一种属的不同个体，即人-人间的皮肤移植；异种皮片，即供、受皮者非同一种属如猪-人间的皮肤移植。后两者移植的皮片因排斥反应不能长期存活。②按皮片的形态分为整张皮、邮票皮、点状皮、微粒皮和网状皮等。③按切取皮片的厚度分为刃厚皮片，中厚皮片及全厚皮片，其特点及用途各异。一般来说，皮片越薄，成活越易，但外观及功能越差，皮片越厚则外观和功能越好，但相对不易成活。

2. 皮片切取　用滚轴刀、鼓式取皮机、电动取皮机或徒手取皮可以切取不同厚度的游离皮片。根据需要制作成大张皮、小块皮、微粒皮等进行移植。供皮区应满足隐蔽、损伤小等要求。头皮因其较厚、修复快而常用作小皮片的切取，而且每隔 5~7 天即可再次取皮，反复多次不留瘢痕。每 1% 头皮制成微粒皮与异体皮一道移植，可以修复 9%~18% 面积的创面。头皮的存在，成为大面积深度烧伤的"生命之源"。

3. 注意要点　游离皮片不带血供，其成活依赖于与创面重建血液循环，因此受皮区应无坏死组织，无积血，无神经、肌腱及骨裸露，同时还需加压包扎和局部制动。

4. 首次启视时间为刃厚皮片 2~3 天，中厚与全厚皮片 7~10 天。

（二）皮瓣移植

皮瓣是由皮肤和皮下组织构成的自带血供的移植物。由于其血供良好且能提供组织覆盖，因此适用于肌腱、神经、血管裸露或基底血运差的创面。皮瓣按血供类型分为任意皮瓣和轴型皮瓣，二者的不同在于后者含解剖上的知名血管并由其提供皮瓣的血供。按移植形式可分为带蒂皮瓣与游离皮瓣，前者由蒂部提供血供并采用旋转、推进的方法转移到邻近的受区，也可直接转移到远处的受区，如采用胸部或腹部的皮瓣修复手部创面。但此种移植方法需在皮瓣移植4周左右再次手术切断皮瓣蒂部。而游离皮瓣需经将皮瓣内的供应血管与受区血管吻合方能成活。临床可根据情况选择不同的皮瓣。

第二节　非热力烧伤

一、电烧伤

（一）损伤机制

电流本身没有温度变化，之所以会产生烧伤，有较复杂的机制，其中"电弧效应"是产生电烧伤的主要致伤原因。当人体将要接触电源时，电源四周的强电场与人体相互作用，产生不同强度的"电弧放电现象"，电弧中心温度可达2000℃以上，即刻造成组织严重烧伤并可击穿深部组织。电压越高，电流强度越大，产生的电弧效应越强。人体是一个良导体，触电后，电流可以流经全身而产生组织器官损伤。人体组织电阻值由大到小依次排列为：骨、脂肪、皮肤、肌腱、肌肉、血管和神经。电阻大的组织，电流通过时局部损害重而全身影响较轻。

（二）临床特点

1. 局部损害　"入口"是指身体接触电源的部位。双手是电烧伤的"重灾区"，是最常见的电烧伤"入口"，损伤也最重，"入口"中心区可呈炭化改变，深达肌肉、骨骼，血管、神经、肌腱毁损性破坏，手指呈僵硬的高度屈曲状；在身体接触导体的部位有时还会形成"出口"，出口的组织损伤较轻。因组织电阻值差异，深层肌肉组织可呈特征性的"夹心样坏死"。血管内皮受损会导致继发性栓塞，使组织出现进行性损害，为早期手术修复创面带来困难。血管受损还可能引起睡眠中的突发性大出血，救治不及时导致意外事故也常有之。电流通过肢体会引发肌肉强烈痉挛致关节屈曲，在肘、腋、膝等关节屈面形成"短路"而导致"跳跃"式深度烧伤。

2. 全身性损害　强电流通过全身可以直接造成神经中枢、脊髓、心、肺、胃肠、五官的损害，轻者有恶心、心悸、癔症、头晕或短暂的意识障碍，重者导致失明、聋、味觉异常、心律失常、心搏骤停、胃肠及膀胱穿孔、昏迷、四肢麻痹甚至瘫痪等一系列严重后果。这些表现可即刻出现，也可延迟出现。例如，脊髓损伤最迟可在伤后2年出现，称为"延迟性瘫痪"。

（三）急救与治疗

1. 现场急救　切断电源或用不导电的物体拨开电源。了解受伤史，如电流强度、电压、电接触时间、伤后表现等，有助于判定伤情。

2. 如出现心搏、呼吸骤停应立即进行人工心肺复苏，并持续心电监护至少48小时。要密切关注并发症的发生。

3. 液体复苏　电烧伤后补液是必需的，但补什么，补多少，不能套用补液公式，应当依伤情而定。深部组织损伤失液量大，同时，肌肉和红细胞的破坏量大，血红蛋白和肌红蛋白大量释放并沉积于肾小管，引起急性肾衰竭，因此有血（肌）红蛋白尿者除加大补液量外还需用碳酸氢钠及甘露醇碱化尿液和利尿，尿量要求应达到60～80ml/h。

4. 局部损害的处理　创面宜采用暴露疗法。对焦痂应切开减压以缓解压迫挽救血供，还有助于诊察深部组织活力。病情稳定后尽早做较彻底的探查，切除坏死组织，创面组织缺损较多时可用皮瓣转移修复。如清创不能彻底，可用异体、异种皮临时覆盖，2～3 天后再行探查、处理。

5. 防止大血管破裂出血　在床旁备止血带或止血包，如有大血管损伤导致大出血的可能时，应加强防范，如结扎血管后不致造成肢体坏死，可行预防性结扎。

6. 抗感染　早期即应使用大量抗生素。因有深部组织损伤，应特别警惕厌氧菌感染（包括气性坏疽）。需常规注射破伤风抗毒素。

二、化学烧伤

化学烧伤（chemical burn）是指酸、碱、磷等化学物质的腐蚀性损伤。损害程度与致伤化学物的性质、剂量、浓度和接触时间长短有关。高浓度或大剂量的化学物质还可能造成全身性吸收中毒。流动清水冲洗创面，迅速稀释和去除化学物质是处理化学烧伤的共同原则和有效措施。中和剂只能在确认化学物性质时才能使用。对可能造成吸收中毒的化学物质（如氢氟酸、无机磷等）要引起重视，及时使用相应的解毒剂。适当增加补液量，早期酌情利尿有助于毒物的排出。

（一）酸烧伤

通常只有强酸才能损伤组织。常见的强酸有硫酸、盐酸、硝酸、氢碘酸和氢溴酸，其致伤特点是使组织蛋白凝固，细胞脱水而坏死，所以创面很快形成皮革样痂，痂较软创面则浅，痂硬创面则较深。可以从创面颜色上初步判定酸的性质，痂呈棕黑色为硫酸，黄蓝色痂多为盐酸。急救时大量清水冲洗是关键，创面治疗原则可参照热力烧伤。苯酚有较强的腐蚀性并且易吸收，造成肾损害，处理时应加用 50% 聚乙烯乙二醇或丙烯乙二醇冲洗至完全去除酸味。氢氟酸是一种特殊的酸，有很强的穿透性，能引起深部损伤并产生剧烈疼痛，而且会和游离钙结合使血钙降低，处理时，可以用钙剂加普鲁卡因局部注射以止痛和中和氢氟酸浓度，同时监测血钙。

（二）碱烧伤

强碱有氢氧化钠、氢氧化钡、氢氧化钙和氢氧化钾。碱能与组织蛋白形成可溶性复合物使碱离子穿透至深部组织并且与脂肪组织产生皂化反应而产热，所以碱烧伤通常较深，创面不易成痂。处理时仍以大量清水冲洗为首选，冲洗时间 1 小时至数小时，如遇氢氧化钙（生石灰）烧伤，冲洗前需除去创面颗粒，避免生石灰遇水产热加重损伤。深度碱烧伤适合早期切痂植皮，不仅能尽快去除碱性损害，更能缩短病程，修复功能。

（三）磷烧伤

磷烧伤的损伤机制包括磷自燃的热损伤、磷遇水产生磷酸的酸烧伤、燃烧后产生 ^{203}P 和 ^{205}P 烟雾吸入导致的呼吸道损伤以及磷吸收后导致的磷中毒等。急救时应将伤处浸入水中以隔绝氧气防止磷自燃，在水下去除磷颗粒，用 1%～2% 硫酸铜涂布，形成黑色的磷化铜以便识别和除去。但勿高浓度和长时间使用，防止铜离子吸收引起铜中毒。也可用 2% 硫酸铜加洗衣粉进行清洗，而后用清水冲洗。因磷易溶于油脂，故忌用油质敷料包扎以免增加磷的吸收，可用 3%～5% 的碳酸氢钠湿敷包扎。深度磷烧伤宜早期切痂植皮，尽快去除磷颗粒。此外更须注意磷的全身中毒问题，磷是细胞质毒性物质，经皮肤黏膜吸收可引起肝、肾损害甚至死亡，磷中毒尚无有效解毒剂，可予利尿及保肝治疗。

第三节　冷　伤

冷伤（cold injury）是指由低温引起的人体损伤，包括两种类型：由冰点以下低温造成的损伤称为冻结性冷伤，又分为局部冻伤或全身冻伤；10℃以下至冰点以上的低温加潮湿条件造成的损伤，称非冻结性冷伤。前者多发生在我国北方寒冷地区，也可见于制冷剂（液氮等）泄漏等事故。我国南方大部分地区最低气温都在冰点以上，且湿度大，所以，以非冻结性冷伤多见。

一、非冻结性冷伤

【病理】

通常连续暴露或浸渍于10℃以下至冰点以上低温24～48小时会导致非冻结性损伤，所需时间的长短和损伤轻重也取决于个体差异。血管在低温潮湿环境中因收缩而致痉挛，导致血流滞缓，细胞因之缺氧、代谢障碍，久之也可使细胞变性、坏死。局部复温时，血管扩张、渗出，严重者形成水疱，甚至糜烂或溃疡而经久不愈，这种复温后的改变与原发性损伤有关，也可能属于再灌注损伤机制。

【临床表现】

非冻结性冷伤包括冻疮、战壕足、水浸足（手）等。手、足、耳廓等暴露及末梢部位是冻疮的好发部位，战壕足缘于战时，是长时间站立在寒冷潮湿的战壕内所致，而水浸足（手）则多见于渔民、海员、水田劳作以及工程施工人员。患处可因寒冷而僵硬、麻木，复温后则出现灼热、刺痒和疼痛，局部可见明显红肿，也可呈紫红色斑或结节，有时可见水疱，如形成糜烂或溃疡则迁延难愈。严重的战壕足、浸渍足可诱发闭塞性血管病变而出现相应的病理性损伤。

【预防和治疗】

避免长时间暴露于低温潮湿环境下，尤其是作业人员要有相应的防护措施和用具，擦搓、活动四肢和身体，涂抹防冻霜剂可以减轻冷伤程度。冻疮膏可用于尚未糜烂溃疡的冻疮，对已经糜烂的创面，为预防感染，可以局部使用抗生素软膏或湿敷换药。战壕足、水浸足（手）还应该抬高患肢、保持干燥、避免受压。民间有些偏方，对冻疮有一定的疗效，例如用温热辣椒水泡洗，用蒜泥擦涂患处等，主要是利用辣椒、大蒜有持续扩张血管，局部保暖复温的作用，不仅能治疗，还能预防复发。较严重者酌情服用改善全身血液循环、通经活络的药物，有助于减轻肌肉萎缩、足弓畸形等并发症的发生。

二、冻结性冷伤

冻结性冷伤因短时间暴露于极低温或长时间暴露于冻点以下低温而引起，此时组织发生冻结，故也称冻伤，包括局部冻伤和全身冻伤（冻僵）。

【病理】

冻结性冷伤的损害机制主要有：①直接损伤，冰点以下的低温会发生强烈的血管收缩反应，引起组织细胞代谢障碍；接触时间久或温度很低，则细胞外液甚至连同细胞内液可形成冰晶，导致细胞完全破坏。②复温后的"冻融性损伤"，包括局部血管扩张、充血、渗出，并可有血栓形成。组织缺血-再灌注损伤也是细胞死亡原因之一。③组织内冰晶及其融化过程造成的破坏和细胞坏死，促使炎症介质和细胞因子释放，引起炎症反应，加重损害。

全身冻伤也称冻僵，因身体长时间暴露于寒冷环境中引起，致全身新陈代谢功能降低，热量大量丧失，体温无法维持，最后意识模糊、昏迷，全身冻僵，是机体由功能代偿及至功能衰竭的过程。人体受寒之初，一方面用增强代谢产生热量，故肌肉收缩，心率加快，血压上升、呼吸次数增加；另一方面外周血管收缩，减少散热。如继续受冻，散热超过产热，体温即开始下降，至30℃以下，寒战不再发生，代谢逐渐降低，血压也开始下降，脉搏、呼吸减慢；至25℃以下，进入昏迷状态，全身木僵。若不及时抢救，终将导致死亡。①神经系统：体温在34℃时可出现记忆力减退，低于32℃时触觉，痛觉丧失，而后意识丧失，瞳孔扩大或缩小。②循环系统：体温下降后，血液内的水分由血管内移至组织间隙，血液浓缩，黏度增加，20℃时半数以上的外围小血管血流停止，肺循环及外周围阻力加大；19℃时冠状动脉血流量为正常的25%，心排血量减少，心率减慢，出现传导阻滞，可发生心室纤颤。③呼吸系统：呼吸中枢受抑制，呼吸变浅，变慢，29℃时呼吸比正常次数减少50%，呼吸抑制后进一步加重缺氧，酸中毒及循环衰竭。④肾由于肾血管痉挛，肾血流量减少，肾小球滤过率下降。体温27℃时，肾血流量减少一半以上，肾小球滤过率减少1/3。如果持续时间过久，导致代谢性酸中毒，氮质血症及急性肾衰竭。

　　冻僵常发生于突然降温或遭遇暴风雪时，尤其是衣着单薄、饥饿、疲劳、迷路、醉酒等意外情况下容易发生。我国国土辽阔，在高山雪地作业的勘探队员或侦察员，于寒带地区遇险的旅游者，在海洋中遭受暴风雪意外袭击的水兵、渔民等均可能发生冻僵。

　　【临床表现】
　　局部冻伤按其损伤深度可分4度。在冻融以前，伤处皮肤苍白、温度低、麻木刺痛，不易区分其深度。复温后不同深度的创面表现有所不同。

　　Ⅰ度冻伤：伤及表皮层。皮肤见蓝、紫色斑，局部水肿，患者有发痒、刺痛的感觉。5～10天愈合，不留瘢痕。

　　Ⅱ度冻伤：损伤达真皮层。瘀斑、红肿明显，伴有透明的水疱，有时见血性水疱液。患者自觉疼痛但试验知觉迟钝。局部可成痂，若无感染，经2～3周愈合，少有瘢痕。

　　Ⅲ度冻伤：损伤皮肤全层或累及部分皮下组织。早期表现类似Ⅱ度冻伤，但水疱液为血性，随后皮肤逐渐坏死变黑，周围有红肿、疼痛，试验知觉消失。若无感染，坏死组织干燥成痂，愈合缓慢而留有瘢痕或需植皮修复。

　　Ⅳ度冻伤：损伤深达肌层、骨等组织。局部表现类似于Ⅲ度冻伤，水肿范围可远超过冻伤的区域，损伤组织变黑，呈干性坏死，但容易并发感染而成湿性坏疽；还可因血管病变而使坏死范围加大。常会致残。

　　全身冻伤开始时表现为寒战、苍白、发绀、疲乏、无力和打呵欠等，继之出现肢体僵硬、幻觉或意识模糊甚至昏迷；心律失常、呼吸抑制，终于发生心搏骤停。患者如此时能得到抢救，其心搏、呼吸有可能恢复，但常有心室纤颤、低血压、休克等；呼吸道分泌物多，或发生肺水肿；尿量少或发生急性肾衰竭；其他器官也相继发生功能障碍直至死亡。

　　【治疗】
　　冻伤的救治原则是迅速地脱离寒冷环境和冰冻物体，防止继续受冻，及时进行早期快速复温融化，进行有效的局部及全身治疗。

　　1. 急救和复温　用38～42℃温水浸泡伤肢或浸浴全身，水温要稳定，使局部在20分钟、全身在半小时内复温。温水浸泡到肢端转红润、皮温达36℃左右为度，不宜浸泡过久以免增加组织代谢而加重组织缺氧。对心搏、呼吸骤停者要施行心脏按压和人工呼吸。

　　2. 局部治疗　Ⅰ度冻伤创面保持清洁干燥，数日后可自愈。Ⅱ度冻伤经过复温、消毒后，创面干燥者可加软干纱布包扎；有较大的水疱者，可将疱内液体吸出后，用软干纱布包扎，或涂冻伤膏后暴露；创面已感染者可用抗菌湿纱布，随后再用冻伤膏。Ⅲ度、Ⅳ度冻伤多用暴露疗法，保持创面干燥、清洁；待坏死组织边界清楚时予以切除。对并发湿性坏疽的常需截肢。

　　3. 全身治疗　①全身冻伤复温后首先要防治休克和维护呼吸功能。防治休克主要是补液及选用血管活性药物等。如有心律失常、脑水肿和肾功能不全，需予相应处理。保持呼吸道通畅、吸氧和给予呼吸兴奋剂。必要时用呼吸机辅助呼吸。注意防治肺部感染。②应用改善血循环和抗凝血的药物改善血管痉挛或狭窄及血栓形成，如低分子右旋糖酐、妥拉苏林和血栓素酶抑制剂等，也可选用活血化瘀中药。③高蛋白、高热量和多种维生素等营养支持治疗。④使用抗生素及破伤风抗毒素。

第四节　咬蜇伤

一、兽咬伤

兽咬伤主要指家养动物咬伤，在山区和林区，野生动物（如狼、虎、熊等）咬伤也时有发生。由于家庭饲养宠物的数量和种类近些年迅速扩增，兽咬伤（animal bite）的发生率也在不断上升，其中尤以犬咬伤最多见。兽咬伤后除了一般伤口处理外，重点是针对由此引起的特殊病症采取对应措施，如狂犬病、猫抓病等。

1. 狂犬病　人兽共患疾病，由患狂犬病动物（主要是犬）咬伤引起。狂犬病犬的特点是对同类或人具有较明显主动攻击性。被咬伤后，狂犬病毒随唾液污染伤口，并向全身扩散，此病毒具有嗜神经性，所含糖蛋白能与乙酰胆碱受体结合。狂犬病分为狂躁型和麻痹型，以前者为主，有恐水、畏光、吞咽困难等特异性表现及烦躁、流涎、大汗、心率快、血压高等交感神经功能亢进表现。患者多死于瘫痪及循环、呼吸衰竭。病程一般 3~6 天。麻痹型罕见，无兴奋和典型恐水表现，病程亦较长。

狂犬病发病后预后不良，病死率几乎为 100%，因此加强对养犬管理及狂犬病的预防极为重要。被咬伤后应按照世界卫生组织（WHO）狂犬病暴露分类及处理原则进行防治：局部伤口处理、疫苗免疫、抗狂犬病血清或免疫球蛋白应用等联合处理。可挤压伤口排毒或吸出毒液（不可用嘴吸），用肥皂水或 0.1% 苯扎溴铵清洗伤口 30 分钟以上，再用碘溶液消毒，不缝合。较深的伤口需用 3% 过氧化氢溶液冲洗，并用抗狂犬病血清伤口周围浸润注射。伤后 0、3、7、14 及 30 天各肌内注射狂犬病精制纯化疫苗 2ml。确定是患病动物咬伤者可同时注射抗狂犬病血清或狂犬病免疫球蛋白，注射血清或动物源性免疫球蛋白前应做皮肤试验。还应注射破伤风抗毒素并应用抗菌药物。近年来陆续有治愈的报道，故对发病者应全力维持其呼吸及循环系统功能，积极进行抢救。

2. 猫抓病　因猫抓、咬伤后巴尔通体感染所引起。主要表现为发热、皮肤丘疹和淋巴结肿痛，可形成多处浅淋巴结脓肿，脓液常为淡巧克力色。病程通常为自限性，3~4 周自愈，但有时会导致心内膜炎及脑病、眼病等，可用多西环素或利福平口服，也可用庆大霉素静脉给药预防。

二、蛇咬伤

【分类】

蛇分无毒和毒蛇两类。无毒蛇咬伤只在人体伤处皮肤留下细小齿痕，轻度刺痛，有的可起小水疱，无全身性反应。可用 70% 乙醇消毒，外加干纱布包扎，一般无不良后果。而毒蛇咬伤则危及生命。蛇毒含有毒性蛋白质、多肽和酶类，按其对人体的作用可分为三类：①神经毒，主要作用于神经系统，多为金环蛇、银环蛇和海蛇咬伤。伤处发麻，疼痛及出血不明显。麻木范围逐步向近心侧蔓延，继而引起头晕、视力模糊、复视、眼睑下垂、语言不清、肢体软瘫、吞咽和呼吸困难等；最后可导致肢体瘫痪、呼吸及循环衰竭。②血液毒，含有心脏毒素、凝血素、蛋白水解酶及磷脂酶 A 等，引起心肌损害及凝血功能异常，见于五步蛇、竹叶青及蝰蛇咬伤。伤处剧烈疼痛似刀割，出血不止。皮肤可见水疱、紫斑和坏死。全身有发热、广泛出血、血尿、少尿、黄疸和贫血，并引起畏寒、发热、心率和心律失常、烦躁不安或谵妄；最后可导致心、肾功能衰竭。③混合毒，大多数毒蛇兼有神经毒和血液毒的作用，常见的如眼镜蛇和蝮蛇。临床可根据当地毒蛇的分布、牙痕（毒蛇有较深而粗大的牙痕）及表现来诊断。无法判断是否毒蛇时一律按毒蛇处理。

【处理】

1. 在现场立即用条带绑紧咬伤处近侧肢体，松紧以阻止静脉血和淋巴回流为度。绑扎应每半小时松开 2～3 分钟，以免肢端缺血时间过长。清创和服用蛇药 3～4 小时后方可解除绑扎。

2. 将伤处浸入凉水中，逆行推挤使部分毒液排出。

3. 用 0.05％的高锰酸钾液或 3％过氧化氢冲洗伤口，拔出残留的毒蛇牙；伤口较深者切开真皮层少许，或在肿胀处以三棱针平刺皮肤层以促进排毒。

4. 用负压装置（如拔火罐或吸乳器）抽吸伤口以排毒。无器械而情况又紧急时也可用嘴唆吸伤口（吸者需无口腔病变），随时吸随时漱口。

5. 胰蛋白酶有直接解蛇毒作用，可取 2000U 加于 0.05％普鲁卡因或注射液 10～20ml，封闭伤口外周或近侧，隔 12～24 小时可重复。

6. 蛇药是治疗毒蛇咬伤有效的中成药，可以口服或敷贴局部，有的还有注射剂。此外还有一部分新鲜草药也对毒蛇咬伤有疗效，如七叶一枝花、八角莲、半边莲、田基黄和白花蛇舌草等。

7. 抗蛇毒血清有单价和多价 2 种，单价抗蛇毒血清仅对已知的相应毒蛇咬伤有较好的效果。用前须做过敏试验。

8. 预防合并感染，可用抗菌药。对各种器官功能不全或休克，必须采取相应的治疗措施。此外，治疗过程中禁用中枢神经抑制剂、肌肉松弛药、肾上腺素和抗凝血药。

三、虫蜇伤

1. 蜂蜇伤（bee sting） 少量蜜蜂蜇后主要引起伤处的红、肿、疼痛，用 5％碳酸氢钠溶液洗敷局部，并用尖镊子取出可见的尾刺，可以较快治愈。如果被蜜蜂群蜇伤，则引起严重的症状。除了多处皮肤红肿，还有发热、头晕、恶心、呕吐、烦躁不安等，甚至可发生昏迷、尿少、呼吸困难、血压降低等危重症状。处理为先用碳酸氢钠溶液涂洗和尽量取出蜂刺，再用南通蛇药糊剂涂敷，并口服蛇药片。若发生过敏反应，如荨麻疹、鼻塞、颜面水肿等，应用地塞米松、马来酸氯苯那敏等治疗。出现危重症状者需要相应的急救措施。黄蜂蜂毒的作用较剧烈，蜇伤处红、肿、疼痛较蜜蜂为重，常有全身反应如同蜜蜂群蜇伤后。伤处一般不留下尾刺。先用食醋纱条敷贴；继用 3％依米丁 1ml 溶于注射液 5ml 注射于伤处；或用南通蛇药糊剂敷贴和片剂口服。有全身危重症状时采取相应的急救措施。

2. 蝎蜇伤（scorpion sting） 蝎尾端有一钩刺，刺入人体时将蝎毒注入皮肤，引起局部和全身性反应。局部表现疼痛、发麻、红肿；全身性症状有头晕、头痛、流泪、畏光、恶心、流涎、体温降低或增高等；严重时可能出现心律失常、血压降低、内出血、肺水肿、抽搐、昏迷等。治疗为先在蜇伤处冷敷，并用 1％碳酸氢钠溶液洗敷。较深的伤口，用 0.5％的普鲁卡因封闭后，以刀尖扩大口径，检查并取出残留的钩刺；可注入 3％依米丁 1ml 或复方奎宁注射液 0.3ml。全身症状较重时，静脉滴注地塞米松或葡萄糖酸钙，注射抗蝎毒血清，并进行其他对症疗法。

3. 蜈蚣咬伤（centipede bite） 蜈蚣的第一对足呈钳钩状，蜇人时使蜈蚣毒进入皮肤。伤处红肿，严重时引起邻近淋巴结肿痛、头痛、发热、呕吐和抽搐等。处理以局部的冷敷和弱碱性液洗敷，在普鲁卡因封闭下取出蜈蚣钩刺，方法如同处理蝎蜇；但需用南通蛇药糊剂敷贴和片剂口服。

4. 毛虫蜇伤（caterpillar sting）　栖居在松枝上的松毛虫、桑树上的桑毛虫、茶树上的茶毛虫等均可造成蜇伤。毛虫的毛刺刺入后其毒液进入人体引起皮炎及其他症状：刺伤部位有刺痒、灼热和疼痛，重者有畏寒、发热、食欲减退，有时还会引起关节肿胀、疼痛和松毛虫关节炎。治疗方法为除去毛刺、对症处理，酌情加用地塞米松、马来酸氯苯那敏和中药复方银翘散等。

5. 水蛭咬伤（leech bite）　水蛭俗称蚂蟥，头、尾各有吸盘，能吸附在人体上吸血并分泌抗凝血物质。处理为用浓盐水、乙醇等滴在水蛭身上，使其自行脱落。伤口如出血可用干纱布压迫，勿强力牵拉以免吸盘脱落，残留在人体中。

（刘　洪）

第三十五章 骨折的基本问题

第一节 骨折的定义、成因、分类及骨折段的移位

一、骨折的定义

骨的完整性破坏或连续性中断，称为骨折（fracture）。

二、骨的基础学

1. 骨的组织学类型

（1）松质骨（cancellous bone）：又称海绵骨或小梁骨。其再塑沿应力分布进行（Wolff 定律），骨转换率高于皮质骨（图 35-1-1）。

（2）板层骨（lamellar）：皮质骨（cortical）构成全部骨骼的 82%，由多个骨单位（Haversian 系统）借中央管（Haversian 管）连接（图 35-1-2）。Haversian 管含有动脉、静脉、毛细血管和神经。

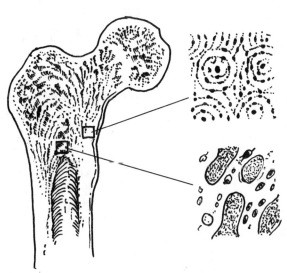

图 35-1-1　骨的组织学类型

2. 骨组织的细胞

（1）成骨细胞（osteoblast）：形成骨，产生 I 型胶原。

（2）骨细胞（osteocyte）：占成熟骨的 90%，维持骨，控制矿物盐。

（3）破骨细胞（osteoclast）：使骨吸收，为多核巨细胞。

（4）骨祖细胞（osteoprogenitor）：转为成骨细胞。

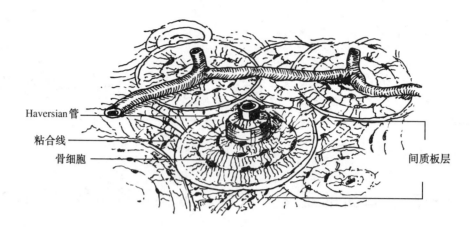

图 35-1-2　皮质骨组织学形态详解

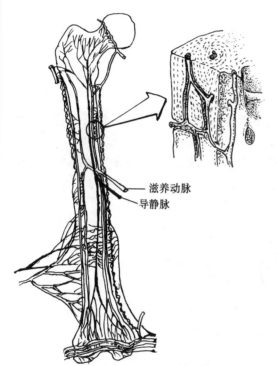

图 35-1-3　骨的血液供应

3. 骨基质

（1）有机成分：占骨干重的 40%，包括胶原、蛋白聚糖、非胶原基质蛋白、生长因子和细胞酶，如转化生长因子（TGF-β）、胰岛素样生长因子（IGF）、白介素 1 和 6（IL-1 和 IL-6）、骨形态发生蛋白（BMPs）。

（2）无机成分：占骨干重的 60%，包括羟基磷灰石 [$Ca_{10}(PO_4)_6(OH)_2$] 和磷酸钙。

4. 骨的血供

（1）滋养动脉系统：通过骨干滋养孔进入髓腔。

（2）干骺端-骨骺系统：发自周围血管丛。

（3）骨膜系统。

（4）纤细供血骨（tenuous blood supply）：腕骨、跗骨、股骨头等（图 35-1-3）。

三、骨折的病因、分类和移位病理

1. 骨折的病因及其分类

（1）创伤骨折（traumatic fracture）

1）直接暴力（direct force）骨折：打击、压砸、穿凿等暴力，特别是高能暴力造成的骨折。患者常伴有不同程度的软组织损伤。

2）间接暴力（indirect force）骨折：成角、扭转、纵向传导、撕脱等暴力造成的骨折，包括肌肉、肌腱和韧带牵拉造成的撕脱骨折。

3）积累应力（stress）骨折：又称疲劳骨折或行军骨折，长期、反复、轻微的暴力造成的骨折。

（2）病理性骨折（pathologic fracture）：在骨的肿瘤、炎症、骨质疏松等其他疾病基础之上，遇到轻微的外力，甚至没有外力只因自身的重力作用下发生的骨折。

2. 按骨折的程度分类

（1）不全（incomplete fracture）骨折：骨折线未完全贯通，如儿童的青枝（green stick）骨折、颅骨的裂纹骨折。

（2）完全骨折（complete fracture）：骨折线完全贯通。按骨折线的方向及形态可分为以下几种类型：横行骨折（transverse fracture）、斜行骨折（oblique fracture）、螺旋骨折（spiral fracture）、粉碎骨折（comminuted fracture）、蝶形骨折（butterfly fracture）、嵌入骨折（impact fracture）、爆裂骨折（burst fracture）、多段骨折（segmental fracture）等（图35-1-4，5）。

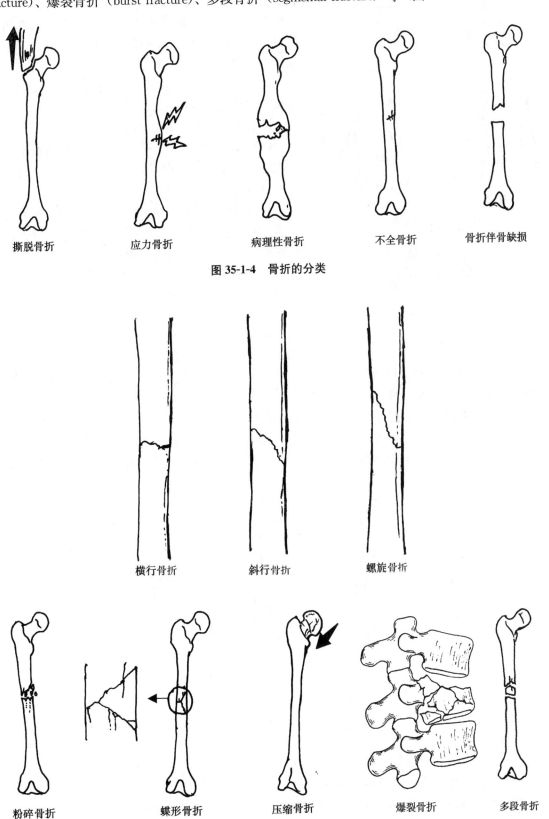

撕脱骨折　　应力骨折　　病理性骨折　　不全骨折　　骨折伴骨缺损

图 35-1-4　骨折的分类

横行骨折　　斜行骨折　　螺旋骨折

粉碎骨折　　蝶形骨折　　压缩骨折　　爆裂骨折　　多段骨折

图 35-1-5　骨折形态分类

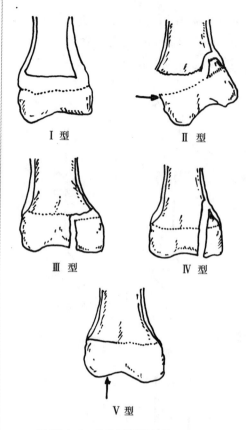

图 35-1-6　儿童骨骺骨折的 Salter 分类

3. 按骨折端是否与外界相通分类

（1）开放性骨折（open fracture）：骨折端经过软组织与皮肤或黏膜破口与外界相通的骨折称为开放性骨折。骶骨或尾骨骨折断端通过损伤的直肠与外界相通，耻骨骨折通过破裂的膀胱、尿道与外界相通，均被看作开放性骨折。

（2）闭合性骨折（closed fracture）：骨折处皮肤或黏膜完整，骨折端不与外界相通。

4. 按骨折复位后是否稳定分类

（1）稳定骨折（stable fracture）：骨折端不易移位或复位后不易发生移位者。如不全骨折、嵌入骨折、横行骨折、压缩骨折。

（2）不稳定骨折（unstable fracture）：骨折端容易移位或复位后容易发生移位者。如粉碎骨折、螺旋骨折、多段骨折、蝶形骨折。

5. 儿童骨骺骨折（epiphysis fracture）的分类（Salter 分类，图 35-1-6）

Ⅰ型：骨折线完全通过骺软骨。

Ⅱ型：常见，骨折线通过骺板软骨，并折向干骺端，分离的骨骺片带一干骺端骨片。

Ⅲ型：少见，骨折线从关节面开始穿过骨骺进入骺板，沿骺板软骨至边缘。

Ⅳ型：骨折线从关节面开始穿过骨骺和骺板及干骺端。最易造成骺早闭和成角畸形。

Ⅴ型：罕见，骺板软骨的压缩骨折，可导致骺板关闭，引起畸形，影响发育。

6. 骨折段的移位　骨折后各骨折段之间相互关系的改变，其基本的移位方式有以下五种（图 35-1-7）。

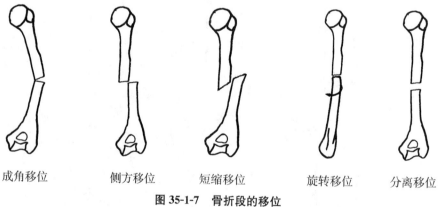

成角移位　　　侧方移位　　　短缩移位　　　旋转移位　　　分离移位

图 35-1-7　骨折段的移位

（1）成角移位：骨折段两纵轴形成一定的角度，依照其顶角的朝向称为向前、向后、向内、向外成角。

（2）侧方移位：以近侧骨折段为准，远侧骨折段向前、后、内、外方移。

（3）短缩移位：骨折段相互重叠短缩。

（4）旋转移位：远骨折段相对近骨折段旋转，有内旋、外旋和旋前、旋后之分。

（5）分离移位：骨折端之间相互分离，形成间隙。

骨折段形成移位的因素主要是：①受伤时外界暴力的性质、大小和作用方向。②伤肢肢体本身重量或附加重量（如用做固定的石膏）引起的分离。③肌肉牵拉，各不同骨折部位肌肉的起止点不同而发生不同方式的移位。④搬运或治疗不当也有可能造成甚至加重骨折的移位。

第二节　骨折的诊断

一、询问病史

损伤的原因、暴力的大小、作用机制、就诊前接受过何种处理和治疗；疼痛的部位；功能障碍的详细情况等。

二、全身表现

1. 休克　骨折本身所致休克的主要原因为出血性休克，多见于骨盆、股骨及多处骨折引起的骨折断端出血。并发血管损伤与内脏损伤导致的休克并非少见，切不可忽略。

2. 发热　一般骨折很少发热。多因骨盆、股骨骨折引起局部血肿吸收所致。骨折患者出现高热时，应考虑感染的可能。

3. 多发伤、并发症的全身表现。

三、骨折的专有体征

1. 畸形　骨折移位后，肢体可表现畸形，如旋转、成角、短缩等。

2. 异常活动　非关节部位出现不应该有的被动活动。

3. 骨擦感或骨擦音　骨折断端相互摩擦引起，但医生不可专门为此去试行检查。

具备上述三个专有体征之一者，即可确定骨折的诊断。

四、骨折的非专有表现

疼痛、肿胀、淤血、功能障碍、局部压痛、间接叩击痛等表现亦可出现，但这些表现在骨科许多其他疾病时也可存在，要综合分析、正确判断。轻微隐蔽的骨折不具备专有体征，应注意发现固定而局限的压痛，需要认真、耐心和细致检查。

五、影像学检查

骨折的最后诊断是由放射学证实的。但在放射学检查之前，必须经详细临床检查确定损伤部位，说明投照的中心和位置。正位、侧位 X 线检查是必需的，某些骨折还需其他特殊体位拍片，如髌骨和跟骨的轴位、腕舟骨的蝶式位均有特殊要求。应注意 X 线检查可显示的伪骨折影和假阴性，后者常在一些原始无移位骨折或 X 线不能显示的骨折（肋软骨骨折或轻微骨折）发生，不能因 X 线片阴性而除外骨折。CT 检查能补充 X 线检查的不足，其通过轴位、额状位、矢状位不同方向空间变位的分析，可清晰、直观地再现骨折线的详细走行和骨折的移位。MRI 可显示骨和软组织损伤的异常信号，发现 X 线及 CT 检查不易判断和不能显示的骨损伤。

第三节　骨折的并发症

一、休克

高能损伤和多发损伤或并发大血管损伤的骨折出血多，可导致低血容量性休克。

二、脂肪栓塞综合征

长骨骨折患者伤后意外出现低氧血症，呼吸、心率加快，昏迷，瘀斑等临床症状，其病因主要有以下两种学说：机械学说认为是骨髓脂肪颗粒挤入循环；代谢学说认为是肺组织对休克、高凝状态脂肪运动的反应，这些症状统称为脂肪栓塞综合征（fat embolism syndrome，FES）。

诊断标准：

主要标准：低氧血症（$PaO_2 < 60mmHg$），中枢神经抑制，瘀斑，肺水肿。

次要标准：心率加快 > 110 次/分，体温 > 38.5℃，视网膜栓塞，尿中有脂肪滴，血中有脂肪滴，血细胞比容降低或血小板减少，红细胞沉降率增快。

凡临床症状主要标准有两项以上，或主要标准只有一项，而次要标准在四项以上者，可以确诊。

三、深静脉血栓形成与肺栓塞

深静脉血栓形成（deep vein thrombosis，DVT）与肺血栓栓塞症（pulmonary thrombo-embolism，PTE）是引起骨科患者发病与死亡的最常见原因，多见于骨盆、下肢骨折、脊柱骨折并发脊髓损伤以及人工关节置换等大手术后，对可疑患者要注意有无疼痛、肿胀、发热、白细胞升高、Homan 征（小腿后侧的腓肠肌和比目鱼肌牵拉试验阳性，即用力背伸踝关节时感到小腿后方剧烈疼痛）。进一步检查包括静脉造影、B 超、多普勒成像；血浆 D-二聚体测定对于排除本病有重要意义。早期活动锻炼及预防治疗对于降低本病的发生率十分重要。预防措施包括物理方法与低分子肝素、华法林、利伐沙班等药物应用。该病的确诊与治疗，要请血管外科和呼吸内科医师共同商定，溶栓、抗凝、取栓、滤网成形是主要治疗方法。

四、创伤后肺炎

创伤后肺炎（posttraumatic pneumonia）最好的防治办法是患者早期离床活动，对老年和久病患者采取积极措施，刺激呼吸，使用雾化吸痰，叩击胸壁。吸入性肺炎可发生于精神抑制、仰卧体位、胃肠动力减弱者。简单的预防方法是抬高床头，使用抑酸剂和甲氧氯普胺。

五、重要内脏器官损伤

骨折可损伤邻近的器官和组织，出现并发损伤（accompanying injuries）。如肋骨骨折伤及胸膜和肺，骨盆骨折累及膀胱、尿道、阴道或直肠，脊柱骨折合并脊髓、神经损伤，膝关节骨折伤及腘动静脉等。必须认真判断，及时处理。

六、筋膜间隔综合征

筋膜间隔综合征（compartment syndrome）是指一个或多个闭合的肌肉筋膜间隔内压力持续增高，血流受阻，致间隙内容物主要是肌肉与神经干发生进行性缺血坏死，多见于小腿和前臂挤压伤。临床上可表现为"5P"综合征：痛（pain）（是最早、最可靠的指征）、苍白（pallor）、麻痹（paralysis）、感觉异常（paresthesia）、无脉搏（pulseless）。牵拉筋膜间隔肌肉引起被动运动痛。筋膜间隔压力在 15～20mmHg 时需 12～24 小时重新评价；压力高于20mmHg，会影响毛细血管血流，引起组织坏死、缺血性挛缩，须住院处理。组织压力高于30mmHg 或舒张压低于 30mmHg 应视为急症，应在起病 4 小时内紧急行筋膜切开术。需要注意的是，筋膜间隔综合征常合并肌红蛋白尿，需足量补液促进排尿。

七、异位骨化

异位骨化（ectopic ossification）发生于软组织内，由血肿经机化后进一步骨化所致，肘关节多见，常发生在严重外伤、切开复位内固定、暴力手法复位后。骨化性肌炎为异位骨化之一，骨化发生于肌肉内。

八、活动范围受限

活动范围受限为组织创伤修复和长期固定所致。部分受限称僵硬（stiffness），完全受限称强直（ankylosing）。早期功能锻炼是恢复关节功能的有效方法。

九、骨坏死

骨坏死（bone necrosis）是由于骨折破坏了部分骨段的血运而发生的缺血性坏死。典型表现见于股骨颈骨折后并发的股骨头缺血性坏死。影像学表现为硬化、囊变、股骨头变形。

十、反射性交感神经性骨营养不良

反射性交感神经性骨营养不良（reflex sympathetic dystrophy）是骨折后反射性引起交感神经营养障碍，可出现骨折关节附近的骨质疏松，表现为疼痛、肿胀、僵硬、皮肤萎缩、温度和色泽异常。

十一、创伤性关节炎

创伤性关节炎（traumatic arthritis）为软骨损坏，软骨下骨硬化、囊性变，滑膜炎症。临床表现为关节活动后肿痛发作，多见于关节内骨折复位不良、关节外骨折畸形愈合。

十二、感染

感染多见于开放性骨折和闭合性骨折切开术后。感染分为局部软组织感染与骨关节感染，骨的感染以慢性骨髓炎多见。

十三、褥疮

因严重创伤、骨折、截瘫、昏迷等长期卧床，身体骨突部位受压、局部血循环障碍引起。多见于骶尾部，大粗隆，内、外踝，足跟等处。

第四节　骨折的愈合过程及影响骨折愈合的因素

一、骨折愈合的分期及愈合模式

骨折后即发生一系列全身与局部反应，局部的骨折愈合过程随即启动，其为炎症期、修复期、再塑形期，最后骨恢复到原始状态。损伤后炎症反应马上开始，随后修复阶段启动，损伤的细胞和基质被替代修复后，就开始了较长时间的再塑形期（图 35-4-1）。

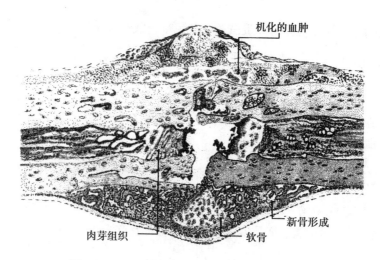

图 35-4-1　长骨干骺端骨折早期修复过程示意图

（改编自《FRACTURE》. 第 3 版 . Rockwood 等著 . p189）

　　1. 炎症期（inflammation）　有人又将其分为：①打击期：从损伤开始到暴力消失。②诱导期：血肿产生，骨折端坏死，纤维凝块形成，产生激肽、前列腺素、非胶原蛋白及骨折修复所必需的调整和诱导细胞、多种生长因子。③炎症期：伤后 48 小时开始，骨折界面及周围组织充血、水肿、渗出、炎性细胞浸润。逐渐出现成纤维细胞、间充质细胞、成骨细胞增殖。几乎所有的骨折都会引起炎症反应，但下述的修复和再塑形过程则存在着明显差异。

　　2. 修复与再塑形期（repair and remodeling）　骨折后的力学稳定性，即骨折端有无异常活动、是否紧密接触，将决定骨折修复与再塑形期的愈合模式，据此将骨折愈合的模式分为下述两种形式。

　　（1）间接愈合模式：亦称Ⅱ期愈合。这是对不稳定骨折即未坚强固定与断端活动的骨折的反应，是不稳定骨折的修复、再塑形模式；大多数骨折的愈合模式是以此形式发生发展的。分为：①血肿机化期，是骨折修复的第一步。炎性期侵入血肿的中性粒细胞、淋巴细胞、单核细胞和巨噬细胞，逐渐将骨折端、髓腔、骨膜下的血凝块、坏死组织、死骨清除，新生的毛细血管及周围的间质细胞再生，后者进入血肿后分化为巨噬细胞和成纤维细胞。血肿清除并演变成肉芽组织，纤维结缔组织连接骨端，临床上称为纤维性愈合。这一过程约需 2 周时间。②原始骨痂形成期，原始骨痂形成有两种形式。第一种为膜内成骨，即骨内、外膜增生，毛细血管长入，成骨细胞大量增生，合成并分泌骨基质，形成骨样组织并逐渐骨化形成新骨，其紧贴骨皮质内、外，故称为内骨痂和外骨痂，文献称硬骨痂。在骨折愈合过程中，这种膜内成骨较下述软骨内成骨快，而膜内成骨又以骨外膜成骨为主。第二种为软骨内成骨，充填于骨折断端间和髓腔内的纤维组织转化为软骨组织，随着成骨细胞进入，软骨细胞凋亡，软骨基质经钙化而成骨，形成环状骨痂和腔内骨痂，文献亦称软骨痂或软骨骨痂。软骨骨痂逐渐被骨替代，增加了硬骨痂量。上述软骨痂与内、外骨痂相连形成桥梁骨痂。后者不断钙化，达一定强度时则为临床愈合，一般需 4～8 周。③骨板塑形期，原始骨痂为排列不规则的骨小梁，只有通过不断接受生理的应力刺激，骨结构才能按照力学原则重新排列。此即 Wolff 定律：骨结构随着所受的应力改变而变化。新形成的骨痂中的血管，连同破骨细胞、成骨细胞侵入骨折坏死组织。应力轴线之上的成骨细胞活跃，产生新骨；应力线之外破骨细胞吸收不需要的骨组织，最后形成正常骨结构。此过程需 8～12 周。

　　（2）直接愈合模式：亦称Ⅰ期愈合，这是对坚强固定的反应，是稳定骨折的修复和再塑形模式。当骨折断端相互接触并被坚强固定时，不论是在松质骨还是皮质骨，骨折愈合而没有骨痂形成，文献称自体粘结。当骨折两断端皮质骨紧密接触时，通过骨单位的扩张，板层骨经过骨折线直接形成。破骨细胞穿过骨折线后跟随着成骨细胞沉积新生骨，新生骨含有新生骨基质、骨细胞、血管和哈弗斯系统。此过程为接触愈合。在小间隙中细胞沿垂直长轴的方向形成板层骨；大间隙中，细胞的网织骨形成充填。当间隙愈合后，哈弗斯系统再开始塑形，重建正常皮质骨结构。1958 年 Müller 创立的骨连接内固定研究会（AO/ASIF，即 Arbeitsgemeine-schaft für Osteosynthesefragen/Association of Study of Internal Fixation），其技术为全世界骨科学界推崇，应用原则为：①解剖复位；②微创操作；③坚强固定；④早期功能锻炼。尽管 AO 的某些观念需要改进，其稳定的内固定技术是不容省略和忽视的。应用加压金属板使骨折端解剖复位，消除大体间隙，也消除活动，力求骨折形成直接愈合模式，加速骨折愈合过程，缩短疗程，最大限度地恢复功能。

二、骨折临床愈合的判定

骨折临床愈合的标准：临床愈合是骨折愈合的重要阶段，此时患者可拆除外固定，通过功能锻炼，逐渐恢复患肢功能。其标准为：①局部无压痛及纵向叩击痛。②局部无异常活动。③X 线检查显示骨折处有连续性骨痂通过，骨折线已模糊。④拆除外固定后，如为上肢能向前平举 1kg 重物持续达 1 分钟；如为下肢不扶拐能在平地连续步行 3 分钟，并不少于 30 步；连续观察 2 周骨折处不变形。临床愈合时间为最后一次复位之日至观察达到临床愈合之日所需的时间。检查肢体异常活动和肢体负重情况时应慎重，不宜于解除固定后立即进行。

三、影响骨折愈合的因素

1. 创伤后骨折本身的因素

（1）骨折类型及数量：移位大的粉碎骨块、骨缺损、局部血供破坏；分离移位、侧方移位等将严重影响骨折的愈合。

（2）骨折端的血液供应

1）骨折端的血供障碍：骨骼的血供来自进入髓腔的滋养动脉、干骺端及关节囊、韧带、肌腱附着于骨骼部的血管入孔和肌肉与骨膜间的动脉网，骨折时对这些结构引起破坏，血运障碍。如胫骨骨折、股骨颈骨折、腕舟骨骨折引起的愈合障碍。

2）多段骨折：长骨多段骨折，使骨干髓腔中段的滋养动脉断裂、骨膜血运损伤，严重影响骨折的愈合。临床上最常见的是胫骨的多段骨折。

3）软组织损伤程度：包括骨折部位骨膜的广泛破坏及其外部的软组织损伤。严重、复杂骨折以及高能量损伤引起的骨折，多伴有骨折断端周围软组织的严重损伤，将延迟骨折的愈合。这是因为严重组织损伤形成较多坏死组织，妨碍了原生质细胞的转移和血管浸润，从而使原生质细胞数量减少，破坏了局部血循环。

（3）软组织嵌入：肌肉、肌腱、筋膜、神经、血管等软组织嵌入两骨折断端，不仅影响骨折的复位，而且妨碍了骨折的愈合，多需切开清除。

（4）开放性骨折：开放性骨折造成严重软组织损伤，致使骨折端血运遭到破坏；裸露的骨折端和软组织变干燥，增加了坏死组织的量；且易致骨和软组织感染。往往妨碍骨折的愈合。

2. 患者因素

（1）年龄：婴儿骨折愈合最快。在骨骼成熟之前，随着年龄的增长，骨折愈合速度减慢，这是因为儿童原生质细胞池中的新生细胞分化速度快，未分化的原生质组织池较成人大。同时儿童骨的再生能力亦强。当骨骼成熟后，随着年龄的增长，骨折愈合速度并无明显减慢。

（2）营养与健康状态：维生素 A、维生素 C、维生素 D 缺乏或微量元素（如 Fe、Mn、Cu、Zn 等）缺乏，均有碍于骨折愈合。某些疾病（如糖尿病、骨代谢病、贫血）可影响骨折愈合。抗凝血药、水杨酸类药物以及抗肿瘤药物抑制骨折愈合。

（3）体内激素的作用：皮质类固醇激素能破坏骨折愈合，长期使用激素可致骨质疏松，增加了髋部、桡骨远端、椎体、肋骨骨折的危险性；生长激素缺乏不利于骨折愈合。甲状腺素、降钙素、胰岛素和合成类固醇被认为能提高愈合速度。

（4）感染：可减慢或妨碍骨折愈合。

（5）吸烟：吸烟影响骨的正常代谢和局部血液循环，抑制骨形成，造成骨折断端的吸收，并影响破骨细胞功能。

3. 治疗方法的因素

（1）复位不当：反复多次的粗暴手法复位会造成骨折本身与周围软组织的进一步损伤，使骨折更不稳定，骨折断端血运进一步破坏。手术复位时骨膜与软组织剥离过多、骨折端对位不良、骨折端间隙过大，均可影响骨折的愈合。

（2）外固定不稳固：不稳定固定是骨折延迟愈合或不愈合的常见原因。过度牵引、石膏固定不牢靠、外固定架固定不稳定等是非内固定引起的失败。

（3）内固定的干扰：手术内固定方面，常见原因是金属板和髓内针长度不够，骨折复位不良，断端间隙大，大碎片未用拉力螺钉固定，未用导向器钻孔，金属板与骨不贴附，使用剪断变形螺钉。不稳定固定使骨折界面有活动，应力集中于断面，使骨吸收，不利于骨折的愈合。软组织和骨膜剥离过多，尤其是碎骨片被游离，成为死骨，需血运重建和爬行替代为代价。去除过多碎骨片造成缺损和不稳定，均影响到骨折愈合。

（4）功能锻炼不当：稳定固定是功能锻炼的保证。相对不稳定势必限制功能锻炼的范围和强度。不稳定固定条件下的锻炼会导致界面移动，影响骨折愈合。

第五节 骨折的急救

1. 抢救生命 对创伤骨折患者的急救应从现场开始。按抢救程序首先检查患者的呼吸、心搏、神志和瞳孔等生命体征。如果伤者心搏骤停、呼吸停止，应立即检查呼吸道，保证气道（airway）通畅，行人工呼吸，保持足够的通气量，维持呼吸（breathing），以心脏按压确保有效的循环（circulation），即急救的 ABC 措施。如果伤者处于低血容量休克状态，在有条件的情况下，就近有诊所或救护车上有急救设备时，应立即开放静脉，在完成止血后大量快速输入乳酸林格液或平衡盐溶液。如果以颅脑外伤为主者，给予 20% 甘露醇 200ml，20 分钟内滴入。

2. 伤口的包扎和止血 大多数伤口可以通过加压包扎止血，即便大血管出血也可持续手压敷料止血，除非有气压止血带可利用。禁用布带绳索止血，因压力不足可导致出血增多，压力过大会引起组织坏死、神经麻痹。若骨折断端戳出伤口并污染，如不威胁重要血管和神经，宜原位固定，避免复位将污染带入深处。掉到体外的较大骨片也不应放入创口，应随患者转运。

3. 妥善固定 在保证急救和转运的同时，应固定骨折肢体，其目的是避免转运时增加软组织、血管和神经损伤，减轻疼痛，便于转运。固定方法宜就地取材，可用木板、棍棒或用头巾叠成三角巾加布带固定上肢骨折；骨折下肢亦可与健肢捆绑在一起；脊柱损伤宜用硬质担架或门板搬运；颈椎损伤应在头颈两侧用衬垫制动。

4. 迅速转运 转运安排应在现场急救的同时进行，救护车不应仅仅是运输工具，更应该是抢救场所。

第六节 骨折的治疗原则

骨折治疗的目的是尽可能恢复患肢功能，使外观上无畸形。骨折治疗的原则是复位、固定和功能锻炼。复位这一治疗原则下的具体治疗方法可分为非手术（闭合）复位与手术（开放）

复位。固定这一治疗原则下的具体方法亦分为非手术与手术,即外固定与内固定两大类。闭合复位多以外固定方法固定,开放复位多以内固定器材固定;但极个别情况下亦使用闭合复位结合内固定,如股骨颈骨折的治疗。

一、复位

准确的复位可增加骨折的稳定,加快愈合,避免并发症。复位方法有手法复位、骨牵引或皮牵引复位、外固定架复位、切开复位。复位标准如下述。

解剖复位骨折经复位后恢复正常解剖形态,也是功能恢复的理想复位。但实际上多数骨折,如移位的粉碎骨折、肌肉丰厚、肿胀明显、肌肉牵拉等情况下,难以通过手法复位达到解剖复位。强行复位,反复操作会增加创伤,进一步破坏血液循环,损坏软组织铰链,加重不稳定。切开复位时也不宜为追求解剖复位剥离软组织,特别是碎骨片上的软组织和骨膜。因此,当条件不允许完成解剖复位时,施行功能复位即可。

功能复位因主观客观条件所限,骨折复位达不到解剖复位时,允许有一定的复位差距,但在愈合后不致影响人体的功能,称功能复位。功能复位的标准,根据骨折段的移位方向确定为:①短缩基本纠正,成人不超过1cm,儿童不超过2cm。②旋转移位完全纠正。③成角移位的纠正,与所属关节运动方向一致且与骨干生理弧度相同的成角小于10°。④侧方移位,对位不少于3/4,而近关节处尽可能完全纠正。⑤关节内骨折应达到解剖复位。四肢各部位功能复位要求见表35-6-1。

表 35-6-1 成人不同长骨骨折复位最大容许畸形

骨	短缩	内翻或外翻成角	前后成角	移位	旋转
肱骨干	30mm	30°	20°	50%重叠	15°
桡骨干	须解剖复位				
尺骨干	须解剖复位	10°			
第2、3掌骨干	5mm	20°			
第4、5掌骨干	5mm	50°			
股骨干	10mm	8°	15°		15°
胫骨干	5°	10°	0°		
第2、3、4跖骨干	45°	10°			
第1、5跖骨干	10°	10°			

1. 闭合复位 是治疗骨折的重要方法之一。闭合复位的方法主要是手法复位,另外尚有撬拨复位、器械复位、牵引复位。

(1) 手法复位

1) 复位的时机:骨折后2小时内复位,较易成功;损伤轻,移位少,肿胀轻,复位易成功;病情危重,危及生命需复苏抢救者,暂缓手法复位;移位骨折端威胁血管和神经组织时,须尽快复位。早期无条件手法复位者,应抬高患肢,牵引、夹板制动,以利肿胀消退后再行复位。

2) 复位的步骤:①充分的止痛或麻醉:某些骨折甚至可以不用麻醉,即可复位。常用血肿内麻醉、神经阻滞麻醉、全身麻醉。这对于减轻疼痛、阻断本体感觉的神经反馈、松弛肌肉都非常重要。②对准方向,牵引:牵引的方向是远侧骨折段对准近侧骨折段。③复位操作:无论牵引或者复位,均要遵循骨折远折段对近折段的原则来进行。复位手法要按逆损伤机制来进行,即根据骨折损伤时机制的相反方向进行复位。如Colles骨折因旋后外力与向背侧应力造

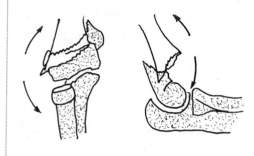

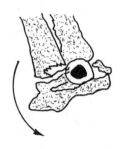

图 35-6-1 伸直型尺偏型肱骨髁上
骨折的移位病理

成，故复位时应通过使骨折远折段旋前、屈曲的力量来完成。复位的手法尚有反折、回旋、端提、分骨、扳正等（图 35-6-1）。

（2）撬拨复位在电视透视的监控下，将骨圆针穿过皮肤，达到骨折部位时对骨折撬拨复位。撬拨复位成功后，有时可用经皮骨圆针进行固定，针尾留于皮外，待日后拔除。操作过程中应严格遵循无菌原则进行。

（3）牵引复位：骨牵引是一种历史悠久且在现代骨折治疗中仍然使用的一种重要的治疗方法。它通过一枚骨圆针穿过骨骼，并在骨圆针两端配以牵引弓来施加牵引力，达到骨折复位的目的。适用于患肢严重肿胀的骨折，肌肉肥厚部位的骨折，患者全身情况差，不能耐受手术的骨折等。某些骨折在牵引复位期间辅以手法复位、小夹板固定可获良好效果。

（4）外固定架复位外固定架用于治疗骨折已有近150 年的历程，它以螺纹钢针或光滑的钢丝分别通过针夹及环形组件与连杆相连接，从而使外固定器产生骨折复位、固定的作用。外固定架的作用主要用来固定，但也有复位作用。

其他尚有术中用的牵引手术复位床与骨折整复器复位等。

二、骨折的固定

骨折固定的目的是：①保持整复获得的位置；②保证骨折的顺利愈合，避免延迟愈合、不愈合和畸形愈合；③保证功能锻炼正常进行；④有利于软组织损伤的修复，防止感染。

骨折固定的方法分为两大类，即外固定和内固定。

1. 外固定　骨折外固定有石膏、夹板、外固定架、牵引等方法。

（1）石膏固定：是沿用 200 余年历史仍有价值的传统固定方法。①石膏固定的优点是：良好的塑性能力，可使其按肢体形状贴附；利用三点挤压原理，增加固定稳定作用（图 35-6-2）；由于接触面积较大，压强小，造成皮肤褥疮机会少；固定可靠；可开窗检视处理伤口；利用楔形石膏切除矫正残留的成角畸形。②石膏固定的缺点是：无伸缩性能，不能适应肢体肿胀和消退的变化，过紧可造成血运障碍，过松固定不牢靠，常需更换石膏；石膏固定的范围应包括骨折上、下关节，长久固定会造成关节僵硬，肌肉萎缩。③石膏固定注意事项：除上述固定范围外，还包括适宜的水温保证石膏固化时间适宜；正确的缠绕方法，如衬垫及石膏须保持平整、松紧适度，勿用手指挤压尚未固化的石膏；保证良好的塑形；保持合理的关节位置；遵循三点固定的原则；密切观察肢端血运。

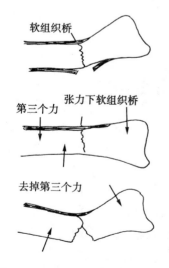

图 35-6-2　石膏固定控制移位趋势

（2）夹板固定：其原理与石膏固定类似，是利用与肢体外形相适应的特制夹板来固定骨折，以三点挤压的杠杆作用保持固定的稳定。夹板应松紧度适当，习惯上以布带上下垂直移动 1cm 为准。应注意调整夹板松紧度，避免褥疮或引起血运障碍。夹板固定范围一般不包括骨折上、下关节，仅适用于稳定的长骨骨折。

（3）持续牵引：牵引是利用牵引力和反牵引力作用于骨折部，克服肌肉的收缩力，以达到复位和固定的目的。牵引既有复位作用，又有固定作用。持续牵引分为持续皮牵引和持续骨牵引。持续皮牵引利用胶布或乳胶海绵粘贴于皮肤或尼龙泡沫膜套进行牵引。

滑动牵引的牵引力为牵引重量，体重的分力作为反牵引力。例如 Thomas 架平衡滑动牵引，适用于股骨干骨折，大腿置于 Thomas 架上，小腿放在 Pearson 附架上。整个支架被悬吊，有利于牵引过程中的膝、髋和踝关节的活动（图 35-6-3）。Braun 架牵引适用于胫、腓骨骨折。Russel 牵引是利用滑轮形成合力牵引（图 35-6-4）。Dunlop 牵引适用于肱骨髁上骨折牵引（图 35-6-5）。Bryant 牵引适用于 3 岁以下小儿股骨干骨折（图 35-6-6）。

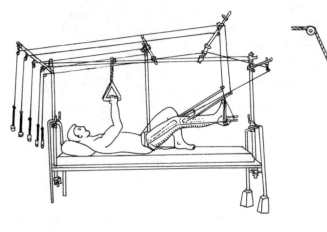

图 35-6-3　Thomas 平衡滑动牵引

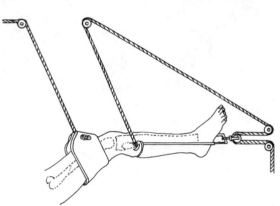

图 35-6-4　Russel 牵引

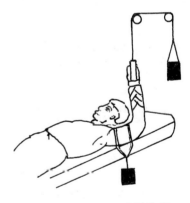

图 35-6-5　Dunlop 牵引治疗

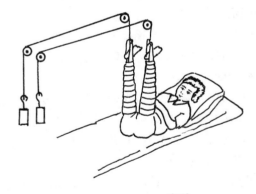

图 35-6-6　Bryant 牵引

固定牵引的作用力和反作用力为利用牵引架产生的牵引力和肌肉收缩力。肌肉发生多大收缩力，牵引架两端即出现多大抗肌肉收缩的反作用力。因有许多缺点，故已渐被放弃。

（4）外固定架：为另一种固定牵引方式。在骨折远近折段插入钢针，由单臂和双臂金属连接干或环形架连接，可用于调节牵引复位和固定。外固定架的优点：①固定可靠；②易于处理伤口；③不限制关节活动；④可早期功能锻炼。适用于下述情况：①开放性骨折；②闭合骨折合并广泛的软组织损伤；③骨折合并感染和骨折不愈合；④截骨矫形和关节融合术后。常用的有 Hoffman 架（图 35-6-7），Illizarov 架（图 35-6-8）等。

2. 内固定　传统的闭合复位外固定的方法仍然是可取的，而切开复位内固定的方法不仅复位可靠，而且固定牢靠。患者可以术后早期离床进行功能锻炼。然而内固定毕竟有手术创伤，存在着一些并发症或危险。因此要特别慎重，严格掌握手术适应证。下述情况是内固定的主要选择。

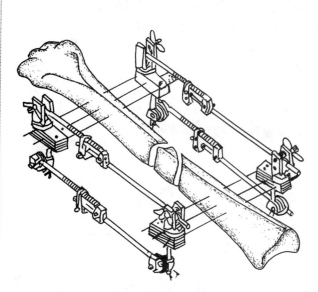

图 35-6-7　Hoffman 外固定架固定骨折

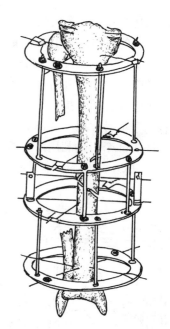

图 35-6-8　Ilizarov 外固定架

（引自：FRACTURE・第 1 卷第 1 章图 1-90）

（1）有利于骨折尽快愈合：如骨折断端间有软组织嵌入、不稳定骨折以及股骨颈骨折等，须行手术复位固定才利于骨折愈合。

（2）有利于骨折合理的复位与功能恢复：如关节内骨折、手法复位失败的骨折、多段骨折的内固定。

（3）有利于骨折早期并发症的处理：当骨折合并血管、神经、脊髓、肌腱、皮肤等脏器损伤时，将骨折切开复位，同时对上述脏器进行探查、减压、修复，既利于骨折的治疗，又利于并发症的处理。

（4）有利于减少骨折晚期并发症的发生：如高龄、不适于长期卧床的患者术后可早期离床活动，减少静脉栓塞、肺炎、褥疮等并发症。

（5）有利于简化治疗方案，便于术后护理：如多处骨折的手术治疗。

由于无菌技术和内固定方法和器材的进步，内固定的应用越来越广泛。主要的内固定方法有螺丝钉固定、金属板螺丝钉固定、髓内针固定。已如前述 AO/ASIF 为稳定的固定技术做出了卓越的贡献。以动力加压钢板（dynamic compression plate，DCP）固定简单骨折或蝶形骨折为例，说明其应用原则：手术暴露时，应限制切开剥离骨膜，尽可能减少对血供的破坏，采用巾钳式骨固定器有利于复位和固定。解剖复位使稳定性更为可靠，选择足够长度的接骨板和足够数量的螺丝钉，遵循张力带固定的原则，钢板预弯，增加与骨的亲和力与稳定性；加压钢板产生轴向压力以获得稳定；用于加压的负荷螺钉仅可用于一个钻孔，其他钻孔必须使用中和导向器，尽可能使钻孔垂直骨面；正确使用拉力螺丝钉，使骨折端加压；测深以选择长度合适的螺丝钉，不能剪短螺钉，以免钉尖变形，破坏螺纹道；以丝锥预先攻丝，增加螺钉的把持力；钢板两端螺钉仅穿过一侧皮质，以缓解应力集中（图 35-6-9）。

AO 的理论和原则始终在不断地更新和发展，目前 AO 更加强调微创技术，骨折的稳定性和骨折的生物学原则同等重要。运用桥接接骨板、髓内针以及有自锁装置的微创固定系统（less invasive stabilization system，LISS）治疗长骨高能损伤、粉碎骨折，其特点为暴露范围较传统手术小、额外创伤小，间接复位，遵循 AO 原则尽可能提供稳定（图 3-6-10）。

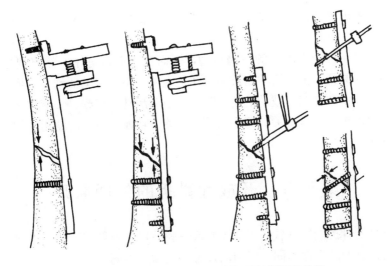

图 35-6-9　应用 AO 技术以动力加压钢板固定骨折

（引自 Muller，M E，Allgower，M，Schnneider，R，and Willenegger，H. Manual of Internal Fixation. Techniques Recommended by the AO Croup. 2nd ed. New York：Springer-Verlag，1979.）

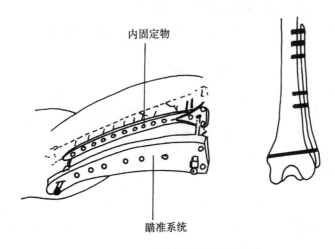

图 35-6-10　髓外微创固定（LISS）

三、功能锻炼

　　骨折，特别是关节内骨折，从遭受损伤到复位、固定，损伤部位及邻近关节或轻或重地出现关节僵直、肌肉萎缩、骨质疏松等，直至骨折愈合。如果不进行功能锻炼，将使功能严重障碍。故骨折一经复位、固定后，必须立即进行功能锻炼，以最大限度地恢复肢体功能，故功能锻炼是骨折治疗的重要原则之一。功能锻炼的作用有以下四方面：①促进肿胀消退；②减少肌肉萎缩；③防止关节粘连强直；④促使骨折愈合过程的正常发展。

　　1. 早期功能锻炼　自伤后或术后 2～3 周之内的康复训练。内容为：①抬高患肢，消除肿胀；②固定肢体的肌肉行等长收缩；③邻近骨折部位关节以远关节的运动；④坚强固定的骨折，术后疼痛缓解后即可开始邻近关节的运动。

　　2. 中期功能锻炼　自伤后或术后 2～3 周开始，软组织愈合后形成粘连，骨折已纤维连接。此期功能锻炼的主要目的是恢复肌力与活动关节。

　　3. 晚期功能锻炼　此期从骨折临床愈合开始。功能锻炼的目的是增强肌力、克服挛缩与活动关节。

　　功能锻炼的具体方法包括主动运动、被动运动、手法按摩、物理治疗、内服外敷药物治疗等。应根据每一患者的创伤程度与复位固定方法，由骨折医师与康复医师共同灵活制订各自的康复治疗计划。

人体的运动均是在神经支配下的主动运动，因而在功能锻炼中，始终要坚持主动活动为主，被动活动为辅的原则。主动活动和被动活动是主从关系，主动活动是锻炼的根本，被动活动则是主动活动的准备和补充，被动活动不能替代主动活动。按摩、关节被动运动、起动与加强、挛缩肌肉的被动拉长、僵硬关节的手法治疗、关节功能练习器的使用，均是有助于主动活动的被动活动方法。

第七节　开放性骨折的处理原则

开放性骨折是指骨折端经过软组织与皮肤或黏膜破口与外界相通。由于软组织损伤的程度不同，骨折及其污染的严重性不同，因而治疗方法及预后不同。

一、开放性骨折的特征

1. 软组织与骨组织被污染，引起感染的危险性大。
2. 致伤原因复杂，高能量、直接暴力所致损伤通常被认为最为严重，而间接暴力致伤的严重性也不能低估。
3. 皮肤与皮下组织破裂、挫灭、缺损、剥脱。
4. 骨折情况复杂，骨折端外露、粉碎，移位大、缺损、血运差。
5. 合并其他部位损伤多见，40%～70%患者合并其他部位（如头、心、腹、血管、神经等脏器）损伤。另外，肌肉、韧带、关节囊等组织亦遭严重损伤，且合并早期并发病多见。

二、开放性骨折的分类

目前世界范围普遍应用的是 Gustilo 和 Anderson 分类方法，该分类方法根据开放性骨折伤口污染程度、软组织损伤情况及骨折情况将开放性骨折分为三型，其中第三型又分三个亚型（表 35-7-1）。

表 35-7-1　开放性骨折的 Gustilo-Anderson 分型

类型	伤口	污染程度	软组织损伤	骨折损伤
Ⅰ	<1cm	干净	轻	损伤简单，少许粉碎
Ⅱ	>1cm	中度	中度，一定程度的肌肉损伤	中度粉碎
Ⅲ				
ⅢA	>10cm	重度	严重的挤压伤	多为粉碎，但软组织可覆盖骨折端
ⅢB	>10cm	重度	软组织严重丢失	骨骼外露，需行软组织重建手术方能覆盖骨折端
ⅢC	>10cm	重度	严重软组织丢失，并伴有需要修复的血管	骨骼外露，需行软组织重建手术方能覆盖骨折端

三、开放性骨折的治疗原则

开放性骨折治疗的最终、最重要的目标是尽早而全面地恢复肢体功能。为达此治疗目标，根据此治疗目的制订以下治疗原则。

1. 反复彻底的清创。
2. 使用内、外固定保持骨折端稳定。
3. 适合的伤口闭合。
4. 短期应用广谱抗生素。

四、治疗方法

1. 冲洗和清创　首先除去包扎和夹板，彻底检查神经和血管功能。施麻醉、剃毛；肢体近端置气囊止血带，暂不充气，以防止进一步缺血，有利于辨认软组织活力；仅在出血多时充气加压。清洁伤口前做细菌培养，清除泥土、玻璃等异物，刷净油污。用大量等渗盐溶液，彻底冲洗创口。

（1）冲洗的目的：①冲掉血凝块、碎片，使伤口清晰，便于检视、清除异物和清创。②将无法看到的挫损的筋膜、脂肪组织或肌肉冲到视野内，以便切除。③使污染的血块、游离组织碎片从不可见的部位和深层间隙浮出。④组织恢复正常色泽，便于判断其存活程度。减少细菌数量。

（2）冲洗方法：用无菌生理盐水冲洗创面是重要步骤，有建议术中冲洗液应不少于10L。为防止将污染物冲到深部。推荐使用淋浴喷头，脉冲加压冲洗。最后的冲洗，1L冲洗液中加杆菌肽50 000U和多黏菌素5000 000IU。

（3）清创的目的：①发现并清除异物，特别是有机物。②发现并切除无活力组织。③减少细菌污染。④修整创面，使之耐受残留细菌感染，完成无感染愈合。

（4）清创方法：仔细切除一切异物及无活力组织。清创不能除去全部细菌，仅能减少数量，主要靠保留有活力的组织来减少细菌的繁殖。骨折后周围软组织肿胀，血运障碍，引起组织进一步坏死。因此，不能彻底清创的后果是残留细菌的大量繁殖，感染可蔓延到组织深层，引起肌腹坏死，常导致截肢或更高水平的再截肢。

1）皮肤清创：尽可能保留皮肤，但死亡毁损的皮肤必须修剪、切除。可疑部分须观察48小时，再次清创时，剔除坏死皮肤。皮下组织主要为脂肪，当血运不良且被污染时，须彻底清除，缺损皮肤可利用截肢剩余皮肤或皮片、皮瓣移植修复。

2）筋膜：挫伤或污染严重者应彻底切除。与传统认识不同，开放性骨折引起的筋膜间隔敞开减压并不完全，组织水肿、间隔压升高、血流减少可致严重后果，应行预防性筋膜间隔切开减压。

3）肌肉和肌腱：是细菌重要的培养基，一切失活的肌肉、肌腱均应彻底切除。肌肉活力的判断方法可用四个"C"描述：质地（consistency）、收缩性（contractility）、色泽（color）、出血性能（capacity to bleed）。其中用有齿镊轻柔夹捏引起收缩以及动脉性出血是可靠的有活力的指征。每个肌束组必须分别从起点到止点全部检查，有时血管损伤导致整块肌肉坏死，须完全切除。

4）骨：不宜试图通过小创口修剪骨端，盲目冲洗易致深部感染，甚至截肢。大部分开放性骨折至少有一个骨端穿破伤口之外，与外界环境接触，造成污染。因此，必须延长切口暴露骨折游离端并行清创。髓腔内的泥土异物须清除，但不能用毛刷刷洗，避免污染深处。小的无活力碎片可用作植骨，大骨片即便无血运也要保留，以保证肢体骨的稳定、重建。严重污染的骨片应放弃，骨缺损以骨移植的方法来修补。

5）血管和神经：小血管出血须立即结扎以减少失血，毛细血管出血可压迫止血。大血管损伤须修复。修复的程序应迅速清创、复位、固定骨折、修复血管。一般而言血运完全丧失超过8小时，应考虑截肢。

2. 骨折的固定　使用内固定的主要目的在于有利于伤口处理，便于术后护理和后期康复。开放性骨折采用内固定的原则是在保证稳定的前提下，力求简单。不应剥离骨端，特别是骨片上的软组织、骨膜。拉力螺丝钉用于螺旋骨折，宜附加外固定。使用髓内针须慎重，勿使感染随针道蔓延致髓腔上下。对骨折粉碎、软组织损伤及污染严重者，宜采用外固定架固定；骨牵引对处理开放性股骨干骨折和胫、腓骨骨折仍有重要价值。

3. 创口的闭合

（1）闭合时限：冲洗、清创和深部组织处理后，应力求关闭创口。一期闭合伤口的时限视受伤的环境条件、暴力大小、伤口范围、创伤深度、污染程度、骨折的严重性与移位情况、肢体血运、手术情况及气温等综合评价。如果损伤与污染严重，一般不超过 6～8 小时。否则保持创口开放，48～72 小时内，反复多次清创。无感染征象时，再行缝合。

（2）闭合方法

1）直接缝合：直接缝合必须保证无张力，更不能为了直接缝合方便，姑息清创。一般 Ⅱ 型以上伤口，直接缝合往往因渗血、组织损伤反应性肿胀，造成坏死和感染，因此决不能图省事行张力下勉强缝合。缝合张力较大时，宜做相应的减张切口，使原伤口低张力下缝合，减张切口处以中厚皮片植皮。

2）植皮术：如皮肤缺损不能直接缝合，可利用植皮术消灭创口。植皮术可分为：①游离皮片移植，适用于有健康软组织覆盖的创面；②皮瓣移植，软组织缺损伴肌腱、骨骼裸露时须行皮瓣移植，包括皮瓣转移、带蒂皮瓣移植、游离皮瓣移植等。

4. 抗生素的应用　反复清创、适当的伤口闭合与骨折的稳定是预防感染的最根本和首要步骤，而抗生素的使用极大地降低了开放性骨折的感染率。通常在低能量损伤中应用一种广谱抗生素，而当伤口损伤程度增加时，可加用一种氨基糖苷类抗生素。抗生素应在急诊室内开始使用，最迟也要在手术室内应用。目前抗生素应用的期限为，对污染不严重的开放性骨折应用 24～48 小时即可；对复杂开放性骨折，抗生素可应用至伤口闭合后 48 小时。

第八节　开放性关节损伤的处理

一、处理的目的

预防感染，保护关节软骨和恢复关节功能。

二、处理的方法

1. 彻底清创　在清创前，先行伤口细菌培养和抗生素药物敏感试验。必要时扩大切口，以便充分暴露关节，摘除一切异物及脱落的软骨块，切除污染的滑膜和一切挫灭组织，再以大量生理盐水冲洗关节。彻底清创是预防感染的关键。关节清创的方法和要求与其他开放性损伤基本相同。

2. 创口的闭合　严密缝合关节囊，以保护关节软骨。根据创面污染情况，决定一期或二期缝合皮肤。伤口内可留置引流 24～48 小时，污染重或清创较晚的伤口，可行灌洗，平均应用 3～5 天。

术后关节制动，以利于损伤修复和预防感染，并使用抗生素。

第九节　骨折延迟愈合、不愈合、畸形愈合的处理

一、骨折延迟愈合

骨折延迟愈合是指骨折的愈合超过一般正常愈合时间（一般为 4 个月），如无额外干预将

有可能成为不愈合。骨折延迟愈合的临床表现为局部疼痛，压痛明显，且有肿胀。X 线检查显示骨折端周围无连续性骨痂通过，骨折线明显存在；但骨折端无硬化与髓腔闭塞，骨端无明显骨吸收及间隙。骨折延迟愈合的主要治疗方法有电磁场治疗、自体骨移植、扩髓髓内钉与骨折固定系统动力化治疗等。

二、骨折不愈合

骨折不愈合亦称骨不连，是指骨折后经过经过相当长的时间（一般为 12 个月），骨折两端未能达到骨性连接，断端间硬化及仍有异常活动。骨折不愈合的临床表现除患部疼痛以外，断端异常活动是重要体征。X 线检查可见断端硬化、形成杵臼关节，髓腔闭塞，骨端萎缩。骨不连的易感因素主要是断端不稳定，血供不足，骨接触不良；其他相关因素有感染，尼古丁摄入和吸烟，特殊药物（如非类固醇类消炎药、类固醇等），高龄，全身性疾病等。骨折不愈合分为肥大型、萎缩型、感染型、营养不良型、骨膜假关节型五种类型，各型有其 X 线表现特征。骨折不愈合的治疗方法主要为：电刺激治疗，内固定，外固定架治疗，骨移植或植入其他诱导成骨物质等。

三、骨折畸形愈合

骨折愈合的位置未能达到功能复位的要求，引起患肢功能障碍，这种已经愈合的骨折称之为畸形愈合，亦称非功能位愈合。骨折畸形愈合引起的功能障碍为：①关节活动受限；②肢体各关节运动不协调；③平衡失调与步态失常；④肌肉作用削弱。这些功能障碍可以通过肌肉、关节的调节作用来代偿或部分代偿，使功能有部分改善。但代偿部位长期处于非功能位必将引起劳损，最后导致晚期并发症的出现：①关节劳损；②创伤性关节炎；③代偿部位的劳损；④迟发性神经炎；⑤自发性肌腱断裂。畸形愈合的治疗主要是矫形术。矫形术的目的是改善功能而不是为了外形。对畸形较轻，功能影响不大者可不予处理；只有对于畸形较重，影响功能者才考虑手术矫形。

（杜世新）

第三十六章 上肢骨关节损伤

第一节 锁骨骨折

【相关解剖】

锁骨是人体胚胎发育过程中唯一通过膜内化骨形成的长骨，不经软骨阶段。青春期骺生长板（epiphyseal growth plates）位于锁骨远近两端，内侧明显，80%与增长有关，其胸骨端骨化中心12~19岁融合，22~25岁完全骨化。此前，发生所谓胸锁关节脱位，实际上是骨骺分离。

锁骨位于皮下，连接躯干与肩胛带、上肢。从前方看是直的，从上方看呈"S"形。远侧半凹向前，截面扁平，适应肌肉和韧带的附着；近侧段凸向前，管状，适于抵御轴向压力。骨折易发生于中1/3段的移行部。中、外1/3交界处恰在锁骨下肌肌止以远，为最薄弱部。锁骨近端与胸骨形成胸锁关节，远段借肩锁关节及喙锁韧带（冠状韧带和斜方韧带）与肩胛骨连接，适应肩关节的稳定和活动。近侧段之后为肋锁间隙，内容锁骨下血管和臂丛神经。

【损伤机制、病理和分类】

锁骨骨折（fracture of clavicle）是常见的骨折之一，占全身骨折的4%。锁骨骨折分为中1/3骨折、外1/3骨折、内1/3骨折。锁骨中1/3骨折最常见，是薄弱处也是应力集中处。成人骨折近段因胸锁乳突肌的牵拉向上、向后移位。远折段因胸大肌牵拉和上肢重力作用向内、向前移位（图36-1-1）。

锁骨外1/3骨折，因肩外侧着地，暴力使肩向下而引起，可分为：Ⅰ型，轻度移位；Ⅱ型，喙锁韧带内骨折；Ⅲ型，关节面骨折；Ⅳ型，喙锁韧带与骨或骨膜附着，而近折段移位；Ⅴ型，粉碎骨折，远近折段无韧带附着，韧带附着于其下骨片。

锁骨内1/3骨折，因暴力自肩外侧向内传导而引起，又分为：Ⅰ型，轻度移位；Ⅱ型，明显移位；Ⅲ型，关节内骨折；Ⅳ型，骨骺分离；Ⅴ型，粉碎骨折。

【临床表现和诊断】

产伤骨折：易被忽略，因不肯活动患肢，而显示假瘫，可观察到两侧不对称，发现骨擦感，局部肿胀，压痛。可并发臂丛损伤。

婴幼儿骨折：由于病史不详，锁骨部皮下脂肪较厚，检查又难以合作，诊断困难，容易漏诊。因此伤后小儿不停哭闹，不肯活动上肢时，应耐心、细致检查，注意骨与关节损伤，有无锁骨部肿胀和压痛、胸锁乳突肌保护性痉挛。

成人锁骨骨折：诊断多无困难。但需注意有时可合并邻近骨与关节损伤，如合并肩锁、胸锁关节分离、肩胛骨骨折和第1肋骨折。怀疑Ⅱ型骨折时，应判断喙锁韧带是否断裂。

【治疗】

儿童骨折因塑形能力强，无须为追求较好复位反复手法整复，可采用三角巾、肩颈腕吊带悬吊或"∞"字背带固定，疼痛消失后开始功能锻炼。固定2~3周后，即可痊愈。

由于锁骨连接躯干与肩胛带及上肢，肩胛带和上肢的活动形成较长的力臂，对锁骨骨折部产生杠杆作用，难以维持复位。对于常见的Ⅰ型骨折一般采用闭合复位，使患者取坐位，挺胸，耸肩，后伸，以远折段对合近折段复位，用"∞"字背带固定（图36-1-2）或双布带圈固

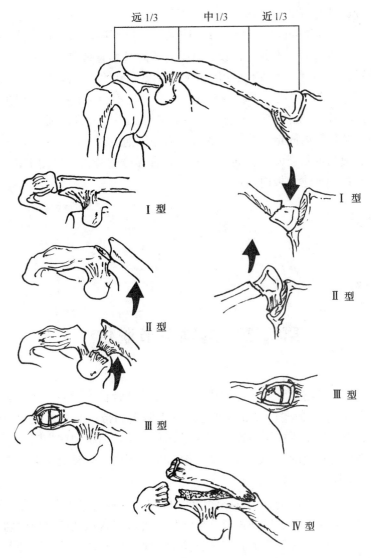

图 36-1-1　锁骨远 1/3 及近 1/3 骨折的移位病理

定，注意固定的松紧是否合适，太松无固定作用，过紧压迫腋部神经、血管，一般固定 4 周，粉碎骨折延长至 6 周。固定期间宜肩胛区垫高，保持肩后伸，并注意调整背带松紧。

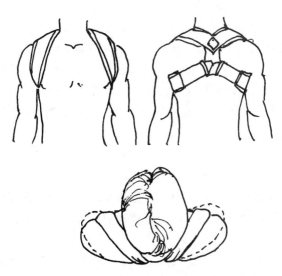

图 36-1-2　锁骨骨折"∞"字绷带固定法

手术适应证：开放性骨折或合并血管、神经损伤的骨折；有喙锁韧带断裂的锁骨远端或外 1/3 有移位的骨折；虽经复位外固定但骨折移位明显；骨折不稳定出现骨不连接，并且出现疼痛等症状；软组织嵌入骨折端较大分离；锁骨骨折合并肩胛颈骨折出现浮肩。

切开复位应慎重：①勿剥除附着有软组织的碎骨片。②复位准确，固定应稳定可靠。如果用单根 Kirschner 针穿髓腔内固定，难以控制旋转，特别是不稳定骨折易出现延迟愈合或不愈合，Kirschner 针可远离重要脏器，防止进入胸腔、纵隔、主动脉和心脏。常需加用牢固的外固定。现常用钢板、螺丝钉内固定，较适合的有动力加压钢板或重建钢板，经塑形置于锁骨前上方骨面固定；有喙锁韧带断裂的锁骨远端或外 1/3 有移位的骨折，可用 Kirschner 针钢丝张力带、锁骨钩板、或锁骨重建钢板内固定。

【并发症】

1. 延迟愈合和不愈合。
2. 锁骨下血管损伤。
3. 臂丛损伤。
4. 胸腔脏器损伤。

第二节　肩锁关节脱位

【相关解剖】

肩锁关节由锁骨肩峰端与肩峰内侧面构成，内有纤维软骨盘作衬垫。从正面看关节面由外上向内下倾斜约 50°，关节囊薄弱，关节囊增厚部分为肩锁韧带；有三角肌和斜方肌附着；并有喙锁韧带加强。肩锁韧带主要控制肩锁关节水平方向运动，而喙锁韧带则控制上下活动。肩关节外展活动中，锁骨有相应的活动，肩关节上举 180° 过程中，肩锁关节有 20° 范围的活动。

【损伤机制、病理】

肩锁关节脱位（acromioclavicular dislocation）最常见于肩部内收位时肩外侧着地，直接外力引起。外力作用于肩峰，通过肩锁关节传至锁骨，可造成肩锁韧带和喙锁韧带损伤。间接外力也可造成肩锁关节脱位，一般为上肢伸展位摔倒，手部先着地，外力通过上肢传导到肱骨头及肩峰，使肩胛骨向上移位，并可牵拉损伤肩锁韧带。

【临床表现和诊断】

肩部损伤后疼痛，因疼痛致活动受限，检查肩锁关节处可有凹陷。坐位或站立位视诊两侧对比患侧肿胀畸形明显。

肩锁关节脱位的 Tossy 分类，共分三型。Ⅰ 型：肩锁韧带不完全断裂，喙锁韧带完整，X 线检查表现为锁骨有轻度移位或无移位；Ⅱ 型：肩锁韧带完全断裂，喙锁韧带牵拉伤，在应力 X 线检查示锁骨外端直径一半上翘突出超过肩峰；Ⅲ 型：肩锁韧带及喙锁韧带完全断裂，可出现钢琴键样体征，X 线检查示锁骨远端完全移位。Ⅰ、Ⅱ 型脱位有时诊断较困难，需同时向下牵引两上肢做两侧肩锁关节 X 线检查，或使患者站位两手提重物做两肩锁关节正位 X 线检查，对比检查方可明确诊断。

【治疗】

1. Ⅰ型损伤　用颈腕带或三角巾固定 2~3 周。

2. Ⅱ型损伤　多数人主张保守治疗。固定方法种类较多，例如在锁骨肩峰端放置一个保护垫，用弹性带或胶布带压迫锁骨外端向下，使上臂和肩胛骨向上。4 周后除去固定带，循序渐进活动。

3. Ⅲ型损伤　一般主张手术治疗。仍有人坚持主张非手术治疗，认为非手术治疗可以取得和手术治疗同样的效果，特别指出尽管留有畸形，关节功能可恢复正常。

手术治疗

1. 切开复位内固定　由于上肢和肩关节活动时对于肩锁关节而言力臂较长，所承受应力较大，肌肉附着撕裂广泛，特别是喙锁韧带断裂，稳定性破坏严重。肩锁关节的固定应稳定可靠。可采用张力带钢丝或伸入到肩峰下的带钩钢板固定（图36-2-1），固定牢固后可不修复喙锁韧带。术后以三角巾或颈腕带保护，2~4周后逐渐练习活动。

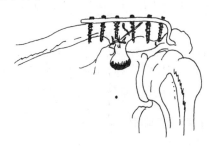

图 36-2-1　"AO"锁骨钩钢板治疗锁骨骨折及肩锁关节脱位

2. 肩峰端切除术　新鲜脱位或陈旧脱位均可采用。如为Ⅱ度损伤，切除肩峰端2cm即可，而Ⅲ度损伤宜切除2.5cm。同时应在锁骨外端之上重叠缝合三角肌和斜方肌，修复或重建喙锁韧带。

3. 改良Weaver-Dunn手术　最早的喙锁韧带静力重建手术由Weaver和Dunn提出，他们将锁骨远端切除和喙肩韧带从肩峰端切下，紧贴喙锁韧带止点外侧缝合于锁骨上方，重建喙锁韧带。后有学者将其改进，在切除喙肩韧带肩峰端时，带一小骨片，再将骨片塞进锁骨骨髓腔中，以保证韧带与锁骨之间的可靠愈合，该方法对慢性疼痛性肩锁关节脱位有较好的疗效。

【并发症】

高能损伤时应注意有无臂丛损伤、骨折及胸膜和肺损伤。

第三节　肩关节脱位

【相关解剖】

肩关节脱位（dislocation of shoulder）多发生在青壮年，最为常见，占全身关节脱位的1/2。本节肩关节脱位是指盂肱关节的脱位。盂肱关节由肱骨头和肩盂构成。肩盂关节面小而浅，面积仅占肱骨头面积的1/4~1/3。关节囊和韧带较大而且松弛、薄弱，故有利于肩关节活动，但缺乏稳定。肩盂关节面朝向前下外，前侧关节囊更为薄弱，因此肩关节前脱位占盂肱关节脱位的95%以上，仅在此介绍肩关节前脱位。

【损伤机制、病理和分类】

肩关节前脱位最常见的暴力形式为间接外力，肘或手撑地摔倒，肩关节处于外展、外旋、后伸位，肱骨头突向前下方关节囊。外力足够大时可突破关节囊，发生常见的喙突下脱位，当肩关节极度外展、外旋、后伸时，肩峰作为支点通过上肢的杠杆作用可发生盂下脱位。

前脱位除了前关节囊损伤外，前缘的盂唇软骨撕脱也可造成肩胛下肌近止点处肌腱损伤，成为潜在的复发脱位的因素。肩关节脱位时，常合并肱骨大结节撕脱骨折和肩袖损伤。

根据脱位的方向分为盂下脱位、喙突下脱位和锁骨下脱位及胸内脱位；根据发病机制分为外伤脱位、病理性脱位、复发性脱位；根据脱位延续的时间分为新鲜脱位和陈旧脱位（超过3周）。

【临床表现和诊断】

1. 一般表现　外伤性肩关节前脱位患者伤后肩部疼痛，周围可有肿胀，活动受限。健侧手常用以扶持患肢前臂，头倾向患肩，以减少活动时肌肉牵拉引起的疼痛。

2. 局部特异性体征

（1）弹性固定：上臂保持固定在轻度外展前屈位，任何方向上的活动都会导致疼痛；Dugas征阳性：患肢肘部贴近胸壁，则手不能触及对侧肩；反之，如患肢手部已放到对侧肩，则患肘不能贴近胸壁。

（2）畸形：从前方观察患者，患肩失去正常饱满圆钝的外形，呈方肩畸形。肩峰到肱骨外上髁的距离多增长。

（3）关节窝空虚：除方肩畸形外，触诊肩峰下空虚，可在腋窝、喙突下或锁骨下触到脱位的肱骨头。尽管肩关节脱位的临床表现典型，诊断容易，X线检查是重要和必需的，可以了解脱位的病理，包括脱位的类型，还能明确是否合并骨折（图36-3-1）。

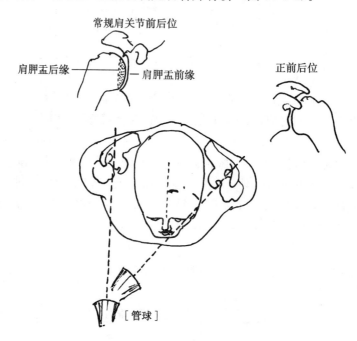

图 36-3-1　肩关节的 X 线投照

【治疗】

治疗包括急性期的复位、固定和恢复期的功能锻炼。

（一）复位

新鲜脱位应尽早进行，损伤时间短，组织出血及肿胀反应轻，复位容易，早期解除病痛。复位前应了解损伤病史和伤情，询问受伤机制，暴力大小，既往有无脱位。明确脱位类型，是否合并骨折，特别是肱骨头和肩盂的骨折。检查患者有无腋神经和臂丛神经损伤。早期复位时对肌肉不发达者可不用麻醉而获成功；对肌肉发达或持续痉挛者，宜用镇静剂，关节腔内局部麻醉或全身麻醉。切忌暴力手法强行复位，以免损伤神经、血管、肌肉，甚至造成骨折。复位成功后，原有的关节囊处充实饱满，方肩畸形及Dugas征均应消失。新鲜肩关节脱位一般闭合手法复位多能获得成功，经典复位方法如下。

1. Hippocrates法　该法虽然古老，但因相对安全、有效，沿用至今（图36-3-2）。医生站于患者患侧，沿患肢畸形方向牵引，牵引缓慢持续，同时以足蹬于患侧腋窝，逐渐增加牵引力量，轻柔旋转上臂，可小心借用足作为杠杆支点，内收上臂多能完成复位。复位时，常能感到肱骨头滑动和复位响动。但对伴有肱骨大结节骨折或有明显骨质疏松者，当牵引时间短而过早内收复位时，杠杆力可造成肱骨外科颈骨折或复位失败。

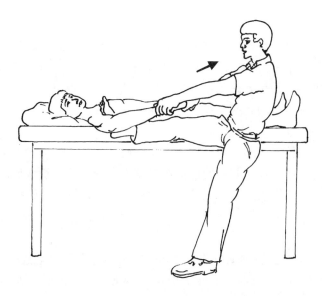

图 36-3-2　Hippocrates 法复位肩关节前脱位

2. Kocher 法　包括四个步骤（图 36-3-3）：①患者屈肘，沿畸形方向缓慢持续牵引患肢。②在保持持久牵引的前提下，外旋上臂。③持续牵引下上臂内收。④使上臂内旋，患侧手放于对侧肩上。上述每一步骤都应轻柔，保持持续牵引，不可强行使用暴力，如遇到阻力较大不应勉强，宜重新复位或改换复位方法。否则有引起肱骨外科颈骨折或神经、血管损伤的危险，亦有撕裂或撕断肌纤维的可能。

3. Stimson 法　患者俯卧于床，患肢垂于床下，用布带将 5～10 磅重物悬系于患肢手腕，自然牵拉 10～15 分钟，患肩肌肉因疲劳而逐渐松弛，肱骨头可在持续牵引中自动复位（图 36-3-4）。有时需内收患侧上臂，或自腋窝向外上轻推肱骨头，或轻旋上臂多能复位。该悬吊复位法安全、有效（1 磅＝0.454 千克）。

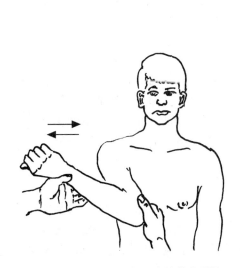

图 36-3-3　Kocher 法复位肩关节前脱位

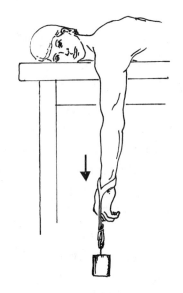

图 36-3-4　Stimson 法复位肩关节前脱位

如麻醉充分，手法复位正确，仍不能完成复位，可采用手术复位。手术复位适应证参考如下：①闭合复位不成功多有软组织阻挡；②肩盂骨折移位影响复位和稳定；③合并大结节骨折肱骨头复位成功后大结节骨折片不能复位；④肱骨头移位明显提示肩袖损伤严重，复位后不稳定；⑤陈旧性脱位。

（二）固定

复位成功不是治疗完结，损伤的关节囊、韧带、肌腱、骨与软骨必须制动，以利修复。应使患肢内旋于胸前，腋窝垫一薄垫，以三角巾悬吊固定；40 岁以下患者宜制动 3～4 周；40 岁以上患者，制动时间可相应缩短，因为年长患者复发性肩关节脱位相对少见，而肩关节僵硬却常有发生。年龄越大，制动时间越应减少，宜早期行功能锻炼。

（三）功能锻炼

肩关节的活动锻炼应始于制动解除以后，而且应循序渐进，切忌操之过急，老年患者固定时间短，更不能忍痛超限活动，否则会使已损伤修复不完善的软组织增加，形成更多的纤维组织和瘢痕，肩关节的活动障碍更严重。主动逐渐增加活动可慢慢撕开轻微粘连，使活动范围得到最大限度的恢复。

【并发症】

1. 严重的肩袖损伤是复位后远期肩关节活动受限和不稳定的常见原因。

2. 肱骨大结节撕脱骨折 X 线检查多能明确诊断。肱骨头复位后，大结节骨折片多能同时复位。

3. 腋神经或臂丛神经损伤常见，表现为肩主动外展受限，可有肩外侧皮肤感觉障碍。

4. 肩关节僵硬或强直原因为原发损伤重，暴力手法复位，强制超限活动，复位后未行固定或固定时间过长。

5. 复发性肩关节脱位原因包括损伤自身因素，发育缺陷，复位后未予制动。

复发性肩关节脱位（recurrent dislocation of shoulder joint）是由于撕裂的关节囊或盂唇未得到适当的良好修复，肩胛盂前缘或肱骨头后外侧有缺损的病理改变，以后轻微的暴力或日常生活中某些动作，如上肢外展及后伸动作、穿衣、举臂等动作，即可反复发生肩关节前脱位。对复发性肩关节前脱位均应采用手术治疗；手术方法以加强关节囊前壁或修复盂唇和关节的稳定性，防止或限制肩关节的外展、外旋活动。手术方法有下列几种：①肩胛下肌及关节囊重叠缝合术。②Bankart 手术。③肩胛下肌止点外移术。④肱二头肌长头腱悬吊术。

第四节　肱骨近端骨折

【相关解剖】

肱骨近端骨折是指肱骨大结节基底部以上部位的骨折，也包括了肱骨外科颈骨折。肱骨头近端外上有大结节，向下形成大结节嵴，前下有小结节，向下延伸为小结节嵴。肱骨头与肱骨干有 130°～135°夹角，是易致骨折的解剖因素。大、小结节之间为纵行的结节间沟。大、小结节与肱骨头之间的环状沟为解剖颈。肱骨近端与肱骨干之间稍微细缩部分为外科颈，位于解剖颈下 2～3cm，是骨松质和骨皮质交界处，也是易致骨折的部位。

【损伤机制、病理及分类】

肱骨近端骨折（fracture of proximal humerus）因年龄差异、组织结构不同及暴力的多样性产生不同的损伤病理。肱骨近端含有大量网状松质骨，老年患者因骨质疏松、脆弱，轻微外力即可造成骨折，多为间接暴力；年轻者骨结构相对强于关节囊和韧带，脱位相对多见，造成骨折多为强大暴力或直接暴力。

Neer（1970 年）将肱骨近端骨折分为四个解剖部位：肱骨头、大结节、小结节和肱骨干。通过该分类判断骨折移位对旋转袖（也称肩袖）的影响、盂肱关节的生物力学性能及肱骨头的血运，用该方法判断预后，已被人们认可。该分类法（图 36-4-1）以骨折的解剖部位和骨折片的数目为依据，具体分类方法如下。

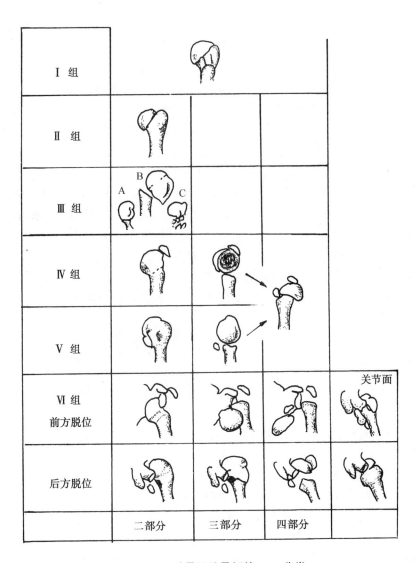

图 36-4-1 肱骨近端骨折的 Neer 分类

(改编自 Neer C S, Displaced proximal humeral fracture, Part 1
classification and evaluation. J Bone Joint Surg (Am), 1970, 52: 1077.)

Neer 分类骨折移位的标准为：相邻骨折块彼此移位大于 1cm 或成角＞45°，才被认为移位。而小于此数值者则为无移位或轻微移位。

1. 一部分骨折 包括了大量的无移位或轻度移位骨折，一个或多个裂隙或线性骨折。

2. 两部分骨折 指一个骨折块有移位，两部分骨折的大结节骨折或外科颈骨折常见，而两部分的小结节骨折或单独解剖颈骨折罕见。

3. 三部分骨折 指三个主要骨折块移位：头、干（外科颈水平）和一个结节。

4. 四部分骨折 各骨折块均有移位，肱骨头可嵌入骨干，向外、前或后移位。

5. 骨折脱位。

6. 肱骨头劈裂骨折。

【治疗】

1. 无移位或轻度移位骨折 即"一部分骨折"，由于骨折稳定，软组织损伤轻，一般不需整复，但有轻度移位的骨折也可给予复位。以三角巾或颈腕带固定 3～4 周。肩关节的活动练习因骨折的稳定程度和愈合情况而定，应循序渐进，以不引起疼痛为度。

2. 两部分骨折 由于仅有一个骨折块移位，一般可行闭合手法整复。整复前应仔细研究影像学图片，明确骨折块在三维空间的变位位置。以远侧段对合近侧段。尽可能判断其压力侧和张力侧，保持复位后的稳定。复位成功后用包扎、牵引、肩"人"字石膏或外展架固定，亦可经皮穿针固定。闭合复位不成功，考虑断端有软组织嵌入，宜行切开复位内固定。

3. 三部分骨折　常见为外科颈骨折合并大结节或小结节骨折。由于肌肉牵拉力量不均衡，肱骨头多有旋转移位，闭合复位难以成功，常需切开复位内固定。用钢板螺钉内固定需要特殊的钢板，如"T"形钢板、肱骨近端解剖型锁定钢板等，手术操作时注意避免损伤周围组织。

4. 四部分骨折　肱骨近端分离成四个骨折片，肌肉等软组织损伤剥离较重，肱骨头血运多丧失。一般认为坏死率高，宜行人工肱骨头置换术。

5. 骨折脱位　肩关节骨折脱位是一种严重损伤。肩关节脱位合并大结节骨折多能在手法复位后骨折片满意复位；而外科颈骨折合并脱位时，可先试行手法复位，不成功时再采取切开手术。

【并发症】

1. 关节僵硬或强直与损伤轻重有关。人为因素为反复暴力手法复位，手术粗暴，强制超限被动活动或过早活动，应针对上述原因防治。

2. 肱骨头坏死多见于四部分骨折和解剖颈骨折，可行人工肱骨头置换术。

第五节　肱骨干骨折

肱骨干骨折（fracture of the shaft of the humerus）指肱骨外科颈以下1～2cm至肱骨髁上2cm之间的骨折。肱骨干骨折率约占所有骨折的3%，好发于肱骨干中部，其次为下部，上部最少。中、下1/3骨折易合并桡神经损伤。

【相关解剖】

肱骨干始于胸大肌止点上缘，下达肱骨髁上部位，中部前外面有三角肌止点，即三角肌粗隆，其后下为桡神经沟所在，桡神经和肱深动脉沿该沟由后内在肱骨中、下1/3交接水平穿外侧肌间隔转向前外。在肱骨中下部有营养动脉穿入，向远、近两端分布，所以中段以下发生骨折，常因营养不足而影响骨折愈合。

【损伤机制、病理和分类】

多为间接暴力损伤，少数为直接暴力。根据骨折部位可分为以下三种类型（图36-5-1）。

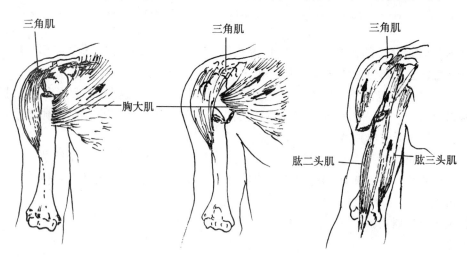

图 36-5-1　肱骨干骨折的移位病理

1. 胸大肌止点以上骨折　骨折近折段由于肩袖的作用外展、外旋。

2. 胸大肌止点以下骨折　三角肌止点以上，即胸大肌、背阔肌和大圆肌牵拉近折段向内向前，远折段被三角肌牵拉向外、向上。

3. 三角肌止点以下骨折 近折段因三角肌和喙肱肌牵拉向外、向上，远折段则因肱二头肌和肱三头肌牵拉向上。

【临床表现和诊断】

完全骨折的症状和体征明显，诊断相对容易，肿胀、疼痛和功能障碍加之骨折特有的畸形，反常活动及骨擦感。而不全骨折或无移位骨折常需 X 线检查，检查范围必须包括骨折的两端和肩肘关节。如合并桡神经损伤，可出现典型垂腕和拇指外展及伸掌指关节功能丧失，第 1~2 掌骨间背侧皮肤感觉丧失。

【治疗】

1. 非手术治疗

（1）悬垂石膏：是肱骨干骨折治疗的经典方法，适合于肱骨干骨折移位，有短缩的斜行或螺旋性骨折的治疗。石膏上缘至少高出骨折之上 2.5cm，远端到腕部，屈肘 90°，并可根据吊带的长短纠正向内或外成角。注意石膏的重量，上肢必须持续保持下垂，夜间采取坐睡或半卧位，定期 X 线复查。

（2）"U"形石膏：即用石膏绷带从腋窝处开始，向下绕过肘部到外侧，再向上至三角肌以上。适用于复位后稳定或应用悬垂石膏及其他方法治疗肱骨干骨折之后的固定。

（3）夹板固定：由于其固定可靠性差且容易出现并发症，已较少应用。对于中 1/3 骨折成角短缩不多者，可用两点挤压或三点挤压的方法，保持稳定。

（4）肩"人"字石膏固定：是传统有效的方法，目前已很少应用。

2. 手术治疗

（1）手术治疗的适应证：①保守治疗无法达到或维持功能复位者。②开放骨折受伤时间短，污染轻，软组织损伤不重。③多段粉碎骨折复位困难者。④骨折不愈合、延迟愈合。⑤病理骨折。⑥合并神经血管、多处损伤、其他疾病者。

（2）手术治疗方法：手术固定可根据骨折特点选择螺丝钉、金属板、带锁髓内针或外固定架。

手术方法：在臂丛麻醉或全身麻醉下，患者仰卧位，伤肢放于胸前或外展 90°放在手术桌上。以骨折为中心，做上臂前外侧纵切口，长约 8cm，切开皮肤、皮下组织及深筋膜，从肱二头肌与肱桡肌间隙进入，注意保护桡神经。在直视下解剖复位，加压钢板螺钉内固定，也可用带锁髓内针固定。近年来，随着微创接骨板技术的发展，采用锁定加压接骨板有效地保护了骨折断端的血液循环，提高了骨折的治疗效果。开放骨折可用有限内固定加外固定。对于有桡神经损伤的患者，手术探查神经，完全断裂可一期修复桡神经；若为挫伤，则可切开神经外膜，减轻继发神经病理改变。

【并发症】

1. 桡神经损伤 是肱骨干骨折常见的并发症。表现为垂腕，拇指、手指、掌指关节主动伸直障碍。上肢骨折时应常规检查神经、血管功能，以免漏诊。医源性损伤也常发生，多见于粗暴整复，可能会使桡神经嵌入骨折断端之间。其次是手术误伤，尤其是二次手术取出内固定手术中，常因桡神经变位或纤维瘢痕组织固定而损伤，应重视和避免。

2. 血管损伤 骨折合并主要动脉及其侧支损伤，造成血运障碍是一种紧急情况，常需急诊手术探查。主要动脉损伤者，多需血管移植术。

3. 延迟愈合和不愈合 延迟愈合和不愈合的原因在以前章节中叙述过。而肱骨干骨折愈合障碍的常见原因有：①老年人肌肉收缩力差使骨折分离，不稳定。②合并臂丛神经损伤，肌肉瘫痪并有神经营养障碍。③复位差、固定不牢靠也是常见原因。

4. 臂丛神经损伤 多见于严重的撕脱暴力伤，难以恢复。

5. 关节僵硬和强直 常见原因为损伤严重、暴力整复、不稳定的固定、不稳定固定下的早期活动、强制被动活动。临床上应力求避免这些因素。早期活动是有必要的，但必须以牢靠固定为基础，而且还应循序渐进。

第六节　肱骨髁上骨折

【相关解剖】

肱骨髁上骨折（supracondylar fracture of humerus）是指肱骨干与肱骨髁的交界处发生的骨折，以小儿最多见，占小儿四肢骨折的 3%～7%，肘部骨折的 30%～40%，其中伸直型占 90%左右。侧位观，肱骨干轴线与肱骨髁轴线之间有 30°～50°的前倾角，肱骨滑车上前为冠突窝，后为鹰嘴窝，是干髁交界最薄弱处，这是容易发生肱骨髁上骨折的解剖因素。在肱骨髁内前方，有肱动脉、正中神经经过。在该神经血管束的前面有坚韧的肱二头肌腱膜，后方为肱骨，一旦发生骨折，神经、血管容易受到损伤。在肱骨内上髁的内后侧为尺神经沟，内有尺神经走行。外侧有桡神经穿过外侧肌间隔，转向肱骨外髁前外，均可因肱骨髁上骨折移位而受到损伤。在儿童期，肱骨远端有骨骺，其骨骺分离应注意判断，在化骨核出现前应与肘脱位鉴别。

肱骨髁上骨折多发生于 10 岁以下儿童，根据暴力的不同和骨折移位的方向，可分为伸直型和屈曲型。

【损伤机制、病理和分类】

1. 伸直型肱骨髁上骨折　多为间接暴力引起。当跌倒时，手掌着地，肘关节过伸及前臂旋前，暴力经前臂向上传递，使肱骨干与肱骨髁交界处发生骨折。矢状面观近折段向前下移位，远折段向后上移位，前侧为张力侧，软组织损伤，骨膜断裂；后侧为压力侧，软组织铰链完整；横截面（轴位）上内旋。根据侧方暴力发生的远侧端向尺侧或桡侧移位又分为尺偏型和桡偏型，显示于额状面上（图 36-6-1）。

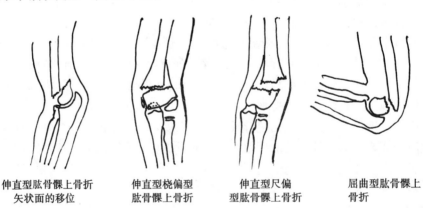

| 伸直型肱骨髁上骨折 | 伸直型桡偏型 | 伸直型尺偏 | 屈曲型肱骨髁上 |
| 矢状面的移位 | 肱骨髁上骨折 | 型肱骨髁上骨折 | 骨折 |

图 36-6-1　肱骨髁上骨折各型的移位病理

2. 屈曲型肱骨髁上骨折　跌倒时肘关节屈曲，骨折远折段向前移位，近折段向后移位，后侧为张力侧，骨膜及软组织损伤；前侧为压力侧，软组织铰链松弛完整。

伸直型肱骨髁上骨折最常见，约占 95%，其中尺偏型更多见，故以肱骨髁上伸直型尺偏型骨折为例作介绍。

伸直型尺偏型肱骨髁上骨折

【临床表现和诊断】

儿童有手着地受伤病史，肘部出现疼痛、肿胀、皮下瘀斑，肘部向后突出并处于半屈位，应想到肱骨髁上骨折的可能。如为移位骨折，局部明显压痛，有骨摩擦音及假关节活动，肘前方可打到骨折断端，肘后三角关系（即内外上髁和鹰嘴突连线）正常。在诊断时，应注意有无神经、血管损伤，应特别注意观察前臂肿胀程度，腕部有无桡动脉搏动，手的感觉及运动功能等。肘部正、侧位 X 线检查是必需的，不仅可以确定骨折的存在，更主要的是准确判断骨折移位情况，为选择治疗方法提供依据。

【治疗】

1. 手法复位外固定　受伤时间短，局部肿胀轻，没有血循环障碍者，可进行手法复位外固定。

局部麻醉或臂丛神经阻滞麻醉。前臂中立位，沿前臂纵轴牵引，经同侧腋窝部向上做反牵引。在持续牵引下，克服重叠畸形。复位时以远折段对近折段，缓慢、持续、持久地按畸形方向牵引，同时矫正后伸、尺偏和内旋畸形，并可利用软组织铰链调整复位。如各方位复位分解进行，由于断面交错不齐的阻碍，难以复位。保持屈肘位，拉拢屈侧断裂骨膜，紧张后侧完整骨膜。维持前臂旋前，松弛旋前圆肌，紧张肱桡肌和旋后肌，使外侧断裂骨膜拉拢，内侧完整骨膜紧张。经 X 线检查证实骨折对位对线良好，即可用外固定于屈肘位。复位时应注意肱骨下端的前倾角和肘部提携角。屈肘角度的多少以能清晰地扪到肱动脉搏动，无感觉运动障碍来决定。一般情况下，在超过 100° 位时，复位后骨折端较稳定，但要注意远端肢体的血循环情况。因为骨折后肢体水肿，若屈肘太多，肘前方皮肤凹陷，会压迫肱动脉。复位后用后侧石膏托在屈肘位固定 4～5 周，X 线检查证实骨折愈合，即可拆除石膏，开始功能锻炼。

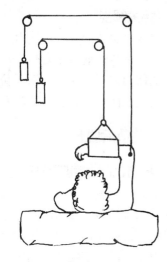

图 36-6-2　尺骨鹰嘴头上方悬吊牵引

伤后时间较长，局部组织损伤严重，出现骨折部严重肿胀时，不能立即进行手法复位。应卧床休息，抬高患肢，用尺骨鹰嘴牵引或尺骨鹰嘴头上方悬吊牵引（图 36-6-2），同时注意肢端血运和骨折复位情况，待肿胀消退后进行手法复位。

屈曲型肱骨髁上骨折治疗原则与伸直型者相同，但手法复位的方向相反，固定于伸肘位，多在屈肘 40° 左右行外固定。

2. 手术治疗

（1）手术适应证：①手法复位失败，估计骨折难以愈合，或愈合后会产生严重畸形。②小的开放伤口，污染不重。③伴有血管、神经损伤的骨折。

（2）手术方法：在臂丛神经阻滞或硬膜外麻醉下手术。在肱骨外下方切口，骨折准确对位后用交叉钢针行内固定。

3. 闭合复位　电视下经皮穿克氏针固定。

4. 康复治疗　无论手法复位外固定，还是切开复位内固定，术后应严密观察肢体血循环及手的感觉、运动功能。抬高患肢，早期进行手指及腕关节屈伸活动，有利于减轻水肿。4～6 周后可进行肘关节屈伸活动。

【并发症】

1. Volkmann 缺血挛缩　其病理为前臂肌肉因血流灌注障碍，肌肉坏死后纤维化，继而造成前臂肌肉挛缩，特别是前臂屈肌，造成手严重挛缩畸形。病因为肱动脉及其侧支损伤，损伤严重和反复暴力复位，绷带或外固定捆绑过紧。诊断方法见筋膜间隔综合征（第三十五章第三节），其中持续疼痛是早期重要的症状。如发现血运障碍，应紧急除去所有外固定物，伸直肘关节，以解除外在血管压迫，必要时施行筋膜切开减压。

2. 肘内翻畸形　现在一般不认为肘内翻畸形是骨骺发育不平衡所致，肱骨髁上骨折不累及骨骺板损伤。肘内翻畸形的命名是额状面上所见到的变位，没有真正反映实际上的三维空间的变位畸形，除额状面上的内翻或向外侧成角外，矢状面上有向前成角，轴位或横截面上远折段内旋，这导致关节屈戌活动轴由额状面上内旋，使关节的屈戌活动从矢状面偏向额状面，加重了肘内翻形象。手术矫形必须考虑纠正三维空间的变位，单纯纠正内翻往往不够。

3. 神经损伤　正中神经损伤较多见，原因多为碾挫、牵拉或挤压，断裂少见。大多数伤后可自行恢复，无须手术探查。术后12周无恢复迹象或神经电生理检查提示完全性损伤，则考虑手术探查并给予适当处理。桡神经和尺神经损伤也可以见到。

4. 关节僵硬或强直　原因及防治见本章第五节。

第七节　肘关节脱位

肘关节脱位（dislocation of the elbow）在全身四大关节中最常见，约占总数之一半。

【相关解剖】

构成肘关节的肱骨远端内外宽厚，前后扁薄。两侧有坚强的侧副韧带保护，而适应屈戌运动功能的关节囊前后相对较薄，尺骨冠状突小，因此，对抗尺骨向后移位的能力要比对抗向前移位的能力差。故肘关节后脱位远比其他方向脱位常见。肘关节脱位类型如下：肘关节后脱位、肘关节前脱位、肘关节侧方脱位、肘关节分裂脱位。下面仅介绍肘关节后脱位。

肘关节后脱位

【损伤机制、病理和分类】

肘关节后脱位（图36-7-1）多为间接暴力所致。前臂旋后位手掌撑地摔倒，由于肱骨滑车横轴线向外倾斜，传达的暴力达到肘部时转成肘外翻及前臂旋后过伸的应力，尺骨鹰嘴突在鹰嘴窝内呈杠杆作用，导致尺桡骨近端同时被推向后外侧，产生后脱位。损伤时肘前关节囊及肱前肌撕裂，后关节囊及内侧副韧带损伤，可合并内上髁骨折。

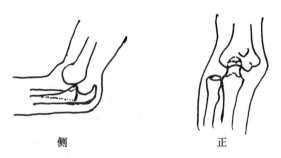

侧　　　　　　　　正

图 36-7-1　肘关节后脱位的正、侧位（合并桡侧脱位）

【临床表现和诊断】

1. 一般表现　伤后局部疼痛，肿胀和功能受限。

2. 特异体征　①畸形：肘后突，前臂短缩，肘后三角相互关系改变，鹰嘴突高出内、外髁，肘前皮下可触及肱骨下端。②弹性固定：肘处于半屈近于伸直位，屈伸活动有阻力。③关节窝空虚：肘后侧可触及鹰嘴的半月切迹。

3. X线检查　X线检查是必需的，用以证实脱位及发现合并的骨折。

【治疗】

1. 闭合复位　一般均能通过闭合方法完成复位。受伤时间不长，可不用麻醉；关节腔内注射局部麻醉药应注意无菌操作，避免感染。助手沿原方向在前臂和上臂做牵引和反牵引，术者从肘后用双手握住肘关节，以拇指推压尺骨鹰嘴向前下，同时矫正侧方移位，助手配合在复位过程中保持牵引并逐渐屈肘，出现弹跳感则表示复位成功，肘关节恢复无阻力的被动伸屈活动。

2. 外固定　用长臂石膏夹板固定肘关节于功能位，3周后去除固定。功能锻炼要求主动活动关节，避免超限和被动牵拉关节。

3. 手术适应证　闭合复位失败者或不适合闭合复位者；肘关节脱位合并肱骨髁上骨折；陈旧性肘关节脱位；习惯性肘关节脱位。

【并发症】

1. 关节僵硬　可发生骨化性肌炎。原因及防治见本章第五节。

2. 神经损伤　神经损伤很少发生，多为牵拉所致，可自行恢复。

第八节　桡骨头半脱位

桡骨头半脱位（subluxation of the radial head）是小儿多见的日常损伤，俗称牵拉肘。脱位多发生在5岁以内，以2～3岁最常见。

【损伤机制和病理】

患儿肘关节处于伸直位，前臂旋前时突然受到牵拉致伤。此时，环状韧带远侧缘在桡骨颈的附着处的骨膜发生横行断裂。小儿的桡骨头周径比桡骨颈大30%～60%，桡骨头横截面非圆形，而是椭圆形，矢状面直径大于冠状面。前臂旋前时，桡骨头直径短的部分从冠状位转为矢状位，容易从环状韧带的撕裂处脱出，环状韧带嵌于肱桡关节间隙，一般环状韧带滑脱不超过桡骨头的一半，所以屈肘和前臂旋后容易复位。5岁以后，环状韧带增厚，附着渐强，不易发生半脱位。

【临床表现和诊断】

患儿被牵拉受伤后，因疼痛哭闹，不让触动患部，不肯使用患肢，特别是举起前臂。检查发现前臂多呈旋前位，半屈，桡骨头部可有压痛，但无肿胀和畸形，肘关节活动受限。如患儿能合作，可发现旋后受限明显。X线检查无明显阳性发现。诊断主要依靠牵拉病史、症状和体征。无牵拉病史的其他损伤不考虑桡骨头半脱位。

【治疗】

1. 复位　闭合复位多能成功。方法是一手握住患儿的前臂和腕部，另一手握住肘关节，拇指压住桡骨头，使前臂旋后多能获得复位。复位成功时常能感到弹响，疼痛即刻消除，患儿能停止哭闹，并可抬起前臂用手持物。有时桡骨头半脱位时间长，复位后症状不能立刻消除，需观察一段时间。

2. 固定　复位后无须特殊固定，用三角巾或布带悬吊患肢于功能位1周即可。

第九节　尺桡骨干双骨折

尺桡骨干双骨折较为多见，占全身骨折的6%左右，青少年占多数。

【相关解剖】

前臂骨由尺骨及桡骨组成。尺骨近端的半月切迹与肱骨滑车构成肱尺关节，桡骨头上关节面与肱骨小头构成肱桡关节。桡骨近端环状关节面与尺骨的桡骨切迹构成上尺桡关节。尺骨远端为尺骨小头，借助三角纤维软骨与腕骨近侧列形成关节。桡骨下端膨大，与尺骨小头覆盖的三角纤维软骨一起，与近侧列腕骨形成桡腕关节。桡骨下端尺侧的尺骨切迹与尺骨远端侧面的拱桥形关节面相关节，构成下尺桡关节。

尺、桡骨之间由坚韧的骨间膜相连。骨间膜由致密的纤维组织构成，掌侧纤维起自尺骨骨间嵴，斜向近侧止于桡骨骨间嵴；背侧纤维走行方向刚好相反。由于尺骨和桡骨均有一定的弯曲幅度，使尺、桡骨之间的宽度不一致，最宽处为1.5～2.0cm。前臂处于中立位时，骨间膜最紧张，在极度旋前或旋后位时最松弛。当单一尺骨或桡骨骨折时，暴力可由骨间膜传达到另一骨干，引起不同平面的双骨折，或发生一侧骨干骨折，另一骨的上端或下端脱位。尺、桡骨干有多个肌肉附着，起、止部位分布分散。当骨折时，由于肌肉的牵拉和前臂的旋转运动，常使移位复杂，复位困难。

【损伤机制、病理和分类】

尺桡骨干双骨折（double fracture of shafts of ulna and radius）可由直接暴力、间接暴力、扭转暴力引起，有时导致骨折的暴力因素复杂，难以分析其确切的暴力因素。

1. 直接暴力　多由于重物打击、机器或车轮的直接压榨或刀砍伤，导致同一平面的横行、蝶形或粉碎骨折，由于暴力的直接作用，多伴有不同程度的软组织损伤，包括肌肉和肌腱断裂，神经、血管损伤等。

2. 间接暴力　跌倒时手掌着地，暴力通过腕关节向上传导，由于桡骨负重多于尺骨，暴力作用首先使桡骨中 1/3 部的横行或锯齿状骨折，若残余暴力比较强大，则通过骨间膜向内下方传导至尺骨引起其低位短斜行骨折。

3. 扭转暴力　跌倒时手掌着地，同时前臂发生旋转，手被皮带绞伤，或被卷入机器内遭受扭转暴力，导致不同平面的尺桡骨螺旋骨折或斜形骨折，两骨折成角相反，如桡骨向背侧成角，尺骨向掌侧成角，即两骨折方向不一致。

骨折移位病理：骨折的移位除了暴力作用影响外，附着肌肉的牵拉作用也是重要因素。旋前方肌、旋前圆肌、旋后肌、肱二头肌等影响不同水平骨折的两骨折段的旋转方向和程度。例如，骨折在旋前圆肌止点和旋后肌止点之间时，则桡骨的近折段旋后，远折段旋前；而骨折线在旋前圆肌止点和旋前方肌附着之间时，近折段因旋后肌和旋前圆肌的共同作用近于中立位，远折段则因旋前方肌的作用旋前。

【临床表现和诊断】

1. 一般表现　受伤后，前臂出现疼痛、肿胀和功能障碍，特别前臂不能旋转活动。

2. 特异体征　检查可发现畸形，骨擦感及异常活动。骨传导音减弱或消失。检查时应注意有无肌腱、神经或血管合并损伤。

3. X 线检查　检查应包括肘关节或腕关节，可发现骨折的准确部位、骨折类型及移位方向，特别是桡骨近段的旋转位置以及是否合并桡骨头脱位或尺骨小头脱位。尺骨上 1/3 骨干骨折移位合并肱桡关节脱位，称为 Monteggia 骨折。桡骨干下 1/3 骨折移位也常合并下桡尺关节脱位，称为 Galeazzi 骨折。

【治疗】

前臂骨折的复位除了涉及腕和肘关节，还影响到前臂的旋转功能。因此其治疗不能仅作为一般的长骨骨折对待，应当像处理关节内骨折一样。

1. 手法复位　外固定适用于移位不多，复位后稳定的骨折。尺桡骨干双骨折由于暴力大小、作用方向、受伤姿势及急救方法不同，可发生多种移位，如重叠、成角及侧方移位等。由于肌肉牵拉，可出现不同的旋转移位（图 36-9-1）。

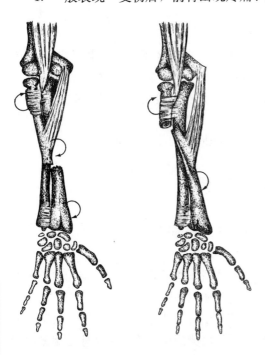

图 36-9-1　尺桡骨干双骨折

远、近折段因受肌肉牵拉，可发生不同程度的旋转移位

（改编自 Watson-lones, R.：Fractures and joint Injuries, Vol. 2，4th ed. Edinburgh. E&S Livingstone. 1955.）

治疗不当可发生旋转畸形位愈合，影响旋转功能。因此治疗的目标除了良好的对位、对线以外，特别注意防止畸形和旋转。手法复位要点包括：

（1）充分的麻醉：手法复位宜在臂丛神经阻滞麻醉下进行，使肌肉松弛，减少复位困难。

（2）持续稳定的牵引：沿前臂纵轴向远近端做持续牵引，克服重叠、成角畸形。

（3）纠正旋转畸形：由于损伤，骨折水平不同的肌肉附着影响及体位因素，两骨折段旋转方位不一，所以必须将远折段置于近折段相同的旋转位置上，再进一步实施复位。因此，必须明确桡骨近段处于何种旋转位置上。可根据肘关节的正位 X 线检查所示桡骨近段不同旋转位置的不同形态特征来判断桡骨近段处于何种旋转位置上。

（4）分骨：分骨是在远近骨折段，尺桡骨的掌背侧以双手拇、示指捏压，使尺、桡骨之间的骨间膜紧张距离加大。利用骨间膜对尺桡骨骨间距离的限制作用，使远近骨折段的尺、桡骨骨间距离相同，旋转方向一致，两折段各作为一个整体或单位，完成复位。

2. 外固定　X 线检查证实复位成功后选择石膏或小夹板固定。

（1）石膏固定：手法复位成功后，保持复位位置，特别注意旋转方位，可用上肢前、后石膏夹板固定。待肿胀消退后改为上肢管型石膏固定，成人一般固定 8 周。

（2）小夹板固定：维持复位位置，用 4 块小夹板分别放置于前臂掌侧、背侧、尺侧和桡侧，并根据移位病理放置压力垫，使软组织铰链完整侧紧张，维持骨折的稳定，绷带捆扎后，将前臂放在防旋板上固定，再用三角巾悬吊患肢。为了更好地维持复位位置，可在尺、桡骨间使用分骨垫和固定垫，但应注意密切观察，随时调整松紧度，避免压迫皮肤过紧，引起压疮。

应强调的是，闭合治疗成人前臂骨折充满困难，治疗结果多不理想，医生不能留给患者功能障碍，降低该骨折治疗的标准。近年来多数人主张对成人前臂骨折应持积极手术治疗。

3. 切开复位内固定　有以下情况时考虑手术治疗：①手法复位失败。②骨折为长斜形、粉碎性、蝶形，保持复位困难的不稳定骨折。③受伤时间较短、伤口污染不重的开放骨折。④合并神经、血管、肌腱损伤。⑤同侧肢体多发性损伤；⑥陈旧性骨折畸形愈合或交叉愈合，影响功能。⑦火器伤，骨折端移位未整复者。

手术方法：在臂丛神经阻滞或硬膜外阻滞麻醉下手术。根据骨折的部位选择切口，一般桡骨上、中 1/3 骨折均可选用前臂背侧入路（Thompson 入路），桡骨全长可选用掌侧入路（Henry 切口），尺骨全长均位于皮下，可直接行尺骨嵴切口，显露尺骨。在直视下暴露骨折端，准确对位。要求内固定稳定，用加压钢板螺钉或锁定加压接骨板固定，也可用髓内钉固定。

4. 外固定架　在以下情况首选外固定架：①尺骨干骨折合并桡骨远端粉碎骨折；②Ⅱ 和 Ⅲ 度开放骨折及复杂骨折。外固定架一般在桡骨干和第二掌骨干上穿针。

5. 康复治疗　无论手法复位外固定，或切开复位内固定，术后均应抬高患肢，严密观察肢体肿胀程度，感觉、运动功能及血液循环情况，警惕筋膜间隔综合征的发生。术后 2 周进行手部、腕部活动，4 周进行肩、肘活动；术后 X 线检查证实骨折已愈合，可除去外固定，循序渐进地进行前臂旋转活动。

【并发症】

1. 骨折延迟愈合、不愈合或畸形愈合　骨折延迟愈合、尺骨桡骨交叉愈合、不愈合的主要原因是固定不确实，不稳定。畸形愈合对功能的影响较大，应重视复位和固定要求，闭合复位不易成功应及时放弃手法复位，采取手术复位内固定。

2. 前臂缺血性肌挛缩　前臂有掌侧及背侧两个筋膜间隔，当尺、桡骨因暴力作用发生骨折时，易出现前臂筋膜间隔高压，引起肌肉缺血、坏死、手指感觉运动障碍。主要原因为：①严重创伤，前臂肌肉、软组织挫伤出血，组织创伤反应严重。②骨折端出血。③反复多次手法复位，加重软组织损伤。④切开复位内固定操作粗暴，组织挫伤重，止血不仔细。⑤外固定过紧等。应严密观察肿胀程度，手指血循环及感觉功能。一旦高度怀疑筋膜间隔高压存在，即应紧急做两个筋膜间隔切开减压术；抬高患肢；应用脱水剂等。

第十节 桡骨远端骨折

桡骨远端骨折（fracture of distal radius）是指距桡骨下端关节面 3cm 以内的骨折。Colles 骨折是最常见的骨折，为伸直型桡骨远端骨折，骨折常涉及桡腕关节和下尺桡关节，常合并尺骨茎突骨折。Smith 骨折也称为反 Colles 骨折。Barton 骨折是桡骨远端掌侧缘或背侧缘通关节骨折，常伴脱位或半脱位；也有学者将背侧 Barton 骨折归入 Colles 骨折，将掌侧 Barton 骨折归入 Smith 骨折中。

【相关解剖】

桡骨远端是松质骨与密质骨的交界处，为解剖薄弱处，一旦遭受外力，容易骨折。桡骨远端关节面呈由背侧向掌侧、由桡侧向尺侧的凹面、分别形成掌倾角（10°～15°）和尺偏角（20°～25°）。桡骨远端尺侧与尺骨小头桡侧构成下尺桡关节，与上尺桡关节一起，构成前臂旋转活动的解剖学基础。桡骨茎突位于尺骨茎突平面以远 1～1.5cm。尺骨小头环状关节面与桡骨的尺骨切迹构成下尺桡关节。尺、桡骨远端共同与腕骨近侧列形成腕关节。

一、Colles 骨折（伸直型桡骨远端骨折）

1814 年 Abraham Colles 首先详细描述此类骨折，故命名为 Colles 骨折。它是桡骨远端的伸直型骨折，亦是最常见的骨折之一，约占所有骨折的 6.7%，好发于老年人，女性较多，有"老年性骨折"之称。

【损伤机制、病理和分类】

Colles 骨折（Colles fracture）多为间接暴力引起，肘部伸展，腕关节处于背伸位、手掌着地、前臂旋前时受伤。从矢状面看，向掌侧成角，远折段向背侧移位，掌侧为张力侧；从额状面看，向尺侧成角，远折段向桡侧移位，尺侧为张力侧；从轴位看，远折段旋后。或尺骨茎突骨折，或三角纤维软骨撕裂。Colles 骨折分类方法有多种，值得推荐的是 Frykman 法，将桡骨远端骨折分为 8 个类型，有助于判断预后。

1. 关节外骨折，无尺骨远端骨折。
2. 关节外骨折，合并尺骨远端骨折。
3. 关节内骨折波及桡腕关节，但无尺骨远端骨折。
4. 关节内骨折波及桡腕关节，合并尺骨远端骨折。
5. 关节内骨折波及下尺桡关节，但无尺骨远端骨折。
6. 关节内骨折波及下尺桡关节，合并尺骨远端骨折。
7. 关节内骨折波及桡腕关节及下尺桡关节，但无尺骨远端骨折。
8. 关节内骨折波及桡腕关节及下尺桡关节，合并尺骨远端骨折。

【临床表现和诊断】

伤后局部疼痛、肿胀，常波及前臂远端和手，前臂旋转和手腕活动受限。可出现典型畸形，即侧面看呈"银叉"畸形，正面看呈"枪刺样"畸形（图 36-10-1）。检查局部压痛明显，腕关节活动障碍。X 线检查可见骨折远端向桡、背侧移位，向掌侧成角，可同时伴有下尺桡关节脱位。

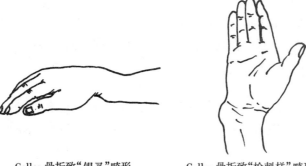

Colles 骨折致"银叉"畸形　　　　Colles 骨折致"枪刺样"畸形

图 36-10-1　Colles 骨折

【治疗】

1. **手法复位**　外固定是常用方法，新鲜骨折即行手法复位，采用局部血肿内麻醉，但要注意无菌操作。肩外展 90°，屈肘 90°，沿前臂纵轴持续牵引。术者手握住拇指，另一手握住其余手指，双手拇指压住骨折远端，第 2～5 指顶住骨折近端，在持续牵引下，同时矫正远折段的背侧移位、桡偏和旋后。重叠移位较多时，可适度加大成角，松弛桡背侧完整的软组织铰链，压齐断端皮质缘后折顶。保持掌屈、尺偏和旋前位。超腕关节小夹板固定或石膏夹板固定2 周。2 周后更换中立位固定。复位后不稳定者宜用石膏管型固定保持复位。

2. **切开复位内固定**　有以下情况时考虑手术治疗：严重粉碎骨折，桡骨远端关节面破坏；手法复位失败，或复位成功，外固定不能维持复位以及嵌插骨折，导致尺、桡骨关节面显著不平衡。根据需要选择钢板及螺钉、锁定加压接骨板（locking compression plate，LCP）。LCP钢板螺钉掌侧固定用于桡骨远端骨折，其生物力学稳定性优于其他"T"形钢板在掌侧或背侧的固定。近年也根据治疗需要设计、生产了一些特殊钢板：小"T"形钢板、螺钉、克氏针、AO"π"形钢板等。

【并发症】

1. **腕部神经损伤**　正中神经最常受累，急性损伤多与骨折合并发生，为移位骨块压迫所致。尺管受压时尺神经也可受累，骨折复位满意、畸形矫正后，症状多能逐渐消退。

2. **拇长伸肌断裂**　多见于伤后 4 周以后，原因主要为原发损伤，肌腱本身挫伤，继发营养障碍而坏死；其次是骨折移位使肌腱滑动的骨沟不平整，机械摩擦损伤。

3. **反射性交感神经营养不良综合征**　也有人称 Sudeck 骨萎缩，骨折病等。表现为腕和手疼痛，肿胀和神经营养不良征象，软组织萎缩，皮肤薄、红，皮温低，多汗或少汗。骨质普遍疏松。为骨折固定不稳定，活动过早过量使局部修复性炎症反应加剧持久所致。

4. **骨折畸形愈合**　由于下桡尺关节脱位，三角纤维软骨不能原位修复，引起前臂旋转功能和腕活动障碍，故应重视复位准确和稳定的固定。

5. **关节僵硬**　早期不注意活动，坚强的固定时间过长，势必引起肌肉萎缩、关节僵硬等不良后果。肩关节僵硬也为常见并发症，即肩手综合征。

二、Smith 骨折（屈曲型桡骨远端骨折）

Smith 骨折（Smith's fracture）为桡骨远端的一种屈曲型骨折，较伸直型骨折少见。

【损伤机制、病理和分类病因】

常由于跌倒时，腕关节屈曲腕背侧着地受伤引起。更容易发生该型骨折的机制是摔倒时手掌伸直旋后。也可因腕背部受到直接暴力打击导致。骨折两段向背侧成角，远折段向掌侧移位，腕背侧为张力侧，骨膜断裂，掌侧为压力侧，软组织铰链完整。额状位上远折段向桡侧移位。

【临床表现及诊断】

受伤后，腕部下垂，局部肿胀，腕背侧皮下瘀斑，腕部活动受限。检查局部有明显压痛。X 线检查可发现典型移位，近折段向背侧移位，远折段向掌侧、桡侧移位，与伸直型骨折移位方向相反，故称为反 Colles 骨折。

【治疗】

主要采用手法复位，血肿内麻醉或臂丛麻醉，夹板或石膏固定。复位手法与伸直型骨折基本原理相同，但远折段应压向背侧。复位后保持背伸稳定。外固定不能维持复位者，行切开复位，钢板或钢针内固定。

三、Barton 骨折

这是桡骨远端背侧缘或掌侧缘骨折，其远侧骨折段连同腕骨和手半脱位，由 Barton 于 1938 年首先描述，并用他的名字命名，沿用至今，称为 Barton 骨折。

【损伤机制、病理和分类病因】

Barton 背侧缘骨折（dorsal Barton's fracture）：多为传达暴力引起，在腕背伸、前臂旋前位跌倒，手掌着地，暴力通过腕骨传导，撞击桡骨远端关节面背侧发生骨折，腕和手也与桡骨远折段一起作为一个单位随之向背侧近侧移位，掌侧为张力侧，背侧软组织铰链完整，三角纤维软骨势必合并损伤。

Barton 掌侧缘骨折（volar Barton's fracture）：当跌倒时，腕关节屈曲、手背着地受伤，可发生与上述相反的桡骨下端掌侧关节面骨折，腕骨及手向掌侧移位（图 36-10-2），背侧为张力侧，掌侧软组织铰链完整，合并三角纤维软骨损伤。

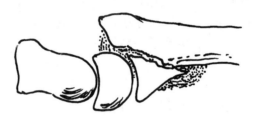

图 36-10-2　Barton 骨折移位病理

【临床表现及诊断】

除了一般表现为肿胀、疼痛和功能障碍外，Barton 背侧缘骨折临床表现与 Colles 骨折相似，出现"银叉"畸形及相应的体征。X 线检查可发现典型的移位。Barton 掌侧缘骨折畸形则类似 Smith 骨折，临床上可漏诊或错误诊断为腕关节脱位。只要仔细阅读 X 线检查结果，诊断并不困难。为了更清楚地了解骨折情况，可做 CT 扫描及三维重建。

【治疗】

无论是掌侧或背侧桡骨远端关节面骨折，均首先采用手法复位，在持续稳定牵引下，对于 Barton 背侧缘骨折，应使腕背伸，腕骨回到并抵住桡骨近折段远侧关节面下，完成关节脱位的复位并保持稳定；腕背伸位虽然使关节复位稳定，但位于桡骨背侧缘的松弛软组织铰链却不能拉紧，远折段骨片不易完全复位，可将其向远侧掌侧推挤复位后，再经皮 Kirschner 针固定。而对于 Barton 掌侧缘骨折，则使腕掌屈，腕骨还纳到并抵住桡骨近折段远侧关节面下，完成关节脱位的复位并保持稳定。如桡骨远折段小，复位后稳定，可用夹板或石膏外固定。如骨折块较大，复位后很不稳定者，可切开复位，蝶形金属板、螺丝钉或钢针内固定，也可经皮克氏 r 针固定。有学者主张托状接骨板固定治疗反 Barton 骨折，获得了较好功能恢复。

（杜世新）

第三十七章　下肢骨关节损伤

第一节　髋关节脱位

髋关节是人体最大的关节，也是典型的杵臼关节。周围有坚强的韧带和强壮的肌肉群，因此，只有在强大的暴力下才会发生髋关节脱位（dislocation of the hip joint），可分为后脱位、前脱位及中心脱位。后脱位多见，占85%以上。祖国医学在唐朝及元朝的《理伤续断秘方》和《世医得效方》中就有其描述及施治方法。

一、髋关节后脱位

【脱位机制】

1. 髋关节屈曲或屈曲内收时，暴力沿大腿轴线传导到髋部，使股骨头从后方脱出关节囊。
2. 弯腰工作时，重物砸在腰背部，也可引起后脱位。

【分型】

1. 髋关节后脱位 Thompson-Epstein 5 型分类法（图 37-1-1）

（1）单纯髋关节后脱位，无骨折或只有小片骨折。

（2）髋臼后缘有单块大骨折片。

（3）髋臼后缘有粉碎骨折，骨折块可大可小。

（4）髋臼缘及壁有骨折。

（5）合并股骨头骨折。

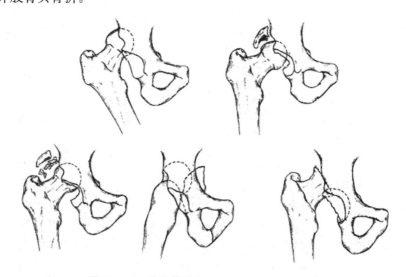

图 37-1-1　髋关节脱位 Thompson-Epstein 分类

2. 髋关节脱位 Pipkin 分类法　Pipkin 将 Thompson-Epstein 分类中的 5 型（合并股骨头骨折的髋关节后脱位）骨折脱位进一步分为 4 个亚型，形成了合并股骨头骨折的髋关节后脱位

Pipkin 分类法（图 37-1-2）。

　　Ⅰ型：髋关节后脱位合并头凹下方的股骨头骨折。

　　Ⅱ型：髋关节后脱位合并头凹上方的股骨头骨折。

　　Ⅲ型：Ⅰ型或Ⅱ型髋关节后脱位合并股骨颈骨折。

　　Ⅳ型：Ⅰ型、Ⅱ型或Ⅲ型髋关节后脱位合并髋臼骨折。

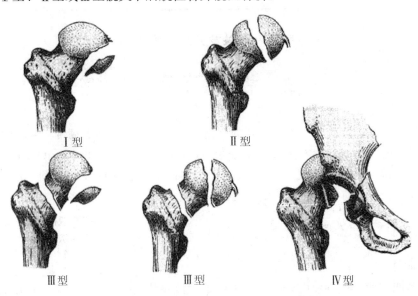

Ⅰ型　　　　　　　　　Ⅱ型

Ⅲ型　　　　　　　　Ⅲ型　　　　　　　　Ⅳ型

图 37-1-2　Pipkin 分类法

【临床表现与诊断】

　　1. 有明显的强大暴力外伤史。

　　2. 髋部有明显的疼痛、肿胀、髋关节功能障碍。

　　3. 患肢短缩，髋关节呈屈曲、内收、内旋畸形（图 37-1-3）。

　　4. 在臀部可触及上移的股骨头及大粗隆。

　　5. 少数患者可有坐骨神经损伤的表现。

　　6. X 线及 CT 检查可明确诊断，了解脱位方向和合并骨折移位情况。

　　7. 需与股骨颈骨折、粗隆间骨折及髋脱位合并股骨上段骨折进行鉴别诊断。

【治疗】

　　1. 手法复位　适用于 Thompson-Epstein 分类Ⅰ型单纯的髋关节后脱位，常用的是 Allis 法（或称提拉法）（图 37-1-4）：全身麻醉或椎管内麻醉后，患者仰卧，助手蹲下用双手按住髂嵴固定骨盆。术者面对患者站立，先使髋、膝关节屈曲 90°，然后双手握住患者的腘窝，做持续牵引，也可用前臂套住腘窝做牵引，然后外展、外旋，此时可感到明显的弹跳和声响，说明复位成功。

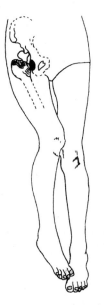

图 37-1-3　髋关节后脱位典型畸形

　　髋关节后脱位（posterior dislocation of the hip joint）亦可采用 Bigelow 法，又称旋转法。患者仰卧，助手按住骨盆，术者一手握住踝部，一手以前臂上部托住腘窝，慢慢屈髋屈膝（60°～90°），在持续牵引下做内收、内旋及伸直动作，其动作在左髋像一个问号"?"，在右髋侧为反问号"¿"，感到弹跳和声响即复位成功（图 37-1-5）。复位后用皮牵引或丁字鞋固定 2～3 周，卧床 4 周，期间需做股四头肌锻炼，4 周后扶双拐下地活动，3 个月后可承重。

　　2. 手术切开复位及内固定　适用于陈旧性髋关节脱位及Ⅱ～Ⅴ型者及手法复位失败者。

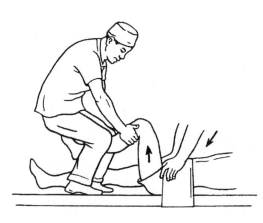

图 37-1-4　Allis 法

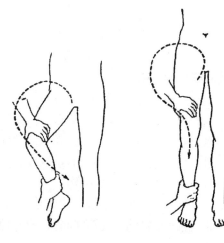

图 37-1-5　Bigelow 法

二、髋关节前脱位

【脱位机制】

1. 车祸时，患者髋关节处于外展位，膝关节屈曲，并顶在前面的障碍物体上。急刹车时膝部受力，经股骨干传导，使股骨头从髋关节囊的下方薄弱区脱出。

2. 高空坠落，大腿外展、外旋着地。髋后部受到直接暴力，导致髋关节前脱位（anterior dislocation of the hip joint）。

【分型】

1. 闭孔下型。

2. 髂骨下型。

3. 耻骨下型脱位。

【临床表现与诊断】

1. 强大暴力的外伤史。

2. 患肢呈外展、外旋、屈曲畸形（图 37-1-6）。

3. 患髋疼痛，腹股沟处肿胀，可触及股骨头。

4. X 线及 CT 检查可了解脱位方向。

5. 需与髋关节后脱位、股骨颈骨折、粗隆间骨折鉴别。

【治疗】

1. 手法复位　可采用 Allis 法复位。

2. 手术切开复位　适用于手法复位失败者，陈旧性髋关节前脱位。

3. 固定及功能练习。

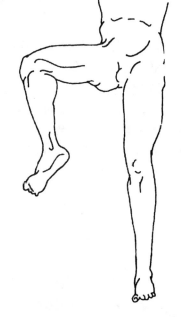

图 37-1-6　髋关节前脱位典型畸形

三、髋关节中心脱位

【脱位机制】

髋关节中心脱位（central dislocation of the hip joint）暴力沿肢体纵轴传导至大粗隆及股骨头部或外力直接作用于大粗隆部再传至股骨头后再作用于髋臼，致使髋臼骨折，股骨头可突入臼内，严重者可突入盆腔。

【分型】

1. 单纯髋臼内侧壁骨折（耻骨部分），股骨头突入骨盆内，可轻可重。

2. 后壁有骨折（坐骨部分），股骨头向后方脱入，可轻可重。

3. 髋臼顶部骨折（髂骨部分）。

4. 爆裂骨折，髋臼全部受累。

【临床表现与诊断】

1. 车祸或高空坠落的强大暴力的外伤史。

2. 后腹膜出血，严重可发生出血性休克。

3. 髋部疼痛及轴心叩痛，肿胀，活动受限。

4. 肢体短缩或内、外旋畸形，视股骨头突入内陷的程度而定。

5. 检查有无腹腔内脏的损伤。

6. X 线及 CT 检查可了解具体伤情。

7. 需与股骨颈骨折、粗隆间骨折及其他型髋关节脱位相鉴别。

【治疗】

1. 牵引治疗　适用于Ⅰ型的治疗，可用胫骨结节或股骨髁上骨牵引，若复位效果不好，可在大粗隆下拧入经股骨颈到头内的螺丝钉做侧方牵引。复位后仍需牵引 4～6 周，其功能锻炼同髋关节后脱位。

2. 手术切开复位内固定　适用于Ⅱ～Ⅳ型或牵引治疗失败者。

3. Ⅳ型者可考虑行全髋置换或关节融合术。

（毕郑钢　张震宇）

第二节　股骨颈骨折

股骨颈骨折（fracture of the femoral neck）常发生在老年人，随着社会老龄化的到来，其发病率日趋增高。在治疗中存在着骨折不愈合和股骨头缺血性坏死两个主要问题。

【解剖概要】

股骨颈的长轴与股骨干纵轴之间形成颈干角，为 110°～140°，平均为 127°，儿童期颈干角大于成年人颈干角。颈干角小于 127° 为髋内翻，大于 127° 为髋外翻（图 37-2-1）。力的传导力线是沿股骨小转子、股骨颈下缘传导，而不沿股骨颈中心传导（图 37-2-2）。从矢状面观察，股骨颈有向前的 12°～15° 角，称为前倾角，儿童的前倾角较成人稍大。

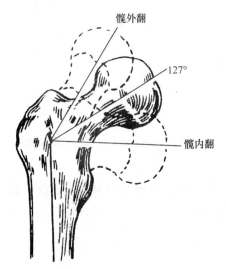

图 37-2-1　股骨的颈干角

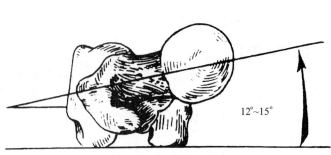

图 37-2-2　股骨颈前倾角

将股骨头矢状面剖开后，可见两种不同排列的骨小梁系统，一是起自股骨干上端内侧骨皮质，向股骨颈上外侧放射状分布，最后止于股骨头外上方 1/4 的软骨下方，此为承受压力的内侧骨小梁系统。另一系统起于股骨颈外侧皮质，沿股骨颈外侧上行，与内侧骨小梁系统交叉，止于股骨头内下方 1/4 处软骨下方，此为承受张力的外侧骨小梁系统（图 37-2-3）。

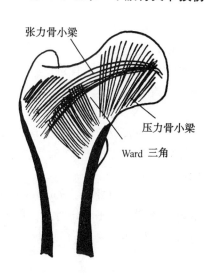

图 37-2-3　股骨上端小梁系统

在老年人骨质疏松时，该处仅有脂肪充填，更加脆弱。从股骨干后面粗线上端内侧的骨皮质起，由很多骨小梁结构合成相当致密的一片骨板，向下通过小粗隆前方，向外侧放散至大粗隆，向上与股骨颈后方皮质融合，向内侧与股骨头后内方骨质融合，以加强颈、干间之连接和支持力，称为股骨距，有人称之为真性股骨颈。大粗隆下方股骨干外侧皮质薄，向下逐渐增厚，因此和股骨颈骨折内固定时的部位及固定强度密切相关。

股骨头的血液供应来自旋股内侧动脉主干的终末支外骺动脉（上支持带动脉），此动脉有 2～6 个小支由股骨头、颈交界处之外上部进入股骨头，供应股骨头的外侧 2/3～3/4；旋股外侧动脉发出下骺动脉（下支持带动脉），此动脉有 1～2 支在股骨由软骨内下缘处进入头部，供应头的内下 1/4～2/4；圆韧带动脉（内骺动脉）发自闭孔内动脉，供应股骨头凹部分；来自股骨上端的髓内动脉（股骨干发出的滋养动脉），无独立分支达头部，上述各动脉在股骨头内互相吻合（图 37-2-4）。

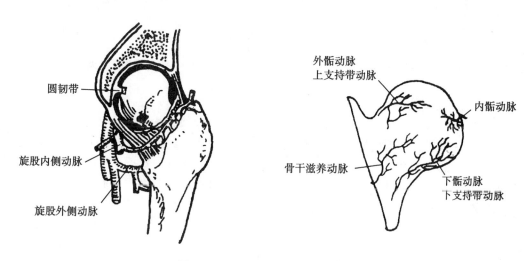

图 37-2-4　股骨头和颈的血液供应

【病因与分类】

股骨颈骨折绝大多数发生在中、老年人，尤其在老年人，与骨质疏松导致的骨量下降和股骨颈的解剖相关。当遭受轻微扭转暴力时即可发生骨折。青少年发生骨折较少，常需较大暴力才能发生骨折，且不稳定型多见。

1. 按骨折线部位分类

（1）股骨头下骨折：骨折线位于股骨头下，旋股内、外侧动脉发出的营养动脉损伤，中断了股骨头的血液供应，仅有圆韧带动脉供血（此动脉在中、老年人常闭塞）。故发生骨折不愈合及股骨头缺血性坏死的概率很高。

（2）经股骨颈骨折：骨折线位于颈中部，常显示斜行。骨折使由股骨干发生的滋养动脉升支损伤，易造成骨折不愈合或股骨头缺血性坏死。

（3）股骨颈基底骨折：骨折线位于股骨颈大、小粗隆间连线处。此类型骨折对血供影响较小，骨折可以愈合（图 37-2-5）。

2. 按 X 线表现分类

（1）内收型骨折：远端骨折线与两侧髂嵴连线的夹角（Pauwells 角）大于 50°者。由于骨折接触面较少及重力线的关系，容易再移位，属不稳定骨折。Pauwells 角越大，骨折越不稳定。

（2）外展型骨折：Pauwells 角小于 30°者，由于骨折接触面较多及剪切应力的关系，相对不容易移位，属于稳定骨折。但处理不当，如过度牵引、外旋、内收，过早负重等也可发生移位（图 37-2-6）。

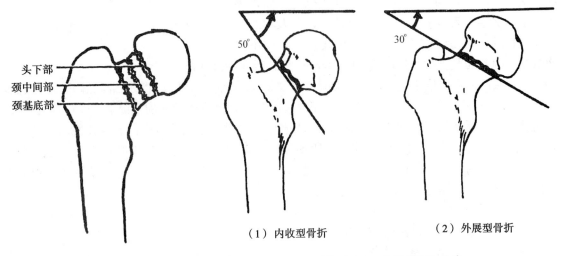

头下部
颈中间部
颈基底部

（1）内收型骨折　　　　（2）外展型骨折

图 37-2-5　股骨颈骨折部位分类　　　　**图 37-2-6　按 X 线表现分类**

3. 按移位程度分类

（1）不完全性骨折：骨结构完整性仅有部分中断，股骨颈的一部分出现裂纹。

（2）完全性骨折：骨折线贯穿股骨颈，骨结构完全破坏。其又可分为：①无移位的完全骨折；②部分移位的完全性骨折；③完全移位的完全性骨折。股骨颈骨折在搬运过程中或治疗不当，随时都有可能使稳定骨折变为不稳定骨折、无移位骨折变为有移位骨折。

【临床表现与诊断】

1. 中、老年人轻微外伤后，髋部疼痛、压痛、轴心叩痛及活动痛，伤肢活动受限或不能活动。

2. 伤后不出现活动障碍，但数天后髋部疼痛加重，活动后疼痛加重甚至不能行走。

3. 患髋内收，轻度屈曲，外旋 45°～60°、短缩畸形、大粗隆上移。

4. X 线正、侧位检查可显示骨折的部位、类型、移位情况，CT 检查能更进一步明确诊断。

5. 需与粗隆间骨折鉴别：肿胀、瘀斑明显，肢体外旋畸形可达 90°。

【治疗】

股骨颈骨折后，其头颈部的血供遭到破坏，虽经治疗仍有较多的骨折不愈合和股骨头缺血性坏死的发生率。骨折多发生在老年人，长期卧床可引发肺部感染、泌尿系感染、褥疮及下肢静脉血栓形成等并发症。故主张尽早手术尽快离床活动，但需根据具体患者情况全面、缜密地考虑，选择最佳治疗方案。

（一）非手术治疗

非手术治疗适用于无明显移位、外展型或嵌入型及不完全性骨折等稳定骨折，或因年龄过大，自身状况极差，或合并有严重心、肺、肝、肾等功能障碍，不能施行手术治疗者。采用穿丁字鞋，下肢行皮牵引或骨牵引，患肢外展内旋位或中立位，牵引治疗同时进行股四头肌等长收缩训练和踝及足趾的屈曲活动，避免下肢静脉回流障碍或静脉血栓形成。一般 8 周后可在床上起坐，但不能盘腿。3 个月后骨折基本愈合后，可扶双拐患肢不负重下地活动。6 个月后逐渐弃拐行走。

（二）手术治疗

1. 手术适应证

（1）内收型骨折和有移位的骨折，难以用手法复位、牵引复位等方法变为稳定性骨折者，采用切开复位、内固定等方法。

（2）65 岁以上人群股骨颈头下型骨折，由于股骨头血循环破坏严重、骨折不愈合和骨缺血性坏死发生率高，加之患者病情不允许长期卧床者，应采用手术方法治疗。

（3）青少年骨折应尽量达到解剖复位，也可采用手术方法治疗。

（4）股骨颈陈旧性骨折、畸形愈合、股骨头缺血坏死，或合并髋关节骨性关节炎者，应采用手术治疗。

2. 手术方法

（1）闭合复位内固定：患者在麻醉后（一般用硬膜外或蛛网膜下腔麻醉），患者卧于骨科手术牵引床上，纵向牵引矫正短缩移位，逐渐外展，同时内旋，复位操作应在 C 型臂 X 线机下进行，证实复位满意后，在股骨大粗隆下做皮肤小切口或经皮肤穿针。内固定物种类繁多，归纳为以下三类：①单钉：三刃钉、Pugh 钉和 AO 拉力钉等，其共同特点为钉体较粗。②多钉：此类内固定物最多，如 Knowles 钉、Hagie 钉、Nenfeld 钉、Asnis 钉和空心钉等。其共同特点为钉体细，二到三根以上使用。③钉加钢板：如 Jewett 钉板、Richards 钉。其共同特点是比单钉多加一块钢板。如何选择内固定物，应根据技术条件、当地能提供何种内固定物以及术者的习惯。但是钉板类更适用于转子间骨折，单钉类因钉体粗大，打入后使骨质向周围挤压，骨内压的增加必然影响已经不足的血运；且单钉的抗旋转能力明显低于多钉，因此多钉类较适用于股骨颈骨折的治疗。目前空心钉是最常用的治疗方法。

（2）切开复位内固定：适用于手法复位失败、内固定不可靠、陈旧性骨折、骨折不愈合、畸形愈合的患者，根据患者的具体情况选择手术入路，切开关节囊，直视下复位后。选择用术前准备好的内固定物，如鹅头钉、三翼钉、加压螺钉加角状钢板、滑移式钉板。对头下型骨折、陈旧性骨折及骨折不愈合者，可以同时用带血循环的髂骨（旋髂深血管蒂、旋股外血管升支血管蒂等）植骨，或股方肌骨块植骨促进骨折愈合，防止股骨头缺血性坏死。

（3）人工关节置换术：适用于高龄股骨头下骨折、自身状况尚可者，或骨折不愈合及股骨头缺血性坏死者，可选择单纯人工股骨头置换术或全髋关节置换术。

（4）其他手术方法：股骨粗隆间内移截骨术（McMurray Osteotomy）、孟氏截骨术、粗隆下外展截骨术、股骨头切除及粗隆下外展截骨术（又称贝氏手术）、股骨颈"U"形截骨头颈嵌插加钢针固定等。以上手术对治疗股骨颈骨折包括陈旧性骨折、骨折不愈合等均有一定的效果，但近年来，应用者逐渐减少。

3. 术后处理 术后 2～3 周即可在床上起坐，活动膝关节、踝关节，6～8 周后可扶双拐下地不负重行走，骨愈合后可弃拐行走。对人工关节置换术的患者，可在术后 3～7 天开始下地活动。

4. 股骨颈骨折的并发症

（1）内固定失效：早期（3 个月内）失效率为 12%～24%。内固定失效的原因是多方面的，与年龄、骨质情况、复位情况、内固定位置及术后负重的早晚等有关。医生所应该做到的是熟知各种内固定的原理、使用要求，严格一丝不苟地去做，这将会减少许多医源性因素引起的内固定失效。

（2）骨折不愈合：骨折不愈合与骨折类型有密切关系，同时与复位的好坏有关，复位不良者不愈合率高，股骨颈后缘粉碎者更高。与内固定类型亦有关，钉板固定者不愈合率高，加压螺钉者低，多钉固定低于单钉。

第三节　股骨粗隆间骨折

股骨粗隆间骨折（intertrochanteric fracture of the femur）又称转子间骨折，多见于老年人。

【解剖概要】

大、小粗隆间均为松质骨，粗隆间处于股骨干与颈的交界处，是承受剪切应力最大的部位，因此此处容易发生骨折，由于股骨距的存在，决定了股骨粗隆间骨折的稳定性。

【发病机制】

老年人骨质疏松肢体不灵活，当下肢突然扭转跌倒或使大粗隆直接触地致伤，甚易造成骨折。粗隆间是骨囊性病变好发部位之一，因此需注意是否为病理性骨折。

【分类】

根据骨折部位、骨折线的形态及方法、骨折块数目等情况，有多种分类方法。参照Tronzo和Evans分类后，多将粗隆间骨折分为五种类型（图37-3-1）。

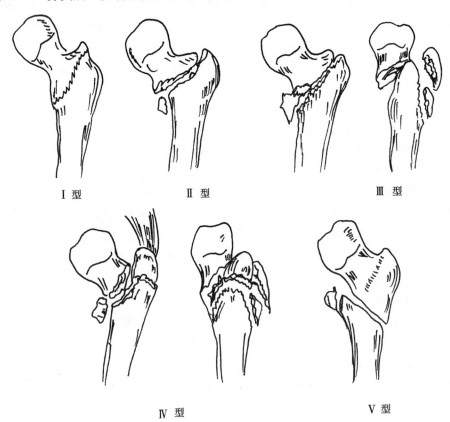

Ⅰ型　　　　　　Ⅱ型　　　　　　Ⅲ型

Ⅳ型　　　　　　　　V型

图37-3-1　股骨粗隆间骨折分类

Ⅰ型：单纯粗隆间骨折，骨折线由外上斜向内下，无移位。

Ⅱ型：在Ⅰ型的基础上有移位，合并有小粗隆撕脱骨折，但股骨距完整。

Ⅲ型：合并有小粗隆骨折，且累及股骨距，有移位，常伴有粗隆间后部骨折。

Ⅳ型：有大、小粗隆间粉碎骨折，并可发生肌骨颈、大粗隆冠状面的爆裂骨折。

Ⅴ型：是反粗隆间骨折，骨折线由内上斜向下外，可同时有小粗隆骨折，股骨距破坏。粗隆间骨折，股骨距受到破坏为不稳定骨折，完整者为稳定骨折。

【临床表现与诊断】

患者多为老年人，伤后患髋疼痛，不能站立或行走。下肢短缩及外旋畸形明显，无移位的嵌插骨折或移位较少的稳定骨折，上述症状比较轻微。检查时可见患侧大粗隆升高，局部可见肿胀及瘀斑，局部压痛明显。叩击足跟部常引起患处剧烈疼痛。一般说粗隆间骨折局部疼痛和肿胀的程度比股骨颈骨折明显，而前者压痛点多在大粗隆部，后者的压痛点多在腹股沟韧带中点外下方。往往需经 X 线检查后才能确定诊断，并根据 X 线检查结果进行分型。

【治疗】

1. 非手术治疗　患者多为高龄老人，首先注意全身情况，预防由于骨折后卧床不起而引起危及生命的各种并发症，如肺炎、褥疮和泌尿系感染等。骨折治疗目的是防止发生髋内翻畸形，具体应根据骨折类型、移位情况、患者年龄和全身情况等，分别采取不同方法。多采用胫骨结节或股骨髁上牵引，主要是矫正短缩和髋内翻畸形。8～10 周后才可逐渐扶拐下地。该方法需较长时间的卧床，容易产生多种并发症，死亡率高。因此近年来多主张早期手术，早期离床。

2. 手术治疗　适用于不稳定性骨折、手法复位失败者及陈旧性骨折畸形愈合者。目的是达到解剖复位，恢复股骨距及骨的连续性，矫正畸形，坚固内固定，早期离床活动，避免并发症的发生。

第四节　股骨干骨折

股骨干骨折（fracture of femoral shaft）是指股骨粗隆以下至股骨髁以上部位的骨折。股骨是人体最长、最粗的管状骨，并且是下肢主要的负重骨之一，如果治疗不当，可引起长期的功能障碍及严重的残疾。

【解剖概要】

股骨干有轻度向前外的弧度，股骨干的后方股骨嵴（股骨粗线）是骨折切开复位的标志。腘动、静脉位于股骨下 1/3 以下的后方，故此处骨折时，骨折端常向后方成角，易刺伤腘动、静脉。

【发病机制】

股骨干骨折多由强大的直接暴力造成，如撞击、挤压、火器伤等，骨折多为横行或粉碎骨折，同时软组织损伤较重，一部分骨折可由间接暴力所致，如扭转、杠杆作用或高处坠落等。骨折多为斜行或螺旋骨折。

【移位】

股骨上 1/3 骨折时，断端的移位方向较有规律，骨折近端因受髂腰肌，臀中、小肌和其他外旋肌群的牵拉而表现为屈曲、外展、外旋畸形，远端因受内收肌群的牵拉而向上、向内和向后移位。股骨中 1/3 骨折时，断端有重叠畸形，移位无一定规律，主要依外力的作用方向而言，远端因受内收肌群的牵引，一般向外成角畸形。股骨干下 1/3 骨折时，典型表现是近端内收、向前移位，远端因受腓肠肌的牵拉而向后屈曲（图 37-4-1）。

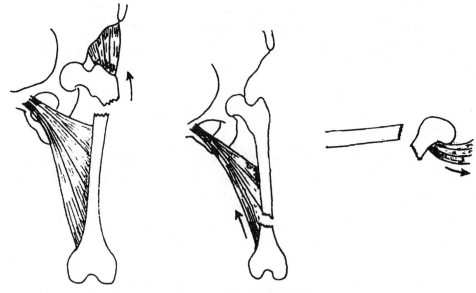

图 37-4-1　股骨干骨折移位方向

【临床表现与诊断】

1. 伤后剧痛，大腿肿胀、皮下瘀斑。

2. 肢体短缩畸形，骨折远端常有外旋。

3. 骨折局部可见异常活动和骨擦音。

4. 远 1/3 骨折需注意检查有无腘动、静脉和神经受损的体征。

5. 注意有无休克的表现。

6. X 线检查　可明确骨折的部位、类型、移位情况。

【治疗】

1. 非手术治疗　适用于比较稳定的股骨干骨折，软组织条件差者。主要采用胫骨结节或股骨髁上骨牵引，矫正短缩畸形后，手法复位，同时配合小夹板治疗。牵引方法很多，成人可采用 Braun 架固定牵引或 Thomas 架平衡持续牵引。牵引过程中要定时测量肢体长度和进行床旁 X 线检查，调节牵引重量和了解复位情况。3 岁以下儿童的股骨干骨折采用双下肢垂直悬吊皮肤牵引治疗（图 37-4-2）。

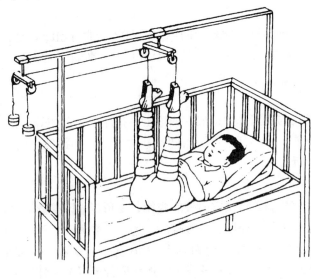

图 37-4-2　垂直悬吊皮肤牵引

牵引过程中要注意锻炼股四头肌，防止肌萎缩、粘连、关节僵直。当 X 线检查证实有牢固的骨愈合时，才可拆除牵引。

对于成人各种类型的股骨干骨折，目前多采用内固定治疗，有的应用外固定架，而对少年、儿童及婴幼儿的股骨干骨折，多数可用非手术方法达到目的。股骨干骨折治疗方法很多，不管选择哪种治疗方法，下述治疗原则已获得一致，且必须遵循，恢复肢体的对线、旋转和长度，保留血液供应以促进骨折愈合并防止感染，促进患肢及全身的康复。

2. 手术治疗

（1）手术治疗的适应证

1）非手术治疗无效。

2）同一肢体或其他部位有多处骨折者。

3）合并有神经、血管损伤者。

4）不宜长期卧床的老年人。

5）陈旧性骨折、畸形愈合者。

6）无污染或污染很轻的开放性骨折者。

（2）手术方法：根据具体情况采用。

1）切开复位、加压钢板螺钉内固定。

2）切开复位、带锁髓内针固定。

3）切开复位或闭合复位外固定支架固定。

4）切开复位或闭合复位或不愈合及畸形愈合者同时进行植骨术。

（毕郑钢　尚　剑）

第五节　髌骨脱位和骨折

一、髌骨脱位

髌骨脱位（dislocation of the patella）有外伤性脱位和习惯性脱位两种，本节仅叙述外伤性脱位。

【发病机制】

外伤性脱位是暴力作用于髌骨的结果，可分为上脱位和外侧脱位两种。上脱位是髌韧带完全性撕裂。外侧脱位常见，因膝关节囊从髌骨内缘附着处撕脱，股四头肌腱膜扩张部的内侧部分和股内侧肌附着处也有撕脱。外侧脱位有时可见有骨和软骨碎屑掉落在膝关节腔内形成游离体，也可同时伴有半月板和内侧副韧带损伤。

【临床表现与诊断】

1. 有外伤史。

2. 压痛，活动明显受限。

3. 外侧脱位时可自行复位；上脱位者可见髌骨位置偏高。

4. X 线检查　可了解具体脱位情况及有无合并骨折。

5. 关节镜检查。

【治疗】

外伤性髌骨脱位应手术治疗，应修复相应损伤的关节囊和韧带。

二、髌骨骨折

髌骨骨折占全部骨折损伤 1%，髌骨骨折造成的重要影响为伸膝装置连续性丧失及潜在的髌骨关节失配。

【应用解剖】

髌骨是人体中最大的籽骨，它是膝关节的一个组成部分。髌骨略呈三角形，尖端向下，被包埋在股四头肌腱内，其后方是软骨面，与股骨两髁之间软骨面成关节。其下极为粗糙面，在关节外。髌骨后方之软骨面有两条纵嵴，中央嵴与股骨髁滑车的凹陷相适应，并将髌骨后软骨面分为内、外两部分，内侧者较厚，外侧者扁宽。内侧嵴又将内侧部分为内侧面及内侧偏面，髌骨下端通过髌腱连于胫骨结节。

切除髌骨后，在伸膝活动中可使股四头肌肌力减少 30% 左右，因此，髌骨能起到保护膝关节、增强股四头肌肌力、伸直膝关节的滑车作用。

【发病机制】

1. 直接暴力　外力直接打击在髌骨上，如撞伤、踢伤等，骨折多为粉碎性，其髌前腱膜及髌两侧腱膜和关节囊多保持完好，骨折移位较小。

2. 间接暴力　股四头肌剧烈收缩，形成牵拉性损伤。如突然滑倒时，膝关节半屈曲位，股四头肌骤然收缩，牵拉髌骨向上，髌韧带固定髌骨下部，而股骨髁部向前顶压髌骨形成支点，三种力量同时作用造成髌骨骨折。间接暴力多造成髌骨横行骨折，移位大，髌前筋膜及两侧扩张部撕裂严重。

【分类】

(1) 髌骨横行骨折：髌骨中 1/3、髌骨下 1/3 骨折。

(2) 髌骨粉碎骨折。

(3) 髌骨下极粉碎骨折。

(4) 髌骨上极粉碎骨折：较少见。

(5) 髌骨纵行骨折。

【临床表现与诊断】

1. 有外伤史。

2. 膝关节肿胀、瘀斑、疼痛、伸膝功能丧失。

3. 关节腔内积血（浮髌试验阳性）；有移位的骨折，可触及骨折端或骨折间隙。

4. 髌骨正侧位 X 线检查可确诊。

【治疗】

髌骨骨折系关节内骨折，首选手术治疗。

1. 手术治疗

(1) 切开复位内固定：固定方法很多，"AO"张力带钢丝固定为常用方法（图 37-5-1）。应最大限度地恢复其关节面的形态，力争使骨折解剖复位，关节面平滑，给予较牢固内固定，早期活动膝关节，恢复其功能，防止创伤性关节炎的发生。

(2) 髌骨部分切除术：适用于上、下极粉碎骨折。将粉碎的上、下极骨块切除后，将股四头肌附着于髌骨下段，或将髌韧带附着于髌骨上段。术后需长腿石膏固定膝关节伸直 3～4 周。拆除石膏进行功能练习，6 周后可扶拐行走。

(3) 髌骨全切术：适用于不能复位、不能行部分切除的粉碎骨折。切除后要修复撕裂的扩张部及关节囊，并将股四头肌与髌韧带缝合。不能做直接缝合者，可用股四头肌翻转修补缝合。术后处理同前。

(4) 抓髌器及外固定支架：适用于中部横行骨折。

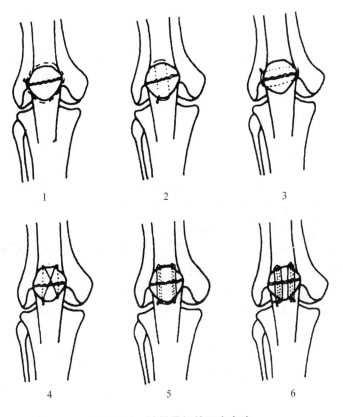

图 37-5-1　髌骨骨折的固定方法

1. 钢丝环形固定；2. Magnuson 钢丝固定；3. 横 "U" 形
钢丝固定；4、5. 张力带钢丝固定；6. AO 张力带钢丝固定

2. 非手术疗法　仅适用于无移位和无法手术的髌骨骨折，用石膏或下肢支架固定 6～8
周。固定期间注意股四头肌锻炼，拆除固定后开始膝关节的伸屈训练。膝关节腔内有出血者，
可采用穿刺抽出积血后，加压包扎。

（毕郑钢　邵　明）

第六节　膝关节韧带损伤

膝关节的稳定主要依靠韧带和肌肉，而韧带损伤后，若失去早期修复的机会，常有不同程
度的关节不稳，导致股部肌肉萎缩，反复受伤及创伤性关节炎。晚期韧带重建方法虽较多，但
效果均不理想，因此膝关节韧带损伤（injuries of the ligament of the knee joint）的早期诊断、
治疗非常重要。

【解剖摘要】

膝关节的韧带主要由内侧副韧带，外侧副韧带，前、后交叉韧带组成。内侧副韧带的浅层
起于股骨内髁，止于关节线远侧 3～4cm 的胫骨上部；深层来自关节囊，起止于靠近关节软骨
边缘的股骨与胫骨内髁，纤维较短而厚实，其中段和内侧半月板相连。外侧副韧带起于股骨外
上髁，止于腓骨小头，呈圆索状，不与外侧半月板相连，前交叉韧带起自股骨髁间凹的外侧
面，向前下方止于胫骨髁间嵴的前方。后交叉韧带起自股骨髁间凹的内侧面，向后下方止于胫
骨髁间嵴的后方。

【发病机制】

1. 内侧副韧带损伤　膝关节外侧受到直接暴力，使其猛烈外翻，致使内侧副韧带撕裂。

膝关节半屈曲，小腿强力外展、外旋也可使内侧副韧带断裂，可同时伴有前交叉韧带或内侧半月板损伤。

2. 外侧副韧带损伤　多为膝内翻暴力所致，临床少见，但可并发腓总神经、外侧半月板、股二头肌、髂胫束等的损伤。

3. 前交叉韧带损伤　多为膝关节伸直位下内翻或屈曲位下外翻及强力过伸所致，膝过屈亦可发生。较后交叉韧带损伤多见。

4. 后交叉韧带损伤　多为从前方来的强大暴力，使胫骨后移所致，较少见。

【临床表现与诊断】

1. 有明确的外伤史，并且受伤时可听到韧带断裂的声响，青少年多见，男性多于女性。

2. 关节肿胀、剧痛，患者不敢活动，可有关节积血。

3. 膝关节处于强迫体位或伸直位或屈曲位。

4. 膝内、外翻试验（侧方应力试验）阳性，提示有侧副韧带扭伤或断裂。

5. 抽屉试验阳性，提示有交叉韧带断裂。

6. 轴移试验阳性，提示存在前交叉韧带断裂后的膝关节不稳定。

7. X线检查　在膝内、外翻的位置拍片，对比内、外侧的关节间隙，超过 4～12mm 为部分断裂，超过 12mm 为完全断裂。

8. MRI　可显示前、后交叉韧带的情况，并可发现其他的损伤。

9. 膝关节镜检查　能更好地确定诊断。

【治疗】

1. 对副韧带部分断裂者，可用长腿石膏固定 4～6 周。完全断裂者应尽早进行手术修补。

2. 对前交叉韧带损伤，应尽早手术修复。目前主张在关节镜下行韧带重建并进行早期康复训练。重建材料可选用自体骨-髌腱-骨，半腱肌、股薄肌肌腱，异体肌腱或人工韧带。

3. 对于后交叉韧带损伤是否手术治疗，尚有争论，目前倾向于在关节镜下早期修复。

第七节　膝关节半月板损伤

【解剖概要】

半月板是一种月牙状纤维软骨，位于股骨和胫骨关节间隙内。半月板只有边缘部分有血液供给，损伤后很难愈合。内侧半月板较大，呈"C"形，前角狭窄，后角宽大、肥厚。前角附着于前交叉韧带附着点髁间嵴的前方，后角附着于后交叉韧带止点的前方。只有中部外缘和内侧副韧带的深层纤维相连。外侧半月板较小呈"O"形，前角附着于前交叉韧带止点的外侧方、髁间嵴前方，后角附着在后交叉韧带止点的前方，其外缘与肌腱相连，不与外侧副韧带相连。如果半月板在胚胎发育期中央部分没有被吸收而发生椭圆形盘状畸形，称为盘状半月板。在国内外侧半月板损伤多见，而国外则相反。

【发病机制与类型】

膝关节半屈曲时，股骨髁与半月板的接触面缩小，此时膝关节受到猛烈的旋转暴力，产生研磨力量使半月板发生破裂。致使半月板损伤须有四个因素：膝半屈、内收或外展，重力挤压、旋转力量。

膝关节半月板损伤（injuries of the meniscus）的类型：①纵裂，又称桶柄样撕裂；②中 1/3 撕裂，又称体部撕裂；③前角撕裂；④前 1/3 撕裂；⑤后 1/3 撕裂；⑥分层劈裂，又称水平劈裂（图 37-7-1）。

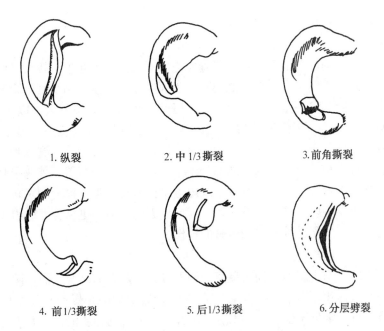

| 1. 纵裂 | 2. 中 1/3 撕裂 | 3. 前角撕裂 |
| 4. 前 1/3 撕裂 | 5. 后 1/3 撕裂 | 6. 分层劈裂 |

图 37-7-1 膝关节半月板损伤的类型

【临床表现与诊断】

1. 患者多有明确的膝关节扭伤史。少数无明显外伤。

2. 伤后膝关节剧痛，不能伸直，关节线上有压痛。

3. 急性期过后，膝关节内有交锁现象。

4. 股四头肌不同程度的萎缩。

5. 膝关节过伸试验、过屈试验和研磨试验阳性，回旋挤压试验（McMurray 征）阳性，具有诊断意义。

6. X 线检查　可以排除其他损伤和疾病。

7. 关节空气造影、碘溶液造影或空气＋碘溶液造影曾是有效的辅助诊断方法，但现已被 MRI 检查替代。

8. MRI　可以清晰地显示半月板和韧带损伤，但其准确性不如关节镜检查。

9. 膝关节镜检查　可在直视下作出正确诊断。

【治疗】

1. 急性半月板损伤，可用长腿石膏托固定膝关节 4 周。对关节内有积血者，可在穿刺抽尽后，加压包扎。

2. 手术治疗　可手术摘除破裂的半月板，但摘除了半月板的膝关节很容易出现骨性关节炎，现很少采用。

3. 目前主张在关节镜下进行损伤半月板的缝合或修整，尽可能保留半月板。关节镜手术具有微创、干扰小、恢复快、可以早期活动的优点。

（毕郑钢　谷文光）

第八节　胫骨平台骨折

胫骨平台骨折（tibial plateau fractures）约占所有骨折的 1%，约占老年人骨折的 8%，多为关节内骨折，可导致不同程度的关节面压缩和移位。治疗时必须针对不同的损伤类型，采取不同的治疗方法，以获得良好的效果。

【解剖概要】

胫骨平台是胫骨近端的关节部分，与股骨髁构成膝关节。内侧平台较大且凹，外侧平台较小且凸，外侧平台高于内侧平台。二者之间有胫骨髁，是交叉韧带和半月板附着的区域。在胫骨近端还有两个骨性隆起，一是胫骨结节，位于胫骨嵴前方，膝关节水平以下 2～3cm，有髌腱附着；二是 Gerly 结节，位于胫骨外髁的前外侧面，是髂胫束的止点。胫腓之间组成上胫腓关节，位于胫骨的后外侧面。腓骨对胫骨近端有支撑作用，并且为外侧副韧带、腘肌腱和股二头肌腱提供附着位置。每一个平台的外侧部分由半月板纤维软骨覆盖，外侧半月板覆盖的关节面比内侧更大，外侧平台骨小梁分布密度不及内侧平台密集，骨支撑力相对较弱。因此，外髁的骨折更为常见。当发生内侧平台骨折时，常需要更大的暴力，更易合并软组织损伤，如外侧韧带复合结构的撕裂，外侧腓神经或腘血管的损伤。

【发病机制及类型】

胫骨平台骨折的受伤机制为：轴向负荷、侧方应力或两者的结合，而实际上则是股骨髁行使剪切和压缩的暴力作用于胫骨平台上，引起的骨折最常见的是爆裂和压缩骨折，或两者均有。单纯的爆裂骨折更常见于较年轻的患者，因胫骨髁强硬的骨质能抵挡其上方的股骨髁的压缩力量。老年人骨骼承受压力的能力降低，多导致平台压缩骨折。因此，受伤原因以交通事故汽车撞击、高空坠落或运动损伤为多见。老年人骨质疏松，外力虽轻微也可发生胫骨平台骨折。

胫骨平台骨折有很多分类方法，当前最广泛应用的一种为 Schatzker 分类法（图 37-8-1）。

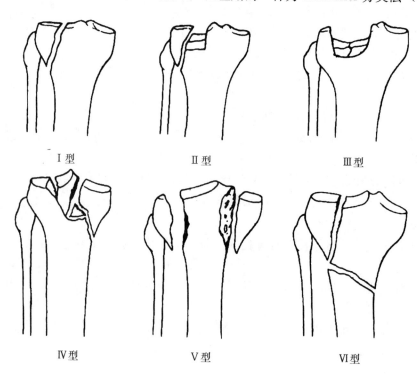

Ⅰ型　　　　　　Ⅱ型　　　　　　Ⅲ型

Ⅳ型　　　　　　Ⅴ型　　　　　　Ⅵ型

图 37-8-1　Schatzker 分型

Ⅰ型：外侧平台爆裂骨折；无关节面塌陷，发生在松质骨致密的年轻人。

Ⅱ型：外侧平台爆裂塌陷，是外侧屈曲应力合并纵向负荷所致，常发生在 40 岁或以上者。

Ⅲ型：单纯外侧平台爆裂塌陷，可发生在关节面的任何部分，但常见于中心区塌陷。

Ⅳ型：内侧平台塌陷，因内翻和轴向负荷所致，常是中等或高能量损伤。

Ⅴ型：双髁骨折，伴不同程度的关节面塌陷和移位，常是内髁骨折合并外髁爆裂或爆裂塌陷。

Ⅵ型：双髁骨折合并干骺端骨折，常见于高能量损伤或高处坠落伤，X线检查常呈爆裂样。

【临床表现和诊断】

1. 症状和体征 患者膝部疼痛、肿胀，不能负重。骨折无移位者症状较轻，骨折部位常有明显压痛；有移位的骨折，骨折部常有明显血肿，渗入至关节腔及周围肌肉、筋膜和皮下组织中，造成膝关节和小腿上端严重肿胀，并伴有广泛瘀斑。由于严重肿胀，皮肤可产生张力性水疱。骨折移位可见局部畸形，有时甚至可触及骨擦音。此外需强调的是胫骨平台可合并膝严重的软组织损伤，如半月板、侧副韧带和交叉韧带的撕裂。内侧平台的暴力损伤常有膝关节的脱位，并有腓总神经或腘血管损伤。

2. 影像学检查 X线检查可帮助明确诊断及了解骨折的类型和严重性，CT检查更有利于判断骨折块粉碎及塌陷的程度和部位，可供选择手术方式时参考，MRI更有利于韧带和半月板的损伤诊断。怀疑有血管损伤的患者可行动脉造影。

【治疗】

1. 非手术治疗 适用于无移位或轻度移位的SchatzkerⅠ型骨折或塌陷≤1cm的SchatzkerⅡ型或Ⅲ型骨折，采用长腿石膏固定4～6周，负重应延迟至2～3个月。也可采用牵引治疗，用胫骨中下1/3骨牵引，将小腿置于Thomas架和副架上，通过牵引来控制小腿内外翻位置，并可早期进行膝关节活动。对于轻度移位塌陷骨折，若有韧带损伤导致膝不稳定，则应修复韧带，骨折也考虑切开复位内固定。

2. 手术治疗 胫骨平台骨折为关节内骨折，故多主张早期手术治疗，对于SchatzkerⅠ～Ⅲ型骨折可用支撑钢板-螺钉内固定。Ⅳ型骨折多合并髁间隆起骨折，应同时用钢丝通过骨隧道固定。Ⅴ型、Ⅵ型骨折为双髁骨折，应采用松质骨螺钉和双侧支撑钢板内固定（图37-8-2）。胫骨边缘撕脱骨折多并发韧带损伤和不稳定，应认真对待。

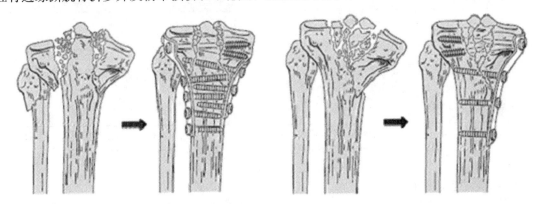

图37-8-2 单侧及双侧胫骨平台骨折松质骨螺钉和支撑钢板内固定

第九节 胫腓骨干双骨折

胫腓骨干双骨折（fracture of shaft of tibia and fibula）在长骨骨折中最多见，约占全身骨折的12%。双骨折、粉碎骨折及开放性骨折居多，软组织损伤重，治疗复杂。

【解剖概要】

1. 骨结构 胫骨骨干密质骨厚而坚固，抗压能力强。胫骨上1/3呈三角形，下1/3略呈四方形，胫骨中、下1/3交界处是三菱形与四边形骨干形态移行部，为骨折多发部位，所用支撑钢板必须适合该部位不规则形状。胫骨结节不与骨干轴线一致，稍靠外，应在定位髓内针打入点时加以考虑。胫骨前缘的锐性胫骨嵴是骨折复位的标志。胫骨的髓腔呈不规则的三角形，髓腔的狭窄部在中、下 1/3 交界处。

2. 胫、腓骨的血供　胫骨的滋养动脉由胫骨上端后外侧穿入，向远近端走行，并与干骺端的血管相吻合。骨膜动脉沿途分出垂直小支传入密质骨外层。此外，胫骨中上端的前外侧及后侧有丰富的肌肉包绕，肌与骨膜之间侧支循环丰富。骨折移位破坏滋养动脉的血供，如果外周软组织也被严重剥离，会导致血供的严重不足，影响骨折愈合。

3. 骨间膜　骨间膜将胫骨的外侧嵴和腓骨的前内侧缘连接起来，它的主要纤维向下外走行。单一胫骨骨折时，腓骨借骨间膜的联系，对胫骨有支撑作用，但腓骨因屈从作用向外侧弯曲，胫骨上折段有下内方滑移趋势。因此，胫、腓骨干双骨折时，将胫骨、腓骨骨折同时固定，则更可靠。腓骨远端在维持踝关节的结构完整性方面有重要地位，它通过韧带联合以及骨间膜与远端胫骨紧密连接。这些韧带的断裂将使腓骨失去对距骨的支持。胫骨干骨折任何方向的移位（包括旋转和短缩），都将使踝关节承载的应力发生异常。

4. 筋膜间隔　小腿深筋膜与胫腓骨及骨间膜形成四个界限清楚的筋膜间隔，内容相应肌群：前筋膜间隔内走行胫骨前肌、趾伸肌；外侧筋膜间隔为腓骨肌；后浅筋膜间隔为小腿三头肌；后深筋膜间隔为趾屈肌。小腿骨折并发血管及严重软组织损伤可引起筋膜间隔综合征。

【病因、病理和分类】

1. 损伤机制　间接暴力损伤机制包括弯曲（铰链）和扭转暴力。局部软组织损伤相对较轻，骨折为长斜、螺旋和蝶形骨块。直接暴力骨折的骨折线为横行和短斜行，高能损伤有复杂的高度粉碎的形态，伴有广泛软组织损伤。

2. 胫骨骨折分类　目前常用的为改良 Ellis 胫骨分类（表 37-9-1）。

表 37-9-1　胫骨骨折分类

骨折特点	轻度	中度	重度
移位	0～50%（直径）	51%～100%	100%
粉碎程度	无或轻微	无或 1 个蝶形片	2 个或更多片或段
软组织伤	开放Ⅰ度（Gastilo） 闭合 0 度（Tscheme＊）	开放Ⅱ度 闭合Ⅰ度	开放Ⅲ度～Ⅴ度 闭合Ⅱ度～Ⅲ度
暴力	低	中	高能，压伤

＊ Tscheme 闭合分级：0 度间接暴力致伤；Ⅰ度低或中能量上，骨折局部软组织挫伤；Ⅱ度肌挫伤严重，深层皮肤擦伤，有筋膜间隔综合征高危性；Ⅲ度广泛挤压，皮下组织脱套或撕脱，可有动脉损伤或确定的筋膜间隔综合征

【临床表现与诊断】

1. 病史　了解受伤时间、机制、暴力种类、处理情况。一般疼痛、功能障碍明显，但儿童青枝骨折及成人腓骨骨折后可负重行走。

2. 检查　伤后局部肿胀明显，压痛局限，常见畸形、反常活动及功能障碍。除骨折体征外，特别注意软组织损伤的严重程度、有无血管及神经的损伤，每个胫腓骨骨折的患者必须记录足背动脉和胫后动脉有无搏动，踝关节和足趾的背伸、跖屈以及足的皮肤感觉等神经系统的情况。足背动脉搏动存在及肢端温暖不能排除小腿血运障碍。可疑时，应测筋膜间隔内压及超声检查。

3. X 线检查　明确骨折的部位、类型、移位。投照应包括膝和踝关节。

【治疗】

治疗目的是为了使患者获得最大限度的功能恢复，消除旋转、成角、缩短畸形。对于闭合胫腓骨骨折的治疗有下列方法：①闭合复位以石膏、支具等制动；②闭合穿针骨外固定器固

定；③切开复位内固定；④闭合复位髓内针固定。对于开放性骨折，选用上述方法之一固定骨折，开放伤口则遵循下面原则：彻底反复清创，合理应用抗生素，早期关闭伤口（包括使用肌瓣及游离皮瓣），早期植骨治疗。

1. 非手术治疗　主要适用于稳定骨折。应熟悉骨折移位的病理、受伤的机制、骨折界面、软组织损伤的情况。在充分麻醉下，以合理的步骤及熟悉的手法，尽量达到解剖复位，反复多次甚至是暴力式的整复则决不可取。复位后长腿石膏外固定，利用石膏塑形维持骨折的对位、对线。牵引法治疗胫腓骨骨折使骨折端分离，患者需卧床不能早期功能锻炼，所以牵引治疗已经很少临床使用，它可作为一种临时的治疗措施，例如患者软组织严重损伤，在等待进一步治疗时可使用跟骨牵引。

2. 手术治疗

（1）外固定器固定：骨外固定器对开放性小腿骨折尤其有实用价值。在十分严重的开放性骨折，软组织广泛挫裂伤甚至缺损，骨折粉碎时，往往是唯一的选择。

（2）钢板内固定：多适用骨折相对稳定及软组织损伤较轻的骨折。目前仍以动力加压钢板应用普遍，但常因追求解剖复位使骨折片软组织剥离，破坏血运。因此多主张生物固定，采用桥接接骨板、微创固定系统。由于胫骨内侧面仅有一层皮肤覆盖，缺乏肌肉保护，因此将钢板置于胫骨前外侧肌肉下。

（3）带锁髓内针内固定：应用带锁髓内针内固定治疗闭合或开放性胫腓骨干双骨折已被广泛接受。可以闭合穿针，不破坏骨折端软组织，能保持骨的长度，控制旋转力，骨折固定稳固。术后第一天开始股四头肌等长收缩练习。固定稳定者，可立即开始用被动活动器活动。

（毕郑钢　杨成林）

第十节　踝部骨折

踝部骨折（fracture of the ankle）是最常见的关节内骨折，青壮年易发生。

【解剖概要】

踝关节由胫、腓骨下端的内、外踝和距骨组成。胫骨下端后缘稍向后突出，称为后踝。由内、外、后三踝构成踝穴，距骨位于踝穴内，踝关节跖屈时，距骨体和踝穴的间隙大，活动度亦大，易发生骨折。

【发病机制和分型】

踝部骨折多由间接暴力所致，多数是在踝跖屈时扭转发生，因暴力、姿势的不同可发生不同类型骨折。Davis-Weber 和 Lange-Hanson 的综合分类更适合临床（图 37-10-1）。

Ⅰ型内翻内收型：单纯外踝骨折，也可外踝、内踝同时有骨折。

Ⅱ型又分为两个亚型：①外翻外展型：可单纯为内踝骨折或合并外踝和后踝骨折；②内翻外旋型：可出现外踝粉碎骨折和后踝骨折及内踝撕脱骨折。Ⅱ型无踝关节脱位，是其特点。

Ⅲ型外翻外旋型：发生内踝撕脱骨折、下胫腓关节分离、外踝上方的骨折，有时尚可有腓骨上端的骨折，需注意易漏诊。

【临床表现与诊断】

1. 明确的外伤史。

2. 局部肿胀、压痛，骨擦感阳性。

3. 踝部活动障碍，内翻或外翻畸形，合并距骨脱位时更明显。

4. X线检查　踝关节正、侧位片，必要时加拍腓骨全长片和踝关节应力位片。

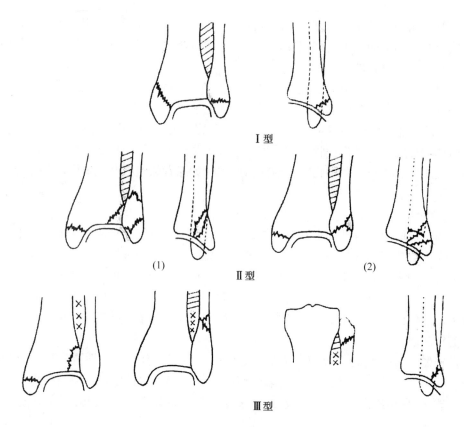

Ⅰ型

(1)　Ⅱ型　(2)

Ⅲ型

图 37-10-1　踝部骨折的分类

5. CT 检查　可显示关节面损伤情况。

【治疗】

1. 对无移位骨折者，用小腿石膏固定于踝中立位 3～4 周后，进行踝关节功能训练。

2. 对有移位骨折者，需手法复位达到解剖复位，石膏固定 6～8 周。

3. 踝部骨折为关节内骨折，多主张切开复位内固定。手术适应证：手法复位失败者；骨折不稳定，骨折块大于关节面 1/4 者；踝部多处骨折，下胫腓关节有分离者；关节内有游离骨块；开放性骨折或合并血管、神经损伤，清创、探查后行复位内固定。

内固定可选用松质骨螺钉或可吸收螺钉，也可用钢板或张力带钢丝固定。

第十一节　踝部扭伤和跟腱断裂

一、踝部扭伤

【解剖概要】

踝关节有三个主要的韧带组织：①内侧副韧带又称三角韧带，起自内踝，呈扇形向下，止于足舟骨、距骨和跟骨；②外侧副韧带，起自外踝，分三束止于距骨前外侧、跟骨外侧和距骨后方；③下胫腓韧带，又称胫腓韧带，有两条，分别位于胫、腓骨下端的前方和后方，将胫、腓骨紧紧连在一起。

【发病机制】

踝关节跖屈时，足部突然发生内、外翻的暴力，使韧带牵扯过度使得踝部扭伤（sprain of the ankle），还可导致撕脱骨折、踝关节或下胫腓关节脱位。

【临床表现与诊断】

1. 踝关节扭伤史。

2. 局部疼痛、肿胀，活动受限，内、外翻时疼痛加重。

3. X 线检查　内、外翻应力位片可见关节间隙增宽，侧位片有时可见距骨向前半脱位。

【治疗】

1. 靴形石膏或弹力绷带固定　内侧副韧带损伤时，踝关节固定于极度内翻位，外侧副韧带损伤时，踝关节固定于极度外翻位，固定 3 周后功能练习。

2. 手术治疗　适用于韧带完全断裂或有撕脱骨折者。

二、跟腱断裂

【解剖概要】

腓肠肌和比目鱼肌向下合成坚强的跟腱，止于跟骨结节的后方。

【发病机制】

钝器或锐器暴力直接作用于跟腱可使其部分或完全断裂；在跟腱有损伤的基础上，跑、跳等运动时，因肌肉强烈收缩可致跟腱自发性断裂。断裂点可在跟腱止点、中部或肌腱、肌腹移行部。

【临床表现与诊断】

1. 新鲜损伤时表现为跟部疼痛；患足不能以足趾站立；检查局部肿胀、触痛，并能摸到跟腱连续性中断及凹陷，跖屈力弱，Thomposon 征阳性（俯卧位，捏患者小腿三头肌时，踝不动）。

2. 超声检查可显示跟腱纤维断裂或囊肿样变；磁共振检查更明确。

【治疗】

1. 非手术治疗　适用于闭合性不全断裂者。踝关节极度跖屈，石膏固定 6 周，然后功能练习。

2. 手术切开治疗　适用于跟腱完全断裂、陈旧性断裂、开放性断裂者。可直接缝合修复或结合筋膜加强成形。

第十二节　跟骨骨折

跟骨骨折（fracture of the calcaneus）是跗骨中最常见的骨折，约占 60%。

【解剖概要】

跟骨长而略有弓形，与距骨形成距跟关节，跟骨与骰骨形成跟骰关节。跟骨结节关节角（Bohler 角）正常为 40°，是跟骨结节与跟骨后关节突的连线与跟骨前、后关节连线的夹角。足的负重点为跟骨、第一跖骨头和第五跖骨头。

【发病机制与分类】

高处坠落，足跟着地是骨折的主要原因。也可由下而上的暴力作用发生骨折，如足踏地雷、舰艇上浮，甲板作业人员足跟受到反冲力等，近年来交通事故造成的此类骨折亦有增多，由于暴力的大小、方向、受力部位及骨质情况等可发生不同类型的骨折，根据骨折线是否波及跟距关节分为两类。

1. 不波及跟距关节的骨折　①跟骨前端骨折，仅波及跟骰关节；②跟骨结节垂直骨折；③载距突骨折；④跟骨结节的"鸟嘴状"骨折（图 37-12-1）。

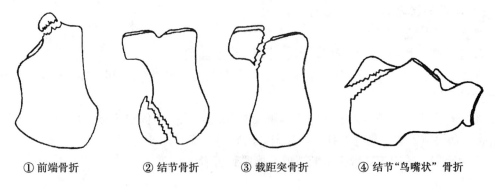

①前端骨折　　②结节骨折　　③载距突骨折　　④结节"鸟嘴状"骨折

图 37-12-1　不波及跟距关节的跟骨骨折

2. 波及跟距关节的骨折　①垂直压缩骨折，跟骨塌陷或压缩。②单纯剪切暴力骨折，称为Ⅰ度骨折。③剪切和挤压暴力骨折，称为Ⅱ度骨折，临床多见。④粉碎骨折，称为Ⅲ度骨折（图 37-12-2）。

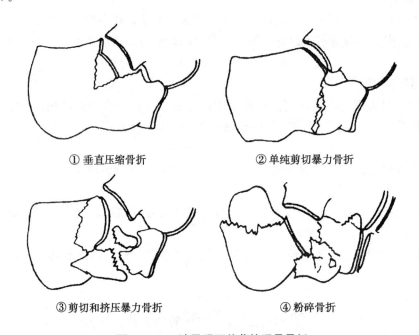

①垂直压缩骨折　　　　　　　　　②单纯剪切暴力骨折

③剪切和挤压暴力骨折　　　　　　④粉碎骨折

图 37-12-2　波及跟距关节的跟骨骨折

【临床表现与诊断】

1. 有明确的外伤史。

2. 跟部疼痛、压痛、肿胀、瘀斑，不能行走。

3. 足底扁平，跟骨横径增宽畸形。

4. X 线检查　应拍踝关节的正、侧、斜位及跟骨轴位片，可明确骨折的类型、移位情况。

5. CT 检查　更有助于诊断和了解是否切开复位。

6. 注意检查有无骨盆及脊柱的损伤。

【跟骨骨折的治疗】

1. 非手术治疗

非手术治疗包括手法复位加石膏固定，单纯牵引、加压包扎等，适合于无移位或微小移位的未波及距下关节（跟距关节）的骨折，以及存在局部或全身禁忌证的患者。

（1）载距突骨折：无移位者给予石膏固定于功能位 4～6 周，有移位者手法复位后石膏固定。

（2）跟骨前突撕脱骨折：小腿管型石膏固定6周，如有不愈合者可切除前突。

（3）跟骨结节纵形骨折：无移位者加压包扎，有移位者跟骨牵引侧位，加压复位后石膏外固定。

（4）跟骨结节水平骨折：无移位者石膏固定，有移位者手法复位后石膏固定。

2. 手术治疗

（1）撬拨复位加骨圆针固定：主要适用于舌状骨折及某些关节压缩骨折，术后须用石膏托外固定4～6周。

（2）外固定支架：适用于严重粉碎跟骨骨折或伴有严重软组织损伤的骨折，目前应用较多的是Ilizarov外固定器及改良的复合型外固定器。

（3）跟距关节融合术：适用于波及距下关节（跟距关节）的严重粉碎骨折。

（4）切开复位内固定：适用于：①关节内骨折关，关关节移位＞1mm；②关节外骨折引起较大的位置异常、短缩和跟骨增宽（外翻＞10°或内翻＞5°），合并或不合并周围软组织损伤，经保守治疗和撬拨复位无效者。

（5）微创技术及距下关节镜：微创技术和距下关节镜在跟骨骨折治疗领域已经开始应用，并处于不断发展中。

第十三节　足部骨折

一、跖骨骨折

【概述】

跖骨骨折（fracture of the metatarsal）多由直接暴力引起，多发生在第2～4跖骨。第2或第3跖骨可发生疲劳骨折，间接暴力可造成跖骨干有螺旋骨折及第五跖骨基底撕脱骨折，多由扭转暴力引起。跖骨位于足的前部，其基底部与楔骨、骰骨组成跖跗关节，跖骨头是负重区域，任何损伤造成的跖骨骨折，如不能解剖复位，将影响足部稳定结构，可能发生严重并发症，解剖复位有积极意义。

【临床表现与诊断】

1. 有明确的外伤史或长期慢性损伤史。

2. 足部疼痛、肿胀、瘀斑，患者不能行走。

3. 足部可有短缩或成角畸形。

4. 足部压痛和纵向叩击痛。

【治疗】

1. 手法复位，石膏固定　一般跖骨骨折均可采用该法。

2. 切开复位、内固定　用于手法复位失败者或陈旧性骨折或畸形愈合有功能障碍者。第1～5跖骨干用小钢板螺钉，第2、3、4跖骨干一般用细钢针做髓内固定，可采用克氏针交叉固定，固定后需石膏固定4～6周，小钢板固定后，可以进行功能锻炼。

二、趾骨骨折

【解剖概要】

趾骨分为远节、中节（蹈趾无中节）、近节趾骨，趾间有关节囊及韧带连接，远位趾骨有屈、伸肌腱的止点。

【发病机制及分类】

趾骨骨折多为直接暴力所致，如重物直接打击或足踢硬物等。重物打击多为粉碎骨折或纵行骨折，同时合并趾甲损伤，开放性骨折多见，踢硬物多导致横行或短斜行骨折。

【治疗】

趾骨骨折（fracture of the phalanx of toe）无移位者行局部包扎固定，开放性损伤要清创防止感染。对移位较大者用手术复位、内固定或石膏固定 3 周即可，固定患趾于趾屈位。

（毕郑钢　付春江）

第三十八章 脊柱和骨盆骨折

第一节 脊柱骨折

【应用解剖】

脊柱由 24 个活动的脊椎骨以及固定的骶骨和尾骨所组成。从第 2、3 颈椎间开始，直至第 5 腰椎与第 1 骶椎间都有一个椎间盘。脊柱周围有许多大小不一、长短不等的肌肉及韧带。脊柱有保护脊髓及胸、腹腔脏器，减缓震荡的功能，还可做前屈、后伸、左右侧屈及旋转等活动。

不同部位脊椎关节突的方向不同，决定了其活动范围也不相同。颈椎关节突的关节面方向呈冠状位，与横断面呈 45°角；胸椎关节突的关节面方向呈冠状斜行，与横断面呈 60°角。腰椎关节突的关节面方向呈矢状位，与横断面呈 90°角。颈椎和腰椎活动度大，胸椎活动度较小。

正常脊柱在额状面无曲度，在矢状面有生理曲度。胸段脊柱及骶骨凸向后方，出生后即存在，为原发曲度；颈段及腰段凸向前方，在幼儿抬头及直立时逐渐形成，为继发曲度。

脊柱周围有很多肌肉，可启动和控制脊柱的运动、增强脊柱的稳定性和承受作用于躯干的外力。除肌肉之外，椎骨之间尚有韧带连接，包括前纵韧带和椎体后部韧带，即后纵韧带、黄韧带、棘间韧带及棘上韧带等。脊柱周围各韧带的功能为：①连接椎骨；②作为肌肉的后备力量，维持肌肉静态位置；③控制并防止各方的过度运动。

胎儿 1~3 个月脊髓与椎骨长度一致。自胚胎第 4 个月起，脊髓与椎骨的生长不一致，椎骨生长速度快而脊髓慢，终使脊髓的节段和椎骨的平面不相符。新生儿脊髓的下端平对第 3 腰椎；至成人则平对第 1 腰椎下缘，第 2 腰椎以下无脊髓，仅有脊髓发出的马尾神经。因而脊髓内部运动和感觉的分节及其神经的分出，均与相应的脊椎平面不符合，脊髓分节平面较相应椎体节段高，在颈椎高 1 个节段，在胸椎 $T_{1\sim6}$ 高 2 个节段，胸椎 $T_{7\sim11}$ 高 3 个节段。整个腰脊髓位于胸椎 $T_{10\sim12}$ 之间，骶脊髓位于胸椎 T_{12} 与腰椎 L_1 之间，即圆锥。

【脊柱的生物力学】

脊柱是一种复杂的机械结构，其中椎体构成杠杆；椎间盘和关节突构成运动轴；韧带构成限制性结构；肌肉构成动力。了解脊柱的生物力学对全面分析和正确处理脊柱问题十分重要。

每两个相邻的椎体及连接于其间的组织构成一个脊柱功能单位（functional spinal unit，FSU），包括椎间盘、椎间关节及韧带，但不包括肌肉，胸椎尚包括两侧的肋骨头和韧带。Holdsworth 首先提出脊柱的两柱理论：由椎体和椎间盘形成的承重柱和由后侧附件及韧带结构形成的抗张力柱，即脊柱由前柱和后柱组成。前后柱任何一柱的破坏都可能导致脊柱的不稳定。Denis 的三柱理论在区分脊柱稳定方面取得了明显的进步。Denis 的三柱分类系统包括前柱（前纵韧带和椎体、纤维环的前 1/2），中柱（椎体、纤维环的后 1/2 和后纵韧带），后柱（包括骨性结构棘突、椎板、关节突和椎弓根）以及连接的韧带结构（棘上韧带、棘间韧带、黄韧带和关节囊）（图 38-1-1）。三柱理论强调中柱对维持脊柱稳定性的作用，但也有研究认为后柱对脊柱的稳定性起关键作用。Denis提议当两柱或以上的结构损伤时应当考虑脊柱不稳定的存在。三柱理论目前是最为广泛使用且可能是评估脊柱稳定程度的最好工具。

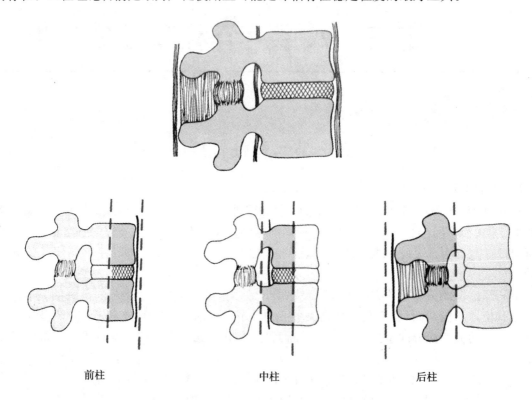

前柱　　　　　　　　　　　中柱　　　　　　　　　　　后柱

图 38-1-1　脊柱的三柱理论相关概念解释

另外，虽然这种基于脊柱解剖的三柱理论对判断脊柱的稳定性有所帮助，但是此分类方法中没有考虑脊髓及神经根的存在。虽然脊髓和神经根不能提供给脊柱稳定支持，但是在考虑脊柱稳定性时也不应该忽视。

生物力学稳定性（biomechanical stability）：体外生理负荷下进行生物力学测试，在生理范围内运动时脊柱所具有的限制各种脱位的能力。

临床稳定性（clinical stability）：在生理负荷下脊柱具有的限制各种脱位的能力，使脊髓、马尾或神经根不受损伤或刺激，此外可阻止因结构改变引起的不可忍受的畸形或疼痛。

【脊柱骨折的分类】

一个很好的分类系统不仅要考虑损伤的自然机制，还要考虑对预后的指导意义。其应该可以清楚地描述损伤，还能对治疗的决定进行指导，而且对于以后研究能够提供交流的平台。脊柱分类详见不同部位的脊柱损伤。

【影像学检查】

1. X线检查　脊柱X线检查的目的是对体格检查发现的受伤部位进行影像学检查，明确有无骨折。通过X线检查可大体观察脊柱的序列，骨折脱位程度，辅助确定损伤类型，确定进一步CT或MRI检查的部位。

（1）颈椎X线检查（图38-1-2）：侧位X线检查可观察的影像包括四条曲线，即椎体前后缘连线、椎板与棘突交界的连线以及棘突尖的连线。正常情况下是连续圆滑的前凸曲线；椎体前软组织影像在C_1节段不超过10mm，$C_{3\sim4}$节段不超过5mm，$C_{5\sim7}$节段不超过15mm；环齿前间隙成人不超过3mm，儿童不超过5mm。还应注意观察椎体高度的丢失、旋转、移位以及椎体上、下关节突平行关系的改变；棘突骨折和棘突间隙。

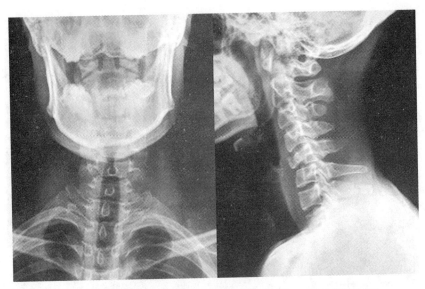

图 38-1-2　颈椎正位和侧位 X 线检查显示颈椎 C_5 椎体爆裂骨折

前后位 X 线检查：可观察椎体的侧方移位，侧块的压缩骨折及椎体侧方的压缩骨折，棘突的旋转，椎体矢状面的骨折；张口前后位片可观察颅底、寰椎及枢椎，齿突两侧间隙，寰枢侧块关节对合关系，可发现寰椎爆裂骨折、齿突骨折。

斜位 X 线检查：可显示一侧的椎间孔和对侧的椎弓，椎板呈叠瓦状排列，可较侧位片更好地观察颈胸交界部位，也可更好地观察关节突和椎板的脱位。

泳姿侧位 X 线检查：一侧上肢上举过头顶，另一上肢后伸可显示颈胸交界部位的脊柱序列和损伤。

屈伸应力侧位 X 线检查：适用于清醒无神经损伤表现的患者，可观察椎体有无滑移成角，有无椎体间的失稳。

（2）胸、腰椎及骶、尾椎 X 线检查：胸、腰椎 X 线检查一般只用正侧位片，正位可观察侧凸，侧方移位，椎弓根的上下排列顺序，两侧椎弓根间距增宽提示中柱受累；侧位可观察椎体压缩，前后移位，棘突间分离，棘突间距增大提示后柱受累。骶尾椎的正侧位片可显示骶尾骨的骨折脱位，但由于骨盆结构复杂，易出现假象或漏诊。

2. CT 检查　其优势在于可精确显示骨性结构，进一步评价 X 线检查不确定的影像，详细显示骨性结构损伤情况，显示骨块和异物对椎管的侵占，为外科手术提供参考，在颈部可清晰显示枕骨髁、寰椎、齿突及各椎体的关节突椎板骨折。目前应用广泛的三维重建 CT 可以清晰描绘出复杂骨折和脱位形态，可任意断层以观察内部椎管情况。

3. MRI 检查　MRI 的成像原理靠氢质子能量释放。这使得其成为检查中枢神经系统——脊髓的有力工具。其优点包括：①在任何平面上对脊髓成像；②与其他影像系统相比，MRI对软组织，包括韧带组织的辨别具有较高的敏感度；③脊髓周围空间成像可诊断血肿、骨折块、椎间盘组织和骨刺，且不需要使用造影剂；④直接显像脊髓，诊断挫伤、血肿或裂伤；⑤以 MRI 影像为基础预测患者将来脊髓功能恢复状况；⑥观测脊髓血流状况，评估主要血管的供血情况，不需要使用造影剂；⑦不需要使用造影剂了解脊髓形态（图 38-1-3）。

在经常使用的成像方式中，我们常用的方式是：①T1 像了解基本的解剖结构；②T2 像反映病理过程和韧带结构；③矢状位了解血肿的存在状况及区分骨刺与椎间盘；④轴位 T1 像评估硬膜外空间、脊髓和椎间孔等结构；⑤MRA 可了解动脉供血及损伤情况；⑥MRM 对脊髓及神经根产生清楚的成像。

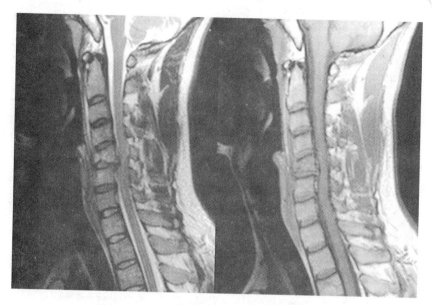

图 38-1-3 MRI 显示颈椎 C_5 骨折对颈髓的压迫

【脊柱骨折的诊断步骤】

详细了解受伤过程，仔细全面的体格检查是确定脊柱损伤部位和脊髓损伤程度的基础，辅以必要的影像检查可以明确诊断并为治疗提供参考依据。

1. 体格检查　首先观察气道有无阻塞；呼吸、循环功能是否正常，有异常表现时优先处理。由于患者常处于神志不清状态或精神高度紧张状态，不能很好配合，因此查体要按一定程序全面进行，包括颅脑、颌面部、颈部、胸腹部、会阴区、脊柱和四肢。发现危及生命的脏器和血管损伤要优先处理。脊柱检查要按视、触、动、量的顺序进行，神经学检查要按感觉、运动、反射和病理反射的顺序进行，详细记录并反复检查对比。对于脊柱损伤患者的检查要观察整个脊柱有无畸形、皮下淤血及皮肤擦伤，观察呼吸周期中胸腹部活动情况，吸气时胸廓活动正常提示肋间肌神经支配未受损，观察头部受伤部位可提示颈椎外伤机制。触摸棘突有无台阶或分离。对四肢的感觉运动及反射功能检查，特别要注意骶段脊髓的功能检查，包括肛门周围皮肤感觉、肛门括约肌自主收缩功能、肛门反射和球海绵体反射。

2. 影像检查的选择　见影像学检查内容。

3. 通过上述一系列检查一般可以对脊柱损伤作出诊断，但合并其他部位的损伤时，还要通过相关科室会诊，进行必要的检查，最后对患者作出全面诊断。

【治疗原则】

治疗包括急救和脊柱损伤部位的处理。

（一）急救处理

遵循 ABC（airway、breathing and circulation）抢救原则，即维持呼吸道通畅，恢复通气，确保有效的气体交换，维持血循环稳定。要区别神经源性休克和失血引起的低血容量性休克而出现的低血压，低血压合并脉速慢时，多由脊髓损伤引起的迷走神经兴奋所诱发；脊髓进一步缺血。怀疑脊柱损伤患者移动时用硬板搬运，颈椎用支具固定，要用滚板或设法使躯干各部位保持在同一平面，避免扭曲和头尾端牵拉。

（二）脊柱损伤部位的处理原则

对脊柱损伤程度轻，不存在临床不稳定，不合并脊髓和神经根损伤者可采取保守治疗的方法，包括卧床休息、体位矫正和使用支具。脊柱损伤程度重，存在临床不稳定，合并脊髓和马尾神经和神经根损伤，一般要采取手术治疗。

【不同部位的脊柱损伤】
(一) 颈段脊柱损伤

1. 上颈椎损伤

(1) 寰椎骨折：通常是轴向应力使枕骨髁撞击环椎侧块，作用力大小和方向不同可引起不同部位的骨折，寰椎可碎成 2~4 块。如：爆裂骨折即前后弓同时骨折 (Jefferson 骨折)、后弓骨折、寰椎侧块骨折、前弓骨折和横突骨折 (图 38-1-4)。后弓骨折多合并枢椎齿突骨折或枢椎峡部骨折；前弓骨折多是颈长肌引起的撕脱骨折。

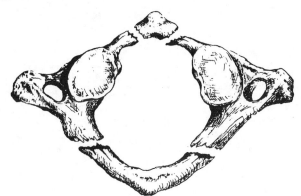

图 38-1-4　寰椎骨折的类型

寰椎骨折可伤及枕下和枕大神经引起神经症状，累及椎动脉可出现基底动脉供血不足。外伤后有剧烈头痛和颈痛，颈肌痉挛，颈部僵硬不能活动，患者需用手托头，方能稍变头部姿势。当枕大神经受累时，枕部有放射痛。有时伴有程度不等的脊髓损伤。颈部侧位 X 线检查和开口正位 X 线检查可显示骨折移位，开口位片上寰椎侧块向两侧移位超过 7mm 提示横韧带断裂；CT 扫描可清楚显示骨折的部位和移位的情况，特别是轴向扫描和重建图像可更清楚地显示侧块的移位；MRI 可显示横韧带的断裂。

诊断：根据上述临床表现和影像检查对寰椎骨折不难作出诊断，重要的是判断骨折本身的稳定性和颈椎 $C_{1~2}$ 之间是否有不稳定。

治疗：无论哪种寰椎骨折都应该首先选择保守治疗。单独前或后弓骨折是稳定的，屈伸位 X 线检查排除颈椎 $C_{1~2}$ 不稳定后，可用硬的颈椎支具保护 6~8 周。侧块骨折或爆裂骨折移位轻且无脊髓损伤时，可用头颈、胸石膏固定或头环背心固定 12 周。若骨折有明显移位或有脊髓损伤时，需用持续颅骨牵引复位，牵引重量从 2~4.5kg 开始，定期 X 线检查防止过度牵引，复位后维持牵引数周 (一般要 6 周)，待症状消失，换成头环背心固定，直至骨折愈合。或牵引复位后用经侧块关节的螺钉固定，此法可避免长期卧床牵引或穿戴头环背心。

(2) 枢椎齿突骨折：单纯齿状突骨折多由于外力作用于头部使颈部屈曲所致，如在浅水处跳水等。Anderson 分型为：Ⅰ型，齿突尖部撕脱骨折；Ⅱ型，齿突与椎体交界处骨折；Ⅲ型，骨折累及椎体 (图 38-1-5)。患者有外伤后颈痛史。颈部活动受限。有时症状可不明显，偶伴有神经症状。开口前后位 X 线检查可见齿状突基底部有骨折线，侧位 X 检查可显示有无前后移位及成角；轴向 CT 扫描可显示骨折线并可与齿突残存骨骺线鉴别。

治疗：Ⅰ型骨折是稳定的，可简单用支具固定颈部 6~8 周。Ⅱ型骨折不稳定，且不愈合率高，治疗的方法有头环背心固定和外科手术固定。手术治疗包括后方入路寰枢椎融合和前方入路齿突螺钉固定术 (图 38-1-6)。Ⅲ型骨折属稳定骨折，由于局部血运丰富，很少发生不愈合，可选用头环背心固定 3 个月，少数移位成角的骨折需要内固定。

(3) 创伤性枢椎滑脱 (traumatic spondylolisthesis of the axis)：也称 Hangman 骨折，以往见于绞刑时颈部过伸及牵引暴力作用使枢椎弓双侧峡部骨折并严重损伤颈椎 $C_{2/3}$ 椎间盘和韧带，目前多见于交通事故和坠落伤。Levine 分型如下：

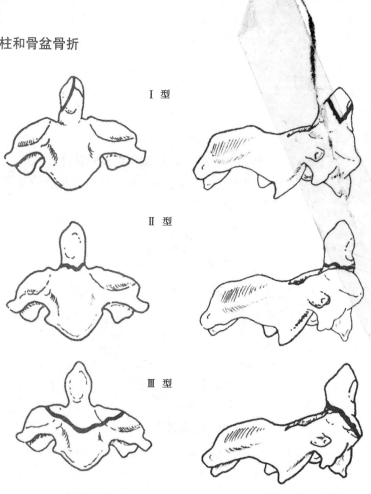

Ⅰ 型

Ⅱ 型

Ⅲ 型

图 38-1-5 Anderson 分型

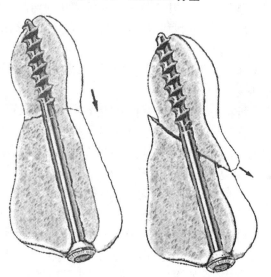

图 38-1-6 齿突骨折空心螺钉固定
适用于横行骨折，斜行骨折可因螺钉加压产生移位

Ⅰ型：骨折移位小于 3mm，无成角，由过伸和轴向应力作用于颈椎引起，椎弓骨折但间盘和前、后纵韧带无损伤。

Ⅱ型：骨折有明显移位和成角，C₃椎体上缘压缩，由过伸和轴向应力引起骨折，随后的屈曲应力使间盘受损，后纵韧带部分损伤，前纵韧带从 C₃椎体剥离；ⅡA型：无移位但明显成角，由严重的屈曲牵张应力引起，非常不稳定，牵引可加剧不稳定。

Ⅲ型：明显移位和成角，合并小关节脱位，由屈曲压缩应力引起（图 38-1-7）。Ⅱ型最多见，Ⅰ型次之，Ⅲ型和ⅡA型少见。

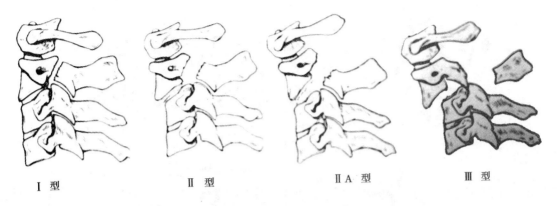

| Ⅰ型 | Ⅱ型 | ⅡA型 | Ⅲ型 |

图 38-1-7　Levine 分型

治疗：Ⅰ型骨折稳定，但多合并有寰椎后弓和侧块骨折，用颈椎围领或 Halo 架固定 8～12 周，直至愈合。Ⅱ型骨折不稳定多合并颈 C_3 椎体上缘压缩骨折，可先牵引复位至分离小于 4～5mm，成角小于 10°～15°，改用 Halo 架固定，手术治疗可先牵引复位再用椎弓根螺钉或颈椎前路钢板固定。ⅡA 型骨折可用 Halo 架后伸压缩复位固定，也可采用椎弓根螺钉（图 38-1-8）或颈椎前路钢板固定。Ⅲ型骨折一般采取外科手术的办法复位小关节，然后用椎弓根螺钉固定，或采取牵引和 Halo 架固定。

2. 下颈椎损伤　颈椎外伤约可占到脊柱骨折的 50%，下颈椎损伤可由直接或间接暴力引起。直接暴力见于头部和颈部撞击伤；间接暴力见于骤然减速引起的损伤。常见的损伤应力有屈曲、压缩、旋转和伸展四种，但许多损伤是复合应力引起的。颈椎的损伤方式不仅与外力的大小和方向有关，而且与受伤时头颈的位置有关。

（1）分类：Ferguson 和 Allen 根据损伤机制将下颈椎损伤分为以下 6 类。

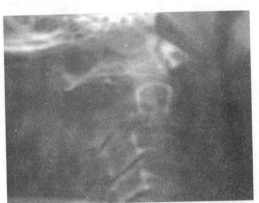
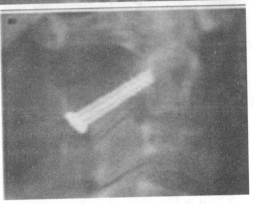

图 38-1-8　Hangman 骨折枢椎椎弓根螺钉固定

1）屈曲压缩型：可有不同程度的损伤，包括椎体压缩、后滑、上位椎体的骨折和后方韧带的损伤（图 38-1-9）。

2）垂直压缩型：表现为椎体不同程度的爆裂骨折（图 38-1-10）。

3）牵张屈曲型：表现为不同程度的脱位，包括后方韧带损伤、棘突分离、单侧小关节脱位和双侧小关节脱位。

4）压缩伸展型：表现为不同程度的椎弓骨折，包括单侧椎弓骨折、双侧椎弓骨折、双侧椎弓骨折合并椎体前脱位。

5）牵张伸展型：首先表现为前方结构损伤，包括韧带损伤、椎间盘间隙增宽或椎体横向骨折，进一步表现为后方韧带损伤椎体脱位（图 38-1-11）。

6）侧屈型：表现为单侧椎体椎弓骨折，进一步可表现为对侧韧带损伤，关节突分离（图 38-1-12）。

AO 脊柱骨折分类主要用于胸、腰椎骨折，颈椎也可应用，详见胸、腰椎骨折分类。

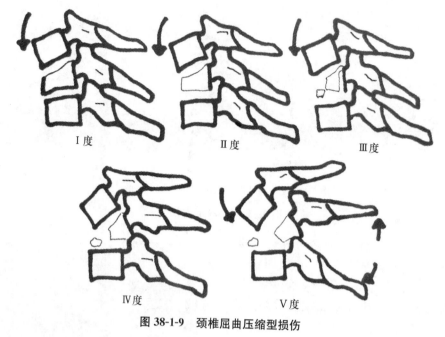

Ⅰ度　　　　　Ⅱ度　　　　　Ⅲ度

Ⅳ度　　　　　Ⅴ度

图 38-1-9　颈椎屈曲压缩型损伤

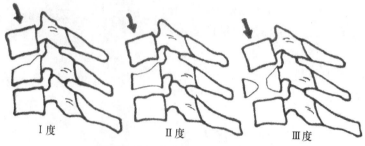

Ⅰ度　　　　　Ⅱ度　　　　　Ⅲ度

图 38-1-10　颈椎垂直压缩型损伤

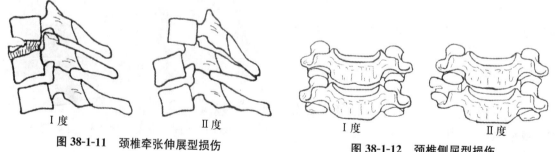

Ⅰ度　　　　　Ⅱ度

图 38-1-11　颈椎牵张伸展型损伤

Ⅰ度　　　　　Ⅱ度

图 38-1-12　颈椎侧屈型损伤

（2）治疗原则：颈椎外伤后如果出现不稳定骨折脱位和（或）脊髓神经根功能损害均应进行手术治疗，保守仅适应于稳定骨折及无脊髓损伤患者。根据文献及我院的经验，我们认为下颈椎外伤的手术适应证为：

1）脊髓损伤。

2）椎体滑移≥3.5mm。

3）后突成角≥11°。

4）椎体高度丢失≥25%。

5）椎间盘损伤。

6）任何形式的脱位。

7）双侧关节突、椎板、椎弓骨折。

8）后方韧带结构损伤伴前方或后方骨性结构损伤。

（3）手术入路选择

根据骨折脱位的类型，采用不同的手术入路，主要为 3 种手术入路：前路、后路及前后联合入路。一般均在全身麻醉下进行，术中全程颅骨牵引。其选择的适应证如下：

前路　是目前治疗下颈椎骨折脱位的最常用术式，也是我们常用的术式。可用于大部分骨折类型，包括单纯前方结构损伤，椎体骨折椎间盘损伤；前方结构损伤合并后方单侧骨折（椎板、椎弓、关节突）或单一韧带结构损伤（棘间韧带、棘突）；小关节脱位。其优点为：仰卧位易于麻醉管理和术中观察，创伤小、失血少，能直接清除损伤的椎间盘，椎间植骨融合率高，一般只需做一个运动单元的固定，术后并发症少；缺点是前方解剖结构复杂，有时复位较困难，前路固定较后路固定抗旋转力弱。手术方式包括：

1）前路椎间盘切除、植骨融合内固定：用于没有骨性结构损伤的脱位及椎间盘损伤，植骨材料可采用自体髂骨、椎间融合器（Cage），用自锁钛板内固定。

【病例】男性，42 岁。车祸致颈部外伤，ASIA 脊髓损伤分级为 C。单侧小关节脱位，椎体脱位＜50％，为Ⅱ度屈曲分离损伤，AO 分型为 C2.1 型损伤。前方损伤为主，选择全身麻醉下牵引复位，前路椎间盘切除、Cage 植入植骨钛板内固定（图 38-1-13～16）。

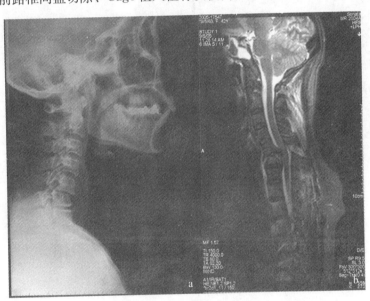

图 38-1-13　影像学表现

a. 侧位 X 线检查示 C$_5$ 半脱位；b. MRI 示 C$_{5\sim6}$ 间盘损伤，向后突出压迫脊髓

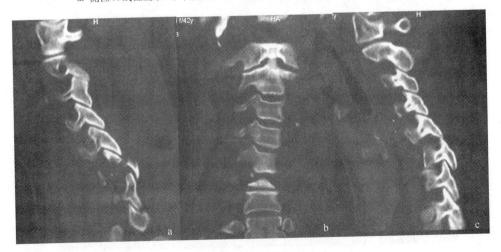

图 38-1-14　CT 断层

a. 右侧关节突骨折；b. 椎体有旋转；c. 左侧关节突交锁

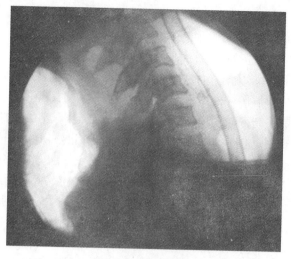

图 38-1-15   全身麻醉下牵引复位

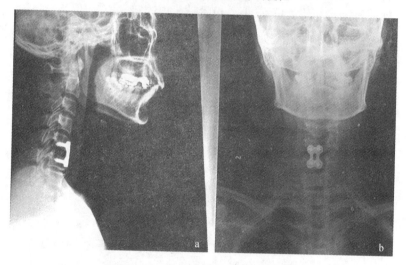

图 38-1-16   术后正位及侧位 X 线表现

　　2）椎体次全切除植骨融合内固定术：用于有不稳定椎体骨折的颈椎损伤，植骨材料可采用自体髂骨、钛网、人工椎体，用自锁钛板内固定。

　　【病例】女性，18 岁。车祸致颈部外伤，四肢不全瘫，ASIA 脊髓损伤分级为 C。MRI 及 CT 显示：C_3 椎体压缩骨折并向后移位＜3mm，为Ⅳ度屈曲压缩型损伤，AO 分类为 A3 型损伤，前方结构损伤，选择前路椎体次全切除，钛网植入，钛板内固定术（图 38-1-17，18）。

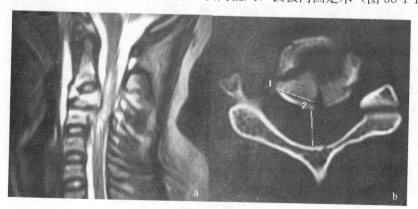

图 38-1-17   影像学表现

a. MRI 示 C_3 椎体压缩骨折并向后移位压迫脊髓，髓内出血、水肿；b. CT 示 C_3 椎体骨折爆散，后方无骨折

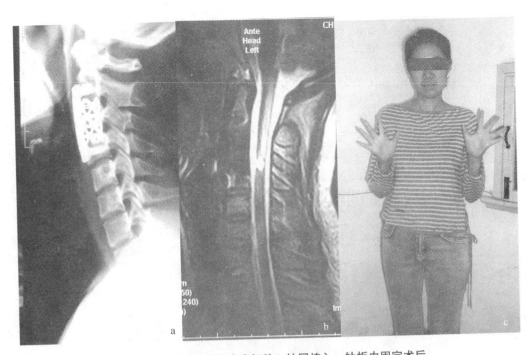

图 38-1-18　前路椎体次全切除，钛网植入，钛板内固定术后

a. 术后侧位 X 线检查示颈椎生理前凸恢复；b. 术后 MRI 示减压充分；c. 术后 1 年复查脊髓功能完全恢复正常

后路　主要用于后方结构损伤，包括小关节脱位、后方双侧骨性结构损伤（椎板、椎弓、关节突），包括椎板切除术、椎板成形术、侧块螺钉钢板内固定及椎弓根内固定术。其优点是后方解剖结构简单，复位较容易，内固定抗旋转力较强，缺点是无法探查可能损伤的椎间盘，术后发生颈痛的可能性大，通常要做至少两个运动单元的固定，融合率低。该入路单独使用较少，有时与前路联合使用治疗复杂的下颈椎骨折脱位。

【病例】男性，44 岁。颈部重物砸伤，四肢不全瘫，ASIA 脊髓损伤分级为 C。X 线检查未显示骨折及脱位，MRI 显示脊髓后方受压，CT 显示 C_4、C_5 左侧椎板骨折，为 I 度伸展压缩型损伤，AO 分类为 B2 型损伤，单纯后方结构损伤，选择后路椎板成形、侧块螺钉钢板内固定术（图 38-1-19～21）。

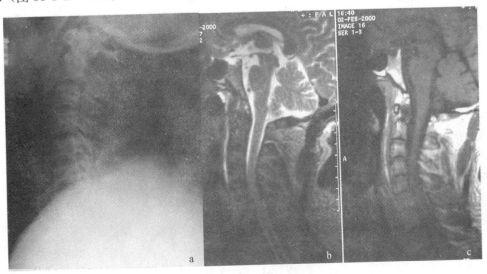

图 38-1-19　影像学表现

a. X 线未显示骨折及脱位；b. MRI 显示脊髓后方受压

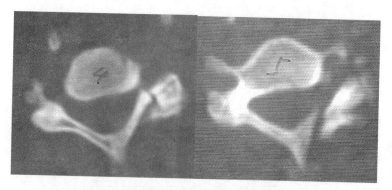

图 38-1-20　CT 显示 C$_4$、C$_5$ 左侧椎板骨折

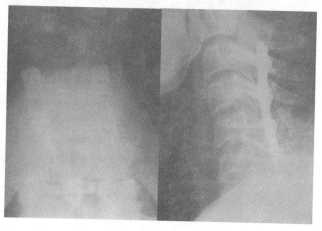

图 38-1-21　后路椎板成形、侧块螺钉钢板内固定术后正、侧位 X 线表现

　　前后联合入路　用于前方结构损伤后并后方双侧骨性结构损伤,一般先行前路手术复位及固定骨折脱位,再行后路减压固定。强直性脊柱炎的骨折脱位也应行前后固定。

　　【病例】男性,45 岁。车祸致颈部外伤,四肢不全瘫,ASIA 脊髓损伤分级为 C。X 线检查显示 C$_{5\sim6}$ 双侧小关节脱位,C$_5$ 棘突骨折,椎体脱位 ≈50%,为Ⅲ度屈曲分离型损伤,AO分类 B2.2 型即后方骨性结构损伤合并间盘损伤。因前后结构均有严重损伤,选择前后联合入路(图 38-1-22～26)。

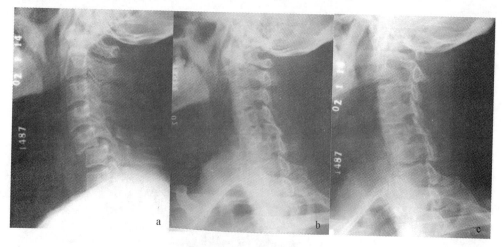

图 38-1-22　影像学表现

a. 侧位 X 线检查示 C$_5$ 椎体脱位,棘突骨折;b、c. 斜位片示 C$_{5\sim6}$双侧小关节脱位

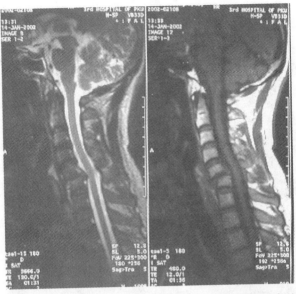

图 38-1-23　MRI 示 C$_{5\sim6}$ 椎间盘损伤，向后突出压迫脊髓

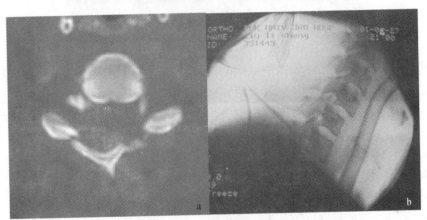

图 38-1-24　影像学表现及操作

a. CT 示椎板骨折；b. 全身麻醉下牵引复位

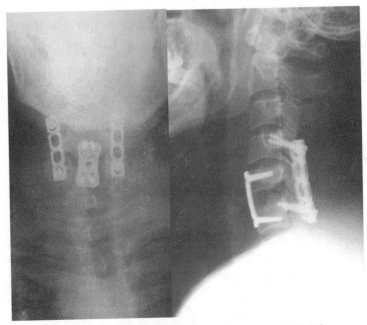

图 38-1-25　前路椎间盘切除、植骨融合内固定及后路

椎板切除术侧块螺钉钢板内固定术后正、侧位 X 线表现

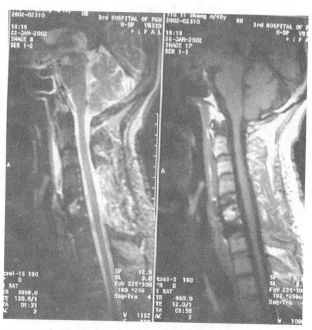

图 38-1-26　术后 MRI 显示减压充分

（二）胸、腰椎损伤

胸、腰椎骨折脱位是常见的脊柱损伤。在青壮年患者中，高能损伤是其主要致伤因素，占 65% 以上。老年患者的致伤因素约 60% 为跌到造成。15%～20% 胸腰段骨折脱位患者合并神经功能损伤。而中上胸椎骨折虽然仅占脊柱骨折的 9% 左右，但因其致伤因素基本为高能损伤，其脊髓损伤严重，多发伤合并率高。

1. 胸、腰椎骨折 AO 分类　该分类主要基于脊柱损伤的病理形态学特点及损伤的外力，损伤的类别取决于损伤的病理形态是否一致。损伤类型主要由几个易于认识的影像学特征来判定。因为这种损伤模式能够明确反应损伤的外力或及外力的效应，作为常见的损伤类型（用英文字母表示），三种简单的机制可被分为：①压缩外力，它引起压缩性和爆散性损伤（A 型损伤，图 38-1-27）；②牵张外力，它引起的损伤伴有横向结构的损伤（B 型损伤，图 38-1-28）；③轴向扭转外力，它引起旋转性损伤（C 型损伤，图 38-1-29）。形态学的依据用来将每一主要类型进一步分为不同的亚型（用数字表示），利用更详细的形态学所见可再分为次亚型，甚至可以更进一步的划分，以达到对几乎所有创伤的精准描述。该分类可以用来判断骨折的严重程度及预后，并可以指导治疗方式的选择。

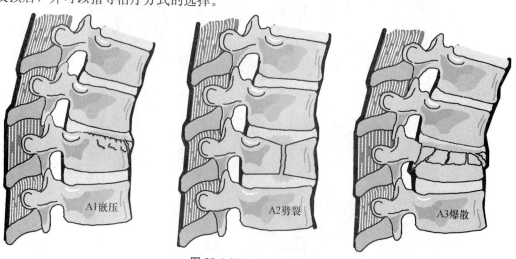

图 38-1-27　AO-A 型损伤

由压缩和屈曲应力造成，椎体受累，后方结构完整

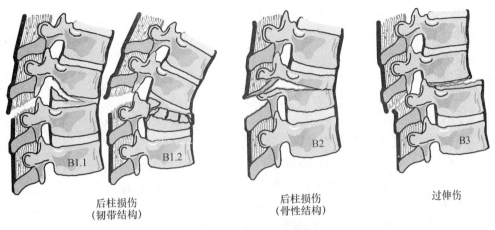

图 38-1-28　AO-B 型损伤

单一或两个柱的分离性损伤

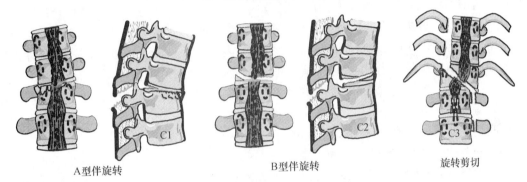

图 38-1-29　AO-C 型损伤

双柱损伤伴旋转，所有韧带及椎间盘损伤

　　2. 治疗原则　保守治疗是胸、腰椎骨折的一种基本治疗方法，适应证选择得当将会取得良好的治疗效果。Robert W. Bucholz 等认为稳定的没有神经损害的椎体压缩骨折和爆裂骨折可以进行保守治疗。包括：①骨折椎体高度丢失少于 10％的不需要外部支具；②骨折椎体高度丢失在 30％～40％，后凸角度在 20°～25°可以通过矫形支具固定。

　　胸椎位于有较大活动角度的颈椎和腰椎之间，其相对来说是固定的。这段脊柱对于使用外固定架来说更适合。肋骨、胸骨、肩胛带的保护更增加了这一节段的稳定性。但是，因为呼吸运动的存在，严格限制这一节段的运动是困难的。另外，旋转运动的控制要比屈伸运动控制困难得多。腰椎，特别是下腰椎，由于其多方向的活动度，是非常难进行外固定的。

　　胸、腰椎的外固定支架的作用是限制脊柱的运动，减少肌肉组织的活动，增加腹部压力稳定脊柱，减少脊柱的承重负荷。最有效的胸腰支具是 Jewett 设计的三点固定支具，其前侧在胸骨和耻骨联合，后侧在胸、腰段。其可将脊柱固定于伸直位。这种支具允许脊柱过伸，但限制屈曲，重量轻，易于调节。Jewett 外固定架适用于 T_6～L_3 节段的损伤。

　　3. 手术治疗

　　(1) 手术目的：外科手术的首要目的是解决畸形，将脊柱曲线恢复到可以接受的序列，任何脊柱内固定系统要实现这个目标都要能够对抗脊柱的移位和纠正不稳定。内固定的选择要根据骨折的受伤机制和局部畸形情况决定。伴有关节突脱位的患者复位时要注意避免椎间盘结构进入椎管，产生脊髓的损害。

　　外科手术的第二个目的是要重建脊柱的稳定性。内固定的选择对防止继发畸形显得非常重要。现代的内固定设计无论前路还是后路都可以在尽量短的内固定节段上提供脊柱强有力的稳定支持。

外科手术的第三个目的是适当的神经减压，以利于神经功能最大限度的恢复。减压可通过前路，后路，后外侧，经椎弓根入路，非直接方式，或以上两种方式的结合。通常损伤的类型和手术的时间决定减压的方式。

关于减压的作用也存在争论。突入椎管的骨块对神经的压迫可以通过间接的方法，即后路内固定的植入来获得。也可以通过直接的侧前方或前方入路椎管探查来解除压迫。没有统一的标准决定手术方式。间接的椎管减压通常通过后侧器械来实现。这些技术使用器械的牵引力及完整的后纵韧带牵拉将突入椎管的骨折块复位。

（2）手术入路：治疗胸椎和腰椎骨折的手术入路存在很多争议。有很多因素影响着手术方案的制订。骨折的特点（包括损伤的机制，骨折的类型，骨折粉碎的程度，韧带损伤的程度，不稳定状态），损伤的节段，神经损害的程度，合并损伤的情况，医生的经验等都决定着手术的方向。

McAfee PC 等将后路手术的适应证分为三类：①绝对适应证：胸椎骨折伴有完全的神经损害；下腰椎骨折伴有硬膜撕裂；胸腰段骨折产生畸形，但没有神经损害。②相对适应证：没有神经损害的不稳定骨折；48 小时内的有椎管内压迫产生的神经损害；下腰椎骨折；不稳定屈曲分离型损伤；剪切损伤；预期寿命时间短的病理骨折。③禁忌证：超过 10 天椎管内压迫造成的神经损害；轴向压缩和后凸畸形较少而椎管内骨折块后凸严重者。椎管后壁骨折块反转，松质骨面朝向硬膜。他们同时将前路的手术适应证分为三类：①绝对适应证：爆裂骨折伴不完全神经损害，椎管侵占严重，后纵韧带和纤维环破裂。②相对适应证：$T_{10} \sim L_3$ 不稳定爆裂骨折，无神经损害；$T_{10} \sim L_3$ 节段不完全神经损害伴随椎管侵占。③禁忌证：L_4、L_5 的骨折；后凸角度超过 50° 的爆裂骨折，或明确的三柱结构损伤。

Alexander R 等将骨折形态、神经损伤状态、后侧韧带复合体损伤程度结合起来。其认为：①无神经损害的后侧韧带复合体损伤适于后路固定。如果同时伴有严重的椎体粉碎骨折，则应当考虑前后路联合手术。②后侧韧带完整伴有神经损害的患者，多由椎体爆裂骨折引起。这种类型损伤主张采用前侧入路，可以更好地解除椎管腹侧的压迫。对于上胸椎和下腰椎此类型损伤，因为暴露和大血管的存在，后侧入路更适于此节段。③马尾神经不全损害同时伴有后侧韧带复合体损伤。因为后侧韧带复合体的损伤存在，椎体的重建需要同时稳定后侧结构，在水平移位和分离损伤，首先需要后侧复位以恢复脊柱序列和稳定脊柱，然后决定解除前侧的剩余压迫。严重的爆裂骨折同时伴有不完全的神经损害和后侧韧带复合体的损伤，可考虑行 360°减压稳定。④完全神经损害，后侧韧带复合体完整。损伤多由椎体爆裂骨折引起。有学者认为只需要后侧稳定恢复脊柱序列即可，椎管减压没有意义。另外一些学者认为单纯前路减压稳定，既可以恢复脊柱序列，同时减压给脊髓恢复创造机会。⑤神经完全损害，后侧韧带复合体断裂。因为没有挽救神经功能的必要，单纯后路复位，恢复脊柱序列既可。

按照 AO 分型，根据不同的骨折特点选择不同的治疗方式（图 38-1-30）。A1 型和 A2 型损伤，椎管后壁结构完整，后侧韧带复合体没有损伤，采用后入路校正椎体前缘压缩，椎体高度无需撑开，只需要利用椎弓根钉对椎体前缘撑开即可。A3 型损伤：①椎体后壁存在骨折，椎体高度丢失，选择后路椎弓根钉固定，但术前应进行 CT 和 MRI 检查，了解椎管侵占情况，测量邻近椎体高度。手术中椎体撑开分步进行，首先撑开椎体后缘，与邻近椎体对比达到撑开高度，避免过度撑开，在撑开的过程中，完整的后纵韧带和后侧纤维环可以将骨折块复位，然后，对椎体前缘撑开（图 38-1-31）。当怀疑椎体后壁骨折块复位不满意时，有两种处理方式：一是可进行术中椎管造影了解椎管侵占情况；二是根据 CT 或 MRI 影像定位，在骨折块突入椎管处进行椎板开窗或椎间开窗，以硬质神经剥离子绕过硬膜囊将骨折块推移复位。②发生于上胸椎和下腰椎 L_3、L_4、L_5 椎体的 A3 型损伤，选择后路固定技术。③发生于下胸椎及胸腰段的 A3 型损伤，椎体后壁骨折块粉碎，不能依靠牵引复位的，前侧入路减压和稳定；对于 T_1、T_2 椎体的爆裂骨折，前路劈开锁骨、部分胸骨的方法可以完成前路手术。

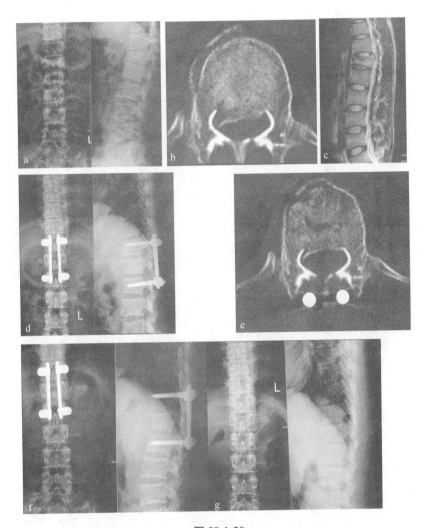

图 38-1-30

a，b. 腰椎 L_1 椎骨折，AO 分型 A3 型；c. 后路椎弓钉固定术后，
椎体高度恢复；d. 术后 1 年，内固定取出，CT 显示椎体修复

B 型损伤（图 38-1-32），B1 型损伤后方韧带结构损伤，B1.1 型前方经过椎间盘，出现屈曲半脱位、前脱位或伴有关节突骨折，选择后路手术治疗。B1.2 型损伤后方经过韧带前方经过椎体产生 A 型骨折，脊柱的前后柱同时受到破坏，出现脱位，选择后路手术治疗。如果椎体骨折出现后壁粉碎及翻转的情况，应考虑增加前路手术。B2 型骨折的后柱是骨性损伤，前方经过椎间盘、椎体。后路适应证是前柱横贯伤，椎间盘组织未进入椎管，骨折块未产生翻转的病例。前路手术适于椎体后壁骨折块翻转，椎间盘组织进入椎管的病例。B3 型损伤，由过伸剪切力引起，前方椎间盘损伤，脊柱稳定性差，过伸半脱位可选择后路手术。对于过伸后脱位，选择前后联合入路。

C 型损伤由轴向扭力造成，椎体本身骨折，附着的软组织撕脱，及附件结构骨折（图 38-1-33）。脊柱的稳定性破坏严重。因为内固定系统要提供足够的抗旋转力量，后路内固定是首选的方式，根据需要解除椎体骨折块、椎间盘的压迫，决定是否增加前路手术。

后路椎板切减压适用于当椎板存在骨折，椎管内骨折占位需要进行椎管探查时使用，保留后侧韧带复合体对维持脊柱的稳定性有着重要意义。

4. 并发症 通过对脊柱骨折的正确治疗，可能使大多数断裂的脊柱获得稳定和复位。然而，手术是存在风险的，可能会有严重并发症。①神经症状加重，其原因有手术操作损伤，如术中的骨折再移位造成的神经损伤；插入内固定物的神经损伤。②硬膜撕裂可源于损伤或手术。

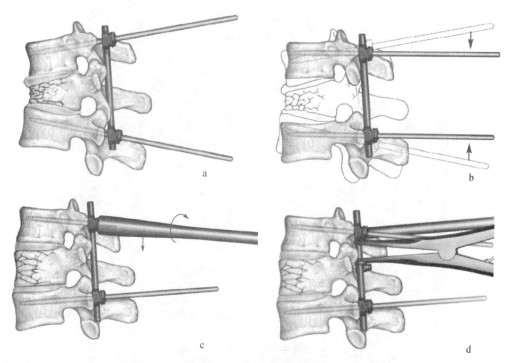

图 38-1-31   椎体撑开顺序

a. 平行上终板置入 Schanz 钉；b. 拉近 Schanz 钉的尾端；c. 前方张开，椎体前方
高度恢复；d. 后方撑开通过紧张后纵韧带将骨折推向前方，并恢复椎体后壁的高度

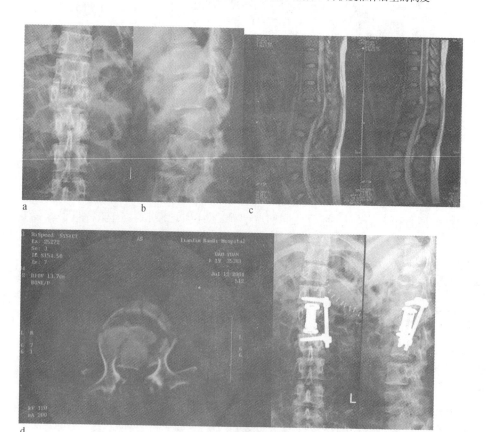

图 38-1-32

a，b. 腰椎 L₂ 骨折 X 线表现；c. 腰椎 MRI 示脊髓受压；d. 腰椎 CT 显示椎体和椎板骨折，
AO 分型 B2 型，手术选择侧前方 L₂ 椎体切除，人工椎体、钛板固定

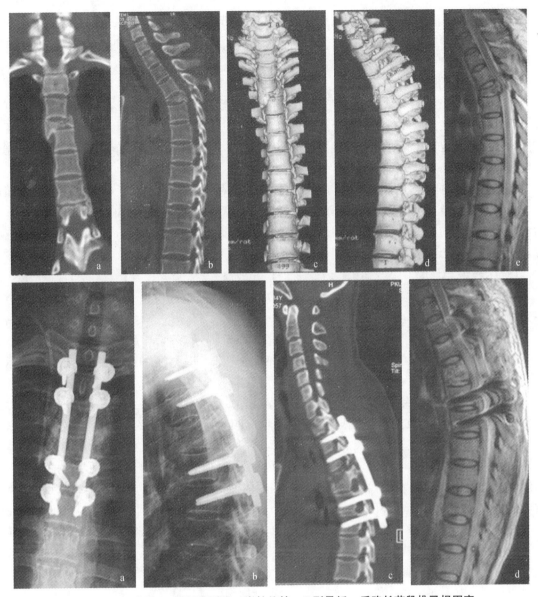

图 38-1-33　胸椎 T_4 骨折伴脱位、脊柱旋转、C 型骨折，后路长节段椎弓根固定

一旦发现，应予以充分暴露，并进行硬膜修补。如修补不能实现，可用肌肉或筋膜覆盖。术中严密缝合伤口各层组织，伤口引流可放置 8～10 天再拔出，并关闭引流管口。③感染：感染发生后应早期进行伤口清创，尽量保留内固定物，行闭合灌洗引流，待引流液培养无细菌生长后，停止灌洗，2～3 天后再拔出引流。

第二节　脊髓损伤

脊柱骨折脱位最常见的并发症是脊髓损伤。常因脊柱的震荡、椎体和（或）附件骨折碎片的压迫、挫裂、穿刺或切割而引起。由于损伤的结构和部位不同，损伤的程度轻重不一，临床表现也不完全相同。损伤节段以下的躯干和下肢的神经功能障碍者，称截瘫。颈髓损伤引起上下肢和躯干的神经功能障碍者，称四肢瘫痪。脊髓圆锥或马尾损伤，则仅有会阴部的感觉障碍和大便失禁、尿失禁。

【病理】

脊髓损伤的病生理改变包括两方面——原发性和继发性。原发性损伤发生于脊柱受撞击的瞬间，脊髓因过度屈曲、伸展或扭转而造成的直接损伤，以及受脱位的骨或间盘组织挤压而形成的间接损伤。脊髓的继发损伤发生于早期神经组织直接损伤之后。然而，在化学、细胞和组织水平发生的复杂变化尚未完全阐明。

按脊髓损伤的程度，可分为：

1. 脊髓震荡　也称脊髓休克，表现为一过性的神经传导功能中断，在损伤平面以下有感觉、运动、反射及括约肌的功能完全或不完全丧失，但无实质性的脊髓病理变化，最后可完全恢复。脊髓休克也同样存在于实质性脊髓损伤的早期，因此后者的早期临床表现被脊髓休克所遮盖，要待脊髓休克消退后才出现后者征象。

2. 脊髓实质损伤　包括原发损伤和继发损伤，引起原发损伤的因素有以下几种：脊髓压迫、脊髓挫裂伤及穿刺伤等实质性损伤以及脊髓供血障碍。继发损伤可由脊柱损伤局部的异常活动，脊髓损伤局部缺血、水肿及损伤后局部产生的自由基和介质引起，可使损伤平面升高，此外还使局部损伤加重。

【临床表现与诊断】

脊柱损伤合并脊髓损伤时尽早要对脊髓损伤作出定性和定位判断，定性是指损伤的完全或不完全性，定位包括纵向和横向定位。

1. 脊髓损伤的定性　根据美国脊柱损伤协会（ASIA）的标准，完全性损伤是指损伤节段以下存在感觉或运动功能的节段不超过 3 个；不完全性损伤是指损伤节段以下存在感觉或运动功能的节段超过 3 个。对脊髓横贯性损伤，必须鉴别功能性休克和实质性横断。前者为暂时性，后者为永久性，二者预后明显不同。损伤早期，二者可同时存在，以往认为颈髓损伤后，脊髓休克时间需 2~3 周。近年来认为颈髓休克时间相当短，不超过 24 小时。并认为最早恢复的神经功能为骶段的感觉、运动和反射，表现为肛门感觉、屈趾肌自主活动、肛门反射和球海绵体反射的恢复。24 小时后 99% 的患者出现骶反射，此时若仍没有感觉运动功能的恢复，则损伤为完全性。伤后 24 小时内，如出现上述四项体征，尤其是球海绵体反射，则表示休克已过，上述四项体征保留或恢复越多，预后越好。如 24 小时内不出现上述四征，则可能为完全性损伤，仅少数有例外，如骶髓本身的损伤，此时球海绵体反射的反射弧被中断，因此不能作为脊髓休克期终止的判断标准。

肛周感觉检查法：除用锐针检查痛觉外，尚需用钝器检查触觉和深感觉，尤需检查锐、钝刺激和鉴别能力。如存在，则提示脊髓损伤为不全损伤，预后良好。

屈趾肌的自主活动，如能自主屈趾，即使极为微弱，也表示脊髓休克已开始复原，脊髓损伤为不完全性。

肛门反射：针刺肛周皮肤，如肛周皮肤皱缩，或可从肛检手指感到肛门外括约肌有收缩者，意义同上。

球海绵体反射：挤压龟头或阴蒂，或牵拉在膀胱内的导尿管时，如球海绵体和肛门外括约肌有收缩者，意义同上。但因二者的收缩常不明显，改为手指插入肛管，测定肛门外括约肌的收缩。

2. 脊髓损伤的定位

（1）纵向定位：从运动、感觉、反射和自主神经功能障碍的平面来判断损伤的节段。颈段脊髓损伤：一般分为上（颈 $C_{1~3}$）、中（颈 $C_{4~6}$）和下（颈 $C_{7~8}$ 及胸 T_1）三段损伤。

感觉障碍：锁骨上窝和两侧肩峰处的感觉，都由颈 $C_{3~4}$ 神经支配，而上肢由 $C_5 \sim T_1$ 所组成的臂丛神经支配，故在颈脊髓中、下段横断伤中，从锁骨以下的躯干和下肢感觉完全消失，而上肢则有区域性感觉障碍。

运动障碍：中、下段颈脊髓损伤后，躯干和下肢完全瘫痪，而上肢仅有部分瘫痪，称四肢瘫痪，损伤水平越低，上肢瘫痪越不完全。由于上肢肌肉都有特定的功能，并由特定的颈神经支配，颈髓损伤纵向定位的常用方法是检查每根颈神经所支配的最远侧的肌肉的肌力。如 C_4 所支配的最远侧的肌肉为膈肌和斜方肌；C_5 为三角肌、肱二头肌、旋后肌和肱桡肌；C_6 为桡侧腕长、短伸肌和胸大肌的锁骨头；C_7 为桡侧腕屈肌、旋前圆肌、肱三头肌和指总伸肌；C_8 为尺侧腕屈肌、指浅和指深屈肌；T_1 为手的内在肌。例如：C_7 脊髓损伤者，肱三头肌瘫痪，失去伸肘功能，但肱二头肌为 $C_{5\sim6}$ 所支配，故屈肘功能正常，呈现典型的屈肘位瘫痪。因此，可根据特殊体位判定损伤部位。

反射改变：躯干和下肢的深、浅反射均消失。$C_{5\sim6}$ 节段横断者，肱二头肌和肱三头肌反射均消失；$C_{6\sim7}$ 损伤者，肱三头肌反射消失，而肱二头肌反射正常。脊髓休克期过后可出现病理反射，如 Hoffman 征等。

自主神经功能障碍：颈脊髓损伤后，除脑神经内尚保留交感神经纤维外，全身交感神经，包括支配心脏和血管收缩、皮肤和汗腺功能、肠道蠕动等交感神经纤维均被切断。由于皮肤汗腺和皮下血管网已失去出汗和血管收缩功能，因此患者已失去调节体温的功能，体温随环境而升降。

胸髓损伤：主要表现为损伤平面以下的躯干下半部与两下肢的上运动神经元性瘫痪。胸髓损伤的定位诊断主要根据感觉消失的平面，腹壁反射也可供定位作参考。上、中、下腹壁反射中枢分别为 $T_{7\sim8}$、$T_{9\sim10}$ 和 $T_{11\sim12}$ 节段，胸髓损伤仅影响部分肋间肌，对呼吸功能的影响不大。交感神经障碍的平面相应下降，体温失调较轻微。但仍有排便、排尿功能障碍。

腰髓、脊髓圆锥和马尾损伤：腰髓和脊髓圆锥的总长度虽短，处于 T_{10} 至 $L_{1\sim2}$ 椎体之间，$L_1 \sim S_1$ 段脊髓损伤后，下背部和腹股沟以下相应皮节有感觉障碍。L_1 节段以上的损伤，下肢为上运动神经元性瘫痪。由于 $L_2 \sim S_1$ 节段是很短的一段腰膨大，L_2 以下的损伤可使很多节段损伤，可表现为混合性或以下运动神经元性损伤为主，即软硬瘫混合征象。定位诊断也可从瘫痪的肌肉来确定。$L_{1\sim2}$ 节段支配髂腰肌；$L_{3\sim4}$ 支配股四头肌；$L_5 \sim S_1$ 节段则支配伸髋、屈膝和足的跖屈、背屈肌肉。损伤水平在 L_4 节段以上者，膝、踝反射均消失；在 $L_5 \sim S_1$ 水平者，则踝、跖反射消失。

骶髓 $S_{3\sim5}$ 和尾节称脊髓圆锥。损伤后，会阴部皮肤感觉减退或消失，呈马鞍状分布。由于膀胱逼尿肌受 $S_{2\sim4}$ 支配，可引起逼尿肌麻痹而成无张力性膀胱，表现为充盈性尿失禁，大便也失去控制，有性功能障碍。肛门反射和球海绵体反射消失。腰膨大在圆锥以上，故下肢功能无影响。

（2）横向定位：脊髓横断面上不同部位的损伤可出现相应的临床表现，临床上脊髓不全性损伤可有以下几种表现：

脊髓中央区损伤综合征（central cord syndrome）：是最常见的不全损伤。主要发生在颈椎的过伸性损伤，可由移位的椎体或椎间盘压迫脊髓前中央动脉的正中分支所致，有时影像学检查看不到骨折或脱位。患者表现为四肢瘫痪，上肢重下肢轻，肛周感觉存在，早期可恢复括约肌功能，骶髓功能包括足屈肌和伸肌的活动，接着是腰髓功能恢复包括踝膝和髋关节的活动，上肢功能恢复最少，取决于灰质的损伤程度。

脊髓半切综合征（Brown-Sequard syndrome）：是半侧脊髓横断，可由移位的骨片、椎间盘及硬膜外血肿的压迫所致；也可由脊髓前动脉的一侧分支被压或损伤，使半侧脊髓缺血所致。损伤水平以下，同侧肢体运动瘫痪和深感觉障碍，而对侧肢体痛觉和温度觉障碍。几乎所有患者都有部分恢复，包括大小便功能和行走。

前侧脊髓综合征（anterior cord syndrome）：可由脊髓前侧被骨片或椎间盘压迫所致，也可由中央动脉分支的损伤或被压所致。脊髓灰质对缺血比白质敏感，前角运动神经细胞较易发生选择性损伤。它好发于颈髓下段和胸髓上段。颈脊髓损伤主要表现为四肢瘫痪，而会阴部和下肢仍保留深感觉和位置觉。在不全损伤中，其预后最差。

后侧脊髓综合征（posterior cord syndrome）：较罕见，损伤平面以下深感觉和本体感觉消失，步态不稳，出现运动性共济失调。

神经根性损伤（root injury）：神经根可伴随脊髓损伤，也可单独损伤。

【脊髓损伤的分级】

根据神经结构中两个重要的组成部分，运动和感觉的损伤情况，医生采集和收取相关的资料对神经损伤进行分类。目前采用的脊髓损伤的分级标准有很多，应用较多的是 Frankel 脊髓损伤分级标准：

A. 完全性：损伤平面以下感觉运动完全消失。

B. 不完全性：损伤平面以下有感觉，但无运动功能。

C. 不完全性：损伤平面以下有感觉、运动功能，但多数肌力小于 3 级。

D. 不完全性：损伤平面以下有感觉、运动功能，但多数肌力大于 3 级。

E. 感觉运动功能正常。

目前得到应用的相对准确的分类方法是美国脊髓损伤联合会（American Spinal Injury Association，简称 ASIA）对脊髓损伤的分类方法。ASIA 的分类方法将神经损伤分为五级，从 A～E。

美国脊髓损伤协会（ASIA）损伤评分

级别　　　　　特征

A 完全损伤——运动和感觉完全丧失，骶丛神经 $S_{4～5}$ 的功能丧失。

B 不完全损伤——损伤平面以下感觉存在，但运动功能丧失，包括骶节 $S_{4～5}$ 的功能。

C 不完全损伤——损伤节段以下运动功能存在，但超过一半的关键肌力低于 3 级。

D 不完全损伤——损伤节段以下运动功能存在，至少一半的关键肌力≥3 级。

E 正常——运动和感觉功能正常。

【治疗】

1. 急诊处理　对危及生命的损伤进行优先处理，在抢救过程中要对脊髓进行有效保护，包括损伤部位使用临时支具，正确搬运患者等。待全身情况稳定后要进行反复仔细的查体，检查手法必须轻柔，以避免增加脊髓损伤。如瘫痪水平持续上升，则表示脊髓持续有损伤。瘫痪水平不断下降者，则表示病情在好转，治疗有效，预后较好。

2. 药物治疗措施包括

（1）脱水：主要应用甘露醇脱水，减轻脊髓损伤所致的局部水肿。

（2）肾上腺皮质激素：目前文献中多推荐早期大剂量使用甲泼尼龙，其作用是稳定细胞膜，降低脂氧化和炎症反应。

（3）神经营养药物：如神经节苷脂可促进神经再生。

（4）其他：如纳洛酮阻断内源性鸦片引起的低血压和脊髓缺血；促甲状腺素释放激素可减轻脊髓水肿。这些药物虽然在临床上广泛应用但其促进脊髓损伤恢复的作用尚在研究中。

3. 脊柱损伤的局部处理原则是及早复位、解除脊髓压迫、重建稳定。有以下情况者，需要切开复位内固定：①脊椎骨折脱位，有关节突交锁者；②骨折碎片或椎间盘组织突入椎管并有脊髓压迫者；③不稳定骨折。

4. 并发症的防治：绝大多数脊髓损伤患者死于并发症。但如能给以及时有效的防治，又能给以良好的康复治疗，则可提高患者的生存质量和期限。

（1）高热与低温：颈脊髓横断损伤时，全身交感神经几乎已完全麻痹，皮下血管网舒张而不能收缩，汗腺停止活动而闭汗，因而无法调节散热，体温随环境温度的高低而起伏。高热并不存在于胸腰段脊髓损伤中，因为无全身交感神经的麻痹。预防和治疗以物理降温为主。由于交感神经已经麻痹，药物降温无效。预防和治疗低温以人工复温为主，温度不宜升得过急过高。

（2）呼吸道感染和呼吸衰竭：常见于颈髓损伤的早期。损伤后，肋间肌和腹壁肌均已麻痹，呼吸仅靠膈肌维持。任何因素阻碍膈肌活动和呼吸道通畅者均可引起呼吸衰竭：①脊髓损伤或水肿继续上升至接近 C_4 节段者，肠胀气、便秘、急性胃扩张、肺气肿等是妨碍膈肌活动的体内因素。②胸、腹受体外因素压迫。③慢性支气管炎、肺炎有痰液阻塞气管。以上因素须积极防治才能避免发生呼吸衰竭。因呼吸肌麻痹排痰无力，长期卧床容易出现坠积性肺炎，预防和治疗措施有：①给氧、翻身拍背辅助排痰；②寻找和去除影响通气功能的因素；③必要时行气管切开。

（3）褥疮：由于患者已失去皮肤感觉和主动翻身的能力，患者久卧一个姿势时，有骨突的部位，皮肤将长期被压，缺血坏死，形成褥疮。最常发生的部位有骶椎、脊柱棘突、肩胛骨、大转子、跟后、腓骨头等处。预防方法主要在于加强护理，骨突处的皮肤要维持清洁、干燥，用乙醇擦拭，施以轻柔按摩，一日数次，并用气垫或塑料海绵衬垫，不使骨突与床面直接接触。要勤于翻身，每2小时一次，如创面经久不愈，可通过植皮或转移皮瓣等整形外科手术修复创面。

（4）泌尿系统感染和结石：由于膀胱瘫痪，尿潴留，需长期使用留置导尿管，容易发生膀胱挛缩和尿路感染与结石。防治方法包括：①在严格无菌操作下，短期或间断使用导尿管，使排尿畅通。每日用生理盐水、3％硼酸液或0.1％～0.05％呋喃西林溶液冲洗膀胱1～2次。②2～3周后开始训练膀胱，先将导尿管夹闭，每3～4小时开放一次，使膀胱充盈，避免挛缩。在导尿管开放期间，训练患者用双手按压膀胱，帮助排尿，部分患者经过训练后可自主控制排尿，不再使用导尿管，对不能有效排尿者，需长期采用间歇导尿法或行膀胱造瘘。

第三节　骨盆骨折

【应用解剖】

骨盆是位于脊柱和下肢骨之间的连接结构，由骶骨和2块未名骨组成，未名骨由髂骨、坐骨和耻骨融合而成。骨盆分为前、后两部分，后部由骶骨和髂骨形成骶髂关节，关节前后侧均由韧带连接，前部由耻骨联合连接（图38-3-1）。此外，尚有骶结节韧带和骶棘韧带维持骨盆的稳定。骨盆后部的主要功能是支持体重，坐位或站立时耻骨联合呈张力状态，后侧骶髂关节呈压力状态，单腿站立时则相反。完整的骨盆由髂耻线分成真、假骨盆两部分，假骨盆由骶骨翼和髂骨翼组成，由髂肌覆盖，内含腹腔内容物；真骨盆在髂耻线以下，侧壁由耻骨、坐骨和部分髂骨组成，包括闭孔膜、闭孔内肌及闭孔血管神经束；盆底由肛提肌和尾骨肌组成，有尿道、直肠及女性阴道通过；后壁两侧的骶髂关节处有腰、骶丛及髂内、外血管通过。完整骨盆的稳定性包括旋转和位移两个方面，耻骨联合、骶棘韧带、后侧部分骶髂韧带及前侧骶髂韧带维持其旋转稳定，骶结节韧带和后侧部分骶髂韧带维持纵向稳定。

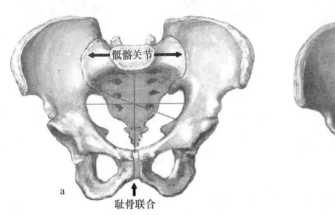
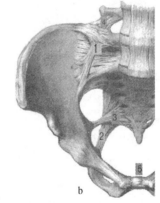

图38-3-1　骨盆解剖示意图

a. 骨盆环；b. 骨盆的韧带

【病因及机制】

常见骨盆损伤的原因包括：①侧方或前后挤压伤；②肌肉强烈收缩，引起撕脱骨折；③直接暴力致伤。

1. 前后应力作用　前后应力作用使半骨盆外旋，以后侧韧带为轴，前方分离，应力持续作用可使盆底和骶髂前韧带断裂，因后侧韧带无损，不存在垂直不稳定。

2. 侧向应力作用方式　侧向应力是引起骨盆骨折的最常见应力。作用力在骨盆后半时，髂骨后半通过骶髂关节压向骶骨，可使髂骨嵌入骶骨中，造成骶骨骨折，韧带组织损伤小，骨折稳定。若应力作用在骨盆前半，可致骨盆内旋，以骶髂关节前侧为轴，骶骨前侧压缩，后侧韧带断裂，应力继续作用则对侧骨盆出现外旋损伤，骨盆前部可以是耻骨支骨折或耻骨联合分离，此损伤是不稳定的。

3. 外旋外展应力作用方式　多发生于摩托车事故，应力作用于股骨干和髋关节，下肢外旋外展使半骨盆从骶骨上分离。

4. 剪切应力损伤　剪切应力作用多见于高能损伤，通常是垂直于骨小梁的暴力，导致骶棘和骶结节韧带断裂，骨盆垂直方向不稳定且有不同程度的移位。

【分类】

（一）Young & Burgess 分类

Young & Burgess 分类包括四种类型（图 38-3-2）。

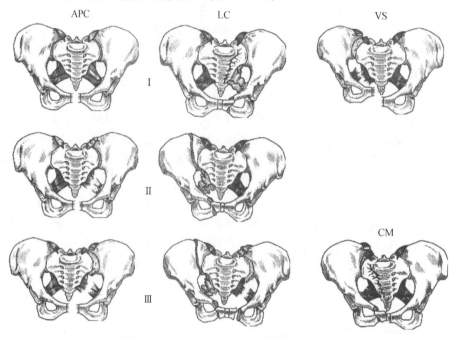

图 38-3-2　Young & Burgess 骨盆骨折分类

1. 分离型（APC）　由前后挤压伤所致，常见耻骨联合分离，严重时造成骶髂前、后韧带损伤占骨盆骨折的 21%；根据骨折严重程度不同又分为 Ⅰ、Ⅱ、Ⅲ 三个亚型。

2. 压缩型（LC）　由侧方挤压伤所致，常造成骶骨骨折（侧后方挤压）及半侧骨盆内旋（侧前方挤压），占骨盆骨折的 49%；也根据骨折严重程度不同又分为 Ⅰ、Ⅱ、Ⅲ 三个亚型。

3. 垂直型（VS）　剪切外力损伤，由垂直或斜行外力所致，常导致垂直或旋转方向不稳定占骨盆骨折的 6%。

4. 混合外力（CM）　侧方挤压伤及剪切外力损伤，导致骨盆前环及前、后韧带的损伤占骨盆骨折的 14%。

该分类的优点是有助于损伤程度的判断及对合并损伤的估计可以指导抢救、判断预后，根据文献统计，分离型骨折合并损伤最严重，死亡率也最高，压缩型次之，垂直型较低；而在出血量上的排序依次是分离型、垂直型、混合型、压缩型。

（二）骨盆骨折（fracture of pelvis）的 AO 分型

A 型：骨盆稳定，后方结构完整，包括未名骨的撕脱骨折和直接暴力引起的骨折以及第 2 骶骨以下的骨折。B 型：旋转不稳定，垂直稳定，后方结构部分损伤，包括单侧内、外旋损伤及双侧损伤，骶结节韧带保持完整，绝大多数后方韧带也保持完整。C 型：后方结构完全损伤，各方向不稳定（图 38-3-3）。

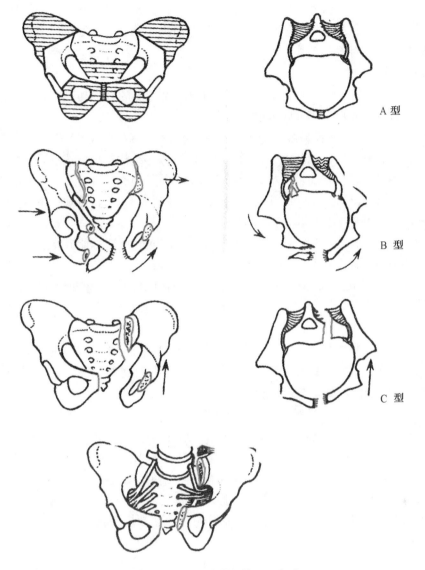

A 型

B 型

C 型

图 38-3-3　骨盆骨折的 AO 分型

【临床表现】

1. 患者有严重外伤史，尤其是骨盆受挤压的外伤史。

2. 疼痛广泛，活动下肢或坐位时加重。局部压痛、淤血，下肢旋转、短缩畸形，可见尿道口出血，会阴部肿胀。

3. 脐棘距可见增大（分离型骨折）或减小（压缩型骨折）；髂后上棘可有增高（压缩型骨折）、降低（分离型骨折）、上移（垂直型骨折）。

4. 骨盆分离挤压试验、"4"字征、扭转试验为阳性，但禁用于检查严重骨折患者。

【诊断】

询问受伤经过，损伤机制和暴力大小，直接撞击伤常合并严重的软组织伤，间接暴力不引起软组织伤。首先要进行全身检查，对患者的全身情况进行评价，特别是对呼吸道的通畅度、呼吸和循环功能进行评价并进行紧急处理，对危及生命的脏器损伤优先进行处理，全身情况稳定后对骨盆局部进行详细检查。骨盆的体格检查应按照视、触、动、量的顺序进行，观察局部有无畸形、开放伤口及皮下淤血等；触摸耻骨联合、骶髂关节、髂骨翼及坐骨结节等处，检查上述部位有无压痛、骨间隙以及血肿等；运动功能主要检查两侧髋关节的主动和被动活动情况；测量主要观测两侧下肢是否等长。此外，应进行骨盆分离和挤压试验，即检查者将双手置于两侧髂嵴上向外后方推压骨盆或向内对向挤压，可引起剧烈疼痛，或向内向外地活动，由此判断有无旋转不稳定，推拉患侧下肢可观察有无垂直方向不稳定。不稳定的表现包括开放骨盆骨折、阴囊囊肿、腰骶神经丛损伤。

【影像学检查】

1. 前后位 X 线检查　整体显示骨盆结构；可显示耻骨支的骨折和耻骨联合分离；还可显示骶髂关节、骶骨、髂骨以及第 5 腰椎横突的骨折。

2. 入口位 X 线检查　患者平卧，球管从头端指向尾端与片盒成 60°角，与真骨盆入口垂直。可显示髂耻线、耻骨支、骶髂关节、骶骨翼和骶骨体等结构，也可观察骶髂关节后脱位以及骶骨和髂骨翼的向后移位，还可观察到髂骨的内旋、骶骨的嵌插骨折和坐骨棘的撕脱骨折。

3. 出口位 X 线检查　患者平卧，球管在足端，与片盒成 45°角，可观察半骨盆是否有向上旋转、垂直移位。还可显示骶骨孔及其附近的骨折。

4. CT 检查　可详细观察骨盆后侧韧带结构的损伤，显示骶骨的骨折类型，骶髂关节的旋转和移位，有助于判断骨折类型。

根据外伤史及临床检查和影像学检查不难作出诊断，但重要的是根据上述临床资料判断骨折的类型、骨盆的稳定性以及合并损伤，以便确定下一步的治疗方案。

【治疗】

骨盆骨折往往合并身体其他部位的损伤，骨盆骨折本身与合并的脏器血管损伤相比后者更重要，且常危及生命。因此全身情况稳定后要优先对脏器损伤进行处理。

（一）合并其他损伤的骨盆骨折的处理程序

1. 快速进行全身评价，并进行相应监测和处理。

2. 开放足够补液通道，快速补充血容量，纠正休克，稳定循环功能。如果循环不稳定，有持续活动出血征象时要及时进行探查止血。腹腔检查怀疑出血应及时用外固定器暂时固定骨盆后紧急开腹探查止血；若腹腔检查未发现出血征象，应行血管造影以便发现出血点，及时进行栓塞止血。通常骨盆的持续出血来自骨盆背侧静脉丛，髂总、髂外、髂内等大血管也可以导致大出血。

3. 全身情况稳定，脏器损伤得到优先处理后再对骨盆骨折进行局部处理，对不稳定的骨盆骨折可暂时用外固定架固定，以便其他脏器损伤的处理和搬运。

有几种方法可以稳定损伤的骨盆，最古老的方式是抗休克衣。充气的抗休克衣覆盖于下肢及腹部周围，直至血压稳定。患肢骨牵引可以有效地控制静脉丛出血。股骨髁上牵引或胫骨结节牵引，重量为 10～15kg。使用骨盆前方的外固定架是稳定骨盆的标准方法。

骨盆骨折的治疗决策（图 38-3-4）：

1. 骨盆稳定，稳定骨折包括骨折分离小于 2.5cm 的前后暴力骨折和侧方暴力骨折伴有骶骨压缩骨折。此类骨折可保守治疗。

2. 骨盆稳定，耻骨联合分离大于 2.5cm 即为不稳定，是手术固定适应证。旋转移位，可采用切开复位内固定。

3. 骨盆旋转不稳定，可行闭合复位外固定或切开复位内固定，特别是需要同时进行腹部和泌尿外科手术时，更适合做切开复位内固定。

4. 骨盆旋转和垂直方向均不稳定时，一般要根据骨折部位决定，骨折通过骶髂关节采用切开复位内固定，骨折线在骶髂关节外通过髂骨翼或骶骨时，若不合并其他损伤则采用闭合复位外固定，若复位不满意或是多发创伤则采取切开复位内固定。

（二）治疗

1. 手术时机　最好在伤后 7 天以内进行，最晚不超过 14 天，否则复位难度将大大增加，畸形愈合及不愈合的发生率也明显增高。

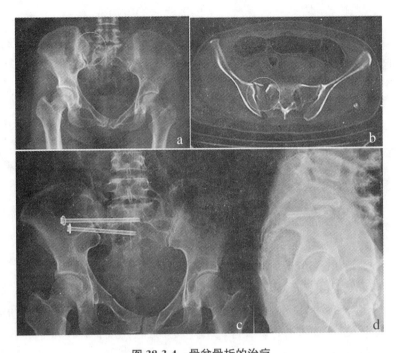

图 38-3-4　骨盆骨折的治疗

a. 骨盆正位平片显示骶骨骨折；b. CT 显示骶骨骨折位于骶孔外侧；

c，d. 经皮骶骨空心拉力螺钉固定，正位和侧位显示螺钉打入骶骨椎体内

2. 根据骨折分类选择治疗方式　AO 分类中的 A 型骨盆骨折属于稳定性骨折，一般予以保守治疗，卧床休息 4～6 周，早期下地行走锻炼。B 型骨折为前环损伤，仅须行前方固定。C 型骨折为后环或前后联合损伤，需要行骨盆环前后联合固定。

3. 手术适应证　①闭合复位失败；②外固定术后残存移位；③耻骨联合分离大于 2.5cm 或耻骨联合交锁；④垂直不稳定骨折；⑤合并髋臼骨折；⑥骨盆严重旋转畸形导致下肢旋转功能障碍；⑦骨盆后环结构损伤移位＞1cm，或耻骨移位合并骨盆后方不稳，患肢短缩＞1.5cm；⑧无会阴污染的开放性后方损伤；⑨耻骨支骨折合并股神经、血管损伤；⑩开放性骨折。

4. 手术方式

（1）前方固定：用于固定前环不稳定，常用于耻骨联合分离及耻骨支骨折，手术适应证为：①耻骨联合分离大于 2.5cm；②耻骨联合交锁；③耻骨支骨折合并股神经、血管损伤；④开放性耻骨支骨折；⑤合并骨盆后方不稳。

主要固定方式为外固定架、耻骨重建钢板、空心拉力螺钉。

（2）后方固定：用于固定后环不稳定，常用于骶髂关节分离、骶骨骨折等。手术适应证为：①垂直不稳定骨折；②骨盆后环结构损伤移位＞1cm；③无会阴污染的开放性后方损伤；④合并髋臼骨折。

主要固定方式为："C" 形钳（C-clamp），骶前钢板固定；骶后骶骨螺栓、骶骨钢板、骶骨拉力螺钉固定。

5. 手术入路及固定方式

（1）外固定架：前方固定。

外固定架多数情况下是用于不稳定骨盆骨折的临时固定，或与其他固定方式联合应用固定严重不稳定骨盆骨折，不作为常规的最终固定选择。常用的固定方法是双钉法（图 38-3-5a），即在两侧髂嵴各打入两枚螺纹钉；当病情危急时也可各打入一枚螺纹钉（图 38-3-5b），如考虑长期固定可选择在髂前下棘上方（髋臼上缘）打入螺纹钉（图 38-3-5c、d）。置钉前可先用床单等类似物兜紧骨盆。

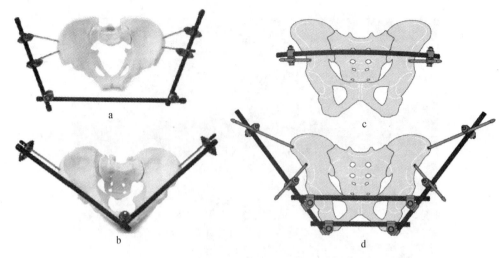

图 38-3-5　不同形式的骨盆外固定架螺纹钉置入法

a. 双钉髂嵴固定；b. 单钉髂嵴固定；c. 单钉髋臼上缘固定；d. 混合双钉固定

　　手术要点（图 38-3-6）：①髂前上棘后方 2cm 小切口；②沿髂骨翼方向由前向后钻孔，仅钻透外侧皮质；③置入第一枚 5mm 螺纹钉；④置入第二枚螺纹钉，位于第一枚后方 2～3cm；⑤重复 1～4 步在对侧髂嵴置入螺纹钉；⑥用短杆连接螺纹钉；⑦用长杆连接短杆；⑧调整外固定架复位骨折。

　　髋臼上缘置钉应向后并指向骶髂关节方向，应在透视下操作以免打入髋臼。

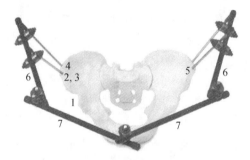

图 38-3-6　骨盆外固定架放置步骤

（2）"C"形钳（C-clamp）：后方固定（图 38-3-7）。

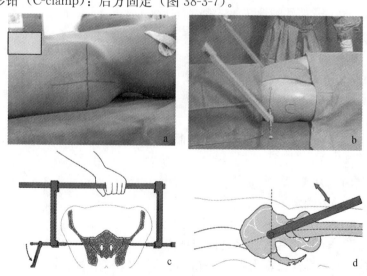

图 38-3-7　"C"形钳放置步骤

a. 进钉点；b. 打入固定钉；c. 横断面固定钉位置；d. 侧位固定钉位置

直接对骶髂关节加压，用于后方不稳定骨折的临时固定，操作简便，可在急诊室进行。骨折有移位应在牵引及下肢内旋状态下放置固定架。

手术要点：①进钉点位于髂前上棘垂线与股骨干纵轴线交点；②锤击固定钉使之进入髂骨；③用扳手紧固固定钉并加压。

（3）耻骨重建钢板：用于耻骨联合分离及耻骨支骨折（图38-3-8，9）；如需用双钢板增强稳定性则一块置于耻骨联合顶部一块置于前方（图38-3-10）。

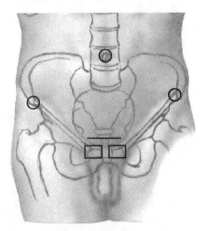

图38-3-8　耻骨联合分离的手术切口及体表
解剖标志（脐、髂前上棘、耻骨联合）

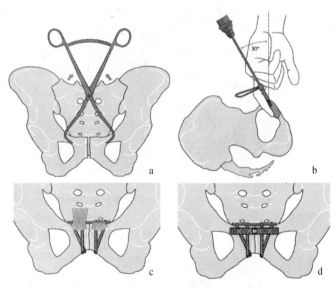

图38-3-9　耻骨联合分离复位与固定要点

a. 点状复位钳复位耻骨联合；b. 用手指导向螺钉的方向打入；

c. 置钢板于耻骨联合顶部；d. 双钢板一块置于顶部一块置于前方

（4）骶前钢板固定：适应证为骶髂关节脱位及髂骨翼骨折。优点是显露简单，直视骶髂关节，易于麻醉监护，可延长切口固定合并的耻骨联合分离及髋臼前柱骨折（图38-3-11，12）。缺点是不能用于骶骨骨折，有时复位困难。

手术步骤及要点：①沿髂嵴做前外侧切口（图38-3-13a）；②显露骶髂关节时注意避免损伤位于骶髂关节内侧 $1\sim1.5$cm 的 L_5 神经根；③用手法挤压骨盆或用螺纹钉把持髂骨并行牵引复位，复位困难时可用复位钳帮助复位（图38-3-13b）；④注意骶骨侧钢板只容许有一孔，否则容易损伤 L_5 神经根（图38-3-13c）；⑤选用两块3孔4.5mm加压钢板，呈90°夹角放置于髂嵴及骨盆缘皮质较厚处（图38-3-13d）；⑥直视下平行骶髂关节打入骶骨侧螺钉。

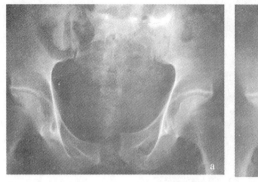
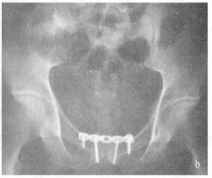

图 38-3-10　耻骨联合分离

a. 术前正位 X 线检查示分离＞2.5cm；b. 术后正位片示复位满意

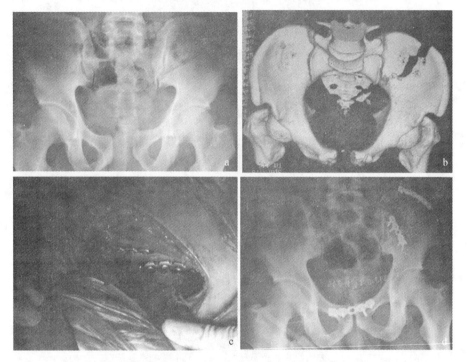

图 38-3-11　耻骨联合分离合并髂骨翼后部骨折

a. 正位片示耻骨联合分离＞2.5cm，但髂骨翼骨折移位不明显；b. 三维 CT 重现骨折立体图像，髂骨翼
骨折明显移位；c. 术中现用双钢板固定髂骨翼骨折；d. 术后正位 X 线检查示耻骨联合分离及髂骨翼骨折均解剖复位

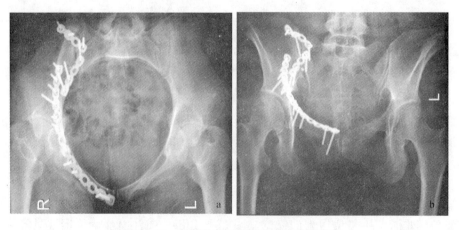

图 38-3-12　骶髂关节脱位髋臼前柱骨折术后

a. 骨盆入口位 X 线表现；b. 骨盆出口位 X 线表现

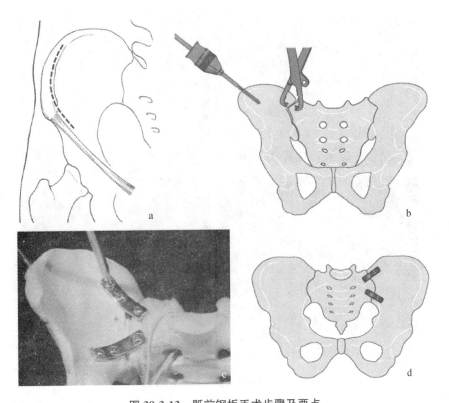

图 38-3-13　骶前钢板手术步骤及要点

a. 沿髂脊前外侧切口；b. 复位骨折；c. 钢板与 L_5 神经根的关系；d. 钢板放置的位置

（5）骶骨后方固定：适应证为骶骨压缩骨折、骶髂关节脱位、骶骨骨折脱位（图 38-3-14a）等。优点为显露直接，可同时对骶神经进行减压，但该入路皮肤坏死、伤口感染、神经损伤发生率较高。

手术步骤及要点：①患者取俯卧位，髂后上棘外侧或内侧纵切口（图 38-3-14b）；②将臀大肌从髂后上棘的起点剥离；③显露髂骨翼及臀中肌；④臀肌血管及神经出坐骨大切迹，显露时谨防损伤；⑤双侧骶骨骨折或严重粉碎不稳定骨折可选用骶骨钢板固定（图 38-3-14b 和图 38-3-15），螺钉可以直接固定在骨质坚固的髂后上棘上，也可选用骶骨螺栓（图 38-3-14c），但固定强度稍差。

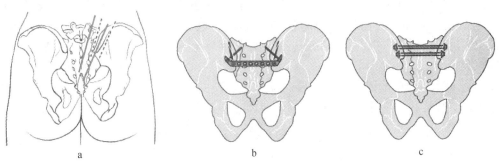

图 38-3-14　骶骨后方固定

a. 手术切口；b. 骶骨钢板；c. 骶骨螺栓

【并发症】

骨盆骨折常可引起严重并发症，而且其后果常较骨折本身更为严重，应高度重视。常见的有：

1. 腹膜后血肿　除骨盆骨折处出血外，髂内、外动脉和静脉的分支可被撕裂或断裂，引

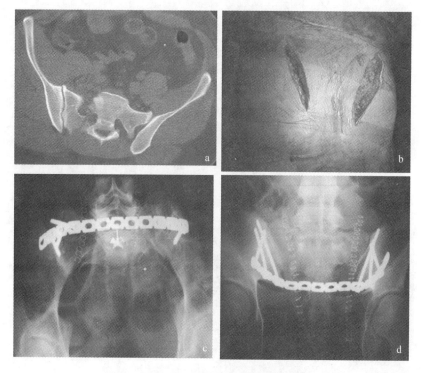

图 38-3-15　骶骨骨折骶后重建钢板固定
a. 术前 CT 示经骶孔骨折；b. 手术切口；
c. 术后骨盆入口位 X 线表现；d. 术后骨盆出口位片 X 线表现

起大出血。巨大血肿可沿腹膜后疏松结缔组织间隙蔓延至肾区或膈下。患者可有腹胀及腹痛等腹膜刺激症状。大出血可引起出血性休克而致死。对腹膜后出血，应密切观察，进行输血、输液。绝大多数情况下不要打开后腹膜探查止血，否则可能会引起灾难性的大出血。如果后腹膜破裂，出血不能自止，可考虑进行纱布填塞，约 48 小时后取出纱布，可以获得满意止血效果。若经积极抢救未能使休克好转，可经股动脉做两侧选择性髂内动脉栓塞术。可与抗休克治疗同时进行。盆腔内侧支循环丰富，结扎或栓塞两侧髂内动脉后，盆腔内可由多方面形成侧支循环，盆腔内脏器官血液供应可不受严重影响。

2. 膀胱或尿道损伤　骨盆耻骨支骨折时，骨折断端可刺破膀胱，在膀胱胀满时尤易发生。不同部位的损伤产生相应的尿外渗表现，应及时修复损伤部位并引流。

3. 直肠损伤　直肠上 1/3 位于腹膜腔内，中 1/3 仅前面有腹膜覆盖，下 1/3 全无腹膜。如破裂在腹膜反折以下，可引起直肠周围感染，常为厌氧菌感染；如破裂在反折部以上，可引起弥漫性腹膜炎。

4. 神经损伤　骶骨或髂骨骨折以及骶髂关节脱位时，偶可损伤骶丛，有时可伴有括约肌功能障碍，下肢某些部位感觉减退或消失，肌肉萎缩无力或瘫痪。

（陈仲强　田　耘）

第三十九章　周围神经损伤

第一节　概　述

一、病因

(一) 物理性因素

1. 机械性因素　切割伤、挤压伤（神经被周围组织卡压、被石膏和夹板压迫）、牵拉伤（分娩性臂丛神经损伤）、摩擦性损伤（神经通过骨突部或神经沟）、火器伤。

2. 温度性损伤　热烧伤、电烧伤、冷冻伤。

3. 放射性损伤、超声波损伤等。

(二) 化学性因素

药物、化学物质本身或代谢产物所致的神经损伤，如局部注射所致的神经损伤。

(三) 生物性因素

1. 缺血性因素　肢体或神经的营养动脉由于痉挛或栓塞所致的神经损伤。

2. 生物毒性物质　毒虫、毒蛇咬伤。

(四) 医源性损伤

骨折及关节脱位的手法复位或手术造成的神经损伤。

二、病理和分类

(一) 病理变化

周围神经损伤后，神经元、近侧神经段、远侧神经段都会出现一系列的变化。

1. 神经元主要的病理变化　细胞体形状增大、变圆，尼氏小体裂解，核外移。核糖核酸增多，轴突再生所需的蛋白质增高。细胞体的变化有利于修复轴突。神经损伤后，有一些神经元死亡，这与损伤部位和细胞体接近有关。

2. 近侧神经段主要的病理变化　在接近损伤部位的神经近端，1～2 个郎飞结内发生沃勒变性；伤后 24 小时轴突出芽形成再生单位。每一条轴突会产生众多的轴芽，其数目受神经束膜的限制。这种再生单位是神经再生的最小功能单位。随着时间的延长，无髓纤维出现有髓化，数个月后神经纤维数目会恢复正常。

3. 远侧神经段主要的病理变化

(1) 神经的沃勒变性出现在神经损伤 3～4 天之后，主要表现有以下几个方面：

1) 轴索变性伤后轴索与神经细胞分离，失去轴浆流的营养，24 小时发生溃变，48 小时轴突碎裂成碎片，传导功能消失。

2) 髓鞘变性 2～3 天出现髓鞘断裂，被神经膜细胞（施万细胞）吞噬。5 天后神经纤维上的髓鞘消失，7 天后开始形成新的髓鞘。

3) 神经膜细胞增生在伤后 24 小时出现，神经膜细胞的活力和代谢活动增强，10～15 天后增生呈管状。此后，增生良好的神经膜细胞管维持一个时期的静止状态，等待轴突长入，若长时间无轴突长入，细胞管开始萎缩，纤维组织增生。2年后退化成结缔组织，管道闭塞。

（2）神经再生：神经断裂修复后数日出现神经再生，吻合处被两端的神经膜细胞和纤维细胞填充并连接。神经纤维自近端长入远端神经膜细胞管内，并以每天1～2mm的速度向远端生长。与此同时，运动神经的终板可发生与神经干损伤类似的变性，神经损伤超过2年，终板再生的可能性很小。而感光神经损伤后，神经末梢变化很小，而且再生能力与神经损伤时间的关系也较小。

（二）按神经损伤的程度分为三类

1. 神经震荡　又称为神经失用，常由轻度挫伤或压迫所致。神经轴突连续性完整，在神经行程中，有部分区域发生传导障碍，不出现沃勒变性，有时出现神经内水肿、出血。恢复时间由数分钟、数天到数周不等，最长不超过3个月。

2. 神经轴索断裂　神经损伤后轴索中断，神经内膜完整。远端轴突完全退变，并经轴突再生修复。因其神经内膜完整，故轴突再生准确、完全，功能恢复好，多数不需要手术。也有时需手术松解瘢痕粘连，预后较好。

3. 神经断裂　神经轴突和神经内膜完全断裂，神经功能完全丧失。当神经束膜完整时，一般不需要手术。当神经束膜也断裂，神经外膜完整时，经保守治疗其恢复可能尚好。但是，有时会由于神经内水肿、出血导致严重瘢痕形成，影响神经再生，此时需要手术治疗。当神经完全断裂时，必须经外科手术恢复神经的连续性。

三、临床表现与诊断

（一）运动障碍

神经损伤后，其所支配的肌肉主动运动功能障碍，甚至消失，肌张力消失，反射消失，呈弛缓性瘫痪，并逐渐发生肌肉萎缩。

（二）感觉障碍

损伤神经支配区的深、浅感觉消失。

（三）自主神经功能障碍

损伤神经支配区早期可出现血管扩张而皮温稍高、渐红，后期血管收缩而皮温低、苍白、皮肤萎缩发亮、变薄，汗腺停止分泌、皮肤干燥。神经损伤后，如皮肤已能出汗，则表示神经功能有所恢复。

（四）神经干叩击试验（Tinel 征）

神经干叩击试验是检查神经再生的一种简单方法，大约在神经连续性恢复后6周开始出现。神经损伤后，在神经轴突再生，尚未形成髓鞘之前，对外界的叩击可出现疼痛、放射痛和过电感等敏感现象，称为 Tinel 征。定期检查，可了解神经再生的速度和进展情况。

（五）电生理检查

电生理检查对神经损伤的诊断和治疗有重要的帮助，对评价神经损伤修复后的效果也有非常重要的意义。

四、治疗

神经损伤的程度、类型和时间对神经损伤后功能的恢复影响较大，神经损伤应尽早治疗，以争取好的预后。

（一）闭合性神经损伤的处理

1. 致伤原因为挤压、牵拉及挫伤等因素造成的神经损伤，通常属于神经震荡后传导功能障碍或神经轴索损伤，一般多能自行恢复，可行非手术疗法，使肢体固定于神经松弛位，配合针灸及物理疗法治疗。如果伤后 3 个月仍无神经恢复征象，可采取手术治疗。

2. 对致伤原因为神经受到压迫或摩擦所致者，应及时消除原因，如压迫神经的石膏、夹板以及身体内卡压神经的韧带或骨性突起。

（二）开放性神经损伤的处理

清创术后，局部条件较好时，应尽量予以 I 期修复神经。如果没有 I 期修复的条件时，则应待伤口愈合 2～3 周后行 II 期神经修复。

神经修复的方法基本有 2 种：

1. 神经松解减压术　包括神经外松解减压术和神经内松解减压术。神经外松解术是使神经从瘢痕和周围组织中游离出来，可以同时将神经移位至健康的组织床上；神经内松解术是指在显微镜下纵向切开神经外膜，逐一从瘢痕中游离出每一神经束，切除神经内瘢痕。

2. 神经缝合术　包括神经外膜缝合和神经束膜缝合。神经外膜缝合操作简单，不用特殊设备，效果较好。其主要缺点是难以准确地对接相应的神经束，在各束断端之间会发生分离、错位等。神经束膜缝合主要适用于神经移位或神经移植，此操作应在手术显微镜或手术放大镜下完成。

神经修复后，肢体在缝合处无张力的位置，用外固定保持 3 周，下肢粗大神经固定时间可延长至 4～6 周，逐步进行关节活动。

第二节　上肢神经损伤

一、臂丛神经损伤

（一）解剖概要

臂丛神经由第 5、6、7、8 颈神经前支和第 1 胸神经前支组成（以下称 C_5、C_6、C_7、C_8 及 T_1）。由 C_5、C_6 形成上干；C_7 独立形成中干；C_8、T_1 形成下干。上、中、下干在锁骨中 1/3 后方，各自分成前、后两股。3 个后股合成后束。上、中干的前股合成外侧束。下干的前股单独成为内侧束。这 3 束分别位于腋动脉的后、外、内侧。各束在喙突平面分成上肢的主要神经支，后束发出腋神经和桡神经。外侧束发出肌皮神经和正中神经外侧头。内侧束发出正中神经内侧头、尺神经和前臂内侧皮神经。正中神经外、内侧头合成正中神经主干。

（二）病因

1. 直接暴力　如压砸、切割、枪弹、锁骨骨折、手术误伤等。

2. 间接暴力　常有 2 种损伤机制：一类为对撞性损伤，此类损伤中，头部固定撞击肩部，或肩部固定撞击头部。这种暴力最常引起臂丛神经上干损伤。当暴力较大或持续时间较长可累及中干甚至整个臂丛神经。另一类为肢体向上持续牵拉伤，这种暴力最常引起臂丛神经下干损伤，甚至累及中干或整个臂丛神经。

（三）临床表现和诊断

臂丛神经损伤后，主要表现为损伤神经支配区的感觉及主动运动功能障碍。临床分为三种类型：

1. 上干损伤　使头颈分离，肩部下拉的暴力所致。C_5、C_6 联合构成臂丛神经上干。当上干受伤时，腋神经、肌皮神经出现麻痹，桡神经与正中神经出现部分麻痹。

2. 下干损伤　上肢过度外展、外旋位受到强力牵拉时所致。C_8、T_1 联合构成臂丛神经下干。当下干受伤时，尺神经、正中神经内侧头、前臂内侧皮神经发生麻痹，正中神经外侧头与桡神经发生部分麻痹。手的功能全部丧失，不能持捏物件。

3. 全臂丛神经损伤　可造成整个上肢主动运动与感觉功能的全部障碍。如果损伤接近椎间孔可出现霍纳综合征。

(四) 治疗

1. 非手术疗法 臂丛神经损伤 3 个月内以非手术治疗为主，观察病情；将伤肢保持于外展、外旋、屈肘 90°，前臂旋后、腕背伸位。配合针灸、理疗、神经营养性药物及主动、被动功能锻炼。

2. 手术治疗 开放性神经损伤，应尽早行臂丛神经修复；闭合性臂丛神经损伤，经临床观察 3 个月无恢复时，应行臂丛神经探查，进行臂丛神经松解、缝合或神经移位修复术。对于臂丛神经损伤晚期，无法通过手术恢复神经功能时，可根据残存的肌肉功能情况进行肌肉、肌腱的移位或关节融合术，以改善肢体功能。

二、桡神经损伤

(一) 解剖概要

桡神经从臂丛神经的后束发出，含有来自 C_5、C_6、C_7、C_8 及 T_1 的神经纤维。以运动纤维为主。开始行于腋动脉后方，经过肩胛下肌、大圆肌和背阔肌的浅面，斜行至上臂后方，绕过肱骨桡神经沟，在肱骨中下 1/3 交界处穿过外侧肌间隔。在肱骨中段桡神经紧贴肱骨，所以此处的骨折易伤及桡神经。桡神经在肘部继续下行，在肱肌与肱桡肌之间转向肘前，并分为深、浅两支。深支穿过旋后肌，分散成多个肌支。浅支沿肱桡肌下行达腕背侧。桡神经在上臂发出肌支支配肱三头肌、肘肌、肱桡肌、桡侧腕长伸肌和肱肌。深支在前臂支配除桡侧腕长伸肌以外的所有前臂的伸腕、伸指肌群。浅支支配腕背、手背部桡侧 2 个半手指皮肤的感觉。

(二) 病因

1. 开放性损伤 如刀刺伤及手术误伤；肱骨骨折；骨折时暴力的牵拉，骨断端的刺割或神经嵌入两骨折断端之间造成压榨。

2. 挤压伤 如上臂受到挤压或医生牵拉复位闭合骨折等。

(三) 临床表现及诊断

1. 感觉功能障碍 桡神经在不同平面的损伤，可出现相应支配区的皮肤感觉减退或消失。主要表现为腕背、手背部桡侧 2 个半手指皮肤的感觉障碍。

2. 运动功能障碍 桡神经损伤可引起所支配区的肌肉麻痹，出现肘关节伸直受限，不能伸腕、伸指、伸拇；拇指外展及前臂旋后功能障碍；产生垂腕、垂指畸形，前臂常处于旋前位。

(四) 治疗

1. 闭合性损伤 如肱骨骨折、挤压伤等出现桡神经功能障碍时，桡神经多为不全损伤，可以观察桡神经功能变化情况，并予以理疗、神经营养药物等治疗。如观察 3 个月仍无恢复，则应手术探查，根据神经损伤的情况予以神经松解或缝合修复术。

2. 开放性损伤 如果出现桡神经损伤的症状和体征，应在清创的同时，探查桡神经并尽量Ⅰ期修复神经。术后 3 周内应尽量维持神经于松弛位。

三、正中神经损伤

(一) 解剖概要

正中神经由臂丛神经的内、外侧束发出的内、外侧头汇合而成，由 C_5、C_6、C_7、C_8 及 T_1 神经纤维组成。在上臂沿肱动脉外侧下行，在肘部位于肱二头肌腱膜深面，穿过旋前圆肌的两头之间进入前臂，行于屈指深浅两层肌肉之间至腕部，位于桡侧腕屈肌和掌长肌肌腱之间，通过腕管进入手掌。其分支在前臂支配旋前圆肌、桡侧屈腕肌、掌长肌、指浅屈肌、指深屈肌（示指、中指）、拇长屈肌及旋前方肌。腕部以下，又分出返支支配大鱼际及桡侧半蚓状肌；感觉支分布于手掌面桡侧 3 指半。

(二) 病因

正中神经损伤以机械性损伤为多见，如牵拉伤、挤压伤、刀割伤；骨折脱位造成前臂缺血性肌挛缩合并正中神经损伤也较多见，战时多见于火器伤，也可见于药物静脉注射外漏引起正中神经损伤。

(三) 临床表现

1. 感觉改变　正中神经支配区的皮肤感觉减退或消失，即手掌桡侧半及桡侧掌面 3 指半的感觉障碍。

2. 运动变化　正中神经在肘部以上尚未发出分支，因此从正中神经发出旋前圆肌肌支的近侧任何一个部位损伤，其临床表现均相似，即前臂旋前功能障碍，腕关节屈曲力量下降且尺偏，拇指、示指屈曲功能障碍，拇对掌功能障碍，手掌桡侧半和桡侧 3 指半的感觉障碍。

(四) 治疗

1. 非手术疗法　凡骨折、脱位引起的正中神经损伤，可行骨折和脱位的闭合复位、然后固定，并严密观察神经恢复情况。3 个月无恢复时，则应行手术探查。

2. 手术治疗　开放性损伤神经断裂者，应及时缝合神经。如果神经闭合性损伤，非手术治疗 3 个月无恢复或诊断神经完全断裂，应手术探查神经，根据情况进行神经松解、神经缝合等手术。

3. 肌腱移位术　正中神经损伤晚期，运动功能不能恢复，可行肌腱移位以重建手指屈曲以及拇指的对掌功能。

四、尺神经损伤

(一) 解剖概要

尺神经起自臂丛神经内侧束，由 C_7、C_8 及 T_1 神经纤维组成，在上臂位于肱动脉内侧下行，在上臂中段逐渐转向尺侧，经肱骨内上髁后方的尺神经沟，穿过尺侧腕屈肌的肱骨头与尺骨头之间进入前臂，在前臂中段与尺动脉伴行，行于尺侧腕屈肌与指浅屈肌之间。在前臂远端行于尺侧腕屈肌腱桡侧，在腕部绕豌豆骨桡侧，腕横韧带浅面进入手掌。尺神经在上臂无分支，在肘关节以下分出肌支，支配尺侧腕屈肌和第 4、5 指的指深屈肌。手部分支，支配小鱼际肌群、骨间肌、第 3、4 蚓状肌、拇收肌和拇短屈肌的内侧头。其感觉支支配手掌面尺侧 1 个半指，手背面尺侧 2 个半手指皮肤的感觉。

(二) 病因

多种损伤机制均可以造成尺神经损伤，如切割伤、撕裂伤、火器伤、挤压伤、牵拉伤、摩擦伤、缺血性损伤等。根据尺神经的解剖学特点，尺神经损伤多由于前臂切割伤所致；肱骨内上髁骨折并发尺神经损伤也较为常见；肘部尺神经沟处骨质增生、肘关节外翻畸形等也是造成尺神经损伤的常见原因。

(三) 临床表现

1. 感觉障碍　尺神经损伤后可出现手掌面尺侧 1 个半指，手背面尺侧 2 个半手指皮肤感觉减退或消失。

2. 运动障碍　表现为尺神经支配的肌群麻痹。腕关节屈曲尺偏障碍，环指、小指掌指关节不能屈曲，指间关节不能伸直，各指不能内收和外展，拇指不能内收，骨间肌及小鱼际肌萎缩，呈"爪形手"畸形。

(四) 治疗

应根据尺神经损伤的原因及时治疗。如为神经断裂，应及时手术缝合修复；如为肘关节严重外翻及内上髁骨折后骨痂增生，尺神经沟不平滑者，应行尺神经松解前移术。尺神经损伤后，其支配的手内在肌功能恢复较为困难。

第三节 下肢神经损伤

一、坐骨神经损伤

（一）解剖概要

坐骨神经由 L_4、L_5 和 S_1、S_2、S_3 神经组成。通过坐骨大孔后，于梨状肌下缘穿出，沿大腿后部下行，在股后侧中、下 1/3 分为胫神经和腓总神经。在腘部，胫神经与腘动脉和静脉伴行，然后与胫后动脉伴行，经内踝后方进入足底。腓总神经沿腘窝外侧股二头肌腱内侧向下，绕过腓骨颈后分为深、浅两支，浅支又称腓浅神经，支配腓骨长、短肌；深支即腓深神经，支配胫前肌、趾长伸肌、长伸肌、第 3 腓骨肌和趾短伸肌。

（二）病因

1. 开放性损伤 如大腿或臀部的枪伤、刀刺伤、髋关节周围手术造成的神经损伤。

2. 闭合性损伤 如髋关节脱位、骨盆骨折、臀部肌内注射等。

（三）临床表现和诊断

坐骨神经损伤可出现其支配的肌群麻痹。膝关节的屈肌群部分瘫痪，小腿和足部的全部肌群瘫痪。大腿的后侧、小腿后侧及外侧和足部的感觉消失，膝、踝部腱反射消失。出现膝关节屈曲无力，足部不能背屈，不能伸直足趾，不能跖屈、外翻以及屈趾。

（四）治疗

1. 闭合性神经损伤 早期可采用非手术治疗，观察 3 个月无恢复者可行手术探查。晚期功能无恢复者，可考虑进行膝、踝关节融合术。

2. 开放性损伤 应及时手术探查，争取 I 期修复神经，术后将伤肢保持于伸髋、屈膝位。

二、腓总神经损伤

（一）解剖概要

腓总神经是坐骨神经的一个分支，由 L_4、L_5、S_1 和 S_2 神经纤维组成。腓总神经与胫神经自腘窝近侧角分离后，环绕腓骨头后侧绕过腓骨颈后，分为腓浅神经和腓深神经。

（二）病因

腓总神经位置表浅，故损伤机会较多。腓骨头骨折、膝关节外侧脱位及不正当地使用石膏或夹板均可造成腓总神经的牵拉或挤压伤。

（三）临床表现和诊断

腓总神经损伤后，出现该神经支配的肌肉群运动功能障碍和皮肤感觉障碍。

1. 腓总神经损伤 表现为胫前肌、长伸肌、趾长伸肌、趾短伸肌和腓骨长、短肌瘫痪。呈"马蹄"内翻足畸形。小腿外侧和足背感觉消失。

2. 腓深神经损伤 表现为胫前肌、趾长伸肌、长伸肌、第 3 腓骨肌和趾短伸肌麻痹，呈垂足畸形。趾和第 2 趾背侧间区皮肤感觉障碍。

3. 腓浅神经损伤 表现为腓骨长、短肌麻痹，足不能外翻。小腿外侧及足背外侧皮肤感觉障碍。

（四）治疗

1. 对神经断裂诊断明确者，应及时手术修复神经。

2. 对挤压伤者应将伤肢固定于功能位以防止关节畸形。晚期神经功能不恢复者，可行关节融合术或肌腱移位术。

三、胫神经损伤

（一）解剖概要

胫神经自坐骨神经发出后，垂直下行经股二头肌内侧缘穿出，沿腘窝中线下行至腘肌下缘进入比目鱼肌深面，主要支配腘肌、腓肠肌、比目鱼肌、胫骨后肌、长屈肌、趾长屈肌、跖肌。胫神经经踝管后分为足底内、外侧神经。

（二）病因

胫神经损伤可因胫骨上段骨折所致，也可因开放性损伤所致。

（三）临床表现

胫神经损伤后主要表现为小腿后部肌群瘫痪而使踝关节和足趾不能跖屈，足不能内翻，呈仰趾外翻畸形。足底感觉消失。

（四）治疗

1. 对神经断裂者应早缝合。术后固定于神经松弛位。
2. 神经功能恢复不良而影响关节稳定时，可行肌腱移植或关节融合术。

（姜保国）

第四十章　运动系统慢性损伤

第一节　概　述

运动系统慢性损伤是人体的骨、关节、肌肉、肌腱、韧带、筋膜、滑囊及其相关的血管神经等受到慢性损害而引起的伤病，表现出相应的临床症状与体征，对机体生命无影响，但常在一定程度上影响运动功能，降低人们的生活质量。人体对长期、反复、持续的姿势或职业动作在局部产生的应力是以组织的肥大、增生为代偿，超越代偿能力即形成轻微损伤，累积、迁延从而形成慢性损伤。

一、病因

引起运动系统慢性损伤的病因较多，主要有：

1. 慢性长期、反复持续的应力集中与机械刺激。
2. 过度运动、持续超量运动所引起的损害。
3. 运动不足、活动不够、制动或失用性损害。
4. 退行性病变。
5. 局部发育异常或畸形。
6. 由于其他组织结构损伤所继发的慢性损害。
7. 急性损伤未愈，持续迁延为慢性等。

因此，在日常生活、工作、劳动、特殊工种的训练、体育运动训练、戏剧舞蹈训练、军事训练过程中均可发生运动系统慢性损伤。

慢性损伤在临床上明显多于急性损伤，并且常常影响患者的生活与工作，有些治疗起来较为困难，严重者需要手术，所以对慢性损伤要以预防为主，尤其对特定、好发人群要认真做好预防和宣教工作，可以收到很好的预防效果。在慢性损伤的治疗过程中同样也要注意预防，做到防治结合，以增加疗效。

二、分类

1. **软组织慢性损伤**　包括肌肉、肌腱、韧带、筋膜、腱鞘、滑囊的慢性损伤。其主要病理改变是纤维结缔组织的损伤性炎症及变性。发生在腱止装置部分的慢性损伤称为"末端病"（enthesiopathy），是较常见的运动系统损伤。
2. **骨的慢性损伤**　包括发生在骨结构比较纤细及易产生应力集中部位的疲劳性骨膜炎、疲劳性骨折和骨软骨炎，这类慢性损伤在运动创伤中常见。
3. **关节软骨的慢性损伤**　包括关节软骨及骨骺软骨的慢性损伤，多由于慢性劳损所致，亦可由关节的一次损伤发展而来，其主要病理改变为关节软骨的退行性变。关节软骨细胞伤后不能自行再生修复，一旦受伤将是永久性损伤，治疗亦较困难。
4. **周围神经的慢性损伤**　包括周围神经的慢性细微损伤与神经卡压损伤。神经本属软组织结构，因其功能特殊，损害后表现及后果与其他软组织损伤不同，故单列为一类。

三、临床特点

虽然运动系统慢性损伤可发生在不同部位、多种组织与器官，但在临床表现上却常有以下共性：

1. 躯干或肢体某部位长期疼痛，但无明显外伤史。
2. 持续性或间断性疼痛，程度与承受应力大小及时间有关，休息调整后可缓解。
3. 患处特定部位有明确固定的压痛点，常伴有放射痛，有些根据部位、损伤的组织结构不同可有局部骨性隆起、包块、囊肿、结节等改变。
4. 局部炎症不明显。
5. 有长期特定体位的劳动工作、运动训练史或近期有与疼痛部位有关的过度活动史。
6. 有些在慢性过程中有突然加重的损伤史。
7. 部分患者有从事或曾经从事易产生慢性损伤的职业、工种、体育训练史。

四、治疗原则

运动系统慢性损伤由于慢性损伤性炎症所致，有其本身的发病特点，在治疗中要考虑到这些因素，需要遵循以下原则。

1. 限制致伤动作，纠正不良体位姿势，增强肌肉力量，保持关节的稳定性，定时改变体位、姿势，使局部应力分散；运动损伤时要适当减少运动量，合理安排运动训练。
2. 理疗、按摩　可改善局部血液循环，减轻损伤性炎症，促进局部代谢、消除水肿、加速愈合，有助于症状的改善并可减少粘连与挛缩。
3. 外用药物　局部外用涂擦非甾体消炎药或用中药制剂熏洗均可收到较好的效果。
4. 局部封闭　局部注射肾上腺皮质激素（氢化可的松、泼尼松龙、曲安奈德等）有助于抑制局部损伤性炎症，改善血循环、减少粘连，缓解症状，是临床常用的有效治疗方法，尤其在运动创伤的治疗中应用更广。但应用不当，则可能产生严重不良后果。譬如，不严格执行无菌操作，有可能发生难以处理的继发感染；药物注入血管会引起血管痉挛、栓塞甚至肢端缺血坏死；药物注入神经则可能继发神经炎；注入肌腱可能出现局部变性或钙化引起自发性断裂；注射过于浅表出现皮下组织坏死；误入胸腔可能发生气胸；误注入骶管会引起一过性下肢瘫痪等严重并发症。

因此，使用局部封闭疗法时一定要注意：①局部封闭的适应证是慢性损伤性炎症。细菌性炎症或慢性损伤继发感染、肿瘤、骨折禁忌使用局部封闭疗法。②严格执行无菌操作。③严格按操作规程进行：注射部位要准确无误，严防注入肌腱、神经组织及血管内。④注射后要检查局部症状变化：压痛、活动痛明显减轻或消失表明进针点准确与注射有效。⑤按规定剂量及方法进行：根据部位与组织结构不同，激素的使用量不同，通常一次注射可用糖皮质激素 0.5～1.0ml，加 2% 利多卡因 1～4ml，7～10 天 1 次，3～4 次为一疗程。间隔 2～4 周后可重复 1 个疗程；⑥注意局部麻醉药物的过敏反应；⑦注意感染：糖皮质激素能抑制局部炎症反应，导致症状不典型，出现红、肿、热、痛等表现时按感染处理，给予广谱抗生素并进行热敷等治疗，无论疗程是否完成均应停止再次局部注射。

5. 非甾体消炎药（AIDS）　现在用于临床的非甾体消炎药较多，均可有效缓解症状，适用于病情加重或反复发作时用药，长期或大剂量服用会出现不同程度的副作用，其中以胃肠道反应最多见，其次可出现肝、肾损害。因此，使用非甾体消炎药时要注意以下几点：①必要时短期用药，口服用药时间不能过长；②病灶局限且较表浅者使用涂擦剂；③为减少对胃肠道损害，首选对胃肠道损害轻的环氧合酶$_2$（COX_2）抑制剂（如罗非昔布、塞来昔布、美洛昔康、尼美舒利、萘丁美酮、依托度酸等）、前体药物及各种缓释剂、肠溶片、栓剂等；④肾功能欠佳者可选用短半衰期药物、对肾血流量影响较小的药物，如舒林酸及丙酸类（如布洛芬、双氯芬酸等）；⑤为减少对肝功能的影响可选用结构简单、不含氮的药物，避免使用吲哚美辛和阿司匹林；⑥不应将两种非甾体消炎药同时使用，否则疗效并不增加，而副作用却倍增。

6. 手术治疗　对某些非手术治疗无效而又明显影响运动与功能的慢性损伤，例如狭窄性腱鞘炎、神经卡压症及腱鞘囊肿等可行手术治疗。

五、预防

多数慢性损伤均有可能预防其发病。对运动员、戏剧和杂技演员进行科学训练，发现慢性损伤要在治疗的同时适当减少训练；长期固定姿势工作者在工作中要定时改变姿势，流水线工作人员要定时做工间操。定时改变姿势等均有助于分散应力、改善血循环，减少局部累积性损伤。

当慢性损伤症状首次发生后，在积极治疗的同时，应提醒患者重视损伤局部的短期制动，以巩固疗效、减少复发。

第二节　慢性软组织损伤

软组织的慢性损伤包括肌肉、肌腱、韧带和滑囊的损伤。由于慢性软组织损伤在临床上很常见，又有其共性与特点，因此，本节就最常见的几种慢性软组织损伤予以阐述，在此基础上掌握慢性软组织损伤的诊治原则与方法。

一、腰肌劳损

腰肌劳损（lumbar muscles strain）指腰部肌肉、肌腱及其附着点、腰肌筋膜，以及小关节骨膜的慢性损伤性炎症。因此，亦称腰背肌筋膜炎、腰背部纤维炎、腰背肌筋膜疼痛综合征等，是慢性腰痛的常见原因，一般无明显外伤史及明显的器质性病变。

【病因及病理】

1. 累积性慢性损伤　躯干在负重活动时位置越低所承受的重量越大，故腰部受力最大也最集中。躯干的稳定性主要在于脊柱，当脊柱结构失稳时，起辅助稳定作用的腰背肌将超负荷工作，以利躯干稳定，长期如此，肌肉产生代偿性肥大、增生。此外，长期弯腰工作者，腰部肌肉持续呈紧张状态，使小血管受压、供氧不足、代谢产物积累，刺激局部而形成损伤性炎症，导致局部疼痛，甚至肌肉萎缩、挛缩、粘连和组织纤维化。如一组肌肉发生这种慢性劳损，必将使对应肌产生相适应的变化，以补偿原发部位病变后的功能障碍，称为对应补偿调节。如原发病变部位的肌肉经对应补偿调节仍不能维持正常功能，则可使上、下或对侧肌进行再补偿，称为系列补偿调节。上述变化，在临床上表现为一个部位腰痛可随时间而向上、下或对侧发展。静力学的劳损称为姿势性劳损，动力学的称为运动性劳损。因此，"肌肉失调"、"肌肉痉挛"和"肌肉挛缩"是形成腰肌劳损的三联病理反应，若不及时纠正，不良刺激始终贯穿在病程之中，旧的创伤和新的损伤交杂在一起，时症状更加复杂。

2. 内在因素　机体在解剖学上的缺陷，影响活动中的生物力学的平衡、个体特异性和耐受性、心理创伤及对疾病缺乏认识等。有时还属于生理因素，如月经前或妊娠期等。

3. 部分患者也可因急性腰部外伤治疗不当，迁延而成慢性腰肌劳损。

此外，由于气温过低或湿度太大更容易促进上述病理过程的发展。

【临床表现】

1. 无明显诱因的慢性疼痛是主要症状。腰痛为酸胀痛，休息后可缓解，但卧床过久又感不适，稍事休息后又减轻，活动过久疼痛再次加剧。

2. 在疼痛区有固定压痛点，也称为扳机点，该点位置常在肌肉起、止点附近或神经肌肉结合点，腰肌劳损压痛点常在腰段骶棘肌中外侧缘（图40-2-1）。在压痛点进行叩击，疼痛反可减轻，这是与深部骨疾患的区别之一。

3. 单侧或双侧骶棘肌痉挛。

4. 可有脊柱后凸、侧突或长期坐位、弯腰工作史。

5. X线检查常无异常，有时可发现先天性异常（如骶椎腰化、脊柱隐性裂等）、椎骨退行性变、椎体楔状改变等。

【诊断】

主要根据上述的症状和体征，并排除其他器质性疾病，必要时可行 X 线检查或其他实验室检查。应注意和腰椎间盘突出、强直性脊柱炎、脊柱肿瘤等进行鉴别。

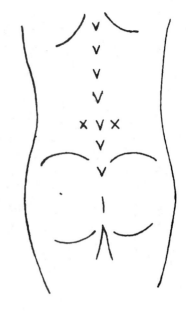

图 40-2-1　腰肌劳损常见压痛点

【治疗】

1. 理疗　应用热疗、超声对腰背疼痛部位进行理疗；磁疗亦有良好的消炎镇痛效果。

2. 手法按摩　以适当的力度对腰背部肌肉进行较深透的按摩，效果很好。

3. 局部封闭　应用肾上腺皮质激素在痛点部位进行局部注射。

4. 外用消炎止痛药物。

5. 疼痛明显影响工作和休息时，可服用非甾体消炎药。

6. 可用软性腰保护带（围腰），但休息时应解除，否则会继发失用性肌萎缩、加重腰段脊柱的不稳定。

7. 加强腰背部肌肉力量练习以增加腰肌的补偿调节能力、加强腰段脊柱的稳定性。运动员腰肌劳损的肌力训练要同时进行腹、背肌的训练。

8. 非运动员不要带伤劳动，运动员要避免过度训练。

9. 自我保健疗法医疗体操，适当休息，定时改变姿势，放松与减轻腰肌的负荷，避免弯腰持重物等是减轻症状、防止再发的有效方法。

二、棘上、棘间韧带损伤

棘上韧带是从枕骨隆凸到第 5 腰椎棘突，附着在棘突表面的腱性组织。颈段的棘上韧带宽而厚，称为项韧带，胸段的棘上韧带较为纤细，故中胸段棘上韧带损伤（supraspinal ligament injury）多见（图40-2-2）。腰段的棘上韧带又较宽，但 $L_5 \sim S_1$ 处无棘上韧带。棘间韧带是连接两个棘突之间的腱性组织，由三层纤维组成，其纤维之间交叉排列，易产生磨损。这两种韧带主要的功能是限制脊柱的过度前屈，往往同时发生损伤。由于 $L_5 \sim S_1$ 处无棘上韧带，且处于活动腰椎和固定的骶椎之间，受力最大，故此处棘间韧带损伤机会也最大。

【病因及病理】

1. 长期埋头弯腰工作者，不注意定时改变姿势。

2. 脊柱因伤病不稳定，使棘上、棘间韧带经常处于紧张状态即可产生小的撕裂、出血及渗出。

3. 因暴力所致棘上、棘间韧带破裂，在伤后固定不良而形成较多瘢痕，也是慢性腰痛的原因。若韧带伴有退行性变，则更容易损伤。这种损伤性炎症刺激分布到韧带的腰神经后支的

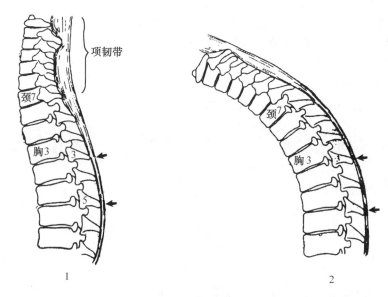

图 40-2-2　棘上韧带损伤

1. 颈、胸椎中立位上韧带示意图；2. 低头工作位，箭头处棘上韧带较薄弱，且承受较大张力

分支，即可发生腰痛。病程长者，韧带可因退变、坏死而钙化。棘上韧带与棘突连接部可因退变、破裂而从棘突上滑脱。

【临床表现】

多无明显外伤史。腰痛长期不愈，以弯腰时明显，但在过伸时因挤压病变的棘间韧带，也可引起疼痛。部分患者可向骶部或臀部放射。检查时在损伤韧带处棘突或棘间有压痛。有时可触及棘上韧带在棘突上滑动。棘间韧带损伤可通过 B 超或 MRI 检查证实。

【治疗】

本病多数可经非手术治疗治愈。但因脊柱局部解剖特点与负重活动要求，固定较难，受伤的韧带无法完全制动，受伤的韧带往往容易再伤，故不易在短期内治愈。

1. 避免弯腰及负重动作，减轻棘上、棘间韧带局部应力，增加损伤修复条件。
2. 局部封闭，注射皮质激素可明显缓解症状。
3. 腰围保护、制动，对缓解症状有效并可缩短疗程。
4. 理疗有一定疗效，局部按摩可减轻症状、缓解继发性骶棘肌痉挛。
5. 继发脊柱疾患引起棘上、棘间韧带慢性损伤者，须结合原发疾患给予防治。

三、滑囊炎

滑囊是人体结缔组织的囊状间隙，是摩擦频繁或压力较大处的一种缓冲结构。其外层为纤维结缔组织，内层为滑膜，正常时囊内有少量滑液，起润滑作用。滑囊位于骨突与肌肉、骨突与皮肤、肌腱与皮肤、肌肉与肌肉之间等所有摩擦频繁与压力较大的部位。滑囊有两种：①恒定滑囊：胎儿期已发生，部位恒定，多位于大关节附近（图 40-2-3）；②不定或附加滑囊：由多种后天因素，如脊柱后突畸形的棘突表面、皮下埋藏的内固定物尾端等，因局部为适应摩擦与压力增加所继发形成，其分布不定，数目不一。

【病因及病理】

创伤、化脓性感染、结核菌分枝杆感染、类风湿关节炎、痛风及某些药物均可引起滑膜炎（bursitis）。常见的滑囊炎有肩峰下滑囊炎、坐骨结节滑囊炎、髌前滑囊炎、尺骨鹰嘴滑囊炎等。

1. 慢性损伤　较为多见。常发生在骨结构异常突出的部位，长期、持续、反复、集中和力量稍大的摩擦和压迫是产生滑囊炎的主要原因。如瘦弱老年妇女久坐硬凳所致坐骨结节滑囊

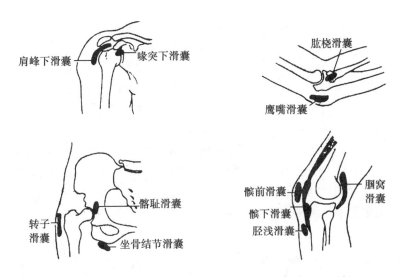

图 40-2-3　大关节附近主要常见的滑囊（肩、肘、髋、膝）

炎；膝关节跪地位工作者的髌前滑囊炎；穿鞋过紧所致的跟后滑囊炎、趾滑囊炎等。病理变化为滑膜水肿、充血、增厚呈绒毛状，滑液增多，囊壁纤维化等。

2. 急性损伤　损伤机制与慢性损伤相同，但伤力较大、较突然。常在慢性损伤的基础上突发急性损伤而使炎症加剧，滑膜小血管破裂，滑液呈血性。

【临床表现】

多无明显原因而在关节或骨突出部逐渐出现一圆形或椭圆形包块，缓慢增大并伴有压痛。表浅者可触及清楚的边缘，有波动感，皮肤无炎症；部位较深时边界不清，波动不明显，易被误认为是实质性肿瘤。当受到较大外力后，包块可较快增大，张力较大，伴剧烈疼痛。皮肤可有红、热表现，但无水肿。包块穿刺，慢性期为清晰黏液，急性损伤后为血性黏液。若继发感染，局部则有化脓性炎症的表现，穿刺抽出脓液，体温升高，白细胞增多。

【鉴别诊断】

1. 结核性滑囊炎　可为滑囊的原发性结核感染，也可继发于相邻的骨结核。临床表现与损伤性滑囊炎相似，起病缓慢，患部轻痛，出现肿块；穿刺抽出清淡脓液或干酪样物；X 线检查可见相邻骨质破坏。确诊常需手术切除病变滑囊，病理检查。

2. 类风湿性滑囊炎　常见于足跟部滑囊，大多伴有类风湿关节炎症状。红细胞沉降率往往增高，类风湿因子多为阳性，HLA-B27 实验室检查可呈阳性。

【治疗】

以保守治疗为主，予以适当制动并辅以理疗，多数可消退，但应注意避免继续摩擦和压迫。可用带有 9～12 号头针的注射器经穿刺吸尽囊内黏液后，注入醋酸泼尼松龙加压包扎治疗多可治愈。如有骨的畸形突起，应予以切除。改变不适当工作姿势及穿宽松的鞋子等均是减轻症状、避免复发的基本方法。对非手术治疗无效者可考虑行滑囊切除术，如有继发感染者，须先切开引流，以后再切除滑囊。

四、狭窄性腱鞘炎

狭窄性腱鞘炎（stenosing tenosynovitis）是肌腱在骨-纤维隧道及其环状韧带缘上长期、过度用力摩擦而发生的肌腱和腱鞘的慢性无菌性损伤性炎症。最常见的发病部位是手和腕部，多发于手工作业者、家政服务者，运动员中亦常见。是运动系统常见病与多发病。

【解剖概述】

肌腱在跨越关节处，如转折角或滑移幅度较大者，都有坚韧的腱鞘将其约束在骨膜上，有利于肌腱正常屈伸运动，防止异常运动。因此，腱鞘和骨形成弹性极小的"骨-纤维隧道"。腱鞘的近侧或远侧缘为较硬的边缘，在掌指关节处腱鞘增厚最明显，称为环状韧带。

1. 指屈肌腱鞘　分为两层：①内层为滑膜鞘，又分为脏、壁两层，两者相互延续并经腱系膜相连。滑膜鞘为纤维鞘所支持并与之相融合。②外层为纤维鞘，是指前深筋膜的增厚部形成，包裹指屈肌腱的前面与两侧，远侧止于末节指骨的基部，近端为游离缘，止于掌骨头，两侧附着于指骨边缘。手指屈肌腱鞘与指骨共同形成骨-纤维隧道（图 40-2-4）。因此，腱鞘有润滑肌腱便于活动、防止屈指运动时屈肌腱像弓弦样弹起和向两侧滑移的作用。纤维鞘的近端游离缘处形成一宽 4～6mm、厚约 1mm 的环形韧带，称为环状韧带，该处是承受屈肌腱弹射力最强的部位。由于该处的骨-韧带形成没有伸缩性的骨-纤维隧道，肌腱在此缘上长期、过度用力摩擦后，容易发生狭窄性腱鞘炎。

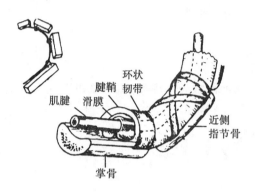

图 40-2-4　屈肌肌腱的骨-纤维隧道示意图

2. 拇长展肌和拇短伸肌腱鞘　腕背韧带与桡骨茎突的凹陷形成骨-韧带隧道，拇长展肌和拇短伸肌腱同在此处通过并折成一定角度分别止于拇指近节指骨和第 1 掌骨。有时隧道内可有纤维隔将其分为两个隧道，两根肌腱分别走行。

3. 手、足和其他部位　在超越几个关节的长肌腱在关节的伸面或屈面经过转折度和来回活动幅度很大之处均有腱鞘存在，其基本解剖结构和作用相同。这些部位的腱鞘炎有肱二头肌长头腱鞘炎，拇长伸肌腱鞘炎，腓骨长、短肌腱鞘炎等，但较少。

【病因】

肌腱在腱鞘中活动，长期、过度用力摩擦后，易发生肌腱和腱鞘的慢性损伤性炎症。由于腱鞘坚韧而缺乏弹性，损伤、水肿、增生的肌腱受到腱鞘卡压而引起狭窄性腱鞘炎。

1. 年龄与职业　好发于长期、快速、用力使用手指和腕部的中老年妇女、轻工业工人、书记员和管弦乐器演奏家等。

2. 慢性劳损　手指长期快速活动，如织毛衣、管弦乐的练习或演奏等；手指长期用力活动，如洗衣、书写文稿、打字、电脑操作等慢性劳损；指鞘韧带的损伤等。慢性劳损是狭窄性腱鞘炎的主要病因。

3. 其他　如患者本身有先天性肌腱异常（小儿拇长屈肌腱鞘炎）、类风湿关节炎、产后、病后虚弱无力等更易发生本病。

【病理】

狭窄性腱鞘炎实际是肌腱和腱鞘两者的损伤，反复创伤或炎症迁延导致慢性纤维结缔组织增生、肥厚、粘连导致腱鞘增厚无弹力。"骨-纤维隧道"明显狭窄，进而压迫已水肿、增生的肌腱，肌腱与腱鞘间同时发生不同程度的粘连，尤其在环状韧带区域，肌腱在特别狭窄而坚韧的腱鞘内活动，使肌腱肥厚、变粗形成中间膨大、两端较细的纺锤形或在腱鞘狭窄部变细、两端水肿变粗而形成葫芦状，使肌腱在腱鞘内的滑动受阻。当用力伸屈手指强行使肿大的肌腱通过狭窄的腱鞘时就产生弹拨动作和响声，并伴有疼痛，则形成弹响指（图40-2-5）。当梭形肿大增生严重的肌腱不能再通过腱鞘狭窄部时，则手指不能伸屈。

【临床表现】

四肢肌腱凡经过"骨-纤维隧道"处，均可发生腱鞘炎。手与腕部是狭窄性腱鞘炎的好发部位。在手部的屈肌腱狭窄性腱鞘炎，有手指的屈肌腱狭窄性腱鞘炎、拇指拇长屈肌腱狭窄性腱鞘炎。在腕部有桡骨茎突狭窄性腱鞘炎。其他有肱二头肌长头腱鞘炎，拇长伸肌和指总伸肌腱鞘炎，腓骨长、短肌腱鞘炎，胫前肌腱鞘炎，胫后肌腱鞘炎等。其中以指屈肌腱鞘炎、拇长屈肌腱鞘炎、拇长展肌腱鞘炎在临床上较多见，分述如下。

（一）手指屈肌狭窄性腱鞘炎（弹响指与弹响拇）

狭窄性腱鞘炎常发生在手指或拇指屈肌腱鞘的起始部位，其中发生在第1～4指屈肌腱鞘并出现弹响时称为弹响指，发生在拇指拇长屈肌腱鞘并出现弹响时称为弹响拇。运动损伤中，拇指狭窄性腱鞘炎多见于举重运动员。第1～4指狭窄性腱鞘炎好发于摔跤运动员。小儿拇长屈肌腱鞘炎常为双侧性，表现为拇指屈伸时发生弹响，或指间关节交

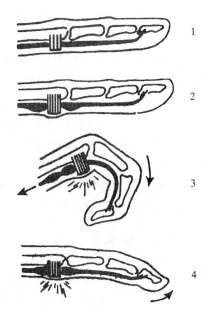

图 40-2-5　弹响指发生机制示意图

1. 正常肌腱和腱鞘；2. 发病后，肌腱呈葫芦形肿大，腱鞘肿胀；3. 手指主动屈曲时，远侧膨大挤过狭窄的腱鞘，发生弹响；4. 手指伸直时也同样发生弹响

锁于屈曲位，掌指关节皮下可扪及痛性结节。各手指发病的频度依次为中指、环指最多，示指、拇指次之，小指最少。起病缓慢。初时，晨起患指发僵、疼痛，缓慢活动后即消失。随病程延长逐渐出现弹响伴明显疼痛，严重者患指屈曲，不敢活动，不能伸直。患者主述疼痛部位常在近侧指间关节，而不在掌指关节。体检时可在远侧掌横纹处扪及黄豆大小的痛性结节，屈伸患指时该结节随之上、下移动，或出现弹拨现象，并感到弹响发生于该处，严重时屈指后难以主动伸直需要被动板动使其伸直，出现"交锁"情形，更严重者将失去屈伸活动。

（二）桡骨茎突狭窄性腱鞘炎

桡骨茎突狭窄性腱鞘炎是发生在腕部拇长展肌和拇短伸肌腱通过桡骨茎突部的狭窄性腱鞘炎（De Quervain病），最多见，主要由于慢性损伤所致。起病缓慢，腕关节桡侧疼痛，逐渐加重，拇指活动限制，活动时局部痛，提重物乏力且疼痛加剧，尤其是提壶倒水的动作。检查时皮肤无炎症，在桡骨茎突表面或其远侧有局限性压痛，有时可扪及痛性结节。握拳尺偏试验（Finkelstein试验）阳性（图40-2-6）。检查方法：先屈拇指于掌心然后握拳，轻轻将腕向尺侧偏屈时桡骨茎突部出现剧痛。运动损伤中桡骨茎突狭窄性腱鞘炎常见于射击与举重运动员。

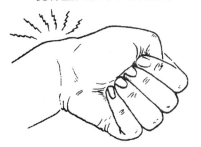

图 40-2-6　Finkelstein 试验

【治疗】

1. 保守治疗

（1）对早期或症状较轻者：尽可能减少手部活动，进行理疗、中药熏洗、石膏局部制动2～3周；局部采用拇指的揉按手法亦很有效。

（2）局部封闭：腱鞘内注射醋酸泼尼松龙有很好疗效，每周一次，2～3次即可有明显效果。但要注意进针时要从腱鞘远侧或近侧进针，刺于肌腱与鞘韧带之间，注射一定要准确，注入皮下则无效，一旦注入桡动脉浅支，则有桡侧三个手指血管痉挛或栓塞导致指端坏死的可能。

2. 对非手术治疗无效者，采用手术疗法。可考虑行手术腱鞘松解或小针刀推切狭窄的腱鞘，手术原则各部位相同，即将狭窄腱鞘处切开或部分切除，使肌腱在其中滑动无阻。

（1）切口选择：桡骨茎突部腱鞘炎在茎突压痛最明显处沿长径做一2~3cm的切口；拇长屈肌腱鞘炎于拇指的掌指关节的横纹处做切口；其他手指屈肌的腱鞘炎可在结节的一侧做一长约1cm的纵切口至掌横纹转为横或斜切口，亦可在掌指关节的掌侧做一2cm的弧形切口。

（2）手术基本步骤：局部麻醉，做一小切口，切开皮肤后钝性分离，注意牵开两侧的皮神经和血管，充分暴露腱鞘。此时被动活动患者手指，即可见到膨大的结节在腱鞘狭窄处上、下移动。认准腱鞘狭窄增厚范围，用小尖刀从一侧切开该处腱鞘，再用小剪刀剪去狭窄腱鞘的两侧及前壁，以彻底解除狭窄。若仅行狭窄处切开，有时会发生再粘连而导致复发。

3. 小儿先天性狭窄性腱鞘炎保守治疗通常无效，应行手术治疗。

五、腱鞘囊肿

腱鞘囊肿（ganglion）是手和足部的关节或腱鞘内的滑液增多后发生的囊性肿块，为关节囊、韧带、腱鞘中的结缔组织发生退行性变所致。囊肿常是单房性，有时为多房性、大小不一。囊肿壁的外层由致密的纤维结缔组织构成，内层为一光滑的白膜，内容物为浓缩的黏液或胶冻样黏液。囊肿与关节囊和腱鞘密切关联，有人认为其与关节腔或腱鞘滑膜腔相通，有人则认为只是根部相连，并不相通。腱鞘囊肿以腕背侧最常见，其次是腕掌、手掌指掌和足背，膝关节两侧及腘窝不少见。

本病病因尚不太清楚，慢性损伤使滑膜腔内滑液多而形成囊性疝出或结缔组织黏液退行性变可能是发病的重要原因。目前临床上将手、足小关节处的滑液囊疝（腕背侧舟月关节、足背中跗关节等处）和发生在肌腱的腱鞘囊肿统称为腱鞘囊肿。而大关节的囊性疝出又另有命名，如膝关节后方的囊性疝出叫腘窝囊肿，或称 Baker 囊肿。

【临床表现】

1. 以女性和青少年多见。腕背是最常见的好发部位（图40-2-7），腕掌侧桡侧屈腕肌腱及足背发病率也较高，手指掌指关节及近侧指间关节处也可常见到。偶尔在膝关节前下方胫前肌腱膜上也可发生，这属黏液退行性变囊肿，但因部位较深，诊断较困难。

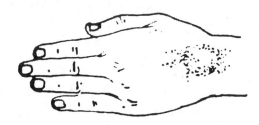

图 40-2-7　腕背部腱鞘囊肿

2. 囊肿生长常较缓慢，也有突然发现，少数可自然消失，以后可再长出。少数病例初局部肿物外，无自觉不适，多数病例有局部压痛或不适。检查发现0.5~2.5cm的圆形或椭圆形包块，表面光滑，不与皮肤粘连。因囊内液体充盈，张力较大，扪之如硬橡皮样实质性感觉。如囊颈较小者，略可推动；囊颈较大者，则不易推动，易误认为骨性包块。重压包块有酸胀痛。用粗针头穿刺可抽出透明胶冻状物。

【治疗】

腱鞘囊肿有时可被挤压破裂而自愈，但可复发。临床治疗方法较多，但都有一定的复发率。

1. 非手术治疗　原理是使囊内容物排除后，在囊内注入药物并加压包扎，使囊腔粘连而消失。通常是在囊内注入醋酸泼尼松龙 0.5ml，然后加压包扎。本方法简单、痛苦较少，复发率也较低。

2. 手术治疗 对保守治疗无效或影响功能的腱鞘囊肿应手术治疗，其他部位多次复发的腱鞘囊肿，亦可手术切除。术中应完整切除囊肿，如系腱鞘发生者，应同时切除部分相连的腱鞘；如系关节滑膜疝出，切除后应在根部进行缝扎，以减少复发机会。由于囊肿常是多房，即使留下很小的部分，就会复发。因此，手术需要彻底，将周围的组织多切除一些。

六、肱骨外上髁炎

肱骨外上髁炎（external humeral epicondylitis）是肱骨外上髁部伸肌总腱起点附近的慢性损伤性炎症。其受累结构包括骨膜、腱膜、关节滑膜等，而骨质并无实质性损害。因早年发现网球运动员易发生此种损伤，故俗称"网球肘"。除此之外打羽毛球者也易得本症。根据临床统计，肱骨外上髁炎患者多为 40 岁左右的中年人，另有"四十肘"之称。

【解剖概要】

肱骨外上髁处附有桡侧腕长、短伸肌，指总伸肌，小指固有伸肌和尺侧腕伸肌。这些肌肉的主动收缩和被动牵拉都将在伸肌总腱附着处产生一定的应力。在伸肌总腱深处有肱桡滑囊、肱桡关节、桡骨颈和环状韧带等结构。

【病因及病理】

1. 前臂过度旋前或旋后位被动牵拉伸肌（握拳）和主动收缩伸肌（伸腕）将对肱骨外上髁处的伸肌总腱起点产生较大张力，长期反复这种动作即可引起该处的慢性损伤。因此，凡需反复用力活动腕部的职业和生活动作均可导致这种损伤，如网球、羽毛球、乒乓球运动员，钳工，厨师和家庭妇女等。少数情况下，平时不做文体活动的中、老年文职人员，因肌肉软弱无力，即使是短期提重物也可发生肱骨外上髁炎，如出差提较重行李箱、协助搬运大量图书、家具等。

2. 肱骨外上髁炎的基本病理变化是属于急、慢性无菌性炎症，日久会导致肉芽增生、粘连形成、组织出血、纤维化与肥厚等病变，使关节僵滞疼痛，功能障碍和运动受限。虽然炎症较局限，但其炎症的范围每个患者却不尽相同：有的仅在肱骨外上髁尖部，是以筋膜、骨膜炎为主；有的在肱骨外上髁与桡骨头之间，以肌筋膜炎或肱桡关节滑膜炎为主。此外，尚发现伸肌总腱深处有一细小血管神经束，穿过肌腱和筋膜时被卡压，周围有炎症细胞浸润及瘢痕组织形成，成为产生症状的病理基础。从运动创伤角度出发，其病理改变是典型的末端病改变。

【临床表现】

本病可由手肘突然用力不当而初次诱发，但多数起病缓慢，逐渐出现单方向性用力疼痛，患者常在拿取重物、搓洗衣物、扭绞毛巾或提茶壶倒水、扫地、睡觉拉被子等动作时发生肘外侧部的疼痛，有的症状轻微者可自然痊愈。较重者，可反复发作，为持续性疼痛、手臂无力，甚至持物掉落地上，在前臂旋前伸肘时，也常因疼痛而活动受限，有时疼痛向前臂上层放射，若对此症不予重视，将造成慢性疼痛甚至演变成骨膜炎、肌肉痉挛，并压迫到神经而引发臂背部疼痛。检查时，仅在肱骨外上髁、桡骨头及二者之间有局限性、敏锐的压痛。皮肤无炎症，肘关节活动不受影响。伸肌腱牵拉试验（Mills征）：伸肘、握拳、屈腕，然后前臂旋前，此时肘外侧出现疼痛为阳性。有时疼痛可牵涉到前臂伸肌中上部。

【治疗与预防】

1. 限制腕关节的活动，尤其是限制用力握拳伸腕动作是治疗和预防复发的基本原则。间断训练的运动员，应适当减少运动量，并避免反手击球，同时在桡骨头下方伸肌上捆扎弹性保护带，以减少腱起点处的牵张应力。

2. 压痛点注射醋酸泼尼松龙 1ml 和 2％利多卡因 1~2ml 的混合液，只要注射部位准确，均能取得很好的近期效果。疗效是否巩固，与能否适当限制腕关节活动关系很大。

3. 手术治疗　非手术治疗对绝大多数患者有效，长期非手术治疗无效严重影响生活与运动训练者可采用外科手术治疗。

根据病变部位不同采用的手术方法有：伸肌总腱起点剥离松解术"V"形切开延长缝合、环状韧带部分切除、嵌入滑膜切除、卡压神经血管束切除术、纵行切开切除腱下的肉芽组织等方法。

七、肩关节周围炎

肩关节周围炎（scapulohumeral periarthritis），简称肩周炎，是一种肩盂肱肩关节囊及周围软组织慢性无菌性炎症，其临床特征为肩关节周围疼痛，各方向活动受限，影像学显示关节腔变狭窄和轻度骨质疏松。本病因多发于 50 岁左右的患者而又称为"五十肩"。1872 年 Duplay 首次报道本病，所以也称 Duplay 综合征，因本病在粘连期肩关节活动明显受限，故又称"冻肩综合征"、"凝肩综合征"、"粘连性关节囊综合征"等。已有观点认为其并非单一疾病，而是引起肩关节疼痛和运动功能障碍的一组疾病的统称。

【病因】

1. 肩部原因　①本病是中老年人常见、多发病，软组织退行性变，对外力的承受力减弱是基本因素。②长期过度活动，姿势不良等所产生的慢性致伤力是主要激发因素。③上肢外伤后肩部固定不久，肩周组织继发萎缩、粘连，可使发病率上升 5～10 倍。④肩部急性挫伤，牵拉伤后治疗不当等。

2. 肩外因素　①包括颈椎病、冠心病、肺部疾病、胆道疾病等也能引起肩部牵涉痛，因原发病长期不愈使肩部肌肉痉挛，从而引起肩周炎。②糖尿病（尤其是胰岛素依赖性糖尿病患者）、反射性交感神经营养不良、结缔组织疾病、基质金属蛋白酶减少等均与本病关系密切，值得深入研究。

【病理】

病理变化主要在由纤维组成的关节囊上，上述的前置因素加上原因不明的炎症过程，逐渐累及关节囊、滑膜、覆盖肩部的筋膜、肌肉、肌腱以及肩峰下滑囊等。在早期表现为关节囊的挛缩及关节间隙减少，胶原纤维退行性变，血管增加及囊壁增厚，滑膜纤维化，使组织失去弹性及皱缩，在肱骨头外展或旋转时可以发生粘连的撕裂引起疼痛。在后期喙肱韧带增厚，冈上肌和冈下肌挛缩、拉紧、纤维化，将肱骨头拉高，使肩关节活动进一步受限，挛缩的关节囊包围肱骨头，滑膜增厚，滑膜隐窝被填塞，是外旋受限的主要原因；肩峰下滑膜囊壁增厚，囊内被致密的粘连带所充满，将肩袖束缚在肩峰上。严重者的肱二头肌腱亦产生病变，表现为肌腱与腱鞘粘连，甚至自发性肱二头肌腱断裂而其断端又常自行固定在肱骨上。

总之，如果病程较长，关节囊周围的所有组织终究会全部受累，其次是这种过程进展缓慢，各种组织的病变程度又不一致。后期如果增生粘连变得紧密，疼痛会消失，但功能障碍会加重。

【临床表现】

1. 年龄、性别及发病率　好发年龄在 40～60 岁，妇女占 72%，左侧发病率要高于右侧，双侧同时受累者仅占 8%。

2. 起病大多隐匿，常无外伤史，有些人有轻微外伤史，包括肩及上肢的损伤。常见症状为肩活动度减少，上肢垂于体侧。以后疼痛症状逐渐明显，肩活动度进一步受限。

3. 肩痛及肌痉挛疼痛是最主要的症状，夜间尤重，为持续性并影响睡眠，伴有肌痉挛。疼痛及肌痉挛不但限于肩部，还会放射至肘部及腕部，甚至到达手指，也可以放射至肩胛部、肱三头肌、三角肌、肱二头肌及前臂伸面。此外，局部若出现血管痉挛又会进一步加重上述的症状；慢性肌痉挛的肌肉会感到疼痛并有压痛。一旦疼痛在肩部以外部位发生，这种情况会造成鉴别诊断上的困难。

4. 检查发现患者常表现紧张，惧怕检查，患肢下垂于体侧。在要求活动肩关节时，肢体起动缓慢，肩周围肌肉痉挛，先往往是斜方肌，以后冈上、冈下及三角肌均有痉挛并伴有不同程度的萎缩，病程长者的肌萎缩可相当明显。压迫肱二头肌沟时压痛明显，用手指拨动肌腱时亦痛。如将上臂伸直，使肱二头肌紧张时亦痛，这说明肱二头肌的病变在肩周炎发病中占重要地位。此外，外展及外旋上肢；伸肘时前臂旋转、伸肘时抗阻力屈曲及内收上肢等均可产生疼痛。肩活动受限程度各人不同，这与病变的程度有关。在早期由于疼痛尚可耐受，肩关节活动度可不受限，但这时肩内、外旋已有不同程度的受限。在中期患者常诉不能梳头及扣胸罩。在后期肩关节活动已很少甚至完全消失。但即使是完全被固定的肩关节亦一定会有矢状面的少量活动。这时患肢只能下垂于体侧呈内旋位，伴明显的肌萎缩。有些严重的患者还可见有血管痉挛，手指轻度水肿、发冷、苍白等。

5. 本病早期 X 线检查可无任何阳性征象，后期可见肱骨头上移、骨质疏松等。肩关节腔造影容量<10ml，多数<5ml（正常 15～18ml）；MRI 见关节囊增厚，当厚度>4mm 对本病的特异性达 95%。

【鉴别诊断】

1. 颈椎病神经根型颈椎病 可因第 5 颈神经根受到刺激出现肩部疼痛，故颈椎病可有肩部症状，也可继发肩周炎。二者主要鉴别点是颈椎病单神经根损害少，往往有前臂及手的根性疼痛和神经定位体征，且头颈部体征多于肩周炎。

2. 肩部肿瘤肩部肿瘤 较其他疾病少见，但后果严重。临床上有时将中老年人的肩痛长期以肩周炎或颈椎病治疗从而延误诊治。因此凡疼痛进行加重，不能用固定患肢缓解，并有轴向叩痛者，应拍片除外。

3. 其他 肩袖损伤、肩峰撞击综合征，肩关节不稳等不难鉴别。

【治疗】

肩关节周围炎是一种自限性疾病，大多可以自愈，但约 60% 患者不能恢复到正常功能水平。由于病程较长，患者痛苦大，常需积极治疗，以加速痊愈，恢复最大功能。

1. 功能锻炼 在疾病的各个时期都是重要的治疗。尽管锻炼时有疼痛感，但也要在疼痛可以忍受的范围内坚持。

2. 早期予以理疗、针灸、适度的推拿按摩可改善症状。对严重粘连、肩部僵硬、积极治疗无进步，但已无疼痛者，可在麻醉下用手法轻柔、准确地松解粘连，被动恢复最大活动度。手法松解时有可能造成骨折、脱位等并发症，故需要严格掌握其适应证，动作需轻柔，严禁采用粗暴的手法。

3. 局部封闭

（1）用 0.5ml 泼尼松加 1% 利多卡因 5ml 做痛点封闭。

（2）选用 1% 普鲁卡因 10ml 加地塞米松 5mg 或泼尼松 1ml，做喙突部、肩峰下和结节间沟的局部封闭，每周 1 次，2 周为一个疗程。

4. 局部麻醉下液压扩张法 1% 利多卡因 3ml 做局部麻醉，3ml 注入肩关节囊，同时注入 40ml 冷藏生理盐水以扩张关节囊，注射后做肩关节功能锻炼。2 周后做第 2 次液压扩张，继续功能锻炼。该疗法有明显的止痛和恢复肩关节功能的作用。

5. 疼痛持续、剧烈时可短期服用非甾体消炎药缓解疼痛。

6. 手术治疗 对于后期粘连严重、影响活动功能经各种保守治疗无效者可以考虑手术治疗。肩关节镜下粘连松解，然后注入类固醇或玻璃酸钠，可取得良好临床效果。

7. 对于肩外因素导致的肩周炎，除局部治疗外，还需对原发病进行治疗。

第三节 骨的慢性损伤

骨的慢性损伤包括因韧带、关节囊附着点的长期、过度牵拉退行性变所引起的肥大、增生和骨赘等；此外亦包括损伤所致骨血供障碍继发骨坏死，或由于应力集中而引起的疲劳性骨折。

一、疲劳骨折

疲劳骨折（fatigued fracture）是指长期、反复、轻微的直接或间接应力集中在骨骼的某一点上而发生的骨折。应力造成慢性损伤的疲劳性骨折，也称应力骨折（stress fracture）。

健康的骨组织要发生骨折，非有巨大暴力不可。但在骨的某些相对纤细部位或骨结构形态变化大的部位，都易产生应力集中，当受到较长时间的反复、集中的轻微伤力后，首先发生骨小梁断裂，并随即进行修复。在修复过程中继续受到外力的作用可使修复障碍，骨吸收增加。反复这一过程，终因骨吸收大于骨修复而导致完全骨折。因此，一般人如有肢体过度负重，就有发生疲劳骨折的可能。疲劳骨折多见于年轻人，好发于新兵、运动员、舞蹈演员及慢跑者。胫骨、腓骨、股骨、骨盆、脊柱、肋骨、尺骨、肱骨、跖骨、跗骨及跟骨均可发生疲劳骨折。以往疲劳骨折多发生在特殊人群，因而在普通骨科患者中易被忽视。近年来，随着体育运动的广泛开展，这种伤病渐渐增多，如果对此病缺乏足够的认识，很容易误诊造成严重后果。

【发病机制】

疲劳骨折的基本原因是慢性损伤，但发生在不同部位时，各有其前置因素，如患者第一跖骨先天短小畸形，则第二跖骨较易因劳累而骨折；新兵训练、长途行军而骨折称为"行军骨折（march fracture）"；老年人有骨质疏松，可因长期咳嗽，肋间肌反复强烈收缩而发生肋骨疲劳骨折；田径运动员或芭蕾舞演员的腓骨下 1/3 或胫骨上 1/3 易发生疲劳骨折。

【临床症状】

1. 在疲劳骨折的诊断中，患者的病史非常重要，尤其是职业和运动史不能忽视。该病一般发生于青少年，绝大多数患者有长途跋涉、行军、大运动或剧烈活动史。部队中青年战士军事训练尤其长时间正步走也可发生疲劳骨折。发病常与突然增加运动量和运动强度有很大关系；症状轻重也随运动量和强度的增减而变化。

2. 有局部压痛及轻度骨性隆起，但无反常活动。少数可见局部软组织肿胀。局部检查没有明显的红、肿、热现象，更无静脉怒张，这与感染或恶性骨肿瘤的表现是不同的。

3. 辅助检查 X线检查特点是局部密度均匀增高，有时隐约可见一横行骨折线影。有骨内膜、外膜、骨痂形成，髓腔变小，无软组织受侵蚀。若有症状而X线检查为阴性，则2周后复查X线，多可见骨折线。随着时间推移，可有骨痂形成或骨膜反应。因此，当临床疑有疲劳骨折，而X线检查又是阴性时，其早期诊断方法是进行放射性核素骨显像。磁共振成像（MRI）检查对诊断疲劳骨折有其优越性及特异性，尤其在病变早期更为有利。

【治疗】

治疗按急性暴力骨折的治疗原则进行处理，同时兼治致伤病因。运动员要停止训练。由于骨折多无移位，仅需局部牢固的外固定和正确的康复功能锻炼。应注意的是，就诊较晚的疲劳骨折，因断端已有硬化现象，骨折愈合较为困难。近年有人建议用微电流或骨诱导、生长因子等方法来促进骨折愈合。

【预防】

合理治疗能获良好效果。但在恢复训练前必须制定妥善计划，纠正错误动作、姿势，以免再次损伤。老人肋骨疲劳骨折时，还应治疗慢性咳嗽。

二、月骨无菌性坏死

月骨无菌性坏死（aseptic necrosis of lunar bone）是月骨的缺血性、无菌性坏死，也称月骨软化症或 Kienbock 病（Kienbock disease），在腕关节疾病中较为常见。本病好发于 20～30 岁，男性多于女性，右腕较左腕多见。此时骨骺已闭合，故不属于骨骺的慢性损伤，而是骨的慢性损伤。

【病因】

由于本病发病晚，腕骨的发育已完全，不少学者认为与一般的骨软骨病不同。但从病理表现来看，确是一种缺血无菌性坏死，但病因尚不能肯定，但普遍认为与慢性损伤、骨折有关。本病好发于体力劳动者，尤其在使用有振动的工具（如风镐等）；有的患者有腕部或手背受伤史。因而，急、慢性损伤因素常被考虑为主要的发病原因，但不少患者并无损伤史。有人研究发现 7% 的月骨仅有掌侧 1～2 条较细的血管供给营养，认为这种月骨容易发生无菌性坏死。还有人注意到尺骨短的人易患此病，可能是因月骨只能与桡骨发生接触，面积相对减少，所受到的应力相对较大，长期的应力作用，导致月骨劳损，滋养动脉损伤，出现无菌性坏死。

【临床表现】

1. 根据临床症状、月骨血运障碍情况及月骨的 X 线表现，将本病大致分为 4 期：

Ⅰ期：仅表现为腕疼痛，尤以腕背伸时明显，X 线检查无变化。

Ⅱ期：腕疼痛进一步加重，手的握力较健侧减低，X 线表现为月骨密度增高，骨小梁有不规则变化，但月骨形态正常。

Ⅲ期：表现为腕肿痛，疼痛可向前臂放射，腕背伸明显受限，X 线表现为月骨受压变扁，骨密度明显不均匀，但无骨碎块。

Ⅳ期：在Ⅱ、Ⅲ期病变的基础上合并有月骨碎块，偶伴有腕管综合征出现。

2. 体格检查　发作期在月骨上有压痛。握拳时正常人第三掌骨头最为突起，但在患者常变低甚至凹陷，这称为 Fislever 征。桡骨远端下方正常的凹陷消失。这是因为月骨的纵轴变小，前后径增大之故。叩击第三掌骨头时月骨处有疼痛。后期出现骨关节炎的症状。

3. X 线检查　在初期无阳性发现。数周至数月后，月骨密度增加，在其中央逐渐出现圆形或卵圆形的透光区，随后发生不规则碎裂改变；月骨的纵径缩短，前后径增大。在后期可见月骨近侧端边缘不规则，断裂甚至消失，关节间隙增大，邻近诸骨骨质稀疏。晚期可见骨性关节炎的变化。

4. 放射性核素骨显像　可早期发现月骨处有异常发射性浓聚。

5. 本病诊断不难，应与月骨骨折、腕关节结核及腕类风湿关节炎相区别。

【治疗】

根据不同的临床分期，采取不同的治疗方法。

在急性期以及症状较轻的患者，可使腕关节背伸 20°～30° 位固定，直到月骨月骨形态和血供恢复为止，通常需 1 年左右。如月骨已完全坏死、变形，可考虑手术治疗。目前常用的方法是月骨切除加用硅胶假体充填，这样可维持腕关节结构，疗效较单纯月骨切除为佳。亦有人采用植骨术或血管种植等方法，指望恢复月骨的血供，但效果不明显。对有严重骨关节炎者，可做近排腕骨切除，桡腕关节融合或全腕关节成形术等。

由于月骨在腕关节中的位置比较重要，发生月骨坏死后，应做积极处理，尽量保留腕关节功能。

第四节　软骨的慢性损伤

软骨的慢性损伤包括骨骺软骨和关节软骨的慢性损伤。

骨骺软骨的慢性损伤的代表性疾病——骨软骨病最为常见。

骨软骨病（osteochondrosis）亦称骨骺炎或骨缺血性坏死，是指生长期骨骺的一种自限性、缺血性疾病，由不同学者在不同骨骼发现，病因不明，多认为与继发于创伤、感染或先天性畸形所致血管化不足有关。其病理改变相类似，为生长骨骺缺血、软化、塌陷、坏死、吸收、再生，终致扁平畸形，引发症状。几乎任何肢体和躯干骨均可发生，而某些骨骼发生率较高。可发生于单一骨骺，偶尔可同时或相继发生于两个或更多的骨骺。治疗在于及早诊断，改善循环，不影响其生长发育，待其自愈。一旦有所延误，引发畸形，则需手术矫正、重建，改善功能。

关节软骨慢性损伤的代表性疾病——骨关节病已有专题介绍，故本节除髌骨软骨软化症外，重点介绍骨骺软骨的慢性损伤。

一、髌骨软骨软化症

髌骨软骨软化症（chondromalacia patellae）是指髌骨软骨面因反复轻微损伤引起退行性改变，致使髌骨软骨面表层软骨细胞坏死、软化，其周围软骨细胞增生，而引发髌骨后疼痛的一种综合征。特别在膝关节半屈曲时加剧，病变多发于髌骨内侧关节面，多见于运动员。其病理改变为关节软骨肿胀、失去光泽、黄软、龟裂、破碎、脱落，软骨下骨出现囊性变，同时并发滑膜炎症及关节积液，最后股骨髁与之相对应部位的软骨也发生相同的病理改变，进而形成髌股关节的骨关节病。

【解剖概要】

髌骨是全身最大的籽骨，上极与股四头肌腱相连，下极由髌韧带固定于胫骨结节。其关节面与股骨滑车形成髌股关节，膝关节屈伸时，髌骨在股骨滑车上由近到远呈"S"形滑动。

髌骨的主要生理功能：①保护股骨关节面；②传递股四头肌力量；③增加股四头肌的作用力矩；④"链带"作用；⑤保护膝关节在半屈位的稳定性。

【病因】

1. 慢性劳损　是最常见的原因。膝关节长期、反复快速屈伸增加髌股关节的磨损而发病。因此，常见于青年运动员，如铁饼、篮球、排球、自行车、滑冰等项目运动员。

2. 解剖异常　先天性的高位髌骨、低位髌骨、二分髌骨、小髌骨、股骨髁大小异常，后天性的膝内外翻等，使髌骨不稳定，更易造成异常错动及应力集中，成为慢性损伤的基础。

3. 营养障碍　软骨的营养主要来自滑液，各种原因所致滑液成分异常，均可使髌骨软骨营养不良，受到轻微伤力而产生退行性变。

4. 如果股四头肌力弱，对髌骨的控制力差，当膝关节于屈曲位内翻或外翻伸膝发力时，更易产生髌股关节的异常捻错应力而发病。

【临床表现】

1. 主诉　膝半蹲痛、上下楼痛或突然无力而摔倒（脱膝感、打软腿），偶有假交锁。疼痛程度与运动量直接相关。

2. 体格检查

（1）压髌及磨髌试验：检查时将膝关节轻屈曲，向下挤压或左右错动髌骨，有疼痛和摩擦感为阳性（图40-4-1）。应注意的是，髌股关节间有滑膜嵌入时也可以是阳性，应仔细鉴别。

（2）髌骨周围指压痛（图40-4-2）：疼痛的原因是髌骨边缘的滑膜炎症所致。

（3）伸膝抗阻痛（图 40-4-3）。

（4）单足半蹲痛（图 40-4-4）：后两个实验可依据出现疼痛的角度判断病变的大概部位。

（5）重者有关节积液和股四头肌萎缩。

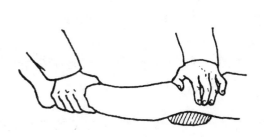

图 40-4-1　压髌及磨髌试验

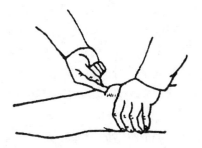

图 40-4-2　髌骨周围指压痛

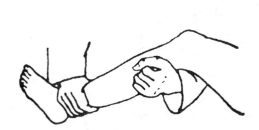

图 40-4-3　伸膝抗阻痛

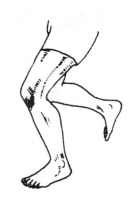

图 40-4-4　单足半蹲痛

【影像学检查】

侧位 X 线检查如显示髌骨上下极的骨唇、髌骨关节面局限性凹陷或凸出、软骨下骨有囊变，多可确诊。注意相应的股骨关节面也可出现相应的改变。同时测量髌腱长度和髌骨长轴之比，如超过 1.2 即为高位髌骨（patella alta）。30°的轴位 X 线检查不但可以了解髌骨关节的病变情况，还可确定髌骨有无半脱位。MRI 对软骨损伤的显示受到限制，但可以显示软骨下骨的水肿改变。放射核素骨显像检查时，侧位显示髌骨局限性放射性浓聚，有早期诊断意义。

【治疗】

以保守治疗为主。

1. 急性期疼痛、肿胀较重时，应膝关节制动，冷敷，48 小时后改用湿热。

2. 股四头肌肌力练习　目的是保持髌骨在股骨滑车上沿正常轨迹滑行。方法是膝屈曲位非痛点的静蹲练习（蹲马步），随着练习时间逐渐延长，可持续 3～20 分钟。

3. 理疗　有助于消除滑膜炎症，以超短波效果较好。

4. 局部外用药物，有助于减轻症状。

5. 关节内注射类固醇类药物，虽然可以缓解症状，但是抑制糖蛋白和胶原的合成，对软骨的修复不利，应慎用。

6. 关节内注射玻璃酸钠（透明质酸钠）可增加关节液的润滑功能，保护关节软骨。用法及用量：每次注射 2ml，每周一次，5 次为一个疗程。

7. 手术治疗　用于严格非手术治疗无效或有先天畸形者。手术方法很多，说明效果并不满意。

关节镜手术有助于鉴别症状是否由髌股关节滑膜嵌入引起，并且可以清扫增生滑膜，清理局部软化灶；如果病灶深达软骨下骨可以应用微骨折技术，细克针钻孔达软骨下骨，以出血为度，可通过肉芽组织的化生而修复；针对髌骨骨质病变：髌骨骨质钻孔骨髓减压术，钻孔位置在骨质内而非软骨面。

切开手术方法主要针对以下几方面的病理及病理生理而设计：

（1）针对髌骨的位置对线及在滑车上的轨迹，增加髌骨在关节活动中的稳定性，可行胫骨结节内下移位术、髌骨外侧支持带松解术、截骨术。

（2）髌股关节软骨严重而广泛损伤或完全破坏者，可行髌骨切除术。但髌骨切除术后伸膝肌力将减少约30%，难以继续维持运动生涯。

【预防】

对运动员采取科学的训练方法，绝对避免"单打一"（只训练某一局部）的训练方法。教练员则可以采取简单的单足半蹲实验来筛选运动员和发现早期病变。

二、胫骨结节骨软骨病

胫骨结节骨软骨病（osteochondrosis of tibial tubercle）是由于股四头肌反复用力收缩通过髌腱牵拉胫骨结节骨骺，而引起生长期胫骨结节骨骺的无菌性炎症，甚至缺血、坏死。临床出现胫骨结节骨骺肿大、压痛等。1903年Osgood和Schlatter先后对胫骨结节骨软骨病进行了较详细的阐述，故本病又称为Osgood-Schlatter病，也称胫骨结节骨软骨炎。

【解剖概要】

胫骨结节是髌韧带的止点，属于牵拉骨骺。约在16岁时和胫骨上端的骨骺融合，18岁时胫骨结节与胫骨上端骨化为一整体。故本病均发生于18岁以前。

【病因及病理】

股四头肌反复用力收缩通过髌腱牵拉尚未骨化的胫骨结节骨骺，产生骨骺炎，甚至缺血、坏死，髌腱的附着处出现骨软骨的撕脱骨折，或因缺血引起腱内的异位骨化，并有周围软组织的炎症，如滑囊炎。

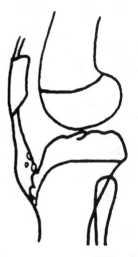

图 40-4-5 胫骨结节骨软骨病

【临床表现】

1. 本病多见于12～16岁好动的男孩，近期有剧烈运动史，多为单侧。以胫骨结节逐渐肿大、疼痛为特点，疼痛在踏跳和用力伸膝时加重，与活动有明显关系。

2. 查体 胫骨结节明显隆起，局部质硬、压痛，做伸膝抗阻力动作时疼痛加重。

3. X线检查 显示胫骨结节骨骺增大、致密或碎裂，周围软组织肿胀等（图40-4-5）。

【治疗】

本病在18岁以后，胫骨结节与胫骨上端骨化以后症状自行消失，但局部隆起不会改变。因此以非手术治疗为主。一般通过非手术治疗都能获得满意的效果。

1. 休息 是最有效的治疗。对于运动员，急性期应减量训练或暂停训练，慢性期可调整训练内容，避免负重蹲起、蛙跳，减少跳跃动作，可以继续进行力量训练。

2. 对急性期肿痛明显者，可用冰敷，每次15～20分钟，有助于减少炎症反应。理疗有助于减轻症状。一般无需服止痛药，亦不宜局部注射类固醇激素，因骨骺难以注入，而注入皮下易造成皮肤坏死，骨骺外露长期不愈合。

3. 支持带固定 用两条宽的粘膏，由大腿内外侧向下，自小腿前交叉固定，然后再用弹力绷带捆紧,固定5~6周。

4. 对骨骺坏死碎裂,经久不愈者,可行手术治疗。

三、股骨头骨软骨病

股骨头骨软骨病(osteochondrosis of femoral head)为儿童股骨头骨骺的缺血、坏死性疾病,也称儿童股骨头缺血性坏死、儿童股骨头无菌性坏死。1910年Legg、Calvé和Perthes分别描述过本病,故又名Legg-Calvé-Perthes病、扁平髋(Coxa plana)。股骨头骨骺的骨化中心在1岁以后出现,18~19岁骨化融合。在这年龄阶段中均有可能发病,是全身骨软骨病中发病率较高,且病残也较重者。由于各种原因所致的成人股骨头缺血性坏死,不包括在本病范畴。

【病因】

本病的原因尚不太清楚,多数学者认为慢性损伤是重要因素。外伤使骨骺血管闭塞,从而继发缺血、坏死。股骨头骨骺的血供情况,从新生儿到12岁有明显的变化,在4~9岁仅有一条外骺动脉供应骨骺,此时血运最差,即使是较轻的外伤也可发生血运障碍。9岁以后圆韧带血管参与股骨头骨骺的血供,故发病率开始下降。当骨骺骨化融合后,干骺端血管长入股骨头内,即不发生本病。此外有人发现本病早期均有关节囊内压力和股骨上端骨内压力增高现象,故推测这种压力变化是骨骺血运障碍的原因之一。但关节囊内压力增高与滑膜炎症有关,而滑膜炎可是原发也可继发于本病,故其因果关系尚不能肯定。

【病理】

病理变化可分为四期:

1. 缺血期(早期) 软骨下骨细胞因缺血而坏死,骨化中心停止生长,但骺软骨仍可通过滑液吸收营养而继续发育,因受刺激反而较正常软骨增厚。可延续数月到年余,因临床症状不明显而多被忽视。

2. 血供重建期 新生血管从周围组织长入坏死骨骺,逐渐形成新骨。如致伤力持续存在,新骨又被吸收,被纤维肉芽组织取代,因而股骨头易受压变形。此期可持续1~4年,为治疗的关键。如处理得当,能避免髋关节的畸形。

3. 愈合期 本病到一定时间后骨吸收可自行停止,继之不断骨化,直到纤维肉芽组织全部被新骨所取代。此期中畸形仍可加重,且髋臼关节软骨也可受到损害。

4. 畸形残存期 病变静止,股骨头扁平状畸形,随年龄增大最终发展成为髋关节的骨关节病。

【临床表现】

1. 本病好发于3~10岁儿童,运动员则常见于体操运动员,男女之比约为6∶1,单侧发病较多。

2. 起病隐匿,患者髋部疼痛,跛行,可有患肢膝内上方的牵涉痛,活动受限逐渐加重,与活动有关。

3. 查体 患侧髋外展、内旋、后伸受限,内收肌痉挛,4字试验及Thomas试验阳性。症状重者有疼痛性跛行。

4. X线表现 1971年Catterall根据X线表现将其分成四期,与病理变化相对应,对治疗的选择和判断预后有指导意义(图40-4-6)。

Ⅰ期:仅见髋关节周围软组织肿胀,关节间隙增宽。继之在股骨头前方出现局限性骨质疏松。这一表现多在病后第4周出现。

Ⅱ期:股骨头骨骺发育障碍,较健侧小且密度增高。有小死骨形成。干骺端前半侧边缘不规则,有软骨下骨折征。股骨颈开始增宽和变短。

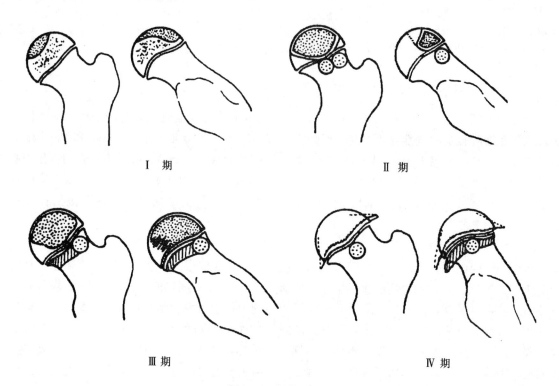

Ⅰ 期   Ⅱ 期

Ⅲ 期   Ⅳ 期

图 40-4-6   股骨头骨软骨病的 Catterall 分期

Ⅲ期：股骨头骨骺碎裂，病变延及后方，有较大死骨形成。碎裂的骨骺之间出现囊性病灶。头后半部也发生软骨下骨折。随访出现股骨头塌陷，干骺端亦增宽。髋关节可能发生半脱位。

Ⅳ期：股骨头密度已近正常，但变得扁平、增大，颈粗短如蘑菇状，颈干角变小而形成髋内翻。仅少数早期诊断得到合理治疗者，仍可保持球形，无骨关节炎表现。注意本病的 X 线特点是髋关节隙不变窄，甚至变宽，髋臼正常，可与结核相鉴别。

5. 放射性核素骨显像   在病埋的缺血期 X 线检查显示阴性，而骨显像已可发现放射性稀疏。

用计算机对骨显像进行定量分析，患侧与健侧放射量的比值小于 0.6 则为异常，其早期诊断准确率大于 90%。

【诊断】

早期诊断是治疗的关键。因此凡 3～10 岁儿童出现不明原因的持续性髋关节疼痛、跛行及内收、外展受限时，均应考虑本病的可能。应做双侧正位 X 线检查进行对比。必要时行放射性核素骨显像。

【治疗】

目的是保持一个理想的解剖学和生物力学环境，预防血供重建期和愈合期中股骨头的变形。治疗原则是：①使股骨头完全包容在髋臼内，即"包容"的原则；②避免髋臼外上缘对股骨头的局限性压应力；③减少对股骨头的压力；④维持髋关节有良好的活动度。

1. 非手术治疗   用支架或髋人字石膏将患髋固定在外展 40°～45°，内旋 10°～15°位，白天扶拐下床活动，适度的活动不仅有利于股骨头重塑和保持良好的活动范围，而且能促进关节滑液的流动，有利于软骨和滑膜的营养。夜间去除支架用三角枕置于双腿之间，仍维持外展、内旋位，时间为 1～2 年。对早期病例多能奏效，但需做好家长和患儿的工作才能很好地坚持。

2. 手术治疗   包括滑膜切除术，骨骺钻孔术，股骨转子下内旋、内翻截骨术，骨盆截骨术及血管植入术等。针对病变不同时期、不同年龄选择适当手术方法均有一定的治疗效果。

四、椎体骨软骨病

椎体骨软骨病（osteochondrosis of vertebral body）是儿童椎体骨化中心缺血坏死性疾病。

脊柱骨骺有 3 个，原发骨骺 1 个，位于椎体中部，出生时已存在，6～10 岁融合；次发骨骺 2 个，位于椎体上、下面，呈环状与椎间盘相连，约在 16 岁时出现，25 岁左右与椎体融合。二者均可发生缺血、坏死而产生一系列病理变化和临床表现，但这两种骨骺病变的原因迄今众说纷纭，均未被公认。无论有无前置因素，反复、集中的慢性致伤力均在椎体骨软骨病的发生发展中起到重要作用。

原发性椎体骨骺骨软骨病

原发性椎体骨骺骨软骨病（primary osteochondrosis of vertebral body）是指儿童椎体原发性骨化中心缺血坏死性疾病。1924 年 Calvé 首先描述，又称 Calvé 病或扁平椎。

【临床表现】

1. 多见于 2～8 岁儿童，发病隐匿，常累及胸椎中段。

2. 以腰背部疼痛为主要症状，疼痛多不剧烈，相应棘突压痛，伴椎旁肌痉挛，偶有脊髓或神经根受压引起放射性疼痛，感觉或肌力减退，卧床休息多可在短期内消失。

3. X 线检查病变椎体呈密度增高的薄饼样改变，因为病变不累及终板和附件，所以椎间隙正常（图 40-4-7）。

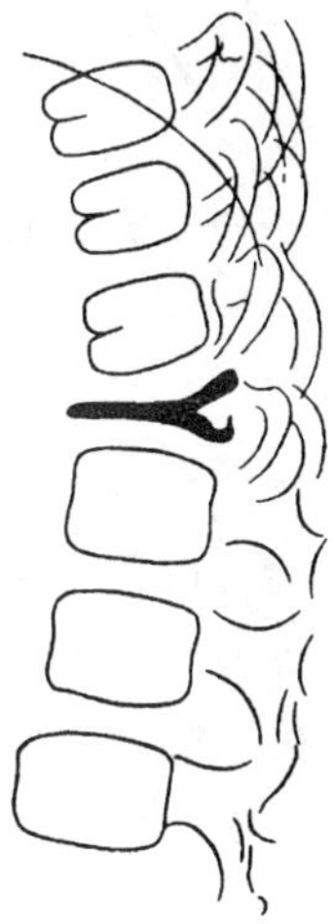

图 40-4-7　T$_{12}$原发性骨骺骨软骨病

4. 本病有自限性，症状可在数月内自行消失，病变椎体的厚度和密度在数年内恢复正常，但常遗留后凸畸形。

【鉴别诊断】

1. 椎体结核　通常累及终板而出现椎间隙的狭窄，伴有椎旁脓肿。

2. 椎体嗜酸性肉芽肿　有与扁平椎相似的大体病理和 X 线表现，但就发病学而言，两者是不同的病变。也有人认为扁平椎不全部由缺血、坏死引起，而是一类由多种病变引起的病理 X 线征象，其中以椎体嗜酸性肉芽肿为常见。确诊依靠病理活检。

3. 其他恶性肿瘤　如淋巴瘤、未分化瘤也可引起相似的大体病理改变，应注意全身检查，确诊同样依靠病理活检。

【治疗】

以休息、脊柱支架等非手术治疗为主，以减少畸形程度。有神经系统受压症状，且观察数周仍未消失者，可考虑手术治疗。

继发性椎体骨骺骨软骨病

继发性椎体骨骺骨软骨病（secondary osteochondrosis of vertebral body）是指椎体继发性骨化中心缺血坏死性疾病。是因多个椎体的继发性骨骺缺血性坏死导致椎体前侧部分的纵向生长迟缓，于青春期发生楔形变，从而引起脊柱固定性后凸畸形。1920 年由 Scheuermann 首先描述，因此又名 Scheuermann 病或青年圆背。

本病与椎间盘变性关系较大。青年男性多见，易发生于胸椎中段，临床症状不明显，多系发现背部弧形后凸就诊。X 线进行显示多个相邻椎体前缘变窄、密度增高、椎间隙狭窄，多数患者伴有椎间盘经终板突入椎体的征象（Schmorl 结节）。在病变进展中，休息、脊柱支架等方法可减小畸形程度，当病变停止发展，症状消失后，圆背畸形不会消失，如无症状无需特别治疗，个别后凸严重，影响心、肺功能者可考虑手术治疗。

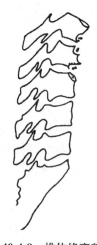

图 40-4-8　椎体缘离断症

本病发生于腰椎的也称为椎体缘离断症或 Scheuermann 腰椎病，多见于少年运动员和演员，如体操、武术运动员和舞蹈、杂技演员。体操集训队患病率可高达 30%～50%，主要由于脊柱反复长期过伸所致。常见症状为腰部酸痛或僵硬感，但能完成正常的专项训练。检查时脊柱活动度一般正常，只在过度伸腰时酸痛。X 线检查可以确诊。早期表现为骨吸收，晚期出现钙化骨化，病变停止发展，破坏严重者残留畸形（图 40-4-8）。X 线表现与症状无明显相关。

本病有自限性，一般不影响训练，必要时可理疗以减轻症状。治疗的目的在于防止畸形继续发展，加强背腹肌力训练以保护椎间关节的稳定。对运动员训练方法要予以改进，加强肩、胸椎及髋关节的柔韧性练习，以减轻腰部的负担。本病的预防也应遵守这一原则。

第五节　周围神经卡压症

周围神经在其行径中，经过某些解剖部位结构狭窄处（如隧道），或跨越腱膜、穿过筋膜处，或这些骨-纤维隧道、腱膜、筋膜由于各种原因出现狭窄、增生、肥厚、粘连，或骨性、肿瘤性及其他占位压迫，其活动空间均受到明显限制，或周围神经活动时遭受损伤时，均可使经过该处的神经受到挤压，长此下去即可使神经传导功能障碍，严重者可变成永久性神经功能障碍，引发相关神经受压表现，临床称之为周围神经卡压症（peripheral entrapment neuropathies）。

在关节附近，多为骨-纤维隧道狭窄，也可为无弹性的肌纤维缘或腱弓所致，有时为创伤后骨性压迫或肿瘤性占位压迫。根据受压部位神经组成纤维成分不同，有的为单纯感觉障碍，如股外侧皮神经卡压症；有的为单纯运动障碍，如前臂旋后肌卡压症；也有的同时有感觉、运动障碍，如腕管综合征、跗管综合征等。

神经受压后，主要是缺血和机械性损害，可出现疼痛、异感、感觉过敏，可有静止痛，夜间较重，疼痛可向近侧放射，可出现肌无力或肌萎缩，可有卡压点压痛（Valleix 现象），轻叩卡压点可出现周围区疼痛，并可出现交感神经功能障碍。

本组疾病很少自愈。局部封闭疗法可使症状缓解。局部封闭疗法无效或反复发作者，需手术松解受压神经，常可获得满意效果。

一、腕管综合征

腕管综合征（carpal tunnel syndrome）是指任何原因造成腕管内压增高，压迫正中神经而表现出的一组症状和体征，其最常见的表现为正中神经感觉分布区的感觉异常，正中神经所支配的鱼际肌可有不同程度的萎缩，是周围神经卡压症中最常见的一种。本病好发于 30～60 岁女性，男性患者则常有职业病史。本病的双侧发病率可高达 30% 以上，其中绝经期女性占双侧发病者的 90%。

【应用解剖】

腕管由腕骨构成底和两侧壁，其上为腕横韧带覆盖成一个骨-纤维隧道。腕管内由拇长屈肌腱，第 2～4 指的屈指深、浅肌腱和正中神经通过。正中神经最表浅，位于腕横韧带与其他肌腱之间。拇长屈肌腱被桡侧滑囊包裹，其他肌腱为尺侧滑囊包裹（图 40-5-1）。当腕关节掌屈时，正中神经受压，同时用力握拳，则受压更剧。正中神经出腕管后分支支配除拇内收肌以外的大鱼际诸肌，第 1、2 蚓状肌及桡侧手掌、3 个半指皮肤感觉。

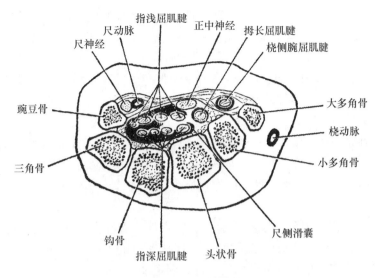

图 40-5-1　腕管横断面

【病因】

1951 年 Phalen 指出，凡能引起腕管内各种结构体积增大或腕管容积减小的病变，均可能压迫正中神经，产生腕管综合征。

1. 全身因素

（1）生理改变：本征好发于绝经期前后的妇女，常为双侧发病。有学者认为可能因雌激素缺乏，失去抑制脑垂体激素的作用，从而刺激结缔组织生长，腱膜和腕横韧带增厚，使腕管狭窄，内压增高，压迫正中神经。

（2）遗传因素：个别病例有家族史，母女或祖孙三代同有此病。

2. 局部因素

（1）腕部损伤：如 Colles 骨折、Smith 骨折、舟骨骨折、月骨脱位等，其中以 Colles 骨折最为多见，它常成为 Colles 骨折的早、晚期并发症。此外，腕部挫伤继发腕管内血肿也可引起本征。

（2）解剖变异：如指浅屈肌肌腹过低，蚓状肌肌腹过高，或先天性异常肌肉在腕管内占据有限空间，使腕管内容积减小，压力增高而压迫正中神经。

（3）腕管内及其邻近组织疾病：如腱鞘炎性病变、前臂肌肉结核、色素沉着绒毛结节性腱鞘炎等均可使肌腱滑膜增厚，肌腱增粗使腕管内体积膨大压迫正中神经。此外，腕管内腱鞘囊肿、肿瘤等占位病变可直接压迫。

（4）慢性劳损：长期从事腕部伸屈及反复屈指活动者，如木工、厨工等（腕管内压力，在过度屈腕时为中立位的 100 倍；过度伸腕时为中立位的 300 倍），使屈指肌腱与腕横韧带慢性磨损而增厚，压迫正中神经出现症状。

【临床表现与诊断】

1. 感觉障碍　患者常主诉拇指、示指及中指麻木、疼痛，有蚁走感。初起时症状较轻，逐渐加重，麻痛感在夜间或清晨出现较多，有的患者在夜间发作或加剧。检查发现腕部以下正中神经支配区痛觉减退，少数有过敏，晚期可累及温觉与浅触觉。

2. 运动障碍　在疼痛发生后数周或数月可出现拇指无力或动作不灵活，握力减弱影响功能。检查见拇短展肌肌力减弱，后期有大鱼际肌萎缩。个别病例晚期可有手指发凉发绀、皮肤发亮、指甲增厚脱落、局部出现水疱、溃疡以及少汗等自主神经系统的营养改变。

3. 屈腕试验（Phalen 征）　屈肘、前臂上举，双腕同时屈曲 90°，1 分钟内患侧即会诱发出正中神经刺激症状，阳性率 70% 左右。

4. Tinel 征阳性　在腕掌侧腕横韧带上缘处叩击时，患肢有放射性感觉异常。

5. 气囊止血带试验阳性　用止血带阻断手臂血液循环时，患指症状发作。

6. X 线检查　可以了解有无骨性关节炎及其他骨关节疾病。

7. 肌电图检查　大鱼际肌肌电图及腕-指的正中神经传导速度测定有神经损害征，示拇短展肌损伤电位，正中神经传导速度减慢。

【鉴别诊断】

本病主要与各种原因所致腕上正中神经慢性损害鉴别，其中常见者为颈椎病的神经根型。此时应注意腕管综合征的体征在腕以远，而颈椎病的神经根损害除手指外，尚有前臂屈肌运动障碍，屈腕试验及腕部 Tinel 征均阴性。电生理检查两者有明显的区别。

【治疗】

1. 早期症状轻微，未出现鱼际肌的萎缩或非肿瘤性、骨性占位和化脓性炎症者，可试行局部理疗、腕管内注射氢化可的松可以缓解症状。但应特别注意不能将药物注入正中神经内干上，口服维生素 B 类药物，症状较重者可用石膏托固定 2～3 周。

2. 对腕管内腱鞘囊肿、病程长的慢性滑膜炎、良性肿瘤及异位的肌腹应手术切除。

3. 当腕管壁增厚或症状与体征持续存在并进行性加重，尤其是伴有鱼际肌萎缩时，应行腕横深韧带切开减压术。

4. 手术中发现正中神经已变硬或局限性膨大时，应行神经外膜切开，神经束间瘢痕切除神经松解术。

5. 关节内镜下手术治疗　对有手术适应证患者，也可利用 USE（universal subcutaneous endoscope）系统从腕管内直接切断腕横韧带，达到治疗腕管综合征的目的。该方法损伤较小，可门诊治疗，但对存在解剖变异的患者手术时难以处理。

二、肘管综合征

肘管综合征（cubital tunnel syndrome）是指尺神经在肘部尺神经沟内的慢性损伤而产生的综合征，过去又称为迟发性尺神经炎，较为常见。

【应用解剖】

肘管是一个骨-纤维性管道，肱骨内上髁与尺骨鹰嘴间窄而深的尺神经沟构成肘管的前、后及外侧壁，弓状韧带组成肘管的内侧壁。尺神经即被约束在肘管之中。肘管的大小随着关节的屈伸而不同，屈肘时尺神经易受压迫。当肘关节屈、伸时，尺神经在肘管内被反复牵张或松弛。

【病因】

虽然肘管的各种结构和形态异常均可使尺神经受到卡压，但以下几种原因临床较常见。

1. 肘外翻　这是最常见原因。幼年时肱骨髁上骨折或肱骨外髁骨骺损伤，均可发生肘外翻畸形。此时尺神经被推向内侧使张力增高，肘关节屈曲时张力更高，如此在肘管内反复摩擦即可产生尺神经慢性创伤性炎症或变性。肘外翻程度轻者，可在数十年后发病，而程度重者 1～2 年内即可发病。

2. 尺神经半脱位　此类是因先天性尺神经沟较浅或肘管顶部的筋膜、韧带结构松弛，在屈肘时尺神经滑出尺神经沟外，这种反复滑移使尺神经受到摩擦和碰撞而损伤。

3. 肱骨内上髁骨折　如骨折块移位、局部血肿、骨赘，均可压迫尺神经。

4. 其他原因　创伤性骨化、肿瘤、囊肿、骨赘、骨片、机化血肿、结节等直接压迫，肘管局部出血、水肿，组织纤维化，韧带增厚，神经鞘膜肥厚，致使肘管狭窄、尺神经受压。

【临床表现与诊断】

1. 疼痛　肘部、前臂尺侧、环指、小指可出现酸痛或刺痛，可有放射状疼痛，屈肘时明显。

2. 麻木、感觉障碍　手部尺侧及尺侧一个半手指麻木，感觉减退、过敏或消失，针刺感或蚁走感。

3. 肌无力、肌肉萎缩　患者常主诉手部逐渐乏力，精细动作不灵活，握力减退，夹纸试验阳性。病程长、严重者出现手部小鱼际肌、骨间肌萎缩，"爪形手"畸形。

4. Tinel 征阳性　肘部尺神经沟内可触及变硬、滑动的尺神经，叩击尺神经出现放射痛及麻木感。注意正常人可出现 Tinel 征阳性。

5. X 线检查　有外伤骨折史者可见陈旧性骨折畸形愈合、肘外翻或骨不愈合，骨性关节炎者可见骨赘增生。

6. 肌电图检查　肘下尺神经传导速度减慢或潜伏期延长，可出现失神经自发电位，小鱼际肌及骨间肌肌电图异常。

7. 原发疾病表现　如肘外翻等畸形、尺神经沟处增厚或有包块。

【鉴别诊断】

1. 颈椎病　神经根型下颈段的颈椎病可因椎间孔狭窄而发生 C$_8$ 神经刺激症状，以手尺侧麻木、乏力为主要表现，这与肘管综合征有相似之处。主要区别在于颈椎病时肘管区无异常发现。

2. 神经鞘膜瘤　肘部尺神经鞘膜瘤与肘管综合征有同样表现，检查时多可扪及节段性增粗的尺神经，Tinel 征阳性，而无肘部骨关节病变。有时鉴别困难需在手术中或经病理检查来确定诊断。

【治疗】

诊断一旦明确，通常应及早手术探查。手术方式有以下 3 种：

1. 单纯尺神经松解术　下列情况可考虑单纯尺神经松解：①尺侧腕屈肌两头之间的腱膜压迫；②滑车上肘后肌压迫；③Struthers 弓形组织压迫者。

2. 尺神经松解皮下前置术　将尺神经从尺神经沟中分离出来，松解尺神经外膜后，移至肘前皮下。下列情况可考虑尺神经松解皮下前置术：①术前尺神经有反复的半脱位、脱位，或滑车上肘后肌切除松解后尺神经仍有脱位、半脱位者；②骨关节有明显改变者；③腱鞘囊肿或肿物切除后，肘管底部不平整者；④病程长，但尺神经外观正常或原因不明者。

3. 尺神经松解深部前置术　尺神经深部前置时要向远、近端充分游离，切断神经的关节支，保留肌支并向远端游离，以利于向肘前移位，防止肌内卡压。在屈肌起点处掀开深筋膜，将移位的尺神经控制在肘前部，以防伸肘时移位的尺神经滑回原位。翻转的深筋膜要有一定的宽度及长度，防止对尺神经形成新的卡压。术后石膏屈肘位固定 3 周。一般不主张行神经束间松解，否则会使症状加重。下列情况可考虑尺神经松解深部前置术：①行尺神经松解皮下前置术失败者；②骨关节改变明显，尤其是肘前方有增生、畸形者。

三、旋后肌综合征

旋后肌综合征（supinator muscle syndrome）是桡神经深支（骨间背神经）在肘关节远侧旋后肌腱弓附近被卡压，以前臂伸肌功能障碍为主要表现的一种综合征，又称骨间背侧神经卡压症。

【应用解剖】

旋后肌起于肱骨外上髁、尺骨上端的旋后肌嵴，肌束紧贴桡骨后外向前止于桡骨上 1/3 的前面，分深、浅两层。桡神经深支经旋后肌两层之间穿过，除支配旋后肌外，还支配尺侧腕伸肌，指总伸肌，示指和小指固有伸肌，拇长、短伸肌及拇长展肌，是一种单纯运动神经。在旋后肌浅层的近侧缘是较坚韧的腱性结构，称为旋后肌腱弓（Frohse 腱弓），骨间背神经常在此处受压（图 40-5-2）。

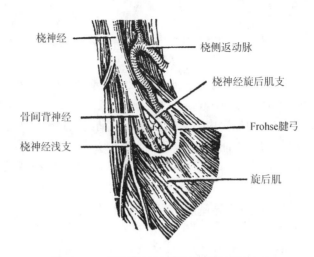

图 40-5-2 骨间背神经与旋后肌腱弓的关系

【病因】

手工业工人、键盘操作者及某些运动员因前臂伸肌过度使用导致旋后肌慢性创伤性炎症；外伤、类风湿关节炎等均可使旋后肌腱弓处增生、粘连和瘢痕形成。此外，桡骨小头向前脱位，旋后肌处良性占位性病变以及桡神经在旋后肌内行径异常，均可使神经受到过大压力而发生功能障碍。

【临床表现与诊断】

1. 疼痛 约50%患者主诉肘外侧、前臂近端疼痛，逐渐出现或突然发生；劳累或在旋前位屈腕、伸臂对抗旋后时疼痛加剧，休息时不见缓解，有夜间痛。

2. 压痛 压痛点最明显处在桡骨小头、桡骨颈处，旋后肌附近沿神经行走方向压痛更显著。

3. 中指伸直试验阳性 伸肘位对抗中指伸直时，前臂肘外下方伸肌群处出现疼痛。该体征阳性提示桡侧腕短伸肌起始部的纤维缘压迫骨间背侧神经。

4. 垂指不垂腕 伸拇、伸指障碍最多见的体征是伸拇、伸指力量减弱甚至消失，伸掌指关节活动也受限，尤其在最后45°伸直困难。如尺侧腕伸肌也麻痹，则伸腕力减弱，出现桡偏。无感觉障碍。但没有虎口区感觉异常。

5. X线检查 可显示有无骨折脱位直接压迫。

6. 肌电图检查 可见上述肌的失神经改变和前臂段桡神经运动传导速度减慢而感觉传导速度正常。

【治疗】

一旦诊断成立，应积极早期行神经探查术，切开旋后肌腱弓减压、切除致压物，需要时做神经束间松解。经治疗后桡神经深支功能多可得到较好恢复。

四、梨状肌综合征

梨状肌综合征（proform muscle syndrome）是坐骨神经干在通过梨状肌出口时受到卡压，或慢性损伤引起的以坐骨神经痛为主要表现的一组临床综合征。在下肢神经慢性损伤中最为常见。易与腰椎间盘突出症髓核等压迫刺激坐骨神经根所致坐骨神经痛混淆，故值得注意。

【应用解剖】

梨状肌是髋关节外旋诸肌中的最上一个，坐骨神经大多数经梨状肌下孔出骨盆至臀部（约60.5%），继之向外下大转子和坐骨结节之间，垂直下行至股后方，支配大腿后侧及膝以下的运动和感觉。正常情况下坐骨神经由梨状肌下缘穿出垂直向下走行，其行程不受肌肉阻挡，下肢运动时神经不会受到压迫与刺激。

【病因】

1. 臀部外伤　出血、粘连、瘢痕形成。

2. 注射药物使梨状肌变性、肥厚、纤维挛缩。

3. 髋臼后上部骨折移位、骨痂过大均可使坐骨神经在梨状肌处受压。

4. 坐骨神经穿经梨状肌出骨盆时若行径变异，当髋外旋时肌强力收缩可使坐骨神经受到过大压力而致伤。

5. 梨状肌强烈收缩或被动牵拉而造成的原发性损伤。

6. 继发于骶神经受刺激所引起的梨状肌痉挛。

【临床表现与诊断】

1. 以坐骨神经痛为主要表现，疼痛从臀部经大腿后方向小腿和足部放射。

2. 由于症状较剧且影响行走，故患者就诊时间也较早，肌力的下降多不太严重。

3. 疼痛性跛行，轻度小腿肌萎缩，小腿以下皮肤感觉异常。有时臀部（环跳穴附近）可扪及索状（纤维瘢痕）或块状物（骨痂）。

4. 臀部压痛处 Tinel 征可呈阳性。

5. 髋关节抗阻力外旋（梨状肌紧张试验）或被动极度内旋动作，患者出现臀中部及坐骨神经疼痛或加重。

6. X 线检查　有髋臼骨折病史者可显示移位的骨块或骨痂。

7. 肌电图及电生理检查　示坐骨神经传导速度减慢，潜伏期延长，重者肌肉失神经支配。

8. 封闭诊断　在原发痛点处用 1% 的普鲁卡因 10ml 封闭后症状消失。

【鉴别诊断】

1. 腰椎间盘突出症　本病常有腰痛伴坐骨神经痛，腰椎代偿性侧弯畸形。腹部加压可加重或诱发坐骨神经痛。坐骨神经损害范围与椎间盘突出部位相关。直腿抬高试验与加强试验阳性，而梨状肌紧张试验则可为阴性。

2. 神经鞘膜瘤　高位坐骨神经鞘膜瘤较为少见。其症状呈进行性加重，与活动或休息无关。臀部有较强的 Tinel 征，但难以在局部扪及条索状的瘤体。有时可在 B 型超声图像上发现沿坐骨神经表面均匀增厚的回声带。手术和病理检查是最终确诊手段。

【治疗】

早期可经理疗、按摩、局部封闭等保守治疗而得到缓解。若病因不能解决，已形成较重瘢痕粘连或有骨痂压迫、神经行径变异等情况则需手术治疗，松解粘连、部分或全部切断梨状肌以解除坐骨神经压迫。手术疗效与病程长短关系很大。

（杜世新）

第四十一章　颈肩痛与腰腿痛

第一节　概　述

一、流行病学

颈肩痛是指因骨骼-肌肉病变导致颈、肩、肩胛等处的疼痛，可伴有一侧或双侧上肢疼痛、颈脊髓损害的症状。国外流行病学调查发现，在有工作能力的成年人中，颈肩痛的年发生率为27.1%～47.8%。

腰腿痛是指因骨骼-肌肉病变导致下腰、腰骶、骶髂、臀部等处的疼痛，可伴有一侧或双侧下肢疼痛、马尾神经损害的症状。在成年人中，60%～80%在生活中有过下腰痛的经历，是仅次于上呼吸道疾患而就诊的常见临床症状，为45岁以下人群最常见的致残原因。

2012年，国内学者在香港调查了893名教师，颈肩痛及腰腿痛的发病率分别为48.7%、45.6%，与国外发病率基本相仿。由于二者病因复杂、临床表现多样、病程长且发病率高、治疗困难，导致了沉重的社会经济负担。

二、生理解剖

1. 脊柱功能单位　脊柱具有支撑人体，传导负荷，保护脊髓，并有多个方向的运动功能（图41-1-1）。每两个相邻的椎体及其连接结构（肌肉、韧带、椎间盘、小关节）组成一个活动单位，称为脊柱功能单位（functional spinal unit，FSU）。脊柱分为颈椎、胸椎、腰椎、骶椎四部分，其中颈椎、腰椎因其活动度大容易导致创伤、加速退变。在正常生理情况下，脊柱整体的负荷及活动合理地分布在每个脊柱功能单位，任意功能单位的解剖生理异常必然会殃及整个脊柱活动。

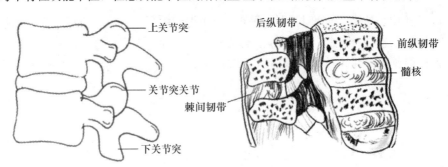

图 41-1-1　脊柱功能单位

2. 椎间盘　椎间盘是脊柱的重要连接结构，能吸收震荡，起着弹性垫的作用。正常的椎间盘由三部分组成：纤维化、髓核、软骨终板（图41-1-2）。①纤维环：由胶原纤维束的纤维软骨构成，位于髓核的四周。纤维环的纤维束相互斜行交叉重叠，使纤维环成为坚实的组织，能承受较大的弯曲和扭转负荷。纤维环的前侧及两侧较厚，而后侧较薄。纤维环的前部有强大的前纵韧带，后侧的后纵韧带较窄、较薄。因此，髓核容易向后方突出，压迫神经根或脊髓。

②髓核：是一种弹性胶状物质，为纤维环和软骨板所包绕。髓核中含有丰富的黏多糖蛋白复合体、硫酸软骨素和大量水分，含水量高达70%～90%，具有良好的弹性及膨胀性。③软骨终板：是覆盖于椎体上、下面骺环中间骨面的透明软骨，有防止髓核突入椎体股骨松质的作用。其上有微孔，能为椎间盘及髓核提供营养并有助于代谢产物的排出。正常椎间盘中，仅纤维化表层及软骨终板有小血管分布，纤维化内层及髓核无血管分布，损伤后难以修复。

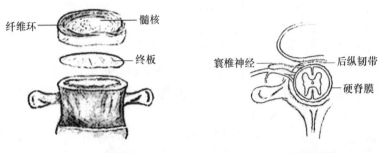

图 41-1-2　椎间盘　　　　　　图 41-1-3 窦椎神经分布

3. 颈椎生理解剖　脊柱颈段有7个颈椎，6个椎间盘。第1颈椎又叫窦椎，没有椎体和棘突，由前、后弓和两侧块组成。第2颈椎又称枢椎，其椎体上方隆起形成齿状突、与寰椎的前弓构成寰齿关节。第2～6颈椎的横突有孔，称为横突孔，其间有椎动脉通过。颈椎椎体上缘侧后方有嵴状突起，称为钩突，椎体下缘侧后方呈斜坡状。下一椎体的钩突与上一椎体的斜坡构成钩椎关节（Luschka 关节后弓体关节）。这一结构为颈椎所特有（图 41-1-3）。

椎体间由五个关节相连，即椎间盘、两侧钩椎关节和两侧关节突关节。后纵韧带在颈段较宽，其中部厚而坚实，故颈椎间盘正后方者出者较少。但颈部后纵韧带退变而钙化却较胸、腰段多见，是导致椎管前后径狭窄，脊髓受压的一个重要原因。颈部的棘上韧带特别坚强，形成所谓项韧带，有对抗颈椎前屈作用。项韧带退变钙化也是颈痛原因之一，当颈椎退行性变而出现节段性不稳定时，该节段的项韧带常钙化，故项韧带节段性钙化也提示相应节段颈椎不稳定。

脊髓有三个生理性膨大，以下颈段的颈膨大为最。颈膨大的左右径约为前后径的2倍；故使椎管变得相对狭窄，容易受到外来因素压迫。$C_{1～4}$神经的前支组成颈丛，支配颈部肌肉、膈肌及颈、枕、面部感觉。其后支形成颈后丛，以C_2后支发出的枕大神经与临床关系较大，当受刺激时可出现枕下肌痛及同侧头皮感觉异常。$C_5～T_1$脊神经前支组成臂丛，其分支支配肩胛、肩、胸肌及上肢肌肉及皮肤，脊神经的皮肤支配虽然有一定重叠，但有其主要分布区如下：上肢外侧为C_5支配区；拇指为C_6支配区；中指为C_7支配区；前臂内侧、环指、小指为C_8支配区；上臂内侧为T_1支配区。颈髓没有交感神经的节前纤维，而是从上胸段脊髓发出，并上升、换元后形成颈交感神经节。以后发出节后纤维，分别与颈脊神经吻合，有的尚与脑神经连接。颈部三个神经节共同发出节后纤维形成心脏支，以控制心律。故颈部交感神经受到刺激可表现出多器官、多系统症状和体征。

4. 腰椎生理解剖　脊柱腰段生理性前凸，而骶段后凸。当直立活动时，各种负荷应力均集中在腰骶段，尤其是两个相反弯曲的交界处，故该处容易发生急、慢性损伤及退行性变。

脊髓在L_1椎管水平形成马尾神经，而腰神经则呈一角度向下、后、外经神经根管出椎间孔。因此，腰段椎管狭窄或小关节退变、增生使神经根管及椎间孔狭窄，均可刺激或压迫马尾神经、腰神经根而出现相应的症状和体征。

三、病因

但凡能引起脊柱功能单位的病变均可以出现颈肩痛及腰腿痛。另外，其他脏器病变可以牵涉或放射至颈肩部及腰部导致颈肩痛及腰腿痛。故其病因繁多，大体可分为创伤、炎症、退变、肿瘤、先天性疾病等五大类。

1. 创伤　包括急性损伤和慢性劳损。暴力作用于局部导致骨折、脱位、扭伤等急性损伤；局部组织因长期、持续、反复的轻微累积、迁延形成慢性劳损，如椎旁肌肉劳损，第3腰椎横突综合征，棘上、棘间韧带损伤等。

2. 炎症　分为感染性炎症及非感染性炎症。各种微生物感染导致的炎症均能引起疼痛，如脊柱结核、椎体骨髓炎、硬膜外感染、蛛网膜炎。非感染性炎症可以是单纯局部的病变导致，亦可以为全身病变的局部表现所致，如筋膜炎、脊髓炎、神经根炎、强直性脊柱炎、类风湿关节炎、血管炎等。

3. 退变　人自出生后随着发育、生长、脊柱不断的经受负荷、劳损甚至外伤而出现退变。脊柱功能单位的各组成部分均可发生退变，如骨质疏松、关节突增生、椎体后缘骨赘、韧带肥厚、后纵韧带骨化、椎间盘退变等。

4. 肿瘤　包括原发性肿瘤及转移性肿瘤。原发性肿瘤如血管瘤、骨巨细胞瘤、脊索瘤、脊髓及神经根肿瘤等；各种恶性肿瘤均可转移至脊柱，如前列腺癌、乳腺癌、肺癌、鼻咽癌等。

5. 先天性疾病　因先天发育异常，导致脊柱功能单位负荷分布不均，从而引起慢性劳损，如脊柱侧凸、后凸畸形、脊柱裂、脊膜膨出等。

6. 其他脏器病变　疼痛由病变脏器牵涉后放射至脊柱所致，如消化性溃疡、胰腺炎；上尿路结石、肾盂肾炎、肾挫伤；盆腔炎、卵巢囊肿蒂扭转等。

第二节　颈椎病

颈椎病是指因颈椎间盘退变，及其继发性钩椎关节、关节突关节等退行性变累及脊髓、神经、血管，并起相应的临床症状与神经功能障碍的一组疾病。

【病因】

颈椎病的病理表现为颈椎间盘退变，凡能导致颈椎间盘退变的因素均能引起颈椎病。

1. 椎间盘退行性变　正常人的椎间盘在 20～30 岁已经逐渐出现退变，为正常的老化过程。椎间盘是相邻椎体之间的主要连接结构，当其退变时，导致两相邻椎节间的不稳，进而引起关节突，钩椎关节，前、后纵韧带，黄韧带及项韧带增生、钙化来代偿，从而不出现临床症状；当椎间盘进一步退变，上述组织进一步增生，过度增生导致椎管相对狭窄，最终出现压迫脊髓、神经、血管等的临床症状。

2. 损伤　急性损伤可使原来退变的颈椎间盘损害加重，从而诱发颈椎病；但创伤致颈椎骨折、脱位所导致的脊髓或神经根损伤则不属于颈椎病；慢性损伤则加速原来已有的退变，使其提前出现临床症状。

3. 发育性颈椎椎管狭窄　在胚胎及发育过程中椎弓根过短，使椎管矢状径小于正常，在相同退行性改变时，正常人可不发病，但有椎管狭窄时可以出现压迫症状而发病。

【临床表现及其分型】

（一）颈型颈椎病

最常见，症状多较轻微，以颈部症状为主。因椎间盘退行性变，导致椎间隙松动与不稳，引起颈椎局部内外平衡失调及椎旁肌反应性痉挛，且内外平衡失调导致局部刺激直接作用于窦椎神经，而出现颈部症状。当机体通过代偿后，使颈部建立新平衡后，症状消失。

临床表现为颈部酸、胀、痛等不适，以颈项部及肩部为主。患者常诉不知头颈部放在什么位置。多数患者颈部活动受限，少数患者有一过性上肢麻木，但无肌力下降。多发于青壮年，多数被认为落枕而被忽视。查体颈部一般无歪斜，生理曲度变直或消失，棘间及棘旁可有压痛。

X线检查示颈椎生理曲度变直或消失，椎体轻度退变；过伸过屈位上表现为颈椎活动度受限，约 1/3 的患者椎间隙松动，表现为轻度梯形变，或椎间隙活动度变大。CT 及 MRI 见椎间盘轻度退行性变，未见明显受压征象。

（二）神经根型颈椎病

在各型中发病率最高，占 60%～70%，是临床上最常见的类型。神经根型颈椎病是由于椎间盘退变、突出、节段性不稳定、骨质增生或骨赘形成等原因在椎管内或椎间孔处刺激和压迫颈神经根所致。本病多为单侧、单根发病，但是也有双侧、多根发病者，多见于 30～50 岁者，一般起病缓慢，但是也有急性发病者。男性比女性多 1 倍。

临床上开始多表现为颈肩痛，并向上肢放射，放射的范围与受压的神经根分布区域一致。皮肤可有麻木、痛觉过敏或减退等。当受压神经根收到刺激时可出现向上肢放射的触电样锐痛。查体时患侧颈项部肌肉紧张，头偏向患侧；受压神经根支配区域皮肤感觉过敏或减弱；同时可伴有上肢肌力下降，手指活动笨拙，病程长者上肢肌肉可有萎缩。腱反射早期因神经根受刺激表现为亢进，后期因神经根损害而表现为腱反射减弱甚至消失。上肢牵拉试验（Eaton征）、压头试验可阳性（Spurling 征），Hoffman 征阴性（图 41-2-1，2）。

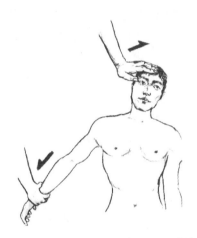

图 41-2-1 上肢牵拉试验（Eaton 征）

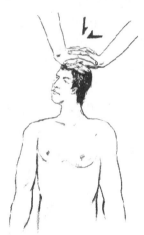

图 41-2-2 压头试验（Spurling 征）

X 线检查见颈椎生理性前凸变直、消失甚至反曲，椎间盘变窄，病变椎节前、后缘有骨赘形成；过伸过屈位见椎间隙不稳（图 41-2-3）。CT 及 MRI 见椎间盘向侧后方突出或者后方骨质增生，压迫神经根。肌肉电生理检查可发现具体的神经根受损（图 41-2-4）。

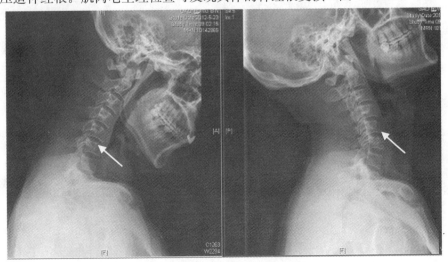

图 41-2-3 颈椎 X 线表现（神经根型颈椎病）

颈椎动力位，颈$_{5/6}$椎间隙活动度增加，椎间隙变窄，颈椎活动度受限

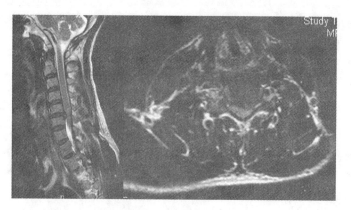

图 41-2-4　颈椎 MRI 表现（神经根型颈椎病）

矢状位（左）见颈$_{5/6}$椎间盘突出，硬膜囊受压，局部

脊髓变性；横断面（右）见髓核向左后方突出，神经根受压

（三）脊髓型颈椎病

脊髓型颈椎病的发病率占颈椎病的 12%～20%，由于脊髓受压可造成肢体瘫痪，因而危害最严重。本病通常起病缓慢，以 40～60 岁的中年人为多见。合并发育性颈椎管狭窄时，患者的平均发病年龄比无椎管狭窄者小。多数患者无颈部外伤史。

临床上主要表现为椎体束征。多先从单侧或者双侧下肢乏力、麻木开始，逐渐出现双下肢协调差，步态笨拙，踩棉花感、束带感。一般症状自下而上发展，表现为一侧或双侧先后出现麻木、疼痛、乏力。查体时皮肤感觉平面常可提示脊髓受压平面。根据受压的部位出现不同肢体肌力下降。四肢腱反射亢进，下肢往往较上肢明显，可有踝阵挛和髌阵挛。腹壁反射、提睾反射可减弱或消失。上肢 Hoffman 征阳性，单侧阳性更有意义。下肢 Babinski 征、Oppen-heim 征、Gordon 征和 Chaddock 征均可阳性。

X 线检查见颈椎生理性前屈变直、消失，病变椎节前后缘有骨赘形成，椎间隙变窄；过伸过屈位见病变椎间隙不稳；发育性椎管狭窄者可测量椎管矢状径小于正常值。CT 对椎体后缘骨赘、后纵韧带骨化、黄韧带钙化及椎间盘突出的判断比较直观，术前 CT 评估，对知道手术具有重要意义。MRI 分辨率更高，能清晰显示受压的硬膜囊和脊髓，脊髓有变性者可见变性部位。肌肉电生理检查有助于发现受压迫的脊髓节段（图 41-2-5）。

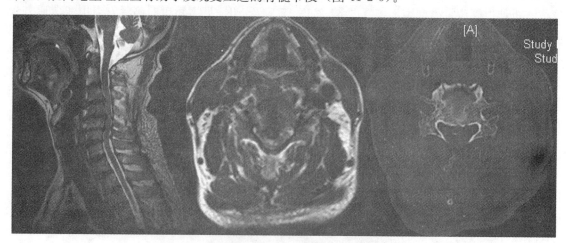

图 41-2-5　颈椎 MRI 及 CT 表现（脊髓型颈椎病）

矢状位（左）示多节段椎间盘突出，硬膜囊受压呈"串珠状"，颈$_{4/5}$水平

横断面（中）示髓核向正后方突出，脊髓受压变性；颈椎 CT 示（右）突出髓核部分钙化

（四）椎动脉型颈椎病

正常人当头向一侧歪曲或扭动时，其同侧的椎动脉受挤压、使椎动脉的血流减少，但是对侧的椎动脉可以代偿，从而保证椎-基底动脉血流不受太大的影响。当颈椎出现节段性不稳定和椎间隙狭窄时，可以造成椎动脉扭曲并受到挤压；椎体边缘以及钩椎关节等处的骨赘可以直接压迫椎动脉、或刺激椎动脉周围的交感神经纤维，使椎动脉痉挛而出现椎动脉血流瞬间变化，导致椎-基底供血不全而出现症状，并且不伴有椎动脉系统以外的症状。

临床表现为发作性眩晕，复视伴有眼震，有时伴随恶心、呕吐、耳鸣或听力减退。这些症状与颈部位置改变有关。下肢突然无力猝倒，但是意识清醒，多在头颈处于某一位置时发生。偶有肢体麻木、感觉异常。患者可出现一过性瘫痪，发作性昏迷。可无明显体征，有时有旋颈试验阳性。

X线检查见椎体后外侧缘骨赘增生，生理曲度可变直，椎间隙可变窄，过伸过屈位可见椎间隙不稳。CT及MRI见椎间盘退行性改变，可行椎动脉CTA后MRA检查，发现椎动脉局部受压。血管超声及脑血流多普勒检查可见椎动脉及脑供血减少。

（五）交感神经型颈椎病

由于椎间盘退变和节段性不稳定等因素，从而对颈椎周围的交感神经末梢造成刺激，产生交感神经功能紊乱。交感型颈椎病症状繁多，多数表现为交感神经兴奋症状，少数为交感神经抑制症状。由于椎动脉表面富含交感神经纤维，当交感神经功能紊乱时常常累及椎动脉，导致椎动脉的舒缩功能异常。因此交感型颈椎病在出现全身多个系统症状的同时，还常常伴有的椎-基底动脉系统供血不足的表现。

X线、CT、MRI等影像学检查与颈型及神经根型颈椎病相似。

【诊断及鉴别诊断】

（一）诊断

根据症状、体征，特别是神经系统检查，以及X线、CT或者MRI等影像学检查一般能做出诊断，必要时可行椎动脉造影、肌电生理检查、血管超声。

（二）鉴别诊断

1. 与颈型颈椎病相鉴别　应除外颈部扭伤、肩周炎、风湿性肌纤维组织炎、神经衰弱及其他非颈椎间盘病变所致的颈肩部疼痛。

颈部扭伤为颈部肌肉扭伤所致，多数因睡眠中颈部体位不良以致局部肌肉被扭伤，所以又称为落枕。急性期因局部肌肉扭伤，在两肩胛内上方处压之难以忍受；且可在扭伤侧触及条索状肌肉。

2. 与神经根型颈椎病相鉴别　应除外以上肢疼痛为主的疾病，如颈椎骨骼实质性病变（结核、肿瘤等）、胸廓出口综合征、腕管综合征、尺神经、桡神经和正中神经受损、肩周炎、网球肘等。

（1）胸廓出口综合征：由于臂丛、锁骨上动脉、锁骨上静脉在胸廓上出口或在胸小肌喙突止点区受压，引起上肢麻木、疼痛、肿胀；锁骨上窝前斜角肌有压痛并放射至手。两者鉴别在于胸廓出口综合征Adson试验阳性（让患者端坐、头略向后仰，深吸气后屏住呼吸，将头转向患侧，检查者一手抵住患者下颌，略给阻力。另一手触摸患侧桡动脉，如桡动脉搏动减弱或消失，则为阳性）；使患肢、过度外展，肩抬平，出现桡动脉音减弱或消失者，也是阳性体征。X线检查可发现颈肋或第7颈椎横突过大。

（2）肌萎缩型侧索硬化症：是一种原因不明的运动神经元疾病，表现为进行性肌萎缩，从手向近端发展，逐渐累及肘部及肩部。但无感觉障碍，神经纤维传导速度正常。

3. 与脊髓型颈椎病相鉴别　应除外其他疾患，包括后纵韧带骨化症、肌萎缩型脊髓侧索硬化症、脊髓空洞症、脊髓结核、颅底凹陷症、多发性神经炎、椎管内肿瘤、继发性粘连性蛛网膜炎、共济失调及多发性硬化症等。

（1）后纵韧带骨化症：可出现与脊髓型颈椎病相同的症状和体征。但侧位 X 线检查可发现椎体后缘有线状或点线状骨化影，CT 及三维重建可显示其横断面及矢状面形状和压迫程度（图 41-2-6）。

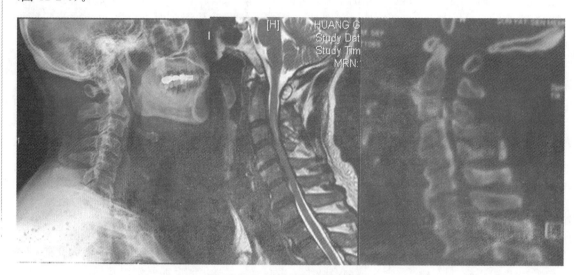

图 41-2-6　颈椎后纵韧带骨化症
X 线检查（左）示椎体后缘条索状高密度影，椎管狭窄；MRI（中）示 $C_{2\sim6}$ 椎体
后缘连续性条索状低信号影，硬膜囊受压，脊髓变性；CT（右）示 $C_{3\sim6}$ 椎体后缘长条状高密度影

（2）椎管内肿瘤：可同时出现感觉障碍及运动障碍，病情进行性加重，对非手术治疗无效，行 MRI 检查可鉴别。

（3）脊髓空洞症：多见于青壮年，病情缓慢，早期影响上肢呈节段性分布。其感觉障碍一温、痛觉丧失为主，而触觉及深感觉则基本正常，此现象称为感觉分离。通过 CT 及 MRI 检查可以发现两者差异。

4. 与椎动脉型颈椎病及交感神经型颈椎病相鉴别　应除外以下疾病，如耳源性眩晕、眼源性眩晕、颅内肿瘤、神经官能症、内耳药物中毒、锁骨下动脉盗血综合征、冠状动脉供血不足等。

（1）耳源性眩晕：即 Meniere 综合征，系内耳淋巴回流受阻引起。本病有三大特点：发作性眩晕、耳鸣、感应性进行性耳聋。而颈性眩晕症与头颈转动有关，耳鸣程度轻。

（2）冠状动脉供血不足：与交感神经型颈椎病有相同的心前区疼痛、心律失常等表现，但前者没有上肢节段性疼痛和感觉异常。心电图检查有病理性改变，用血管扩张药可缓解症状。

（3）锁骨下动脉盗血综合征：也可出现椎-基底动脉供血不足的症状和体征。但其患侧上肢学压较健侧低，桡动脉搏动减弱或消失，患侧锁骨下动脉区有血管杂音。行血管造影可发现锁骨下动脉第一部分狭窄或闭塞，血流方向异常。

（4）神经官能症：患者常诉头痛、头晕及记忆力减退等一系列大脑皮质功能减退的症状，女性及学生多见，主诉多而客观检查无明显体征。

【治疗】

颈椎病是一种慢性退行性疾病，其治疗也需要根据不同程度以及不同病理类型而有所不同。总之，颈椎病的治疗分为非手术治疗与手术治疗。

（一）非手术治疗

非手术治疗可以起到稳定病情，减缓其发展速度，从而有利于手术疗效。

适应证：轻度颈椎间盘突出及颈型颈椎病；早期脊髓型颈椎病；颈椎病的诊断尚未肯定而

需要一边治疗一边观察者；全身情况差，不能耐受手术者；手术恢复期的患者；神经根型颈椎病。

1. 颈椎牵引术 适用于各型颈椎病，但脊髓型颈椎病在 CT 片上显示椎管绝对狭窄或椎管内壁凹凸平，骨赘尖利者禁忌使用。坐、卧位均可进行牵引。根据不同的病情及损伤的不同程度、不同节段而采取不同的牵引重量，最大不超过 3kg，否则容易引起褥疮。牵引时间一项背部肌肉能耐受为限，但最短时间不应少于 30 分钟。每日 2～3 次，每次 1 小时，2 周为一疗程（图 41-2-7）。

2. 制动法 主要用于限制竞争过度活动，缓解肌肉痉挛。制动法包括石膏法及支具体法，临床应用最多的是支具法，其中可调型颈托及充气式颈托因有一定的撑开牵张作用，应用较广。

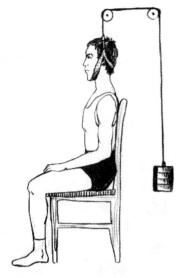

图 41-2-7 颈椎牵引术（坐位）

3. 理疗 可消除或缓解颈部肌肉痉挛，改善软组织血液循环的作用。常用的理疗方法有低频低刺激疗法、超短波疗法、功能性点刺激法等。

4. 推拿与按摩 对脊髓型以外的早期脊椎病推拿按摩可以改变肌肉系统与神经血管系统的功能，调节功能失常的生物信息以使整个机体的功能平衡。但应注意手术需轻柔，否则反而会增加损伤。

5. 药物治疗 目前尚无特效药，非甾体类消炎药、肌肉松弛药、活血药及营养神经药物均为对症治疗。长期使用可产生一定的副作用，故应短期、交替使用。当局部有固定压痛点时可行封闭治疗。如有典型神经根痛者可行硬膜外注射。

（二）手术治疗

手术治疗主要是为了解除脊髓及神经的压迫，恢复颈椎的稳定性，维持椎间隙高度，获得正常生理曲度，恢复与脊髓相适应的椎管容量和形态，阻止病情进一步发展。

适应证：脊髓型脊椎病是绝对适应证；神经根型颈椎病、椎动脉型颈椎病进行性加重，严重影响正常生活和工作者；严重颈肩痛，非手术治疗无效，排除其他疾患后考虑与颈椎不稳有关者；各型颈椎病经 3 个月非手术治疗确实无效或有加重趋势者。

1. 前路手术 适用于来自于脊髓前方压迫所致的颈椎病；累及 1～2 个节段的颈椎病。其优点是切除突出的椎间盘，脊髓获得直接减压、植骨块融合后颈椎获得永久性稳定。

2. 后路手术 适用于病变累及三个以上节段；伴有发育性椎管狭窄；存在来自脊髓后方的压迫。主要是通过椎板切除或椎板成形术达到对脊髓的减压。减压后应辅以后方脊柱融合术。

第三节 腰椎间盘突出症

腰椎间盘突出症是骨科常见病多发病，是腰腿疼痛最常见的原因之一。因椎间盘变性，纤维环破裂，髓核突出刺激或压迫神经根、马尾神经所表现的一种综合征。以 $L_{4～5}$、$L_5～S_1$ 间隙发病率最高。

【病因】

1. 椎间盘退行性变 是腰椎间盘突出症的病理基础。椎间盘在出生后继续发育，大约至 20 岁达顶峰，以后开始退变。椎间盘髓核及纤维环含水量减少，髓核中蛋白多糖成分降低，由纤维组织和软骨细胞所代替，椎间盘弹性和抗负荷能力也随之减退，导致纤维环容易产生裂隙损伤。

2. 积累性损伤　属椎间盘变性的主要原因，也是椎间盘突出的诱因。腰椎引起活动度大，在日常生活中弯腰、扭转的动作主要由腰椎完成，因此承受人体负荷大。在已经开始退变的椎间盘中，腰椎反复承受压缩、屈曲、扭转等负荷，不但加速已有的退变，而且使纤维环裂隙逐步扩大，最终使退变髓核组织从裂隙的薄弱处突出。

【病理分型】

从病理类型及其转归来看，国际腰椎研究会（ISSLS）和美国矫形外科学会（AAOS）提出腰椎间盘突出 6 型分类法：

1. 退变型　周围纤维环发生退变，向四周轻度扩大，髓核变扁，纤维环膨出，临床无明显症状。

2. 膨出型　纤维环内层部分破裂，中层及外层纤维环向局部膨出。临床出现腰痛及酸胀感。

3. 突出型　纤维环内层、中层完全破裂，外层部分破裂。髓核内压力增高，顶起外层部分纤维环和后纵韧带，形成突起。

4. 脱出型（后纵韧带下型）　纤维环全层破裂，髓核从破裂处脱出顶起后纵韧带形成局部突起。

5. 脱出型（后纵韧带后型）　全层纤维环及后纵韧带全部破裂达硬膜囊外。

6. 游离型：脱出物穿破后纵韧带，从椎间隙平面向下或向上游离或完全离开破口，进入椎管内。

其中膨出型行保守治疗；突出型一般行保守治疗，但有脱出及游离的危险；脱出型（后纵韧带上型、后纵韧带下型）及游离型均属于破裂型，保守治疗效果差，多需手术治疗。

【临床表现】

本病多见于 30～50 岁青壮年，男性多于女性，这与劳动强度大及外伤有关。患者常有弯腰劳动或长期坐位工作史，常在半弯腰持重或突然做扭腰动作后首次发病。$L_{4\sim5}$、$L_5\sim S_1$ 间隙突出占 90% 以上。

（一）症状

1. 腰痛及根性放射痛　这是腰椎间盘突出症最常见的症状。多数人先有腰痛后有腿痛；部分患者腰痛和腿痛同时发生；少数患者则无腰痛，只有腿痛。

（1）腰痛：是大多数腰椎间盘突出症患者最先出现的症状。由于纤维环外层及后纵韧带收到突出髓核刺激，经窦椎神经而产生下腰部感应痛，有时可影响到臀部。

（2）根性放射痛：以坐骨神经痛多见，发生率约为 97%。典型的坐骨神经痛从下腰部向臀部、大腿后方，小腿后外侧直至足部的放射痛。弯腰、咳嗽、打喷嚏、排便等增加腹压的动作可诱发或加重坐骨神经痛。活动及劳累后加重，卧床休息可减轻。有时患者为了缓解疼痛，多采取健侧卧位并屈髋屈膝。当高位腰椎间盘突出时（$L_{2\sim3}$、$L_{3\sim4}$）可以起股神经痛，疼痛放射至大腿前外侧、膝前部和小腿前内侧。

2. 马尾神经受压：椎间盘突出压迫硬膜囊较重、脱出或游离的椎间盘髓核组织可压迫马尾神经，出现排便、排尿功能障碍，会阴部感觉异常以及性功能障碍。

（二）体征

1. 腰部活动受限　因腰痛使腰肌反应性痉挛，腰部僵硬，各个方向活动不便，上、下床和坐起均感困难。临床上多以前屈、后伸受限明显。

2. 腰椎侧凸　为一种姿势性侧凸，目的是为了缓解疼痛。侧凸的方向与突出物和神经根的相对位置有关：突出物在神经根的外上方时弯向健侧；突出物在神经根内下方时弯向患侧（图 41-3-1）。

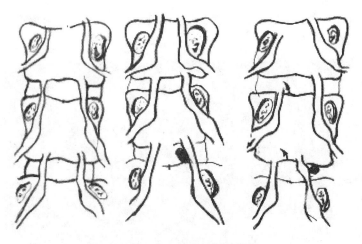

图 41-3-1　突出髓核与神经根

A. 为正常椎间盘；B. 突出的髓核在神经根内侧，脊柱凸向对侧；
C. 突出的髓核在神经根外侧，脊柱凸向同侧

3. 腰部压痛及放射痛　大多数患者在病变间隙的棘突间有压痛，其旁侧 1cm 处压之有沿坐骨神经的放射痛。

4. 下肢神经功能检查

（1）感觉异常：根据受压神经根支配的区域会出现不同皮肤节段的感觉变化。先为感觉过敏，后为感觉迟钝或消失。L_5 神经根受压累及小腿外侧及足背；S_1 神经根受压累及外踝、足外侧。

（2）肌力下降：L_3、L_4 神经根受压，伸膝肌力下降；L_5 神经根受压，蹬趾背伸、足背伸肌力下降；S_1 神经根受压，蹬趾跖屈、足跖屈肌力下降。

（3）反射异常：L_4 神经根受压，膝反射减弱；S_1 神经根受压，跟腱反射减弱；马尾神经受压，肛周反射减弱。

5. 直腿抬高试验及加试验　直腿抬高试验是诊断本病的重要试验。令患者仰卧，使膝、髋关节伸直，将下肢徐徐抬起，正常可抬至 70° 以上，当抬高小于 60°，并出现坐骨神经痛时为直腿抬高试验阳性。在直腿抬高试验阳性时，缓慢降低患肢高度，待放射痛消失后再被动背屈踝关节，如出现放射痛则称为加强试验阳性。有时健腿直腿抬高时患侧神经根也可向下和向健侧牵拉产生根性放射痛，称之为健腿抬高试验阳性，多见于突出髓核大，压迫严重者（图41-3-2）。

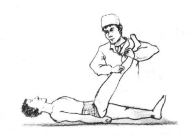

图 41-3-2　直腿抬高试验及加强试验

【辅助检查】

1. X 线检查　腰椎 X 表现大多数患者无异常变化，少数患者可有一些非特异变化，如侧弯畸形、椎间隙变窄、椎间隙活动度增加、椎间孔狭窄等（图 41-3-3）。因此不能单纯依靠 X 线检查作为确诊腰椎间盘突出症的依据。但可借助 X 检查排除一些脊柱骨性疾患，如结核、肿瘤、脊柱滑脱、椎弓根峡部裂等。

2. CT 及 MRI　两者均可以清楚地显示椎间盘突出的部位、大小、形态和神经根、硬膜囊受压移位的图像。CT 则同时能显示椎板及黄韧带肥厚、小关节增生肥大、椎管及侧隐窝狭窄等骨性改变；而

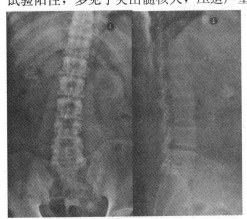

图 41-3-3　腰椎间盘突出症 X 线表现

腰椎正侧位示腰椎侧弯，生理曲度变直

MRI 则能显示椎间盘退变的程度,椎间盘突出的隆起型、脱出型和游离型,以及进入椎管髓核碎块移动后的位置(图 41-3-4)。

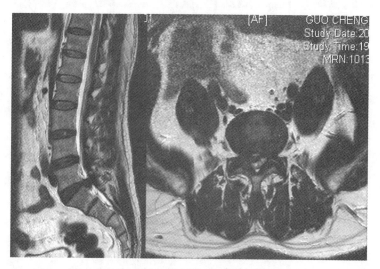

图 41-3-4　腰椎间盘突出症 MRI 表现
矢状位(左)见 $L_{3\sim5}$、椎间盘变性,$L_5\sim S_1$ 椎间盘突出,
硬膜囊受压;横断面(右)示髓核向右侧突出,神经根受压

3. 造影检查　属于有创性检查,不应列为常规检查,包括脊髓造影、椎间盘造影、硬膜外造影等。以术中脊髓造影应用最多。

4. 其他检查　包括电生理检查(如肌电图、感觉诱发电位、运动诱发电位)、B 型超声检查、实验室检查等,多用于鉴别诊断。

【诊断及鉴别诊断】

典型的腰椎间盘突出症患者,依据详细、准确的病史询问、体格检查以及 X 线检查,一般可初步做出诊断。再结合 CT 或 MRI 检查,能准确地判断出突出节段、突出物大小及方向、神经根受压情况。但应注意与以下能引起腰痛或(和)坐骨神经痛的疾病相鉴别。

1. 腰椎管狭窄症　是腰椎管的中央、侧隐窝或椎间孔狭窄引起腰神经受压症状的疾病。约有 40% 以上的腰椎管狭窄症往往与腰椎间盘突出症同时存在。间隙性跛行是该病的最突出的症状,即步行一段距离后下肢出现酸痛、麻木、无力,蹲下休息后才能继续行走。检查时可无任何异常体征。少数患者患者可有根性症状。两者鉴别需用 X 线、CT、MRI 检查来确立。

2. 椎间盘源性腰痛　在临床上是极为常见的多发病,是椎间盘内紊乱(如退变、纤维环内裂症、椎间盘炎等)刺激椎间盘内疼痛感受器引起的慢性下腰痛,不伴根性症状,无神经根受压或椎体节段过度移位的影像学证据。椎间盘造影时诱发腰痛是其典型的特征,可因此鉴别腰椎间盘突出症。

3. 梨状肌综合征　为坐骨神经在臀部受到卡压的一种综合征,临床表现以坐骨神经痛为主,症状出现或加重常与活动有关,休息即明显缓解。直腿抬高试验及加强实验可阳性,4 字试验阳性,可借此与腰椎间盘突出症相鉴别。

4. 劳损　腰肌劳损、腰骶劳损或骶髂劳损患者可有一侧腰痛、臀痛及股外侧疼痛不适,脊柱侧弯和活动受限等症状,多为腰脊神经后支受累。放射痛的症状和体征多不累及小腿和足部,无肌力、感觉及反射的改变。

5. 腰椎结核　可以产生腰痛及下肢痛,X 线表现为椎间隙狭窄,椎体骨质破坏等,CT 扫描能更清楚的显示病变。结核患者多有全身症状,如低热、盗汗、消瘦、贫血、红细胞沉降率加快等。

6. 腰椎肿瘤　包括椎体及附件肿瘤、神经纤维瘤、神经鞘瘤、脊膜瘤、畸胎瘤等。这些肿瘤均可压迫神经组织引起症状。累及骨性结构的肿瘤在 X 线和 CT 检查多可显示病变，非骨性组织的肿瘤应首选 MRI 检查，必要时可做脑脊液和脊髓造影检查。

【治疗】

（一）非手术治疗

腰椎间盘突出症大多数患者可以经非手术治疗缓解或治愈。其治疗原理并非将退变突出的椎间盘组织回复原位，而是改变椎间盘组织与受压神经根的相对位置或部分回纳，减轻对神经根的压迫，松解神经根的粘连，消除神经根的炎症，从而缓解症状。非手术治疗主要适用于：①年轻、初次发作或病程较短者；②症状较轻，休息后症状可自行缓解者；③影像学检查无明显椎管狭窄。

1. 绝对卧床休息　初次发作时，应严格卧床休息，强调排便、排尿均不应下床或坐起，这样才能有比较好的效果。卧床休息 3 周后可以佩戴腰围保护下起床活动，3 个月内不做弯腰持物动作。此方法简单有效，但较难坚持。缓解后，应加强腰背肌锻炼，以减少复发的概率。

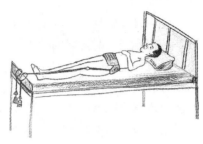

图 41-3-5　腰椎牵引术

2. 牵引治疗　采用骨盆牵引，可以增加椎间隙宽度，减少椎间盘内压，椎间盘突出部分回纳，减轻对神经根的刺激和压迫，需要专业医生指导下进行（图 41-3-5）。

3. 理疗和推拿、按摩　可缓解肌肉痉挛，减轻椎间盘内压力，但注意暴力推拿按摩可以导致病情加重，应慎重。

4. 皮质激素硬膜外注射　皮质激素是一种长效抗炎剂，可以减轻神经根周围炎症和粘连。一般采用长效皮质类固醇制剂＋2％利多卡因行硬膜外注射，每周一次，3 次为一个疗程。激素硬膜外注射 2～4 周后可再用一个疗程。

5. 髓核化学溶解法　利用胶原酶或木瓜蛋白酶，注入椎间盘内或硬脊膜与突出的髓核之间，选择性溶解髓核和纤维环，而不损害神经根，以降低椎间盘内压力或使突出的髓核变小从而缓解症状。但该方法有产生过敏反应的风险。

（二）经皮髓核切吸术 / 髓核激光气化术

通过特殊器械在 X 线监视下进入椎间隙，将部分髓核绞碎吸出或激光气化，从而减轻椎间盘内压力，达到缓解症状的目的，适合于膨出或轻度突出的患者，不适合于合并侧隐窝狭窄或者已有明显突出的患者及髓核已脱入椎管内者。

（三）手术治疗

1. 手术适应证　①病史超过 3 个月，严格保守治疗无效或保守治疗有效，但经常复发且疼痛较重者；②首次发作，但疼痛剧烈，尤以下肢症状明显，患者难以行动和入眠，处于强迫体位者；③合并马尾神经受压表现；④出现单根神经根麻痹，伴有肌肉萎缩、肌力下降；⑤合并椎管狭窄者。

2. 手术方法　经后路腰背部切口，部分椎板和关节突切除，或经椎板间隙行椎间盘切除。中央型椎间盘突出，行椎板切除后，经硬脊膜外或硬脊膜内椎间盘切除。对合并腰椎不稳、腰椎管狭窄者，需要同时行脊柱融合术。

近年来，显微椎间盘摘除、显微内镜下椎间盘摘除、经皮椎间孔镜下椎间盘摘除等微创外科技术使手术损伤减小，取得了良好的效果。

（沈慧勇　李春海）

第四十二章 骨与关节化脓性疾病

第一节 化脓性骨髓炎

化脓性骨髓炎（suppurative osteomyelitis）是化脓性细菌引起的骨膜、骨质和骨髓的炎症，如得不到及时正确的诊治，将严重危害患者的健康及劳动力，甚至危及生命。常见的致病菌以金黄色葡萄球菌为首位，约占 75%，溶血性链球菌为次，约占 10%。近几年来我国对化脓性骨髓炎病原体的分离、培养中，发现革兰阳性菌仍以金黄色葡萄球菌为首位，但在革兰阴性菌中，铜绿假单胞菌、大肠埃希菌的比例已明显上升。骨髓炎常见感染途径：①血源性：身体远处的原发感染灶，致病菌经血运到达骨组织，在身体抵抗力差或细菌高致病力的情况下发生骨髓炎。②创伤性：开放性骨折或骨科手术后，致病菌进入骨内繁殖，逐渐进展成化脓性病灶。③蔓延性：从邻近软组织感染病灶蔓延至骨骼，如指端感染引起指骨骨髓炎。感染途径不同，病变程度和治疗原则也有区别。本章主要叙述血源性化脓性骨与关节感染。

一、急性血源性骨髓炎

急性血源性骨髓炎（acute hematogenous osteomyelitis）多见于 15 岁以下的儿童，男性多于女性，好发于股骨、胫骨，其次为肱骨、桡骨以及腓骨。非长骨则以椎体、髂骨、跟骨为好发部位。本病在生活环境和医疗卫生条件差的地区发病率较高。

【病因和病理过程】

1. 病因　急性骨髓炎源于败血症，多发于儿童长骨的干骺端。最常见的致病菌为金黄色葡萄球菌、溶血性链球菌，其次为表皮葡萄球菌、流感嗜血杆菌。此外，肺炎球菌、大肠埃希菌、产气荚膜杆菌以及沙门氏菌株等均可成为本病致病菌。

长骨干骺端有很多终末小动脉，循环丰富，血流慢，细菌易于形成菌栓滞留繁殖。源于身体其他部位原发感染灶，如上呼吸道感染、中耳炎、毛囊炎等的致病菌在干骺端血管滞留后，若机体抵抗能力强时，可将病菌消灭于萌芽阶段，反之若机体抵抗能力差，病菌迅速繁殖，侵蚀、破坏骨组织，引起急性炎症。

致病菌的种类、数量、毒素性质等亦是酿成本病的重要因素。金黄色葡萄球菌可产生溶血素、杀白细胞素及凝固酶三种毒素，可引起红细胞溶解，杀伤机体白细胞与巨噬细胞，使吞噬细胞不能发挥其噬菌作用，从而降低了机体的抗菌能力，因此金黄色葡萄球菌是引起急性血源性骨髓炎中毒力最强的致病菌。

2. 病理过程　本病的病理变化主要分为脓液扩散、骨质破坏、死骨形成与反应性骨质增生四个过程。

（1）脓液扩散：致病菌在干骺端繁殖，其炎性渗出物及骨质破坏、溶解等产物形成脓性病灶，脓液逐渐增多，骨端压力增高迫使脓液向局部阻力较小的方向蔓延：①从干骺端直接向下方突破髓腔，在髓腔内扩散，当髓腔内压力增高时，可再沿中央管扩散至骨膜下层，形成骨膜下脓肿。②脓液突破干骺端的皮质骨，穿入骨膜下形成骨膜下脓肿，压力进一步增加时，脓液可突破骨外膜，沿筋膜间隙蔓延形成深部脓肿或穿破皮肤排出体外，形成窦道。也可不穿破骨外膜，而是经滋养孔与Volkmann 小管进入骨髓腔。而脓液进入邻近关节比较少见，因为骨骺板具有屏障作用。成人骺板已经融合，脓肿可直接进入关节腔形成化脓性关节炎。小儿股骨头骺板位于髋关节囊内，该处骨髓炎可以直接穿破干骺端骨密质而进入关节（图42-1-1）。

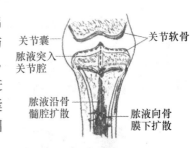

图 42-1-1　脓肿扩散途径

　　（2）骨质破坏、死骨形成：急性血源性骨髓炎时，由于细菌的毒力和炎症反应使正常的骨组织血供破坏，造成骨组织缺血坏死、死骨形成。坏死骨是指失去血运的骨组织在重建血运后仍能成活的骨。死骨则是指不能恢复血运，完全脱离骨床并被炎性肉芽组织包绕的独立骨块，其转归方式为：①小片死骨可随脓液排出体外；②较大片死骨不易吸收或排出，可长期存留体内，使窦道经久不愈；③手术清除。

　　（3）骨膜增生、新骨出现：炎症使骨质溶解、破坏，同时又能刺激骨膜增生，形成新骨。新骨在骨质破坏区一侧先形成，或两侧同时形成，逐渐增厚、扩大、包围骨干形成包壳。包壳形成有益于控制病变的发展，减少病理性骨折的发生。同时包壳上常有多个小孔与皮肤窦道相通，脓液可由此流出。

【临床表现】

　　儿童多见。起病急，早期即可有明显全身中毒症状，多有弛张热，常出现寒战，脉速、烦躁、口干等，严重者可有谵妄、意识模糊，甚至中毒性休克。患肢有局部剧烈疼痛，拒动，惧碰。早期可无明显肿胀，但皮温增高，有深压痛，数日后，皮肤局部水肿、发红，则为形成骨膜下脓肿的表现。脓肿穿破骨膜形成深部软组织脓肿后，疼痛可减轻，但局部炎症体征更明显。骨质广泛破坏，包壳未形成容易发生病理性骨折。

【辅助检查】

　　1. 实验室检查　早期白细胞计数和中性粒细胞明显增高，可伴贫血及红细胞沉降率增快。早期血液细菌培养阳性率高，已服用抗生素者其培养阳性率低，可每隔2小时连续做3次培养以获得较高的阳性率。

　　2. X线检查　在起病2周内多无明显异常，或可见软组织肿胀，故早期阴性结果不能排除急性骨髓炎。2周后可见局限性骨质疏松，虫蚀样骨破坏向髓腔扩散，骨皮质变薄及内层和外层不规则。3～4周后可见密度较高的骨坏死。骨膜反应性增生，形成密度不均的新生骨（图42-1-2）。

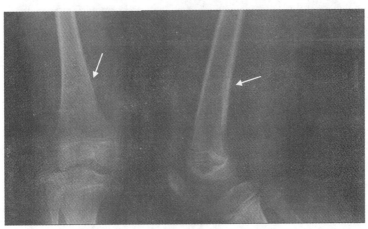

图 42-1-2　急性骨髓炎早期 X 线表现

X 线检查见股骨下段骨膜反应

3.B型超声　对早期诊断深部软组织脓肿及骨膜下脓肿有较实用价值，尚可引导穿刺抽取脓液。

4.CT扫描　可比X线检查提前发现病灶，有利于早期诊断。干骺端的骨质破坏呈低密度减低区，边缘不规整，病灶内可见低密度的脓液信号影。骨皮质的破坏表现为其连续性中断（图42-1-3）。

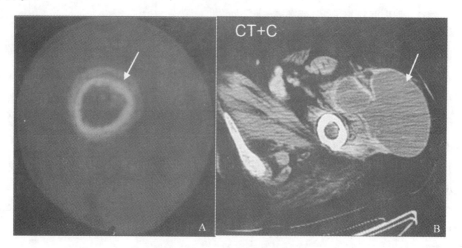

图42-1-3　急性骨髓炎CT表现

A图示股骨周围层状骨膜反应，骨皮质虫蚀样破坏；B图示股骨周围软组织内脓肿形成

5. 磁共振成像（MRI）　对骨髓炎早期和四肢小脓肿的识别明显优于普通X线和CT；但对早期发现骨皮质破坏和死骨方面，不及X线和CT（图42-1-4）。

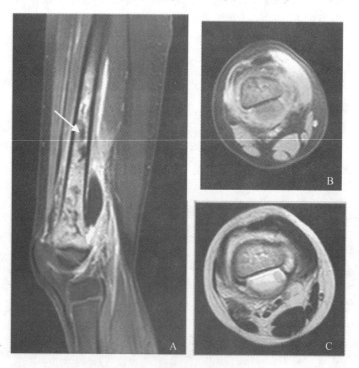

图42-1-4　急性骨髓炎MRI表现

股骨骨髓炎累及股骨中下段、骨髓腔及周围软组织炎性水肿，

骨皮质内见斑片状低信号影，为死骨形成

6. 骨显像检查　骨扫描对骨髓炎早期诊断有重要价值，可用于鉴别骨髓炎和软组织病变。但各种原因引起的骨代谢性变化，也可出现假阳性，在手和足部位易出现假阳性，且对新生儿

骨髓炎缺乏诊断意义。有时骨扫描阴性亦不能排除骨髓炎。

7. 局部分层穿刺　选用穿刺套针，于压痛、肿胀最显著部位先穿入软组织内，如未抽得脓液，再穿至骨膜下，仍未获得脓液，可直达骨髓腔。如在软组织内已抽得脓液，切勿再深入穿刺，以免将脓液的细菌带入骨内。抽出的脓液或混浊液应做涂片检查、细菌培养及药物敏感试验等。

【诊断与鉴别诊断】

根据上述临床表现和辅助检查，一般较易诊断。应该在起病早期作出明确诊断与合适治疗，才能避免发展成慢性骨髓炎。病因诊断在于找出致病菌，早期进行有效治疗，血培养及分层穿刺液培养具有很大价值，为提高阳性率需反复做血培养。

在诊断方面需要以下疾病相鉴别：

1. 蜂窝织炎和深部脓肿　蜂窝织炎和深部脓肿与急性骨髓炎临床表现相似，但其全身中毒症状相对较轻，而局部炎症表现较重。而急性骨髓炎毒血症状严重，好发于干骺端，疼痛剧烈，压痛部位较深，表面红肿不明显，出现症状与体征分离的现象。如鉴别困难，可做 MRI 以鉴别。

2. 风湿热　以炎症、水肿、变性及增生为特征的结缔组织病，在急性期出现发热、多汗、关节红肿、疼痛等症状，需与急性骨髓炎鉴别。风湿热主要表现为多发性关节炎、舞蹈症、环形红斑、皮下结节等，结合实验室检查，不难鉴别。

3. 化脓性关节炎　肿胀压痛在关节间隙而不在骨端，关节活动度几乎完全消失。行关节穿刺抽液可明确诊断。当急性骨髓炎穿入关节内时，应结合 X 线、B 型超声等各项检查来鉴别。

4. 恶性骨肿瘤　部分肿瘤也可以有肿瘤性发热，特别是尤因肉瘤，常伴发热、白细胞增多，X 线示"葱皮样"骨膜下新骨形成等，但起病不会急骤，部位以骨干居多数，可有明显夜间痛，表面可有怒张的血管。局部穿刺吸取活组织检查，可以确定诊断。

【治疗】

治疗的目标是迅速控制中毒症状，抑制炎症扩散、防止向慢性骨髓炎发展。早期诊断、早期应用大剂量有效抗生素和恰当的局部处理是治疗成功的关键。

1. 全身支持治疗　卧床休息，补充热量、维生素和蛋白质。重症者可输注低分子右旋糖酐，减低血液黏稠度，纠正酸碱平衡，少量多次输新鲜血液，增强抗病能力。

2. 抗生素治疗　早期正确使用抗生素是治疗关键，以足量、有效、联合应用为原则制订治疗方案。本病致病菌多为耐青霉素的金黄色葡萄球菌、链球菌，应选用 β-内酰胺类抗生素，并联合一种广谱抗生素。待血液细菌培养及药物敏感试验出结果后，及时调整用药。

3. 手术治疗　旨在引流脓液，减轻毒血症状，防止病变迁延成慢性骨髓炎。

（1）手术适应证：①骨膜下或髓腔已有脓液；②正确应用抗生素治疗 3～4 天不能控制症状者。

（2）手术方式：钻孔减压引流术或开窗减压。在干骺端压痛最明显处或肿胀明显处，做 4～5cm 的纵行切口，切开骨膜，放出骨膜下脓肿内的脓液。如无脓液，则向两端各剥离骨膜 2cm（不宜过广，以免破坏骨密质的血液循环），在干骺端以 4mm 口径的钻头钻孔数个。如有脓液流出，可将各孔连成一片，用骨刀去掉部分骨密质，称为骨"开窗"。进入脓腔，充分吸出脓液、脓栓及炎性坏死组织。术中不宜刮弄髓腔，以防感染扩散（图 42-1-5）。

（3）伤口处理：①闭式灌洗引流：在骨腔内放置两根引流管

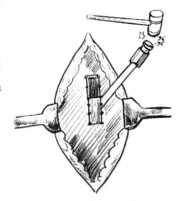

图 42-1-5　钻孔、开窗减压

连续冲洗与吸引，关闭切口。置于高处的引流管以 1500～2000ml 抗生素溶液连续 24 小时滴注；置于低位的引流管接负压吸收瓶。引流管留置 3 周，或体温下降，引流液连续 3 次培养阴性即可拔除引流管。②单纯闭式引流：脓液不多者可放单根引流管接负压吸瓶，每日经引流管注入少量高浓度抗生素液。③伤口不缝，填充碘仿纱条做延迟缝合。5～10 天后再做延迟缝合（图 42-1-6）。

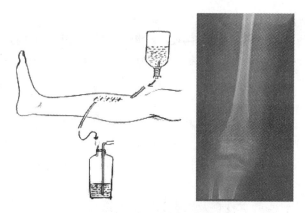

图 42-1-6　骨髓腔闭合冲洗引流

4. 患肢固定　持续皮肤牵引或石膏托固定肢体于功能位，以缓解肌肉痉挛、减轻疼痛，防止病理性骨折与脱位。

二、慢性化脓性骨髓炎

【病因及病理】

大多数慢性骨髓炎（chronic osteomyelitis）是因急性骨髓炎治疗不当或不及时，或病情发展的结果。如急性骨髓炎的致病菌毒力较低，或患者抵抗力较强，也可能起病初即为亚急性或慢性，并无明显急性期症状。近年来，急性血源性在早期多能得到有效的治疗，使慢性骨髓炎的发病率明显降低。

慢性化脓性骨髓炎的病理特点为：死骨、无效腔、窦道。急性骨髓炎未能及时控制，病情迁延残余血供进一步破坏，坏死的骨质成为死骨，反应性新骨包围死骨称为骨壳。死骨与骨包壳之间为无效腔，充满脓液与炎性肉芽组织。骨包壳在炎症的破坏下形成瘘孔，脓液、渗出液经瘘孔流注软组织，经皮肤形成窦道。窦道排液通畅，窦道可闭合；死骨残留、无效腔内病菌未消灭，一旦患者抵抗力下降，细菌可迅速繁殖，炎症急性复发。如此反复发作，窦道经久不愈，周围皮肤受脓液反复刺激，出现糜烂、硬化、色素沉着等改变，甚至恶变为鳞状上皮癌。

【临床表现】

1. 静止期　无全身症状，皮肤窦道可为纤维结缔组织充填而暂时闭合，或长期不愈合，炎性肉芽组织突出窦道口，并溢少量分泌物。窦道口周围局部皮肤泽暗，可有多处瘢痕，色素沉着。常见患肢增粗、肌肉萎缩、邻近关节活动受限等。儿童往往因骨骺破坏而影响骨骼生长发育，导致患肢出现弯曲畸形或两侧肢体长短不一。

2. 急性发作期　出现畏寒、高热、全身不适等急性感染症状，但较首次发作时轻。患肢疼痛，活动显著受限，窦道口周围皮肤红肿、压痛明显。原已闭塞的窦道口开放，亦可出现新的排脓窦道，排出多量脓液，有时掉出死骨。待脓液排尽后，全身症状逐渐消失，局部体征消退，再次转入静止状态。

【辅助检查】

1. X 线检查　早期阶段有虫蚀状骨破坏与骨质稀疏，并逐渐出现硬化区。骨膜掀起并有新生骨形成，骨膜反应为层状，部分呈三角状，状如骨肿瘤。新生骨逐渐变厚和致密，由于周围骨质致密，死骨通过常规正侧位 X 线检查可能不能被显示，需要改变体位。X 线检查示死骨表现为完全孤立的骨片，没有骨小梁结构，浓白致密影，边缘不规则，周围有空隙（图42-1-7）。

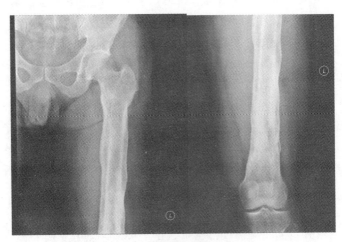

图 42-1-7 慢性骨髓炎 X 线表现
X 线检查示股骨干周围骨包壳形成，股骨干增粗、变形

2.CT 可以显示出脓腔与小型死骨，死骨为孤立的浓密骨块，被低密度的脓液所包围。部分病例可经窦道插管注入碘水造影剂以显示脓腔（图 42-1-8）。

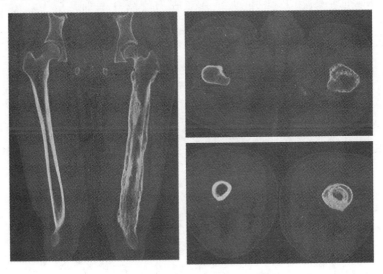

图 42-1-8 慢性骨髓炎 CT 表现
CT 示股骨干周围骨包壳形成，骨髓腔变窄，股骨干变形、增粗

3.MRI 慢性骨髓炎骨质增生硬化在 T1 加权像表现为髓腔内低信号，无信号的骨皮质影增厚和不规整，T2 加权像髓腔和骨皮质信号混杂，死骨表现为低信号，而无效腔和脓液则表现为高信号。

【诊断】

根据病史和临床表现，诊断不难。特别是有经窦道排出过死骨，则诊断更明确。X 线检查可以证实有无死骨，了解形状、数量、大小和部位，以及包壳生长情况。一般在 X 线检查难以区分死骨的情况下才做 CT 检查。

【治疗】

彻底病灶清除术是治疗慢性骨髓炎的主要方法。病灶清除术包括清除死骨、炎性肉芽组织及消灭感染无效腔。

1. 手术适应证　死骨形成，包壳完整，无效腔及窦道流脓者均应手术治疗。

2. 手术禁忌证　①急性发作期不宜做病灶清除术，应以抗生素治疗为主，积脓时可切开引流。②包壳欠坚固时不宜做大块死骨清除术，以免发生病理性骨折。

3. 手术方法　术前准备：①术前 2 天，根据窦道分泌物的细菌培养和药物敏感试验，联合应用两种有效抗生素，以防止致病菌因手术扩散。②增加营养、补充能量及蛋白质，增强患者对手术耐受力和术后愈合能力。③备血：死骨大且骨壳坚实者，术中可能失血较多。

（1）清除病灶：认真阅读 X 线检查结果，在患肢选择到达死骨最便捷、安全的径路做切口，在骨壳上开洞，进入病灶内，吸出脓液，清除死骨与炎性肉芽组织，然后用含敏感抗生素的生理盐水冲洗干净。非重要部位的慢性骨髓炎，如腓骨、肋骨、髂骨翼等处，可将病骨整段切除，一期缝合伤口。已有窦道口皮肤癌变或足部广泛骨髓炎骨质损毁不可能彻底清除病灶者，可施行截肢术。

（2）消灭感染无效腔：彻底的清创常留下大小不等的无效腔，需要做进一步处理。

1）蝶形手术：在清除病灶后再用骨刀将骨腔边缘削去一部分，使成平坦的蝶状，以容周围软组织贴紧而消灭无效腔。本法只适用于无效腔不大，削去骨量不多的病例，现已经较少用。

2）肌瓣填充术：无效腔浅而宽，周围肌肉丰富者，可将附近肌肉做带蒂肌瓣填塞以消灭无效腔。肌瓣有抗感染能力，且能促进无效腔内的成纤维细胞增生，达到瘢痕愈合（图42-1-9）。

3）庆大霉素珠链填充术：庆大霉素与聚甲基丙烯酸甲酯相混合，制成直径约 7mm 的小珠，每个小珠约含庆大霉素 0.2g，用不锈钢丝串成珠链，每串 30～60 粒。彻底清除病灶后，将珠链按顺序置入骨腔内，珠链尾部露在伤口外，再缝合伤口。珠链在体内缓慢释放有效浓度的庆大霉素约 2 周之久，珠链的缝隙内会有肉芽组织生长。2 周后即可拔去珠链（图42-1-10）。

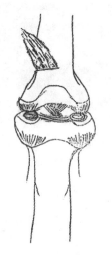
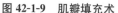
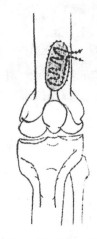

图 42-1-9　肌瓣填充术　　　　图 42-1-10　庆大霉素珠链填充术

4）闭式灌洗：用于小儿患者病灶清除术后。可在伤口内留置 2 根塑料管，一根为灌注管，另一根为吸引管。术后经灌注管滴入抗生素溶液。头 24 小时内为防止血块堵塞，应加快滴入灌洗液。灌洗持续时间一般为 2～4 周，待吸引液转为清晰时即可停止并拔管。

（3）伤口的闭合：伤口应该一期缝合，并留置负压吸引管。一般在术后 2～3 天内，吸引量逐渐减少，此时可拔出引流管。周围软组织缺少不能缝合时，可任其敞开，骨腔内填充凡士林纱布或碘仿纱条，管形石膏固定，开洞换药。让肉芽组织缓慢生长填满伤口以达到二期愈合，称为 Orr 疗法。

（4）急性发作时的处理：首先是应用抗生素治疗，用药原则与急性骨髓炎相同。已闭合的窦道口周围红肿、疼痛时，表示无效腔内脓液增多不能排出，应将窦道口切开，将脓液吸尽，并置硅胶管保持引流通畅。

三、局限性骨脓肿

局限性骨脓肿（limited abscess of bone）又称 Brodie 脓肿。本病为 Brodie 于 1836 年首先描述，多见于儿童和青年，胫骨上端和下端、股骨、肱骨和桡骨下端为好发部位，偶见于椎体等扁平骨。一般认为由于低毒力细菌感染所致，或因身体对病菌抵抗力强而使化脓性骨髓炎局限于骨髓的一部分。脓液病菌培养常为阴性。在脓腔内，脓液逐渐为肉芽组织代替，肉芽组织周围因胶原化而形成纤维囊壁。

【诊断】

患者一般无急性血源性骨髓炎病史，病程长，可在劳累或外伤后出现局部疼痛及皮温升高，少数患者有红、肿现象，个别患者炎症不能控制，脓肿可穿破皮肤流脓。X 线一般表现为溶骨性病变，可见长骨干骺端或骨干皮质显示圆形或椭圆形低密度骨质破坏区，边缘较整齐，周围骨质硬化反应带表现为密度增高，硬化带与正常骨质间无明确分界。Brodie 脓肿 X线表现变化大，且容易与许多肿瘤相混淆，因此必须仔细阅读 X 线检查结果（图 42-1-11）。

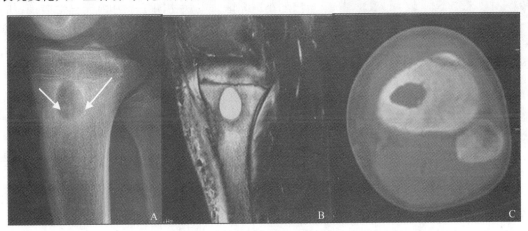

图 42-1-11　Brodie 脓肿影像学表现

A. X 线检查示胫骨干骺端圆形透亮区，周围骨质环形硬化；B. MRI 示（T2 像）
病灶周围环形低信号区，中央呈高信号；C. CT 示光滑的骨质破坏区，周围骨质硬化

【治疗】

偶有发作时可予抗生素治疗，反复发作患者需要手术治疗。手术时机在两次发作间期，凿开骨皮质，将脓肿、炎性物质彻底清除，用含抗生素液体冲洗后，对脓腔可采取以下 3 种方法：①用邻近肌肉做带蒂肌瓣充填；②取自体或同种异体骨，制成小条或小块状填满骨腔；③庆大霉素珠链填塞，当珠链全部拔出后视情况再决定是否再植骨。

四、硬化性骨髓炎

硬化性骨髓炎又名 Garre's 骨髓炎，本病多发生在长管状骨骨干，以胫骨为好发部位。病因尚未完全确定，一般认为是骨组织的低毒性感染，有强烈的成骨反应，亦有认为是骨组织同时内有多个小脓肿，张力很高。

【病理】

硬化性骨髓炎为骨的进行性、广泛性和硬化性炎症，因炎性反应致骨髓腔内发生广泛纤维化，血循环发生障碍，骨内的氧张力下降，促使骨内膜下骨样组织增生，沉积和钙化，Haver管阻塞出现反应性骨内膜增厚，骨皮质呈梭形增生一系列病理变化。这种变化比较局限，也比较轻。和一般化脓性骨髓炎不同，它不会产生脓肿、死骨和形成瘘管。有少数伤口可能有些脓液和肉芽组织，培养可能有金黄色葡萄球菌生长。

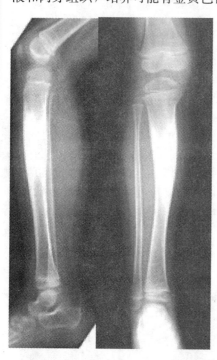

图 42-1-12　硬化性骨髓炎 X 线表现

【临床表现】

硬化性骨髓炎起病时为慢性病程，局部常有疼痛及皮肤温度高，很少有红肿，更罕见有穿破的；使用抗生素后症状可以缓解，多次急性发作后可以摸到骨干增粗。全身症状不明显，局部有时无症状，或有肿痛等炎性反应，压痛和胀痛以夜间比白天为剧，病程发展漫长，因外伤或其他疾病可能激发加剧，但关节多数不受影响。

实验室检查白细胞总数不高，发作期红细胞沉降率略有升高。X 线检查可以看到多量骨密质增生，因 X 线表现为大片浓白阴影，难以看出狭窄的骨髓腔与小透亮区。分层摄片与 CT 检查可以探查出普通 X 线检查难以辨出的小透亮区。发病初期 1 个月内无异常表现，时间长可见骨皮质弥漫性增厚，致密，呈硬化状，与正常骨无明显分界，骨髓腔较正常狭窄或闭塞，说明髓腔内膜也有增生和新骨形成（图 42-1-12）。

使用抗生素可以缓解急性发作所致的疼痛。由于病灶部位硬化骨很多，药物难以经血液循环进入病灶内，因此单纯应用抗生素难以奏效而需做手术治疗。

（1）凿开增厚的骨密质，找到小脓腔，将其中炎性肉芽组织及脓液清除后疼痛可望立即缓解。

（2）找不到脓腔的可在骨密质上开一个窗，一期缝合皮肤，使骨髓腔内有张力的渗出液引流至软组织内，疼痛亦可解除。

（3）因手术时找不到小脓腔，和多个小脓腔在手术时难以一一发现者手术后效果可能不佳。因此可以现在密质上开一个窗，再从干骺端开孔行髓扩大，清创及冲洗术，清楚全部的脓腔；脓腔内置庆大霉素-骨水泥珠链，2 周内逐渐取出，可望伤口一期愈合及解除疼痛症状。

五、创伤性骨髓炎

创伤性骨髓炎（traumatic osteomyelitis）最常见的原因之一是开放性骨折的术后感染，其次为骨折切开复位或其他骨关节手术后出现感染，可为急性或慢性，病变都在骨折端附近。急性期的感染以髓腔内感染最为严重，患者有高热、寒战等症状，与急性血源性骨髓炎相似。慢性则为骨折附近的皮肤、肌肉因创伤或手术感染坏死，使失去血供的骨折段暴露于空气中而干燥坏死，往往还伴有感染性骨不连或骨缺损。

【治疗原则】

1. 急性期

（1）开创、引流：急性期立即敞开创口引流，以免脓液进入骨髓腔内。

（2）足量广谱抗生素应用：全身性使用抗生素，并按细菌培养及药物敏感试验的结果调整用药。

（3）清除异物及坏死组织：分次清创，清除创口内异物、坏死组织及游离碎骨片。

（4）肢体固定、换药：用管型石膏固定，开洞换药；或用外固定支架固定，以便换药。经过处理后疾病便转入慢性阶段。

2. 慢性期

（1）骨外露：有骨暴露和暴露后的骨质干燥坏死，使邻近的肉芽组织难以长入。处理方法是在骨皮质上钻孔，使肉芽组织从钻孔内长出，覆盖暴露的骨面；也可用骨刀将裸露的坏死骨组织切除，直至创面渗血为止。

（2）骨不连或骨缺损：一般于伤口愈合后 6 个月内无复发才可植骨治疗，也可以在应用敏感抗生素病情得到控制后提前植骨治疗。植骨方法很多，但必须至自体骨。

（3）其他：有皮肤缺损者应根据创面大小决定是否需要植皮；开放性骨折有大段骨坏死者，在取出坏死骨段后必须在短期内安装外固定支架，以防肢体出现短缩，并在感染控制后适时做骨移植术。

第二节　急性血源性化脓性关节炎

急性血源性化脓性关节炎（acute hematogenous suppurative arthritis）可简称为化脓性关节炎，是细菌等微生物引起关节感染导致的关节炎，多见儿童及年老体弱者，膝关节及髋关节常见。本病的早期诊断和早期治疗对患者的关节功能的提供保障。

【病因】

常见的致病菌为金黄色葡萄球菌，占 85％以上。其次为溶血链球菌和大肠埃希菌等。感染途径：①血源性感染，患者本身有败血症或它处感染灶，如肺炎、上呼吸道感染、中耳炎或脐静脉感染等，细菌通过血运进入关节滑膜。②直接蔓延，关节附近组织感染或骨髓炎蔓延也可发生关节感染。③关节穿刺或手术继发感染。④开放性关节损伤。

【病理】

细菌侵入关节后，先有滑膜炎，关节渗液，关节有肿胀及疼痛。病情发展后，积液由浆液性转为浆液纤维蛋白性，最后则为脓性。当关节受累后，病变逐渐侵入软骨及骨质，最后发生关节僵硬。关节化脓后，可穿破关节囊及皮肤流出，形成窦道，或蔓延至邻近骨质，引起化脓性骨髓炎。此外，由于关节囊的松弛及肌肉痉挛，亦可引起病理性脱臼，关节呈畸形，丧失功能。根据细菌毒力、机体防御能力及感染的时限，有下述三种不同时期的改变。

（一）浆液性渗出液

滑膜肿胀、充血，白细胞浸润，渗出液增多，关节液呈清晰的浆液状。如患者抵抗力强，细菌毒性小，并得到及时的治疗、渗出液逐渐减少而获痊愈，关节功能可恢复正常。治疗不当，虽有时表现暂时性的好转，而后再复发，或进一步恶化，形成浆液纤维蛋白性或脓性渗出液。

（二）浆液纤维蛋白性渗出液

滑膜炎程度加剧，滑膜不仅充血，且有更明显的炎症，滑膜面上形成若干纤维蛋白，但关节软骨面仍不受累。关节液呈絮状，含有大量粒性白细胞及少量单核细胞，细菌培养多呈阳性。关节周围亦有炎症。在此期虽能得以控制，但容易引起关节粘连，使关节功能有一定程度的损失。

（三）脓性渗出液

脓性渗出液是急性关节炎中最严重的类型和阶段。感染很快就波及整个关节及周围组织，关节内有多量脓液。关节囊及滑膜肿胀、肥厚，白细胞浸润，并有局部坏死。关节软骨不久即被溶解，这是由于脓液内有死亡的白细胞所释出的蛋白分解酶的作用，将关节软骨面溶解所致。关节内积脓而压力增加，可以破坏韧带及关节囊引起穿孔，使关节周围软组织发生蜂窝织炎或形成脓肿，甚至穿破皮肤，形成窦道。治疗困难，可经久不愈。即使愈合，关节常发生纤维性成骨性强直。

【临床表现】

患者发病前大多有全身其他部位的感染或外伤史。一般只累及单个关节，以负重关节为主。病情常突然发作，出现关节疼痛、肿胀、活动受限。在成人和儿童，全身反应明显，体温可达39℃以上，有寒战、全身不适、脉搏增快、血压下降等菌血症表现；但在新生儿和婴儿，全身反应常缺乏或很轻，常常表现为惊厥、谵妄，甚至昏迷。

受累关节剧痛、活动受限。表浅关节局部皮肤红肿，皮温升高、压痛明显，但髋关节由于肌肉丰富，局部表现不明显。病变在膝关节时，浮髌试验多阳性。由于炎症刺激，关节周围肌肉痉挛，关节常表现屈曲畸形，不及时治疗或治疗不当，晚期可发生关节挛缩，甚至有半脱位或脱位。

【辅助检查】

（一）实验室检查

1. 血液检查 白细胞总数升高，中性粒细胞增多；红细胞沉降率增快；血培养可阳性。

2. 关节滑液检查 是诊断的关键，宜尽早进行。①滑液为浆液性或脓性，白细胞总数常大于$50×10^9/L$，甚至高达$100×10^9～200×10^9/L$，中性粒细胞大于80%。②革兰染色可找到细菌。细菌培养阳性，如为阴性，应重做并行需氧菌培养，同时做药物敏感试验。

（二）影像学检查

1. X线检查 在早期帮助不大，仅见关节肿胀、关节间隙增宽；稍晚可有骨质脱钙，因软骨及骨质破坏而有关节间隙狭窄，晚期可发生关节骨性或纤维强硬及畸形等，有新骨增生现象，但死骨形成较少（图42-2-1，2）。

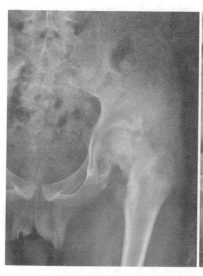
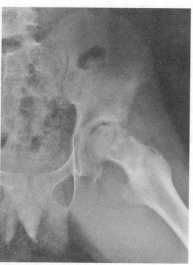

图42-2-1 化脓性髋关节炎X线表现

X线检查示股骨头及髋臼骨质破话，关节间隙变窄

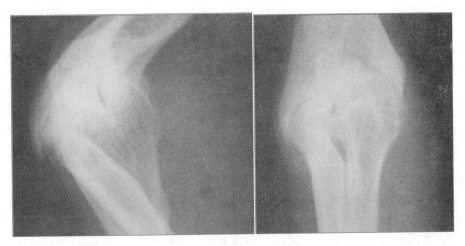

图 42-2-2　化脓性关节炎晚期 X 线表现

2.CT 及 MRT　对于早期发现关节腔积液较 X 线检查更敏感，且能更早发现骨质的改变（图 42-2-3）。

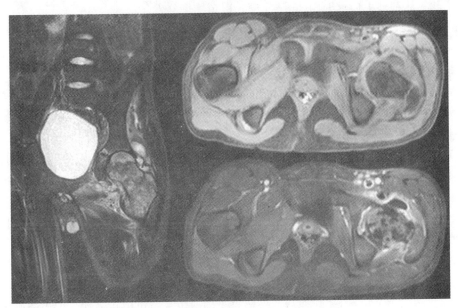

图 42-2-3　化脓性髋关节炎 MRI 表现

MRI 示关节周围软组织及股骨头炎性水肿，关节腔内积液，关节间隙狭窄

3.关节镜检查　可直接观察关节腔结构，采取关节液或滑膜组织检查。

【诊断及鉴别诊断】

根据局部与全身症状和体征，一般诊断不困难。X 线表现出现较迟，不能作为诊断依据。关节穿刺及关节液检查对早期诊断很有价值，应做细胞计数、分类、革兰染色图片找细菌，抽出物应做细菌培养及药物敏感试验。

鉴别诊断方面，应注意与以下疾病进行鉴别：

1.髋关节一过性滑膜炎　7 岁以下儿童多见，有过度活动的病史，表现为髋部疼痛和跛行而无全身反应。X 线检查未见异常，卧床休息 2 周即愈，没有后遗症。Kocher 提出，可通过患儿的发热或发热史、用髋部负重情况、红细胞沉降率及白细胞数来鉴别髋关节感染与一过性滑膜炎。

2. 类风湿关节炎　类风湿关节炎可单一关节受累，但通常发病缓慢，受累关节活动尚可，压痛较化脓性关节炎轻；关节滑液涂片和培养检查细菌，类风湿关节炎阴性。

3. 风湿性关节炎　短暂的游走性、多发性关节受累和心脏的表现是风湿热的特征，血清内抗链球菌溶血素"O"及抗链激酶阳性。

4. 关节结核　病程较长，常有低热、盗汗、消瘦等中毒症状，血象常正常，关节滑液涂片和培养可发现抗酸杆菌。

【治疗】

治疗原则：积极全身支持治疗；早期有效的抗生素治疗；充分有效的局部引流。

（一）全身治疗

补液，纠正水、电解质紊乱，必要时少量多次输新鲜血。增加高蛋白质、高维生素饮食。高热时行物理降温。抬高患肢与制动，以减小关节面压力，解除肌肉痉挛、减轻疼痛。常采用皮肤牵引或石膏托板将患肢固定于功能位。急性炎症消退后 2～3 周，应鼓励患者加强功能锻炼。可配合物理治疗。

（二）抗生素的应用

早期足量应用抗生素，并根据细菌培养和药物敏感试验的结果及时选用有效抗生素。全身及局部的症状、体征消失后继续用药 3～4 周，以免感染复发。

（三）局部治疗

1. 急性期治疗　该疾病是一种严重的破坏性疾患，必须作为急症处理，治疗的目的是控制感染，预防畸形，最大限度地保持关节的正常解剖关系和恢复关节的最大功能。

（1）局部制动：关节制动对控制感染和减轻疼痛是必要的。牵引优于石膏，因为牵引不仅使关节充分制动，而且有助于减轻肌肉痉挛和预防或矫正挛缩，且更易穿刺抽吸和检查关节。此外，牵引亦可使关节面分离，以减轻负重区的软骨的压力。

（2）关节穿刺抽液、冲洗、注入有效抗生素：穿刺抽液可减低关节内张力，缓解疼痛，明确关节滑液性质与细菌类型；大量生理盐水冲洗关节腔直至吸出液清亮，然后注入抗生素溶液，每1～2天一次，直至关节腔无渗液或冲洗液培养阴性。症状及体征消失。

（3）经关节镜灌洗：在关节镜直视下反复冲洗关节腔，清除脓性渗液、脓苔与组织碎屑，灌洗后可在关节腔内置管继续冲洗关节腔。

（4）关节腔持续灌洗：经穿刺套管插入两根塑料管或硅胶管留置在关节腔。一根为灌注管，另一根为引流管。每天经灌注管滴入抗生素液 2000～3000ml。引流液变清，经培养无细菌生长后可停止灌洗，但引流管可继续吸引几天。若引流量减少或无液体引出，局部症状和体征消失，则可以拔管（图 42-2-4）。

（5）切开引流：经上述治疗后，全身及局部情况仍不见好转者，或关节液浓稠引流者，应及时切开引流。切开关节腔，大量生理盐水冲洗，去除脓液、纤维块及坏死脱落组织后，用抗生素溶液持续冲洗吸引。

2. 恢复期的治疗

（1）功能锻炼：化脓性关节炎在急性期禁忌活动关节。通常根据全身症状，特别是退热已 3～5 天，局部反应亦已消退，患者即可开始主动关节活动锻炼，可同时进行理疗和按摩，以促进关节功能的恢复。

（2）牵引：髋关节化脓性关节炎就诊时若属恢复期，关节已有不同程度的畸形，此时禁忌强力手法矫正畸形，因为可导致急性炎

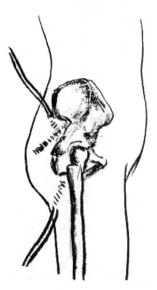

图 42-2-4　关节腔持续灌洗

症的复发和破坏的加重，但应施行持续牵引矫正与关节功能锻炼。

3. 后遗症的治疗

（1）关节骨性强直于功能位，对生活与工作影响不大，无需特殊治疗。

（2）畸形：关节骨性强直于非功能位，以屈曲和内收畸形最为常见，可采应用全关节置换术、截骨矫形术或融合关节于功能位。但必须在炎症完全治愈后1年后进行。

（3）陈旧性病理脱位：多数见于髋关节及膝关节，对关节活动尚好、疼痛轻微者可不做手术，疼痛严重并影响生活及工作者可行关节融合术。

（沈慧勇　李春海）

第四十三章 非化脓性关节炎

第一节 骨关节炎

骨关节炎（osteoarthritis，OA）是一种慢性、渐进性、退行性关节病变，常累及膝、髋、踝等负重关节。其特征是关节软骨发生原发性或继发性退行性变，关节边缘骨赘形成，伴不同程度的骨质增生。患者有关节肿痛、活动受限、晨间关节僵硬等表现。

【病因与分类】

骨关节炎可分为原发性和继发性两类。

1. 原发性骨关节炎　原发性骨关节炎多见老年人，其发生受体质和遗传的影响，病因尚不清楚，可能由全身或局部的综合因素所致，如软骨营养、代谢失衡、长期应力不平衡、累积性微小创伤等。

2. 继发性骨关节炎　继发性骨关节炎在局部原有病变的基础上发生，如创伤畸形和疾病都能造成软骨的损害，从而导致骨关节炎。

【病理】

最早、最主要的病理改变是关节软骨变性。首先，关节软骨局部发生软化、糜烂，然后软骨下骨裸露，关节间隙变窄，磨损较小的外围软骨面出现增生，并在关节边缘骨化形成骨赘，继发滑膜、关节囊及周围肌肉的改变。

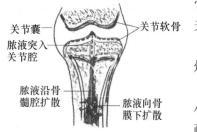

图 43-1-1　膝关节骨关节炎

1. 关节软骨　早期出现软骨裂隙、不平及侵蚀，开始为局灶性，继而逐渐融合成片，继续发展则软骨全层剥脱。

2. 软骨下骨　软骨磨损最大的中央部位骨质密度增加，骨小梁增粗，形成"象牙质"改变；而周边软骨下骨萎缩、骨质疏松或囊性变。软骨下骨随着生物应力的变化不断再塑形，导致关节畸形（图 43-1-1，2）。

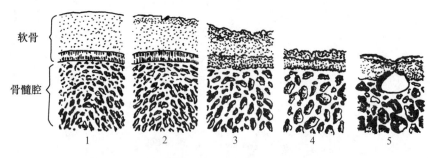

图 43-1-2　关节软骨和其下的骨组织病理变化示意图

1. 正常；2. 关节面软骨早期退变；3. 关节面软骨软化；
4. 关节面软骨糜烂；5. 关节面软骨严重磨损、缺失，其下骨质硬化，髓腔内囊性变

3. 滑膜与关节囊　剥脱的软骨刺激更多富含黏蛋白的滑液渗出，使滑液变得黏稠、混浊，失去正常功能。同时，关节囊产生纤维变性和增生，进一步阻碍关节活动。

4. 肌肉病变　关节周围的肌肉因疼痛而长期处于保护性痉挛，使肌肉逐渐挛缩，关节活动减少，导致纤维性僵直畸形。

【临床表现】

原发性骨关节炎多发生在 50 岁以后，女性略多于男性，常有多数关节受累。最常受累的是膝、髋、手指、腰椎、颈椎等关节。继发性骨关节炎的发病年龄较小，平均约 40 岁，仅少数关节受累。

1. 症状　最显著的症状是疼痛，初期为钝痛，随活动增加而加剧，休息后缓解；晚期疼痛逐渐加重，发展成持续性疼痛。多数晚期患者有明显滑膜炎症，表现为疼痛加重，关节肿胀，局部皮温增高，关节积液及活动度下降。

2. 体征　病变关节可无肿胀或轻度肿胀。有的可见关节畸形，轻压痛，活动无受限或部分受限，活动时可有摩擦音或摩擦感。可见不同程度的肌萎缩或肌痉挛。当膝关节伴有滑膜炎时可出现关节内积液，浮髌试验（＋）。髋关节病变时，内旋患髋可加重疼痛，可有 Thomas 征（＋）。手指指间关节病变可见其侧方增粗，形成 Heberden 结节（远端指间关节的结节）及 Bouchard 结节（近端指间关节的结节）。

3. 辅助检查　血液检查一般无异常，偶有红细胞沉降率加快，关节液检查可见白细胞增高，偶见红细胞、软骨碎片。X 线检查（图 43-1-3）可见关节间隙变窄，软骨下骨硬化面邻近的骨端松质骨内可有囊性变，关节边缘有骨赘形成；晚期骨端变形；有时可见游离体；有轻度骨质疏松和软组织肿胀。关节镜检查可见滑膜绒毛明显增生、肿胀、充血，多呈细长羽毛状，绒毛端分支紊乱；有薄膜状物，并杂有黄色脂肪或白色纤维化绒毛；关节软骨发黄、粗糙、糜烂；可有骨质裸露；骨赘形成；半月板有不同程度的破坏。

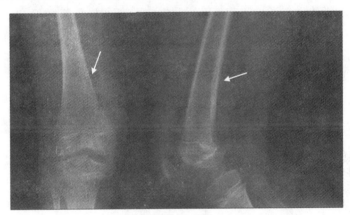

图 43-1-3　髋关节骨关节炎的 X 线表现示意图

【诊断】

1. 1986 年膝 OA 的诊断标准　膝关节疼痛加下列 3 条中的 1 条以上：①年龄＞50 岁；②僵硬时间＜30 分钟；③骨摩擦音。

2. 1990 年手 OA 诊断标准　手疼痛或僵硬和具备下列 4 条中 3 条：

（1）10 个被选关节中 2 个或更多关节骨性肥大。

（2）掌指关节肿胀小于 3 个。

（3）2 个或更多远端指间关节肥大。

（4）10 个被选中关节中至少 1 个有变形。

3. 1991 年髋 OA 诊断标准　髋疼痛和下列 3 条中至少 2 条：

（1）红细胞沉降率（魏氏法）＜20mm/h。

（2）X 线显示股骨和髋臼骨赘。

（3）X 线显示髋关节间隙狭窄。

【鉴别诊断】

1. 类风湿关节炎（RA） OA 及 RA 大小关节均可受累，但 RA 以近端指间关节和掌指关节的病变为突出，且关节肿痛、滑膜炎症较 OA 明显，晨僵大于 1 小时，很少出现 Heberden 结节，类风湿因子（RF）阳性。

2. 风湿性关节炎 有链球菌感染史，并常于再次感染链球菌后复发，疼痛呈游走性，活动期红细胞沉降率增快，抗链球菌溶血素"O"（ASO）（＋）。X 线检查多无异常发现。

3. 强直性脊柱炎（AS） 多发生在年轻男性，主要症状为腰部及腹股沟处酸痛，脊柱僵硬，活动受限。病变主要累及韧带附着部，X 线检查显示脊柱韧带钙化广泛，自骶髂关节向上发展，呈竹节状，骶髂关节及椎间关节均有病变。

4. 膝关节非特异性滑膜炎 表现为反复出现的膝关节积液，浮髌试验（＋）。膝关节肿胀程度与该关节疼痛及活动受限程度不一致，关节肿胀很严重，但关节疼痛却较轻，常表现为闷胀感。X 线检查仅表现软组织肿胀。

5. 其他 根据患者年龄、临床表现、X 线特点等可将本病与痛风性关节炎、结核性关节炎、化脓性关节炎和大骨节病等相鉴别。

【预防和治疗】

注意保持适当的体重，进行必要的体育锻炼，同时尽量避免关节的超负荷运动，对儿童的各种畸形及时矫治和认真治疗关节创伤，可以延缓病变的进程。

1. 非药物治疗 开展多种方式的宣传教育，让患者了解疾病的性质和治疗的基本原则；采取一系列简单有效的措施，如休息和适度锻炼、应用止痛药物、理疗和减轻体重能缓解症状、改善功能。

2. 药物治疗 非甾体类消炎止痛药可以缓解疼痛。塞来昔布等 COX-2 选择性抑制剂可显著减少胃肠道反应，获得较好的效果。关节腔注射透明质酸钠、多硫酸铵基葡聚糖等药物，可以起到润滑关节、抑制炎症、减少渗出和缓解疼痛的作用。某些软骨保护剂，如维骨力、硫酸软骨素治疗，可减缓软骨退变。

3. 理疗及体疗 病变关节局部理疗（如热敷、热浴等）和适度的按摩可减轻症状。对于症状较轻者仍应在症状缓解期进行适当运动，避免骨质疏松和肌萎缩。还可进行有针对性的肌力训练，以增强肌力，改善关节稳定性。

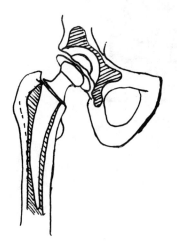

图 43-1-4 全髋关节置换术示意图

4. 关节灌洗 通过关节镜对受累关节腔进行持续生理盐水灌洗，可排出炎性渗液、代谢废物、碎屑和小直径（＜2mm）游离体，改善症状。

5. 手术治疗 对于有持续性疼痛或进行性畸形且保守治疗无效的患者可手术治疗。手术方法的选择应根据患者的年龄、性别、职业、生活习惯及患者要求等因素而定。髋关节骨关节炎手术常用的有股骨近端截骨术、髋关节松解术、人工股骨头置换术、人工全髋关节置换术等（图 43-1-4）。膝关节骨关节炎手术常用的胫骨高位或股骨髁上截骨术、人工全膝关节表面置换术等。

第二节 强直性脊柱炎

强直性脊柱炎（ankylosing spondylitis, AS）是一种原因不明的、以中轴骨慢性炎症为主的全身性疾病。病变主要累及骶髂关节，常发生椎间盘纤维环及其附近韧带钙化和骨性强直，也可侵犯髋关节。目前公认本病属于结缔组织的血清阴性病变，借此与类风湿关节炎相鉴别。本病好发于青年，男性多于女性，两者比例约为 10 : 1。

【病因】

病因尚不清楚。与人类白细胞抗原 B27（HLA-B27）有相关。组织相容性测定显示 AS 患者中 88%～96% 可以测到 HLA-B27。强直性脊柱炎在家族和种族中的发病率的研究表明，遗传是一个发病因素。但 HLA-B27 阴性的患者中也有 AS 患者，说明有其他因素参与疾病的发病。

【病理】

原发病变在肌腱及关节囊的骨附着处，呈慢性、侵蚀破坏性炎症，韧带骨化属继发性修复性病变。

一般病变始发于骶髂关节，逐步沿脊柱向上延伸，直至全脊柱融合强直。这种自下而上的类型称 Marie-Strümpell 病。病变可停止在任何阶段或部位，也可同时向下蔓延，波及双髋，但很少累及膝关节和上肢关节。偶有病变始于颈椎，逐渐向下延伸者，此类型称 Bechterew 病，预后较差，易累及神经发生上肢瘫痪、呼吸困难。

骨化是由结缔组织胶原纤维化生所致。关节软骨破坏后，关节间隙消失，最后骨性强直。椎间隙融合则是由于椎间盘纤维环骨化而成。黄韧带、棘上韧带和棘间韧带骨化较多。

此外，跟骨下部、耻骨、坐骨、髋骨、股骨大转子和肩胛骨的肌腱和韧带起止点无骨膜处可有浅表破坏，邻近松质骨有硬化和增生。

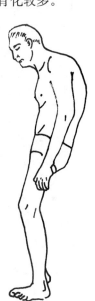

【临床表现与诊断】

本病好发年龄在 16～30 岁，50 岁以后极少发病，男性约占 90%。

1. 症状　开始多表现为不明原因的腰痛和骶髂部疼痛，伴僵硬感，可向臀部和大腿放射，休息后缓解。晨起脊柱僵硬，适当活动后可略缓解。以后症状逐渐向上发展，胸背疼痛，胸肋关节僵硬，呼吸扩张度减少。坐骨结节、胸骨、胫骨结节和跟骨底部也可有疼痛。随着病变的发展，脊柱活动逐渐受限，直至强直。患者常以躯干及髋关节屈曲方式来缓解疼痛，约 10% 的患者最终可强直于驼背及关节屈曲位，严重者无法平视前方。病变甚至可累及颞下颌关节，使张口困难。约 25% 的患者在 45 岁左右出现双髋强直。

2. 体征　早期在骶髂关节处有深压痛，同时由于胸肋关节受累，测量胸围的呼吸差可减小（正常值 6～8cm）。测量脊柱或髋关节的活动度可发现减小，甚至消失。典型的体态是胸椎后凸，完全骨性强直，头部前伸，侧视时必须转动全身（图 43-2-1）。髋关节受累时可呈摇摆步态。

图 43-2-1　强直性脊柱炎外观

3. 辅助检查

（1）实验室检查：HLA-B27 阳性率很高，为 90% 左右。活动期红细胞沉降率（ESR）加快，C 反应蛋白（CRP）升高，类风湿因子（RF）大部分为阴性。

（2）X 线表现：特征性表现是骶髂关节病变和椎间隙边缘处的骨桥样韧带骨赘。早期骶髂关节因缺钙和骨质吸收而出现不规则的关节间隙假性增宽。关节边缘不平，呈锯齿状，软骨下骨斑点状硬化，以后关节面逐渐模糊，关节间隙变窄，直至完全融合。脊柱常因椎间隙、椎间关节囊和各个韧带的骨化而强直，晚期形似"竹节样"，这种改变以 T_{10}～L_2 较常见。因骨质疏松而呈磨砂玻璃样的椎体在胸椎可有楔形变，在腰椎可呈上、下面凹陷的"鱼椎"。耻骨联合、胸骨柄一体联合处的软骨及肌腱的骨盆附着处也常骨化。骶髂关节 CT、MRI 等对本病的早期诊断有较大帮助。

【诊断】

早期诊断可参照下述 1984 年修订的纽约诊断标准：

1. 临床标准

（1）下腰痛持续至少 3 个月，活动后可缓解。

（2）腰椎在垂直和水平方向活动受限。

（3）胸廓活动度较同年龄、性别的正常人减少。

2. 骶髂关节 X 线改变分期

0 级：骶髂关节正常。

Ⅰ级：可疑或极轻微的骶髂关节炎。

Ⅱ级：轻度骶髂关节炎（关节边缘模糊，近关节区域硬化，关节间隙轻度变窄）。

Ⅲ级：中度骶髂关节炎（关节边缘明显模糊，近关节区域硬化，关节间隙明显变窄，骨质破坏明显）。

Ⅳ级：骶髂关节融合或完全强直，伴或不伴硬化。

确诊标准：具备单侧Ⅲ～Ⅳ级或双侧Ⅱ～Ⅲ级骶髂关节炎，加上临床标准 3 条中至少 1 条可确诊 AS。

【鉴别诊断】

1. AS 是血清阴性脊柱关节病的原型，在诊断 AS 时必须排除其他与骶髂关节炎相关联的脊柱关节病，如银屑病关节炎（PsA）、结核 Reiter 综合征（RS）等。

2. AS 与类风湿关节炎（RA）作为两个独立疾病的主要区别是：

（1）AS 在男性多发而 RA 女性居多。

（2）AS 始发于骶髂关节，RA 则由手和足发病。

（3）AS 可累及全脊柱，RA 只侵犯颈椎。

（4）外周关节炎在 AS 为少数关节发病，且以下肢关节为主；在 RA 则为多关节、对称性和四肢大小关节均可发病。

（5）AS 无类风湿结节。

（6）AS 的 RF 阴性居多。

（7）AS 以 HLA-B27 阳性居多，而 RA 可能与 HLA-DR4 相关。

【治疗与预后】

本病目前尚无根治方法，多数患者有背痛、髋痛。病情反复发作、渐进性加重。45 岁以后病情进展可停止，但仅有部分因脊柱和关节的强直而严重影响工作和生活。

1. 一般治疗　在疾病发作间歇期，应鼓励患者适当锻炼，睡硬板床，用低枕，防止脊柱畸形。

2. 理疗　对缓解症状，改善病情有一定帮助。

3. 药物治疗　如使用非甾体消炎药（NSAIDs）、改善病情的药物。

4. 外科治疗　对有严重驼背畸形而影响平视者，可行脊柱的截骨矫形术。对少数有椎管狭窄的病例可行椎管减压术。髋关节受累而强直时，可行人工全髋关节置换术。

第三节　类风湿关节炎

类风湿关节炎（rheumatoid arthritis，RA）是一种以关节病变为主的全身性慢性结缔组织疾病，其特点是慢性、全身性、侵蚀性外周关节滑膜炎，主要侵犯滑膜组织，继而引起关节软骨、周围韧带及骨质的破坏，关节病变进行性发展，最终造成关节破坏、畸形和功能障碍。

【病因】

病因尚未完全明了，可能与下述因素有关：

1. 基因易感性　近年研究表明，HLA-DR4 是 RA 发病的免疫遗传易感基因之一。HLA-DR4 与 RA 有不同程度的相关性，尤其在严重的 RA 病例，相关性更为显著，提示该基因的结构、功能在 RA 发病中可能有重要作用。

2. 自身免疫学说　在某些致病因子，如病原微生物持续感染侵袭滑膜细胞，破坏滑膜组织，并引起吞噬细胞的吞噬作用，使自身组织具有抗原性，刺激机体产生抗自身组织的 IgG 抗体，使 IgG 变性获得抗原性，然后刺激机体产生抗变性 IgG 的抗体 IgG 或 IgM 抗原抗体结合产生免疫复合物 IgG-IgG 或 IgG-IgM，沉积于滑膜的小血管壁，也见于滑液中，激活补体引起炎症改变，使滑膜、软骨、韧带和肌腱损害。

3. 遗传因素　该病有明确的家族特点，其发病率比健康人群家族高 2～10 倍，同卵双胎则高 30 倍。近亲中类风湿因子（RF）阳性率比对照组高 4～5 倍。

【病理】

类风湿关节炎为全身性疾病，除关节有病理改变外，还涉及心、肺、脾、血管、淋巴、浆膜等脏器或组织，而以关节的病理改变为主。其基本病理变化为关节滑膜的慢性炎症。开始为滑膜受累，然后波及肌腱、韧带等结缔组织，最后破坏关节软骨和骨组织，导致关节强直。

RA 的关节病理特点：

1. 滑膜炎　是 RA 最早的、主要的病变所在。

2. 软骨受累　当滑膜炎症反复发作转为慢性时，关节软骨受累，与滑膜接触部位发生灶状坏死。

3. 血管翳形成　在滑膜内形成类风湿关节炎性肉芽组织，伸展到软骨表面。

4. 关节强直和畸形　晚期关节面有肉芽组织和纤维组织粘连，形成纤维性强直，后发展成骨性强直。由于关节周围肌肉挛缩和韧带、关节囊松弛，可导致关节半脱位畸形。

5. 类风湿结节　在皮下可形成典型的类风湿结节，其结构为中央坏死区，周围炎细胞、成纤维细胞及纤维组织包裹和浸润（图 43-3-1）。

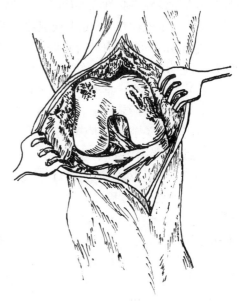

图 43-3-1　膝关节类风湿关节炎

【临床表现与诊断】

各年龄组都可患类风湿关节炎，多发生于 16～55 岁。女性多于男性，约 2.5∶1。

1. 症状和体征

（1）关节疼痛和肿胀：开始为酸痛，随肿胀逐步明显，疼痛也日益严重，多在关节开始活动时疼痛加重，活动一段时间后明显好转。反复发作后，受累肢体肌肉萎缩，关节呈梭形肿胀。

（2）晨僵现象：早晨睡醒后，出现关节僵硬和全身发紧感，起床活动一段时间后症状即缓解或消失。

（3）多个关节受累：常由双手掌指关节或近侧指间关节发病，其次为膝关节。发病时受累关节常为 1～3 个关节，以后可发展到 3 个关节以上。受累关节多对称。

（4）关节活动受限或畸形：晚期关节活动受限并呈不同程度的畸形，掌指关节尺侧偏斜、指间关节鹅颈和纽扣花畸形；腕关节常处于尺偏强直位；膝关节呈屈曲、内翻、外翻畸形，形成 "X" 或 "O" 形腿；髋关节呈屈曲外展位强直位。

（5）关节外表现：①起病时可有发热、无力、全身肌肉酸痛、食欲减退、贫血等。②皮下结节：多为直径2～3mm，圆形，固定，质地硬，有压痛，常见于尺骨鹰嘴、手背、耳廓等，好发于关节炎活动期。③眼部病变：有干性结膜角膜炎、巩膜炎、角膜周边溃疡等。④血管炎。⑤肺部疾患：有胸膜炎、肺间质纤维化、肺实质结节等。⑥Filty综合征：RA伴有脾大，中性粒细胞减少，腿部色素沉着或溃疡。⑦心脏：有心包炎、心肌炎、心内膜炎，多不严重。⑧血液系统：表现为小细胞低色素性贫血，或有缺铁性贫血、溶血性贫血。

2. 辅助检查

（1）一般检验：血红蛋白减少，白细胞正常或降低，淋巴细胞增加，红细胞沉降率（ESR）增快，C反应蛋白（CRP）增高。

（2）特殊化验：类风湿因子（RF）阳性，70%～80%的病例可出现RF阳性。但RF阳性不是确诊类风湿关节炎的特异指标，系统性红斑狼疮、干燥综合征等其他自身免疫性疾病也可有RF阳性。一些感染性疾病（如细菌性心内膜炎、结核病等）也可有RF阳性。同样RF阴性不能排除类风湿关节炎。近年研究发现，血清抗环化瓜氨多肽抗体阳性（anti-cyclic citrullinated peptide antibody，抗CCP抗体）、抗类风湿关节炎协同核抗原抗体（抗RANA抗体）阳性对RA的诊断特异性在90%以上，联合检测有助于辅助诊断。

（3）关节液检查：半透明或混浊，因蛋白和细胞屑多少呈黄色或黄绿色，黏稠度降低，黏蛋白凝块脆性高，滑液中糖含量降低。白细胞总数在（2～7.5）×10^9/L，其中粒细胞占50%～90%。细菌培养阴性。相差显微镜下，可见类风湿细胞。

（4）X线检查：早期可见关节周围软组织肿胀、骨质疏松、骨小梁排列消失、关节间隙因积液而增宽，以后软骨下骨囊性变，邻近骨组织呈磨砂玻璃样改变，关节间隙因软骨破坏而变窄。至晚期，关节间隙逐渐消失，出现畸形、脱位及骨性强直。

【诊断与鉴别诊断】

1987年美国风湿病协会修订的诊断标准是：①晨僵至少1小时（≥6周）。②3个或3个以上关节肿胀（≥6周）。③腕、掌指关节或近端指间关节肿胀（≥6周）。④对称性关节肿胀（≥6周）。⑤皮下类风湿结节。⑥手和腕关节的X线检查有明确的骨质疏松或骨侵蚀。⑦类风湿因子阳性（滴度>1∶32）。具备以上4条或4条以上可确诊本病。

本病须与下列疾病鉴别：

1. 强直性脊柱炎　多见于男性。首先侵犯双侧骶髂关节，并向上沿脊柱蔓延，继之可累及其他大关节，以髋、膝关节多见。X线检查可见软骨下骨密度增高，有斑点状骨小梁消失。脊柱可呈竹节样改变。类风湿因子阴性，组织相容性抗原HLA-B27阳性率高。

2. 风湿性关节炎　好发于青少年，病前常有急性扁桃体炎或咽喉炎。有游走性四肢大关节肿痛，不出现骨侵蚀，不遗留关节畸形，可出现皮肤环形红斑，侵犯心脏，可有心电图改变。血清抗链球菌溶血素"O"（ASO）效价高，类风湿因子阴性。水杨酸制剂疗效显著。

3. 骨性关节炎　发病年龄多在40岁以上，无全身症状。脊柱及髋、膝关节发病较多。X线检查可见关节边缘有唇样骨质增生和骨赘形成。红细胞沉降率正常，类风湿因子阴性。

4. 痛风性关节炎　为血尿酸增高形成尿酸盐结晶沉积于关节腔所致，多见于中老年男性。典型表现为夜间突发关节红肿热痛，以第一跖趾关节受累多见，间歇发作。

【治疗】

目前尚无特效根治疗法，治疗的目的在于缓解症状，减轻痛苦，提高生活质量。

1. 一般治疗　急性期应卧床休息，症状缓解期可适当活动。慢性期可参加适度劳动，配合功能锻炼。可采用理疗以改善局部症状。注意饮食营养，摄入足量的蛋白质和维生素。

2. 药物治疗

（1）非甾体消炎药（NSAIDs）：通过抑制环氧化酶的活性，减少前列腺素合成减轻炎症。

常用药物有吲哚美辛、布洛芬、萘普生、布洛芬、尼美舒利、美洛昔康、塞来昔布等。

（2）改善病情药（DMARDs）：如甲氨蝶呤、柳氮磺吡啶，但必须合理使用，并注意药物的副作用。此外，还可辅以中药治疗，如雷公藤。

3. 手术治疗　目的是延缓病情发展，矫正畸形，减轻疼痛，恢复关节功能。常用手术方法：

（1）滑膜切除术：该手术可以减少关节液渗出，保护软骨及软骨下骨，减轻症状。也可在关节镜检的同时，用大量生理盐水反复加压冲洗关节腔，清除致痛因子，同时切除病变滑膜，剥离血管翳。

（2）关节成形术或全关节置换术：如手部畸形的掌指关节成形术或行人工手指关节置换术及髋、膝人工关节置换术等。对于病变后期症状严重、关节功能丧失的患者，这些手术常能获得满意的疗效。

第四节　大骨节病

大骨节病（Kaschin-Beck disease）是一种以软骨坏死为特征的地方性骨关节病。早年俄国医生 Kaschin 和 Beck 最先报道，故由此命名。因患者呈侏儒体型和摇摆状步态，在我国北方又称为柳拐子病。本病在我国主要分布于东北、西北、内蒙古、河南等地，主要流行地区为潮湿寒冷山谷地区，而平原则较少见。

【病因】

病因尚未完全明了。可能是由于摄入带有败病真菌（fusarium sporotrichiella）寄生的麦子而引起，属一种慢性食物中毒。真菌中有毒的镰刀菌也能使动物发生类似疾病。既往研究发现，缺硒、真菌和饮水被腐殖酸污染，三者在发病上可能有内在相关性。

【病理】

本病的改变是全身性的，以活动较多和负重较大的部位最显著，跟骨、距骨、腕骨、胫骨和腓骨下端、股骨，尺骨、桡骨、指骨等变化也较为显著。主要变化为发育障碍及变形。病变首先侵犯骨骺的软骨板，然后累及关节软骨，骺板软骨以及关节软骨内发生营养不良性变化。

【临床表现】

本病以儿童和青少年多见，男性多于女性。8岁前离开疫区，较少发病；骨骺融合后进入疫区者，发病少见。绝大多数发病隐匿，极少数呈急性或亚急性。软骨破坏以骨骺软骨板最明显，因此骨的纵向生长发育受阻，骨骺早期融合，长骨过早停止生长，故骨端增粗，患骨短缩。晚期关节软骨面的边缘有明显骨质增生，其中有囊性变。各关节均有不同程度的损害，但以管状骨的两端和踝、膝及手指近端指间关节最为严重。病程可分为四期。一般分为早期、Ⅰ期、Ⅱ期、Ⅲ期：

早期：常无明显症状，或有乏力、晨僵、握拳不紧、手指末节的掌侧屈曲呈弓状，手指、踝、肘、膝等关节病、多数关节有摩擦音，无关节增粗现象。

Ⅰ期：手指关节对称性增粗，肘关节不能完全伸展。

Ⅱ期：指关节显著增粗，出现短指畸形，肘关节屈曲达150°。

Ⅲ期：身材矮小，严重短指畸形，肘关节屈曲小于150°，四肢肌肉萎缩，"鸭步"，劳动力严重受损、无智力低下。

X线的重要征象为生长期骨线的过早融合。

根据骺软骨和干骺端的变化可分为三期：

第一期：骺板和干骺端失去正常形态，呈锯齿状。

第二期：骺板开始消失并骨化，发生早期融合。

第三期：骺板完全消失而融合，骨的长轴发育停止，骨端增粗。

【诊断和鉴别诊断】

来自流行区，关节呈慢性、对称性粗大变形和身材矮小的患者首先考虑本病。早期体征不明显，手指和踝部 X 线检查最有价值。早期干骺端钙化带模糊、变薄、毛糙呈锯齿样变；中期出现各种凹陷、硬化、骺板提早闭合；晚期表现为关节增粗、变形、关节面硬化，凹凸不平，边缘增生，游离体，骨短缩畸形，失去正常比例。

实验室检查一般无特异性。本病须与类风湿关节炎、佝偻病、软骨发育不全性侏儒症相鉴别。

【治疗】

重在预防，防止真菌感染，不食真菌感染的麦制品，改良水质。流行区 3～16 岁少年儿童应服用硒制剂，补充硒元素。可服用软骨保护剂，主要药物有硫酸软骨素（又名康得灵）、硫酸镁片剂。病变早期服用维生素 A、E，缓解症状效果明显；中期患者主要是止痛和保持关节功能；晚期关节有严重畸形和功能障碍的病例，可行关节矫形和人工关节置换术。

第五节　血友病性骨关节病

血友病（hemophilia）分为 A 型（缺乏遗传性凝血因子Ⅷ）、B 型（缺乏凝血因子Ⅸ）、C 型（缺乏凝血因子Ⅺ）。关节内出血是该病最常见的表现，约占总病例数的 2/3。这种关节内反复出血而导致的关节病变称为血友病性骨关节病（hemophiliosteoarthrosis）。

【病因】

当上述凝血因子含量低于正常的 20％时为中、重型血友病，可发生关节内出血，血液刺激滑膜，引起炎性反应。本病为 X 染色体隐性遗传病，A 型和 B 型血友病占全部的 90％，由女性传递，男性发病。

【病理】

滑膜充血、渗出、增生和绒毛形成，滑膜细胞增生，淋巴细胞和浆细胞浸润。吞噬细胞吞噬、分解红细胞，形成含铁血黄素，沉积于胞质、滑膜表面和深层组织中。反复出血可使关节囊和滑膜增厚及纤维化，关节软骨边缘腐蚀，血管翳覆盖软骨致使软骨营养障碍，坏死脱落，软骨中心部分可出现地图状破坏区。积血中的血浆素有溶解软骨的作用，加重了软骨的破坏。软骨下骨裸露、硬化，并出现多发性囊肿样变性。关节囊纤维化和硬化使关节发生挛缩畸形或纤维性强直。软组织、骨膜下、骨内出血可形成假性肿瘤，生长不规则或骺板提前融合，产生骨骼畸形。此外骨膜下也可发生血肿，并迅速钙化。

【临床表现】

关节内出血好发于膝关节，也可累及踝、肘、肩，很少波及小关节。5 岁以下儿童较少发病，以后出血多次反复，10 岁以后渐少。根据病理过程可将本病分为三期：一期为出血期，关节内突然急性出血伴剧痛，关节迅速肿大，皮温高，压痛明显，有波动感，关节呈保护性僵直状态，有时伴发热、白细胞增高，易被误诊为化脓性关节炎，切勿穿刺或切开，否则有生命危险，血肿吸收缓慢，需要 3～6 周。二期为炎症期，关节内反复出血，关节囊及滑膜增厚，继发关节肿胀、运动受限，运动时伴有摩擦音。三期为退变期，关节运动严重受损，肌肉萎缩，在膝关节多出现屈曲挛缩畸形，甚至严重致残。

【诊断】

首次发作常不易诊断，轻微外伤造成关节血肿或既往有出血倾向者，应想到血友病，并追问过去史。同时实验室检查提示凝血因子（Ⅷ、Ⅸ、Ⅺ）水平降低及凝血时间延长，结合凝血活酶生成试验（TCT）等即可证实诊断。除外关节病变，该病在筋膜下、肌肉内、骨膜下及骨内都可出血造成血友病性囊肿。X线检查于不同时期表现不同，根据严重程度和进展分为五期：

1. 软组织肿胀 多次发作出血后软组织肿胀加重。

2. 骨质疏松 近关节骨质疏松与关节肿胀共存，骨发育中受累骨骺过度生长，髁膨大。

3. 骨病变 骨侵蚀、不规整，软骨下骨囊肿，关节间隙维持，滑膜增厚并因含铁血黄素沉积密度增高。

4. 软骨破坏 关节间隙变窄合并骨异常，间隙狭窄多对称，累及全关节面。

5. 关节破坏 软骨和骨病变严重，关节间隙消失，骨明显侵蚀、不规整，多发囊性透光区，可有骨赘、骨硬化，严重骨骺过度生长，挛缩。

【预防与治疗】

患者不宜参加剧烈运动并严格避免外伤，不轻易手术，必须手术时须补足相应凝血因子，避免用刺激胃肠道的药物。发病时应卧床休息，抬高患肢并冷敷，以减少出血，减轻疼痛。必要时行暂时性外固定。积极进行血友病的内科治疗。凝血功能恢复后如关节肿胀仍不减轻且疼痛，以及有压迫神经、血管或穿破皮肤的危险时，可用细针穿刺减压。若同时注入肾上腺皮质激素，可减轻炎性反应。输新鲜血或血浆，提高凝血因子水平。使用凝血药、类固醇、抗纤维溶解蛋白止血。炔诺酮被认为能减少出血，提高凝血因子水平。关节内注射透明质酸酶有助于血肿吸收。忌服阿司匹林等抑制血小板功能的药物。当关节有挛缩畸形时，可行轻量持续皮牵引和轻柔按摩。若需行手术治疗，则应在术前、术中及术后补充凝血因子，并监视其变化。在保障外源性凝血因子补充的基础上，血友病性骨关节炎晚期可以行人工关节置换手术。

（王自立）

第四十四章　骨与关节结核

第一节　概　述

　　骨与关节结核属于骨与关节感染性疾病，它是由结核分枝杆菌引起的特异性感染。文献多称结核性骨髓炎或结核性关节炎（tuberculous osteomyelitis and arthritis），与生活贫困有着直接的关系。近百年来，由于科学技术的进步，生活水平的提高，抗结核药的不断出现，骨与关节结核的发病率明显下降。但近些年来，随着肺结核在全球死灰复燃，骨与关节结核的发病率、未治愈与复发导致的二次手术率有升高的趋势，应引起高度重视。

　　【发病特征】

　　1. 患病率　1982年世界卫生组织（WHO）统计表明，世界范围内结核患者数为1500万～2000万，其中骨关节结核患者占5%～10%，约有250万，占肺外结核的19.8%。我国是全球22个结核病高负担国家之一，结核患者数占全球第二位，仅次于印度，结核感染率占全国人口的44.5%。

　　2. 好发部位　骨与关节结核多发生在活动多、负重大、易遭受慢性劳损以及干骺端终末血管血流缓慢的部位，其中一半以上为脊柱结核，膝关节结核和髋关节结核约各占15%，其他关节结核仅占10%。

　　3. 好发年龄　好发于儿童和青壮年，男、女比例无明显差异。

　　4. 病原菌　病原菌主要以人型结核分枝杆菌为主，极少数为牛型结核分枝杆菌致病（3.8%）。

　　5. 感染途径　本病是一种继发性的结核病。原发灶大多数为呼吸道结核（95%），少数为消化道、泌尿系统结核。当机体免疫力低下时，结核分枝杆菌由原发病灶经血行、淋巴播散到全身各脏器组织，包括骨与关节。骨关节结核可以出现在原发性结核病的活动期，但多发生于原发病灶静止期，甚至痊愈多年以后的时期。

　　【病理】

　　（一）基本病理变化

　　结核病是一种慢性特异性化脓性炎症，具有渗出、增殖和坏死三种基本病理改变，亦有人称之为三个病理分期。一个病灶在不同病程中，可能以一种病理改变为主，但三种病变多同时存在。

　　1. 以渗出性为主的病变　为急性病变，机体处于变态反应状态，血管渗透性强，病灶充血、水肿、渗出，炎性细胞浸润。机体抵抗力弱时，渗出性病变可变为坏死性病变。

　　2. 以增殖性为主的病变　为慢性病变，具有结核病的特征性，反映患者抵抗力强，结核菌量少，毒力低。病理特点是出现由类上皮细胞、郎汉斯（Langhans）巨细胞、外周局部聚集的淋巴细胞，以及少量反应增生的成纤维细胞浸润形成特异的结核结节。

　　3. 以坏死性为主的病变　渗出性病变和增殖性病变均可发展成坏死病变。结核坏死灶由于含脂质较多而呈淡黄色，均匀细腻，质地较实，状似奶酪，故称干酪样坏死，镜下为红染无结构的颗粒状物。坏死组织液化形成脓肿。

　　（二）病理类型

　　骨关节结核依其病变部位可分为骨结核、滑膜结核和关节结核。发病初期，病灶局限于长骨干骺端或骨端，或者病变开始位于滑膜，关节软骨面完好。如果及时治疗，结核病变被很好地控制，关节功能可不受影响。如果病变进一步发展，结核病灶便会破向关节腔，使关节软骨面受到不同程度损害，形成全关节结核（图 44-1-1）。

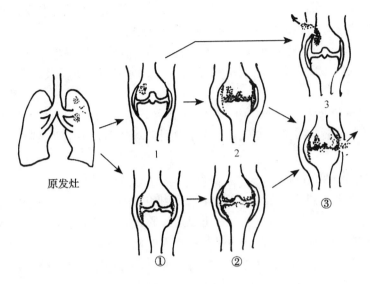

图 44-1-1　全关节结核

上面：1. 单纯骨结核；2. 全关节结核；3. 单纯骨结核形成窦道

下面：①单纯骨膜结核；②全关节结核；③全关节结核，穿破皮肤形成窦道

1. 骨结核（bone tuberculous）　根据发病部位又分为以下三型（图 44-1-2）。

（1）松质骨结核：按病灶位置又分为中心型和边缘型结核两种。中心型结核病变以坏死及浸润为主，新骨增生不明显；坏死组织与周围活骨分离后形成游离死骨，死骨吸收或流出后形成空洞，多见于椎体、干骺端松质骨、扁骨和短骨。边缘型结核病灶与血运丰富的肌肉组织相邻，病变组织易被吸收，一般不形成死骨，而形成烙冰样骨缺损（图 44-1-3）。

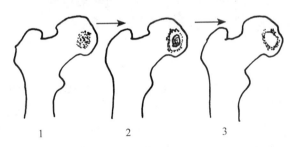

图 44-1-2　骨结核

1. 松质骨边缘型结核；2. 皮质骨结核；3. 干骺端结核

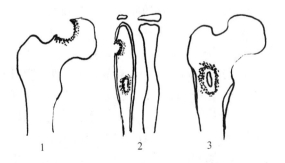

图 44-1-3　松质骨中心型结核发展过程

（2）皮质骨结核：病变一般由髓腔开始，髓腔内的病变以溶骨性破坏为主；病变周围有大量新骨增生，故该型结核为增生型。这主要是由于脓液经 Volkman 管到达骨膜下，将骨膜掀起，形成多层骨膜下新骨。死骨、脓肿、窦道少见。

（3）干骺端结核：干骺端介于松质骨与皮质骨之间，故该型具有松质骨结核与皮质骨结核的共同表现，即既有坏死为主的表现，亦有新骨形成的特点。

2. 滑膜结核（tuberculous synovitis）　滑膜为关节、腱鞘和滑囊的内衬，结核分枝杆菌感染引起的滑膜炎，同样表现为渗出、增殖和坏死病变。晚期病变可侵及关节软骨和软骨下骨，发展为全关节结核。

3. 全关节结核（tuberculous arthritis）　由滑膜结核或骨结核发展而来，构成关节的滑膜、软骨、软骨下骨及关节囊均遭受病变破坏。关节软骨破坏越多，关节僵硬越严重，还可导致关节畸形、短缩、脱位。

（三）骨关节结核病的转归

1. 转向愈合　主要通过吸收消散、纤维化、纤维包裹和钙化方式达到愈合。①吸收消散：为渗出性病变的主要愈合方式。渗出物通过淋巴道吸收，病灶可缩小或完全吸收。一些小的死骨可通过肉芽组织的侵蚀或脓液的消化而吸收；较大的死骨可通过肉芽组织和脓液的侵蚀或消化变为小的死骨，随脓液排出。②纤维化、纤维包裹及钙化：增生性结核和较小的干酪样坏死灶（1~2mm）可通过纤维化的方式达到愈合，大的干酪样坏死病灶通过纤维包裹、钙化的方式达到愈合。

2. 转向恶化　当机体抵抗力低下或未经规范治疗，原有的结核病变可发展扩大，在病灶周围出现渗出性炎症，继而发生干酪样坏死。干酪样坏死灶亦可发生液化，甚至引起播散。

【临床表现】

（一）全身症状

起病隐匿、缓慢。患者全身症状主要为结核病的全身表现，常有或曾经有慢性中毒症状（包括低热、乏力、盗汗、体重减轻、消瘦、食欲缺乏、贫血等症状）；少数起病急骤，可有高热、毒血症症状，一般多见于儿童患者。特别指出，近年来有些骨关节结核病例全身一般情况尚好，鲜有或仅有部分的上述表现，临床易被忽视，应予重视。

（二）局部表现

1. 骨与关节结核多为单例发病，很少对称或多发。

2. 疼痛　初期多不明显，可为病变部位隐痛，活动后加剧。儿童患者常有"夜啼"。部分患者因病灶脓液破向关节腔而产生剧烈疼痛。由于髋关节与膝关节神经支配有重叠现象，故髋关节结核患儿常诉膝关节疼痛。骨结核患者由于髓腔内压力高，脓液积聚过多，疼痛剧烈。关节常处于半屈状态，以缓解因积液、肿胀而引起的关节疼痛。

3. 关节肿胀　肘、腕、膝、手与踝关节部位可出现肿胀，而位置深在的脊柱与关节肿胀不易发现。晚期，因关节肿胀，而患病关节相邻部位肢体肌肉萎缩，关节呈梭形肿胀。

4. 寒性脓肿及窦道　骨关节结核所形成的脓肿，由于缺乏红肿、发热等急性炎症反应，故称为"冷脓肿"或"寒性脓肿"（cold abscess）。脓肿可经过组织间隙流动，形成病灶之外的脓肿；也可以向体表溃破形成窦道，经窦道流出米汤样脓液，有时还有死骨及干酪样坏死物质流出。脓肿也可与内脏器官沟通形成内瘘，如与食管、肺、肠道或膀胱相通，可咳出、随粪便或尿液排出脓液。冷脓肿破溃产生混合性感染，出现局部急性炎症反应。若混合感染不能控制时可引起慢性消耗、贫血、全身中毒症状，严重时可致肝、肾衰竭死亡。

5. 功能障碍及畸形　功能障碍一为疼痛所引起的活动障碍，另一为神经、脊髓损伤引起的功能障碍。在脊柱结核，脓肿、肉芽组织、坏死骨块可直接压迫脊髓引起截瘫。病理性骨折和脱位，以及后凸畸形并非少见。关节结核患者，在病变初期为减轻患部疼痛，关节常处于被迫特殊体位，如膝、肘可半屈曲位，踝关节下垂位，髋关节外展外旋位。晚期病变静止时可遗留：①关节腔纤维性粘连或纤维性强直引起关节功能障碍；②关节非功能位挛缩，如屈曲挛缩畸形；全关节结核时，关节活动呈现固定性畸形；③小儿骨骺破坏，肢体不等长现象。

【实验室检查】

1. 血液检查 患者可有轻度贫血；约10%的患者白细胞升高；病变活动期红细胞沉降率与C-反应蛋白明显升高，而静止期则正常。定期检查红细胞沉降率与C-反应蛋白，是观察病变是否稳定的重要指标，但并非结核病的特异性表现。肝、肾功能及HIV检查亦必不可少。

2. 结核分枝杆菌培养及药敏、涂片检查 结核分枝杆菌培养是结核病诊断的金标准。但受到检出阳性率不高与时间过长的限制。药物敏感试验对于指导抗结核治疗有重要价值。结核分枝杆菌的检查标本来源于脓肿穿刺、穿刺活检标本、术中清除的脓液与其他的结核物质等。涂片抗酸染色阳性率仅为11%～20%，故阴性时不能除外骨关节结核。

3. 病理组织学检查 典型的组织切片上可见结节样肉芽肿和干酪样坏死。

4. 结核菌素实验 结核菌素试验阳性表示受试者曾感染过结核分枝杆菌或接种过卡介苗，但不能判定是否现在患结核感染。骨关节结核患者中14%的病例结核菌素试验可为阴性；在感染早期或机体免疫力低下、HIV阳性时可呈阴性反应。因此结核菌素试验阴性时不能完全除外活动性结核的存在。

【影像学检查】

1. X线检查 摄片为影像学检查的常规方法，但不能早期诊断，起病6～8周后方有改变。早期仅有骨质疏松、软组织肿胀、关节滑膜附着处的虫蚀样破坏；随后骨病灶中央破坏、残留小骨碎屑、关节间隙变窄；最后可出现脓肿影、死骨、空洞、软组织中的钙化与病骨边缘的硬化。

2. MRI检查 早期炎性浸润致骨髓水肿呈长T1、长T2信号。而结核灶肉芽组织多为T1WI低信号、T2WI高或高低混杂信号。MRI还可显示椎间盘的改变及脊髓有无受压和变性；增强MRI对脓肿的判定意义较大。MRI对于显示病变范围优于CT。在影像学检查顺序中列于第二位。

3. CT检查 CT可获得病变部位轴位、矢状位、额状位等不同体位下病变的部位、大小、范围、钙化及硬化，以及周围骨骼、软组织的结构，特别对于骨骼更优于MRI。CT还可用于穿刺活检术中的定位，是必不可少的检查。在骨关节结核影像学检查顺序中列于第三位。

4. 放射性核素扫描 放射性核素骨扫描（ECT）定性诊断率低，放射性核素扫描阳性率65%～87.5%，其敏感性很高，但特异性很低，在骨与关节结核应用较少。

5. B超 可探测软组织脓肿的大小和位置、数目以及肿胀的性质，对骨关节结核的诊断、手术入路的制订有重要的参考价值。

【治疗】

（一）全身治疗

1. 全身支持疗法 在抗结核药出现以前，约1/3的结核病患者可以通过休息和营养支持使病情得到改善或控制。在现代骨关节结核的治疗中，全身支持疗法仍是重要的辅助治疗方法。

2. 全身抗结核治疗 结核病的抗结核治疗亦称"化学治疗"、"化疗"。骨与关节结核病一经确诊，即应进行抗结核治疗。骨关节结核化学治疗的基本原则和具体方法与肺结核的化疗基本相同。

（1）抗结核药：常用的一线抗结核药是异烟肼、利福平、利福喷汀、吡嗪酰胺、乙胺丁醇、链霉素等。二线抗结核药为对氨基水杨酸钠、乙硫异烟胺、卷曲霉素、卡那霉素、喹诺酮类药物等。抗结核药必须联合应用，严重患者可三联或四联同时应用。异烟肼＋利福平，或再加吡吡嗪酰胺＋乙胺丁醇均是常用的方案。异烟肼一般采用口服法，成人每天 300mg（5～8mg/kg），儿童每天 10mg/kg。利福平一般于早晨空腹顿服，体重≤50kg 者每天 450mg，体重≥50kg 者每天 600mg。吡嗪酰胺成人每天 1.5g（20～30mg/kg）。链霉素成人每天 0.75～1.0g（15～20mg/kg），分 1～2 次肌内注射，老年人酌减，儿童每天 15～30mg/kg。用药期间要定期检查肝、肾功能，发现异常时要调整化疗方案。化疗前要常规进行细菌培养和药物敏感试验，发现耐药或耐多药菌株出现时要及时调整化疗方案，并结合免疫治疗与外科手术治疗。

（2）化疗期限：根据化疗期限分为以下三种。第一种为标准化疗，亦称长程化疗，全疗程为 9 个月至 2 年，这是传统的化疗期限，亦是目前抗结核治疗的主要手段。第二种为短程化疗，疗程为 6～9 个月，近年来无论在肺结核还是在骨关节结核的治疗中均取得显著效果。第三种为超短程化疗，少于 6 个月的化疗均称超短程化疗，目前还处于研究阶段。

（二）局部治疗

1. 局部制动　局部制动的形式有卧硬板床、支具制动、石膏制动、牵引，以及手术内固定等多种形式。制动时间根据总体治疗方案确定，一般为 1～3 个月。制动的目的是保证病变部位休息以利于病灶愈合、减轻疼痛、预防和治疗病变部位畸形、防止病理性骨折和脱位及其他继发损害。

2. 局部穿刺注射　抗结核药的局部注射主要用于早期单纯性滑膜结核病例。优点是用药量小，局部药物浓度高，全身反应轻。常用药物为链霉素或异烟肼，或两者合用。用药剂量每次为链霉素 0.25～0.5g、异烟肼 100～200mg，每周注射 1～2 次，视关节积液量而定。穿刺液减少、转清，表明有效。若未见好转，应选择其他方法。

3. 手术治疗

（1）病灶清除术：将骨关节结核病灶组织包括脓液、死骨、结核性肉芽组织、干酪样坏死物质、坏死的椎间盘、空洞、硬化壁、病变性骨折彻底清除，称为病灶清除术。病灶清除术是骨关节结核病最基本的、必不可少的手术方法，其他手术均在此基础上进行。术前应进行 2～4 周的全身抗结核药治疗，待无手术禁忌时方可施行手术。

病灶清除术的手术适应证：①骨与关节结核有明显的死骨；②有较大的寒性脓肿形成；③经久不愈的窦道；④单纯骨结核或单纯滑膜结核药物治疗效果不佳；⑤脊柱结核引起脊髓受压，均为手术适应证。

（2）脓肿的处理："寒性脓肿"不做切开引流，以免引起窦道不愈；另外，骨关节结核病仅行脓肿切开引流对治疗效果无帮助，因为不把病灶清除，脓液还会不断产生。对于需手术治疗的病例，如脓肿无破溃趋势，可于病灶清除时一并清除。当合并有混合感染、体温高、中毒症状重，而全身情况差，或寒性脓肿即将破溃，而患者又不能耐受病灶清除术时，可先行脓肿潜行穿刺，待全身情况改善后，行病灶清除术时一并彻底清除。

（3）其他手术：①矫形、减压、植骨融合、内固定手术与病灶清除术共同组成了脊柱结核的系列手术方法；②关节融合术，用于晚期全关节结核；③关节置换术，可以改善关节功能，但要严格把握适应证，在结核病完全治愈 2 年以上者方可酌情应用；④截骨融合术，用以矫正畸形。

手术禁忌证：伴有其他脏器的各种疾病，不能耐受手术者。

治愈标准：①全身症状消失；②局部症状消失，无疼痛，窦道闭合；③X 检查或 B 超检查显示脓肿消失，骨质疏松好转，无死骨与空洞，植骨愈合；④红细胞沉降率与 C-反应蛋白重复检查正常；⑤治疗结束，随访 3 年未发作，但仍需定期复查。

第二节　脊椎结核

一、脊椎结核

脊椎结核在公元前 3000 年的木乃伊中就有发现。公元前 450 年的希波克拉底医书中已有记载，而 1779 年 Pott 的记录最完整，故称 Pott 病。

【发病率和疾病分布】

在骨关节结核中，脊柱结核占 50%～75% 而居首位。青壮年居多，女性比男性略多见。各节段脊椎患病率不等，胸椎最多，腰椎次之，胸腰段为第三位，骶椎和颈椎结核相对少见，但颈椎结核截瘫发生率较高。

【病理】

由于病变所在部位不同，而将脊椎结核分为四型（图 44-2-1）。

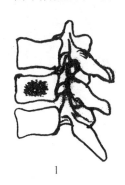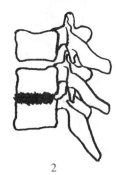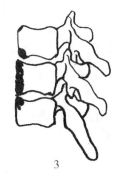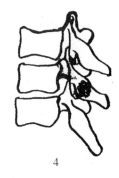

1　　　　　2　　　　　3　　　　　4

图 44-2-1　脊椎结核病理类型

1. 中心型；2. 骨骺型；3. 骨膜下型；4. 附件型

1. **骨骺型**　最常见，往往相邻椎体骺部同时受累，X 线检查显示椎体终板受损并椎间隙狭窄。

2. **骨膜下型**　常见于胸椎椎体前缘，脓肿在前纵韧带和骨膜下，纵向广泛剥离，多椎体前缘被破坏。这种类型应与胸主动脉瘤侵蚀椎体相鉴别。

3. **中心型**　病变源自椎体中心骨松质，椎体破坏后塌陷呈楔形。

4. **附件型**　是指病变原发于棘突、横突、椎板、椎弓及椎弓根、上下关节突的结核病。CT 问世之前，X 线常规检查所见本类型仅占脊椎结核的 0.2%～2%，应与椎体附件肿瘤特别是脊椎转移瘤鉴别。

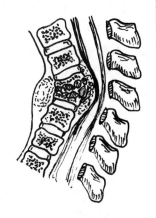

图 44-2-2　脊柱结核病变压迫脊髓

椎体破坏后形成的寒性脓肿可有两种表现：①椎旁脓肿：脓液汇集在椎体旁，可在前方、后方或两侧（图 44-2-2）。还可以向后方进入椎管内压迫脊髓和神经根。②流注脓肿：椎旁脓肿积聚至一定数量后，压力增高，会穿破骨膜沿着肌筋膜间隙向远处流注，在远离病灶的部位出现脓肿。各部位脊椎结核所形成脓肿的流注途径是不同的，可参看下一部分。

【临床表现】

1. **全身症状**　一般发病缓慢，常被患者忽略，而发现较晚。

2. **局部疼痛与放射痛**　脊椎结核的局部症状多为轻微的持续性钝痛，劳累后加重，休息后缓解。当神经根受到刺激与压迫时可出现不同部位的放射痛。

3. 姿势异常与畸形 做脊椎检查时患者应脱去上衣，女性也应解开外衣裸露背部。观察头部有无前倾，颈部有无倾斜、短缩，两侧胸锁乳突肌是否对称，注意双肩是否等高，双肩胛及腰凹是否对称，腰前凸是否消失，骨盆是否倾斜等。除注意患者的特定姿势外，临床医师更应重视动态观察患者的动作，如颈椎结核患者喜欢用手托住下颌部；胸腰椎、腰椎或腰骶椎结核患者站立或走路时喜欢将头及躯干后仰，坐位时或由坐位起立时喜欢用手扶椅，以减轻体重对受累椎体的压力；由蹲位站起时常用手扶大腿前方，走路时常用手"叉腰"（手扶腰）方式，以减少腰部活动带来的疼痛。脊椎结核后期常出现后凸成角畸形，称"角状后凸"，但轻度畸形需仔细触摸才能发现。

4. 运动受限 脊椎结核患者早期即可出现"腰背僵"，病变部位脊柱各向运动受限。

5. 拾物试验阳性 检查小儿患者有无腰背僵硬，常常采用拾物试验方法，即检查者抛一物体在地上，让患者弯腰取物，而患儿拾物时常是保持腰背不动，先屈膝屈髋，下蹲伸手拾物，称为拾物试验阳性（图 44-2-3）。

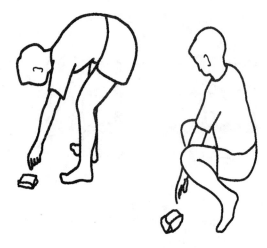

图 44-2-3 拾物试验

6. 压痛及叩击痛 与化脓性脊柱炎相比，压痛及叩击痛较轻微。该检查方法是在病变节段的棘突叩击，并无特异性。

7. 寒性脓肿 就诊时 70%～80%患者有寒性脓肿，较大或较表浅的寒性脓肿可以有波动感，故临床医师应熟悉脊椎结核寒性脓肿好发部位与流注特点。除体格检查发现寒性脓肿外，X 线、CT、MRI 及 B 超等检查均可显示。但增强 MRI 显示的线条状脓肿壁高信号影更有诊断价值。

（1）颈椎结核：脓液常突破椎体前方的骨膜和前纵韧带，汇集在颈长肌及其筋膜后方。C_4 以上病变脓肿多位于咽腔后方，称咽后壁脓肿；C_5 以下病变的脓肿多位于食管后方，称食管后壁脓肿。颈椎结核的脓肿流注：①向前经口腔排出；②向后进入椎管压迫脊髓；③向两侧进入肌间隙；④向下流注于锁骨上窝或纵隔区。

（2）胸椎结核：常局限于椎旁，可经肋横突间隙向背部延伸，进入肌间隙或皮下；亦可沿肋间神经血管束流向胸背部，形成胸壁脓肿；偶可穿入肺、胸腔。

（3）腰椎结核：脓液穿破骨膜后汇集在腰大肌鞘内而形成腰大肌脓肿。深层的腰大肌脓肿可穿破腰筋膜流注到两侧腰三角；脓液也可沿腰大肌流注至股骨小转子，再经过股骨上端后方到大腿外侧，沿阔筋膜流注到膝关节附近。腰大肌脓肿也可向下流注形成髂窝、臀部、腹股沟及髋关节前方脓肿。

（4）骶椎结核：脓液汇集在骶前形成骶前脓肿或沿梨状肌经坐骨大孔到股骨大转子附近。

【影像学检查】

1. X线检查　早期表现特点不明显，意义不大。随着病变发展，可出现椎体骨质稀疏，椎间隙变窄。随后出现骨质破坏、死骨、椎旁阴影等。椎体骨质破坏区直径<15mm者，侧位摄片多不能显示，而体层摄片破坏区直径在8mm左右就能显示。中心型的病变表现为中央变薄和骨质破坏，接着出现椎体塌陷，但椎间隙多无改变，难与肿瘤相鉴别，偶尔可见腰大肌内脓肿吸收后残留的钙化表现。

2. MRI　可显示正常信号的椎间盘。在形态学上所显示的变化在结核感染和化脓性感染是不同的。但其T1、T2信号与化脓性感染较相似。增强的MRI可以区别脓肿与肉芽组织，如果仅在周围有增强的环状影通常提示脓肿，而整个团块均增强却是肉芽肿的表现。

3. CT　CT检查对了解软组织病灶的界限及骨质破坏的程度很重要。有学者（Jain等，1993）将脊柱结核的CT影像分为四型：①碎片型，椎体破坏后留下小碎片，椎旁有低密度的软组织阴影，其中常有散在的钙化影；②溶骨型，椎体前缘或中心有溶骨性破坏区；③骨膜下型，椎体前缘有参差不齐的骨性破坏，椎旁软组织中可见环形钙化阴影；④局灶硬化型，破坏区周围有硬化带。

4. B超　可显示各种脓肿与软组织肿胀情况。

【诊断】

根据上述临床表现及影像学检查，结合患者红细胞沉降率与C-反应蛋白增快，阳性的结核菌素皮试等多可确诊。在急性肺结核患者，痰标本或胃洗液找抗酸杆菌可能为阳性，对诊断有帮助，但对非典型脊椎结核的诊断需做椎体病灶的活检。由于椎体病变通常为溶骨性的，可伴有椎旁脓肿，CT引导下的穿刺活检在诊断方面非常有效。穿刺若能发现脓肿及病原菌，多可确诊；否则需依靠组织病理学来确定诊断。

【鉴别诊断】

本病必须与以下疾病鉴别。

1. 强直性脊柱炎　多数有骶髂关节炎症改变，症状以后背疼痛为主。X线检查无骨破坏与死骨，胸椎受累后会出现胸廓扩张受限等临床表现，血清HLA-B27多数为阳性。

2. 化脓性脊柱炎　发病急，有高热及明显疼痛，发展很快，疼痛及脊柱活动明显受限，早期血培养可检出致病菌。X线表现进展快，其特征性X线表现可作鉴别。

3. 腰椎间盘突出症　无全身症状，青壮年多见，以下肢神经根受压症状为主，红细胞沉降率正常。X线检查无骨质破坏，CT、MRI可确诊椎间盘髓核突出。

4. 脊柱肿瘤　多见于老人，疼痛逐日加重，X线检查可见骨破坏，后期可累及椎弓根，椎间隙正常，通常无椎旁脓肿影。

5. 嗜酸性肉芽肿　多见于胸椎，以12岁以下儿童多见。整个椎体均匀性压扁成线条状，上、下椎间隙正常，没有发热等全身症状。

6. 退行性脊椎骨关节病　为老年性疾病，椎间隙变窄，邻近的上、下关节突增生、硬化，没有骨质破坏与全身症状。

【治疗】

脊椎结核的病原学、组织病理学及传统治疗方法决定脊柱结核的治疗目的。从这一观点出发，脊椎结核的治疗目的应是：彻底治愈病灶、稳定脊柱、恢复脊髓功能、早日康复。

根据上述治疗目的制订脊柱结核的治疗原则，在总体的治疗原则下产生具体治疗方式与方法。脊柱结核的治疗原则如下：

1. 全身支持疗法　这与肺结核及其他肺外结核的治疗原则是相同的。

2. 全身抗结核治疗　脊椎结核一经确诊，即应按照早期、联合、规律、全程的原则进行正规抗结核治疗。抗结核治疗的方式方法亦无特殊。对少数无手术适应证、病灶破坏较轻的病例可单纯以抗结核药治疗即可。对有手术适应证的病例，术前抗结核治疗 2～4 周，待患者全身情况好转、可以耐受手术时即可施行手术治疗，术后再按长程或者短程、超短程化疗方案进行抗结核治疗。

3. 病灶清除术　通过刮除、切除、夹除、冲洗、擦拭的反复操作，才能彻底清除上节内容中的"病灶"。除附件结核从后路清除以外，绝大多数的脊椎结核是椎体结核，故多从前路进行病灶清除，前路暴露广泛，直视下操作，更能达到彻底。少数椎体结核亦可从后路进行病灶清除，如胸椎结核可经肋横突入路进行病灶清除术。

上述三方面，是彻底治愈病灶这一治疗目的的治疗原则。

4. 减压、矫形、植骨、内固定手术　脊椎结核病灶破坏引起的缺损、塌陷、空洞、后凸畸形、脱位、病理性骨折，均导致脊柱结构不稳，如不矫正，则可发生严重畸形与功能障碍。这种改变应用抗结核药治疗以及其他的制动方法很难奏效，因而需要进行畸形矫正、植骨、内固定手术，使脊柱达到结构与功能的稳定。①畸形矫正：活动性的脊柱结核畸形松散，术中可以利用体位及内固定的方法矫正畸形，而骨病稳定性结核畸形则需截骨矫形才能完成。②植骨融合：畸形矫正以后或病灶清除后的缺损当以大块髂骨植骨，可起暂时支撑、充填缺损、融合后长期稳定的作用。③内固定：可起到短期内即刻稳定脊柱的作用，根据手术适应证可选择置于前路病灶清除后椎体的钢板螺钉或后路远离病灶的椎弓根螺钉等内固定物，内固定对于矫正畸形、预防畸形发生有十分重要的作用，亦是脊椎结核手术治疗方面的重大进展。

脊椎结核病变对脊髓的潜在压迫因素以及既成压迫因素，须进行预防、消除。其主要方法是减压与矫正畸形。

5. 局部制动　手术内固定是局部制动的最重要方法，效果可靠，对邻近正常关节功能影响小。其他局部制动的方式有很多，各部位的脊柱支具、卧硬板床、石膏等均是常用的制动方式，用于术前、术后的辅助制动与保守治疗的全程制动。

上述 4、5 两项是针对脊柱脊髓稳定两大治疗目的的。

上述脊柱结核治疗的治愈病灶、稳定脊柱与恢复脊髓功能三大目的所采用的治疗方法结合起来，最终达到缩短疗程、术后提前下地活动、不需卧硬板床与石膏床、病灶治愈率高、植骨愈合快、截瘫发生率低或截瘫能有保障地恢复。从而使脊柱结核患者在术后 1 个月左右负重、3～4 个月重新恢复正常工作与生活，达到早日康复的目的。

手术适应证：①脊椎结核有较大的死骨、脓肿、空洞以及经久不愈的窦道形成；②脊椎结核病灶压迫脊髓引起截瘫；③脊柱不稳；④需要矫正的畸形；⑤诊断不明不能排除肿瘤者；⑥耐药特别是耐多药者。

二、脊椎结核并发截瘫

脊椎结核中截瘫的发生率约为 10%，胸椎结核合并截瘫者多见，其次为颈椎、颈胸段和胸腰段，腰椎最为少见。脊椎附件结核少见，但因椎弓从三面环绕椎管，故当其发生结核时，合并截瘫的比例较高。

【类型及其发病机制】

1. 骨病活动型截瘫　在早期或病变活动期发生的截瘫，多由寒性脓肿、干酪样坏死物质、肉芽组织、死骨、坏死的椎间盘等直接压迫脊髓所致（图 44-2-2），此期称为骨病活动型截瘫。及时手术减压效果良好。

2. 骨病治愈型截瘫　在晚期或病变愈合期，由增厚的硬膜、椎管内肉芽组织纤维化及纤维组织增生对脊髓形成环状压迫，或由椎体破坏引起脊柱后凸畸形，或椎体病理性脱位造成椎管前方骨嵴等因素使脊髓受压或磨损而导致脊髓纤维变性，引起截瘫，称为骨病治愈型截瘫。此外脊髓血管发生栓塞导致脊髓变性、软化，虽无外部压迫因素，也可发生截瘫，此类患者预后不良。

【临床表现和诊断】

脊椎结核骨病活动型截瘫，通常有全身中毒症状，以区别其他病因的截瘫。骨病治愈型患者的全身症状多不明显。

1. 运动障碍　患者先有脊椎结核，后出现截瘫，少数病例以截瘫为首发症状来就诊。截瘫进展多较缓慢，早期先是脊髓传导束功能障碍，表现为下肢肌肉自发抽动，步态笨拙，无力，易跌倒。截瘫进展的过程，多由痉挛性轻瘫转变为痉挛性伸直型截瘫，随后为痉挛性屈曲型截瘫，这时提示锥体系和锥体外系传导完全受压迫。严重者，患者由痉挛性截瘫迅速转变为弛缓性截瘫。

2. 感觉障碍　一般肢体运动障碍较重之后，才出现不同程度感觉障碍。肢体运动障碍和感觉障碍也可同时出现，感觉障碍分为浅、深两组，浅感觉有痛、温、触觉三种。深感觉包括震动觉、深触觉和位置觉。感觉障碍轻者表现感觉过敏，如患肢冷、热、痛觉过敏，较重者表现为感觉迟钝，严重的感觉消失。脊髓受压平面的确定，可以通过脊髓受压平面相应的皮肤感觉支配区来确定。

3. 神经反射　神经反射的变化：原有的正常生理反射随病变发展表现异常，如截瘫平面以下的浅反射（如腹壁反射和提睾反射）减弱或消失；上肢肱二、肱三头肌腱反射，下肢髌腱和跟腱反射亢进；弛缓性截瘫患者腱反射可减弱或消失；痉挛性截瘫患者还可有腱反射亢进和髌阵挛、踝阵挛。

4. 病理反射　多因锥体系传导障碍而引起，Babinski 征、Chaddock 征、Oppenheim 征、Gordon 征、Hoffmann 征可出现阳性。

5. 括约肌及自主神经功能障碍　脊椎结核并发截瘫患者排便、排尿功能障碍出现得较晚。早期表现为排尿困难，逐渐发展则为完全不能排尿。大便功能障碍的最初表现为便秘和腹胀，也可出现失控现象。自主神经功能障碍则表现为截瘫平面以下的皮肤干燥无汗；当截瘫恢复后，患者的排汗功能也随之恢复。晚期即使截瘫不恢复，平面以下也会出现反射性排汗。

腰椎穿刺时发现脑脊液多呈现完全性或不完全性梗阻，色淡黄，蛋白含量增加，有时可见毛玻璃现象。由于影像学的发展，这种检查现已很少用。

CT 和 MRI 可以清楚地显示病灶部位脊髓受压情况。MRI 还可显示 T1、T2 加权像上脊髓信号的变化，有助于判断预后。

【治疗】

1. 骨病活动型截瘫　不完全截瘫，可以进行短期的非手术治疗。若截瘫不见好转，可行前路病灶清除、脊髓减压、植骨融合、内固定手术。无论颈椎、腰椎还是胸椎，采用前路减压均可获得良好效果。减压后，破坏区的骨缺损尚需植骨来充填。术前及术后的全身支持及抗结核治疗与脊柱结核相同。

2. 骨病治愈型截瘫　多由机械压迫所致，多需手术治疗。所采用的手术方法除前路减压外，后凸畸形严重者可行前路松解、后路截骨矫形术或单纯后路截骨矫形术治疗。

上述两种类型截瘫减压、矫形后，必须根据适应证，选择恰当的前路或后路内固定，以便使脊柱稳定。脊柱结核引起的截瘫因压迫来自脊髓前方，椎板减压术不仅无效，反而会破坏脊柱的稳定性，只有附近结核性截瘫才适用后路全椎板减压术。有条件者，手术须在体感诱发电位监护下进行，以免损伤脊髓。

第三节　髋关节结核

髋关节结核的发病率在骨与关节结核中占第二位，仅次于脊椎结核。患者大多为青壮年和儿童，常为单侧发病，男性多于女性。

【病理】

　　早期髋关节结核以单纯滑膜结核多见。单纯骨结核的病灶常位于髋臼中心偏前处，约占所有单纯骨结核的 60%；其次为股骨颈靠近骺板处，约占 30%；股骨头者少见；髋臼和股骨颈同时有病灶为 5%（图 44-3-1）。单纯骨结核形成脓肿的较多见。若病变继续发展，逐渐侵蚀穿破关节面软骨，进入关节腔，使全关节受到感染。髋臼结核产生的脓液可向下穿破关节软骨面而侵入髋关节。向后常汇集在臀部，形成臀部脓肿。也可穿破骨盆内部，形成盆腔内脓肿。患肢短缩是一个重要表现，在一定程度上显然是由于股骨上端骨骼破坏、关节半脱位或脱位所致。

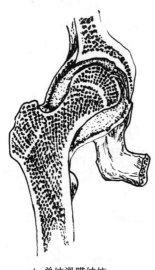
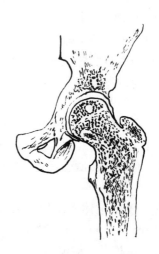

1. 单纯滑膜结核　　　　　　　　　　　　2. 单纯骨结核常见病灶部位

图 44-3-1　髋关节结核

【临床表现】

　　起病缓慢，患者可有低热、乏力、倦怠、食欲缺乏、消瘦、贫血等全身症状。典型病例的临床表现有跛行和患髋疼痛（常放射至膝）。儿童病例常有夜哭，因入睡后髋部保护性肌痉挛消失，患髋偶然移动时，突然发生疼痛所致。髋关节的活动因疼痛而受限。早期髋关节前侧可有压痛，但肿胀多不明显，继而股四头肌和臀肌显著萎缩。患肢出现屈曲、外展、外旋畸形，随病情发展髋关节即表现为屈曲、内收、内旋畸形。检查可见股骨大粗隆叩击、患侧下肢纵向叩击时髋关节疼痛，"4"字征（图 44-3-2）及 Thomas 征阳性（图 44-3-3）。

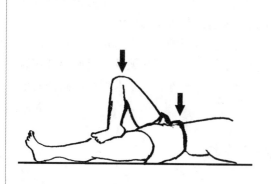
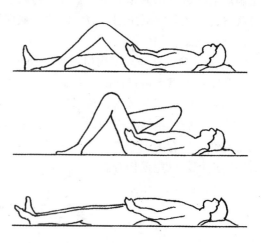

图 44-3-2　"4"字征　　　　　　　　　　图 44-3-3　Thomas 征

【影像学检查】

早期髋关节结核 X 线检查多无明显改变，特别是滑膜结核。CT、MRI 有时能早期显示肿胀滑膜与关节内外积液与脓肿。

1. 单纯滑膜结核　随病变进展可逐渐出现关节囊肿胀，髋臼和股骨头骨质疏松。继而在髂骨和股骨上端髋关节滑膜附着区内见到骨小梁变细模糊，骨皮质亦薄；关节间隙增宽，闭孔变小。然后关节间隙逐渐变窄，直至关节边缘模糊，间隙消失，病变进入全关节结核期。

2. 单纯骨结核　髋关节骨结核病灶多局限在髋臼、股骨头、股骨颈处。通常可见股骨头轮廓模糊不清，有局限性骨质破坏，边缘可有轻度硬化，其间可有死骨存在。来自滑膜结核的全关节结核骨质破坏较均匀，骨小梁模糊不清；而来自骨结核者则骨质破坏大多严重，且周围骨质密度亦都增高。髋关节结核股骨头大小的改变，可因早期炎症刺激充血使股骨头变大、变扁，晚期因发育障碍而股骨头变小。

3. 全关节结核　早期全关节结核因源于滑膜结核或单纯骨结核而不同，其影像学表现亦有所不同。CT 检查常有助于早期全关节结核的发现，如关节软组织肿胀、关节囊肥厚、关节积液，以及关节间隙的狭窄或消失，局限性骨质破坏等。

晚期全关节结核的影像学表现基本一致，仅在程度上有所不同。股骨头变扁碎裂和致密或囊性变。髋臼内侧变平变宽，髋关节半脱位或完全脱位。亦有因髋臼底部骨质破坏、股骨头向上内穿破髋臼突入盆腔者。严重者股骨头破坏消失殆尽，仅残存股骨颈。病程较长的病变，晚期可于关节囊附近显现有残余脓肿呈点状或片状钙化，关节强直畸形。

【诊断和鉴别诊断】

根据病史、症状、体征和影像学检查，本病一般不难诊断。但早期病变轻微时，需要反复检查、仔细观察，比较双侧髋部 X 线检查结果，才不致漏诊。本病须与下列髋部疾病鉴别。

1. 急性化脓性髋关节炎　骨结核病灶穿入髋关节也可急性发病，并伴有全身中毒症状。必要时可进行穿刺，涂片检查或细菌培养。

2. 慢性低毒性化脓性髋关节炎　与髋关节结核合并混合感染鉴别较困难，必须依靠脓液的细菌培养和活组织检查才能确诊。

3. 儿童股骨头骨软骨病　具有典型的 X 线特征：股骨头致密扁平，关节间隙增宽，以后可出现股骨头破碎、坏死及囊性变，股骨颈粗而短。临床检查髋关节活动很少受限，红细胞沉降率正常。

4. 一过性髋关节滑膜炎　多见于 8 岁以下儿童，主诉为髋或膝关节疼痛、跛行或不愿走路，髋关节活动轻度受限。患儿发病前一般有上呼吸道或消化道感染病史，卧床休息及患肢皮肤牵引数周后即愈。

【治疗】

全身支持及抗结核药治疗，对改善患者的全身情况、作为术前准备及术后治疗都是非常重要的。如髋部疼痛剧烈并伴有肌痉挛或屈曲畸形时，应采用皮肤牵引。

1. 单纯滑膜结核　可在关节内注射抗结核药。穿刺点在腹股沟韧带中部下方、在股动脉与股神经外侧。若疗效不佳，可做滑膜切除术，术后用皮肤牵引和丁字鞋制动。

2. 单纯骨结核　股骨头及髋臼有脓腔及死骨时，应及早施行病灶清除。经搔刮后，遗留的较大空腔，可用松质骨充填。术后皮肤牵引 6～8 周，病变稳定后，可扶双拐活动。

3. 早期全关节结核　如无手术禁忌证，为了挽救关节，应及时进行病灶清除手术。

4. 晚期全关节结核

(1) 彻底病灶清除术：是各种手术的基础。

(2) 髋关节融合术、关节成形术：适用于年龄在 15～60 岁的患者。

(3) 全髋关节置换术：晚期全关节结核行人工关节置换术后，有假体松动、感染、结核复发等问题，故多数学者持谨慎态度。其适应证为：病变治愈 2 年以上，近期无其他感染疾患，患髋肌肉良好；患者从事非长时间站立和行走工作；年龄在 40～50 岁者。

(4) 截骨矫形术：关节有明显屈曲和内收畸形者，可做转子下截骨术，以矫正畸形，改善功能。对于髋内、外翻畸形，可于成年后做股骨转子下截骨矫形术。对于明显的肢体不等长，可考虑做肢体延长术。

第四节 膝关节结核

膝关节结核的发病率占全身骨关节结核的第三位。患者多为儿童及青壮年，性别无明显差异，多为单侧发病。

【病理】

膝关节滑膜丰富，故早期以滑膜结核多见。滑膜结核发病缓慢，可持续数月或数年。症状轻微，患者就诊时多数已转变为全关节结核。此时滑膜已完全受结核性肉芽组织破坏，并进一步破坏关节软骨，最后侵犯骨质，发生纤维性粘连。单纯骨结核多位于股骨下端和胫骨上端，可分为中心型和边缘型。中心型病变多有死骨，边缘型病变常见于干骺端，多无死骨。

当骨结核转变为全关节结核时，关节软骨及软骨下骨质的破坏比较局限，大部分关节软骨面尚保持完整。另外，半月板和十字韧带也被破坏，关节囊和侧副韧带松弛，股二头肌、髂胫束等痉挛，引起膝关节屈曲，胫骨向后移位。随后软骨及骨质继续破坏，形成死骨、空洞。脓液可进入髌上囊、腘窝或膝关节两侧形成脓肿。若脓肿破溃，可长期流脓，合并继发混合感染，窦道可经久不愈。晚期膝关节可严重屈曲、外展、外旋和半脱位畸形强直。

【临床表现】

起病缓慢，患者有低热、乏力、疲倦、食欲缺乏、消瘦、贫血、夜间盗汗等全身症状。单纯滑膜结核的早期症状为关节呈弥漫性肿胀，局部疼痛多不明显。检查时可发现膝眼饱满，髌上囊肿大，浮髌试验阳性。穿刺可得黄色混浊液体。单纯骨结核的局部症状更少，仅在骨病灶附近有肿胀和压痛。早期全关节结核，肿胀、疼痛和关节功能受限都比较明显。至晚期，股四头肌萎缩，关节肿胀呈梭形。由于疼痛和肌痉挛使膝关节处于半屈曲位。亦可发生膝外翻畸形。骨骺破坏后，使骨生长受到影响，以致患肢发生短缩畸形。实验室检查红细胞沉降率加快与 C-反应蛋白升高。

【影像学检查与关节镜检查】

影像学表现常常不典型。单纯滑膜结核表现为骨质疏松，髌上囊和软组织肿胀影像。在单纯骨结核，中心型表现为骨质模糊，呈磨砂玻璃样，以后可形成死骨及空洞。边缘型表现为边缘骨质被侵蚀破坏。在全关节结核，骨质广泛疏松脱钙。骨质被侵蚀破坏，关节间隙变窄或消失；破坏严重时出现股骨向后半脱位，有时还可有膝外翻、外旋畸形。窦道长期不愈者可出现骨质硬化现象。CT 与 MRI 可以较早地发现 X 线检查尚未显示的病灶，如局部的小脓肿、软组织增厚、坏死骨块。尤其是 MRI 对关节内病变有早期的诊断价值。

关节镜检查对早期诊断膝关节滑膜结核具有独特价值，既可行关节液培养，组织活检，同时也可行镜下滑膜切除术。

【治疗】

1. 非手术治疗

(1) 全身支持与抗结核治疗：单纯滑膜结核应用全身支持与抗结核药治疗，80％左右的病例可以治愈，并保留正常或近乎正常的关节功能。

(2) 局部治疗：包括从膝关节前方注射抗结核药，成人注入异烟肼每次 200mg，儿童减量。每周 1 次，3 个月为 1 疗程。早期开始功能锻炼，保证关节功能恢复。

（3）关节制动：根据患者疼痛、肿胀等情况，分别采用限制活动范围与活动量、卧床、石膏托、牵引等不同方法使患膝减轻负担，利于修复。疼痛与肿胀消退后可停止制动。

2. 手术治疗

（1）滑膜切除术：非手术治疗3～6个月效果不佳者，可施行滑膜次全切除术，但不切断交叉韧带和侧副韧带。术后皮肤牵引2～3kg，术后1周练习膝关节屈伸运动，1个月后扶双拐下地活动。关节镜下的滑膜切除术效果良好，有条件者应尽量实行。

（2）病灶清除术：单纯骨结核当骨质破坏较重有转变为全关节结核的危险时，应尽早施行病灶清除术，手术时尽可能不进入关节内。病灶清除后可用松质骨充填骨腔，术后用管型石膏固定。以后逐渐练习不负重活动。对全关节结核，15岁以下的患者只行彻底病灶清除术。

（3）关节融合术：15岁以上患者关节破坏严重时，在病灶清除后，可同时行膝关节加压融合术。有窦道或有屈曲挛缩者均宜做关节融合术。加压钢针一般在术后4周拔除，改用管型石膏2个月。局部制动十分重要，无论是手术或非手术治疗，固定时间一般不少于3个月。

（4）全膝关节置换术：近年对活动期膝关节结核进行人工关节置换越来越多，但该手术有导致结核病变不愈，合并化脓性感染、假体松动等可能。

（王自立）

第四十五章　运动系统畸形

运动系统畸形是骨科系统常见病和多发病，本章主要讨论非神经源性畸形，即先天性畸形和姿态性畸形。

第一节　先天性畸形

一、先天性肌性斜颈

先天性肌性斜颈（congenital muscular torticollis，CMT）由胸锁乳突肌的纤维性挛缩所致。

【病因】

尽管在几个世纪之前，对先天性肌性斜颈就有所认识，但其病因仍不清楚。先天性肌性斜颈的病因有几种假说，包括宫内胎儿的位置异常、感染、产伤、血管损伤等。近期有作者推测先天性肌性斜颈可能是宫内或围产期筋膜间隔综合征的后遗症。

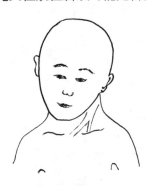

图 45-1-1　肌性斜颈

肌性斜颈（左）头向
健侧转，患侧倾

【临床表现】

女性多于男性，右侧较左侧常见。病变可累及全部肌肉，但更多的病变是只累及胸锁乳突肌的近锁骨附着处。出生时畸形并不明显，出生后 1～2 周患侧胸锁乳突肌中下段出现一个质硬、椭圆形或圆形肿块，限制婴儿颈部活动，被动牵拉有痛苦表情，3～4 个月后自行消失，逐渐出现畸形。1 岁以后明显，且逐渐加重，头向健侧转、患侧倾，颈活动受限，颜面不对称，患侧短平，鼻唇沟浅，双眼、双耳不在同一平面，严重者前、中斜角肌，颈阔肌，颈动脉鞘均有挛缩，挛缩的胸锁乳突肌胸骨头、锁骨头或二者附着点突起（图 45-1-1）。

【鉴别诊断】

应与骨性斜颈（如半椎体、附件联合、融合椎、寰椎后弓缺）如相鉴别，与视力、听力不均衡，姿势不良，颈部外伤或炎症所引起的斜颈相区别。自发性寰枢椎旋转半脱位的斜颈为突发、伴有疼痛。婴儿良性阵发性斜颈为周期性发作，且侧别交替。

【治疗】

治疗原则是早发现、早治疗。小于 1 岁的患者有 80%～90% 可通过保守治疗痊愈。

婴儿期只能保守治疗，应该指导其父母按摩肿块，推拉患儿的头部，以牵拉胸锁乳突肌。即轻柔地将头向健侧倾，直至耳可接近肩，然后将头逐渐向患侧转。亦可通过矫形帽吊带矫正。在婴儿期没有手术切除病变的理由，应在纤维化演变完成后再进行手术。

保守治疗至半岁仍不能矫正，手法矫正已无希望。1～2 岁的轻度畸形患儿可行单纯切断胸锁乳突肌胸骨头与锁骨头的附着，术中注意勿损伤副神经，术后不需制动，但需要继续练习，有一定的复发率。3 岁以后除松解挛缩的肌肉外，如颈阔肌和附近筋膜也有挛缩，则将其切断，术后放置厚敷料保持头处于过度矫正的位置，这样做可以预防畸形复发。术后 1 周开始物理治疗，包括早期的手法牵伸颈部以保持颈部处于过度矫正的位置。手法牵伸应每日 3 次，持续 3～6 个月。通常无需应用石膏和支具固定。考虑到美容的因素，对畸形不太重的女孩可采取胸锁乳突肌延长的办法，以保持术后颈部"V"形轮廓。年龄大畸形又重或手术失败的病例，不仅需要松解胸锁乳突肌的胸、锁骨头，还需要松解胸锁乳突肌乳突头，以及松解颈阔肌，甚至颈动脉鞘。术后早期可以进行颈部被动牵伸、增强肌力和主动活动等。在术后前 6～12 周也可采用颌枕牵引和颈部围领固定。

二、先天性并指、多指畸形

（一）并指

并指（syndactyly）又称"蹼状指"，由于胚胎发育过程中手指未能分开所成，是最常见的手部先天性畸形。轻重差别很大，从不完全蹼指到完全并指，从单纯并指到多指并指。

【病因】

遗传基因异常或胚基分化受损，也见于先天全身畸形，如尖头并指畸形（Apert 综合征），也可合并相应的足趾并趾（图 45-1-2）。

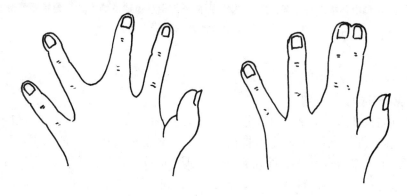

图 45-1-2　中指和环指不完全蹼指、示中指并指

【临床表现】

并指多种多样，可分为完全或不完全并指和简单（也叫皮肤并指，skinny syndactyly）或复杂并指（也叫骨性并指，bony syndactyly）。完全并指自指蹼到指尖都连在一起；不完全并指为两指自指蹼到指尖近侧某一点连在一起。简单并指是指两指间只有软组织相连，在软组织桥中，相邻指的血管神经束可分别存在或变异，指总血管、神经的分叉低位。不等长手指并指，随着生长发育，长指可出现屈曲畸形。复杂并指是指相邻指不仅软组织连接，指骨亦融合，以末节指骨及指甲融合较常见。并指同时伴有手指周缘发育不良、数目变异、短指或裂手称之为复合性并指（compound syndactyly）。

【治疗】

手术难度大，3～5 岁为最佳手术年龄。在等待合适的手术年龄时，指导父母按摩指蹼，以伸展指间皮肤，以利于后期手术。手术分为手指分离、连接部重建和指向对缘皮肤重建。分指手术成功的关键是设计好指间"Z"形皮瓣及指蹼重建皮瓣，全层游离植皮要充分，术前要考虑到共用的肌肉、肌腱、神经、血管、骨骼以及指甲等（图 45-1-3）。

（二）多指

多指（polydactyly）是常见手部畸形，多指分为三种主要类型：桡侧-拇指重复（分权拇指）；中央-示指、中指或环指重复；尺侧-小指重复。

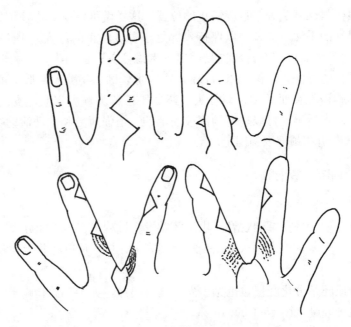

图 45-1-3　左指和中环指皮肤并指、指间"Z"形皮瓣与指蹼重建皮瓣设计、分指后背侧及掌侧观
虚点示全层游离植皮区

【病因】

遗传因素或胚基早期受损导致重复畸形。

【临床表现与分型】

多余指可有完整外形，甚至难以区分哪一个是固有指，哪一个是多余指。也可能只有部分骨骼、肌腱，较固有指细小，或没有指骨仅是皮赘。根据多余指发生的水平，Wassel 将拇指多指分为 7 型：Ⅰ：多指自远节指骨分叉；Ⅱ：远节指重复；Ⅲ：多指自近节指骨分叉；Ⅳ：近节、远节指重复；Ⅴ：多指自第一掌骨分叉；Ⅵ：完全重复；Ⅶ：近节、远节指重复，固有指有三节指骨（图 45-1-4）。

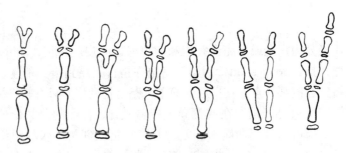

图 45-1-4　Wassel 拇指多指分型

【治疗】

除了简单赘指外，不宜过早手术。简单切除效果不佳，会随生长出现侧倾，关节不稳定，手指的捏握功能不同程度受到影响。术前要全面了解关节的稳定性及术后可能出现的问题，关节的活动度、手指的长度、多指发出的平面、骨骼关节与肌腱附着情况，区分固有指与多余指，才能决定取舍是切除多余指、修复固有指，还是合二为一，同时要考虑是否需要缩窄增宽的关节面、重建韧带和进行肌腱转移等。

三、发育性髋关节发育不良

发育性髋关节发育不良（developmental dysplasia of the hip，DDH）包括髋脱位、半脱位

与髋臼发育不良。既往称为先天性髋脱位（congenital dislocation of the hip，CDH）或发育性髋关节脱位（developmental dislocation of the hip，DDH）。

【病因】

发育性髋关节发育不良可能由多因素所致，目前提出的学说包括机械学说、激素学说（引起关节松弛）、原发性髋臼发育不良和遗传学说等。支持遗传学说的证据为不同国家、地区、人种发生率有明显差异，且父母一方患病，子女发病率为常人的 10 倍。臀位产使髋关节在异常的屈曲位置上遭受机械压力，容易引起股骨头脱位。韧带松弛引起发育性髋关节发育不良的依据是妇女在分娩过程中受雌激素的影响产生盆腔松弛，而子宫内胎儿也受其影响并足以产生韧带松弛，使在新生儿期允许股骨头脱位。我国发育性髋关节发育不良的发生率为 1‰～3‰，北方多于南方，内陆多于沿海。

【病理改变】

脱位越高、年龄越大，病理改变越明显。髋臼浅、方向改变，髋臼上缘缺损、臼唇软骨内翻。股骨头发育小、不规则，二次骨化中心出现晚（正常于生后 4～6 个月出现），股骨近端前倾角加大（正常新生儿 15°～30°，成人 7°～10°，患儿可以明显加大甚至超过 60°）。圆韧带被拉长、变宽或缺如。关节囊肥厚、葫芦样变形，关节周围肌肉、韧带挛缩。

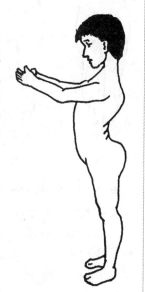

图 45-1-5　双侧发育性髋脱位站立时姿态

【临床表现】

发育性髋关节发育不良的临床表现因患儿的年龄不同而存在较大的差异。新生儿和婴儿常因症状不明显而被家长忽略。3～4 个月单侧发育性髋关节发育不良患儿双侧腹股沟、大腿内侧及臀部皮肤皱纹不对称，患侧皮肤皱褶加深增多，双侧发育性髋关节发育不良者会阴增宽。牵拉患侧下肢时有弹响声或弹响感，患儿会哭闹。6～18 个月患儿家长常会发现在更换尿布时，髋关节被动外展较困难。进入行走年龄的儿童，学站、学走稍晚，容易摔跤。会走以后，单侧脱位表现短肢跛行，双侧脱位站立时挺腰撬臀（图 45-1-5），行走时左右摇摆呈鸭步步态。青春期前后出现患侧髋、膝不适，易疲劳、疼痛。

【诊断】

超声普查对于早期发现和诊断新生儿发育性髋关节发育不良具有非常重要的作用，可以作为一种常规筛选检查方法。

临床的常规检查主要包括 Ortolani 试验、Barlow 试验、Allis 征（又称 Galeazzi 征）、Trendelenburg 征、望远镜试验（Telescope test）和 Thomas 征。Ortolani 试验和 Barlow 试验只用于检查新生儿和小婴儿。对可以站立的患儿可检查 Trendelenburg 征。望远镜试验主要出现在幼儿。大龄患儿可出现固定屈曲畸形（Thomas 征阳性）。

Ortolani（"弹进"）试验：患儿仰卧，检查者一手拇指置于股骨内侧上段正对大转子处，其余四指置于股骨大转子外侧，另一手牵拉患肢并屈髋、屈膝和外展髋关节，同时置于大转子外侧的四指将大转子向前和内侧推压，可以听到弹响，有脱位的髋被复位的感觉，即为阳性。

Barlow（"弹出"）试验：患儿仰卧，在髋关节内收的位置上，检查者用拇指向外、后推压，可感觉股骨头自髋臼脱出，稍一牵拉又可复位，即为阳性。表示存在髋关节半脱位、不稳定或有脱位可能。

Allis 征（又称 Galeazzi 征）阳性：即平卧位屈膝、靠拢双内踝，双膝不等高（图 45-1-6）。双侧髋关节脱位可表现为对称性异常。

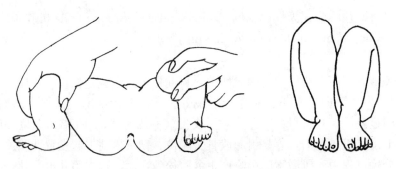

图 45-1-6 左侧蛙式征、Allis 征阳性——左髋脱位

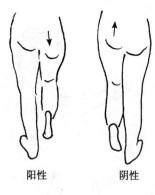

阳性　　　　阴性

图 45-1-7 Trendelenburg 征

Trendelenburg 征：单足站立对侧屈髋屈膝，正常负重侧臀中肌收缩会使对侧骨盆上提，反之，因臀中肌松弛而下降，即 Trendelenburg 征阳性（图 45-1-7）。

望远镜试验（Telescope test）：患儿取平卧位，下肢伸直，检查者一手握住小腿，沿身体纵轴向上推，另一手摸着同侧大转子，如触及有活塞样活动感觉，为阳性。以幼儿体征更为明显。

Thomas 征：患儿取平卧位，健侧髋膝关节尽量屈曲，使大腿贴着躯干，双手抱住膝关节，并使腰部贴于床面。如患髋不能完全伸直，或虽能伸直但腰部出现前凸，则 Thomas 征阳性。

尽管 X 线检查对诊断新生儿期的 DDH 并非十分可靠，但是随着患儿年龄的增大和软组织的挛缩，X 线检查变得越来越有助于诊断和治疗。二次骨化中心未出现前，Perkins 象限是诊断依据，象限由双髋臼中心连线（Hilgenreiner 线）与髋臼外缘垂线构成，正常股骨近端位于内下象限，位于外下象限为半脱位，位于外上象限为脱位。髋臼中心与外缘连线与 Hilgenreiner 线的交角为髋臼指数（或称髋臼角），新生儿为 30°～40°，以后逐年减小，1 岁＜25°，12 岁减少至 15°以下，角度增大说明髋臼发育不良（图45-1-8）。正常自闭孔上缘至股骨颈内侧缘是一条平滑的弧线，如此弧线中断说明脱位或半脱位。自股骨头中心与 Hilgenreiner 线画一垂线，再与髋臼外缘画一直线，两条线的交角为 CE 角，表示臼对头的包容状态，正常＞20°，脱位时可呈负角（图 45-1-9）。此外还应测量颈干角与前倾角。

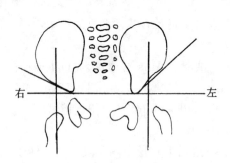

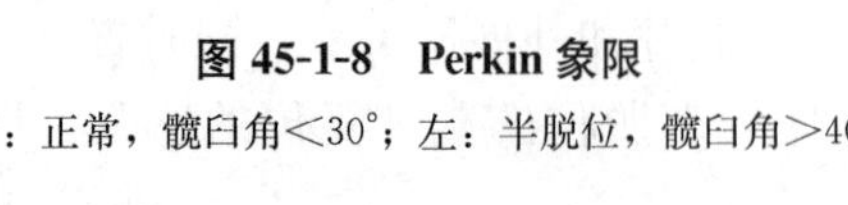

图 45-1-8 Perkin 象限

右：正常，髋臼角＜30°；左：半脱位，髋臼角＞40°

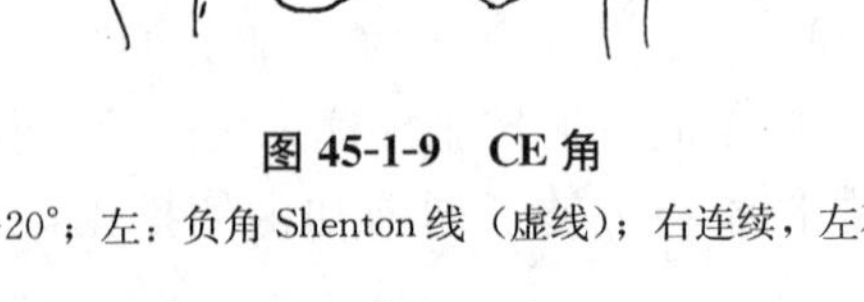

图 45-1-9 CE 角

右：＞20°；左：负角 Shenton 线（虚线）；右连续，左不连续

【鉴别诊断】

应与病理性髋脱位（pathologic dislocation of the hip）（新生儿髋关节感染极易造成髋脱位，脱位的股骨头未受到破坏，易与 DDH 相混淆）、麻痹性髋脱位（paralytic dislocation of the hip）及其他周身畸形并发髋脱位（如多发关节挛缩 Arthrogryposis）相鉴别。

【治疗】

治疗越早，效果越好。对于从出生后～6个月龄的新生儿，治疗目的是稳定髋关节，可用宽尿布、连衣挽具（Pavlik harness）和髋屈曲矫形器等，将髋关节维持在屈曲、外展、外旋位，多可自行复位（图45-1-10），连衣挽具治疗的成功率为85%～95%。如复位后髋臼仍发育差，可以继续应用髋单条外展支具维持头与臼的相对应关系，刺激臼的发育。如未早期

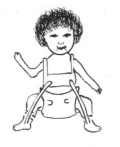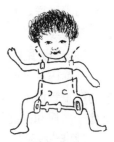

图 45-1-10　Pavlik harness、髋屈曲矫形器

发现或保守治疗失败，6个月至1岁半的婴儿首选麻醉下闭合复位、人类位石膏管型固定。复位应在全身麻醉下施行，闭合复位前，应切开或经皮切断内收长肌，必要时同时切断髂腰肌肌腱，以轻柔的Ortolani手法复位。建议使用碘海醇行关节造影，若造影显示股骨头软骨缘于髋臼内壁间隙＞4mm，提示头臼间有软组织嵌顿，阻碍复位。放弃闭合复位，改用经内侧入路或前外侧入路行切开复位。复位后人类位石膏管型固定髋关节屈曲100°、外展40°～50°、旋转中立位共3个月，然后更换石膏，继续外展位石膏管型或支具固定3～6个月。1岁半至8岁是切开复位、股骨短缩旋转截骨和（或）骨盆截骨手术治疗的适应年龄，首选重建型骨盆截骨术，主要有髂骨截骨术（Salter）、三联（Triple）截骨术、髋臼成形术（Pemberton）、Dega截骨术。术后采用髋人字石膏管型固定6周，5岁以上患儿为防止关节坚硬，可行石膏固定3周继双下肢外展皮牵引3周。继避免负重关节活动训练至术后3～6个月。大龄儿童、青年甚至部分成年人，可采用骨盆内移截骨术（Chiari），以减轻症状（图45-1-11）。股骨头缺血坏死、再脱位、关节僵硬是术后最常见的并发症。成年人发生严重的退行性骨关节炎，引起明显疼痛者可以行全髋关节置换术（图45-1-12）。

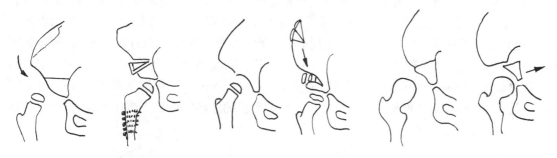

图 45-1-11　髂骨截骨术（Salter）、髋臼成形术（Pemberton）、骨盆内移截骨术（Chiari）示意图

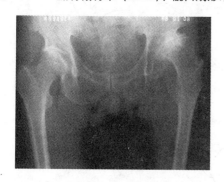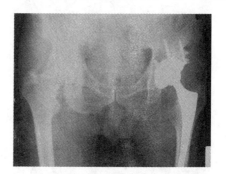

图 45-1-12　左图为髋臼发育不良患者伴脱位及严重骨性关节炎发生；右图为行全髋关节置换术后3年

四、先天性马蹄内翻足

先天性马蹄内翻足（congenital equinovarus，congenital clubfoot）是最常见的足畸形，男性多于女性，约半数为双侧，发生率约为1‰。

【病因】

病因不详，有距骨内的原始胚浆缺陷，足内、外翻肌Ⅰ、Ⅱ型肌纤维分布异常，区域性生长紊乱等学说。

【病理改变】

马蹄内翻足的三种主要病理改变是跖屈、内翻和内收畸形。畸形的严重程度不一，可以为轻度的跖屈、内翻畸形，也可以是整个足处于跖屈和内翻的位置伴前足内收和高弓畸形。

【临床表现】

前足内收、内翻，后足跖屈、内翻，高弓，足外柱较内柱长。随年龄增长畸形加重。距骨颈偏向跖内侧，舟骨移位至距骨颈内侧，并旋转与内踝相接触，距跟关节矢状面下垂、冠状面内翻、水平面内旋。小腿三头肌（跟腱），踝关节后关节囊，三角韧带，跟腓韧带，距舟、舟楔、楔跖内侧及跖侧关节囊、跖筋膜及足底小肌肉、胫后肌、趾长屈肌、踇长屈肌、踇外展肌挛缩（图 45-1-13）。

【诊断】

出生后即呈现畸形，诊断不难，但应与脑瘫、多发关节挛缩、脊髓脊膜膨出、神经性肌病、神经源性损伤所致的足畸形相鉴别。

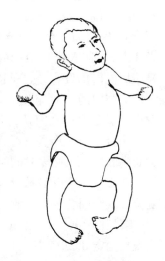

图 45-1-13　先天性马蹄内翻足（双侧）

【治疗】

马蹄内翻足的初期治疗为非手术治疗，包括系列手法按摩和连续石膏矫形。矫正顺序为首先矫正前足内收，继之矫正足跟内翻，最后矫正后足跖屈畸形。具体手法是将足跟握持在手心，另一手用拇指、示指、中指捏持前足，将前足外展、外翻，待前足畸形过度矫正后，再将踝关节背伸，同时将跟骨外翻。连续石膏矫形亦按上述顺序，出生后就可开始，每周更换一次，1 个月后 2 周更换一次，3 个月后 3 周更换一次。2 个月前用长腿石膏后托 90°屈膝位固定，2 个月后用长腿石膏管型制动（图 45-1-14）。矫正过程必须循序渐进，否则会出现摇椅足；必须禁忌暴力，否则会损伤软骨造成永久性僵足。Denis-Brown 矫形器（图 45-1-15）可通过逐渐将足外旋、减少足底板与垂直臂角度，达到矫形目的。此矫形器更多用于维持矫形位置。半岁以上者保守治疗往往难以奏效。

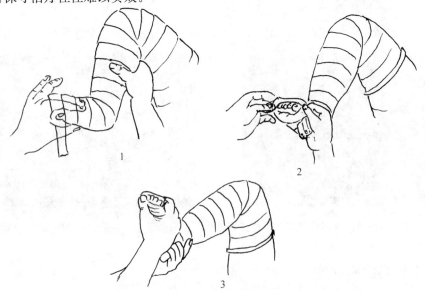

图 45-1-14　先天性马蹄内翻足石膏矫形

捏持矫正足畸形、石膏绷带一直缠绕住捏持手指，然后翻折石膏露出趾端，塑形矫正畸形

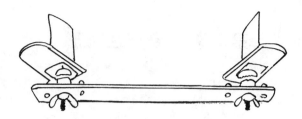

图 45-1-15　Denis-Brown 矫形器

　　马蹄内翻足的手术适应证为经过系列手法按摩和石膏矫形治疗后，畸形仍没有得到矫正者。手术方法必须适合于患儿年龄和需要矫形的畸形程度。手术治疗以软组织松解应用最广，从最简单的跟腱延长、后关节囊松解、跖底松解，到更为彻底的后内侧松解（Turco）（图 45-1-16）、后内外侧松解（Mckay）（图 45-1-17）。松解后足骨性畸形未能充分矫正者，可辅以关节外截骨-骰骨截骨、跟骨截骨术矫正。胫前肌止点外移有利于恢复动态肌力平衡。大龄患儿 10 岁以后，只能通过三关节融合（距跟关节、距舟关节、跟骰关节）矫正畸形。此外，还可运用伊利扎诺夫（Ilizarov）技术矫形，逐渐矫正畸形。

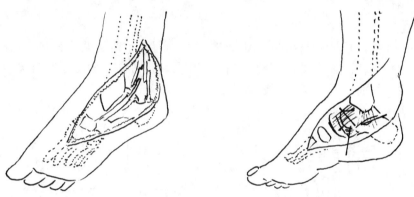

图 45-1-16　后内侧松解

延长跟腱、胫后肌腱，切断胫舟、胫跟、跟舟韧带

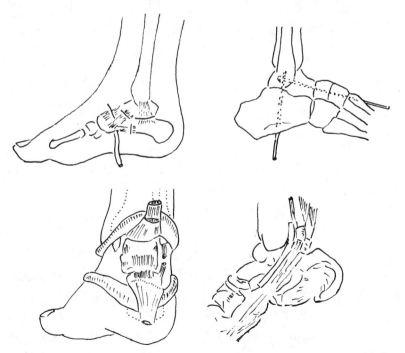

图 45-1-17　后内外侧松解

冠状面延长跟腱，延长胫后肌腱、趾长屈肌腱、蹲长屈肌腱。切断三角韧带背侧距舟、跖侧跟舟韧带和关节囊

第二节　姿态性畸形

一、平足症

平足症（flatfoot、pes planus）通常指足部内侧纵弓的丧失，常伴足跟外翻。易变性平足比较柔软，在非负重的情况下，足弓的外观正常。如果在非负重的状态下也不存在可接受内侧纵弓，往往为病理性平足，通常较僵硬（痉挛性平足）。新生儿、小婴儿足底软组织丰富且关节松弛，没有纵弓是正常现象。初学步时，步横距大，足轻度外翻亦属正常。2 岁以后纵弓形成，如仍不出现则属于平足。本病发生率约为 1‰，男女之比为 2：1。

【病因】

有明显的遗传因素，姿态性平足与胫骨内旋、走路姿态不正确、韧带松弛、肌力弱、体重过大有关。副舟骨（accessory navicular bone）（图 45-2-1）是平足常见的原因，正常人群中 10% 存在，2% 有症状。

【临床表现】

开始表现为易变性平足（flexible flatfoot），站立全足负重时足纵弓消失，足趾站立时纵弓恢复（图 45-2-2）。以后逐渐加重，足纵弓消失，跟骨轻度外翻、前足于距舟关节外展、踝背伸活动范围减少，继而出现易疲劳、腿痛等症状。

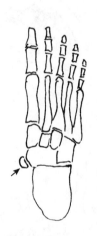

图 45-2-1　副舟骨

（箭头所示）

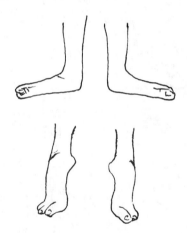

图 45-2-2　易变性平足

全足负重纵弓消失，足趾站立纵弓呈现

【诊断】

易变性平足容易诊断，但需与病理性平足，如先天性垂直距骨、跗骨桥（tarsal coalition）引起的痉挛性平足，以及脑瘫、脊膜膨出引起的继发平足相鉴别。

【治疗】

易变性平足者应及早应用足纵弓垫（图 45-2-3），并主动练习踝背伸肌力，以利于足弓的发育。副舟骨常常导致临床症状，也应先试行保守治疗，应用足纵弓垫，多数症状可以缓解。少数保守治疗失败者可行副舟骨切除胫后肌肌腱附着修整术。其他任何矫正易变性平足的手术均应以缓解可引起功能障碍的疼痛为目的，只有在各种保守治疗均无效的情况下方可采用，手术方法包括 Miller 手术和三关节融合术。僵硬性平足经常由足的先天性骨畸形引起，常常产生严重的症状，仅仅通过改变鞋具的保守治疗难以达到缓解症状

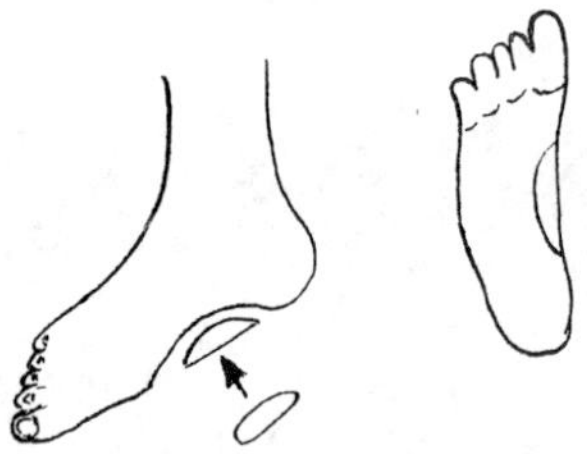

图 45-2-3　应用足纵弓垫矫正平足

的目的，因此，往往需要针对不同情况采取手术治疗。

二、踇外翻

第一跖骨内翻，踇指斜向外侧，称为踇外翻（hallux valgus），多见于中年女性，男女之比为 1：25。

【病因】

与机械因素有密切的关系，如儿时穿小鞋、成人穿尖头鞋和高跟鞋等。与遗传因素如第一跖骨过长或过短，胫后肌附着异常，扩展至踇收肌斜头、踇短屈肌腓侧有关。平足与外翻互为因果。

【病理改变】

开始第一跖骨头内侧出现囊炎，第一跖骨内翻，第一、二跖骨间夹角增加（通常不超过 8°～9°），第一跖趾关节外翻角增加（正常上限为 15°～20°），第一跖趾关节增生、半脱位，第一跖骨头内侧突出骨疣形成，踇外展肌向趾侧滑移，踇短屈肌、踇长屈肌、踇内收肌和踇长伸肌外移，第二趾受压迫成锤状趾样畸形（图 45-2-4）。

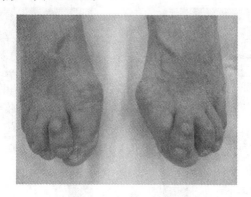

图 45-2-4 踇外翻畸形

【临床表现】

早期趾的跖趾关节内侧及跖骨头内侧囊炎处肿胀、疼痛，呈现外翻畸形，后期囊炎变为骨样硬度疣样肿物，第二趾受挤压出现畸形，行走困难，足的负重关系完全改变。典型外翻畸形包括：第一跖骨内翻、趾外翻、踇囊形成、第一跖趾关节炎、一个或多个足趾的锤状趾、鸡眼。

【诊断】

容易诊断，轻度外翻与平足往往并存，需辨认哪一个是造成畸形的主要原因。第一跖趾关节是痛风易侵犯部位，检查血尿酸值有助于与痛风性关节炎相鉴别。

【治疗】

避免不利于足正常发育与正常负重关系的机械因素，可以明显减少踇外翻的发生与加剧。单纯切除囊炎和骨性突起，难以完全消除症状。被推荐用于治疗踇外翻的手术由 100 多种，软组织手术主要包括 McBride 手术（图 45-2-5）和各种改良 McBride 手术等；骨和软组织的联合手术主要包括 Keller 关节切除成形术（图 45-2-6）和改良 Keller 手术等；跖骨截骨术主要包括各种第一跖骨远端截骨术（如 Mitchell 手术及 Chevron 截骨）和第一跖骨近端截骨术（如弧形截骨术、Chevron 截骨术、Ludloff 截骨术和 Scarf 截骨术）。其他手术方法还包括内侧楔骨截骨术、近节趾骨截骨术（Akin 截骨术）和第一跖趾关节融合术等。

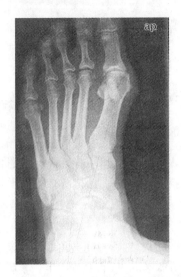
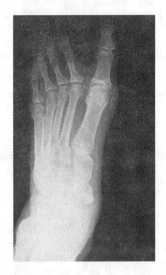

图 45-2-5   McBride 手术，矫正踇外翻畸形

（左为术前 X 线表现，右为术后 X 线表现）

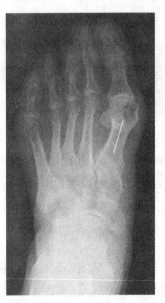
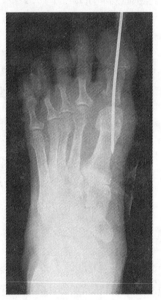

图 45-2-6   Keller 手术矫正踇外翻畸形

（左为术前 X 线表现，右为术后 X 线表现）

三、脊柱侧凸

正常情况下，脊柱在额状面上不应有任何弧度，一旦向两侧出现弧度，则称脊柱侧凸（scoliosis）。总体上脊柱侧凸可分为结构性与非结构性两大类。非结构性脊柱侧凸即脊柱内部结构没有破坏，包括姿态性、代偿性、抗痛性、癔症性脊柱侧凸。脊柱侧凸结构性又分特发性、先天性、神经肌肉性和骨源性脊柱侧凸等。此处只重点介绍特发性脊柱侧凸。特发性脊柱侧凸（idiopathic scoliosis）最常见，占全部脊柱侧凸的 80%。

【分型】

按发病年龄可分为：①婴幼儿型：于出生后至 3 岁发病，较少见，男性多于女性，多表现胸椎左凸，70%～90% 的病例可以自行矫正，少数继续加重。②儿童型：3～10 岁发病，多数发病于 6 岁以前，类型多样，但以胸椎右凸较多见，一般进展缓慢。③青少年型：10～16 岁发病，多为胸椎右凸，或胸腰段右突。进展速度不一，有的青春期很快加重，有的缓慢加重。

个别病例发病于骨生长停止后，极少见。

【病因】

特发性脊柱侧凸的病因不明，但侧凸的发展可能与以下因素有关：女孩多于男孩；月经初潮前；双弧侧凸多于单弧侧凸；胸椎侧凸多于腰椎侧凸；较为严重的侧凸。

【病理改变】

脊柱侧凸同时还可伴有前凸与后凸，特发性脊柱侧凸以侧凸为主，伴有明显的旋转畸形。多数病例只有一个主弧线，近、远端各有一个代偿弧线。少数病例存在两个弧线，无主次之分（图 45-2-7）。由于椎体向凹侧旋转，造成胸廓的扭曲、成角畸形，凸侧后背隆凸，凹侧前胸突起，弯腰时尤为明显，呈现典型的剃刀背畸形（图 45-2-8），剃刀背越高说明脊柱旋转角度越大。棘突偏向凹侧。凹侧韧带、肌肉挛缩，凹侧椎体受压楔状变形，凹侧椎板、椎弓变短、增厚。严重者肺受压，肺活量明显减小，心脏移位，右心室肥厚扩张，腹腔内脏器向盆腔下垂。

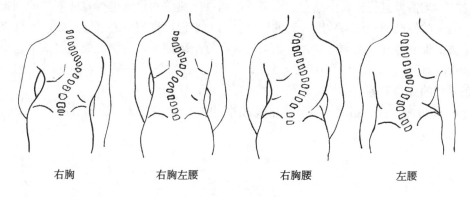

右胸　　　　　　右胸左腰　　　　　　右胸腰　　　　　　左腰

图 45-2-7　脊柱侧凸示意图

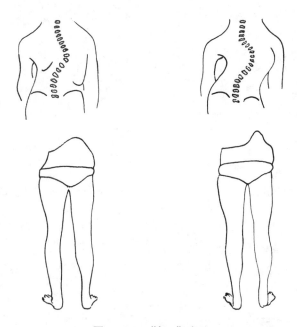

图 45-2-8　剃刀背畸形

脊柱侧凸越严重，弯腰时剃刀背畸形越明显

【临床表现】

婴幼儿型脊柱侧凸多数弧度在 1～2 年内消失，少数于 7～8 岁消失，弧度不消失且逐渐加重的患儿多身材矮小，侧凸常伴有后凸，幼儿型双曲线者有明显加重趋势。儿童型多数侧凸弧度进展缓慢，甚至不随生长加重，少数进展较快，青春期发展尤为加速。青少年型脊柱侧凸可伴有脊柱前凸，其进展速度与发生年龄有关，发生于青春期以前者，其发展速度快于发生于青春期以后的病例。

【诊断】

对每一例脊柱侧凸除记录侧凸部位与凸向外（如胸椎右凸可以用"右胸"描述，胸椎左凸、腰椎右凸双曲线则记录为"左胸右腰"），还应检查脊柱的活动度，特别应记录俯卧位、站立位、牵引状态下、侧凸弧线的变化，以判断脊柱的柔韧度。测量和记录患者的站高和坐高，测量结果应和以后的结果相比较，来确定患者的整个身高以及这些变化是否由下肢的生长或躯干的增长或缩短所引起。检查有无神经症状。特别要注意与其他性质的脊柱侧凸相鉴别。

X线测量：从站立前后位X线检查测量侧凸角度与椎体旋转程度。X线检查范围至少要包括第一胸椎和第一骶椎。不论是确定脊柱侧凸的严重程度，还是制订手术计划，或是进行治疗前后的比较，均需要进行准确的测定。本节选取两种经典的测量法进行脊柱侧凸的测定。终椎是指向所测量的侧凸凹侧倾斜角度最大的椎体。总的来说，自侧凸的顶椎开始，下终椎下方或上终椎上方的椎间隙在侧凸的凹侧，开始增宽。在侧凸范围内，凸侧的椎间隙常常宽于凹侧。

Cobb角测量法：定位上、下终椎，划出上终椎上表面与下终椎下表面所引出的垂线的交点，两条垂线的夹角即侧凸的角度（图45-2-9）。

Ferguson角测量法：划出上、下终椎及顶椎的中心点，三点连线形成的差角即侧凸的角度（图45-2-10）。

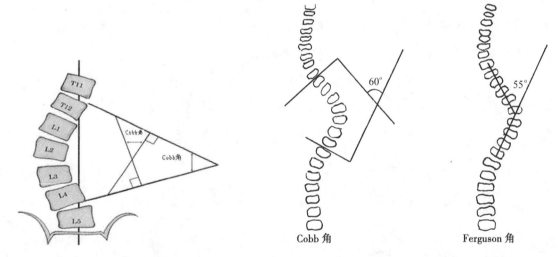

图45-2-9　Cobb角测量法　　　　　　　图45-2-10　脊柱侧凸角度测量方法

Nash-Moe根据椎弓根影像移位的情况将椎体旋转分为4度。椎体在无旋转状态下双侧椎弓根是对称的。Ⅰ度：双侧椎弓根均向凹侧移位，但均在椎体轮廓内。Ⅱ度：凸侧椎弓根接近中线，凹侧椎弓根近消失。Ⅲ度：凸侧椎弓根达到中线，凹侧椎弓根消失。Ⅳ度：凸侧椎弓根越过中线（图45-2-11）。

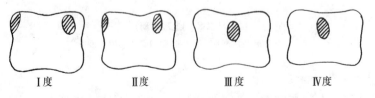

图45-2-11　Nash-Moe脊柱旋转度判定方法

【治疗】

视畸形严重程度、进展速度、患儿年龄决定治疗方法。幼儿型脊柱侧凸理想的治疗方法是使幼儿处于俯卧位。自愈性侧凸只需要观察，每4～6个月进行体检和X线检查一次，直至侧凸自愈。进展性侧凸可以通过合适的胸-腰-骶矫形器或颈-胸-腰-骶矫形器阻止进一步发展。如果佩戴矫形器仍不能阻止侧凸进一步发展，可以行小范围融合术，如皮下Harrington器械内固定或皮下多钩节段性器械内固定。少年型和青少年型脊柱侧凸的治疗原则基本一样。侧凸小于20°的年轻患者可以每6～12个月检查一次，侧凸较大的患者应该每3～4个月检查一次。如果发现侧凸大于25°且有发展（每6个月增加5°以上），应考虑支具治疗（图45-2-12）。如果出现以下情况，应考虑手术治疗：生长期儿童的侧凸不断加重；青春期的严重畸形（＞50°）伴有躯干不对称；非手术方法不能缓解的疼痛；胸椎前凸，明显的外观畸形。根据具体情况可以采用不同的手术入路（后路、前路和联合方法）、内固定器械（Harrington棒、Lugue杆等）（图45-2-13）和脊柱融合技术。

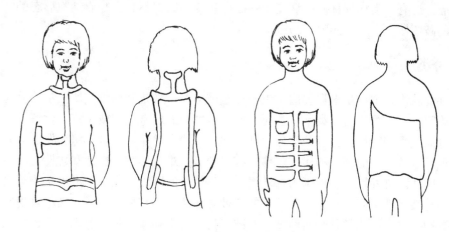

图45-2-12　Milwaukee支具、矫形背心

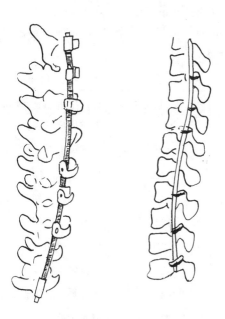

图45-2-13　Harrington棒、Luque杆矫正脊柱侧凸示意图

（郭　艾）

第四十六章 骨 肿 瘤

第一节 概 述

凡发生在骨内或起源于骨各种组织成分的肿瘤，无论是原发性、继发性或转移性肿瘤，统称为骨肿瘤。还有一类病损称瘤样病变，肿瘤样病变的组织不具有肿瘤细胞形态的特点，但其具有肿瘤的破坏性，一般较局限，易根治。

一、分类

原发性骨肿瘤，主要是根据肿瘤组织的形态结构，特别是肿瘤细胞所显示的分化类型及所产生的细胞间物质类型进行分类，有些还需要参考细胞的超微结构或免疫组化特征。在此基础上，结合肿瘤的生长特性，将骨肿瘤分为良性和恶性两大类，而结合其组织发生学则可分为多种类型。但经过数年来的临床和病理观察，有些肿瘤很难截然归入良性和恶性，而是介于良恶性之间的中间性。继发性骨肿瘤则为骨外组织或其他骨的肿瘤经血液、淋巴系统等途径转移至骨而发生的骨破坏性疾病。至于发生于骨的各种瘤样病变，其形态改变和临床表现常类似骨肿瘤并可与骨肿瘤并存，或是骨肿瘤的发生基础，为了易于临床比较和鉴别诊断也列入骨肿瘤中并分类。2002 年世界卫生组织（WHO）公布了第三版骨肿瘤组织学分类（表 46-1-1），该分类中包含了新的 ICD10 编码（the international statistical classification of diseases and related health problems，tenth revision）。但任何分类方法都有一定的片面性，不能把复杂的各种骨肿瘤特性完全正确地反映出来。

表 46-1-1　WHO 骨肿瘤分类（2002）

分类	ICD10 编码	分类	ICD10 编码
成软骨性肿瘤	9210/0	尤因肉瘤/原始神经外胚层	
骨软骨瘤病	9220/0	尤因肉瘤	9260/3
软骨瘤	9220/0	造血组织肿瘤	
内生软骨瘤	9220/0	浆细胞骨髓瘤	9732/3
骨膜软骨瘤	9221/0	恶性淋巴瘤（非霍奇金淋巴瘤）	9590/3
多发性软骨瘤病	9220/1	巨细胞肿瘤	
软骨母细胞瘤	9230/0	巨细胞瘤	9250/1
软骨黏液样纤维瘤	9241/0	恶性骨巨细胞瘤	9250/3
软骨肉瘤	9220/3	脊索肿瘤	
中央性、原发性和继发性	9220/3	脊索瘤	9370/3
周围性	9221/3	脉管肿瘤	
去分化性	9243/3	血管瘤	9120/0

分类	ICD10 编码	分类	ICD10 编码
间叶性	9240/3	血管肉瘤	9120/0
透明细胞性	9242/3	平滑肌肿瘤	
骨源性肿瘤		平滑肌瘤	8890/0
骨样骨瘤	9191/0	平滑肌肉瘤	8890/3
骨母细胞瘤	9220/0	脂肪源性肿瘤	
骨肉瘤	9180/3	脂肪瘤	8850/0
普通型	9180/3	脂肪肉瘤	8850/3
软骨母细胞性	9181/3	神经性肿瘤	
成纤维细胞性	9182/3	神经鞘瘤	9560/0
骨母细胞性	9180/3	其他肿瘤	
血管扩张性	9183/3	造釉细胞瘤	9261/3
小细胞性	9185/3	转移性恶性肿瘤	
低度恶性中央性	9187/3	瘤样病变	
继发性	9180/3	动脉瘤性骨囊肿	
骨旁性	9192/3	单纯性骨囊肿	
骨膜性	9193/3	纤维结构不良	
表面高度恶性	9194/3	骨纤维异样增殖症	
纤维源性肿瘤		朗汉斯巨细胞增生症	9751/1
纤维组织增生性纤维瘤	8823/0	Erdheim-Chester 病	
纤维肉瘤	8810/3	胸壁错构瘤	
纤维组织细胞性肿瘤		关节病变	
良性纤维组织细胞瘤	8830/0	滑膜软骨瘤病	9220/0
恶性纤维组织细胞瘤	8830/3		

二、发病情况

各种骨肿瘤的发生率在不同的国家、地区、民族有明显差异，流行病学资料尚不十分完善。骨肉瘤是最常见的原发性恶性骨肿瘤；其次为软骨肉瘤与尤因肉瘤；再次为骨髓瘤和恶性组织细胞瘤。在良性骨肿瘤中，骨软骨瘤发病率最高，其次为骨巨细胞瘤、软骨瘤、骨瘤、骨化性纤维瘤、血管瘤及骨样骨瘤等。瘤样病损中以骨纤维异样增殖症最常见，其次是孤立性骨囊肿、嗜酸性肉芽肿及动脉瘤性骨囊肿。在我国，最常见的骨肿瘤是骨软骨瘤，其次是骨肉瘤、骨巨细胞瘤、软骨瘤等。

骨肿瘤的发病年龄是非常有意义的，多数原发性骨肿瘤如骨肉瘤主要发生于儿童和青少年。一般认为，恶性骨肿瘤有两个典型的发病高峰年龄：10～20 岁和 60 岁以上。性别对骨肿瘤的发病影响不大。解剖部位对骨肿瘤的发生也有显著意义，许多儿童的病损与"骨转换"速度和细胞活动有关，多见于长骨干骺端，即生长最活跃的部位，如股骨下端、胫骨上端、肱骨上端，而骨骺则往往很少受影响。这些部位既是骨肉瘤等恶性骨肿瘤的好发部位，也是骨软骨瘤等良性骨肿瘤的好发部位。但个别肿瘤有其好发部位，如脊索瘤多见于骶骨和颅骨底部。为此，熟悉骨肿瘤的发病情况对其诊断非常有帮助。

三、临床表现

良性骨肿瘤生长缓慢，病程较长，主要表现为局部肿块外，多数无明显症状。恶性骨肿瘤生长快，病程短，进展后症状和体征较多且较明显。骨肿瘤常见的临床表现如下：

1. 疼痛与压痛　良性骨肿瘤除少数骨肿瘤（如骨样骨瘤）外，一般无疼痛与压痛或有轻度疼痛与压痛。恶性骨肿瘤早期出现疼痛与压痛。疼痛起初可为间歇性，后发展为持续性，一般疼痛剧烈，夜间明显，影响工作和休息。发生在脊柱的良、恶性肿瘤由于侵犯神经根可产生放射性疼痛，按不同部位可有颈肩痛、肋间神经痛和腰腿痛，并可因压迫脊髓而发生截瘫。

2. 肿胀与肿块　良性肿瘤多以肿块为首发症状，肿块生长缓慢，患者常不能详述开始的时间。恶性骨肿瘤生长迅速，病史短，穿破骨膜时可出现较大的肿块，增大的肿块可令皮温增高和静脉曲张。

3. 压迫症状　巨大的良性骨肿瘤可压迫肿瘤附近的软组织而引起相应的症状；恶性骨肿瘤可压迫肿瘤附近的软组织或肿瘤侵犯周围组织而引起相应的症状，如位于骶骨的肿瘤可由机械性压迫或肿瘤侵犯导致排便、排尿功能障碍。

4. 病理性骨折　因肿瘤造成骨破坏，损坏了骨的坚固性，容易出现病理性骨折。轻微外伤引起病理性骨折可是良性骨肿瘤的首发症状，也是恶性骨肿瘤和骨转移癌的常见并发症。病理性骨折亦具有肿胀、疼痛、畸形和反常活动等骨折常见征象。

5. 转移　恶性骨肿瘤可经血行或淋巴转移到其他部位。如骨肉瘤转移到肺部，可引起咳嗽、咯血、胸痛等症状，转移到脑部引起精神神经症状。其他器官的原发癌也可转移到骨引起转移处的顽固性疼痛。

6. 其他　位于长骨骨端、干骺端者可有关节肿胀和活动受限。位于长管状骨骨骺内的成软骨细胞瘤可以引起关节肿胀、积液，红细胞沉降率及血象的变化，需与急、慢性关节炎鉴别。位于扁平骨的尤因肉瘤可引起红、肿、热、痛、发热、血象增高，临床上需与急性血源性骨髓炎鉴别。恶性骨肿瘤晚期可有贫血、消瘦、食欲缺乏、体重下降、体温升高等全身表现。

四、辅助检查

（一）影像学检查

1. X线检查　对骨肿瘤的诊断有重要价值。X线表现主要取决于肿瘤细胞产生的肿瘤骨、反应骨以及骨破坏和吸收的程度。成骨性骨肿瘤往往表现为骨的沉积，统称为反应骨，这种肿瘤细胞产生类骨质，或称之为肿瘤骨。溶骨性肿瘤多表现为骨破坏或吸收。生长缓慢的病损可诱发骨的显著反应，可使整个肿瘤被反应骨所代替。在骨内生长的病损也可侵蚀骨密质，同时骨膜产生新骨沉积，形成膨胀性骨病损。如骨膜被肿瘤顶起，可在骨膜下产生新骨，X线表现Codman三角，多见于骨肉瘤。如骨膜的掀起是阶段性的，就会形成板层状骨沉积，X线表现为"葱皮"现象，多见于尤因肉瘤。如恶性肿瘤生长迅速，超出骨密质的范围，同时血管随之长入，从密质骨向外放射，肿瘤骨与反应骨即沿血管方向沉积，X线表现为"日光射线"现象。一些生长迅速的恶性肿瘤很少有反应骨，X线表现为溶骨性缺损，易发生病理性骨折，最多见于溶骨性骨转移。但也有一些肿瘤，如前列腺癌，可激发骨的成骨性反应，成为硬性骨转移。

2. CT与MRI检查　CT能确定肿瘤的部位、范围、形态及结构，同时可行局部的三维重建显示病变与周围组织的空间毗邻关系。MRI也是检查骨肿瘤的重要手段，可清晰显示软组织的累及范围和髓腔内的蔓延范围，并可发现髓内的跳跃性病灶。CT评估软组织或骨髓病变不如MRI，但MRI在显示病灶钙化、骨质破坏及骨膜反应方面不如X线和CT，对疾病的定性与鉴别诊断有一定的困难。

3. 骨扫描与 PET-CT 检查　骨扫描是一种检查全身性骨骼的核医学影像技术，比 X 线检查发现病灶要早 3~6 个月，虽灵敏但缺乏特异性。检查前先要注射放射性骨显像剂，等骨骼充分吸收，一般需 2~3 小时后再用接受放射性仪器（如 γ 照相机、ECT）探测全身骨骼骨显像剂的分布情况。任何影响骨代谢（生长、吸收）平衡的因素均可导致骨显像不正常，这一方法在检测骨异常中已得到广泛应用。其中 99mTc 是目前最理想、有效的骨显像剂，它能量适中，半衰期较短，与骨结合快，显像时间较长。怀疑全身多处有转移的骨肿瘤，可行全身放射性核素骨扫描或 PET-CT 检查。PET（Positron Emission Computed Tomography，PET）的全称为正电子发射计算机断层扫描，是一种先进的医学影像技术。PET 技术是目前唯一的用解剖形态方式进行功能、代谢和受体显像的技术，具有无创伤性的特点，是目前临床上用以诊断和指导治疗肿瘤最佳手段之一，但价格昂贵。

4. 动脉造影　可明确需要切除、修复的血管及其与肿瘤的关系和肿瘤的范围，有助于选择活体检查的部位；有助于选择动脉化疗或栓塞治疗的血管；有助于手术方案的选择。

（二）病理学检查

病理学检查是骨肿瘤必不可少的诊断手段和依据，有助于鉴定骨肿瘤的性质。可采用切开活检和穿刺活检取材，获得的病理诊断结果对治疗方案的制订具有指导意义。可分为病理组织学诊断、免疫组化技术、电镜诊断、细胞遗传学诊断、DNA 指数以及分子生物学检查等。病理结果虽是诊断的依据，但仍需要密切结合临床与影像学表现。

（三）实验室检查

实验室检查对骨肿瘤的诊断有一定的价值。恶性肿瘤除常规血细胞计数外，应测定血钙、血磷、碱性磷酸酶和酸性磷酸酶。当骨质迅速破坏时，如广泛溶骨性转移，血钙往往升高。血清碱性磷酸酶反映成骨活动，在成骨性肿瘤（如骨肉瘤）中有明显升高，但血清碱磷酶正常亦不能排除恶性肿瘤的可能。血清酸性磷酸酶升高对诊断前列腺癌骨转移有显著意义。总蛋白浓度升高可疑为浆细胞骨髓瘤，约半数骨髓瘤患者的尿 Bence-Jones 蛋白阳性。

五、诊断

骨肿瘤诊断有的比较容易，单凭临床检查即可做出初步诊断，如表浅部位的骨软骨瘤。有的肿瘤 X 线表现有一定的特征性变化，可根据典型的 X 线表现做出初步诊断，如骨肉瘤。骨肿瘤的诊断需要结合临床、影像学检查和病理结果进行综合分析，三者缺一不可。诊断可分"三步曲"：①病损是否为骨肿瘤；②如为肿瘤，是良性还是恶性；③具体为哪一种肿瘤。

六、外科分期

肌肉骨骼系统肿瘤的外科分期系统，无论是对肿瘤选择合理的治疗、判定预后，还是进行肿瘤的基础研究都是非常有必要的。1980 年 Enneking 提出了肌肉骨骼系统肿瘤的外科分期，即 G-T-M 外科分级系统：G（grade）外科分级、T（site）肿瘤与解剖学间隔的关系、M（metastasis）淋巴结受到侵犯及远处转移。

1. 外科分级（G）　根据肿瘤的生长速度及侵袭性，良性肿瘤为 G_0、低度恶性肿瘤为 G_1、高度恶性肿瘤为 G_2。

2. 外科部位（T）　T_0 肿瘤由完整的纤维组织囊或反应骨所包绕，病损局限于囊内；T_1 肿瘤位于囊外间隔内（肌间隔或骨旁间隔及潜在的间隔内）；T_2 肿瘤位于囊外间隔外，超过肿瘤的间隔或起源于分界不清的间隔。

3. 转移（M）　包括局部淋巴结转移和远处转移，M_0 无局部及远处转移；M_1 有局部及远处转移。

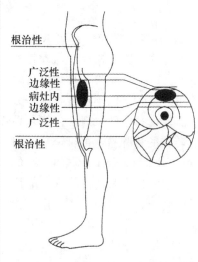

图 46-1-1　Enneking 骨与软组织肿瘤分期的手术范围示意图

良性肿瘤外科分期：Ⅰ级静止性肿瘤，有完整的包囊；Ⅱ级生长活跃，仍位于囊内或为自然屏障所阻隔；Ⅲ级具有侵袭性，可穿破皮质或间隔。

恶性骨肿瘤的外科分期：ⅠA（G_1、T_1、M_0）低度恶性、间隔内病变、无转移；ⅠB（G_1、T_2、M_0）低度恶性、间隔外病变、无转移；ⅡA（G_2、T_1、M_0）高度恶性、间隔内病变、无转移；ⅡB（G_2、T_2、M_0）高度恶性、间隔外病变、无转移；ⅢA（G_1、T_1、M_1）间隔内病变伴有转移；ⅢB（G_1 或 G_2、T_1 或 T_2、M_1）间隔外病变伴有转移。

骨肿瘤的外科分期系统是为了更好地选择手术方式，为手术时机和范围的选择提供合理的标准，使其在比较治疗结果时有一共同的依据，而且有助于预后的判断，并为辅助性治疗提供指导原则（图 46-1-1）。

七、治疗

对于无症状、不发展的良性骨肿瘤及瘤样病变，可予观察、定期随访。一般来说，对于肌肉骨骼系统肿瘤的治疗，应采取以手术为主的联合治疗方法，结合术前与术后的化疗、放疗、免疫疗法等。良性骨肿瘤的外科分期及治疗措施见表 46-1-2。恶性骨肿瘤的外科分期及治疗措施见表 46-1-3。

表 46-1-2　良性骨肿瘤的外科分期及治疗措施

分期	分级	部位	转移	临床特点	治疗措施
1	G_0	T_0	M_0	潜隐性、静止性，有自愈倾向	病损内或囊内刮除
2	G_0	T_0	M_0	进行性发展、膨胀性生长	边缘整块切除或加辅助治疗
3	G_0	T_{1-2}	M_{0-1}	具侵袭性	广泛整块切除或加辅助治疗

表 46-1-3　恶性骨肿瘤的外科分期及治疗措施

分期	分级	部位	转移	治疗措施
ⅠA	G_1	T_1	M_0	广泛手术：局部广泛切除
ⅠB	G_1	T_2	M_0	广泛手术：截肢或肢体解脱
ⅡA	G_2	T_1	M_0	根治性手术：根治切除或广泛切除＋辅助治疗
ⅡB	G_2	T_2	M_0	根治性手术：广泛切除或截肢＋辅助治疗
ⅢA	$G_{1,2}$	T_1	M_1	根治性切除或姑息手术＋辅助治疗术
ⅢB	$G_{1,2}$	T_2	M_1	根治性切除或姑息手术＋辅助治疗术

第二节　良性骨肿瘤

一、骨瘤

骨瘤（osteoma）起源于膜化骨的骨性骨疣，由成熟的板层骨或编织骨组成，含有分化良好的成熟骨组织。多发性骨瘤合并肠息肉和软组织病损者称为 Gardner 综合征。

【临床表现】

发病年龄多在 21～30 岁，也有报道多数在 30～50 岁。可不同部位发病，多见于颅骨与颌骨，其次是胫骨。表现为生长缓慢的骨性肿块，一般无痛。临床症状因肿瘤大小和发生部位不同而异。发生于颅骨者偶尔向颅内生长，可引起鼻呼吸困难、嗅觉丧失或突眼、复视、失明、头痛或精神异常等。

【X线检查】

X 线检查瘤体一般显示为致密而均匀、呈半球形向外隆起的骨化阴影。颅骨主要表现为局限性、弥漫性密度增高及边缘清晰的成熟骨块与骨相连（图 46-2-1）。长管状骨骨瘤表现为骨局限性隆起。

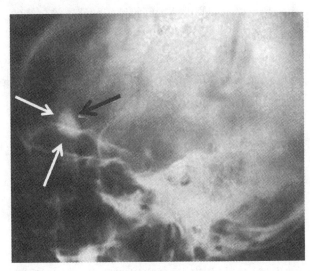

图 46-2-1　颅骨骨瘤

【病理】

大体所见：致密型骨瘤多是从骨表面突出生长，肿瘤边界清晰，呈带蒂或不带蒂的局限性膨胀，表面光滑或呈小叶状，无软骨帽。组织学检查可分为：①致密或象牙骨瘤，由致密的板层骨组成，粗大并呈镶嵌状，无哈弗斯系统，几乎无骨髓组织。②小梁状或海绵状骨瘤，位于骨中央（骨内膜性）或周围（骨外膜性），主要结构为松质骨小梁，小梁间隙有脂肪性骨髓，骨瘤周围为密质骨。

【治疗】

无症状者可不予处理，仅临床观察。有症状的骨瘤则可手术切除，极少复发，未见恶性报道。

二、骨样骨瘤

骨样骨瘤（osteoid osteoma）是一种成骨性良性肿瘤，肿瘤体积小，生长潜能有限。

【临床表现】

可见于各年龄组，但多见于 11～20 岁；男性多于女性。好发部位为股骨与胫骨，其次为脊柱附件和肱骨。80％患者具有特征性的症状，局限于病变区的剧痛，夜间剧烈，但口服水杨酸盐后可迅速缓解，此特点具有诊断意义。发病早期，X 线检查常为阴性，患者的疼痛症状往往被误诊为神经官能症。

【X线检查】

根据肿瘤发生于骨皮质、骨膜下或松质骨而表现出不同的变化。骨皮质型最常见，病灶位

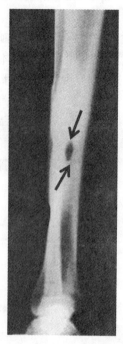

图 46-2-2　胫骨骨样骨瘤

于皮质骨内，表现瘤巢周围有多量的致密反应性增生骨，特征为病变范围小，轮廓清晰（图 46-2-2）。松质骨型较少见，病灶位于松质骨内，周围反应硬化较少，表现为部分或完全钙化的圆形病变。骨膜下型最少见，病灶可延至软组织，局部皮质可受压呈弧形凹陷。或肿瘤将骨膜掀起，形成数量不等的新生骨。

【病理】

大体所见：瘤巢为粉红色或棕红色，瘤巢质地为颗粒状或沙砂状，周围由致密的反应骨包绕。组织学检查：镜下瘤巢由致密的、富含血管的结缔组织基质构成，有散在的多核巨细胞及不同比例的骨样组织及新生的骨小梁，外侧由薄层纤维组织包绕，被包绕的反应骨为成熟骨组织。

【治疗】

可口服水杨酸盐以止痛，先予以观察，有报道自愈者。多数应手术切除，需彻底切除瘤巢，极少复发，迄今尚无恶性变的报道。

三、骨软骨瘤

骨软骨瘤（osteochondroma）可以认为是骨生长方向的异常和长骨干骺区再塑形的错误，亦称之为外生骨疣。病因不明，有人认为是真性骨瘤，也有人认为是骺板的发育不良所致，可以孤立发病，亦可多发。当临床表现为多发时，称为多发性外生骨疣，亦称为遗传性多发性骨软骨瘤，又称为干骺端连续症、遗传性畸形性软骨发育异常症等。

【发病率】

75％的患者 20 岁以前发病，80％的患者 30 岁以前发病。好发部位见于生长最活跃的长骨干骺端，如股骨下端、胫骨上端和肱骨上端。其次为手骨、足骨、髂骨。肩胛骨、脊柱发病率低于 2％。

【临床表现】

病初表现为局部逐渐增大的硬性无痛性肿块。当肿瘤生长时，刺激周围组织可引起疼痛。关节功能受限，其表面可存有滑囊。多发性骨软骨瘤常合并明显的畸形、如身材矮小、下肢弯曲畸形。当骨骼成熟后，肿瘤停止生长，但亦有成年后继续生长者，要警惕恶变的可能。

【X 线检查】

长管状骨干骺端骨表面的骨性隆起由骨皮质及骨松质组成，为有蒂或无蒂（图 46-2-3）。可见软骨帽上有点状钙化，若软骨帽大而且厚，边缘不清，含不规则或不完全钙化，则应注意其恶变的可能。骨软骨瘤亦可发生于解剖复杂的部位，如肩胛骨、骨盆与脊柱等，这些部位 CT 对其诊断有较大帮助。

【病理】

大体所见：肿瘤切面显示三层典型结构，表层为血管稀少的胶原结缔组织，与周围骨膜衔接，并紧密附着于其下方组织；中层为灰蓝色的透明软骨帽盖；基层为肿瘤的主体，含有骨髓的松质骨，与患骨相连。组织学检查：镜下主要观察骨软骨瘤的软骨帽盖，软骨帽类似于骨骺生长板，具有增生带和柱状带，但结构较紊乱。

【治疗】

单发性骨软骨瘤恶变的发生率约 1％，多发性则高达 10％。无症状者可不予手术，但需密切观察，若疼痛及影响功能则需手术治疗。病情进一步发展，软骨帽厚度大于 1cm，肿瘤生长速度加快，应考虑恶变成软骨肉瘤的可能，应及时手术。手术切除范围应比较广，包括基底及四周的正常骨组织，避免复发。

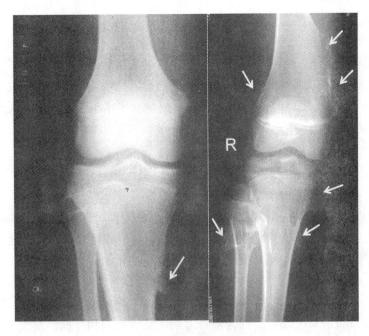

图 46-2-3　骨软骨瘤

左图胫骨单发性骨软骨瘤；右图多发性骨软骨瘤

四、内生软骨瘤

内生软骨瘤（enchondroma）又称中央型软骨瘤，是髓腔内肿瘤，由透明的软骨小叶构成，可孤立性或多发性发病。多发性者称软骨瘤病或 Ollier 病，是由于生长板下软骨内化骨异常所致。

【发病率】

内生软骨瘤男女比例相近，发病年龄主要为青少年或年轻的成人，平均 35 岁。病变好发于手、足短管状骨，其次为肱骨与股骨。最常发生在近节和中节指（趾）骨，发生在末节指（趾）骨者少见。

【临床表现】

患者通常无症状，多因出现无痛性肿胀或手指及足趾外观畸形而就诊。如有病理性骨折则可出现疼痛，非创伤性疼痛需考虑恶性转移的可能。

【X 线检查】

病变常开始于干骺部，随骨骼的生长逐渐移向骨干。病变呈局限性、膨胀性骨质破坏区，骨皮质变薄，无骨膜反应；病变区密度增高，呈云雾状或毛玻璃状，有不同程度斑片状、环状或点状钙化（图 46-2-4）。位于扁平骨或不规则骨中的单发内生软骨瘤常无典型改变。

【病理】

大体所见：肿瘤组织为呈浅蓝色的透明软骨，质地坚实。当伴有黏液变时可变柔软，肿瘤呈小叶状或结节状。组织学检查：镜下表现为团块状软骨病损以及软骨细胞退变消失而形成的裂隙，软骨细胞较小、苍白，胞质不清楚，有小而圆、染色深的细胞核。

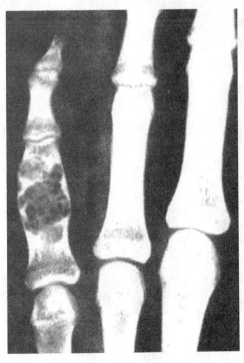

图 46-2-4　指骨内生软骨瘤

【治疗】

孤立性内生软骨瘤无症状者恶变率2%，多发性内生软骨瘤约为10%。因此，一些学者认为内生软骨瘤一经诊断，应行手术。也有人主张良性的无症状内生软骨瘤可暂不处理，但需要定期随访，若出现症状及病灶扩大应行手术治疗。当患者出现疼痛、骨扫描放射性核素摄入明显增加及骨出现特征X线变化时，可视为手术适应证。手术应采用广泛性边缘切除加植骨，以防复发。

第三节　骨巨细胞瘤

骨巨细胞瘤（giant cell tumor of bone）是常见的原发性骨肿瘤之一，其来源尚不十分清楚，一些学者认为起源于骨髓中未分化的间充质细胞。骨巨细胞瘤具有侵袭性生长和切除后容易复发的倾向，部分病例可发生恶性变或远隔转移。

【发病率】

中国人的发病率高于西方人；好发年龄为20～40岁，性别差异不明显。全身骨骼均可发病，多见于股骨下端及胫骨上端，其次为桡骨远端、肱骨上端和脊柱。发生于长骨者占80%，发生于指骨、脊柱等非长管状骨约占20%。

【临床表现】

主要症状为疼痛、局部肿胀和关节活动受限。小的肿瘤只引起轻微疼痛，不一定有明显肿胀。由于病变在骨端，接近关节，所以在早期有时被误诊为关节炎。轻者局部间歇隐痛及肿胀，病变进展者有局部肿胀变形、关节活动受限等。穿破骨皮质者有软组织肿块、皮肤紧张发亮、静脉曲张、皮温升高等表现。特殊部位肿瘤有特殊症状，发生于骶骨者可有尿潴留，发生于颅底者有脑神经受累表现，位于脊柱者可出现脊神经或脊髓压迫症状，甚至截瘫。当疼痛性质改变，由间歇转为持续，要警惕恶变可能。

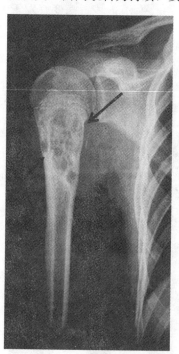

图46-3-1　肱骨骨巨细胞瘤

【影像学检查】

X线检查在诊断骨巨细胞瘤时有重要参考价值。①长管骨：表现为骨端偏心性、溶骨性、膨胀性骨破坏，并呈"皂泡样"改变（图46-3-1）。过去常把"皂泡样"改变认为是骨巨细胞瘤的典型表现，近年来发现其他膨胀性改变亦可引起这种"皂泡样"改变，且一些骨巨细胞瘤并无"皂泡样"的特征性表现。病灶多为单发，边缘清楚，无明显硬化。病变周围骨皮质变薄，肿瘤较大并有侵袭性者，可出现骨皮质连续性中断及周围软组织肿块，很少有骨膜反应，但当出现病理骨折时可见骨膜反应。骨巨细胞瘤的原发部位几乎都发生在骨骺，随病灶扩大逐渐侵及干骺端，如病灶局限于干骺端而不破坏骨骺，骨巨细胞瘤的诊断几乎不能成立。②短管骨、扁平骨及不规则骨：长骨以外部位的骨巨细胞瘤X线检查无特征性表现，与其他溶骨性病变无明显区别。手部病变多位于掌骨头或近节指骨的基底部，其膨胀性改变比长管骨更明显。扁平骨及不规则骨主要呈溶骨性改变，膨胀程度不明显。脊柱发病以累及骶骨椎体为主，体积通常巨大，广泛切除也易复发。

骨巨细胞瘤虽有典型X线表现，但对骨髓内、骨皮质及关节、软组织侵犯情况不易作出准确判断，对显示中轴骨及不规则骨的病灶也不尽理想。CT可克服X线检查前后重叠的缺点，对周围软组织情况及骨质破坏情况显示更为清晰。骨巨细瘤的 MRI 诊断必须结合 X 线检查，在 T1WI 多为均匀的低信号或中等信号，在 T2WI 上常信号不均，多呈低、等、高混杂信号，形成"卵石征"，病变的边缘显示比较清楚。当病灶内有坏死、囊变合并出血时，T1WI 和 T2WI 均为高信号改变，并可见液-液平面，其出现率较 CT 高，但缺乏特异性。

【病理】

20 世纪 40 年代，Jaffe 根据基质细胞及多核巨细胞的分化程度及数目多少，将骨巨细胞瘤分为三级：一、二级为良性，三级为恶性。一级单核基质细胞分化好，形态较一致，异形性不明显，且多核巨细胞体积大，数量多。二级单核基质细胞有轻度异形性，核分裂增多，多核巨细胞体积变小，数量变少。三级单核基质细胞大小不一，有明显异形性，核分裂增多，出现纤维肉瘤形态，巨细胞变小，数量变少。但实践证明此分级常常不能准确反映骨巨细胞瘤生物学行为，也不能推测预后、指导治疗。随着对该肿瘤认识的不断深入，2002 年 WHO 新分类提出将骨巨细胞瘤分为两种：巨细胞瘤（giant cell tumor），组织形态为良性，但局部侵袭性生长，少数也可以发生远处转移，但死亡率低；恶性巨细胞瘤（malignancy in giant cell tumor），组织学为恶性，预后相当于高恶性级别的肉瘤。此外，在分子病理学方面一些学者通过 DNA 含量分析、肿瘤相关基因、肿瘤血管生成和蛋白水解酶等因素对骨巨细胞瘤发生发展机制进行了深入研究，为骨巨细胞瘤进一步的诊断和基因治疗提供了理论基础。

【治疗】

以手术治疗为主，一般不行放射治疗，因放射治疗可能诱发肿瘤恶变。放疗仅适用于手术不易完全清除病灶的部位，以控制疾病的发展。肿瘤的大小、分级及外科分期对确定手术治疗的范围有较大帮助。一般认为一、二级病变可考虑病灶刮除加植骨或骨水泥及其他人工骨填充。非负重骨骼可做节段性切除，以防复发。对于复发性骨巨细胞瘤，三级病变肿瘤穿破瘤囊者，可行肿瘤节段切除和重建手术，以恢复肢体功能。截肢仅适用于已明显恶变或局部广泛浸润、无法彻底切除的病例。对肺部转移的患者，近年来主张行肺楔形切除或单纯肿瘤摘除，可获得较好效果。骨巨细胞瘤化疗常常无效。

【预后】

骨巨细胞瘤具有潜在恶性，刮除后有 25%～35% 局部复发，且多发生于术后 3 年内。少数病例发生纤维肉瘤样恶变，多与放疗有关，原发恶性骨巨细胞瘤罕见。1%～2% 的患者可发生肺转移，手术切除肺转移灶预后良好。

第四节　原发性恶性骨肿瘤

一、骨肉瘤

骨肉瘤（osteosarcoma）是由能产生骨样组织的间充质细胞所构成的恶性骨肿瘤，是最常见的骨骼系统恶性肿瘤之一，恶性程度高，远处转移早。2002 年 WHO 骨与软组织肿瘤分类中，经典骨肉瘤被定义为高度恶性的梭形细胞肉瘤并可产生骨样基质。

【发病率】

骨肉瘤的发生率约为 3/1 000 000，占原发骨肿瘤的 12.21%，男女发病比例为 1.5∶1，好发年龄为 10～25 岁。欧美国家在中老年阶段还有第二个发病高峰，多继发于 Paget 病、放射性骨病、遗传性多发性骨软骨瘤以及多骨性的骨纤维异样增殖症。病变可发生于骨骼的任何部位，尤好发于骨骺生长最活跃的部位，如股骨远端、胫骨或腓骨近端和肱骨近端；其中股骨远端和胫骨近端最多见（约占 50%），其次为肱骨近端（约占 25%）。

【临床表现】

临床症状主要是疼痛和局部软组织肿块。疼痛开始时较轻，间歇发作，随病程发展变得严重和持续。临床检查可见硬的软组织肿块并固定于骨面，肿块增长速度较快，明显增大的肿块可使临近关节内积液，关节运动受限。局部可有压痛及表浅静脉怒张。实验室检查早期可正常，但瘤体过大、分化差及有转移者红细胞沉降率可增快；45%～50%患者碱性磷酸酶增高，无特异性；但红细胞沉降率和碱性磷酸酶可作为手术预后的指标之一。若术后红细胞沉降率及碱性磷酸酶下降后再度升高，常提示肿瘤复发或转移。

【影像学检查】

随着影像学的迅速发展，已有多种方法用于骨肉瘤的辅助诊断，但普通 X 线检查仍然是骨肉瘤的重要诊断手段。

1. X 线检查　早期 X 线表现隐蔽，但患者就诊时往往均有明显的 X 线变化。一般根据 X 线变化将其分为三型：①硬化型，由肿瘤骨和钙化软骨形成；②溶骨型，肿瘤破坏但无明显的肿瘤骨形成；③混合型，肿瘤既有硬化，又有溶骨性表现。肿瘤呈浸润性破坏，边界不清并有皮质破坏及骨膜反应。肿瘤可穿破骨皮质进入软组织，产生大小不等的肿块，骨膜反应可出现 Codman 三角或日光放射状改变（图 46-4-1，2）。

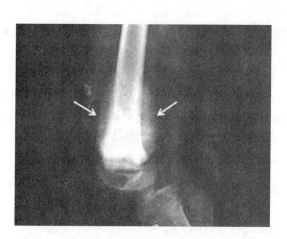
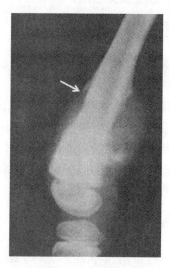

图 46-4-1　股骨远端骨肉瘤（日光放射现象）　　　图 46-4-2　股骨远端骨肉瘤（Codman 三角）

2. 放射性核素骨扫描及 γ 闪烁照相　ECT 可以明确指出骨肉瘤的部位以及骨骼外转移的部位，方法简便。由于骨髓内充血，骨膜及髓内反应使放射性核素集聚的范围较真正的病灶还要大。

3. 选择性血管造影及数字减影　可提供骨外肿瘤部分的轮廓及肿瘤的血管供应和周围血管受压情况。

4. CT 及 MRI　可以明确肿瘤的边界、病灶范围及与邻近结构的关系，对术式选择及设计具有较重要的价值。MRI 可进一步了解肿瘤在髓内及周围组织中的范围，以及与周围血管等组织的空间毗邻关系。并可了解肿瘤的反应区及发现跳跃性病灶，对手术设计、肿瘤的切除范围有较重要的价值。

【病理】

大体所见：骨肉瘤往往较大，位于干骺端，偏心性，呈鱼肉状；质硬或为混合性，有较多的软骨成分，常突破骨皮质伴有软组织肿块。组织学检查：目前病理学上经典的骨肉瘤被定义为由高度恶性肉瘤样基质和恶性成骨细胞直接产生肿瘤性骨样组织或骨的一类肿瘤。肿瘤常出现中心矿化，周围为不成熟且缺乏矿化的骨组织，肿瘤细胞常出现间变，伴有异型细胞核和双着丝点。肿瘤可以有向成软骨细胞或成纤维细胞分化的区域，但只要存在小片区域的肿瘤骨样基质区域就可以诊断为骨肉瘤。病理上将骨肉瘤分为普通型和独立型两种，其中90％为普通型。普通型又可根据肿瘤产生基质的不同进一步分为软骨母细胞性骨肉瘤、成纤维细胞性骨肉瘤和骨母细胞瘤性骨肉瘤。独立型包括血管扩张性骨肉瘤、小细胞性骨肉瘤、低毒恶性中央性骨肉瘤、继发性骨肉瘤、骨旁性骨肉瘤、骨膜性骨肉瘤和表面高度恶性骨肉瘤。

【治疗】

骨肉瘤应采取以手术为主的综合治疗，包括手术、化疗、放疗等。原则上，早期骨肉瘤应尽可能外科手术治疗。手术须行根治性切除，避免局部复发。目前，保肢术已成为骨肉瘤的主要术式；但在不适宜保肢或无条件保肢的情况下，应果断施行截肢术，术前可不必化疗，但术后必须规范化疗。

骨肉瘤患者的术后辅助化疗方案包括多柔比星，大剂量甲氨蝶呤、顺铂和其他一些药物，可提高患者的生存率。最近研究的热点集中在术前化疗的应用，新辅助化疗有以下优点：①可以根据获得的组织反应率确定预后；②减小肿瘤的大小使保肢手术更易于实施；③使外科医生有充裕的时间设计保肢手术方案。由于这些原因，新辅助化疗已经成为多数肿瘤中心的标准化疗方案。但新辅助化疗也存在一定的缺点，一部分化疗反应不良的患者可能在此期间出现转移，同时残存耐药肿瘤细胞的增加使复发转移病灶难于控制。

近年研究还发现，骨肉瘤的截肢治疗并不能改善存活率，因而多主张在术前术后有效化疗的基础上行保肢治疗，可采用半关节移植，大块骨切除假体植入及局部热疗等方法保留肢体。对于不适宜手术治疗者，可采用放射治疗。肿瘤切除前或不能切除的肿瘤可通过导管进行介入化疗，术前通过栓塞肿瘤的主要血管，可减少手术中的出血。对于广泛侵及周围组织无保肢条件者仍需行截肢治疗。

诱导分化作为恶性骨肿瘤的一种新型治疗方法，其基本特点不在于杀伤肿瘤细胞，而是诱导肿瘤细胞分化为正常或接近于正常细胞。诱导分化疗法将成为骨肉瘤治疗学的新突破。

二、软骨肉瘤

软骨肉瘤（chondrosarcoma）是由能产生软骨的间充质细胞形成的恶性肿瘤，约占全部原发性骨组织肉瘤的1/4。

【临床表现】

多在30～60岁发病，儿童罕见；男女发病率之比约为3：2；好发部位是髂骨、股骨、肱骨。发病缓慢，首发的症状往往为疼痛。开始为钝痛、间歇性、渐行加重，其次为局部缓慢增长的肿块，可有压痛及局部皮温增高，关节活动受限。根据肿瘤的生长部位，肿块压迫可引起不同的临床症状。

【X线检查】

软骨肉瘤生长缓慢，可引起周围骨皮质膨胀、变薄，一般不发生皮质的穿破，常表现为一片密度减低的阴影，其中散在分布斑点状或片状的钙化点（图46-4-3）。

【治疗】

应早期手术彻底清除。由于软骨肉瘤的发生部位及倾向于低度恶性的特点，适合行根治性切除大块植骨术及假体植入等保肢手术，肿瘤较少转移，但可局部复发。化疗和放疗对软骨肉瘤无效。

三、骨纤维肉瘤

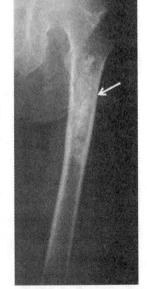

图46-4-3　股骨上端软骨肉瘤

骨纤维肉瘤（fibrosarcoma of bone）起源于骨内纤维结缔组织

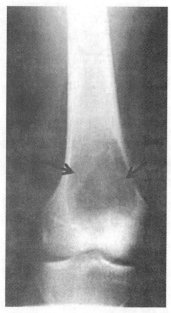

图 46-4-4　股骨下端骨纤维肉瘤

的恶性肿瘤，恶性程度差别较大。男女发病率相同，20～80 岁均可发病，发病高峰位于 50 岁左右，也有报道 30 岁年龄组多见。病变部位主要在长管状骨的干骺端，膝关节周围发病者占 33％～80％。大部分骨纤维肉瘤是原发性的，少数由骨性纤维异样增殖症或畸形性骨炎恶变而来。

【临床表现】

起病缓慢，主要症状为疼痛，但较骨肉瘤轻。可有肿胀、关节活动受限、肿块等症状。若未及时治疗，软组织肿块可迅速增大。部分患者则是因为病理性骨折而首次就诊。

【X 线检查】

特点为边界不清的溶骨性骨破坏，呈虫蚀状及穿凿状，也可是弥漫性的，正常骨质到病变骨质之间的转化带较宽（图 46-4-4）。

【治疗】

以手术切除治疗为主。组织分化较好的纤维肉瘤可做根治性局部切除；分化差的纤维肉瘤，其恶性程度高，应做截肢术。根据具体病情亦可行瘤段切除、异体骨移植或人工关节重建术等保肢术。放疗可作为术后的辅助治疗。

四、尤因肉瘤

尤因肉瘤（Ewing sarcoma）是来自于骨髓未成熟网状细胞的原发性恶性骨肿瘤，发病年龄较骨肉瘤年轻，位居儿童原发恶性骨肿瘤的第 2 位，可发生于所有骨骼，好发于长骨骨干及骨盆。以血行转移为主，最常见部位是肺，其次是其他骨骼。

【临床表现】

主要症状为局部疼痛、肿胀，逐渐加重。局部肿块具有红、肿、热、痛的特点。患者全身情况差，常伴有发热、贫血、厌食和消瘦，白细胞计数增高，容易与急性骨髓炎相混淆。

【X 线检查】

高度溶骨性破坏病变，没有成骨的迹象，典型表现为长骨蚕蚀样破坏，伴有葱皮样骨膜反应（图 46-4-5）。当肿瘤侵犯扁骨时，仅表现为骨破坏及软组织肿块。该肿瘤发生转移的可能性大，治疗前应做胸部 X 线检查与 CT 扫描及全身骨扫描检查。

【治疗】

1. 放疗　Ewing 肉瘤对放疗敏感，传统的控制局部病变的方法是对原发部位采用放射治疗。

2. 化疗　多药联合化疗方案较单药化疗或盲目化疗能明显提高疗效。全身化疗对于局部、多发、转移等多种形式的病灶均有效。化疗不仅可提高保肢率，降低肿瘤复发率，还可提高患者的生存率。

3. 手术治疗　随着放疗、化疗疗效的提高和对其副作用治疗的完善，单纯采用手术治疗的病例日趋减少，但截肢仍是治疗 Ewing 肉瘤的手段之一。

4. 综合治疗可明显延长患者的生存期，治疗效果明显优于单纯手术、单纯放疗或单纯化疗。

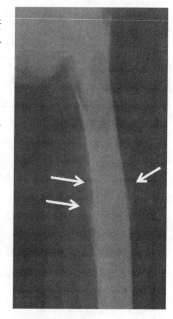

图 46-4-5　股骨尤因肉瘤

五、非霍奇金淋巴瘤

非霍奇金淋巴瘤（non-Hodgkin lymphoma），男女发病率之比约为 2.56∶1，多发于青壮年，好发于股骨和脊柱，其次为颌骨与骨盆。

【临床表现】

局部间歇性隐痛、发热。发生于颌部，可有牙齿松动；发生于脊柱可出现脊髓受压症状；发生于肢体的肿瘤，可发生病理性骨折。

【影像学检查】

早期表现为骨干髓腔内破坏，逐渐融合为大块缺损，可呈广泛不规则"溶冰"样破坏，骨膜反应少见（图 46-4-6）。后期可有皮质结节状破坏并有葱皮样骨膜反应。

【治疗】

肿瘤局部复发和转移率较高，应采用放疗、化疗和手术的综合治疗方案。

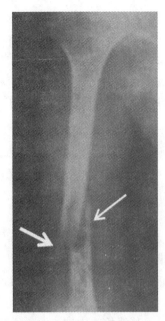

图 46-4-6　肱骨非霍奇金淋巴瘤

六、骨髓瘤

骨髓瘤（myeloma）是起源于浆细胞的原发性恶性骨肿瘤，多发于 50～70 岁。肿瘤多位于脊柱、颅骨和肋骨。根据发病部位可分为多发性骨髓瘤和单发性骨髓瘤。

【临床表现】

多数患者的首发症状为疼痛，白天明显，活动后加重，部分病例因病理性骨折而发现。由于广泛的破坏可出现高血钙和氮质血症；尿中可出现 Bence-Jones 蛋白；血清蛋白电泳可发现球蛋白明显增高；患者死亡的主要原因为感染及肾衰竭。

【X 线检查】

骨髓瘤特征性的变化为"穿凿"样骨缺损、破坏，病灶大小不等，多呈半圆形或椭圆形，可呈"地图"样改变（图 46-4-7）。椎体广泛破坏时可类似于重症骨质疏松性椎体骨折。

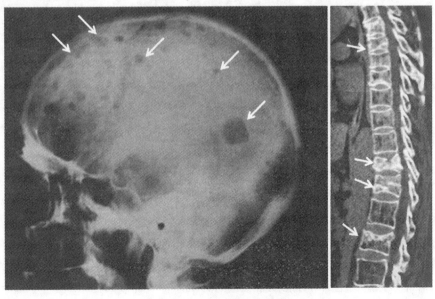

图 46-4-7　多发性骨髓瘤

左图颅骨多发性骨髓瘤；右图椎体多发性骨髓瘤

【治疗】

骨髓瘤一般均采用联合化疗，也可同时使用放疗和免疫治疗，以提高治疗效果。应用内固定治疗病理性骨折有助于缓解疼痛，改善功能和提高患者的生活质量。对于椎体多发性骨髓瘤，采用椎体后凸成形术治疗，能明显缓解疼痛，改善患者生活质量。在灌注骨水泥时采用"温度梯度技术"、"分次灌注技术"能有效防止骨水泥渗漏。

七、脊索瘤

脊索瘤（chordoma）来源于胚胎期脊索组织之异常残余，仅发生于中轴骨，发病年龄多在41~50岁，男女发病率之比约为2.3∶1，好发于骶尾部，其次为蝶、枕部和颅骨。

【临床表现】

症状和体征依发生的部位而不同。骶尾部脊索瘤可引起下腰痛，若肿块巨大可引起排便困难，可伴有下肢感觉、运动障碍；颈胸椎脊索瘤少见，但可造成瘫痪；颅骨脊索瘤可引起头痛、视神经压迫征象及内分泌紊乱。

【影像学检查】

X线检查表现为溶骨性破坏。位于椎体的脊索瘤表现为不对称的椎体破坏和邻近软组织肿块。骶尾骨则表现为偏心性的膨胀样破坏及邻近软组织肿块。肿瘤坏死后发生钙化。CT、MRI可清晰显示骨质破坏及椎旁的软组织肿块，并可了解肿瘤与邻近结构的空间毗邻关系及肿瘤对其侵犯程度，脊索瘤可于CT上显示特征性的条索状钙化（图46-4-8）。

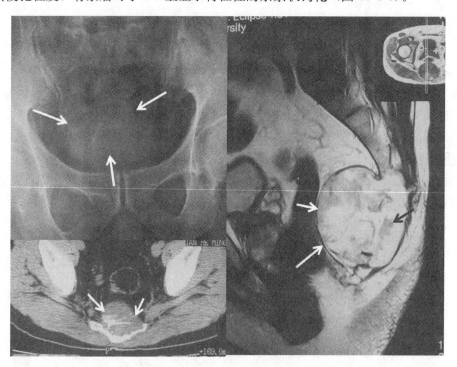

图 46-4-8   骶骨脊索瘤
左上图为 X 线表现，左下图 CT 表现，右图 MRI 表现

【治疗】

手术切除是主要治疗手段。术后放疗对杀灭残存瘤细胞有一定作用，但多数研究结果表明放疗并不能改善肿瘤的远期控制效果。目前多主张将治疗措施主要集中于局部病灶的手术处理上。如骶骨肿瘤依据病变范围可在靶血管栓塞后行全骶骨或部分骶骨切除。

第五节 转移性骨肿瘤

转移性骨肿瘤（metastatic bone tumor）是指原发骨外器官、组织的恶性肿瘤转移到骨，并在其内生长形成的肿瘤，是恶性骨肿瘤中最常见的一种。主要好发部位是脊椎，特别是胸腰段，其次是骨盆、股骨和肱骨近端。常见的原发病是乳腺癌，其次是前列腺癌、肺癌、肾癌、膀胱癌、甲状腺癌等，有些可早期出现骨转移，也有一些病例确定为转移性骨肿瘤，但很难找到或找不到原发灶。

【临床表现】

转移性骨肿瘤与原发的恶性骨肿瘤有相同的临床表现，包括疼痛、功能障碍、肿胀、病理性骨折和神经根、脊髓的压迫症状，甚至截瘫等。此类肿瘤解剖学、X线和临床表现之间并无平行关系。因此，当怀疑有骨转移时必须全面检查乳腺、前列腺、甲状腺和胸、腹部等。对于病史和临床症状提示有骨转移肿瘤者，尽管X线检查阴性，也应考虑到有骨转移的可能性，特别是对老年人的持续腰痛、髋痛、胸肋痛、无严重外伤发生的骨折等情况应引起高度重视。

【实验室检查】

血液生化检查（如血钙、碱性磷酸酶或酸性磷酸酶的测定）对转移性骨肿瘤的诊断有一定的帮助。当转移性骨肿瘤呈多发性、浸润性溶骨破坏时，常使骨钙释放，导致高钙血症；成骨性骨转移时会出现碱性磷酸酶增高，前列腺癌时酸性磷酸酶会增高。

【影像学检查】

转移性骨肿瘤造成的骨破坏X线检查呈现高透明区（溶骨性）、象牙样的高密度影（成骨性）或二者混合等表现。前者常由肾、肺、乳腺、甲状腺癌及胃肠道肿瘤引起，后者常由前列腺癌引起。类癌、膀胱癌、胃癌等可促使骨质增生。骨破坏位于松质骨中小于2～3cm时，X线检查可能无阳性发现；而在颅骨或骨干中即使较小的病灶也易查出；成骨性病灶较溶骨性病灶易发现。如怀疑或确定为骨转移时，应做全身骨扫描检查，虽不能确诊，但能提示可疑病变部位、范围等。CT和MRI不仅可发现X线检查不能显示的病灶，还可发现临床和其他方法不能显示的单个病变及其与周围组织的关系。

【诊断】

对于中老年患者，发现躯干骨、颅骨或肢带骨等骨破坏时应考虑存在转移性骨肿瘤。但有时诊断也很困难，单纯X线检查难以鉴别溶骨性骨转移与成人溶骨性骨肉瘤；多发性溶骨性病灶如骨扫描呈阴性多半可能是浆细胞瘤，而脊柱的转移性骨肿瘤的骨扫描通常呈阳性表现。对原发灶不明者，应尽快穿刺活检或手术切开活检。根据病理学结果，明确诊断，并进行适当的治疗。对椎体转移性肿瘤，采用椎体后凸成形术的关键穿刺技术，可提高活检率。

【治疗】

转移性骨肿瘤应采用综合治疗，且多属于姑息性治疗。治疗方法包括手术、放疗和化疗，以提高生活质量，减轻痛苦为主要原则。例如，椎体转移瘤常多发，且疼痛较剧烈，采用微创的经皮椎体后凸成形术能有效强化病变椎体，即刻缓解疼痛，提高生活质量；但肿瘤破坏椎体，在灌注骨水泥时应采用分次灌注、温度梯度技术来防止骨水泥渗漏。

第六节 其他肿瘤和瘤样病变

一、骨囊肿

骨囊肿（bone cyst）是常见的骨组织良性瘤样病变之一，病因尚不清楚，以骨内的囊性病

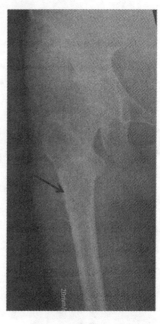

图 46-6-1　股骨骨囊肿

损为特征。

【临床表现】

男女发病率之比为 2：1，多见于青少年。常见的好发部位是长管状骨的干骺端，如肱骨上端、股骨和胫骨的近端及桡骨的远端；不规则骨则多见于跟骨、髂骨。起病隐匿，生长缓慢，常因过度受力后发生病理性骨折而就诊。

【X 线检查】

可见干骺端骺板下的单房性溶骨性破坏，边界清楚，均匀透光，轻度膨胀，皮质变薄，无骨膜反应；当骨折时可出现分隔，密度不均或骨膜反应（图 46-6-1）。

【治疗】

对于儿童骨囊肿可采用保守治疗。病变较小者可向骨囊肿内注射类固醇类药物，一般注射 2～3 次后即可达到治愈，恢复正常骨结构。对于较大的囊肿，尤其是成人骨囊肿采取手术方法，彻底刮除囊壁、植骨。对已骨折的病例按骨折处理的原则治疗，骨折易愈合，囊肿因骨折可自愈。

二、动脉瘤性骨囊肿

动脉瘤性骨囊肿（aneurysmal bone cyst）也是骨组织中较常见的瘤样病变之一，因其在骨质内呈动脉瘤样膨胀性生长，破坏骨质，故得此名称。

【临床表现】

10～20 岁的年龄段为多发，好发部位在长管状骨的干骺端、髂骨、椎体及其附件等。病程较长，可达数年之久。主要临床特征是进行性局部疼痛和肿胀，可伴有患肢功能障碍。当发生于脊柱时常因造成脊髓压迫而被发现。局部穿刺活检时可抽出血性液体。

【X 线检查】

位于长管状骨干骺端处膨胀性溶骨破坏，向骨外突出，皮质骨变薄，呈"单气球状"的局限透亮区，边界清楚，边缘有狭窄的硬化带，可有粗细不规则的分隔，呈"蜂窝状"或"栅栏状"改变（图 46-6-2）。由于其向骨外膨胀生长，破坏范围大，可有骨膜反应。位于椎体或其附件时可累及几个节段，椎间盘正常，故易被误诊为恶性肿瘤，应引起注意。

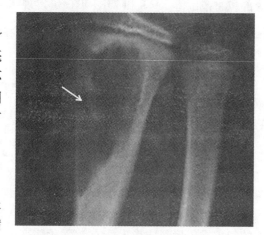

图 46-6-2　桡骨远端动脉瘤样囊囊肿

【治疗】

治疗应根据病变的部位、程度来决定。在四肢长管状骨的病变或单纯的椎体病变以手术为宜，进行病灶刮除、植骨或灌注骨水泥。对于不易手术切除的病变或较大病变可行放疗，效果较好，但有报告放疗后发生恶变，形成骨肉瘤。单纯切除植骨的复发率较高，可达 20%～50%。因此，对病变的处理要彻底，可结合冷冻疗法等，以防止复发。

三、骨嗜酸细胞肉芽肿

骨嗜酸细胞肉芽肿（Mignon eosinophilic granuloma）属组织细胞增生症 X（histiocytosis X），也称朗汉斯细胞肉芽肿的一种类型。本病男性多于女性，30 岁以下者多发，高峰年龄为

5～10 岁。常见的受累部位是颅骨、颌骨、脊柱、肋骨及股骨等。本病可分为单发型和多发型，以单发多见。

【临床表现】

发病一般较慢、隐匿、症状变异较大。在早期可无任何症状，病程长者可有患处疼痛，功能障碍。脊柱受累时可出现脊柱侧弯或后凸，少数可发生脊柱的病理性骨折，产生脊髓压迫症状。

【X 线检查】

可发现孤立的、界限分明的溶骨性病灶。在颅骨时表现为局限的溶骨性破坏，内外板均可受累，边缘锐利。椎体受累时可表现为扁平椎体，但椎间隙正常（图 46-6-3）。长管状骨受累时可有骨膜反应性增生，也可见到病理性骨折。

【实验室检查】

可有白细胞和嗜酸性粒细胞计数增加。

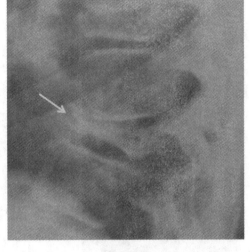

图 46-6-3　胸椎嗜酸性肉芽肿

【治疗】

对于单发的局限病灶可采用刮除、植骨，复发者较少。放射治疗敏感，能控制病变发展，促使病变吸收、愈合。对不易放疗和手术的部位，可用肾上腺皮质激素和化疗药物治疗。

四、骨纤维异样增殖症

骨纤维异样增殖症（fibrous hyperplasia of bone）也称骨纤维结构不良，是一种骨组织被异常增殖的纤维组织替代的病变。病因尚不清楚，可能是局部骨发育障碍、错构或与内分泌异常有关。临床上分两型：单骨型和多骨型。当后者伴有色素斑，内分泌异常（女性性早熟）时称为 Albright 综合征。

【临床表现】

多数病例在儿童期得到诊断。单骨型常见于股骨、胫骨、肋骨及颌骨等。病程缓慢，起病时无症状，有时局部出现持续性隐痛。主要症状为局部肿块，畸形和病理性骨折，且病理性骨折发生率较高。可因反复骨折而造成肢体畸形，短缩和跛行。多骨型常伴有皮肤色素沉着，呈棕黄色斑，略淡于"咖啡斑"，表面不隆起，少数尚伴有内分泌紊乱，女性性早熟，以及其他病变，如糖尿病、甲状腺功能亢进症、动静脉瘘、主动脉狭窄、肾发育不良及黏液病等。

【X 线检查】

正常骨纹理消失，髓腔闭塞，呈磨砂玻璃样改变，无明确界限，骨干弯曲。股骨上端的病变可使股骨颈弯曲，犹似"牧羊人手杖"（图 46-6-4）。

【治疗】

处理原则是防止病变骨骼畸形和骨折发生。单骨型常采用局部刮除或广泛切除、植骨内固定。多骨型者如无症状可不手术。病理性骨折者按骨折的处理原则治疗。放疗不能根除本病，有诱发恶变的可能。

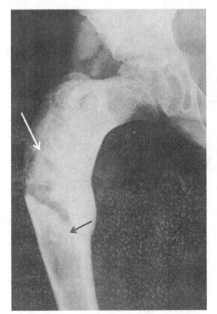

图 46-6-4　股骨纤维异样增殖症

五、非骨化性纤维瘤

非骨化性纤维瘤（non-ossifying fibroma）是一种瘤样病损，又称干骺端纤维性骨皮质缺陷病，但目前则又认为这种病变与纤维组织细胞瘤在病理上难以区分。

【临床表现】

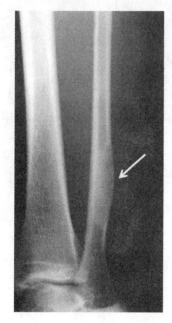

图 46-6-5　腓骨非骨化性纤维瘤

该病好发于儿童和青少年，性别差异不显著，病灶以下肢长管状骨为多见，如胫骨、股骨和腓骨。一般病灶位于骨干的上、下端，并且呈膨胀性生长，距离骨骺软骨 2.5～5.0cm。无特殊的临床症状，一般经 X 线检查发现，病灶发展缓慢、潜在，且要在数年之后，患者才会感到局部疼痛和肿胀，主要表现在踝关节、膝关节和腕关节，而且往往会被误认为轻微创伤所引起，偶然也可因病理骨折后发现。

【病理】

病理可见大量纤维细胞呈漩涡状排列，可看到少量散在性的巨细胞和泡沫细胞。许多细胞含有含铁血黄素颗粒，但不论细胞如何丰富，肿瘤细胞内一般没有成骨现象，这是本病的特征。在邻近的骨组织可发生反应性增生。

【X 线检查】

病灶呈偏心性生长、界限清晰，开始距骨骺板不远，随着骨的生长而移向骨干。肿瘤好发于胫骨上端和股骨下端，病灶呈分叶状疏松阴影，呈椭圆形，直径可达 4～7cm，病变处皮质可变得很薄，呈膨胀性（图 46-6-5）。

【治疗】

一般采用病灶清除术和植骨术，必要时（如腓骨处肿瘤），则可考虑做节段切除。经彻底清除或切除后，复发率很低，预后良好。

六、腱鞘巨细胞瘤

腱鞘巨细胞瘤（giant cell tumor off tendon sheath）是起源于腱鞘及滑膜的一种良性单发性肿瘤。病因不明，可能与炎症和创伤包括慢性劳损等因素有关。少数良性腱鞘巨细胞瘤有恶变潜能。如其转变为恶性肿瘤，则称为恶性腱鞘巨细胞瘤（图 46-6-6）。

【临床表现】

可发生于任何年龄，最常见于 30～50 岁；常见于手指、足部、趾关节附近。缓慢生长的软结节，以体表圆形或椭圆形肿块为特征，很少有压痛。若瘤体压迫神经或肌腱，则可引起疼痛或活动受限。

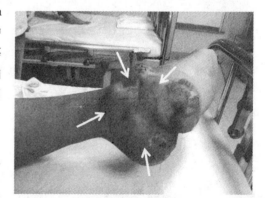

图 46-6-6　踝部腱鞘巨细胞瘤术后恶变

【X 线检查】

通常无明显变化，可见肿瘤对骨组织造成的压迹。少数患者可有骨质破坏。

【治疗】

首选治疗为局部手术切除，易复发。手术时应将所有的伸延部分和分支一起切除。局部复发者，需再次手术。

七、滑膜肉瘤

滑膜肉瘤（synovial sarcoma）是骨、关节软组织恶性肿瘤中较常见的一种，由间叶细胞发生，具有滑膜分化的特点，多发生在四肢大关节附近的深部软组织中，但很少发生在关节内，偶可见于其他部位，如肌腱筋膜的滑膜肉瘤累及关节腔。

【临床表现】

肿瘤生长缓慢，多数病程为 2～4 年，也有长达 20 年，多发于四肢，尤其是下肢。临床表现为下肢无痛性肿块，边界不清，活动度差，呈结节状，质地较韧。约 15%～20% 滑膜肉瘤可侵入骨与关节并造成骨膜反应。

【X 线检查】

骨关节附近的圆形软组织肿块，有小钙化灶形成。晚期可见骨与关节的破坏。

【治疗】

治疗以手术为主，术后应用化疗及放疗综合疗法。对小的 Ⅰ 期病变，需手术广泛切除，复发率低。Ⅱ 期或复发病例，一般需要根治性手术，广泛截肢，放疗可降低肿瘤的复发率。治疗失败的主要原因之一是肿瘤发生血行转移。

（杨惠林　王根林）

第四篇

胸心血管外科

第四十七章 胸部损伤

第一节 概 述

一、历史

胸部创伤的成功救治是在掌握胸部解剖和生理知识的基础上，结合娴熟的外科技术和创造性思维而完成的。很多里程碑式的胸外科成就最初都来自于胸外伤的治疗经验。

早在公元前3000年，古埃及著作《Smith Papyrus》内就记录了3例胸部贯通伤病例，2例保守治疗，1例伤及颈部食管者成功进行了食管缝合修补。诗人荷马在对公元前950年特洛伊战役的记载中就描述了大量的胸外伤。事实上，胸外科很多极有价值的发现均来自于战争。Theodorl在13世纪推动了胸外伤清创和一期闭合技术；拿破仑的军医Larrey于1767年发现了及时闭合开放性胸外伤的重要性；德国外科医生Rehn首次采用环形（荷包式）直接缝合法闭合心脏贯通伤，并于1896年成功治愈了第一例心脏贯通伤患者。

几个世纪以来，因战争导致的胸外伤的死亡率稳步下降，从美国南北战争时期的63%降到朝鲜战争、越南战争的9%。现代外科技术的进步，如手术技术的提高、早期快速的伤员转运和复苏、胸腔闭式引流、准确的诊断方法、直接的手术修补以及抗生素的使用、输血及输液技术的完善和麻醉学的发展，使伤员存活的机会越来越大。

二、发病率及死亡率

在美国，外伤每年致死15万人，是40岁以下人口中最常见的死亡原因，其中约25%与胸外伤有直接关系。在入院的第一小时内，胸内大血管和神经系统损伤是导致死亡的首要原因。总的来说，胸外伤患者的死亡率约为10%。胸外伤的治疗方法直截了当而且成效显著；及时的复苏措施、高效的辅助检查手段及简捷的治疗方法可使绝大多数患者转危为安。需正规开胸治疗的病例仅占胸部闭合性损伤的10%，贯通伤的15%～30%。应该强调的是，正是伤后第一小时（所谓的"黄金第一小时"）的初步处理为患者的生存赢得了时间。

三、解剖特点

胸腔被壁层胸膜分隔成不同的腔隙：胸膜腔、心包腔和后纵隔。外伤后这些腔隙可与腹膜腔或颈部结构出现沟通。血胸和心包积血的临床表现有很大的不同，在成人每侧胸膜腔可容纳3L血液，大量的失血会导致失血性休克；相反，心包腔内急性出血100ml即会对静脉回流和心室舒张产生明显阻碍，导致心包压塞和休克。胸壁和胸膜的完整性对呼吸功能至关重要。胸膜腔负压，胸壁骨骼、肌肉的协调性以及气道的通畅对维持呼吸是必需的。气管堵塞、气胸、血胸以及严重的连枷胸均可致命，需及时、妥善处理。胸壁缺损导致开放性气胸会严重破坏呼吸功能。

四、病理生理

病理生理改变取决于损伤的机制。胸外伤可简单地分为闭合伤和贯通伤。

(一) 闭合伤

1. 闭合伤常由加速或减速伤造成,如坠落、打击、体育运动、车祸或爆炸等。损伤的严重程度与所受外力的大小及动能呈正比。最常见的闭合性胸外伤是肺挫伤,造成肺泡出血的范围以及肺实质的损伤程度与胸壁所受钝性打击的力量大小呈正比。

2. 严重的闭合伤也可发生于胸廓的非接触性撞击,比如爆炸导致的气压伤(爆震伤),这种外力通常损害含气的空腔器官(如肠、鼓膜和肺)。严重爆震伤的典型表现是休克和低氧血症。休克的重要原因是肺出血导致通气/血流比失调和心肌抑制从而发生心源性休克,其基本的病理生理改变是肺缺乏代偿性血管收缩。

3. 严重闭合性损伤的另一受伤机制是扭转或旋转外力,巨大的外力导致胸内器官自其胸膜附着处撕脱下来,如主动脉弓峡部、主支气管、膈肌以及心房等的损伤都是典型例证。

(二) 贯通伤

贯通伤典型的病理生理改变是造成沿运动轨迹解剖结构的撕裂伤。最常见的胸部贯通伤是刀刺伤和枪伤。子弹的动能取决其质量和速度,这种巨大的能量足以损伤弹迹周围的细胞和组织,损伤的范围取决于子弹的大小、旋转及翻滚等因素。子弹速度越快,伴发损伤也越重,一枚速度超过1000m/s的子弹破坏力是速度不及200m/s的低速子弹的36倍。

五、病史采集和物理检查

在外伤诊疗中,准确的病史和正确的体格检查是至关重要的。但对于已行气管内插管并正在复苏的患者,病史采集可能遇到困难。但应从其亲属处尽量获得最基本的信息,如过敏史、常用药物史、既往病史、妊娠史,伤前最后饮食和外伤过程等。对外伤过程的回忆,无论是来自患者本人还是有关辅助医务人员,均对伤情评估意义重大。特殊类型的车祸常与特定的损伤类型有关,迎面撞车提示胸壁、肺、心、主动脉峡部严重的闭合性损伤;侧面撞击的乘客或行人提示上腹部实性器官闭合伤的可能性很大,同时还有伴发主动脉破裂的可能;自车中飞出或同车中已有死亡者的患者往往合并有致命的多器官损伤。贯通伤患者的病史也很重要;刀刺入的方向、打击的部位、子弹的口径以及中弹的次数等都对诊断有帮助。

在进入急诊室后必须立即采集生命体征,有助于估计失血量;作为一般规律,低血压伴神志淡漠更支持胸腔或腹腔内大出血,而不是神经系统损伤或创伤性精神障碍。在复苏过程中,应定期检查反映血流动力学的指标,如心率、血压等。

气道、呼吸和循环是最先要检查和评估的。评价呼吸从三个方面入手:呼吸频率、胸廓完整性以及膈肌运动方式。喘鸣的出现提示上颌损伤或气管损伤;气体不断自颈部贯通伤口逸出或出现皮下气肿,是气道破裂的典型表现。外伤后咯血是一项重要体征,常提示肺实质或支气管损伤;大咯血(>500ml)偶见于肺部大血管的损伤。严重的胸壁浮动或大块胸壁缺损所致的开放性气胸均可迅速造成呼吸衰竭。巨大冲击伤瞬间造成上腔静脉受压或钝性心脏破裂可导致创伤性窒息,其特征性的表现是上腔静脉回流区的充血、瘀斑和水肿。

双肺听诊对气胸或血胸的诊断具有重要意义。呼吸音消失提示气胸或血胸,可靠性在95%以上;在急救现场或病情处于不稳定状况下,往往不待X线检查即可紧急行胸腔闭式引流。一旦病情平稳下来,就应开始进一步的详细检查。详细触诊整个胸廓,了解有无胸壁浮动,了解肋骨、胸骨、锁骨及软组织情况。

六、病床旁急救措施

保持气道通畅，维持有效呼吸是急救成功的前提。如果通气不足，则需经口气管内插管。遇有颈椎骨折时，气管内插管操作要格外小心，需助手持续行颈椎牵引。如果存在严重上颌损伤的气道阻塞，则可行环甲膜切开术。肺爆震伤患者，机械通气时应尽量避免过度正压，以免导致肺泡进一步损伤。

使用大号输液针头维持静脉通道。严密监护心率和心律；心脏贯通伤病例，正常的窦性节律是预后良好的征兆，显著心律异常伴随 CK-MB 的升高是提示心肌挫伤最简单准确的信号。

常规留置 Foley 导尿管并实时记录尿量。理想的尿量是 $1ml/(kg \cdot min)$，说明心排血量及组织灌注量正常。留置胃管进行胃肠减压可预防误吸，同时胃管又能为诊断膈肌破裂或纵隔血肿提供有价值的证据。

一旦临床考虑可能有血胸或气胸，应立即放置胸腔闭式引流。大多数胸外伤患者经胸腔闭式引流术即可治愈。开放性气胸需要立即用敷料闭合伤口，再留置闭式引流。选择腋中线第 5 肋间放置胸腔引流管，并记录初次引流量和漏气程度。持续大量漏气和大量血胸是开胸探查主要适应证之一。活动性血胸更多地采用胸腔镜或开胸手术，而不是留置第二根胸腔引流管。

七、辅助检查

（一）胸部 X 线检查

X 线检查是首选和最重要的检查，但在病情危重需紧急床旁开胸或有明显气胸或血胸需立即行胸腔闭式引流术时，则应推迟进行。观察胸部 X 线检查结果应讲究顺序，务求全面、细致。应包括胸膜腔、横膈、肺实质、纵隔、骨性胸廓等。气胸有时很轻微，需要对比深吸气相和深呼气相胸部 X 线检查结果时才能察觉；也有的气胸在外伤后几个小时才延迟出现。多数情况下，外伤所致气胸容易诊断。大量气胸伴全肺不张（"肺坠落征"）或主支气管中断（"支气管截断征"）提示气管或支气管破裂。直立位胸部 X 线检查肋膈角消失伴液面影可明确诊断血胸或血气胸；但依据平卧位胸部 X 线检查作出诊断比较困难，因此原则上应选择直立位胸部 X 线检查。依据胸部 X 线检查判断膈肌损伤困难较大；膈肌抬高常提示腹部异常，而膈肌低平甚至倒置则表示有张力性气胸存在；创伤性膈肌破裂并不常表现为腹腔脏器疝入胸腔，而是更多地表现为膈肌轮廓消失和胸腔积液。肺实质挫伤（contusion）胸部 X 线检查的表现多种多样；早期挫伤典型表现类似靠近骨折处肺实质内的不规则占位，不按解剖结构分布，呈所谓"地图"状分布；有时，大面积肺挫伤或肺内大的血肿，可表现为大片高密度影而与血胸相混淆。纵隔气肿（mediastinal emphysema）是气管、支气管或食管破裂的征兆之一。尤其是闭合伤，气道破裂远多于食管破裂，气管镜检查常能确诊。纵隔血肿提示主动脉破裂的可能，纵隔影增宽、主动脉结轮廓消失、胸膜顶密度增高、左主支气管受压、食管或气管右偏，均提示主动脉峡部破裂之可能；但仅凭这些影像学征象尚不足以确诊，如纵隔增宽在胸外伤中并不少见，据此诊断主动脉损伤的敏感性和特异性均低于 50%；胸部大血管损伤约 30% 缺乏影像学改变。

（二）超声检查

超声检查也是胸、腹外伤者的重要检查项目。检查范围应包括：双侧胸腔、心包腔、腹腔及盆腔。超声可诊断 >20ml 的心包积液及心包压塞。有经验的超声科医生诊断心包积液的准确率可高达 95% 以上。然而如果心包破裂致心包内液体流入胸腔或伴有血胸时，超声也可有假阴性。此外，过度肥胖、机械通气、过度通气以及皮下气肿也可影响超声检查的准确性。此时，可通过经典的剑突下心包穿刺术对这些疑难病例作出诊断。尽管如此，由于便携性和对体腔积液诊断的敏感性等优势，超声检查已可代替一部分 X 线检查。

（三）CT 扫描

CT 正被越来越多地应用于胸外伤的检查。CT 对于鉴别纵隔血肿和大血管破裂出血有极高的准确性。螺旋 CT 加血管内注射造影剂可清晰地显示血管结构，对大血管穿孔及纵隔血肿诊断敏感性和特异性均高于 90%，总体准确性接近主动脉造影，可为大部分患者进行准确的筛查或诊断，仅极少数仍不能确诊者需行血管造影检查。CT 也被广泛应用于对肺挫伤、血胸及气胸的诊断，比胸部 X 线检查更准确。

（四）其他检查

1. 食管超声检查　常用于怀疑心脏、大血管损伤的患者。食管超声可发现心房（室）壁运动异常、瓣膜破裂或间隔缺损。超声下易于显示主动脉峡部，可准确诊断主动脉破裂。但其大的分支（如无名动脉等）由于受到气管等结构的阻挡而不易探及。目前，经食管超声的诊断价值尚存在争议，对闭合伤所致主动脉破裂的准确率在 60%～98%。

2. 血管造影　是诊断胸内大血管损伤的金标准，准确率近 100%。但是同样存在患者转运的问题，而且检查时间较长，也需要造影剂。

3. 动脉血气分析　发现严重低氧血症或高碳酸血症是机械通气的指征；血清 pH 和碱剩余反映休克的严重程度，严重或持久的酸中毒（PH<7.2 或碱剩余>12mEq）是休克失代偿的表现，死亡率显著升高。

4. 血清学检查　如 CK-MB 对可疑心脏挫伤有一定价值。单纯的 CK-MB 升高意义不大，但如果伴随心律失常等 ECG 改变则可确诊心肌挫伤。

八、胸外伤的急诊开胸手术原则

急诊胸腔镜或开胸探查是最终的诊断和治疗方法。在最初的紧急复苏抢救后，应尽快评估有无开胸探查指征。提示需开胸探查的指征包括：高度怀疑心脏损伤、复苏后血循环不稳定、大量血胸（>1500ml）或活动性出血（200～300ml/h 或以上）、怀疑气管或食管损伤等。条件允许应争取在手术室进行，训练有素的器械护士、良好的照明、麻醉和充足的手术器械是抢救成功的重要因素。急诊室开胸受患者体位的影响通常选择前外侧切口，多选择第 4 或 5 肋间进胸。急诊开胸的目的首先是明确诊断，其次可对缺损进行直接修补。打开心包后还可进行心脏直接按压，增加心肺复苏的成功率。

第二节　肋骨骨折

肋骨是构成骨性胸廓最主要的成分，由于面积最大，因而外伤时首当其冲。肋骨骨折（rib fractures）的发生率在胸部创伤中占第一位，文献报道发生率为 61%～90%。

一、发病机制

肋骨共 12 对。后方与胸椎横突及肋横突关节相连，前方通过肋软骨与胸骨相接。其中第 1～3 肋前有锁骨、后面有肩胛骨遮挡，第 8～10 肋前端软骨融合成肋弓，而第 11 和 12 肋前端游离形成浮肋。解剖结构特点决定了骨折部位及后果的微妙差别。第 4～7 肋由于较长且前后固定，骨折的发生率最高；第 8～10 肋由于软骨的弹性而较少骨折；第 11、12 肋由于一端游离，故挤压伤时绝少骨折，然而一旦骨折则常伴随肝、脾等腹腔脏器的损伤；第 1～3 肋骨折最少见，但往往发生于严重的暴力损伤，并多伴随严重的内脏伤；如第 1 肋骨骨折的死亡率可高达 17%，合并连枷胸发生率可达 30%。Albers 认为第 1 肋骨骨折常伴有多发肋骨骨折和心、肺、气管等重要脏器损伤，其中58%伴有主动脉损伤。

肋骨骨折的原因可分为直接暴力和间接暴力。直接暴力引起作用点处的骨折，断端常刺向胸内，易刺破胸膜和肺；间接暴力引起的骨折与力的作用点不相吻合，此情况多见于挤压伤（如地震压伤等）（图47-2-1，2）。高速子弹或弹片常引起粉碎骨折。儿童和青少年肋骨富有弹性，不易骨折，但一旦骨折则多预示着合并严重的内脏损伤。

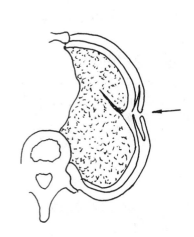
图47-2-1　直接暴力使肋骨骨折端刺向胸腔内

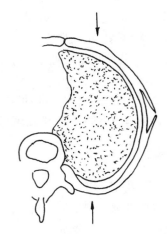
图47-2-2　间接暴力使骨折端刺向胸壁外

二、病理生理

单根或多根肋骨的单处骨折一般不致对呼吸产生严重影响，如果无内脏并发症，处理上较简单。而多根多处肋骨骨折则使该处胸廓丧失了骨性支撑，导致吸气时受胸膜腔内负压影响局部胸壁凹陷，而呼气时受胸膜腔内正压推挤而凸起。这种与正常呼吸时胸廓运动截然相反的运动称为"反常呼吸"，亦称为连枷胸或胸壁软化（图47-2-3，4）。

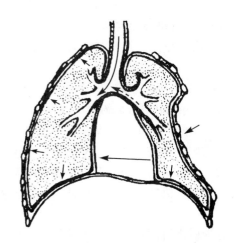
图47-2-3　胸壁软化反常呼吸模式图
吸气时胸膜腔内负压使软化胸壁凹陷

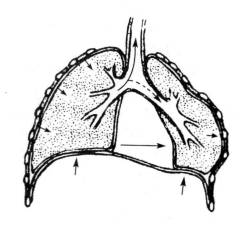
图47-2-4　胸壁软化反常呼吸模式图
呼气时胸膜腔内正压，使软化胸壁向外凸出，形成反常呼吸

一般来说，4根以上多处肋骨骨折形成的连枷胸（flail chest）多可引起严重的呼吸、循环障碍。反常呼吸使吸气时潮气量减小而呼气时残气不能排出，导致严重的低氧血症和高碳酸血症。由于双侧胸膜腔内的相对压力随着呼吸运动的周期而变化，导致纵隔随呼吸左右摆动，造成腔静脉扭曲及胸膜腔内负压的绝对值减小，影响回心血流，继而引发循环功能紊乱，导致休

克迅速加重。

三、临床表现及诊断

肋骨骨折与四肢骨折的表现有相似之处，如局部疼痛、骨擦音和骨擦感及反常运动等，诊断上并不困难。肋骨骨折的诊断依据是胸部外伤史。

1. 疼痛　随咳嗽、喷嚏而加重。

2. 体检　可见局部压痛，有时可触及骨擦感或"阶梯"感。用双手挤压胸廓，可引起骨折处的剧痛（胸廓挤压试验阳性）。

3. 连枷胸　患者可观察到反常呼吸，严重者伴有发绀、呼吸困难、呼吸道分泌物增多以及休克等表现。

4. X线检查　可见肋骨骨皮质的中断移位，也可同时了解有无合并胸内脏器损伤。应当注意的是，应定期复查 X 线，以排除延迟性气胸、血胸及肺不张等。

四、治疗

（一）单纯肋骨骨折

多为单根单处或多根单处骨折，无反常呼吸，亦不合并其他胸内脏器损伤。治疗目的主要是缓解疼痛，防止肺部并发症如肺不张、肺感染等。具体措施为：

1. 胸带外固定　嘱患者深呼吸，将多头胸带自下向上呈"叠瓦"样包扎。此法简便易行，止痛效果确实，有利于患者咳痰，防止肺部并发症。

2. 口服或肌内注射止痛药物。

3. 肋间神经或痛点神经封闭　可用 0.5％布比卡因 10ml，注射于骨折处上、下各一根肋骨的肋间神经。

4. 口服或静脉滴注化痰药物，稀化痰液使之易于咳出，防止肺不张和肺感染。

（二）连枷胸

必须紧急处理。

1. 吸氧。

2. 保持气道通畅雾化吸入，体位排痰，必要时行纤维支气管镜吸痰甚至气管切开。

3. 止痛　因骨折范围广，故可采用持续连续硬膜外镇痛泵止痛。待数日后症状缓解再改为口服或肌内注射止痛药物。

4. 抑制反常呼吸　根据病变范围和严重程度，可采取如下方法：

（1）局部加压包扎：使软化胸壁固定在凹陷位，但容易遗留胸壁局部畸形。

（2）机械通气：又称"呼吸内固定法"。此法最早由 Avery 于 1956 年提倡应用，国外应用较广泛。但由于连枷胸多伴有肺挫伤，而正压通气又可加重肺的损伤，故近年来这种方法引起了争议。但临床上出现了其他方法所不能纠正的呼吸衰竭（$PaO_2 < 60mmHg$ 和/或 $PaCO_2 > 50mmHg$）时，机械通气仍不失为一种有效的急救措施。气胸是机械通气的禁忌证，在实施机械通气之前务必先放置胸腔闭式引流管。

（3）手术内固定：用钢丝、克氏针或专门的肋骨固定钢板进行固定，多用于需行开胸探查的病例。此法创伤大，一般不主张单独采用，而是在开胸手术时同时施行。

五、胸骨骨折

胸骨骨折（sternal fracture）较少见，在胸部创伤中不足 5％，导致胸骨骨折的原因主要是直接暴力。临床表现为胸前区剧痛，咳嗽、喷嚏时加重，局部有压痛和畸形"阶梯感"。

胸骨骨折误诊率较高。原因是常合并肋骨骨折等其他改变，而且后前位胸部 X 线检查很难看到骨折线。诊断的关键还在于提高警惕，X线检查常规拍摄侧位相，则极少漏诊。胸骨骨折本身可能临床意义并不大，但往往意味着致命的大血管、心包、心肌等的损伤，必要时应进一步仔细检查。

无移位的骨折一般经卧床休息和止痛等处理，2~3周后即可痊愈。有移位时则采用悬吊牵引法或手术钢丝内固定法。

第三节　创伤性气胸

一、概述

各种原因引起的胸膜腔内积气称为气胸（pneumothorax）。气胸可根据发生的原因简单地分为自发性（spontaneous）、创伤性（traumatic）和医源性（iatrogenic）三大类。在胸部损伤中，气胸的发生率仅次于肋骨骨折。气胸的形成多由于胸壁和壁层胸膜破损，胸膜腔与外界大气相通，外界空气直接进入胸腔；或由于肺实质或气管、支气管破裂，空气自气道内逸入胸腔所致。

二、病理生理

根据病理生理特点一般分为闭合性、开放性和张力性气胸三类。三者在疾病的发生发展以及治疗方法上都大相径庭，因此应区别对待。

（一）闭合性气胸

闭合性气胸多为肋骨骨折的并发症，肋骨断端刺破肺表面，空气漏入胸膜腔所造成。气胸形成后，破口随即自行闭合，不再继续漏气。少量气胸，肺萎陷在30％以下者，对健康人的呼吸和循环功能影响较小，多无明显症状；但对于COPD等肺功能差的患者则可有明显呼吸困难症状。大量气胸，患者出现明显胸闷、胸痛症状，气管向健侧移位，伤侧胸部叩诊呈鼓音，听诊呼吸音减弱甚至消失。胸部X线检查可显示胸腔积气和肺萎陷，有时尚伴有少量积液。

（二）开放性气胸

刀刺伤或枪弹等所致的胸壁开放伤口，使胸膜腔与外界相通，空气随呼吸自由出入胸膜腔。开放性气胸的病理生理特点为：①伤侧胸膜腔负压消失并与外界大气压相等，肺由于自身弹性而完全萎陷，两侧胸膜腔压力不等而使纵隔移向健侧，使健肺扩张亦受限。②吸气时，健侧胸膜腔负压升高，与伤侧压力差增大，纵隔向健侧进一步移位；呼气时，两侧胸膜腔压力差减少，纵隔移回伤侧，这种反常运动称为纵隔扑动。纵隔扑动还使腔静脉扭曲受压，影响静脉血流，引起循环功能严重障碍。③吸气时健侧肺扩张，吸进气体不仅来自呼吸道进入的外界空气，也来自伤侧肺排出的含氧量低的气体；呼气时健侧肺呼出气体不仅从上呼吸道排出体外，同时也有部分进入伤侧肺。含氧低的气体在两侧肺内重复交换形成无效腔通气，进一步加重缺氧（图47-3-1，2）。

临床上患者出现严重呼吸困难和发绀，循环障碍以至休克。胸壁伤口开放者，呼吸时能听到空气出入胸膜腔的吹风声。体检发现除与大量闭合性气胸表现类似外，胸部X线检查示伤侧肺完全萎陷，气管和心脏等纵隔器官向健侧偏移，透视下可见纵隔扑动。

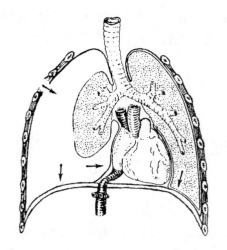 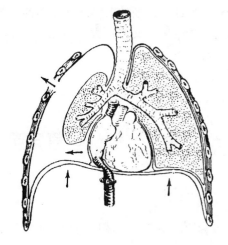

图 47-3-1   开放性气胸呼吸时纵隔移位模式图

开放性气胸，吸气时外界空气经
胸壁伤口进入胸膜腔，纵隔向健侧移位

图 47-3-2   开放性气胸呼吸时纵隔移位模式图

开放性气胸，呼气时气体自胸膜腔经
胸壁裂口排出体外，纵隔向患侧移位

（三）张力性气胸

张力性气胸又称高压性气胸，常继发于大而深的肺裂伤或支气管破裂。裂口与胸膜腔相通且形成活瓣，吸气时空气可从裂口进入胸膜腔内，而呼气时活瓣关闭，胸膜腔内积气不断增多，压力不断升高，严重压迫伤侧肺使之萎陷，并将纵隔持续推向健侧，挤压健侧肺，产生急性呼吸和循环功能严重障碍（图 47-3-3，4）。胸膜腔内的高压积气被挤入纵隔，经颈部扩散到面部、胸部、腹部甚至四肢形成皮下气肿。

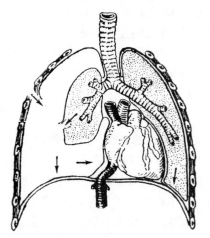 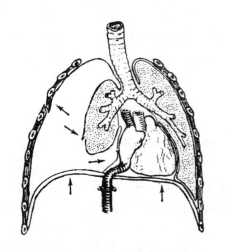

图 47-3-3   张力性气胸呼吸模式图

张力性气胸，吸气时气体自胸壁或肺裂口进入胸膜腔

图 47-3-4   张力性气胸呼吸模式图

呼气时裂口关闭，气体不能自胸膜腔排出

临床上，患者极度呼吸困难，端坐呼吸，发绀，继而出现烦躁、谵妄直至昏迷。体格检查可见广泛皮下气肿，伤侧胸部胀满，肋间隙增宽，呼吸幅度减低，叩诊呈鼓音，听诊呼吸音消失。胸部 X 线检查显示皮下积气，肺纹理消失，气管和心影明显偏向健侧。胸膜腔穿刺有高压气体向外冲出。抽气后症状好转，但不久又见加重，可进一步帮助明确诊断。

三、诊断

根据外伤史，体检发现胸壁伤口，患侧叩诊鼓音，呼吸音减弱消失，结合胸部 X 线检查所见，气胸诊断多不困难。但应进一步判断伤情以指导治疗。

四、治疗

少量闭合性气胸（＜30％）多不需治疗，可于1~2周内自行吸收；但伴有严重肺气肿等慢性重症肺疾病的患者，少量气胸也会有严重呼吸困难，通常需要放置胸腔闭式引流治疗。大量气胸，胸膜腔穿刺抽气多不满意，应行胸腔闭式引流术，促使肺及早膨胀，同时应用抗生素预防感染。

开放性气胸需现场急救处理。用无菌敷料如凡士林纱布外加厚棉垫或其他相对干净的织物封盖伤口，再用胶布或绷带包扎固定，使开放性气胸转变为闭合性气胸，然后穿刺胸膜腔，抽气减压，暂时解除呼吸困难。送至医院后，立即给氧和输血补液，纠正休克，并做闭式胸膜腔引流术。然后再清创、缝合伤口。

张力性气胸是胸外伤中最危急的一类病症。急救处理原则是立即排气，降低胸腔内压力。在危急状况下可用粗注射器针头从第2肋间锁骨中线处刺入胸腔，达到排气减压效果。在患者转送过程中，于插入针的接头处，缚扎一橡胶手指套，将指套顶端剪一细长开口，起活瓣作用，即在呼气时能张开裂口排气，吸气时闭合；或用一长橡胶管或塑料管一端连接插入的针接头，另一端放在无菌瓶水面下，以保持持续排气。同时应用抗生素，预防感染。经闭式引流后，一般肺小裂口多可在3~7日内闭合。长时期漏气者应进行剖胸修补术。如胸膜腔插管后，漏气仍严重，患者呼吸困难未见好转，往往提示肺、支气管的裂伤较大或较大的支气管断裂，应及早行胸腔镜检查或剖胸探查，修补裂口，或行肺段、肺叶切除术。

创伤性气胸的胸腔镜检查或剖胸探查的手术适应证：

（1）已行胸腔闭式引流1周，仍有漏气或肺膨胀不全，怀疑肺有较大裂伤者。手术首选电视胸腔镜探查及肺修补。

（2）气胸合并胸腔内活动性出血。

（3）怀疑有气管或支气管大的裂伤或断裂。

自20世纪90年代开始发展起来的电视胸腔镜技术已日臻成熟。镜下术野可放大数倍，细微结构显露清晰，便于发现病变。手术设备尤其是内镜切割缝合器的使用，使镜下肺修补术和肺切除术变得容易而快捷。最大的优点是切口仅长1~2cm，创伤极小。但胸腔镜手术对麻醉要求高，准备时间较长，而且非直视下操作，不适于血压不稳定怀疑大出血病情危急的患者。临床工作中应灵活掌握适应证，力求为患者提供最佳的治疗。

第四节　创伤性血胸

血胸（hemothorax）即胸膜腔积血，是严重的胸部创伤之一。出血部位不同，临床表现和处理方法亦有差别：

（1）心脏或胸部大血管损伤，出血量大而快，患者往往当场死亡。

（2）胸壁血管由于来自体循环，故出血不易自止，往往需手术止血。

（3）肺组织的裂伤出血，由于肺循环压力低，因而多可采用非手术保守治疗。

一、病理生理

急性大量失血可引起失血性休克，造成循环障碍。大量血胸可压迫肺组织导致呼吸困难。积血是良好的细菌培养基，贯通伤者易继发感染造成脓胸。胸腔内陈旧血凝块刺激纤维素渗出和机化，日后可形成纤维胸，严重限制通气功能。

二、临床表现及诊断

血胸的临床表现取决于出血量和出血速度。出血量＜500ml 者为少量血胸，患者一般无明显症状和体征。出血在 500～1500ml 者为中等量血胸，患者可表现出明显的内出血体征，如面色苍白、四肢湿冷、呼吸困难等表现。出血量＞1500ml 者为大量血胸，表现为严重呼吸困难和休克。

X 线检查可见伤侧内低外高的弧形积液影。如为血气胸则可见一气-液平面（图 47-4-1，2，3）。

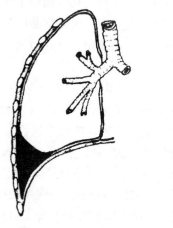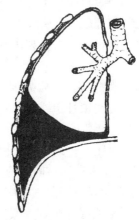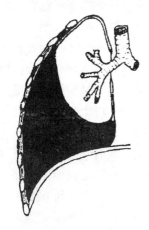

图 47-4-1　少量血胸　　　　图 47-4-2　中等量血胸　　　　图 47-4-3　大量血胸

根据外伤史，体检发现胸壁伤口，胸部 X 线检查可见胸腔积液征象，诊断性胸腔穿刺抽出不凝血即可确诊血胸。

三、治疗原则

血胸的治疗原则为：防治休克、止血、清除胸腔积血以及处理并发症。首选胸腔闭式引流术。如首次引流完成后不再继续引流则说明出血可能已经自止，但应复查 X 线了解胸腔内情况，排除引流管被血凝块堵塞造成的假象。如果有下列表现则有手术探查适应证：

1. 进行性出血　①脉搏逐渐增快，血压持续下降；②经输血补液后血压不回升或升高后又迅速下降；③血红蛋白、红细胞计数和红细胞比容等重复测定，持续降低；④胸膜腔穿刺因血凝固抽不出血液，但连续胸部 X 线显示胸膜腔阴影继续增大；⑤闭式胸膜腔引流首次＞1000ml 或引流＞200ml/h，连续 3h。

2. 血胸已凝固，胸管引流不畅时，应尽早行血肿清除术，因为血凝块是细菌良好的培养基，而且可继发纤维胸，严重限制肺的膨胀。手术时机应限制在受伤后 2 周以内。凝固的血块或早期的纤维板清除首选胸腔镜，效果确实，创伤轻微；陈旧的纤维板则只能开胸解决。

第五节　创伤性窒息

创伤性窒息（traumatic asphyxia）由严重胸部挤压伤所致，常见于地震房屋倒塌、矿井塌方、车祸辗轧或遭人畜踩踏等。

一、病理生理

创伤性窒息产生的机制是，在胸部受到挤压的瞬间受伤者声门紧闭，气道和肺内空气不能外溢，使胸腔内压力骤升，迫使上腔静脉内的血液倒流挤回上半身，引起头、肩、上胸部组织内毛细血管破裂，血液外溢，造成广泛点状出血。由于所受的暴力巨大，患者多同时伴有其他胸部损伤，如肋骨骨折、气胸、血胸或心脏挫伤等。

二、临床表现

临床表现为呼吸困难，神情淡漠。体检可见头颈部皮肤出现紫红斑，严重者肩部、上胸部亦可有瘀斑和出血点。眼结膜和口腔黏膜可见出血斑点。可有鼻腔、外耳道出血。鼓膜穿破、耳鸣和暂时性耳聋。有时可有视网膜或视神经出血，造成视力障碍，以至失明。颅内静脉破裂时患者可发生昏迷甚至死亡。

三、治疗原则

治疗上主要是对症治疗，吸氧、抗休克、止痛及镇静等治疗。首先进行氧疗，如鼻导管或面罩吸氧。皮下组织瘀斑、出血点等多能自行恢复，无须处理。当有颅脑症状疑有脑水肿时，应进行脱水疗法。窒息者立即行心肺复苏、人工心脏按压和辅助呼吸抢救。胸部其他损伤予以相应处理。

第六节　肺爆震伤

肺爆震伤是由爆炸冲击波作用于呼吸系所产生的一系列特殊的病理生理改变。

一、病理生理

爆炸产生的高压气浪或水波浪猛烈冲击胸部时可使胸壁撞击肺组织，紧随高压后的负压波亦可使肺再次碰撞胸壁，致肺挫伤，肺毛细血管出血，小支气管和肺泡破裂，肺间质和肺泡内广泛性渗出而产生肺水肿，引起呼吸困难。严重者可有肺裂伤，引起血胸和气胸。此外，气体尚可进入肺循环引起气栓。若大量气栓进入脑动脉和冠状动脉，可立即造成死亡。

二、临床表现

临床表现以咯血、咳血性泡沫痰、呼吸困难等为主，严重者出现呼吸衰竭。听诊肺内充满湿啰音。脑气栓者可有神经症状如抽搐、昏睡甚至昏迷。

胸部 X 线检查除显示肺实质内斑片状浸润影改变外，常有气胸、血胸等征象。

三、治疗原则

治疗上应给予充分氧疗，清除呼吸道内分泌物，保持气道通畅。如有呼吸功能不全，则行呼吸机辅助呼吸，但应注意合并血胸、气胸者应先予闭式引流术。常规应用抗生素预防肺部感染。

第七节　急性呼吸窘迫综合征

一、概述

早在 1946 年，Brewer 就发现在战伤的部分伤员中，呼吸道或肺中分泌物异常增多，仿佛充满了液体，若不积极抢救，死亡率很高，开始提出了湿肺综合征的概念。以后的学者在临床工作中发现，有许多严重疾病可引起类似的肺损伤。临床上表现为出现呼吸加快、呼吸困难及以一般氧疗法难以纠正的发绀，X线显示广泛肺泡浸润阴影。以往对此综合征命名繁杂，如创伤后肺功能不全、充血性肺萎陷、肺湿变、成人呼吸窘迫综合征（adult respiratory distress syndrome，ARDS）等。目前国内、外均趋向统一用急性呼吸窘迫综合征（acute respiratory distress syndrome，ARDS）代替成人呼吸窘迫综合征一词。据统计创伤合并感染时本征发生率高达 38%～78%；创伤性休克后本征发生率高达 85%。本综合征的死亡率曾经高达 53%～73%，但随着现代医学的发展，尤其是 ICU 的建立和呼吸机的广泛使用，近年来死亡率有明显下降。

二、病因和病理生理

常见的致病因素有严重创伤、大手术、休克、烧伤、败血症、腹膜炎、胰腺炎、体外循环、大量输血、误吸、多发性骨折以及长时间吸入高浓度氧等，均可造成肺弥漫性损伤。其基本病理改变是肺间质充血、水肿，肺泡壁内透明膜形成，肺泡上皮细胞变性、坏死，毛细血管内皮细胞肿胀，小血管中血栓形成。病生理改变主要是肺泡-毛细血管膜损害，液体渗出形成肺泡及间质水肿，导致弥漫的微小肺不张，通气/血流比降低，产生右向左分流，导致难治性低氧血症。低氧血症导致肺表面活性物质减少，肺顺应性下降，破坏了正常的肺压力-容积关系，致使肺泡进一步萎陷，引起更大范围的肺不张，加重了低氧血症，产生恶性循环，自然病程极难扭转。

休克时血流速度明显减慢，红细胞在毛细血管内呈缗钱状排列，使血液黏稠度升高，细胞易于黏附于血管壁，易发生微血栓，继而发生 DIC，使病情进一步恶化。

三、临床表现

本综合征发病急，多于创伤后 24 小时内发病，但也有迟至 2～3 日后发病者。开始表现为急性发作的呼吸急促，继而进行性加重，呼吸频率在 35 次/分以上，端坐呼吸不能平卧，口唇明显发绀。一般氧疗法难于纠正缺氧状态。后期可出现混合性酸中毒，损害循环系统，诱发心动过缓和心律失常。当 CO_2 潴留严重时，伤员出现神志恍惚、谵妄、抽搐以至昏迷。晚期缺氧严重，生理功能严重紊乱，导致呼吸循环甚至多器官功能衰竭而死亡。

动脉血气分析早期即可发现血氧分压进行性下降，血浆 pH 值下降，而二氧化碳分压并无明显升高。

胸部 X 线检查早期并无特异性改变，只是显示肺纹理增多。此后逐渐出现特征性的斑片状或大片阴影等肺间质或肺泡渗出性改变。

四、诊断

如果呼吸频率＞28 次/分或（和）呼吸窘迫；血气分析在海平面呼吸空气时 $PaO_2<60mmHg$；PaO_2/FiO_2（氧和指数）＜300；胸部 X 线检查显示肺纹理增多，斑片状阴影或大片阴影等肺间质性或肺泡性病变，又能排除慢性肺疾病或急性左心衰竭，则可诊断为 ARDS。

本综合征目前尚无早期特异诊断方法，而一旦出现了典型的 X 线表现则治疗上困难明显增加。故目前临床上对高危患者提倡短期内重复动脉血气分析检查，如有一般氧疗难以纠正的低氧血症出现，则可诊断并及早进行干预，打破恶性循环，提高治愈率。

五、治疗

创伤后急性呼吸窘迫综合征是一严重的并发症，病情晚期用呼吸机行呼气末持续正压通气（PEEP）治疗亦难挽救生命，故需强调预防和早期诊断。对创伤患者首要的是注意抗休克、控制感染、避免高浓度吸氧和对原发伤的积极治疗。胸部创伤患者常伴有肺挫伤，对晶体液的输入量十分敏感，极易发展成 ARDS，治疗此类伤员时要注意严格限制晶体液。

如临床高度怀疑 ARDS 诊断，则应及时行气管内插管或气管切开，呼吸机辅助通气。在不影响血流动力学的前提下加用 PEEP 模式，提高肺泡内压，使肺泡复张，并减少水肿液的渗出。

目前认为，强烈的利尿药和大量皮质醇激素短期治疗是另一有效方法。对水肿液的排出和稳定溶酶体酶、保护血管内皮有积极的作用。一般采用地塞米松 40～60mg 静脉注射，或用泼尼松龙 80～120mg，6～8 小时 1 次，以后视病情可减量或停用。一般用 2～3 天，否则影响创面愈合，降低机体免疫功能。

此外，呼吸道的精心护理对病情的转归也有重要影响。气道的湿化、体位引流以及有效的吸痰（必要时每日行纤维支气管镜彻底吸痰），都会对患者的迅速康复有所帮助。

第八节　气管、支气管断裂伤

气管、支气管断裂伤是一种严重胸外伤，在复合伤中并非少见。据报道，在胸部闭合伤中，支气管损伤占 3％～6％。支气管断裂患者的死亡率高达 30％，死亡多与并发症有关。气管及大支气管损伤可由闭合性胸部外伤（如车祸、坠楼所致的减速伤或挤压伤）引起；亦可由贯通伤导致，如枪弹、锐器或支气管镜检查所致损伤。气管、支气管由于其解剖位置紧邻心脏及大血管等重要脏器，由枪弹或锐器所致者，大多数因合并胸内大血管损伤而早期死亡。

一、发生机制及病理生理

暴力直接冲撞胸部，躯体突然减速而胸内脏器（如肺）仍继续向前运动，在支气管根部产生一种旋转的扭力。加上反射性声门紧闭，气道内压急剧升高导致弹性较小的气管、支气管破裂。破裂后立即出现大量气胸及肺完全不张，痰液进入胸腔，如处理不及时则可产生经久不愈的脓胸。

急性期后，裂伤形成瘢痕愈合，产生气道狭窄，甚至完全阻塞，引起严重的通气障碍。狭窄或阻塞远端的肺不张，可长达几个月或数年之久而不发生感染。但有时阻塞远端也可以发生感染而产生肺脓肿及支气管扩张等。

二、临床表现和诊断

急性期有明显憋气症状，可见大量皮下气肿及发绀，伤侧胸廓饱满，叩诊呈鼓音，呼吸音消失。数小时后，由于继发感染可出现发热症状。急性期患者胸部 X 线表现为大量皮下气肿，单侧（偶见双侧）气胸，肺门下移，全肺完全不张，形成"肺坠落征"。纤维支气管镜检查可以明确诊断。

慢性期表现可有胸闷、气短和发绀等。对慢性病例的诊断，一般也不困难。首先有胸部外伤史，结合临床表现及 X 线检查可见肺不张的影像。支气管碘油造影及支气管断层相可以清楚显示支气管近心端的盲袋状改变或气管的狭窄部。现代螺旋三维重建 CT 可重建气管或支气管影像，对病变的显示更加清晰，不仅可以明确诊断，对手术的选择亦有重要意义。

三、治疗原则

气管或支气管小于 1cm 的裂口，临床症状稳定，可行保守治疗。目前对此类患者多主张行气管切开，一是降低大气道阻力，减少漏气，二是便于吸痰等呼吸道护理。

气管或支气管的断裂伤应及时手术探查，争取早期直接修补。若仅为气管或支气管部分撕裂伤，可以间断缝合修补；若为完全断裂，应做对端吻合术。对于诊断困难者，可先通过胸腔镜对胸腔进行探查和伤情评估，指导开胸手术。

少数裂伤被血凝块堵塞而漏诊，日后可并发慢性支气管狭窄，导致远端肺不张影响肺功能，或并发阻塞性肺炎，经久不愈。如果狭窄范围不大，则应争取手术。原则是尽量保肺，避免肺切除，采用气管或支气管端端吻合。

慢性气管或支气管狭窄，如果狭窄段过长，手术风险大，也可考虑放置气道支架。首选硅胶支架，放置取出都比较方便；镍-钛合支架刺激肉芽组织增生导致再狭窄的发生率较高，因此临床上应严格掌握适应证。

第九节　胸腹联合伤

一、概述

外界暴力同时损伤胸腔和腹腔脏器，称为胸腹联合伤。战时多见于枪弹和弹片等的贯通伤。和平时期多见于闭合伤，如车祸、建筑物倒塌和重物撞击胸部等，可导致膈肌破裂和腹内脏器损伤。第4肋间平面以下穿透伤可同时造成膈肌穿孔和腹内脏器（如肝、脾或胃肠道）损伤。上腹和下胸部的挤压伤伴随反应性声门紧闭，导致腹压瞬间升高，使腹腔脏器破裂或通过破裂的膈肌，使部分腹腔脏器被挤入胸腔，造成所谓创伤性膈疝。除引起一系列的呼吸、循环功能紊乱外，还可使疝入胸腔内的腹内脏器发生嵌顿、扭转、绞窄以至穿孔，产生严重感染和中毒性休克症状。创伤性膈肌破裂以左侧者为多，右侧因肝的屏障作用，发生率较低。

二、临床表现

胸腹联合伤常伴有身体其他部位多发伤，伤情复杂多样，患者死亡率高。

胸腹联合伤的临床表现随受损部位的不同而表现各异。受伤后破坏了胸腔与腹腔的完整性和稳定性，导致呼吸、循环功能紊乱，如呼吸困难、发绀、休克以及颈部、胸部皮下气肿。腹部实质脏器损伤可有内出血表现，休克往往更为严重。空腔脏器伤则出现急性腹膜炎、中毒性休克。凡胸外伤后有腹部伤症状、体征或腹部伤出现胸部症状者，均应考虑胸腹联合伤并有膈肌破裂存在。左侧膈疝致肠管疝入胸腔，可造成胸闷、气短，偶可出现不全肠梗阻表现；下胸部局部叩诊呈鼓音，听诊偶可闻及肠鸣音。

三、诊断

应根据外伤史、症状和体征、辅助检查全面了解伤情，综合分析迅速作出诊断。情况紧急不容许过多检查者，应边抢救边检查。致伤原因和体表伤口所在位置、伤道走行方向有助于判断体内受伤的组织与脏器，如锐而长的刀具斜刺入下胸部，可同时刺破膈肌穿入肝或胃、脾、肠管等。胸部贯通伤的入口和出口凡有一处在前侧第4肋间平面以下者，均有可能造成胸腹联合伤。

胸、腹腔出血可经诊断性穿刺而较易确诊。膈肌破裂的胸部X线检查显示膈肌轮廓模糊，伴有胸腔积液，典型者可见膈上出现肠气影。如诊断困难，以往采用腹腔内注射空气法显示膈肌帮助诊断，但效果不理想。也可采用钡剂灌肠法了解结肠位置，但不适用于肠破裂或一般情况差的患者。目前主张积极采用电视胸腔镜手术进行诊断和对伤情作出全面的评估。

全面了解伤情，早期诊断是抢救胸腹联合伤取得成功的关键。不能只满足于对胸部或腹部一个部位伤情的诊断，而忽视了同时存在联合伤的可能，这样才能提高治愈率。

四、治疗

胸腹联合伤伤情复杂，患者死亡率高，治疗上应分清主次，全盘考虑。

首先应进行抗休克治疗，纠正低血容量。置入胃肠减压管以防由胃、肠麻痹所引起的胃急性扩张。根据胸部伤情置入胸腔闭式引流管，以免在进行胸或腹部手术时麻醉诱导前发生张力性气胸。

对胸腹联合伤的手术治疗顺序应根据伤情而定。对有胸穿入伤或肋骨骨折、血气胸的患者，应行胸腔闭式引流。只有胸内大出血、心包压塞、气管断裂才是紧急开胸的适应证。

肝或脾破裂大出血，或空腔脏器穿孔发生弥漫性腹膜炎者，只要呼吸能够维持，则在有胸腔闭式引流的基础上，先开腹控制内出血或弥漫性腹膜炎。胸腹联合伤伴有膈肌破裂者，应首先处理腹内脏器损伤。如发现腹内脏器突入胸腔，则尽快还回原位，修复膈肌破口，这是改善呼吸循环功能的重要手段。

术后处理除继续抗休克外，还应在膈下留置引流管，保证胃肠减压通畅，合理使用抗生素，注意水、电解质平衡，防止并发症。

第十节　心脏大血管损伤

常见心脏损伤包括心脏挫伤、心脏裂伤、室间隔破裂、瓣膜撕裂以及腱索断裂等，多为闭合性损伤所致。

一、心脏挫伤

多因前胸受重物或方向盘等撞击，或从高处坠落所致。直接或间接暴力将心脏推压于胸骨和脊柱之间而受损。突然的加速或减速亦可使悬垂的心脏碰撞胸骨或脊柱遭受损伤。右心室由于紧贴胸骨，最易挫伤。心脏挫伤的程度和范围，可从小片心外膜或心内膜出血直至大片心肌出血坏死。

临床表现轻者无明显症状，较重者出现心前区疼痛，可伴有心悸、呼吸困难等。偶可闻及心包摩擦音。心电图可有 ST 段抬高，T 波低平或倒置，心动过速、房性或室性期前收缩等心律失常。磷酸肌酸激酶的同工酶 CK-MB 以及乳酸脱氢酶 LDH_1 明显升高。超声心动图可显示心脏结构的改变。

根据特定的外伤史，结合心电图改变和血清酶升高，可诊断心脏挫伤。

治疗须卧床休息，持续心电监测，密切观察血压、心率变化。给氧纠正低氧血症。补足血容量维持动脉压。如发现心律失常，给予抗心律失常药物治疗。心力衰竭时应用洋地黄类药物。

二、心脏破裂

多由尖刀、子弹、弹片等贯通伤直接伤及心脏所致，少数则由于暴力撞击前胸引起心脏破裂。绝大多数患者可快速陷入休克，因大出血或急性心包压塞而当场死亡。由于解剖原因，以右心室破裂最常见，其次为左心室和右心房，左心房、心包内大血管破裂则少见。心脏出血外溢，心包裂口保持开放畅通者，血液将从前胸伤口涌出或流入胸膜腔，临床上出现低血容量征象，如面色苍白、呼吸浅弱、脉搏细速、血压下降等，迅速转为休克。心包无裂口或裂口较小不甚通畅者，心脏出血不易排出而在心包腔内积聚；由于心包缺乏弹性，腔内急性少量血液积聚（100ml），即可使心包腔内压力升高，压迫心房和腔静脉，并限制心室舒张，降低心房心室压力阶差，形成心包压塞，回心血量和心排血量急剧减少，致使静脉压升高，动脉压下降，产生急性循环衰竭。患者诉心前区闷胀疼痛、呼吸困难，烦躁不安，少尿至无尿，面色苍白，脉搏快，有时可扪及奇脉，血压下降或不能测出，但静脉压升高。

在开放性胸部损伤心脏破裂患者中，如伤口有鲜血不断涌出，并伴有出血症状，不难作出诊断。在闭合性胸部损伤患者中，凡出现 Beck 三联征：①静脉压升高；②心搏微弱，心音遥远；③动脉压降低。即疑为心包压塞，可在剑突下左肋弓旁行心包腔穿刺，如抽出血液，即可确诊。超声心动图亦可帮助确定。

心脏破裂应立即施行手术抢救。急性心包压塞往往病情危急，可先做心包腔穿刺减压或剑突下心包开窗，同时输血补液，争取时间剖胸抢救。一般经左前胸第 4 肋间前外侧切口进胸，切开心包，清除积血，探查到心壁出血点或裂口，用手指按压止血，然后行缝合修补。

三、室间隔穿孔

室间隔穿孔常在室间隔肌部靠近心尖处，产生心内左向右分流而引起急性心力衰竭。体检可在胸骨左缘第 3、4 肋间听到响亮粗糙的收缩期杂音，伴有震颤。超声心动图或心导管检查可协助诊断。急性期手术疗法的失败率高，施行缺损修补术以在病情稳定 2～3 个月后为宜。

四、瓣膜、腱索及乳头肌的损伤

损伤多发生在心室舒张期，造成乳头肌或腱索的断裂，瓣膜撕裂或破裂。临床以主动脉瓣损伤为多见，三尖瓣、二尖瓣次之，肺动脉瓣几乎无损伤。患者常有主动脉瓣关闭不全的症状。于主动脉听诊区可闻及典型的高调舒张期杂音。房室瓣损伤以腱索、乳头肌损伤为多见。二尖瓣损伤时，常有进行性的心前区疼痛、心悸、气短、休克及急性左侧心力衰竭；心前区可触及明显震颤，心尖部有粗糙的全收缩期杂音。三尖瓣损伤时，心功能不全少见，可出现呼吸困难、颈静脉怒张、肝-颈静脉回流征阳性；肝大、腹水、下肢水肿、剑突两侧可闻及收缩期杂音等。

根据心脏杂音和超声心动图可作出诊断。治疗方法为瓣膜成形术或瓣膜替换术。

五、主动脉损伤

随着交通事故的不断增多，胸部大血管损伤也在增多，在美国约有 1/3 接受开胸手术者是因为胸部大血管损伤。主动脉和锁骨下动脉是发生损伤最多的血管，占全部大血管损伤的一半以上。

（一）损伤机制

最常见的损伤机制是急剧的减速运动，多发生在交通事故时。所以对任何减速外伤都应考虑主动脉撕裂的可能。大约 50% 的主动脉撕裂伤患者并无胸内损伤的外在表现。

（二）诊断

诊断主动脉损伤的主要依据是胸部 X 线检查，下列胸部 X 线表现提示主动脉损伤的可能：

1. 上纵隔增宽、左主支气管受压、气管或食管偏向右侧。
2. 第 1 或第 2 肋骨骨折。
3. 左侧血胸。
4. 主动脉轮廓消失是最典型的征象。

CT、MRI 均不敏感，最准确的术前诊断方法是主动脉造影。

（三）治疗

一旦主动脉造影确诊有主动脉损伤，必须迅速进行修补。治疗主动脉损伤通常需要用人造血管置换受损的主动脉，较小的非横断性损伤可以一期缝合。

（王　俊）

第四十八章 胸壁疾病

第一节 胸壁畸形

胸骨和肋骨发育不良主要包括漏斗胸、鸡胸、Poland 综合征等。

一、漏斗胸

【病因及疾病特点】

漏斗胸（pectus excavatum）是一种胸骨凹陷性畸形，表现为肋软骨连同胸骨对称或非对称向内凹陷，呈舟状或漏斗状，一般胸骨体剑突交界处凹陷最深（图 48-1-1）。它是最常见的胸部畸形，约占胸壁畸形的 90%。目前病因不清，多数学者认为此畸形是由于肋软骨异常导致下部肋软骨过度增生，向内下凹陷牵拉胸骨向后形成的。本病近 40% 的患者伴有家族史，少数伴有先天性心脏病马方综合征。本病发病率男性多于女性，为 4:1。漏斗胸患者胸廓容积减少，患者常有胸闷和运动耐量降低，因胸骨向后移位，推压心脏向左移，右心室受压，心排血量降低，少部分患者有心脏杂音和二尖瓣脱垂，仰卧位时心肺功能受影响更重。同时，患者因为形体缺陷多伴有心理疾患。

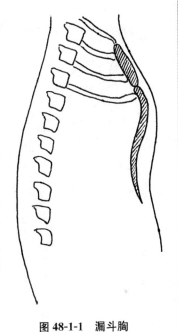

图 48-1-1 漏斗胸

【临床表现和诊断】

部分患儿在出生时即可发现漏斗胸，但多数患者在两三岁后逐渐出现明显体征和症状，青春期前身体快速发育时常导致病情加重，可因胸壁内陷压迫心、肺产生不同程度的心悸、气促甚至呼吸困难。患儿易患呼吸道感染，活动能力受到限制。多数患儿有特征性体形，常表现为凹胸、凸腹、胸扁而宽，颈肩前冲、脊柱侧凸，"钩状肩"畸形。少数患儿听诊胸骨左缘可闻收缩期杂音或心律失常。用力呼气量和最大通气量明显减少。胸部 X 线检查和心电图常有心脏向左移位和顺时针方向旋转，侧位 X 线示下段胸骨明显向后凹陷，与脊柱的距离缩短，重者接近脊柱前缘。胸部 CT 显示胸骨和肋骨凹陷等更为直观，尤其对于不对称性漏斗胸，便于测量各种径线和设计手术方案。

判定漏斗胸严重程度的最常用的方法是正侧位 X 线检查和 CT。CT 是观测漏斗胸最准确和直观的方法，包括肋软骨下陷的程度、范围、胸骨扭转的角度都可以通过后期 3D 成像清楚地显现。用胸骨最凹处胸内横径除以最凹处胸骨到脊柱前缘的距离称为 Heller 指数，临床上经常用来表示漏斗胸的严重程度，Heller 指数大于 3.25 为中、重度漏斗胸。

【治疗和预后】

严重的漏斗胸常导致患儿出现呼吸、循环症状，还可造成患儿心理负担。因此，手术矫正的目的不仅是改善身体外观、满足心理需求，更重要的是减轻和消除漏斗胸对心、肺功能的影响。对于 Heller 指数大于 3.25 的有明显症状的中重度漏斗胸患儿，可以考虑手术纠正，手术时机以学龄前后为最佳，此时胸廓柔软顺应性好手术效果满意，严重的不对称凹陷患者或成年患者因胸壁僵硬会影响手术纠正的效果。

既往漏斗胸纠正手术方法有：①胸骨抬举术（Ravitch 手术）：手术原则是切断膈肌与胸骨、剑突的附着部分，充分游离胸骨和肋软骨；将所有下陷肋软骨切除，保留骨膜，然后上抬胸骨，并妥善固定。手术的创伤较大，目前已较少应用。②胸骨翻转术（Wada 手术）：将畸形凹陷区的胸骨连同肋软骨整块切下，翻转后重缝于原处，使原来的凹面变为凸面，从而纠正畸形。改良 Wada 手术不切断胸廓内动静脉及腹直肌，这样可使胸骨在术后继续正常发育。该手术创伤很大，近年已被淘汰。③Nuss 手术是 1998 年来开展的一项微创手段治疗漏斗胸的方法。Nuss 手术是在胸腔镜观察下，在胸骨后方放置特殊金属钢板，将下凹的胸骨顶起来纠正胸壁畸形，无需切除肋软骨，手术损伤小，钢板于 3 年后取出。目前已经成为矫正漏斗胸的标准术式。

二、鸡胸

鸡胸（pectus carinatum）是一种表现为胸骨前凸的畸形，常伴有两侧肋软骨和肋骨凹陷。

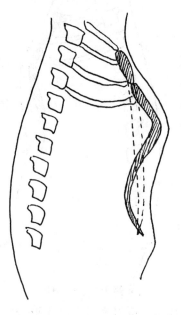

图 48-1-2　鸡胸

【临床表现和诊断】

鸡胸是第二常见的胸壁畸形，约占所有胸壁畸形的 10%。病因不十分清楚，多数人认为与漏斗胸相似，但胸骨被增生的肋软骨推挤向前。此病与遗传有关，因为家族中有胸壁畸形患者，鸡胸的发生率也明显增加。临床上大多数患儿在 10 岁左右发现胸壁异常，但症状相对较轻（图 48-1-2）。患者很少有心、肺受压的症状，部分患者可有支气管喘息症，尤其在运动中。大部分患者因胸壁畸形，精神负担重。体征主要是胸廓前后径增大，胸骨体向前凸出畸形，肋软骨向前凸出或凹陷。

【治疗和预后】

鸡胸的纠正包括锻炼健身塑形、胸骨动力按压装置（dynamic thoracic compressor，DTC）按压和手术纠正。对于病情轻的患者，健身锻炼特别是游泳运动对畸形的纠正有帮助。DTC 是一个轻便的装置，用于中、重度患者，穿戴后拧紧螺丝对凸出的胸骨进行挤压，同时结合锻炼和游泳。对于保守治疗疗效不佳或病情严重者可以考虑手术矫治，手术要点类似漏斗胸 Ravitch 手术，切除双侧畸形肋软骨并胸骨成形（离断剑突、切除过长的胸骨下端、胸骨前板做横行截骨）。近年来亦有医生尝试 Nuss 手术技术，将矫形钢板置于胸骨上方下压，取得很好的效果。钢板于 2～3 年取出。

三、Poland 综合征

Poland 综合征（又称波伦综合征，波伦并指或趾症，波伦序列征，波伦畸形）是一种罕见的先天性胸壁畸形，表现为胸壁结构发育不良或未发育并伴发同侧手指并指现象的罕见的先天性缺陷。此症状发生情况一般多发于身体右侧。

【临床表现和诊断】

Poland 综合征病因不清，基本病理为因胚胎时期上肢芽发育障碍所致。临床症状集中于躯体及上肢，男性多见，一般为单侧，极少双侧发病。主要特点为胸大肌下半部和胸小肌缺失，60% 患者伴有同侧肋骨及肋软骨发育不良，导致胸壁畸形，女性患者可能有同侧乳房发育不良或缺失，或乳头位置移位。尽管有胸肌的缺失，但一般无上肢功能运动的障碍，可能是由于其他上肢肌肉功能代偿。

【治疗和预后】

Poland 综合征的外科治疗的主要是出于美观整形的目的。手术方法改良自 Ravitch 手术技术，取同侧下胸部正常的肋骨或对侧的肋骨修补缺失的肋骨及肋软骨，将同侧背阔肌瓣移位至胸前胸大肌的位置。女性患者的纠正手术可以等到对侧乳房完全发育后进行，同期行病侧的乳房再造术。

第二节　Tietze 综合征和肋软骨炎

【疾病特点和病因】

Tietze 综合征即痛性非化脓性肋软骨肿胀，是一种伴有疼痛的非化脓性肋软骨肿大的病症，临床少见。临床相对常见且症状类似的是肋软骨炎，表现为肋软骨疼痛及压痛，但没有肋软骨肿大。两个病的病因和相互关系不明，有人认为本病可能与病毒感染有关，此外还可能与劳损、慢性损伤等有关。

【临床表现和诊断】

病程长短不一，可自数月至数年不等，时轻时重，反复发作。发作时局部疼痛是最主要的症状，咳嗽、上肢活动或转身时疼痛加剧，体检局部有压痛。Tietze 综合征发病多为年轻人，常表现为单一的肋软骨痛，且伴有肋软骨肿大隆起。肋软骨炎患者年龄多超过 40 岁，90％ 的患者多个肋软骨受累，但没有肋软骨的肿大。

Tietze 综合征和肋软骨炎的诊断主要依靠症状和体征，X 线检查因肋软骨不能显影，故对诊断无帮助，但可排除胸内病变、肋骨结核或骨髓炎等。

【治疗】

Tietze 综合征和肋软骨炎都是自限性疾病，可自行消退，预后良好。症状明显者可采用对症治疗，如适当休息放松、减少上肢活动、口服镇痛药。疼痛较重者可局部普鲁卡因加氢化可的松封闭或于肋软骨肿大处骨膜刺孔减张等，有一定效果。若长期应用各种治疗无效，且症状较重或不能排除肿瘤可能时，可将 Tietze 综合征患者肋软骨切除。

第三节　胸壁结核

【概述】

胸壁结核（tuberculosis of chest wall）是指胸骨、胸壁软组织、肋骨的结核病变，多表现为寒性脓肿或慢性胸壁窦道。本病多继发于肺、胸膜或椎体结核感染，在综合医院已经很少见到。

【病因】

结核病蔓延至胸壁的途径一般有三种：

1. 淋巴系统　肺内或胸膜的结核可经淋巴系统至胸壁淋巴结，在胸骨和脊椎旁形成脓肿，然后自肋间穿出蔓延至胸壁。

2. 直接传播　肺或胸膜的结核病灶可直接穿破胸膜扩展侵入胸壁。

3. 血行传播　结核分枝杆菌经血循环而侵入肋骨或胸骨，造成骨质感染和破坏，进而穿破骨皮质累及胸壁软组织。

【病理】

胸壁结核初期是在壁层胸膜外形成寒性脓肿，继而穿透肋间肌蔓延至胸壁浅部皮下层，往往在肋间肌层里外各有一个脓腔，其间有孔道相通，由于肋间通道很窄，因此可在胸膜外和皮

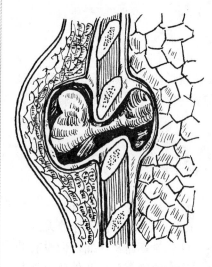

图 48-3-1　胸壁结核

下层之间形成哑铃状或葫芦状脓肿（图 48-3-1）。有的脓肿穿通肋间肌之后，因重力累积作用，逐渐向外向下沉降至胸壁侧面或上腹壁。病变继续扩展时，穿破皮肤，形成结核性瘘管。当继发化脓性感染时，则形成混合性感染。

【临床表现】

胸壁结核全身症状多不明显。若原发结核病灶尚有活动，则可有疲倦、盗汗、低热、虚弱等症状。大多数患者仅表现为胸壁局部无红、热、痛的脓肿，故称为寒性脓肿。脓肿呈半球形隆起，基底固定，肿块多有波动。若继发化脓性感染，可出现急性炎症症状，局部触痛明显。若脓肿穿破皮肤，常排出水样混浊脓液，无臭味，伴有干酪样物质，经久不愈，形成溃疡或窦道，皮缘往往呈潜行凹陷。

【诊断和鉴别诊断】

对于胸壁无痛性肿块，或先有肿块后形成瘘管经久不愈者，首先应考虑胸壁结核的可能性。胸部 X 线检查除可发现有无肺、胸膜结核外，还可见肋骨或胸骨不规则的骨质破坏和缺损。但 X 线检查阴性并不能排除胸壁结核的诊断。若有慢性瘘管或溃疡，可做活检明确诊断。若肿块波动明显，可行诊断性穿刺，若抽出无臭稀薄白色脓液或干酪样物，涂片及细菌培养阴性，多可确定诊断。穿刺部位应选在脓肿的上方，避免垂直刺入而致脓液沿针道流出形成瘘管。

鉴别诊断应与化脓性肋骨炎或胸骨骨髓炎及胸壁放线菌病相鉴别。

【治疗】

由于胸壁结核是全身结核的一部分，故应重视全身抗结核治疗，同时还应注意休息和加强营养。有活动性结核者不宜立即手术治疗。对胸壁结核性脓肿，在上述全身治疗基础上，可试行穿刺，排脓后注入抗结核药物。

手术治疗胸壁结核的关键是彻底切除病变组织，包括受侵的肋骨、淋巴结和有病变的胸膜，切开所有窦道，彻底刮除坏死组织和肉芽组织，清洗后用邻近的肌瓣充填残腔，并撒入青、链霉素粉剂预防感染。术毕加压包扎，防止血液积聚。必要时安放引流，24 小时拔除引流后再加压包扎。术后继续抗结核治疗，以防复发。

单纯寒性脓肿不应切开引流，但如果合并化脓性感染伴急性炎症时，可先切开引流，待化脓性感染控制后再考虑进一步清除结核病灶。

第四节　胸壁肿瘤

【概述】

胸壁肿瘤（tumor of chest wall）一般是指胸壁深部软组织的肿瘤，包括骨骼（肋骨及胸骨）及深部肌肉的肿瘤，但不包括皮肤、皮下组织、浅层肌肉或乳腺的肿瘤。

胸壁肿瘤可分为原发性和继发性（或转移性）两类。原发性肿瘤又可分为良性和恶性两种。据文献统计，原发于胸壁骨组织的肿瘤占全身原发骨肿瘤的 5%～10%，其中 20% 发生于胸骨，80% 发生于肋骨，良、恶性各占一半。胸壁肿瘤约 50% 由其他部位的原发肿瘤转移而来，转移至胸壁的原发肿瘤有肺癌、乳腺癌、肾癌、胃癌、食管癌、结肠癌等。

【病因】

原发胸壁肿瘤的病因尚不明确。

【病理】

胸壁肿瘤的病理类型较多，有些分类也不完全统一。常见的良性骨肿瘤有软骨瘤、骨软骨瘤、骨纤维瘤等。恶性骨肿瘤则有软骨肉瘤、骨软骨肉瘤、骨肉瘤、恶性骨巨细胞瘤、浆细胞骨髓瘤、Ewing 肉瘤等。起源于深部软组织的良性肿瘤有神经纤维瘤、脂肪瘤、纤维瘤、血管瘤等，恶性者有纤维肉瘤、神经纤维肉瘤、血管肉瘤等。

【临床表现】

胸壁肿瘤早期可无任何症状，只在体检时或偶然发现。局部疼痛是主要症状，尤其以恶性肿瘤及肋骨转移瘤为著。有些肿瘤由于向胸内生长，外表并不明显，因此早期容易被忽略，直至出现胸内脏器压迫症状才发现。生长迅速的肿瘤，有时可发生中心坏死、溃破、感染或出血，引起更为严重的症状。如是晚期胸壁恶性肿瘤，可发生远处转移而引起相应症状，还可伴有体重下降、气促或贫血等症状。

【诊断和鉴别诊断】

胸壁肿瘤的诊断主要根据病史、症状、体检和肿块的特点。生长比较迅速、边缘不清、表面有扩张血管、疼痛等，往往是恶性肿瘤的表现。肿块坚硬如骨、增大缓慢、边缘清楚，多属良性骨或软骨肿瘤。若同时出现其他部位肿瘤或胸壁多个肿瘤，则应考虑转移性肿瘤的可能。X 线检查有助于诊断及鉴别诊断，特别是胸部 CT，对判断肿瘤部位、大小和周围组织侵犯都很有帮助，CT 胸骨和肋骨成像能对胸壁骨肿瘤提供更多地形态细节。如有明显的软组织肿块并有骨质破坏者，常提示恶性肿瘤。若有广泛骨质破坏，但又有放射状新骨形成，则可能为骨肉瘤。

胸壁肿瘤常需与胸壁结核、肋骨或肋软骨畸形或变形、主动脉瘤、胸内肿瘤等鉴别。必要时可做肿瘤的针刺活检或切取活检明确诊断。但取活组织检查最好与切除计划联系起来同期进行。

【治疗】

原发性胸壁肿瘤不论良性或恶性，在条件许可下均应及早行手术治疗。转移性胸壁肿瘤一般不是外科手术的适应证，但如有以下情况也可采用手术切除：一是不能鉴别原发或转移时，二是若原发病变已经切除，且胸壁转移较局限时。对恶性肿瘤应做彻底的胸壁整块切除，其切除范围前后应超过肿瘤边缘的 5cm，上下应包括正常的一段肋骨及其骨膜，还应包括肌肉、骨骼、肋间组织、壁层胸膜和局部淋巴结。如病变侵及肺，可同期进行肺叶切除。切除后胸壁缺损面积大者宜同期行胸壁重建，目的是保持胸壁的坚固，防止胸壁软化和反常呼吸，维持正常的呼吸生理和心、肺功能。胸壁重建的方法有多种：①自体组织：如缺损较小可取自身肋骨、髂骨重建胸壁的稳定性，或用转移带蒂肌瓣（胸大肌、背阔肌等）、游离阔筋膜片、带血管蒂的大网膜等予以修复缺损；②人工合成材料：若缺损较大，利用自体组织无法达到满意的效果，可采用人工合成材料（如 Marlex、涤纶布等）做修补术。

胸壁肿瘤切除术后的常见并发症包括排痰困难和呼吸道感染。

对一些对放射线敏感的肿瘤，如 Ewing 肉瘤、霍奇金淋巴瘤及淋巴肉瘤等，可行放疗。对某些不能手术的恶性肿瘤放疗和化疗有一定缓解作用，一般多作为综合治疗的一部分。

（区颂雷）

第四十九章　胸膜腔感染

第一节　急性脓胸

【概述】

脓胸（empyema）是指脓性渗出液积聚于胸膜腔内的化脓性感染，它是胸部的常见病之一。脓胸按疾病发展过程可分为急性和慢性；按致病菌则可分为化脓性、结核性和特异病原性脓胸；按波及的范围又可分为全脓胸和局限性脓胸。

【病因和病理】

急性脓胸（acute empyema）大多为继发性感染，最主要的原发病灶多在肺部。

胸膜腔感染的途径有以下几种：

1. 直接侵入　肺部化脓性病灶直接侵入胸膜腔，或病灶破裂污染胸膜腔或胸部开放伤或穿透伤，带菌异物感染胸膜腔，引起渗液和化脓；手术后胸膜腔感染或血胸继发感染；因脏器破裂，如食管穿孔或外伤性气管断裂等。

2. 经淋巴途径　邻近器官的化脓性感染，如膈下脓肿、肝脓肿、纵隔脓肿、化脓性心包炎或肋骨骨髓炎等经淋巴道侵犯胸膜腔。

3. 血源性播散　全身败血症、菌血症或脓毒症时，致病菌经血液循环进入胸膜腔。

脓胸的致病菌多来自肺内感染灶，也有少数来自胸内和纵隔内其他脏器或身体其他部位病灶。在有磺胺类药物或抗生素以前，肺炎球菌是最常见的致病菌，这种典型性脓胸现已少见。目前较多见者是肺部急性感染延及胸膜，最常见的致病菌为金黄色葡萄球菌。急性脓胸还可以是多种致病菌的混合感染，如支气管胸膜瘘、食管自发性破裂、气管创伤性断裂或纵隔畸胎瘤继发感染溃破者，致病菌包括厌氧性链球菌、梭状杆菌、铜绿假单胞菌等，由于脓液中含有坏死物，具有恶臭，毒血症状严重，称之为腐败性脓胸。

感染侵犯胸膜后，可引起胸水大量渗出。早期脓液较稀薄，含有白细胞和纤维蛋白，呈浆液性。若此期内能排出渗液，肺易复张。随着病程进展，脓细胞及纤维蛋白增多，渗出液逐渐由浆液性转为脓性，纤维蛋白沉积于脏层、壁层胸膜表面。初期纤维素膜附着不牢固，质软而易脱落，以后随着纤维素层的不断加厚，韧性增强而易于粘连，并使脓液局限化。纤维素在脏层胸膜附着后将使肺膨胀受限。以上病理变化基本属于临床的急性期。

临床上脓胸有各种名称，大量渗出液体布满全胸膜腔者称为全脓胸。机化纤维组织引起粘连，使脓液局限于一定范围内，形成局限性或包裹性脓胸，常位于肺叶间、膈肌上方、胸膜腔后外侧及纵隔面等处，有时分隔成多个脓腔，成为多房性脓胸。若伴有气管、食管瘘，则脓腔内可有气体，出现液平面，称为脓气胸。脓胸可穿破胸壁，成为自溃性脓胸或外穿性脓胸。

【临床表现和诊断】

急性脓胸的主要症状是由急性炎症和胸腔积脓所引起的。患者常有高热、脉快、呼吸急促、食欲缺乏、全身乏力、胸痛等。积脓较多者有胸闷、咳嗽、咳痰等症状。严重者可伴有发绀和休克等表现。体检时可见患者不能平卧，患侧呼吸运动减弱，肋间隙饱满增宽。叩诊患侧呈浊音，气管和心浊音偏向健侧。听诊时患侧呼吸音减弱或消失，触觉语颤减弱。局限脓胸的体征则在相应的病变部位，而在叶间或纵隔面者体检可以无阳性体征。血常规检查可发现白细胞计数增多，中性粒细胞比例增高。

肺炎经过治疗而毒性症状不消退，或消退后又出现，就应想到脓胸的可能性。胸部 X 线检查患部显示有积液所致的致密阴影。若有大量积液，患侧呈现大片浓密阴影，纵隔向健侧移位。如脓液在下胸部，可见一由外上向内下的斜行弧线形阴影。脓液不多者，有时可同时看到肺内病变。伴有气胸时可出现气液面。若未经胸腔穿刺而出现液面者，应高度怀疑有气管瘘或食管瘘。局限脓胸 X 线表现在患处呈包裹性阴影。超声检查能明确脓胸的范围和准确定位，有助于脓胸诊断和穿刺。胸腔穿刺抽得脓液，可诊断为脓胸。首先观察其外观性状，质地稀稠，有无臭味。其次是做涂片镜检、细菌培养及药物敏感试验，以指导临床用药。

【治疗】

急性脓胸的治疗应从全身支持、控制感染和排除脓液三个方面进行。

（一）全身支持

全身支持包括适当休息，补充维生素，注意营养，维持水和电解质平衡，矫正贫血等。

（二）控制感染

主要是根据药物敏感试验，选择最有效的抗生素。

（三）排除脓液

排除脓液可减轻中毒症状，同时促使肺复张，是治疗急性脓胸的重要环节。临床常采用胸腔穿刺术或胸腔引流术。

1. 胸腔穿刺术　对于脓胸早期脓液较稀薄者，可采用胸腔穿刺抽脓和胸膜腔内注入抗生素，常常可获得满意的效果（图 49-1-1）。胸腔穿刺前应做 B 超或胸部 CT 扫描定位，以便准确地抽得脓液。要尽量争取一次穿刺把积脓抽尽，并向脓腔内注入抗生素。体弱而大量积脓、纵隔移位较严重的患者可以分期抽液，以免体力不支而发生意外。

胸腔穿刺术的注意事项：①决定穿刺前要对患者的情况，包括健康状况、病史和体检、有否存在瘘管、用药情况和过敏体质等，进行全面的了解和充分的估计。对年老体弱的患者尤其要重视。②术前器械和药品的准备要考虑到应急的需要。一旦发生休克，可以立即进行急救。③穿刺时患者应采取适合的体位，因患者需要坚

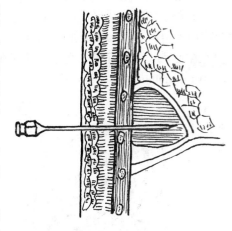

图 49-1-1　胸腔穿刺术

持较长时间的操作。④穿刺部位要准确，一般在脓腔底的上一肋间为宜。穿刺部位过低时，针头易被沉淀物堵塞，且膈肌上升也会影响脓液排出。穿刺部位过高时则不能抽到脓液，因此有液平面者要在液平面下穿刺。⑤抽液时要用力均匀，缓慢而稳定。负压过高容易使针头被脓块堵塞，反而不能达到清除的要求；有时过快也会导致虚脱和休克。⑥抽液时应尽量避免气体进入脓腔内。急性脓胸因纵隔尚未固定，注入空气将影响胸腔负压的调节，产生类似张力性气胸的症状。⑦进针不能靠近胸骨边缘，以免损伤肺门血管和纵隔内大血管而引起大出血。如发现抽出物为全血时应当立即退出针头，将患者安静躺下，严密观察血压、脉搏等变化。穿刺进针一般都取锁骨中线以外，比较安全。

2. 胸腔闭式引流术

（1）适应证：①反复胸腔穿刺抽液，感染仍不能控制，或积液产生较快者；②脓液稠厚不易抽出者；③发现有大量气体，疑有支气管胸膜瘘或食管瘘存在者；④腐败性脓胸者。

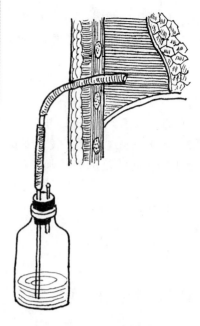

图 49-1-2　胸腔闭式引流术

（2）操作方法

1）经肋间插管法：引流位置主要依脓腔位置而定，一般选在脓腔的最低处。胸腔穿刺抽得脓液后，患者取半卧位，局部麻醉下切开皮肤 1～2cm，用止血钳沿肌纤维方向钝性分离肌层和深筋膜。紧靠下一肋骨上缘插入引流管，接上水封瓶后观察水柱波动情况，如水柱能随呼吸而上下摆动或有气泡排出，说明引流管在胸腔内（图 49-1-2）。将引流管固定于皮肤上。如有连续大量气泡排出，可适当加用负压吸引，有利于肺部裂口的愈合。负压不宜超过 15cm 水柱。术后应定时挤压引流管，保持通畅，防止扭曲。如发现引流不畅，水柱不动，或脓液量骤然变少，必须及时检查引流管位置并予以纠正。目前也可用胸腔穿刺套管针置管，方法简单，适合急诊手术。

2）经肋床插管法：对于经肋间插管后毒血症仍不能控制者或脓液太稠不能排出者，应考虑行经肋床插管以改善引流情况。但应注意过早开放可引起开放性气胸，一般来讲应在经肋间闭式引流术后 2～3 周进行，这时脓胸经闭式引流术已经局限，纵隔已固定。手术方法为在脓腔相应部位切开皮肤及肌肉，切除长 3～4cm 的一段肋骨，将肋间神经、血管前后端予以结扎。然后经肋床切开胸膜（图 49-1-3A），并剪取一条胸膜做病理检查。继而以手指探查脓腔，如有分隔应予以打通，以利引流。吸净脓液后置入粗大有侧孔的引流管（内径约 1.2cm），并以缝线将引流管妥善固定，其外端连接水封瓶闭式引流（图 49-1-3B）。切口周围用凡士林纱布保护皮肤，定期更换敷料。1～2 周后逐步外撤引流管，直至脓腔消失。排除了支气管瘘的存在后，可做脓腔冲洗并定期测量脓腔容积，待脓腔容积小于 10ml 时可拔除引流管，瘘管可自行愈合。

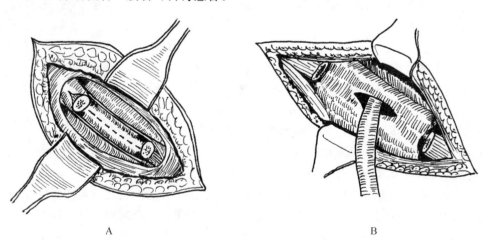

A　　　　　　　　　　　　　　　　　　　B

图 49-1-3　经肋床引流术

3. 经胸腔镜脓胸清除术　这是近 10 年才开展的一种新的治疗方法，其优点是：①微创；②可在直视下清除所有脓液及多房性脓腔；③脓液黏稠时可行冲洗；④术中可清除早期形成的纤维素包膜，有利于肺复张。方法为全身麻醉气管双腔插管下，于脓腔最低位置做第一切口，置入胸腔镜探查胸腔情况，包括有无肿瘤、结核、异物、食管或呼吸道瘘。于脓胸的顶部做第二切口，置入吸引器吸净脓液，用卵圆钳或骨膜剥离器刮除胸壁和肺表面的脓苔和纤维素膜。大量生理盐水冲洗。于第二切口置细管作为术后冲洗入路，第一切口置引流管。术后持续冲洗脓腔，使肺复张并与壁层胸膜粘连。

经过以上各种疗法，急性脓胸一般应能治愈。不论用穿刺或手术引流，当脓液排出后，肺逐渐膨胀，两层胸膜靠拢，空腔逐步消失。如脓腔长期不能闭合，则成为慢性脓胸。

第二节 慢性脓胸

【病因】

导致慢性脓胸（chromic empyema）的原因较多：①急性脓胸发现较晚，未能及时治疗，就诊时已进入慢性期；②急性脓胸处理不当，如引流太迟或拔管过早、引流管过细、引流位置不恰当或插入太深，致排脓不畅；③脓腔内有异物存留，如弹片、死骨、纱布或棉球、引流管残端等，使胸膜腔内感染难以控制；④合并支气管胸膜瘘或食管瘘而未及时发现和处理；或胸膜毗邻的慢性感染病灶，如膈下脓肿、肝脓肿、肋骨骨髓炎等反复传入感染，致脓腔不能闭合；⑤有特殊病原菌存在，如结核菌分枝杆菌、放线菌等慢性炎症所致的纤维层增厚，肺膨胀不全，使脓腔长期不愈；⑥手术后肺膨胀不全，胸内残腔不闭合，纤维层增厚，继发感染也能成为慢性脓胸的原因。

【病理】

慢性脓胸的特征是脏层和壁层胸膜纤维性增厚。急性脓胸后期，毛细血管及炎性细胞形成肉芽组织纤维蛋白沉着机化，在壁层、脏层胸膜上形成厚而致密的纤维板，构成脓腔壁。纤维层机化和收缩，使肺被紧裹而不能膨胀。脓腔内有脓液沉淀物和肉芽组织存在，脓腔不能闭合，形成无效腔。一般纤维层在肺表面和上部较薄，而在壁层、膈面和肋膈角后方较厚，有达2～3cm或以上者，呈胼胝状，称为纤维板。肺长期萎缩造成支气管变形，排痰不畅，可以导致支气管扩张和纤维化。胸壁因长期运动受限而肌层退化变薄、肋骨聚拢、肋间隙变窄、胸廓内陷，牵拉纵隔向患侧移位，并限制胸廓的活动性，从而减低呼吸功能。肝、肾及其他脏器可有淀粉样变，功能减退。还可能伴有明显的杵状指（趾）。

【临床表现和诊断】

慢性脓胸患者常有长期低热，食欲减退、消瘦、贫血、低蛋白血症等慢性全身中毒症状。有时尚有气促、咳嗽、咯脓痰等症状。体格检查时见患侧胸廓塌陷畸形，呼吸运动受限，肋间隙明显变窄，叩之呈浊音，呼吸音减低或消失。气管移向患侧。曾做胸腔引流术者胸壁可见引流口瘢痕或瘘管。胸部X线检查可显示胸膜明显增厚，胸廓收缩，肋骨变细、靠拢，膈肌上升，纵隔移位。肺部萎缩以下外方为甚。

根据病史、体检和胸部影像学检查，诊断慢性脓胸并不困难。若未做过引流者，需做胸腔穿刺，化验培养脓液，明确致病菌种。脓腔造影或瘘管造影可明确脓腔范围和部位。未经胸腔穿刺而脓腔内出现液平面，应考虑存在支气管胸膜瘘的可能。可自瘘口内注入少量亚甲蓝，若咯出蓝色痰液，即可证实其存在。若疑有支气管胸膜瘘应慎用或禁忌脓腔造影或瘘管造影。

【治疗】

慢性脓胸的治疗有三个目的：①改善患者的全身情况状态，消除慢性中毒症状和营养不良等；②尽量消除致病因素和消灭胸膜间无效腔；③恢复肺的功能。

（一）全身治疗

慢性脓胸患者常有身体虚弱，营养不良，因此纠正贫血和低蛋白血症极为重要。可少量多次输血。脓腔穿刺抽液做细菌学检查和药物敏感试验，合理选用抗生素。

（二）改进胸腔引流

针对引流不畅的原因，如引流位置不当、引流管过细等应予改进。在适当部位另做胸腔开放引流术，切口宜大，使引流畅通无阻。脓腔内用生理盐水纱布填塞，既能避免脓腔形成间隔，也可帮助吸引脓腔渗液，使肉芽创面保持清洁健康。但每天更换敷料要清点纱布数目，并防遗漏死角，让脓腔逐渐收缩。手术时可探查脓腔内有无异物，并可将脓腔壁组织送病理学检查。部分脓腔较小的患者可能因此就获得治愈。也可使较大的脓腔缩小，为下一步治疗创造条件。

（三）消灭胸膜无效腔

1. 胸膜纤维板剥脱术   通过一次手术将脓腔的壁层和脏层纤维板切除，使肺得以重新扩张而消除脓腔，可以最大限度地保存肺功能，这是治疗慢性脓胸较为理想的手术。本术式适用于病期不长、肺内无病变、肺能完全复张者。而对纤维板较厚、肺内有广泛病变（如结核性空洞或支气管扩张等）或肺压缩时间太长已纤维化者，均不宜行胸膜纤维板剥脱术。

手术时先切除脓胸腔中间的一根肋骨，从肋床将壁层胸膜外的纤维板与胸壁分离，再将脏层纤维板与肺分离，下达膈面，使整个脓腔完整切除，被压缩的肺得到膨胀。如分离困难，可在脏层胸膜的纤维板用锐刀做"十"字形切口，将纤维板分块切除。壁层纤维板也可分块切除。肺有粗糙面者用褥式丝线缝合。肺不能完全膨胀或留有残腔，应加做胸廓成形术。

2. 胸廓成形术   目的是消除胸廓局部的坚硬组织，使胸壁内陷，以消灭两层胸膜间的无效腔。这种手术要切除厚的壁层胸膜纤维板，但需保留肋间神经血管、肋间肌和肋骨骨膜。这些保留的胸壁软组织可做成带蒂的移植瓣用来填脓腔和堵塞支气管胸膜瘘。若脓腔较大，还可利用背阔肌、前锯肌做带蒂肌瓣充填。

肋骨的切除范围，上自脓腔顶上1～2根，下至脓腔底部；从肋骨头向前，超越脓腔前缘2cm，保留肋间肌和骨膜（图49-2-1）。然后切开脓腔，将增厚的壁层纤维板切除，使胸壁软组织能够充分塌陷，从而消灭胸膜无效腔。

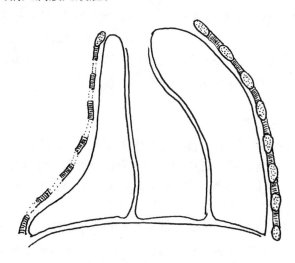

图 49-2-1   胸廓成形术

如脓腔大而患者体质虚弱不能耐受一次广泛的手术，肋骨切除可以分期进行，间隔期约3周。但肋骨切除必须先上后下，使脓腔由上而下地逐步压缩。否则，脓腔就难消灭，往往需要再次手术，而再次修正手术的损伤程度远远超过首次手术。

下胸部脓胸的胸廓成形术的效果不理想，术后畸形亦较严重，因此除局部范围较小者外，一般都不采用。因为这种手术后肋间神经被切断，腹直肌松弛，患侧上腹部常相应膨出，患者常有不适感。

肋骨前段切除过多过长，残端常向外顶出，压迫皮肤，引起疼痛。保留第2肋骨常会阻碍胸廓塌陷，脓腔不能完全消灭。肋骨后端切除要尽可能彻底，否则也因脊柱旁沟残留脓腔而使手术失败。

3. 胸膜肺切除术　当慢性脓胸合并有肺内广泛病变时，或伴有不易修补的支气管胸膜瘘时，切除脓纤维板和病肺可以一次完成，达到治愈的目的。这一手术的技术要求高，创伤大，出血多，必须严格掌握适应证和适当时机。病肺切除后如遗留残腔要及时处理，常用的方法是胸廓成形术。

脓胸伴有支气管胸膜瘘者较为常见，一经诊断明确，应当及时进行胸腔引流术，待感染控制后再作进一步处理。常用的方法是支气管瘘修补，肌瓣填塞，并行胸廓成形术。术后保持引流通畅和彻底消灭残腔是手术成功的关键。

第三节　结核性胸膜炎

【病因】

结核性脓胸（tuberculous empyema）是因结核分枝杆菌感染胸膜，引起胸膜渗出造成的。绝大多数是由于肺结核病灶破裂所致，如肺表面空洞，或干酪灶侵及脏层胸膜，或结核性淋巴结炎溃破等。结核性胸膜炎的积液继发感染也造成脓胸。做肺结核的切除手术污染胸膜腔可并发术后结核性脓胸。脊椎骨结核伴有寒性脓肿，肋骨或肋软骨结核等均可延及胸腔发生结核性脓胸。人工气胸术时粘连撕破或肺内病灶不能萎陷时，病菌更易侵入游离的胸膜腔。极少数情况是因为结核分枝杆菌经血循环感染胸膜造成的。

【病理】

结核性脓胸的早期积液是浆液性的，经过一个较长的时期后，逐渐成为脓性。病肺破裂时因同时有其他细菌感染，成为混合性脓胸。结核性脓胸的病程长，形成的纤维层厚而坚实，并常有钙化。脓胸范围可以局限，也可为全脓胸。纤维层的瘢痕组织收缩，使肋间隙变窄，肋骨断面呈三角形，其基底在外侧，肋间肌也萎缩和纤维化，严重者可导致脊柱凸向健侧。

长期不治的结核性脓胸，脓腔可从肋间组织溃破，形成自溃性脓胸。瘘口流出稀薄脓液，经久不愈。

【临床表现及诊断】

一般起病缓慢，患者可有午后低热，伴有轻微胸痛、胸闷、干咳、疲乏无力、食欲减退、晚间盗汗、消瘦等症状。如积脓过多，可有胸闷、气急症状。伴有支气管胸膜瘘时可出现刺激性咳嗽，咳嗽与体位有关，卧于健侧时患者咳嗽频繁，且呼吸困难。但如瘘口很小，亦可无上述症状。继发感染时症状如急性脓胸。由于支气管胸膜瘘的存在，经支气管引起结核性播散时，病情更为恶化。

如患者病程缓慢，胸腔脓液稀薄，含有干酪样物质，或肺部有结核病灶者诊断比较容易。确诊是在渗出液中找到结核分枝杆菌，但这在很多的结核性脓胸中不易找到。胸腔积液聚合酶链反应（TB-PCR）其敏感性 $52\%\sim81\%$，特异性强（100%），$2\sim3$ 天即可得到结果，在胸腔积液结核分枝杆菌检查阳性率很低的情况下，是诊断重要方法之一。凡是渗出液中淋巴细胞较多，化脓菌培养阴性者，都应将结核性脓胸列为第一个可能的诊断。脓腔壁病理学检查，发现典型的结核性病理特征者诊断可以确立。

X 线检查不仅可了解脓腔积液情况，而且可以检查同侧和对侧肺部有无病变和病变情况，对诊断和治疗是有必要的。有大量积液时，同侧肺内病变可被掩盖。

【治疗】

肺结核病的早期正确治疗可降低结核性脓胸的发生率。

脓胸发生后，治疗方法基本上和慢性脓胸相同，但抗结核药物的应用是必不可少的。在早期只有浆液性渗出时，用休息、营养等疗法，加以链霉素、异烟肼、对氨基水杨酸钠、利福平和乙胺丁醇等两三种药物联合应用，大多能自行吸收。有大量渗出物时，可做胸腔穿刺抽液术，以解除肺的压迫。但一般情况下，除诊断性抽液外，应少做穿刺，以免引起继发性感染。穿刺抽液后应注入链霉素 0.5～1.0g。继发性化脓菌感染时要积极引流，并同时用抗炎和抗结核药物治疗。可疑支气管胸膜瘘时禁忌胸腔冲洗。经过上述治疗不能治愈时，需要考虑外科治疗。

外科治疗的方法和慢性脓胸相同，但应同时考虑有无肺内活动性结核病变。有活动性肺结核时，外科手术应当暂缓进行，只有在混合性脓胸而用抗生素和穿刺抽液不能控制继发感染时，才采用胸腔闭式或开放引流术。

如肺内无活动性结核病变，又无支气管狭窄，估计肺可能膨胀，则做胸膜纤维板剥脱术。在不存在继发感染情况下，只要手术彻底，术后肺膨胀良好，可望一期愈合。即使有继发性感染，经过抗生素和引流术的治疗，也常能获得一期愈合。如肺不能完全复张，或考虑到复张后肺内病灶有复发和恶化可能，应做同期或分期胸廓成形术。

如肺内病灶需要切除，如有空洞或较广泛的干酪灶，尤其是伴有排菌者，应施行胸膜肺切除。脓胸伴有支气管胸膜瘘者也是胸膜肺切除的适应证。

术后加强抗结核药物治疗，一般同时应用两种以上药物维持治疗至少半年至 1 年，可以预防复发或结核病的播散。

结核性脓胸较顽固，尤其是有耐药菌株感染的病例，由于结核性感染不能得到控制，有时需要多次手术才能达到治愈的目的。因此决定治疗方案时必须周密地进行分析和研究，根据不同情况，采用最有效的手术方法。

（李　辉）

第五十章 肺部疾病

第一节 肺 大 疱

一、概述

肺大疱是比较常见的肺部疾病，通常无症状，在胸部 CT 检查或破裂伴发自发性气胸后才被发现和诊断。根据其病理又可分为两类，一种是肺泡破裂融合而形成的肺实质内大疱（pulmonary bulla），简称肺大疱，通常是多发的，好发于肺上叶，直径大小不一，大者甚至可占据一侧胸腔容积的一半以上。另一种是肺泡破裂致脏层胸膜下积气而形成的胸膜下大疱（bleb），可单发或多发，多位于肺尖部，直径多在 1～2cm 以下。这种并非严格意义上的肺大疱，它的破裂是导致自发性气胸的主要原因。

二、病因及病理

肺大疱有单发也有多发，其发病机制一般认为是细支气管的炎症阻塞、小气道的球形活瓣机制等导致肺泡内压力持续增高，囊壁破坏融合而形成，大疱壁是破坏的肺组织，气腔内常有残留肺泡间隔形成的纤维分隔，基底部常有小支气管开口，这种肺大疱多伴有肺气肿。依据肺大疱的形态及与正常肺组织的关系，常将其分为 3 型。Ⅰ型：窄基底肺大疱，突出于肺表面，并有一狭窄的蒂部与肺实质相连，常单发，也可见多个大疱呈簇状集中分布，常见于肺上叶，壁薄，易破裂形成自发性气胸。Ⅱ型：宽基底表浅肺大疱，位于肺实质表层，肺大疱腔内可见结缔组织间隔，可见于任何肺叶。Ⅲ型：宽基底深部肺大疱，结构与Ⅱ型相似，但部位较深，周围为肺组织，大疱可伸展至肺门，可见于任何肺叶。

三、临床表现

患者的症状与大疱的数目、大小以及是否伴有基础肺部疾病密切相关。较小的、数目少的单纯肺大疱可无任何症状，有时只是在胸部 X 线或 CT 检查时偶然被发现。体积大或多发性肺大疱可导致不同程度的胸闷、气促等症状。少数肺大疱患者有咯血和胸痛等症状。肺大疱主要并发症是自发性气胸或血气胸，少数患者可继发感染或合并咯血。

四、诊断

胸部 X 线检查是诊断肺大疱的常用方法。X 线表现为肺野内大小不等、数目不一的薄壁空腔，腔内肺纹理稀少或仅有条索状阴影。大的肺大疱周围可有因受压而膨胀不全的肺组织。胸部 CT 检查可进一步明确大疱的数目、大小以及是否伴有其他肺部疾患。

五、治疗

肺大疱是一种不可逆的肺部病损，亦无有效的药物治疗。无症状的肺大疱一般无需治疗。手术适应证包括：①肺大疱破裂引起自发性气胸或血气胸者；②肺大疱体积大、尤其是体积占据胸腔容积一半以上的巨型大疱，邻近肺组织被压迫明显，症状明显，手术切除大疱，可使受压的肺组织复张，改善肺功能者；③肺大疱反复感染者。

手术方法：目前绝大多数的肺大疱手术均可在电视胸腔镜下完成。体积较大的肺大疱应于其基底部正常肺组织处切除，以完整切除肺大疱；难以完整切除的肺大疱，可以切开肺大疱，仔细缝合漏气部位，部分切除多余的大疱壁，缝合切缘。位于深部肺组织内的肺大疱，除非巨大或合并感染，否则可不用处理。较小的或靠近肺门的肺大疱可行结扎、缝扎或电凝灼烧等处理。如受累肺叶几无正常肺组织，也可根据患者呼吸功能情况考虑做肺叶切除术。对合并复发性气胸的肺大疱患者，建议同期行胸膜固定术，以期产生胸膜腔粘连，减少自发性气胸复发概率。

第二节　自发性气胸

一、概述

自发性气胸（spontaneous pneumothorax）是区别于外伤性和医源性气胸的临床常见气胸。各种年龄均可发病，尤其好发于 20 岁左右体型瘦高的男性。正常人群的发病率约 9/10 万。第一次发病后，同侧再发的可能性约 20％；若同侧复发后，第三次再发的可能性即增至 50％；如果不进行外科治疗，今后该侧气胸复发的概率将会进一步上升到 80％左右甚至更高。自发性气胸又分为原发性自发性气胸（primary spontaneous pneumothorax）和继发性自发性气胸（secondary spontaneous pneumothorax）两类。前者即是通常所指的自发性气胸，常由于肺尖部一个或数个胸膜下肺大疱（bleb）破裂所致；后者是指继发于肺气肿、肺结核、肺间质纤维化、肺部感染或肺肿瘤等疾病的自发性气胸，相对少见。

二、病因及病理

一般情况下年轻人自发性气胸都与肺尖部、下叶背段、叶裂游离缘的胸膜下肺大疱（bleb）破裂有关。这类胸膜下肺大疱通常在胸部 CT 检查或破裂伴发自发性气胸后才被发现和诊断，它是肺泡破裂致脏层胸膜下积气而形成，可单发和多发，多位于肺尖部，其形成可能与胸膜腔压力梯度和肺发育及营养状况有关。少部分患者虽然术中未能发现胸膜下肺大疱，但其气胸也可能是胸膜下肺大疱破裂所致，只是破裂后，脏层胸膜破口重新闭合而已。

三、临床表现

自发性气胸临床表现为突发的胸痛、胸闷、气促、咳嗽、呼吸困难等。通常几小时后胸痛减轻，胸闷、气促或可改善。发病 24 小时以后，虽然可能存在明显的肺不张，但大多数肺功能好的青年患者除运动耐力下降外其他临床症状有时可明显减轻。体征包括气促，发绀，气管向健侧移位，患侧胸廓膨隆，触觉语颤减弱或消失，叩诊呈鼓音，听诊呼吸音减弱或消失。少数自发性气胸会危及生命，这包括张力性气胸、血气胸、双侧同时发生的气胸等。

四、诊断和鉴别诊断

胸部 X 线检查是诊断气胸的主要方法。气胸患者患侧可见无肺纹理区，肺组织向肺门方向压缩，多可清晰地看到受压的肺边缘，偶有部分患者可以看到肺尖部的胸膜下肺大疱。

体积大的肺大疱胸部 X 线检查均显示局部肺野透亮度增高，看上去类似气胸，需要与气胸进行鉴别。但气胸患者胸部 X 线示透亮度更高，局部完全无肺纹理，且肺组织向肺门方向压缩，弧度与肺大疱相反；肺大疱表现为肺野内大小不等、数目不一的薄壁空腔，腔内肺纹理稀少或仅有条索状阴影，肺大疱周围可有因受压而膨胀不好的肺组织；病史上气胸常为突发起病，病情变化快，而肺大疱病情发展较慢。胸部 CT 是有效的鉴别诊断方法。

五、治疗

1. 手术适应证和禁忌证　自发性气胸的手术适应证包括：①复发的自发性气胸。②虽为首次发病，但伴有下列情况之一者均应考虑手术治疗：张力性自发性气胸；血气胸；双侧同时发生的自发性气胸；有较大肺大疱的自发性气胸；有效胸腔引流 72 小时仍有大量漏气或肺严重压缩无法复张者；特殊职业者，如飞行员、潜水员、运动员等；长期生活在没有医疗急救条件下的人员，如野外工作者、偏远地区居民等。禁忌证包括严重心、肺功能障碍，不能耐受全身麻醉或手术等。

对于首次发病的自发性气胸，当不具备上述手术适应证时，如果肺压缩较轻，可考虑观察或穿刺排气；如果肺压缩较重，可经患侧腋中线第 6 或第 7 肋间行胸腔闭式引流术。

2. 手术方法　目前多采用电视胸腔镜下肺楔形切除，切除胸膜下肺大疱。同时，为防止复发可采用胸膜固定术，用于将脏壁层胸膜粘连在一起，使胸膜腔封闭。常用的方法有壁层胸膜摩擦固定术和壁层胸膜切除术。

3. 并发症　术后的并发症比较少，包括术后肺漏气（胸腔引流大于 7 天）、肺不张和肺部感染。

第三节　支气管扩张

一、概述

支气管扩张（bronchiectasis）是多种原因造成的肺和支气管慢性化脓性疾病。细支气管反复的炎症和梗阻导致其管壁弹性纤维及肌层的破坏是形成这种局限性或弥漫性扩张的病理基础。该病多见于青壮年，绝大多数患者在 20 岁之前即开始发病。支气管扩张通常发生于第三、四级支气管分支，炎症依次损坏管壁纤毛柱状上皮、弹力纤维和平滑肌、软骨等，并以纤维组织替代，支气管遂呈柱状或囊状扩张。在病理上将支扩分为囊状、柱状和混合型三类。

支气管扩张病因分为先天性和获得性（又称感染性）两大类。先天性因素包括先天性囊性支扩、选择性免疫球蛋白 A 缺乏症、原发性血丙种球蛋白缺乏症、囊性纤维化、α 抗胰蛋白酶缺乏症、先天性支气管软骨缺乏等。获得性支气管扩张的病因包括感染，支气管腔内梗阻和外压性梗阻，中叶综合征，结核瘢痕以及获得性血丙种球蛋白缺乏症等。前者多为弥漫性扩张，后者以局限性为主。继发于结核的支气管扩张一般位于上叶；而继发于细菌或病毒的支气管扩张通常位于双肺下叶、舌段、中叶。

二、临床表现

典型的临床表现为反复发作的呼吸道和肺部感染、咳嗽、咳脓痰、咯血。囊性支气管扩张患者的排痰量较大，并有体位性排痰的特点；合并感染时痰量激增，通常呈黄绿色脓性黏痰，甚至有恶臭。咯血是支气管扩张的另一常见症状，通常为鲜血。少量咯血是来源于感染受损的气道黏膜；大咯血，尤其是致命性咯血通常是由于增粗的支气管动脉受损破裂所致。然而，也有少部分支气管扩张患者可以无症状或仅有无痰性咳嗽。这些患者一般属上叶支气管扩张。

大部分患者的生长发育和营养状况较差，病程久者可能有贫血、营养不良或杵状指（趾）等。部分患者有患侧胸廓可能略塌陷，呼吸运动幅度减小，病变部位叩诊呈局部浊音，听诊可查到干、湿啰音、管性呼吸音或哮鸣音，合并感染时更为明显。

三、诊断

胸部 X 线检查显示轻度支气管扩张可无明显异常，随着病情发展可出现肺纹理增多、紊乱或呈网格、蜂窝状改变。胸部 CT 表现为局限性炎症浸润，肺容积减小，支气管远端呈现柱状或囊状扩张。高分辨 CT 薄层扫描对支气管扩张诊断的敏感性与特异性均很高，三维重建图像可以精确显示病变范围与程度，是目前支气管扩张最重要的检查手段，基本替代了以往采用的支气管造影术。

虽然纤维支气管镜检查通常无阳性发现，但最好常规应用，以排除其他合并疾病，支气管黏膜活检可有助于纤毛功能障碍的诊断。对于未明确支扩病变部位的严重咯血患者，为抢救生命，应急诊行纤维支气管镜检查，明确出血部位，指导手术切除范围。

四、外科治疗

目前支气管扩张的治疗措施主要包括内科治疗、外科治疗和支气管动脉栓塞治疗。内科治疗是消除潜在的病因、治疗并存的疾病、控制感染、促进排痰、解除气道痉挛。支气管动脉栓塞可用于治疗支气管扩张引起的大咯血，尤其是针对不能耐受手术或病变广泛不适合手术者；支气管动脉造影能显示出血来自支气管动脉的患者，疗效更佳。外科治疗是治疗支气管扩张的主要手段，其原则是切除病变组织，消除肺部感染、出血病灶。

1. 手术适应证　①患者体质好，心、肺、肝、肾等重要器官功能正常，可以耐受手术；②规范内科治疗 6 个月以上症状无减轻；③病变相对局限；④症状明显，如持续咳嗽、大量脓痰、反复或大量咯血。

2. 手术禁忌证　①患者体质差，心、肺、肝、肾等功能不全，不能耐受手术；②双肺弥漫性病变；③合并肺气肿、哮喘或肺源性心脏病者。

3. 术前准备　①心、肺、肝、肾功能检查，评估患者手术耐受性；②近期高分辨 CT 检查，确定病变范围，决定手术方式；③纤维支气管镜检查，用以排除支气管内异物或肿瘤，同时对咯血患者，可协助判断出血部位，指导手术切除范围。④控制感染和减少痰量，超声雾化吸入、体位引流排痰、呼吸训练等治疗，争取每日排痰量在 50ml 以下；⑤痰细菌培养和药物敏感试验，以指导临床用药；⑥支持治疗，给予高蛋白、高维生素饮食，纠正营养不良和贫血。

4. 手术方法　根据病变情况选择不同手术方式。常用的手术方法包括肺段切除术、肺叶切除术、多叶甚至一侧全肺切除术。大多数患者适合胸腔镜肺叶切除术治疗，少部分胸腔及肺门区致密粘连者需要开胸肺切除治疗。此外，肺移植是重度支气管扩张可供选择的治疗手段之一。局限性支气管扩张手术疗效较好，症状消失或改善者可达到 90%，但弥散性病变和多段切除者，手术效果相对较差。

第四节　肺结核

一、概述

肺结核（pulmonary tuberculosis）的外科治疗开始于 19 世纪后期，当时人们应用肺萎陷疗法治疗肺结核空洞并取得了成功，从而开创了外科治疗肺结核的新纪元。20 世纪 40 年代以前，萎陷疗法在全世界广泛应用，挽救了无数生命。随着链霉素（1944 年），异烟肼（1950年）及利福平（1963 年）等高效抗结核药物的临床应用，通过联合化疗，绝大多数患者获得了治愈，需要通过外科干预的结核患者已经很少。目前，外科治疗只是肺结核综合治疗的组成部分之一，围术期必须给予足量有效抗结核病药物配合治疗。

二、适应证和禁忌证

传统上肺结核外科治疗的目的在于促进稳定的愈合或者切除不可逆性损害的感染病灶。目前治疗方向更倾向于切除毁损肺、治疗效果不佳的空洞性病变、结核球或可疑癌变的病例以及结核的严重并发症，如反复大量咯血、久治不愈的继发感染等。

禁忌证包括有明显全身症状的进展期肺结核，合并肺外其他脏器结核且病情尚未控制者，一般情况很差或高龄患者，肺功能不能耐受开胸和肺切除者，合并严重心、肝、肾等重要脏器功能障碍者。

三、术前准备和术后处理

除按常规肺切除准备外，还要常规行抗结核药物敏感试验，选择有效的抗结核药物，进行积极、严格抗结核内科治疗措施；常规进行支气管镜检查，若发现有内膜结核者应继续抗结核治疗，直到控制稳定；加强营养支持治疗。术后继续抗结核治疗至少 6～12 个月，防止结核的复发播散。

四、肺切除术

肺周边的小结核瘤，可以通过胸腔镜或开胸行肺楔形切除术；结核空洞及范围较大的结核病变，应行肺叶切除术或一侧全肺切除术。

五、胸廓成形术

胸廓成形术是自骨膜下切除数根肋骨，使胸壁下陷，胸膜残腔闭合以及患肺萎陷，从而到达对结核空洞实施萎陷治疗或消灭较大胸膜残腔的目的。此术式会造成术后脊柱畸形、胸壁反常呼吸运动等并发症，临床应慎重选用。

六、并发症

随着经验的积累和围术期处理水平的提高，术后并发症的发病率已显著减少。比较严重的并发症有支气管胸膜瘘；结核病本身的特性决定其发病率较高，有效治疗支气管残端内膜结核，预防和控制胸膜腔感染以及保护好支气管残端血供是预防的关键措施；一旦发生，早期可重新手术修补瘘口，较晚者应充分引流，控制感染，加强支持治疗，促进闭合。脓胸是结核病术后又一常见并发症，处理基本同慢性脓胸。术后结核播散的发病率已显著降低，术前认真准备，把握好手术适应证和手术时机是预防术后结核播散的主要措施。

第五节　肺包虫病

一、概述

包虫病（hydatid disease），亦称棘球蚴病，是人类最古老的疾病之一，早在公元 1 世纪的文献中就已有记载。大多数病例是细粒棘球绦虫的蚴体侵入人体所致，在肝、肺等脏器中形成囊肿，并造成各种并发症。

二、流行病学

包虫病高发国家包括：乌拉圭、阿根廷、智利、阿尔及利亚、突尼斯、塞浦路斯、土耳其、希腊、伊朗、澳大利亚、新西兰。包虫病是我国西北牧区较常见的寄生虫病，在我国新疆、内蒙古、西藏、甘肃、青海、宁夏等省、自治区发病率较高。

三、病理特征

细粒棘球绦虫的终宿主是犬，牛、马、羊及人均为中间宿主。成虫寄生在犬的小肠内，虫卵随粪便排出。人、畜吞食被虫卵污染的食物，卵壳经胃液消化后，孵化为蚴，穿过消化道黏膜进入门静脉系统，大多数滞留在肝内，少数随血循环进入肺及其他器官组织。

包虫囊肿含有外囊及内囊，内囊又可分为内、外两层：内层为生发层，能产生很多子囊和头节，内囊含有囊液。外层为无细胞、多层次、乳白色、半透明、粉皮样膜。

包虫囊肿在肝最为多见，约占75%。肺包虫囊肿占10%～15%，多为单发性囊肿，右肺比左肺多见，下叶比上叶多见。此外，包虫囊肿也可以发生在脑、心包、胸膜、纵隔、肌肉、脾、肾等器官或组织。

四、临床表现

年轻人好发，75%的患者年龄在30岁以下，多来自疫区。肺包虫囊肿生长缓慢，可多年无症状。囊肿长大或出现并发症时，便产生咳嗽、咯血、胸痛、气急、发热等症状；当囊肿破入支气管后，患者先有剧烈咳嗽，继而咳出大量透明黏液；当囊肿破入胸膜腔，则形成液气胸，进而可发展成脓胸，部分患者可出现皮疹、呕吐、腹痛、支气管痉挛等严重过敏反应，甚至休克死亡。体征早期不明显；较大的包虫囊肿，病变区叩诊呈浊音，呼吸音减低或消失；巨大囊肿可压迫纵隔，并可致气管及心脏移位。

五、诊断

1. 患者居住或到过包虫病流行区，有牧羊犬接触史。

2. X线检查或CT扫描　早期表现为密度均匀、边界清楚的圆形或椭圆形块影；如囊肿破裂分离后可出现诸如顶部新月形透亮区、顶部两层弧形透亮带、水上浮莲征以及类似肺大疱的X征象（图50-5-1）。

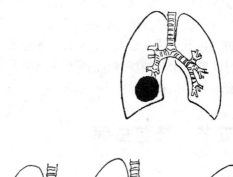

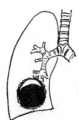 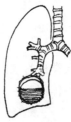 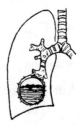 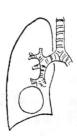

图50-5-1　肺包虫病

3. 超声检查　显示肺内有囊性病变。

4. 实验室检查　血常规显示嗜酸性粒细胞比例增高，有时可达25%～30%。棘球蚴补体结合试验（Weinberg反应）阳性率约75%；棘球蚴液皮内试验（Casoni试验）阳性反应率可达 70%～90%。如患者剧烈咳嗽，内囊可被咳出，痰液中可找到头节。怀疑肺包虫囊肿时，禁忌穿刺，以免囊液外渗产生过敏反应和棘球蚴播散等严重并发症。

六、治疗

外科手术仍是治疗肺棘球蚴囊肿唯一有效的治疗方法。无论何种术式，均应做到全部摘除内囊，防止播散，最大限度保留肺功能，迅速闭合残腔。

1. 内囊摘除术　适用于无并发症的肺包虫囊肿。术中用纱布垫等保护周围肺组织和胸膜腔，避免囊液外溢播散；遂行囊肿穿刺，抽出部分囊液，同时注入少量 10%氯化钠溶液或 5%～10%甲醛溶液杀灭囊内头节，稍后切开外囊，完整去除内囊。对于部分囊肿，有人采用不穿刺内囊，切开外囊后利用气管内加压使内囊自行完整逸出。然后仔细剥离切除外囊壁，缝合囊壁的细小支气管开口。

2. 肺楔形切除术　适用于较小的无并发症的肺包虫囊肿。将外囊与内囊一并摘除，然后缝合肺组织创面，或利用直线缝合切开器楔形切除患病肺组织。

3. 肺叶或肺段切除术　适用于并发感染造成周围肺组织病变、肺不张或位于中叶的包虫囊肿。

七、预防

在棘球蚴病流行区进行宣传教育，注意饮食卫生、饭前洗手和保护水源；调查掌握病变流行情况，对牧犬投驱虫药；对肉食动物的饲养和对屠宰场加强管理，阻断传染链；加强对动物内脏，尤其是感染动物内脏处理的管理，包括焚烧、深埋、长时间煮沸等。

第六节　肺　癌

一、概述

肺癌（lung cancer）大多数起源于支气管黏膜上皮，因此也称为支气管肺癌。肺癌在 100 年以前（20 世纪初）还是一种十分罕见的疾病，当时全世界文献检索证明确实为肺癌的病例仅 200 余例。此后，随着社会的工业化进程和吸烟人数的急剧增多，肺癌发病呈上升趋势。目前，在北美国家肺癌已成为男性及女性因肿瘤死亡的首位因素，在发达国家和我国大城市中，肺癌在男性人群中的发病率已居各种肿瘤的首位。近年来，女性肺癌的发病率也明显增高，其增速已超过男性。在 20 世纪末，肺癌已成为恶性肿瘤死因的首位。

二、病因

肺癌的病因至今尚不完全清楚。但已有确凿的证据表明，香烟中含大量致癌物质，长期大量吸烟是肺癌最重要的致病因素。肺癌发病还与吸烟的方式有关，单纯吸香烟的发病率高于吸雪茄或通过烟嘴吸烟者。每天吸烟的量、开始吸烟的年龄以及吸烟的时间长短都与肺癌发病率的高低有关。而且，被动吸烟同样是肺癌的致病因素。

工业污染和空气污染是肺癌的又一常见致病因素。长期接触某些工业物质，比如石棉、铬、镍、铜、锡、砷、放射性物质等，肺癌的发病率较高，提示这些物质可能有致癌性。城市地区汽车尾气和其他工业废气的排量大，空气污染严重，所以城市居民肺癌的发病率高于农村。

遗传因素在肺癌发病中的作用也得到了证实。近年的肺癌分子生物学研究表明，P53、转化生长因子 B1、nm23-H1 等基因表达的变化及突变与肺癌的发病有密切的关系。

其他因素，如性别、机体免疫功能状态、饮食和营养情况、肺部慢性感染等对肺癌的发病也有一定的影响。

三、病理

肺癌起源于支气管黏膜上皮或肺泡上皮。癌肿可向支气管腔内或（和）周围结构浸润生长，并可通过淋巴、血行转移扩散。肺癌的分布：右肺多于左肺，上叶多于下叶。传统上，把起源肺段支气管开口以近，位置靠近肺门的肺癌称为中心型肺癌；起源于肺段支气管开口以远，位置在肺的周围部分的肺癌称为周围型肺癌。

1. 病理组织学分类　肺癌通常分为小细胞肺癌和非小细胞肺癌两大类。由于小细胞肺癌在生物学行为、治疗、预后等方面与其他类型差别巨大，因此临床上将小细胞肺癌以外的肺癌统称为非小细胞肺癌（Non-Small Cell Lung Cancer，NSCLC）。肺癌病理学分类采用的是2004 年世界卫生组织（WHO）修订的病理分型标准，按细胞类型将肺癌分为九种（见表50-6-1），常见的肺癌有腺癌、鳞状细胞癌、小细胞肺癌、大细胞肺癌四种。少数肺癌中同时存在不同类型的癌组织，如鳞癌中发现有少量腺癌组织存在，或鳞癌与小细胞癌并存，称之为混合型肺癌。

表 50-6-1　肺癌病理组织学分类（WHO 2004）

1. 鳞状细胞癌	6. 肉瘤样癌
2. 小细胞癌	7. 类癌
3. 腺癌	8. 唾液腺型癌
4. 大细胞癌	9. 未分类癌
5. 腺鳞癌	

（1）鳞状细胞癌：是比较常见的一种肺癌，与吸烟关系密切，老年男性占多数，但其近年的发病率开始下降，具体原因尚不清楚。肿瘤大多起源于较大的支气管，常为中心型肺癌。鳞癌的生长一般比较缓慢，癌性空洞常见（约 20%）；更易经淋巴途径转移，血行转移发生较晚；但约 1/3 的肿瘤分化很差，病情进展较快。

（2）腺癌：发病率近年增长较快，已超越鳞癌成为最常见的肺癌。女性相对多见。约 2/3 的腺癌为周围型，来源于周围小气道、细支气管或肺内瘢痕。肿瘤一般生长较慢，易发生种植转移和早期的远处转移；常合并有胸膜结节和恶性胸水。腺癌对一些靶向治疗药物比较敏感。

（3）大细胞癌：相对少见，与吸烟有关。老年男性、周围型多见。肿块往往较大，常见中心坏死。显微镜下特点是多边形大细胞，胞质丰富，排列松散，核大。大细胞癌分化程度较低，肿瘤转移发生较早，最易发生脑转移，预后较差。

（4）小细胞癌：又称未分化小细胞癌，与吸烟关系密切，男性、中心型多见。主要起源于较大支气管黏膜下腺的神经内分泌细胞。肿瘤细胞小，未分化，恶性程度高，倍增时间短，可较早地出现淋巴和血行的广泛转移；部分小细胞癌能够分泌多肽类激素，导致出现诸如 Cushing 征一类的副瘤症状。小细胞肺癌通常对放射和化学疗法很敏感，但可迅速耐药，预后差。

2. 转移路径

（1）直接扩散：包括肿瘤直接扩散侵入邻近组织和种植转移。常见有胸膜腔内种植转移，癌肿穿越肺叶间裂侵入相邻的其他肺叶，以及肿瘤侵犯胸内其他组织和器官，如胸壁、脊柱、心脏、大血管等。

（2）淋巴转移：是肺癌常见的扩散途径。肺癌淋巴转移强弱的顺序依次是小细胞肺癌、大细胞肺癌和鳞癌。腺癌淋巴转移发生相对较晚。癌细胞经支气管和肺血管周围的淋巴管道，先侵入邻近的肺段或肺叶支气管周围的淋巴结，然后到达肺门或隆凸下淋巴结，或经气管旁淋巴结，最后累及锁骨上前斜角肌淋巴结和颈部淋巴结。纵隔和锁骨上以及颈部淋巴结转移一般发生在原发灶同侧，但也可以在对侧，即交叉转移。肺癌也可以在肺内、肺门淋巴结无转移情况下发生纵隔淋巴结转移，为跳跃转移。

（3）血行转移：血行转移是肺癌的晚期表现，但临床上却很常见。其中小细胞癌和腺癌的血行转移较鳞癌更为常见。常见转移器官包括肝、肾上腺、肺、脑、骨骼、肾等。

四、肺癌 TNM 分期

肺癌的分期对临床治疗方案的选择具有重要指导意义。1944 年，Denoix 首次提出用原发肿瘤（T），区域淋巴结（N），远处转移（M）来概括描述肿瘤的解剖范围。国际抗癌联盟（UICC）于 1966 年制定了最早的肺癌分期标准。目前使用的是 2009 年第 7 版肺癌国际 TNM 分期（表 50-6-2，3）。该分期适用于非小细胞肺癌和小细胞肺癌，以前小细胞肺癌所用的"局限期"和"广泛期"两分法已不适用。

表 50-6-2　2009 年第 7 版肺癌国际分期中 TNM 的定义

原发肿瘤（T）	
T_x	原发肿瘤不能评价；或痰、支气管冲洗液找到癌细胞，但影像学或支气管镜没有可视肿瘤
T_0	没有原发肿瘤的证据
T_{is}	原位癌
T_1	肿瘤最大径≤3cm，周围为肺或脏层胸膜所包绕，镜下肿瘤没有累及叶支气管以上（即没有累及主支气管） T_{1a}　≤2cm T_{1b}　>2cm 且≤3cm
T_2	肿瘤最大径>3cm 但≤7cm，或符合以下任何一点：累及主支气管，但距隆凸≥2cm，累及脏层胸膜；扩展到肺门的肺不张或阻塞性肺炎，但不累及全肺。 T_{2a}　>3cm 且≤5cm T_{2b}　>5cm 且≤7cm
T_3	肿瘤最大径>7cm 或任何大小的肿瘤已直接侵犯了下述结构之一者：胸壁（包括上沟瘤）、膈肌、膈神经、纵隔胸膜、心包；肿瘤位于距隆凸 2cm 以内的主支气管但尚未累及隆凸；全肺的肺不张或阻塞性炎症；原发肿瘤同一叶内出现单个或多个卫星结节
T_4	任何大小的肿瘤已直接侵犯了下述结构之一者：纵隔、心脏、大血管、气管、喉返神经、食管、椎体、隆凸；同侧非原发肿瘤所在叶的其他肺叶出现的单个或多个结节
区域淋巴结（N）	
N_x	区域淋巴结不能评价
N_0	没有区域淋巴结转移
N_1	同侧支气管周围淋巴结和（或）同侧肺门淋巴结和肺内淋巴结转移，包括原发肿瘤的直接侵犯
N_2	同侧纵隔和（或）隆凸下淋巴结转移
N_3	对侧纵隔、对侧肺门淋巴结，同侧或对侧斜角肌或锁骨上淋巴结转移
远处转移（M）	
M_0	没有远处转移
M_1	有远处转移 M_{1a}　对侧肺叶出现的肿瘤结节；胸膜结节或恶性胸腔积液或恶性心包积液 M_{1b}　远处器官转移

表 50-6-3 2009 年第 7 版肺癌国际分期标准

分期		T	N	M
隐匿性癌		Tx	N_0	M_0
0 期		Tis	N_0	M_0
I 期	I A	T_{1a}，T_{1b}	N_0	M_0
	I B	T_{2a}	N_0	M_0
II 期	II A	T_{2b}	N_0	M_0
		T_{1a}，T_{1b}	N_1	M_0
		T_{2a}	N_1	M_0
	II B	T_{2b}	N_1	M_0
		T_3	N_0	M_0
III 期	III A	T_{1a}，T_{1b}，T_{2a}，T_{2b}	N_2	M_0
		T_3	$N_{1,2}$	M_0
		T_4	$N_{0,1}$	M_0
	III B	T_4	N_2	M_0
		任何 T	N_3	M_0
IV 期		任何 T	任何 N	M_1

肺门和纵隔淋巴结的分区（图 50-6-1，2）

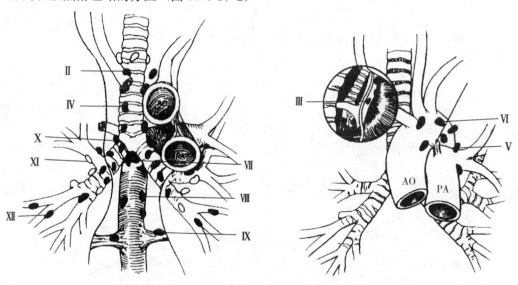

图 50-6-1 淋巴结分布图 I　　　图 50-6-2 淋巴结分布图 II

I—最上纵隔淋巴结　II—气管旁淋巴结　III—血管前和气管后淋巴结
IV—下部气管旁淋巴结　V—主、肺动脉旁淋巴结　IV—主动脉旁淋巴结
VII—隆凸下淋巴结　VIII—食管旁淋巴结　IX—下肺韧带淋巴结
X—肺门淋巴结　XI—叶间淋巴结　XII—肺叶淋巴结　XIII—肺段淋巴结

五、临床表现

肺癌的临床表现与癌肿的部位、大小、是否压迫侵犯邻近器官以及有无远处转移等情况密切相关。

1. 早期肺癌　特别是周围型肺癌往往无任何症状，大多在行胸部 X 线检查或胸部 CT 检查时发现。随着肿瘤的进展，出现不同的症状。临床常见症状包括：咳嗽、血痰、胸痛、发热、气促。其中最常见的症状为咳嗽，癌肿在较大的支气管内生长，常出现刺激性咳嗽。当癌肿继续长大阻塞支气管，继发肺部感染，痰量增多，伴有脓性痰液。血痰常见于中心型肺癌，通常为痰中带血点、血丝或断续地少量咯血，大量咯血少见。肺癌的症状没有特异性，凡超过 2 周经治不愈的呼吸道症状尤其是血痰、干咳，或原有的呼吸道症状发生改变，要警惕肺癌的可能性。

2. 局部晚期肺癌　压迫或侵犯邻近器官时可产生下列症状和体征：①压迫或侵犯膈神经，引起同侧膈肌麻痹；②压迫或侵犯喉返神经，引起声带麻痹，声音嘶哑；③压迫上腔静脉，引起上腔静脉梗阻综合征，表现为面部、颈部、上肢和上胸部静脉怒张，皮下组织水肿；④侵犯胸膜，可引起胸膜腔积液，常为血性积液，导致气促；癌肿侵犯胸膜及胸壁，还可引起持续性剧烈胸痛；⑤癌肿侵入纵隔，压迫食管，可引起吞咽困难；⑥肺上沟瘤，亦称 Pancoast 瘤（Pancoast tumor），侵入纵隔和压迫位于胸廓入口的器官或组织，如第一肋骨、锁骨下动脉和静脉、臂丛神经、颈交感神经等，产生剧烈胸肩痛、上肢静脉怒张、水肿、臂痛和上肢运动障碍，也可引起同侧上眼睑下垂、瞳孔缩小、眼球内陷、面部无汗等颈交感神经麻痹综合征（Horner 综合征）。

3. 远处转移的临床表现　按侵入的器官不同产生不同症状，脑转移可引起头痛、恶心或其他的神经系统症状和体征；骨转移可引起骨痛、血液碱性磷酸酶或血钙升高；肝转移可导致右上腹疼、肝大、碱性磷酸酶、谷草转氨酶、乳酸脱氢酶或胆红素升高；皮下转移时可在皮下触及结节。

4. 副瘤综合征　少数肺癌病例，由于肿瘤产生内分泌物质，临床上呈现非转移性的全身症状，如骨关节病综合征（杵状指、骨关节痛、骨膜增生等）、库欣综合征、男性乳房增大、多发性肌肉神经痛等。这些症状在切除肺癌后可能消失。

六、诊断

肺癌是预后最差的肿瘤之一，只有在病变早期得到诊断及合理治疗，才能取得较好的疗效。然而，目前约 2/3 的肺癌病例在明确诊断时已失去手术根治的机会，因此，如何提高诊断水平，尤其是早期肺癌的诊断率是一个十分迫切的问题。加强健康教育，提高人们包括医务人员对肺癌的认识水平，以及定期的胸部 X 线检查，尤其是胸部 CT 扫描，是提高早期诊断率的关键。对于长期吸烟、久治不愈的干咳或痰中带血的患者，无论任何年龄都应保持警惕，立即进行周密检查，以明确原因；对于影像学检查发现肺部有肿块阴影者，无论有无症状，应首先考虑到肺癌诊断的可能，一定要进行详细的进一步检查，甚至使用包括胸腔镜探查在内的各种检查手段，且不可轻易放弃肺癌的诊断或进行一些不必要的观察和试验治疗等，以免误诊误治。

1. 肺癌的辅助检查方法

（1）胸部正侧位 X 线检查：是常用的筛查方法，可发现大部分肺内病灶。中心型肺癌早期 X 线检查可无异常征象。当癌肿阻塞支气管，受累的肺段或肺叶可出现肺炎征象。支气管管腔被癌肿完全阻塞，可产生相应的肺叶或一侧全肺不张。癌肿转移到肺门及纵隔淋巴结可出现肺门阴影或纵隔阴影增宽，不张的上叶肺与肺门肿块联合可形成"反 S 征"影像。纵隔转移淋巴结压迫膈神经时，可见膈肌抬高，透视可见膈肌反常运动。气管隆嵴下肿大的转移淋巴结，可使气管分叉角度增大。晚期病例还可看到胸膜腔积液或肋骨破坏。

（2）电子计算机体层扫描（CT）：胸部 CT 图像避免了病变与正常组织互相重叠，可发现一般 X 线检查隐藏区的病变（如肺尖、脊柱旁、心脏后、纵隔等处）。因其薄层扫描，密度分辨率很高，可以显示直径更小，密度更低的病变。CT 不但可以显示病灶的局部影像特征，还可以评估肿瘤范围、肿瘤与邻近器官关系、淋巴结转移状况，为制订肺癌的治疗方案提供重要依据，也是发现早期肺癌的最有效手段。肺癌常见的 CT 征象有：分叶征、毛刺征、空泡征、支气管充气征、肿瘤滋养动脉、血管集束征、胸膜凹陷或牵拉征、偏心空洞等征象。部分早期肺腺癌在 CT 中可表现为磨砂玻璃阴影（Ground Glass Opacity，GGO）。中心型肺癌 CT 表现为肺门肿块，还可表现支气管内占位、管腔狭窄、阻塞、管壁增厚，同时伴有肺门增大，及阻塞性肺炎或肺不张等改变。

（3）正电子发射体层扫描（PET）：PET 检查是利用正常细胞和肿瘤细胞对放射性核素标记的脱氧葡萄糖的摄取不同而显像，恶性肿瘤的糖代谢高于正常细胞，表现为局部放射性浓聚。适应证包括：肺结节的鉴别诊断、肺癌分期、转移灶检测、疗效评价、肿瘤复发转移监测等。近年来发展的 PET-CT，结合了 PET 与 CT 的优点，弥补了 PET 对病灶精确定位的困难，提高了诊断的效能及准确性。

（4）磁共振检查（MRI）：并非肺癌诊断的常用检查手段，但对肺上沟瘤（Pancoast 肺癌）需显示胸壁侵犯及锁骨下血管和臂丛神经受累情况，MRI 可提供更准确的诊断信息。此外对碘过敏不能行增强 CT 扫描的病例可考虑行 MRI 检查。

（5）超声检查：超声检查对于肺癌分期具有重要意义，除腹部超声（主要是肝和肾上腺）外，胸腔积液定位、锁骨上区淋巴结超声检查等也是重要的辅助检查手段。

（6）骨扫描：采用 99m 锝标记的二磷酸盐进行骨代谢显像是肺癌骨转移筛查的重要手段。

2. 肺癌的病理学检查方法

（1）痰细胞学检查：肺癌脱落的癌细胞可随痰液咳出，痰细胞学检查找到癌细胞，可以明确诊断。中央型肺癌，特别是伴有血痰的病例，痰中找到癌细胞的机会较高。临床可疑肺癌者，应连续送检痰液 3 次或 3 次以上做细胞学检查。

（2）支气管镜检查：临床怀疑的肺癌病例应常规进行支气管镜检查，其主要目的是：①观察气管和支气管中的病变，并取得病理（包括在直视下钳取、刷检、肺泡灌洗）；②病灶准确定位，对制订手术切除范围、方式有重要意义；③发现可能存在的气管内第二原发癌。近年新出现的自发荧光电子支气管镜技术能进一步提高对肉眼未能观察到的原位癌或隐性肺癌的诊断。

（3）支气管内超声引导针吸活检术（Endobronchial ultrasound-guided transbronchial needle aspiration，EBUS-TBNA）：是近年来出现的新技术，可对纵隔或肺门淋巴结进行细针穿刺针吸活检，已广泛应用于肺癌病理获取和淋巴结分期。与纵隔镜检查相比，它具有更加微创的优势。

（4）纵隔镜检查：可直接观察气管周围、隆凸下区域淋巴结情况，并做组织活检，明确纵隔淋巴结有无转移。由于纵隔镜是在直视下取材，取材量大，诊断准确率高，因此目前纵隔镜仍然是诊断上述区域纵隔淋巴结转移的金标准，但需要全身麻醉、局部切口，因此较内镜超声引导细针穿刺创伤大。

（5）经胸壁针吸细胞学或组织学检查（Transthoracic needle aspiration，TTNA）：对于肺部的病变，尤其是靠近周边的肿块，常规的痰细胞学或支气管镜等检查难以确诊的病例，可考虑行 TTNA。这项检查在 CT 或 B 超引导下进行经胸壁穿刺针吸活检，有引起气胸、出血的可能，少数可能会引起针道种植转移，故通常只用于无手术适应证的肺癌患者病理取材，以协助指导放、化疗方案的制订。

（6）胸水检查：对于怀疑肺癌转移所致胸腔积液，可抽取胸腔积液做细胞涂片检查，寻找癌细胞。

（7）转移病灶活检：怀疑转移的体表淋巴结（如锁骨上淋巴结），或皮下结节，可切取病灶组织做病理切片检查，或穿刺抽取组织做涂片检查，以明确诊断。

（8）胸腔镜检查：临床高度怀疑肺癌，在其他检查未能取得病理诊断时，可考虑电视胸腔镜检查（video-assisted thoracic surgery，VATS），全面探查胸腔内情况，针对胸膜病变、肺的弥漫性病变、肺外周小结节、肺门纵隔淋巴结等的进行活检，明确病理诊断及分期，并可同时完成治疗性切除手术。

七、鉴别诊断

1. 肺结核

（1）肺结核球：易与周围型肺癌混淆。但肺结核球多见于青年，病程较长，发展缓慢。好发于上叶尖后段或下叶背段，肿块密度欠均匀，常有稀疏透光区和钙化点，周围肺组织内常有散在的"卫星灶"。

（2）粟粒性肺结核：临床上常与细支气管肺泡癌混淆；前者多见于青年，全身毒性症状明显，抗结核药物治疗效果明显。

（3）肺门淋巴结结核：有时被误诊为中心型肺癌，但它也多见于青少年，常有结核中毒症状，且很少有咯血史。高分辨率增强 CT 检查、PET 扫描、纵隔镜或胸腔镜活检以及试验性抗结核治疗观察都有助于鉴别诊断。

2. 肺部炎症

（1）支气管肺炎：肺癌常导致阻塞性肺炎，易被误诊为支气管肺炎，但后者发病较急，感染症状比较明显，抗感染治疗后，症状迅速消失，肺部病灶也较快吸收。对于成人反复发作的局限性阻塞性肺炎要保持警惕，必要时应行支气管镜等检查，以排除肺癌可能。

（2）肺脓肿：肺癌的癌性空洞应与肺脓肿，尤其是慢性肺脓肿鉴别；肺脓肿有明显感染症状，大量脓性痰，X 线检查表现多为薄壁空洞，内壁光滑，常有液平面，空洞多与支气管相通，脓肿周围的肺组织或胸膜常有炎性变；而肺癌通常是偏心厚壁空洞，内壁不规则。

3. 肺部其他肿瘤：周围型肺癌要与肺错构瘤、炎性假瘤、纤维瘤、软骨瘤等良性肿瘤相鉴别。一般肺部良性肿瘤生长缓慢，病程较长，大多没有症状，影像学上多呈圆形，密度均匀，轮廓整齐，多无分叶和毛刺，可以有钙化点。

4. 纵隔淋巴瘤：易与中心型肺癌相混淆，但其生长更快，常有低热、厌食的症状，有时伴有其他部位表浅淋巴结肿大。X 线表现为两侧气管旁和肺门淋巴结肿大，肺内病变不明显。纵隔镜检查即可明确诊断。

八、治疗

肺癌的治疗方法主要有外科手术治疗、放射治疗、化学药物治疗、靶向治疗等。小细胞肺癌和非小细胞肺癌在治疗原则有很大的不同。小细胞肺癌远处转移早，除早期（$T_{1\sim2}N_0M_0$）患者适于手术治疗外，其他应以非手术治疗为主。而非小细胞肺癌则依据确诊时的 TNM 分期治疗（表 50-6-4）。

表 50-6-4　非小细胞肺癌分期治疗原则

分期	一般治疗原则
ⅠA	手术治疗
ⅠB	手术治疗，部分患者可考虑术后辅助化疗（如肿瘤＞4cm）
ⅡA	手术治疗＋术后辅助化疗
ⅡB	手术治疗＋术后辅助化疗
ⅢA	多学科综合治疗：化疗、放疗＋/－手术治疗
ⅢB	多学科综合治疗：化疗、放疗
Ⅳ	化疗，根据基因突变情况考虑靶向治疗

1. 手术治疗　早期肺癌外科手术治疗通常能达到治愈效果。手术治疗的适应证是Ⅰ、Ⅱ期和部分经过选择的ⅢA期（如 $T_3N_1M_0$）的非小细胞肺癌。已明确纵隔淋巴结转移（N_2）的患者，手术可考虑在（新辅助）化疗/放化疗后进行。ⅢB、Ⅳ期肺癌，手术不应列为主要的治疗手段。除考虑肿瘤因素外，患者心、肺等重要器官需有足够的功能储备以耐受手术。

肺癌手术方式首选解剖性肺叶切除和淋巴结清扫。但由于肿瘤或患者耐受性因素，又有扩大切除和局部切除。扩大切除，指需切除范围不仅局限于一个肺叶的术式。如双肺叶切除、支气管袖状肺叶切除术、肺动脉袖状肺叶切除术、一侧肺切除（全肺切除）、心包内处理肺血管和（或）合并部分左心房切除的全肺切除等。扩大切除的风险远高于标准肺叶切除，因此手术适应证的筛选宜谨慎。局部切除术，指切除范围小于一个肺叶的术式，包括肺段切除术和楔形切除术。其优点是手术风险低，但与标准的肺叶切除相比局部复发率增加，主要用于非常早期的肺癌和耐受不良的老年患者。

目前大多数的肺癌手术可以在电视胸腔镜下完成。与传统开胸直视下手术相比，电视胸腔镜手术治疗肺癌，疗效相近或略好，但创伤明显减轻，恢复快，正逐步替代大部分传统开胸手术，成为肺癌外科治疗的主要手段。

2. 放射治疗　是肺癌局部治疗的手段之一。对有纵隔淋巴结转移的肺癌，全剂量放射治疗联合化疗是主要的治疗模式；对有远处转移的肺癌，放射治疗仅用于对症治疗，是姑息治疗方法。一些早期肺癌患者，因高龄或心、肺等重要器官不能耐受手术者，放射治疗也可作为一种局部治疗手段。手术后放射治疗用于处理术后的切缘残留或局部晚期的病例。放射治疗也可用于控制肺癌的症状，如阻塞性肺不张、上腔静脉阻塞综合征或骨转移引起剧烈疼痛等。在各种类型的肺癌中，小细胞癌对放射疗法敏感性较高，鳞癌次之。放射范围和剂量根据病情而定，通常为 $40\sim60$Gy。肺癌脑部的局限转移灶，也可采用 γ 刀放射治疗。

3. 化学治疗　肺癌的化学治疗分为新辅助化疗（术前化疗）、辅助化疗（术后化疗）和系统性化疗。肺癌的标准化疗方案是下列药物之一与铂类药（顺铂或卡铂）的两药联合方案，包括长春瑞滨、紫杉醇、吉西他滨、多西他赛、培美曲塞二钠、依托泊苷、托泊替康等。方案的选择取决于病理类型和患者情况。身体耐受差也可选择单药化疗。辅助化疗疗程一般是 4 个周期，系统化疗最多不超过 6 个周期，更多周期的双药化疗不能带来生存上的获益。

4. 靶向治疗　针对肿瘤特有的基因异常进行的治疗称为靶向治疗。它具有针对性强、疗效好且副作用小的特点。目前肺癌的分子靶向治疗靶点包括表皮生长因子受体（epidermal growth factor receptor，EGFR）基因突变、EML4-ALK 融合基因、ROS1 基因重排。对于非小细胞肺癌，针对特定的靶点进行靶向治疗对某些人群是一种较好的治疗选择。例如通过检测表皮生长因子受体（EGFR）基因突变，筛选适合 EGFR 酪氨酸激酶抑制剂（EGFR-TKI）治疗的患者亚群，该亚群患者接受 EGFR-TKI 治疗（如吉非替尼、厄洛替尼等），疾病控制率可达70％以上。近年发现的另一个靶点棘皮动物微管相关蛋白样 4（EML4）/间变淋巴瘤激酶（ALK）融合基因 EML4-ALK，目前已有相关靶向药物克唑替尼上市，此外新出现的另一靶点 ROS1 基因重排患者，应用克唑替尼也可达到满意的疾病控制率。

5. 其他治疗　还有中医中药治疗和免疫治疗。目前所有的各种治疗肺癌的方法效果均不令人满意，具体的治疗方案应根据肺癌病理类型，TNM 分期，患者的心、肺功能和全身情况以及其他有关因素等，进行认真、详细的综合分析后再作决定，采用多学科综合治疗。

第七节　支气管腺瘤

支气管腺瘤（adenoma of bronchus）主要起源于支气管或气管黏膜腺体。1882 年 Muller 最先使用"支气管腺瘤"一词来描述当时认为发生于支气管内的良性肿瘤，并将这一名词沿用至今。近年来，人们才逐渐认识到，这一疾病事实上包括五种肿瘤：支气管类癌、腺样囊性癌、黏液表皮样癌、支气管黏液腺腺瘤、支气管腺体样多形性混合瘤。这些肿瘤起源不同，生物学行为、病理学特征、临床表现及良恶性各异。支气管腺瘤占肺部肿瘤的 $2\% \sim 6\%$，可见于各年龄段，生长缓慢，但可浸润扩展入邻近组织，并可有淋巴结转移，甚至血行转移，被认为是一种低度恶性肿瘤。

一、支气管类癌

支气管类癌（carcinoid of bronchus）是最常见的类型，占支气管腺瘤的 85%。绝大多数起源于主气管或叶支气管壁黏液分泌腺的嗜银细胞，电镜检查显示类癌细胞含有神经内分泌颗粒，属神经内分泌肿瘤（APUD 系统）。肿瘤突入支气管腔，表面覆盖完整黏膜，质地软，血管丰富，易出血，呈暗红色或红色，可带蒂或无蒂。肿瘤低度恶性，生长缓慢。有的肿瘤一部分在支气管内，另一部分向支气管壁外生长入肺组织内而呈哑铃状。一般与周围组织分界清楚。

临床症状包括咳嗽、气促、咯血、哮喘、胸痛。部分患者可出现类癌综合征：皮肤发红、心动过速、晕厥、腹痛、腹泻、支气管痉挛、右心瓣膜病变等。

X 线检查常可发现肺内实性占位，以及肿瘤造成远端阻塞性肺炎、肺气肿及肺不张的表现。CT 有助于明确诊断并确定支气管内侵犯程度。纤维支气管镜对诊断意义较大，多可得到明确的组织学诊断。

手术切除是唯一有效的治疗方法，必须彻底切除肿瘤组织，并尽可能保留正常肺组织。切除方法包括：经气管镜切除，气管或支气管切开术，肺叶或一侧全肺切除术，甚至隆凸切除重建术等。放疗及化疗均不敏感。对于类癌综合征，最有效的治疗是切除全部肿瘤。药物治疗主要有三类：血管紧张素合成抑制剂；血管紧张素和组胺释放或活性阻滞剂；血管舒缓素阻滞剂。类癌治疗的预后较好。

二、支气管腺样囊性癌

支气管腺样囊性癌（adenoid cystic carcinoma of bronchus），亦称圆柱形腺瘤，好发于气管和较大的支气管，起源于腺管或黏膜分泌腺。肿瘤常发生在气管下段或主支气管根部，恶性程度较高，肿瘤局部生长直接浸润黏膜下和周围淋巴管，可较早出现局部转移，累及邻近器官。肿瘤生长缓慢，晚期出现远处转移，如转移至肝、骨骼等。症状包括咳嗽、咯血、喘鸣、声音嘶哑。诊断依靠 CT 扫描及支气管镜组织学检查。手术切除是唯一有效的治疗措施，可采用肺叶切除或袖式肺叶切除，并常规进行淋巴结清扫。放疗及化疗均不敏感。

三、黏液表皮样癌

黏液表皮样癌（mucoepidermoid carcinoma of bronchus）较少见。肿瘤起源于肺叶支气管或主支气管黏膜分泌腺，常呈息肉样，局限生长于支气管腔内，表面黏膜完整。恶性程度高低不一，可分为低度及高度恶性，高度恶性者可转移至区域淋巴结及血行转移，低度恶性者可侵透支气管壁而不侵犯血管且无转移。常有支气管刺激症状，如咳嗽、喘息、咯血及肺炎和肺不张。诊断主要依靠支气管镜组织学检查。治疗应根据肿瘤性质，低度恶性肿瘤应行彻底切除＋淋巴结活检，高度恶性者治疗方案同肺癌。

四、支气管黏液腺腺瘤

主支气管或叶支气管黏液腺来源的良性肿瘤，向腔内生长，产生阻塞症状。肿瘤不侵犯周围组织。诊断依靠支气管镜检。治疗采取手术切除。

五、多形性混合瘤

与唾液腺多形性混合瘤相似，生长方式有侵袭倾向。此肿瘤极少见。

第八节　肺良性肿瘤

一、概述

肺良性肿瘤是临床上比较少见的一类肿瘤，根据组织来源可将其分为上皮肿瘤、中胚层肿瘤、来源不明肿瘤等几大类。在肺良性肿瘤中，错构瘤和硬化性血管瘤较多。肺错构瘤是由支气管壁各种正常组织错乱组合而形成的良性肿瘤，多见于男性青壮年，好发于肺的边缘部分，靠近胸膜或肺叶间裂处的肺实质内。肿瘤生长缓慢，具有完整的包膜，极少发生恶变；一般以软骨及腺样组织为主，此外，还可以含有纤维组织、平滑肌和脂肪等。硬化性血管瘤常发生于中年妇女，可分为四型：乳头状型、实质型、血管型和硬化型。其他肺良性肿瘤则极为罕见。

二、临床表现

一般不出现症状，往往在胸部 X 线检查时发现。偶可因肿瘤位于支气管腔内或阻塞支气管引起咳嗽、肺炎、喘憋、咯血等症状。

三、诊断

诊断主要依靠影像学检查。胸部 X 线检查肿瘤多呈圆形、椭圆形或分叶状块影，边界清楚，可以有钙化点，生长缓慢。CT 扫描更有助于诊断，特别是增强扫描，CT 值变化不明显，对鉴别诊断较有意义。气管镜检查对于位于支气管腔内的肿瘤很有价值，同时还能明确支气管内有无其他合并疾病。经皮穿刺活检的阳性率低，造成气胸、出血等并发症的概率较高，现已较少进行。胸腔镜肺楔形切除肿瘤活检术是目前最可靠的诊断和鉴别诊断方法。

四、治疗

手术切除是绝大多数肺良性肿瘤的最有效的治疗措施。根据肿瘤的部位、大小采用不同的手术方式。位于肺表浅部位，且肿瘤较小者，可施行肺楔形切除术；对于错构瘤等包膜十分完整者，也可做肿瘤摘除术或剜除术。若肿瘤位于气管或主支气管内，可考虑经硬支气管镜行肿瘤摘除术。当肿瘤较大或位置深时，则应行肺叶切除或一侧全肺切除术。传统的手术入路是开胸手术，随着电视胸腔镜技术成熟，大部分肺良性肿瘤可以通过这一微创手术完成。

第九节　肺转移性肿瘤

一、概述

对于绝大多数恶性肿瘤，肺是最好发的转移部位。常见的原发肿瘤包括来源于胃肠道、肾、前列腺、甲状腺、乳腺、骨、软组织、皮肤等处的癌肿和肉瘤。肿瘤肺转移发生的时间早晚不一，大多数病例在发现原发癌肿后的 3 年内发现肺部转移灶；但亦有少数病例可以在原发肿瘤治疗后 10 年以上才发生肺转移；还有部分病例，先发现肺转移病变，而后进一步检查才发现原发癌肿。随着恶性肿瘤治疗后生存时间的延长及定期复查，肺转移瘤的发生率和发现率在逐渐增加。

二、临床表现

大多数患者是在术后例行性胸部 X 线检查时发现肺部转移瘤，一般没有明显的临床症状。主要症状包括咳嗽、血痰、发热和呼吸困难等。

三、诊断

目前尚无特异的诊断方法。胸部 X 线检查是发现和诊断转移瘤的主要手段，通常表现为周围型、多发、大小不一、密度均匀、轮廓清楚位于肺实质内的圆形或类圆形肿物。CT 扫描，尤其是高分辨率的薄层 CT 检查可以发现更小和更隐蔽的转移灶，为治疗方案的制订提供了更多参考信息。部分血清学指标（肿瘤标记物）如 CEA、AFP、CYFRA21-1 等有一定价值。少数病例，肺内只有单个转移病灶，X 线表现与周围型原发肺癌相似。根据肺部 X 线和胸部 CT 表现，结合原发癌症的诊断或病史，一般可对肺转移性肿瘤做出初步诊断，但确诊还需病理证实。

四、治疗

肺部转移性肿瘤一般是恶性肿瘤的晚期表现。手术治疗适应证：原发灶得到比较好的治疗或控制；转移灶仅局限于肺内；且肺部病变尚局限可以被全部切除；患者的全身情况和心、肺功能良好者，能耐受手术。两侧肺广泛散在转移或多脏器转移等不适合外科治疗。

手术方法根据病情而定，可选择肺楔形切除术、肺段切除术、肺叶切除术或非典型的局限性肺切除术等，手术入路通常采用电视胸腔镜下完成。

手术疗效受多种因素影响。肺转移瘤不能完全切除预后较差；原发瘤切除到转移瘤出现的间隔时间越长，预后越好；转移灶的数目越多预后越差；机体免疫状态、原发瘤的生物学行为对术后疗效也有很大影响，其中结肠癌的肺转移瘤切除后预后相对较好。

（王 俊）

第五十一章 食管疾病

第一节 腐蚀性食管烧伤

【概述】

腐蚀性食管烧伤（caustic stricture of the esophagus）通常指误服强碱或强酸导致的食管灼伤，虽然发生率不高，但后果极为严重，最终导致食管瘢痕性狭窄。腐蚀性食管烧伤的病理变化与腐蚀物的种类及性质相关。强碱可产生较严重的溶解性坏死，损伤往往穿透黏膜和黏膜下层，多伤及肌层，严重者可侵蚀食管旁组织，引起食管坏死穿孔。强酸产生蛋白凝固性坏死，侵及深肌层者较少。固体物质的损伤常位于口腔及咽喉部，进入食管较少。液体可很快通过食管到达胃腔，破坏面广并且深，引起瘢痕性狭窄较重。

【病理】

误咽腐蚀剂可伤及口咽、食管、胃。灼伤程度与腐蚀剂的浓度及接触的时间有关。根据灼伤程度，可分为三度：①Ⅰ度：病变仅限于食管壁浅层，黏膜和黏膜下层充血水肿，上皮脱落，不累及肌层，愈合后不产生瘢痕狭窄。②Ⅱ度：病变较深，伤及肌层，发生黏膜深度溃疡，愈合后常产生瘢痕狭窄。③Ⅲ度：全层受累，延及食管周围组织，甚至可坏死穿孔。病理过程是：灼伤后数日，由于局部水肿和炎症的反应，出现早期食管梗阻症状。伤后1～2周，急性炎症消退或坏死组织自行脱落，吞咽梗阻减轻。2～3周后，由于瘢痕形成，再次出现吞咽梗阻，并逐渐加重。

瘢痕狭窄的好发部位为食管的三个生理性狭窄，即食管入口、气管分叉平面及食管下端。慢性炎症反应使食管与其周围组织紧紧粘连。狭窄段近端食管将扩张、肥厚。

【临床表现】

误服腐蚀剂后，立即引起口、唇、咽部剧痛，胸骨后强烈灼痛感，随即有反射性呕吐、拒食。灼伤严重者可有高热或昏迷等毒性症状。食管瘢痕引起的梗阻常进行性加重，甚至唾液也难下咽。患者常有营养不良、脱水和贫血。若为小儿则生长发育将受影响。还可并发吸入性肺炎、感染、肺不张等。食管穿孔时常有胸骨后剧痛、纵隔气肿、积液。

【诊断】

从病史及症状即可作出诊断。如有胸骨后痛、背痛或腹痛，并伴有腹肌紧张，应排除食管或胃穿孔。声音嘶哑、呼吸困难或哮鸣可能为喉水肿。食管已有瘢痕狭窄者，钡餐X线检查能明确狭窄的部位与程度（图51-1-1）。急性期食管镜检查是禁忌，瘢痕期进行食管镜检查是必需的，它可了解狭窄部位、程度及病理变化。

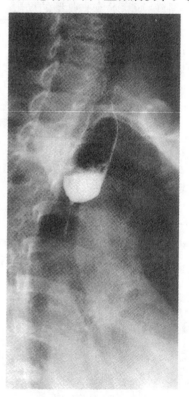

图 51-1-1 腐蚀性食管烧伤的食管钡餐造影表现

【治疗】

1. 早期处理　确定无食管和胃穿孔时，应立即口服植物油或蛋白水，以保护食管和胃的黏膜。纠正低血压和低血容量。有呼吸困难者及时行气管切开。立即放置胃管，避免食管闭锁。有急腹症者应立即剖腹探查，仔细检查胃及腹段食管。早期使用肾上腺皮质激素及抗生素，可减轻炎症反应及预防感染，在愈合过程中可减轻纤维组织增生及瘢痕形成。不能进食者，应给予静脉补液及营养液；能进食应尽早进食。经上述处理，部分病例伤情可逐渐好转，食管不致发生明显狭窄。如2～3周后发现有早期狭窄征象，可放置一根内径较大的硅胶管于狭窄段，留置3周，保持管腔通畅，预防狭窄，防止粘连。

2. 瘢痕期处理　烧伤后2～3周，组织愈合，逐渐形成瘢痕，并出现食管狭窄。对于早期出现的食管狭窄或狭窄段较短的病例，应进行食管扩张治疗。但食管扩张应在3～6周后进行，过早扩张可使瘢痕增生加重，甚至穿孔。食管扩张应定期重复施行。对于严重长段狭窄及扩张失败者，常采用手术疗法。在狭窄部的上方将食管切断，游离胃或一段结肠或空肠与切断的食管上端吻合，而将狭窄段食管旷置或切除。胃或肠段移植可经胸膜腔、胸骨后或前胸皮下。瘢痕性狭窄患者一般情况都较差，手术损伤又大，故应在术前改善患者营养及全身情况。

第二节　贲门失弛缓症

【概述】

贲门失弛缓症（achalasia）又称贲门痉挛或巨食管。它是指在吞咽动作时，食管体部缺乏蠕动，食管下括约肌弛缓不良而致继发性食管扩张的一种疾病。本病从1674年由Willis首次报道以来至今已有300余年历史，但从19世纪后叶才对本病有了较为普遍的认识。从20世纪初开始至今，人们对本病的认识不断地得到提高，而外科治疗方法更是不断发展。1913年Heller采用贲门前后壁黏膜外肌层切开治疗贲门失弛缓症取得成功；1923年Zaaijer改良了Heller术式为一侧食管前壁黏膜外肌层切开术，即现在我们通常称的Heller术式。

【病因和病理】

迄今未完全明了。多数患者食管壁肌层间神经节发生变性或数目减少，胆碱能功能减退，食管蠕动减弱或消失，贲门不能松弛，以致食物淤积，食管扩张及肥厚，有时黏膜充血、发炎，甚至发生溃疡。长期食物淤积，慢性刺激食管，可在少数患者诱发癌变。

【临床表现】

多见于青壮年，偶见于儿童。主要症状为吞咽不畅，胸骨后饱胀不适。吞咽困难时重时轻。重时下咽受阻，伴有呕吐，吐出食管内潴留的食物。有时并发呼吸道感染。

【诊断】

对贲门失弛缓症，要结合临床症状再做下列辅助检查：

1. 胸部影像学检查　胸部影像学检查法是诊断贲门失弛缓症的主要依据，它能准确地反映本病的特征。胸部X线检查示，由于吞咽的食物及空气不能顺利地进入胃内，有近半数病例出现胃泡缺如的现象。对重度食管扩张，特别是食管呈屈曲或"S"形状态时，胸部正侧位X线可见到纵隔增宽和液平面即扩张的食管。食管钡餐检查按病程发展程度可分为三期：①早期：食管轻度扩张，食管下括约肌不松弛及开放，呈"纺锤形"或"鸟嘴状"进入膈下，狭窄段长2～5cm，边缘光滑，管壁柔软，可略有扭曲，腔内有细而平行的黏膜存在。②中期：食管中度扩张，内有较多潴留物，食管下端呈倒圆形或漏斗状狭窄，狭窄对称，边缘光滑（图51-2-1）。③晚期：食管高度扩张伴有延长和迂曲，严重时食管可扩张到正常横径的4～5倍，形成巨大食管。

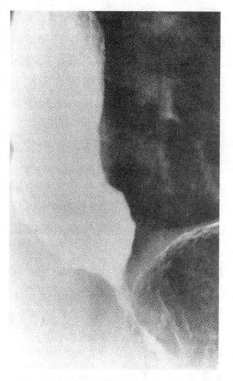

图 51-2-1　贲门失弛缓症食管钡餐造影表现

2. 食管镜检查　条件具备时应对所有贲门失弛缓症患者施行食管镜检查，特别是在以下情况：①临床症状及胸部影像学检查不确诊者；②对可疑有其他食管良、恶性疾病者，特别是可疑有癌变或合并癌者；③单纯采用食管镜扩张术者；④Heller 术后诊断有无反流性食管炎。

3. 食管测压检查　食管测压检查是诊断贲门失弛缓症的最准确和特异的方法。其特征是：①吞咽后食管体部正常蠕动消失；②食管下括约肌不松弛或松弛不完全；③食管内静息压正常或上升。

4. 放射性核素检查　放射性核素闪烁照相检查诊断贲门失弛缓症的特征为液团通过食管延迟，全部有潴留，甚至患者在直立位时亦如此。液团在食管近、远端之间来回摆动。

5. 其他食管功能检查　对贲门失弛缓症的患者还可进行其他食管功能检查，如酸灌注试验、酸清除试验、标准酸反流试验及 24 小时食管 pH 监测等。但这些试验对诊断无特异性。

贲门失弛缓症还应与下列疾病鉴别：①弥漫性食管痉挛：其病变特点很像贲门失弛缓症，但胃食管连接部对吞咽动作弛缓反应良好。诊断主要依靠食管测压。②贲门癌或食管下段癌：一般情况下鉴别并不困难，但是，有时浸润型癌肿引起的狭窄段较为光滑规则，可造成和本病鉴别的困难。诊断上主要依靠食管钡餐造影和食管镜检查和活检。③精神性贲门失弛缓症（emotional achalasia）：本症多发于年轻的神经质患者，女性多见。在临床症状上很像贲门失弛缓症，但在 X 线检查时很少有食管扩张。食管镜检查正常。

【治疗】

1. 非手术疗法　病程短且病情轻者，可用解痉镇静药，并少食多餐，细嚼慢咽，避免吃过热或过冷食物，饭后散步等。一部分患者采用水囊强力扩张疗法，可缓解症状。

2. 手术疗法　通常采用食管下段贲门肌层切开术（Heller 手术）。手术适应证：①小儿及青少年贲门失弛缓症；②重症贲门失弛缓症，食管明显扩张且屈曲明显；③有反复性吸入性肺炎病史；④精神性贲门失弛缓症，长期保守治疗无效者；⑤无法行扩张者或扩张失败者；⑥与贲门癌无法鉴别者。手术常经左胸径路或腹部切口。游离下段食管，经膈肌食管裂孔将贲门提入胸内，切开食管及贲门肥厚肌层至黏膜下层，并向胃底部括约肌延长，避免切破黏膜或损伤迷走神经（图 51-2-2）。近年来，随着腔镜外科的发展，Heller 手术可经胸（腹）腔镜进行，创伤小、恢复快。术后并发症包括：①黏膜破裂：约占手术的 10%。一旦发生则按脓胸处理，除用抗生素外，应早期做闭式引流术，禁食，加强支持治疗，一般黏膜裂口可于 2 周左右愈合。如食管瘘长期不愈，亦可考虑做瘘修补或食管部分切

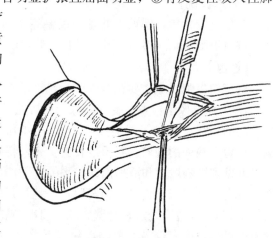

图 51-2-2　食管下段贲门肌层切开术（Heller 手术）

除及胃食管吻合术。②胃食管反流：多在术后晚期发生，治疗上可对症处理。

第三节　反流性食管炎

【概述】

反流性食管炎（reflux esophagitis）是指因胃食管连接部抗反流功能障碍而导致的胃及十二指肠内容物逆流到食管引起的食管黏膜损伤，以及继而出现的一系列临床症状和消化道炎症表现。临床最常见的为酸性反流性食管炎，近年人们逐渐认识了碱性反流性食管炎。

【流行病及病因学】

反流性食管炎是西方国家一种常见病和多发病，发病率约为8%。以往认为反流性食管炎在亚洲国家不很常见，但据近年香港一项调查结果显示，在中国人群中反流性食管炎并不十分少见。

反流性食管炎的常见原因包括食管裂孔疝、原发性食管下括约肌关闭不全、妊娠、胃食管手术后、先天性畸形以及其他原因。研究证实，胃食管反流是多种因素造成的上消化道动力障碍性疾病。但诸多发病因素中，往往不是某一种因素单独致病，而是多种因素并存，相互协同或连锁反应，甚至形成恶性循环，加重了对食管的损害。

【病理】

反流性食管炎的损伤程度和范围取决于食管黏膜与胃酸接触时间的长短、胃酸的性质和食管上皮细胞对反流内容物的易感性。其病变程度与相应的病理形态学特征各不相同。通常可将其分为早期（病变轻微期）、中期（炎症进展及糜烂期）和晚期（慢性溃疡形成及炎症增生期）。

【临床表现】

反流性食管炎最常见的症状是胸骨后灼热感、胸痛、吞咽困难，此外还可引起如发声困难、咳嗽、癔球感、喉炎、声音嘶哑、呛咳、窒息、支气管炎、哮喘样发作、吸入性肺炎、肺不张、肺脓肿、肺间质纤维化等食管外症状。

【诊断和鉴别诊断】

反流性食管炎的临床表现轻重不一，轻者可无症状或症状轻微，常被忽视。重者除常见症状外还可表现为心绞痛样胸痛和其他并发症的表现，如出血、狭窄等，使诊断较困难。因此，对有以下临床表现的患者应予以高度警惕此病的存在：①严重胃灼热症状。②临床表现不典型的心绞痛样症状。③反复发作的哮喘或肺部感染。

反流性食管炎的诊断并不困难，多数可通过食管钡餐造影、内镜及食管功能检查作出明确诊断。临床应根据需要选择检查方法。消化道的放射学检查可以发现胃食管反流和食管炎症。但消化道钡餐造影上所见的胃食管反流程度与反流性食管炎的严重程度并不平行。食管镜检查及活检可以明确诊断和判断严重程度，对鉴别诊断和疗效观察也很有帮助。食管压力测定虽不能诊断反流性食管炎，但对了解食管下括约肌功能及引起胃食管反流的原因很有帮助。24小时食管腔内pH监测是诊断反流性食管炎最敏感和特异的方法，它可以了解食管腔内pH的动态变化，特别是通过对所测参数的综合分析，确定临床症状与酸反流之间的关系。其他检查还包括酸灌注试验、酸清除试验、食管闪烁照相术及胃电图等，但因其特异性和敏感性较差，目前临床较少应用。

反流性食管炎还应与下列疾病鉴别：食管癌和贲门癌、心绞痛、某些腹部疾病、贲门失弛缓症及其他原因造成的食管炎。

反流性食管炎的主要并发症包括食管狭窄、食管溃疡、Barrett食管及恶性变。

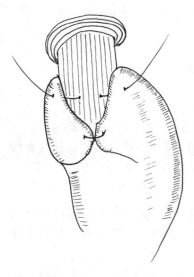

图 51-3-1　胃底折叠术

六、治疗

反流性食管炎的治疗包括非药物治疗、药物治疗、食管扩张治疗和手术治疗。各种治疗的目的是：①减轻或消除胃食管反流症状。②减轻反流物对食管黏膜的损伤，增加食管防御功能，预防和治疗严重并发症。③防止胃食管反流复发。

反流性食管炎的治疗策略可按以下步骤进行：

1. 内科治疗控制症状及防止复发：反流性食管炎一经确诊，即应进行系统的内科治疗，包括非药物治疗（体位、饮食结构及生活方式的调整）和药物治疗（黏膜保护剂、抗酸药、抑酸药和胃肠动力药）。对于无并发症的患者，严格的内科治疗常可治愈。

2. 对内科治疗无效或出现并发症的患者应行外科抗反流手术——胃底折叠术（Anti-reflux surgery）（图 51-3-1）。

3. 食管不可逆病变应手术切除病变食管。

第四节　食管憩室

【概述】

食管壁的一层或多层从食管腔内向外突出，形成与食管腔相通的囊状突起，称为食管憩室（esophageal diverticulum）。

【分类】

根据解剖位置，食管憩室可分三类：①咽食管憩室；②食管中段憩室（气管旁憩室）；③膈上憩室。

【病因和病理】

咽食管憩室是指食管上端后壁中线咽下缩肌及环咽肌之间有一小三角区，缺少肌纤维，食管黏膜可在此解剖薄弱区膨出形成憩室。憩室壁主要由食管黏膜及黏膜下结缔组织构成。憩室小者仅 1～2cm，大的可长达 10cm。

食管中段憩室常因纵隔淋巴结炎症侵入邻近食管壁，引起粘连瘢痕收缩后，将局部食管壁向外牵拉，形成假性憩室。憩室颈较大，不致淤积食物，也较少发生梗阻。但有时可并发炎症或出血，甚至癌变。

膈上憩室食管下段先天性肌纤维缺少薄弱区，在兼有食管裂孔疝、贲门失弛缓症或食管炎患者，可因食管腔内压力增高，导致黏膜自薄弱区膨出，形成膈上憩室。本病好发于下段食管右后方。

【临床表现】

咽食管憩室多见于年龄较大的患者。早期可无症状。憩室长大后进食时可有食物在颈部受阻感。憩室内食物过多时，可压迫食管产生较显著的吞咽困难。常嗳恶臭气，有时呕吐出淤积于憩室内的腐臭食物。饮水时喉内有水气混杂音。巨大憩室可压迫喉返神经而有声音嘶哑。如反流物吸入肺内，可并发肺部感染。

食管中段憩室常无明显症状。多在食管钡餐造影检查时发现。憩室有明显炎症者，可有吞咽不畅，胸、背疼痛，甚至少量呕血。

膈上憩室主要症状为胸骨后闷胀、烧灼感或食物反流。并发炎症或溃疡时，患者多有背痛或呕血。

【诊断】

咽食管憩室颈部（常为左侧）可触到一肿块，质软，压之有水气音。食管钡餐 X 线检查可确诊。食管中段憩室和膈上憩室主要依靠食管钡餐 X 线检查或食管镜检查确诊（图 51-4-1）。

【治疗】

临床上无症状者不需手术。如果并发出血、穿孔或有明显症状应手术治疗。麻醉前应尽量清除憩室内食物。咽食管憩室采用颈部胸锁乳突肌前切口，游离憩室，予以切除后分层缝合食管壁切口。症状不明显，年老且有心、肺功能不全者不宜手术，可于进食时推压憩室，以减少憩室内食物淤积。食管中段憩室需开胸或胸腔镜下手术，游离被外牵的食管憩室并予以切除。对于膈上憩室的病例，如症状进行性加重，应在处理贲门或膈肌疾病的同时切除憩室。

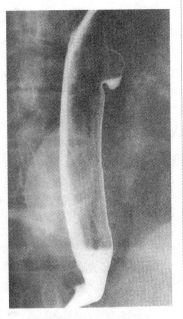

图 51-4-1　食管中段憩室的
食管钡餐造影表现

第五节　食管良性肿瘤

【概述】

食管良性肿瘤（benign tumors of the esophagus）较少见，约占食管肿瘤的 1% 以下，其中约 70% 为食管平滑肌瘤，其他包括食管囊肿、息肉、纤维瘤等。

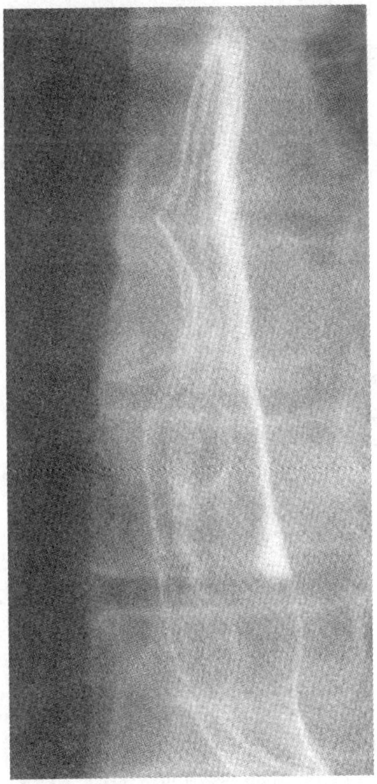

【分型】

按肿瘤的发生部位食管良性肿瘤可分两型：①腔内型肿瘤（又称黏膜型）：发生于黏膜或黏膜下，向食管腔内生长，多有蒂，其中以息肉最为多见，其次还有纤维瘤及脂肪瘤等。②壁内型肿瘤（又称黏膜外型）：发生于食管黏膜外肌层中，无蒂，最多见为平滑肌瘤。食管平滑肌瘤，以食管下段或中段多见，多为单发，形状规则呈卵圆形，大小不一，位于肌层，很少累及黏膜。

按组织学分类包括：①上皮细胞型：乳头状瘤、息肉、腺瘤等。②非上皮型：平滑肌瘤、纤维瘤、脂肪瘤等。③异位组织：胃黏膜、胰腺等。

【临床表现】

食管良性肿瘤绝大多数无明显临床症状。其症状取决于肿瘤的部位、大小和生长速度。无论是腔内型还是壁内型，如肿瘤较大均可出现吞咽困难、呕吐。有些可有疼痛或出血症状。

【诊断】

对可疑食管良性肿瘤的病例，均应行食管钡餐造影及内镜检查确诊。食管良性肿瘤的食管钡餐造影特点为钡剂在肿瘤部位稍有停滞，有光滑锐利的充盈缺损，黏膜无破坏（图51-5-1）。腔内型肿瘤食管镜检查可见肿瘤的部位、外观、活动度、蒂的附着点及其宽窄。壁内型肿瘤可见腔外物挤压食管

图 51-5-1　食管平滑肌瘤的
食管钡餐造影表现

壁，平滑肌瘤有滑动感，食管黏膜正常完整。如诊断较明确，切忌取活检，以免造成黏膜与肿瘤发生粘连，导致日后手术中黏膜破损。

【治疗】

对于部分肿瘤小而且无症状的壁内型肿瘤可以观察。对腔内型肿瘤均应考虑手术切除。少数带蒂者如蒂基底较小可经内镜摘除。如肿瘤较大或内镜下处理瘤蒂有困难，则应剖胸手术摘除。根据肿瘤部位选择开胸或胸腔镜手术，于蒂部切除肿瘤，而后缝合食管黏膜及肌层并用邻近组织或胸膜覆盖。蒂基底过宽者或无蒂者应行食管切除术，用胃或结肠重建食管。对于体积较大、症状较重的平滑肌瘤，以手术摘除为好，多可将肿瘤自肌层剥出。个别巨大型肿瘤，已使肌层退化或大块受累者，则需行食管部分切除及食管重建术。如手术完善，治疗效果好，复发者罕见。

第六节　食管癌

【概述】

食管癌（carcinoma of the esophagus）是指发生于食管黏膜的癌性病变。它是一个古老而又常见的疾病，是世界上一些地区和国家较常见的一种恶性肿瘤，全球每年约有 30 万人死于食管癌。

现已证实早期食管癌的手术治疗切除率为 100%，5 年生存率可达 90%以上。但目前大多数患者就诊时已为中、晚期，远期疗效尚欠满意。因此，应强调早期诊断、早期治疗。同时必须多学科协作，手术与放射治疗、化学药物治疗及中医中药相结合的综合性治疗，使食管癌的治疗效果不断提高。

【流行病学】

食管癌目前排列全球常见恶性肿瘤第九位，死亡率约为 21/10 万人口。食管癌发病率的地区性差异最大，高发地区和低发地区的发病率相差 60 倍。高发地区包括亚洲（包括中国、伊朗、哈萨克斯坦、土库曼斯坦、沙特阿拉伯和埃及等）、东南非洲、法国北部和南美洲（包括波多黎各、古巴、智利等）。在美国食管癌发病率较低，仅占所有恶性肿瘤的 1%和所有上消化道肿瘤的 6%。我国高发区主要在华北的山区，河南、河北、山西、江苏等地，集中在太行山南麓，以晋冀豫三省交界处为中心，向四周呈同心圆状扩展，该区域食管癌年平均死亡率超过 100/10 万的县市有 19 个。河南省全部恶性肿瘤死亡病例中食管癌占第一位。如将死亡率换算成发病率，河南省林县 35～64 岁男性食管癌的发病率为 478.87/10 万，是目前世界上高发区之一。

20 世纪 50 年代以来，我国对食管癌进行了较广泛的调查和研究，如华北三省一市（河北、河南、山西、北京）181 个县市，5000 万人口的普查，对其地理、水文、土壤、生活习惯、发病率等进行了调查，发现食管癌的发病因素随不同地区而异。例如太行山两侧发病率高，而且山区的发病率高于丘陵区，丘陵区高于平原区，发源于或流经高发区的河流沿岸居民死亡率也高。

【解剖生理】

（一）解剖生理

食管上端起自环状软骨下缘（咽下口），相当于第 6、7 颈椎交界处。下端在第 11 胸椎水平处，止于胃的贲门，成人食管长 25～30cm，由门齿至食管入口部约为 15cm，由门齿至气管分叉处约 26cm，由门齿至食管末端 40～45cm。颈段食管右前方与气管相邻，上端两侧为甲状腺，下端两侧为颈动脉鞘。胸段食管长约 18cm，在主动脉弓上缘以上称胸上段，于第 4～5 胸椎交界处，向下移行位于左总支气管后方，在胸主动脉右侧往下，逐渐向左斜行，穿过肌的食管裂孔与胃贲门相连接。

　　根据国际抗癌联盟的分段标准，食管癌可分为颈段和胸段两部分。颈段起自食管入口或环状软骨下缘至胸骨柄上缘，其下界距门齿约 18cm；胸段起自胸骨柄上缘至膈食管裂孔，全长 17～19cm。胸段食管又分为上、中、下三段。胸上段自胸骨柄上缘至气管分叉平面，其下界距门齿约 24cm；胸中段自气管分叉平面至贲门全长的一半，其下界距门齿约 32cm；胸下段的上界为胸中段的下界，下界即贲门口，距门齿约 40cm（图 51-6-1）。

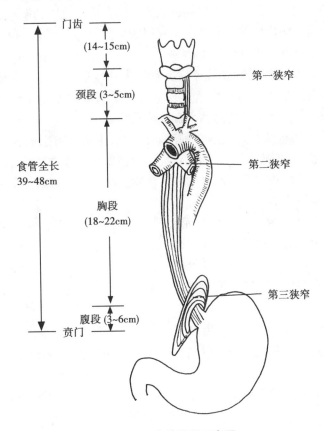

图 51-6-1　食管分段示意图

（二）组织结构

　　食管黏膜为鳞状上皮，黏膜下层中有淋巴管、血管及神经丛。食管肌肉分为两层，内层为较厚的环行肌，外层为较薄的纵行肌。上段食管为横纹肌，下段为平滑肌，中段则由两种肌肉混合构成。食管没有浆膜层，而由疏松纤维被覆，因此愈合能力较差。

　　食管的血供：颈段动脉多来源于甲状腺下动脉或锁骨下动脉。胸部中段以上食管右侧由第 2、3 肋间动脉的右支气管动脉，左侧由主动脉弓和胸主动脉的左支气管动脉供血；中段以下食管供血分别为胸主动脉的食管固有动脉和右胸第 2～6 肋间动脉的食管支。腹段食管则主要由胃左动脉和右膈下动脉供血。

　　食管的淋巴引流：食管黏膜、黏膜下层和外层淋巴交汇成网，黏膜下层的淋巴丛主要沿食管纵轴引流，故食管癌向纵轴扩散范围较广。主动脉弓以上淋巴结引流到颈深淋巴结，主动脉后淋巴则注入气管、食管之胸导管。主动脉弓以下的食管淋巴除向上汇入气管、支气管旁淋巴结外，也可注入食管旁淋巴结及贲门部淋巴结，进而引流入腹腔和胃、胰淋巴结。一般食管淋巴结引流并不受食管分段的局限，可以直接转移到远位的淋巴结内。

【病因学】

　　食管癌的发病原因虽无明确定论，但某些高危致病因素已通过临床及实验研究得到证实。

目前一般认为亚硝酸及真菌毒素与致癌有一定关系，食管的某些疾病（如贲门失弛缓症、食管裂孔疝、食管瘢痕性狭窄、Barrett食管等）可能为癌前病变。

1. **亚硝胺类化合物**　亚硝胺类化合物是公认的化学致癌物，动物实验已证明亚硝胺可以诱发食管癌。在一些食物和饮水中亚硝酸盐在酸性条件易形成胺，食物添加剂、酸菜以及卷烟烟雾中均含有亚硝基化合物。食管癌高发区粮食和饮用水中亚硝胺的检出率比低发区高。

2. **真菌毒素**　霉变食物的致癌作用已在动物实验中得到证明，玉米、小米、花生易为真菌污染（如黄曲霉菌、白地真菌等）并能促进亚硝胺的合成，可以诱发致癌。川西北食物"醪糟"及南澳岛的"鱼露"中均发现有真菌。将亚硝胺加白地霉素诱发小鼠胃癌的发生率比单用亚硝胺者为高，因此推测真菌也有促癌作用。

3. **食管慢性疾病**　长期的慢性食管炎症、贲门失弛缓症、食管裂孔疝、憩室、反流性食管炎、腐蚀性食管瘢痕狭窄、Barrett食管等疾病患者的食管癌发生率较高，可能与食管黏膜遭受长期刺激和损伤有关。目前认为这些疾病为癌前病变。

4. **饮食习惯**　食物的机械性、化学性刺激刺激食管上皮，可引起食管病理生理改变，与其他致病因素协同致癌，如嗜好烈酒、烟草，炎症与创伤（如食物过硬、过热，进食过快、长期饮烈性酒，口腔不洁或龋齿）等。膳食中缺乏动物脂肪、新鲜蔬菜、水果等，造成多种维生素缺乏，也与食管癌的发生有关。

5. **微量元素**　我国的研究发现，微量元素的缺乏可能与食管癌的发生有一定关系，食管癌高发区的饮水、粮食和蔬菜中的钼、锰、铁、氟、溴、氯、锌、硒、磷、碘的含量均偏低。

6. **遗传因素**　资料表明，25%～60%的食管癌患者有家族史，临床上也有兄弟二人同时发生食管癌的案例，这些情况可能与遗传有关，尚待进一步研究。

【病理及分期】

从发生部位来讲，食管癌以中段最为多见，下段次之，上段较少。

从病理组织学来讲，高发区（例如中国）以鳞癌为主，占95%以上，而非高发区（美国和欧洲）的腺癌已超过鳞癌，占50%以上。贲门部腺癌可向上延伸累及食管下段。食管未分化癌很罕见。其他非上皮类的食管恶性肿瘤（如癌肉瘤、肉瘤、恶性淋巴瘤、恶性黑色素瘤等）较少见。

早期食管癌病灶很小，局限于食管黏膜内（原位癌）。临床可将其病理形态分为四型：①隐伏型：全部为原位癌，肉眼观察仅为癌变处食管黏膜色泽较深或黏膜粗糙，无明显异常，只能靠脱落细胞学阳性或组织切片作为依据。②糜烂型：黏膜表面轻度糜烂，四周轻度隆起，边界清楚，形状不规则，呈地图状。③斑块型：黏膜隆起，呈粗糙斑块状，黏膜皱襞变粗或中断，病变范围较大，有时累及食管全周，与正常黏膜分界清楚。④乳头型：肿瘤呈乳头或息肉状明显隆起，向腔内突，体积小，边界清晰。黏膜红肿、隆起、凹陷或糜烂，也可形成颗粒样斑块。癌肿长大，逐渐累及食管全周，可突入腔内，还可穿透食管壁，侵入纵隔或心包。

晚期食管癌根据病变形态可分为四型：①髓质型：食管呈管状增厚，肿瘤浸润食管壁全层，形成不规则的食管狭窄，肿瘤表现呈深浅不一的溃疡，瘤体灰白色，向腔内、腔外生长并累及周围器官，此型最为多见，约占60%。②蕈伞型：癌肿呈卵圆形蘑菇状向腔内生长，边缘隆起外翻，界限清楚，表面有浅溃疡，肿瘤多侵犯食管壁的一侧，较少累及周围器官，此型也较多见，约占15%，手术切除率高。③溃疡型：癌肿形成凹陷的溃疡，边缘不齐，穿入食管壁，深入肌层甚至引起食管穿孔，常累及周围组织，肿瘤侵犯食管壁的一侧，阻塞程度较轻。此型约占12%。④缩窄型（又称硬化型）：癌肿呈明显的环形狭窄，累及食管全周，常较早出现梗阻，其上端食管扩张，病变范围一般均在5cm以下，但临床症状显著，此型约占10%。

目前国际上采用UICC/AJCC国际食管癌TNM分期第7版（UICC，2009版）（表51-6-1，2）。

表 51-6-1　国际抗癌联盟（UICC）食管癌 TNM 分期标准第 7 版（UICC，2009 版）

1. T 分期标准：原发肿瘤

T_x：原发肿瘤不能确定

T_0：无原发肿瘤证据

Tis：高度不典型增生（腺癌无法确定原位癌）

T_1：肿瘤侵及黏膜固有层、黏膜肌层或黏膜下层

　　T_{1a}：肿瘤侵及黏膜固有层或黏膜肌层

　　T_{1b}：肿瘤侵及黏膜下层

T_2：肿瘤侵及食管肌层

T_3：肿瘤侵及食管纤维膜

T_4：肿瘤侵及食管周围结构

　　T_{4a}：肿瘤侵及胸膜、心包或膈肌，可手术切除

　　T_{4b}：肿瘤侵及其他邻近器官，如主动脉、椎体、气管等，不能手术切除

2. N 分期标准：区域淋巴结

N_x：区域淋巴结无法确定

N_0：无区域淋巴结转移

N_1：1～2 枚区域淋巴结转移

N_2：3～6 枚区域淋巴结转移

N_3：≥7 个区域淋巴结转移

注：必须将转移淋巴结数目与清扫淋巴结总数一并记录

3. M 分期标准：远处转移

M_0：无远处转移

M_1：有远处转移

注：锁骨上淋巴结和腹腔动脉干淋巴结不属于区域淋巴结，而为远处转移

G 分期标准：肿瘤分化程度

Gx：分化程度不能确定——按 G1 分期

G1：高分化癌

G2：中分化癌

G3：低分化癌

G4：未分化癌——按 G3 分期

表 51-6-2　食管癌国际 TNM 分期第 7 版（2009）

分期	T 分期	N 分期	M 分期	G 分期	肿瘤部位[*]
0	is（HGD）	0	0	1，X	任何部位
ⅠA	1	0	0	1，X	任何部位
ⅠB	1	0	0	2～3	任何部位
	2～3	0	0	1，X	下段，X
ⅡA	2～3	0	0	1，X	中、上段
	2～3	0	0	2～3	下段，X
ⅡB	2～3	0	0	2～3	中、上段
	1～2	1	0	任何级别	任何部位
ⅢA	1～2	2	0	任何级别	任何部位
	3	1	0	任何级别	任何部位
	4a	0	0	任何级别	任何部位
ⅢB	3	2	0	任何级别	任何部位
ⅢC	4a	1～2	0	任何级别	任何部位
	4b	任何级别	0	任何级别	任何部位
	任何级别	3	0	任何级别	任何部位
Ⅳ	任何级别	任何级别	1	任何级别	任何部位

鳞状细胞癌（包括其他非腺癌类型）

[*]：肿瘤部位按肿瘤上缘在食管的位置界定，X 指未记载肿瘤部位

　　早、中期食管癌的扩散主要是壁内途径，可沿黏膜下向食管全长及上、下扩散，同时也向肌层浸润，因食管癌无浆肌层，因此肿瘤容易侵入邻近组织，颈段食管癌可侵及喉、气管，胸段食管癌侵及支气管、肺门、奇静脉、胸导管、胸主动脉、下肺静脉、心包、膈肌、贲门等。癌转移主要经淋巴途径：上段癌可转移至锁骨上及颈部淋巴结；中段及下段癌常转移至食管旁淋巴结以及气管分叉处和腹主动脉旁淋巴结；也可上行转移至锁骨上淋巴结。血行转移可至肺、肝、肾、骨等，但发生较晚。

【临床表现】

　　食管癌为一种进展性疾病，在疾病的不同阶段，其临床表现也不相同。

　　早期病例无吞咽困难，但有的病例可有咽下食物哽噎，食物通过缓慢，胸骨后针刺样疼痛或烧灼和食管内异物感。随病情发展，症状逐渐加重。

　　中、晚期食管癌的典型症状为进行性吞咽困难；先是难咽干硬的食物，尚可经水送下，随后发展为仅能进半流食、流食，终至滴水不入。患者逐渐消瘦及脱水。当癌肿引起的食管痉挛、水肿及炎症消退，或部分癌肿脱落后，梗阻症状可暂时减轻。

　　晚期食管癌的临床表现除吞咽困难外，多为肿瘤的并发症和压迫症状，如压迫气管可导致咳嗽、呼吸困难。侵犯食管外组织可出现持续胸痛或背痛。侵犯喉返神经，可发生声音嘶哑。癌肿侵入主动脉，可引起大呕血。如侵入气管，形成食管-气管瘘，或由于高度阻塞致食物反流入呼吸道，可引起进食时呛咳及肺部感染。远处转移时则表现为锁骨上淋巴结肿大、肝肿块、腹水及胸腔积液等。恶病质患者可表现为极度消瘦和衰竭。

【诊断】

　　食管癌的诊断主要依据症状、体征及实验室检查结果。

　　1. 放射学

　　（1）食管钡餐造影：这是诊断食管癌最主要的方法之一，对于中期食管癌其确诊率可达95％以上。对可疑病例，均应做食管钡餐造影检查。食管癌的典型食管钡餐造影表现为局限性黏膜皱襞增粗和断裂，充盈缺损或龛影，局限性管壁僵硬、狭窄，近端食管扩张（图51-6-2）。早期食管癌钡餐造影不易发现，如用稀钡浆并多轴透视，或气钡双重造影，可发现一些食管黏膜相变化（包括黏膜增粗、中断、迂曲、食管壁僵硬及局灶性小充盈缺损），这将有助于发现早期食管癌。

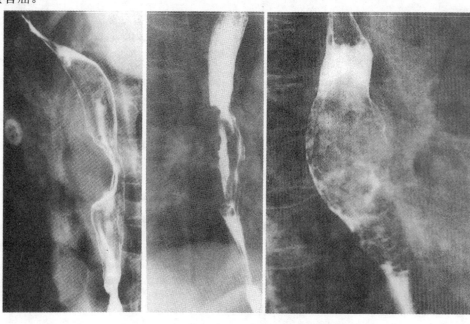

图 51-6-2　食管癌食管钡餐造影的三种典型表现

（2）胸、腹部 CT 扫描：近年来还可采用电子计算机断层扫描（CT）了解食管癌向腔外扩展情况和有无纵隔、腹内脏器或淋巴结转移，对决定手术有参考意义（图 51-6-3）。

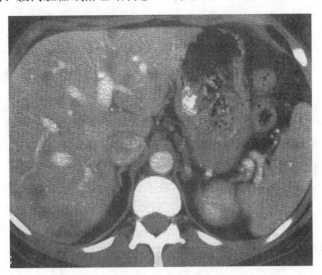

图 51-6-3　食管癌肝转移的腹部 CT 扫描表现

2. 内镜检查

（1）纤维食管镜检查：能直接观察食管黏膜的病变情况，明确病灶部位、大小，了解食管壁的僵硬程度、扩张、狭窄或蠕动情况，通过刷检及活体组织切片能明确诊断，对中晚期食管癌的确诊率可达 100%，早期食管癌的诊断也比 X 线检查有明显优越性。对临床高度怀疑而又不能明确诊断的病例，应尽早做食管镜检查，并做活体组织检查。

（2）超声内镜检查：是近年应用的一项新技术，主要应用内镜结合超声进行胃肠影像检查。根据正常结构紊乱、破坏或增厚，可判定食管癌的壁内外浸润深度、大小及浸润的范围，显示异常肿大淋巴结，明确肿瘤与周围器官的关系，还可在超声内镜引导下对可疑淋巴结行细针穿刺，对食管癌的诊断、治疗及预后可作出较正确的评估。因此在判断食管癌的浸润深度和局部淋巴结状态上与其他检查方法相比有不可替代的优势。

3. 细胞学检查　我国创用的拉网法取脱落细胞检查，早期病例阳性率可达 90%，这是一种简便易行的诊断方法，对于发现及诊断早期食管癌是一种重要可靠的手段。此方法适用于高发区普查，目前临床较少用。如颈部淋巴结肿大，可切取淋巴结做病理检查，以确定有无转移。

4. 其他方法　正电子断层扫描（PET）在确定食管癌有无远处转移上有绝对的优势，但对 T 及 N 分期无价值。腹部超声检查可以判断腹腔脏器有无转移及腹腔淋巴结转移情况，有助于判断病期和指导治疗。

【鉴别诊断】

早期无吞咽困难者应与食管炎、食管中段牵引型憩室、食管静脉曲张相鉴别。已有吞咽困难者，应与贲门失弛缓症、食管良性狭窄及食管良性肿瘤相鉴别。

【治疗】

食管癌应强调早期发现、早期诊断和早期治疗。根据食管癌的病变部位、长度、范围，治疗可选择外科手术、放射治疗、化学药物治疗及综合治疗等。针对临床大多数患者就诊时已为中晚期病例的现状，目前主张采用多种方式联合应用的综合治疗。

（一）外科治疗

外科手术目前仍是治疗食管癌的首选方法，对控制局部病灶效果最好。应根据病变大小、部位、侵犯程度、病理分型及全身情况选择手术，手术包括根治性切除及姑息性切除。

1. 手术适应证及禁忌证

（1）适应证：①早、中期食管癌（0～Ⅱ期及部分Ⅲ期食管癌）；②放射治疗后复发，病变范围尚不大，无远处转移，全身情况良好者。

（2）禁忌证：①临床及食管钡餐造影示食管癌病变广泛或累及邻近器官，如气管、肺、纵隔等者。②已有锁骨上淋巴结等远处转移者。③有严重心、肺或肝功能不全者。④严重恶病质者。

2. 手术方法   根据病变部位及患者具体情况而定。手术治疗的目的是尽可能达到 R0 切除（显微镜下达到完全切除）。原则上切除食管大部分，然后行食管重建。中、晚期食管癌常浸润至黏膜下，食管切除范围应在距肿瘤边缘 5～8cm。主要径路常用左胸切口，中段食管癌切除术可用右胸切口。经食管裂孔剥除食管癌法可用于心、肺功能差，不能耐受开胸者。此法可并发喉返神经麻痹及食管床大出血，应掌握适应证。吻合部位根据肿瘤部位而有所不同，食管下段癌可在主动脉弓下或弓上（图 51-6-4），食管中段则应在主动脉弓上（图 51-6-5），上段癌则应在颈部吻合。食管重建大多采用胃，其次可采用结肠或空肠替代食管（图 51-6-6）。食管癌根治术中淋巴结清扫是非常重要的，目前常用的方法包括颈、胸、腹三野和胸、腹二野广泛淋巴结清扫。

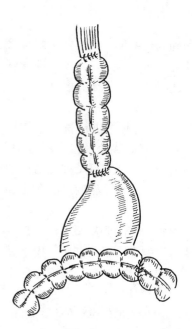
图 51-6-4   食管癌切除、胃食管主动脉弓下吻合

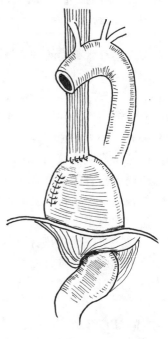
图 51-6-5   食管癌切除、胃食管主动脉弓上吻合

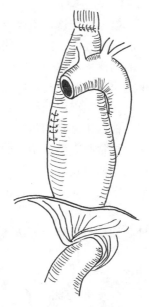
图 51-6-6   食管癌切除、结肠代食管

对于晚期食管癌，不能根治或放射治疗，进食较困难者，可做姑息性减状手术，如食管腔内置管术、胃造瘘术、食管胃转流或食管结肠转流吻合术。这些减状手术，延长寿命有限，且有可能发生并发症，故应严格掌握适应证。

电视胸腔镜不仅可用于食管癌的分期，亦可用于食管癌的切除。但因这一技术需要进一步研究而需严格掌握适应证。

3. 手术效果   我国食管癌的手术治疗效果较国外好。手术切除率为 80％～90％，手术死亡率 2％～3％，5 年生存率为 25％～40％；早期食管癌 5 年生存率为 90.0％以上。肿瘤的浸润深度和淋巴结转移是影响远期生存率的重要因素，要达到肉眼、镜下检查无癌残留的根治性切除要求，癌的切除范围要有足够的长度和广度。临床证明吻合口癌复发主要与切缘距离有关，4cm残端阳性率在5%以下，而达8cm时残端几乎均无受侵。新近的研究证明淋巴结清扫数目是影响食管癌切除术后远期生存的一个重要影响因素。食管癌手术并发症主要为吻合口瘘。

（二）放射治疗

放射治疗是治疗食管癌的重要手段之一，对鳞癌、未分化癌效果较好，腺癌作用较差。对于一些不适于手术的晚期食管癌，或患者拒绝手术者可进行放射治疗。对恶病质、食管穿孔、食管气管瘘、纵隔炎及大出血的病例，应禁忌放射治疗。

1. 术前放疗与手术疗法综合应用　能使癌肿及转移的淋巴结缩小，癌肿周围小血管和淋巴管闭塞，可提高切除率，减少术中癌的播散。对于术前检查发现病变位置较高、瘤体较大、外侵较多、估计手术切除困难的患者均可行术前放疗。术后放疗的目的主要是消灭术后残存或可能残存的瘤组织。对术中发现癌组织已侵及邻近器官而不能做彻底切除或术中发现食管旁纵隔有淋巴结行清扫可能不彻底者应行术后放疗。一般认为术后放疗可提高局部控制率，但在改善远期生存率上无意义。

2. 单纯放疗　用于有手术禁忌而癌肿尚局限，无极度吞咽困难，一般情况尚好的患者。

3. 上段食管癌手术的并发症多，且疗效不满意，目前多首选放射治疗。

（三）化学治疗

对于预防和治疗肿瘤全身转移，化疗是目前唯一确切有效的方法。近年来，化疗已逐步成为食管癌综合治疗的重要组成部分。常与其他疗法综合应用，以提高疗效。化疗期间要定期检查血象，并注意药物不良反应。

1. 术前化疗　又称为新辅助化疗，其目的一是控制食管原发灶，使肿瘤体积缩小，临床期别降低，以利于手术切除；二是提高对微小转移灶的控制，以减少术后复发和播散。

2. 术后辅助性化疗　是指食管癌经根治性切除术后，为了进一步消灭体内可能存在的微小转移灶而加用的化疗。从理论上讲，术后一些残存的处于休止期的瘤细胞会因减瘤而大量进入增殖期，使瘤体倍增时间大为缩短；同时因术后患者血液处于高凝状态，机体免疫力低下，此段时间也会是癌发生转移的有利时机，故目前认为越早越好，一般要求在术后2周内进行，最迟不超过4周。

3. 姑息性化疗　可使晚期食管癌患者症状缓解，延长生存期。

（四）内镜治疗

近年来，随着内镜介入治疗学的发展，内镜在食管癌的治疗中占越来越重要的地位。对于早期原位癌，可采用内镜直视下黏膜切除术。对晚期食管癌可根据不同情况采用激光、高频、微波、冷冻、局部注射、放置支架等治疗。

（五）补救治疗

补救治疗的范围包括局部复发以治愈为目的的介入治疗和没有治愈可能的缓解症状的治疗。方法包括外科手术、放疗、化疗以及近距离放疗、激光治疗、光动力学疗法或其他最佳支持治疗，包括食管扩张术、镇痛、肠内营养以及止血治疗。

（六）最佳支持治疗

最佳支持治疗是对无法接受外科手术、放疗及化疗的患者，为缓解症状、改善生活进行的相应治疗。例如对于梗阻患者，可能需要放置食管支架、激光切开松解、光动力学治疗（PDT）、放疗（外放射或腔内放疗）或者以上方法的联合应用。对于需要营养支持的患者，需尽可能保证肠内营养。可应用放疗加镇痛药控制疼痛。

（七）综合治疗

众多资料表明，任何单一的治疗方法均不理想，目前对食管癌的治疗采取以手术治疗为主，结合放疗、化疗、药物治疗以及冷冻、激光、微波等综合性治疗。特别强调早期诊断、早期治疗才能进一步提高远期疗效。

【预防】

食管癌预防的目的是降低发病率和死亡率。首先从病因学和发生学预防，包括建立防治基地，控制及减少饮水和食物中的亚硝胺及真菌污染，推广酸胺肥料，改善不良饮食习惯；提高营养水平，增加饮食中维生素的含量，阻断亚硝胺类致癌物的形成。积极治疗食管上皮增生，处理癌前的疾患，如食管炎、白斑、息肉、憩室、瘢痕性狭窄、贲门失弛缓症和裂孔疝等。增强体质，提高机体抗病能力，注意合理营养，节制烟、酒。健全抗癌组织，加强现场防治点工作。要降低死亡率，最关键的措施是早期发现、早期诊断和早期治疗，对高发区人群进行普查和随访。我国已在高发地区开展群防群治，宣传教育和普查工作，取得了较好成绩，今后应该继续努力。

（李　辉）

第五十二章　纵隔肿瘤及囊肿

第一节　概　述

纵隔（mediastinum）是位于两侧胸膜腔之间、胸骨之后、胸椎之前的腔隙，上为胸腔入口，下为膈。此间隙内有许多重要的组织器官，包括心包、心脏、大血管、气管、支气管、食管、胸导管、迷走神经、膈神经、交感神经链和丰富的淋巴组织。由于组织器官胚胎来源复杂，所以纵隔内可发生多种肿瘤和囊肿，而且具有特定的好发部位。

为了临床诊断方便，可将纵隔进行分区。将胸骨角与第4、5胸椎间隙连一直线，把纵隔分为上、下两部。目前最常用的是 Shield 三分法，即前、中、后纵隔。前纵隔为胸骨后、心包和大血管前间隙；中纵隔又称内脏纵隔，是前纵隔与脊柱前纵韧带之间的间隙；后纵隔为脊柱两旁（又称脊柱旁沟）（图52-1-1）。

纵隔肿瘤有其特定的好发部位。前纵隔自上而下以胸内甲状腺肿、胸腺瘤、畸胎瘤和心包囊肿多见，后纵隔多为神经源性肿瘤，中纵隔常见气管支气管囊肿、食管囊肿和淋巴源性肿瘤。

原发性纵隔肿瘤大部分是良性的。肿瘤发生的部位和患者的年龄对判断肿瘤类型和良、恶性有重要意义。成人前上纵隔肿瘤多为胸腺瘤，后纵隔肿瘤多为良性神经源性肿瘤；儿童前上纵隔肿瘤多为恶性淋巴瘤，后纵隔肿瘤多为恶性神经母细胞瘤。

纵隔肿瘤的症状包括两类，一类是肿瘤增大压迫周围脏器引起的症状，如胸闷、胸痛、前胸部不适、咳嗽、呼吸困难甚至吞咽困难等。另一类是某些肿瘤所特有的症状，如胸内甲状腺肿可合并甲状腺功能亢进症，胸腺瘤可合并重症肌无力和单纯红细胞再生障碍性贫血等，畸胎瘤侵犯心包可致

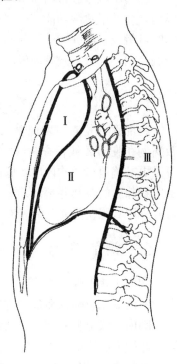

图 52-1-1　Shields 纵隔分区（三分法）

心包积液，侵犯支气管可咳出毛发和油脂样物，某些神经源性肿瘤可伴有分泌儿茶酚胺所产生的症状等。

一般来讲，原发性纵隔肿瘤一经诊断即应行手术切除。其理由是：第一，肿瘤不断增大压迫邻近脏器会引起相应的症状；第二，有些肿瘤单从临床和放射学检查难以区分良、恶性；第三，有些原发良性肿瘤可以发生恶性变；第四，某些肿瘤因炎症粘连浸润或破溃入周围脏器，使以后的手术切除更加困难。第五，目前常通过电视胸腔镜切除病变，较以往开胸或正中胸骨切开入路手术创伤减轻。

第二节　胸内甲状腺肿

19世纪后半叶文献上即有描述颈部甲状腺向下延伸到胸腔的报道，此后有关胸内甲状腺肿的临床、放射学及病理特点的报道陆续出现。但是它的命名一直存在争论。以往将病变从颈部甲状腺增大延续至胸腔者称为部分性胸内甲状腺肿；病变完全在胸腔内而颈部未触及甲状腺者则称为胸骨后甲状腺肿。还有一种少见的胸内甲状腺肿为胸内异位或迷走甲状腺，它是胚胎发育过程中的变异，异位甲状腺可位于自舌尖到膈之间的任何部位。在临床上纵隔内异位甲状腺较少见，最常见的仍然是颈部甲状腺延伸到胸腔的胸内甲状腺肿，据统计约20％颈部甲状腺肿大伴有胸内甲状腺肿。胸内甲状腺肿约占纵隔肿瘤的10％，是相当常见的一类纵隔肿瘤。

一、临床表现

胸内甲状腺肿常因压迫周围脏器而产生各种症状。主要症状有咳嗽、气短、背部或胸骨后疼痛，合并甲状腺功能亢进时可有相应的症状。因甲状腺肿造成上腔静脉梗阻者极为少见。查体时可触及颈部肿大的甲状腺，而更多见的是患侧甲状腺区空虚感，令患者仰卧增加腹压时，于胸骨切迹处可扪及胸内甲状腺肿向上膨出。

二、诊断

胸部X线检查可发现上纵隔内锁骨上下椭圆形略有分叶的致密影，中间可有钙化。大多数病例在胸部X线检查时可发现气管受压移位，透视下可见肿块随吞咽上、下移动。胸部CT可以更准确地显示胸内甲状腺肿的部位、大小以及与周围脏器的关系。放射性核素扫描常可显示甲状腺肿的轮廓并帮助确定肿块的性质。T_3、T_4以及基础代谢率的测定可判断甲状腺功能，对合并甲状腺功能亢进症者有一定的价值。

三、治疗

胸内甲状腺肿一经诊断，即应手术切除，以解除对周围脏器的压迫。合并甲状腺功能亢进者，术前需先予药物准备，方法同颈部甲状腺肿。

胸内甲状腺肿摘除可经两种切口进行：①颈部领状切口摘除：与常规甲状腺手术切口相同，此种方法简单，不开胸，手术创伤小，恢复快，大多数患者可以经此切口完成手术。有些胸内甲状腺肿伴有炎性粘连，侧支循环丰富，盲目钝性剥离往往可能损伤周围脏器和造成大出血。因此当钝性剥离有困难时，可以在胸腔镜下游离胸内甲状腺下极，也可以在第2肋间再做一前胸壁切口或劈开胸骨上部，有助于暴露胸内甲状腺下极。②胸骨正中切口：用于少数胸内甲状腺肿较大、部位较深或异位时。此切口手术视野暴露充分，但劈开胸骨创伤较大，对于有气管软化术后可能行气管切开者，有可能造成纵隔感染以及胸骨骨髓炎。胸内甲状腺癌或伴有甲状腺功能亢进者，其处理原则与颈部病变相同。

胸内甲状腺肿经颈部手术切除的主要并发症与颈部甲状腺手术相同，如喉返神经损伤、喉上神经损伤、术后出血、伤口内血肿、切口感染等。特别需要注意的是当甲状腺肿巨大时也可以引起气管软化突然发生窒息，要做好气管切开的准备。

第三节　胸腺肿瘤

一、胸腺的解剖及生理

胸腺是人体重要的免疫器官，起源于胚胎时期第 3（或第 4）鳃弓内胚层，是原始前肠上皮细胞衍生物，随胚胎生长发育而坠入前纵隔。胸腺分左、右两叶，中间以峡部相连，上极连接甲状腺下部，下极平第 4～6 肋间水平，其外被覆薄层纤维结缔组织，此结缔组织又将每叶胸腺分成许多小叶，每个小叶由皮质和髓质组成。一般胸腺长 5～6cm，宽 3～4cm，厚 1cm，初生时重 15～20g，青春期最重可达 40g，以后随年龄增大有生理性退化（主要是皮质内小淋巴细胞大量减少），胸腺被结缔组织和脂肪所代替。

胸腺动脉来自胸廓内动脉和心包膈动脉分支，两侧胸腺中央静脉汇入左无名静脉，神经由迷走神经和交感神经支配。

在胚胎 10 周左右胎儿胸腺内开始出现人体最早的淋巴细胞，而脾和淋巴结的淋巴细胞约在胚胎 12 周出现。胸腺淋巴细胞以 T 淋巴细胞为主，主要调节人体的细胞免疫。

二、胸腺瘤

（一）胸腺瘤的分类

胸腺瘤（thymoma）是胸腺最常见的肿瘤，胸腺瘤的分类有多种方法，以往最常用的是 Rosai 和 Levine 的分类，以胸腺瘤占 80％以上的细胞成分命名，分为上皮细胞型、淋巴细胞型和上皮淋巴细胞混合型。另一分类法为 Muller-Hermelink 法，将胸腺瘤分为皮质型、髓质型和混合型，皮质型又分为皮质为主型和"单纯"皮质型 2 个亚型。此外，WHO2004 分型目前应用最为广泛（表 52-3-1）。

表 52-3-1　WHO（2004）胸腺瘤形态学分型

A 型	即髓质型或梭形细胞胸腺瘤
AB 型	混合型胸腺瘤
B1 型	即富含淋巴细胞的胸腺瘤、淋巴细胞型胸腺瘤、皮质为主型胸腺瘤或类器官胸腺瘤
B2 型	皮质型胸腺瘤
B3 型	即上皮型、非典型、类鳞状上皮胸腺瘤
胸腺癌	

以上分类方法均不能准确判定肿瘤的良、恶性，胸腺瘤的良、恶性鉴别需要依据临床表现和外科手术时的发现。如手术时发现肿瘤有完整的包膜，在包膜内生长，与周围脏器无粘连浸润，手术容易摘除的，为良性或非侵袭性胸腺瘤。反之，如肿瘤浸出包膜，侵犯周围脏器或组织（心包、胸膜、肺和血管等），或发现已有胸内种植或胸膜转移，则为恶性或侵袭性胸腺瘤。

（二）临床表现

1. 胸腺瘤主要发生在成人，儿童少见，平均诊断年龄在 45～52 岁（5～80 岁）。

2. 50％～60％胸腺瘤患者无任何症状，通常在查体时偶然发现。

3. 25％以上患者有瘤体侵犯或压迫邻近纵隔结构所引起的胸部局部症状，包括咳嗽、胸痛、呼吸困难、吞咽困难、反复发作的呼吸道感染等。声音嘶哑、膈肌麻痹并不常见，提示恶性可能。

4. 侵袭性胸腺瘤转移多局限在胸腔内，可伴胸腔积液，引起呼吸困难、胸痛、胸部不适等症状。

5. 全身症状   18％的胸腺瘤患者有一般性全身症状，如体重减轻、疲劳、发热、盗汗等非特异性症状。胸腺瘤特有的表现是合并某些综合征，可能与胸腺瘤并发的疾病多达 30 多种疾病，如重症肌无力（MG）、单纯红细胞再生障碍性贫血（PRCA）、低球蛋白血症、肾病综合征、类风湿关节炎、皮肌炎、红斑狼疮、巨食管症等。胸腺瘤切除后这些疾病在部分患者能出现不同程度的缓解。

（三）诊断检查

X 线检查是发现及诊断纵隔肿瘤的重要方法。胸部平片正位相，胸腺瘤常表现为一侧纵隔增宽或突向一侧胸腔的圆形或椭圆形致密影，突向右侧多于左侧，也可见突向双侧胸腔。少数胸腺瘤可见条状、点状、块状或不成形的钙化。胸部 CT 能准确地显示肿瘤的部位、大小、边缘情况，突向一侧还是双侧、有无周围浸润以及辅助判断外科可切除性等，具有重要的临床价值。

（四）疾病分期及预后

目前对于胸腺瘤的分期以 1981 年 Masaoka 临床分期系统应用最广，该分期的预后价值较好，1995 又对上述分期进行了改良，成为改良的 Masaoka 分期（表 52-3-2）。

表 52-3-2   改良的 Masaoka 分期

Ⅰ期	肉眼见完整包膜，无镜下包膜外侵犯
Ⅱa 期	镜下见包膜外侵犯
Ⅱb 期	肉眼见侵犯纵隔脂肪组织或与邻近纵隔胸膜、心包粘连，但并未侵透纵隔胸膜或心包
Ⅲa 期	肉眼见侵犯邻近结构，但无大血管侵犯
Ⅲb 期	肉眼见侵犯邻近结构，侵犯大血管
Ⅳa 期	胸膜腔播散（胸膜或心包转移）
Ⅳb 期	淋巴或血源转移，胸腔外播散（以骨转移最为常见）

预后：Ⅰ期即所谓的非侵袭性胸腺瘤，10 年存活率为 86％～100％；Ⅱ期以后均为侵袭性胸腺瘤，Ⅱ期胸腺瘤 10 年存活率为 60％～84％；Ⅲ期胸腺瘤 10 年存活率为 21％～77％；Ⅳa 期胸腺瘤 10 年存活率为 26％～47％。

（五）治疗

Ⅰ～Ⅲ期的胸腺瘤治疗原则是一旦发现即行手术切除，手术是唯一可能根治的方法。不论侵袭性或非侵袭性胸腺瘤，手术范围均应采取胸腺全切术，是否完全切除是患者预后的重要指标。Ⅳ期胸腺瘤首选化疗，Ⅳa 期胸腺瘤如果初期的化疗有效，可考虑手术。也可以考虑试用胸部放疗作为联合治疗。

1. 常见的手术方法

（1）电视胸腔镜（video-assisted thoracoscopy surgery，VATS）：可经一侧肋间 3 个 1～2cm 的小切口完成胸腺切除，适用于非侵袭性胸腺瘤和部分侵袭性胸腺瘤。优点是创伤小，恢复快，避免了劈胸骨对胸廓的破坏。

（2）胸骨正中切口：纵行劈开胸骨行胸腺切除术，适用于侵袭性或非侵袭性胸腺瘤。优点是显露充分，适应证宽；缺点是创伤大，切口并发症多，对胸廓外观影响大。

（3）蛤壳状切口及半蛤壳状切口（clamshell and hemi-clamshell incisions）：蛤壳状切口指沿双侧乳腺下缘切口，同时横断胸骨，该切口可以较好的暴露前纵隔结构，尤其适用于侵及双侧纵隔结构的胸腺瘤切除。半蛤壳状切口指一侧的乳腺下缘切口同时切断部分胸骨，用于仅侵犯一侧纵隔结构的胸腺瘤切除。

2. 放射治疗 辅助放射治疗对于侵袭性胸腺瘤的价值已被证实,已作为术后的常规治疗。Masaoka 分期 Ⅱ 期及以上胸腺瘤,即使为 R0 切除,也建议术后辅助放疗,如果为 R1 或者 R2 切除则强烈建议术后辅助放疗。

3. 化学治疗 近 10 年来已明确认识到胸腺瘤是化疗敏感的肿瘤,但由于胸腺瘤的发病率低,目前尚缺乏可靠的大样本量临床实验数据结果。目前认为顺铂为主的联合化疗方案最为有效。

对于局部复发的胸腺瘤,如果可能,均应二次切除,多数患者二次手术效果满意,仍可长期存活,术后需加放疗。而远处转移者采用化疗较好。

第四节 畸胎类肿瘤

一、概述

畸胎瘤(teratoma)是由不同于其所在部位组织的多种组织成分构成的肿瘤,可发生在身体的许多部位。纵隔畸胎瘤来自于胚胎期一种多能细胞,是由胚胎时期部分鳃裂组织随着膈肌下降而进入纵隔,在身体发育过程中,增殖发展而成。

畸胎类肿瘤包括畸胎瘤和囊肿,肿瘤常含有多种组织成分。过去将其分为 3 种,只含外胚层组织者称为类上皮囊肿,含有外胚层及中胚层组织者称为皮样囊肿(dermoid cyst),有外、中及内三个胚层组织时称为畸胎瘤。

畸胎瘤含有三种胚层的成分,可含有来自外胚层的皮肤、毛发、毛囊、汗腺、皮脂样物、神经胶质组织或牙齿;来自中胚层的平滑肌、软骨和脂肪;以及来自内胚层的呼吸道和消化道上皮和胰腺组织。

大多数畸胎类肿瘤是良性的,少数实性畸胎瘤可发生恶变。儿童时期畸胎瘤多含未成熟组织,故恶变可能性大;成人畸胎瘤多为成熟组织,恶变机会相对较小。

畸胎瘤可发生在任何年龄组患者,但最常见于 20～40 岁的成人,性别分布无明显差别,最多见于前纵隔,亦有少数位于后纵隔。

二、临床表现

良性畸胎瘤的症状主要由于肿瘤压迫和阻塞邻近器官所致。临床上最常见的症状是胸痛、咳嗽、前胸部不适和呼吸困难。最具特征性的症状是咳出毛发和油脂样物,提示畸胎瘤已破入支气管。当破入心包腔时可造成急性心包压塞,破入胸膜腔可致急性呼吸窘迫。体格检查很少发现明显的阳性体征。

三、诊断

X 线检查是诊断畸胎瘤的重要方法。平片上可见前纵隔肿物影,其轮廓清晰但密度不均,如发现钙化或脂肪密度影则有助于诊断。

四、治疗原则

畸胎瘤一经确诊则均应手术切除,解除压迫,防止恶变及其他并发症。一般都可以可经胸腔镜切除,大者且反复炎症与周边器官粘连严重者可能需开胸手术。

第五节 纵隔神经源性肿瘤

一、概述

神经源性肿瘤（neurogenic tumors）是纵隔中最多见的肿瘤之一，国外资料显示神经源性肿瘤占纵隔肿瘤的20%，仅次于胸腺瘤；综合国内14组报告共2720例纵隔肿瘤，其中神经源性肿瘤占26%~47%，居第一位。

纵隔神经源性肿瘤可来自肋间神经、迷走神经和交感神经。按细胞来源一般可分为4类：①神经鞘瘤；②神经纤维瘤；③神经节细胞瘤、神经母细胞瘤、神经节母细胞瘤；④副交感神经节细胞瘤。

神经源性肿瘤多数位于后纵隔，少数可发生在前纵隔。多数肿瘤为良性，主要来自于周围神经，如神经鞘瘤和神经纤维瘤或两者混合。恶性者占3%~19%，包括神经母细胞瘤、神经节母细胞瘤等。

二、诊断

胸部X线检查可发现位于后纵隔圆形或卵圆形密度均匀边缘锐利的阴影，少数位于前纵隔。部分肿瘤内可见局灶性钙化或囊性变，肿瘤有时可侵蚀肋骨或椎骨。应常规行胸部CT扫描或磁共振检查，以显示肿瘤大小、部位以及纵隔受侵犯的程度，更重要的是能发现部分瘤体位于椎间隙内的"哑铃"形肿瘤，手术时应彻底切除。

三、治疗

良性神经源性肿瘤首选胸腔镜切除，恶性者可采用开胸手术切除。

第六节 纵隔支气管囊肿

一、概述

纵隔支气管囊肿（bronchogenic cysts）是一种少见的纵隔病变，发生率不高，占全部纵隔肿瘤和囊肿的5.7%~6.3%，可发生在各个年龄组，最常见于30~40岁成年人，男性略多。

支气管囊肿由胚胎时期气管支气管树异常分化所形成，在呼吸系统发育过程中如肺芽异常分化则形成支气管囊肿；如异常肺芽出现较早且与呼吸道失去了联系，则形成肺外支气管囊肿，即纵隔支气管囊肿；如异常肺芽出现较迟并与支气管壁仍保留有一定的联系，则形成肺内支气管囊肿，被肺实质所包围。随着囊肿上皮的分泌物增多常致使其逐渐增大形成一闭合的充满黏液的囊腔。纵隔支气管囊肿常见于气管旁、隆凸下、肺门和食管旁。

二、临床症状

临床症状取决于囊肿大小。较大囊肿可压迫气管、支气管或食管，出现胸闷、胸痛、咳嗽、喘息、呼吸困难、反复发作呼吸道感染或吞咽不适等，由于囊肿压迫引起上腔静脉梗阻、肺动脉狭窄、二尖瓣狭窄症状的也偶有报道。囊肿与气管、支气管相通时可引起继发感染，如囊内积存大量感染性液体占据一侧胸腔，则可造成急性呼吸窘迫，需急诊处理。小的支气管囊肿可无症状，仅在X线检查时才被发现。

三、诊断

诊断依赖于胸部 X 线检查。支气管囊肿在后前位胸部 X 线表现为自纵隔突出的半圆形或椭圆形阴影，密度均匀一致，边缘光滑锐利，当与支气管相通时可见气-液平面。胸部 CT 检查对支气管囊肿具有较高的诊断价值。临床上支气管囊肿和食管囊肿是不易鉴别的：从起源上，两者均起自胚胎前肠，部分支气管囊肿可附于食管壁上或嵌于食管肌层，最终区别依赖于病理组织学诊断；支气管囊肿壁内多衬假复层柱状纤毛上皮，壁内可有软骨及腺体，而食管囊肿壁内衬鳞状上皮，囊壁有固有的环行及纵行肌层。两者治疗原则均为手术摘除。

四、治疗

支气管囊肿一旦诊断，即应手术摘除，但方法视病变情况而异。孤立无粘连的支气管囊肿，可通过电视胸腔镜或开胸完整摘除。当支气管囊肿嵌入食管肌内时，可行囊肿剜除术。如囊肿因反复继发感染与周围脏器严重粘连，难以完整切除囊壁时，为避免术中损伤大血管造成出血，可先放出囊内液体，减轻对邻近脏器的压迫，再行囊肿切除，残余囊壁用碘酊涂抹以清除感染并破坏上皮的分泌功能。

第七节　纵隔淋巴瘤

一、概述

原发性纵隔淋巴瘤（lymphomas）是以纵隔肿块为首发表现而无全身淋巴结肿大的病变，临床上并不多见，据估计仅占 5%～10%。常见的纵隔淋巴瘤是全身淋巴瘤累及纵隔后的表现，48%～80% 位于前纵隔，其余的位于中纵隔，后纵隔淋巴瘤很少见。

二、临床表现

70% 纵隔淋巴源性肿瘤有症状，产生机制包括局部压迫和全身反应。主要症状包括咳嗽、胸痛、发热、体重减轻、呼吸困难、皮肤瘙痒、上腔静脉梗阻、心包压塞及呼吸窘迫等，常常合并胸腔积液。

三、诊断

胸部 X 线检查一般可以发现位于前上纵隔的圆形、卵圆形或分叶状块影，是肿大的淋巴结融合所致，但胸部 X 线检查的特征是非特异性的。CT 检查可见纵隔内尤其是气管周围多发巨大淋巴结影，但与纵隔淋巴结结核或结节病不易鉴别。

四、治疗原则

纵隔淋巴源性肿瘤的治疗主要是非手术性的，但取得病理诊断很重要，可以指导放疗和化疗。常规 EBUS-TBNA 取材量较少，常不能满足淋巴瘤病理分型的需要，因此需要纵隔镜或胸腔镜活检。

（王　俊）

第五十三章　心脏血管疾病的外科治疗

第一节　感染性心内膜炎

感染性心内膜炎（infective endocarditis，IE）是指各种病原菌经血流直接侵犯心内膜、心瓣膜或大血管内膜所致的感染性疾病。按照欧洲心脏病学会（ESC）《感染性心内膜炎预防、诊断的治疗指南》2009 年版，以感染部位及是的否存在的心内异物将感染性心内膜炎分为：左心自体瓣膜 IE、左心人工瓣膜 IE、右心 IE 和器械相关性 IE 四类。由于感染性心内膜炎发病部位多以心脏瓣膜的炎症和赘生物病变为主，则临床上的感染性心内膜炎亦可特指称为感染性瓣膜炎。临床感染性心内膜炎以左心自体瓣膜感染最为常见，最具代表的特点而原发性感染性心内膜炎为定义阐述相关外科诊断与治疗原则。

【流行病学】

感染性心内膜炎的实际发病率依不同国家和地区有较大的差异，欧美国家的统计为 3/10万～10/10 万，随年龄增长而增加，男性高于女性（约为 3：1）。

表 53-1-1 列举了相关心脏疾病有关感染性心内膜发生率，可见二尖瓣反流、主动脉瓣反流、人工瓣膜置换术后和主动脉狭窄是感染性心内膜发生的主要病理基础，先天性心脏病中以发绀型心脏病最高。

表 53-1-1　相关心脏疾病发生感染性心内膜炎的发生率

心脏疾病	IE 发生率（%）
二尖瓣反流	21～33
主动脉瓣反流	17～30
主动脉狭窄	10～18
先天性心脏病	4～8
发绀型心脏病	8
法洛四联症	2
室间隔缺损	1.5
动脉导管未闭	1.5
房间隔缺损、主动脉缩窄	<1
人工瓣膜置换术后	12～30

【病因】

感染性心内膜炎的病因与宿主和入侵微生物之间有复杂的相互关系，涉及内皮组织损伤程度、宿主免疫系统状态、血流动力学异常相关机制、心脏解剖特点、致病微生物分泌酶和毒素特性以及引起菌血症的全身情况等多方面因素。通常讲内皮组织损伤和菌血症是感染性心内膜炎发生的重要始动因素。

约 70% 心内膜炎发生于原有心脏疾病的基础上，30% 的感染性心内膜炎发生于无基础心脏疾病的患者；严重的败血症，长期静脉内导管留置、静脉药物滥用，不正规大量抗生素应用引发的真菌感染，血液透析患者，静脉注射使用毒品等均是常见危险因素。

感染性心内膜炎的病原微生物依常见程度主要包括：金黄色葡萄球菌、草绿色链球菌沙门菌属、立克次体属、疏螺旋体属和念珠菌属。

【病理生理】

心脏内皮组织的损伤使内皮下致血栓性胶原暴露导致血小板和纤维蛋白沉积形成、非细菌性血栓性心内膜病变，继而菌血症的病原微生物黏附于此局部最终形成感染性赘生物。因此感染性赘生物是原发性心内膜炎的最重要病理改变。

赘生物初为血小板和纤维蛋白形成的无固定形团块，病原体黏附后其聚集的细菌和中性粒细胞会导致内膜组织的弹性蛋白和胶原崩解以及瓣膜结构破坏；赘生物内病原体的不断聚集和繁殖使赘生物体积迅速膨大延展，加剧瓣膜组织的破坏形成穿孔、缺损和瓣膜关闭功能不全；赘生物本身的膨大使组织易碎脱落产生肢体或脏器的栓塞，可以在赘生物局部或通过栓塞过程造成多发性的脓肿。应该注意的是较大的感染性赘生物一旦形成，其中的感染性病原菌可以通过一些黏附机制"寄生"于宿主细胞并避开或削弱机体免疫系统及抗生素对病原菌的杀灭效能。同时，致病病原菌可以不断释放入血形成持续感染的基础。

感染性心内膜炎侵及范围依常见程度为主动脉瓣、二尖瓣、主动脉瓣和二尖瓣、三尖瓣、肺动脉瓣。主动脉瓣感染患者更易伴发，例如主动脉根部脓肿、房室传导阻滞、主动脉壁受累所致瘤样病变，室间隔夹层或心肌脓肿等。

【临床表现】

1. 发热及全身感染征象 感染性心内膜炎的发热多表现为持续、反复，热型不规制，发热史多持续1周以上，患者常伴全身酸痛乏力、食欲缺乏、消瘦和贫血貌等全身感染毒性症状。

2. 心脏听诊瓣膜反流杂音 感染性的内膜炎导致的瓣膜组织结构破坏常直接导致瓣膜的关闭功能不全，则心脏听诊可闻及伴随发热症状后心脏瓣膜区新出现或原有瓣膜反流杂音的加剧。

3. 充血性心力衰竭相关症状 感染性心内膜炎病原菌及赘生物产生的瓣膜结构破坏（瓣叶穿孔、腱索断裂、瓣体茎部脓肿的瓣环侵蚀等等）可以产生和或加剧急性的瓣膜关闭不全，使左心功能因过负荷而引起充血性心力衰竭，患者可以表现为心悸、气促、咳泡沫痰，不能平卧，双肺听诊湿啰音，双下肢水肿，少尿等全心衰竭症状和体征，以感染性主动脉瓣关闭不全的充血性心力衰竭发生率最高，其次为感染性二尖瓣关闭不全。

4. 体循环和肺循环栓塞 感染性心内膜炎产生的栓塞可发生于疾病进程的任何阶段，以体循环栓塞最多见。栓塞最易发生部位依次为脑、脾、肾三大器官为主，其次则有周围动脉、冠状动脉、眼动脉，还可以由于感染性栓子产生骨髓炎或骨脓肿。栓塞发生的危险因素主要取决于感染情赘生物的大小和活动度，通常左心感染性心内膜炎的赘生物大于10mm的患者栓塞概率>40%。

5. 外周皮肤损害 皮肤损害是感染性心内膜炎的典型表现但目前临床实践中却不常见，主要体征是Janeway点（手或足底成批出现的无痛性皮肤红斑），Osler结节（手指或足趾末端掌面的痛性小节），手掌、足底出血点，甲床开裂出血、口腔或球结膜瘀斑。

【辅助检查】

1. 血培养 血培养阳性是感染性心内膜炎诊断及原学确定的最主要最直接证据，由于临床抗生素应用的一些现状，目前血培养的阳性率明显下降而常常难以成为尽快确认有效的方法。在感染性心内膜炎诊断过程中，血培养的进行要遵照如下原则以尽可能提高阳性率。

（1）最好在应用抗生素之前进行。

（2）抽血时机以患者出现寒战为最佳，必要时采取动脉血或骨髓培养。

（3）强调多次培养，通常为连续3次血培养（采血间隔>12小时以上），如为阴性时应该再增加 3 次（采血间隔＞24 小时）。

（4）静脉采血部位在每次采血时不同。

（5）血培养时要分别同时做需养、厌氧菌培养和药物敏感试验，无细菌生长也要培养 3 周以上。

（6）警惕真菌感染，酌情进行真菌培养。

2. 超声心动图　感染性心内膜炎应用超声心动图的确诊常可高达 90％是关键的影像学工具；经胸超声心动图（TTE）和经食管超声心动图对感染性心内膜炎的诊断均具有重要价值，而后者则表现有更高的灵敏度和特异性。超声心动图主要用于观察赘生物、瓣膜及其附属结构损伤状态、心肌脓肿、心室功能、血流动力学改变等影像学证据，不仅对于感染性心内膜炎诊断，也对于判断预后和临床相关治疗具有重要作用。

3. 实验室检查　主要表现有贫血、白细胞计数上升、红细胞沉降率加快、C 反应蛋白升高、镜下血尿或（和）蛋白尿等。

4. 其他　心电图无改变或也可以有缺血、传导阻滞或心律失常；胸部 X 线检查示心影扩大，肺部出现单或双侧的散在性浸润病变（可能的肺栓塞表现）或片状点性表现（肺部炎症）。

【诊断与鉴别诊断】

感染性心内膜炎的诊断由于涉及病原学、菌血症、器质性心脏损害及栓塞的多脏器侵及等而呈现临床表现多样化，易与多种疾病的诊断相混淆。目前根据美国心脏协会（AHA）和美国心脏病学院（ACC）指南而改良的 Duke 诊断标准是临床重要的感染性心内膜炎诊断参考。

修订的感染心内膜炎 Duke 诊断标准

Ⅰ. 主要标准

A. 微生物学：从病理标本中分离出典型微生物，或从阳性血培养中找到典型到病微生物（所有 3 次或 1 小时内 4 次中有 3 次血培养阳性，或间隔 12 小时以上的连续 2 次血培养阳性或单次伯内特考克斯体培养阳性（或Ⅰ期 IgG 滴度大于 1∶180）

B. 心内膜受损证据：新出现的瓣膜反流杂音或超声心动图阳性发现（心脏内或植入装置团块，环周脓肿，或人工瓣新发的开裂）

Ⅱ. 次要标准

A. 感染性心内膜炎的易感因素

1. 既往有感染性心内膜炎病史者

2. 静脉药瘾者

3. 人工瓣膜

4. 二尖瓣脱垂

5. 发绀型先天性心脏病患者

6. 其他心脏疾患者可以导致心腔内发生湍流

B. 发热（体温＞38℃）

C. 血管现象（如栓塞事件、真菌性动脉瘤、Janeway 点）

D. 免疫现象（如血清学标记的升高、肾小球肾炎、Osler 结节或 Roth 斑）

E. 有病原微生物存在但未达到主要标准，或血清学证据显示有典型生物组织感染

【治疗】

1. 抗生素治疗　合理、及时的抗生素应用是感染性心内膜炎的主要治疗措施，主要遵循有如下原则：

（1）及时、早期应用：应在抽血进行血培养的同时不需等待血培养结果即开始抗生素治疗，早期选择杀菌功能强，严重副作用小的抗生素，之后依据血培养结果予以调整。

（2）强调抗生素有效足量应用。

（3）保证足够的治疗时间，在治疗有效体温恢复正常后仍应继续抗生素治疗4～6周。

2. 手术治疗

（1）手术适应证与手术时机：感染性心内膜炎治疗心外科团队的参与是提高治疗质量的重要因素，及时的心脏内外科医生的沟通与合作对感染性心内膜炎治疗相对于其他心脏病疾患治疗更具特殊意义。

感染性心内膜炎治疗通常早期多为心脏内科接收管理，感染性心内膜炎依致病微生物性质不同对抗生素治疗效果不同以及患者自身各种病理生理变化的不同而在非外科手术治疗过程中可以有较为严重的病情恶化趋势，则及时的心脏外科的治疗参与往往是关系患者近远期治疗预后甚至生命的关键。

依据国际相关治疗指南精神，心脏外科一般的手术适应证包括：①感染性心内膜炎合并充血性心力衰竭；②抗生素治疗1～2周，感染症状无明显控制，血培养阳性；③已证实为高毒性或高耐药病原体或没有较好针对性治疗病原体（真菌、假单胞菌、耐药肠道细菌）导致的心内膜炎；④赘生物直径＞10mm或抗生素治疗期间有赘生物的扩大或有明确脏器栓塞发生；⑤超声心动图证实诸如瓣膜穿孔或严重损毁，心肌组织瘘管、瓣周脓肿等存在；⑥进行性肾功能不全。

认识感染性心内膜炎的手术适应证，并不代表就能够正确把握手术时机。手术时机的把握往往是决定患者治疗预后的关键。把握手术时机要个体化根据患者具体病情决定，例如充血性心力衰竭往往是心外科手术的明确危险因素，在感染性心内膜炎虽然手术死亡率达到15％的情况，但心脏外科手术仍然是明显获益的；又如感染性心内膜炎产生的主动脉瓣关闭不全通常病情发展迅速且合并充血性心力衰竭概率较高，自然预后差，则对此类患者强调在明显血流动力学不稳定时或仅中度充血性心力衰竭时就早期手术治疗可能更有利用；合并脑栓塞患者常常考虑心外科手术可能加剧神经系统损害而顾虑和延误手术时机，对此类患者在脑梗死发生2～3周后CT检查病灶相对稳定并在不明显出血征象状态下考虑手术是可行的；但如患者有明确脑出血征象则不易积极手术治疗，需在血流动力学相对稳定，出血性脑病稳定1个月以上时考虑手术治疗可能。总之，感染性心内膜炎的手术时机区别于其他心脏病治疗更需要心脏内外科医生共同参与，多方协调权衡治疗利弊才能正确把握。

（2）手术原则和方式

1）彻底清除感染组织，正确处理瘘管、脓肿空腔：彻底清除感染组织是手术达到治疗效果的关键，但彻底的清除往往伴随心脏结构的不可逆损害，如何在清除感染坏死组织同时减少和保留好心脏组织结构需要术者临场经验和智慧的把握；在坏死组织清除后利用术中电灼感染的瓣环瓣体及周围组织局部的方法可以推荐。

2）纠正原发畸形，重建瓣膜功能：先天性心脏病的一些心脏畸形和原发的瓣膜功能异常往往是产生感染性心内膜炎的病理基础；感染性心内膜炎手术治疗在清除感染组织后纠正原发畸形和重建瓣膜功能是必备程序。

重建瓣膜功能的方式主要包括瓣膜修复术和人工瓣膜置换术，原则上在清除感染病灶后，受累瓣膜结构完整性允许情况下追求瓣膜修复手术方式是最佳选择，可以避免人工瓣膜置换带来的各项不利并发症，更好地保持左心功能，利于患者近、远期生存能力；感染性心内膜炎造成主动脉瓣穿孔和二尖瓣局部瓣结构损伤时，临床上均可以通过修复手术达到良好的治疗效果。人工瓣膜置换适用于已经有较严重的瓣膜结构毁损或患者病情危重需要考虑整体近期手术风险的情况。

（3）手术后的抗生素治疗：手术中切除的感染病灶组织应该常规进行病原微生物组织培养及药敏学、病理学检查，这是指导手术后合理用药的重要措施。通常患者术前已行正规、合理抗生素治疗，术中细菌培养阴性，则术后静脉应用抗生素1～2周，而术前已正规合理抗生素治疗，则术后静脉应用抗生素2～4周。术中细菌培养阳性患者，术后应该持续静脉应用抗生素 4～6 周。

（4）并发症与预后：感染性心内膜炎手术治疗后的并发症总体与常规心脏瓣膜外科并发症相似；但以人工瓣膜置换术方式治疗发生并发症比例为高，较严重的并发症如下：

1）人工瓣膜感染性心内膜炎：感染性心内膜炎手术治疗进行人工瓣膜置换术的患者非再次发生感染性心内膜炎的概率高于术前为非感染性心内膜炎的人工瓣膜置换术后患者。关于人工瓣膜性心内膜炎的发生率，文献报道不一，术后 1 年的发病率在 1%～3%。

2）瓣周漏：感染性心内膜炎手术实行人工瓣膜置换术后，可以因瓣膜结构损害严重，致病菌毒力强，手术方式的合理性及术后感染控制的有效性等多种因素产生人工瓣膜瓣周漏。瓣周漏发生率约为 3%，诊断后就酌情密切随诊，合理选择再次手术时机。

3）急性败血症及多器官功能衰竭：感染性心内膜炎外科治疗的预后取决于患者病情进展状态和承受手术治疗的条件，也取决于相关医务人员对病情的分析和对手术时机的把握，通常手术围术期死亡率为 10%～15%，重症充血性心力衰竭、瓣周脓肿形成、术中细菌培养或革兰染色阳性是影响手术围术期效果和远期生存率的危险因素。

第二节　二尖瓣狭窄和（或）关闭不全

一、二尖瓣狭窄

【病因】

多种原因可造成二尖瓣狭窄（mitral stenosis），我国以风湿病为最常见的原因，约占 95%。近年来，由于加强了对风湿热的防治，瓣膜病的发生率有下降趋势。在风湿性心脏瓣膜病中，最常累及二尖瓣（62%），主动脉瓣（21%）次之，三尖瓣（7%）少见，肺动脉瓣罕见。可单独损害一个瓣膜区，亦可同时累及几个瓣膜区。风湿性二尖瓣狭窄女性发病率较高，男女比例约 1：2。在青少年期患风湿热多在 10～20 年后才出现临床症状。非风湿性二尖瓣狭窄、先天性二尖瓣畸形很少见。

【病理】

二尖瓣瓣叶弥漫性纤维增厚，交接粘连融合，造成瓣口狭窄。严重的瓣叶挛缩、变硬和钙化，并与腱锁和乳头肌融合，形成漏斗状狭窄，瓣叶活动受限，常伴有关闭不全。伴有心房颤动者，可在左心房内形成血栓。根据瓣膜的形态变化和病变程度，可将其分为隔膜型和漏斗型两种：

1. 隔膜型　指瓣膜本身病变轻，瓣膜纤维性增厚，交界粘连，偶有钙化点，瓣叶启闭活动一般不受限制，腱索轻度粘连。

2. 漏斗型　瓣膜、腱锁和乳头肌的病变均较严重。瓣叶明显增厚变硬；瓣缘，尤其是交界部显著钙化；腱索增粗、融合和缩短，腱索间粘连，是瓣叶与腱锁、乳头肌融合成强直的漏斗状，瓣膜活动受到限制，常伴有二尖瓣关闭不全。

【病理生理】

正常成人二尖瓣口面积为 4～6cm²，当瓣口面积减少至 2.0cm² 时，即可导致血流动力学改变，形成舒张期湍流，引起舒张期杂音。瓣口面积缩小至 1cm² 时，血流梗阻明显增加，左心房压、肺静脉压及肺毛细血管压力升高，当压力超过 30mmHg（正常血浆渗透压）时，血浆渗出血管外，可引起急性肺水肿。左心房的扩大可以引起房性心律失常，包括期前收缩、心动过速、心房颤动等。

随着肺静脉压的升高，在肺静脉和支气管静脉间形成侧支循环。侧支循环的形成使支气管黏膜下静脉曲张，在咳嗽时突然破裂，产生咯血。晚期由于肺静脉和肺毛细血管压力持续升高，血管壁增厚，管腔狭窄，肺小动脉痉挛收缩，可以阻止大量血液进入肺毛细血管床，可降低肺水肿的发生率。但由于肺小动脉阻力升高，肺动脉压力也显著升高，肺动脉收缩压可上升至 80～90mmHg 以上，使右心室后负荷增加，产生右室扩大和肥厚，终致右心衰竭。

【临床表现】

1. 临床症状 取决于瓣口狭窄程度和心功能代偿情况。当瓣口面积缩小至 1.5cm² 时，活动后出现症状，休息时消失。当瓣口面积小于 1.0cm² 时，左心房排血不足，肺淤血，肺顺应性减低，临床上出现气促、咳嗽、咯血、心悸、乏力等症状。气促是二尖瓣狭窄最早出现和最常见的症状。前者是肺淤血的变现，后者是心排血量不足的反应。气促通常在活动后出现，其轻重程度与活动量大小有密切关系。重度狭窄患者在剧烈活动、肺部感染、妊娠、心房颤动等情况下，可诱发阵发性气促、端坐呼吸或急性肺水肿。咳嗽多在睡眠时或劳动后，肺淤血加重时出现，为痰中带血，急性肺水肿则为大量血性泡沫痰。10%～20%病例有咯血，痰血呈鲜红色，量多少不定。少数患者声音嘶哑是由于左心房增大，肺静脉增粗，压迫左侧喉返神经，导致喉返神经麻痹所致。

2. 体格检查 肺淤血患者常有面颊发红，口唇轻度发绀，即所谓二尖瓣面容。多数病例在心尖区可扪及舒张期震颤。第一心音亢进和舒张期隆隆样杂音为二尖瓣狭窄特有的体征。第一心音亢进，说明二尖瓣前叶尚有良好弹性。胸骨左缘第 3、4 肋间可闻及开瓣音是由左房左室存在压差，瓣膜弹性尚好，在舒张期向左室开放突然受限所致。重度狭窄，第一心音亢进和开瓣音常消失，肺动脉瓣区第二音亢进，甚至产生分裂。右心衰竭可出现肝大、腹水、颈静脉怒张、踝部水肿等。并发心房颤动者有脉律不齐。

3. 心电图检查 轻度狭窄患者，心电图可以正常。中度以上狭窄者，电轴右偏，P 波增宽，呈双峰或电压增高。肺动脉高压病例，可出现右束支传导阻滞或右室肥大。久病患者可有心房颤动等心律失常。

4. X 线检查 轻度狭窄可无明显异常，中度以上狭窄常见左心房扩大，压迫食管有局限性压迹，且向后移位。扩大的左房在心右缘呈现双房影。主动脉段缩小，肺动脉段隆出、肺间质水肿的患者，在肺野下部可见横向条状阴影，称 Kerley 线。长期肺淤血者，双下肺可见致密的粟粒形或网形阴影。

5. 超声心动图检查 M 型超声可发现二尖瓣叶呈同向运动和城墙样改变，可明确瓣口狭窄和增厚，但不能准确评估狭窄程度。二维超声可明确瓣口狭窄程度、瓣叶厚度和活动性，并可检查心腔大小、左房内有无血栓、其他瓣叶情况和估测肺动脉高压的程度，排除左心房黏液瘤等情况。经食管超声用以补充体表超声所不能得到的信息。

6. 心导管检查 一般不需实施心导管检查。不典型患者或伴有重度肺动脉高压以及怀疑有冠心病的患者应做心导管检查及冠状动脉造影。很多单位常规对 50 岁以上或者 40 岁以上合并冠心病高危因素者进行冠状动脉 CT 或者造影检查。

【诊断】

根据病史、临床表现、体征以及 X 线、心电图和超声心动图检查即可诊断。

鉴别诊断靠超声心动图排除左房黏液瘤和三房心。

【自然经过和预后】

一般而言，从患有风湿热到侵犯二尖瓣出现症状需要 10～20 年的时间。无症状患者自然生存可达 10 年，但进展因人而异，可因妊娠或相关并发症（如心房颤动、栓塞等）迅速恶化。一旦心力衰竭出现，其预后与心功能状态及并发症密切相关，心功能越差、预后越差。有症状患者预后差。

【治疗】

目的是解除瓣膜狭窄所产生的机械梗阻，改善血循环状态，改善症状，延长患者生命，提高生活质量。对无症状或心功能 Ⅰ 级患者，可随访观察。对无二尖瓣关闭不全或身体虚弱不能耐受开胸手术者也可行经皮二尖瓣交界扩张术。

1. 手术适应证　①症状明显，心脏扩大，心功能Ⅱ级以上，二尖瓣狭窄中度以上，伴有或不伴有二尖瓣关闭不全。②二尖瓣狭窄合并心房颤动、左房血栓形成，应尽早手术。③合并其他瓣膜病，或合并冠心病需进行旁路移植手术。④风湿活动，应在控制 3 个月后手术。

2. 术前准备　术前予以适当洋地黄、利尿药、β受体阻断药，纠正水、电解质失衡，可提高活动耐量，改善全身症状后手术。

3. 手术方法　二尖瓣狭窄手术包括成形术及瓣膜置换手术两大类，成形术对患者心脏功能恢复好，不用终身抗凝药物治疗。如果病变难以成形，如瓣叶钙化、瓣下结构粘连严重，需进行瓣膜置换术。二尖瓣成形的基本原则：恢复二尖瓣的生理功能，主要是保存和恢复前瓣叶的有效面积和生理活动度，完全还原正常解剖结构比较困难。

（1）经皮穿刺二尖瓣交界扩张术：适用于隔膜型二尖瓣狭窄，瓣叶活动好，无钙化、无心房颤动、无血栓、无明显二尖瓣关闭不全的患者。手术创伤小，危险性低。死亡率 0.5%～4%，心包出血 0.5%～10%，栓塞 0.5%～5%，重度反流 2%～10%。主要风险为再狭窄，发生率率 10%～30%。

（2）闭式交界分离术：20 世纪 80 年代以前应用较多。手术仅分离交界融合，对解除瓣下狭窄较困难，远期效果较差，再狭窄率高。目前采用甚少，已被经皮二尖瓣交界扩张及直视成形术取代。

（3）直视二尖瓣成形术：采用胸骨正中切口，体外循环下进行二尖瓣交界分离术及瓣膜成形术，包括交界切开分离瓣下腱锁、乳头肌粘连、削薄瓣叶或提出钙化灶、清除左房血栓等。对于风湿引起的二尖瓣狭窄，成形手术技术难度高，对医生的经验技术要求高，目前在亚洲一些国家应用较多，国内风湿性成形手术仅限于大型单位有经验的医师，二次手术远期风险高于普通的二尖瓣退行性变或二尖瓣脱垂进行成形者。

（4）二尖瓣替换术：目前采用的人工心脏瓣膜有机械瓣膜和生物瓣膜两种，根据具体情况进行选择。生物瓣膜术后无需长期抗凝治疗，生活质量高，但耐久性差，不同构造的生物瓣瓣膜毁损率不同，60 岁以上患者平均 10～15 年后需再次换瓣。因此适用于老年患者，有抗凝禁忌证，备孕女性患者或边远地区无抗凝条件的患者。机械瓣耐久性好，操作方便，但需终身服用抗凝药。适用于年轻和有良好抗凝条件的患者。

4. 手术效果　手术死亡率在 2%～4%，主要与术前患者心脏功能有关。术后绝大多数患者症状改善明显，心功能可以由术前的 NYHA Ⅲ～Ⅳ级恢复到 Ⅰ～Ⅱ级。

二、二尖瓣关闭不全

【病因】

二尖瓣关闭不全（mitral insufficiency）的病因较多，我国以风湿性心脏病为常见原因，通常合并二尖瓣狭窄；二尖瓣退行性变、二尖瓣脱垂是目前欧美国家引起二尖瓣关闭不全的最常见原因，但是近年来在我国呈现越来越多的趋势；缺血性心脏病，如冠心病导致腱索断裂、乳头及功能不全；感染性心内膜炎；扩张型心肌病；其他，如先天性二尖瓣叶裂、马方综合征等均可引起二尖瓣关闭不全。

【病理】

因病因不同，病理改变也不一样。风湿性二尖瓣关闭不全使瓣叶和腱索增厚、挛缩，瓣叶活动受限，瓣环扩大，对合不良。其他病因可出现瓣环扩张、腱索断裂、乳头肌功能不全、二尖瓣叶黏液样变性、瓣叶冗长、二尖瓣脱垂、瓣叶穿孔等改变。法国著名心脏外科专家 Carpentier 将二尖瓣关闭分为 3 型：Ⅰ型：瓣叶活动正常；Ⅱ型瓣叶活动过度（瓣叶脱垂）；Ⅲ型：瓣叶活动受限。又将Ⅲ型分为两种亚型：Ⅲa 开放受限（风湿）；Ⅲb 关闭受限（心肌病）。

【病理生理】

慢性二尖瓣关闭不全是典型的左心室容量负荷过重。左心室收缩时，一部分血液反流入左心房，左心房血量增多，压力升高，左心房代偿性扩张和肥厚。早期心脏舒张末期容量增加，可通过 Frank-Staring 机制，左心室射血量增加，以保证足够的心排血量；另一方面左心室代偿性肥厚，以避免容量增加，引起左心室舒张末期压力升高。所以，在代偿期患者肺淤血出现晚，很多患者基本无症状。但长时间的容量负荷过重，左心室必将进一步扩大和变薄，二尖瓣环也相应扩大，使二尖瓣关闭不全加重，左心室长时间容量负荷过重，终将产生左心衰竭。同时，左心房长期压力升高，导致肺静脉淤血，肺循环压力升高，最后引起右心衰竭。

急性二尖瓣关闭不全常见于急性二尖瓣腱索断裂，其病理生理及临床特点与慢性二尖瓣管不全有明显不同。急性二尖瓣关闭不全时，左房左室间突然出现一个异常通道，左心室没有等容收缩期。左心房处接受正常的肺静脉回流外，突然接受大量的反流血，势必导致左房压和肺静脉压急剧升高，可达 40~70mmHg，发生急性肺水肿。同时左心室舒张期血容量突然增加，难以代偿，左室舒张末压急剧升高，左室迅速衰竭，出现血流动力学失代偿表现。临床症状较重，而此时左心房、左心室增大不明显。由于急性肺水肿，肺动脉压升高，可在短时期内导致右心衰竭。

【临床表现】

1. 临床表现　与病变程度、进展快慢和是否有并发症相关。轻度病变，可无症状。中度以上病变，可出现乏力、心悸和劳累后气促等症状，常合并有心房颤动。晚期则出现肺动脉高压和右心衰竭症状。二尖瓣关闭不全患者有时病变很重，心脏扩大很明显，但由于肺淤血出现晚，因此症状并不明显，临床上一旦症状出现，病情可在短时间内恶化，出现端坐呼吸、夜间阵发性呼吸困难，甚至急性肺水肿，最后出现肺动脉高压和右心衰竭的表现，亦有部分患者并发心内膜炎、心律失常或猝死。急性二尖瓣关闭不全，病程与病因有关，病情常迅速加重，以突发端坐呼吸、急性肺水肿为主要表现。可在数小时或数天内出现左心衰竭、休克。随后可出现肝大、腹水和周围水肿等右心衰竭表现。

2. 体格检查　心尖搏动增强并向左下移位。心尖可听到吹风样全收缩期杂音，向左腋中线传导。第一心音减弱或消失，肺动脉瓣区第二心音亢进、分裂。晚期患者出现右心衰竭、肝大、腹水等体征。急性二尖瓣关闭不全有心房性或心室性奔马律，第二心音强于第一心音，收缩期杂音低而柔和。在重症急性二尖瓣关闭不全，左心功能衰竭，心排血量下降，也可没有杂音。

3. 心电图检查　轻度患者可以正常，中度以上患者显示 P 波增宽，电轴左偏，左心室肥大和劳损。部分患者出现心房颤动心律。

4. X 线检查　左心房、左心室扩大，肺淤血，左心缘向外下移位。

5. 超声心动图　二维超声可直接观察二尖瓣前后叶闭合情况，并依此判断关闭不全的程度，显示左心房、左心室大小。

6. 心导管检查　左室造影，心脏收缩时，造影剂反流入左心房，左心室射血分数降低。

【诊断】

根据体征结合心电图、X 线和超声心动图检查即可确诊，对可疑病例，可做左心室造影检查。

【自然经过及预后】

急性二尖瓣关闭不全患者有很差的耐受性，如不积极治疗，预后极差。无症状的慢性二尖瓣关闭不全患者 5 年死亡率为 22%，发生心力衰竭的概率为 14%，新发心房颤动的概率为 33%。除了症状能够影响预后外，年龄、心房颤动、反流面积、肺动脉压力、左心房扩张程度、左室收缩末期内径增加以及射血分数下降亦能影响患者预后。因此一经明确诊断，药物调整后应尽快手术，远期预后较好。

【治疗】

二尖瓣关闭不全的患者，由于左心室代偿功能较强，早期多无症状，心功能 I ~ II 级，反流程度轻，可随诊观察。当症状一旦出现，左心室已失代偿，病情发展迅速，应及时手术。

1. **手术适应证**　根据国内外心瓣膜病指南中的建议，认为①急性二尖瓣关闭不全患者；②中、重度二尖瓣关闭不全，伴有或不伴有左室功能下降（EF<60%和/或 LVESD>55mm）；③新发心房颤动，肺动脉压力升高（运动状态下>60mmHg）。近年趋势认为在有经验的单位如果二尖瓣成形概率很高可以适当早期手术治疗二尖瓣的中重度关闭不全。

2. **手术方式**　①瓣膜成形术：利用患者自身的组织和部分人工代用品修复二尖瓣，恢复功能，包括瓣环成形、腱索缩短或转移、人工腱索、瓣叶修复等技术。术中应检验成形效果，如注水试验及术中行食管超声心动图。如效果不好，仍有中度以上关闭不全，应立即行二尖瓣置换术。二尖瓣成形应当尽量做到保持二尖瓣前、后叶良好的对合面积，可以获得更佳的远期效果。②二尖瓣置换术：二尖瓣损坏严重，无法修复，需做二尖瓣置换术。在全身麻醉体外循环下切除二尖瓣，进行人工瓣膜替换。

3. **手术效果**　手术死亡率1%～3%，主要与术前心脏功能和患者身体状态有关。成形手术远期生存及并发症发生率优于瓣膜置换术。大多数患者通过手术心功能得到改善，恢复日常生活和工作。

第三节　主动脉瓣狭窄和（或）关闭不全

一、主动脉瓣狭窄

【病因】

常见的有主动脉瓣先天性二瓣化畸形，占成人主动脉瓣狭窄（aortic valve stenosis）患者的50%以上；风湿性主动脉瓣病变常合并主动脉瓣关闭不全及二尖瓣病变，占30%～40%；单纯主动脉瓣狭窄较少；老年钙化性主动脉瓣狭窄，多发生在60岁以上的患者。

【病理】

病因不同，病理改变略有不同。先天性主动脉二瓣化畸形和老年性主动脉瓣狭窄，以瓣叶钙化变形为主，交界钙化融合较重，通常不易分清界限，钙化可延及瓣环及室间隔。风湿性病变瓣叶增厚、变形、交界融合，使瓣口呈圆锥状，瓣叶亦可钙化。

【病理生理】

正常主动脉瓣口面积为3cm^2。由于主动脉瓣狭窄，左心室排血受阻，左心室后负荷加重。早期，左心室收缩力强，代偿功能好，并不产生明显血流动力学改变。当瓣口面积减小到1cm^{2}以下时，跨瓣压差可达50mmHg，左心室收缩压增高。运动时血流量增加，压差随之增大。随着瓣口面积的逐渐缩小，跨瓣压差进行性增大。左心室壁逐渐肥厚，终于导致左心衰竭。然后出现肺静脉高压，肺水肿。心排血量减少，主动脉平均压降低，可出现体循环和冠状动脉供血不足的症状。心肌的缺血、缺氧可至心肌纤维化。由于心肌肥厚，心肌耗氧增加，心肌供氧和氧耗矛盾加深，患者可发生心室纤颤或猝死。主动脉与左心室压力阶差，可反映主动脉瓣狭窄程度。一般认为，轻度狭窄平均跨瓣压差<25mmHg；中度狭窄跨瓣压差为25～50mmHg；重度狭窄跨瓣压差>50mmHg。

【临床表现】

1. **临床症状**　轻度狭窄者没有明显症状。中、重度狭窄者可有三大典型症状，即心绞痛、晕厥和劳力性呼吸困难。以心绞痛为主要表现的占50%。Paquay等发现主动脉瓣狭窄伴有典型心绞痛，64%合并有冠状动脉病变。晕厥常发生在运动后，认为与运动时主动脉瓣狭窄跨瓣压差升高，心排血量增加与运动时所需能量之间失匹配有关。劳力性呼吸困难与左心室功能失代偿，左房压及肺静脉压升高，引起肺淤血有关。少数重症患者可在症状出现后，偶发心室纤颤或猝死。

2. 体格检查 心界向左下扩大，心尖部可见抬举性搏动。胸骨右缘第 2 肋间可扪到收缩期震颤，可闻及粗糙喷射性收缩期杂音，向颈部传导，第二心音延迟并减弱。重度狭窄患者脉搏细小，血压偏低和脉压缩小，收缩期杂音可减弱或消失。

3. 心电图检查 80%～90%患者有电轴左偏及左心室肥厚、劳损，ST 段及 T 波改变，10%～20%患者有右束支传导阻滞，20%患者并发心房颤动。

4. 超声心动图检查 可见主动脉瓣叶增厚或变形，可见钙化或结节，活动受限，瓣口狭窄，左室扩大及肥厚。

5. 心导管检查 可通过测定主动脉瓣的跨瓣压差，明确狭窄程度。45 岁以上患者应行冠状动脉造影检查，排除冠状动脉病变。

6. X 线检查 早期左心室向心性肥厚，心影大小正常。晚期左心室扩大，心影增大，呈靴形心外观，升主动脉可显示狭窄后扩张，可见主动脉瓣钙化。

【诊断】

根据病史、体征，结合心电图、X 线和超声心动图可以确诊。必要时行心导管检查。

【自然经过和预后】主动脉瓣狭窄是所有瓣膜病中预后最差的一种。拒绝手术治疗的患者由于主动脉瓣狭窄逐渐加重，一旦出现临床症状，平均生存时间仅为 3～5 年；出现心力衰竭者，多在 1～2 年内死亡。

【治疗】

1. 手术适应证 ①瓣口面积<0.7cm²，或跨瓣压差>50mmHg，不论有无症状均应手术。②主动脉瓣狭窄的患者出现心绞痛、晕厥或充血性心力衰竭，不论狭窄程度如何，均应手术。

2. 手术方法 ①经皮穿刺球囊扩张术，是一种姑息性手术，解除狭窄程度有限，容易再狭窄。仅限于狭窄较轻、情况差、不能耐受外科手术的患者。②近年来获得飞速发展的经皮支架瓣膜技术，可以通过股动脉或者心尖等途径，使用输送器将压缩的支架性生物瓣放置到主动脉瓣环位置，获得了良好的临床效果。但其瓣周漏、传导阻滞、根部破裂出血等问题尚待进一步研究解决。③瓣膜替换术，在全身麻醉体外循环下切除主动脉瓣膜，行主动脉瓣替换术。

3. 手术效果 手术死亡率 5%～10%，主要与术前心功能状态相关。主动脉瓣替换术后 5 年生存率可达 75%～85%，90%患者心功能改善，可恢复到Ⅰ～Ⅱ级。

二、主动脉瓣关闭不全

【病因】

引起主动脉瓣关闭不全（aortic insufficiency）的病因较多。在我国，风湿性心脏病仍然是最常见原因，占 24%～40%，常合并二尖瓣病变。其他，如马方综合征（Marfan syndrome）、细菌性心内膜炎、先天性主动脉瓣畸形、夹层动脉瘤也可引起主动脉瓣关闭不全。

【病理】

不同病因引起的主动脉瓣关闭不全的病理改变不同，病程进展速度也不一样。风湿病引起主动脉瓣叶增厚、挛缩和变形，造成关闭不全；马方综合征引起瓣环扩大，瓣叶菲薄，对合不良；其他原因可因瓣叶脱垂、穿孔等而引起主动脉瓣关闭不全。

【病理生理】

1. 慢性主动脉瓣关闭不全 舒张期血液自主动脉反流入左心室，左心室既接受左心房的血流也同时接受来自主动脉反流的血液，左心室容量负荷过重，舒张末期室壁张力增加，左心室代偿性肥厚、扩张。左心室扩张肥厚，在心脏功能代偿期，左心室排血量增高，可以满足机体的需要，患者可长期无症状。但长期的主动脉瓣关闭不全，左心室功能必将失代偿，左心室舒张末期容量增高，左心室舒张末压增高，引起左房压及肺静脉压升高，导致左心衰竭。由于主动脉舒张压低，冠状动脉灌注压下降，加上左心室壁张力增高，氧耗量加大，出现心绞痛。

2. 急性主动脉瓣关闭不全　急性主动脉瓣关闭不全与慢性主动脉瓣关闭不全的血流动力学改变所导致的临床症状和体征存在着明显差异，自然病程也不同，在选择治疗手段上也不同。急性主动脉瓣关闭不全由于病程进展迅速，左心室来不及发生代偿性扩张和肥厚，大量血液反流到左心室，使左心室舒张末压突然升高，引起左房压和肺静脉压升高，引起肺淤血，在早期就出现急性肺水肿和左心衰竭症状。由于大量反流，使心排血量相对减少，引起反射性交感神经兴奋，心率加快，外周血管阻力增加。因此，心动过速是急性主动脉瓣关闭不全的主要体征之一。

【临床表现】

1. 症状　慢性轻度主动脉瓣关闭不全，可多年无症状。中、重度主动脉瓣关闭不全早期症状有心悸、心尖部搏动感和胸部冲撞感。左心功能失代偿时，有乏力、劳力性呼吸困难、端坐呼吸和夜间阵发性呼吸困难，且常于1~2年进行性恶化，随时可发生急性肺水肿，随后出现右心衰竭。严重主动脉瓣关闭不全，由于心肌耗氧量增加，冠状动脉灌注不足，可发生心绞痛。

急性主动脉瓣关闭不全的主要症状是气促、不能平卧等肺淤血症状。由于交感神经兴奋，常有窦性心动过速，部分患者可出现心绞痛。

2. 体征　轻度主动脉瓣关闭不全，心脏大小及心尖搏动可位于正常范围。中、重度主动脉瓣关闭不全，心尖搏动向左下方移位，可触及抬举性搏动，心浊音界向左下扩大。主动脉瓣第一、二听诊区可听到舒张期泼水样杂音，呈高调、递减型，向心尖部传导。周围血管征包括舒张压降低，脉压增大，颈动脉搏动，水冲脉，股动脉枪击音。晚期出现右心衰竭表现。

急性主动脉瓣关闭不全，除舒张期泼水音外，其他体征有心率增快，脉压可正常或缩小，出现第三心音，第一心音降低。肺水肿时双肺可闻及湿啰音，多无周围血管征。

3. 心电图检查　慢性主动脉瓣关闭不全，60%~80%患者表现电轴左偏，左心室肥厚、劳损。急性主动脉瓣关闭不全，常有窦性心动过速，ST段、T波非特异性改变，有时出现心肌缺血改变。

4. X线检查　慢性主动脉瓣关闭不全，特征性表现是心影向左下扩大，心胸比例扩大，主动脉结隆起，升主动脉和弓部增宽。急性主动脉瓣关闭不全，心影大小正常，但常有肺淤血的表现。

5. 超声心动图检查　可直接观测到主动脉瓣病变，对病因诊断有重要意义。还可检查主动脉瓣反流量的大小和关闭不全的程度。测定左心室容积和判断左心室功能。

6. 心导管检查　大多不需行心导管检查。有疑问时或疑有冠心病时，可进行逆行升主动脉造影及冠状动脉造影检查。

【诊断】

根据典型体征，结合心电图、X线和超声心动图可以确诊。

【自然经过和预后】

慢性主动脉瓣关闭不全，患者可长期无症状，即使是中、重度主动脉瓣关闭不全，亦可保持10~20年无明显症状，5年生存率可达80%~90%，10年生存率70%~85%。但左心室功能在进行性损害，一旦出现心力衰竭，病情迅速恶化，多在2年内死亡。急性主动脉瓣关闭不全，由于左心室很难在短期内代偿，很快严重心力衰竭，需急诊外科手术治疗。否则死亡率极高。

【治疗】

慢性主动脉瓣关闭不全，如无症状，有较好运动耐力，左室功能正常（左室射血分数、收缩末期内径正常）者，不考虑手术治疗。

1. 手术适应证　①有症状的主动脉瓣关闭不全，出现劳力性呼吸困难、心绞痛等症状，是绝对适应证。②无症状的患者，心胸比例超过0.55，左心室舒张末期内径超过55mm，应手术。③无症状，左心室舒张末期内径 50～54mm，每半年随访一次，LVESD 45～49mm，则每年随访一次，小于 45mm 则每 2 年随访一次，如果左室大小达标或出现左心衰竭，应予手术。④急性主动脉瓣关闭不全，患者可在数天或数周内出现心力衰竭或猝死，应该及时手术。

2. 手术方法　①瓣膜成形术：利用自身的组织（如自体心包）和部分人工代用品进行修复主动脉瓣。如瓣叶悬吊术、瓣叶穿孔修复术。②主动脉瓣替换术：瓣膜的选择根据患者年龄、医疗条件、经济状况进行选择。如 65 岁以上，出院后没有良好的抗凝条件，宜替换生物瓣。而较年轻且有良好医疗条件的患者，选用机械瓣。手术在全身麻醉体外循环下切除主动脉瓣，替换人工瓣膜。目前新出现的经皮支架瓣膜技术尚不适用于主动脉瓣关闭不全患者，仅限于主动脉瓣狭窄患者。

3. 手术效果　手术死亡率 2%～8%，与术前左心室功能损伤程度相关。术后心功能明显改善，左心室缩小。5 年生存率可达 85%。

第四节　多瓣膜心脏病及合并继发性三尖瓣关闭不全

一、多瓣膜心脏病

在心脏瓣膜病中，两个或两个以上的瓣膜同时受累称多瓣膜心脏病（multiple valve cardiac diseases）。

【病因及病理】

1. 风湿性心脏病　是多瓣膜疾病中最常见的病因。病理学证实，二尖瓣病变合并主动脉瓣病变约占 44%；入院患者中二尖瓣疾病超过 50% 合并不同程度三尖瓣关闭不全。在临床上，多瓣膜病变的发病率低于病理学数字。病理改变二尖瓣以狭窄为多，主动脉瓣以关闭不全为多。这两种组合相对多见，其他组合相对少见。但二尖瓣和主动脉瓣的病理改变可以是狭窄和关闭不全两者并存。

2. 马方综合征　是第二位病因，60% 患者同时有二尖瓣及主动脉瓣受累。

3. 感染性心内膜炎　需外科治疗的患者，约 14% 涉及多个瓣膜。

4. 退行性病变及钙化　与年龄有关，75 岁以上者约有 1/3 出现不同程度主动脉瓣及二尖瓣退行性病变及钙化，严重时可引起多瓣膜病变。

【病理生理】

在多瓣膜病变中，两个或两个以上瓣膜同时受累，引起的病理生理改变十分复杂，并非是简单的叠加，而是一种综合性改变。一般来说，一种瓣膜病变的表现会掩盖另一瓣膜病变的典型表现。通常多瓣膜病变患者的临床表现更接近于近端（上游）瓣膜病变的表现。如二尖瓣狭窄合并主动脉瓣关闭不全时，症状类似二尖瓣狭窄，但也会受不同瓣膜病变严重程度的影响。以下将几种常见的组合的病理生理特点和临床表现分述如下：

1. 二尖瓣狭窄合并主动脉瓣关闭不全　是临床上最常见的多瓣膜病变。主要病理生理改变为左心房的压力负荷及左心室的容量负荷增加。血流动力学改变：二尖瓣狭窄使左心房流入左心室的血流受阻，导致左心室充盈不足，而主动脉瓣反流，左心室舒张末期充盈量增加，两者相互影响，使左心室舒张末期容量负荷反而较同等程度的单纯主动脉瓣关闭不全小，并延缓了左心室肥厚。但同时，二尖瓣狭窄使左心室充盈不足，心排血量下降，主动脉瓣关闭不全的程度容易被低估，在二尖瓣狭窄解除后，主动脉瓣关闭不全程度会更加严重。临床表现以二尖瓣狭窄的症状为主。

2. 二尖瓣狭窄合并主动脉瓣狭窄　是一种比较严重的多瓣膜病变。主动脉瓣狭窄时，左心室代偿性肥厚，顺应性下降，左心室射血依赖于舒张末期足够的充盈量。合并二尖瓣狭窄，影响左心室充盈，导致左心室射血量比单纯主动脉瓣狭窄时减少，左心室与主动脉之间的跨瓣压差缩小，左心室每搏做功及左心室肥厚程度低于单纯主动脉瓣狭窄。因此，合并二尖瓣狭窄使得左心室相对得到保护，当心率加快时，导致心脏舒张期缩短，左心室充盈量进一步减少，会引起左心室搏出量锐减，临床上患者很容易出现晕厥症状。因此，控制心室率在临床治疗上很重要。另外，患者肺淤血、咯血、心房颤动及左心功能不全的发生率远较单纯主动脉瓣狭窄多见。

3. 二尖瓣关闭不全合并主动脉瓣关闭不全　是一种相对常见的组合。两种病变均加重左心室舒张期容量负荷。心脏舒张时血液反流入左心室，收缩时血液反流入左心房，造成严重的心室容量超负荷，导致左心室扩大和二尖瓣环扩大，又加重二尖瓣关闭不全程度。正常情况下，主动脉瓣关闭不全反流时，二尖瓣可提前关闭，从而阻止血液逆流入左心房，对肺循环起到保护作用。合并二尖瓣关闭不全时，这种保护作用消失，从主动脉反流的血液可以从左心室经关闭不全的二尖瓣直接到左心房和肺静脉，导致肺静脉压升高。肺淤血明显，引起肺水肿，患者耐受性差，容易出现肺动脉高压及右心衰竭。临床上常以主动脉瓣关闭不全为主要表现。

4. 二尖瓣关闭不全合并主动脉瓣狭窄　是最严重的一种联合病变。一方面左心室射血阻力增加，使心脏收缩期左心室内的血液经关闭不全的二尖瓣反流入左心房，加重二尖瓣反流，左房压和肺静脉压升高；另一方面，血液大量反流，必然会导致左心室射血量减少，心排血量下降，造成周围组织严重灌注不足，引起比较严重的临床症状。

【诊断】

多瓣膜病变引起的血流动力学变化更加复杂，给临床诊断带来一定的困难。除了病史仔细查体外，尚应结合心电图、X线、超声心动图等检查进行综合判断，必要时行心导管及造影检查，大多数可在术前获得准确诊断。如有必要，还可在术中探查，同期处理，避免增加手术死亡率和被迫进行二次手术。

自然经过和预后：多瓣膜病变由于其构成复杂，且病变瓣膜性质各异，组合不同，因此，自然病程亦不相同。同一组合，因病变程度不一样，差异也很大。有些组合，一种病变可能减轻另一种病变的血流动力学改变。因此，代偿期延长，临床症状轻微，预后尚可。而另一种组合，两种病变可互相加重血流动力学改变，心功能损害重，如不及时手术，预后不良。

【治疗】

1. 手术适应证　①风湿性心脏病，两个或两个以上的瓣膜重度以上损害，心脏扩大，主张手术治疗。②马方综合征引起主动脉瓣关闭不全、二尖瓣关闭不全不适于成形者，需同时行二尖瓣与主动脉瓣替换术，升主动脉扩张明显者需要同期进行人工血管置换术。③感染性心内膜炎，在药物不能控制感染时或者有明显赘生物应尽早手术。感染能够控制，但仍有难以纠正的心力衰竭，在感染控制4~6周后手术。近年来趋向于在出现明显心力衰竭前尽早手术，避免心脏严重的损伤。老年性（>75岁）退行性变或钙化者，症状不重者以内科治疗为主；如内科治疗症状改善不明显，可以考虑手术治疗。手术的目的是为延长患者生命，降低栓塞并发症发生率，提高生活质量。

2. 手术方法　①主动脉瓣、二尖瓣双瓣置换术，在联合瓣膜病中占90%。是最多的手术。三尖瓣病变以成形手术为主，多主张使用人工瓣环成形可以获得更好的远期效果。②三个瓣同时置换：主动脉瓣、二尖瓣、三尖瓣置换术，在瓣膜置换术中低于5%。

3. 手术效果　多瓣膜手术效果良好，双瓣置换术手术死亡率在5%~8%，大多数患者术后心功能明显改善，5年生存率为70%。三瓣膜置换术手术死亡率在10%~25%，主要与患者心功能损害较重有关，5年生存率为53%。

二、继发性三尖瓣关闭不全

继发于左心瓣膜病变引起三尖瓣环扩大的相对性三尖瓣反流，而非三尖瓣本身的器质性改变的病变称继发性三尖瓣关闭不全（secondary tricuspid insufficiency）。

【病因和病理】

各种病因（风湿性最多见）引起的左心瓣膜病变，尤其是二尖瓣或联合瓣膜病，常引起明显的肺动脉高压，右心室负荷增大，右心腔扩大，三尖瓣环随之扩大，收缩期瓣环不能回缩，致使三尖瓣叶不能合拢而形成三尖瓣关闭不全，瓣叶本身多正常。在慢性左心瓣膜病变中，合并三尖瓣反流者可达 30％～40％。

【病理生理】

三尖瓣关闭不全时，右心室收缩，血液反流入右心房，引起搏动性周围静脉高压，体循环血液回流受阻，内脏淤血，肝大、腹水、双下肢水肿。右心室舒张时，反流至右心房的血液又返回右心室，右心室舒张末容量负荷增加。但同时由于三尖瓣反流肺动脉血流量减少，可部分缓解肺动脉高压，患者症状反而减轻。

【临床表现】

1. 症状　三尖瓣关闭不全症状进展缓慢，早、中期多无明显症状，重度三尖瓣关闭不全可出现活动后心悸、下肢水肿、活动耐量下降、腹胀、食欲下降、呼吸困难、咳嗽、咳痰等症状。

2. 体征　心界扩大，心前区收缩期抬举感，三尖瓣听诊区吹风样收缩期杂音，深吸气时加强。颈静脉怒张、搏动增强，肝大、腹水、双下肢水肿。

3. 心电图检查　P波高尖，心电轴右偏，右心室肥厚，可见不同程度的右束支传导阻滞。

4. X线检查　右心房、右心室增大。因合并左心瓣膜病变，左心扩大，肺血流量增加。

5. 超声心动图检查　可显示三尖瓣病变程度、反流量，了解左心瓣膜病变情况和右心房、右心室增大。对鉴别器质性和功能性三尖瓣关闭不全有重要意义。

6. 心导管检查　右心导管可见右心房压升高，静脉波明显。右心室造影可显示反流程度、部位。

【诊断】

根据病史、临床症状、体征、X线、超声心动图，多数病例可以确诊。

【治疗】

1. 手术适应证　继发性三尖瓣反流手术通常在左心瓣膜手术同期进行。轻、中度三尖瓣反流，无症状者多数可以不需手术。以下情况应考虑手术治疗：①轻、中度三尖瓣反流，三尖瓣环明显扩大（舒张期≥40mm 或＞21mm/m²），同时伴有左心瓣膜病变需手术治疗者。②重度三尖瓣反流，伴有左心瓣膜病变需手术治疗者。

2. 手术方法　根据瓣膜病理改变程度、反流程度、术中探查所见，在技术可行的情况下首选三尖瓣成形术。具体办法有 De Vega 环缩术、三尖瓣成形术（Keys 手术）、Carpentier 环成形术等。尽量避免三尖瓣置换术，即使必须施行，多数学者认为应该尽量选择生物瓣。因为右心系统血流相对缓慢，机械瓣置换容易发生血栓栓塞。

3. 手术效果　大多良好，远期随诊成形效果也大多疗效满意。术后有部分三尖瓣反流复发，常与肺动脉高压持续存在有关。人工瓣环成形术疗效优于缝线环缩术，5 年三尖瓣反流复发率分别为 10％和 20％～35％。

第五节　人工心脏瓣膜的基本知识及其应用、发展与问题

一、人工心脏瓣膜的基本知识及其应用

1960 年，在心脏瓣膜病治疗史上的一个重大进展是使用人工机械瓣膜替换病变的心脏瓣

膜，如今对于有症状的成人心脏瓣膜病，瓣膜置换术是常见的手术方式。

人工心脏瓣膜（prosthetic valve）的基本概念：人工心脏瓣膜实为一个单向阀门，在功能上与人体天然的心脏瓣膜相同，在形态结构上与天然心脏瓣膜并不要求完全相同。但人造心脏瓣膜应可以代替心脏瓣膜的功能，有良好的单向阀门作用，保证血流通过时阻力较小，而且无明显反流，且较容易移植到原瓣膜位置上。

1. 人工心脏瓣膜由三个基本部分组成　①瓣叶（阀体）（poppet）：在心脏周期运动中的活瓣，在血液向前流动时自然开启，而在血液可能反流时自动关闭。②瓣架（stent）：人工心脏瓣膜的基本构形，瓣叶、瓣环的附着部。③缝环（sewingring）：用以植入的缝合缘。

2. 理想人工瓣膜标准　①人工心脏瓣膜的力学性能接近正常天然瓣，阻力小，跨瓣压力阶差乎为零。瓣的关闭轻快，无反流，血流经过瓣口流场合乎生理，无明显涡流。②人工心脏瓣膜的耐久性：能正常工作 30 年以上，人造材料的物理和化学性能稳定。③优良的组织相容性，包括抗血栓性、无溶血、无噪声、无排斥反应。④无需或只需短期抗凝治疗。⑤人工心脏瓣膜的临床应用可行性：外科应用技术简单，价格合理。

3. 人工心脏瓣膜的分类

（1）机械瓣：人工机械膜由金属材料和（或）合成材料制成，患者需要终身抗凝治疗，以避免血栓和栓塞并发症。

机械瓣的分类：

第一代：笼球瓣　笼球瓣是应用最早的机械版。笼球瓣中间有一个球状堵塞物，在内环的流出面伸出 3～4 个瓣架，形成一个瓣笼限制瓣球的活动。典型代表为 SE 瓣（Starr Edwards 瓣）。缺点是瓣架高，阀体重，能耗大，血栓率高。因阀体与瓣架相碰易磨损和折断，现已基本停用。

第二代：笼碟瓣　笼碟瓣的设计原理是将碟片装在一个中心轴上，在碟片开放的时候血流可以自由通过。笼碟瓣自 1965 年开始生产，以 Kay Shiley 为代表。但因其相对于笼球瓣来说没有明显的优点，而发生血栓栓塞的风险较笼碟瓣大得多，故很快退出市场。

第三代：侧倾碟瓣（俗称单叶瓣）　侧倾碟瓣有一个可以在血液飘动的偏心性闭合片，使血流从球瓣的侧流，改为半中心血流，明显地改善了血流动力学。1969 年开始应用于临床，以 Bjork Shiley 瓣为代表。与笼球瓣和笼碟瓣相比，血流动力学特别是流场明显改善，瓣膜体积小，结构简单，较易被临床接受。以后又出现了 Medtronic 瓣，1977 年开始临床应用。基本结构用钛合金整体加工成瓣架，瓣叶为热解炭涂层构成。临床已累计应用几十万例，未见瓣膜结构损坏的报道，血栓率低，至今仍在一些地区使用。

第四代：双叶瓣　双叶瓣启闭原理接近天然瓣膜，为中心血流，明显地改善了血流动力学结构和流场，将瓣膜有关的并发症降低到一个新的水平。典型代表有 1977 年研制成功的 St. Jude Medical 瓣，1986 年应用于临床的 Carbomedics 瓣，占机械瓣用量的前两位。它们的共同特点是：中心血流，栓塞率低，溶血少，噪声低，瓣体稳固，耐久性好。双叶瓣是目前的临床应用主要类型。

（2）生物瓣：生物瓣来源于人体同种移植物以及牛或猪的组织，术后仅需短期抗凝，无需终身抗凝治疗。生物瓣的分类：①同种瓣：指自体瓣膜（取患者肺动脉瓣替换破损的主动脉瓣）；同种异体生物瓣或自体组织（阔筋膜）制作的人工瓣膜或同种硬脑膜人工瓣膜。②异种瓣：由于同种瓣来源、储存存在很大困难。l965 年，Carpentier 首次使用专门处理过的猪主动脉瓣植入人体。随后经过不断改进，现市售主要有猪主动脉瓣和牛心包瓣，近年还有无支架异种生物瓣应用于临床。猪主动脉瓣和牛心包瓣的临床耐久类似，也有报道后者耐久性更好些。

4. 人工心脏瓣膜的应用　在外科治疗各种心脏瓣膜疾病中，人们发现有许多患者的瓣膜结构损坏严重，无法修复。因此，植入人工心脏瓣膜替代已破损的瓣膜成为一种必然的选择。

经过 40 多年的发展，人工心脏瓣膜已成为当今全球广泛采用、治疗各种心脏瓣膜疾病的主要手段，并取得了相当满意的效果，基本上满足了临床的需要，但至今所有目前使用的人工瓣膜都并未达到完美的境界，研制理想心脏瓣膜的工作仍在不断进行中。

二、人工心脏瓣膜的发展与问题

1. 人工心脏瓣膜的发展　　人工心脏瓣膜的发展和临床应用是心脏瓣膜外科不断发展的结果。早在 1923 年 Cutler 就首先施行了心脏瓣膜外科手术、二尖瓣交界狭窄切开术。但是闭式瓣膜手术不能彻底改变瓣膜的病理损害，疗效有限，这样人们就萌发出瓣膜直接修补和替换的想法。随着临床体外循环技术的应用和发展，1956 年，Lillehei 首先在体外循环下切开心脏，在无血情况下直接对二尖瓣狭窄做成形术。1960 年，Starr 成功地进行了球形瓣膜二尖瓣原位替换手术。为人工心脏瓣膜进入临床开创了新纪元。人工机械瓣经历了 20 世纪 60 年代初的笼球瓣、笼碟瓣，20 世纪 70 年代的侧倾碟瓣（俗称单叶瓣）和 20 世纪 80 年代的双叶瓣的四代发展，其血液动力学性能明显改善，结构稳固，耐久性可达 30～100 年，溶血少，栓塞率低。但机械瓣相关的并发症并未彻底解除，长期存活率并不令人满意。

生物瓣是 1962 年 Ross 首次应用同种新鲜主动脉瓣进行主动脉瓣替换，开创了生物瓣临床应用的新纪元。由于机械瓣仍存在着尚未克服的缺点，生物瓣的研究作为人工心脏瓣膜第二大系列，从未终止过。早期由于生物瓣的退变、钙化及撕裂，使生物瓣短期坏损，生物瓣的发展一度陷入低潮。1968 年 Carpentier 提出用戊二醛处理生物瓣的方法，明显提高了使用寿命，随后，经过不断的改良，使生物瓣寿命可达 10～20 年。生物瓣为中心血流型，血液动力学性能良好，血栓栓塞率低，患者不必终身抗凝，与瓣膜有关的并发症明显低于机械瓣。患者可以获得更好的生活质量。因此，尽管其耐久性问题至今未能获得满意的解决，但生物瓣在临床应用的地位，依旧无法用机械瓣替代。目前国外生物瓣的使用占 30%～50%，并有逐年增加的趋势，对一些大于 65 岁以上老年患者仍是最佳的选择。另外，生育期年轻女性也有因为妊娠分娩时降低血栓风险的需要而进行生物瓣置换，但是在分娩后的几年到十几年后生物瓣毁损后需要进行二次手术置换瓣膜。

不论是生物瓣或机械瓣，尚无一种理想的人工心脏瓣膜问世。理想的人工心脏瓣膜应是一种仿生物的瓣膜，有很好的使用寿命，又有极好的组织相容性，极少产生血栓，无需或只需短期抗凝治疗。近年来，美国 St. Jude Medical 公司和 Carbo Medics 公司都在应用高分子材料生产一种无支架的大分子瓣，实验室证实有机械瓣的耐久性和生物瓣的良好血液动力学性能，目前已在欧洲开始临床实验，预计在未来几年可能取得突破性进展。另外，组织工程人工心脏瓣膜作为人工心脏瓣膜研究的一个新的分支，随着人体组织工程学技术的进展，也为寻找理想的人工心脏瓣膜提供了一个全新的思路。

2. 人工心脏瓣膜存在的问题　　机械瓣存在的问题。

（1）血栓形成及血栓栓塞：仍是机械瓣术后的首要问题。机械瓣的结构和性能不断改善，但仍不可避免，也仍是导致换瓣患者晚期致死、致残的主要原因。机械瓣术后的终身抗凝治疗可降低发生率，但据统计资料显示目前发生率仍为 0.5%～3% 人/年。

（2）溶血与溶血性贫血：是机械瓣术后特有的并发症，早期笼球瓣和部分碟瓣溶血较重并可出现溶血性贫血。但近年来，由于第四代双叶瓣的制作材料和工艺的进步，溶血已很少发生。更罕见溶血性贫血。

（3）机械瓣功能障碍：早期（第一、二代）笼球瓣、笼碟瓣易出现瓣架断裂、瓣叶脱落，现已弃用。第三、四代瓣膜单叶瓣、双叶瓣基本结构采用钛合金整体加工技术，瓣膜结构损坏已非常罕见。手术技术因素，瓣下残留组织过多，血栓形成引起的瓣膜功能障碍偶见。

（4）抗凝问题：机械瓣术后的抗凝治疗应是终身的，这是预防术后血栓形成和栓塞的重要措施。因此，抗凝引起的出血并发症就不可避免，尤其是国人因抗凝引起出血的并发症报道比血栓形成和栓塞的并发症为多。最近，多数专家同意把抗凝治疗的剂量降低到只要使凝血酶原时间延长为正常的 1.5～2.0 倍，明显减少了出血并发症，也未增加血栓栓塞并发症。但最终解决，还需研制出不需抗凝或只需短期抗凝的机械瓣。

3. 生物瓣存在的问题   最主要问题是耐久性远不够理想。在临床的长期随访中发现，生物瓣的 5 年完好率只有 50%，10 年瓣膜损坏率达 70%～80%，15 年达 90%，少数个别可达 20 年。主要原因是瓣叶钙化引起瓣膜失掉功能占 88%，还有瓣叶撕裂、穿孔及退行性变等，最后需要再行换瓣手术。因此瓣膜钙化是影响生物瓣寿命的重要问题，同时也是撕裂和穿孔退行性变的基础，于是研究探索具有抗钙化能力的生物瓣是目前生物瓣研究的热点，一旦圆满解决，生物瓣的使用率将大大提高，因为它不需抗凝，与瓣膜相关的并发症少，血流动力学与生理相近似。

三、人工心脏瓣膜的选择与术后随访

医生在治疗心脏瓣膜病时，应该熟知不同人工心脏瓣膜的优点和缺点，还必须知道如何对植入人工瓣膜的患者进行恰当的术后治疗和随访。目前使用的人工瓣膜至少有 80 多种，要为某个特定患者选择一个最为合适的人工瓣膜，有以下几个重要的因素必须考虑：远期并发症的发生率，是否需要抗凝治疗，患者的年龄，合并疾病的情况，患者的生活方式，解剖和血流动力学因素以及外科医生的经验。没有一种人工瓣膜特别优于其他瓣膜。手术病死率与瓣膜的选择无关，而与患者的全身状况和心肌损害的程度有关，因此瓣膜选择的个体化是十分重要的。另外，人工瓣膜置换还要注意瓣膜的匹配问题，一般来说主动脉瓣口面积要达到患者体表面积的 0.85 倍以上。

值得指出的是如果患者合并严重代谢性疾病，或者心房颤动等疾病需要华法林等药物抗凝治疗时，尽管是老年患者仍然可以选择机械瓣，因为此时生物瓣的最大优势，即无需抗凝的优点不存在了。

人工心脏瓣膜患者的随访：对于人工心脏瓣膜患者的随访工作应该认真仔细。所有患者都应该定时随访。机械瓣膜患者需要终身抗凝治疗，调整口服华法林的剂量，使得国际标准化比值（INR）达到预定指标。抗凝治疗的剂量应该根据患者的年龄及所植入瓣膜的类型、数量和位置等决定，国人抗凝趋向于使用较欧美指南较低的抗凝标准，同样可以获得良好的临床效果。使用猪瓣膜的患者通常需要在手术后头 3～6 个月内进行抗凝治疗。患者每次来复诊，医生都要全面评价患者的健康状况，检查有无出现人工瓣膜并发症的征兆。

第六节   冠状动脉缺血性心脏病

冠状动脉缺血性心脏病（coronary artery ischemic heart disease），亦称冠状动脉粥样硬化性心脏病（atherosclerotic coronary artery heart disease），或称冠状动脉硬化性心脏病，总称为获得性缺血性心脏病（acquired ischemic heart disease），通常称为冠心病，主要是指由于冠状动脉系统的痉挛、狭窄和闭塞而引起心肌缺血、缺氧并具病理基础的一组临床特异症状（如心绞痛、严重心律失常、心源性休克、心力衰竭，甚至室间隔穿孔、心肌破裂）而致死亡的疾病。

冠心病多伴发于高血压，是中老年人群的多发病。欧美等发达国家的致死率远远高于我国。据 1989 年我国卫生部和世界卫生组织 MONICA 的统计资料表明，美国的冠心病致死率为 236/10 万；日本为 20/10 万；中国为 41/10 万。显然我国或者说亚洲明显低于欧美。在我国城市较农村高，城市的冠心病致死率为 36.9/10 万，而农村 15.6/10 万。差异的因素很多，但根本因素是中国人和日本人有素食的习惯。值得注意的是近些年来我国的冠心病发生率在快步

升高，如北京的冠心病死亡率从 21.7/10 万（1973 年）上升至 62/10 万（1986 年）；上海则从 15.7/10 万（1974 年）上升到 37/10 万（1984 年），10 年上升 1 倍多。而一向被认为患病率低的广州也不例外，从 4.1/10 万（1976 年）上升到 19.8/10 万（1984 年），8 年上升了近 5 倍。

【病理与病理生理】

冠状动脉粥样硬化是全身动脉硬化进程的一部分，是全身动脉硬化在冠状动脉的表现。主要病理变化为冠状动脉的细胞内外基质的脂质沉着、积聚、扩大形成浅黄色隆起于内膜的斑块。此种斑块由于其基底部可能出现组织退变、脂肪组织崩解而呈"粥"样，即粥样斑块。粥样斑块可发生钙沉着、溃破或出血，不同程度的凝血块阻塞了冠状动脉的内腔，形成狭窄。相应部位的心肌缺血即冠心病心绞痛，取决于狭窄程度。不严重的狭窄，除再出现血管痉挛外，不会出现心绞痛。为解决临床需要，人们把狭窄分为 4 级（表 53-6-1）。狭窄的程度为Ⅲ级、Ⅳ级时则心肌供血明显下降。在一定条件下，可能出现临床症状或急性心肌梗死。

表 53-6-1　冠状动脉狭窄程度的分级

级别	标准（占正常管腔的百分比）
Ⅰ级	血管内腔直径的 25% 以内
Ⅱ级	血管内腔直径的 26%～50%
Ⅲ级	血管内腔直径的 51%～75%
Ⅳ级	血管内腔直径的 76%～100%

正常人在静息状态时冠状动脉的血流量占心排血量的 4%～5%（250ml 左右），剧烈运动后可增至 10% 以上。冠状动脉血流量受血压水平，特别是舒张压的影响。因为冠状系统主要灌注是在左心舒张期。心室收缩期冠状动脉亦受挤压，只有少量的血灌注。低舒张压是影响冠状动脉血流的主要因素，在冠状动脉发生狭窄时本已减少的血流量进一步降低，加重了局部心肌缺血、缺氧，导致心肌细胞氧分压降低，并破坏了机体冠状动脉系统的生理调节功能与心脏各部位心电负荷的稳定性。临床上则可出现不同程度的心绞痛和心律失常。长时间的严重局部缺血造成局部心肌坏死，室间隔穿孔，乳头肌断裂，心肌梗死及破裂、出血、心包压塞或心室纤颤而导致死亡或猝死。

【临床表现】

心肌的急性或进行性缺血临床上可出现三种表现：心绞痛（angina pectoris）、心肌梗死（myocardial infarction）、猝死（sudden death）。猝死可在无任何先兆和症状下发生。如何防止此情况的发生，仍足临床医师面临的一个挑战。

1. 心绞痛　稳定型心绞痛（stable angina）或称典型心绞痛（classic angina），患者多在劳力活动或情绪激动或过饱食后，出现心前区的压迫感、胸闷、钝痛或剧痛并向左肩放射，稍事休息或平静或口服硝酸甘油后即消失。亦称劳力型心绞痛，占冠心病的大多数，约 80% 以上。但有 15%～20% 的患者并无此典型症状，即疼痛不严重亦不向肩部放射，反复发作，日久出现左心衰竭等症状。也还有一些患者已存在心肌缺血但无症状（silent ischemia）。此类心肌缺血需采用 24 小时心电监测才能发现。长久会出现进行性心力衰竭等临床表现。不稳定型心绞痛（unstable angina）临床表现介于典型心绞痛与心肌梗死之间。舌下含硝酸甘油只能减轻而不能消除，但无心肌梗死的体征和心电图。产生此类心肌缺血的病理基础可能是由于动脉硬化的斑块破裂或（和）血栓形成所致。此时如能及时解除则可消除心肌缺血，否则必然造成心肌梗死或死亡。应急诊住院由心内科医师全面处理。

2. 心肌梗死　在已有冠状动脉粥样硬化或一定程度狭窄的血管腔内，极易出现血栓形成或粥样硬化斑块破溃脱落或局部形成血栓，因而会完全或大部阻断血管血流并致相关区域的心肌严重缺血、迅速坏死，称为心肌梗死。这是冠心病最严重的并发症。梗死的面积越大，穿透心肌越深则容易越多出现穿孔、急性左心衰竭及心源性休克。

3. 猝死　猝死指的是出现急性疼痛后 1 小时内死亡。其原因可能是骤然心室纤颤或心脏循环骤停或急性穿透性梗死而致心肌破裂。如能立即进行电除颤、急救与心肺复苏，则有不少患者可被抢救。

【诊断】

冠心病的诊断首先是临床病史及症状。典型的患者根据病史、年龄和临床表现，一般均可诊断。心电图及负荷试验检查和心肌酶的典型表现可进一步证实，并可作为判断治疗效果的指标。胸部 X 线检查和超声心动图可明确前述并发症和心功能。最准确的诊断方法是冠状动脉造影术，也是针对冠状动脉本身疾病治疗和（或）选择手术方法的最根本标准。也可以进行冠状动脉多排 CT 进行冠心病的初步筛查。

【鉴别诊断】

1. 急性主动脉夹层动脉瘤　急性发作的心前区或上胸部剧痛并放射，这种心绞痛与主动脉夹层动脉瘤难以鉴别。二者的鉴别主要是心肌缺血心绞痛时血压往往降低，心电图呈缺血性改变，X 线检查多数为正常、纵隔影不增宽。相反，主动脉夹层动脉瘤患者在剧痛的同时经常伴高血压，心电图无心肌缺血表现，胸部 X 线检查多数可见纵隔增宽或主动脉影膨大。根据这些一般的鉴别资料，再开始更进一步的检查，如 CTA、MRA 等。

2. 反流性食管炎与滑动性贲门裂孔疝　此类疾病常常也表现为胸前灼痛、钝痛或阵发性胸部钝痛和灼痛，需要与冠心病鉴别。在心电图（包括运动试验）、超声心动图及心肌放射性核素扫描（SPECT）均正常时，可进行食管镜检查。

3. 胆绞痛、胆石症、颌关节滑膜炎和牙痛　此类疼痛症状往往也是心绞痛的一种表现。临床上在一定条件下（如年龄、高血压等疾病）则可能会诊断为心绞痛-冠心病。因此，对表现有此类症状的患者，切不可忘记胆绞痛、胆石症、颌关节滑膜炎与牙痛引起的疼痛，反之亦然。

【治疗】

冠心病的治疗是综合治疗，是心血管内、外科医师协同相互嵌入的治疗。药物治疗是最基本的方法。根据不同类型不同患者可以进行药物治疗，或进行介入治疗，一定条件下需外科治疗。在外科治疗中也脱离不了一定的内科药物配合治疗。当前冠心病的治疗方法可归纳为药物治疗、介入治疗和外科治疗三大类。

1. 药物治疗　多适用于相对单纯或全身许多器官难以接受任何操作的患者。如安静、休息再辅以扩血管药物，如硝酸甘油等；通道阻滞剂抑制交感神经和儿茶酚胺对心肌的影响；钙拮抗剂以及能降低冠状动脉阻力、增加冠状动脉血供的血管紧张素转换酶抑制剂（ACEI）等药物。并针对高脂血症、高血压给予降脂、降压治疗。

2. 介入治疗

（1）球囊扩张术（PTCA）：在冠状动脉造影时发现单支病变并有适应证，立即采用带球囊导管送入狭窄冠状动脉予以扩张，解除梗阻。随着临床经验的积累及技术的进步，对于一些较为复杂的冠心病也在应用，即扩大了其适应证。相对禁忌证为左主干狭窄、弥漫性多处病变以及完全梗阻伴陈旧性心肌梗死的患者。

（2）血管内支架置入术（PTCA with coil stent insertion）：即在 PTCA 的基础上，在扩开后的部位放置特别金属螺旋支架以防止其血栓形成和再狭窄，目前使用较为普遍。但栓塞、闭塞和再狭窄仍待进一步改善。适应证仍存在一些不同意见。

（3）激光打孔心肌再血管化（trans-myocardial laser revascularization，TMLR）：可达到自觉症状好转及活动能力改善。但无长期观察及影像学的证据。适应证确定为无法进行介入或外科手术的患者，或与外科手术联合应用。此技术近年来使用减少。

3. 冠心病的外科治疗　冠心病的外科治疗已有近一个世纪的历史，从 20 世纪初（1916 年

Janeso）采用交感神经切除开始，经历了 51 年，在 1967 年 Favaloro 和 Effler 采用自体大隐静脉行主动脉-冠状动脉狭窄远侧的旁路移植术（aortic-coronary artery bypass graft—CABG）。经过近 10 多年来的技术进步，特别是体外循环（CPB）和心肌保护技术的进步，此手术已取得满意的效果。目前已成为不可或缺的主要治疗手段，包括部分 PTCA 及支架置入失败的患者亦为采用急诊或择期行 CABG 的对象。由于不用 CPB 条件下 CABG 的成功，为重症患者提供了更简化的方法。移植材料的动脉化，提高了桥血管的长期通畅率，使患者手术成功率大幅度上升。近年来，部分中心开展了一些新技术，包括：微创或机器人辅助冠状动脉旁路移植术，具有创伤小、恢复快等特点；杂交手术（hybrid technique），将 CABG 与 PTCA 相结合治疗多支病变，可同期或分期进行，充分发挥内、外科各自优势。

（1）CABG 的手术适应证

1）左主干病变：左主干狭窄＞50％和三支病变，包括左冠前降支均存在＞50％的狭窄，或左前降支和左回旋支起始端明显狭窄≥70％以及易于发生大面积心肌梗死的病变，无论临床有无或轻微心绞痛均应手术治疗。

2）稳定型心绞痛：对药物治疗无效者或造影显示三支病变伴有左前降支狭窄＞50％；左主干狭窄＞50％；左前降支近端狭窄＞70％；心绞痛明显（Ⅲ～Ⅳ级——加拿大心血管协会分级，表 53-6-2）。

表 53-6-2　心绞痛分级（加拿大心血管协会）

分级	临床表现
Ⅰ级	一般体力活动无心绞痛，仅在工作紧张或长时间娱乐活动后出现心绞痛
Ⅱ级	平地快速步行或快上楼梯时出现心绞痛。以通常速度平地行走两个街区或登一层楼无心绞痛。但一般活动轻度受限
Ⅲ级	平地步行不到两个街区即出现心绞痛。体力活动明显受限
Ⅳ级	轻度活动甚至静息时出现心绞痛，但出现时间＜15 分钟。如持续时间更长即为不稳定型心绞痛。表现为轻度体力活动丧失

3）不稳定型心绞痛：加强药物治疗暂时缓解，但很快复发或加强药物治疗无效，心绞痛亦属Ⅲ～Ⅳ级者。

4）急性心肌梗死：急性心肌梗死在溶栓和 PTCA 失败后或伴有心瓣膜疾病者，包括左主干或三支病变者应进行急诊 CABG。

5）PTCA 时的严重并发症，如冠状动脉内膜撕脱形成夹层、出血形成血肿和急性血管闭塞等，应行急诊 CABG。

6）CABG 术后再次出现心绞痛症状，冠状动脉造影证明桥血管已堵塞或狭窄＞50％者，应行二次 CABG 或心肌再血管化手术或二者并用。

7）冠状动脉病变引起的致命性的室性心律失常。

8）严重的三支病变、合并相关瓣膜病变以及复杂的解剖情况不适于其他治疗者。

（2）CABG 的手术禁忌证

1）冠状动脉狭窄的远端血管直径＜1mm。

2）狭窄或阻塞血管供应的心肌区域已完全无存活细胞，无"存活心肌细胞"为相对手术禁忌证。一是要采用正电子心肌断层显像（PET）检查加以验证；二是要根据左心室的功能与狭窄涉及的支数和条件，不能一律概括为禁忌证。

3）心绞痛不严重但存在长时间的重症心功能不全。手术带来的益处很有限。

4）左心室功能不全是否为手术禁忌证是个有争议的问题。争议的核心是左心室功能不全程度缺乏一致原则。过去认为左室终末舒张压（LVEDP）＞20mmHg，射血分数（EF）≤

25％即不宜手术。但近年来提出 EF≤20％的手术适应证尚需认真研究。如果 EF 的低下是由于梗死后瘢痕或室壁瘤所引起，PET 又证明局部有存活心肌只是因缺血不能发挥功能，则应考虑手术。

5）合并存在的多系统疾病、体质虚弱、中枢神经系统疾患或癌症，在此视为相对禁忌证。

（3）CABG 的术前准备

1）质量优良的冠状动脉造影是 CABG 成功与效果良好的基本条件。术前必须再度认真阅片与分析，做出旁路移植的计划。

2）完整的手术设备及辅助设备：包括光源、放大镜及手术器械。这也是手术成功的最基本条件。

3）患者的术前准备：术前对患者全身状况和心脏功能以及冠状动脉各分支情况再做全面评估，可进行头部 CT 扫描、颈动脉超声、乳内动脉超声、包括髂血管在内的下肢动脉和静脉超声，明确手术危险因素，充分改善心功能，纠正心律失常，降低与预防术后的心力衰竭和低排综合征的出现。适度呼吸功能锻炼及调整。准备 Swan-Ganz 导管、IABP 装置，最大限度地减少或避免术后并发症。对患者的心理治疗和精神状态的引导必须加强。患者术前的心态稳定是手术成功的重要因素之一。

（4）CABG 的手术方式与技术

冠状动脉与主动脉旁路移植术即切除一段患者的肢体浅静脉在 CPB（体外循环停搏）或 off-pump（非体外循环不停搏）条件下把静脉逆行与冠状动脉狭窄的远侧端与升主动脉分别做端侧吻合。多处狭窄可采用多支桥血管分别行端侧吻合，也可行序贯式吻合法达到管桥供血的目的。即用静脉桥行侧侧吻合，由于静脉桥的通畅率不够满意，应尽可能行动脉桥即游离左胸廓内动脉与前降支狭窄远端直接吻合的方法。效果明显优于静脉。部分患者也可行全动脉化的旁路移植手术，即采用桡动脉，左、右胸廓内动脉，胃网膜右动脉等自体动脉作为桥血管，而得到全部桥均为动脉移植，提高了长期通畅率，取得了更好的临床效果。

（5）CABG 的效果：CABG 的手术效果早已十分肯定，优于自然生存率。手术死亡率已降至 1％～3％。动脉化的 5 年通畅率高达 97.9％，10 年通畅率仍达 83％（Chaveg 1991）。大隐静脉桥 5 年、10 年通畅率分别为 74％和 41％。当然，应当看到 CABG 只解决了已形成的狭窄问题，并未解决动脉粥样硬化的进程，手术后仍需心内科定期检查，并针对糖尿病、高血脂、高血压等相关问题进行处理。最理想的根本的治疗是解决动脉硬化的问题。

（孟　旭　张海波）

第五十四章 胸主动脉瘤及主动脉夹层

第一节 胸主动脉瘤

【概述】

胸主动脉瘤指的是从主动脉窦、升主动脉、主动脉弓、降主动脉至膈水平的主动脉瘤。降主动脉瘤波及膈下的腹主动脉称胸腹主动脉瘤，亦属胸主动脉瘤的范畴。位于膈肌以下的主动脉瘤称腹主动脉瘤。本章的宗旨是以胸主动脉瘤为主轴，讲解主动脉瘤的相关问题。

胸主动脉瘤和其他部位的主动脉瘤一样，不是一般概念的肿瘤，而是由于先天性或后天性疾患造成主动脉壁正常结构的损害，主动脉在血流压力的作用下，逐渐局部或多处膨大扩张，形状类似肿瘤。主动脉瘤的一般定义为该部位正常血管直径的 1.0～1.5 倍以上的扩张。主动脉夹层动脉瘤另有定义。

胸主动脉瘤并非少见，其年发生率为 10.4/10 万，Bickerstaff LK 等报告（1982 年）人群中的发病率为 5.9/10 万，胸主动脉瘤平均诊断年龄为 59～69 岁，男女比例为 2：1～4：1。主动脉瘤是主动脉病变中预后极为恶劣的疾病，如不及时诊断并进行相应治疗，自然死亡率极高。Bickerstaff LK 等报告主动脉瘤患者的 5 年生存率只有 19%，如果不经过手术治疗 74% 会发生瘤体破裂，而其中 94% 因瘤体破裂死亡。主动脉瘤致死率排在人口死亡率的前 15 名。

【病因和病理生理基础】

胸主动脉瘤是人体主动脉瘤的一部分，另外还有腹主动脉瘤和主动脉分支及四肢动脉瘤。过去占首位的病因是梅毒，现在最多见的是动脉硬化，在中、青年则多见于动脉壁中层囊性坏死及退行性变。现代研究表明，全面而具有实质性的病因与病理生理基础应包括遗传学、生物化学、环境以及流体力学几个方面的全身因素和主动脉解剖结构缺陷的局部因素。

1. 遗传学因素 胸主动脉瘤的遗传学相关疾病包括马方综合征、埃勒斯-当洛综合征、家族性动脉瘤和双叶主动脉瓣疾病。马方综合征已被证实是常染色体显性遗传，并发现在第 15 号染色体上的缺陷编码位置。埃勒斯-当洛综合征也是常染色体显性遗传的一种结缔组织疾病，表现为Ⅲ型胶原合成障碍。主动脉瘤的遗传问题是一个极复杂的多因素机制，涉及几个不同基因的显性表达和突变，影响到脂类代谢、弹性蛋白代谢和动脉硬化的形成。目前比较明确的是第 16 号染色体长臂上基因的变异影响动脉壁弹性纤维结缔组织的完整性。因此，主动脉瘤的发展是通过基因的异常及一系列生物化学等复杂作用，产生动脉粥样硬化，再通过弹性蛋白酶和胶原酶的增加与降解，影响着动脉瘤的发生、形成及预后。

2. 弹性蛋白酶与环境因素 主动脉瘤患者体内的蛋白分解和抗蛋白分解失去平衡，主要是弹性蛋白酶活性的升高。这种升高除遗传因素外，还受许多环境因素的影响，如吸烟、创伤、高血压等均可使弹性蛋白酶升高 2～3 倍。大量弹性蛋白酶的增加，提高了弹性蛋白降解率，在组织学方面引起主动脉壁内弹性纤维结缔组织的裂解，成为动脉瘤形成的基础。另外，除了弹性蛋白酶的活性外，弹性蛋白自身的结构特点也起到了重要作用。弹性蛋白在外力的作用下，可增加其自然伸长率 70%，不仅为动脉提供维持正常纵向上的回缩牵引力，而且也在周径方向上，提供维持正常截面的弹性牵引力。当其被弹性蛋白酶分解后，在纵向上不能提供足够的牵引力，动脉可产生迂曲变形，在周径方向上不能提供足够的牵引力时，动脉便形成瘤样扩张。

3. 胶原酶与环境因素　主动脉瘤形成，逐渐增大以至破裂，除夹层动脉瘤外，是一个慢性过程。在正常情况下，胶原由 3 条螺旋状缠绕的多肽链组成。交织连接紧密，可限制胶原纤维的伸展，维持动脉壁的抗张强度，但胶原的伸展性能仅为弹性纤维蛋白的 1‰，而且在正常情况下绝大部分是作为储备而存在的，仅有 1‰参加维持动脉壁的抗张强度。形成动脉瘤后，一方面激活胶原酶，使胶原降解，另一方面弹性蛋白耗竭，又把压力转嫁于胶原，促使机体动用有限的储备胶原，在补偿过程中又逐渐消耗掉，导致抗张力日益薄弱，瘤体逐渐扩大以至破裂。

4. 流体力学的因素　主动脉解剖学的缺陷与流体力学的作用，仍是一个重要的局部因素。Laplace 定律和动脉粥样硬化斑块，对于主动脉瘤的发生与发展无疑是一个重要因素，至于外伤性、真菌性和梅毒性动脉瘤，其病理生理基础则不尽相同。

主动脉瘤的破裂和其他部位的动脉瘤一样，直接与动脉瘤的大小有关。当管腔的直径（d）增加或管壁的厚度（t）减小时，管壁承受的压力就增加。管壁承受的压力（T）与管内的压力（p）呈正比，可以 Laplace 定律表示：$T = p \times d/t$，由此可见动脉瘤的增长、破裂与血压的密切关系，也说明对于主动脉瘤患者控制血压的重要意义。

【分类】

（一）按病因分类

1. 囊性中层坏死或退行性变动脉瘤（polycystic medial necrotic or degenerative aneurysm）这是当前胸主动脉瘤中最常见的病因。典型者多见于青、中年男性，其好发部位为主动脉根部。由于主动脉环的扩大而产生严重的主动脉瓣关闭不全，向远侧端则多数扩展至右无名动脉起始部而终止，少数向前扩展至主动脉弓及降主动脉。组织学表现主要为平滑肌细胞的坏死及消失，弹性纤维稀少、断裂并出现充满黏液的囊性间隙，致使动脉壁薄弱，形成特殊类型的梭状动脉瘤。

2. 动脉硬化性动脉瘤（arteriosclerotic aneurysm）　动脉硬化所致主动脉瘤，多见于腹主动脉，亦可见于胸主动脉。主动脉弓与降主动脉较升主动脉为多。还可出现广泛的胸主动脉瘤样扩张。动脉硬化是升主动脉瘤的第二大常见病因。

3. 胸主动脉夹层动脉瘤（aortic dissection aneurysm）　亦称主动脉内膜剥离。由于解剖学、病理学或血流动力学的原因，主动脉内膜撕裂，并与中层、外膜分离，在主动脉壁中形成血肿或血流，则形成真腔与假腔，称双腔主动脉。

4. 创伤性主动脉瘤（traumatic aortic aneurysm）　主动脉破裂或撕裂最常见于大血管钝挫伤。由于加速或减速的剪切力和胸主动脉的解剖特点，破裂或撕裂多发生在无名动脉起点稍下方 2cm 左右的升主动脉、主动脉瓣环上方 3~5cm 处和左锁骨下动脉起点的降主动脉即胸主动脉峡部。通常合并急性心包压塞和其他损伤，死亡率通常较高。弓部与腹主动脉较少见。由于高速交通工具的迅速发展，车祸、空难随之增多，创伤性主动脉瘤近年来有增加的趋势。

5. 细菌性或真菌性动脉瘤（bacterial or mycotic aneurysm）　细菌可从主动脉临近组织直接侵犯主动脉壁，但多数是随血运带入的细菌。此种细菌开始多在有损伤的主动脉部位侵入。败血症时，细菌也可通过动脉营养血管而进入动脉壁形成动脉瘤。真菌性动脉瘤多是继发性的，偶亦可见原发真菌性动脉瘤，但继发于感染的动脉硬化性动脉瘤更为多见。在真菌性动脉瘤中最常分离出的病原体为金黄色葡萄球菌、表皮葡萄球菌、沙门杆菌和链球菌。

6. 先天性胸主动脉瘤（congenital thoracic aortic aneurysm）　先天性胸主动脉瘤较少见，包括主动脉窦瘤及胸主动脉峡部动脉瘤。先天性胸主动脉瘤常见于合并先天性主动脉瓣狭窄、动脉导管未闭以及先天性主动脉缩窄的患者。

7. 梅毒性胸主动脉瘤（syphilitic thoracic aortic aneurysm）　梅毒性主动脉瘤已少见，它是梅毒性主动脉炎的后期并发症，一般是在感染梅毒（下疳）后的15～30年出现。梅毒性主动脉炎引起的营养血管闭塞性动脉内膜炎，导致缺血性损伤，破坏主动脉中间层的弹性和肌肉结构。

（二）按病理分类

根据主动脉的病理解剖改变分为三种类型。

1. 真性主动脉瘤　指主动脉瘤壁全层均有病变扩大或突出而形成的主动脉瘤。

2. 假性动脉瘤（pseudoaneurysm）　指动脉壁被撕裂，血液自此破口流出被主动脉临近的组织包裹而形成的血肿。这种血肿与主动脉周围组织粘连并与主动脉腔相通，形似真性动脉瘤，但瘤壁无内膜组织。

3. 夹层主动脉瘤　又称主动脉内膜剥离，由于内膜局部撕裂，受强力的血流冲击后，内膜剥离扩展，并在主动脉壁之间形成血肿和假腔血流，这是另外一个概念的胸主动脉瘤。

（三）按形态分类

主动脉瘤可呈不同的形态，治疗的方法亦不尽相同，概括起来可分为三种类型。

1. 梭形主动脉瘤（fusiform aortic aneurysm）　以主动脉为中心向周围扩张似纺锤，两端为正常或近似正常的主动脉，中间呈瘤样扩张，多见于动脉硬化引起的主动脉瘤。也可呈一端大一端正常者，如马方综合征时的升主动脉瘤。

2. 袋形或囊状主动脉瘤（saccular aortic aneurysm）　主动脉管壁在一侧出现局部破坏、变薄而抗张力减弱，再因血液流体力学的冲击而局部膨出，形成袋形膨出，成为袋形主动脉瘤，常见于梅毒性和细菌或真菌性主动脉瘤，有多发倾向。

3. 混合型主动脉瘤（diffuse or mixed aortic aneurysm）　主动脉呈广泛的弯曲扩张，形态多样，常见于缩窄性大动脉炎时的主动脉瘤，也见于动脉硬化性主动脉瘤。

（四）部位分类

胸主动脉瘤按解剖部位分为：

1. 主动脉窦瘤（aortic sinus aneurysm）　主动脉窦瘤一般认为是先天性的，并可突入心腔，以至破入心腔形成主动脉心腔瘘，临床上出现主动脉关闭不全的表现，为一种特殊类型的动脉瘤。

2. 升主动脉瘤（ascending aortic aneurysm）　在梅毒未被控制前，为引起升主动脉瘤最常见的病因。当前最常见病因为主动脉中层囊性坏死和退行性变。

3. 弓部主动脉瘤（aortic arch aneurysm）　弓部主动脉瘤可独立存在，也可由升主动脉瘤向上伸展而形成。

4. 降主动脉瘤（descending aortic aneurysm）　当前降主动脉瘤最为常见者为De-BakeyIII型主动脉夹层动脉瘤；其次是动脉硬化性或先天性降主动脉瘤，或假性动脉瘤。

5. 胸-腹或腹-胸主动脉瘤（thoracic abdominal or abdominal-thoracic aneurysm）：主动脉瘤位于降主动脉与腹主动脉过渡段——膈段，以胸部降主动脉为主者称胸-腹主动脉瘤。如果以腹主动脉的病变为主只是降主动脉的远心端受侵者则称腹-胸主动脉瘤。

【病程与预后】

胸主动脉瘤从总体上讲自然经过险恶，预后不良。据报道，胸主动脉瘤年平均增长0.1～0.42cm。但病因不同也有差异，接受手术治疗其预后也有改变。当今梅毒性主动脉瘤已几乎不见。Bickerstaff. LK等报告（1982）未治疗的胸主动脉瘤，患者5年死亡率81%。动脉硬化性主动脉瘤，如瘤的直径大于7cm者，动脉瘤破裂的危险性大增，将有70%～80%在近几年内破裂，因而升主动脉直径大于5.5cm者或降主动脉直径大于6.5cm或瘤体年增长大于1cm即为手术适应证。1980年Pressler V和Mc Namara JJ报告，动脉硬化性动脉瘤90例分析表明，未手术切除破裂而死亡者比例明显高于手术死亡者。创伤性动脉瘤形成后如不治疗则可破裂致死。如果手术，则其生存寿命可能达正常人的水平。预后不良的原因除主动脉破裂外，主要的原因是伴发的心血管疾病，如主动脉瓣关闭不全、高血压、冠心病及脑动脉供血不全，还有糖尿病等。这类并发症会加速病变进程，引起心力衰竭，其预后更加险恶。

【临床表现】

（一）症状

主动脉真性动脉瘤和假性动脉瘤发病早期均无明显症状，多数是在体检时偶然发现；随着动脉瘤的增大，压迫或阻塞动脉瘤周围的组织和器官时，才出现相应的症状和体征。

1. 疼痛   主动脉真性动脉瘤和假性动脉瘤患者约半数就诊时有疼痛的症状，主要表现为背部、肋部或腰部疼痛，多为钝痛或刺痛。上述疼痛多为持续性，可因呼吸运动或体力活动而加剧。疼痛的机制可能为动脉瘤增大、扩张，牵拉动脉壁内神经末梢或压迫周围组织。如出现剧烈胸痛多由动脉瘤压迫侵犯胸骨、肋骨、椎体及脊神经根等引起。

2. 压迫症状   瘤体压迫气管或支气管可引起喘鸣、呼吸困难或咳嗽，如压迫支气管引起远端分泌物潴留，可发生阻塞性肺炎。如瘤体直接侵蚀支气管或肺实质，可引起咯血。压迫交感神经节可引起 Horner 综合征。压迫上腔静脉可出现上腔静脉阻塞综合征的表现。

3. 心功能不全与心绞痛   心功能不全与心绞痛主要表现在升主动脉根部动脉瘤的患者，此类患者常伴有严重的主动脉瓣关闭不全。心绞痛的原因有二：一是由于严重的主动脉瓣关闭不全，导致舒张压过低而产生冠状动脉供血不足引起；二是合并有冠状动脉粥样硬化性心脏病，因此 50 岁以上患者，手术前常规行冠状动脉造影检查，如有冠状动脉阻塞，需在动脉瘤手术同时行冠状动脉旁路移植手术。

（二）体征

物理检查所发现的体征与病因有密切关系，由于动脉瘤腐蚀胸骨、肋骨、椎骨出现的胸廓膨隆以至搏动性肿块，多见于梅毒性动脉瘤，现已几乎见不到。可见到的胸廓畸形多为马方综合征合并的扁平胸、漏斗胸或鸡胸。因升主动脉瘤或（和）主动脉弓部瘤压迫上腔静脉而出现上腔静脉压迫综合征。如动脉瘤压迫一侧喉返神经可致声带麻痹。伴有主动脉瓣关闭不全者，听诊主动脉瓣区可闻及舒张期杂音，并伴有周围血管征——水冲脉、枪击音和毛细血管搏动征。主动脉弓部瘤影响颈部血管，压迫星状神经节则可出现 Horner 综合征。

【诊断】

1. 超声检查   胸部超声检查虽然有助于评价动脉瘤的形态与范围，但因其影像与肺组织重叠，诊断的意义不大。

2. 计算机断层扫描（CT）   CT 扫描对显示全部胸主动脉尤为有效，除了诊断之外，还可以显示主动脉的部位与范围，而且可显示大血管分支和邻近脏器的影像，同时可以显示矢状面、冠状面、斜位与三维图像。在目前的诊疗过程中，CT 已成为胸主动脉瘤的首选影像学检查。

3. 磁共振成像（MRI）   MRI 在胸主动脉瘤的诊疗过程中也起着重要作用。与 CT 相比，MRI 可以更清楚地从内膜和周围组织中区分出动脉与静脉，同时可以进行血流定量，其精确度类似传统的血管造影。

4. 主动脉造影   主动脉造影也是评价胸主动脉瘤的重要方法，但因其是有创检查，现已被 CT 和 MRI 所取代，临床上较少采用。

【鉴别诊断】

1. 纵隔肿瘤   邻近心脏和胸主动脉的肿瘤，其症状、体征和 X 线征象与胸主动脉瘤相似，可引起误诊。后纵隔神经源性肿瘤体积较大时可与降主动脉瘤混淆，但应用超声、CT、MRI 检查不难鉴别。

2. 中心型肺癌　不典型的中心型肺癌向纵隔内生长，与主动脉弓、降主动脉关系紧密，不易与该部位的动脉瘤区别。但胸部 CT、MRI 可予以鉴别。另外，肺癌患者呼吸道症状更典型，并可取病理检查明确诊断。

3. 食管癌　中下段食管癌与降主动脉瘤同在后纵隔内，X 线检查时可混淆。但食管癌有吞咽困难的症状，食管钡餐造影和纤维食管镜检查可以明确诊断。

【治疗】

胸主动脉瘤一旦明确诊断，直径大于 50mm，无论有无症状，只要无手术禁忌证，均应及早手术。目前，动脉瘤切除、人工血管替换是治疗动脉瘤最有效的方法。而严重的心、肺、脑、肝、肾功能不全，经内科治疗无明显改善，全身情况差者为手术禁忌证。

1. 对单纯升主动脉瘤的患者可在体外循环下行动脉瘤切除，人工血管置换术。如同时合并主动脉瓣病变，则可行 Bentall 手术（主动脉瓣置换＋左、右冠状动脉口移植＋升主动脉置换）或 Wheat 手术（主动脉瓣置换＋升主动脉置换，保留主动脉窦部，不行冠状动脉口移植）。

2. 对升主动脉瘤合并主动脉弓降部动脉瘤的患者，如全身情况许可，可一期在体外循环下行升主动脉置换＋主动脉弓置换＋胸降主动脉支架型血管植入手术（此术式最先由首都医科大学附属北京安贞医院孙立忠教授应用，故称 SUN 氏手术）。

3. 对单纯降主动脉瘤患者，可经第 4 肋间左后外开胸，在常温非体外循环下或左心-降主动脉转流下行胸降主动脉瘤切除＋人工血管置换术。

【手术并发症】

1. 出血　是主动脉外科最常见的并发症，常由吻合技术不当，吻合不平整；深低温停循环或体外循环时间过长，凝血因子消耗过多；鱼精蛋白中和肝素不足或过量，肝素反跳等引起。手术中操作轻柔精确，尽量缩短体外循环和深低温停循环时间，适当中和肝素，可减少术中出血发生率。

2. 冠状动脉缺血　为主动脉外科另一常见并发症，常由于冠状动脉吻合口扭曲，张力过大，或血肿压迫引起。术中对冠状动脉开口充分游离，吻合对位准确，无成角和扭曲可预防此类并发症。

3. 中枢神经系统并发症　多由术中栓塞、神经系统保护措施不当、停循环时间过长、灌注压过低引起。术中采用适当的脑保护措施，注意术中排气和清除血栓，尽量缩短停循环时间可有效地减少此类并发症。

4. 截瘫　胸降主动脉术后截瘫发生率为 4%～32%。主要原因是主动脉阻断时间过长以及瘤体大主动脉移植的范围广泛。应用保护性的转流方法，重视肋间动脉的重建，可显著降低此并发症。

5. 肾衰竭　胸主动脉瘤术后肾衰竭发生率为 2.8%～10.5%。多因术中肾动脉缺血-再灌注损伤。保护措施是术中下半身转流灌注，维持充足的灌注压和流量，术后避免使用肾毒性药物等。

【外科手术疗效】

一项 meta 分析报道，主动脉根部病变行 Bentall 手术，择期手术死亡率为 1.5%，限期手术（确诊到手术间隔少于 7 天）死亡率为 2.6%，而急诊手术死亡率为 11.7%。David 等报告 1131 例主动脉弓部的手术治疗，患者平均年龄为 64.1 岁，手术死亡率为 9.9%。2008 年 Shimamuva 等报告 126 例主动脉弓部手术，围术期死亡率仅为 3.2%，脑卒中发生率为 5.6%，脊髓损伤发生率为 6.3%。我国孙立忠教授报告 500 例 SUN 手术，围术期死亡率为 3.6%，一过性脑损害发生率为 11.4%，脊髓损伤发生率为 1.8%。单纯胸降主动脉手术的死亡率在 20 世纪 90 年代以前为 17.78%，而 20 世纪 90 年代以后则降至 3.61%。

第二节　主动脉夹层

【概述】

主动脉夹层是一种病情凶险、死亡率高的急性主动脉疾病。由于各种原因造成主动脉壁内膜出现破口，主动脉腔内高压血流经内膜裂口进入主动脉壁间，纵行剥离而形成主动脉夹层。如果未能及时诊断和治疗，死亡率极高。24 小时内有 25% 的患者死亡，1 周内 50% 患者死亡，75% 患者 1 个月内死亡，90% 患者 1 年内死亡。主动脉夹层的年发病率为 5～10/100 万。

【病因与病理生理】

（一）病因

各种原因造成的主动脉壁退变或中层弹性纤维和平滑肌病变是主动脉夹层形成的内因，而主动脉腔内血流动力学变化是夹层形成的外因。导致主动脉壁病变的病因包括马方综合征、囊性中层坏死、主动脉瓣二瓣畸形、巨细胞主动脉炎、主动脉缩窄等先天性主动脉疾病，还包括外伤、医源性损伤（主动脉插管、介入造影等操作）等。随着年龄的增长，粥样硬化斑块浸润、损伤动脉壁也会导致主动脉夹层。此外，主动脉腔内血流动力学变化是主动脉夹层形成的最重要原因。临床观察 70%～90% 的主动脉夹层患者伴有高血压或高血压病史。

（二）病理生理

动脉内膜撕裂，动脉管壁剥离并在动脉壁中间蔓延扩大以至动脉全程，是动脉夹层的基本病理发展过程。主动脉内膜撕裂最多见于升主动脉的近心端和降主动脉的起始端。心脏位于胸骨和脊柱之间，每次心脏收缩时，主要向左右两侧移动，加上头臂干的固定牵拉，由此引起升主动脉和胸降主动脉产生扭曲和侧向活动。另外，心脏左心室收缩期射血对主动脉壁的冲击力也以升主动脉近心端和弓降部最大。内膜一旦撕裂，由于血流的顺向和逆向冲击，剥离的范围越来越大，这对于伴有高血压的患者更为严重。血液黏稠度、左心室收缩速率也是夹层扩展的因素。

动脉壁的剥离，血肿蔓延多在内膜与中层的内 1/3 和外 1/3 这一层面之间发展。主动脉壁中层分离后被血液充盈形成一个假腔，形成双腔主动脉。夹层顺行或逆行剥离，可破入胸腔或心包腔，导致失血性休克死亡或急性心包压塞死亡。夹层远端可出现内膜再破口，为假腔血流提供出口，从而降低假腔压力。通常内膜再破口位于主动脉分支处或附近，一个至数个不等。

假腔持续扩张和真腔受压变窄或塌陷是主动脉夹层最重要的病理生理改变。急性期主动脉夹层患者死亡原因多由于假腔破裂，即使未发生破裂出血，也可以由于流体力学的变化导致假腔内血液通过薄弱的中膜和外膜外渗，形成心包或纵隔血肿。随着时间的推移，假腔逐渐扩张，受累的主动脉管径明显扩大，形成主动脉夹层动脉瘤。假腔由于血液的充盈压迫内膜片突入真腔，使主动脉真腔受压变窄，并累及主动脉各分支血管，甚至导致脏器缺血或梗死，特别是冠状动脉、头臂干、脊髓动脉、腹腔干动脉、肠系膜上动脉、双肾动脉及髂动脉等。

（三）解剖与分型

主动脉起自左心室，上升部称升主动脉，至无名动脉则横行至左锁骨下动脉，此部分称主动脉弓，沿脊柱左侧下降称降主动脉。在膈部穿过膈肌的主动脉裂孔进入腹部则为腹主动脉，直达左、右髂动脉分叉为止。

DeBakey 分型和 Stanford 分型是目前两种被国际广泛应用的主动脉夹层的分型。前者根据原发内膜破口对的位置及夹层累及范围分型，后者仅以夹层累及范围分型（图 54-2-1）。

DeBakey Ⅰ型：内膜破口位于升主动脉，夹层累及升主动脉和主动脉弓，范围广泛者可同时累及胸降主动脉和腹主动脉；DeBakey Ⅱ型：内膜破口位于升主动脉，夹层剥离范围仅局限于升主动脉；DeBakey Ⅲ型：内膜破口位于左锁骨下动脉开口以远，升主动脉和主动脉弓未受累。夹层剥离局限于胸降主动脉者为Ⅲa型，夹层累及腹主动脉者为Ⅲb型。

Stanford分型，凡夹层累及升主动脉者均为A型，包括DeBakey Ⅰ型和DeBakey Ⅱ型；夹层仅累及胸降主动脉者为Stanford B型。

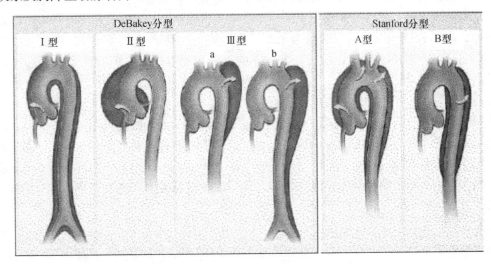

图54-2-1 主动脉夹层分型

主动脉夹层除按其病变部位分类，还可以根据起病的缓急分类。以最初症状发作至临床诊断的时间来定义，发病在2周以内的为急性主动脉夹层，而慢性主动脉夹层是指发病在2周或2周以上者。主动脉夹层死亡率及其进展的风险随着时间的推移而逐步降低。

【临床表现】

1. 疼痛 90％的患者突发前胸、后背或腹部剧烈疼痛，多为撕裂样或刀割样疼痛，持续性，难以忍受。疼痛有放射性，一般沿主动脉长轴向下传导。

2. 高血压 急性期患者常常烦躁不安、大汗淋漓，并伴有高血压。这可能与主动脉弓压力感受器释放儿茶酚胺，或由于肾缺血导致肾素-血管紧张素系统激活所致。出现心包压塞或冠状动脉供血受阻引起心肌梗死时可出现低血压。

3. 脏器缺血

(1) 神经系统缺血表现：当主动脉弓部三大分支受累时，可出现头晕、晕厥等症状，严重者可出现偏瘫、昏迷等表现。夹层累及肋间动脉或腰动脉，影响脊髓供血时，可出现截瘫症状。

(2) 肢体缺血表现：急性夹层扩展至髂动脉、股动脉，可以出现急性动脉闭塞表现，即下肢发凉、发麻、突发剧烈疼痛。夹层累及四肢动脉查体时常有脉搏减弱甚至消失等表现。

(3) 肠道、肾缺血表现：肠系膜上动脉受累可引起肠道缺血表现。出现肠绞痛、肠梗阻等症状。肾动脉受累时可以出现肾区疼痛、少尿、血尿等，甚至出现急性肾衰竭。

4. 破裂表现 主动脉夹层可以破入心包腔引起急性或慢性心包压塞，也可以破入胸、腹腔出现胸腔积液、失血性休克，还可以破入食管、气管出现呕血、咯血等表现。心包压塞时，患者可出现颈静脉怒张、奇脉等体征。血胸时患者肋间隙饱满，叩诊呈实音；听诊时呼吸音减弱；胸腔穿刺时抽出血液。

5. 主动脉瓣关闭不全及其他表现 夹层剥离可以造成主动脉瓣交界撕脱，引起急性主动脉瓣关闭不全，出现急性左心衰竭表现，如呼吸困难、咳粉红色泡沫痰等。患者心前区可出现舒张期反流性杂音。慢性期可出现毛细血管搏动征及股动脉枪击音等。随着慢性夹层动脉瘤的扩张，还可以出现压迫症状，如声音嘶哑、声带麻痹、吞咽困难、刺激性咳嗽等。

【诊断与鉴别诊断】

了解主动脉夹层的临床表现的特点后，典型的主动脉夹层就不难诊断，要注意其疼痛的性质、部位和突发性的特点，加上血压高的特点，应该立刻考虑此病并做进一步的检查。

实验室检查可见白细胞升高，纤维蛋白降解产物增多等。心电图一般无异常表现，多数病例伴左室高电压，可与急性心肌梗死鉴别。少数病例主动脉夹层累及冠状动脉开口可出现心肌梗死表现。胸部 X 线检查的典型表现为上纵隔影增宽、主动脉弓出现局限性隆起、主动脉出现双层钙化影等。即使胸部 X 线检查正常也不能除外主动脉夹层，但有助于鉴别肺栓塞和气胸等。经胸超声心动图检查的最大优点是操作简单。它可以移到患者床旁，能对病情较重或血流动力学不稳定的可疑主动脉夹层患者进行初筛检查。可以显示升主动脉管腔和内膜片，同时评价心脏瓣膜功能、有无心包积液。对 A 型主动脉夹层的诊断灵敏度可达 78%～100%，但对 B 型主动脉夹层诊断的灵敏度仅为 36%～55%。经食管心脏超声检查灵敏度高，但操作复杂，临床应用受限。早在 20 世纪 90 年代，磁共振检查（MRI）就被应用于主动脉夹层的诊断。不需要使用造影剂，可准确显示真、假双腔，可显示内膜破口及夹层累及范围。但成像时间长，图像易受呼吸、心率等干扰。

自螺旋CT于 20 世纪 90 年代问世以来，CT 血管成像（CT angiography，CTA）被视为主动脉疾病诊断最重要的方法。可以准确显示主动脉双腔影、内膜破裂口位置、主动脉剥离范围、主动脉分支受累情况及主动脉壁钙化状况等。图像采集时间短、成像清晰，对主动脉夹层诊断的特异性和敏感性接近 100%。CTA 检查时需使用含碘造影剂，可能造成肾功能损害。主动脉造影为有创性检查，B 型主动脉夹层进行腔内覆膜支架置入手术时需要在主动脉造影下进行。

急性主动脉夹层有时会被误诊为急性心肌梗死或肺栓塞。心电图、心肌标志物可明确急性心肌梗死诊断。血氧降低，纤维蛋白降解产物增多，肺通气灌注扫描可确诊肺栓塞。

【治疗】

主动脉夹层的自然预后很差，因此强调积极抢救治疗，根据分型采取内科治疗与外科手术相结合的方法。目前公认 A 型主动脉夹层的治疗应以外科手术为主或外科手术与腔内治疗联合应用。术后的长期药物治疗可以降低患者远期病死率；B 型主动脉夹层可经内科治疗而稳定，也可以采用腔内覆膜支架治疗。欧洲主动脉夹层的治疗指南认为无并发症的 B 型主动脉夹层应首选内科药物治疗。B 型主动脉夹层出现破裂、分支动脉阻塞缺血、动脉直径扩张＞5cm或药物治疗过程中出现持续疼痛时应选择外科手术或主动脉腔内修复术治疗。但我国 B 型主动脉夹层患者多为青壮年，长期按时服用治疗抗高血压药物控制率较低，遵医嘱随访率低。所以多数 B 型主动脉夹层患者在发病后 3～5 年内出现胸腹主动脉瘤样扩张，危及生命。积极治疗 B 型主动脉夹层，根据病情选择外科手术或主动脉腔内修复术，再辅以内科药物治疗，可以有效改善我国 B 型主动脉夹层患者的预后。

（一）内科治疗

1. 降血压治疗　治疗的关键是控制血压和降低心率。80% 的主动脉夹层患者合并高血压。血压正常的主动脉夹层患者降压治疗也是有益的。资料显示，主动脉破裂在血压控制不良患者中的发生率是血压控制良好患者的 10 倍左右。研究表明，左心室射血速度是影响主动脉壁剪切应力的重要因素。主动脉壁剪切应力增加会造成夹层持续剥离和主动脉壁破裂。药物治疗的原则是降低左心室最大射血速度和降低收缩压。降血压、降心率是急性主动脉夹层抢救的关键。治疗目标是将收缩压降至 100～120mmHg，心率降至 60～80 次/分。常用药物包括硝普钠、硝酸甘油等。

2. 止痛及其他治疗　所有确诊急性主动脉夹层患者或高度怀疑有主动脉夹层的患者均应严格卧床休息。予以急诊监护，监测心率、血压、意识状态、尿量、下肢活动情况、腹部症状等。疼痛是主动脉夹层分离扩展的指标之一。而疼痛可以加重患者的高血压和心动过速，增加心脏后负荷，增加心肌缺血的风险，增加主动脉破裂的风险。所以对急性主动脉夹层患者充分镇痛尤为重要。在血压相对稳定，而患者又出现疼痛症状时，可及时给予吗啡或哌替啶止痛。一般采用静脉或肌内注射的方式。极少数患者在等待手术期间疼痛剧烈，烦躁不安，可以静脉持续泵入麻醉药物。

（二）外科治疗

1. 手术治疗　尽管主动脉夹层外科手术治疗的结果在国内外不同医疗中心差异较大，但对于急性 A 型主动脉夹层应积极外科手术目前已经达成共识。外科手术的主要目的是防止急性心包压塞、夹层破裂出血和严重脏器缺血导致的患者死亡。通过内膜破裂口的修补、夹层累及动脉的切除、人工血管的置换，恢复主动脉及其分支血管的血流，最大限度地消灭假腔。外科手术的另一个目的是纠正夹层导致的主动脉瓣关闭不全，可采用瓣膜成形术或人工瓣膜置换术。A 型主动脉夹层的手术死亡率 9%～33%。

2. 腔内治疗　1991 年，Parodi 等人应用腔内修复术（endovascular repair，EVR）治疗腹主动脉瘤获得成功。1993 年，Walker 等应用 EVR 治疗 B 型主动脉夹层也获得成功。EVR 的治疗原理是将带记忆合金支架的人工血管通过远端动脉导入主动脉夹层真腔内，利用记忆合金的弹性扩张力将人工血管支撑固定于夹层破口近端的正常主动脉壁，封闭内膜破口，阻止血流进入假腔，达到重建主动脉壁，防止夹层继续剥离、假腔进一步扩大等风险。与传统开胸手术相比，EVR 治疗具有微创、简捷、有效的特点。但要严格掌握 EVR 治疗的适应证和禁忌证。

（三）治疗结果

急性 A 型主动脉夹层由于病情危重、手术技术复杂，各医学中心之间手术死亡率差异较大。围术期死亡的主要原因是术后出血和急性心力衰竭。随着影像诊断的进步、手术技术的提高和人工材料的改善，手术死亡率明显降低。目前国内首都医科大学附属北京安贞医院心脏大血管中心孙立忠教授团队手术死亡率已经降至 5% 以下。

B 型主动脉夹层患者早期死亡率明显低于 A 型夹层。近年，国内研究证实腔内介入治疗 B 型主动脉夹层，早期院内死亡率为 2.2%～8.4%，明显低于内科保守治疗和传统外科手术。

（张宏家　刘愚勇　王晓龙　郑　铁）

第五篇

泌尿、男性生殖系统外科

第五十五章 泌尿及男性生殖系统疾病的检查和诊断

泌尿系统（urinary system）及男性生殖系统（male genital system）疾病的检查和诊断与其他疾病相似，以完整的病史和系统的体检为基础，选择必要的特殊检查以明确诊断，决定治疗的方法。诊断力争快、准、省，尽可能减轻患者负担，其目的是为了患者得到更好、更及时的治疗。如果诊断的同时可以治疗，如内镜检查，则争取结合进行。

第一节 病史和常见症状

泌尿系统是形成和排泄尿液的管道系统，尿生成障碍将引起肾功能不全，患者可以有贫血、恶心及呕吐等症状，有时也可能出现发热、消瘦、全身无力等症状，这些将在内科学中介绍。泌尿系统常见的症状有：与排尿或尿液相关的症状；尿道分泌物；局部和放射性痛；性功能症状以及全身症状和胃肠道症状。后两者为非特殊性表现。

一、病史

在诊断中病史十分重要，完整的病史应包括三部分，主诉、现病史、既往史和家族史，每部分都将为患者的诊断和治疗提供重要的阳性或阴性发现。必须问清可能诱发疾病的原因、疾病持续的时间、严重程度、周期性以及急、慢性等。医生必须耐心听取患者的诉说，尽量少主观推断。

二、常见症状

（一）与排尿相关的症状

1. 尿频（frequency） 排尿次数增多或伴有每次尿量减少，严重者几分钟排尿一次，每次尿量仅数毫升。正常膀胱容量男性约400ml，女性约500ml。正常成人白天排尿5~6次，夜间0~1次。生理状态下，排尿次数与饮水量多少、气候冷暖、出汗多少、精神紧张状态等有关。尿频的原因：尿液产生过多（多尿症）；功能性膀胱容量减少；膀胱不能排空。每次尿量正常而排尿次数增多，见于糖尿病、尿崩症、原发性醛固酮增多症、急性肾衰竭多尿期等。功能性膀胱容量减小可见于膀胱黏膜受炎症细胞及炎症因子刺激，急性、慢性膀胱炎，特异性和非特异性膀胱炎，均有膀胱黏膜充血、水肿，甚至形成溃疡，刺激膀胱而导致尿频；膀胱容量减少如因膀胱结核或间质性膀胱炎引起，病程较长时，长期炎症细胞刺激及组织修复，形成广泛的纤维化，最终可导致膀胱挛缩，尿频症状十分严重。由男性前列腺增生、女性膀胱颈硬化等原因导致的下尿路梗阻，可引起膀胱顺应性降低，膀胱黏膜敏感性增高，导致尿频，首先表现为夜尿增多。此外膀胱周围性病变盆腔脓肿、阑尾炎、子宫肌瘤、妊娠时增大的子宫、输尿管壁内段结石等原因，膀胱周围的炎症或占位病变，可刺激和压迫膀胱均可引起尿频。

2. 尿急（urgency） 有尿意即迫不及待地排尿，而不能自行控制。当膀胱容量和功能正常时，有尿意时可延迟排尿。但是当有炎症刺激、膀胱顺应性降低、膀胱功能异常等情况时，排尿则不能受主观意志控制，重者出现急迫性尿失禁。

3. 尿痛（urodynia）　排尿初、排尿过程中、排尿末或排尿后感尿道疼痛。常为膀胱、前列腺、尿道炎症引起，可如烧灼或刀割样，初始或终末加重。排尿终末剧痛常为膀胱内，特别是膀胱三角区病变。

4. 排尿困难（dysuria）　包皮口或尿道各个部位狭窄都可引起排尿困难。临床上最常见的原因是膀胱出口梗阻，以良性前列腺增生最为常见，表现为排尿等待、尿线无力、尿后滴沥、尿线中断、尿潴留等。

5. 尿失禁（urinary incontinence）　排尿不能控制，尿液自行流出。可分为四类：①真性尿失禁，尿道括约肌及膀胱失去控制尿液排出的功能。先天及后天的神经性病变、良性前列腺增生手术损伤尿道括约肌均可造成真性尿失禁。②充溢性尿失禁，由于膀胱排空障碍，导致膀胱过度充盈引起尿液不断溢出，常见于前列腺增生导致的尿潴留。③压力性尿失禁，多发生于中老年女性患者，当腹压增加（如咳嗽、喷嚏、提重物、大笑）时发生尿液不自主排出。④急迫性尿失禁，严重尿频、尿急时不能控制尿液流出表现为尿失禁，常见于急性膀胱炎，尿急不能控制，也可因为上运动神经元病变所致。

6. 遗尿（enuresis）　遗尿是睡眠时的不自主排尿。3 岁以前的儿童遗尿多为生理性。对于大于 6 岁仍有遗尿的儿童，就应进一步检查。泌尿系统病变（如神经源性膀胱、感染、后尿道瓣膜、远端尿道狭窄等病理因素）可引起遗尿，此外大脑皮质发育迟缓、睡眠过深、遗传等因素也可引起遗尿。

（二）与尿液性状相关的症状

1. 血尿（hematuria）　血尿是指尿中有血，包括镜下血尿和肉眼血尿。肉眼血尿为肉眼能见到血色的尿液，1000ml 尿中含 1ml 血液即呈肉眼血尿。通过显微镜见到的血尿为镜下血尿，镜下每高倍视野有 3 个以上红细胞有意义。血尿程度与疾病的严重程度不呈正比。

根据血尿在排尿过程中出现的时间分为初始血尿、终末血尿、全程血尿，三种血尿提示不同部位病变出血所致。①初始血尿，血尿见于排尿初期，临床相对少见，病变位于尿道或膀胱颈部，通常是由于炎症感染引起。②终末血尿，血尿见于排尿终末，病变多继发于后尿道、膀胱颈部或膀胱三角区，因为排尿终末时膀胱颈部收缩，挤出残余的尿液，此类血尿多由炎症引起。③全程血尿，血尿见于尿液全程，最常见，病变位于肾、输尿管和膀胱。

注意血尿同时伴有的相关症状和体征，血尿与活动的关系，血尿颜色及血块形状和大小等对疾病的诊断和鉴别诊断有较大帮助。血尿伴剧烈肾区绞痛，常为上尿路结石或血块引起肾盂及输尿管痉挛所致。无痛肉眼血尿甚至伴血块，尤其是中老年人群，可能为泌尿系统肿瘤引起，如合并蚓状血块，提示血凝块在输尿管中凝结后排出，提示出血部位为上尿路。血尿伴膀胱刺激症状（尿频、尿急、尿痛等）可能为泌尿系统炎症或结核。

此外，并不是肉眼所见的红色尿液均是血尿，有些食物（如甜菜根、食物添加色素、酚酞等）也引起尿色变红，但尿中无红细胞。

2. 其他尿液性状异常　脓尿，尿沉渣显微镜检查每高倍视野超过 5 个白细胞为异常，常提示泌尿系统感染，包括非特异性细菌感染，大肠埃希菌为常见致病菌；也包括非特异性炎症，如结核和淋球菌感染。气尿提示尿道可能与消化道相通，见于结肠癌、Crohn 病。乳糜尿，多数为血丝虫病阻塞淋巴管引起，也可以是乳糜血尿。无尿、少尿常为肾衰竭的表现，24 小时尿量少于 400ml 为少尿，少于 100ml 为无尿。

（三）尿道分泌物

黄色、黏稠的脓性分泌物是淋球菌性尿道炎的典型症状。而非特异性尿道炎则多表现为少量水样、白色稀薄的分泌物，常由衣原体、支原体性尿道炎所致。慢性前列腺炎患者常在清晨排尿前或排便后尿道口有少量黏稠分泌物。血性分泌物提示尿道肿瘤。

(四)疼痛及放射性痛

疼痛也是泌尿外科疾病常见的症状,泌尿生殖系统引起的疼痛可以较严重,并且常与泌尿系统梗阻和感染有关。疼痛可以是病变器官局部疼痛,也可以是放射性痛。

1. 肾区及输尿管走行区的疼痛 肾绞痛为泌尿系统疾病导致疼痛最为常见的急症,当肾盂输尿管连接部或输尿管由于小结石、血块等引起的急性梗阻,肾盂、输尿管平滑肌痉挛时,常发生肾绞痛,疼痛为阵发性,剧烈难忍,患者辗转反侧不安,大汗,伴有恶心、呕吐,可伴有放射性痛,疼痛从脊肋角直至下腹部,也可放射至膀胱、睾丸,女性可放射至阴唇,多为间断发作,间歇期可无任何症状。疼痛期间可伴有消化道症状,由于腹腔神经节的反射刺激以及泌尿系统和消化系统器官(肝、十二指肠、胰头、胆囊、结肠等)相邻,可以伴有腹胀、腹痛甚至恶心、呕吐等消化道症状。右输尿管中、下段结石可以表现为右下腹痛,可误诊为阑尾炎;输尿管下段结石位于输尿管膀胱入口处,常引起膀胱刺激症状,如尿频、尿急等。

此外,多数肾疾病(如肿瘤、结核、肾积水、多囊肾、鹿角状结石)患者一般不痛或隐痛,但在肿瘤引起梗阻或侵犯周围器官或神经时可引起疼痛。

2. 膀胱区疼痛 常由尿潴留膀胱过度充盈或时感染引发,急性尿潴留疼痛感明显,但慢性尿潴留导致膀胱增大至平脐水平,可不引起疼痛或仅感轻微疼痛不适。非特异性炎症、结石、异物等引起膀胱区疼痛。细菌性或间质性膀胱炎引起的疼痛通常更为剧烈,膀胱充盈时加重,排尿后减轻。

3. 前列腺痛 常继发于炎症,疼痛不局限,主要表现为会阴部疼痛,也可表现为下腹、腹股沟、肛周等部位疼痛。急性细菌性前列腺炎常伴发尿路刺激症状及尿潴留,并伴有高热、寒战等全身症状。

4. 睾丸痛 一般较严重,可因创伤、炎症和睾丸扭转引起,可以放射至下腹甚至脊肋角;精索静脉曲张引起的疼痛通常为钝痛,不伴有放射性痛。睾丸肿瘤、鞘膜积液、精液囊肿一般不痛。附睾炎也可有放射性痛。附睾痛非常常见,可伴有睾丸痛,有时并无炎症,原因不清楚。

(五)肿物及包块

肾病变引起上腹部肿物可能由肾肿瘤、肾积水和多囊肾引起。颈部肿大淋巴结可以来自睾丸肿瘤、前列腺癌、肾癌、尿路上皮癌等转移。腹股沟部肿物可能与膀胱癌、阴茎癌以及梅毒等性病有关。阴囊内肿物可能由鞘膜积液、腹股沟斜疝、精液囊肿、附睾囊肿、附睾炎和睾丸肿瘤等疾病引起。

(六)其他症状

外生殖器皮肤病变常见于性传播病变,如梅毒、下疳等,也可能见于包皮龟头炎、疱疹、固定性药疹(某种药物如磺胺、解热药等引起)、阴茎癌等。血精多数为精囊炎引起,也可没有炎症反应,即特发性精囊炎。前列腺导管癌也可以血精为首发症状。

有关性功能不全、不育等症状将在以后相关章节介绍。

第二节 泌尿及男性生殖系统的疾病检查

泌尿及男性生殖系统疾病的检查可以分为一般体格检查、实验室检查、影像学检查和器械检查。

一、体格检查

全面、系统的体检是泌尿及男性生殖系统疾病诊断不可缺少的部分,体检可以使诊断程序简化,能够让泌尿科医生为患者选择最合适的检查方法。首先要看患者有无面色苍白、黄疸等皮肤改变。应注意患者的营养状态,恶病质常提示恶性疾病,肥胖常提示潜在内分泌系统疾病。患者有无水肿,有无锁骨上及腹股沟等淋巴结肿大等。泌尿及男性生殖系统检查可以顺序进行,肾上腺疾病必须检查全身系统。

(一)肾检查

视诊:注意肋脊角、腰部或上腹部有无隆起。

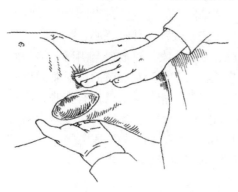

图 55-2-1　肾检查

触诊:应在患者卧床时进行,放松腹壁,检查医师一手放于脊肋角,一手在同侧上腹部,进行双手触诊。如有肾肿物,推动脊肋角可发现肿大活动的肾。正常肾一般不易触及,但在儿童或消瘦女性在深吸气时可触及右肾下极,左肾通常不易触及,除非左肾异常增大。

叩诊:注意脊肋角有无压痛、叩击痛,如肿大的肾前有结肠,腹部叩诊常有鼓音,应注意其硬度,表面是否光滑,是否可随呼吸活动(图 55-2-1)。

听诊:上腹部两侧和腰部听诊,有无血管杂音,肾动脉狭窄者可闻及血管杂音。

(二)膀胱检查

应在排尿后进行,一般不能扪及。叩诊是检查膀胱是否充盈的重要方法。当膀胱过度充盈时,视诊可见耻骨上区膨隆,由耻骨联合逐步向上叩诊,叩诊呈浊音或实音,提示尿潴留,当残余尿量在 150ml 以上时才可触及或膀胱区叩诊有浊音。经直肠或已婚女性阴道双合诊,可能发现膀胱肿瘤,但已不作为常规检查方法。

(三)阴囊及其内容物检查

患者应取站立位。

视诊:阴囊皮肤是否有红肿、增厚、肿大、溃疡及肿物。

触诊:双手检查双侧阴囊,触及睾丸、附睾、精索,注意大小、质地、形状及压痛。阴囊内肿物首先明确是疝还是鞘膜积液,疝或交通性鞘膜积液平卧位有可复性,可以退回腹腔。鞘膜积液有波动感,可透光。不能触及睾丸,透光试验阳性。睾丸肿物为实性,较大时有沉重感,由于有白膜包绕,表面可以光滑。睾丸内多数实性肿物为恶性肿瘤,而几乎所有的精索肿物都是良性的。附睾头常有精液囊肿,表面光滑圆形。附睾炎、结核多数在附睾尾部,硬、不规则,结核可以和阴囊皮肤粘连,附睾及输精管呈结节状或串珠状常为结核。精索检查必须要求患者取站立位,观察有无精索静脉曲张,Valsalva 动作时有无加重,平卧后是否消失。如阴囊内睾丸缺如,应检查同侧腹股沟有无未降睾丸或下腹部肿物。

(四)前列腺、精囊检查

依靠直肠指检,患者可取膝胸位、站立弯腰位、侧卧位和平卧位,重点注意前列腺大小、质地,有无结节、压痛,中央沟是否变浅或消失。正常前列腺呈栗子状大小,中等硬度,有弹性,能触及中央沟,表面光滑,无结节。直肠指检时可以感觉肛门括约肌张力,如括约肌松弛常为神经系统病变。前列腺痛可能与急性炎症时前列腺肿大有关,在急性前列腺炎时不应进行前列腺按摩。精囊位置较高,一般不易摸到全部,但精囊有巨大囊肿或肿瘤时可以摸到。直肠指检时应同时检查直肠内有无异常病变。

(五)阴茎及尿道外口

应注意包皮口、尿道口、阴茎头有无脓性分泌物、肿物及狭窄,炎症引起尿道狭窄常伴包皮、阴茎头瘢痕,尿道似索条状,海绵体及尿道有无触及的硬结及压痛。应注意女性尿道口有无肿物及分泌物,腹壁用力时有无溢尿,阴道前壁有无膨出的膀胱。

二、实验室检查

泌尿系统是形成和排泄尿的通道，尽管影像技术有了进步，尿液检查仍是最基本且必不可少的。

(一) 尿

尿（urine）必须是新鲜尿样。尿容器要清洁，取中段尿。感染的尿臭而混浊，清亮的尿极少是有感染的。检测包括 pH、蛋白、糖、酮体、红细胞、白细胞等。沉渣显微镜检查仍不可少，红细胞每高倍镜视野不应多于 3 个、白细胞每高倍镜视野不应多于 5 个，不应有管型。应用相差显微镜观察离心后尿液的红细胞形态，有助于鉴别血尿的来源，来源于肾小球的红细胞变形明显同时含有红细胞管型和蛋白，来源于肾小管间质和尿路上皮的红细胞形态均一，无红细胞管型。

尿细菌培养、找结核分枝杆菌（抗酸杆菌）对诊断很重要。结核分枝杆菌检查因细菌量小且间歇排出，一般应连续检查 3 天。尿是细菌生长理想的基质，细菌培养应注意避免污染，细菌计数超过 10^5/ml，有临床意义。尿细胞学检查在尿路上皮肿瘤诊断中具有重要意义，一般应连续检查 3 天新鲜晨尿，如为阳性，提示可能有尿路上皮肿瘤。尿中可检测许多尿路上皮肿瘤标记物，如 BTA、端粒酶、NMP-22、BLCA-4 等，有助于尿路上皮癌的诊断。

(二) 前列腺液

前列腺炎（prostatitis）是常见病，尽管 30％左右前列腺炎患者其前列腺液并无异常，但多数患者前列腺液内白细胞超过 10 个/高倍镜视野，有时脓细胞成团块状，可见磷脂小体数量减少。

前列腺液的留取方法：直肠指栓进行前列腺按摩，自前列腺两侧向中间沟，自上而下纵向按摩 2～3 次，再按摩中央沟一次，将前列腺液挤出尿道，并由尿道口滴出，收集前列腺液送检（图 55-2-2）。若未能获取前列腺液，可于按摩后收集 10～15ml 初段尿液送检，比较按摩前后白细胞数，为间接检查。急性前列腺炎时禁忌做前列腺按摩。

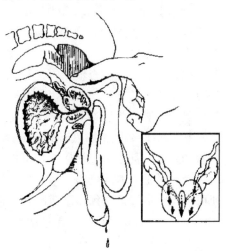

图 55-2-2　前列腺按摩

(三) 尿道分泌物

尿道分泌物（urethral secretions）涂片，简单、易行，进行革兰染色，在多形核白细胞内找到革兰阴性双球菌为阳性，提示淋球菌感染。进行淋球菌培养是淋病确诊的重要依据。当涂片及培养均阴性时，应行直接免疫荧光抗体法或培养法进行支原体和衣原体的病原学检查。

(四) 前列腺特异抗原

前列腺特异抗原（prostate-specific antigen，PSA）为前列腺腺泡和导管上皮分泌的单链糖蛋白，分子量 30KD，血清正常值为 0～4ng/ml，PSA 值升高可能存在前列腺癌，是前列腺癌的血清标记物。但是 PSA 是前列腺特异抗原，不是前列腺癌特异抗原，因此良性前列腺增生的患者 PSA 也可能升高。此外，直肠指检、前列腺按摩、经直肠超声、导尿、急性尿潴留等均引起 PSA 增高。PSA 也是前列腺癌治疗后观察的重要指标。

三、影像学检查

影像学检查是泌尿及男性生殖系统疾病诊断不可缺少的部分，影像学资料可以反映器官解剖及功能病变情况。

（一）超声

主要是 B 超检查，无创、经济、方便，已很普及。但超声仅为形态学检查，不能评价器官功能。目前半数以上肾肿瘤是通过超声检查偶然发现的。超声检查可以发现泌尿系统畸形、囊肿、肿瘤、结石等，甚至胎儿肾积水。肾囊肿超声表现为无回声，而肾肿瘤常为低回声，但肾血管平滑肌脂肪瘤因含有脂肪成分常表现为高回声或中高回声，而结石或钙化则表现为强回声。超声可引导经皮穿刺肾造瘘、超声引导下前列腺穿刺活检、囊肿穿刺并注入硬化剂，也可放入近距照射粒子（治疗前列腺癌）。超声可估测膀胱残余尿量。

多普勒超声可显示器官血液供应情况、血管走行等，对血管栓塞、睾丸扭转、阴茎勃起功能障碍等有特殊诊断价值。但超声会受到很多因素限制，包括体位、肠气、伤口等，结果也会受到仪器和操作者经验的影响。

（二）X 线检查

X 线检查曾是泌尿外科最重要的影像学检查。X 线于 1895 年被发现，次年即应用于泌尿系统疾病诊断。但随着技术的发展，X 线检查部分被 B 超、CT、MRI 等影像技术和各种内镜代替。但目前尿石症、肾盂和输尿管内病变、血管病变、部分膀胱、尿道病变仍离不开 X 线造影检查。许多介入诊断和治疗也要通过 X 线进行。静脉尿路造影能解决的，尽量不用逆行造影，一次能解决的不要分次进行。

1. 尿路平片（plain film of kidney-ureter-bladder，KUB）　包括肾、输尿管、膀胱检查，是泌尿系统 X 线检查的基础。泌尿系统 X 线平片一定要足够大，包括肾上缘、膀胱及耻骨联合。平片显示肾大小、位置、形态是否正常，有无异常的钙化影，平片可发现结石，也可发现肾结核钙化。注意检查输尿管走行区及膀胱区有无可疑结石影，老年人前列腺也可有钙化斑；还可显示骨骼，脊柱、肋骨、骶髂关节、髋关节、软组织（腰大肌影）有无异常，如脊柱裂、脊柱侧弯、肿瘤骨转移等，腰大肌影消失，提示腹膜后炎症或肾周感染。

2. 排泄性尿路造影（intravenous pyelography，IVP）　可检查双肾实质、肾盏、肾盂、输尿管和膀胱，甚至可包括尿道，可以同时了解泌尿系统器官的功能和形态改变。造影前应询问有无碘过敏史，有无妊娠，对于患有糖尿病、高血压、肾病或有肾病家族史的患者应常规行血肌酐检查。造影前必须做肠道准备，造影前 3 小时应禁食。造影剂包括碘剂和非碘剂。造影剂先注射 0.5～1.0ml 检查有无过敏反应，一般反应常在 10 分钟以内，泌尿系统造影室内必须具备吸氧、抗过敏、升压药、输液等急救设备。造影剂有肾毒性，肾功能不全者应减少造影剂剂量或避免排泄性尿路造影。排泄性尿路造影常需压迫腹部的输尿管部位以提高上尿路影像质量。摄片时间一般为 5 分钟、15 分钟、30 分钟、45 分钟摄片，肾功能良好者 5 分钟即显影，当肾积水等原因导致肾功能减退时，可以延长 1～2 小时甚至 4 小时摄片。妊娠及严重肾功能不全者为禁忌证。

3. 逆行性尿路造影（retrograde pyelography）　经膀胱镜逆行插入输尿管导管至患侧输尿管或肾盂，逆行注入造影剂后摄片。随着 CT 等影像学的发展，逆行造影近年应用逐渐减少，适用于 IVP 中肾盂输尿管显影不佳或因造影剂过敏不能行 IVP 的患者。逆行输尿管肾盂插管前先看输尿管喷尿状况，有无血尿、脓尿或乳糜尿，然后插管，留尿检查尿常规和必要的特殊检查（如肿瘤细胞、结核杆菌、细菌培养等）。必须注意逆行性尿路造影是有创检查，在检查中应严格无菌操作，在输尿管梗阻患者应避免逆行感染，严重的可造成肾积脓、脓毒血症，对于逆行造影中发现较为严重的梗阻时应考虑放置输尿管支架管。

（三）肾穿刺造影

肾穿刺造影即经皮顺行性尿路造影，一般在超声引导下实施。目前已很少应用，可以在排泄性和逆行性尿路造影难以进行时应用。尤其是尿路梗阻性病变和肾积水时，穿刺首先可以直接获得肾盂尿，可行常规、细菌学、细胞学检查，也可注入造影剂检查肾盂输尿管情况。肾穿刺造影可在超声指引下进行，也可同时放入导管引流尿液，尤其适用于有感染的和功能受损的肾。肾穿刺造影在造影剂内可酌情加入抗菌药物，以防感染。肾穿刺也可用于鉴别肾盏憩室和肾囊肿。

（四）膀胱尿道造影

静态膀胱造影主要观察膀胱容量、轮廓及连续性，用于评价术后和外伤后有无膀胱外渗。排尿期膀胱尿道造影可观察膀胱及后尿道，逆行性尿道造影主要用于检查男性前尿道病变。一般采用逆行经尿道口或通过尿管注入造影剂，必须注意有尿道狭窄时注入压力不宜过大，否则造影剂可逆流进入阴茎海绵体、静脉及淋巴管内。逆行膀胱造影应先测膀胱残余尿，注入造影剂时注意有无输尿管反流。

（五）淋巴造影

经足背淋巴管注入碘油，显示腹股沟、盆腔、腹膜后淋巴结和淋巴管，显示膀胱癌、阴茎癌、睾丸肿瘤、前列腺癌的淋巴结转移及淋巴系统梗阻，近年来已极少应用，CT 及 MRI 可以发现肿大淋巴结及乳糜尿的通路。

（六）输精管、精囊造影

经输精管穿刺、切开或经尿道镜射精管插管造影，检查输精管、精囊及射精管。主要用于不育症，有时也用于诊断不清的血精病例。

（七）血管造影

血管造影用于检查血管疾病，可用于检查肾血管病变，经皮从股动脉插入主动脉到肾动脉检查肾动脉狭窄及肾肿瘤的造影剂染色情况，并可用于肾动脉及动静脉瘘的栓塞止血治疗。如应用数字减影动脉造影可减去骨骼、肠管影，血管更清楚。经皮股静脉插管下腔静脉造影可以了解肾癌静脉内扩展情况。由于超声、CT 及 MRI 的进步，而血管造影由于操作比较复杂、有创，因此应用较少。目前多数血管造影用于与介入相关的操作，包括血管成形、选择性动脉栓塞、动脉溶栓等。

（八）计算机体断层扫描（CT）

螺旋 CT 可加快扫描速度，提高影像重建质量，用于诊断泌尿生殖系统肿瘤分期、肾损伤、感染、结石、血尿的原因，还可行 CT 血管成像用于活体供肾血管评估。平扫可以发现肾周钙化、出血、尿外渗。注入对比剂增强可以检查肿物 CT 值的变化，对诊断有重要价值。单纯肾囊肿囊液 CT 值均匀且小于 20Hu，增强时 CT 值无改变，对于复杂性肾囊肿，CT 多用于观察囊壁厚度、囊肿密度、钙化程度、是否存在分隔以及囊内病灶强化程度。肾实性肿瘤增强时 CT 值增强超过 20Hu，多为恶性肿瘤，但实性肿瘤中如观察到脂肪密度，哪怕是很少量的，即为肾血管平滑肌脂肪瘤。但对于脂肪成分太少，CT 薄扫也不能检测到脂肪密度的也可被误诊为肾恶性肿瘤。

（九）磁共振成像（MRI）

磁共振成像可用于诊断肾、肾上腺、膀胱、前列腺、精囊、睾丸和阴茎病变。磁共振血管成像不需要静脉注入造影剂，即可见到肾动脉狭窄、静脉内血栓、癌栓。MRI 增强用钆（Gd）注射，过敏反应少，无肾毒性，可用于肾功能不全患者。MR 尿路造影即水成像，不必注射造影剂，即可获得清晰的尿路造影像，对不能耐受造影剂的尿路梗阻患者尤为适用，可以代替逆行尿路造影。

MRI 可以获得横断、矢状、冠状 3 个切面，优点是可避免接触射线和碘。但影像不如 CT 清晰，且体内有金属夹、支架的患者不能进行 MRI 检查。单纯肾囊肿 MRI T1W1 加权像为低信号，T2W1 加权像为高信号，且囊肿无分隔，囊壁无增厚，囊液无强化。肾肿瘤 MRI T1W1 加权像为等信号或低信号，T2W1 加权像为略高信号，肿瘤强化，但低于正常肾实质，不同的肾肿瘤强化不同，肿瘤中不强化部分常为坏死或囊性部分。

（十）放射性核素影像检查

放射性核素影像检查不影响正常的生理功能，兼顾解剖和生理两个方面，但偏重于生理功能检测。由于放射性核素用量小，几乎无放射性损害。按照器官的生理功能选择不同的放射性药物，可以获得：①肾、输尿管、膀胱的大体形态结构；②肾的血供情况；③分侧肾功能，计算肾小球滤过率；④上尿路系统引流情况，肾盂积水的程度，鉴别梗阻的原因是机械性梗阻还是动力性梗阻；⑤移植肾的血供及功能，有无排异及尿瘘；⑥肾上腺皮质和髓质放射性核素显像；⑦阴囊显像常用于怀疑睾丸扭转或精索内静脉曲张等。此外，骨扫描用于检查前列腺癌、肾癌等是否有骨转移。

各种影像学检查评价：超声无创、简易、经济，常作为首选，尤其适用于健康体检，但超声对于疾病诊断的特异性较差，对于超声异常发现者，如非单纯肾囊肿、泌尿生殖系统实性占位者，行 CT 或 MRI 等检查以进一步明确诊断。尿路结石首先应做 X 线及超声检查，诊断不明确者应进一步行 IVP 检查，但螺旋 CT 平扫诊断结石较静脉肾盂造影更敏感。IVP 和逆行性尿路造影对诊断尿路上皮肿瘤很重要，但 IVP 中发现肾盂、肾盏受压拉长或肾盂输尿管膀胱内充盈缺损者都应进一步行 CT 或 MRI 等检查以进一步明确诊断。但 CT 薄扫及重建对于诊断泌尿系统肿瘤尤其是小肿瘤更有意义。

四、内镜检查

泌尿外科是医学上最早应用内镜检查的专业，如膀胱镜、尿道镜、肾盂输尿管镜等。有硬的，也有可屈性的。除检查以外尚可进行治疗，尤其是电切镜切除前列腺、膀胱肿瘤、腔镜碎石等已广泛用于临床，并可通过内镜放入导管、支架等。经皮肾镜、电切镜、输尿管镜、腹腔镜等手术都是泌尿外科的新进展。

（杜林栋　沈宏亮）

第五十六章 泌尿、男性生殖系统畸形

第一节 概 述

泌尿、男性生殖系统畸形是由于遗传或环境因素异常造成的泌尿、男性生殖系统先天性发育缺陷性疾病。遗传因素是由上代遗传而导致生殖细胞或受精卵中染色体或基因异常；环境因素是胚胎受不良因素影响（药物、感染等）而导致胚胎发育异常，是人类最常见的畸形。

泌尿器官起自胚胎第 4 周体节外侧的中胚层，相继出现前肾、中肾和后肾。前肾退化；中肾除尾端分化成男性尿生殖道外，大部分退化；后肾源自于中肾尾部的输尿管芽和出生后肾原基，输尿管芽发育成输尿管、肾盂、肾盏和肾集合管。胚胎第 12 周，出生后肾原基发育成肾被膜、肾小球和肾小管。膀胱和尿道起自胚胎第 4 周，泄殖腔被尿生殖膈分隔为尿生殖窦。尿生殖窦上段发展成膀胱；中段在男性形成尿道前列腺部和尿道膜部，女性形成全长尿道；下段在男性形成尿道海绵体部，女性成为阴道前庭（图 56-1-1）。男性生殖系统的附睾、输精管和精囊起源中肾尾端小管；睾丸是胚胎第 7 周开始，生殖腺索增生发育成睾丸网。在胚胎发育过程中，任何不良因素都可能影响器官的发育，导致先天性畸形。畸形可以是单器官，也可能是多个器官，甚至多个系统。因此，肾、输尿管、膀胱、尿道和男性生殖腺均可出现畸形，包括数量、形状、位置、结构和血管畸形等，临床表现亦多种多样。

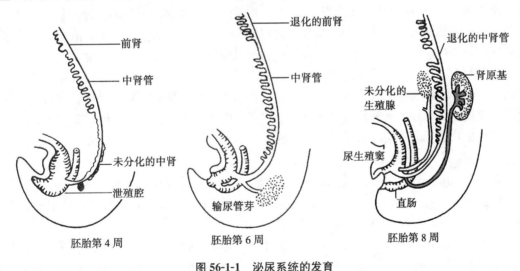

胚胎第 4 周　　　　　胚胎第 6 周　　　　　胚胎第 8 周

图 56-1-1　泌尿系统的发育

第二节 肾和输尿管先天性畸形

胚胎发育过程中，各种影响肾、输尿管发育的因素均可导致肾、输尿管先天性畸形。畸形包括数量异常，如先天性双侧肾缺如、孤立肾、重复肾、重复输尿管等；体积和结构异常，如

多囊肾、肾囊肿、输尿管脱垂、先天性肾发育不良、髓质海绵肾等；位置异常，如肾下垂、异位肾、输尿管异位开口等；转位异常，如肾旋转不良；融合及形成异常，如马蹄形肾、肾交叉移位等；肾血管异常，如肾迷走血管、肾动静脉瘘、肾动脉瘤等。

一、肾囊性病变

肾囊性病变（cystic kidney disease）指遗传性或非遗传性肾皮质或髓质囊性疾病的总称。临床常见类型有单纯性肾囊肿、多囊肾和多发性肾囊肿。

（一）单纯性肾囊肿

单纯性肾囊肿（simple cyst of kidney）或称孤立性肾囊肿（solitary cyst of kidney）占囊性肾病变中的70％左右，绝大多数为非遗传性疾病。最常见的为单侧且孤立的病灶，也可有多个囊性病灶，极个别还有双侧病变，临床有时与多发性肾囊肿难以区别。

目前仍不清楚肾囊肿是先天性还是继发性疾病。在动物实验中，引发肾小管梗阻和局部缺血均可以造成肾囊肿，提示病变可能是继发性的。肾囊肿的病理生理变化是随囊肿体积增大，压迫肾实质，但很少出现有意义的肾结构改变而导致肾功能损害。当囊肿压迫输尿管时引起肾积水，病变呈进行性改变，也可引起继发性泌尿系统感染。当出现症状时，囊肿平均直径10cm。肾表面的囊肿壁薄，呈半球状突出于肾表面，偶尔囊壁有钙化。在大约5％囊壁有出血的肾囊肿中，有1/2囊壁可能伴发乳头癌。有时囊肿位于肾盂或肾盏旁，囊壁与肾盂肾盏上皮很难分开。组织学囊肿壁为半透明厚纤维膜，有些区域有钙化，囊肿周围肾组织可受压并纤维化。

临床一般无明显症状，大部分行B超检查时偶然被发现。当囊肿体积增大时可出现间歇性腰背部钝痛；当合并囊内出血时，可出现突发性肾区剧烈疼痛；合并感染时，有发热及腹部不适。上腹部可触及包块，并有肾区触痛。诊断主要依据影像学检查。临床最常用的肾超声扫描诊断意义较大，较容易区分肾囊肿和实性肿瘤。表现为肾区无回声或较低回声病灶，囊壁光滑，界限清楚。腹部平片肾区有向外凸出的阴影；肾轴因重力而改变，有时囊壁有钙化点。排泄性尿路造影1～2分钟时囊肿部位密度低，15分钟后肾盂肾盏受压变形。肾CT扫描是区分囊性与实性最确切的方法，囊壁薄并与肾实质界限分明，囊内密度均匀，CT值低。当有多个囊性病灶时需要与囊性肾癌鉴别。单纯性肾囊肿一般尿常规和肾功能检查正常。

根据囊肿大小、对肾实质压迫情况及症状的不同治疗方法有差异。一般直径小于4～5cm，无症状，且不影响肾功能的可观察等待。否则可在超声引导下囊肿穿刺，吸尽囊液后囊内注射硬化剂减少复发。对较大囊肿且位置在肾盂旁或靠肾内侧的可行开放性囊肿切除术或去顶减压术。近年来腹腔镜下囊肿切除术已经代替开放式手术，成为该病的首选手术方式。

（二）多囊肾

多囊肾（polycystic kidney）是遗传性肾囊性疾病，95％为双侧病变。主要有两种类型：常染色体隐性多囊肾（autosomal recessive polycystic kidney，RPK）和常染色体显性多囊肾（autosomal dominant polycystic kidney，DPK）。

多囊肾的形成是遗传因素造成胚胎发育中肾小管与集合管间连接不良，肾小管尿液排出受阻，形成多个滞留囊肿。肾外观可见肾体积增大，表面大小不等的浅黄色囊肿，肾实质受压萎缩。

常染色体隐性多囊肾发病较早，主要以肾小管损害为重，常伴有门静脉周围纤维增殖性病变。发病年龄越小，肾损害越重。常染色体显性多囊肾早期可无症状，大多数在40岁以后出现症状，主要表现腰、腹部钝痛，偶尔有镜下血尿，有些伴有心血管和消化系统症状；当肾功能失代偿后，表现为慢性肾功能不全。

血肌酐因肾功能损害加重及代偿功能降低而逐渐增加；B超检查能确定诊断；排泄性尿路

造影显示肾盂、肾盏受压变形，肾盏拉长变细，呈蜘蛛状；肾 CT 显示大小不等的囊性病变，同时显示肾皮质厚度，可判断肾功能；通过 ECT 也可以判定肾功能。

目前多囊肾尚无满意的治疗方法。对体积较大的囊肿去顶减压术可减轻多囊肾对肾实质的压迫，延缓肾功能减退，同时也可减轻疼痛，降低血压。当出现慢性肾衰竭时，需要进行腹膜透析、血液透析或行肾移植手术。

（三）多发性肾囊肿

多发性肾囊肿（multicystic kidney）是非遗传性的单侧多发性囊肿。其特点是由不规则多个分片的囊肿簇组成。输尿管可缺失或发育不良。

病因可以是先天性肾单位与集合管连接缺欠，导致胚胎期肾发育异常；也可为后天性肾外伤、炎症或肾肿瘤等引起。先天性肾囊肿组织学可见有些肾小球血管和肾小管排列不规则。Bloom 和 Brosman 发现，若囊肿肾体积大，对侧肾正常；而囊肿肾体积小，对侧肾也往往不正常。

该病任何年龄均可发生，大多数无任何症状，一般不会出现高血压和肾功能不全等。如引起腰部胀痛或有尿频、尿急、尿痛及血尿等泌尿系统感染时，囊肿直径均较大。超声检查对诊断帮助较大，肾区出现多发性囊状改变，轮廓不规则，且囊内有分隔。尿路造影肾盂、肾盏受压变形，边缘光滑，无破坏像。膀胱镜检查可一侧输尿管口缺如。诊断明确后不需要进一步处理；若诊断不能排除囊性肾癌可考虑行肾探查手术。术中行病理学检查，若为良性则行肾囊肿切除或肾部分切除；若为恶性病变则行肾癌根治性切除术。

二、马蹄形肾

马蹄形肾（horseshoe kidney）是肾融合畸形中最常见的类型。1521 年 DeCarpi 在尸体解剖时首次认识该病；1820 年 Morgagni 首次对马蹄形肾进行描述。胚胎期两侧肾在中线以肾实质或纤维组织相连，形成马蹄形的融合肾。95% 融合点位于肾下极（图 56-2-1），少部分位于肾上极。由于双侧肾的融合，影响肾的旋转和向上迁移，因此马蹄形肾的位置较低，一般位于 $L_3 \sim L_4$ 椎体水平，也有位于骶骨隆凸或盆腔内。峡部一般位于腹主动脉和腔静脉前，血供主要来自肾动脉，有时直接起源腹主动脉、肠系膜下动脉或髂动脉等。马蹄形肾可以单独发生，也可伴发其他畸形，如肾盂输尿管连接部狭窄、膀胱输尿管反流、输尿管重复畸形、脊柱裂、尿道下裂、隐睾等。

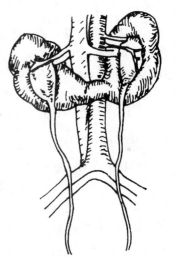

图 56-2-1 马蹄形肾

马蹄形肾在人群中的发病率约为 0.25%，男女之比为 2:1。临床表现缺乏特异性，主要为部位不确定的腹部疼痛，有时疼痛向下腰部放射。当腰背伸过度时，峡部压迫其后神经而出现 Rovsing 征（腹痛、恶心及呕吐）。有时也可引起尿路梗阻、尿路结石及尿路感染等症状。

诊断主要依据影像学检查。B超可发现肾形态、位置、肾轴均有异常，重要的是双侧肾有峡部相连。静脉尿路造影肾位置低，下极或上极靠近脊柱，有峡部相连。肾轴延长线在尾侧相交，下组肾盏指向脊柱并输尿管移位。放射性核素扫描有峡部相连。CT 检查也可观察到两侧肾相连的峡部。

治疗依据具体情况确定。无症状及并发症者不必处理；合并肾盂输尿管连接部梗阻者则行肾盂成形术；合并结石和肿瘤应依据具体情况行相应的手术；峡部切除术对改善肾引流作用不大，只适用合并峡部压迫神经和血管者。

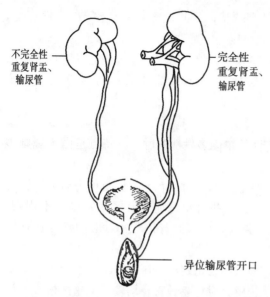

不完全性重复肾盂、输尿管

完全性重复肾盂、输尿管

异位输尿管开口

图 56-2-2　重复肾盂、输尿管及异位输尿管开口

三、重复肾盂、输尿管

1656 年首次描述该病，是临床常见的肾盂、输尿管畸形。病理分为完全性和不完全性重复肾盂、输尿管。完全性是指重复输尿管完全分开，分别开口进入膀胱、尿道或会阴等部位。如果开口于膀胱以外，称为异位输尿管（ectopic ureters）开口。不完全性是指重复输尿管汇合后共同开口于膀胱（图 56-2-2）。该病发病率男女大致相等，左侧较右侧多见。

临床表现与是否合并输尿管异位开口及其部位有关。不完全重复肾输尿管无特殊表现，当合并肾积水时出现腰部不适。男性异位开口多位于后尿道及精囊，排尿正常；青春期有时有附睾炎症状。女性异位开口多见于尿道、前庭或阴道；典型表现是既有正常排尿，又有持续性漏尿。

体格检查在女性可以发现前庭、阴道或会阴等部位漏尿。由异位开口插管逆行尿路造影可以明确诊断。静脉尿路造影可以显示重复肾输尿管畸形和异位开口。B 超及 CT 检查可见肾长轴增长，有时重复肾间有切迹或完全分开。

对无临床症状，或不伴发肾积水、泌尿系统感染及肾功能不良的患者，可行临床观察；对伴发持续性漏尿的患者可行异位输尿管与正常肾盂或输尿管端侧吻合，远端结扎，也可行异位输尿管膀胱再植术。合并严重肾积水时可行重复肾切除。

四、肾发育不全、孤立肾

肾发育不全（renal agenesis）是肾胚胎发育中输尿管芽和出生后肾原基发育异常，导致肾结构和功能异常。病理分单侧和双侧肾发育不全。双侧肾发育不全临床病例非常罕见，1671 年 Wolfstrigel 首次观察到双侧肾发育不全，文献报导只有 500 多例；而单侧肾发育不全和肾缺失或孤立肾（solitary kidney）的发生率报道不一，为 0.2‰～0.75‰，远远高于双侧。

病理见后腹膜腔无肾，偶尔可见肾区小的团块。组织学检查有原始的肾单位；腹主动脉有很小的分支进入其内，但无确切的肾动脉；输尿管缺如或闭锁；双侧肾发育不全其膀胱发育也受到影响。

1946 年 Potter 全面系统地总结了双侧肾发育不全的症状，提出 Potter 综合征。表现为低出生体重，羊水过少；典型特征是胎儿面部和四肢畸形，即成熟前的老龄相。双侧肾发育不全胎儿 40％能存活到出生，一般存活 24～48 小时，Davidson 报导最长存活 39 天。单侧肾发育不全一般无症状，只是体检或尸体解剖偶尔发现；也有患者表现为蛋白尿、高血压或中年后肾功能降低。

当男性有附睾体和附睾尾或输精管缺乏，或女性出现阴道缺失、分隔或发育不全时，应该检查是否有肾发育不全。腹部 X 线检查结肠肝曲或脾曲有气体充盈时，提示有肾发育不全。B 超、尿路造影及放射性核素扫描也有助于诊断。膀胱镜检查三角区不对称。

单侧肾发育不全若无症状或并发症，不必处理；对于合并高血压且肾功能严重受损，对侧肾功能正常者，可行病肾切除术。

五、异位肾

异位肾（ectopic kidney）与肾下垂（nephroptosis）不同，指成熟肾没有达到正常的肾窝内，而异位于盆腔、髂窝、腹部、胸部或对侧，也可相互交叉。该病于16世纪首先由解剖学家发现，直到19世纪才引起临床广泛注意。其发病率为0.83‰～2‰，男女发病大致相等，而左侧异位略高于右侧。

异位肾比正常肾小，形状变异，肾轴变小或呈垂直或水平状，肾盂向前；约56％患者伴肾积水。输尿管短或有轻微扭曲，这一点与肾下垂不同。该病有时也伴有生殖系统异常。女性为双角子宫或一侧角闭锁的单角子宫，子宫发育不全或缺失，双阴道畸形等。男性伴睾丸下降不全、双尿道或尿道下裂等。

最常见的症状是继发尿路结石形成，引起上尿路梗阻。表现为剧烈的肾绞痛，有些合并泌尿系统感染或在腹部触到异位肾组织。尿路造影检查、超声和放射性核素扫描可观察到泌尿道不对称。

无并发症时不必处理。有肾积水或合并结石和感染时，可行肾盂输尿管成形术。手术中特别注意有无血管畸形。

六、输尿管脱垂

输尿管脱垂（ureterocele）亦称输尿管膨出（prolapse of ureter），是输尿管末端在膀胱黏膜下囊状扩张并突入膀胱，输尿管口受压形状改变，导致上尿路梗阻。该病与性别和种族有关，女性高于男性；高加索人很少发病；10％为双侧病变。

临床最常见的表现是上尿路梗阻、肾积水合并尿路感染，囊肿内常常有结石形成。有时囊肿足够大，影响括约肌功能，出现尿失禁。偶尔在儿童可有血尿。影像学检查有助于正确诊断。B超见膀胱壁内输尿管口处囊性扩张或肾积水。排泄性尿路造影显示肾盂、输尿管扩张，输尿管末端呈囊状扩张。膀胱造影特征性改变是输尿管口有光滑球形充盈缺损。膀胱镜检查可见输尿管口处有囊状扩张，囊肿边缘可见受压的输尿管开口，随输尿管蠕动而张开或收缩。

输尿管脱垂的表现和生理变化因病理改变而不同。因此，其治疗方法也不同。治疗的目的是改善尿路梗阻和抗反流，保持尿流连续性，控制尿路感染和保护肾功能。手术方法一般采用经尿道囊肿切除术；囊肿内伴有结石者，同时取出结石；若伴有输尿管反流，可行开放式手术，切除囊肿，同时行抗反流的输尿管膀胱再植术。

第三节　膀胱和尿道先天性畸形

膀胱和尿道畸形包括膀胱发育不全或不发育、重复膀胱、膀胱外翻、膀胱憩室、尿道缺如或闭锁、重复尿道、尿道上裂、尿道下裂和巨尿道等。临床较重要的有膀胱外翻、尿道上裂和尿道下裂。

一、膀胱外翻

膀胱外翻（extrophy of bladder）指胚胎发育异常导致下腹壁和膀胱前壁缺如，膀胱黏膜暴露于体外。其发病率为0.02‰～0.1‰；男女发病比率为2.3：1～6：1；有明显的家族性。有趣的是，年轻母亲产出的胎儿发生膀胱外翻的比例高。

临床表现为下腹壁缺损，膀胱黏膜外露；外露的输尿管口间断性喷尿；男性往往合并尿道上裂。膀胱黏膜长期暴露可出现慢性炎症表现，如黏膜糜烂、溃疡、变性或恶变等。也有些患者合并上尿路感染或肾积水。另外，由于耻骨联合分离造成骨盆稳定性降低，有时伴有髋关节脱位。

根据其表现，诊断较容易。治疗的基本目的是关闭腹壁，恢复尿流，保护肾功能，构建男性阴茎或女性外生殖器。根据病理变化采取相应矫形手术。耻骨联合分离需要行骶、髂骨的截骨术；对无法修补的可行外翻膀胱切除术，腹壁修补后行尿流改道术。

二、尿道上裂

尿道上裂（epispadias）是指胚胎发育异常导致男性尿道开口于阴茎背侧中线。该病罕见，发病率 0.01‰。按尿道开口位置不同临床分为阴茎头型、阴茎体型和完全性尿道上裂。其中完全性尿道上裂常与膀胱外翻同时存在。

临床表现为阴茎体短小，包皮向阴茎腹侧悬垂，阴茎头扁平，在阴茎背侧有不同长度的尿道外露。诊断较容易。不同类型尿道上裂治疗有差别。阴茎头型或阴茎体型尿道上裂可行尿道成形、阴茎伸直及重建手术。完全性尿道上裂处理与膀胱外翻相同。

三、尿道下裂

尿道下裂（hypospadia；hypospadias）是胚胎发育期尿道沟两侧皱褶的融合障碍，导致尿道腹侧壁缺损。该病是男性尿道常见畸形，发病率为 0.5‰～6‰。临床根据尿道口位置分阴茎头型、阴茎体型、阴茎阴囊型和会阴型。

除尿道外口向阴茎腹侧和近端移位外，该病另一特点是尿道口远端阴茎海绵体发育不良，形成纤维性索带，引起阴茎向下弯曲，阴茎勃起时更明显。围裙样包皮和包皮系带缺如也是该病的特征性表现。阴囊型和会阴型尿道下裂若合并隐睾，酷似女性外阴，临床极易误诊。必要时行性染色体和 B 超检查确定性别和性器官。

治疗原则是手术矫正阴茎弯曲畸形和尿道成形，以恢复正常排尿和勃起功能。矫正满意标准是有功能的阴茎，能性交；患者能站立位排尿和外观满意。手术时机要求在 5～6 岁前完成。手术可以分两期进行。一期行阴茎直立术，切除纤维索带，矫正阴茎下弯畸形；6～12 个月后行二期尿道成形术，将尿道口移到阴茎头。近年来多将两期合并，在矫正阴茎下弯同时行尿道成形术。

第四节 男性外生殖器畸形

男性外生殖器包括阴茎、阴囊及其内容物。畸形主要有隐睾、异位睾丸、睾丸发育不全、游走睾丸、融合睾丸、多睾、鞘膜积液、两性畸形、隐匿阴茎、巨阴茎、小阴茎、包茎及包皮过长等。临床常见的有隐睾、两性畸形、包茎及包皮过长。

一、隐睾

隐睾（cryptorchidism，undescended testis）指一侧或双侧睾丸停止于下降途中而未进入同侧阴囊，是最常见的睾丸畸形。临床分睾丸未降及睾丸异位（ectopia of testis）两种，出生时发病率约为 3.4%，1 岁后降到 0.8%。

胚胎期睾丸下降分三个阶段，即胎儿 1～7 个月的腹膜后阶段；7～8 个月的腹股沟阶段和 8～9 个月的阴囊阶段。影响其下降的因素有：①睾丸引带的异常或发育不全，不能牵引睾丸进入阴囊。②精索过短、提睾肌发育不良、腹股沟管或腹环过紧等，限制睾丸的下降。③母体促性腺激素产生不足，影响睾酮的产生，影响睾丸下降动力。④睾丸对促性腺激素不敏感，失去下降动力。双侧隐睾可能以内分泌因素为主；单侧则往往与局部机械因素有关。

隐睾的睾丸较正常小而软，常伴有睾丸与附睾连接处畸形。显微镜下曲细精管退变，上皮细胞萎缩，有生精功能障碍。隐睾并发症有不育症、鞘膜积液、腹股沟疝、睾丸扭转、损伤和恶变等。

临床表现为一侧或双侧阴囊内空虚无睾丸，而在腹股沟管外环以下的腹壁、股部或会阴扪及睾丸；有时在腹股沟管内或阴囊入口扪及睾丸，睾丸较正常小。

诊断并不困难，但需要与睾丸缺如相鉴别。腹股沟管、后腹膜腔及腹腔 B 超多可发现隐睾，但仍有部分探查不到睾丸。近年来，腹腔镜在泌尿外科应用，有助于发现腹股沟管内环以上的睾丸。双侧隐睾也可行内分泌学检查。

治疗方法包括内分泌治疗和手术治疗。内分泌治疗适用双侧或单侧高位隐睾。可用绒毛膜促性腺激素 3000～3500U 隔日肌内注射，共 3 次；或 1000U 每周 2 次，肌内注射，共 5 周。绒毛膜促性腺激素总量限定为 10 000U。因隐睾在 1 岁后生精上皮即有超微结构改变，2 岁时出现光镜下改变。因此，2 岁后睾丸若仍然未下降，应采取手术治疗。睾丸牵引固定术是隐睾的标准手术。其要点为：充分游离、松解精索后将睾丸固定于阴囊内。若精索过短可将睾丸分期牵引固定至阴囊内；若睾丸萎缩或精索太短无法将睾丸牵引至阴囊者，行睾丸切除术或自体睾丸移植术；睾丸有恶变者，按睾丸肿瘤处理；合并腹股沟斜疝或鞘膜积液时，同时修补疝或高位结扎鞘膜。

二、性别异常

性别异常（abnormal sexual differentiation）的种类很多，主要表现是生殖器官和副性征的各种异常。1976 年 ALLen 依据性染色体、性腺及外生殖器不同分为五种类型：女性假两性畸形（female pseudohermaphroditism）、男性假两性畸形（male pseudohermaphroditism）、真两性畸形（true hermaphroditism）、混合性性腺发育障碍症（mixed gonadal dysgenesis）和单纯性性腺发育障碍症（pure gonadal dysgenesis）。

（一）女性假两性畸形

新生儿最常见的性别异常。正常女性在胎儿期受到雄激素影响，表现为男性生殖器的特征。染色体组型为 46，XX。雄激素影响可来源于胎儿内在的，如肾上腺性征综合征；也可来源于母体的外源激素，如母体服用过量雄激素或患有男性卵巢细胞瘤。患者表现的男性化程度取决于雄激素刺激潜能、最初作用时期和作用的时间长短。

（二）男性假两性畸形

正常男性胎儿期，受雄激素合成降低及靶器官对雄激素反应降低等因素影响，外生殖器男性化不足，外形似女性。染色体组型为 46，XY。表现为小阴茎（microphallus），也伴有无脑畸形、先天性脑垂体缺乏、Prader-Willi 综合征和 Robinows 综合征等。目前对长期应用外源性雄激素治疗的疗效还不肯定。Cain（1994）提醒早期睾酮治疗导致早熟，负调节雄激素受体和最终导致男性生殖器征。

（三）真两性畸形

睾丸和卵巢同时存在，是少见的两性畸形，约占两性畸形的 10%。睾丸和卵巢可分别位于两侧，睾丸与输精管相连，卵巢与输卵管相连；或形成卵-睾复合体，睾-卵复合体的导管不同。染色体组型 60%～70% 为 46，XX，其余为 46，XY，或 46，XX、46，XY 的嵌合体。

外生殖器表现不同：女性表型是阴蒂增大；男性表型是尿道下裂和睾丸下降不全。青春期，一半患者有月经。诊断标准是确定两种性腺同时存在。婴幼儿诊断后必须确定解剖性别，确定后切除相应的性腺及导管。近年来，更多人主张切除男性性腺，保留女性性腺。

（四）混合性性腺发育障碍症

1963 年 Sohval 首次提此名称，其特点是一侧睾丸而另一侧为发育不全的条纹状性腺。睾丸内有支持细胞（sertoli cell）和间质细胞（interstitial cell），但无生精结构。大部分患者染色体组型为 46，XY/45，XO。内部的附属性腺管不同。最常见的是输卵管和发育不全的子宫。60％的患者表型为女性，身材矮小、蹼颈、盾状胸；部分阴唇、阴囊混合，睾丸不下降。由于25％条纹状性腺能恶变为性腺胚细胞瘤和无性细胞瘤，因此正确的方法是保留女性性腺，切除睾丸；如果睾丸已经下降，合适的方法是保留男性性腺，但是患者不能生育。

（五）单纯性性腺发育障碍症

不表现为性别变异，但表型多为女性或成人性征幼稚，双侧不发育的条纹状性腺。染色体组型 45，XO 的患者典型表现为 Turner 综合征，即蹼颈、盾状胸和身材矮小。染色体组型 46，XX 和 46，XY 的患者表现无月经，副性征发育延迟。染色体组型 46，XY 的患者条纹状性腺有恶变的可能性，因此建议早期双侧条纹状性腺切除。

三、包茎及包皮过长

包茎（phimosis）是指包皮不能向上翻转，致使阴茎头不能外露。分先天性包茎和后天性包茎。包皮过长（redundant prepuce）指包皮覆盖全部阴茎头及尿道口，但可以翻转而露出阴茎头。小儿出生时包茎和包皮过长是正常现象，随年龄增加阴茎长大，阴茎头外露。包皮内皮脂腺分泌物和上皮脱屑可形成包皮垢，容易继发感染引起包皮阴茎头炎（balanoposthitis）。反复感染可引起包皮粘连，也可形成继发性包茎和尿道外口粘连、狭窄，甚至排尿困难。长期包皮垢也可诱发阴茎恶变。

嵌顿包茎（paraphimosis）是包皮口较紧，强行翻转包皮使包皮紧勒阴茎冠状沟，长期未复位将导致包皮远端及阴茎头回流障碍，水肿和淤血可加重回流障碍，处理不及时将导致包皮、阴茎头糜烂，甚至坏死。

治疗方法根据具体情况选择。包茎和包皮过长的基本术式是包皮环切术。对于小儿包茎手术时机的选择尚无统一意见。一般 4～5 岁后包皮口仍紧，或经常发生包皮阴茎头感染，在感染控制后手术治疗。包皮过长可观察，保持局部清洁。嵌顿包茎宜尽早进行手法复位。近年来有用包皮环治疗包皮过长。

（安瑞华　甘秀国）

第五十七章　泌尿系统损伤

泌尿系统损伤是临床常见的疾病，男性多于女性，最常见于男性尿道，其次为肾、膀胱。输尿管损伤较为少见。由于肾、输尿管、膀胱受周围组织保护，一般情况下不易受伤。泌尿系统损伤可合并胸、腹及盆腔脏器严重损伤。

泌尿系统损伤的临床表现主要是出血、血尿、尿外渗。大量出血者可导致休克。血肿和尿外渗可继发感染、尿路梗阻、尿瘘等并发症，及时、有效地处理损伤是保证治疗效果和防止并发症的关键。

第一节　肾损伤

肾位于腹膜后间隙内，其前方有腹腔脏器，后方有腰大肌、脊椎及胸廓软组织，外侧有第10～12肋，上方有膈肌的保护。此外肾周围有丰富脂肪组织构成的脂肪囊及肾轴筋膜，且肾有一个椎体上下的活动度，可以缓冲外力，肾通常不易受伤。但肾质地脆，遇到暴力后可引起肾损伤，常是严重多发伤的一部分。男性发病率高于女性，中青年发病率高于其他年龄段的患者。

一、病因

肾损伤（renal trauma）的病因主要是外伤暴力，包括交通事故、高空坠落伤及锐器伤。

（一）闭合性损伤

大多数肾损伤由于钝性闭合性损伤所致，可因直接暴力（撞击、跌打、高空坠落）引起，也可由间接暴力（运动中突然加速或减速，高处坠落后双足或臀部着地、爆震冲击等）致使肾剧烈移位，严重者可致肾蒂损伤，为常见的致伤原因。

（二）开放性损伤

开放性损伤由枪、刀刃等锐器伤引起，常伴有胸、腹部等脏器损伤，肾损伤包括穿入伤及贯通伤。此类损伤较重，出血多，需紧急手术治疗。

（三）病理性肾自发破裂

当肾有重度积水、肿瘤、囊肿等病变时，可在无外力或轻微外力作用下，导致肾破裂出血及尿外渗。

（四）医源性损伤

偶然医疗操作中如肾穿刺活检可引起肾包膜下血肿，腔内泌尿外科检查或治疗时可能出现肾损伤，如体外冲击波碎石、输尿管镜碎石及经皮肾镜碎石术可造成肾实质裂伤及包膜下出血。

二、病理

（一）急性期肾损伤

根据肾的生理解剖，无论开放或闭合性肾损伤，其病理变化都发生在肾实质、肾盏、肾盂及肾蒂（动、静脉损伤），创伤可能涉及单一部位，也可涉及两个或三个部位。根据损伤的部位及程度可分为以下几个分级（图57-1-1）：

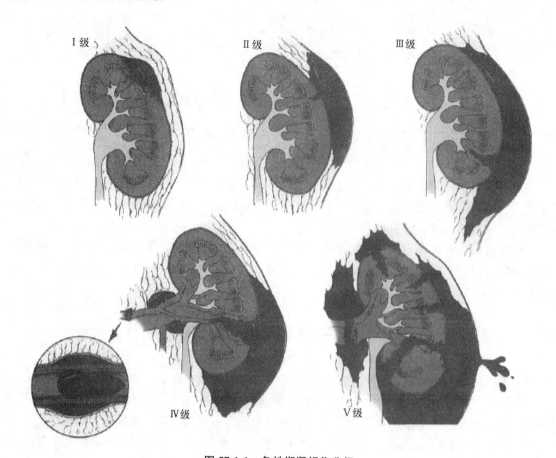

图 57-1-1　急性期肾损伤分级

基于美国外科创伤协会的器官创伤分级（Moore et al，1989）

　　Ⅰ级：镜下或肉眼血尿，局限的包膜下血肿，无肾实质裂伤。

　　Ⅱ级：肾周血肿局限于腹膜后，肾皮质裂伤<1cm，无尿外渗。

　　Ⅲ级：肾皮质裂伤>1cm，无集合系统破裂或肾实质损伤与集合系统不相通，无尿外渗。

　　Ⅳ级：肾实质全层裂伤，与肾集合系统相通；主要的肾动脉、静脉内膜损伤导致出血或血栓。

　　Ⅴ级：肾实质多处全层裂伤、肾碎裂伤；肾门撕脱伤、肾蒂断裂伤。

（二）晚期病理变化

　　晚期病理变化包括由于持久尿外渗形成的尿囊肿；血肿、尿外渗引起腹膜后纤维化，导致肾盂输尿管交界处狭窄，最终形成肾积水、肾功能受损乃至丧失。开放性肾损伤可引发肾动静脉瘘或假性肾动脉瘤。肾蒂损伤亦可致血管内膜断裂形成血栓、管腔狭窄，部分因肾周围纤维化致肾动脉受挤压，同样发生肾动脉狭窄产生高血压。严重者肾失去功能。

三、临床表现

　　1. 休克　严重肾损伤如部分肾断裂伤、肾蒂断裂伤可因急性大出血或因合并其他重要脏器损伤时，发生严重失血性休克，以至危及生命。

　　2. 血尿　血尿是泌尿系统损伤最直接的证据。肾挫伤大多数患者出现血尿，一般较轻微。肾部分断裂伤累及肾盂、肾盏，血尿较重，可有血块。血尿与肾损伤严重程度不呈比例，若有血块堵塞输尿管时可无血尿，肾蒂损伤、肾动脉栓塞时可无血尿。

　　3. 疼痛　肾包膜下血肿、肾周血肿及尿外渗，引起患侧腰、腹部疼痛。其严重程度与渗出量有关。当血块堵塞输尿管时可产生肾绞痛。当合并有腹腔脏器损伤时可出现腹部疼痛及腹膜刺激症状。

4. 腰腹部包块和皮下瘀斑　由于出血及尿外渗至肾周围组织，可使腰部肿胀，局部形成包块。有时在肋缘下可触及。外伤侧常有皮下瘀斑或擦伤。

5. 全身症状　肾周血肿及尿外渗可继发感染形成肾周围脓肿或腹膜炎，临床出现发热或菌血症等全身中毒症状。

四、诊断

（一）病史及临床表现

当下胸部、腹部或背部受伤后，特别是锐器伤后患者有血尿时，无论是肉眼血尿或镜下血尿，应考虑有肾损伤的可能性，但肾损伤严重程度与血尿症状不呈正比，严重胸、腹部外伤症状可掩盖泌尿系统损伤。故应尽早收集尿液标本，必要时导尿，同时结合其他体征（如患侧肾区叩击痛、上腹部包块等）确定诊断，以免贻误诊断。

（二）实验室检查

尿常规检查可见有红细胞，出血较多时血常规中血红蛋白与血细胞比容持续性降低，提示有活动性出血。白细胞增高警惕有感染灶存在。

（三）影像学检查

对于闭合性损伤患者合并肉眼血尿、镜下血尿伴有休克倾向的均应行肾影像学检查，尤其是增强 CT，对于任何程度血尿的开放性损伤也均需行影像学检查。但对于病情危重者不能为行影像学检查明确诊断而耽误手术时机。

1. 超声　可提示肾损伤的部位及程度，有无包膜内或肾周围血肿、尿外渗。

2. CT　首选的影像学检查是增强 CT，具有较高的敏感性及特异性，为分级提供最有效的信息，可清晰显示肾实质损伤、血肿和尿液外渗及范围，并可了解与周围组织和腹腔内其他脏器的关系。增强 CT 还可初步了解双侧肾功能，对需切除患侧肾者更有帮助。

3. 静脉肾盂造影　此检查可同时显示双侧肾显影情况，当造影剂有外溢表现时，提示肾有损伤。

4. 肾动脉造影　当 CT 怀疑肾动脉损伤或为定位肾动脉出血时可应用肾动脉造影（图 57-1-2），同时可行相应肾动脉栓塞达到止血治疗的目的（图 57-1-3），尤其是血尿持续加重、血红蛋白明显下降的孤立肾损伤时。若肾动脉不显影，提示肾蒂有损伤或有血栓形成，应紧急手术。该检查属有创检查，且受设备因素限制。

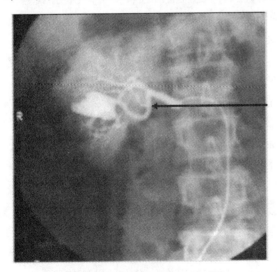 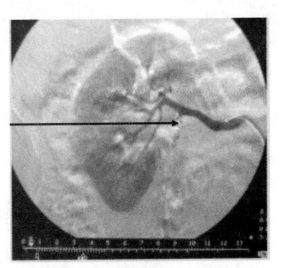

图 57-1-2　右肾下极动脉分支动脉　　　　　图 57-1-3　右肾下极动脉分支动脉出血
出血，造影剂外溢　　　　　　　　　栓塞后，无造影剂外溢

5. MRI　诊断肾损伤的作用与 CT 相似，但对血肿的显示比 CT 更具特征性。

五、治疗

肾损伤的处理与损伤程度直接相关。

（一）紧急治疗

有内脏出血、休克的患者，积极抗休克、心肺复苏，维持生命体征平稳，为下一步诊断及治疗争取时间。同时明确是否合并其他器官损伤，做好手术探查的术前准备。

（二）非手术治疗

适用于轻度肾挫伤或肾部分断裂伤肾周血肿局限，无进行性增大趋势，经抗休克治疗生命体征稳定未合并胸、腹部脏器损伤者。患者绝对卧床休息 2～3 周，3 个月之内不宜从事体力劳动，个别患者在半年之内可反复出现肉眼血尿。密切监测生命体征：观察血压、脉搏、呼吸、体温，腰腹部包块、尿色的变化，定期检测血红蛋白及血细胞比容。补充血容量，包括补液、输血、应用止血药物、维持水和电解质平衡。应用抗生素预防感染。应用作用较强的止痛药（如吗啡等）。定期行 B 超或 CT 检查，了解肾周围血肿、尿外渗吸收情况。

（三）手术治疗

经非手术治疗无效、急性大出血，特别是合并其他脏器损伤的患者，往往有休克表现，积极、有效地纠正休克是首要的抢救措施，并应及时手术。

1. 开放性肾损伤　特别是锐器伤合并有其他脏器损伤，应一并探查，包括清创、缝合、修补、引流。

2. 闭合性损伤　一旦确诊为严重肾裂伤、肾碎裂及肾蒂伤，就需要尽早行探查术。发现以下情况应及时手术治疗：①抗休克治疗后生命体征无明显好转，提示内出血。②血尿进行性加重。③血红蛋白与红细胞比容继续降低。④腰腹部包块明显增大。⑤合并有胸、腹腔脏器损伤或有腹膜炎症状。

3. 手术方式

（1）单纯肾破裂伴肾蒂损伤：若生命体征稳定，可行肾缝合修补或肾部分切除、肾蒂血管修补术，以达止血目的。与此同时应对肾周围组织进行清创，清除血肿及外渗尿液，彻底清洗创面并放置引流管，术后应用抗生素预防感染。

（2）肾切除术：应严格掌握手术适应证：①肾严重碎裂伤，大出血无法控制者；②严重肾蒂裂伤或肾血管破裂无法修补或重建者；③肾内血管已有广泛血栓形成者；④肾创伤后感染、坏死、继发性大出血者。肾切除前应了解对侧肾功能，对于解剖性或功能性孤立肾患者，应设法保留患肾，确实无法保留者，应在肾切除术后及时行肾透析治疗或同种异体肾移植术。

（3）切口的选择：最好采用经腹途径实施手术，可同时行腹腔脏器探查术。若无其他腹腔脏器创伤，且对侧肾完好不需探查术时，也可采取腰切口。

4. 并发症的处理　早期有肾周围血肿、尿外渗形成的尿囊肿、继发感染后形成肾周围脓肿。少量积液可自行吸收，当有脓肿形成时应行经皮穿刺或切开引流术。远期并发症包括输尿管狭窄、肾积水以致最终失去功能，亦可产生肾血管性高血压。以上均由于肾周围炎性粘连纤维化而致，必要时应行手术治疗，包括成形术、肾切除术或肾血管重建术。

第二节　输尿管损伤

输尿管位于腹膜后，由于周围组织的良好保护，且有相当的活动范围，因此外界暴力导致的输尿管损伤少见，输尿管损伤（ureteral trauma）多为医源性损伤。损伤后易被忽略，多延误至出现症状才被发现。

一、病因

(一) 手术损伤

手术损伤常发生在骨盆、后腹腔广泛解剖的开放性及腔镜手术，如直肠癌根治术、子宫切除术、后腹腔肿瘤切除术。由于解剖复杂，特别是在出现大出血匆忙止血钳夹、结扎时较易发生损伤。肿瘤周围粘连，腹膜后纤维化等会使手术发生困难，较易误伤，术后发生漏尿或无尿时才察觉。

(二) 器械检查及治疗

经膀胱镜逆行输尿管插管、输尿管镜检查、套篮取石、激光碎石、输尿管病变活检时均有可能损伤输尿管，特别是输尿管本身炎症、迂曲、狭窄时，输尿管可能被撕裂、拉断。

(三) 放射性损伤

膀胱、子宫、直肠癌术后辅助放射治疗，可引起放射性输尿管损伤。损伤表现为近膀胱端输尿管局限性狭窄，输尿管管壁硬化，最终导致纤维化、管腔狭窄、输尿管梗阻。

(四) 外伤性损伤

外界暴力所致的损伤罕见，主要是枪伤、刀伤直接损伤输尿管。此外，从高空坠落时可以使肾盂输尿管连接部撕裂或断离，可不出现血尿并且术中探查时易漏诊。

二、病理

输尿管的轻微挫伤一般不会导致其狭窄，如行逆行造影时，导管可将其黏膜划伤出血，可自愈。输尿管部分断裂或全部断裂可致尿外渗，引起继发性腹膜炎，少量可以被吸收，大量尿外渗或引流不彻底将引起腹膜后感染化脓。腹膜后纤维化导致输尿管狭窄。输尿管被误结扎后最终导致肾积水，久之使肾皮质菲薄并丧失功能。若双侧输尿管被结扎将导致无尿，出现肾后性急性肾衰竭。输尿管被钳夹、外膜广泛剥离可发生缺血、坏死，形成尿瘘，被缝在阴道残端时，可形成输尿管阴道瘘。

三、临床表现

输尿管损伤的临床表现取决于发现时间、单侧或双侧输尿管损伤、是否继发感染、尿瘘的部位以及是否合并其他重要脏器的损伤等。

1. 血尿 常见于器械损伤输尿管黏膜，一般血尿会自行缓解、消失。血尿的程度与输尿管损伤程度并不呈比例。25%～45%刀、枪伤造成的输尿管损伤不表现任何形式的血尿，输尿管完全离断时可无血尿。

2. 尿外渗 可发生于损伤时或数日后，尿液由输尿管损伤处漏至腹膜后间隙，引起腰背部、腹部疼痛，腹胀，局部包块。若有感染尿液流入腹腔则形成腹膜炎，此时可出现脓毒症（如寒战、高热）等全身中毒症状。

3. 尿瘘 如窦道与腹壁、阴道或肠道相通，形成尿瘘，经久不愈。

4. 肾后梗阻性症状 输尿管被结扎、缝扎后引起完全性梗阻症状，患侧很快产生腰痛、肾区叩击痛、发热等症状。双侧输尿管被结扎将会导致无尿，在伤后可很快被发现，应与肾前性、肾性肾衰竭引起的无尿相鉴别。

四、诊断

输尿管损伤主要是医源性损伤。因此，在手术中应十分警惕不要误伤，一旦损伤应及时处理。

1. 在处理外伤、腹部或盆腔手术时，应注意检查有无尿外渗、手术创面与输尿管的关系。如不能确定是否有损伤，此时可静脉注射靛胭脂，观察创面是否有蓝色尿液出现，有则存在输尿管损伤，应及时采取措施。

2. 大部分输尿管损伤不易早期发现，一般在损伤后数天或数周后出现症状而被发现，此时损伤部位水肿、炎症反应明显。需做以下检查。

(1) 静脉肾盂造影：显示造影剂梗阻或有外溢现象则可证实。

(2) 逆行肾盂造影：通过膀胱镜向患侧输尿管插管后注入造影剂，有造影剂外溢或变细、中断现象，提示输尿管损伤。

(3) CT 及 B 超检查：可提示由于尿外渗、梗阻所致的肾积水，肾周、腹膜后间隙、腹腔是否有积液。

(4) 输尿管阴道瘘应与膀胱阴道瘘鉴别，可经导尿管向膀胱内注入亚甲蓝。阴道内有蓝色液流出时提示膀胱阴道瘘。输尿管阴道瘘时，阴道内流出的为澄清液体。

五、治疗

恢复尿路通畅，保护患侧肾功能是治疗输尿管损伤的目的。处理其他严重并发症后处理输尿管损伤，术前应先抗休克治疗。应尽早修复输尿管，保护肾功能，充分引流尿外渗，避免继发感染。

(一) 术中、术后早期发现的输尿管损伤的治疗

1. 输尿管逆行插管造成小的挫伤无需特殊处理。但输尿管镜造成的穿孔应留置输尿管支架管引流数日后再拔除。

2. 在手术中发现输尿管被钳夹、有小的穿孔时，及时放置输尿管支架管；当被误扎时及时行损伤段松解，如有坏死应行损伤段切除再吻合；如有部分断裂或完全断裂，应行修补或吻合术。为防止输尿管狭窄，以上情况均应于输尿管内放置双"J"形支架导管，3～4 周之后通过膀胱镜拔除。行输尿管吻合术时应同时放置腹膜后外引流管，使外渗尿液充分引流。

3. 对于下段输尿管损伤，如有条件者可行输尿管膀胱吻合术，若损伤段较长不能吻合时，可将膀胱侧壁部分做成瓣状与输尿管吻合。

4. 输尿管损伤段较长时，可将肾游离下移，同时游离膀胱角行腰大肌悬吊，以缩短膀胱和肾的距离，再行吻合术。如输尿管损伤段过长不能施行吻合，可酌情行输尿管皮肤造瘘、自体肾移植术、肠管替代输尿管术。

(二) 后期并发症的治疗

1. 尿瘘的处理　输尿管阴道瘘往往在术后 1 周左右被发现，因局部水肿、炎症较明显，此时不宜行修补术。可通过膀胱镜逆行插管，瘘口较小者可越过瘘口而达上段输尿管或肾盂，2～4 周可愈合；因炎症明显，瘘口较大不能插过病变处时，待 3 个月之后再进行修补术。

2. 对于术后早期未能及时发现的输尿管损伤，输尿管可形成局部狭窄或完全梗阻致肾积水，此时可逆行置双"J"形输尿管支架管，依不同情况决定留置时间；对于狭窄严重或置管不成功者，可行输尿管周围组织松解或狭窄段切除再吻合术；对局部病变不能及时解除者可先行肾穿刺造瘘术，缓解肾功能；对重度肾积水肾已失去功能或感染者，行患肾切除术。

第三节　膀胱损伤

膀胱位于骨盆内，受到周围筋膜、肌肉、骨盆及其他软组织的保护，当其空虚时一般不易受外界暴力所损伤，处于充盈状态时受到各种外力作用可发生膀胱损伤（bladder trauma），引起一系列病理改变及临床症状。儿童骨盆浅，膀胱稍有充盈时即可突出至下腹部，易受损伤。

一、病因

(一)开放性损伤

开放性损伤见于锐器伤、子弹穿入伤或贯通伤,可合并腹腔或盆腔脏器损伤,如同时合并直肠损伤则形成膀胱直肠瘘,合并阴道损伤则形成膀胱阴道瘘。

(二)闭合性损伤

闭合性损伤较开放性损伤多见,多在充盈情况下由于暴力作用而致,如下腹部被撞击、车祸致骨盆骨折其碎片刺破膀胱壁。轻者膀胱壁挫伤血肿,重者破裂尿外溢。

(三)医源性损伤

膀胱镜检查,经尿道行前列腺切除、膀胱肿瘤切除或其他疾病治疗时均可损伤膀胱颈部、三角区,甚至形成膀胱阴道瘘、膀胱直肠瘘。盆腔手术、腹股沟疝修补术、阴道手术均可发生膀胱损伤。

(四)自发性膀胱破裂

自发性膀胱破裂可见于病理性膀胱,如放射性膀胱炎、放射性膀胱溃疡、膀胱结核、膀胱晚期肿瘤,甚至发生自发性膀胱破裂。

二、病理

(一)膀胱挫伤

膀胱挫伤是指仅伤及膀胱黏膜层或肌层,未有全层损伤,如膀胱镜检查或经尿道电切手术而致,局部为黏膜出血。外伤而致的膀胱浆肌层损伤表现为膀胱壁血肿及腹壁血肿。临床无尿外渗,但可以有血尿。

(二)膀胱全层破裂

膀胱全层破裂分为腹膜外型及腹膜内型。

1.腹膜外型　膀胱全层破裂但腹膜完整,尿外渗到膀胱周围及耻骨后间隙,亦可沿盆筋膜达盆底或沿腹膜后间隙至肾周。少量尿外渗可自行吸收,大量尿外渗引流不彻底可继发盆腔感染或脓肿。多由膀胱前壁损伤引起,腹膜外型膀胱损伤多见于骨盆骨折。

2.腹膜内型　膀胱壁全层破裂伴腹膜损伤,与腹腔相通,尿外渗至腹腔形成尿性腹膜炎。膀胱充盈状态下,下腹部直接暴力或锐器贯通伤,可造成膀胱顶部、后壁全层损伤。

3.混合型　同时合并腹膜内型和腹膜外型,常为火器伤或利器贯通伤,可合并腹部其他脏器损伤。

三、临床表现

1.出血与休克　骨盆骨折所致剧痛及大量出血,膀胱破裂引起尿外渗及腹膜炎,伤势较重,常发生失血性休克。

2.排尿障碍及血尿　外溢的尿液刺激膀胱,患者常有尿频、尿急,不能排尿或排出少量血尿。当有血块堵塞时或尿外渗至膀胱周围、腹腔内时,可无尿液排出。

3.腹痛　腹膜内膀胱破裂使尿液流入腹腔,引起急性腹膜炎症状,移动性浊音阳性。腹膜外型由于尿外渗及血肿可引起下腹部疼痛,下腹部有压痛及肌紧张,直肠指检发现直肠前饱满、触疼。

4.尿瘘　开放性损伤可有体表伤口漏尿,瘘口与直肠、阴道相通,则经肛门或阴道溢尿。闭合性损伤在尿外渗感染破溃后可形成尿瘘。

5.继发感染或脓肿　尿外渗可继发感染,病情严重者还可出现全身中毒症状,如发热、恶心、呕吐等,甚至感染中毒性休克。

四、诊断

（一）病史与体格检查

患者有明确的下腹部或骨盆外伤史，突然出现的腹痛、血尿及排尿困难，合并有骨盆骨折者耻骨前方有明显压痛，少数可有骨摩擦音。直肠指检直肠前壁有饱满感，提示腹膜外型膀胱破裂。全腹压痛、反跳痛伴肌紧张，有移动性浊音，肠鸣音减弱以致消失，提示腹膜内膀胱破裂。

（二）导尿试验

当怀疑有膀胱破裂时，可经尿道放置尿管顺利置入膀胱内，有少量血尿或无尿液流出。经尿管注入生理盐水 200ml，随后抽出，液体外漏时排出量明显减少，腹腔液体回流时排出量增多，当注入与排出量有明显差异时证明有膀胱破裂。该方法简单易行，但是有时出现假阳性和假阴性。

（三）影像学检查

1. 膀胱造影　经导尿管向膀胱内注入 15％泛影葡胺 300ml，拍摄前后位片，抽出造影剂后再拍片，膀胱不被充盈有外溢表明有膀胱破裂，诊断的准确率达到 100％。腹膜外型破裂造影剂可分布于膀胱周围、耻骨后间隙或盆底，盆腔内造影剂呈火焰样浓集是腹膜外渗出的特征性改变（图 57-3-1）；腹膜内型破裂造影剂分布于腹腔内，显示造影剂衬托的肠袢。

2. X 线检查　同样经导尿管向膀胱内注入空气，如进行立位腹部 X 线检查发现膈下有游离气体，则证明为腹膜内型膀胱破裂。腹部 X 线检查可同时发现骨盆骨折及膀胱内是否有碎骨片。

3. CT　CT 诊断膀胱破裂的准确性不及膀胱造影，不推荐 CT 作为诊断膀胱破裂的首选检查。但是其可发现膀胱周围血肿，延迟期扫描可有造影剂外渗现象（图 57-3-2）。因患者病情需要及时手术，可行经尿管逆行注入造影剂后进行 CT 扫描，能缩短延迟期时间。

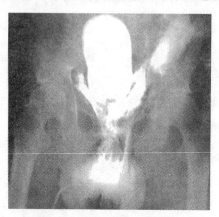

图 57-3-1　腹膜外型膀胱破裂
膀胱造影示腹膜外型膀胱破裂伴造影剂外渗至阴囊

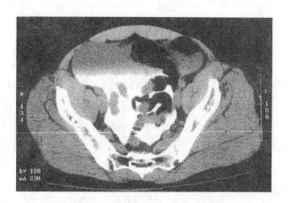

图 57-3-2　腹膜内型膀胱破裂
CT 示腹膜内型膀胱破裂，延迟期造影剂外溢，包绕肠袢

五、治疗

膀胱破裂的处理原则应包括早期的防治休克、后期完全尿流改道、膀胱壁缺损修补、膀胱周围及其他部位的尿外渗引流。

（一）非手术治疗

1. 膀胱挫伤或轻微的膀胱破裂伤　可放置尿管并保留 1~2 周，充分引流尿液，密切观察尿外渗的变化，破裂可自行愈合，建议在拔除尿管之前行膀胱造影。

2. 抗生素预防或治疗感染。

3. 对于病情较重需手术治疗者，术前应积极抗休克治疗，输液、输血、止痛、纠正电解质紊乱。

（二）手术治疗

膀胱破裂伴大量尿外渗及出血，应尽早手术治疗。腹膜外膀胱破裂，取下腹部正中切口，推移腹膜，清除外渗尿液及血肿，行膀胱修补并酌情做耻骨上膀胱造瘘（suprapubic cystostomy），2周后拔除。腹膜内破裂应行腹腔探查，发现并处理其他脏器（如肝、脾、肾、肠、肠系膜等）损伤。将膀胱修补并行耻骨上膀胱造瘘，彻底清洗腹腔，引流膀胱周围外渗尿液及血肿，使用抗生素预防或控制感染。如有膀胱阴道瘘则当即修补阴道并缝合膀胱，行耻骨上膀胱造瘘，愈合后拔除。有膀胱直肠瘘除修补膀胱并行耻骨上膀胱造瘘外，还应行结肠造瘘，至少3个月后再行还纳术。

（三）并发症处理

及时而适当的手术以及术后抗生素的应用可明显减少并发症。盆腔血肿避免切开，以免发生大出血。若出血难以控制，可用纱布堵塞压迫止血，24小时后取出，亦可行选择性盆腔血管栓塞术。

第四节　尿道损伤

尿道损伤（urethral injuries）在泌尿系统损伤中最为常见，好发于男性青壮年。轻度损伤治疗效果良好，重度损伤处理比较困难且早期处理不当易发生尿道狭窄或尿失禁。尿道狭窄可致膀胱残余尿增加，最终导致上尿路积水、肾功能损害。

尿道损伤分为开放性与闭合性两类。开放性损伤多见于锐器伤，可合并有阴囊、阴茎、会阴部贯通伤；闭合性损伤为尿道挫伤、撕裂伤或由于尿道腔内器械直接损伤。闭合性损伤较开放性损伤多见。

尿道损伤男性多于女性。男性尿道以尿生殖膈为界分为前、后尿道。后尿道包括尿道前列腺部及尿道膜部，尿道膜部损伤最为多见，多发生于骨盆骨折时。前尿道分为尿道球部及阴茎部尿道，骑跨伤多合并尿道球部损伤。

一、前尿道损伤

（一）病因与病理

男性前尿道损伤较后尿道损伤更多见，主要发生于球部，该段尿道位于会阴部且固定。当会阴部骑跨伤时，将尿道挤向耻骨联合下方，引起尿道球部损伤。损伤包括黏膜挫伤、不完全断裂伤及完全断裂伤。如行扩张尿道或膀胱镜检查引起的出血及水肿多为尿道挫伤，可以自愈且一般不会发生尿道狭窄。尿道部分断裂伤可引起尿道周围血肿和尿外渗，完全断裂使近远两端分离退缩、血肿较大、排尿困难以致发生尿潴留，用力排尿时产生尿外渗。

尿道球部断裂后，血液及尿液渗入会阴浅筋膜包绕的会阴浅袋，使会阴、阴囊、阴茎肿胀，有时向上扩展至腹壁。会阴浅筋膜的远侧附着于腹股沟部，近侧与腹壁浅筋膜深层相连续，后方附着于尿生殖膈，尿渗液不会外渗到两侧股部。阴茎部尿道损伤时，如深筋膜完整，血液及尿外渗仅局限于阴茎筋膜内，此时阴茎肿胀。如深筋膜破裂则尿外渗范围扩大，范围与球部损伤相同（图57-4-1）。血肿及尿外渗一旦发生，应尽早清创引流，否则会发生严重的皮下感染、蜂窝组织炎以致脓毒症。

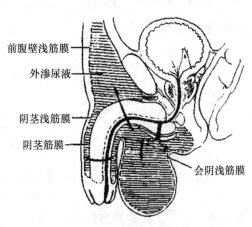

前腹壁浅筋膜
外渗尿液
阴茎浅筋膜
阴茎筋膜
会阴浅筋膜

图 57-4-1　尿道球部断裂的尿外渗

（二）临床表现

1. 尿道出血　为前尿道损伤最常见的症状，外伤后不论排尿与否均有尿道滴血或溢血，一般为新鲜血性。尿液为血尿。

2. 疼痛　伤后尿道处疼痛，尤以排尿时明显。

3. 排尿困难　尿道挫伤后由于黏膜充血、水肿，血块堵塞及因疼痛而致括约肌痉挛，引起排尿困难，球部断裂后可发生尿潴留。

4. 血肿及尿外渗　骑跨伤可致会阴部、阴囊部血肿，皮肤青紫。尿道断裂后因排尿困难，尿液可从断裂处外溢渗入周围组织中，包括耻骨前、阴茎皮下、阴囊及会阴部。血肿及尿外渗可继发感染，重则发生脓毒症。开放性尿道损伤可形成尿瘘。

（三）诊断

1. 病史及体格检查　患者有比较明确的外伤史，包括医源性损伤。有尿道口溢血，特别是骑跨伤者会阴部有皮肤出血斑及皮下血肿、尿外渗。

2. 导尿　在严格无菌操作下，如果导尿管顺利置入膀胱且有尿液流出，说明尿道的完整性没有被完全破坏。一旦插入，尿管至少保留1周。若尿管不能顺利置入，说明尿道有断裂，此时不应勉强反复试插，否则加重创伤。

3. X线检查　尿道造影可显示尿道断裂损伤的部位和程度，尿道断裂有造影剂外溢，单纯尿道挫伤无此现象。

（四）治疗

1. 紧急处理　尿道球部海绵体大量出血可致休克，应立即局部压迫止血，抗休克治疗，积极准备手术。

2. 单纯尿道挫伤及轻度裂伤　虽有尿道溢血，一般不需特殊治疗，尿道连续性存在可自愈，应用抗生素预防感染，给予止血药等对症治疗，鼓励患者多饮水以利排尿，必要时留置导尿管1周。

3. 尿道部分撕裂　插入尿管引流2周，如导尿失败为尿道球部部分断裂，应立即清创、止血，行一期尿道修补术，留置尿管2～3周。拔管后行排尿期膀胱尿道造影，除外造影剂外渗。

4. 尿道完全断裂　尿道球部严重损伤合并会阴部血肿及尿外渗时，应行一期尿道修补或端端吻合术，保留尿管至少3周，同时行耻骨上膀胱造瘘。

5. 并发症的处理

（1）尿外渗：应在尿外渗区做多个皮肤切口，应深达浅筋膜，彻底清创引流，预防感染发生。

（2）尿道修复后尿道狭窄：轻者可定期行尿道扩张，严重狭窄应行再次手术治疗，将狭窄段瘢痕清除重新吻合尿道或腔内技术结合激光切割、冷刀等切开瘢痕组织。

（3）尿瘘：尿漏、尿外渗未及时引流时，继发感染形成尿道周围脓肿，破溃后可形成尿瘘，狭窄时尿液流出不畅也可形成尿瘘。前尿道狭窄所致的尿瘘常发生在会阴部或阴囊部，应在解除狭窄的同时切除或搔刮瘘管。

二、后尿道损伤

（一）病因与病理

后尿道常见的损伤部位是膜部，尿道膜部穿过尿生殖膈，后者含横纹肌括约肌，它附着在耻骨下支。当骨盆骨折时，尿生殖膈移位产生剪切样暴力，使薄弱的尿道膜部撕裂，甚至在前列腺尖部撕裂，耻骨前列腺韧带撕裂致使前列腺向上后方移位。由于碎骨片或骨折断端刺破耻骨后血管丛引起大量出血。尿道断裂后尿液沿前列腺尖处外渗，在膀胱周围、耻骨后间隙形成血肿及尿外渗（图57-4-2）。

（二）临床表现

1. 休克　后尿道损伤伴随骨盆骨折，耻骨后静脉丛大量急剧出血可导致休克。也可合并其他脏器损伤，如肝破裂、脾破裂、肠或肠系膜血管损伤、股骨骨折，加重失血性休克。

2. 疼痛　主要是下腹部疼痛、肌紧张、有压痛，如有腹腔脏器损伤均伴有急腹症表现。

3. 排尿困难　尿道膜部断裂后，前列腺移位使尿道连续性破坏，因此患者排尿困难，甚至尿潴留。

4. 尿道口溢血　尿道口无流血或仅少量血液流出。

5. 血肿及尿外渗　尿道膜部断裂后出现会阴、阴囊部尿外渗及血肿。

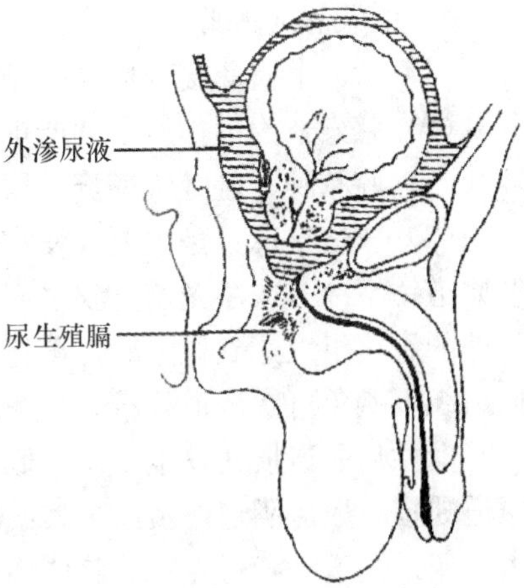

外渗尿液

尿生殖膈

图57-4-2　尿道膜部断裂的尿外渗

（三）诊断

1. 病史及体检　有明确的下腹部损伤特别是骨盆骨折史，患者出现了急性尿潴留，应考虑有后尿道损伤。直肠指检，直肠前壁有柔软饱满感，特别是前列腺正常位置发生改变或触不到前列腺尖部，有时可触到破碎的骨片更应考虑尿道膜部断裂。如有直肠损伤可有指套染血。

2. X线检查　骨盆X线示有骨盆骨折、耻骨支断裂、耻骨联合移位。对怀疑有后尿道损伤的患者，可行逆行尿道造影。若尿道造影正常，应插入尿管，以排除膀胱损伤。

（四）治疗

1. 紧急处理　后尿道损伤多合并骨盆骨折及其他重要脏器损伤，如颅脑、胸部、腹部器官的重度损伤，对以上脏器的损伤应先进行治疗，积极纠正休克及电解质紊乱，待伤情稳定后再处理后尿道损伤。骨盆骨折患者需平卧，勿随意搬动患者，否则加重损伤。

2. 危重患者　有尿潴留时，一般不宜插入尿管，避免加重局部损伤，可行耻骨上膀胱穿刺造瘘引流尿液。

3. 手术治疗

（1）耻骨上膀胱造瘘术：该术式简单，对患者干扰小是其优点，该方法适于危重患者。但由于前列腺移位，尿道连续性被破坏。其次，血肿、尿外渗引流不充分，远期尿道狭窄发生率较高，仍需再次手术。

（2）尿道会师复位术：此手术靠牵引力将已断裂的尿道复位对合。方法为：做下腹正中切口，切开膀胱前壁，经尿道外口及膀胱颈各插入一个尿道探子，使尿道探子于损伤部会师。如会师有困难，可将手指置于后尿道部，将金属尿道探子通过尿道引入膀胱内，用一尿管套于探子尖端并自尿道带出体外，再在此尿管尾端缝接Foley气囊尿管将其引入膀胱，并囊内加压牵引，使前列腺恢复至正常位置。尿管在尿道内起一支架作用，保留4周左右拔除，尿道连续性得以恢复。此术式未做一期尿道端端吻合，由于前列腺发生移位，损伤部位周围血肿瘢痕形成，术后发生尿道狭窄可能性较大，部分病例仍需长期扩张尿道或再次手术。

（3）尿道一期吻合：患者取截石位，于会阴部做切口，寻找出两断端后进行吻合，清理周围血肿，尿道内放置尿管做支架保留4～6周，同时行耻骨上膀胱造瘘。该术式优点是能及时恢复尿道连续性，使移位的前列腺恢复正常位置，同时引流周围血肿及外渗尿。但该术式亦受患者自身病情条件及医疗条件限制，并发症发生率较高，如术中出血、尿失禁、阳痿、再次狭窄等。当合并有重要器官损伤或合并有下肢骨折时，受手术体位影响而不能施行。过于搬动患者反而会加剧出血及休克。因此，采取哪一种术式应结合患者具体情况及医院条件而慎重对待。

4. 并发症的处理

（1）后尿道直肠瘘：应先行结肠暂时性造瘘，3 个月之后再行瘘修补术。

（2）感染：为损伤后早期严重并发症，由于组织损伤及尿外渗继发感染可导致局部脓肿、坏死、盆腔脓肿、耻骨骨髓炎、尿瘘等。

（3）尿道狭窄：是主要并发症，轻者需定期扩张尿道，严重者需再次手术。严重狭窄者可经尿道镜下冷刀或激光切开狭窄部。如损伤严重并发尿道闭锁，建议外伤后 3 个月，待尿道断裂处的瘢痕组织达到稳定时，再行经会阴部开放性手术、尿道端端吻合术，术中应彻底切除瘢痕组织，避免再次尿道狭窄。

女性后尿道损伤发生率明显低于男性，一旦发生，出血多易发生休克，易产生后遗症，如尿道缺损、尿道阴道瘘及尿失禁或尿道狭窄等。治疗强调行一期尿道吻合术以恢复尿道功能。出现尿道阴道瘘者可先行膀胱造瘘，部分瘘口较小者可自行愈合，3 个月后若不愈合可择期行尿道阴道瘘修补术。

（杜林栋　沈宏亮）

第五十八章 泌尿、男性生殖系统非特异性感染

第一节 概　述

　　泌尿、生殖系统感染是常见疾病，是仅次于呼吸道及消化道的感染性疾病。在不同的性别和年龄均可发病，其临床表现和结局变化很大。在我国，泌尿、生殖系统感染约占院内感染的20.8%～31.7%。泌尿、生殖系统感染是人类健康所面临的最严重的威胁之一。临床常见感染性疾病的致病微生物包括病毒、细菌、真菌和寄生虫四种。最常见的泌尿、生殖系统感染是细菌感染，通常来源于肠道菌群的兼性厌氧菌，主要是由革兰阴性杆菌（如大肠埃希菌、变形杆菌、克雷伯杆菌）和革兰阳性球菌（如葡萄球菌、肠球菌）引起；其次是由固有的厌氧菌（如拟杆菌、消化链球菌）引起。此外，尿道非特异感染常常由某些需要特殊检查技术才能确诊的病原体（如沙眼衣原体）引起。特异性感染包括结核、淋病、放射线菌病等病原体引起的感染。

　　在急性感染中，多为单病原体感染。在慢性感染中多为两种病原体以上的复合感染，如在神经源性膀胱、膀胱直肠瘘、长期留置导尿时。

　　1956年Kass在普查各群体尿路感染（urinary tract infections，UTIs）发病率时指出，若每毫升尿有10^5以上菌落形成单位（cfu），称之为菌尿；若为10^4cfu/ml以下为污染标本；若为10^4～10^5cfu/ml，为可疑感染。数十年来，人们常将此标准在流行病学以及临床上广泛应用。近20年来，许多学者以其研究结果对上述流行病学中泌尿系感染的概念进行了补充修改，指出尿路感染是各年龄段中最常见的感染。

　　有的学者提出脓尿与尿路感染诊断相关性差，脓尿不一定是尿路感染，反过来尿路感染不一定有脓尿；Platt（1983）认为如患者伴有尿频、尿急、尿痛等症状，菌落形成单位只有10^2cfu/ml，也可做感染的诊断；在肾盂肾炎或所谓无症状菌尿，菌尿则应超过10^5cfu/ml；Maskell（1988）认为以10^5cfu/ml作为尿路感染的诊断标准并不准确，不同解剖部位的感染应有不同的标准。总之，菌尿数目多少的意义应结合患者的临床表现，不能一概采用本来为一种流行病学概念的标准而不加分析，不考虑临床表现的实际状况，机械地应用于临床各种尿路感染性病变。

　　尿路感染的定位单凭病史与体检是不可靠的，侵入性的定位检查方法结果准确，如经皮肾盂尿抽吸、膀胱镜检查和输尿管插管、Foley尿管的膀胱冲洗实验。而非侵入性的方法常常不够准确，如血清抗体实验（血凝集实验、直接细菌凝集实验）、尿抗体、尿乳酸脱氢酶水平、尿β_2微球蛋白水平等。

　　常规7～14天抗感染治疗不是尿路感染理想的治疗方案。深部组织感染需要更强的治疗，浅表的黏膜感染则相反。对急性、无并发症的尿路感染女性患者给予恰当的1～3天消炎药治疗与给药10天的治疗疗效相同，副作用少。

【病因及病理生理】

　　泌尿、生殖系统的细菌感染一般可有4个途径：

1. 上行感染　是最常见的途径，肠道细菌先在会阴部定居、繁殖，污染尿道外口，沿着尿路进入膀胱、肾盂、肾实质。女性因为尿道短，并且有肠道细菌侵入会阴和阴道前庭，因此容易发生尿路感染。有学者证实，妇女性生活是发生尿路感染的重要诱发因素。

2. 血源性扩散　除结核、肾脓肿、肾周围感染外，泌尿、生殖系统感染经血源性扩散并不常见。相反，肾和前列腺的急性感染过程中细菌进入血流，出现菌血症常并发尿路感染。结构和功能有异常（如尿路梗阻）就容易并发尿路感染。

3. 淋巴源性扩散　通过淋巴途径发生泌尿、生殖系统感染是罕见的。有学者推测，病原菌经直肠、结肠、淋巴到达前列腺和膀胱，通过子宫周围淋巴到达女性泌尿、生殖系统，但临床上较难证实。

4. 从其他器官直接侵犯　腹腔内脓肿特别是炎症性肠疾病，女性急性盆腔炎，膀胱旁的脓肿和泌尿、生殖系统瘘尤其是膀胱阴道瘘、膀胱肠瘘可以侵及并感染尿路。

第二节　上尿路感染

一、急性肾盂肾炎

【概述】

肾盂肾炎是常见病，女性多于男性，有两种感染途径：

1. 血行性感染　约占30%，多为葡萄球菌感染，细菌由血流到肾小管，再由肾小管蔓延到肾盂。尿路梗阻和尿液滞留是急性肾盂肾炎最常见的诱因。

2. 上行性感染　细菌可由输尿管进入肾盂，再侵入肾实质。当用器械检查或经尿道手术时，会阴部的肠道细菌可经尿道、膀胱、输尿管至肾。可能侵及一侧，也可以侵及两侧。约70%以上的肾盂肾炎是由革兰阴性杆菌所引起。大肠埃希菌的菌株最常见，其次是变形杆菌、克雷伯杆菌、产气杆菌和铜绿假单胞菌等。大肠埃希菌的P型菌毛，是引起肾盂肾炎的最重要的毒素因子。细菌进入膀胱引起膀胱炎后，可影响膀胱输尿管连接处的功能，导致膀胱输尿管反流，促使感染尿液逆流而上。细菌释放的内毒素可作用于输尿管平滑肌，使其蠕动减退，致输尿管尿液淤滞，管腔内压力增高，形成生理性梗阻。最后细菌可逆行而上进入肾盂。由于感染途径不同，炎症初发部位也不同，肾盂、肾实质都有炎症，称之为肾盂肾炎。肾盂肾炎分急性和慢性两种。

【病因及病理生理】

临床上急性肾盂肾炎（acute pyelonephritis）患者中，女性多于男性，由于雌性激素的水平影响膀胱黏膜的屏障作用，因此青春期前女孩和绝经后妇女容易发生肾盂肾炎。

其次，女性在性交后容易发生膀胱炎，继而上行性感染引起急性肾盂肾炎。还有妊娠期妇女，输尿管受到膨大子宫的压迫，易引起梗阻，而且孕期黄体酮升高，输尿管平滑肌松弛，并有暂时性输尿管膀胱反流，也易引起肾盂肾炎。

【临床表现】

1. 症状　血行性急性肾盂肾炎起病快而急，患者常伴有腰痛、畏寒、寒战、高热，体温可升高达39~40℃，头胀、头痛、恶心、呕吐。上行性急性肾盂肾炎患者除了有膀胱炎症状，即尿频、尿急、尿痛、血尿和腰痛外，还可有突发的脓毒症和胃肠道症状。

幼儿常主诉腹部局限性不适和腰部反复发作的局限性不适。

2. 体征　高热38.5~40℃、脉搏快。患侧肾区肌肉强直，肋脊角有明显叩痛、输尿管点压痛及肋脊角叩击痛明显，腹胀明显。因有肌抵抗，肾区触诊不满意。

【诊断与鉴别诊断】

主要靠病史、症状、体征，还需要进行下列检查：

1. 实验室检查　实验室检查血液学呈现以中性粒细胞为主的白细胞增多，红细胞沉降率快，尿常规检查可见尿中大量白细胞，通常呈团块状。还有少量蛋白和红细胞。在尿沉渣中可见到大量的颗粒管型或白细胞管型，提示急性肾盂肾炎。细菌学检查尿沉渣涂片革兰染色可见到致病菌。为选择合适抗生素，应进行尿细菌培养及药物敏感试验。尿细菌培养阳性，计数每毫升＞10万，血培养可提示菌血症。无并发症的急性肾盂肾炎患者，肾功能一般是正常的。

2. X线检查　没有特异性表现，有时可见尿路结石。如腰大肌影或肾轮廓异常，常提示肾脓肿或肾周脓肿。排泄性尿路造影最常见的影像学异常是肾增大，这是广泛肾水肿的结果。炎症反应可以引起肾皮质小血管受损，有时可发现肾盂显影延迟并减弱，偶尔输尿管上段和肾盂轻度扩张积水，是由细菌内毒素抑制输尿管蠕动造成的。因结石梗阻致感染的肾盂肾炎需要特殊关注，特别注意有无结石，及时去除结石梗阻。急性期禁忌行上行性或排泄尿路造影，以免炎症扩散。

3. CT　急性肾盂肾炎CT平扫与增强扫描显示肾轮廓增大。增强扫描时，肾实质可见楔形降低区，从集合系统向肾包膜外放散。

4. B超　可见肾肿大，肾皮质与髓质界限不清，可见散在的低回声区。

【鉴别诊断】

急性肾盂肾炎需要与下列疾病鉴别：①急性胰腺炎：血清淀粉酶升高，尿实验室检查结果不含脓细胞。②肺底部肺炎：肺炎引起胸膜刺激致肋下疼痛，X线检查可明确诊断。③急腹症中急性阑尾炎、胆囊炎、憩室炎：腹痛虽然与急性肾盂肾炎易混淆，但无脓尿。④急性盆腔炎：体征不同，尿培养阴性。⑤急性膀胱炎：患者无发热，且疼痛在下腹部。⑥肾皮质化脓性感染、肾周围炎：无膀胱刺激症状，尿中也不含脓细胞。为了进行鉴别，X线检查是必需的。

【治疗】

病情较轻的急性肾盂肾炎患者可以门诊治疗。有明显中毒表现者需住院观察、治疗。上尿路严重梗阻者需使用安全、简单的方法解除梗阻。急性肾盂肾炎的治疗包括支持治疗和抗菌药物治疗。

1. 支持治疗　包括完全卧床休息直至症状消退，对疼痛、发热和恶心患者给予对症处理，重要的是给予足够营养，补充液体，保证体内水、电解质平衡，维持尿量每日1500ml以上，利于促进体内毒素的排出。

2. 特殊措施　感染严重或有并发症存在时，患者需住院。使用抗生素前送尿液沉渣涂片染色、尿细菌培养和血培养，明确病原菌并做药物敏感试验。在细菌培养结果出来之前，应按经验选择并给予抗感染治疗，如阿米卡星（amikacin）、庆大霉素（gentamycin）或妥布霉素（tobramycin）加氨苄西林（ampicillin）静脉给药。若病菌对这些药敏感，则应持续1周。然后改用口服抗生素2周。若有易引起并发症的因素（如梗阻或感染性结石），必须早期确认并进行有效处理，以免发生并发症。

3. 对伴有肾功能不全的患者，应使用对肾毒性小的抗生素。如药物主要从肾清除，应减小剂量。慎用氨基糖苷类抗生素。肾衰竭时，肾无法在尿中浓聚抗生素，因此细菌很难被清除。对治疗无效者，若治疗后48～72小时未见好转，应注意是否有并发症的可能，如有尿路梗阻则应选用更恰当的药物，有时需要行排泄性尿路造影。若有禁忌证，只能行逆行造影，以便快速、有效地处理。尿路梗阻也降低了抗生素在尿液中的浓聚，由此引起的急性肾盂肾炎会导致菌血症与不可逆转的肾损害。

4. 随访　有些患者临床症状会改善但不能全部消失。有1/3患者尽管病原菌存在，但是症状会改善，所以在治疗中或治疗后，反复的尿培养要持续6个月。

二、肾皮质脓肿

肾皮质脓肿（renal cortical abscess）是由化脓性物质积聚并局限于肾皮质而形成的。

【病因】

肾皮质感染约90%的致病菌是金黄色葡萄球菌，多由皮肤破损经血液进入肾皮质，也可来自其他部位感染如上呼吸道，偶见于有尿路梗阻或输尿管反流的患者，糖尿病和血液透析是常见诱因。1/3患者是糖尿病患者。如今，随着抗生素的广泛应用，革兰阳性菌引起的脓肿逐渐减少，革兰阴性菌逐渐成为主要的病原菌。尿路上行性感染是革兰阴性菌引起肾皮质脓肿的主要途径。多数革兰阴性菌感染与肾损伤或肾结石有关。

【病理】

感染首先引起肾皮质局灶性小脓肿。这些小脓肿可集合成多房性脓肿，有的融合成大的脓腔，甚至破溃达肾周。多数肾皮质脓肿是单侧（97%）、单个病灶（77%），并且多发生在右侧肾（63%）。

【临床症状】

本病突然发作，患者可有畏寒、高热、萎靡不振、腹部或季肋部疼痛和菌血症，颇似急性肾盂肾炎。但早期脓肿未侵及集合系统时，尿常规实验室检查结果常阴性，患侧肋脊角胀痛、隆起，有明显压痛，脊柱向患侧弯曲。

【诊断】

急性肾皮质脓肿的诊断，主要依据病史、症状和体征，还需进行下列检查。

1. 实验室检查　血白细胞计数升高、核左移，如脓肿未穿入集合系统则无脓尿，尿培养阴性，一旦穿入集合系统可出现脓尿。当脓肿含有革兰阴性菌时，尿培养结果通常与脓肿中细菌一致。革兰阳性菌常导致血行感染，尿培养中通常无细菌生长，或培养结果与脓肿中细菌不同。急性肾皮质脓肿患者血肌酐、尿素氮可以正常，偶有升高。糖尿病患者可出现尿糖或高糖血症。

2. X线检查　腹部X线示肾影增大、肾轮廓模糊、腰大肌影不清楚，脊柱可有侧弯（向患侧）。为鉴别诊断与确诊，行放射学检查是有必要的。由于X线检查无特异性所见，故排泄性尿路造影不常用。有较大脓腔时，IVP示肾皮质脓肿压迫肾集合系统。B超和CT对鉴别肾皮质脓肿和其他肾感染疾病很有价值。B超是发现脓肿的最便捷方法。急性期可见脓肿的边界不清，内有散在回声，且周围肾实质水肿。脓肿形成后可见边界清楚的团块。CT能很好地显示脓肿的轮廓，在增强前后都可见脓肿特征性的边界清楚的占位表现。

3. 超声或CT引导下的病灶活检有助于确诊并明确病原体，既可以进行引流，又提供了治疗方法。

【治疗】

肾皮质脓肿的治疗原则是引流病灶，及时应用合适的抗生素。早期静脉应用抗生素，对直径<3cm的脓肿可以保守治疗。肾皮质脓肿特别是金黄色葡萄球菌引起的单独应用抗生素治疗疗效较好。推荐的抗葡萄球菌药物是苯唑西林或萘夫西林，每日100~200mg/kg，静脉给药，每4小时1次。还有其他药物可用，如万古霉素1g静脉给药，每日2次；头孢唑林2g静脉给药，每日3次；头孢噻吩2g静脉给药，每4小时1次，持续10~14天，然后口服抗葡萄球菌药持续14~28天。B超引导下穿刺不但可以引流，也可以根据细菌培养指导抗生素应用。对抗生素无效的小脓肿或直径为3~5cm的脓肿，应在B超引导下穿刺引流。对直径>5cm或多房脓肿，应考虑手术切开引流。如果治疗期间无好转，医生应努力寻找病原菌并除外并发疾病（如肾周脓肿）的可能。

三、肾周围炎与肾周围脓肿

肾周围炎（perinephritis）是指炎症位于肾被膜与肾周筋膜间的脂肪组织中，如炎症未得到及时控制，可发展为脓肿，称肾周围脓肿（perinephric abscess）。

【病因与病理】

1. 病因　肾周围炎症可来自肾本身或肾外的病灶，按照感染途径分为 4 种。①肾源性，即肾盂内感染逆流或肾实质内感染蔓延至肾周围间隙，多伴有梗阻存在；②血源性，体内其他部位感染病灶经血行播散；③经腹膜后淋巴系统侵入；④局部蔓延，来自肾临近组织的感染。病原菌多为大肠埃希菌、变形杆菌和金黄色葡萄球菌。

2. 病理　抗感染治疗数周后肾周围炎症逐渐消失，留下纤维瘢痕。若不能控制感染则成脓肿，肾周围脓肿还可可刺激胸膜，引起胸腔积液、下肺炎症、胸膜炎症状，若向上穿透胸膜，进入胸腔形成支气管瘘。如炎症侵犯肾盂，可表现为尿路刺激症状和血尿。偶有脓肿刺激腹膜引起消化道症状或腹膜炎。

【临床症状与体征】

肾周围炎的临床表现与急性肾盂肾炎类似，但发病较为缓慢和隐匿。1/3 以上的患者无发热，约半数患者的腹部或季肋部可触及肿块。患者常有腰部钝痛，患侧肾区有叩痛。当肾周脓肿形成时，有寒战、发热等症状，患侧腰部和上腹部疼痛，肋脊角叩痛明显，腰部肌肉紧张和皮肤水肿，患侧下肢屈伸及躯干向健侧弯曲时均可引起疼痛。患侧膈肌抬高，活动受限；有或无胸膜渗出，但患者主诉胸痛，下肢屈伸及躯干向健侧侧弯时，均可引起胸痛。

【诊断】

1. 实验室检查　可发现白细胞计数增多、脓尿和血清肌酐增高。血细菌培养阳性率明显高于尿培养，但只有约 40% 患者能明确致病菌。肾周围炎治疗存在诊断的滞后性，单纯急性肾盂肾炎的治疗只需要 1 周即可好转，但肾周围炎则需要更长的治疗时间。因此急性肾盂肾炎治疗过程中如患者出现季肋部疼痛或持续发热，应考虑肾周围炎及肾周围脓肿可能。

2. X线检查　典型影像学表现为腰大肌影消失，肾轮廓模糊、肾区密度增加及肾周包块，膈肌抬高。脊柱凹向患侧，腰大肌影模糊。透视可见患侧膈肌活动受限。有时可见患侧肺下叶浸润，胸膜积液，膈肌升高。

3. B超　肾周围脓肿在 B 超下表现多样，可以是肾周脂肪囊为混合回声的强回声团块，也可是无回声团块占据整个肾。

4. CT　对肾周围炎具有特殊的意义。能够清楚地显示感染灶扩散到肾周围组织的路径。CT 提示肾移位，肾周有低密度肿块与密度稍高的炎性壁。CT 值：0～20Hu。

【鉴别诊断】

肾周围脓肿容易被误诊为胸膜炎、膈下脓肿、腹膜炎和腰椎结核引起的腰大肌脓肿等。B超和 CT 有助于区别肾内、肾周围的病灶。

【治疗】

随着诊断和治疗技术的进步，肾周围炎及肾周围脓肿的预后已有明显改善，目前主要的治疗方案有 4 种：

1. 抗生素治疗　适用于脓肿尚未形成或脓肿较小可能自行吸收，且患者一般状况良好者，也可用于一些急性患者术前经验性用药控制感染。

2. 影像学引导下穿刺引流　适用于小脓肿，且脓肿内无分隔。

3. 脓肿切开引流　适用于脓肿较大或多房脓肿。

4. 肾切除术　作为备选方案，适用于无功能肾。

第三节　下尿路感染

一、急性细菌性膀胱炎

感染通常是由尿道扩散到膀胱，高发人群包括学龄期少女、育龄妇女、前列腺增生男性和老年人。女孩和成年女性患此病的概率要远大于男孩及成年男性。腺病毒感染在儿童也可导致出血性感染，该病毒感染在成人少见。

【病因及发病机制】

急性细菌性膀胱炎（acute bacterial cystitis）的感染途径有上行感染、血行感染、淋巴道感染和直接感染4种方式，其中绝大多数为上行感染所致，致病菌中大肠埃希菌最常见，其次是葡萄球菌、变形杆菌、克雷伯杆菌、铜绿假单胞菌等感染。急性膀胱炎早期，膀胱黏膜充血、水肿、中性粒细胞浸润，可有斑片状出血，以膀胱三角区及尿道内口最明显。伴随疾病发展，膀胱随后黏膜脆性增加，表面呈颗粒状，易出血，局部有浅表性溃疡，经治疗后可痊愈。

【临床表现】

急性细菌性膀胱炎可突然或缓慢发生，排尿时尿道有烧灼样疼痛、尿频，多伴有尿急，严重时出现尿失禁症状。有时会伴有血尿，尿液混浊，在排尿终末时明显。耻骨上膀胱区有压痛，单纯急性细菌性膀胱炎一般无发热及全身症状。女性患者急性细菌性膀胱炎发生在新婚后，又称为蜜月性膀胱炎。

【诊断】

急性膀胱炎诊断除了病史、症状、体征外，必须做中段尿的实验室检查。

实验室检查尿液中常有大量红细胞和脓细胞。尿涂片可初步明确细菌性质，应同时行细菌培养、菌落计数和抗生素敏感试验，为后续治疗提供依据。患者血常规可以正常，或白细胞中度升高。肌酐与血尿素氮正常，如伴有泌尿系统疾病可出现两者结果异常。急性细菌性膀胱炎时忌行膀胱镜检查。

【鉴别诊断】

1. 急性肾盂肾炎　育龄妇女最多见，起病急骤，高热、寒战，体温多在38～39℃之间，腰痛，小腹酸痛。体检时在上输尿管点或肋腰点有压痛，肾区叩痛阳性。儿童患者的症状不明显，起病时除高热等症状外，还常有惊厥、抽搐发作。

2. 结核性膀胱炎　呈现症状逐渐加重且顽固，普通尿培养阴性，尿内结核分枝杆菌可为阳性，膀胱镜检查可见结核结节或溃疡，肾盂造影多有破坏性表现。

3. 间质性膀胱炎　尿液清晰，极少患者有少量脓细胞，无菌尿，膀胱充盈时有剧痛，耻骨上膀胱区可触及饱满而有压痛的膀胱。

4. 尿道综合征　有典型的尿路刺激症状，多次新鲜清洁中段尿培养阴性，感染性尿道综合征可检测到衣原体和支原体等，非感染性尿道综合征多与精神因素及过敏有关。

非感染性膀胱炎产生的症状与细菌性膀胱炎症状极相似，如抗癌药灌注后、膀胱癌及心理因素等都可有膀胱刺激症状。

【治疗】

急性细菌性膀胱炎患者需卧床休息，多饮水，避免刺激性食物，并可用颠茄、阿托品、地西泮，膀胱区热敷、热水坐浴等缓解膀胱痉挛。用碳酸氢钠或枸橼酸钾碱性药物，降低尿液酸度，缓解膀胱痉挛。对病原菌的治疗，多用以下方式联合用药以增强临床疗效。对大肠埃希菌感染，多选用氨苄西林与庆大霉素、羧苄西林与庆大霉素、先锋霉素与庆大霉素或卡那霉素或阿米卡星合用。对变形杆菌感染，多选择呋喃妥因与红霉素合用，或者青霉素类与庆大霉素或卡那霉素合用。对铜绿假单胞菌感染，多运用氨苄西林或羧苄西林与庆大霉素或卡那霉素合用。对金黄色葡萄球菌感染，多选择红霉素与庆大霉素或卡那霉素合用。

二、慢性细菌性膀胱炎

【病因与病理】

慢性细菌性膀胱炎（chronic bacterial cystitis）常是上尿路感染的继发病，也是某些下尿路病变（如前列腺增生、尿道狭窄、膀胱内结石和膀胱内异物等）的继发病。在女性，如处女膜伞、尿道口处女膜融合、尿道旁腺囊肿感染也是重要的诱因。

慢性细菌性膀胱炎的病理变化和急性细菌性膀胱炎相似，主要以炎症浸润为特点，但黏膜充血较轻，出血和渗出较少，化脓性变化较多，膀胱黏膜苍白变薄，部分呈颗粒状或束状，表面凹凸不平，有小结节和小梁形成。有少部分患者因膀胱壁纤维化导致膀胱容量减小。

【临床表现】

慢性膀胱炎患者可以无症状或有不同程度的膀胱刺激症状，且经常反复发作。通常无明显体征或出现非特异性体征。

【诊断】

慢性细菌性膀胱炎的诊断需进行全面、详细的泌尿、生殖系统检查，以明确有无慢性肾感染。

1. 实验室检查　除了并发其他的严重的泌尿、生殖系统疾病外，血和肾功能均正常，典型的表现有菌尿，但是也可为轻的脓尿，尿培养通常为阳性。

2. X 线检查　除非有其他泌尿、生殖系统问题，X 线检查通常为正常，排泄性、逆行肾盂造影和膀胱排尿造影可以证实某些疾病，如尿路梗阻、膀胱输尿管反流、萎缩性肾盂肾炎、膀胱肠瘘、膀胱阴道瘘。

【鉴别诊断】

1. 结核性膀胱炎　与慢性细菌性膀胱炎引起的尿频、尿急、尿痛易混淆。临床上通过尿液分析、细菌培养、尿中找结核分枝杆菌，必要时行尿路造影，以除外尿路结核。

2. 间质性膀胱炎　患者尿液清晰，无细菌，只有少部分患者尿液中有少量脓细胞。膀胱充盈时疼痛明显，耻骨上膀胱区可触及充盈的膀胱。

【治疗】

全身支持疗法、保持排尿通畅、增进营养、提高机体免疫力。找出病原菌，依靠药物敏感试验选择有效的抗生素。处理致病因素，如梗阻、神经系统引起的尿潴留、阴道炎、尿道口处女膜融合、处女膜伞等。

三、细菌性尿道炎

细菌性尿道炎（bacterial urethritis）是一种常见疾病，分为急性细菌性尿道炎与慢性细菌性尿道炎。

【病因与病理】

尿道炎多见于女性，大肠埃希菌为常见的致病菌，其次为链球菌与葡萄球菌。尿道炎常因尿道口或尿道内梗阻所致，如包茎，后尿道瓣膜、尿道狭窄、结石或因邻近器官炎症蔓延所致，如前列腺精囊炎、阴道炎和宫颈炎等。化学性刺激、器械检查或留置导尿亦可引起尿道炎。

尿道急性炎症时，尿道外口红肿、边缘外翻，黏膜表面常被浆液性或脓性分泌物所黏合，有时有浅表溃疡。镜下可见黏膜水肿，其中有白细胞、浆细胞、淋巴细胞浸润，毛细血管扩张明显，尿道旁腺充血或被成堆脓细胞所填塞。

慢性炎症时，尿道炎性病变主要在后尿道、膀胱颈和膀胱三角区，有时蔓延整个尿道。尿道黏膜粗糙呈暗红色颗粒状，经久未愈者尿道出现瘢痕狭窄，尿道外口变小，镜下可见淋巴细胞、浆细胞和少数白细胞及成纤维细胞增加。

【临床表现】

急性期男性患者尿道外口有黏液性或脓性分泌物，女性患者尿道分泌物少见。排尿时均有尿道痒、烧灼感、尿频、尿急、尿痛。晚期出现尿线细、排尿时间延长、排尿困难、外尿道口狭窄、炎症性尿道狭窄、尿道瘢痕质硬呈条索状。

【诊断】

急性期从病史、症状、体征及尿道分泌物涂片检查和细菌培养结果不难确诊。晚期可行尿道造影，以了解狭窄的程度及范围。

【鉴别诊断】

首先与淋病性尿道炎鉴别。淋病性尿道炎是特异性感染，在不洁性交后 2～5 天发病，尿道有脓性分泌物，涂片染色可见分叶粒细胞内有革兰阴性双球菌。

其次应与非淋病性尿道炎及滴虫性尿道炎区别。前者主要是与衣原体、支原体感染相鉴别，非淋病性尿道炎患者有不洁性行为接触史，尿道刺痒、尿痛，尿道口有少量稀薄液体。有时晨间仅有黏液痂膜封住尿道外口或内裤有污秽。尿道分泌物涂片每高倍镜视野有 10～15 个白细胞，找到衣原体或支原体的包涵体，而无细胞内革兰阴性双球菌。后者女性容易在阴道内找到滴虫，男性不易找到滴虫，常需在包皮下、尿道口分泌物、前列腺液以及尿液中检查有无滴虫，从而做出诊断。

【治疗】

细菌性尿道炎治疗采用抗生素和化学药物联合用药。如喹诺酮类和磺胺药联合应用，效果满意。急性期应避免性生活，否则会延长病程，慢性期应注意炎性尿道狭窄的发生，必要时可行尿道扩张。

第四节　男性生殖系统非特异性感染

男性生殖系统非特异性感染可累及生殖器官和泌尿系统的任何部位，是具有相似的临床表现的一组疾病。

一、急性细菌性前列腺炎

【病因与发病机制】

急性细菌性前列腺炎（acute bacterial prostatitis）是由病原体微生物感染引起的整个前列腺的急性炎症。前列腺导管系统开口于后尿道，外周区导管平行进入后尿道，因此更容易被感染。疲劳、上呼吸道感染、过度饮酒、性欲过度等均能诱发急性细菌性前列腺炎。

急性细菌性前列腺炎致病菌大多是革兰阴性杆菌，如大肠细菌（尤其是 E. coli），金黄色葡萄球菌、肺炎克雷伯杆菌、变形杆菌和铜绿假单胞菌。大多数是单一病原菌感染。

前列腺炎可能的感染途径：①由尿道炎引起的上行感染；②感染尿液逆流到前列腺管；③由邻近的器官炎症（如直肠、结肠、下尿路感染）通过淋巴系统引起前列腺炎；④通过血行途径感染，如呼吸道、皮肤、软组织的感染源通过血行引起前列腺炎。

【临床表现】

全身症状表现为全身感染中毒症状，如高热、寒战、乏力，严重时可出现败血症，感染性休克。排尿症状表现为尿频、尿急、排尿疼痛、尿道烧灼感等，可伴有脓性尿道分泌物。前列腺炎症水肿严重时，可压迫尿道前列腺部，引起排尿不畅、尿线变细，尿滴沥，严重时可引起排尿困难继发尿潴留。局部症状包括下腹部、外生殖器、会阴区疼痛，直肠胀痛不适，直肠刺激症状引起排便，排便后尿道流出脓性分泌物。急性炎症未得到控制，可引起炎症扩散至精囊，引起急性精囊炎。炎性细胞通过前列腺与精囊的淋巴管在骨盆交通，经淋巴管进入输精管，导致输精管炎或附睾炎。前列腺炎继续发展可形成前列腺脓肿，脓肿可向尿道或直肠破溃。

【诊断】

急性细菌性前列腺炎的诊断主要依靠病史、体格检查和血、尿的细菌培养结果。对患者进行直肠指检是必需的，但禁忌行前列腺按摩。

1. 实验室检查 血象检查见白细胞核左移，尿中有红白细胞和菌尿，尿培养有病原菌。

2. 器械检查 急性期应避免行经尿道的检查，如因急性尿潴留需要引流膀胱时，最好行局部麻醉下经耻骨上穿刺造瘘，应避免经尿道留置导尿。

【鉴别诊断】

急性前列腺炎需与急性上尿路感染相鉴别，上尿路感染临床多表现为发热、腰痛、血尿排尿困难及尿潴留，但一般不伴有畏寒、发热，直肠指检时无前列腺波动感及肛温升高。急性非特异性肉芽肿性前列腺炎必须与急性单纯性前列腺炎进行鉴别。急性嗜酸细胞性肉芽肿性前列腺炎主要发生在有严重过敏史或支气管哮喘者。诊断要靠组织学活检。急性前列腺炎可通过活检与前列腺癌进行鉴别。经适当治疗，炎症反应可以吸收，可扪到恢复正常的前列腺。前列腺癌则不会正常。

【治疗】

急性前列腺炎患者首选治疗是抗感染治疗，同时应给予全身支持疗法、补液利尿、退热止痛、卧床休息、热水坐浴。抗感染治疗前先做中段尿培养和药物敏感试验。由于急性前列腺炎呈弥漫性炎症，组织血管通透性增加，提高了药物从血浆进入前列腺组织内浓度，因此抗生素选择相对较多，一般选用广谱抗生素，包括青霉素类、三代头孢菌素、氨基糖苷类或喹诺酮类药物。如青霉素 80 万～160 万单位，每 6～8 小时 1 次或氨苄西林 1.0～2.0g，每 6 小时 1 次。头孢曲松每天 1～2g，左氧氟沙星每天 0.5～0.75g，环丙沙星每天 0.2～0.4g，静脉用药。当全身发热症状明显改善后，可改用口服抗生素。

二、慢性细菌性前列腺炎

慢性细菌性前列腺炎（chronic bacterial prostatitis）是由一种或多种特殊细菌病原微生物引起的前列腺非急性感染，直接来自血行感染的较多。致病菌多为革兰阳性球菌，也有革兰阴性杆菌为主的感染，如大肠埃希菌、变形杆菌，也有两者混合感染情况。目前有证据表明支原体、脲原体和衣原体也可以引起前列腺感染，但相对少见，临床表现呈多样性。

【发病机制与病理】

慢性细菌性前列腺炎致病因素主要是病原体感染。主要发病机制是尿路感染患者发生尿液逆流，病原体进入前列腺引起感染。长期反复下尿路感染和存在前列腺结石可能是病原体持续存在和感染反复发作的重要原因。急性前列腺炎未治愈也可以迁延为慢性前列腺炎。慢性细菌性前列腺炎组织学上有特殊所见，炎症性反应更局限，在腺泡内及其周围有不等的浆细胞和巨噬细胞浸润，但这些改变无特异性，不能作为慢性前列腺炎的诊断依据。

【临床症状】

1. 症状 慢性细菌性前列腺炎的症状是多种多样的，有些患者无症状，最终诊断仅靠偶然发现无症状的菌尿。多数患者有反复发作的下尿路感染症状，出现尿频、尿急、夜尿增多，排尿不尽，尿滴沥。在排尿终末或排便后有乳白色前列腺液排出，称为尿道滴白。部分患者会有会阴部、骨盆区、耻骨上外生殖器疼痛，有时射精后疼痛是突出症状。慢性前列腺炎常有急性发作。偶有肌痛，伴有骨关节疼等其他症状。

2. 体征　直肠指检：触诊前列腺较正常增大或略小，表面不规则，两侧叶不对称，有时可能触及局限性硬结或囊性隆起，并有压痛。前列腺内大的结石，可以有结石相碰的捻发音，可有血精，而尿道口分泌物少见。有时合并继发性附睾炎。

【诊断】

多数患者有反复发作的排尿异常和会阴骨盆区下腹部疼痛症状，下尿路感染症状，反复发作持续 3 个月以上是慢性前列腺炎的主要特征。除了上述病史、症状和体征外，还应做下列检查帮助确立诊断。

1. 实验室检查　前列腺按摩前应先留取尿常规和尿沉渣检查，了解尿路感染情况。除非继发附睾炎或慢性前列腺炎的急性发作，否则血常规是正常的，前列腺按摩液中可出现白细胞升高。许多学者与医师认为前列腺液每高倍镜视野超过 10 个白细胞属不正常。多数学者同意每高倍镜视野>15 个白细胞是脓细胞过多。前列腺液中大量巨噬细胞的存在与前列腺炎非常相关。

取患者初始 10ml 尿（尿道尿）、后来的中段尿（膀胱尿）、前列腺按摩得到的液体分泌物以及按摩后排出的第一个 10ml 尿（前列腺部标本）分别进行镜检和细菌培养，经过比较分析有助于感染灶的定位诊断（Meares，1991）。

若膀胱尿标本是无菌的，或近乎无菌，感染灶可能在前列腺或尿道。若尿道标本细菌数明显多于前列腺部标准（至少 10 个/高倍镜视野）则感染灶定位于尿道。相反，若前列腺部标本细菌明显多于尿道部标准（至少 10 个/高倍镜视野）则感染灶定位于前列腺。

2. B 超检查　经直肠 B 超可观察到完整的前列腺图像。腺体呈现不同的超声征象，如高密度、中密度回声提示腺体淀粉样变和纤维化，无回声提示炎症，光点回声提示有钙化或结石。超声检查对慢性前列腺炎缺乏特异性表现，因此不列为常规检查项目。

3. 器械检查　膀胱镜、尿道镜无特殊所见，尿道前列腺部红肿、有或无炎症性息肉样突起。这些并不是诊断慢性前列腺炎的特异性所见。内镜主要用于除外其他并发症，如前列腺增生、尿道狭窄和膀胱的感染。

【鉴别诊断】

急性或慢性前列腺炎症状仅提示有前列腺炎，然而从尿道、膀胱尿、前列腺分泌物标本涂片或培养，一般可以进行感染灶定位。合并有前列腺炎症的膀胱炎与慢性前列腺炎易混淆。肛门疼痛如肛裂、血栓痔可引起会阴疼痛，甚至尿急；因此应做体检以明确诊断。

【治疗】

慢性前列腺炎以抗生素治疗为主。药物的选择除了按照前列腺液和尿细菌培养结果选择应用细菌敏感药物外，还应考虑药物穿透前列腺包膜进入前列腺内的能力。药物穿透前列腺包膜进入前列腺体内的能力取决于药物和血浆蛋白结合率、离子化程度以及药物化学特性、酸碱度和水溶性/脂溶性。

喹诺酮类属于两性离子，在不同酸碱环境中均可发挥作用。尤其在前列腺组织中浓度高于血浆浓度，是慢性前列腺炎首选的抗生素药物。①诺氟沙星，口服 400mg，每日 2 次，4~6 周；②环丙沙星，口服 500mg，每天 2 次，4~6 周；③洛美沙星，口服 200mg，每天 2 次，4~6 周；④左氧氟沙星，口服 300~400mg，每天 2 次；⑤莫西沙星在前列腺内浓度高于其他喹诺酮类药物，抗菌谱广，对革兰阴性、阳性菌及厌氧菌均有效。主要作用于需氧革兰阳性、阴性球菌、厌氧菌、支原体和衣原体。

大环内酯类药物：①红霉素，口服 500mg，每天 2 次，4~6 周；②克拉霉素，口服 500mg，每天 2 次，4~6 周。

四环素类药物：①米诺环素，口服 100mg，每天 3 次，4~6 周；②美他环素，每天 2 次，4~6 周。

目前治疗慢性细菌性前列腺炎的有效药物不断推陈出新，曾经常用的磺胺类药物已很少应用。

治疗慢性前列腺炎还可加用α受体阻滞剂，以缓解后尿道和盆底肌痉挛，常用药物有阿夫唑嗪、多沙唑嗪、坦索罗辛等。治疗周期至少为3个月。

三、急性附睾炎

急性附睾炎（acute epididymitis）是男性生殖系统非特异性感染中的常见疾病，多见于中青年，自然病程约4周。急性附睾炎可累及睾丸或影响睾丸血运，导致睾丸萎缩，严重者导致不育。附睾炎症可以偶因创伤或无菌尿液由尿道经输精管反流所致，但多数是：①经性行为扩散，一般由沙眼衣原体和淋病（单独或合并）引起尿道炎。②非性行为传播，主要是由大肠埃希菌或铜绿假单胞菌引起的尿路感染或前列腺炎。排尿时流体静压或物理摩擦促使尿中病原体从尿道前列腺部扩散至输精管，并经输精管到附睾。感染也可经输精管周围的淋巴到达附睾。有的研究认为附睾炎入侵途径中，淋巴系统占重要地位。在肺结核仍然是公共卫生问题的国家和地区，附睾结核是常见的疾病。

【发病机制和病理】

附睾炎的早期是蜂窝织炎，炎症多从附睾尾部开始，蔓延至附睾体部和头部，侵及睾丸时，引起附睾-睾丸炎。在断面可见到小脓腔，鞘膜常分泌浆液性液体（炎症性积液），它可能变成脓性。纤维化后则导致附睾管腔阻塞。在急性期，附睾呈肿胀和变硬，精索变粗，睾丸肿胀、充血，炎症进一步加重罕见。

组织学上见组织水肿并有中性白细胞、浆细胞和淋巴细胞浸润，以后变成急性脓肿，管状上皮坏死。炎症能完全吸收不遗留损害，但是输精管周围纤维化，而且输精管可发生阻塞。双侧附睾炎可能不育或生育能力低下。

【临床表现】

1. 症状 急性附睾炎发病较急，患侧阴囊坠胀不适，局部疼痛较重，影响活动。疼痛可放射至同侧腹股沟区及下腹部，伴有全身不适及发热。

2. 体征 患侧腹股沟部精索和下腹部是柔软的，患侧阴囊增大，皮肤红肿，若有脓肿，皮肤可能发干、变薄；脓肿可能自然破溃。急性附睾炎患者附睾早期肿大、变硬，轻的附睾与睾丸可以分开，较重的几小时后睾丸与炎性附睾就变成一个肿块。由于水肿精索变粗，数日内出现继发性睾丸鞘膜积液，可见到尿道分泌物。前列腺触诊发现有急性或慢性前列腺炎体征。急性附睾炎不要施行前列腺按摩，以免病情恶化。

【诊断】

除了病史、症状和体征外进行下列检查有助于确诊。

实验室检查：尿常规检查和尿道拭子涂片染色对尿道炎的诊断有帮助，并能判断附睾炎是淋病奈瑟双球菌或非淋病奈瑟双球菌性。非离心中段尿革兰染色可用于继发于大肠埃希菌或铜绿假单胞菌附睾炎患者菌尿的诊断。典型的血常规表现为白细胞计数升高，核左移。学龄前儿童附睾炎常伴有大肠埃希菌或铜绿假单胞菌引起的尿路感染，所以对这些儿童进行尿实验室检查与尿培养是重要的。

【鉴别诊断】

附睾结核罕有疼痛和明显的发热。在触诊时通常附睾与睾丸可分清。附睾结核输精管可呈串珠样。前列腺有硬结，同侧精囊粗厚。在尿或前列腺液培养中可找到结核分枝杆菌。睾丸肿瘤一般为无痛性肿块大，仔细触诊可将肿块与睾丸分开，阴囊超声有助于鉴别诊断。若诊断仍有疑虑，必须做手术探查。

30岁以上男性附睾炎常见，而睾丸扭转不常见。扭转早期，附睾可在睾丸前面扪到。睾丸有收缩的倾向，然而在后来睾丸与附睾肿胀，呈硬的肿块。Prehn 征有助于鉴别诊断，即将阴囊抬高到耻骨联合处，如为附睾炎疼痛可减轻，如为扭转则疼痛加剧。可用 Doppler 血流图或放射性核素扫描来鉴别，诊断有疑问时必须进行手术探查。

睾丸、附睾及附件的扭转偶有发生在青春期前的儿童，有时见于青年。蒂变得扭曲，局部疼痛、肿胀。一旦进入后期，附睾炎与睾丸、附睾及附件的扭转之间的鉴别诊断是困难的。对这种病例，早期手术探查是有必要的，因为精索扭转必须尽快进行治疗。

睾丸创伤与急性附睾炎易相混淆，但是有外伤史，无脓尿，检查尿道分泌物有助于鉴别诊断。

流行性腮腺炎引起的睾丸炎伴有腮腺炎，无尿路症状。

【治疗】

1. 一般疗法　急性期卧床休息 3～4 日，卧床休息并将肿大、沉重的睾丸托起，口服止痛退热药物，有助减轻不适。症状重者在睾丸上方的精索处局部注射 20ml 1％利多卡因（lidocaine）或其他局部麻醉药以减轻疼痛与不适。口服止痛药与消炎药。早期冰袋局部冷敷可预防肿胀，晚期可热敷，有助于炎症消退，减轻疼痛与不适感。性生活与物理摩擦能加重炎症，加重症状，所以要避免。根据细菌培养结果选用敏感抗生素，一般采用广谱抗生素。如有脓肿形成，则需切开引流。少数再发附睾炎及尿道炎患者可行附睾切除术。

2. 特殊疗法　性传播的急性附睾炎主要发生在有尿道炎而无泌尿、生殖系统疾病或畸形的患者。治疗上采用大环内酯类抗生素联合皮质激素，治疗周期长，可取得良好疗效。

非性传播的急性附睾炎常常由大肠埃希菌和铜绿假单胞菌引起，多见于中老年男性，可依据细菌培养与药物敏感试验结果来选择抗生素。假如对下列药物敏感，推荐口服氧氟沙星 300～400mg、环丙沙星 500mg 或甲氧苄啶 160mg 和磺胺甲噁唑 800mg，口服每天 2 次，使用 4 周。特别是怀疑患有前列腺炎时更有效，同时均应做泌尿、生殖系统检查。

四、慢性附睾炎

慢性附睾炎除在急性发作时有症状外，通常无特异症状。通常是严重急性附睾炎的终末期，尽管轻微但也可是反复发作后的结果。慢性附睾炎由于纤维增生导致部分或整个附睾硬化。组织学上常见广泛的瘢痕与附睾管的闭塞，组织被淋巴细胞与浆细胞浸润。患者仅观察到阴囊内有一肿块。

附睾增厚肿大，质地可硬可软，触诊时易与睾丸分开。精索增粗，输精管直径变粗，前列腺变硬，并且有的区域可能纤维化。当慢性附睾炎伴有慢性前列腺炎时，前列腺液中可有大量炎性细胞，尿呈脓尿，前列腺炎或尿路感染时尿培养可有阳性发现。

附睾结核（又称结核性附睾炎）酷似非特异的慢性附睾炎。输精管呈串珠样，同侧精囊可变厚，有"无菌".的脓尿，尿中找到结核分枝杆菌可以诊断附睾结核。尿路造影可以显示结核侵犯尿路的典型改变。膀胱镜检查在膀胱表层可见结核性溃疡。

睾丸肿瘤时睾丸有肿块。然而仔细触诊可以发现增厚的附睾或硬的、感觉迟钝的睾丸肿瘤。远处转移时可在腹股沟扪及肿大淋巴结。

除了婴儿或老年男性，附睾肿瘤罕见。慢性附睾炎的确诊最终要靠病理检查。当疑有慢性附睾炎加重时，用适当的抗生素是有必要的。然而，慢性附睾炎的瘢痕阻碍抗生素在组织中的扩散从而影响疗效。这时治疗尿路感染或前列腺炎是有必要的。若尿路感染引起附睾炎反复发作，可行同侧输精管结扎。必要时，施行外科手术切除附睾与输精管。双侧的慢性附睾炎可致男性不育。

（张道新　杜　源）

第五十九章 泌尿、男性生殖系统结核

20世纪90年代，由于对结核病的忽视、移民及难民增加、人类免疫缺陷病毒（HIV）感染和艾滋病（AIDS）的流行、耐药结核病例增加等因素影响，全球结核病的发病率呈明显回升趋势。据统计，目前全球每年新发结核病例800万～1000万，有300万人死于结核病，我国结核患者数位居世界第二。需要强调是无论从致病菌种属，还是临床表现，现在的结核病与传统概念的结核病相比有一定变化，泌尿、男性生殖系统结核也不例外，仍是临床诊疗工作的重点。

【病因学、发病机制和病理】

（一）病因学

泌尿、男性生殖系统结核是最常见的肺外结核病之一，其中以肾结核最为多见。肾结核的主要原发病灶为肺结核，少数来自骨、关节、肠、淋巴的结核病灶。大量实验研究、尸检和临床观察证实，血行播散是肾结核的主要感染方式。肾或前列腺可能是泌尿、男性生殖系统结核的原始部位，其感染途径为可上行（前列腺到膀胱）或为下行（肾通过膀胱、前列腺到附睾）。睾丸结核可由附睾结核直接侵及。

（二）发病机制

结核病的发病是人体与结核分枝杆菌相互作用的结果，其病变进展的速度和程度取决于结核分枝杆菌的毒力和机体的免疫状态。

初次感染后，结核分枝杆菌经血流进入双肾皮质，在肾小球毛细血管丛中形成微结核病灶。机体抵抗力正常时，在感染3～4周后，细胞免疫及迟发型变态反应建立，多数结核分枝杆菌被杀死，病灶相继吸收、愈合，此病变较轻微，不出现临床症状，仅可引起结核分枝杆菌尿，被称为"病理型肾结核"。只有少数小儿及免疫力低下的成人直接由原发感染发展成结核病。尸检发现，结核病患者的病理型肾结核病灶相当普遍，80％累及双肾。

少数病理型肾结核在全身或局部抵抗力低下时，残留病灶中的结核分枝杆菌增殖，进而发展为肾髓质结核，由于机体已感染致敏，组织破坏显著，出现轻重不一的临床症状，被称为"临床型肾结核"。一般从病理型肾结核发展到临床型肾结核需要经历2～20年。

肾髓质结核病灶通过结核分枝杆菌尿经直接蔓延可累及全身，向下累及输尿管、膀胱、尿道及生殖道。

男性生殖系统结核多数是由泌尿系统结核经射精管口直接蔓延感染所致，少数与肾结核相同，经血行感染，为身体其他器官结核病灶的继发性病变。泌尿系统结核50％～75％合并男性生殖系统结核。附睾、前列腺和精囊结核亦常同时存在。

（三）病理

1. 肾与输尿管　大体检查，轻度进展期肾结核常有明显的肾周围炎，而肾表面正常，但常可见黄色质软区域。切片检查示受累区域充满干酪样物质，肾实质结构广泛破坏，正常肾组织中可见小脓肿，肾盂、肾盏和输尿管壁变厚，肾盏脓肿引流区常出现溃疡。输尿管可因狭窄而完全闭塞并引起"自截肾"。此时肾可出现纤维化，功能丧失。这种情况下通常膀胱尿正常且无临床症状。

结核病灶出现在肾小球附近，由胞质透亮、核空的组织细胞聚集、邻近细胞融合形成上皮样细胞结节，结节周围可见多核大细胞（巨细胞）。该病理反应是结核大体改变的病变基础。病变可通过纤维化愈合，或病灶相互融合，达到肾表面发生溃疡，形成空洞。结核病灶中央可发生退变及干酪样坏死，形成结核脓肿，脓肿可侵犯并穿透集合管。在此过程中肾实质可发生进行性破坏。根据结核分枝杆菌侵袭力与患者抵抗力的平衡与否，病变可表现为干酪样坏死、空洞、纤维化瘢痕等病变的各种组合。

显微镜下干酪样坏死为无结构样团块，周围组织结构破坏伴纤维化及小圆细胞和浆细胞浸润，并可见上皮样细胞及典型的多核巨细胞。抗酸染色常常可显示结核分枝杆菌。肾盂和输尿管壁可见相似的病变。

肾盂与输尿管常有肉眼或镜下可见的钙化灶。虽然在有血吸虫感染时可发生钙化，但钙化仍强烈提示肾结核。10%的肾结核患者可继发肾结石。

严重的进展期肾结核，肾实质可完全被干酪样坏死或纤维化代替，可发展成肾周脓肿，但很少见。

2. 膀胱　早期可表现为黏膜炎症，但为非特异性改变。膀胱对结核的侵袭具有很强的抵抗力。晚期可形成结核病灶，表现为白色或黄色隆起结节，周围有晕状充血带，特别是在膀胱镜下更易发现。膀胱壁纤维化，膀胱容量严重减小时可发生尿液反流。

显微镜下，结节为典型的结核病变。结节破溃可形成深的不规则的溃疡，这一阶段容易引起膀胱刺激症状。愈合时膀胱肌壁可纤维化。

3. 前列腺和精囊　大体可见前列腺和精囊表面纤维化质硬结节或区域，常见坏死灶。少数病例可钙化愈合。前列腺中大的钙化灶提示结核侵犯。

4. 精索、附睾和睾丸　输精管受累肉眼即可见，呈纺锤状肿胀提示结核，慢性病例特征性的表现为串珠样改变。附睾肿大变硬，常可与睾丸分离，偶尔与睾丸粘连。显微镜下可见典型结核病变，输精管明显退变，除非附睾脓肿直接侵犯睾丸，睾丸常不受累及。

【临床表现】

1. 症状　肾结核没有典型的临床特点。即使到晚期主要症状也仅表现为膀胱炎。在没有特殊并发症的患者表现为萎靡不振、疲倦不适、低热、夜间盗汗，甚至没有膀胱刺激症状。这种病例只有在规范的收集尿标本和检查时，才能获得线索。在有活动性结核的患者中，不到一半的患者发现有泌尿、生殖系统结核。

（1）肾与输尿管：由于病程缓慢，肾结核通常完全无症状。偶然肾区有钝痛、血块、继发结石，结核灶残屑通过时可能引起肾或输尿管绞痛。偶尔腹部可扪到无痛性包块。

（2）膀胱：肾结核最早期的症状是累及膀胱，如烧灼感、尿频、夜尿次数增多，偶有血尿来自肾或膀胱。晚期，膀胱刺激症状严重。如出现溃疡，在膀胱饱满时，耻骨上有痛感。

（3）生殖系统：前列腺和精囊结核通常无症状，这些部位结核的最开始的线索是附睾结核。附睾结核是无痛性或仅有轻微疼痛肿胀。脓肿可能经阴囊自然破溃，附睾结核个别病例发病急骤，而且与急性非特异性附睾炎十分相似。

2. 体征　泌尿、生殖系统外的结核证据可能表现为肺、骨、淋巴结、扁桃体、肠道的结核。

（1）肾：通常患侧肾不增大而且无触痛。

（2）外生殖器：发现粗而无触痛或仅有轻微触痛的附睾，精索增粗呈串珠状，阴囊可有附睾结核引起的破溃窦道，在晚期如触诊未能将附睾与睾丸分清，则意味着附睾结核已侵及睾丸。附睾结核罕有鞘膜积液，特发性鞘膜积液应进一步检查以除外附睾炎、睾丸肿瘤。阴茎、尿道结核罕见。

（3）前列腺与精囊：触诊时前列腺与精囊可能正常，通常前列腺质硬有小结节，受累的精囊通常有硬结节、增大，而且固定。若有附睾结核，同侧的精囊常出现上述的改变。

【诊断】

泌尿、男性生殖系统结核在早期常缺乏典型的临床表现，是最易被误诊的泌尿外科疾病之一。因此，临床医生需警惕本病存在的可能。以下情况是提示泌尿、男性生殖系统结核的重要线索：①慢性泌尿系统感染进行性加重，经抗生素长期治疗无效者；②青壮年反复出现无痛性夜尿增多或原因不明的血尿；③有结核病接触史、或有肺/生殖系统（尤其是附睾）结核证据。一旦怀疑本病，需进行下列检查帮助诊断。

1. 实验室检查　尿的化验是诊断泌尿、男性生殖系统结核的重要线索。

（1）持续尿培养和尿沉渣亚甲蓝染色为无细菌性脓尿，24 小时尿沉渣标本抗酸快速试验，至少阳性率达 60%，然而这必须经过培养阳性方可确定。结核患者 15%～20% 有继发的化脓性感染；这种病例"无菌脓尿"就不太可靠。若临床上对规范治疗无效，并持续脓尿，必须做细菌学和 X 线检查，以除外尿路结核。

（2）从晨间第一次尿中培养结核分枝杆菌，可获得较高的阳性率。若阳性即应做敏感试验。若阴性就应重复多次培养。血球计数可能正常，或在晚期病例表现贫血、红细胞沉降率快。在受累的前列腺中可以找到证据。除非双侧肾功能受损，一般肾功能正常。若疑有结核应做结核菌素试验。试验阳性，尤其在成人难以确诊；若为阴性而其他均正常的患者则否定结核病的诊断。

2. 影像学检查

（1）B 超检查：操作简便、价廉、快速，可作为初选手段。多数学者认为，出现以下 B 超现象应提示肾结核的可能：①原因不明的肾积水，肾盏扩张，集合系统不规整，合并强回声钙化灶；②肾实质出现形态异常无回声区，局限一极或累及整个肾，而难以用肾囊肿解释者；③输尿管增粗，管壁回声增强，与肾积水不呈比例；④膀胱体积正常或缩小，壁厚呈毛糙态，常伴有对侧输尿管扩张和肾积水。

（2）X 线检查：主要包括胸部 X 线检查（CXR）和腹部 X 线检查（KUB）。CXR 可排除陈旧性或活动性肺结核。KUB 可显示肾区以及下尿路的钙化灶。晚期肾结核，KUB 可见呈肾形态的分叶状钙化灶。

（3）静脉尿路造影（IVU）：是早期肾结核最敏感的检查方法，典型表现为肾盏破坏，边缘不整，如虫蚀样。中晚期肾输尿管结核典型 IVU 表现为：①一个或多个肾盏变形、消失，或与肾盏连接的脓肿空腔形成；②肾盂纤维化、变小、形态不规则，多个肾盏扩张；③输尿管僵直且多段狭窄，典型的呈串珠样狭窄及其上段输尿管扩张；④肾功能损害及自截肾；⑤IVU可评价膀胱的情况，如小而挛缩的膀胱、不规则灌注缺损或膀胱不对称。

（4）CT 检查：多个泌尿外科疾病诊疗指南推荐，CT 检查是临床诊断泌尿系结核的"金标准"，它显示肾和输尿管的解剖方面优于 B 超和 IVU。CT 冠状面扫描能清楚显示整个肾横断面图像，对肾实质及肾盂、肾盏的形态结构显示良好，且有很高的密度分辨率。它对发现钙化和伴随的淋巴结病变更敏感。对于肾内异常空洞的清晰显示是 CT 的一个突出优点。CT 同样可以清晰显示自截肾，尿路钙化，输尿管积水，增厚的肾盂壁、输尿管壁和膀胱壁。

CT 软件可提供三维重建图像，增强后的延迟相模拟 IVU，可以清晰显示整个泌尿系轮廓，准确判断肾、输尿管、膀胱及其周围组织结构的变化。

CT 还可以鉴别其他泌尿、男性生殖系统改变，如肾上腺、前列腺、精囊的干酪样坏死。

（5）磁共振尿路成像（MRU）：作为诊断尿路疾病的新方法，是了解上尿路梗阻的无创性检查。结核患者严重肾功能不全、碘过敏、IVU 显影不良时可选用 MRU。但 MRU 分辨率不高，对肾实质及输尿管壁的改变显示不如 CT，不能明确显示肾功能状况，尤其对小的钙化和小病灶显示不敏感，对梗阻部位周围病变的显示不够理想。对无尿路扩张积水者不能显示，体内有金属物体者不能做该项检查。

3.膀胱镜检查   即使尿中找到结核分枝杆菌，IVU 显示了典型的肾的损害，进行膀胱镜检查也是有必要的，它能证实疾病的范围，显示典型的结核结节或溃疡，必要时可进行活检。但膀胱容量小于 100ml 时难以看清膀胱内情况，不宜进行此项检查。

【鉴别诊断】

慢性非特异性膀胱炎或肾盂肾炎极像结核，特别是 15％～20％尿路结核患者合并有化脓性细菌的感染。若非特异性感染对规范的治疗无效，则应寻找结核分枝杆菌，无痛性附睾炎提示结核。膀胱镜检查见膀胱壁有结核结节或溃疡，证实为结核。尿路造影通常是最可靠的。

急性或慢性非特异性附睾炎易与结核混淆，因为结核的发作偶尔会很疼。非特异性附睾炎在精囊触诊有改变者罕见，但是附睾结核时却常可以见到。尿培养有结核分枝杆菌可以确诊。

非细菌性膀胱炎通常是急性发作，常先有尿道分泌物。虽然是无菌性脓尿，但是无结核分枝杆菌。膀胱镜可见溃疡，呈急性样改变，而且病变表浅。虽然尿路造影可以显示轻微输尿管积水，甚至肾积水，但是不会像肾结核那样看到肾盏的溃疡。间质性膀胱炎以尿频、夜间尿频和膀胱充盈性耻骨上疼痛为特征，尿中通常是没有脓，也没有结核分枝杆菌。

X 线检查见多发肾小结石与肾钙化，从钙化的类型有助于诊断结核。肾结核，钙化在肾实质，继发肾结石偶见。坏死性乳头炎，可能累及一侧或双侧肾的全部盏，累及单个盏的罕见，显示肾盏的改变（包括钙化）似结核，但详细的细菌学检查可以除外结核。

髓质海绵肾显示为髓质远侧到肾盏散在小的钙化，肾盏是尖的。然而，无结核的其他任何特征。

尿路血吸虫病极像尿路结核。膀胱症状、血尿均有，膀胱挛缩导致严重的尿频。在血吸虫病流行的区域医生应警惕本病；尿中可找到虫卵，膀胱镜检查与尿路造影所见可以做出鉴别诊断。

【并发症】

1.肾结核   肾周脓肿在腰部可有大的包块。腹部 X 线检查可以显示异常的双肾和肾窝影，B 超和 CT 有助于诊断。若继发非特异性感染，可出现肾结石；尿毒症仅见于双肾受累的终末期。

2.输尿管结核   瘢痕狭窄形成是典型的结核表现之一，并且好发部位是输尿管膀胱壁段，它会引起肾积水进行性加重，输尿管完全闭塞，导致肾无功能（自截肾）。

3.膀胱结核   严重损害时，膀胱壁纤维化并挛缩。输尿管狭窄与反流可引起肾积水。

4.生殖系统结核   受累的附睾、输精管发生闭塞，若为双侧，则可导致不育。附睾脓肿可以破溃至睾丸，可穿透阴囊壁或两者均有。

【治疗】

结核病的治疗是全身性的治疗，即使是只在泌尿、生殖系统发现结核，也应假定有某部位活动的病灶。这就意味药物治疗是基础，手术切除感染灶只是整体治疗的一部分。

泌尿、生殖系统结核的一般治疗：最佳的营养在泌尿、生殖系统结核治疗中如同全身其他部位结核治疗一样十分重要，膀胱刺激症状重者应对症治疗。

1.肾结核   应有严密的抗结核药物治疗方案。联合用药是可取的。下列药物是抗结核的一线药物：

（1）异烟肼（isoniazid）200～300mg，口服，每天一次。

（2）利福平（rifampin）600mg，口服，每天一次。

（3）乙胺丁醇（ethambutol）25mg/kg，每天一次，2 个月后改为 15mg/kg。每天一次，口服。

（4）链霉素（streptomycin）1g，肌内注射，每天一次。

（5）吡嗪酰胺（pyrazinamide）1.5～2g，口服。每天一次。

上述 5 种药物除乙胺丁醇为抑菌药，其余都是杀菌药。国际防结核和肺病联合会（IU-ATLD）推荐的标准化短程化疗方案（三联化疗）是前 2 个月为强化阶段，每日口服异烟肼、利福平和吡嗪酰胺，后 4 个月为巩固阶段，每日口服异烟肼和利福平。但对复发性结核，巩固阶段应为 6 个月。成人剂量为异烟肼每天 300mg，利福平每天 450mg，吡嗪酰胺每天 1500mg。少数病情严重者及复杂病例（复发性结核、应用免疫抑制剂及 HIV/AIDS）可适当延长巩固阶段，可能需要 9～12 个月治疗。链霉素虽是一线抗结核药物，但因为有耳、肾毒性，而且不能强化化疗效果，故现在一般不作为首选药物，仅在结核分枝杆菌对常规药物耐药时使用。

服用上述药物时，应将全部剂量于饭前半小时一次服完。

如果细菌学和 X 线检查证实为双侧肾结核，则只能考虑药物治疗。仅仅下列情况例外：①严重的败血症，疼痛或一侧肾出血（可能需要肾切除，作为治标的或为救命的方法）；②一侧明显是晚期肾结核而且对侧轻微受损，将病变严重的一侧予以切除。

2. 膀胱结核　继发于肾或前列腺的膀胱结核，对泌尿、生殖系统感染灶有效治疗后，可以有治愈的倾向。膀胱溃疡不宜采用经尿道的病灶电凝，可用 0.2％单氧化氯荧光素膀胱滴注以促进愈合。

严重膀胱挛缩者，需要行膀胱次全切除后尿路改道，如回肠膀胱成形术、回盲部膀胱成形术、乙状结肠膀胱成形术，以增加膀胱容量。

3. 附睾结核　它不是孤立的一种病，常伴随前列腺、肾结核。附睾破溃到睾丸较罕见，常用药物治疗。若治疗数月后脓肿与阴囊窦道仍存在，即应手术切除。

4. 前列腺与精囊　虽然有些医生主张，前列腺精囊受到结核侵犯时行整个前列腺、精囊切除，但是大多数学者主张药物治疗。通过标本检查细菌以决定治疗期限。

5. 其他并发症的治疗　肾被结核破坏重时，偶有出现肾周脓肿。脓肿必须引流，并行肾切除，以免出现破溃形成窦道。长期抗结核治疗是有必要的。

若累及一侧输尿管发生狭窄，输尿管扩张后有 50％病例得到改善。对输尿管膀胱壁段功能不全者，应行输尿管膀胱再吻合术，选择膀胱壁相对正常处，行抗反流方式的吻合；强调在药物治疗过程中应行尿路造影随诊观察。

【预后】

泌尿、生殖系统结核的预后与疾病范围程度有关，在治疗期间每 6 个月一次，然后 10 年内每年一次行尿检查，若复发即应对治疗方式进行检查。不一定都需要肾切除，在治疗过程中，可能发生输尿管狭窄或膀胱挛缩，恰当的手术治疗是有必要的。

（杨培谦）

第六十章　泌尿系统梗阻

第一节　概　述

泌尿系统梗阻（urinary obstruction and stasis）在泌尿外科疾病中占最重要地位。其本身不是独立的泌尿系统疾病，而是泌尿系统本身或其周围器官很多疾病引起泌尿道的阻塞，影响尿液的产生和流出，最终导致肾功能损害。泌尿系统梗阻按病因分为先天性梗阻和后天性梗阻；按发病时间分为急性梗阻和慢性梗阻；按梗阻程度分为部分性梗阻和完全性梗阻；按梗阻的部位分为上尿路梗阻和下尿路梗阻。

【病因】

梗阻病因分为两类：一类是尿路内、外部机械性阻塞所致的梗阻，如结石、结核、肿瘤等；有些医源性损伤也是机械性梗阻，如手术和器械检查造成的损伤，盆腔肿瘤放射治疗后的反应等（图 60-1-1）。另一类是尿路神经、肌肉功能紊乱所致的动力性梗阻，如神经源性膀胱功能障碍、巨输尿管症等。

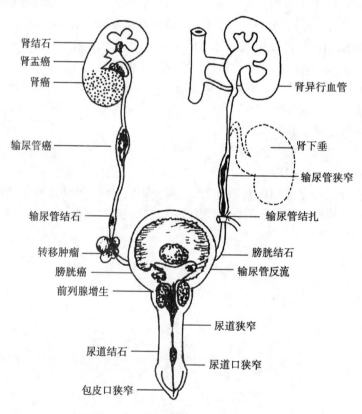

肾结石
肾盂癌
肾癌
肾异行血管

输尿管癌
肾下垂
输尿管狭窄

输尿管结石
输尿管结扎

转移肿瘤
膀胱结石
膀胱癌
输尿管反流
前列腺增生

尿道狭窄
尿道结石
尿道口狭窄
包皮口狭窄

图 60-1-1　泌尿系统梗阻的常见原因

不同年龄和性别泌尿系统梗阻的原因有一定差别。婴幼儿以先天性疾病较多见，如先天性肾盂输尿管交界狭窄（UPJ）、后尿道瓣膜等；成年人以泌尿系统结石、损伤、肿瘤或结核等较常见；老年男性前列腺增生最常见；老年女性以膀胱颈硬化症较常见。妇女与盆腔内疾病有关，如晚期卵巢癌压迫输尿管。

泌尿系统不同部位梗阻原因也有差别。

(一) 肾盂和肾盏部梗阻

肾盂和肾盏部可见肾盂输尿管交界部狭窄，是上尿路梗阻最常见的原因。狭窄可以是先天性狭窄、异位血管、纤维束或交界部环状肌缺乏等；此外，肾盂高位出口、瓣膜、肾下垂、马蹄形肾、重复肾等都可导致交界部狭窄。后天性病变有肿瘤、结石、损伤、炎症都可阻塞压迫肾盂、肾盏等。

(二) 输尿管梗阻

输尿管梗阻最易发生于输尿管上端和下端。先天性畸形，如输尿管囊肿、异位开口、腔静脉后输尿管均可阻塞输尿管；巨输尿管症因影响输尿管蠕动，尿液滞留，为输尿管动力性梗阻。后天性梗阻以结石为最常见原因。输尿管炎症、肿瘤亦可引起梗阻；泌尿系统邻近器官病变也可侵犯压迫输尿管引起梗阻，如前列腺癌、结肠癌、子宫颈癌、盆腔脓肿或腹膜后纤维化等；有些医源性损伤亦造成输尿管梗阻，如盆腔手术意外损伤输尿管、盆腔放射治疗等。膀胱有些病变破坏了输尿管口抗反流作用，导致尿液反流至输尿管，造成输尿管梗阻。另外，妊娠时黄体酮作用使泌尿系统平滑肌松弛，影响输尿管蠕动；同时增大的子宫压迫膀胱、输尿管；右侧卵巢静脉横过输尿管均可导致输尿管梗阻，影响尿液流出。

(三) 膀胱梗阻

主要病变部位在膀胱颈部，即膀胱出口梗阻 (bladder outlet obstruction，BOO)。机械性梗阻有前列腺增生、膀胱颈硬化症 (纤维化)、膀胱结石和膀胱肿瘤等；动力性梗阻由神经或逼尿肌功能障碍引起，如截瘫。

(四) 尿道梗阻

尿道梗阻中尿道狭窄最常见，常由尿道损伤引起。近年来，淋菌性或非淋菌性尿道炎引起炎症性尿道狭窄逐渐增多。尿道结石、结核、肿瘤、息肉、憩室都可导致尿道梗阻。尿道周围组织肿瘤、炎症或阴道闭锁性囊肿也可压迫尿道。先天性后尿道瓣膜是男婴尿道梗阻的重要原因。

【病理生理】

尿路梗阻引起的基本病理改变是梗阻以上尿路的扩张，可分为急性梗阻期、代偿期和失代偿期。慢性不全梗阻无明显急性期表现。

上尿路急性梗阻期，肾小管腔压力增高，蠕动增加反射性引起肾小球滤过率降低；代偿期平滑肌增生，管壁增厚和蠕动增强；失代偿期梗阻压迫和牵拉血管，肌肉萎缩、管壁扩张变薄，纤维组织增生，蠕动减弱或消失。

下尿路急性梗阻期，膀胱扩张充血；慢性梗阻代偿期，膀胱肌肉增生，肌束形成小梁，输尿管间嵴增生。失代偿期膀胱扩大，肌束间薄弱部分向外膨出形成假性憩室，输尿管口抗反流作用降低，上尿路扩张。

上尿路梗阻后，肾盂内压增高；压力传导到肾盏、集合管、肾小管、肾球囊；梗阻严重时可影响肾实质。当球囊压高于肾小球滤过压时，肾小球滤过停止。然而，实际上即使在完全梗阻时，滤过仍存在。这是由于尿液通过多种途径重吸收而使肾球囊压力降低，即肾内"安全阀"开放。肾盂压急剧增加主要通过下列途径缓解肾盂压力：①肾盂静脉反流 (pyelovenous backflow)：肾盏穹窿部破裂，尿液通过静脉丛反流。②肾盂淋巴反流 (pyelolymphatic backflow)：是尿液再吸收的主要途径。经穹窿部薄弱上皮及前庭部位外渗到肾间质和肾窦，再经淋巴管吸收。③肾盂间质反流 (pyelointerstitial backflow) 和肾盂周围外渗：尿液反流到肾实质并可外渗至肾周围软组织。④肾小管反流 (renal tubular backflow)：肾小管内压力增加

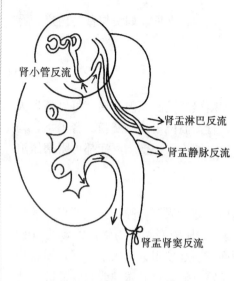

肾小管反流

肾盂淋巴反流

肾盂静脉反流

肾盂肾窦反流

图 60-1-2 输尿管梗阻后尿液反流

（图 60-1-2）。肾内安全阀的开放可以暂时缓解肾小管和球囊压，肾小球滤过恢复，但如果梗阻不解除，肾盂压和肾实质压继续增加，压迫肾血管和肾小管，终将使肾实质萎缩，肾衰竭。

上尿路梗阻的另一个病理变化是肾盂扩张。随压力增加肾实质萎缩，肾盂壁变薄，最终全肾成为无功能尿囊。

肾的病理变化与梗阻程度及病程长短也有关系。急性完全性梗阻，肾萎缩明显，肾盂扩张不明显，肾体积不大；慢性不完全性梗阻时，肾萎缩较缓慢，肾增大明显。有时肾积水容量达 2000ml 以上。

尿路梗阻最危险的是细菌通过尿液逆流进入血循环，尤其当梗阻造成尿路感染，尿液中存在大量细菌时更容易发生，严重时导致菌血症。

尿路梗阻引起肾功能改变与梗阻部位有关。上尿路梗阻引起单侧肾功能改变，梗阻部位越接近肾，肾积水出现越早；下尿路梗阻有膀胱缓冲，肾积水出现较迟，但影响双侧肾功能。肾功能改变主要表现在肾小球滤过率、肾血流量、尿浓缩和尿酸化功能，而对尿稀释能力影响较少。

第二节 肾积水

肾积水（hydronephrosis）是指肾盂尿液排出受阻，肾盂压增高，导致肾盂、肾盏扩张和肾实质萎缩。尿路梗阻最终都将导致肾积水，梗阻部位越高越易发生。如果成人肾积水量超过 1000ml，或小儿超过 24 小时尿量，称为巨大肾积水。有时肾积水间歇性发作，称为间歇性肾积水。

【临床表现】

根据原发病因、梗阻部位和程度不同临床表现也有差异。先天性疾病（如肾盂输尿管交界处狭窄、肾下极异位血管压迫等）造成的肾积水发展缓慢，早期无特殊表现，达到一定体积后才出现腰部不适，并在腹部出现肿块。后天性疾病（如结石、肿瘤、结核及损伤）引起的肾积水，临床表现主要为原发疾病的症状和体征。当合并感染时，表现为原发病症状的加重。近年来，超声检查常可发现无临床症状的肾积水。

慢性肾积水有时是以肾功能不全为首发症状的，表现为恶心、呕吐、食欲减退或水肿、贫血等；有时双侧梗阻或孤立肾梗阻可造成无尿。

【诊断】

肾积水诊断内容应包括：确定肾积水的存在，判断梗阻的部位、梗阻的病因和程度、并发症及肾功能损害情况。

体格检查可在肾区触及增大肾，其紧张度不一。单纯性肾积水表面光滑，轮廓清楚，活动度较好。继发于肾结核、肾结石、肾肿瘤等其他疾病的肾积水，肾触诊由于原发病不同而有差别。

实验室检查包括血液检查，了解肾功能及其他内环境的改变情况。尿液除常规检查外，依据病情可行尿细菌学检查和肿瘤脱落细胞检查。

尿路造影在诊断中具有重要意义。排泄性尿路造影在肾积水早期表现为肾实质显影时间延长。由于肾积水时肾小球滤过率降低，肾小管内尿液流出缓慢，水重吸收增加，造影剂浓缩，肾皮质显影良好，肾盂内造影剂较少，因此出现浓肾影，这是急性梗阻的特点。随肾盂、肾盏造影剂充盈，可见肾盏杯口状结构消失。肾积水进一步加重，肾盏向外凸出形成杵状。严重肾积水时，需要行大剂量延缓排泄性尿路造影。排泄性尿路造影显影不良或不能行排泄性尿路造影时，可行逆行尿路造影。如输尿管插管困难，可行肾盂穿刺造影。需要注意的是，肾积水时容易引起尿路感染，进一步导致肾积脓，严重时可引起脓毒症，危及生命。因此，逆行肾盂造影和肾盂穿刺造影要求无菌操作，并且注射造影剂时压力不能过高。膀胱造影及膀胱反流造影可用于神经源性膀胱障碍的诊断，呈典型的"宝塔"像。MRI 水成像技术使肾积水清晰显影，可判定尿路梗阻部位。近年来，螺旋 CT 加密扫描，后期经计算机三维成像处理，可以清楚显示梗阻部位及性质，可以部分代替尿路造影。

超声、CT、MRI 可以鉴别增大肾是积水还是实质肿物，同时也可发现引起尿路梗阻的病变。特别是超声作为无创操作，成为肾积水的常规检查项目。ECT 检查和肾图检查除可以诊断肾积水外，还能了解肾功能。

【治疗】

要根据肾积水的病因、发病缓急、并发症和对肾功能的影响程度，同时结合患者的年龄和身体状况等综合进行。

（一）病因治疗

去除病因，尽量保留肾单位是肾积水治疗最理想的方法。手术方法根据原发病性质制订。如输尿管结石可行体外冲击波碎石或输尿管镜取石术或输尿管切开取石术等。先天性肾盂输尿管连接部狭窄可做肾盂成形术。若梗阻未造成肾不可恢复病变，去除病因后可获得良好效果。

（二）肾造瘘术

若病情危重或病因暂无法去除，可行肾造瘘，引流尿液，改善肾功能，待全身状态好转后再实施去除病因的手术。若不能去除病因，肾造瘘将成为永久性治疗措施。

（三）肾切除术

若病肾无功能或合并严重肾积脓，对侧肾功能正常时可切除病肾。

第三节　良性前列腺增生

良性前列腺增生（benign prostatic hyperplasia，BPH）亦称前列腺增生，或前列腺增生症，是老年男性常见病。过去称前列腺肥大是不恰当的，因为肥大是细胞体积的增大，增生是细胞数量增多。近年来研究认为，前列腺增生是病理学概念，临床症状不仅是增生组织占据尿道，增加尿道阻力，更有意义是由于梗阻以及年龄诱导的逼尿肌功能不全，诱发膀胱、前列腺出现不同的神经改变。因此，目前把其归结为膀胱出口梗阻（BOO）。

【病因】

确切病因尚未完全清楚，但男性激素、雌二醇、基质和上皮细胞的相互作用、生长因子及神经递质可能起到重要作用。它们单独或相互结合发挥作用。

老龄和睾丸功能是前列腺增生发病的基础。增生随年龄增长而加重，Isaacs 提出前列腺增生可能是一种干细胞（stem cell）疾病。前列腺中干细胞分化，经过成熟到死亡，但随年龄增加限制细胞成熟，降低细胞死亡率，导致细胞数增加；前列腺发育需要睾丸雄激素参与，青春期前睾丸切除不出现前列腺增生，说明睾丸与增生有关；睾丸主要产生睾酮和双氢睾酮，它们不仅促进细胞增生和分化，同时也能抑制细胞凋亡；在增生的前列腺中随年龄增加雄激素受体含量增加。双氢睾酮是由睾酮在 5α 还原酶作用下转化，其与雄激素受体结合能力比睾酮强，结合后更稳定，因此在前列腺增生发病中作用比睾酮大。

前列腺增生时基质对上皮的影响可能通过减少分泌蛋白（如细胞外基质）发挥作用，这种蛋白正常情况可限制细胞增殖。当这种蛋白减少时，细胞增殖增加。而各种生长因子的作用是调节细胞增殖，如 β-TGF。雌-雄激素间平衡失调学说主要来自动物实验，其对人类良性前列腺增生有何影响尚待证明。

【病理】

正常前列腺分为前纤维基质区、移行区、中央区和外周区（图60-3-1）。虽然移行区只占前列腺体积的5%，但前列腺增生首先出现在围绕尿道周围的移行区，这与前列腺癌多数起源于外周带不同。人类前列腺解剖特点之一是缺乏弹性的前列腺被膜，它在前列腺疾病中起到重要作用。由于被膜限制，增生前列腺只能向尿道突入，增加尿道阻力。

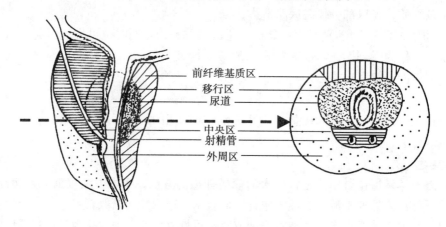

前纤维基质区
移行区
尿道
中央区
射精管
外周区

图 60-3-1　前列腺解剖

前列腺大小与梗阻程度并不完全一致。其他因素对症状的影响比体积影响更大，如尿道动力性阻力、前列腺被膜和解剖的多样性等。

病理学上称前列腺增生是不恰当的，因为早期尿道前列腺部周围小丘是以纯间质为特点，随后出现上皮增生。间质和上皮的比率在不同的个体组成不同。一般小腺体组织学以纤维肌肉间质成分为主；而大腺体是以上皮增生为主。Frank将其分为基质增生、纤维肌肉增生、肌肉增生、纤维腺瘤增生和纤维肌肉腺瘤增生。单纯腺瘤性增生在人类罕见。

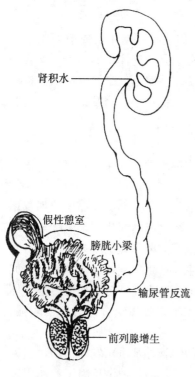

肾积水

假性憩室

膀胱小梁

输尿管反流

前列腺增生

图 60-3-2　前列腺增生（病理）

前列腺增生的病理生理变化是膀胱出口梗阻及随后引起的膀胱、输尿管和肾的病理变化。梗阻由机械性和动力性因素引起。机械性尿道阻力来自前列腺体积的增大，同时增大的前列腺使后尿道拉长、迂曲增加排尿阻力；动力性梗阻由前列腺内平滑肌收缩引起。目前研究认为该平滑肌含丰富的 α_1 肾上腺素能受体。

膀胱对梗阻反应是适应性的。许多症状与梗阻后引发的膀胱反应有关，而不是与梗阻有直接关系。膀胱变化有两种形式：一种是逼尿肌不稳定（detrusor instability，DI）和低顺应性膀胱（low compliance bladder）。机体为克服阻力，膀胱逼尿肌代偿性增生，膀胱小梁形成（trabeculation）。小梁间空隙突出成囊状，严重时形成膀胱憩室（diverticulum of bladder）。形成小梁的逼尿肌内胶原增加，收缩蛋白表达增加，细胞外基质增加，结果出现膀胱逼尿肌不稳定。临床表现为尿频和尿急。另一种为逼尿肌功能受损。若梗阻不能解除，膀胱代偿功能失调，平滑肌将萎缩，膀胱壁变薄、扩张；膀胱高度扩张及输尿管间嵴增生，可导致输尿管末端活瓣作用丧失和狭窄。输尿管口反流和梗阻可造成肾积水和肾功能损害（图60-3-2）。急性尿潴留不能看成逼尿肌受损严重的结果，而是梗阻进行到一定程度的结果。梗阻后膀胱内尿液潴留易引起尿路感染和膀胱结石。

【临床表现】

虽然病理性前列腺增生发生率较高，但是患者可能无临床症状，一般 50 岁以后出现。症状与前列腺增生大小无直接关系，而取决于梗阻的程度、病变发展的速度以及是否合并尿路感染和膀胱结石。

（一）膀胱刺激症状

夜间尿频常是前列腺增生患者最初的症状，其产生与梗阻引起膀胱逼尿肌不稳定有关。夜间迷走神经兴奋性增强，平卧后尿液对三角区刺激增加，都可能是夜间尿频的原因。随梗阻加重，白天也出现尿频。发展到一定程度后膀胱残余尿量增多，有效容量缩小或合并感染及膀胱结石后，尿频更加明显，甚至出现尿急和尿痛。

（二）梗阻症状

进行性排尿困难是前列腺增生最重要的症状，有时易被忽略。轻度梗阻时，排尿踌躇、排尿迟缓、断续和间歇性排尿。梗阻加重后排尿费力，射程缩短，尿线细而无力，终呈滴沥状。梗阻进一步加重，排尿时膀胱不能排空，出现残余尿。过多的残余尿可使膀胱失去收缩能力，逐渐发生慢性尿潴留，并可出现充盈性尿失禁。前列腺增生的任何阶段中都可能因气候变化、饮酒、劳累、憋尿、情绪紧张等使前列腺突然充血、水肿而发生急性尿潴留。

（三）其他症状

血尿是较常出现的症状。增生时前列腺表面血管迂曲、扩张，易破裂。合并膀胱结石时，可有排尿中断。晚期可出现肾积水和肾功能不全表现。有时患者是以腹股沟疝、脱肛或内痔等就医。这些都是长期排尿困难，依靠增加腹压排尿引起的，可掩盖前列腺增生的症状，造成诊断和治疗上的错误。

【诊断】

（一）病史和体格检查

老年男性有进行性排尿困难时，首先须考虑前列腺增生的可能。老年男性有膀胱炎、膀胱结石、腹股沟疝、脱肛、内痔或肾功能不全时，须排除有无前列腺增生。体格检查注意排尿后下腹部有无膨胀的膀胱。直肠指检可触到侧叶增大的前列腺，中叶增生触诊不清。增生前列腺体积增大，表面光滑，质韧有弹性，中间沟消失或隆起。

（二）实验室检查

1. 尿常规　有时有镜下血尿；合并尿路感染时，白细胞增多，有时有脓细胞。

2. 肾功能检查　判断前列腺增生对肾功能的影响。

3. 血清前列腺特异抗原（PSA）测定　前列腺癌时 PSA 增加明显。有时前列腺增生和前列腺癌同时存在，因此当直肠指检前列腺有结节或较硬时，应测定血清 PSA。当 PSA 结果为灰区时，可以检测游离/总 PSA、速率 PSA 和体积 PSA。

（三）尿流动力学检查

尿流率是临床常用的检查方法，临床最有意义的是最大尿流率（Qmax）。一般最大尿流率 <15ml/s，说明排尿不畅。<10ml/s 则提示梗阻严重。但是尿流率检查特异性不强且不恒定，最大尿流率降低在逼尿肌功能受损时也出现。因此，更准确评价梗阻程度的方法是尿流动力学检查。尿流动力学检查包括充盈期膀胱测压、尿道压力图、压力/流率同步检查、排尿性尿道压力图和压力/尿道括约肌肌电图，必要时配合影像尿流动力学检查。

（四）影像学检查

超声检查直接探测前列腺大小及内部回声，同时也可检查肾是否受累；经直肠超声扫描诊断更准确，对可疑病变还可以行前列腺穿刺取病理活检。腹部 X 线检查在合并膀胱结石时有意义。膀胱造影可以观察到耻骨联合上突入膀胱的前列腺。此外前列腺 CT 扫描和 MRI 检查可了解前列腺与周围脏器的关系。有时根据增生部位预测前列腺病变性质。

（五）尿道膀胱镜检查

直接观察前列腺大小及表面情况，也可观察膀胱内小梁情况。特别是伴有血尿、尿道狭窄、膀胱癌或曾行下尿路手术的患者更为适用。

（六）残余尿量

正常残余尿量<5ml。当膀胱出口梗阻时残余尿可以增加。

【鉴别诊断】

前列腺增生应与其他膀胱颈梗阻性疾病相鉴别，例如膀胱颈硬化症、前列腺癌、膀胱肿瘤、尿道狭窄和神经源性膀胱功能障碍等。

1. 膀胱颈硬化症（膀胱颈挛缩）　由于慢性炎症引起膀胱颈纤维增生。临床表现与前列腺增生相似，但发病年龄较轻，患者 40～50 岁出现病状；直肠指检前列腺体积不增大。

2. 前列腺癌　直肠指检前列腺结节状，质地坚硬；血清 PSA 升高；经直肠活组织或针吸细胞学检查对诊断有意义。

3. 膀胱癌　膀胱颈附近的肿瘤临床亦有膀胱出口梗阻的症状，但血尿更明显，膀胱镜检查容易鉴别。

4. 神经源性膀胱功能障碍　临床表现与前列腺增生相似，但神经源性膀胱功能障碍患者常有明显的神经系统损害的病史和体征，并同时有肛门括约肌松弛和反射消失。应用尿流动力学检查均可明确鉴别。

5. 尿道狭窄　有尿道损伤、感染等病史，必要时行尿道造影。

【治疗】

前列腺增生是老年人的自然疾病，临床处理首先要考虑两个问题，即前列腺增生患者是否需要处理和如何处理。

（一）等待观察

前列腺增生的症状有时进展缓慢，甚至长时间内无变化。因此，若无临床症状或症状较轻者可以等待观察，不予治疗。密切随访，如症状加重，则选择适宜的治疗方法。

（二）药物治疗

前列腺增生的治疗药物很多，主要包括三类：抗雄性激素类，如非那雄胺；α 受体阻滞剂类，如特拉唑嗪、阿夫唑嗪、多沙唑嗪、坦索罗辛（tamsulosin）、萘哌地尔等；植物药类。

睾酮在 5α 还原酶作用下转化为双氢睾酮发挥更强的作用。非那雄胺是 5α 还原酶抑制剂，降低前列腺内双氢睾酮含量，抑制前列腺增生，使前列腺腺体缩小。一般服药 3 个月后发挥作用。α_1 受体分布在前列腺基质平滑肌内，α_1 受体阻滞后可降低平滑肌张力，减少尿道阻力，改善排尿功能。近年来开发的高选择性 α_1 受体阻滞剂，可以减少对心血管的影响，降低体位性低血压的发生。

（三）手术治疗

对梗阻严重、残余尿量较多或反复出现尿潴留且药物治疗效果不好的患者，应考虑手术治疗。手术除考虑解除膀胱出口梗阻外，还要注意患者的全身情况，尤其是心、肺、肾功能。膀胱造瘘术适合身体状况较差、不能耐受前列腺切除术的患者。

前列腺切除术有不同的入路：①经尿道前列腺切除术（transurethral prostatic resection，TURP）是应用前列腺电切镜切除前列腺，适用于不同体积的前列腺增生患者，是前列腺增生手术治疗的"金标准"，有完全替代开放式手术的趋势。近年来，其方法不断完善。等离子电切刀及激光技术几乎可以将前列腺全部剜除，减少前列腺出血，能达到与开放式手术相同的效果。②耻骨上经膀胱前列腺切除术，适用于前列腺中叶增生、前列腺较大并怀疑膀胱内有病变的患者。③耻骨后前列腺切除术：适用于前列腺中等大小的侧叶增生患者，在此基础上还有保留尿道黏膜的前列腺切除手术。

(四) 微创治疗

微创治疗是近年来提出的新治疗概念，成为前列腺增生辅助治疗方法。包括：经尿道气囊高压扩张术、前列腺尿道支架网、前列腺热疗和前列腺电化学治疗。

前列腺热疗是利用特殊器械使前列腺局部温度增高，不同温度效果不同，低于50℃为理疗性质，50～100℃为凝固坏死，超过200℃组织炭化和汽化。治疗方法有：①激光治疗，可分为接触性、非接触性和组织内激光治疗。绿激光可以逐渐汽化前列腺，减少出血。②微波治疗。③射频治疗。④高强度聚焦超声，包括经直肠和体外超声聚焦两种。

（安瑞华 甘秀国）

第六十一章 尿石症

第一节 概述

尿石症（urolithiasis）亦称尿路结石，是泌尿系最常见的疾病之一，也是最古老的疾病。早在公元前4800年埃及的木乃伊就有膀胱结石和肾结石存在。古希腊，Hippocrates誓言中也谈到结石（stone）问题。我国《黄帝内经》也有记载，称为"石淋"。

尿石的形成机制目前尚未完全清楚。一般男性较女性更易患病，往往表现有家族倾向，而儿童及黑人很少发病。我国南方地区发病高于北方。近30年来，尿石症有逐渐增加的趋势，特别是上尿路结石发病率明显增加，而原发性膀胱结石明显减少。腔内泌尿外科和体外冲击波技术使尿路结石的治疗发生巨大变化，绝大部分尿路结石不必采用开放式手术治疗。

一、结石成分及其性质

结石主要由基质和晶体组成。其中基质含量只有2.5%左右，且成分固定，65%为已糖胺（hexosamine），而晶体成分存在差异。上尿路结石大多数为草酸钙结石，膀胱结石以磷酸镁铵、磷酸钙较多见。草酸钙结石质硬，表面粗糙，不规则，常呈桑葚样，棕褐色。磷酸钙、磷酸镁铵结石易碎，表面粗糙、不规则，灰白色、黄色或棕色，X线检查可见分层现象，常形成鹿角形结石。尿酸结石质硬，光滑或不规则，常为多发，黄色或红棕色。胱氨酸结石光滑，淡黄至黄棕色，蜡样外观。含钙结石不透X线，称阳性结石；纯尿酸结石和胱氨酸结石在X线检查时不被显示，称阴性结石。

二、结石的形成机制

不同部位结石的形成机制不完全相同。大部分含钙结石成因不清，有许多学说，包括19世纪初的肾钙斑学说，以及随后的晶体过饱和学说、基质学说、晶体抑制物学说、游离粒子和固定粒子学说等。近10年来随着细胞生物学和分子生物学发展，提出了晶体和肾小管细胞的黏附性对结石形成的影响及大分子物对黏附的影响，如葡胺聚糖、肾钙素、TH蛋白等。内镜在肾乳头直接观察到局部钙斑，因此重新认识了肾钙斑学说的意义。部分结石的形成有明确的原因，包括代谢性结石和感染性结石。代谢性结石是由于机体代谢性紊乱导致高尿钙症、高尿酸尿症、高草酸尿症和胱氨酸尿症等，如甲状旁腺功能亢进症、肾小管酸中毒、痛风、长期卧床等。感染性结石是由于产生脲酶的细菌分解尿液中的尿素产生氨，使尿液碱化，磷酸盐及尿酸铵等处于相对过饱和状态，易于沉积；细菌、感染产物及坏死组织形成结石核心，有利于结石进一步生长、聚集。另外，有些药物或化学物也可引发尿路结石，如三聚氰胺（melamine）进入机体后与三聚氰酸结合，在肾内形成不溶于水的大分子复合物，沉积于肾小管，促进结石形成。尤其在婴幼儿，饮水量减少，沉积的复合物不能快速排出，尿晶体复合物生长聚集，形成具有临床意义的肾结石。

三、影响结石形成的因素

许多因素影响尿路结石的形成。其中尿中形成结石晶体的盐类呈过饱和状态，晶体抑制物缺乏和成核基质的存在等构成形成结石的主要因素。

(一) 流行病学因素

流行病学因素包括个体因素和环境因素。个体因素有遗传、年龄和性别。在美国和非洲的黑人及土著美国人很少发病，而亚洲人和白种人易于发病。上尿路结石好发于 20～40 岁；男女比例为 3∶1。环境因素包括地理位置、气候、水的摄入、饮食和职业。居住在山区、沙漠和热带地区的人口结石发病率较高；大量饮水使尿液稀释，能减少尿中晶体形成；而随着饮食结构的改善上尿路结石发病率增高；实验证明，饮食中动物蛋白、精制糖增多，纤维素减少，促使上尿路结石形成；相对高温环境及活动减少等亦为尿石形成的影响因素，结石发病较高的职业是厨师。

(二) 尿液因素

1. 形成结石物质排出过多，尿液中钙、草酸、尿酸排出量增加。长期卧床，甲状旁腺功能亢进症（再吸收性高尿钙症），特发性高尿钙症（吸收性高尿钙症即肠道吸收钙增多或肾性高尿钙症即肾小管再吸收钙减少），其他代谢异常及肾小管酸中毒等，均使尿钙排出增加。内源性合成草酸增加或肠道吸收草酸增加，可引起高草酸尿症。痛风、尿持续酸性、慢性腹泻及噻嗪类利尿药均使尿酸排出增加。

2. 尿中抑制晶体生长和聚集的物质含量减少或结构异常，如枸橼酸、镁、焦磷酸盐、酸性黏多糖、肾钙素、微量元素等减少；肾钙素中缺乏 γ-羧基谷氨酸，TH 蛋白聚合体增加等均可使尿抑制结晶生长、聚集作用降低。

3. 尿量减少，使盐类和有机物质的过饱和度增高。婴幼儿进食过量三聚氰胺后缺乏足够的饮水，尿量少，大分子物质容易沉积形成结石。

4. 尿 pH 改变，尿酸结石和胱氨酸结石在酸性尿中形成。磷酸镁铵及磷酸钙结石在碱性尿中形成。

(三) 尿路因素

尿路梗阻使晶体或基质在引流较差的部位沉积，尿液滞留也易于继发尿路感染，有利于结石形成。

四、病理

与结石大小、部位、数目、继发炎症和梗阻程度等因素有关。主要病理变化是泌尿系统梗阻、感染、直接损伤和恶变（图 61-1-1）。

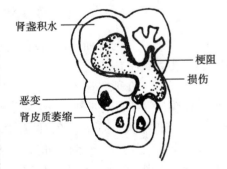

图 61-1-1　肾结石病理

(一) 梗阻

尿路结石在任何部位都可引起梗阻，梗阻以上部位尿路积水，如肾盏结石在肾盏颈部梗阻时，导致局限性肾盏积液或积脓。最常见梗阻部位是输尿管，尤其结石较易停留或嵌顿于输尿管生理狭窄处，即肾盂输尿管连接处、输尿管跨越髂血管处及输尿管膀胱连接处，造成输尿管和肾积水；双侧完全性梗阻导致无尿；膀胱结石长期阻塞尿道内口，引起膀胱壁增厚，双肾积水。有时尿从结石周围流出，不引起梗阻。

(二) 感染

常为慢性和进行性，梗阻易使肾感染发展成肾积脓。最常见的致病菌是大肠埃希菌。

（三）直接损伤

直接刺激黏膜，造成移行上皮细胞水肿、溃疡、周围组织纤维化狭窄或继发憩室。

（四）恶变

尿路黏膜损伤后可形成鳞状细胞癌。

第二节　上尿路结石

【临床表现】

肾和输尿管结石（renal and ureteral calculi）多见于青壮年，男性较女性发病率高。常见症状是腰痛和血尿，其程度与结石部位、大小、活动与否及有无并发症及其程度等因素有关。少数患者可以长期无症状。

1. 腰痛　多数为钝痛，活动后诱发或加剧。较小的肾盂、肾盏或输尿管结石可发生典型的肾绞痛（renal colic）。疼痛呈阵发性，剧烈刀割样；可向下腹部、腹股沟及大腿内侧放射；男性可放射至阴囊和睾丸（图 61-2-1），女性放射至阴唇附近；伴有大汗淋漓、恶心、呕吐等迷走神经兴奋症状。由于输尿管末端与膀胱三角区平滑肌相延续，所以末端结石疼痛发作时，也可伴有尿频、尿急、尿痛等症状。

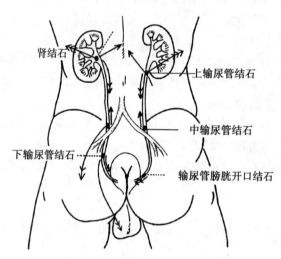

图 61-2-1　上尿路结石疼痛及其放射部位

2. 血尿　常与腰痛同时出现。血尿多为镜下血尿，也可为肉眼血尿。活动后血尿加重。偶尔可为无痛性血尿。

3. 无尿　在孤立肾伴有肾、输尿管结石梗阻，或双侧上尿路结石梗阻的患者可发生；有时一侧输尿管结石阻塞也可引起对侧反射性无尿。

4. 其他症状　部分患者有排石史；继发急性肾盂肾炎或肾积脓时，患者可有发热、畏寒、寒战等全身症状；结石伴感染时，患者可有尿频、尿急、尿痛等症状。有时感染症状为尿路结石的唯一表现，特别是儿童上尿路结石，主要表现为尿路感染，值得注意。

【诊断与鉴别诊断】

不仅要确定结石的存在，而且也要确定结石大小、位置，梗阻程度及对肾功能的影响，同时判断结石形成原因等。

（一）病史及体格检查

与活动有关的血尿和腰痛应首先考虑为上尿路结石。有典型肾绞痛时，诊断可能性更大。

（二）实验室检查

1. 尿常规检查 红细胞数增加，伴感染时有脓尿。当运动后尿中红细胞多于运动前时，临床意义更大。有时可出现晶体尿。

2. 尿细菌培养 尤其在感染性结石时临床意义较大。

3. 测定血钙、磷、肌酐、碱性磷酸酶、尿酸和蛋白以及 24 小时尿的尿钙、尿酸、肌酐、草酸含量；了解代谢状态，判断有无内分泌紊乱，是否存在高血钙、高血尿酸、低血磷、高尿钙、高尿酸等，必要时行钙负荷实验。

4. 结石成分分析 不同结石成分形成原因不同，对自然排出或取出的结石进行分析，有助于结石的预防和治疗。

5. 肾功能测定 了解尿路结石对肾功能的影响，对进一步治疗有帮助。

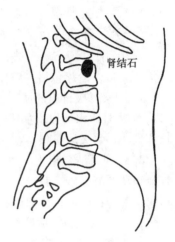

图 61-2-2 肾结石侧位 X 线检查

（三）影像学诊断

1. 腹部 X 线检查 90％以上的上尿路结石均能显影，对诊断有决定性意义。但仍需要与腹内其他钙化阴影鉴别，如胆囊结石、肠系膜淋巴结钙化、骨岛、动脉粥样硬化、静脉石等，必要时加做侧位 X 线检查。侧位 X 线检查示尿路结石位于椎体前缘之后（图 61-2-2）。另外，先行输尿管插管，透视下旋转身体观察阴影是否与导管移动一致，判定阴影与泌尿道的关系。有些上尿路结石腹部 X 线不显影，其原因可能与结石过小或钙化程度不高、肠道气体或肠内容物较多干扰结石显像有关。而纯尿酸结石及胱氨酸结石 X 线检查不显影。

2. 排泄性尿路造影或逆行肾盂造影 可确定钙化阴影是否位于肾盂、肾盏或输尿管内，并可以了解肾梗阻程度、肾功能、有无先天性异常或其他病理改变。透 X 线的尿酸结石和胱氨酸结石可表现为充盈缺损。对治疗方法的选择有帮助。

3. 肾超声检查 表现为集合系统内强回声，伴后方声影，也能发现一些小结石和阴性结石；同时亦能显示肾结构改变和肾积水等。

4. 肾 CT 扫描 能发现腹部 X 线检查、排泄性或逆行尿路造影及超声检查不能显示的或较小的输尿管中、下段结石。近年来，螺旋 CT 临床应用可以对泌尿道三维重建，清楚显示上尿路结石情况，并判断尿路梗阻情况，是诊断上尿路结石的重要方法（图 61-2-3）。

5. 手、肋骨、脊柱、骨盆和股骨头 X 线检查 疑有甲状旁腺功能亢进症时进行。

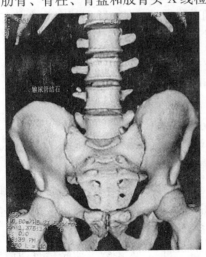
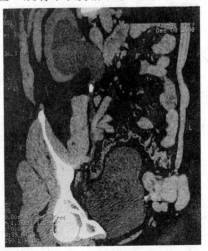

图 61-2-3 泌尿系 CT 三维成像

（四）经尿道输尿管肾镜检查

当腹部 X 线检查未显示结石，尿路造影有充盈缺损而不能确定诊断时，此检查可明确诊断；另外，该方法也可对肾盂、输尿管病变进行治疗。

上尿路结石需与胆囊炎、胆石症、急性阑尾炎、胰腺炎、盆腔炎及卵巢囊肿扭转等疾病鉴别。根据病史及辅助检查鉴别并不困难。

【治疗】

治疗原则是减轻疼痛、去除结石、保护肾、寻找病因、预防复发。临床根据结石大小、数目、位置，尿路情况，肾功能和全身情况确定治疗方案。

（一）保守治疗

对结石小于 0.6cm、表面光滑，无尿路梗阻和感染，纯尿酸石及胱氨酸结石者，可采用保守治疗。保守治疗包括一般疗法及根据结石成分而定的特殊疗法。

1. 观察每次排出的尿液，是否有结石排出。

2. 大量饮水　以增加尿量，有利于结石排出；亦可降低结晶物质的饱和度，减少晶体生长和聚集。每天尿量保持在 2000～3000ml。

3. 中西医结合疗法　中药治则归纳为清热利湿、行气导滞、化瘀软坚、补肾益气。药物有金钱草、海金砂、黄柏、银花、木香、香附、肉桂、党参、黄芪等。西药治疗机制是解痉、利尿。配合针刺治疗，部位有肾俞、膀胱俞、三阴交、阿是穴等。

4. 控制感染　上尿路结石伴感染时，根据细菌培养及药物敏感试验选用抗菌药物。

5. 肾绞痛的治疗　主要是解痉、止痛。药物有吲哚美辛栓 1～2 枚，立即经肛门直肠给药，大多数能缓解症状；若不缓解，可肌内注射黄体酮、维生素 K 或注射阿托品和哌替啶；也可配合针刺或耳针。

6. 草酸钙结石治疗　限制富含钙、草酸成分丰富饮食的摄入。奶和奶制品、豆制品、巧克力、坚果等含钙量高。而浓茶、番茄、菠菜、芦笋等含草酸高。对原因不明的高尿钙者应用氢氯噻嗪、磷酸盐纤维素、氧化镁、磷酸盐合剂等控制高尿钙。

7. 感染性结石的治疗　抗生素控制感染；口服氯化铵酸化尿液；应用脲酶抑制剂减少尿素分解；限制食物中磷酸的摄入，并应用氢氧化铝凝胶增加与肠道磷的结合，随粪便排出，减少尿磷排出。

8. 纯尿酸结石的治疗　口服枸橼酸钾、碳酸氢钠碱化尿液，使 pH 保持在 6.7 左右；低嘌呤饮食，限制肉类尤其是动物内脏的摄入；口服别嘌呤醇可抑制嘌呤代谢中的氧化酶，减少尿酸产生；1.5% 碳酸氢钠冲洗肾盂可溶解尿酸结石。

9. 胱氨酸结石的治疗　碳酸氢钠或碱性合剂碱化尿液，使 pH 保持在 7.5 左右；应用青霉胺使胱氨酸转化成易溶的二硫化物排出，可同时服用维生素 B_6；采用低蛋氨酸饮食，限食肉类、避免摄入蛋类、鱼类和乳制品；α-巯丙酰甘氨酸（α-MPG）、乙酰半胱氨酸有溶石作用；卡托普利（captopril）有预防胱氨酸结石形成的作用。

（二）体外冲击波碎石

体外冲击波碎石（extracorporeal shock wave lithotripsy, ESWL）是尿路结石治疗方法的巨大突破，具有安全、有效等特点，已经成为尿路结石治疗的主要手段。通过 X 线、B 型超声定位，将体外产生的冲击波聚焦于结石，结石吸收后能量转化，使结石粉碎排出（图 61-2-4）。

该方法适应证较广，大多数上尿路结石均适用，但由于过大结石碎石后排出困难，易阻塞尿路，因此临床主要用于

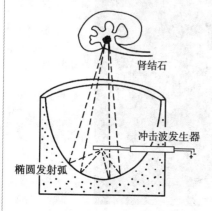

肾结石

冲击波发生器

椭圆发射弧

图 61-2-4　体外冲击波碎石原理

直径 2.5cm 以下的结石。

　　该方法也有许多禁忌证。结石远端伴有尿路梗阻，碎石后排出困难，不能碎石；由于体外冲击波碎石对身体也有一定损伤和影响，因此妊娠妇女、出血性疾病、严重心脑血管病、安置心脏起搏器患者，血肌酐≥265μmol/L，急性尿路感染、育龄妇女下段输尿管结石等，亦不宜使用；过于肥胖的患者不能聚焦，或因严重骨、关节畸形限制体位，亦不适宜。

　　碎石效果与结石部位、大小、成分及是否嵌顿等因素有关。肾结石由于结石周围有肾盂腔，较输尿管结石易碎；感染性结石质地脆，容易击碎；结石与其周围组织粘连的碎石困难。

　　体外碎石治疗后大部分患者有血尿，不需特殊治疗。碎石后肾绞痛与结石排出有关。结石较大时，击碎的结石同时排入输尿管，可造成输尿管内结石堆积，引起"石街（stein-strasse）"。有时可继发尿路感染。为提高疗效，减少近期、远期并发症，除正确定位外，应选用低能量和限制每次冲击次数。两次碎石间隔时间不少于 7～14 天。

（三）手术治疗

　　手术治疗包括非开放式手术和开放式手术。腔内泌尿外科及体外冲击波碎石技术的迅猛发展，已经使绝大多数上尿路结石不再需要开放式手术。

　　1. 非开放式手术治疗　随着内镜技术的发展，上尿路结石治疗逐渐向微创外科手段发展。

　　（1）经尿道输尿管肾镜取石或碎石术（perurethra ureterorenoscopic lithotomy or lithotripsy）：主要适用于输尿管中、下段结石。特别适用于阴性结石，或因肥胖、结石质硬、停留时间长而不能用 ESWL 者；亦用于治疗 ESWL 后导致的"石街"。该法镜下观察到结石后应用套石篮或取石钳取出结石。结石较大无法取出时，可用超声、液电、钬激光或气压弹道法碎石后取出（图 61-2-5）。

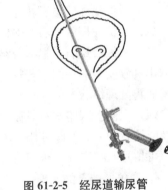

　　该方法可以造成输尿管穿孔、假道、狭窄等并发症，随技术进步其发生率日益减少。对结石以下尿路梗阻、输尿管细小、狭窄或严重扭曲等不宜施行输尿管镜检查。结石过大或嵌顿紧密者，亦常导致失败。

图 61-2-5　经尿道输尿管肾镜取石或碎石术

　　输尿管镜处理上尿路结石的成功率取决于结石的大小、位置和操作者的经验。近端输尿管结石容易使结石逆向进入肾盂，因此效果不如远端结石。

　　（2）经皮肾镜取石或碎石术（percutaneous nephrostolithotomy，PNL）：适用于伴有肾积水的肾盂结石、输尿管上段及下肾盏结石。可与 ESWL 联合应用治疗复杂性肾结石。

　　该法首先行经皮肾造瘘，用细针经腰背部穿刺直达肾盏或肾盂，扩张皮肤至肾内通道，放入肾镜；镜下取石或碎石（图 61-2-6）。术中因出血或其他原因不能一次全部取出结石时，可行二次取石。术后常规放置造瘘管，必要时放置输尿管引流管。肾实质撕裂或穿破、出血、感染、损伤周围脏器等并发症时有发生；对伴有凝血机制障碍、造影剂过敏、过于肥胖穿刺针不能达到肾或脊柱畸形者，不宜使用本法。

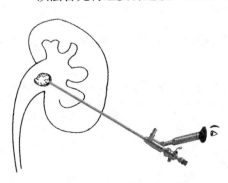

图 61-2-6　经皮肾镜取石术

　　（3）腹腔镜下肾盂或输尿管切开取石术：随腹腔镜技术的发展，也可经后腹膜腔模拟开放式手术达到微创取石目的。

2. 开放式手术治疗　非开放式手术无法治愈的结石需要开放式手术。

（1）输尿管切开取石术（ureterolithotomy）：适用于嵌顿较久或经非手术治疗无效的输尿管结石。

（2）肾盂切开取石术（pyelolithotomy）：适用于较大的肾盂结石，或合并梗阻、感染的肾盂结石。对活动度大、数目多且结石较小取净困难的，向肾盂内注入液状凝固剂，形成包含结石的凝块，整块取出凝块。

（3）肾窦肾盂切开取石术：适用于肾内型肾盂，或结石较大经肾盂切开取石易造成肾盂撕裂者。方法是沿肾窦分离至肾内肾盂后切开。可向肾盏延伸扩大切口，以利于取出鹿角形结石。

（4）肾实质切开取石术（nephrolithotomy）：适用于肾盏结石及经肾盂切开不能取出的鹿角形结石，或肾盏颈部狭窄需整形或重建者。目前常用无萎缩性肾实质切开取石术。用多普勒超声检查，或阻断前支或后支血管以显示段中线，于无血管区或血管间做切口，最大限度保留肾功能。当肾积水使肾盏局部实质变薄时，可做局部小切口取石。

（5）肾部分切除术（partial nephrectomy）：适用于局限于肾一极，且肾盏有明显扩张、实质萎缩和有明显复发因素的结石。

（6）肾切除术（nephrectomy）：适用于肾功能严重破坏或合并肾积脓，而对侧肾功能良好的肾结石。

3. 双侧上尿路结石的手术治疗原则

（1）双侧输尿管结石：先处理梗阻严重侧。条件许可，可同时取出双侧结石。

（2）一侧输尿管结石、对侧肾结石：先处理输尿管结石。

（3）双侧肾结石：根据肾结石及肾功能情况决定。原则上应尽可能保留肾。一般先处理易于取出和较安全的一侧。若肾功能极差，梗阻严重，全身情况差，宜先行经皮肾造瘘。待情况改善后再处理结石。

（4）双侧上尿路结石或孤立肾上尿路结石引起急性完全性梗阻无尿时，若全身情况允许，应及时施行手术，解除梗阻；若病情严重不能耐受手术，亦可试行输尿管插管，若能通过结石，可留置双"J"形导管引流；若不能通过，可行经皮肾造瘘，待病情稳定后再行治疗。

4. 鹿角形结石的处理　若鹿角形结石较小（表面积<500mm^2），无或轻度肾集合系统扩张，应用 ESWL 治疗。若集合系统严重扩张和（或）肾盏颈部狭窄，应用无萎缩性肾切开取石。其他情况均先用经皮肾镜碎石取石，需要时再联合应用体外冲击波碎石。

【预防】

尿路结石复发率高，因而预防或延迟结石复发十分重要。虽然目前病因未完全清楚，尚缺乏有效的预防方法。完全防止结石形成很困难，但有些因素被确定与结石形成有关，改变这些因素可以延缓甚至预防上尿路结石发生。

（一）一般性预防

方法与上尿路结石保守疗法相同。大量饮水及根据结石成分调节饮食是有效的预防方法。

（二）特殊性预防方法

1. 草酸盐结石患者可口服维生素 B$_6$ 或氧化镁，以减少尿中草酸含量或增加尿中草酸溶解度。

2. 感染结石、尿酸或胱氨酸结石的预防方法分别与其保守疗法相似。

3. 别嘌呤醇对含钙结石亦有抑制作用。

4. 伴甲状旁腺功能亢进症者，必须摘除腺瘤或增生组织。

5. 对泌尿道异物（如不能吸收的手术缝线或有梗阻等）可手术去除异物解除梗阻。

第三节　膀胱结石

膀胱结石（vesical calculi）分原发性和继发性两种。前者多见于男孩，与营养不良和低蛋白饮食有关。目前在我国发生率已明显减少。后者常继发于膀胱出口梗阻、膀胱憩室、神经源性膀胱、异物及长期留置导尿管者。另外，上尿路结石也可排至膀胱，在膀胱内继续生长。

【临床表现】

多见于老年及幼年男性，女性极罕见。主要症状是排尿困难、血尿和排尿疼痛；有时排尿中途结石阻塞尿道内口出现典型的排尿中断现象，改变体位后继续排尿。血尿多为终末血尿。疼痛可放射至阴茎头部和远端尿道。

大部分膀胱结石合并尿路感染，出现膀胱刺激症状，甚至脓尿；长期膀胱刺激可合并膀胱鳞状细胞癌，必须注意。小儿患者排尿极痛苦，常用手搓拉阴茎，经跑跳及改变姿势后，能缓解疼痛并能继续排尿。部分因增加腹压常有粪便同时排出，甚至并发脱肛和疝。前列腺增生患者继发膀胱结石时，排尿困难加重或伴感染症状。结石位于膀胱憩室内时，常无上述症状，表现为尿路感染。

【诊断】

根据典型症状诊断并不困难。重要的是寻找导致结石的原因。

1. X线检查　大多数腹部X线检查能显示。透视下可以见到结石随体位改变。继发于手术缝线结石或憩室内结石不随体位变化。

2. B型超声检查　随体位而改变的强回声影，同时观察前列腺增生情况。

3. 膀胱镜检查　很少应用，除能直接见到结石外，有时可发现膀胱及后尿道病变，判断结石形成原因。

4. 成人可插入金属尿道探子触到结石，同时判断尿道是否有狭窄。直肠指检有时也能扪及较大的结石，了解前列腺情况。

【治疗】

原则是去除结石，解除病因。膀胱感染严重时，应用抗菌药物治疗。

1. 体位冲击波碎石　由于膀胱结石周围有较大空间，碎石效果较好。

2. 经尿道膀胱镜碎石术　应用机械、液电、超声、气压弹道及激光等碎石方法。

3. 膀胱切开取石术　适用结石大于4cm，结石过硬或有前列腺增生、膀胱憩室等病变时，同时解决原发病变；小儿患者及膀胱感染严重者，应做耻骨上膀胱造瘘。

第四节　尿道结石

尿道结石（urethral calculi）绝大多数来自其上的泌尿系统，尤其是膀胱；偶尔也可在尿道狭窄、尿道憩室或有异物时于尿道内形成。在男性，结石易嵌顿于尿道前列腺部、舟状窝或尿道外口。

【临床表现】

典型表现为急性尿潴留伴会阴部剧痛，亦可表现为排尿困难、尿线细或点滴状排尿及尿痛。

【诊断】

前尿道结石通过直接触诊可发现。后尿道结石直肠指检能触及。B型超声和X线检查能确定诊断。

【治疗】

结石位于尿道舟状窝，可通过注入无菌液状石蜡后，轻轻推挤，钩取或钳出。前尿道结石可在良好麻醉下，压迫结石近端尿道后，注入无菌液状石蜡，再轻轻向远端挤出结石，切忌粗暴。若不活动，可钩取或钳出结石，或应用腔内器械碎石。尽量不做尿道切开取石。后尿道结石注入无菌液状石蜡后，用尿道探条将结石轻轻推入膀胱，留置导尿管防止结石再次进入尿道，再按膀胱结石处理。

（安瑞华　甘秀国）

第六十二章　泌尿、男性生殖系统肿瘤

泌尿、男性生殖系统肿瘤是泌尿外科的常见疾病。泌尿、男性生殖系统器官的各部位均可发生肿瘤，且多为恶性。国内泌尿系统肿瘤最常见的是膀胱癌，其次为肾癌、肾盂癌等。欧美国家男性生殖系统肿瘤前列腺癌最常见，而在我国过去比较少见，但近年来发病率明显增高。过去我国常见的生殖系统肿瘤阴茎癌的发病率已明显下降。

第一节　肾肿瘤

肾肿瘤（renal tumors）是泌尿系统较为常见的肿瘤，绝大多数为恶性，发病率仅次于膀胱癌。肾肿瘤种类繁多，组织来源复杂。临床常见起源于肾的恶性肿瘤有：①肾细胞癌（renal carcinoma，RCC）；②尿路上皮癌；③肾母细胞瘤和其他肾胚胎性肿瘤；④肾间质、包膜及周围组织起源的恶性肿瘤和转移性恶性肿瘤。成人肾肿瘤中，绝大部分为肾癌，肾盂癌相对少见。肾母细胞瘤（nephroblastoma）是儿童最常见的肾肿瘤。肾良性肿瘤少见，有肾错构瘤又称肾血管平滑肌脂肪瘤（angiomyolipoma of kidney）、肾纤维瘤、肾脂肪瘤等。

一、肾癌

肾癌又称肾细胞癌（renal cell carcinoma，RCC），来源于肾小管上皮，在我国泌尿系统恶性肿瘤中，肾癌的发病率仅次于尿路上皮癌，亦是泌尿、生殖系统肿瘤中恶性程度最高的肿瘤。肾癌占原发性肾恶性肿瘤的80%~90%，占成人全身恶性肿瘤的2%~3%。发病可见于各年龄段，高发年龄为50~70岁。男女比例为2:1。近年来肾癌的发病率有上升趋势，随着诊断手段的不断提高和体检制度的推广，肾癌的检出率较以前增高，临床上无明显症状而由体检发现的肾癌逐年增多。

【病因】

肾癌的病因仍未明了。其发病与遗传、吸烟、肥胖、高血压及抗高血压治疗等有关，少数肾癌与遗传因素有关，称为遗传性肾癌或家族性肾癌，占肾癌总数的2%~4%。分子遗传学研究发现遗传性肾癌的发生与第3、11号染色体异常有关。非遗传因素引起的肾癌称为散发性肾癌。

【病理】

肾癌常发生于一侧肾，多单发，10%~20%为多发病灶，多发病灶病例常见于遗传性肾癌以及肾乳头状腺癌的患者。肿瘤多位于肾上、下两极，多数呈类圆形、实性，常有假包膜与周围肾组织相隔。切面癌组织以黄色为主，杂有灰色及白色灶，可含有出血、钙化和囊样变。双侧发病者（先后或同时）仅占散发癌的2%~4%。85%的肿瘤起源于肾小管上皮细胞，其中最常见的是透明细胞癌。2004年WHO肾细胞癌病理组织学分类包括：透明细胞癌、肾乳头状腺癌（Ⅰ型和Ⅱ型）、肾嫌色细胞癌、未分类肾细胞癌、集合管癌（Bellini集合管癌和髓样癌）、多房囊性肾细胞癌、Xp11易位性肾癌、神经母细胞瘤伴发的癌、黏液性管状及梭形细胞癌。

根据肿瘤细胞的分化程度，将肿瘤分为三级：高分化、中分化、低分化（未分化）。肿瘤多呈实质性多结节状，肿瘤易侵犯肾实质破坏肾盂、肾盏引起血尿，还可侵犯肾静脉血管，向肾静脉、腔静脉内生长形成癌栓，严重者癌栓可长至右心房。肿瘤也可向肾包膜外生长，侵犯肾周脂肪囊及邻近器官，如同侧肾上腺。肾癌转移以血行转移和淋巴转移为主。血行转移多至肺、脑、骨、肝等，淋巴转移先至肾蒂淋巴结。现主要采用 2009 年制定的肾癌 TNM 分期（表 62-1-1）。

表 62-1-1　肾癌 TNM 分期（2009 年）

分期	标准
原发肿瘤（T）	
T_X	原发肿瘤无法评估
T_0	无原发肿瘤的证据
T_1	肿瘤局限于肾内，最大径≤7cm
T_{1a}	肿瘤最大径≤4cm
T_{1b}	4cm＜肿瘤最大径≤7cm
T_2	肿瘤局限于肾，最大径＞7cm
T_{2a}	7cm＜肿瘤最大径≤10cm
T_{2b}	肿瘤局限于肾，最大径＞10cm
T_3	肿瘤侵及肾静脉或除同侧肾上腺外的肾周围组织，但未超过肾周筋膜
T_{3a}	肿瘤侵及肾静脉或侵及肾静脉分支的肾段静脉（含肌层的静脉）或侵犯肾周围脂肪和（或）肾窦脂肪（肾盂旁脂肪），但未超过肾周筋膜
T_{3b}	肿瘤侵及横膈膜下的下腔静脉
T_{3c}	肿瘤侵及横膈膜上的下腔静脉或侵犯腔静脉壁
T_4	肿瘤浸润超过肾周筋膜，包括侵及邻近肿瘤的同侧肾上腺
区域淋巴结（N）	
N_X	区域淋巴结转移无法评估
N_0	无区域淋巴结转移
N_1	单个区域淋巴结转移
N_2	一个以上区域淋巴结转移
远处转移（M）	
M_X	远处转移无法评估
M_0	无远处转移
M_1	有远处转移

【临床表现】

肾癌早期多无临床表现，常在体检或因其他疾病做检查时发现。既往肾癌的典型临床表现"肾癌三联征"为血尿、腰痛和肿块，但临床出现率不到 15%，这些患者诊断时往往已属晚期。无症状肾癌（incidental renal cell carcinomas）即无临床症状或体征，由 B 超或 CT 检查发现的肾癌，发现率逐年升高。近年来国内有统计报道，其比例高达 62.7%，国外报道约占 50%。

1. 血尿　血尿是肾癌患者的常见表现，常为间歇发作的无痛性血尿和镜下血尿，说明肿瘤已穿透肾集合系统。出血多时可因血块堵塞输尿管而出现肾绞痛。血尿严重程度和肿瘤体积大小不呈正比。邻近肾盂肾盏的小肾癌可出现血尿，大的未侵及肾集合系统的肿瘤也可不出现血尿。

2. 腰痛　因肿瘤增长、肿胀，累及肾包膜及膨胀肾包膜引起。肿瘤侵犯周围脏器和腰肌引起的腰痛多为钝痛，局限在腰部。也有血块通过输尿管引起肾绞痛。

3. 肿块　肾解剖位置隐蔽，肾肿块常难以发现。多数以肾肿块就诊的患者为影像学检查所发现。肿块较大时可在患者上腹部扪及光滑、质硬及无压痛的肿块。肿块可随呼吸活动。若肿块固定，多提示有周围侵犯。

4. 全身症状　肾癌除以上症状外，有 10%～40% 的患者出现副瘤综合征（paraneoplastic syndromes），即非原发肿瘤及其转移灶直接引起，而是和肿瘤相伴发生的全身或局部症状和体征，表现为高血压、贫血、体重减轻、恶病质、发热、红细胞增多症、肝功能异常、高钙血症、高血糖、红细胞沉降率增快、神经肌肉病变、淀粉样变性、溢乳症、凝血机制异常等改变。这些表现多数在肾癌手术治疗后可以消失。

消瘦、虚弱等是晚期症状。临床上有 30% 为转移性肾癌，患者可由于肿瘤转移所致的骨痛、骨折、咳嗽、咯血等症状就诊。

【诊断】

肾癌早期诊断往往很难。出现肾癌三大典型症状，经过查体及影像学检查，诊断并不困难，但此时多已属晚期，有时出现三大典型症状之一的即可能是晚期。因此，其中任何一个症状出现即应引起重视，特别是间歇性无痛血尿出现时应想到肾癌可能。影像学诊断可以帮助诊断。诊断肾癌，需要明确其分期。肾癌临床分期共分四期：Ⅰ期：$T_1N_0M_0$；Ⅱ期：$T_2N_0M_0$；Ⅲ期：$T_{1\sim3}N_1M_0$，$T_3N_0M_0$；Ⅳ期：$T_4N_{0\sim1}M_0$，$T_{1\sim4}N_2M_0$，$T_{1\sim4}N_{0\sim2}M_1$。

1. B超　腹部 B 超在肾癌的诊断中有极重要的地位，能查出直径 1cm 以上的肿瘤。>3cm 的肾癌，B 超诊断符合率可达 85% 以上，表现为中低回声实性肿块。因此 B 超检查可发现大多数无症状的肾癌。B 超能准确鉴别肾肿块是囊性的还是实质性的。还可鉴别诊断肾癌和肾血管平滑肌脂肪瘤。但是 B 超对小肾癌、肾癌肾包膜侵犯、淋巴结转移以及肾静脉、腔静脉癌栓的诊断不如 CT 和 MRI。

2. CT　CT 检查不但能够发现较小的肾癌，还能够准确评价肿瘤侵犯范围并准确分期。强化 CT 扫描可提高诊断符合率（图 62-1-1）。CT 也可鉴别其他肾实质疾病，如肾血管平滑肌脂肪瘤和肾囊肿。CT 增强血管造影及三维重建可以诊断多血管占位病变，可取代传统的单纯性肾血管造影检查。

3. MRI　大多数肾癌在 T1 加权像上呈现低信号，T2 加权像上为高信号，信号常不均匀。对肾癌的诊断并不优于 CT，但对瘤栓的诊断较好，可替代血管造影。MRI 检查能够准确评价肾癌的肾静脉和腔静脉癌栓，对腹膜后淋巴结转移的诊断率也较高。

4. 肾动脉造影　肾动脉造影能够准确评价肾癌的血液供应，对保留肾单位的肾癌手术有指导意义（62-1-2）。

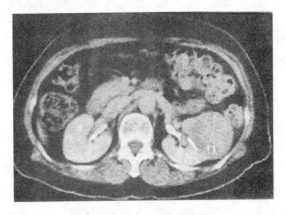

图 62-1-1　CT 左肾癌所见

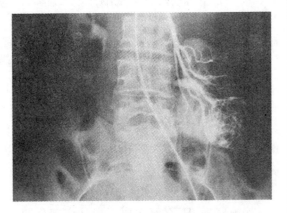

图 62-1-2　动脉造影左肾癌所见

5. X 线检查　X 线检查是传统的肾癌诊断方法。平片可见肾外形增大、不规则，偶有点状、

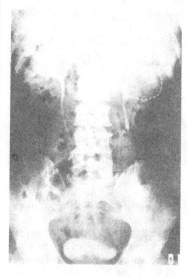

图 62-1-3　IVU 左肾癌所见

絮状或不完整的壳状钙化。静脉尿路造影（IVU）可见肾盏、肾盂因肿瘤挤压而有不规则变形、狭窄、拉长或充盈缺损（图62-1-3）。现逐渐被 B 超、CT 及 MRI 等现代影像学检查替代。

【治疗】

（一）局限性肾癌的治疗

局限性肾癌是指 $T_1 \sim_2 N_0 M_0$ 期肾癌，临床分期为 Ⅰ、Ⅱ期。外科手术是局限性肾癌的首选治疗方法。

1. 根治性肾切除术　是肾癌的主要治疗方法，可采用开放式手术或腹腔镜行根治性肾切除术。手术切除应包括肾及其周围的肾周筋膜、脂肪囊和肾门淋巴结。肿瘤位于肾上极、术前 CT 显示同侧肾上腺异常或大于 8cm 的肾肿瘤一般应同时切除同侧肾上腺。术中提前阻断肾动、静脉可减少术中出血和肿瘤扩散。行根治性肾切除术时，不必加区域或扩大淋巴结清扫术。

2. 肾部分切除术　保留肾单位的肾部分切除术（nephron sparing surgery，NSS）可经开放式手术或腹腔镜手术进行，肾实质切除范围应距肿瘤边缘 0.5～1.0cm。NSS 的适应证：肾癌发生于解剖性或功能性的孤立肾，根治性肾切除术将会导致肾功能不全或尿毒症的患者，如先天性孤立肾、对侧肾功能不全或无功能、双侧肾癌；或对侧肾功能正常，肿瘤位于肾周边，<4cm 的单发无症状肾癌。

3. 微创治疗　射频消融（radio-frequency ablation，RFA）、冷冻消融（cryoablation）、高强度聚焦超声（high-intensity focused ultrasound，HIFU）可以用于不适合手术小肾癌的治疗，应按照适应证慎重选择。

（二）局部进展性肾癌的治疗

局部进展性肾癌指伴有区域淋巴结转移，或（和）肾静脉瘤栓，或（和）下腔静脉瘤栓，或（和）肾上腺转移，或肿瘤侵及肾周脂肪组织，和（或）侵犯肾窦脂肪组织（但未超过肾周筋膜），无远处转移的肾癌。首选治疗方法为根治性肾切除术，而对转移的淋巴结或血管瘤栓需根据病变程度、患者的身体状况等因素选择是否切除。术后尚无标准辅助治疗方案。

1. 淋巴结清扫术　早期的研究主张做淋巴结清扫，而最近的研究结果认为淋巴结清扫术对术后淋巴结阴性患者只对判定肿瘤分期有实际意义，而淋巴结阳性患者往往伴有远处转移，需联合内科治疗，且只对少部分患者有益。对Ⅲ、Ⅳ期伴淋巴结肿大的肾癌患者，建议对比较容易切除肿大淋巴结的患者行根治性肾切除术＋肿大淋巴结切除术。

2. 下腔静脉瘤栓的外科治疗　多数学者认为 TNM 分期、瘤栓长度、瘤栓是否浸润腔静脉壁与预后有直接关系。可对临床分期为 $T_{3b} N_0 M_0$，且行为状态良好的患者行下腔静脉瘤栓取出术。对 CT 或 MRI 扫描检查提示有下腔静脉壁受侵或伴淋巴结转移或远处转移的患者不宜行此手术。

（三）转移性肾癌（临床分期Ⅳ期）的治疗

转移性肾癌尚无标准治疗方案，应采用以内科为主的综合治疗。外科手术主要为转移性肾癌辅助性治疗手段，极少数患者可通过外科手术而获得较长期的生存。

肾癌对化疗、放疗并不敏感。免疫治疗对转移癌有一定疗效，常用的生物制剂有白细胞介素-2（IL-2）、干扰素-α（INF-α）等。近几年以舒尼替尼、索拉非尼为主的多靶点靶向治疗药物对转移性肾癌取得了一定疗效。

【预后】

影响肾癌预后的最主要因素是病理分期，其次为组织学分级、患者的行为状态评分、症状、肿瘤中是否有组织坏死、一些生化指标的异常和变化等因素也与肾癌的预后有关。早期肾癌（Ⅰ期）行根治术后 5 年和 10 年生存率可达 80％以上。Ⅱ期肾癌行根治术后 5 年和 10 年生存率约分别为 70％和 60％。仅有肾静脉、腔静脉癌栓或仅有区域淋巴结转移的Ⅲ期肾癌患者行根治术后 5 年生存率为 40％～55％，约 1/3 患者生存可达 10 年以上。同时伴肾静脉、腔静脉癌栓和区域淋巴结转移的Ⅲ期肾癌患者行根治术后 5 年生存率则明显下降，约为 20％。伴远处转移的Ⅳ期肾癌患者 5 年生存率仅为 5％左右。

二、肾母细胞瘤

肾母细胞瘤（nephroblastoma），又称肾胚胎瘤或 Wilms 瘤，是小儿最常见的肾恶性肿瘤，占 15 岁以下儿童泌尿、生殖系统肿瘤的 80％。约 75％的肾母细胞瘤病例年龄在 1～5 岁，高发年龄为 3～4 岁。

【病因】

肾母细胞瘤的发生与一些先天异常有关，如先天性无虹膜症、18-三体综合征等。后肾胚基异常增生，未能正常分化成肾小管和肾小球可能是肾母细胞瘤的病因。

【病理】

肾母细胞瘤可发生于肾实质的任何部位。肿瘤起源于间叶组织，由间质、胚芽和上皮构成。间质组织占肿瘤的绝大部分。肿瘤增长极快，柔软，切面均匀呈灰黄色，可有囊性变和块状出血。肿瘤与正常组织无明显界限，早期即侵入肾周围组织，但很少侵入肾盂、肾盏内。肿瘤以淋巴、血行转移为主，也可侵入肾静脉内形成癌栓。淋巴转移先至肾蒂淋巴结，血行转移多至肺、肝、脑等。

【临床表现】

大多数肾母细胞瘤患儿以腹部肿块就诊，虚弱的婴幼儿腹部有巨大包块是本病的特点。早期常无症状，绝大多数是在给小儿洗澡、穿衣时发现。于上腹季肋部可触及肿瘤，肿瘤表面光滑，质地中等硬度，有一定活动度，一般无压痛。因肿瘤很少侵入肾盂、肾盏，故血尿常不明显，但有一部分患儿会出现镜下血尿。其他常见症状还有发热、腹痛、高血压和红细胞增多症。晚期患者可出现恶病质。

【诊断和鉴别诊断】

婴幼儿发现腹部进行性增大的肿块，首先应想到肾母细胞瘤的可能性。B 超、静脉尿路造影（IVU）和 CT 检查是最主要的诊断方法，肾母细胞瘤的影像学特征与肾癌相似。肾母细胞瘤应与肾上腺神经母细胞瘤、肾胚胎瘤（或畸胎瘤）和巨大肾积水鉴别。神经母细胞瘤可早期转移至颅骨和肝，影像学检查可见到被肿瘤向下推移的正常肾。肾畸胎瘤 B 超、IVU 及 CT 检查可见肿瘤位于肾的一极，有完整的包膜，有时可见骨骼和牙齿成分。B 超及 CT 检查很容易鉴别肾畸胎瘤与肾积水。

【治疗】

手术、放疗和化疗是治疗肾母细胞瘤的三种主要方法，综合治疗也是疗效最好的治疗方法，可显著提高术后生存率。早期行肾切除术，术后配合放疗和化疗可显著提高生存率。大的肾母细胞瘤也可于手术前先行放疗或化疗，术后再给予放疗、化疗。对小于 2 岁且局限于肾内的肾母细胞瘤患儿可不做放疗。双侧肾母细胞瘤可在化疗和放疗的基础上，行双侧单纯肿瘤切除术或切除肿瘤一侧较大的病肾。

第二节　尿路上皮肿瘤

被覆尿路的上皮统称为尿路上皮（urothelium）或移行上皮（transitional epithelium）。除了男性尿道前部外，肾盂、输尿管、膀胱、后尿道都覆有尿路上皮。这些部位的肿瘤有类似的病因或病理变化，而且可以同时或先后在上述不同部位发生肿瘤。

【病因】

上尿路上皮肿瘤包括肾盂和输尿管肿瘤。肾盂肿瘤的发病率占尿路上皮癌的 5% 左右，输尿管肿瘤更少。病因与膀胱癌相似，可同时或先后伴发膀胱癌。鳞状细胞癌和腺癌则多与长期结石梗阻、感染等刺激有关。

【病理】

肾盂肿瘤以尿路上皮（移行）细胞癌最多见，约占 90%。0.7%～7% 为鳞状细胞癌，极少数为腺癌。尿路上皮细胞癌的组织学特点与膀胱尿路上皮细胞癌相似，肿瘤有单发，也有多发。但因肾盂壁肌层菲薄，周围淋巴组织丰富，常有早期淋巴转移。鳞状细胞癌和腺癌多与长期尿路结石梗阻和感染刺激有关。

【临床表现】

发病年龄高峰为 50～70 岁，男性多于女性，大部分患者有间歇性、无痛性肉眼血尿，如反复尿检，则几乎所有患者都有镜下血尿。出血量较大时，有血条样血块排出，女性较为明显，常无肿块。血凝块梗阻输尿管时可引起肾绞痛。

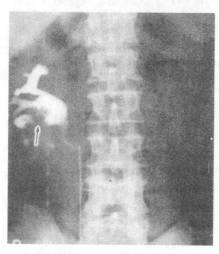

图 62-2-1　IVU 右肾盂癌所见

【诊断】

对间歇性无痛性肉眼血尿患者也应想到上尿路上皮肿瘤的可能。患者常无明显体征，静脉尿路造影是最常用的诊断方法。大多数肾盂肿瘤的患者都有异常发现，可见肾盂内充盈缺损、变形（图 62-2-1）。造影结果需与阴性结石、血块等鉴别。尿脱落细胞学检查容易发现癌细胞，膀胱镜检查可见患侧输尿管口喷出血性尿液并可观察有无膀胱肿瘤。逆行造影检查 75% 的患者可证实肾盂或输尿管充盈缺损，同时可做分侧肾盂尿脱落细胞学检查。输尿管肾镜检查不但对其他影像学检查难以发现和确诊的早期病变有重要作用，而且可以刷取局部活组织或直接活检行组织细胞学检查。B 超、CT、MRI 检查对肾盂肿瘤的诊断和鉴别诊断有重要价值。

【治疗】

肾盂、输尿管肿瘤以手术治疗为主，可采用开放式手术和腹腔镜手术。手术切除范围包括患侧肾、输尿管和输尿管入膀胱处周围的部分膀胱壁。病理证实分化良好的无浸润肿瘤也可行局部切除。小的肾盂肿瘤也可通过输尿管肾镜手术切除。恶性程度高的肾盂、输尿管癌术后应行膀胱内化疗药物、生物制剂等灌注预防复发。放疗和化疗可用于晚期浸润性肿瘤患者。

【预后】

影响预后的主要因素是肿瘤的恶性程度及局部侵犯程度，在定期随访中，应注意其他尿路上皮器官发生肿瘤的可能。

第三节　膀胱肿瘤

膀胱肿瘤（tumors of the bladder）是泌尿系统最常见的肿瘤，特别是来自尿路上皮组织的膀胱尿路上皮（移行）细胞癌（transitional cell carcinoma，TCC）占 95% 以上，也是全身比较常见的肿瘤之一。鳞癌和腺癌各占 2%～3%。近年来，我国部分城市肿瘤发病率报告显示膀胱癌发病率有增高趋势。膀胱癌男性发病率为女性的 3～4 倍。

【病因】

膀胱癌的发生是复杂、多因素、多步骤的病理变化过程，既有内在的遗传因素，又有外在的环境因素。较为明确的两大致病危险因素是吸烟和长期接触工业化学产品。埃及血吸虫病、膀胱黏膜白斑、腺性膀胱炎、膀胱慢性感染、结石长期刺激、尿潴留等也与膀胱癌发生有关。近年来研究发现，遗传、染色体改变及癌基因激活、抑癌基因失活等分子水平改变在膀胱移行细胞癌的发生中起重要作用。有家族史者发生膀胱癌的危险性明显增加。

【病理】

膀胱癌包括尿路上皮细胞癌、鳞状细胞癌和腺细胞癌，其次还有较少见的转移性癌、小细胞癌和癌肉瘤等。膀胱尿路上皮细胞癌最为常见，占膀胱癌的 90% 以上。膀胱尿路上皮细胞癌分布在膀胱侧壁及后壁最多，其次为三角区和顶部。肿瘤可以单发，也可以多中心发生，也可同时或先后伴有肾盂、输尿管、尿道肿瘤。膀胱鳞癌和腺癌少见。前者占膀胱癌的 3%～7%，多与感染、异物长期刺激有关，肿瘤形态变化大，易侵犯膀胱肌层并远处转移；后者占比<2%，约 1/3 起源于脐尿管残迹，肿瘤可呈乳头样、息肉样或结节状，预后差。膀胱癌均以淋巴和血行转移为主。肿瘤浸润浅肌层者约 50% 淋巴管内有癌细胞，浸润深肌层者几乎全部淋巴管内有癌细胞，浸润至膀胱周围组织者多数已有远处淋巴结转移。血行转移多在晚期，主要转移至肝、肺、骨和皮肤等处。癌的浸润深度是临床和病理分期的主要依据。

1. 膀胱肿瘤的组织学分级　WHO 2004 年新分级法：将尿路上皮肿瘤分为低度恶性倾向尿路上皮乳头状肿瘤（papillary urothelial neoplasms of low malignant potential，PUNLMP）、低分级乳头状尿路上皮和高分级尿路上皮癌。

2. 膀胱癌的分期　指肿瘤浸润深度及转移情况，病理分期同临床分期，是判断膀胱肿瘤预后最有价值的参数。目前普遍采用国际抗癌联盟的 2002 年第 6 版 TNM 分期法（表 62-3-1）。与旧版相比，对 N-淋巴结分期做了重新修订，不再以淋巴结大小作为淋巴结分期的依据。膀胱癌可分为非肌层浸润性膀胱癌（Tis，T_a，T_1）和肌层浸润性膀胱癌（T_2 以上）。原位癌虽然也属于非肌层浸润性膀胱癌，但一般分化差，属于高度恶性的肿瘤，向肌层浸润性进展的概率较高，故应将原位癌与 T_1、T_2 期膀胱癌加以区别。

表 62-3-1　膀胱癌 2009 年 TNM 分期

T（原发肿瘤）

T_x 原发肿瘤无法评估

T_0 无原发肿瘤证据

T_a 非浸润性乳头状癌

Tis 原位癌（"扁平癌"）

T_1 肿瘤侵犯上皮下结缔组织

T_2 肿瘤侵犯肌层

　T_{2a} 肿瘤侵犯浅肌层（内侧半）

　T_{2b} 肿瘤侵犯深肌层（外侧半）

T_3 肿瘤侵犯膀胱周围组织

　T_{3a} 显微镜下发现肿瘤侵犯膀胱周围组织

　T_{3b} 肉眼可见肿瘤侵犯膀胱周围组织（膀胱外肿块）

T_4 肿瘤侵犯下列任何一器官：如前列腺、子宫、阴道、盆腔和腹壁

　T_{4a} 肿瘤浸润前列腺、子宫、阴道

　T_{4b} 肿瘤侵犯盆壁或腹壁

N（区域淋巴结）

　　N_x 区域淋巴结无法评估

　　N_0 无区域淋巴结转移

　　N_1 真骨盆区（髂内、闭孔、髂外，或骶前）单个淋巴结转移

　　N_2 真骨盆区（髂内、闭孔、髂外，或骶前）多个淋巴结转移

　　N_3 髂总淋巴结转移

M（远处转移）

　　M_x 远处转移无法评估

　　M_0 无远处转移

　　M_1 有远处转移

【临床表现】

（一）血尿

绝大多数膀胱肿瘤患者的首发症状是无痛性血尿，尤其是间歇全程无痛性血尿，可表现为肉眼血尿或镜下血尿，血尿出现时间及出血量与肿瘤恶性程度、分期、大小、数目、形态并不一致。血尿严重或晚期患者可出现贫血、恶病质等全身症状。

（二）膀胱刺激症状

膀胱癌患者亦有以尿频、尿急、尿痛等膀胱刺激征和盆腔疼痛为首发表现，为膀胱癌另一类常见的症状，常与弥漫性原位癌或浸润性膀胱癌有关，而 T_a、T_1 期肿瘤无此类症状。肿瘤侵犯膀胱三角区、肿瘤坏死及合并感染或结石时也可出现尿频、尿痛等膀胱刺激症状。

（三）其他

当肿瘤浸润达肌层时，可出现疼痛症状，肿瘤较大影响膀胱容量或肿瘤发生在膀胱颈部，或出血严重形成血凝块等影响尿流排出时，可引起排尿困难甚至尿潴留。肿瘤侵犯或压迫输尿管开口可致患侧上尿路积水。晚期患者可见到下腹部浸润性肿块。晚期膀胱肿瘤患者有贫血、水肿、下腹部肿块等症状，盆腔淋巴结转移可引起腰骶部疼痛和下肢水肿。

【诊断】

成年人，特别是年龄在 40 岁以上，出现无痛性血尿时都应想到膀胱肿瘤的可能。

B 超、膀胱镜检查和尿脱落细胞学检查是诊断膀胱癌的最主要方法。B 超检查可发现 0.5cm 以上的肿瘤，还有助于膀胱癌分期，了解有无局部淋巴结转移及周围脏器侵犯，尤其适用于造影剂过敏者。

膀胱镜检查目前仍然是诊断膀胱癌最可靠的方法。通过膀胱镜检查可以发现膀胱是否有肿瘤，明确肿瘤数目、大小、形态和部位，并且可以对肿瘤和可疑病变部位进行活检以明确病理诊断。

5-氨基乙酮戊酸（5-ALA）荧光膀胱镜检查是通过向膀胱内灌注 5-ALA 产生荧光物质特异性地积聚于肿瘤细胞中，在激光激发下产生强烈的红色荧光，与正常膀胱黏膜的蓝色荧光形成鲜明对比，能够发现普通膀胱镜难以发现的小肿瘤、不典型增生或原位癌。与普通膀胱镜相比，检出率可以增加 14%～25%，损伤、感染、化学或放射性膀胱炎、瘢痕组织等可以导致此项检查出现假阳性结果。在怀疑有膀胱原位癌或尿脱落细胞学检查阳性而普通膀胱镜检查阴性时，可选用此种检查做进一步检查。

尿脱落细胞学检查方法简便、无创、特异性高，是膀胱癌诊断和术后随访的主要方法。尿标本的采集一般通过自然排尿，也可以通过膀胱冲洗，这样能得到更多的肿瘤细胞，有利于提高检出率。尿脱落细胞学检测膀胱癌的灵敏度为 13%～75%，特异性为 85%～100%。灵敏度

与肿瘤细胞分级密切相关，对于分级低的膀胱癌灵敏度较低，对于分级高的膀胱癌，特别是原位癌，灵敏度和特异性均较高。尿标本中细胞数量少、不典型或退行性变、泌尿系统感染、结石以及膀胱灌注治疗等可以导致尿脱落细胞学诊断困难。对尿细胞学检查持续阳性而膀胱镜检查阴性者必须密切随访，并采用其他肿瘤标记物测定补充诊断。此外还有尿液肿瘤标记物的检测：膀胱肿瘤抗原（bladder tumor antigen，BTA）和核基质蛋白（NMP22）可用于膀胱癌的早期诊断，阳性率可达70％。但泌尿系统感染、结石、血尿等可以导致假阳性结果。近年来，对尿脱落细胞进行分子学检查（如脱落细胞端粒酶活性检测、DNA含量检测、微卫星DNA不稳定性检测、肿瘤特异性抗原检测等）在诊断膀胱癌的研究中显示了较高的灵敏度和特异性，但其临床实用价值还有待于进一步研究观察。

静脉尿路造影可了解肾盂、输尿管有无肿瘤，以及肿瘤对上尿路的影响。较大的膀胱肿瘤膀胱造影片可见充盈缺损，浸润膀胱壁时可见膀胱壁僵硬、不整齐。CT、MRI对评价肿瘤浸润膀胱壁深度、局部转移病灶、盆腔淋巴结转移有重要价值。

X线、B超、CT、骨扫描等用于检查肺、肝、骨转移情况。

膀胱双合诊可检查肿瘤的浸润范围、深度及与周围组织、器官的关系。膀胱癌患者触及盆腔包块多是局部进展性肿瘤的证据。体检还包括经直肠、经阴道指检和麻醉下腹部双合诊等，但体检在T_a、T_1期膀胱癌中的诊断价值有限。

【治疗】

膀胱癌的生物学特性差异很大，治疗以手术为主，辅以化疗、放疗和免疫治疗。原则上非肌层浸润性膀胱癌可采用保留膀胱的经尿道膀胱肿瘤切除术，较大的反复复发的肌层浸润性膀胱癌应行全膀胱切除。手术治疗方法主要包括：经尿道肿瘤电切或激光术、开放式膀胱肿瘤切除术、膀胱部分切除术、根治性膀胱切除术及姑息性膀胱切除术。膀胱癌切除后容易复发，而复发肿瘤仍有可能治愈。凡保留膀胱的各种手术治疗，2年以内超过半数患者肿瘤复发。复发常不在原来部位，属新生肿瘤，且10％～15％复发肿瘤较原发肿瘤恶性程度增加。因此，对任何保留膀胱的手术后患者都应严密随诊，每3个月膀胱镜检查1次，1年无复发者酌情延长复查时间。这种随诊复查应作为治疗的一部分。

原则上表浅无肌层浸润的乳头状肿瘤以经尿道肿瘤切除手术为主，术后辅以膀胱灌注治疗可降低肿瘤再发的危险。

1. 非肌层浸润性膀胱癌（Tis、T_a、T_1）的治疗

（1）原位癌（Tis）：原位癌位于膀胱黏膜层内，无浸润，可单独存在，也可与其他期肿瘤同时存在。治疗方法是行彻底的经尿道膀胱肿瘤电切除术，术后行卡介苗（BCG）膀胱灌注治疗。部分原位癌可直接发展为浸润癌，病理证实细胞分化不良的原位癌、癌旁原位癌或已有浸润时，应选择膀胱全切除术。

（2）T_a、T_1期肿瘤的治疗：大多数膀胱肿瘤属T_a、T_1期肿瘤。经尿道肿瘤电切或激光切除术是目前首选的方法。手术应将肿瘤完全切除直至露出正常的膀胱壁肌层。基底部进行活检。对于肿瘤切除不完全、标本内无肌层、高级别肿瘤和T_1期肿瘤，可于术后2～6周再次行TUR-BT术，以降低术后复发率。

（3）术后辅助治疗：术后膀胱内灌注化疗药物或生物制剂（如BCG），不但可杀灭残留、种植的肿瘤细胞，还可预防肿瘤复发、防止肿瘤浸润进展。具体方法为：50ml生理盐水稀释药物，经导尿管注入膀胱，保留2小时，每15分钟仰、俯、左侧、右侧卧更换体位。常用灌注药物有丝裂霉素、多柔比星、吡柔比星、表柔比星、羟喜树碱、卡介苗（BCG）等。

2. 肌层浸润性膀胱癌（T_2以上）的治疗　浸润性移行细胞癌、鳞癌、腺癌以根治性膀胱切除术为主，切除范围男性应包括膀胱、前列腺、精囊和盆腔淋巴结；女性应包括膀胱、子宫及其附件。肿瘤侵犯尿道者应同时行尿道全切除术，女性患者还应包括部分阴道前壁。保留尿

道者可行肠管新膀胱尿道吻合术，尿道一并切除者可行肠管尿流改道术，如回肠膀胱术、去带盲结肠可控膀胱术等。个别分化良好、局限的 T_2 期肿瘤也可选择经尿道肿瘤切除术。小的单发浸润癌也可行膀胱部分切除术，切除范围应包括距离肿瘤 2cm 以内的全层膀胱壁，输尿管口在切除范围内时，须选择膀胱其他部位行输尿管膀胱吻合术。根据肿瘤浸润范围，术前术后辅以化疗有助于提高治疗效果。血尿严重或肿瘤侵犯至上尿路梗阻严重的晚期患者可行双侧髂内动脉结扎、输尿管皮肤造口术，以减少出血、解除上尿路梗阻。联合化疗是膀胱癌远处转移的主要治疗方法。常用的化疗方案有：①CMV 方案，应用甲氨蝶呤、长春碱和顺铂；②MVAC方案，应用甲氨蝶呤、长春碱、多柔比星和顺铂。对不愿或不能行根治性膀胱切除的膀胱癌患者，也可行放射治疗。

【预后】

膀胱癌患者的预后与肿瘤分级、分期及大小密切相关。T_a、T_1 期 5 年生存率可达 90%；T_2 期 5 年生存率约为 55%；T_3 期＜20%；T_4 期不足 5%。

第四节　阴茎癌

阴茎癌（carcinoma of penis）曾经是我国男性最常见的恶性肿瘤。随着人们生活水平提高和卫生条件改善，发病率明显降低，现已成为少见肿瘤。

【病因】

阴茎癌绝大多数发生于包茎和包皮过长的患者，自幼行包皮环切可以有效防止阴茎癌。包皮垢、细菌产物长期刺激包皮和龟头是诱发阴茎癌的主要因素。有些癌前期病变可转化成阴茎癌，如阴茎黏膜白斑、阴茎乳头状瘤、阴茎角化过度等。阴茎癌发病的危险因素还有性传播疾病，如尖锐湿疣、梅毒以及吸烟等。

【病理】

阴茎癌好发于阴茎龟头、冠状沟及包皮内板等处，约 95% 是鳞状细胞癌，基底细胞癌和腺癌罕见。从肿瘤形态上可分为原位癌、乳头状癌和浸润性癌三种。原位癌常位于阴茎头和冠状沟，罕见发生于阴茎体，呈红斑样突起，可有溃疡、糜烂及脱屑。肿瘤分乳头型、结节型和浸润型，其中乳头型常见。乳头状癌好发于包皮内板、冠状沟和阴茎头，呈乳头或菜花样突起，常伴有分泌物和恶臭，通常较局限，淋巴结转移较少。浸润性癌以冠状沟多见，呈湿疹样，向深部浸润。除晚期病例外，阴茎癌常不易侵犯尿道海绵体，不影响排尿。肿瘤转移以淋巴转移为主。常可致双侧腹股沟淋巴结转移，进一步可发展至髂淋巴结、盆腔淋巴结。肿瘤侵犯海绵体者易发生血行转移，可转移至肺、肝、骨骼、脑等。阴茎癌易合并感染而致难以控制的进行性溃烂，甚至脓毒症。

【临床表现】

阴茎癌多见于 40~60 岁，有包茎或包皮过长的患者。病变初起时为丘疹或湿疹样改变，以后形成小硬结、红斑、脓疱、疣状突起，也可为难治性溃疡。有包茎者易掩盖症状而被忽视。肿瘤进一步发展可突出包皮口或穿破包皮成菜花样（图 62-4-1），表面坏死，伴血性恶臭分泌物。肿瘤继续发展可侵犯全部阴茎和尿道海绵体。就诊时常伴有腹股沟淋巴结肿大。晚期患者可出现消瘦、贫血甚至恶病质等全身症状。

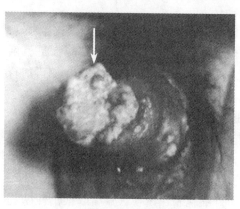

图 62-4-1　阴茎癌

箭头所示为癌

【诊断】

根据病史和临床表现阴茎癌诊断并不困难。当阴茎头或包皮存在肿块或溃疡时，应怀疑阴茎癌。包皮龟头炎、慢性溃疡、湿疹等与肿瘤不易鉴别时，应行活组织检查。肿瘤合并感染及肿瘤淋巴转移均可致腹股沟淋巴结肿大，应注意鉴别。扪及坚硬、无压痛、融合固定的肿大淋巴结者应首先考虑淋巴结转移；而原发病灶切除并经抗感染治疗后淋巴结明显缩小者则多数与感染有关。位于大隐静脉进入股静脉处上内侧的股淋巴结是"前哨淋巴结"，多数情况下是阴茎癌最早转移的部位，应引起重视。阴茎菜花状肿块并具有特殊恶臭分泌物，或大部分阴茎体破坏，或腹股沟淋巴结肿大变硬甚至有破溃时，可以确立诊断。

【治疗】

阴茎癌以外科手术治疗为主，也可行放疗和化疗。

1. 手术治疗　具体手术方法根据病变大小、范围选择。小的局限在包皮的肿瘤患者可仅行包皮环切术。原位癌可行激光治疗。大多数患者病灶局限于阴茎，无淋巴结转移，可选择阴茎部分切除术，切除部位应距肿瘤 2cm 以上。不能保留部分阴茎的患者应选择阴茎全切除术，尿道会阴部造口术。伴腹股沟淋巴结转移者应同时行腹股沟淋巴结清扫术或髂腹股沟淋巴结清扫术。伴发明显感染者应在手术切除原发肿瘤后抗感染 2～6 周，然后再行腹股沟淋巴结清扫术或髂腹股沟淋巴结清扫术。

2. 放射治疗　适用于早期患者，肿瘤体积较小且表浅，无淋巴结转移并且未侵犯阴茎海绵体；或不愿接受手术治疗者。早期阴茎癌行放疗可以控制肿瘤生长并保持性功能，但放射治疗效果不如手术治疗，放疗剂量过大时可引起尿道瘘、尿道狭窄等并发症。

3. 化学治疗　博来霉素、氟尿嘧啶、甲氨蝶呤等对阴茎癌有一定疗效，但单独化疗效果欠佳，多用于配合手术和放疗。

【预后】

无淋巴及远处转移的患者手术后 5 年生存率可达 90%。伴淋巴结转移的患者术后 5 年生存率约 30%。淋巴清扫术加术后辅助化疗可提高 5 年生存率。

【预防】

有包皮过长或包茎的人群，应经常清洗，保持局部清洁，或行包皮环切术。对怀疑有癌前病变者应明确诊断和给予适当治疗，并密切随访。

第五节　睾丸肿瘤

睾丸肿瘤（tumor of the testis）比较少见，占男性肿瘤的 1%～1.5%，泌尿系统肿瘤的 5%。但在 20～40 岁青壮年男性阴囊部肿瘤中仍以睾丸肿瘤最常见，睾丸肿瘤几乎都属于恶性。睾丸肿瘤分为原发性和继发性两大类，临床上以前者多见。而原发性睾丸肿瘤又分为生殖细胞肿瘤和非生殖细胞肿瘤。

【病因】

睾丸肿瘤病因不清楚，可能和种族、遗传、隐睾、化学致癌物质、损伤及内分泌等因素有关。隐睾是最主要的危险因素，有隐睾者的发病率是正常者的 20～40 倍。

【病理】

睾丸肿瘤中 90%～95% 为生殖细胞肿瘤，其中精原细胞瘤（seminoma）占 40% 左右，非精原细胞瘤（nonseminoma）（如胚胎癌、绒毛膜上皮细胞癌、卵黄囊肿瘤及畸胎瘤等）约占 20%，其中约 40% 为混合性肿瘤。非生殖细胞肿瘤（如间质细胞瘤、支持细胞瘤）少见。继发性睾丸肿瘤多为转移瘤，较少见。淋巴转移是睾丸肿瘤转移的主要途径。多数睾丸肿瘤可早期发生淋巴转移，最早到达邻近肾蒂的淋巴结（图62-5-1），进而向上可转移至纵隔淋巴结、左锁骨上淋巴结，也有转移到右锁骨上淋巴结的，但较少见。晚期可出现血行转移，其中最常见的是肺转移。绒毛膜上皮细胞癌早期可发生血行转移。

【临床表现】

睾丸肿瘤最常见的症状为睾丸无痛性结节、肿块或增大，多属于无意中发现，少数有疼痛。查体时肿瘤多光滑、坚硬，有沉重感，失去正常弹性（图62-5-2）。附睾、输精管常无异常。若合并睾丸鞘膜积液时，应先抽吸积液，血性积液者应高度怀疑肿瘤的存在。若睾丸可扪及数个增大的结节，多数是胚胎癌或畸胎瘤。隐睾发生肿瘤时则在下腹部或腹股沟出现肿物。晚期睾丸肿瘤还可出现转移症状，包括淋巴结转移肿大，如颈淋巴结肿大；肺转移出现咳嗽、胸闷、咯血等；腹膜后广泛转移出现腹部包块、胃肠道症状及上尿路梗阻症状等。

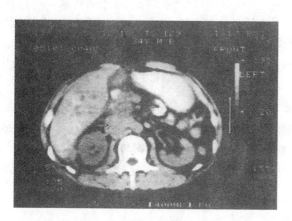

图62-5-1　睾丸肿瘤肾蒂淋巴结转移

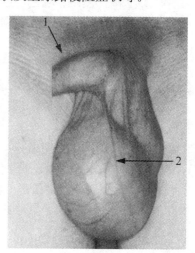

图62-5-2　睾丸肿瘤

箭头所示：1. 阴茎；2. 睾丸肿瘤

【诊断】

睾丸无痛性增大或扪及包块，质地较对侧硬，有沉重感，应怀疑睾丸肿瘤的可能。睾丸肿瘤须与鞘膜积液、附睾和睾丸炎等鉴别。彩色B超是诊断睾丸肿瘤的最常用的影像学检查方法。血清肿瘤标记物对诊断、分期和预后有重要作用。主要包括：甲胎蛋白（α-fetoprotein，AFP）、绒毛膜促性腺激素（human chorionic gonadotropin，HCG）和乳酸脱氢酶（lactic dehydrogenase，LDH），其中LDH主要用于诊断转移性睾丸肿瘤。非精原细胞瘤出现一种或两种升高者可高达90%，AFP升高者占50%～70%，HCG升高者占40%～60%。但是精原细胞瘤出现血清肿瘤标记物升高者仅为30%左右。因此，血清肿瘤标记物在睾丸肿瘤诊断中具有重要价值，但是对于肿瘤标记物不升高的患者也不能除外睾丸肿瘤的存在。

CT、MRI及胸部X线检查是肿瘤腹膜后淋巴结转移、纵隔淋巴结转移和肺转移的主要诊断方法。

【治疗】

睾丸肿瘤采用手术、化疗及放疗的综合疗法，早期可达到90%以上的治愈率。治疗以早期手术为主。经腹股沟根治性睾丸切除术是治疗睾丸肿瘤最基本的外科手术。术中应先阻断精索以防止肿瘤扩散。睾丸肿瘤患者是否接受进一步治疗应根据术前分期和病理检查结果而定。精原细胞瘤对放疗十分敏感。无转移证据的精原细胞瘤患者术后应辅以腹部放疗。证实有膈以下腹膜后淋巴结转移的精原细胞瘤患者最佳治疗方案是睾丸切除术后辅以腹部放疗和化疗。已证实有纵隔淋巴结转移甚至血行转移的精原细胞瘤患者睾丸切除术后应以化疗为主。50%～

70%的非精原细胞肿瘤（如畸胎癌和胚胎癌）对放疗不敏感，且常早期出现转移，因此患者除睾丸切除术外还应行腹膜后淋巴清扫术，同时配合化疗。

【预后】

睾丸肿瘤已成为最有可能治愈的恶性肿瘤。手术联合放疗、化疗可明显提高睾丸肿瘤患者的生存率。各期睾丸精原细胞瘤经综合治疗，5 年生存率可达 50%～100%；各期非精原细胞瘤经综合治疗，5 年生存率也可达 30%～90%。

第六节　前列腺肿瘤

前列腺肿瘤以前列腺癌（carcinoma of the prostate）最多见。在西方国家，前列腺癌已位居男性恶性肿瘤发病的第 1、2 位。在我国，前列腺癌的发病率明显低于西方国家，近年来也呈明显上升趋势。

【病因】

前列腺癌的病因仍不清楚，50 岁以上多见，随年龄增加，发病率增加，可能与种族、遗传、环境、饮食及性激素等有关。最重要的因素之一是遗传。如果一个直系亲属（兄弟或父亲）患有前列腺癌，其本人患前列腺癌的危险性会增加 1 倍。外源性因素会影响从所谓的潜伏型前列腺癌到临床型前列腺癌的进程。这些因素的确认仍然在讨论中，但高动物脂肪饮食是一个重要的危险因素。其他危险因素包括维生素 E、硒、木脂素类、异黄酮的低摄入。

【病理】

约 98% 的前列腺癌为起源于腺细胞的腺癌，发生部位以外周带最常见，可发生于前列腺腺体的其他部位，易侵犯前列腺尖部，侵犯前列腺尖部的肿瘤易扩散到射精管和精囊。淋巴转移以闭孔和髂内淋巴结最常见。血行转移最常见部位是骨骼，以脊柱和骨盆最常见。前列腺癌多数具雄激素依赖性，其发生发展与雄激素关系密切。雄激素非依赖性前列腺癌少见，但大多数雄激素依赖性前列腺癌后期将转变为雄激素非依赖性前列腺癌。

1. 前列腺癌的病理分级　前列腺癌的分级方法有多种，其中 Gleason 分级是目前应用最广的分级系统。它是根据细胞的分化程度、肿瘤在间质中的生长类型以评价肿瘤恶性程度的常用方法，采用 5 级 10 分分法，将肿瘤分成主要和次要类型，每个类型分为 5 级计 5 分，最后分级的评分为两者之和，2～4 分属分化良好；5～7 分属中等分化；8～10 分属分化不良。

2. 前列腺癌的分期　目前最常采用的是 2002 年制定的 TNM 分期。T_0 期没有原发瘤的证据；T_1 期为临床隐性瘤，体检和影像学检查均为阴性；T_2 期肿瘤局限于前列腺内；T_3 期肿瘤突破前列腺包膜或精囊；T_4 期肿瘤固定或侵犯除精囊外的其他临近组织结构。N、M 代表有无淋巴结转移或远处转移。

【临床表现】

早期前列腺癌常无明显症状，多数是在直肠指检（digital rectal examination，DRE）、前列腺超声检查、前列腺癌筛查及前列腺增生手术标本中偶然发现的。较大的前列腺癌其主要临床表现包括：①膀胱出口梗阻症状。该类症状无特异性，类似前列腺增生症的临床表现。②肿瘤局部浸润症状。尿道浸润表现为尿频、尿痛和血尿。直肠浸润表现为血便等。膀胱三角区浸润表现为尿路刺激性症状及因输尿管开口梗阻所致的上尿路积水症状。③远处转移症状，如骨转移所致的骨痛、病理性骨折，脊髓受压引起的神经病状等。

【诊断】

早期前列腺癌的临床症状多呈隐匿性，诊断主要依靠检查。最常用的检查方法为直肠指检、经直肠超声和血清前列腺特异性抗原（prostatic specific antigen，PSA）检测。三者联合应用可明显提高前列腺癌的检出率。直肠指检发现前列腺坚硬结节应想到前列腺癌可能。超声检查前列腺癌多表现为低回声病灶。前列腺癌患者大都伴有血清 PSA 升高，明显升高者多数伴有转移病灶。经直肠 B 超前列腺穿刺活检诊断前列腺癌准确率较高。CT 和 MRI 可帮助判断肿瘤有无侵犯包膜或精囊，以及盆腔淋巴结的转移情况，对肿瘤的诊断和分期有参考价值。全身放射性核素骨扫描可较早发现骨转移病灶。根据血清 PSA、Gleason 评分和临床分期，将前列腺癌分为低、中、高危三个等级（表 62-6-1），以便指导治疗和判断预后。

表 62-6-1　前列腺癌危险因素等级

	低危	中危	高危
PSA（ng/ml）	<10	$10\sim20$	>20
Gleason 评分	$\leqslant6$	7	$\geqslant8$
临床分期	$\leqslant T_2$	T_{2b}	$\geqslant T_{2c}$

【治疗】

前列腺癌的治疗方法选择应根据肿瘤的分期、患者的年龄、身体状况决定。

1. 主动监测（active surveillance）治疗　主动监测是指主动监测前列腺癌的进程，在出现病变进展或临床症状明显时给予其他治疗。选择主动监测的患者必须充分知情，了解并接受肿瘤局部进展和转移的风险，并接受密切的随访。主动监测治疗的适应证：①低危前列腺癌（PSA 4～10ng/m1，Gleason 评分≤6，临床分期≤T_{2a}）和预期寿命短的患者。②晚期前列腺癌患者：仅限于因治疗伴随的并发症大于延长生命和改善生活质量的情况。对于主动监测治疗的患者密切随访，每 3 个月复诊一次，检查 PSA、DRE，必要时缩短复诊时间间隔和进行影像学检查。对于 DRE、PSA 检查和影像学检查进展的患者可考虑转为其他治疗。

2. 前列腺癌根治性手术治疗　根治性前列腺切除术（简称根治术）是治疗局限性前列腺癌最有效的方法之一，有三种主要式式，即传统的经耻骨后、经会阴和近年发展的腹腔镜以及机器人前列腺癌根治术。根治术用于可能治愈的前列腺癌。手术适应证要考虑肿瘤的临床分期、预期寿命和健康状况。预期寿命≥10 年者则可选择根治术。不推荐行短疗程新辅助内分泌治疗。根治性前列腺切除术适用于局限前列腺癌，临床分期 $T_1\sim T_{2c}$ 的患者。对于临床 T_3 期（T_{3c}）的小体积前列腺癌，可以有选择地进行根治术。对于 PSA>20 或 Gleason 评分>8 的局限性前列腺癌患者符合上述分期和预期寿命条件的，根治术后可给予其他辅助治疗。

3. 内分泌治疗　内分泌治疗的目的是降低体内雄激素浓度、抑制肾上腺来源的雄激素的合成、抑制睾酮转化为双氢睾酮、或阻断雄激素与其受体的结合，以抑制或控制前列腺癌细胞的生长。

内分泌治疗的方法包括：①去势；②最大限度地阻断雄激素；③间歇内分泌治疗；④根治性治疗前新辅助内分泌治疗；⑤辅助内分泌治疗。

内分泌治疗的适应证：①转移前列腺癌，包括 N_1 和 M_1 期。②局限早期前列腺癌或局部进展前列腺癌，无法行根治性前列腺切除或放射治疗。③根治性前列腺切除术或根治性放疗前的新辅助内分泌治疗。④配合放射治疗的辅助内分泌治疗。⑤治愈性治疗后局部复发，但无法再行局部治疗。⑥治愈性治疗后远处转移。⑦雄激素非依赖期的雄激素持续抑制。

最大限度雄激素阻断（maximal androgen blockade，MAB）的治疗目的是同时去除或阻断睾丸来源和肾上腺来源的雄激素。常用的方法为去势加抗雄激素药物。抗雄激素药物主要有两大类：一类是类固醇类药物，其代表为醋酸甲地孕酮；另一类是非类固醇药物，主要有比卡鲁胺和氟他胺。合用非类固醇类抗雄激素药物的雄激素 MAB 方法与单纯去势相比，可延长总生存期 3～6 个月，使平均 5 年生存率提高 2.9%，对于局限性前列腺癌，应用 MAB 疗法时间越长，PSA 复发率越低。而合用比卡鲁胺的 MAB 疗法，相比单独去势可使死亡风险降低约 20%，并可相应延长无进展生存期。

　　根治术前新辅助内分泌治疗（neoadjuvant hormone therapy，NHT）的目的是在根治性前列腺切除术前，对前列腺癌患者进行一定时间的内分泌治疗，以缩小肿瘤体积、降低临床分期、降低前列腺切缘的肿瘤阳性率，进而延长生存期。其方法为采用促黄体释放激素类似物（LHRH-a）和抗雄激素的 MAB 方法，也可单用 LHRH-a、抗雄激素药物或雌莫司汀，但 MAB 方法疗效更为可靠。时间为 3～9 个月。NHT 可能降低临床分期，可以降低前列腺切缘肿瘤的阳性率，减少局部复发率，长于 3 个月的治疗可以延长无 PSA 复发的存活期，而对总存活期的作用需更长时间的随访。但新辅助治疗不能降低淋巴结和精囊的浸润。

　　4. 前列腺癌近距离放射治疗　近距离放射治疗（brachytherapy）包括腔内照射、组织间照射等，是将放射源密封后直接放入被治疗的组织内或放入人体的天然腔内进行照射。前列腺癌近距离治疗包括短暂插植治疗和永久粒子种植治疗。后者也就是放射性粒子的组织间种植治疗，较常用，其目的在于通过三维治疗计划系统的准确定位，将放射性粒子植入到前列腺内，提高前列腺的局部剂量，减少直肠和膀胱的放射剂量。

　　5. 前列腺癌外放射治疗　前列腺癌患者的放射治疗具有疗效好、适应证广、并发症少等优点，适用于各期患者。早期患者（$T_{1\sim2}N_0M_0$）行根治性放射治疗，其局部控制率和 10 年无病生存率与前列腺癌根治术相似。局部晚期前列腺癌（$T_{3\sim4}N_0M_0$）治疗原则以辅助性放疗和内分泌治疗为主。转移性癌可行姑息性放疗，以减轻症状、改善生活质量。近年来，三维适形放疗（3D-CRT）和调强放疗等技术逐渐应用于前列腺癌治疗并成为放疗的主流技术。根据 TNM 分期、Gleason 评分、PSA 水平、年龄、放疗方式、照射野大小及剂量不同，其副作用、疗效等也各不相同。

（欧阳骏）

第六十三章　泌尿、男性生殖系统的其他疾病

第一节　肾下垂

正常肾位置是肾门对着第 1、2 腰椎横突。正常情况下平卧时，左侧略高于右侧 2cm，站立位时，肾可下降 2~4cm，不到一个椎体，超过此范围者，称为肾下垂（nephroptosis）。少数患者，肾被腹膜包裹而肾蒂松弛时，肾可在腹部广范围移动，有的降到下腹部或骨盆内，也有跨越中线到对侧腹部，此类肾下垂又称游走肾。

【病因】

肾位于腹膜后脊柱两旁的浅窝中，依靠脂肪囊、肾周围筋膜、肾蒂血管和腹内压力维持正常位置。如肾窝浅，肾周围脂肪减少，分娩后腹壁松弛使腹内压降低，都可以引起周围组织对肾的支持不力，使肾的移动幅度加大，易造成肾下垂。

【病理】

肾下垂使尿流不畅或肾血管扭转与牵拉时才会出现病理改变。输尿管扭曲，尿流受阻不畅可引起肾盂积水、肾盂感染、肾结石等。肾过度移动可引起肾血管扭转，导致肾淤血，甚至肾萎缩。肾下垂常伴有其他内脏下垂。

【临床表现】

肾下垂多发生于 20~40 岁体型瘦高的女性，右侧多于左侧。患者症状的轻重与肾移动的幅度不完全一致。

80% 以上的肾下垂患者无自觉症状，常在腹部常规检查中发现，或因自行在腹部触摸到下垂的右肾前来就诊，约 10% 的患者有不适症状。腰痛是主要症状，呈隐痛或牵涉痛，久坐、久站或活动后加重，平卧后消失。肾蒂血管或输尿管扭转时，可发生 Dietl 危象，表现为肾绞痛、恶心、呕吐、苍白、虚脱、脉速及血尿等症状。直立位时可因肾蒂血管被牵拉，肾血流量减少而引起高血压。肾活动幅度大时，因肾受挤压而发生血尿；因输尿管弯曲可导致肾积水或上尿路感染，常见尿频、尿急等膀胱刺激症状。

肾活动过大时，对腹腔神经丛的牵拉常会引起消化不良、腹胀、嗳气、恶心、呕吐等消化道症状。部分患者精神较紧张，伴有失眠、眩晕、心悸、乏力等神经官能症症状。

【诊断和鉴别诊断】

根据病史和临床表现，诊断并不困难。体检时在平卧、侧卧及直立位时触诊肾，确定肾的位置及移动度。B 型超声在平卧位、直立位时测量肾的位置，并做移动幅度对比。排泄性尿路造影先后在平卧位和直立位摄片，了解肾盂的位置，肾盂、输尿管有无积水，如肾盂较正常下降超过一个椎体可诊断为肾下垂。依肾下垂程度分为三度：如下降到第 3 腰椎水平为肾下垂 I 度，降至第 4 腰椎为肾下垂 II 度，降至第 5 腰椎或以下者为肾下垂 III 度。

鉴别诊断：①先天性异位肾，多位于下腹或盆腔内，位置固定，平卧后肾不能复位。②肾上极或肾外肿瘤压迫推移使肾位置下降。以上情况均可用 B 型超声、尿路造影或 CT 检查进行

鉴别。

【治疗】

偶然发现肾下垂，症状不明显者，一般无须进行治疗。有腰痛、血尿者，应锻炼腹肌，增加营养，强壮身体，使用紧束宽弹性腰带或肾托带。如症状较重，平卧或托肾后症状无明显好转，并有肾积水感染者，应施行肾固定术（nephropexy），决定手术时应慎重。常用方法：

1. 为肾周注射胶质溶液固定。

2. 肾悬吊术　将肾包膜或肾周围筋膜固定在腰肌。随着腹腔镜技术的普及，腹腔镜下肾固定术已经取代传统的开放式手术，其并发症少、安全可靠，治疗效果好，成为治疗肾下垂的首选手术方法。

3. 中医治疗　常用补中益气丸和六味地黄丸。

第二节　精索静脉曲张

精索静脉曲张（varicocele）是指精索内蔓状静脉丛的异常伸长、扩张和迂曲，多见于青壮年，发病率占男性人群的 10%～15%。以左侧发病为多，但近来发现发生于双侧的可达 40% 以上。目前已公认可触及的精索静脉曲张可影响生育，是导致男性不育的主要原因之一。有文献统计，在成年男性大约 40% 的原发性不育及 80% 继发性不育者患有精索静脉曲张。

【病因】

精索内静脉管壁的解剖特点使之容易发生回流障碍。左精索内静脉行程长且呈直角注入左肾静脉，左肾静脉通过主动脉和肠系膜上动脉之间，左精索内静脉下段位于乙状结肠后面，这些解剖结构使左精索内静脉容易受压，并增加血液回流阻力。左精索内静脉进入左肾静脉的入口处有瓣膜防止逆流，如静脉瓣发育不全，静脉丛壁的平滑肌或弹性纤维薄弱，会导致精索静脉曲张。腹膜后肿瘤、肾肿瘤压迫精索内静脉，癌栓栓塞肾静脉，使血流回流受阻，可以引起继发性精索静脉曲张（图 63-2-1）。

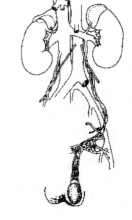

图 63-2-1　精索静脉曲张示意图

【临床表现】

原发性精索静脉曲张，如病变轻，一般多无症状，仅在体检时或因不育症就诊时被查出。症状严重时，主要表现为站立时患侧阴囊有沉重、坠胀感，行走、劳动则症状加重，平卧休息后症状可缓解或消失。如卧位时静脉曲张不消失，则可能为继发性，应查明原因。精索静脉曲张可影响精子产生和精液质量，因为静脉扩张淤血，局部温度升高，睾丸组织内 CO_2 蓄积，血儿茶酚胺、前列腺素的浓度增加，影响睾丸的生精功能；双侧睾丸的静脉系统间有丰富的吻合支，左侧精索静脉中的毒素往往也会使健侧的睾丸生精功能受到影响。男子不育的诸多因素中，精索静脉曲张是不可忽视的因素。

【诊断】

立位检查，可见患侧较健侧阴囊明显松弛下垂，严重者视诊和触诊时曲张的精索内静脉似蚯蚓团块。改平卧位后，曲张静脉随即缩小或消失。轻者局部体征不明显，可做 Valsalva 试验，即嘱患者站立，用力屏气增加腹压，血液回流受阻，显现曲张静脉。多普勒超声检查可以判断精索内静脉中血液反流现象，为无创检查，具有便捷、重复性好、分辨率高以及诊断准确的特点，可作为首选的检查方法。精索内静脉造影是一种可靠的检查方法，由于此检查属于有创性检查，技术要求较高，从而限制了其临床应用。如有不育者，应做精液分析检查及睾丸容积的测量。若平卧位后，曲张静脉仍不消失，应怀疑静脉曲张属继发性病变，须仔细检查同侧腰腹部，并做超声、排泄性尿路造影或 CT、MRI 检查，明确本病是否为腹膜后肿瘤、肾肿瘤压迫所致。

【治疗】

精索静脉曲张为男性青壮年多发性疾病，临床上以手术治疗为主，部分采用（或联用）药物治疗。复合肉碱由左旋肉碱和乙酰左旋肉碱组成，可转运脂肪酸线粒体 β 氧化过程中的重要因子，参与能量代谢，同时可以通过降低活性氧（ROS）和抑制细胞凋亡来增加细胞的稳定性，从而提高精子的数量和质量。氯米芬是一种非甾体类雌激素受体拮抗剂，能竞争性结合下丘脑、垂体部位的雌激素受体，从而减弱体内正常雌激素的负反馈效应，致使内源性的 Gn-RH、FSH、LH 分泌增加，进而作用于睾丸的间质细胞、支持细胞、生精细胞，调节、促进生精功能。中药包括伸曲助育汤及通精灵等，提高精子的活力、活动率等。

对症状明显或已引起睾丸萎缩、精液质量下降及造成不育者则应积极手术治疗。手术原则是在腹膜后内环上方高位结扎和切断精索内静脉。过去常采用腹股沟切口，结扎精索内静脉；现多为麦氏切口（左侧反麦氏切口）高位结扎精索内静脉。20 世纪 90 年代开始腹腔镜下进行一侧或双侧精索内静脉高位结扎，手术创伤小，疗效好，恢复快。显微镜下精索静脉高位结扎术具有复发率低、并发症少等优点，临床上应用效果颇佳。其主要优点在于能够很容易结扎精索内除输精管静脉外的所有引流静脉，保留动脉、神经、淋巴管，因而明显减少了复发及睾丸鞘膜积液、睾丸萎缩等并发症的发生。因此，目前显微镜下精索静脉高位结扎术被认为是治疗精索静脉曲张的首选方法。

第三节　鞘膜积液

鞘膜囊内积聚的液体增多而形成囊肿者，称为鞘膜积液（hydrocele），有睾丸鞘膜积液（hydrocele testis）、精索鞘膜积液等。

【病因】

在胚胎早期，睾丸位于腹膜后第 2～3 腰椎旁，以后逐渐下降，7～9 个月时睾丸经腹股沟管下降至阴囊。同时附着于睾丸的腹膜也下移而形成鞘状突。出生前后鞘状突大部分闭合，仅睾丸部分形成一鞘膜囊，其紧贴睾丸表面的称脏层，而靠近阴囊组织的称壁层。正常时鞘膜囊仅有少量浆液，当鞘膜的分泌与吸收功能失去平衡，如分泌过多或吸收过少，都可形成鞘膜积液。

【类型】

鞘状突在不同部位闭合不全，可形成多种类型的鞘膜积液（图 63-3-1）。

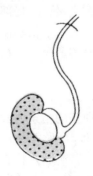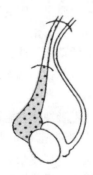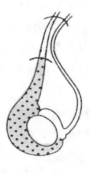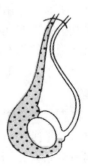

图 63-3-1　鞘膜积液分类示意图

1. 睾丸鞘膜积液　是最多见的一种。鞘状突闭合正常，但睾丸鞘膜囊内有较多积液，呈球形或卵圆形。由于睾丸、附睾被包裹，体检时睾丸不能触及。本病可分为原发性和继发性，前者原因不明，后者由炎症、外伤、肿瘤和丝虫病等引起，积液可为混浊、血性或乳糜状。

2. 精索鞘膜积液　鞘状突的两端闭合，而中间的精索鞘膜囊未闭合且有积液，积液与腹腔、睾丸鞘膜囊都不相通，又称精索囊肿，有一个或多个，呈椭圆形、梭形或哑铃形，沿精索而生长，其下方可扪及正常睾丸、附睾，若牵拉同侧睾丸，可见囊肿随之上、下移动。

3. 睾丸、精索鞘膜积液（婴儿型）　鞘状突在内环处闭合，精索处未闭合，并与睾丸鞘膜囊连通，外观呈梨形，外环口虽受积液压迫而扩大，但与腹腔不相通。

4. 交通性鞘膜积液（先天性）　鞘状突完全未闭合，鞘膜囊的积液可经一小管与腹腔相通，又称先天性鞘膜积液。有时可有肠管或大网膜进入鞘膜囊，称为先天性腹股沟疝。有时睾丸鞘膜积液与精索鞘膜积液同时存在，但二者互不相通，可并发疝或睾丸未降等异常。

【临床表现】

一般无自觉症状，常在洗澡或体检时被偶然发现。一侧鞘膜积液多见，表现为阴囊内有囊性肿块，呈慢性无痛性逐渐增大。积液量少时无不适，积液量多时才感到阴囊下坠、胀痛和牵扯感。巨大睾丸鞘膜积液时，阴茎缩入包皮内，影响排尿、行走和劳动。

【诊断】

有典型的临床表现和病史者，诊断较为容易。①睾丸鞘膜积液呈球形或卵圆形，表面光滑，有弹性和囊样感，无压痛，触不到睾丸和附睾。透光试验阳性。若积液为脓性、血性或乳糜性，则透光试验为阴性。B型超声检查呈液性暗区，有助于与睾丸肿瘤和腹股沟斜疝等鉴别。②精索鞘膜积液常位于腹股沟或睾丸上方，积液的鞘膜囊与睾丸有明显分界。③睾丸、精索鞘膜积液时阴囊有梨形肿物，睾丸亦摸不清。④交通性鞘膜积液，站立位时阴囊肿大，卧位时积液流入腹腔，鞘膜囊缩小或消失，睾丸可触及。

鞘膜积液应与睾丸肿瘤和腹股沟斜疝相鉴别，睾丸肿瘤为实质性肿块，质地坚硬，患侧睾丸有沉重感，掂量时如秤砣，透光试验呈阴性。腹股沟斜疝的肿大阴囊，有时可见肠型、闻及肠鸣音，在卧位时阴囊内容物可回纳，咳嗽时内环处有冲击感，透光试验亦呈阴性。

【治疗】

婴儿的鞘膜积液常可自行吸收消退，不需手术治疗。成人的鞘膜积液，如积液量少，无任何症状，亦无须手术治疗。积液量多，体积大伴明显的症状，应施行鞘膜翻转术。手术切除增大、肥厚的壁层鞘膜，翻转切开缘并缝合。术中要仔细止血，术后注意引流、加压包扎，防止感染和血肿。精索囊肿需将鞘膜囊全部切除。交通性鞘膜积液应切断通道，在内环处高位结扎鞘状突。

继发性鞘膜积液，若为损伤性积血，使用止血药和抗生素，积血较多时需手术取血块，严密止血。若乳糜状积液中找到微丝蚴者，口服乙胺嗪（海群生）治疗丝虫感染，同样需施行睾丸鞘膜翻转术。

第四节　肾血管性高血压

肾血管性高血压（renovascular hypertension）是各种原因造成的肾动脉狭窄性病变，并引起肾血流量减少和肾缺血，最终导致继发性高血压。这类高血压约占所有高血压病例的5%～10%。肾性高血压一方面可以导致心、脑、肾等多种靶器官损害；另一方面，可以通过外科手术使病变血管重新通畅，从而得到有效治疗，因而受到临床医师的重视。

【病因和病理】

引起肾动脉狭窄的原因主要有三种情况：动脉粥样硬化、纤维肌性发育不良和多发性大动脉炎。在我国大动脉炎是年轻患者肾动脉狭窄的重要原因之一。近期国内研究资料显示我国肾动脉狭窄病因已和欧美国家类似：动脉粥样硬化成为第一病因，而大动脉炎次之。其他如肾静脉栓塞、急性肾梗死、肾动脉瘤、肾动静脉瘘、移植肾排异、放射性动脉炎等也可导致肾血管性高血压，但比较少见。

在国外，动脉粥样硬化很常见，60%～70%的肾血管性高血压与之有关，大多数为50岁以上男性，是全身性血管病变的一部分。粥样斑块多位于肾动脉近端，包括主动脉。

纤维肌性发育不良少见，仅占2%～3%，好发于儿童和青年，病变为平滑肌和纤维组织真性增生。中层及外膜下纤维增生常见于青年，以女性为多。中层纤维增生占纤维性病变的75%～80%，病变主要是纤维组织增生，呈多发和串珠状，分布较广。外膜下纤维增生占纤维性病变的10%～15%，病变为外膜内致密胶原形成，使血管狭窄。

多发性大动脉炎好发于青年女性，病变主要在主动脉及其分支，累及一侧或双侧肾动脉，位于肾动脉开口处。以动脉中层呈弥散性肉芽肿样增生、弹性纤维破坏或断裂为其主要病理变化。

多种原因引起的肾动脉狭窄使肾供血不足，导致肾体积变小，显微镜下可见肾小管萎缩和间质纤维化，入球动脉和叶间动脉等发生硬化，小血管腔狭窄或闭塞，肾小球旁体结构增生或其细胞内的颗粒增多。由于肾缺血可以刺激肾小球旁体结构的近球细胞和致密斑，又促进了肾素的合成和释放，通过肾素-血管紧张素-醛固酮系统的活动导致血压增高。

【临床表现】

常见症状有头痛、头晕、心悸、胸闷、视力减退、恶心、呕吐等。发病特点：①青年发病常小于30岁，以女性为多；老年发病常大于50岁，以男性为多。②长期高血压骤然加剧或高血压突然发作，病程短或发展快。③常用降血压药无效或疗效不佳。④腰背部及胁腹部可有疼痛，约半数以上病例可听到血管杂音，部分患者可有蛋白尿。⑤无高血压家族史。

【诊断】

根据病史、症状和体检资料，首先应排除肾外性疾病、肾实质性高血压和原发性高血压。疑为肾血管性高血压的患者应做进一步的检查，确立诊断。

1. 排泄性尿路造影　注射造影剂后最初5分钟内以分钟间隔连续摄片进行观察，主要显示为：①两肾大小差异，患肾长度较健肾短1.5cm以上。②两肾肾盂显影时间的差异，患肾显影时间迟缓。③两肾肾盂显影浓度的差异，患肾显影较淡，而15分钟后患肾显影可能较健侧为浓，消失较慢，这是因为患肾血流量较小，肾小球滤过率较低，肾小管内水的重吸收增加。④患侧肾盂肾盏系统有侧支循环的血管压迹。

2. 放射性核素肾图　肾血管性高血压影响肾功能，肾图可出现异常，表现为低功能或无功能，曲线的血管段、分泌段下降，排泄段延长。有时侧支循环形成，肾图可完全正常。此外，放射性核素示踪双肾动态摄影显示患肾灌注相和放射性高峰延迟，放射性核素分布低于健肾。

3. 数字减影、腹主动脉-肾动脉造影　目前以经皮穿刺股动脉插管法的应用为最广泛，主要显示腹主动脉、肾动脉及其分支和实质期的影像形态。可见腹主动脉异常变化，累及一侧或两侧肾动脉开口，肾动脉及其分支呈狭窄或闭锁。肾动脉有狭窄时，注意观察狭窄的部位、范围、程度以及有无狭窄后扩张征象。不同的病变性质，X线影像可有各种改变。在部分病例还需进行选择性或超选择性动脉造影。数字减影血管造影术可消除与血管影像无关的其他影像（如骨骼、软组织阴影），使血管像显影清晰。肾动脉造影仍是肾血管性高血压诊断的"金标准"。该法不宜作为肾血管性高血压的初筛手段，它是一项侵袭性操作，患者要接受X线辐射，需要碘造影剂，术者需掌握血管介入技术，费用较高。

4. 多普勒超声检查　可显示患肾体积小于健肾，若肾动脉狭窄，则显示血管起始段血流流道变细，可测及高速血流，阻力指数较高，但是在肾内小动脉阻力指数往往降低；若发生闭锁，则患肾的肾内血流明显减少或消失。

5. 血浆肾素活性测定　抽取患者周围血标本，用放射免疫技术测定血浆肾素活性，明显增高者约 80% 为肾血管性高血压。也可经皮穿刺股静脉插入导管，分别抽取两侧肾静脉及肾静脉开口上、下方的腔静脉血，患肾静脉血的肾素活性较健侧为高，并可测定两侧肾静脉血的肾素活性比值，评价手术后效果和预后。

6. 药物试验　临床上常做血管紧张素阻滞试验，用血管紧张素转化酶抑制剂卡托普利（巯甲丙脯酸）25mg，口服，30 分钟后，血浆肾素活性增高，血压下降，可作为肾血管性高血压的佐证。

【治疗】

肾血管性高血压治疗目的在于控制或降低血压，恢复足够的肾血流量，改善肾功能。

（一）药物治疗

药物治疗主要用于外科手术和经皮腔内肾血管成形术前和术后血压的控制，以及不愿意接受手术和健康状况不能耐受手术治疗者，也用于手术治疗血压控制不满意者。血管紧张素转化酶抑制剂（ACEI）和钙拮抗剂能够有效地控制肾血管性高血压。利尿剂氢氯噻嗪和 β-受体阻断药也同样有效。大多数患者通常需联合服用多种降压药，包括 β-受体阻断药、钙拮抗剂、利尿剂和 α-受体阻断药。ACEI 类药物对于合并有糖尿病性肾病、左室肥大和心力衰竭的肾血管性高血压患者尤为有效，但可减低肾小球滤过率，有可能损害肾功能。

（二）手术治疗

1. 术前准备　目前常使用 β-受体阻断药（如普萘洛尔），血管紧张素转化酶抑制剂（如卡托普利），钙拮抗剂（如硝苯地平）等。

2. 外科治疗　手术原则为尽量保存患侧，使血流恢复通畅。采用的手术方法有以下几种：

（1）经皮腔内血管成形术（PTA）：最适宜于血管纤维肌性发育不良、单侧肾动脉粥样硬化（非钙化、非闭塞性）的肾动脉狭窄以及动脉炎、PTA 术后复发性狭窄以及手术后的狭窄者。方法为经股动脉插入带囊导管，再行肾动脉选择性插管，胀大囊袋以扩张狭窄部位。

（2）自体肾移植：我国以多发性大动脉炎引起的肾血管性高血压为常见，目前施行自体肾移植术较多。方法为将患肾移植至同侧髂窝，肾动、静脉分别与髂血管进行吻合。

（3）血管重建手术：常用的手术有肾动脉病变内膜切除术，肾动脉狭窄段切除吻合术，血管壁成形术（用人造血管片修补和扩大血管腔），旁路移植（或搭桥）手术（即将人造血管或自体大隐静脉连接于肾动脉和主动脉之间）。

（4）肾切除术：患肾萎缩小于健肾 1/2 以上，或功能严重丧失，而对侧肾大小正常，功能良好，可切除患肾。肾动脉狭窄可使患肾功能受损，在严重高血压时可对两肾都有影响，切除患肾要慎重。

（康绍叁）

第六十四章　肾上腺疾病的外科治疗

肾上腺位于腹膜后双侧肾内上方，为右侧三角形、左侧半月形的内分泌腺体。根据肾上腺细胞形态和功能的不同，分为皮质和髓质。在成人，肾上腺皮质约占90%，髓质约占10%。皮质分为外层的球状带、中间的束状带、内层的网状带。肾上腺的这4种结构因其功能不同而对应不同疾病：球状带（分泌盐皮质激素）——醛固酮增多症，束状带（分泌糖皮质激素和性激素）——皮质醇增多症，网状带（分泌性激素）——肾上腺性征异常症，髓质（分泌儿茶酚胺）——儿茶酚胺症。有相当比例的肾上腺疾病依靠外科手术治疗，甚至外科手术是唯一的治疗方法。随着影像学的发展，体检时发现无临床表现的肾上腺偶发瘤，无内分泌功能的肾上腺肿瘤也较B超、CT问世之前明显增多，因此肿瘤的定位诊断给外科手术带来极大的便利。需行外科治疗的肾上腺疾病包括常见的皮质醇增多症、原发性醛固酮增多症、儿茶酚胺增多症及其他相对少见的无功能性肾上腺皮质腺瘤、节细胞神经瘤、副神经瘤等。近年来转移性肾上腺癌的发病也常有报道。

第一节　皮质醇增多症

皮质醇增多症（hypercortisolism）亦称皮质醇症，由美国神经外科医生Harver Cushing于1912年首次描述该种疾病，故又称库欣综合征（Cushing syndrome），为机体组织长期暴露于异常增高糖皮质激素引起的一系列临床症状和体征，与库欣病（Cushing disease）概念不同，后者指由于垂体病变导致促肾上腺皮质激素（ACTH）过量分泌所致疾病。根据病因不同，皮质醇增多症分为ACTH依赖性和非ACTH依赖性两类。

【流行病学】

库欣综合征的年发病率为0.7~2.4/100万。在高血压人群中库欣综合征占0.5%~1%；在2型糖尿病的肥胖患者、血糖控制不佳且合并高血压者，库欣综合征发病率可达2%~5%。该病高发年龄为20~40岁，约占70%，男女比例为1:2~8。

【临床分类】

1. ACTH依赖性皮质醇增多症（corticotropin-dependent Cushing syndrome）　因垂体瘤或下丘脑-垂体功能紊乱导致腺垂体ACTH分泌过多，刺激双侧肾上腺皮质增生，分泌过量皮质醇从而产生相应的临床症状。本类型又分为内源性和外源性两种，内源性临床最为常见，因垂体腺瘤或微腺瘤、垂体ACTH细胞增生引起垂体分泌大量ACTH，过多的ACTH使双侧肾上腺皮质弥漫性增生（束状带为主）所致疾病，即库欣病。外源性ACTH是由于垂体以外的肿瘤组织分泌大量ACTH或ACTH类似物，刺激肾上腺皮质增生，分泌过量皮质醇导致相应临床症状，如最常见的小细胞肺癌（50%）、胸腺瘤、胰岛细胞肿瘤、支气管类癌、甲状腺髓样癌以及嗜铬细胞瘤等导致ACTH分泌过多引起，即异位ACTH综合征（ectopic ACTH syndrome）。

2. ACTH非依赖性皮质醇增多症（corticotropin-independent Cushing s syndrome）　主要为肾上腺肿瘤患者，包括肾上腺皮质腺瘤及腺癌，其皮质醇分泌是自主性的，因血中皮质醇水平高，垂体轴ACTH分泌处于抑制状态，体内ACTH水平低下。由此可导致肿瘤之外的同侧及对侧肾上腺皮质处于萎缩状态。肾上腺腺瘤多为单个，只分泌糖皮质激素，腺癌则体积较大，除了分泌糖皮质激素外，还可分泌过量的雄性激素。

近些年来，有关结节性增生及腺瘤样增生的报道亦经常出现，手术标本在形态、颜色方面与腺瘤无明显差异，但镜下检查则为增生性表现。发病可能与 ACTH 过度分泌有关，同时又有自主分泌皮质醇，治疗效果与腺瘤相近。

【临床表现】

皮质醇增多症有较典型的临床表现：由于体内长期高皮质醇血症引起三大代谢和生长发育障碍、电解质和性腺功能紊乱等，常见临床表现有：

1. 向心性肥胖　一般为轻或中度肥胖，典型的向心性肥胖表现为"满月脸"、"水牛背"、悬垂腹、四肢相对消瘦。是由于皮质醇过量引起脂肪代谢异常和脂肪分布异常所致。

2. 高血压和低血钾　一般为中度升高，特点是收缩压与舒张压均增高。少数患者血压严重升高，可能导致心、脑血管并发症。皮质醇具有明显的排钾、保钠作用，因此患者机体内水、钠潴留，血压升高并可有轻度水肿，与此同时尿中排钾增多，可出现低血钾及轻度碱中毒。

3. 皮肤变化　表现头面部皮肤菲薄，呈多血质面容。腋下、腹部、股部出现紫纹、瘀斑。这是由于体内雄激素增多促进红细胞生成，加之皮质醇升高促进皮肤胶原蛋白过度分解，使皮肤菲薄，毛细血管扩张、充血。且由于肥胖，皮肤张力增加使毛细血管脆性增加，皮肤易出现皮下瘀斑。另外患者蛋白质合成代谢下降，分解代谢加速，机体处于负氮平衡也与紫纹有关。

4. 骨质疏松和肌萎缩　体内糖皮质激素增高促进机体蛋白分解，合成下降而出现负氮平衡可以导致骨质疏松及肌萎缩。患者通常感觉腰背痛，身高缩短。因骨质疏松最显著部位是脊柱，特别是胸椎，严重时会导致压缩骨折。同时部分患者易出现肋骨、胸椎和腰椎病理性骨折，在手术摆体位时要格外当心。

5. 糖代谢异常　皮质醇增多症患者约 20％有显性糖尿病。皮质醇增多可加速糖异生，脂肪细胞和肌肉细胞对胰岛素的敏感性下降，使这些细胞对葡萄糖的摄取和利用失活。

6. 性腺功能减退　女性月经紊乱、稀少甚至闭经或不育。男性性征化常见，表现为痤疮、多毛、长小胡须、阴蒂增大等；男性则表现为阴茎勃起功能障碍（erectile dysfunction，ED）。儿童可表现为腋毛与阴毛提早出现。

7. 精神症状　表现为失眠、记忆力减退、精神不集中，严重者可出现狂躁型精神分裂症。

【诊断】

1. 实验室检查　虽然皮质醇增多症的临床表现基本相似，但病因却不同，因此实验室检查十分有必要，应于手术前区分是垂体性、肾上腺性还是异源性 ACTH 分泌异常。

（1）皮质醇及其代谢产物的测定：血浆皮质醇增高，失去昼夜节律，能确定诊断。同时尿液游离皮质醇水平亦增高。

（2）地塞米松抑制试验：地塞米松是高效的糖皮质激素，可以抑制下丘脑-垂体-肾上腺素轴的功能，使正常人的皮质醇分泌下降。皮质醇增多症患者行小剂量地塞米松抑制试验应不被抑制，而大剂量抑制试验则用于皮质醇增多症的病因鉴别。肾上腺皮质增生者被抑制，而皮质肿瘤及异位 ACTH 综合征者则不被抑制。

2. 影像学检查　B超检查对肾上腺体积增大的皮质醇增多症有定位诊断价值，此方法简单、无创，是首选的检查方法。CT 与 MRI 扫描分辨率高，且有助于判断肿瘤与周围器官之间的关系，是临床常用的检查手段（图 64-1-1）。除了对肾上腺区域重点检查外，蝶鞍侧位摄片和正位体层摄片还可以发现较大的垂体腺瘤。

3. 放射性核素扫描　胆固醇是皮质类固醇合成的必需原料，利用[131]I标记胆固醇肾上腺皮质扫描方法可以判断肾上腺皮质腺瘤或者腺癌的准确部位和有无功能。但目前该检查临床应用不如 CT 及 MRI 普遍。

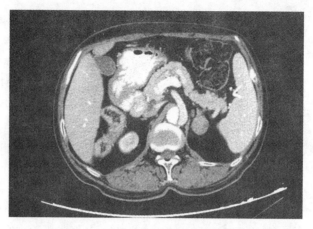

图 64-1-1   库欣综合征，左侧肾上腺皮质腺瘤

4. 对骨骼系统的检查   皮质醇增多症患者均有不同程度的骨质疏松，严重者可发生病理性骨折，因此术前应常规行骨骼系统 X 线检查以了解体内骨质疏松情况及有无骨折病变。

【治疗】

由于引起皮质醇增多症的病因不同，其治疗方法及效果也不尽相同。

1. 药物治疗   药物治疗是皮质醇增多症治疗的一个方面，但其治疗效果不肯定。对于轻度的 Cushing 病患者可以缓解其症状，但停药后又会复发。如氨鲁米特，其主要作用是阻断从胆固醇向孕烯醇酮的转变，应用后可使皮质醇水平下降，而血 ACTH 水平则明显上升。其他如赛庚啶，除有抗组胺作用外，还可能作用于下丘脑-垂体，抑制 ACTH 释放，因此对皮质醇增多症有效。总之，药物治疗虽有一定效果，但基本上都作为辅助治疗，根本的治疗手段仍依靠外科手术。

2. 手术治疗

（1）对于肾上腺皮质增生引起的皮质醇增多症的手术治疗方法，多年来有不同的观点。第一种观点认为应行双侧肾上腺全切除术，术后皮质醇增多症可获完全缓解，但同时也存在一些问题，即患者需终身服用肾上腺皮质激素来替代，否则将随时会发生肾上腺危象；其二是本病的病因在垂体，将肾上腺全部切除后将使垂体 ACTH 瘤加快发展，导致 Nelson 综合征，典型的临床特征是患者皮肤黏膜色素沉着。第二种观点是行一侧肾上腺切除，对侧肾上腺大部分切除，保留 10% 左右的正常肾上腺组织。这种方法很难保证恰到好处，保留的部分如功能还很旺盛，就有可能复发而需再次手术，如功能低下则将会出现肾上腺皮质功能低下，仍需补充皮质激素。第三种观点认为将增生严重的一侧肾上腺切除，对侧用放射治疗或药物治疗，观察临床症状及激素水平的变化。

（2）垂体瘤切除术：对肾上腺皮质增生患者单纯切除肾上腺是不能彻底治愈的，因病因是垂体瘤，故切除垂体肿瘤是绝对必需的治疗方法；对于微腺瘤可经蝶窦用内镜切除，手术效果比较满意。

（3）放射疗法：对于垂体瘤切除后疗效不理想，不接受再次手术的患者，可用该方法。多采用直线加速器照射治疗。

（4）肾上腺腺瘤或肾上腺皮质癌：对这类患者应积极手术治疗，前者只需将腺瘤摘除，一般不超过半年即可恢复病前状态。后者若没有发生转移，治疗效果也较好，但在手术中应将肾上腺附近的淋巴结清除，由于肾上腺皮质癌病史短而肿瘤增长快，往往发现时体积已较大或有周围浸润，故其治疗效果不佳，预后极差。目前国内外常用腹腔镜手术切除肿瘤，创伤小、恢复快，治疗效果良好。

（5）结节性肾上腺皮质增生：患者的手术治疗方案应与腺瘤治疗方法相同，双侧手术时应尽量将增生组织切除，同时保留尽可能多的所谓正常组织，术后定期检测皮质醇。同时术中及术后应注意补充皮质激素，以免发生肾上腺危象。

（6）异位 ACTH 综合征：首选治疗方法是手术切除原发的肿瘤，切断 ACTH 的分泌来源。这需要术前对于肿瘤的准确定位。若肿瘤体积小，发展慢，手术效果较好。若肿瘤体积大，进展快，且发生转移情况，也应尽量手术切除。若无法手术，可以考虑放化疗及药物治疗。有时异位 ACTH 诊断明确但未找到原发肿瘤或异位 ACTH 肿瘤广泛转移无法切除，可以选择双侧肾上腺全切除或一侧全切另一侧大部切除以缓解症状。

（7）肾上腺手术围术期的处理：肾上腺皮质增生行双侧切除，一侧全切对侧大部分切除者，术前 3 天每天应予醋酸可的松肌内注射，每次 10mg，每天 3 次。此外，手术当日还应于术中、手术当日下午各静脉滴注氢化可的松 100mg，术后第 1 天、第 2 天继用氢化可的松 200mg，第 3 天可不用。除用醋酸可的松外，应加用泼尼松每次口服 10mg，每日 3 次，以后逐日递减肌内注射醋酸可的松的用量，1 周左右停用。此后应在一段时间内口服泼尼松，在用药期间观察患者体温、脉搏、呼吸，有无心悸、憋气、无力的感觉，防止肾上腺危象发生。对于肾上腺腺瘤患者还应同时加用 ACTH，每次 25U，每日 3 次，刺激已萎缩的肾上腺皮质，使其尽快恢复功能。若出现肾上腺危象，患者可能表现为畏食、腹胀、恶心、呕吐、食欲缺乏、疲乏、嗜睡、血压下降、体温上升。此时需要补充激素，同时纠正血压及电解质紊乱。

【预后】

库欣综合征有效治疗皮质醇恢复正常后标化死亡率可接近正常人群，但 5 年内仍有较高的心、脑血管疾病发生率，而治疗后皮质醇增多症未纠正者，标化死亡率是正常人群的 3.8～5.0 倍。5 年生存率肾上腺皮质腺瘤 90％，异位 ACTH 综合征 51％，皮质癌为 10％～23％。异位 ACTH 分泌者，非肺部神经内分泌肿瘤或者小细胞癌多预后不良，肺类癌预后较好。

第二节 原发性醛固酮增多症

原发性醛固酮增多症（primary hyperaldosteronism，PHA）是由于肾上腺球状带或异位组织自主或部分自主分泌过多的醛固酮，抑制了肾素分泌。临床表现为高血压、低血钾、低肾素、高醛固酮和肌无力及周期性瘫痪的综合征。该病于 1955 年首先被 Conn 报道，因此称 Conn 综合征，包括产生醛固酮的肾上腺皮质腺瘤、肾上腺皮质癌及原发性肾上腺皮质增生 3 种类型。前者临床最常见，而后两者则少见（图 64-2-1）。此外，还有因肾素-血管紧张素系统活性增强、低钾饮食以及垂体非 ACTH 的其他内分泌因子，均可引起继发性醛固酮增多症，应与原发性醛固酮增多症相鉴别。

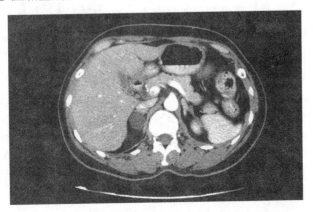

图 64-2-1 原发性醛固酮增多症，右侧肾上腺皮质腺瘤

【病因及病理】

1. 肾上腺皮质腺瘤　该肿瘤起源于肾上腺球状带，故称醛固酮腺瘤（aldosterone-produ-cing adenoma，APA）。据统计约占原发性醛固酮增多症的 65%。几乎均为单侧单个肿瘤，文献也有报道同侧 2 个肿瘤者。肿瘤直径一般 1~2cm，最大者可达 3cm。腺瘤呈圆形或卵圆形，似蛋黄样，切面为金黄色，有完整包膜，与正常肾上腺组织有明显界限。

2. 特发性醛固酮增多症（idiopathic hyperaldosteronism，IHA）　该类型为常见的临床亚型，约占原发性醛固酮增多症的 60%，症状多不典型，病理为双侧肾上腺球状态增生。此型与垂体产生的醛固酮刺激因子有关，对血管紧张素敏感，肾素虽受抑制，但肾素对体位改变及其他刺激仍有反应，醛固酮分泌及临床表现一般较腺瘤轻。

3. 肾上腺皮质癌　临床少见，占原发性醛固酮增多症的 1% 以内，肿瘤一般大于 3cm，除分泌大量醛固酮外，还分泌糖皮质激素及性激素，产生相应的临床症状。肿瘤易早期发生转移，预后极差。

4. 肾上腺皮质增生　较少见，约占原发性醛固酮增多症的 1%~2%。内分泌和生化测定结果酷似皮质腺瘤，做一侧肾上腺切除或肾上腺次全切除效果良好。临床还可见到肾上腺病变呈结节样增生或腺瘤样增生的病理报告，将其切除后效果同样满意。

5. 糖皮质激素可抑制的原发性醛固酮增多症　此类病例属罕见，可为家族常染色体显性遗传。临床上除表现原发性醛固酮增多症外，严重者还合并性腺功能低下、男性生殖器发育不良或假两性畸形；女性表现为原发性闭经和缺乏副性征。这类原发性醛固酮增多症有些方面与肿瘤型原发性醛固酮增多症类似，血中醛固酮浓度与 ACTH 节律相平行，用糖皮质激素治疗可纠正其肾素和醛固酮的分泌，临床症状可以控制或缓解。

6. 异位分泌醛固酮的肿瘤　该类型亦属罕见，仅见于肾癌和卵巢癌，异位肿瘤具有自主分泌醛固酮的功能，对 ACTH 及血管紧张素不起反应。

【临床表现】

1. 高血压　高血压是原发性醛固酮增多症最主要的表现，因头晕、疲乏、视物模糊就诊者最多。高血压是由于血浆容量增加和血管阻力增强，后者与血管壁内钠离子浓度增加，对加压物质反应增强有关。血压一般呈良性高血压进程，恶性高血压少见。

2. 无力肌麻痹　表现为患者四肢乏力，严重者上肢不能抬举持物，如吃饭时掉筷子、下肢跛行，有时不自主下跪，称之为软瘫，这是由于低血钾所致。

3. 酸碱平衡失调　细胞外液钾大量丢失，细胞内钾也丧失，Na^+ 及 H^+ 增加，细胞内 pH 下降，细胞外液 H^+ 相对减少，于是呈现碱中毒。此时游离钙减少，出现四肢麻木、手足抽搐。手足抽搐与低血钙有关，当血钾明显降低时，由于神经肌肉应激性降低，手足抽搐较轻或不发生，在补钾治疗后，手足抽搐可变得明显起来，此时宜补钙甚至补充镁离子。

4. 低血钾对心脏的影响　心电图变化与低血钾程度有关，表现为轻度心室肥大，ST 段时间延长、T 波增宽或倒置，亦可出现心律失常、期前收缩或阵发性心动过速，严重者可发生心室纤颤。

5. 多尿、夜尿、烦渴　长期缺钾，可导致肾小管上皮空泡样变性，肾浓缩功能障碍，患者表现为多尿，尤其夜间多尿，尿比重低，夜尿增多。除肾功能减退外，还与原发性醛固酮增多症患者尿钠排泄的昼夜节律颠倒有关。醛固酮分泌增多导致钠潴留，高血钠时患者有烦渴症状。

6. 长期低血钾　可影响胰岛素的分泌和作用，原发性醛固酮增多症患者约 25% 空腹血糖升高。

【诊断】

1. 血钾低于正常，尿钾高，碱性尿，尿比重低。

2. 血浆醛固酮/肾素浓度比值（aldosterone/rennin ratio，ARR）是高血压患者中筛选原发性醛固酮增多症的首选试验。测定时需要标化试验条件（直立体位、纠正低钾血症、排除药物影响），以使检测结果更加可靠。当血浆醛固酮＞15ng/dl，肾素活性＞0.2ng/（ml·h），计算 ARR 有意义。

3. 体位试验及血浆 18-羟皮质酮（18-OHB）测定　晨 8 时抽血测定患者醛固酮、肾素活性、18-OHB 及血钾，然后站立 4 小时，于 12 时再抽血复查一次。正常人及非原发性醛固酮增多症高血压患者站立 4 小时后刺激肾素活性及血管紧张素轻微增加，但醛固酮可增加 2～4 倍；特发性皮质增生者比站立之前增加至少 33%；腺瘤型则未见明显增加。

4. 与继发性醛固酮增多症的鉴别　继发性醛固酮增多症的特点是血容量降低和血浆肾素活性水平增高，这是由于肾上腺外因素使肾素-血管紧张素系统兴奋，肾素分泌过多，继发引起醛固酮分泌增加所致。

地塞米松抑制试验：怀疑糖皮质激素可抑制的原发性醛固酮增多症，可采用该试验。每日服用地塞米松 2mg，数日后血钾、血压及血醛固酮水平恢复至正常，以后终生需服用小剂量地塞米松。特发性醛固酮增多症及醛固酮瘤患者，醛固酮水平可被地塞米松一过性抑制，但抑制时间短，且不能降至正常水平。

5. 腺瘤型与增生型的鉴别　测定上午 8～12 时的 ACTH 与醛固酮，腺瘤型患者的醛固酮水平随 ACTH 水平的下降而下降，而增生型两者不同步。

6. 影像学检查

（1）B 超检查：对绝大多数腺瘤能作出明确判断，但对于直径小于 1cm 的腺瘤有时不易发现。

（2）CT 检查：对腺瘤的诊断有绝对的意义，采用肾上腺区域的薄层扫描可以检出直径＞5mm 的肾上腺肿物。直径 1cm 以上者检出率可达 90%。腺瘤直径一般 1～2cm，低密度或等密度，强化不明显。

（3）MRI 的空间分辨率不如 CT，有时可能出现运动伪像，因此对原发性醛固酮增多症的诊断与 CT 相比无明显优势，仅用于 CT 造影剂过敏的患者使用。

（4）肾上腺静脉造影：能同时测定双侧肾上腺静脉血的醛固酮和皮质醇，以鉴别增生型还是腺瘤型原发性醛固酮增多症，但因该检查为有创性检查，且肾上腺静脉插管有一定难度，故不列为常规检查。

【治疗】

1. 非手术治疗　非手术治疗的适应证包括：①特发性醛固酮增多症；②糖皮质激素可抑制的原发性醛固酮增多症；③不能耐受手术或不愿接受手术的醛固酮腺瘤患者。主要用药物治疗，常用的螺内酯有排钠保钾作用，对醛固酮的合成和分泌不产生影响。常用剂量为每日 60～80mg，分 3～4 次服用，服用期间观察血压变化，酌情增减用量。不能耐受螺内酯的患者可以选择高选择性醛固酮抑制剂（如依普利酮）。血钾明显降低者应同时补充 10%KCl，每次 10ml，每日 3 次。长期高血压患者可加用转换酶抑制剂（如卡托普利等）。另外，钙离子通道阻滞剂可降低血浆醛固酮水平，因此应用钙离子通道阻滞剂可抑制血管平滑肌收缩，使血管阻力下降。

2. 手术治疗　腺瘤型原发性醛固酮增多症手术治疗效果满意，目前首选腹腔镜肾上腺肿瘤切除术，手术创伤小，恢复快。病史长者血压下降相对较慢。特发性肾上腺皮质增生患者也应手术治疗，可先行增生明显侧肾上腺切除，观察病情变化。肾上腺皮质癌患者应行肾上腺切除，但预后不佳。

凡需行手术治疗者，术前必须做好充分准备，口服螺内酯每日 60～80mg，并服用 KCl 每次 10ml，每日 3 次，随时监测血钾、血压变化并酌情调整用药剂量。因肿瘤一般为单侧，故切除一侧肾上腺肿瘤乃至肾上腺切除后，不会发生肾上腺皮质危象，因此不必补充糖皮质激素。术后几天之内仍需适量补充 KCl，短期内血压下降不满意者可酌情加用降血压药，多有程度不同的好转。总之，除肾上腺皮质癌外，其他类型的原发性醛固酮增多症治疗效果是肯定的。

【预后】

醛固酮腺瘤和单侧肾上腺增生的患者术后血钾可以恢复正常，血压得到改善，其中 35%～60%高血压可以治愈（血压＜140/90mmHg，无需服用降血压药物）。约 80%的患者 1 个月内血压正常或大幅下降并稳定，其余最多不超过 6 个月，但也有 1 年内可继续下降的。高血压病史不超过 5 年，术前螺内酯治疗有效，术前服用不超过 2 种降压药即可控制血压，术前高 ARR 比值以及没有高血压家族史是术后血压显著改善的重要预后因素。

第三节　儿茶酚胺症

儿茶酚胺症包括肾上腺嗜铬细胞瘤、副神经节瘤及肾上腺髓质增生。嗜铬细胞瘤 10%左右来自腹主动脉旁、盆腔、膀胱或纵隔，亦称副神经节瘤。肿瘤大多为单发，大小不一，小者 1～2cm，大者可在 10cm 以上。10%左右无内分泌功能，10%为多发或双侧肾上腺病变。恶性肿瘤占 10%左右。极少数有家族史，原因不详。

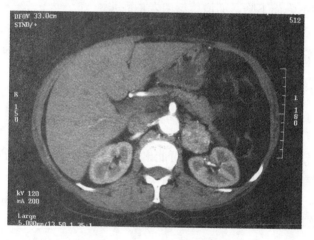

图 64-3-1　左肾上腺嗜铬细胞瘤

嗜铬细胞瘤/副神经节瘤的主要临床表现为阵发性高血压，是由于肿瘤分泌过多的儿茶酚胺引起的。临床也不乏虽无临床症状但有内分泌功能的嗜铬细胞瘤，一般是在体格检查时发现，手术探查过程中表现为血压明显波动。也发现少数无内分泌功能的肿瘤，无论术前、术中怎样刺激肿瘤，血压均无明显改变。肾上腺嗜铬细胞瘤可合并甲状腺髓样癌，即多发性内分泌腺瘤 Ⅱ 型的病理表现。肿瘤有完整的包膜，表面有怒张静脉丛。肿瘤剖面为棕色或棕黄色，部分肿瘤内因有出血、坏死而表现为囊性或囊实性。肿瘤细胞为不规则多角形，细胞可被铬盐染色，故称之为嗜铬细胞瘤。

肾上腺髓质增生发病率明显低于嗜铬细胞瘤，表现为双侧肾上腺体积增大，其程度可不一致，影像学检查见髓质与皮质体积比增大，有亦的呈结节样增生表现（图 64-3-1）。

【病因及病理】

嗜铬细胞瘤/副神经节瘤占高血压患者的 0.1%～0.6%，病因尚不明确，可能与遗传有关。近年来研究表明约 30%有家族遗传背景，并已明确致病基因：Von Hippel-Lindau 病（VHL 基因突变）、多发内分泌肿瘤-1 型（MEN1 基因突变）、多发内分泌肿瘤-2 型（RET 基因突变）、家族性嗜铬细胞瘤/副神经节瘤综合征（SDHD、SDHB 或 SDHC 基因突变）、神经纤维瘤病-1型（NF-1基因突变）等。

嗜铬细胞瘤大部分为良性肿瘤，呈分叶状或球形，表面有包膜，血管丰富，间质很少，常有出血及坏死。恶性嗜铬细胞瘤组织学检查不能预测恶性或转移，当出现淋巴结、肝、骨、肺等转移及局部复发者才是真正的恶变。

肾上腺髓质增生病因尚不清楚，可作为单独病症出现，一般双侧病变，但增生的程度有时并不一致。临床病理可见肾上腺尾部和两翼都有髓质存在，细胞增大，髓质与皮质比例增大，肾上腺髓质重量也增加。其临床表现与嗜铬细胞瘤基本相同。

【临床表现】

1. 高血压　有内分泌功能的嗜铬细胞瘤其典型的临床表现为突发性、阵发性高血压。当情绪不稳定、体位突然变化等刺激肿瘤时，血压可突然升高，个别人有时用血压计测不出最高数值。患者表现为剧烈头痛、视物模糊、心悸、出冷汗、四肢发冷。每次持续20～30分钟，发作频率亦不相等，可一日数次亦可数日一次。有的患者可自行缓解，少数会出现高血压危象危及生命。病史越长、发作越频繁者，儿茶酚胺心肌病发病率越高，严重者可出现心力衰竭、肺水肿，更有甚者可导致昏迷以至死亡。持续性高血压伴阵发性加重者，部分可合并肾血管性高血压。除儿茶酚胺分泌增多外，由于肿瘤较大压迫肾动脉使之明显狭窄，造成肾缺血，肾素、血管紧张素、醛固酮分泌增多而致。极少见的嗜铬细胞瘤合并原发性醛固酮增多症的肿瘤患者亦可表现为持续性高血压。

2. 代谢异常　儿茶酚胺分泌增多使代谢发生异常。表现为血糖升高，尿糖和糖耐量异常，肝糖原分解加速，胰岛素分泌受抑制，胆固醇升高。肿瘤切除后可恢复。

3. 特殊类型的表现　膀胱嗜铬细胞瘤较少见，当膀胱充盈或排尿时，由于肿瘤受刺激产生高血压，同样表现头痛、大汗、四肢发冷、心率加快以至晕厥，排尿间歇期缓解。

4. 肿瘤复发　部分肿瘤切除后有复发或再发，临床表现无异，应警惕恶性嗜铬细胞瘤的可能性。

【诊断】

儿茶酚胺症的诊断依靠典型的临床症状、实验室检测及影像学检查。

1. 临床症状　阵发性高血压频繁发作伴相应症状出现时，应考虑嗜铬细胞瘤的诊断。对无高血压病史而突发心力衰竭，又找不到其他病因者亦应考虑为儿茶酚胺心肌病所致。对上腹部隐痛、腰背部不适、查体发现肾上腺区有占位性病变者应行相应实验室检查，以除外嗜铬细胞瘤。

2. 实验室检查　肾上腺髓质激素及其代谢物测定。

（1）儿茶酚胺（CA）定性试验：连续3次检测尿儿茶酚胺阳性应考虑儿茶酚胺症。

（2）CA的代谢产物香草扁桃酸（VMA）定量测定：连续3次检测24小时尿，若测定值超过正常1倍以上，诊断应成立。

（3）去甲肾上腺素（NE）、肾上腺素（E）及多巴胺（DA）是CA的组成部分，该项检测比较敏感，若NE、E增高至正常值数倍应诊断为儿茶酚胺症。

（4）酚妥拉明（regitine）抑制试验：当高血压发作时，应用酚妥拉明做抑制试验，血压若迅速下降则为阳性，临床有诊断意义。

（5）胰高血糖素激发试验：怀疑本病但血压又不高时，应用胰高血糖素做激发试验可使血压明显升高，较之用组胺更为安全。但仍有一定风险，目前临床上少用。

（6）无症状但有内分泌功能之肿瘤血中NE和E测定值升高，血压不高是由于结合多巴胺（DA）明显升高，对抗了NE及E的收缩血管作用，使内脏血管、肾血管扩张而致。

（7）DA异常升高应警惕恶性嗜铬细胞瘤。

（8）肾上腺髓质增生的实验室检查与嗜铬细胞瘤基本相同。

3. 影像学检查　儿茶酚胺症 90％ 为嗜铬细胞瘤所致，而手术是最有效的治疗方法，因此肿瘤的定位至关重要。

（1）B 超检查：对 1cm 以上肿瘤阳性发现率非常高，又因其无创伤、价格便宜、检查方便故应为首选。

（2）CT 检查：是嗜铬细胞瘤最重要的影像学检查，可判定肿瘤的大小、数目、形态及与周围脏器之关系，并能预测手术的难易程度、手术切口之选择。CT 对异位嗜铬细胞瘤的诊断阳性率可达 70％ 以上。肿瘤包膜清楚，瘤体呈低密度实质性，部分因有坏死、出血而表现为双侧肾上腺体积大、变厚，并无明显肿瘤影像表现。

（3）MRI 检查：对于较大肿瘤行此检查可进一步明确与周围组织的关系，显示三维立体解剖感观，但其检查阳性率并不优于 CT。对于儿童、妇女或其他需减少放射性暴露者或对 CT 造影剂过敏者应考虑使用。

（4）血管造影：血管造影属有创伤性检查，在一般情况下可不采用，但对体积较小的肿瘤及异位肿瘤的发现有一定帮助。

（5）[131]I-间位碘苄胍（[131]I-MIBG 肾上腺髓质显像）：该药与 NE 相似，可被嗜铬细胞摄入，由标记的放射性核素示踪，能显示嗜铬细胞瘤的部位。对多发、异位或转移的肿瘤诊断阳性率高于 CT 及 B 超。该检查目前国内仅少数医院开展。

（6）奥曲肽（[111]铟标记的生长抑素八肽，一种合成的生长抑素类似物）进行生长抑素受体闪烁扫描方法对于嗜铬细胞瘤特别是恶性嗜铬细胞瘤定位上有一定作用，其特异性可达到 94％。该检查目前国内仅北京协和医院等少数医院开展。

（7）正电子断层摄像技术（PET 显像）：常用于症状提示嗜铬细胞瘤，生化试验阳性，但常规影像学检查不能定位者。

（8）具有典型嗜铬细胞瘤症状，影像学检查无肿块者，应该考虑肾上腺髓质增生的可能，CT 检查显示肾上腺体积增大，[131]I-MIBG 肾上腺髓质扫描有助于诊断。

【治疗】

手术是唯一根治的方法，其治疗效果与病史长短、发作频繁程度有关。病史短、症状较轻者效果良好；病史越长，高血压越可能成为不可逆性。因此，诊断一经确立，在充分做好术前准备的情况下应尽早手术。

1. 术前准备　充分的术前准备是保证手术成功的关键，特别是已发生儿茶酚胺心肌病患者，必须有效地控制血压使之恢复正常或接近正常，心律失常得到有效改善，心肌损害得以恢复，全身血管血容量恢复正常分布。

（1）α-受体阻断药的应用：应用该药后周围血管阻力降低，静脉回心血量增加，血压下降。常用药物为酚苄明，每日 30～60mg，分 3 次服用，应用 1 周左右应视血压情况增减剂量。国产酚苄明也具有良好的降压效果且价格便宜。在一般情况下，术前至少应用 2 周。部分肿瘤过大压迫肾血管合并肾血管性高血压患者，除应用 α-受体阻断药外，还应同时应用血管紧张素转换酶抑制剂，以消除肾素-血管紧张素升高引起的肾血管性高血压。钙离子通道阻滞剂能够阻断去甲肾上腺素介导的钙离子内流入血管平滑肌细胞内，达到控制血压和心律失常的目的，还可改善心功能，临床可以与 α-受体阻断药联用。

（2）β-受体阻断药的应用：对于心律不齐，心率 120 次/分以上者应使用该药。这些药物抗心律失常效果明显，不引起心力衰竭及哮喘。常用的药物为普萘洛尔，每次 10mg，每日 3 次，应使心率控制在 80 次/分之内为好。上述药物治疗 2 周以上绝大多数患者均已具备手术条件，少数仍需调整剂量或用药时间。

（3）术前扩充血容量：在调整血压后，一般可在术前 3 天充分扩容，以扩张毛细血管床，补充血容量。对保证肿瘤切除后维持循环稳定极为重要，特别对于那些术前无症状的嗜铬细胞瘤，亦应进行充分的术前准备，才能保证顺利渡过围术期。

术前药物准备的时间至少 10～14 天，症状发作频繁者应考虑 4～6 周，以下几项指标可以帮助判断是否准备充分：①血压稳定在 120/80mmHg 左右，心率<80～90 次/分；②无阵发性血压升高、心悸、多汗等现象；③体重呈增加趋势，血细胞比容<45％；④轻度鼻塞，四肢末端发凉感消失或有温暖感，甲床红润等。

2. **手术治疗**　嗜铬细胞瘤 90％位于肾上腺，因此麻醉多选静脉全身麻醉。一是使切口松弛便于暴露肾上腺，特别是肿瘤较大时有利于操作；二是可避免术中损伤胸膜带来的麻醉管理不便。麻醉后先采用血管扩容补充液体，进一步改善全身血液分布，使血压基本保持平稳。术中密切监测血压变化并给予相应的处理。术中、术后最好监测中心静脉压。近些年来由于对该病的病理生理变化有了新的认识，术前充分准备为手术的安全性打下了良好的基础。近 20 年来，作者所在医院对该病的治疗尚未发生重大手术风险。

对于单侧肿瘤手术切口，选择经第 11 肋或第 11 肋间腰部切口，此切口容易暴露肾上腺。对较大肿瘤可采用胸腹联合切口，避免损伤肝、脾、胰腺及主要血管，手术安全性高。双侧多发性肿瘤可选经腹横切口，同时显露双侧肾上腺。异位嗜铬细胞瘤应根据具体情况选择切口。术中应尽力减少刺激肿瘤，减少血压波动。如果肿瘤与周围组织明显粘连又不能完整取出时，可行包膜内肿瘤剜除术。

双侧肾上腺肿瘤切除后，可发生残留肾上腺组织功能低下，表现为心悸、憋气、乏力，以至发热，此时应补充糖皮质激素。因此对该类患者应特别注意严密监测一系列指标。恶性嗜铬细胞瘤术前、术中、术后包括病理诊断均不能非常明确肯定，因此应注意病情变化，若有复发乃至多次复发，应考虑为恶性。

随着腔内泌尿外科的发展，应用后腹腔镜技术切除肾上腺肿瘤目前已广泛应用于临床治疗，相对于开放式手术而言，由于腹腔镜具有视野放大作用，可以做到局部精细解剖，术中儿茶酚胺释放少、血压波动幅度小、创伤小、术后恢复快、住院时间短等优点，是肾上腺嗜铬细胞瘤首选的治疗方法。对于病例的选择取决于肿瘤的大小和术者的临床经验。一般来说对 5cm 以下肿瘤适合应用该法，但肿瘤大小不是绝对的限制条件。

对于恶性嗜铬细胞瘤手术切除原发病灶仍是主要治疗手段，虽对生存时间延长可能帮助有限，但可以有效控制血压等相关症状。对于无法手术或多发转移的患者，可以采用[131]I-MIBG 放射性核素治疗，大剂量放射性核素治疗可以延长生存时间，缓解症状，但长期疗效欠佳。

肾上腺髓质增生同样应手术治疗，将增生更为明显的一侧肾上腺全切除，对侧切除 1/2 或 2/3，术后观察血压变化及恢复情况。

【预后】

嗜铬细胞瘤/副神经节瘤的预后与患者年龄，肿瘤良、恶性，有无家族史及治疗早晚等有关。良性病例 5 年生存率超过 95％，但约 50％仍有高血压。恶性嗜铬细胞瘤/副神经节瘤 5 年生存率约为 50％，肝、肺转移较骨转移者预后差。

（田　野　丰　琅）

第六十五章　男性性功能障碍、不育和节育

第一节　概　述

男科学（andrology）是专门研究男性生殖系统结构和功能的基础与临床相结合的一门多学科相互渗透的医学和生殖生物学的分支，已成为医学领域中的一门新兴学科。

男性生殖系统器官分为内、外生殖器两部分。内生殖器包括生殖腺、输精管道和附属性腺。生殖腺是睾丸，是产生精子的场所，也是分泌男性激素的内分泌器官（图 65-1-1）。

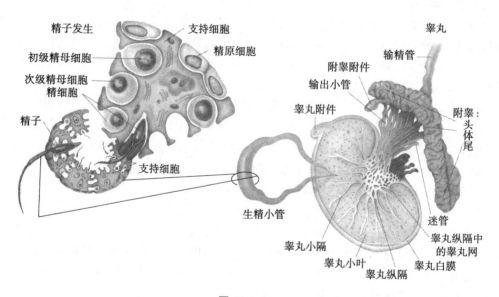

图 65-1-1

输精管道包括附睾、输精管、射精管和排尿公用的尿道。附属性腺包括精囊腺、前列腺、尿道球腺。外生殖器包括阴茎、阴囊，阴茎是男性外生殖器的主体，位于阴囊上方耻骨之前；阴囊位于阴茎根部与外阴之间，内藏睾丸、附睾和精索的一部分（图 65-1-2）。

男性生殖生理活动包括：精子发生、精子成熟及精子排出。广义地说还包括精子在女性生殖道内的变化，如精子穿过宫颈黏液，精子的获能，直至受精、卵裂与着床，上述这一系列活动均在神经内分泌腺的控制调节下进行。整个男性生殖活动是一个有规律、有顺序而且协调的生理过程，阻碍或干扰了其中任何一个环节均可能影响正常的生育能力。

男性生殖活动有别于女性的几个特点如下：女性每月只排卵一次，有明显周期性，而男性一旦发育成熟，睾丸就有条不紊地持续产生精子；女性按每个月排出一个成熟卵子计算，一生中排出 400 多个卵子，而男性却每日可能产生 10^8 个以上精子；女性到绝经期后一般不再排卵，已失去生育能力，男性的生育能力年龄明显比女性长，睾丸衰退是渐进性过程，到 70 岁甚至是 80 岁以上还有正常性功能并具有生育能力。男性的性功能相对地说是一个更为主动而

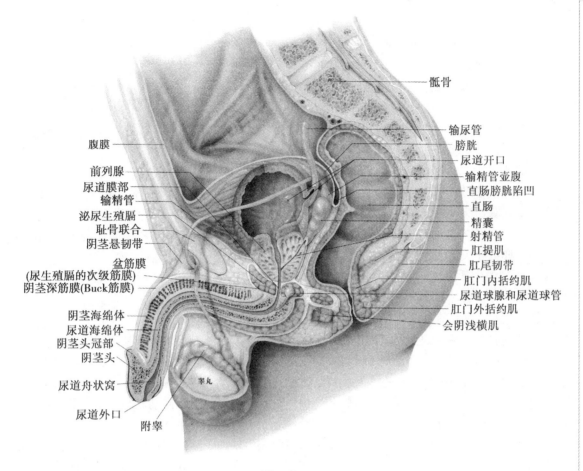

骶骨
输尿管
膀胱
尿道开口
输精管壶腹
直肠膀胱陷凹
直肠
精囊
射精管
肛提肌
肛尾韧带
肛门内括约肌
尿道球腺和尿道球管
肛门外括约肌
会阴浅横肌

腹膜
前列腺
尿道膜部
输精管
泌尿生殖膈
耻骨联合
阴茎悬韧带
盆筋膜
(尿生殖膈的次级筋膜)
阴茎深筋膜(Buck筋膜)
阴茎海绵体
尿道海绵体
阴茎头冠部
阴茎头
尿道舟状窝
尿道外口
附睾
睾丸

图 65-1-2

复杂的神经反射活动，精神和心理因素起着相当重要的作用。男科学的研究范畴为人类生殖医学中的男性生育、不育和节育（生育调节），它的主要任务是探索男性生殖、生育的本质和规律，进一步了解男性生殖器官的具体功能，以推进男性生殖系统疾病的防治和男性生育调节的研究与应用。

第二节　男性性功能障碍

　　正常男性性功能包括性欲、性兴奋、阴茎勃起、性交、射精和性欲高潮等。其中任何环节不正常而影响正常性功能活动时，称为男性性功能障碍。其中勃起功能最为重要。

　　勃起功能障碍俗称为阳痿。由于阳痿概念模糊且具有贬义，现改称为勃起功能障碍（erectile dysfunction，ED），是指至少在 3 个月内反复出现或持续不能达到或维持充分的阴茎勃起以获得满意的性生活。

【流行病学】

　　ED 现已成为影响全球 1 亿多男性健康的普遍性疾病，大约半数 40 岁以上男性存在不同程度的 ED，1/3 的 40 岁以上患者为中度或完全性 ED，ED 可导致抑郁、丧失信心、自卑或日益焦虑。ED 患者的孤僻及自我封闭可能会恶化夫妻关系，可能成为影响婚姻家庭幸福的因素，因此 ED 是一个重要的男性疾病。

【病因】

　　阴茎勃起涉及神经、血管、内分泌系统等生物学以及精神心理学等非生物学因素的相互影响、相互作用，其中任一因素的异常均可导致勃起功能障碍，但大部分病例几种病因同时存在。

绝大部分 ED 病例中器质性因素起重要作用，70%～90% 的 ED 与常见病、手术与创伤、药物及生活方式有关。

1. 全身性疾病　如高血压、糖尿病、心血管病、高脂血症、抑郁症、肾衰竭、肝衰竭。

2. 神经系统疾病　如老年性痴呆、多发性硬化、脑卒中、脑炎、外周神经病变。

3. 内分泌异常　如甲状腺功能亢进症、甲状腺功能减退症、性腺功能低下、高催乳素血症。

4. 阴茎疾病、心理性疾病（紧张、焦虑或抑郁）。

5. 手术与创伤　神经系统损伤（脊髓损伤）、盆腔损伤（创伤、手术、放疗）、泌尿系统损伤（前列腺切除术、经尿道前列腺电切术），常引起 ED。

6. 某些常用的药物治疗　如抗高血压药、中枢神经系统药物、三环类抑郁药物、非甾体消炎药，亦可导致 ED。

7. 不良的生活方式　如吸烟、酗酒、应用消遣药物（recreational drug，指能够提高性功能的药物）等，也是 ED 的危险因素。

【阴茎勃起的解剖生理和生理机制】

阴茎勃起受到下丘脑性中枢调控和勃起的外周调控，阴茎勃起的基础是阴茎动脉的扩张和阴茎海绵体小梁的舒张。当动脉和小梁内平滑肌收缩时阴茎处于松弛状态，反之，则阴茎勃起。阴茎勃起的发生分启动、充盈及维持三个期。①启动期：当心理、神经、内分泌的刺激活动通过自主神经传出冲动，使阴茎血管和海绵体小梁平滑肌松弛，启动勃起。②充盈期：平滑肌松弛使海绵体动脉和螺旋动脉扩张，海绵窦内血流增加，窦状隙成为扩张和血液滞留状态。③维持期：随着窦状隙的膨胀，海绵体小梁对白膜压力增加，从而压迫白膜下静脉，使窦状隙内血流受阻，海绵窦内压力增加，白膜伸展容积增加，导致内、外层之间的导静脉闭塞，进一步减少静脉回流达最少的程度，结果使阴茎坚挺勃起。

阴茎勃起消退时随着射精过程出现交感神经兴奋，使螺旋动脉和海绵体平滑肌的张力增加，使动脉血流减少，随着海绵窦内压力降低，小梁对白膜下静脉压力也松弛，静脉回流增加，阴茎疲软。腰骶部脊髓内有射精中枢，射精中枢的兴奋性在正常情况下较勃起中枢为低，性交时勃起中枢的刺激经一定积累后，引起射精中枢兴奋而出现射精，在有节律的射精动作出现的同时达到情欲高潮。射精后，性的兴奋急剧消退，阴茎逐渐松弛软化。

【诊断】

诊断包括详细的病史、体格检查、实验室检查和必要的特殊检查。

1. 病史　详细了解性生活史、疾病史和社会心理活动经历是诊断和评估 ED 的基础。勃起功能障碍症状评分是一种简便、有效的性功能问卷，常用的是勃起功能国际指数问卷-5（IIEF-5）（表 65-2-1）。它由 Rosen 1988 年按勃起功能障碍的定义设计，设计勃起功能的三个问题、性生活的总体满意度和患者对阴茎勃起及维持勃起的信心各一个问题。其评判标准为：评分≤21 诊断勃起功能障碍，评分＞21 诊断无勃起功能障碍，灵敏度为 98%，特异度为 88%。

2. 体格检查　ED 患者体检的重点是泌尿、生殖系统，血管系统，神经系统及内分泌系统。

3. 实验室检查　推荐的经典的男性性功能障碍的实验室检查包括，快速血糖、血脂以及雄性激素的检测。这些试验是鉴别或确诊特殊原因（例如：性腺功能发育不良）的首要指标，并且可以评价药物并存症、伴随疾病（如糖尿病、高脂血症）的角色。

表 65-2-1　男性勃起功能问卷

得分	0分	1分	2分	3分	4分	5分
1 您对获得勃起和维持的自信程度如何？		很低	低	中等	高	很高
2 您受到性刺激而有阴茎勃起时，有多少次能够插入？	无性活动	几乎没有或完全没有	少数几次（远少于一半时间）	有时（约一半时间）	大多数时候（远多于一半时间）	几乎总是或总是
3 您性交时，阴茎插入后，有多少次能够维持勃起状态？	没有尝试性交	几乎没有或完全没有	少数几次（远少于一半时间）	有时（约一半时间）	大多数时候（远多于一半时间）	几乎总是或总是
4 您性交时，维持阴茎勃起直至性交完成，有多少困难？	没有尝试性交	困难极大	困难极大	困难	有点困难	不困难
5 您性交时，有多少次感到满足？	没有尝试性交	没有尝试性交	少数几次（远少于一半时间）	有时（约一半时间）	大多数时候（远多于一半时间）	几乎总是或总是

4. 其他特殊检查

（1）夜间阴茎勃起试验（NPT）：有助于鉴别器质性 ED 和心理性 ED。

（2）血管方面的检查：如阴茎海绵体血管活性药物注射试验、阴茎超声检查。

（3）神经方面的检查：如心率控制试验、心血管的反射检测试验、阴茎生物震颤域测量等。

【治疗】

针对引起 ED 的可改变因素，包括：①改变不良的生活方式和去除心理性疾病；②性知识咨询；③去除可逆性的内分泌性、相关药物等危险因素；④对外伤、解剖异常等疾病的治疗。

针对引起 ED 的治疗，包括：

1. 性心理治疗。

2. 口服促勃起药物　常用的药物有：①磷酸二酯酶-5（PDE-5）抑制剂，西地那非作为第一代这类药物在 1998 年被 FDA 认证，从那以后又增加了伐地那非和他达那非，对非器质性和器质性 ED 均有效。在性刺激存在的情况下能有效地增强阴茎勃起，其起效时间为 30～60 分钟，禁与硝酸酯类药物合用。三种 PDE-5 抑制剂对于治疗 ED 并没有明显差异，都表现出良好的耐受性，并有相同的禁忌证。伐地那非是唯一需预防心脏传导阻滞的 PDE-5 抑制剂。②育亨宾是双向 α_2 肾上腺素受体阻断药，可增加性欲。对心理性 ED 有一定疗效，对器质性 ED 疗效甚微。③酚妥拉明，是外周性的 α 肾上腺素受体阻断药。

3. 局部治疗　海绵体内自我注射活性药物曾是 ED 治疗的主要方法，常用前列腺素 E_1（PGE1）、酚妥拉明和罂粟碱的各种组合混合性药物注射，前列腺素 E_1 乳膏，经尿道给药。局部治疗均有疼痛的不良反应。

4. 真空环缩装置（VCD）　是一种无创的、效果较好的治疗方法。该装置通过外力给阴茎施以负压，静脉血可借此充盈阴茎，并通过置于阴茎根部的弹性缩窄环限制血液回流，从而使阴茎勃起。

5. 半硬性和可膨胀性阴茎假体移植、阴茎血管重建术　由于创伤性大、不可逆性和有潜在的并发症，仅适于严重的、各种治疗效果不佳的顽固性 ED 患者。

早　泄

早泄定义尚有争议，一般认为性交时阴茎能勃起，但对射精失去控制能力，阴茎插入阴道前或插入即射精。

传统观点认为早泄大都是心理原因。近年来研究发现，这类患者还存在阴茎感觉过敏，或由于包皮阴茎炎和前列腺炎等疾病诱发。

治疗早泄需根据其发病原因，首先治疗其发病原因和诱发因素，并由妻子密切合作，采取性感集中训练法，克服对性行为的错误认识和自罪感，建立和恢复性的自然反应，可取得较好效果。

第三节　男性不育症

夫妇同居一年或更长时间，未采用避孕措施，女方不能受孕，或者能受孕，但不能怀胎、分娩，统称不育（infertility）。由男方原因所致的不育称男性不育。男性生育能力的基本条件是：①具有完善的下丘脑、垂体、睾丸和附属腺体系统；②具有平衡协调的下丘脑释放激素、促性腺激素和睾丸激素；③具有正常的精液输出通道；④所有生殖器官具有正常的血运和神经支配。所有，男性不育不是一种独立的疾病，而是很多疾病或因素造成的结果。

【病因】

一般将引起男性不育的原因分为睾丸前原因（先天性或后天性下丘脑、垂体疾病，或者能引起下丘脑-垂体轴改变的外周器官疾病）、原发性睾丸病变和睾丸后原因（表65-3-1）。

表 65-3-1　男性不育的病因分类

睾丸前原因	睾丸性原因	睾丸后原因
下丘脑病变	先天性异常	勃起功能和射精功能障碍
Kallmann 综合征	Klincfelter 综合征	精子运输障碍
选择性 LH 缺陷症	Y 染色体异常	输精管、附睾、精囊发育异常
选择性 FSH 缺陷症	纤毛不动综合征	尿道下裂
先天性低促性腺激素综合征	睾丸下降不全	后天性输精管损伤和炎症性梗阻
垂体病变	感染性疾病	附属性腺疾病
垂体功能不全	各种睾丸炎	前列腺炎
高催乳素血症	理化因素和环境因素	精子功能障碍
内分泌异常	全身性疾病	特发性原因
雌激素/雄激素过多	损伤和手术	
糖皮质激素过多	血管疾病	
甲状腺功能亢进或减退症	精索静脉曲张 睾丸扭转 免疫性疾病 特发性不育	

【诊断】

1. 病史　应特别注意采集与不育相关的病史，包括：①生殖病史：性交频率和时间；不育的时间和既往生育史；青少年时期的疾病史和发育史；性生活史；性腺毒性物质接触史等。②系统疾病史。③外科手术史。④用药史和药物过敏史。⑤家族生育史等。

2. 体格检查　除了全身一般检查外，应特别注意生殖器官和副性征检查，包括：①阴茎的检查（注意尿道口的位置）；②睾丸的触诊和大小的测量；③输精管和附睾是否存在；④是否存在精索静脉曲张；⑤副性征发育情况，如体型、毛发分布、乳房发育；⑥直肠指检取前列腺液。

【实验室检查】

常规检查包括标准的精液常规分析和反映睾丸功能的内分泌测定。

1. 精液分析　是评估男性生育能力的重要依据。要特别注意采集精液的正确方法和检验项目齐全。采集精液时应禁欲至少 48 小时，但不超过 7 天，两次采集间隔应大于 7 天，但不能超过 3 周。最好在实验室附近的房间单独进行，否则应在采集后 1 小时内紧贴身体的口袋内保持一定温度尽快送实验室。根据 WHO 推荐标准的精液常规分析变量应包括精液的量、pH、精子密度、精子总数、精子活力、精子形态、精子存活率、精液中白细胞数等（表 65-3-2）。

表 65-3-2　精液分析正常值范围

指标	正常值范围
颜色	乳白色或灰白色，长期未排精呈浅黄色
量	2～6ml
pH	7.2～8.0
液化	少于 60 分（一般 5～20 分）
气味	栗子花味，也描述为罂粟碱味
精子密度	$\geqslant 20 \times 10^6$/ml
精子总数	每份$\geqslant 40 \times 10^6$/ml
活动精子数（采集 60 分钟内）	前向运动（a 级和 b 级）精子比率$\geqslant 50\%$ 或快速前向运动（a 级）精子比率$\geqslant 25\%$
精子存活率	$\geqslant 75\%$精子存活
精子形态	$\geqslant 30\%$正常形态
白细胞数	$< 1 \times 10^6$/ml
培养	菌落数$< 10^3$/ml

2. 内分泌功能测定　包括睾酮（T）、间质细胞刺激素（黄体生成素，LH）和精子生成素（尿促卵泡素，FSH）及雌激素、催乳素。

3. 特殊实验室检查　有 10%～20%的不育是不明原因的，因此不仅要知道精子数和活力，还要了解精子的功能和真正的质量。因此需要一些特殊的检查来确定其他精液参数是否异常，这些实验包括精液中的白细胞计数、抗精子抗体试验（免疫株试验和 MRA 试验）、严格的形态学检查、精子低渗肿胀试验、宫颈黏液/精子相互作用测定、精子获能试验、精子穿透试验、遗传学筛查（染色体检查和 Y 染色体微缺失分析）等。

4. 其他检查　用于患者不育原因的其他检查包括射精后尿液分析、经直肠超声检查、阴囊超声检查、睾丸活检和输精管造影。

【治疗】

男性不育病因复杂，治疗相对困难。治疗原则是在明确病因的基础上，采取不同的治疗方案。

1. 手术治疗　外科治疗男性不育症分三类：诊断手术、提高精子生产的手术和提高精子传输的手术。诊断性手术包括睾丸活检、精囊抽液及输精管造影。提高精子生产的手术包括精索静脉曲张、睾丸下降不全、垂体瘤等的手术，无睾症的睾丸移植。提高精子传输的手术包括输精管吻合术、显微外科附睾输精管吻合术等。通常在输精管切除术之后，同时手术治疗解剖型、先天性和器质性不育，如尿道下裂、勃起和射精功能障碍等。

2. 非手术治疗　男性不育症的非手术治疗主要分为两类：特异性治疗和经验性治疗。

（1）特异性治疗：是针对一些明确的引起不育的原因进行治疗，如促性腺激素治疗促性腺激素低下的性腺功能低下，高催乳素血症、先天性肾上腺增生、免疫性不育、生殖道感染等的特异性药物治疗。

（2）经验性治疗：是指一些现代认为可以提高和增强精子活力的药物，其作用机制不同，也不十分清楚。目前被列为经验性治疗类的药物包括抗雌激素的克罗米酚、雄激素、促性腺激素、溴隐亭、精氨酸、激肽释放酶、维生素类、阿米曲替林等，均可依据病情选用。

3. 中医中药治疗　多为经验性治疗。对少精症、精子活力低下、精液不液化等有一定疗效。

4. 辅助生殖技术　包括人工授精、体外授精与胚胎移植（试管婴儿）和显微授精技术（ICSI）等现代医学助孕技术。

第四节　男性节育

男性计划生育也称男性生育调节，是男科学的一个重要课题，是限制人口数量，提高人口素质的基本国策得以落实的重要方面。本节扼要介绍男性生育专业技术特点。男性生育是根据男性生殖生理特点，采取措施阻断男性升值过程的某一个环节，以达到男性节育的目的。男性节育包括男性避孕和男性绝育。然而，目前能被采用与推广的男用节育技术十分有限，男性避孕药物的研究虽有进展，但仍未能广泛应用于临床。

一、男性避孕

（一）性交中断

性交中断是目前一致的最古老的避孕方法，至今仍有人使用性交中断来达到节育目的，但其并不复合性生理。

（二）体外排精

体外排精即将射精且尚未排精时，将阴茎拔出阴道。有一定作用，但仍有受孕可能。

（三）会阴尿道压迫

会阴尿道压迫即将射精尚未射精时，用手压迫会阴尿道，同时将阴茎拔出阴道。因体位关系，行动时非常不便。

（四）避孕套

避孕套也叫阴茎套，是应用广泛的避孕方法，最初是为了预防性传播疾病。用于避孕已有250年历史。应用避孕套节育简便易行，安全可靠。使用时要注意使用方法和注意事项。

（五）自然避孕法

根据女性月经周期，判断排卵前后的易受孕期，进行周期性避孕。目前判断易受孕期的方法有日历表法、基础体温法、症状-体温法和宫颈黏液法。

（六）杀精药物避孕法

在性生活前将杀精药物放入阴道内，杀伤排入阴道内的精子，达到避孕的目的。目前常用的有孟苯聚醇和壬苯醇醚配制而成的泡沫剂、霜剂、片剂和药膜等。

男性避孕必须具备无害、效果可靠、简便和不影响性生活及性交快感等原则。

二、男性绝育

通过手术切断、结扎、阻塞的方法，使输精管管道被永久性阻断的一种节育方法。

（一）输精管结扎术

这是目前最安全、有效、简便、经济的男性节育方法之一，其手术失败率低，并发症少。

1. 适应证　已婚男性为实行计划生育，经夫妻双方同意，又对输精管结扎术有正确认识，且身体条件许可者都可施行此项手术。伴有腹股沟疝、鞘膜积液、精索静脉曲张时，可在手术时同时完成。

2. 禁忌证　对于患者有出血性疾病或有出血素质、精神病、严重的神经官能症、急性病、严重的慢性病、性功能障碍、各种生殖系统炎症、外生殖器皮肤病等疾病的男性均应禁忌或暂缓手术。

3. 术后并发症　男性输精管结扎术最大的优点就是较女性结扎术更安全、有效、简便、经济，但由于种种原因还有个别人在术后发生某些并发症。常见的男性结扎术后并发症有出血与血肿、感染、痛性结节、再生育、附睾精子淤积症与性功能障碍等。

（二）输精管黏堵术

用注射器针头经阴囊直接穿刺输精管，推注凝固剂，使输精管堵塞，达到绝育目的。

用输精管黏堵术绝育后，遇特殊情况，要求再生者，可在显微外科下进行输精管再吻合。

（曹凤宏）

第六篇

神经外科

第六十六章　颅内压增高

颅内压增高（increased intracranial pressure，intracranial hypertension）是神经外科中最常见的一组临床综合征，几乎很多神经外科疾病都有不同程度的颅内压增高，掌握其诊断和治疗方法是学习神经外科的重要基础。

第一节　颅内压的生理

颅腔是由颅骨及各颅骨间连接所组成的封闭体腔。正常成人颅缝闭合后，颅腔的容积为1400～1500ml。颅腔主要容纳脑组织、脑脊液和血液三种物质。

一、脑组织

成人脑组织的重量为1300～1500g，其体积为1150～1350ml，约占颅内总容积的80%（总容积1400～1500ml）。脑由硬脑膜所包绕，大脑镰和小脑幕将脑分隔为左、右两侧大脑半球及小脑和脑干，并经枕骨大孔与脊髓首端相连接。

二、脑脊液

脑脊液（cerebrospinal fluid，CSF）约占成人颅内容积的10%。成人脑脊液总量为120～150ml，45%位于颅腔内，55%位于脊髓蛛网膜下腔。脑脊液由脑室脉络丛生成，成人每分钟分泌0.3～0.5ml，每日分泌400～500ml。位于侧脑室的脑脊液经室间孔进入第三脑室，经导水管进入第四脑室，然后经第四脑室正中孔和侧孔入枕大池、蛛网膜下腔，最后上行至上矢状窦两旁被蛛网膜颗粒吸收进入上矢状窦的静脉血中，当颅内压与上矢状窦的压力差为0.66kPa（5mmHg）时单向瓣开放。颅内压增高时脑脊液的吸收可加快，对颅内压增高有一定的调节和缓冲作用。

三、脑血容量

成人脑血容量（cerebral blood volume，CBV）依据脑血流量的不同变化较大，占颅内容积的2%～11%。脑的血管主要由直径小于$300\mu m$的静脉和动脉组成，因此这些血管任何直径的改变都会引起脑血容量的改变。脑的血液供应是保证脑的正常生理活动所必需的物质基础，正常情况下脑血管存在着自动调节机制，使脑血流量保持稳定，不致出现较大幅度的变动。

四、颅内压调节与代偿

上述三种颅腔内容物的体积与颅腔容积相适应，使颅腔保持一定的压力，称为颅内压（intracranial pressure）。临床上通常以侧卧位时腰段脊髓蛛网膜下腔穿刺所测得的脑脊液压力代表颅内压。正常成人的颅内压为0.7～2.0kPa（70～200mmH₂O，5.25～15.0mmHg），儿童偏低，为 0.5~1.0kPa（50~100mmH$_2$O，3.75~7.5mmHg）。在生理状态下颅内压可以小范围地波动，它与血压、呼吸关系密切。血压收缩期及吸气时颅内压稍增高，舒张期及呼气时稍下降，咳嗽、用力时则颅内压增高。颅内压增高可通过脑脊液和血液调节，以维持颅内压稳定，其中以脑脊液的调节为主。当颅内压增高时，脑脊液分泌减少、吸收增多，另外有一部分脑脊液被挤入脊髓蛛网膜下腔而被吸收，使颅内脑脊液总量减少。另外，颅内压增高时可通过将颅内的静脉血加快排挤到颅外组织来调节颅内压。

正常情况下，颅腔内容物比颅腔容量少 10%，颅内压增高时可依靠脑脊液和脑血容量的减少来缓冲，因此，可缓解颅内压的代偿容积为颅腔容积的 8%~10%。当颅内病变的发展超过可调节的限度时，即产生颅内压增高。

第二节   颅内压增高

颅内压监护测得的压力或腰椎穿刺测得的脑脊液压超过 2kPa（200mmH$_2$O，15mmHg），即为颅内压增高。

一、颅内压增高的病因

任何原因引起颅内容物的容积增加或颅腔本身的容积减少均可能导致颅内压增高。

1. 颅内占位性病变   是颅内压增高的最常见原因，如颅内肿瘤、血肿、脓肿、各种寄生虫病、肉芽肿等。同时上述疾病引起的病变周围脑水肿、脑脊液循环通路梗阻所致的脑积水可进一步加重颅内压增高。

2. 脑体积增加   最常见的原因是脑水肿。脑水肿是由各种因素（物理性、化学性、生物性等）所致的脑组织内水分异常增多造成的脑体积增大和重量增加。颅脑外伤、颅内肿瘤、感染、出血或缺血性脑血管病及脑缺血、缺氧、中毒等疾病均可伴发脑水肿而使脑体积增加。

3. 颅内血容量增加   各种原因引起的高碳酸血症以及蝶鞍区、下丘脑、脑干等部位手术引起的脑血管自动调节麻痹，均可引起脑血管扩张，脑血容量急剧增加，致颅内压增高。另外，颅内静脉窦梗阻引起颅内静脉血流障碍造成脑淤血、水肿可使颅内压增高。

4. 颅内脑脊液容量增加   常见的原因有：①脑脊液分泌过多，见于脉络丛乳头状瘤或某些颅内炎症。②脑脊液回吸收障碍，见于脑脊液蛋白含量增高、颅内静脉窦血栓形成或蛛网膜下腔出血后，红细胞阻塞蛛网膜颗粒。③脑脊液循环通路受阻，如先天性导水管狭窄或闭塞、颅内占位性病变阻塞室间孔、导水管、第四脑室或炎症引起的脑池粘连等。

5. 颅腔本身容积减少   狭颅症、颅底陷入症等疾病患者因颅腔容积变小也可引起颅内压增高。

二、颅内压增高的病理生理

（一）影响颅内压增高的因素

1. 年龄   婴幼儿颅缝未闭，颅内压增高时可使颅缝分离而增加颅腔容积，从而缓解颅内压、延长病程的进展，老年人因脑萎缩使颅内代偿空间增多，在相当长的时期并不显示有颅内压增高，但这些代偿作用是有限度的。

2. 病变进展速度   20 世纪 60 年代 Langfitt 在猴的硬脑膜外放置一个橡皮囊，以每小时注射入 1ml 水开始使之逐渐扩张。在初期，由于颅内压调节作用存在，其颅内压并无明显变化，随着球囊的继续扩大，调节功能逐渐耗尽，颅内压也明显地升高，达到其临界值，如再注入少量水即引起颅内压的迅速升高，释放少量液体颅内压即显著下降。这种颅腔内容物的体积与颅内压之间的关系可以用图 66-2-1 的曲线来表示，称为颅内压力/容积曲线（pressure-volume

curve)。从图中可看出颅内压的水平部分代表高度顺应阶段（high compliance state），此时颅内压的代偿机制可缓冲颅内压增高；当这些代偿机制耗尽时，任何一些小的容积增加都会引起颅内压的急剧增高，压力-容积曲线急剧增高的部分为低顺应区（low compliance zone）。压力-容积曲线已成为神经外科的一个基本概念，临床上有助于对各种疾病演变过程的理解。当颅内病程加速进展时常在短时内出现颅内压增高的危象和脑疝。高度顺应阶段颅内容积改变较大时，颅内压力变化较小，此期说明颅内压尚处于可代偿的范围内，释放出少量脑脊液只引起微小的颅内压下降，而当颅内压增高已超过临界点时，释放少量脑脊液即可引起颅内压的明显下降，这一现象称为体积压力反应（volume-pressure response，VPR），是提示颅内压力增高程度的重要参数。

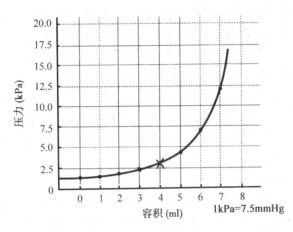

图66-2-1　颅内压力-容积曲线（×为临界点）

3. 病变部位　位于或接近脑室系统的病变，由于阻塞了脑脊液的循环通路造成脑室系统梗阻，即使病变不大，也易于引起颅内压增高，颅内大静脉窦本身或其邻近的病变使颅内静脉血回流障碍或影响脑脊液的回吸收，亦可使颅内压迅速增高。

4. 伴发脑水肿的程度　很多颅内病变常会合并有脑水肿引起颅内压急剧增高，如脑脓肿、脑转移瘤、脑结核瘤、脑寄生虫病及某些脑炎等常合并有严重的脑水肿，引起明显的颅内压增高。

5. 严重的全身系统性病变　如尿毒症、肝性脑病、严重的脑缺血、缺氧、各种毒血症、肺部感染、酸碱平衡失调、高热等都可引起继发性脑水肿，促使颅内压增高。

（二）颅内压增高的后果

1. 对消化系统的影响　主要导致胃肠功能紊乱，颅内压增高的患者中有部分表现为胃肠道功能的紊乱，出现呕吐、胃及十二指肠出血、溃疡和穿孔等。这与颅内压增高引起下丘脑自主神经中枢缺血而致功能紊乱有关，儿茶酚胺类递质增高造成胃黏膜血管缺血，胃黏膜防卫胃酸腐蚀能力下降，出现胃黏膜糜烂、水肿、溃疡、出血、穿孔等病变。

2. 对呼吸系统的影响　主要导致神经源性肺水肿，见于5%～10%的急性颅内压增高的病例中，是由于下丘脑和延髓受压产生应激反应使血儿茶酚胺类神经递质升高，引起全身血管收缩，大量血转移至肺循环内，肺血容量急剧增加，肺血管收缩，肺静脉压升高。另外，因全身血管收缩，左心房内压升高阻止肺静脉回流，这些血流动力学变化可导致急性肺水肿。

3. 对循环系统的影响　主要是对心肌和心血管功能的影响。颅内压增高可发生交感-肾上腺轴参与的应激反应，血儿茶酚胺类递质增高，可引起血流动力学改变及心肌电生理及心血管的改变，并可出现心肌缺血及梗死。

4. 对神经系统的影响

（1）首先是对脑血流量的影响，正常情况下脑血流量是较为稳定的，以平均动脉压和颅内压差来维持，而脑血管的自动调节功能对稳定脑血流量起着非常重要的作用。脑血流量的计算公式是：

脑血流量（CBF）＝［平均动脉压（mSAP）－颅内压（ICP）］/脑血管阻力（CVR）

平均动脉压减去颅内压又称脑灌注压（cerebral perfusion pressure，CPP），因此上面公式又可写为：

脑血流量（CBF）＝脑灌注压（CPP）/脑血管阻力（CVR）

从此公式可以看出脑血流量与脑灌注压呈正比，与脑血管阻力呈反比，任何程度的血压与颅内压的升降都会影响脑灌注压的升降。正常脑灌注压为 70～90mmHg。正常情况下，血压与颅内压的升降可伴有小动脉（阻力血管）的扩张与收缩，从而保持脑血流量的稳定，此种机制称为脑血流量的自动调节。颅内压增高引起脑灌注压下降时能通过脑血管扩张使其阻力降低，从而使脑血流量不变。颅内压较长时间高于 40mmHg 时，自动调节功能失效，脑血管不能做出相应的扩张，脑血流量急剧下降。当颅内压升至接近平均动脉压时，可出现脑血流停滞，患者处于严重的脑缺血状态，甚至出现脑死亡。

（2）其次是脑水肿，脑水肿是由各种因素（物理性、化学性、生物性等）所致的脑组织内水分异常增多造成的脑体积增大和重量增加。脑水肿可分为血管源性、细胞性、渗透压性及脑积水性四种。任何原因引起的颅内压增高均可影响脑的代谢和脑血流量而产生脑水肿，使脑的体积增大，进而加重颅内压增高。

（3）最后是脑疝（参见本章第三节）。

5. Cushing 反应　1900 年 Cushing 通过向犬蛛网膜下腔注入液体提高颅内压，降低脑灌注压。当颅内压接近动脉舒张压时，动物血压显著增高，脉搏缓慢，脉压增大，继之出现潮式呼吸，血压下降，呼吸停止，最后心搏停止死亡，此反应多见于急性颅内压增高。因此把颅内压增高所出现的生命体征改变（血压升高、脉搏减缓、呼吸变慢且不规律）称之为 Cushing 反应或颅内压增高危象的三联征。

三、颅内压增高的临床表现

颅内压增高在代偿期可无任何临床症状，随病程进展主要表现为头痛、呕吐和视神经盘水肿三主征，同时也可引起意识障碍和生命体征的变化。

1. 头痛　是颅内压增高的最常见症状，一般多位于额、颞部，在清晨和晚间较重，头痛程度随病程进展进行性加重。凡可诱发颅内压增高的因素，如用力、咳嗽等均可使头痛加重。

2. 呕吐　由于迷走神经受刺激而引起，多见于小脑幕下占位性病变，往往发生于清晨，典型者呈喷射性，与进食关系不大，不一定有恶心，小儿常以呕吐为首发症状。

3. 视盘水肿　视盘水肿是颅内压增高最重要的客观依据，其表现为视神经盘水肿、充血，边缘模糊不清，生理凹陷消失，视神经盘隆起，静脉充血、变粗。视神经盘水肿患者早期无明显视力减退，但若颅内压增高长期不缓解，则出现继发性视神经萎缩，表现为视神经盘苍白，视力减退，视野向心缩小，甚至失明。60％～90％颅内压增高患者可出现视神经盘水肿，无视神经盘水肿不能排除颅内压增高。

4. 意识障碍和生命体征变化　患者早期可表现为不同程度的意识障碍，病情急剧发展时出现血压升高、脉搏缓慢、呼吸深慢等，晚期患者深昏迷，双侧瞳孔散大，对外界刺激无反应，血压下降，心率加快，呼吸不规则甚至停止，终因呼吸、循环衰竭死亡。

5. 其他症状和体征　在小儿患者可有头颅增大、颅缝增宽或分裂、前囟饱满或隆起。头颅叩诊时呈破罐音，额眶部浅静脉扩张。

四、颅内压增高的诊断

颅内压增高根据病史和体格检查发现的阳性体征可作出初步诊断。当出现头痛、呕吐、视神经盘水肿三主征时，颅内压增高的诊断大致即可以确定。对有颅内压增高的患者行病因诊断必不可少，可进行必要的辅助检查。

1. 电子计算机 X 线断层扫描（CT）　CT 是诊断颅内占位性病变的首选辅助检查措施，大多数可进行定位诊断。

2. 磁共振成像（MRI）　有助于定位和定性诊断。

3. 脑血管造影（CVA）　对蛛网膜下腔出血所致的颅内压增高的病因诊断是金标准。

4. 颅骨 X 线检查　缓慢进行的颅内压增高可出现颅骨 X 线的改变，即颅缝分离或增宽（成人多为人字缝），脑回压迹增多，蝶鞍扩大，后床突脱钙等改变。现在已很少单独作为神经外科的辅助检查手段。

5. 腰椎穿刺　通过腰椎穿刺可测定脑脊液的压力并可留取标本进行脑脊液常规及生化检查。但如颅内压过高，有诱发脑疝的危险，应慎重进行。

6. 颅内压监护　颅内压监护仪是一种应用压力传感器将颅内压转变为电能，经放大再用记录仪将其变化曲线描记下来的一种装置。监护的方法有四种：脑室内、硬膜外、硬膜下和脑实质内，传感器放在这四个部位各有优、缺点。脑室内法是颅内压监护的金标准，准确度高。硬膜外监测因准确性差，现已不推荐使用。颅内压波形是颅内压监护记录的曲线图，一般认为颅内压增高在 16～20mmHg 范围内为轻度增高，在 20～40mmHg 为中度增高，40mmHg 以上为严重增高，并认为增高 30～40mmHg 为危险颅内压增高的临界点。正常颅内压曲线是由两个波综合而成的。一是受脉搏影响的波动，另一是颅内静脉回流受呼吸影响的波动。临床上颅内压监护时二波互相重叠，组成一条粗的波状曲线（图 66-2-2）。在正常情况下，压力曲线平直，无快速与大幅度升降。心搏、咳嗽、用力、头部转动可引起生理性压力波动。病理性颅内压波形有三种：①A 波又称高原波，其特点是颅内压突然增高，其高度可达 60～100mmHg，持续 5～20 分钟，而后突然下降至原有水平，呈间隔出现（图 66-2-3）。高原波是最有临床意义的波形，几乎都出现于颅内压大于 20mmHg 的中度或严重颅内压增高的病例。高原波的出现是颅内压增高的危险信号，表示此时对空间的代偿能力已经完全丧失，需要及时处理。②B 波，为每分钟 0.5～2 次的颅内压节律性震荡，振幅可达 5～50mmHg（图 66-2-4）。且持续出现时常出现于颅内压正常者的睡眠期，如发生在颅内压增高病例，可能是颅内压代偿机制受损的表现。③C 波，与血压不稳定引起的颅内压波动有关，其振幅较低。

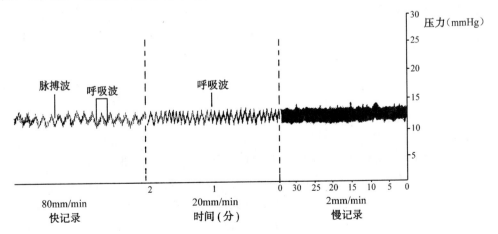

图 66-2-2　正常颅内压波形解析

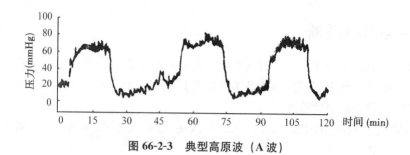

图 66-2-3　典型高原波（A 波）

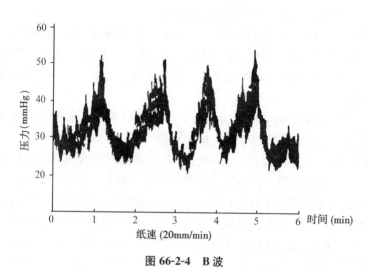

图 66-2-4　B 波

五、颅内压增高的治疗

（一）病因治疗

去除病因是治疗颅内压增高的关键，应针对病因采取相应的措施，如手术切除颅内肿瘤、脓肿等占位性病变，清除颅内血肿等解除颅内压增高，对不能行根治的病变可行减压手术。病因解除后，颅内压可逐渐恢复正常。

（二）一般治疗

患者的床头应抬高 15°～30°以减轻脑充血，有利于颅内静脉回流；应加强呼吸道护理，及时清除痰液，保持呼吸道通畅；频繁呕吐者应禁食，可留置胃管，防止吸入性肺炎；限制液体入量，注意水、电解质及酸碱平衡，补液量应以维持出入量的平衡为度；对便秘者可用缓泻剂通便，避免高位灌肠使颅内压骤然增高而诱发脑疝；对躁动不安者可应用镇静剂，但不用能抑制呼吸的吗啡、哌替啶；对重症者应给氧气吸入及监护生命体征，观察神志、瞳孔及神经功能变化。

（三）对症治疗

1. 脱水　高渗性脱水药是目前应用最广泛、疗效最好而又安全的脱水药物。这些药物具有高渗活性，可提高血浆渗透压，同时能缓慢通过血脑屏障，造成血浆与脑脊液的渗透压差，并维持一定时间，这样水分子从脑向血浆转移可使脑组织脱水。常用的药物是：①20％甘露醇125～250ml 快速静脉滴注，紧急情况下可加压推注。最大疗效出现在用药后 60～90 分钟，作用时间为 4 小时，故应每 4～6 小时用药一次。甘露醇的溶液性质稳定，作用强，反跳轻，是目前应用最广泛的渗透性脱水剂。但用甘露醇时应警惕渗透压性肾病发生，特别是有肾功能障碍的老年人。②甘油果糖注射液 250ml 静脉滴注，每日 2～3 次，该药物经肾排泄少，对肾影响小，适于较长时期需用药物降颅内压者。③利尿剂亦有脱水降颅内压的作用，常用的有乙酰唑胺（acetozolamide），0.25g 口服，每日 3 次。呋塞米每次 20～40mg，静脉或肌内注射每日 1～2 次，或 0.5～2mg/kg 静脉或肌内注射，每日 2～6 次。此二者除有利尿作用外，尚有使脑脊液生成率下降 40%～70% 的功效，他们的利尿作用较甘露醇强，但脱水作用差。另外，还常应用双氢克尿噻 25～50mg，每日 3 次，长期服用需补钾 1g，每日 3 次。

2. 糖皮质激素　主要通过抗脑水肿作用而实现，可保护及修复血脑屏障，通过抑制磷酸酯酶 A$_2$，防止细胞膜释放花生四烯酸，减少自由基的产生而稳定细胞膜，尚可减少脑脊液的产生。常用药物有地塞米松 5～10mg 静脉或肌肉给药，每天 2～3 次。氢化可的松 100mg 静脉注射，每日 1～2 次。醋酸泼尼松 5～10mg 口服，每日 1～3 次。在治疗过程中应注意防止高血糖、应激性溃疡和感染等并发症的发生。

3. 过度换气（hyperventilation）　是控制急性颅内压增高的有效方法之一。通过降低 PaCO$_2$ 减少脑血流量，使 PaCO$_2$ 维持于 25～30mmHg，PaO$_2$ 在 100mmHg 以上。这样，即可降低颅内压又不至于因脑血流量减少引起脑缺血、缺氧。

4. 巴比妥药物　大剂量巴比妥药物治疗可降低脑代谢，改善脑循环，减少脑缺血、缺氧的损害，并可抑制脑脊液产生，提高 Na$^+$－K$^+$－ATP 酶活性，增加 Na$^+$ 向细胞外的主动运输及清除自由基和减少不饱和脂肪酸的释放等作用。因用药量大，几乎达到巴比妥中毒剂量，故应在设备完善的监护室进行。

5. 亚低温治疗　大量动物实验和临床观察资料证实，30～35℃的亚低温具有脑保护作用，亚低温可明显降低颅内压和脑氧代谢，增加脑组织的氧分压，增加脑血流量及颈静脉血氧饱和度，能有效地降低颅内压。

6. 脑室引流术　脑室穿刺引流脑脊液是有效、迅速降低颅内压的方法之一，常作为急性颅内压增高伴有脑室扩大的脑疝患者的抢救措施；也可进行脑室外引流，将脑脊液引流至颅外较长时间降低颅内压；亦可行脑室-腹腔分流术，治疗脑积水引起的颅内压增高。

第三节　脑　疝

当颅内病变所致的颅内压增高达到一定程度时，可使一部分脑组织通过一些孔隙移位至压力较低的部位，使邻近脑组织、血管及神经受压产生一系列症状和体征，即为脑疝（herniation of brain）。

大脑镰及小脑幕将颅腔分为 3 个部分，幕上的大脑镰将大脑分割成左、右两个半球。小脑幕将幕上、下分隔开，幕上为大脑半球，幕下容纳小脑及脑干。中脑在小脑幕切迹中通过，颞叶的海马、钩回与中脑的外侧面相邻近，动眼神经从中脑的大脑脚内侧发出，也通过小脑幕切迹在海绵窦的外侧壁上前行至眶上裂（图 66-3-1）。大脑镰虽然将左、右两侧大脑半球隔开，但两侧大脑半球在大脑镰下有较大程度的活动度。枕骨大孔是颅内脑干与脊髓首端的相连处，延髓下端与脊髓首端相衔接，小脑扁桃体位于延髓背侧的两边，其下端位于枕骨大孔后缘的上方。总之，左、右大脑半球之间和幕上、幕下之间有裂隙及孔道相交通。当颅内某一分腔内容物增大，压力增高时，部分脑组织即从高压部位向压力低的区域移位，从而引起脑疝。一般认为脑疝是逐渐形成的，但在形成过程中颅内压力与椎管内压力一时失去平衡，则能促使脑疝突然加剧，重者甚至危及生命。

根据发病部位不同，脑疝可分为小脑幕切迹疝、枕骨大孔疝、大脑镰疝和小脑幕切迹上疝等。它们可以单独发生，也可同时或相继出现。其中小脑幕切迹疝和枕骨大孔疝在临床中多见。

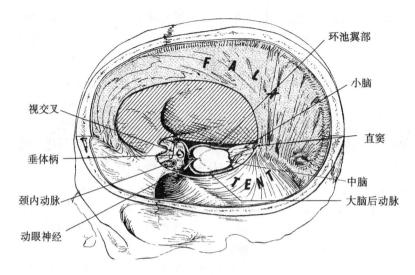

图 66-3-1　小脑幕切迹局部解剖示意图

FALX：大脑镰；TENT：小脑幕

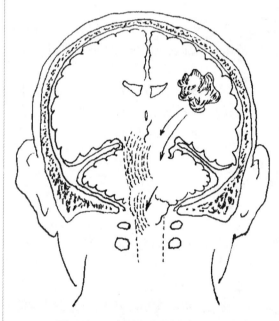

图 66-3-2　右侧小脑幕切迹疝示意图

一、　小脑幕切迹疝

小脑幕切迹疝（tentorial herniation）多发于幕上一侧占位性病变，见于外伤性颅内血肿，颅内肿瘤、脓肿、寄生虫病等体积较大的占位性病变，引起颅内压力分布不均而产生小脑幕切迹疝。小脑幕切迹前部为中脑，后部为小脑。小脑幕切迹与中脑之间有脑池环绕，大脑后动脉在环池内绕过中脑，跨过动眼神经进入幕上海马回腹侧；动眼神经从中脑发出，在大脑后动脉及小脑上动脉间跨过脚间池，位于钩回附近的小脑幕切迹边缘。因此小脑幕切迹为中脑（脑干最前部）、血管和脑脊液循环（从中脑导水管至第四脑室，以及从延髓池和脑桥周围池流入基底池）的共同通路。在正常情况下，小脑幕切迹处有足够的空间，不会影响这些结构的功能。发生小脑幕切迹脑疝时，移位至幕下的颞叶钩回压迫脑干，又称为颞叶钩回疝（uncal herniation），在小脑幕切迹处的重要结构受到牵拉与压迫而产生症状，脑疝后阻塞了脑脊液的循环通路，加速了颅内压增高，从而使病情迅速恶化。动眼神经及其营养血管受到牵拉或压迫造成动眼神经功能受损。脑干受压较久，并使供应中脑、脑桥的血管被牵拉、受压、移位等，特别是基底动脉的各穿通支受累，甚至破裂而致脑干缺血、缺氧，出现脑干软化与出血。大脑后动脉被压于小脑幕切迹的游离缘上还可引起枕叶皮质的梗死。

【临床表现】

1. 颅内压增高加重　在脑疝前期患者可出现头痛加重，烦躁不安，呕吐频繁，提示病情加重。

2. 意识障碍　由于脑干上行网状结构的损害，患者意识障碍程度逐渐加深，由嗜睡、朦胧到浅昏迷、昏迷，最后对外界刺激的反应消失。

3. 瞳孔扩大　在刚发生脑疝时由于动眼神经受刺激，患侧瞳孔缩小，多不易被发现。患者很快产生动眼神经麻痹出现而瞳孔扩大，光反应由迟钝到消失。如脑疝持续发展，可使脑干内动眼神经核受压而出现双侧瞳孔扩大，光反应消失，双侧瞳孔固定不动。患侧瞳孔扩大是诊断小脑幕切迹疝的最重要体征，有助于对病变定位。

4. 锥体束征　由于中脑大脑脚受压产生对侧锥体束征，表现为对侧半身肢体力弱或瘫痪，肌张力增高，腱反射亢进，出现病理反射。有时脑干被推向对侧，使对侧大脑脚与小脑幕游离缘相挤压，造成脑疝同侧也出现锥体束征，需注意分析，以免导致病变定位错误。

5. 生命体征的变化　出现 Cushing 反应，即血压升高，心律变缓，呼吸变慢、不规则，到晚期生命中枢逐渐衰竭，最后因呼吸、循环停止而死亡。

二、枕骨大孔疝

小脑扁桃体经枕骨大孔疝出到颈椎管内，称为枕骨大孔疝（transforamen magnum herniation）或小脑扁桃体疝（tonsillar herniation）。当颅内压增高时特别是后颅凹占位性病变时，或于小脑幕切迹疝的晚期，幕上压力增高传导至小脑幕下，最后将小脑扁桃体挤压至颈椎管内（图 66-3-3a、b）。小脑扁桃体疝也可发生于明显颅内压增高或后颅凹占位性病变行腰椎穿刺时，放出脑脊液使椎管内压力急速下降，诱发小脑扁桃体疝或小脑幕切迹疝。因此颅内压明显增高，特别是后颅凹占位性病变时，应禁行腰椎穿刺及放脑脊液。慢性枕骨大孔疝可出现于长期颅内压增高或后颅凹占位性病变患者，缓慢出现小脑扁桃体下疝，此类患者除有枕下部疼痛、颈强直外，意识一般良好。急性枕骨大孔疝大多突然发生或在慢性小脑扁桃体下疝的基础上因腰椎穿刺、用力排便、灌肠等因素诱发。由于后颅凹容积小，缓冲余地不大，因此后颅凹肿瘤、血肿等占位性病变压迫促使后颅凹的一部分脑组织（靠近枕骨大孔的小脑扁桃体）经枕骨大孔向下疝入至颈椎管内，引起紧急情况，疝出的小脑扁桃体直接压迫延髓和上颈髓，引起生命中枢衰竭，危及患者生命。另外，由于第四脑室正中孔阻塞引起梗阻性脑积水，进一步加重颅内压增高及脑疝。

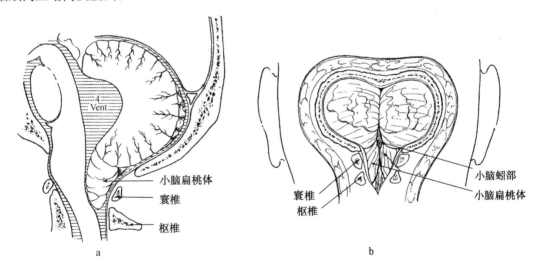

图 66-3-3　小脑扁桃体疝示意图

a. 侧位观；b. 正位，从后向前看；c. Vent 即第四脑室

【临床表现】

1. 早期表现为颈枕疼痛、颈强直。这是疝出的脑组织牵拉颈神经根及局部硬脑膜所致。颈强直是比较重要的早期症状，在颅内压增高患者有明显的颈强直，而对 Kernig 征阴性者要警惕小脑扁桃体下疝。

2. 急性小脑扁桃体疝时，往往由于延髓网状结构受压，患者呼吸骤然停止，随之出现循环衰竭，昏迷，两侧瞳孔扩大，血压升高，随之下降。如不及时紧急处理，患者很快死亡。

在颅内压增高发生脑疝时，需鉴别是小脑幕切迹疝还是枕骨大孔疝。枕骨大孔疝患者生命体征变化特别是呼吸骤停出现得较早，瞳孔扩大常为双侧性，而小脑幕切迹疝患者瞳孔改变和意识障碍出现得较早，常为一侧瞳孔扩大，延髓功能障碍在晚期才出现。

三、脑疝的处理

脑疝形成后应采取紧急措施，抢救患者。

1. 立即经静脉快速滴注 20％甘露醇 250～500ml，使症状暂时缓解，争取时间进行必要的治疗。

2. 保持呼吸道畅通，对呼吸停止者应立即行气管内插管、呼吸机辅助呼吸等支持治疗。

3. 对有脑积水者应紧急行脑室穿刺外引流，暂时缓解病情，为进一步处理争取时间。

4. 去除病因，在采取上述措施后应及时去除造成脑疝的病因，如切除颅内肿瘤、清除颅内血肿等以缓解颅内压，疝出的脑组织有望还纳。

5. 对不能完全去除病因的危重脑疝病例可行大骨瓣减压手术，幕上病变可行去骨瓣减压术，并应剪开硬脑膜；后颅凹病变可行后颅凹减压术，应去除部分枕骨大孔后部及寰椎后弓。在行外减压手术时，于去骨瓣减压的同时可去除部分脑组织行内减压，以使减压更充分。

（杨 华）

第六十七章 颅脑损伤

第一节 概 述

颅脑损伤（craniocerebral trauma）是一种常见的外伤形式，已成为发达国家青少年伤病致死的首位病因。我国 2000 年的统计资料表明，颅脑损伤的年发病率为 100～150/10 万，占全身损伤的 10%～20%，仅次于四肢伤而居第二位，颅脑损伤的死亡率也占全身创伤的第二位。导致颅脑损伤的原因包括：交通事故伤、工程事故伤、暴力打击伤、火器伤等。当前，国内外在颅脑损伤救治的三个主要环节（即院前急救、急诊室救治和院内治疗）以及颅脑损伤基础研究方面均取得了很大的进展，使颅脑损伤患者的致死、致残率较前有了明显的下降。但是，重症颅脑损伤的死亡率仍高达 30%～50%，成为危及人类生命与健康的重要原因，亟待深入研究。

一、颅脑损伤的分类和分级

（一）病理分类

颅脑损伤根据损伤的组织层次可分为头皮、颅骨和脑损伤，三者皆可单独发生，但常合并存在。根据致伤物、受力程度等因素不同，将伤后脑组织是否与外界相通而分为开放性脑损伤（open brain injury）和闭合性脑损伤（closed brain injury），前者多由锐器或火器直接造成，均伴有头皮裂伤、颅骨骨折、硬脑膜破裂和脑脊液漏，后者为头部受到钝性物体或间接着力所致，头皮颅骨常完整，或头皮裂伤及颅骨损伤，但无硬脑膜破裂和脑脊液漏。颅底骨折合并脑脊液漏者又称为内开放性脑损伤。

脑损伤根据发生的时间分为原发性和继发性脑损伤。对颅脑损伤预后起决定作用的是原发脑损伤的程度和对并发症处理的效果。原发性脑损伤（primary brain injury）是指暴力作用于头部时立即发生的脑损伤，主要有脑震荡（concussion of brain）、脑挫裂伤（contusion and laceration of brain）、原发性脑干损伤（primary brain stem injury）及丘脑下部损伤（hypothalamus injury）等。继发性脑损伤（secondary brain injury）是指受伤一定时间后出现的脑受损病变，主要有脑水肿（brain edema）和颅内血肿（intracranial hematoma）。脑水肿继发于脑挫裂伤；颅内血肿因颅骨、硬脑膜或脑出血而形成，与原发性脑损伤可相伴发生，也可单独发生；继发性脑损伤因产生颅内压升高或脑压迫而造成危害。区别原发性和继发性脑损伤有重要临床意义：前者常无需开颅手术，其预后主要取决于伤势轻重；后者尤其是颅内血肿往往需及时行开颅手术，其预后与处理是否及时、正确有密切关系，尤其是原发性脑损伤并不严重者。

（二）临床分级

分级的目的是为了便于制订诊疗常规、评价疗效和预后，并对伤情进行鉴定，近年来以格拉斯哥昏迷评分法（Glasgow coma scale，GCS）分级为基础发展而成的方案用得较多（表 67-1-1）。GCS 评分法简单易行，分级明确，便于观察，已为国内外多数医院所采用，不仅对颅脑损伤患者的昏迷程度和伤情评估有了统一的标准，同时对治疗效果和预后的评价，特别是对并发多处创伤的病例更有其重要价值。

1. 按 Glasgow 昏迷评分法分级　GCS 是对伤者的睁眼、言语和运动三方面的反应进行记分，最高分为 15 分，最低分为 3 分。分数越低表明意识障碍程度越重，8 分以下为昏迷。昏迷时间在 30 分钟以内，13～15 分者为轻型；伤后昏迷时间在 30 分钟～6 小时，9～12 分者为中型；伤后昏迷时间在 6 小时以上，或伤后 24 小时内意识变化，再次昏迷 6 小时以上，3～8 分者为重型。

2. 按伤情轻重分级

（1）轻型（Ⅰ级）主要指单纯脑震荡，有或无颅骨骨折，昏迷在＜30 分钟以内，有轻度头痛、头晕等自觉症状，神经系统和脑脊液检查无明显改变。

（2）中型（Ⅱ级）主要指轻度脑挫裂伤或颅内小血肿，有或无颅骨骨折及蛛网膜下腔出血，无脑受压征，昏迷在 6 小时以内，有轻度的神经系统阳性体征，有轻度生命体征改变。

（3）重型（Ⅲ级）主要指广泛颅骨骨折，广泛脑挫裂伤、脑干损伤或颅内血肿，昏迷在 6 小时以上，意识障碍逐渐加重或出现再昏迷，有明显的神经系统阳性体征，有明显生命体征改变。

（4）临床上又将伤后 3 小时内立即出现双瞳散大、生命体征严重变化、深昏迷者称为特重型颅脑损伤。此分级方法简单明了，在临床上最常用，但尚有些不足，故又将生命功能和眼部症状中的主要征象列为指标综合起来确定级别（表 67-1-2）。

无论哪一种分级方法，均必须与脑损伤的病理变化、临床观察和 CT 检查等相联系，以便动态、全面地反映伤情。例如受伤初期表现为单纯脑震荡属于轻型的伤员，在观察过程中可因颅内血肿而再次昏迷，成为重型；由 CT 检查发现的颅内小血肿，无中线结构移位，伤员在受伤初期仅短暂昏迷或无昏迷，观察期间也无病情改变，属于中型；早期属于轻、中型的伤员，6 小时以内的 CT 检查无颅内血肿，其后复查时发现血肿，并有中线结构明显移位，此时尽管伤员意识尚清楚，已属重型。

表 67-1-1　格拉斯哥昏迷评分法（GCS）

睁眼反应	记分	言语反应	记分	运动反应	记分
正常睁眼	4	回答正确	5	遵嘱动作	6
呼唤睁眼	3	回答错误	4	定位动作	5
刺痛睁眼	2	含糊不清	3	肢体回缩	4
无反应	1	唯有声叹	2	肢体屈曲	3
		无反应	1	肢体过伸	2
				无反应	1

表 67-1-2　急性脑损伤的临床分级

指标	第Ⅰ级（轻型）	第Ⅱ级（中型）	第Ⅲ级（重型）		
			Ⅲ1（普重型）	Ⅲ2（特重型）	Ⅲ3（濒死型）
GCS	13～15	9～12	6～8	4～5	3
呼吸	正常	可正常	增快或减慢	节律正常，可呈周期性	不规则或停止
循环	正常	可正常	可明显紊乱	可显著紊乱	严重紊乱
瞳孔大小	正常	正常	可不等大	双侧多变或不等	散大固定
瞳孔反应	正常	正常	正常或减弱	减弱或消失	消失固定

二、颅脑损伤的致伤机制

颅脑损伤的病理改变是由致伤原因和致伤方式决定的。了解患者损伤机制，对推测颅脑损伤的部位、估计受损组织的病理改变以及制订适当的治疗方案都有重要意义。

(一) 致伤原因

交通事故、工程事故、暴力打击、摔伤跌伤、火器伤、自然灾害及新生儿产伤等。

(二) 致伤方式

1. 直接损伤　外力直接作用于头部而引起的损伤。

(1) 加速性损伤 (injury of acceleration)：运动的物体打击静止的头部，通常冲击伤严重而对冲伤较轻，如铁棒打击头部。

(2) 减速性损伤 (injury of deceleration)：运动的头撞击静止的物体，通常对冲伤较重而冲击伤轻，如高处坠落头部撞击地面。

(3) 挤压伤 (crush injury)：头部双侧受力，常见于产伤。

2. 间接损伤　外力作用于身体其他部位而后传递至颅脑引起的损伤。

(1) 传递伤：臀部着地致脑受损伤。

(2) 挥鞭伤 (whiplash injury)：躯干被暴力驱动，头旋转运动产生剪切应力致脑损伤。

(3) 胸部挤压伤：又称创伤性窒息，压力经腔静脉传至脑致弥漫性脑出血。

(三) 损伤机制

脑损伤的机制比较复杂，其主要致伤因素有二：①由于颅骨变形，骨折造成脑损伤；②由于脑组织在颅腔内呈直线或旋转运动造成的脑损伤。绝大多数颅脑损伤不是由单一的损伤机制造成的，而常是由几种机制和许多因素共同作用的结果，以接触力导致的冲击伤和惯性力造成的对冲伤最多见。

(1) 接触力：着力部位的直接作用力所致的损伤，物体与头部直接碰撞，由于冲击、凹陷骨折或颅骨的急速内陷、回弹，往往造成局部脑损伤。

(2) 惯性力：来源于受伤瞬间头部的减速或加速运动，使脑在颅内急速移位，与颅壁相撞，与颅底摩擦以及受大脑镰、小脑幕牵扯，往往造成多处或弥散性脑损伤。

(3) 冲击伤：通常将受力侧的脑损伤称为冲击伤 (blast injury)，往往由加速性损伤，接触力造成着力点附近的脑损伤，损伤局限、轻。

(4) 对冲伤：通常将受力侧的对侧脑损伤称为对冲伤 (contrecoup injury)，往往由减速性损伤，惯性力造成对侧的脑损伤，常见枕部着地造成额、颞部脑损伤，脑伤较重。

受伤时头部若为固定不动状态，则仅受接触力影响；运动中的头部突然受阻于固定物体，除有接触力作用外，尚有因减速引起的惯性力作用。大而钝的物体向静止的头部撞击时，除产生接触力外，还同时引起头部的加速运动而产生惯性力；小而锐的物体击中头部时，其接触力可能足以造成颅骨骨折和脑损伤，但其能量因消耗殆尽，已不足以引起头部的加速运动。任何方向外力作用引起的脑损伤，总易伤及额极额底、颞极和颞叶底面，这是因为脑组织移位时与凹凸不平的前颅凹、中颅凹壁、底面相撞击和摩擦所致。而对冲伤很少发生在枕极和枕叶底面，此乃枕部颅壁光滑，小脑幕既光滑且有弹性之故。冲击伤与对冲伤的严重程度不一，两侧可一轻一重或同样严重，或只有冲击伤而无对冲伤，或者相反，这与外力作用的强弱、方向、方式与受力部位等密切相关。一般而言，加速性损伤多发生在外力直接作用的部分，极少发生对冲伤；减速性损伤既可发生冲击伤，又可发生对冲伤，且较加速性损伤更为广泛和严重 (图 67-1-1)。

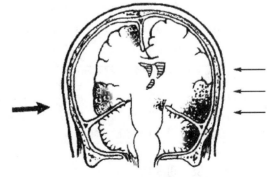

图 67-1-1　头部做减速运动的颅脑损伤机制

粗箭头示头部运动方向，细箭头示头部受外力的阻止

第二节　头皮损伤

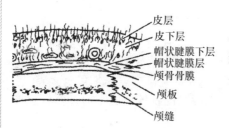

图 67-2-1　头皮各层示意图

头皮是颅脑最表浅的软组织，由皮肤、皮下组织、帽状腱膜层、帽状腱膜下层和颅骨骨膜组成（图 67-2-1）。颞部还有颞筋膜、颞肌覆盖。根据头皮损伤程度不同，可分为多种类型，其处理原则和方法也各不相同。

一、头皮挫伤

头皮挫伤（scalp contusion）仅限于头皮表层，创面不规则，少量出血或血清渗出，一般无须特殊处理。可仅予剪除局部头发，清洁、消毒创面，外涂刺激性小的皮肤消毒液后暴露，以保持创面干燥即可。

二、头皮裂伤

头皮裂伤（scalp laceration）因致伤因素不同而裂口大小、深度不一，创缘整齐或不整齐，可有或没有皮肤挫伤或缺损。由于头皮血管丰富，血管破裂后不易自行闭合，即使伤口小出血也可能比较严重，甚至因此发生休克，急救时可加压包扎止血。对头皮裂伤患者应及时止血，尽早清创，除去伤口内异物，术中注意有无颅骨骨折及脑膜损伤。对伤后 3 天以上的伤口也可清创，部分缝合并引流。对有头皮组织缺损者可行皮下松解术或转移皮瓣等方法修复。

三、头皮撕脱伤

头皮撕脱伤（scalp avulsion）多因头皮受到强力的牵扯（如发辫卷入转动的机器中）所致，使头皮部分或整块自帽状腱膜下层或骨膜下撕脱，损伤重，出血多，易发生休克。急救时，用无菌敷料覆盖创面，加压包扎止血；同时将撕脱的头皮用无菌纱布包好备用，争取在 12 小时内清创缝合。伤后不超过 6 小时、皮瓣完整、无明显污染和血管断端整齐的病例，可将撕脱的头皮清创后行血管吻合，原位再植；伤后时间不超过 6~8 小时、创面无明显感染、骨膜较完整的病例，可将撕脱的头皮做成全厚或中厚皮片再植。小块撕脱可转移头皮，大面积的头皮、颅骨与骨膜缺损者可用带血管的大网膜覆盖创面，或在颅骨外板多处钻孔至板障，待肉芽组织生长后植皮。伤口感染或植皮失败者按一般感染创面处理，以后可在颅骨裸露区，每隔 1cm 做深达板障的钻孔或将颅骨外板凿除，待肉芽组织生长后植皮。

四、头皮血肿

头皮血肿（scalp hematoma）是因为头皮损伤或颅骨骨折导致血液渗出于局部积聚而成，多因钝器伤及头皮所致，按出现于头皮的具体层次分为三种类型，并各具临床特点（表 67-2-1）。

表 67-2-1　头皮血肿的类型及临床特点

血肿类型	临床特点
皮下血肿	血肿范围广，位于头皮损伤的中央，中间硬，周围软，无波动感
帽状腱膜下血肿	血肿范围广，可蔓延至整个头部，张力低，波动感明显
骨膜下血肿	血肿范围不超过骨缝，张力高，血肿大者可有波动感，常伴颅骨骨折

（一）皮下血肿

因皮下组织与皮肤层和帽状腱膜层之间的连接紧密，故在此层内的皮下血肿（subcutaneous hematoma）不易扩散而范围较局限。血肿体积小、张力高，患者疼痛感明显；血肿周围软组织肿胀，触之有凹陷感，常误为凹陷骨折，X线检查可帮助鉴别诊断。

皮下血肿无需特殊治疗，早期给予冷敷以减少出血和疼痛，24～48小时之后改为热敷以促其吸收。

(二) 帽状腱膜下血肿

帽状腱膜下血肿（subgaleal hematoma）通常由该层内小动脉或导血管破裂引起。帽状腱膜下层结构疏松，血肿易于扩散甚至蔓延到整个帽状腱膜下层，出血量可多达数百毫升。血肿张力较小，波动感明显，患者可有贫血外貌。

处理：对较小的血肿亦可采用早期冷敷、加压包扎，24～48小时后改为热敷，待其自行吸收。若血肿巨大，则应在严格的皮肤准备和消毒下，分次穿刺抽吸后加压包扎，尤其对婴幼儿患者，须间隔1～2天穿刺一次，并根据情况给予抗生素，必要时尚需补充血容量之不足。

(三) 骨膜下血肿

骨膜下血肿（subperiosteal hematoma）多见于钝器损伤时因颅骨发生变形导致骨膜剥离或骨折导致板障出血所致。如婴幼儿乒乓球样凹陷骨折和成人颅骨线形骨折后常并发此类血肿。由于骨膜在颅缝处附着牢固，故血肿范围常不超过颅缝。血肿的张力大，波动感不明显。在婴幼儿，陈旧性血肿的外围与骨膜可钙化或骨化，乃至形成含有陈旧血的骨囊肿。

处理：早期仍以冷敷为宜，但忌用强力加压包扎，以防血液经骨折缝流向颅内引起硬脑膜外血肿，应在严格备皮和消毒情况下施行穿刺，抽吸积血1～2次即可恢复。若反复积血则应及时行CT扫描或其他辅助检查。对较小的骨膜下血肿，亦可采用先冷敷，后热敷待其自行吸收的方法；但对婴幼儿骨膜下血肿，往往为时较久即有钙盐沉着，形成骨性包壳，难以消散。对这种血肿宜及时穿刺抽吸，在密切观察下小心加压包扎。

第三节　颅骨损伤

颅骨损伤即颅骨骨折（skull fracture）是指颅骨受暴力作用所致的颅骨结构改变。按照骨折的部位不同，可分为颅盖骨折和颅底骨折；根据骨折的形态不同，可分为线形、凹陷、粉碎和洞形骨折等；视骨折局部与外界是否相通，又可分为闭合性和开放性骨折。由于颅骨骨折常并发脑、脑膜、血管和神经的损伤，应及时发现和处理。

一、颅盖骨折

(一) 线形骨折

颅盖部的线形骨折（linear fracture）发生率最高，主要靠颅骨X线检查确诊。

闭合性线形骨折本身无需特殊处理，以密切观察并发症的发生为主，特别是当骨折线横跨脑膜血管沟、上矢状窦和横窦时。若继发颅内血肿、外伤性气颅及生长性骨折等并发症，则需按各类并发症的治疗原则进行针对性的治疗。

开放性颅盖线形骨折在头皮清创中一般也不需特殊处理，但如骨折处有明显的污染，难以清洗干净时，则应去除污染的骨折边缘。

(二) 凹陷骨折

凹陷骨折（depressed fracture）好发于额骨及顶骨，多数呈全层凹陷，少数仅为内板凹陷。成人凹陷骨折多为粉碎骨折（comminuted fracture），婴幼可呈"乒乓球"凹陷样骨折（depressed "ping-pong" fracture）。骨折部位的切线位X线检查可显示骨折陷入颅内的深度。CT扫描则不仅可了解骨折情况，还可了解有无合并脑损伤。

下列情况应该考虑手术：①闭合性骨折凹陷深度＞1cm；②开放性凹陷骨折；③闭合性凹陷骨折位于功能区，压迫导致脑功能障碍，如引起偏瘫、失语和局限性癫痫；④闭合性凹陷骨折范围广或压迫静脉窦致血液回流障碍，引起颅内压增高；⑤位于额面部影响外观。下列情况可暂不考虑手术：①非功能区的轻度凹陷骨折，如成年人单纯凹陷骨折，直径＜5cm，深度＜1cm，不伴有神经缺损症状和体征者；②无脑受压症状的静脉窦区凹陷和（或）粉碎骨折；③婴幼儿凹陷骨折，无明显局灶性症状者。手术方法包括骨折片撬起复位、碎骨片连接后原位固定、颅骨代用品做一期颅骨成形术等。对静脉窦上的此类型骨折，手术应持慎重态度，有时骨折片已刺入窦壁，但尚未出血，在摘除或撬起骨折片时可造成大出血，故应先做好充分的准备，然后才施行手术。而严重污染骨折片应去除，待二期修补，合并颅内出血和脑挫裂伤者按相应外科规范处理。

（三）粉碎骨折

粉碎骨折（comminuted fracture）为有游离骨片的骨折，见于较大暴力引起的外伤，多数属开放性损伤。清创时应将游离的碎骨片清除，硬脑膜有裂口者应予以修补，伤口分层缝合，术后予抗生素治疗。

（四）开放性骨折

开放性骨折（open fracture）见于锐器直接损伤或火器伤。受伤局部头皮裂开，其下的颅骨可有不同形式的骨折，伤口内常有异物或碎骨片，清创应彻底。线形骨折在没有严重污染时，将头皮分层缝合即可。有污染时，应将骨折边缘部分的骨质咬除，以防术后感染。凹陷骨折先将头皮彻底清创，再将骨折处撬起复位，骨折无法复位时应将其移除。硬膜如有裂伤，清创后应予缝合，以免感染蔓延入脑内。

（五）生长性骨折

生长性骨折（growing fracture）好发于额顶部，婴幼儿多见，是小儿颅盖骨线形骨折中的特殊类型。小儿硬脑膜较薄且与颅骨内板贴附较紧，当颅骨骨折的裂缝较宽时，硬脑膜也可以同时撕裂、分离，以致局部脑组织、软脑膜及蛛网膜凸向骨折的裂隙。由于脑血管搏动的长期不断冲击，使骨折裂隙逐渐加宽，以致脑组织继续凸出，最终形成局部搏动性囊性脑膨出，患儿常伴癫痫或局限性神经缺损。治疗应以早期手术修补硬脑膜缺损为宜。

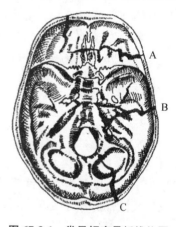

图 67-3-1　常见颅底骨折线位置
A. 颅前窝骨折；B. 颅中窝骨折；C. 颅后窝骨折

二、颅底骨折

颅底骨折（fracture of skull base）大多由颅盖骨折延伸而来，少数可因头颅挤压伤所造成，垂直方向打击头顶或坠落时臀部着地也可引起颅底骨折。骨折类型以线形为主，可仅限于某一颅窝，亦可能穿过两侧颅底或纵行贯穿颅前、中、后窝。骨折线累及的部位决定了其临床表现。诊断主要依靠临床表现和CT扫描。CT扫描可清楚显示骨折的部位，采用颅底重建技术，对颅底骨折的诊断有重要价值。X线检查对诊断无所补益。按其发生部位分为（图67-3-1）：

（一）颅前窝骨折

颅前窝骨折（fracture of anterior fossa）发生后，血液向下侵入眼眶，引起球结合膜下及眼睑皮下淤血，呈紫蓝色，多在伤后数小时出现，称为"黑眼征"或"熊猫眼征"。颅前窝骨折还常有单侧或双侧嗅觉障碍；眶内出血可致眼球突出；若视神经管骨折或视神经受损，尚可出现不同程度的视力障碍。颅前窝骨折累及筛窦或筛板时，可撕破该处硬脑膜及鼻腔顶部黏膜，而致脑脊液鼻漏或气颅。个别情况下，脑脊液也可经眼眶内流出形成脑脊液眼漏。

（二）颅中窝骨折

颅中窝骨折（fracture of middle fossa）累及蝶骨和蝶窦时，出血和脑脊液可经蝶窦由鼻孔流出；累及颞骨岩部时，损伤内耳结构或中耳腔，故患者常可出现听力障碍和周围性面瘫。由于中耳腔受损，脑脊液可由此经咽鼓管流向咽部或经破裂的鼓膜进入外耳道形成耳漏。若骨折伤及海绵窦，则可致动眼神经、滑车神经、三叉神经或展神经麻痹，并可引起颈内动脉假性动脉瘤或海绵窦动静脉瘘，甚至导致大量鼻出血。鞍区骨折，波及下丘脑或垂体柄，可并发尿崩症。

（三）颅后窝骨折

颅后窝骨折（fracture of posterior fossa）时虽有可能伤及乙状窦、面神经、前庭蜗神经、舌咽神经、迷走神经、副神经及舌下神经等，但临床上不多见。其主要表现为颈部肌肉肿胀，乳突区皮下迟发性瘀斑（Battle 征）及咽后壁黏膜淤血、水肿等征象。

颅底骨折的诊断主要依靠临床表现来确定，表现为：相应部位的皮肤黏膜瘀斑、脑神经损伤、脑脊液漏和脑损伤等方面。颅骨 X 线检查不易显示颅底骨折，对诊断无所补益。CT 扫描在调整骨窗显示后，特别是采用三维重建技术，可清楚显示骨折部位，此外还可以了解颅内有无并存的脑损伤。颅底骨折本身无需特殊处理，治疗主要是针对由骨折引起的并发症。耳、鼻出血和脑脊液漏者，应视为颅脑开放性损伤来处理。一般处理原则：不填塞，头高患侧卧，防感染，忌腰椎穿刺。早期应以预防感染为主，可在使用能透过血脑屏障的抗生素的同时，做好五官清洁与护理，避免用力擤鼻及放置鼻饲胃管。通过上述处理，脑脊液漏多可在 2 周内自行封闭愈合。对经久不愈长期漏液达 4 周以上，或反复引发脑膜炎以及有大量溢液的患者，则应在内镜下或开颅施行硬脑膜修补手术。此外，颅内积气者，多数不必处理，气体可在 2～3 周内完全吸收。对碎骨片压迫引起的视神经或面神经损伤，应尽早手术去除骨片。

第四节　脑损伤

颅脑损伤因硬膜是否完整分为开放性颅脑损伤和闭合性颅脑损伤，临床上根据致伤因素和病理改变又将脑损伤分为原发性脑损伤和继发性脑损伤两大类。原发性脑损伤主要包括脑震荡、脑挫裂伤、脑干损伤等。继发性脑损伤包括颅内血肿、脑水肿、脑肿胀等。本节主要介绍原发性脑损伤，颅内血肿在下一节中专门介绍。

一、脑震荡

脑震荡（concussion of brain）是由轻度脑损伤所引起的临床综合征，其特点是头部外伤后短暂意识丧失，旋即清醒，除有近事遗忘外，无任何神经系统缺损表现。

【病理和机制】

一般认为脑震荡是头部外伤引起的短暂脑功能障碍。脑组织无肉眼可见的病理变化，而在显微镜下可以观察到细微的形态学改变，如毛细血管充血、神经元胞体肿大、线粒体和轴索肿胀，有的则毫无异常。

【临床表现】

1. 意识障碍　伤后立即出现，表现为短暂神志不清或完全昏迷，一般不超过 30 分钟。

2. 逆行性遗忘（retrograde amnesia）　清醒后不能回忆受伤当时乃至伤前一段时间内的情况。脑震荡程度越重、原发昏迷时间越长，近事遗忘越显著。

3. 伤后短时间内可能表现为面色苍白、出汗、血压下降、心动徐缓、呼吸浅慢、肌张力降低、各种生理反射迟钝或消失。此后可能有头痛、头昏、恶心、呕吐等。这些症状常在数日内好转或消失，部分患者症状延续时间较长。

4. 神经系统检查无阳性体征，脑脊液压力正常，脑脊液成分化验正常，CT 检查颅内无异常发现。

【诊断】

诊断依据主要是受伤史、伤后短暂意识障碍、近事遗忘、无神经系统阳性体征、脑脊液正常、影像学阴性。但上述证据与轻度脑挫伤有时难以鉴别，CT 检查在于排除其他更严重的原发和继发性脑损伤。

【治疗】

一般只需卧床休息 7～14 天，但在伤后头 24 小时内要注意观察病情变化。对自觉症状重者给予镇静、止痛等对症治疗。多数患者 2 周内恢复正常，预后良好。除了药物和休息外，医务人员要对患者做耐心细致的解释工作，解除患者对脑震荡的恐惧和担心，以免日后留下心理阴影。

二、脑挫裂伤

脑挫裂伤（contusion and laceration of brain）是脑挫伤和脑裂伤的统称，指头颅受到暴力打击造成脑组织挫伤或结构断裂而致脑组织的器质性损伤。脑挫伤指脑组织遭受破坏较轻，软脑膜尚完整者；脑裂伤指软脑膜、血管和脑组织同时有破裂。两者常同时并存，临床上又不易区别，故常合称为脑挫裂伤。

【病理和机制】

脑挫裂伤指主要发生于大脑皮质的损伤，多发生在暴力打击的部位和对冲的部位，好发于额极、颞极及其底面（图 67-4-1）。肉眼可见点状出血或紫红色片状改变。镜下可见脑实质点片状出血、水肿和坏死；脑皮质分层结构不清或消失；神经细胞大片消失；血管充血、水肿，血管周围间隙扩大等。脑挫裂伤的继发性改变，早期主要为脑水肿和出血或血肿形成，脑水肿包括细胞毒性水肿和血管源性水肿，前者神经元胞体增大，主要发生在灰质，伤后立即出现，后者为血脑屏障被破坏，血管通透性增加，细胞外液增多，主要发生在白质，伤后 2～3 天明显，3～7 天内发展到高峰。水肿涉及的范围，最初只限于伤灶附近，而后可向四周扩展，严重者则迅速遍及全脑。晚期，被损坏的脑组织最终由小胶质细胞清除并由星形细胞增生所修复，伤灶小者留下单纯的瘢痕，巨大者则成为含有脑脊液的囊肿，后者可与脑膜或直接与头皮粘连，成为癫痫灶。如蛛网膜与软脑膜粘连，可因脑脊液吸收障碍，形成外伤后脑积水。较重的脑挫裂伤伤后数周，多有外伤性脑萎缩，脑室相应扩大，如某处尚有较大的瘢痕存在，脑室局部有被瘢痕牵拉变形的现象。

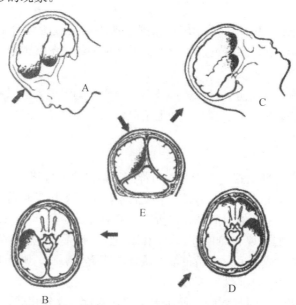

图 67-4-1　闭合性脑损伤时脑挫裂伤的形成机制与好发部位

箭头示外力方向和作用部位，黑色区域表示伤灶。A. 前额受力所致的额颞叶伤灶（着力点伤）；
B. 颞部受力所致的对侧颞叶伤灶（对冲伤）；C. 枕部受力所致的额颞叶伤灶（对冲伤）；
D. 颞枕部受力所致的额颞叶伤灶（对冲伤）；E. 顶盖部受力所致的颞枕叶内侧伤灶

【临床表现】

1. 意识障碍　伤后立即出现，持续时间和意识障碍的程度与脑挫裂伤的程度、范围直接相关，大多数在半小时以上，长者数周、数月，有的持续昏迷至死亡或植物生存。少数范围局限的脑挫裂伤患者，如果不存在惯性力所致的弥散性脑损伤，可不出现早期意识障碍。

2. 颅内压增高症状　如头痛、呕吐可能与外伤性蛛网膜下腔出血、脑水肿有关。生命体征也可能出现相应变化：血压一般正常或偏高，脉搏正常或加快，呼吸正常或急促。如果血压升高，脉搏缓慢有力，呼吸深慢，应该警惕有无颅内血肿导致脑疝的可能。

3. 神经系统体征　除某些"哑区"损伤或意识障碍不能判断失语、偏盲等体征外，常立即出现损伤区相应表现，如一侧运动区损伤则对侧锥体束征阳性或偏瘫，脑干损伤出现一些特征性体征等。

【诊断】

根据患者的外伤史及临床表现（如意识障碍、颅高压症状及局灶神经体征等），脑挫裂伤诊断多可成立。但由于患者往往有意识障碍，有时症状体征不典型，需要辅助检查。CT 检查是脑挫裂伤的首选检查，注意观察损伤的部位、程度、范围及周围脑水肿程度，多表现为点片状高密度区或高低密度混合区（图 67-4-2）。

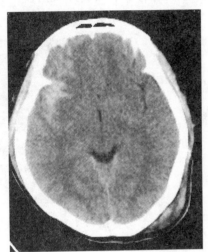

图 67-4-2　CT 显示为对冲伤所致的
左额颞区脑挫裂伤

【治疗】

1. 非手术治疗

（1）严密观察病情：在伤后 72 小时内密切注意生命体征、意识、瞳孔和神经系统体征改变。重症患者应送 ICU，监测包括颅内压在内的各项指标，情况改变时及时 CT 检查。

（2）保持呼吸道通畅：对伤者要摆好适当的体位并及时清理呼吸道内分泌物。对昏迷时间长、病情重的，应早行气管切开，必要时辅助呼吸。

（3）积极对症和支持治疗：对症处理患者的高热、躁动、癫痫发作、尿潴留等。防治肺部、泌尿系感染和上消化道应激性溃疡等并发症。注意早期及全程的营养支持治疗，并维持内环境稳定。

（4）防治脑水肿、降低颅内压：详见颅内压增高部分。

（5）脑保护、促苏醒和功能恢复治疗：巴比妥类药物（戊巴比妥或硫喷妥钠）有清除自由基、降低脑代谢率的作用，可改善脑缺血、缺氧，有益于重型颅脑损伤的治疗。神经节苷脂（GM_1）、胞磷胆碱、醋谷胺、盐酸吡硫醇和能量合剂等药物及高压氧治疗，对部分患者的苏醒和功能恢复可能有帮助。

2. 手术治疗　原发性脑挫裂伤多数无需手术治疗，但是继发性脑损害引起颅内压增高乃至有脑疝征象时或者脑挫裂伤合并颅内血肿、开放性颅脑损伤时，积极的手术干预是有必要的。手术采用骨瓣开颅，清除失活脑组织、较大的血肿，若颅内压仍然较高，可行颞极和（或）额极切除内减压。若局部肿胀不明显，可考虑缝合硬脑膜，但一般情况下常需要硬脑膜减张缝合和去骨瓣减压，后期并发脑积水时可行脑室引流、分流术。

3. 康复治疗　康复治疗包括高压氧、理疗、针灸以及功能锻炼等。

三、弥漫性轴索损伤

弥漫性轴索损伤（diffuse axonal injure，DAI）是当头部遭受加速性旋转暴力时，因剪切应力而造成的脑白质神经轴索损伤为特征的一系列病理生理变化。

【病理和机制】

病理改变主要位于脑的中轴部分，即半球白质、胼胝体、内囊、脑室周围、大脑脚、脑干及小脑上脚等处有点、片状出血。肉眼可见组织间裂隙及血管撕裂性出血，镜下可见神经轴索断裂，轴浆溢出，稍久则可见圆形回缩球及血球溶解后的含铁血黄素，最后囊变及胶质增生。

【临床表现】

以意识障碍为典型表现，伤后立即出现，可长时间昏迷，可与脑挫裂伤合并成在，也可继发脑水肿而再次昏迷。若累及脑干可表现为单或双侧瞳孔散大，光反射消失等。辅助检查（图67-4-3）：①CT：可见大脑皮质与髓质交界处、胼胝体、内囊、脑室周围、大脑脚、脑干及小脑上脚等有多个点或片状出血；②MRI：可精确反映出早期缺血灶、小出血灶和轴索损伤改变。

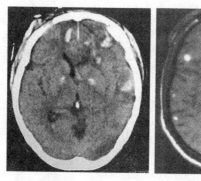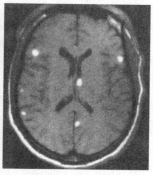

图 67-4-3　弥漫性轴索损伤 CT/MRI 表现脑白质散在点状出血高密度影

【诊断】

①伤后持续长时间昏迷（＞6 小时）；②ICP 正常但临床状况差；③无颅脑明确结构异常的创伤后持续植物状态；④创伤后弥漫性脑萎缩；⑤CT/MRI 可见散在出血点；⑥尸检可见 DAI 的病理改变。

【治疗】

目前无突破性进展，仍采用传统的综合治疗，预后差，占颅脑损伤早期死亡的 33％。

四、脑干损伤

脑干损伤（brain stem injury）是指中脑、脑桥和延髓损伤，分为原发性和继发性两类。孤立的原发性脑干损伤很少存在，实际上是弥漫性轴索损伤的一部分。

【病理和机制】

直接外力造成的损伤是在外力作用下脑干和周围结构发生撞击而损伤，以中脑被盖区多见，颅骨骨折可造成直接损伤，另外颅内压迅速增高也能造成损伤。间接外力损伤主要为坠落和挥鞭伤所致。脑干损伤的病理变化轻重不一，轻者可见脑干部位点状出血和局限性水肿，重者可见脑干内神经结构断裂、片状出血和软化灶形成。

【临床表现】

1. 意识障碍　原发性脑干损伤的患者，伤后立即出现昏迷，为持续性，时间较长，如出现中间清醒期或中间好转期，则要考虑为继发性脑干损伤。

2. 瞳孔和眼球运动的变化　中脑受损时眼球固定，瞳孔大小、形态变化无常，对光反应消失。脑桥损伤时，可出现两瞳孔极度缩小，眼球同向凝视。

3. 去大脑强直　这是中脑损伤的表现，头部后仰，两上肢过伸和内旋，两下肢也过伸，呈现角弓反张状态。去大脑强直开始为间断性，轻微刺激可诱发，后逐渐转为持续性。

4. 锥体束征 包括肢体偏瘫、肌张力增高、腱反射亢进、病理反射阳性。在脑干损伤早期，由于多种因素存在，锥体束征出现不恒定，但在基底部损伤时，体征较为稳定。

5. 生命体征的变化 当中脑和脑桥上端呼吸调节中枢损伤时，出现呼吸节律的改变，如陈-施呼吸、抽泣样呼吸等；当延髓的吸气和呼气中枢受损时，则发生呼吸停止。当延髓受损严重时，表现为呼吸、心搏的迅速停止，患者死亡。在一般情况下，呼吸停止在先，在人工呼吸和药物维持的情况下，心搏仍可维持数日到数月，最后因心力衰竭而死亡。脑干损伤还可引起体温调节的紊乱，高热多由于交感神经受损、出汗障碍影响散热所致，当脑干功能衰竭时可以出现体温下降至正常以下。

6. 内脏表现 如上消化道出血、神经性肺水肿、顽固性呃逆等。

【诊断】

单纯的原发性脑干损伤临床少见，常常与脑挫裂伤或脑内血肿同时存在，因此给临床诊断带来了困难，特别是就诊较晚者，很难区分是原发性损伤还是继发性损伤。所以对于原发性脑干损伤的诊断除病史和临床表现外一般需要借助于 CT、MRI 和脑干听觉诱发电位等。CT 检查可以发现脑干内灶状出血，表现为点片状的高密度影，周围池狭窄或消失。MRI 检查在显示脑干内小出血灶和组织撕裂方面要优于 CT 检查。由于听觉通路在脑干中广泛分布，所以听觉诱发电位不仅能够了解听觉功能，还可以了解脑干功能。脑干损伤后，受损平面以上的各波显示异常或消失。

【治疗】

一般的治疗同脑挫裂伤。尽早行气管切开、亚低温疗法，防止并发症。原发性脑干损伤一般不行手术治疗。继发性脑干损伤时手术的目的在于解除颅内血肿和脑水肿引起的脑干受压。

五、丘脑下部损伤

丘脑下部是自主神经系统重要的皮质下中枢，与机体内脏活动、内分泌、物质代谢、体温调节以及维持意识和睡眠有重要关系。因此，丘脑下部损伤（hypothalamus injury）后临床表现较重。单纯丘脑下部损伤较少，大多与严重脑挫裂伤和（或）脑干损伤伴发。

【病理和机制】

通常若颅底骨折越过蝶鞍或其附近时，常致丘脑下部损伤。当重度冲击伤或对冲性脑损伤致使脑底部沿纵轴猛烈前后滑动时，也可造成丘脑下部的损伤，而且往往累及垂体柄和垂体，其损伤病理多为灶性出血、水肿、缺血、软化及神经细胞坏死，偶可见垂体柄断裂和垂体内出血。

【临床表现】

1. 意识与睡眠障碍 丘脑下部后外侧区与中脑被盖部均属上行性网状激动系统，是管理觉醒和睡眠的重要所在，一旦受损，患者即可出现嗜睡症状，虽可唤醒，但旋即又入睡，严重时可表现为昏睡不醒。

2. 循环及呼吸紊乱 丘脑下部损伤后心血管功能可有各种不同变化，血压有高有低、脉搏可快可慢，但总的来说以低血压、脉速较多见，且波动性大，如果低血压合并有低温则预后不良。呼吸节律的紊乱与丘脑下部后份呼吸管理中枢受损有关，常表现为呼吸减慢甚至停止。视前区损伤时可发生急性中枢性肺水肿。

3. 体温调节障碍 因丘脑下部损伤所致中枢性高热常骤然升起，高达 41℃ 甚至 42℃，但皮肤干燥少汗，皮肤温度分布不均，四肢低于躯干，且无炎症及中毒表现，解热剂亦无效。有时出现体温不升，或高热后转为体温不升，若经物理升温亦无效则预后极差。

4. 水代谢紊乱 多因丘脑下部视上核和室旁核损伤，或垂体柄内视上一垂体束受累致使抗利尿素分泌不足而引起尿崩症，每日尿量达 4000～10 000ml 或以上，尿比重低于 1.005。

5. 糖代谢紊乱   常与水代谢紊乱同时存在，表现为持续血糖升高，血液渗透压增高，而尿中无酮体出现，患者严重失水，血液浓缩，休克，死亡率极高，即所谓"高渗高糖非酮症性昏迷"。

6. 消化系统障碍   由丘脑下部前区至延髓迷走神经背核有一神经束，管理上消化道自主神经，其任何一处受损均可引起上消化道病变。故严重脑外伤累及丘脑下部时，易致胃、十二指肠黏膜糜烂、坏死、溃疡及出血。其成因可能是上消化道血管收缩、缺血；或因迷走神经过度兴奋；或与胃泌素分泌亢进、胃酸过高有关。除此之外，这类患者还常发生顽固性呃逆、呕吐及腹胀等症状。

【诊断】

丘脑下部损伤往往与脑挫裂伤、脑干损伤或颅内高压同时伴发，临床表现复杂，一般只要有某些代表丘脑下部损伤的征象，即可考虑伴有此部损伤。近年来通过 CT 和 MRI 检查，明显提高了丘脑下部损伤的诊断水平。不过有时对第三脑室附近的灶性出血，常因容积效应影响不易在 CT 图像上显示，故对于丘脑下部仍以 MRI 为佳，即使只有细小的散在斑点状出血也能够显示，于急性期在 T_1 加权像上为低信号，在 T_2 加权像则呈等信号。亚急性和慢性期 T_1 加权像出血灶为清晰的高信号。

【治疗】

丘脑下部损伤的治疗与原发性脑干损伤和严重脑挫裂伤基本相同，只因丘脑下部损伤所引起的神经-内分泌紊乱和机体代谢障碍较多，故在治疗上更为困难和复杂，必须在严密的观察、颅内压监护、血液生化检测和水、电解质平衡的前提下，稳妥细心地治疗和护理，才有渡过危险的希望。

第五节   颅内血肿

颅内血肿（intracranial hematoma）约占闭合性颅脑损伤的 10%，占重型颅脑损伤的 40%～50%。颅内血肿易导致有生命危险的脑疝形成。因此，早期诊断和及时治疗非常重要。

颅内血肿的分类：

1. 按血肿所在解剖部位不同分为   ①硬脑膜外血肿：指血肿形成于颅骨与硬脑膜之间者；②硬脑膜下血肿：指血肿形成于硬脑膜与蛛网膜之间者；③脑内（包括脑室内）血肿，血肿形成于脑实质内。

2. 按血肿的症状出现时间分为三型   ①急性血肿：伤后 3 天内出现者；②亚急性血肿：伤后 3 天～3 周出现者；③慢性血肿：伤后 3 周以上出现者。

3. 特殊部位和类型的血肿   如颅后窝血肿、脑室内血肿、多发性血肿等。

一、硬脑膜外血肿

【病理和机制】

硬膜外血肿（extradural hematoma）占颅内血肿的 25%～30%，其中，急性约 85%，亚急性约 12%，慢性约 3%。硬膜外血肿可发生于任何年龄，但以 15～30 岁的青年多见，小儿则少见。血肿多发生在头部直接损伤部位，因颅骨骨折（约 90%）或颅骨局部暂时变形致血管破裂，血液积聚于硬脑膜与颅骨之间。出血来源于硬脑膜中动脉（约 70%）和静脉、板障导血管、静脉窦、脑膜前动脉和筛动脉等损伤，除原发出血点外，由于血肿的体积效应可使硬脑膜与颅骨分离，撕破另外一些小血管致血肿不断增大。血肿多位于颞部、额顶部和颞顶部。

【临床表现】

1. 意识障碍   急性硬膜外血肿患者多数伤后昏迷时间短，少数甚至无原发昏迷，因颅内出血使颅内压迅速上升，出现急性颅内压增高症状，头痛进行性加重，烦躁不安，频繁呕吐，出现再次昏迷。两次昏迷之间的清醒时间称为"中间清醒期（lucid interval）"或"意识好转期"，在各种颅内血肿中，硬膜外血肿的中间清醒期最为常见。中间清醒期短，表明血肿形成迅速，反之则缓慢。但是，原发性脑损伤很轻者，伤后可无明显意识障碍，到血肿形成后才陷入昏迷。

2. 生命体征变化　表现为血压升高、脉搏和呼吸减慢，即"两慢一高"的库欣（cushing）综合征。

3. 颅内压增高　在昏迷或再昏迷前，出现剧烈头痛、恶心、呕吐、烦躁等。随血肿增大及颅内压增高，逐渐出现脑疝症状。一般表现为意识障碍进行性加重，血肿侧瞳孔散大，光反应也随之减弱而消失，血肿对侧出现明显的锥体束征及偏瘫。继之对侧瞳孔也散大，生命功能随之衰竭，终因呼吸、心搏停止而死亡。

4. 神经系统体征　幕上的硬膜外血肿可以压迫相应的大脑功能区而出现典型的症状，如偏瘫、失语、肢体麻木等。

【诊断】

根据头部外伤史，着力的部位和性质，伤后出现剧烈头痛、呕吐、躁动、血压升高、脉压增高等颅内压升高表现者，应尽快行 CT 检查。CT 可以直接显示血肿的部位、大小、占位效应，同时还可以了解脑室受压和中线结构移位程度及并存的脑挫裂伤、脑水肿等情况。典型表现为颅骨内板与脑表面之间的双凸镜或梭形高密度影，据此可确定诊断（图 67-5-1）。

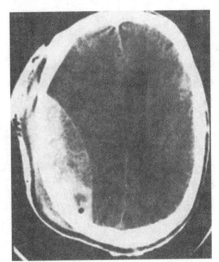

图 67-5-1　CT 示硬膜外血肿
典型"双凸镜征"

【治疗】

1. 手术治疗　急性硬脑膜外血肿＞30ml，颞部＞20ml，颅后窝＞10ml 需立刻开颅清除血肿。骨瓣开颅清除血肿和彻底止血，骨窗缘悬吊硬脑膜，骨瓣原位复位固定。在术中如发现硬膜张力较高或怀疑有硬膜下血肿时，应该切开硬膜探查。对巨大硬膜外血肿、中线移位明显、术前已经有明显的脑水肿、颅内压增高及脑疝表现者可以在清除血肿后行去骨瓣减压。部分急性硬膜外血肿位于颞后及顶枕部，出血相对较慢，血肿形成后出现脑疝也较慢，可以根据 CT 扫描简易定位后行穿刺抽吸、液化引流治疗。

2. 非手术治疗　适用于神志清醒、病情稳定、血肿小于 15ml 的幕上急性硬膜外血肿。经 CT 扫描确诊后，给予脱水、激素、止血、活血化瘀等治疗。在保守治疗期间要注意病情变化，及时 CT 复查，发现血肿进行性增大时应及时手术治疗。

二、硬脑膜下血肿

硬脑膜下血肿（subdural hematoma）为颅内出血积聚于硬脑膜下腔所致，约占颅内血肿的 40%，是最常见的颅内血肿。

（一）急性硬膜下血肿

【病理和机制】

出血来源：①脑表面小动脉、静脉出血，由脑挫裂伤引起，称为复合性硬脑膜下血肿；②脑桥静脉出血，脑伤轻，称为单纯性硬脑膜下血肿；③脑内出血穿破皮质。加速性损伤所致脑挫裂伤，血肿多发生在受伤同侧；而减速性损伤所引起的对冲性脑挫裂伤出血常发生在受伤对侧。

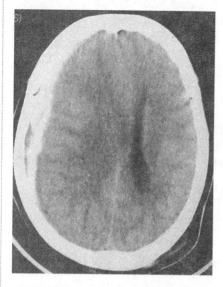

图 67-5-2　CT 示急性右额颞顶新月形硬膜下血肿

【临床表现】

1. 意识障碍　患者伤后意识障碍严重，常无典型的中间清醒期或只表现为意识短暂好转，继而迅速恶化，一般表现为持续性昏迷或意识障碍程度进行性加重。

2. 颅内压增高　血肿及脑挫裂伤继发的脑水肿均可造成颅内压增高，导致患者躁动不安、头痛、恶心、呕吐及生命体征改变。

3. 神经系统体征　伤后立即出现的偏瘫、失语、癫痫等征象，因脑挫裂伤所致。逐渐出现的局灶症状体征，多是血肿压迫功能区或脑疝的表现。

【诊断】

急性硬膜下血肿多与脑挫裂伤伴发，症状、体征无特异性，明确诊断主要依靠 CT 扫描，急性硬膜下血肿典型表现为脑表面新月形高密度影（图 67-5-2）。

【治疗和预后】

急性硬脑膜下血肿病情重，发展迅速，一经确诊往往需要开骨窗或骨瓣手术清除血肿，若急性硬膜下血肿伴有严重脑挫裂伤、脑水肿、术前即有脑疝、中线结构移位明显或血肿清除后颅内压缓解不理想，还需行去骨瓣减压术。

血肿大小、颅内压高低、合并损伤的程度及患者的临床表现均是手术与否的指征。一般来说幕上血肿量大于 30ml、颅后窝血肿量大于 10ml、血肿厚度＞10mm 和（或）大脑中线移位超过 5mm；意识障碍进行性加重或出现再昏迷；神经系统症状进行性加重或出现新的阳性体征；颅内压大于 2.67kPa（20mmHg）且进行性升高等，以上情况均应行手术清除血肿，并根据患者术前状态决定是否去骨瓣减压。一旦选择去骨瓣减压术，骨窗应足够大，特别是在颅内主要静脉经过之处，以免因颅内压增高而导致静脉嵌顿，导致严重脑水肿或静脉破裂出血。

（二）慢性硬脑膜下血肿

慢性硬脑膜下血肿（chronic subdural hematoma）好发于老年人，占硬脑膜下血肿的 25%。起病隐匿，临床表现无明显特征，容易被误诊。从受伤到发病的时间，一般在 1~3 个月。

【病理和机制】

出血原因，可能与老年性脑萎缩的颅内空间相对增大有关，遇到轻微惯性力作用时，脑与颅骨产生相对运动，使进入上矢状窦的桥静脉撕裂出血。血液积聚于硬脑膜下腔，引起硬脑膜内层炎性反应形成包膜，新生包膜产生组织活化剂进入血肿腔，使局部纤维蛋白溶解过多，纤维蛋白降解产物升高，后者的抗凝血作用，使血肿腔内失去凝血功能，导致包膜新生的毛细血管不断出血及血浆渗出，从而使血肿再扩大。

【临床表现】

1. 慢性颅内压增高症状　如头痛、恶心、呕吐和视神经盘水肿等。

2. 血肿压迫所致的局灶症状和体征　如轻偏瘫、失语和局限性癫痫等。

3. 脑萎缩、脑供血不全症状　如记忆力和理解力减退、智力低下、精神失常。

【诊断】

首选 CT，不仅可显示血肿（图 67-5-3），还可初步推

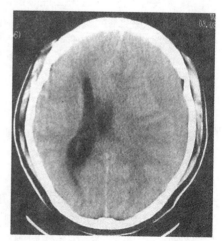

图 67-5-3　左额颞慢性硬脑膜下血肿

断血肿形成的时间，急性血肿为高密度，亚急性血肿为中等密度，慢性血肿为低密度。MRI对中等密度血肿及血肿腔内是否有分隔的显示方面有优势。

【治疗和预后】

手术适应证：①临床出现颅内压增高症状和体征，伴有或不伴有意识改变和大脑半球受压体征；②CT或MRI显示单侧或双侧硬脑膜下血肿厚度>10mm，或中线移位>10mm者。否则可予以动态观察。首选颅骨钻孔引流冲洗术，临床效果较好，老年人脑组织不易复位。以临床症状的改善为主要的疗效观察指标。

三、脑内血肿

脑内血肿（intracerebral hematoma）是指颅脑损伤后脑实质内出血形成的血肿，额叶、颞叶多见，占颅内血肿的5%。

【发生机制】

脑内血肿有两种类型：浅部血肿多由于挫裂的脑皮质血管破裂所致，常与硬膜下血肿同时存在，以额极、颞极及其底面多见；深部血肿由脑深部血管破裂引起，脑表面无明显挫裂伤，很少见。急性脑内血肿在形成初期为血凝块，形状多不规则或与脑挫伤、坏死组织混杂。位于深部、脑干、小脑的血肿多相对规则，周围有受压水肿、坏死组织包绕。

【临床表现与诊断】

脑内血肿与伴有脑挫裂伤的复合性硬脑膜下血肿的症状很相似，而且事实上两者常同时存在。CT扫描可以证实脑内血肿的存在，表现为脑挫裂伤区附近或脑深部白质内类圆形或不规则高密度影（图67-5-4）。

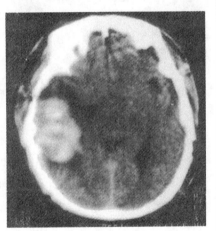

图67-5-4　CT示右颞叶脑内血肿

【治疗和预后】

脑内血肿的治疗与硬脑膜下血肿相同，多采用骨瓣或骨窗开颅，在清除硬脑膜下血肿和明显挫裂糜烂的脑组织后，应随即探查额、颞叶脑内血肿，清除血肿后脑室开放应行脑室引流。对少数脑深部血肿，如颅内压增高显著，病情进行性加重，也应考虑手术，根据具体情况选用开颅血肿清除或钻孔引流术。脑内血肿患者的预后较差，病情发展较急者死亡率高达50%左右。

四、迟发性颅内血肿

外伤性迟发性颅内血肿（delayed traumatic intracranial hematoma）是指头部外伤后首次头颅CT检查未发现血肿，经过一段时间后重复CT扫描，或手术、尸检时发现的血肿；或为首次头颅CT检查证实有血肿，但在其他部位又出现的血肿。本型血肿可发生在脑内、硬脑膜外、硬脑膜下等不同部位，占颅内血肿患者的7.0%~10.5%，其中以迟发性脑内血肿最为常见。

【临床表现和诊断】

急性脑损伤患者入院后或手术后颅内压再次增高，意识状态变差，出现新的神经功能缺损，特别是曾有低血压、脑脊液外引流、强力脱水的患者，提示可能为迟发性颅内血肿。因此当外伤后患者出现逐渐发生的颅内压增高和脑受压的表现或颅内血肿清除减压后再次出现意识恶化时，要考虑迟发性颅内血肿可能。重复CT扫描是早期诊断迟发性颅内血肿的关键，对患者得到合理治疗和良好预后具有重要意义。

【治疗】

手术治疗原则同一般颅内血肿，手术时机的选择取决于患者的状态，如患者意识迅速恶化、神经功能缺损加重、血肿迅速增大幕上超过30ml或幕下超过10ml时，即应当考虑手术治疗。本病提高救治疗效的关键在于加强临床观察，及时复查CT，及时诊断，迅速清除血肿，并给予合理的术后处理。

五、脑室内出血

外伤性脑室内出血（traumatic intraventricular hemorrhage）是指暴力作用于头部时，脑室壁产生剪切变形，撕破室管膜血管而导致出血或者外伤性脑内血肿破入脑室内引起。前者称为原发性脑室出血，后者称为继发性脑室内出血。

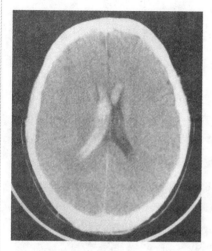

图 67-5-5　CT 示侧脑室内出血

【临床表现和诊断】

临床表现：①大多数患者在伤后有意识障碍，昏迷程度重、持续时间长；②瞳孔呈多样变化，如出现两侧缩小，一侧散大或两侧散大，对光反射迟钝或消失；③神经局灶体征比较少见，部分患者可有轻偏瘫，有的患者呈去大脑强直状态；④脑膜刺激征明显，呕吐频繁，颈强直和克尼格征阳性比较常见；⑤常有中枢性高热。

诊断：头颅CT可见明显高密度影充填脑室系统，一侧或双侧，有时可见脑室铸形（图 67-5-5）。血肿在 3 周后可吸收。

【治疗及预后】

由于继发性脑室内出血常并发有严重的脑挫裂伤或颅内血肿，其危害性往往大于原发性脑室内出血，因此治疗时要在处理脑挫裂伤或颅内血肿的同时，行脑室外引流术，或者直接切开脑室，取出血块。少量的脑室内出血可以自行吸收，多次腰椎穿刺放液有助于脑脊液快速转清。当脑室内出血量较大时，需行脑室切开或钻孔引流，引流一般在双侧额角穿刺，用生理盐水冲洗排出积血，必要时使用尿激酶溶解血块，可以减少脑室扩张、脑积水等并发症。本病死亡率31.6%～76%，幸存者常残留功能缺损及智力障碍。

第六节　开放性颅脑损伤

非火器性或火器性致伤物所造成的头皮、颅骨、硬脑膜和脑组织均与外界相通的创伤统称为开放性颅脑损伤（open craniocerebral injury）。与闭合性颅脑损伤（closed craniocerebral injury）相比，除损伤原因和机制不同外，诊断和治疗也各有特点。

一、非火器性开放性颅脑损伤

【病因和机制】

1. 钝器伤　如棍棒、砖石等钝物打击伤。这类损伤创口形态不规则，创缘不整，有较多挫伤组织；颅骨多为粉碎骨折；硬脑膜撕裂，其下脑组织有较大范围挫裂伤，可合并有颅内不同程度的出血、血肿。致伤机制为加速伤。

2. 锐器伤　如刀、斧、剪、匕首等锐器物造成的砍切伤、刺伤。这类损伤创口多较整齐，损伤范围小，颅骨多呈槽形或洞形骨折或陷入，硬脑膜及脑组织可有裂伤、出血。当致伤物穿入颅内时，可将颅外组织碎片或异物带入伤道深部，导致感染，还可伤及静脉窦或颅内大血管，并发大出血危及生命。

3. 坠跌伤　坠跌时头部撞于有棱角或不平的坚硬物体上所导致的颅脑损伤。其损伤特点与钝器伤类似，但污染多较重。因其为减速伤，可合并对冲性脑损伤或旋转所致的弥漫性轴索损伤。

【临床表现】

1. 创伤的局部表现　开放性颅脑损伤的伤因、暴力大小、性质不一，产生的损伤程度与范围差别悬殊。创伤多位于前额、眼眶部，但也有多发，伤口整齐或不齐，有头发、泥沙或其他污物等混杂，有时可见骨折片。由于头皮血运丰富，一般出血多。有些开放性颅脑损伤患者的伤口处可见脑脊液和（或）脑组织外溢。

2. 意识障碍　锐器所致的颅脑损伤局限，伤后多无意识障碍。钝器所致的开放性伤多数患者伤后立即出现意识障碍。如合并颅内血肿，也可以出现有中间清醒期的意识变化过程。

3. 局灶症状　开放伤的脑局灶症状较多见且明显，如肢体瘫痪、感觉障碍、失语、偏盲等。

4. 生命体征的改变　锐器所致的局限性开放伤，生命体征多无明显变化。但如直接伤及脑干、丘脑下部等重要结构，或钝器引起广泛脑损伤时，生命体征可明显改变。另外，头部开放伤口大量失血者，可出现休克征象。

【诊断】

开放性颅脑损伤患者头部有伤口，甚至可见到脑脊液和（或）脑组织外溢，诊断不难。但要了解内部损伤情况及有无继发血肿、异物存留等，还需依靠辅助检查。一般做颅骨正位和侧位 X 线检查，必要时摄切线位片，可以了解颅骨骨折的类型和范围，颅内是否有骨碎片。如有致伤物嵌于颅腔内，可根据其进入的深度和位置，推测可能损伤的结构，作为手术的参考。CT 可以确定脑损伤的部位和范围及是否继发颅内血肿、脑水肿或脑肿胀，对存留的骨折片或异物进行精确的定位。

【治疗】

开放性颅脑损伤的治疗与闭合性颅脑损伤有许多相似之处，如严密观察病情，保持呼吸道通畅，防治脑水肿或脑肿胀等，但也有其特点：

1. 首先做创口的止血、包扎、纠正休克　患者入院后有明显的外出血时，应该采用临时性止血措施，必要时可做暂时性缝合，同时检查患者全身情况。当患者出现休克前期或休克表现时，最重要的是先采取恢复血压的有力措施，有条件可快速输血、补液、补足血容量，防治休克。

2. 插入颅腔的致伤物的处理　创口内留有致伤物者，不可贸然撼动或拔出，以免造成致命性大出血。应将患者送至有条件的医疗单位，在对致伤物可能伤及颅内重要结构有所预测并做好充分准备的情况下，才可在术中将致伤物小心取出。

3. 膨出脑组织的保护　创口大，有脑组织外膨者，要将膨出脑组织妥为保护，避免损伤与污染。急救处理时应注意保护突出的脑组织。

4. 清创手术　开放性颅脑损伤应争取在 6～8 小时内施行清创术，在无明显污染并应用抗生素的前提下，早期清创的时限可延长到 72 小时。术前应认真分析颅骨 X 线和 CT 检查结果，仔细检查伤口，充分了解骨折、碎骨片及异物分布，脑挫裂伤和颅内血肿等情况。清创由浅入深，逐层进行，彻底清除头发、碎骨片等异物，吸出血肿和破碎的脑组织，彻底止血。硬脑膜应严密缝合，如有困难，可取自体帽状腱膜、颞肌筋膜或人工硬脑膜修补，最后缝合头皮。术后加强抗感染。

5. 如开放伤累及侧脑室，术中应尽可能清除脑室中的血块、脑碎屑和异物等。

二、火器性颅脑损伤

多见于战时，平时也有发生。由火药、炸药发射物或爆炸投射物，如枪弹、各种弹片、钢珠等所致的颅脑损伤称火器性颅脑损伤（missile craniocerebral injury）。

【分类】

1. 头颅软组织伤　指仅伤及骨膜及以外的软组织，颅骨及硬脑膜完整。创伤局部与对冲部位可能发生脑挫裂伤或血肿。此类伤情多较轻，少数较重。

2. 颅脑非穿透伤　指仅伤及颅骨及以外的软组织，颅骨呈凹陷粉碎骨折，但硬脑膜完整。常伴有伤处硬膜外血肿，伤处或对冲部位的脑挫裂伤及血肿，伤情多较重，个别危重。

以上两种类型属闭合性脑损伤，伤道情况多为浅切线伤或颅外反跳伤。

3. 颅脑穿透伤　指头皮、颅骨及脑组织均受到损伤，为开放性脑损伤，颅内多有异物残留，脑组织存在不同程度的破坏，多并发颅内血肿，伤情多较危重。根据伤道的不同又分为以下几种类型（图 67-6-1）。

1）非贯通伤：仅有射入口，无穿出口，致伤物停留在颅内伤道的远端。

2）贯通伤：有射入口与穿出口且相距较远，可贯通两半球、同侧多个脑叶或小脑幕上下，致伤物多已遗失，颅腔形成贯通的伤道。

3）切线伤：投射物与头颅呈切线方向擦过，射入口和穿出口相距较近，造成头皮软组织、颅骨和脑组织沟槽状损伤。将仅伤及颅骨、头皮者称为浅切线伤，累及硬脑膜、脑组织者称为深切线伤。

4）反跳伤：又分为颅外反跳伤和颅内反跳伤。投射物击中颅外板反弹跳出，称颅外反跳伤。此型致伤物未进入颅内，仅累及头皮及颅骨，硬脑膜多完整。投射物穿入颅内后受到入口对侧颅骨的抵抗，变换方向反跳停留在折射性伤道内，称颅内反跳伤。此型可造成多方向的复杂伤道和多处脑损伤。

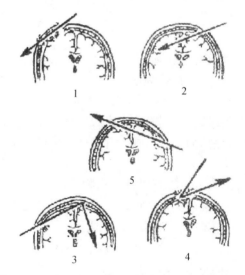

图 67-6-1　颅脑火器性投射物造成不同伤道示意图
1. 切线伤；2. 非贯通伤；3. 颅内反跳伤；4. 颅外反跳伤；5. 贯通伤

【损伤机制和病理】

高速的弹片或枪弹等投射物穿透脑膜入颅后，在脑内形成伤道。伤道的病理改变为：①原发伤道区：指伤道中心区，内含有毁损与液化的脑组织碎块、出血和血块、颅骨碎片、头发、泥沙及弹片或枪弹等。碎骨片常位于伤道近端。弹片或枪弹则位于伤道远侧。损伤的脑膜、脑血管和脑组织出血,易在伤道形成硬膜外、硬膜下、脑内或脑室血肿。伤道内血肿的部位,可位于近端、中段和远端。②其外周为脑挫裂伤区:是由于高速投射物穿入颅腔后的瞬间,在脑内形成暂时性空腔,产生超压现象,冲击波向周围脑组织传递,使脑组织瞬时承受高压和相继的负压作用而引起脑挫裂伤。病理征象表现为点状出血和脑水肿带。③位于脑挫裂伤区周围为脑震荡区。脑组织在肉眼或一般光学显微镜下无明显病理改变可见,但可出现暂时性功能障碍。在伤后尚可迅速出现脑血液循环和脑脊液循环障碍、脑水肿和血肿。并可合并颅内感染,引起颅内压增高等,使病理改变复杂化。上述病理改变大致分为急性期、炎症反应期和并发症期三个时期。

【临床表现】

1. 意识障碍　其发生率和严重程度与投射物的种类和能量大小有关系,枪弹伤,尤其是高速击中头部时,枪弹能量以压力波形式广泛作用于脑组织,常累及下丘脑及脑干,故伤后立即出现意识障碍,程度较重。

2. 生命体征　重型伤员多数伤后立即出现呼吸、脉搏、血压变化。伤及脑干者,可早期发生呼吸紧迫、缓慢或间歇性呼吸、脉搏转缓或细速、脉率不整与血压下降等中枢衰竭征象。伤后呼吸慢而深、脉搏慢而有力、血压升高等改变是颅内压增高、脑受压和脑疝的危象,常提示有颅内血肿。开放伤引起外出血,大量脑脊液流失,可引起休克、衰竭。同时应注意查明有无胸腹伤、骨折等严重合并伤。伤后出现高热,除丘脑下部损伤外,要警惕颅内感染、肺炎和尿路感染等并发症。

3. 颅内压增高　火器性颅脑损伤并发颅内血肿机会较多,加上脑水肿,这是早期颅内压增高的主要原因,晚期多为继发颅内感染、脑脓肿或脑脊液循环受阻所致,表现为头痛、呕吐、视物模糊、复视、视神经盘水肿等。

4. 局限性脑损伤症状　根据受伤的部位而异,因投射物直接破坏脑组织引起机体功能障碍,表现为瘫痪、失语、感觉障碍、癫痫发作、脑神经麻痹。伤后观察和治疗过程中逐渐出现肢体瘫痪或瘫痪程度加重,应考虑合并颅内血肿,创伤恢复期考虑并发脑脓肿,需进一步行CT扫描。

【诊断】

要迅速明确颅脑伤性质和有无其他部位的合并伤。要强调头颅X线检查对了解伤道情况,确定颅内异物的性质、数目、位置等很有必要,对指导清创手术进行也有重要作用。对怀疑有颅内感染者,可进行腰椎穿刺和脑脊液检查。对脑伤后存在的并发症可按具体情况选择诊断方法,包括脑血管造影、CT和MRI脑扫描等检查。

【治疗】

1. 急救和转运

(1) 有休克表现者,积极抗休克处理,包括迅速对伤口进行包扎止血,减少出血和污染,必要时做暂时性缝合,有条件可快速输血、补液、补足血容量,尽早使用抗生素,并常规注射破伤风抗毒素。

(2) 创口大,有脑组织外膨者,要将膨出脑组织妥为保护,避免损伤与污染。

(3) 创口内留有致伤物者,不可贸然撼动或拔出,以免造成致命性大出血。

(4) 昏迷伤员取侧俯卧位,保持呼吸道通畅,及时清除口腔及呼吸道分泌物、血液、呕吐物等。昏迷者应防止舌后坠,必要时应用气道通气管、气管内插管或行气管切开,以保证呼吸通畅并供氧。

(5) 根据伤情,力争尽快将伤员转运到有条件的医疗单位行后期处理,并填写好伤情记录。

2. 颅脑清创　颅脑火器伤不论是穿透伤还是非穿透伤,原则上均应早期彻底清创。清创的目的是将创道内污染物、坏死碎裂的脑组织、血块等清除，使创道干净、清洁，并修补硬脑膜，变开放伤为闭合伤，从而减少脑脊液漏、脑膨出与颅内感染的机会，并减少脑瘢痕形成与发生癫痫的机会。手术必须将需要与可能有机地结合起来，并根据伤员病情和手术条件进行综合考虑。

（1）分期处理：按清创处理的时限分早期、延期和晚期。早期处理（伤后 3 日内），早期彻底清创一般应当在 24 小时内完成，在应用有效抗生素的前提下，脑部清创可推迟到 72 小时。一般认为伤后 3～8 小时最易形成创道血肿，故最好在此期内给予早期清创。延期处理（伤后 4～6 日），创伤尚无明显感染者，仍适于彻底清创，术后缝合伤口，已有明显感染者，应清理伤道并予引流。此时不宜行脑内清创以免感染扩散，待感染局限后再行二期手术。晚期处理（7 日以上），创伤多已有明显感染或化脓，应扩大骨窗，清除碎骨片，引流伤道，以后再行二期处理。

（2）清创术原则与方法：对头皮软组织损伤处应切除不整齐与挫烂或者明显污染的部分，适当扩大原伤口，将头皮下层组织中的头皮、污物予以清除；止血，间断缝合帽状腱膜及头皮，皮下引流 1～2 日。头皮缺损可采用整形方法修复。颅骨处理时需显露骨折中心部分及其周围区，逐块摘除游离的和凹陷的碎骨片，清除污物、异物和血块，使之成为整齐骨窗。如存在硬膜外血肿，需扩大骨窗血肿清除，同时应检查硬脑膜有无破损，内在有无血肿，以决定是否切开硬脑膜探查。穿透伤时，将硬脑膜破损边缘修理，或切开扩大显露，以脑压板或牵开器扩大伤道，吸除伤道内和伤道壁失活的脑组织、血块及异物，严格止血。对过深难以达到的金属物，不强求在一期清创中摘除，对可达到的金属异物可直接或用磁性导针吸出。经清创后脑组织应较术前塌陷并出现脑搏动，如清创后脑组织仍然膨出，无脑搏动，可能清创尚不彻底，需进一步查明原因处理。彻底清创后，原则上严密缝合硬脑膜。

（3）术后处理：脑穿通伤清创后，需定时观察生命体征、意识、瞳孔变化，观察有无颅内继发出血、脑脊液漏等。加强脱水、抗感染、抗休克治疗。保持呼吸道通畅，吸氧，躁动、高热时可给予镇静药、冬眠治疗和物理降温。康复期可行高压氧治疗，对恢复神经功能有一定帮助。

第七节　颅脑损伤的并发症与后遗症

一、颅脑损伤伤后感染

（一）颅骨骨髓炎

颅骨骨髓炎（cranial osteomyelitis）常由颅骨开放骨折、清创不及时或不彻底所致。急性期患者有全身感染中毒症状如寒战、发热、头痛、乏力、外周血象白细胞增高。局部可有红、肿、热、痛等炎症表现，并可有脓性分泌物。慢性者，颅盖部脓肿可穿透头皮形成慢性窦道，反复流脓，长期不愈合，有时可见死骨碎屑或异物排出。颅骨骨髓炎后期可表现为受累外板粗糙、局部脱钙、骨缺损边缘虫蚀样骨破坏或死骨形成。骨质增生明显时，可致颅骨增厚、板层结构不清，严重时可压迫颅底结构，损伤脑神经，表现出相应的脑神经症状，如颞骨岩尖综合征等。局限的颅骨骨髓炎的手术原则是彻底清除病变的颅骨，去除死骨，并清除硬膜外肉芽组织和脓液。可根据 X 线和 CT、MRI，确定病变范围，切除附有脓性分泌物软而不出血的颅骨直至颅骨边缘板障有新鲜出血。术中清除失活的周围软组织，用抗生素盐水反复冲洗术区。如发现硬脑膜有破损必须严密修补。

（二）脑膜炎

由颅脑损伤所引起的脑膜炎多见于颅底骨折伴脑脊液漏的患者。化脓性细菌进入蛛网膜下腔的途径除经由开放的创口之外，亦可从血液、呼吸道、鼻副窦、中耳及乳突区甚至蝶鞍进入。病原菌一般常为葡萄球菌、链球菌、大肠埃希菌及铜绿假单胞菌等，但经额窦、筛窦导入颅内的化脓性脑膜炎则以肺炎双球菌为多。患者患病之后，急性期常有头痛、恶心、呕吐、全身畏寒、脉速、体温升高、脑膜刺激征阳性及颈项强直。但也有少数脑膜炎患者发病隐袭，如脑脊液漏所致继发性颅内感染，可在患病之后 1～2 日尚无明显不适。颅脑穿透伤晚期的脑膜炎，常为脑深部感染侵入脑室系统或因脓肿破裂而致，感染一旦发生，由于细菌的毒素和蛛网膜下腔的炎性反应，将导致脑水肿、颅内压增高及脑血流障碍。若无及时合理的治疗则往往造成脑脓肿、脑积水、脑肿胀、硬膜下积脓及脑血管性损害等严重的并发症和后遗症，死亡率高达 18.6%。细菌性脑膜炎的诊断主要依靠实验室检查，脑脊液混浊，甚至是脓细胞及蛋白质明显增高，糖含量降低，细菌培养有为阳性。外周血象亦有白细胞总数及中性粒细胞增多的表现。对疑有脑膜炎的患者，早期宜先行腰椎穿刺检查脑脊液，及时明确诊断，以便及早用药，而对后期的并发症则应行 CT 扫描，根据发现再做进一步治疗。细菌性脑膜炎的治疗应在及时查明病原菌的基础上尽早投给能透过血脑屏障的强效抗生素，剂量必须够大，疗程必须够长。去除病因也是不容忽视的重要环节，如有脑脊液漏、颅内异物或感染、硬脑膜外或硬脑膜下积脓及脑脓肿等情况存在时，应有计划地进行相应的手术处理。

（三）脑脓肿

颅脑外伤后脑脓肿多与碎骨片或异物存留有关。外伤性脑脓肿早期急性炎症反应常被脑外伤所掩饰，其所表现的发热、头痛、颅内压增高以及局限性神经功能障碍，均易与脑外伤相混淆。尤其是位于脑的非功能区，如额极、颞极等所谓的"哑区"，故时有贻误。至脓肿形成之后，临床表现又与颅内占位性病变相似，这时全无颅内感染的征象，仅有颅内高压，除头痛、嗜睡、脉缓或偶有癫痫发作外，别无特点。CT 扫描是最准确、快速的检查方法，既可显示脓肿的大小、部位，又能看到脓肿的多少、有无分隔、积气及其与周围重要结构的关系。同时还可以通过强化扫描来了解脓壁的厚度，从而估计脓肿的期龄，以便选择适当的治疗方法。MRI 检查更有其独到的优点，T_2 加权像上能显示坏死区周围的特征性的低信号带。外伤性脑脓肿的治疗，在脓肿还未形成前，仍处于化脓性脑炎阶段，可以给予大剂量强效抗生素治疗。特别是对多发性小病灶或部位较深不宜手术切除的病例，保守治疗亦可取得较满意的效果。对已有包壁形成的脓肿，应及时施行手术治疗。通常对病程短、脓壁薄，位于脑重要功能区的脓肿，多采用穿刺引流术；对病程长、脓壁厚，位于非功能区的脓肿，或包裹有异物的脓肿，则宜行手术予以摘除。

二、外伤性颈内动脉海绵窦瘘

外伤性颈内动脉海绵窦瘘（traumatic carotid-cavernous fistula）是由颅底骨折或异物直接损伤颈内动脉海绵窦段及其分支，动脉血由破口直接注入海绵窦内所致。典型症状包括：搏动性突眼；颅内杂音，压迫颈动脉杂音减弱或消失；眼球运动障碍；球结合膜水肿、充血。外伤性颈内动脉海绵窦瘘的治疗目前首选血管内介入治疗，以采用可脱离性球囊导管栓塞瘘口，保持颈内动脉通畅的治疗为最佳方法。

三、脑膨出

脑膨出（brain fungus）指脑组织从颅骨缺损口向外膨出呈蕈状，故又有脑蕈之称，一般可分早期脑膨出和晚期脑膨出。

1. 早期脑膨出（伤后 1 周内）　多由广泛脑挫裂伤、急性脑水肿、颅内血肿或早期并发颅内感染等因素引起。经对症治疗，解除颅内压增高后，膨出的脑组织可回复颅腔内，脑功能不致明显损害，可称为良性脑膨出。

2. 晚期脑膨出（1周以上）　多因初期清创不彻底，颅内骨片异物存留，引起脑部感染，脑脓肿、亚急性、慢性血肿等，使颅内压增高所致。膨出的脑组织如发生嵌顿、感染、坏死，亦可影响邻近的未膨出的脑组织发生血液循环障碍，形成恶性脑膨出或顽固性脑膨出。处理时应将脑膨出部以棉片围好，妥加保护并用脱水及抗感染治疗，因血肿或脓肿所致应予清除。

四、外伤性脑脊液漏

外伤性脑脊液漏（traumatic leakage of cerebrospinal fluid）指因开放性颅脑损伤所致的脑脊液经由鼻腔、耳道或开放创口流出，可导致颅内感染。脑脊液漏多发生于颅底骨折，颅前窝骨折常致鼻漏，颅中窝骨折多为耳漏。其原因可能因颅底骨质较薄、硬脑膜贴附紧密；颅前窝有筛板、筛窦、额窦及蝶窦与鼻腔相通；颅中窝有岩骨，内含中耳鼓室，外接耳道内通耳咽管；颅底又邻近脑池，故而较易引起脑脊液漏。脑脊液漏的诊断首先是确定溢液的性质，脑脊液含糖量较高，故可用"尿糖试纸"测定。确诊仍需采用特殊的辅助检查：将造影剂注入蛛网膜下腔，在透视下调节患者体位，使造影剂进入脑底部脑池，然后行颅底薄层 CT 扫描以显示漏孔部位。因颅底骨折而引起的急性脑脊液鼻漏或耳漏，绝大多数可以通过非手术治疗治愈，仅有少数持续 3～4 周以上不愈者，才考虑手术治疗。

五、外伤后颅内低压综合征

外伤后颅内低压综合征（post-traumatic intracraniohypotension syndrome）是指颅脑外伤后，水平侧卧位腰椎穿刺压力低于 0.8kPa（80mmH_2O）所产生的综合性症候群。其主要临床表现为头部外伤后的直立性头痛、恶心、眩晕等症状，神经系统检查则无异常。头痛在平卧时减轻或消失，直立时加重，在缺水时头痛也可加重。治疗处理措施包括：①卧床休息，一般平卧即可，必要时可用头低脚高位。②经口服或经静脉给予超过正常需要量1～2L 的液体。③吸入 CO_2 或用罂粟碱等扩张脑血管，增加脑血流量，促进 CSF 的分泌。某些药物（如麻黄碱、毛果芸香碱、咖啡因、激素等）对脉络丛有一定的刺激作用，但其效果不肯定。④鞘内注入空气或液体：经腰椎穿刺注入过滤的空气，一般每次 30ml，也可适当增多。注入空气一方面可使压力升高，另外空气进入脑室可刺激脉络丛分泌 CSF。此外，鞘内注入生理盐水也有一定的治疗效果。

六、外伤性癫痫

外伤性癫痫（traumatic epilepsy）指继发于颅脑损伤后的癫痫性发作的一种临床综合征，任何时期均可发生。任何部位脑损伤可发生癫痫，但以大脑皮质运动区、额叶、顶叶皮质区受损发生率最高，可分为早期和晚期发作两类。早期（伤后 1 个月以内）癫痫发作的原因常是颅骨凹陷骨折、蛛网膜下腔出血、颅内血肿和脑挫裂伤等；其中伤后 24 小时发作者称为即刻发作；晚期癫痫（伤后 1 个月以上）发作主要由脑瘢痕、脑萎缩、脑内囊肿、蛛网膜炎、感染及异物等引起，以大发作为主。外伤性癫痫主要以药物治疗为主，一般服药至少 2 年，完全控制后仍需继续服药 1～2 年，而后逐渐减药、停药。突然中断服药常是癫痫发作的诱因。脑电图尚有棘波、棘慢波或阵发性慢波存在时，不应减量或停药。对于癫痫持续状态要采取积极有效措施及时控制；对于药物治疗无效的难治性癫痫可行癫痫外科治疗。对重型颅脑损伤患者不主张长期预防性服用抗癫痫药。当然，若颅脑损伤患者一旦发生癫痫，则应该正规使用抗癫痫药治疗。

七、外伤后脑积水

外伤后脑积水（post-traumatic hydrocephalus）常见于脑挫伤后蛛网膜下腔出血患者。外伤后脑积水因发病急缓不同，临床表现也有所不同。急性者以进行性颅内压增高为主，脑挫裂伤程度较严重，伤后持久昏迷或曾有一度好转又复恶化，虽经脱水、排除血肿、减压手术及激素等多方治疗，但意识恢复欠佳。患者颅内压持续升高。减压窗脑膨隆，脑脊液蛋白含量增加，颅内又无其他残留或迟发血肿存在，故易误诊为迁延性昏迷或植物人。慢性者多表现为正常颅内压脑积水，一般都不到 1 年。患者逐渐出现痴呆、步态不稳、反应迟钝及行为异常，偶尔尚有排便失禁、尿失禁、癫痫、情感自制力减退等症状。CT 扫描可见：脑室系统扩大尤以侧脑室前角为著，侧脑室周围特别是额角部有明显的间质性水肿带。外伤性脑积水的治疗，无论是颅内高压脑积水还是正常颅内压脑积水都采用分流术。

八、颅骨缺损

颅骨缺损（skull defects）手术适应证为：①缺损直径大于 3cm 者。②缺损部位有碍美观。③引起长期头晕、头痛等症状难以缓解者。④脑膜-脑瘢痕形成伴发癫痫者（需同时行癫痫灶切除术）。⑤严重精神负担影响工作与生活者。一般在首次手术伤口愈合 3～6 个月后即可修补，曾有感染的伤口需延至伤后半年以上。凡近期有感染、清创不彻底或颅内压仍高而有脑膨出者均暂不宜修补。

九、脑外伤后综合征

脑外伤后综合征（post-traumatic brain syndrome）是指颅脑创伤治疗后仍留有头痛、头晕、记忆力减退、注意力不集中、烦躁、易怒和抑郁等一系列躯体、情感和认知方面的症状，但神经系统检查又无明显阳性体征，症状持续 3 个月以上者可诊断为脑外伤后综合征。其发病机制可能是在脑的轻度器质性损伤和病理改变（脑点片状出血、脑水肿、脑小软化灶和轻度脑萎缩）的基础上，附加患者心理和精神因素所致。患者症状时轻时重，与精神、情绪状态有一定关系，患者主诉常多于神经系统阳性体征。有时虽查出一些轻微征象，却难以定位。其中部分患者可有脑电图轻度或中度异常，CT 脑扫描可有轻度脑萎缩等。对此类患者的处理，预防和治疗同等重要。伤后急性期患者宜静卧休息，勿过多思考问题，避免长时间的阅读等。急性期之后，可让伤员早期活动。对存在的临床症状给予适当的对症治疗（如镇静药和镇痛药），关心、体贴患者，以解除其思想上对所谓"后遗症"不能治愈的紧张和忧虑。适当地进行一些体疗、气功、太极拳等，配合中医活血化瘀药物的治疗，症状有改善就应鼓励伤员逐渐转入正常的生活、学习和工作。

十、迁延性昏迷

迁延性昏迷即长期意识障碍，对外界失去反应的状态。这类患者均属严重的原发性或继发性脑干损伤或过久的脑缺血、缺氧之后，由于脑干网状结构中维持醒觉状态的上行激动系统受到损害，使外界的兴奋不能顺利地传入活化大脑皮质，或因皮质神经细胞发生广泛的不可逆的变性和坏死，以致丧失大脑皮质的功能，意识处于长期昏迷状态，至少持续 3 个月以上。临床所见多在伤后最初的 1～2 个月呈深昏迷，对强痛刺激仅有肢体伸直反应；其后 1～2 个月于痛刺激时，逐渐出现睁眼动作；继而可有本能的自发睁眼，或有漫无目的的眼球游动，但不能遵嘱活动，对语言毫无反应。与此同时，原有的去大脑强直随之消失，逐渐对痛刺激有缓慢的肢体回缩反应，且肌张力仍较强，并常有强握、吸吮、磨牙和咀嚼等动作出现。患者终日处于似睡非睡的状态，有明显的醒觉和睡眠节律，对外界环境漠不关心，似乎有陌生或不理解感，有时眼球可以追随人或物而移动，但缺乏有目的的动作，不能自动调整不适的卧姿，也不主动索食。检查时瞠目不语，四肢肌张力较高，双上肢多呈屈曲状态，紧抱在胸前，被动强伸时可有痛苦表情，偶尔呻吟，双下肢内旋、内收，置于伸位或屈位。浅反射检查腹壁反射消失，提睾反射、角膜反射、瞳孔对光反应、吞咽及咳嗽反射均存在。目前无有效治疗方法。药物方面可用脑代谢赋活剂，改善脑血流循环药物。给予患者高压氧治疗，加强护理，维持营养，防治各种并发症。

第八节　脑死亡

脑死亡（brain death）是因脑不可逆损伤引起全脑功能的丧失，表现为深度昏迷，没有自主呼吸及所有脑干反射消失。国内外关于脑死亡的诊断问题尚未统一，提出的诊断标准还不尽相同，国内尚无脑死亡相关的立法。

（陈礼刚）

第六十八章　颅内和椎管内肿瘤

第一节　颅内肿瘤

一、概述

颅内肿瘤（intracranial tumors）可发生于任何年龄，以 20～50 岁最多。儿童、青少年患者以颅后窝及中线部位的肿瘤较多见，如髓母细胞瘤、颅咽管瘤及室管膜瘤等。成年患者多为胶质细胞瘤（如星形细胞瘤、胶质母细胞瘤等），其次为脑膜瘤、垂体瘤及前庭蜗神经瘤等。颅内肿瘤在 40 岁左右为发病高峰期，老年患者胶质母细胞瘤及脑转移瘤多见。

二、分类

颅内肿瘤的病理分型比较复杂，分类方法尚不完全统一，目前国内采用的分类法包括以下类型：

1. 来源于神经上皮组织的肿瘤　统称为神经胶质瘤，占颅内肿瘤的 40%～50%，为最常见的类型。
2. 来源于脑膜的肿瘤　包括各种脑膜瘤、脑膜肉瘤。
3. 来源于腺垂体的肿瘤　各种类型垂体腺瘤。
4. 来源于神经鞘膜的肿瘤　以前庭蜗神经鞘瘤最常见。
5. 来源于颅内胚胎残余组织的先天性肿瘤　包括颅咽管瘤、上皮样囊肿等。
6. 来源于血管组织的肿瘤　如血管网状细胞瘤。
7. 颅内转移性肿瘤　以肺癌颅内转移最常见。
8. 邻近组织侵入颅内的肿瘤　如颅骨的肿瘤、鼻咽癌直接侵入颅内等。
9. 未分类肿瘤。

三、临床表现

（一）颅内压增高

主要是由于肿瘤的占位、肿瘤周围的脑水肿和所引起的梗阻性脑积水所导致，表现为头痛、呕吐和视神经盘水肿，亦称为颅内压增高的三主征。

1. 头痛　颅后窝肿瘤可致枕颈部疼痛并向眼眶放射。头痛程度随病情进展逐渐加剧。幼儿因颅缝未闭或颅缝分离可无明显头痛。老年人因脑萎缩、反应迟钝等原因头痛症状出现较晚。
2. 视神经盘水肿　是颅内压增高的重要客观体征，中线部位及幕下的肿瘤视神经盘水肿出现早，幕上良性肿瘤出现较晚，部分患者可无视神经盘水肿。
3. 呕吐　呈喷射性，多伴有恶心。幕下肿瘤由于呕吐中枢、前庭、迷走神经受到刺激，故呕吐出现较早而且严重。

（二）局灶性症状

由于肿瘤压迫或侵犯邻近脑组织或脑神经所引起的定位症状或体征，常见的有下列几类：

1. **全面性或部分性癫痫发作**　是大脑半球肿瘤的局部刺激症状，最多见于额叶肿瘤，其次为颞叶和顶叶的肿瘤。

2. **大脑半球功能区的破坏性症状**　如感觉障碍（为顶叶的常见症状，表现为两点辨别觉、实体觉及对侧肢体的位置觉障碍）；肢体运动障碍（表现为肿瘤对侧肢体肌力减弱或呈上运动神经元完全性瘫痪）；失语症（见于优势大脑半球肿瘤，可分为运动性失语、感觉性失语、混合性失语和命名性失语等）；视野缺损（枕叶及颞叶深部肿瘤因累及视辐射，引起对侧同象限性视野缺损或对侧同向性偏盲）；智能障碍和精神症状（常见于额叶肿瘤，表现为痴呆和性格改变）等。

3. **颅后窝损害的临床表现**　①小脑半球肿瘤：主要表现为患侧肢体协调动作障碍、爆破性语言，眼球震颤，同侧肌张力减低，腱反射迟钝，易向患侧倾倒等。②小脑蚓部肿瘤：主要表现为步态不稳、行走不能、站立时向后倾倒。肿瘤易阻塞第四脑室，早期即出现脑积水及颅内压增高表现。③脑桥小脑角肿瘤：主要表现为眩晕、患侧耳鸣及进行性听力减退，患侧第Ⅴ、Ⅶ对脑神经麻痹症状及眼球震颤等小脑体征。晚期有Ⅸ、Ⅹ、Ⅺ等后组脑神经麻痹及颅内压增高症状。

4. **内分泌功能紊乱**　位于鞍区的肿瘤由于影响了下丘脑和垂体的神经内分泌功能而出现多种类型的内分泌症状。临床表现特点是：①视觉障碍：鞍区肿瘤因压迫视神经及视交叉出现视力减退和视野缺损，眼底检查可显示原发性视神经萎缩，视野缺损的典型表现是双颞侧偏盲。②内分泌功能紊乱：如性腺功能低下，在男性表现为阳痿、性欲减退，在女性表现为月经间期延长或闭经；生长激素分泌过盛，在发育成熟前可导致巨人症，发育成熟后表现为肢端肥大症。

四、常见的颅内肿瘤

（一）神经胶质瘤（glioma）

1. **星形细胞瘤**（astrocytoma）　胶质瘤中最常见的一种，占40%左右。病理分为四型，即原浆型、纤维型、肥胖细胞型、混合型。恶性程度较低，生长缓慢。癫痫常为首发症状，约半数患者以癫痫起病。肿瘤呈两种生长形式：其一为实质性或瘤中心有坏死囊变，多见于大脑半球，呈浸润性生长，与周围脑组织分界不清，手术难以彻底切除，术后复发概率较大。另一种为囊性，囊壁一般无肿瘤细胞，囊壁内有一边界清楚的肿瘤结节，多见于儿童的小脑半球内，手术全切除肿瘤结节可望获得根治。星形细胞瘤的术后放疗仍有争议，但目前对于手术未能全切肿瘤患者建议术后放疗。对于星形细胞瘤当前不建议化疗。

2. **胶质母细胞瘤**（glioblastoma）　约占神经外胚叶来源肿瘤的50%，是星形细胞肿瘤中恶性度最高的胶质瘤。多生长于成人的大脑半球，呈浸润性多中心生长，增长迅速，使瘤中心血供不足，出现坏死出血。光镜下肿瘤细胞表现为高度增殖，肿瘤细胞多形性明显，核分裂象多。病史短，病程发展快，患者迅速表现为颅内压增高症状与局灶性神经症状。治疗以手术、放疗、化疗及其他综合治疗为主，手术应做到在不加重神经功能障碍的前提下尽可能地多切肿瘤。胶质母细胞瘤患者预后差，术后放疗可使部分患者生存期达18个月，但不能治愈肿瘤，在综合治疗后，2年生存率仅为10%（图68-1-1）。

3. **少枝胶质瘤**（oligodendroglioma）　约占颅内胶质瘤的7%，成人多见，男性稍多，80%以上肿瘤生长于大脑半球白质内，以额叶多见。少枝胶质瘤增殖较慢，40%瘤内常有钙化斑块，分界较清。少枝胶质瘤患者病程稍长，平均4年，常见以癫痫为首发症状。影像学最显著特点是钙化，CT检查约90%的肿瘤内有高密度钙化区。手术全切肿瘤是治疗的首选方案，术后辅以放疗的患者，平均生存期可达8年，但肿瘤仍会有复发可能，癫痫症状难以随病灶切除而控制。

4. **髓母细胞瘤**（medulloblastoma）　高度恶性，好发于儿童颅后窝中线，占儿童颅内肿瘤的 30% 左右，肿瘤生长迅速，易阻塞第四脑室及导水管下端而导致脑积水。主要表现为颅内压增高，下肢躯干共济失调。治疗应手术切除肿瘤并使脑室畅通以解除梗阻性脑积水。本瘤对放射极为敏感，术后应辅以放射治疗，因瘤细胞易从瘤体脱落而进入脑脊液中，造成蛛网膜下腔的种植性转移，故应给予全脑和全脊髓放疗（图 68-1-2）。目前，髓母细胞瘤术后常规放疗 5 年生存率可达 50%，但仍多复发于术后第 2～4 年。

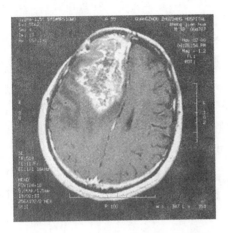

图 68-1-1 胶质母细胞瘤 MRI 表现

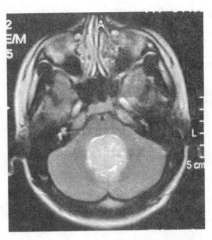

图 68-1-2 髓母细胞瘤 MRI 表现

5. 室管膜瘤（ependymoma） 约占胶质瘤的 12%，相对良性，来源于脑室壁上的室管膜细胞，常突出于脑室系统内，见于侧脑室、第四脑室底部、第三脑室和脊髓的中央管，形成脑积水，亦可侵入脑实质。肿瘤与周围脑组织分界清楚，手术切除后常见复发，亦有种植性转移倾向，术后需给予放疗，但敏感性不高。

（二）脑膜瘤

脑膜瘤（meningioma）的发生与蛛网膜有关，其分布大致与蛛网膜颗粒的分布相似，以大脑半球矢状窦旁为最多，其次为大脑突面、蝶骨嵴、鞍结节、嗅沟、斜坡、颅后窝、脑室内等。肿瘤的基底与硬脑膜紧密粘连，通过该处可接受来自颈外动脉的血供。脑膜瘤病理形态可分为多种类型，以内皮细胞型与纤维型两大类最多见，肿瘤有完整包膜，不侵犯脑组织，增强 CT、MRI 是最有效的诊断手段；绝大多数为良性，生长缓慢，病程较长。女性多于男性，约为 2∶1。高峰发病年龄为 30～50 岁，儿童少见。手术全切除的标准是将肿瘤连同受侵犯的硬脑膜及与之相邻的颅骨一并切除，可降低脑膜瘤复发，放疗可抑制肿瘤生长，降低复发率，脑膜瘤直径小于 3cm 可行 X-刀或伽玛刀治疗（图 68-1-3）。

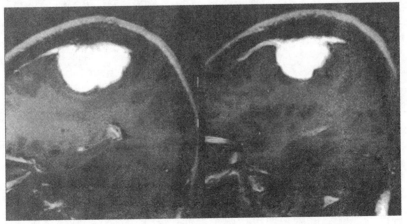

图 68-1-3 脑膜瘤 MRI 表现（"鼠尾征"）（MRI 矢状位显示）

（三）垂体腺瘤（pituitary adenoma）

绝大多数发生于腺垂体，由蝶鞍内垂体窝向鞍上发展，良性。根据肿瘤细胞是否分泌激素分为功能性垂体腺瘤及非功能性垂体腺瘤。前者按照瘤细胞分泌垂体激素的功能细分为催乳素腺瘤（PRL 瘤）、生长激素腺瘤（GH 瘤）、促肾上腺皮质激素腺瘤（ACTH 瘤）及促甲状腺素腺瘤（TSH 瘤）等。垂体腺瘤的临床表现包括 2 个方面：①压迫症状：肿瘤增大向鞍上发展压迫视神经和视交叉，引起视力减退和视野缺损，其典型者为双颞侧偏盲。②内分泌症状：具有内分泌功能的肿瘤使相应的激素水平增高所致，如 PRL 腺瘤在女性表现为闭经、泌乳、不育等，在男性为性欲减退，阳痿、体重增加，毛发稀少等；GH 腺瘤在生长发育期的儿童表现为巨人症，成年人则表现为肢端肥大症；ACTH 腺瘤的主要表现为皮质醇增多症，患者向心性肥胖、高血压及性功能减退等。肿瘤直径≤1cm，生长限于鞍内者称为微腺瘤，如肿瘤直径＞1cm 并已超越鞍隔者称为大腺瘤。若肿瘤直径≥4cm 者，称为巨大腺瘤。诊断主要依靠 CT 和 MRI 以及内分泌激素检查。治疗以手术切除肿瘤为首选，但 PRL 腺瘤也可首选口服溴隐亭治疗。显微镜下或内镜下经鼻经蝶入路手术，可取得满意的效果。若肿瘤巨大，并已超越鞍隔以上，可选经额底入路。PRL 腺瘤口服溴隐亭治疗，可使肿瘤生长受到抑制甚至缩小，恢复患者的月经周期并增加受孕的机会，但停药后易复发（图 68-1-4）。对手术或药物控制不理想的患者，可辅以放射治疗。

（四）听神经瘤

听神经瘤（acoustic neuroma）是起于第Ⅷ对脑神经（前庭蜗神经）前庭支的良性肿瘤，约占颅内肿瘤的 10%。位于桥小脑角区，并向内听道发展，产生邻近脑组织和脑神经的压迫症状，主要表现有：①最早出现的是前庭支损害的症状，表现眩晕和患侧耳鸣，随后损害耳蜗支引起听力减退；②肿瘤增大累及三叉神经及面神经，表现为同侧面部感觉减退及轻度周围性面瘫；③压迫小脑表现为眼球震颤，闭目难立，步态不稳等；④肿瘤进一步增大还可有Ⅸ、Ⅹ、Ⅺ等后组脑神经症状，表现为饮食呛咳，吞咽困难，声音嘶哑等；⑤压迫第四脑室引起梗阻性脑积水，出现颅内压增高。诊断根据上述典型定位体征；电测听示神经性耳聋；CT 和 MRI 显示内听道像可见患侧内耳孔扩大，附近骨质吸收，桥小脑角处占位性病变。治疗以手术切除为主，术中行电生理监测，可在切除肿瘤的同时减少误伤面神经的概率（图 68-1-5）。

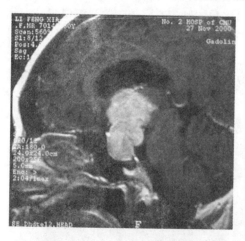

图 68-1-4　MRI 显示垂体腺瘤

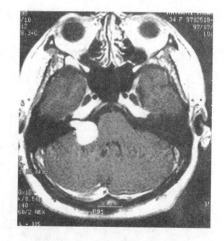

图 68-1-5　听神经瘤 MRI 表现

（五）颅咽管瘤（craniopharyngioma）

最常见的颅内先天性肿瘤，约占颅内肿瘤的 5%。多见于儿童及少年。绝大多数位于蝶鞍上区，占鞍区肿瘤的 30%。临床表现包括两个方面：①压迫症状：肿瘤增大压迫视神经和视交叉，引起视力减退和视野缺损；可以突入第三脑室内引起梗阻性脑积水；②内分泌症状：损害下丘脑的神经内分泌垂体轴的功能，如使视上核分泌的抗利尿激素（ADH）减少等，儿童表现有肥胖、尿崩、发育迟缓等，成年人尚有男性的性功能障碍和女性的月经不调等。X 线检查示蝶鞍增大变浅，鞍上区可有钙化；CT 和 MRI 可见鞍上区占位性病变。治疗以开颅手术切除为主。单纯囊性颅咽管瘤也可行立体定向下 Ommaya 囊植入术，术后行^{32}P 胶体内照射治疗，2～3 个月一次，治疗期间注意防止下丘脑反应等（图 68-1-6）。

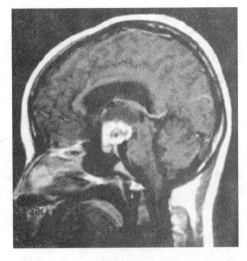

图 68-1-6　颅咽管瘤（MRI 示矢状位）

五、颅内肿瘤的诊断

首先要详细询问病史，全面和有重点地进行全身和神经系统查体，并进一步利用影像学检查确定有无颅内肿瘤以及肿瘤的部位和性质。

1. 颅脑电子计算机断层扫描（CT）　CT 诊断颅内肿瘤主要通过直接征象（即肿瘤组织形成的异常密度区）及间接征象（即脑室脑池的变形移位）来判断，低密度代表脑水肿或某些低密度病变（如上皮样囊肿等），肿瘤有出血或钙化时为高密度。静脉滴注造影剂后可增强它的分辨力，图像更清晰。由于三维 CT 的问世，使颅内病变定位诊断更加精确。CT 血管成像技术（CTA）可用于显示颅内肿瘤的血供情况。

2. 磁共振成像（MRI）　MRI 的出现为脑肿瘤的诊断提供了一种重要的可靠手段，其对不同神经组织和结构的分辨力远胜于 CT。具有对比度高，可多层面扫描重建等优点，已成为颅内肿瘤术前检查的首选。磁共振血管成像技术（MRA）可显示颅内肿瘤血供情况。

3. 脑血管造影　对血管性病变及肿瘤供血情况诊断价值较大。数字减影脑血管造影（DSA）可显示血供丰富的颅内肿瘤的供血血管，术前栓塞其供血动脉，可显著减少切除肿瘤时的出血量，确保患者生命安全。

4. 脑电诱发电位（evoked potential）　包括①视觉诱发电位（visual evoked potential），用于诊断视觉传导通路上的病变或肿瘤。②脑干听觉诱发电位（BAEP），用来记录脑桥小脑角及脑干病变的脑干和听觉功能异常电位。③体感诱发电位（somatosensory evoked potential）用于颅内肿瘤患者感觉功能评定。

5. 正电子发射断层扫描（positron emission tomography，PET）　PET 通过测定组织的糖酵解程度可区分正常组织和肿瘤组织，从而了解肿瘤的恶性程度，选择活检或毁损靶点，评估手术、放疗、化疗的效果，动态监测肿瘤的恶变与复发。

六、　颅内肿瘤的治疗

颅内肿瘤生长到一定程度时势必引起颅内压增高，这种状态在术后和术后一段时间内都将存在，必须按颅内压增高治疗的原则与措施予以相应的内科手段处理。对颅内肿瘤本身的治疗包括以下几方面。

（一）手术治疗

1. 肿瘤切除手术　对良性肿瘤应争取全切除，以达到根治的目的。对恶性肿瘤虽不可能根治，但也应尽可能多地切除瘤组织，便于术后进行辅助治疗措施。按手术切除的范围又可分为肿瘤全切除或根治手术和肿瘤部分切除或姑息手术。严格地说，根治手术切除的范围除肿瘤外，还应包括周围一切可能受侵犯的组织，但后者有时很难达到，因为切除肿瘤的同时，必须注意保护周围脑组织，以防止术后出现严重的神经系统功能缺损。只有当肿瘤限制在脑非功能区或主要侵犯颅盖部脑膜和颅骨时，才有可能行根治手术。肿瘤不能全切除的原因很多，如肿瘤浸润性弥漫性生长而无明确病界、肿瘤部位深在或影响重要功能区等。根据切除的程度又可分为近全（90％以上）切除、大部（60％以上）切除、部分切除和活检，前二者通常能起到不同程度的局部减压作用。目前显微神经外科的发展已经使颅内肿瘤的全切除率大大提高，神经组织的损伤和功能障碍明显降低。

2. 姑息性手术　在一些颅内肿瘤本身或者切除术后可能会出现脑积水，进而引发颅内压增高等症状，脑脊液分流手术则可有效地解除梗阻，缓解脑积水。①侧脑室-枕大池分流术：多用于第三脑室后部肿瘤，一般由一侧枕角或三角部引流至枕大池，但在室间孔梗阻时，应同时做两侧侧脑室分流。②终板造瘘及第三脑室底部造瘘（Stookey 及 Scarff 手术），仅做终板造瘘虽然也可能达到脑脊液分流的目的，但有形成硬膜下积液致使分流失效的可能，如能同时行第三脑室底部造瘘，分流效果则可显著改善。③侧脑室-心耳或腹腔分流，亦可用于颅内肿瘤，但有增加肿瘤颅外转移的危险，选用时应慎重。④侧脑室外引流，暂时改善脑积水症状，为下一步治疗争取时间。

（二）放疗与化疗

1. 放射治疗　是最常采取的术后辅助治疗措施，可推迟肿瘤复发，延长患者生命。不同病理类型的颅内肿瘤对射线的敏感性差异很大，而且射线会对肿瘤周围的正常脑组织造成放射性损伤，因此必须严格掌握放射治疗的适应证和放射剂量。另外，一些肿瘤或因其部位深而不宜手术，或因肿瘤浸润重要功能区，手术会带来严重的神经系统功能缺损，或因患者全身状况不允许手术，且肿瘤对放射线敏感者，放射治疗可作为首选治疗方法。

立体定向放射外科治疗（如 X 刀、γ 刀治疗），适合于颅内部位深在，全切除有困难，直径小于 3cm 的肿瘤；或手术后残留的肿瘤。

2. 间质内放射治疗　通过开颅手术或立体定向手术将放射性核素植入肿瘤实质内，达到杀伤肿瘤细胞的目的。

3. 化学治疗　在颅内恶性肿瘤的综合治疗中，化学药物治疗已成为重要的治疗手段，逐渐受到重视并取得了一定的疗效。不同病理类型的肿瘤对化疗药物的敏感性不同，化疗药物必须能够透过血-脑脊液屏障。临床上较常用药物有替莫唑胺、卡莫司汀和洛莫司汀等。随着神经介入治疗技术的进展，近年来可以通过微导管选择性地经动脉给予化疗药物，以增加疗效，减少不良反应。

（三）分子生物学及其他治疗

1. 基因治疗　胶质瘤的发生与原癌基因活化及抑癌基因失活两方面因素有关。在恶性胶质瘤的基因治疗领域，确定可用于治疗的靶基因和制造出理想的载体和基因转移方式是研究的重点，如阻断癌基因的表达、导入野生型抑癌基因等。

2. 免疫治疗　免疫治疗是通过提高机体内部防御系统的功能，达到抑制或消灭肿瘤的一种方法，主要包括对肿瘤细胞的主动免疫治疗、继承性免疫治疗和免疫导向治疗等，一些免疫因子（如 TGF-α、IFN-β）在抑制胶质瘤生长中展现出了良好的效果。

第二节　椎管内肿瘤

【概述】

椎管内肿瘤（intraspinal tumor）是指发生于脊髓本身及椎管内与脊髓邻近的组织（脊神经根、硬脊膜、脂肪组织、血管、先天性残留组织等）的原发性肿瘤或转移性肿瘤的总称。椎管内肿瘤发生于胸段者最多，约占半数，颈段约占 1/4，其余分布于腰髓段及马尾。

【分类】

椎管内肿瘤按照肿瘤与脊膜和脊髓的关系可分为以下 3 种类型：

1. 硬脊膜外肿瘤　起源于脊膜外脂肪、血管、脊神经根、脊膜等组织；也可为来自其他部位的转移性肿瘤。如神经鞘瘤、脊膜瘤、皮样和上皮样囊肿、脂肪瘤以及转移癌等。

2. 硬脊膜下脊髓外肿瘤　起源于脊神经根及脊膜，主要组织学类型有神经鞘瘤及脊膜瘤，均属良性肿瘤。

3. 脊髓内肿瘤　主要来源于脊髓的神经胶质细胞，因而主要为神经胶质瘤，包括室管膜瘤、星形细胞瘤及胶质母细胞瘤；另外，也可见来自血管组织的肿瘤，如血管网状细胞瘤。

【临床表现】

椎管内肿瘤的临床表现包括：①神经根刺激症状：主要表现为神经根痛，疼痛沿脊神经的分布区扩展，初起时只有轻微的感觉异常或疼痛，随着牵张或压迫的加重，疼痛逐渐增剧，咳嗽、喷嚏、屏气或用力时可加剧。②脊髓压迫：出现肿瘤所在节段以下同侧锥体束损害（肌力减退、腱反射亢进，病理征阳性等）和对侧压迫节段以下感觉障碍等；此外，还可以出现排尿、排便功能障碍。不同脊髓节段肿瘤的特征性表现：

1. 上颈段的肿瘤（$C_1 \sim_4$）　枕颈区放射性痛，四肢痉挛性瘫痪、感觉障碍，可出现呼吸障碍。

2. 颈膨大段肿瘤（$C_5 \sim T_1$）　肩及上肢放射性痛，上肢弛缓性瘫痪，下肢痉挛性瘫痪。病灶以下感觉障碍、Horner 综合征阳性。

3. 胸髓段肿瘤（$T_2 \sim T_{12}$）　胸腹部放射性痛和束带感，上肢正常，下肢痉挛性瘫痪并有感觉障碍。

4. 腰膨大段肿瘤（$L_1 \sim S_2$）　下肢放射性痛，弛缓性瘫痪及感觉障碍，会阴部感觉障碍，明显的括约肌功能障碍。

【诊断】

首先应根据症状和定位体征判断脊髓肿瘤的大致节段水平，进一步应用 MRI 检查，确定椎管内肿瘤部位和病理类型。脊髓血管造影可显示肿瘤病理性血管及其供血动脉和引流静脉的情况，有手术指导意义。CT、MRI 增强扫描，某些肿瘤可得到较清晰的显示，如血管网状细胞瘤。

【鉴别诊断】

1. 椎间盘突出症　颈椎间盘突出症易与颈段脊髓肿瘤发生混淆。腰椎间盘突出症则易与马尾肿瘤混淆。椎间盘突出症的发病常与损伤有密切联系，脊柱 X 线检查可见病变椎间隙狭窄，正常脊柱曲度消失，CT、MRI 可证实椎间盘突出症。

2. 脊髓空洞症　病程缓慢，有感觉分离现象，并有下运动神经元瘫痪，腰椎穿刺时蛛网膜下腔大多通畅，脑脊液检查正常。MRI 可证实脊髓空洞症的诊断。

3. 脊髓蛛网膜炎　病程长、范围广，感觉障碍不明显，可有缓解期。腰椎穿刺时蛛网膜下腔大多阻塞。脑脊液检查蛋白升高、白细胞增多。脊髓碘油造影显示脊髓腔不定型狭窄。

【治疗】

椎管内髓外肿瘤，手术效果多数良好。髓内室管膜瘤或血管母细胞瘤，因肿瘤边界清楚，应尽量将瘤全切除，预后亦良好。星形细胞瘤及胶质母细胞瘤，肿瘤与正常脊髓之间无明显边界，难以做到全切除，预后不良。脊髓髓内神经胶质瘤术后应辅以放射治疗。

（张世忠）

第六十九章　颅内和椎管内血管性疾病

脑血管疾病是神经系统一种比较常见的疾病，因其高致残率和死亡率，而严重地威胁着人类健康，它与恶性肿瘤和冠心病同为人类死亡的三大疾病。脑血管性疾病包括出血性疾病和缺血性疾病，其中许多脑血管性疾病，如颅内动脉瘤、脑血管畸形、脑卒中和烟雾病等需要依靠外科手术进行治疗。

第一节　自发性蛛网膜下腔出血

蛛网膜下腔出血（subarachnoid hemorrhage，SAH）是指各种原因引起的脑血管破裂，血液流至蛛网膜下腔而出现的一组临床症状。SAH 分为自发性和外伤性两类。本节仅介绍自发性 SAH。自发性 SAH 发生率约为 6/10 万人口，其中 70%～80% 的病因应通过外科干预。

【病因】

颅内动脉瘤破裂是自发性 SAH 的首要病因，占 75%～80%，脑动静脉畸形占 4%～5%，其他原因有动脉粥样硬化、脊髓动静脉畸形（通常是颈段或上胸段）、脑底异常血管网症（烟雾病，moyamoya 病）、脑干前非动脉瘤性 SAH、颅内肿瘤卒中、血液病、硬脑膜静脉窦血栓、动脉炎及口服抗凝药物治疗等。14%～22% 的自发性 SAH 的原因不明。

【临床表现】

1. 出血症状　SAH 起病急骤，可有先兆症状。主要表现是突发的、剧烈的"爆炸性"头痛，同时伴有恶心、呕吐、面色苍白、全身冷汗和畏光，还可出现项背痛。半数患者出现精神症状，如烦躁不安、意识模糊和定向力障碍等。严重时可合并意识水平下降，昏迷，甚至出现脑疝而死亡。20%～30% 的病例合并脑积水。

2. 神经功能损害　以一侧动眼神经麻痹最为常见，占 6%～20%，提示同侧颈内动脉-后交通动脉瘤或大脑后动脉动脉瘤。颈内动脉海绵窦段或眼动脉段巨大动脉瘤可以压迫走行于周围的神经，出现神经受损症状，如三叉神经分部区疼痛和麻木，视力和视野障碍。出血后约 20% 出现肢体偏瘫，为病变或出血累及运动区皮质及其传导束所致。

3. 癫痫　约 3% 的患者在出血急性期发生癫痫，以大发作为主。约 5% 的患者手术后近期出现癫痫，5 年内癫痫发生率约占 10.5%，尤其是大脑中动脉动脉瘤夹闭手术后。

4. 迟发性脑缺血　多发生在 SAH 3～4 天以后，可表现为暂时性或进展性的定位体征和意识水平下降，这常常是由于 SAH 后脑血管发生痉挛所致。临床症状和体征的程度与脑血管痉挛的程度和相应区域的循环代偿程度有关，但应注意与脑积水、脑出血等所致意识水平下降相鉴别。脑血管痉挛是 SAH 后死亡原因之一。脑血管痉挛的发生可能同细胞内大量钙粒子聚结有关。

5. 心律失常　部分患者在 SAH 后出现心电图改变，表现为 T 波增宽倒置，S-T 段升高或降低，室性期前收缩、心室颤动，其具体机制尚不明确，可能与下丘脑缺血、交感神经兴奋性提高有关。

6. 眼部出血　20%～40% 患者可以发生眼部的出血，可以为视网膜前出血、视网膜出血和玻璃体内出血三种类型，也可表现为混合型。玻璃体内出血的患者死亡率明显增高。眼部出血的机制可能因中央静脉以及脑脊液压力升高，引起静脉高压导致视网膜静脉破裂所致。

【诊断】

对所有临床怀疑自发性 SAH 的患者，均应首先进行头部 CT 扫描，如果头部 CT 扫描呈阴性，可进行腰椎穿刺检查脑脊液，除外 SAH 或进行鉴别诊断。

1. CT　CT 是诊断急性 SAH 的首选检查，迅速安全可靠，48 小时内检出率可达 95% 以上，CT 扫描显示脑沟与脑池密度增高（图 69-1-1）。此外，CT 可见脑（室）内出血或血肿，脑积水、脑梗死和脑水肿等。约 70% 的患者可以根据头部 CT 显示的出血部位确定动脉瘤可能存在的位置，这对多发动脉瘤患者，有助于确定责任动脉瘤的位置。SAH 的 Fisher 分级根据出血的厚度和位置分成 4 级（表 69-1-1）。CTA 可对脑动脉瘤、AVM 和脑血管痉挛作出诊断。

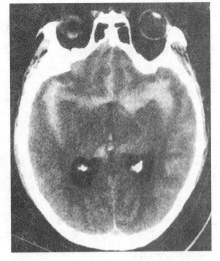

图 69-1-1　CT 检查示蛛网膜下腔出血

表 69-1-1　蛛网膜下腔出血的 Fisher 分级

Fisher 分级	CT 检查显示的出血表现
1 级	无出血
2 级	弥散出血或脑室内出血厚度 <1mm
3 级	局部凝血和（或）≥1mm
4 级	脑内或脑室内血肿伴弥散或无蛛网膜下腔出血

2. MRI　急性 SAH 在发病后 24～48 小时内，MRI 很难查出，可能由于血液被脑脊液稀释，去氧血红蛋白表现为等信号所致。SAH 后 10～20 天 MRI 显示最好，这可能有助于确定陈旧性出血和多发性动脉瘤中责任动脉瘤的位置。MRI 对确定颅内或脊髓内 AVM、海绵状血管畸形和颅内肿瘤十分有帮助。MRA 是一种无创性脑血管成像方法，可以显示颅内不同部位的动脉瘤，可以通过旋转图像显示动脉瘤颈和载瘤动脉的关系。

3. 脑血管造影　目前是 SAH 病因诊断的"金标准"，85% 的患者可以确定出血的原因，同时可以了解是否存在脑血管痉挛及程度和评价侧支循环，应在急性 SAH 患者病情允许的情况下尽早实施。脑血管造影应常规包括双侧颈内动脉和双侧椎动脉造影，防止遗漏多发动脉瘤的存在，必要时加做双侧颈外动脉造影。对怀疑脊髓动静脉畸形者还应行脊髓动脉造影。

4. 腰椎穿刺　是诊断 SAH 的最敏感的方法，但可能因穿刺损伤而出现假阳性。对怀疑 SAH 而 CT 扫描阴性患者，可行 CTA 及血管造影检查。发病 1 周后，由于出血逐渐被吸收，CT 扫描阴性，可腰椎穿刺行脑脊液检查。颅内压高者应慎用。

【鉴别诊断】

自发性 SAH 的鉴别诊断见表 69-1-2。

表 69-1-2　自发性 SAH 的鉴别诊断

	动脉瘤	动静脉畸形	动脉硬化	烟雾病	脑肿瘤卒中
发病年龄	中老年	青壮年	老年	中年	中老年
出血前症状	无症状，少数动眼神经麻痹	可有癫痫	高血压史	可见偏瘫	颅内压增高和病灶症状
血压	正常或增高	正常	增高	正常	正常

续表

	动脉瘤	动静脉畸形	动脉硬化	烟雾病	脑肿瘤卒中
复发出血	常见且有规律	年出血率约为2%	可见	可见	少见
意识障碍	多较严重	较重	较重	有轻有重	较重
脑神经麻痹	第Ⅱ～Ⅵ对脑神经	无	少见	少见	颅底肿瘤常见
偏瘫	少见	较常见	多见	常见	常见
眼症状	可见玻璃体积血	可有同向偏盲	眼底动脉硬化	少见	视神经盘水肿
CT检查	蛛网膜下腔高密度影	增强可见AVM影	脑萎缩或梗死灶	脑室出血铸型或梗死灶	增强后可见脑瘤影
脑血管造影	动脉瘤和血管痉挛	动静脉畸形	脑动脉粗细不均	脑底动脉异常血管团	有时可见肿瘤染色

【治疗】

1. 观察生命体征　出血急性期应严密观察生命体征。卧床休息，镇静、镇痛、避光，保持排便通畅。

2. 脱水治疗　伴颅内压增高时，应用甘露醇脱水治疗，给予激素减轻脑水肿。意识障碍患者如合并脑室内出血或脑积水，可行脑室穿刺外引流。

3. 防治癫痫发作　对自发性SAH，可预防性应用抗癫痫药物。

4. 维持电解质平衡　SAH后可能发生低钠血症，应注意监测中心静脉压，并及时纠正低钠血症。

5. 防治脑血管痉挛　可用尼莫地平或其他钙通道阻滞剂。

自发性SAH的治疗主要是为进一步的病因治疗提供时机。对所有自发性SAH患者，在病情允许下，应尽早行脑血管造影或CTA检查，明确出血原因，从而为进一步的病因治疗提供时机，如开颅动脉瘤夹闭、动静脉畸形或脑肿瘤切除。

【病程与预后】

自发性SAH后的病程及预后主要取决于其病因，其次是出血程度。动脉瘤性SAH致残率和死亡率高，预后较差。脑血管畸形所致的SAH常较易于恢复。中脑周围出血的预后比较好。

第二节　颅内动脉瘤

颅内动脉瘤（intracranial aneurysm）是颅内动脉动脉壁的局限性异常突起。尸检发现率为0.2%～7.9%，人群中年发生率为2.0～22.5/10万，儿童动脉瘤约占2%。

动脉瘤性蛛网膜下腔出血发病多见于55～60岁，约20%的SAH病例发生在15～45岁。动脉瘤破裂出血是SAH的首位病因，占SAH的75%～80%。在脑血管意外中，颅内动脉瘤破裂出血仅次于脑血栓和高血压脑出血，居第三位。

【病因】

颅内动脉瘤的形成病因目前尚不十分清楚。动脉壁本身的先天性缺陷或（和）后天性损伤与血流动力学因素应是动脉瘤形成、发展和破裂的主要因素。颅内动脉同身体其他部位动脉相比，其外膜和中膜缺乏弹性纤维，中膜肌肉少，外膜薄，内弹力层更加发达。同时大的脑动脉位于蛛网膜下腔，没有支撑组织。而后天性因素（如颅内动脉粥样硬化、动脉炎等）破坏动脉内弹力板，在血流动学作用下缺损的动脉壁渐渐膨出形成囊性动脉瘤。另外，身体的感染性病灶，如细菌性心内膜炎，栓子脱落流至脑动脉侵蚀动脉壁，形成细菌性动脉瘤（infectious aneurysm）；同样，一些肿瘤（如心房黏液瘤）也可形成肿瘤栓子性动脉瘤；头部外伤也可能导致外伤性动脉瘤形成；还有一种因动脉硬化、高血压等因素造成动脉内膜损伤，血液进入动脉壁中层而形成夹层动脉瘤（dissecting aneurysm），临床均少见。

【病理】

颅内动脉瘤最常见的是囊性动脉瘤，常呈球形或浆果状，外观紫红色，瘤壁比较薄，术中可见瘤内的血流旋涡。瘤顶部更为薄弱，98％动脉瘤出血位于瘤顶，破口处与周围组织粘连。其次为梭形动脉瘤，好发于椎基底动脉或颈内动脉。巨大动脉瘤内常有血栓形成，甚至钙化，血栓分层呈"洋葱"状。组织学检查发现部分动脉瘤壁仅存一层内膜，缺乏中层平滑肌组织，弹性纤维断裂或消失。瘤壁内有炎性细胞浸润。电镜下可见瘤壁弹力板消失。

【分类】

1. 按动脉瘤位置分类　分成颈内动脉系统动脉瘤和椎-基底动脉系统动脉瘤。前者也称前循环动脉瘤，占颅内动脉瘤的85％～95％，主要分成颈内动脉动脉瘤、大脑中动脉动脉瘤和前动脉动脉瘤。后者也称后循环动脉瘤，占颅内动脉瘤的5％～15％，主要分为椎动脉动脉瘤、基底动脉动脉瘤、大脑后动脉动脉瘤、小脑上动脉动脉瘤、小脑前下动脉动脉瘤和小脑后下动脉动脉瘤。多发动脉瘤占20％～30％。前循环动脉瘤常见的部位：前交通动脉瘤，约占30％；后交通动脉瘤，约占25％；大脑中动脉动脉瘤，约占20％。后循环动脉瘤最常见的部位是基底动脉顶端分叉处。

2. 按动脉瘤的大小分类　动脉瘤直径小于0.5cm者属小型，0.6～1.5cm为一般型，1.6～2.5cm为大型，直径大于2.5cm者为巨大型。

3. 按病因分类　可分成先天性动脉瘤、感染性动脉瘤、动脉硬化性动脉瘤和外伤性动脉瘤。

4. 按动脉瘤的形态分类　可分成囊性动脉瘤、梭形动脉瘤和夹层动脉瘤。

【临床表现】

一般动脉瘤在破裂出血前无症状，少数病例可因体积大压迫周围神经结构而出现相应的神经症状。

1. 出血症状　动脉瘤破裂出血时，患者往往出现突发性剧烈头痛、呕吐、大汗淋漓和项背部疼痛，可出现意识水平下降，甚至昏迷。约50％的患者在出血前6～20天有"警兆症状"，如偏头痛或眼眶痛或（和）动眼神经麻痹，头痛侧多与动脉瘤侧相符，此时应警惕随之而来的SAH。出现"警兆症状"可能是动脉瘤扩张或瘤壁内出血或膨大压迫动眼神经。动脉瘤破裂的危险因素有高血压、口服避孕药、妊娠和分娩、吸烟等，此外，情绪激动，排尿、排便等可诱发动脉瘤破裂，冬春季动脉瘤出血比例高。动脉瘤破裂出血以蛛网膜下腔出血最常见，可伴有脑（室）内或硬脑膜下出血，有着很高的死亡率和致残率。文献报道动脉瘤性SAH患者在院前死亡率为10％～15％，在初次出血未经手术治疗而活下来的患者中，再出血是致残和致死的主要原因，2周内危险性为15％～20％，总死亡率约为45％，存活患者大约30％有中、重残疾。成功夹闭动脉瘤的患者，约66％患者不能恢复到SAH前的生活质量。所以SAH后及时的诊断和治疗是降低动脉瘤致残和死亡的关键。

2. 局灶症状　取决于动脉瘤的部位、毗邻解剖结构及动脉瘤大小。颈内动脉-后交通动脉瘤和大脑后动脉动脉瘤，常出现同侧动眼神经麻痹，表现为单侧眼睑下垂、瞳孔散大、眼球内收位，上、下视不能，直接、间接光反应消失。大脑前交通动脉瘤多表现为一侧或双侧下肢一过性轻偏瘫以及缄默症状。大脑中动脉瘤破裂出血形成颞叶血肿或因脑血管痉挛所致脑缺血或脑梗死，而出现肢体偏瘫或和失语。巨大动脉瘤压迫脑干产生偏瘫。海绵窦段和床突上动脉瘤可以出现视力、视野障碍和三叉神经痛。

3. 脑血管痉挛症状　SAH后脑血管痉挛是影响患者预后的关键，在SAH后红细胞破坏产生5-羟色胺、儿茶酚胺等多种血管活性物质，可以造成脑血管痉挛，一般发生在出血3天以后，可以持续 2 周左右。症状性脑血管痉挛发生率为 20%～30%，主要表现为脑缺血症状，可为暂时性或进展性的定位体征和意识水平下降。但应注意同脑积水、脑出血等所致意识水平下降相鉴别。

4. 癫痫　急性 SAH 患者可以出现癫痫发作，多以癫痫大发作为主。

【诊断】

1. CT　对所有临床怀疑自发性 SAH 的患者，首选头部 CT 扫描。头颅 CT 可确定 SAH、血肿部位及血肿量、脑积水和脑梗死等。此外根据头部 CT，约 70% 患者可以预测破裂动脉瘤的部位，如纵裂、鞍上池和额内侧面的出血提示前交通动脉瘤可能性大，侧裂出血则提示中动脉动脉瘤可能性大，Ⅳ脑室及小脑蚓部出血则小脑后下动脉动脉瘤可能性大。对多发性颅内动脉瘤，根据 CT 的主要出血位置可能判定责任动脉瘤的位置。

CTA 可以多角度观察动脉瘤和载瘤动脉位置及二者之间的关系，同时可以显示脑血管与颅骨的解剖关系，因操作简便，创伤性小，而且准确性比较高，已经成为动脉瘤的初步检查手段（图 69-2-1）。

2. MRI　颅内动脉瘤多位于颅底部 Willis 环，对大动脉瘤，MRI 优于 CT，MRI 可见流空影。MRA 可提示不同部位动脉瘤，常用于颅内动脉瘤筛选，从不同角度了解动脉瘤与载瘤动脉的关系（图 69-2-2）。

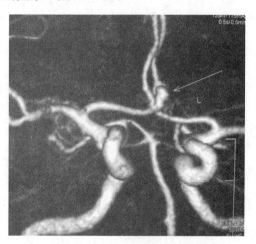

图 69-2-1　CTA 显示前交通动脉瘤

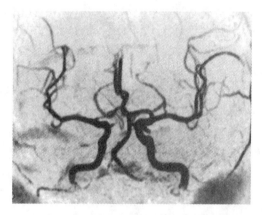

图 69-2-2　MRA 显示颈内动脉后交通动脉瘤

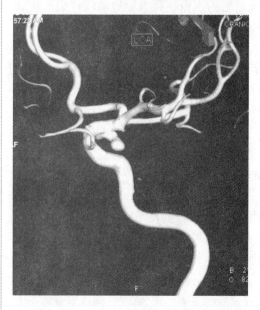

图 69-2-3　3D-DSA 显示颈内后交通动脉瘤

3. 数字减影血管造影（DSA）　目前是 SAH 病因诊断的"金标准"，特别是 3D-DSA，对确定动脉瘤的位置、形态、大小、数目、瘤宽度、有无血管痉挛和确定手术方案十分重要。如果 SAH 患者首次造影阴性，应在 2～4 周后重复进行脑血管造影，特别是在合并脑动脉痉挛情况下。如仍造影阴性，可能是小动脉瘤破裂后消失，或内有血栓形成，患者一般预后较好（图 69-2-3）。

4. 腰椎穿刺　是诊断急性 SAH 最敏感的方法。具体注意事项见上节所述。

5. 经颅多普勒超声（TCD）　脑血管痉挛是影响患者预后的重要因素之一。在血容量一定的情况下，血流速度与血管的横截面积呈反比，故用 TCD 技术测量血管的血流速度可以间接地测定血管痉挛的程度。

【治疗】

因动脉瘤破裂出血具有很高的致残率和死亡率，以及易反复出血的特性，所以对动脉瘤性SAH患者，在病情允许的条件下，应尽快进行外科治疗，防止动脉瘤再次破裂出血，以降低患者致残率和死亡率。外科治疗包括手术治疗和血管内栓塞治疗。

1. 手术治疗时机　颅内破裂动脉瘤的治疗时机与患者的病情分级，动脉瘤的位置、形态和直径等密切相关。手术前分级便于判断动脉瘤病情，选择造影和手术时机，评价疗效。目前国际上对SAH常采用Hunt和Hess分级方法（表69-2-1）。对Ⅰ级、Ⅱ级和Ⅲ级患者应及早进行脑血管造影和手术治疗；Ⅳ级和Ⅴ级患者只行CT除外血肿和脑积水，待病情稳定后，再行造影检查和治疗。

表 69-2-1　蛛网膜下腔出血 Hunt 和 Hess 分级

分级	描述
0级	未破裂动脉瘤
Ⅰa	无急性脑膜/脑反应，但有固定神经功能缺失
Ⅰ级	无症状，或有轻微头痛和颈强直
Ⅱ级	头痛较重，颈强直，除脑神经麻痹外无其他神经症状
Ⅲ级	嗜睡或有局灶性神经功能障碍
Ⅳ级	昏迷、偏瘫，早期去大脑强直和自主神经功能障碍
Ⅴ级	深昏迷、去大脑强直，濒危状态

注：若有严重的全身性疾病（如高血压、糖尿病、严重的动脉硬化、慢性阻塞性肺疾病）及动脉造影上显示严重的血管痉挛则增加1级

2. 围术期治疗　动脉瘤破裂出血和脑血管痉挛是动脉瘤的主要死亡原因。为预防动脉瘤再次破裂出血，患者最好置于ICU监护下，绝对卧床，尽量减少不良的声、光刺激。便秘者给缓泻剂，维持正常血压，适当镇静治疗。为防治脑血管痉挛，可以预防性早期应用钙拮抗剂等扩血管治疗方法。可以考虑预防性应用抗癫痫治疗。

3. 手术方法　动脉瘤颈夹闭是动脉瘤最理想的治疗方法。这种方法既将动脉瘤排除在循环之外，防止了动脉瘤破裂出血，同时保证正常的血循环。孤立术是在动脉瘤两端夹闭载瘤动脉，在未证明侧支循环良好时应慎用。动脉瘤壁加固术疗效不肯定应尽量少用。临床不适宜手术、导管技术可达部位的动脉瘤，可选电解可脱性微弹簧圈（GDC）栓塞术。无论何种治疗，手术后都应复查脑血管造影，证实动脉瘤是否消失。

4. 血管内栓塞治疗　对患者年龄较大、Hunt-Hess分级较高、位于后循环的动脉瘤，首先选择血管内栓塞治疗。对除大脑中动脉以外的前循环动脉瘤，可根据动脉瘤形态特征、患者经济状况及意愿、医院的条件和医师的经验，决定是否经血管内栓塞治疗。

5. 脑积水处理　SAH后急性脑积水发生率约为15%。手术前有症状应行脑室引流术。慢性脑积水需行侧脑室-腹腔分流术。

【预后】

影响颅内动脉瘤预后的因素是多方面的，包括发病前患者的全身状态、动脉瘤破裂的程度和动脉瘤的本身特性、手术前患者的临床分级、治疗时机以及是否合并严重的并发症等。

第三节 颅内血管畸形

颅内血管畸形（intracranial vascular malformation）是一种先天性中枢神经系统血管发育异常，目前临床上最常采用的是 1966 年 McCormick 提出的分类，分为四种类型：①动静脉畸形（arteriovenous malformation，AVM）；②海绵状血管畸形（cavernous malformation，CM），也称海绵状血管瘤（cavernous hemangioma）；③静脉畸形（venous malformation，VM）；④毛细血管扩张症（capillary telangiectasia）。其中以脑动静脉畸形为最常见，分别占颅内幕上、下血管畸形的 62.7％和 42.7％。各类型之间存在混合型，如海绵状血管畸形合并静脉畸形。

一、动静脉畸形

颅内 AVM 主要的病理特征是在病变部位动脉与静脉之间没有毛细血管床存在，致使动脉与静脉直接相通，形成动静脉之间的短路，从而导致一系列血流动力学上的变化。临床上主要表现为反复的颅内出血、癫痫发作、头痛及进行性神经功能障碍等。本病是引起颅内自发性蛛网膜下腔出血另一常见的原因，仅次于颅内动脉瘤。

【病因和病理】

动静脉畸形的病因不明，主要考虑为先天性因素所致，但后天可能仍存在病理生理学变化。AVM 是一团发育异常的病理血管，为脑血管畸形中的一个主要类型。胚胎期脑原始动脉及静脉并行，紧密相连，中间隔以两层血管内皮细胞。如两者之间因某种原因发生瘘管，则产生 AVM，血液直接从压力高的动脉流向压力低的静脉，形成血流短路，继之引起脑血流动力学变化。因此，AVM 在病理解剖上是由一支或几支动脉供血，不经毛细血管床，直接向静脉引流。畸形血管团小的直径不及 1cm，大的可达 10cm，内有脑组织，体积可随人体发育而增长，其周围脑组织可因缺血而萎缩，呈胶质增生带，有时伴陈旧性出血。畸形血管表面的蛛网膜色白且厚。大脑半球 AVM 多呈楔形，其尖端指向侧脑室。本病男性稍多于女性，64％在 40 岁以前发病。

【临床表现】

1. 颅内出血 30％～65％的 AVM 首发症状是出血，高发年龄为 15～20 岁。患者突发性剧烈头痛、呕吐、严重时出现意识障碍，小的出血症状不明显，往往在患者体力活动或有情绪波动时发病。出血可表现为 SAH、脑（室）内出血或硬脑膜下出血，最常见的部位是脑实质内。出血可以反复发生。脑 AVM 的自然史研究及 Meta 分析表明，脑 AVM 年平均破裂出血率为 2％～4％，其中未破裂 AVM 年平均破裂出血率为 2.2％，破裂 AVM 年平均再破裂出血率为 4.5％。对破裂 AVM，出血第 1 年内平均再破裂出血风险增高，为 6％～7％，而随后年破裂出血率恢复至往年平均水平。5％～10％AVM 患者破裂出血后死亡，30％～50％患者留有神经功能损伤后遗症。AVM 的再出血率和出血后死亡率都低于颅内动脉瘤，这是由于出血源多为病理循环的静脉，压力低于脑动脉压。另外，出血较少发生在基底池，出血后脑血管痉挛也少见。影响 AVM 出血的因素尚不十分明确，目前较多接受的观点是既往破裂出血史，深部动静脉畸形，完全深静脉引流，合并动脉瘤为病变破裂出血的危险因素。妇女妊娠期，AVM 出血的危险性增大。

2. 头痛 60％以上的患者有长期头痛史，可能与脑血管扩张有关，常局限于一侧，类似偏头痛。因 AVM 小量出血、脑积水和颅内压增高引起。

3. 癫痫 年龄越小，出现的概率越高，1/3 发生在 30 岁前，多见于额、颞部 AVM。体积大的脑皮质 AVM 比小而深的 AVM 容易引起癫痫。额部 AVM 多为癫痫大发作，顶部以局限性发作为主。AVM发生癫痫主要有两种学说，一种为动静脉短路使脑组织局部缺血，临近脑组织胶质样变；另一种为AVM对脑组织的刺激作用，即点火作用。14%～22%有过出血的AVM患者会发生癫痫，但癫痫发作并不意味出血的危险性增加。早期癫痫可服药控制发作，但最终药物治疗无效。由于长期癫痫发作，脑组织缺氧不断加重，致使患者智力减退。

4. 神经功能缺损　脑内血肿可致急性偏瘫、失语。4%～12%未出血的AVM患者呈进行性神经功能缺损，出现运动、感觉、视野以及语言功能障碍，多因AVM盗血作用或合并脑积水所致。

5. 颅内杂音　患者自己感觉到颅内及头皮上有颤动及杂音，但旁人多不易听到，只有当AVM较大且部位浅表才能听到杂音。AVM涉及颅外软组织或硬脑膜时，则杂音较明显，压迫颈总动脉可使杂音消失。

【影像学检查】

1. CT　AVM在平扫CT表现为等密度或稍高密度区（图69-3-1A），加强扫描AVM可以明显强化，表现为不规则的混杂高密度区，大脑半球中线结构无移位，无明显的占位效应。出血急性期，CT可以确定出血部位及程度。在颅内AVM的诊断方面，特别是在急性颅内出血中有一定的应用价值（图69-3-1B）。

2. MRI　由于磁共振成像具有特殊的"流空效应"，AVM中的快速血流在MRI中均显示为无信号阴影。病变的血管团，供应动脉及引流静脉在T1W1和T2W1上均呈黑色而被清楚显示（图69-3-1C）。另外，MRI能显示AVM的脑解剖部位，为切除AVM选择手术入路提供依据。MRA可用于AVM高危人群的筛选。

3. 脑血管造影（DSA）　是确诊的必须手段。DSA可以确定畸形血管团的位置、大小、范围、供血动脉、引流静脉、血流速度、是否合并动脉瘤或静脉瘤和盗血现象。AVM的DSA是最具特征性的。在动脉期摄片中可见到一堆不规则、扭曲的血管团，有一根或数根粗大而显影较深的供血动脉，引流静脉早期出现于动脉期摄片上，扭曲扩张，导入颅内静脉窦。病变远侧的脑动脉充盈不良或不充盈（图69-3-1D、E）。

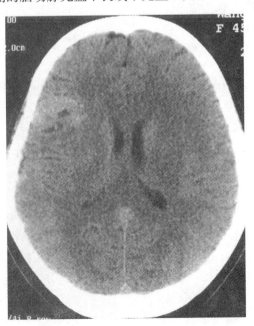

图69-3-1A　CT检查示右额AVM

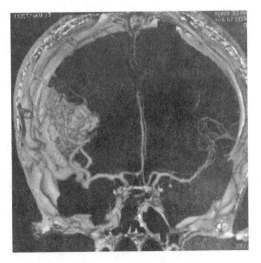

图69-3-1B　CTA示右额AVM

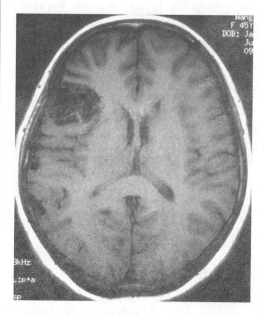

图 69-3-1C　MRI 轴位 T1W1：右额 AVM

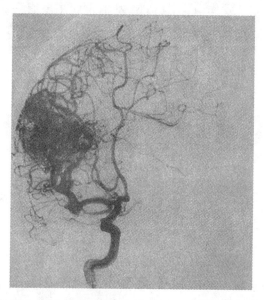

图 69-3-1D　颈内动脉造影（前后位）：右额动静脉畸形

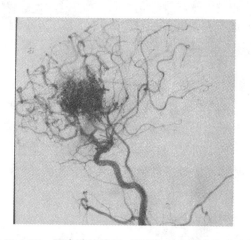

图 69-3-1E　颈内动脉造影（侧位）：右额动静脉畸形

4. 脑电图检查　有癫痫发作的患者在病变区及其周围可出现慢波或棘波。癫痫患者术中脑电图监测，切除癫痫病灶，可减少术后抽搐发作。

【治疗】

脑 AVM 的主要治疗方式包括保守或对症治疗、显微外科手术治疗、立体定向放疗、介入栓塞治疗及多种治疗方式联合。对 AVM 的治疗方式选择可根据患者的年龄、出血史、病灶分级、病灶弥散程度、治疗的获益及风险比和患者的意愿等多方面进行综合评估。

目前常用的 AVM 分级系统是 1986 年提出的 Spezler-Martin 分类法：①AVM 直径<3cm为 1 分，3~6cm 为 2 分，>6cm 为 3 分。②AVM 位于非功能区 0 分，位于功能区 1 分。③AVM表浅静脉引流 0 分，深部静脉引流 1 分。根据 AVM 大小，是否位于功能区，有无深部静脉引流 3 项得分相加的结果数值定级，级别越高，手术难度越大。完全位于功能区的巨大的 AVM或累及下丘脑和脑干的 AVM 视为 6 级，任何方法治疗危险性都极大。

1. 手术切除　是治疗颅内 AVM 的最彻底方法，不仅能杜绝病变出血，阻止畸形血管盗血，改善脑血供，还可能改善癫痫发作。应用显微手术技术，颅内 AVM 手术切除效果令人满意。手术治疗中应首先阻断主要的供血动脉，尽可能沿 AVM 的周边分离，最后阻断主要的引流静脉，切除 AVM 团。

2. 立体定向放射外科（SRS）　主要适用于直径小于 3cm 的深部或邻近重要功能区的 AVM。可根据脑血管造影，应用立体定向放射外科（γ-刀和 X-刀）定位病变的供血动脉，使其内皮增生达到阻塞供应动脉，逐步达到治疗作用。通常需 1~3 年后才能见效，治疗期间有出血可能。

3. 血管内介入治疗　常作为初步治疗，栓塞协助手术或立体定向放射外科。单独栓塞治疗的主要问题是治疗不彻底和再通。术前 1~2 周应用氰基丙烯酸正丁酯（NBCA）、ONXY 生物胶或微弹簧圈等材料栓塞巨大动静脉畸形令其体积缩小，便于手术切除。

4. 各种治疗后都应择期复查脑血管造影，了解畸形血管是否消失。对残存的畸形血管团需辅以其他治疗，避免再出血。

二、海绵状血管畸形

海绵状血管畸形（cavernous malformation）又称海绵状血管瘤，是指由众多薄壁血管组成的海绵状异常血管团，这些畸形血管紧密相贴，血管间没有或极少有脑实质组织。它并非真性肿瘤，按组织学分类属于脑血管畸形，占中枢性神经系统血管畸形的 5%~13%。多位于幕上脑内，10%~23% 在颅后窝，常见于脑桥。

病理学上海绵状血管畸形外观为紫红色，表面呈桑葚状，剖面呈海绵状或蜂窝状，是由单层内皮细胞构成的囊状血窦组成的血管畸形。临床上海绵状血管畸形呈两种发病形式——散发性和家族性。前者的病灶数通常为 1~2 个。而后者则以多发病灶和明显的家族发病倾向为特征（图 69-3-2A），病灶数目往往在 3 个以上，符合常染色体显性遗传方式。目前越来越多证据表明：50% 的海绵状血管畸形有明显家族遗传史，散发病例也可能存在同样的遗传机制。

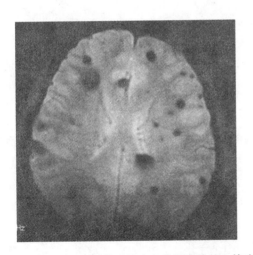
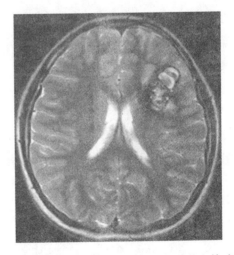

图 69-3-2A　MRI 轴位：脑内多发性海绵状血管瘤　　图 69-3-2B　MRI 轴位：左额脑内海绵状血管畸形

【临床表现】

脑内海绵状血管畸形可以分成静止期和活跃期，处于静止期的病灶可以长期处于稳定状态，不发生出血等，而处于活跃期的病灶则可以在短时间内反复出血，病灶不断增大而产生临床症状。

61% 的脑内海绵状血管畸形患者在 20~40 岁发病。以癫痫为首发症状的占 60%；其次为反复脑内出血，年出血率 0.7%；还有进行性神经功能障碍，主要由位于脑干、底节区和功能区的 CM 反复出血所致。

【诊断】

CT 扫描在注射对比剂后可显示脑内高密度病变。MRI 的 T2 加权像是最敏感的检查，典型表现为 T2 像周边低信号，内为混合信号（图 69-3-2B）。血管造影不能显示病灶，因此典型病例不需要行脑血管造影。

【治疗】

对无症状的海绵状血管畸形患者首选保守治疗，对一些有症状，但部位深在或位于重要功能区，手术危险性大的海绵状血管畸形患者，可先保守治疗，定期随访。对引发顽固性癫痫、进行性神经功能缺损和反复出血增大的海绵状血管畸形应手术切除，尤其是儿童和脑干内的海绵状血管畸形。本病对放射治疗不敏感。

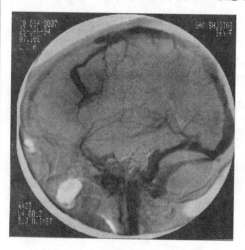

图 69-3-3 DSA 侧位：额部静脉畸形

三、静脉畸形

静脉畸形（venous malformation，VM），也称静脉血管瘤，由一组髓静脉汇入一个粗大的中央干并引流入深部或浅表静脉系统。静脉缺乏大量的平滑肌和弹性纤维，没有正常的动脉，在扩张的血管之间有正常脑组织，此点与海绵状血管畸形不同。本病占血管畸形的 2%～9%，常合并海绵状血管畸形，无遗传性。随着 MRI 的广泛应用，本病发生率有所增高。70% 以上发生在额叶和顶叶或小脑深部白质。大多数患者无临床症状，少数患者有癫痫发作和出血。脑血管造影的静脉期上水母头样血管影为其典型表现（图 69-3-3）。

对 VM 应采用保守治疗，因病变在脑内分布广泛，而且是周围脑组织的引流静脉，所以手术切除可能造成正常脑组织的严重损伤和水肿。只有对引发顽固性癫痫和出血者，可考虑手术治疗。

四、毛细血管扩张症

毛细血管扩张症（capillary telangiectasia）罕见，尸检发现率为 0.04%～0.15%，是毛细血管发育异常，可发生在中枢神经任何部位，脑桥多见。本病通常无症状，在脑血管畸形中出血发生率最低。CT 无特殊表现，MRI，T1W 上表现为等或低信号，T2W 为等信号到轻度高信号，加强后 T1W 上轻度增强。本病无须治疗。桥脑出血者预后差。

第四节 脊髓血管畸形

脊髓血管畸形（spinal vascular malformation）是一种少见疾病，但致残率比较高，严重威胁中青年人群的健康。脊髓血管畸形可包括髓内的动静脉畸形、海绵状血管畸形、髓周及硬膜的动静脉瘘等多种类型。

脊髓 AVM 系先天性脊髓血管发育异常，由一团扩张迂曲的畸形血管构成，内含一根或几根增粗的供应动脉和扩张迂曲的引流静脉，甚至形成动脉化的静脉瘤。脊髓血管畸形的主要病理变化是：①由于"盗血"现象造成脊髓缺血；②血管畸形破裂出血造成脊髓损伤；③由于静脉高压造成的静脉回流障碍性脊髓水肿；④大的血管畸形或血管瘤直接压迫脊髓造成的神经功能障碍。

【临床表现】

由于脊髓各节段供血来源不同，按 AVM 所在部位可分为三组：颈段、上胸段和胸腰段。

1. 出血　主要表现为脊髓蛛网膜下腔出血和髓内出血，出血后可出现不同程度的脊髓神经功能障碍。

2. 进行性神经功能障碍　主要是由于长期"盗血"造成的周围正常脊髓缺血，也可为畸形血管团或扩张的动脉或静脉瘤直接压迫所致。

【诊断】

目前对脊髓血管畸形的诊断主要依靠磁共振成像和脊髓的选择性血管造影。MRI 可以显示畸形血管团的位置和大小。脊髓血管造影是诊断脊髓 AVM 最可靠的方法，可以明确血管畸形的类型、主要的供血动脉和引流静脉、瘘口部位和是否合并动脉瘤等多方面信息，有助于治疗的选择。

【治疗】

主要有手术治疗和血管内治疗，或两种方法联合治疗。显微外科手术切除表浅局限的脊髓 AVM 和髓内海绵状血管畸形效果满意。血管内治疗可选择性逐渐闭塞主要的供血动脉，减少畸形血管团内异常血流，最终闭塞畸形血管团。对无临床症状的髓内病变手术需慎重考虑。

第五节　脑底异常血管网症

脑底异常血管网症又称烟雾病（moyamoya disease，MMD)，是自发性双侧颈内动脉末端和（或）大脑前动脉及大脑中动脉起始部狭窄或闭塞，脑底出现异常纤细血管网，前、后循环和颅内外动脉广泛吻合，因脑血管造影形似烟雾而得名。

【病因和病理】

病因尚不清楚，可能与系统性血管病有关，人体免疫缺陷可能累及。有人报告本病有家族性。此外，在钩端螺旋体脑动脉炎、脑动脉硬化、脑动脉炎以及放射治疗后可见这种现象。

颅底颈内动脉末端管腔狭窄或闭塞，常累及双侧。增厚的内膜常有脂质物沉积，其管壁内弹力层断裂、曲折，中层平滑肌明显变薄。外膜无明显改变。椎-基底动脉很少受影响。脑底动脉及深穿支代偿性增生，形成丰富的侧支循环血管，交织成网。同时颅内、外动脉广泛地异常沟通。异常血管网管壁菲薄，管腔扩张，甚至形成粟粒状囊性动脉瘤，可破裂出血。类似的血管改变同样可见于心脏、肾和其他器官，所以是一种全身性疾病。

【临床表现】

主要临床表现为颅内出血和缺血症状，且反复发作。该病有两个发病高峰，儿童在 10 岁以下，平均 3 岁；成人在 30～39 岁。无明显性别差异。

1. 缺血　儿童和青少年多见，约占 81%。常有 TIA，反复发作，逐渐偏瘫，也可左、右两侧肢体交替出现偏瘫，或伴失语、智力减退等，可因哭闹等过度换气而诱发神经症状。有些患者有癫痫发作。10 岁前病灶进展活跃，以后逐渐稳定。

2. 出血　发作年龄晚于缺血组，成人出血发病约占 60%。由于异常血管网合并粟粒性囊状动脉瘤破裂，造成脑出血，发病急，患者头痛、呕吐、意识障碍或伴偏瘫。

【辅助检查和诊断】

1. DSA　是烟雾病的确诊方法。其特异性表现为双侧颈内动脉末端和大脑前动脉及大脑中动脉起始部位血管床突上段狭窄或闭塞；在基底节部位纤细的异常血管网，呈烟雾状；广泛的颅内外血管吻合（图 69-5-1A、B)。

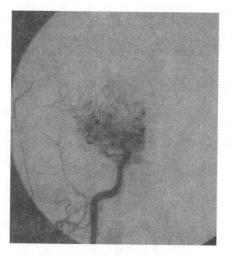

图 69-5-1A　颈内动脉造影（正位）：
颈内动脉末端异常血管网

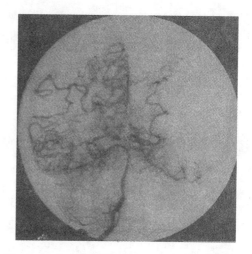

图 69-5-1B　椎动脉造影（正位）：颅内血管代偿

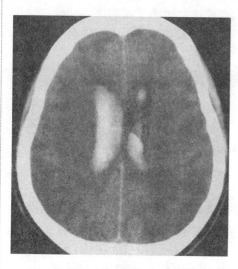

图 69-5-1C　脑室内出血铸型

2. CT 和 MRI　可显示脑梗死、脑萎缩或脑（室）内出血铸型（图 69-5-1C）。CTA、MRA 可见烟雾状的脑底异常血管网征象。

3. 脑血流评估　常用的检查方法有脑灌注 CT，SPECT 和 PET 等。主要目的是评估脑血流，观察病情的变化和为治疗提供依据。

【治疗】

由于病因不清，尚无特殊治疗方法。继发性脑底异常血管网，针对病因治疗。脑缺血患者可给予血管扩张药治疗。急性脑内出血造成脑压迫者，应紧急手术清除血肿。单纯脑室内出血铸型，可行侧脑室额角穿刺引流。血肿吸收后继发脑积水，需行侧脑室-腹腔分流术。

外科治疗包括直接血运重建和间接血运重建，前者主要有颅外-内动脉吻合术（extra-intracranial arterial bypass，EIAB），最常用的为颞浅动脉-大脑中动脉吻合术；后者有颞肌（或颞浅动脉）贴敷、颅骨多点钻孔等重建术，对改善血运和神经功能障碍有一定帮助。

第六节　颈内动脉海绵窦瘘

颈内动脉海绵窦瘘（carotid-cavernous fistula，CCF）指颅内海绵窦段颈内动脉或其分支破裂，导致颈内动脉与海绵窦之间形成异常的动静脉直接交通。

【病因和分类】

1. 外伤性颈内动脉海绵窦瘘（traumatic carotid-cavernous fistula，TCCF）　占 CCF 的 75% 以上，多发生在头外伤时颅底骨折，骨折损伤海绵窦内段的颈内动脉或其分支，造成其破裂形成 CCF。外伤性颈内动脉海绵窦瘘可在伤后立即发生，也可在几周后发生，男性多见。

2. 自发性颈内动脉海绵窦瘘（spontaneous carotid-cavernous fistula，SCCF）　可见于海绵窦段颈内动脉破裂，或颈内、颈外动脉硬膜支与海绵窦硬膜分流。后者为低流量，临床表现较外伤性轻，近50%可自愈。

【临床表现】

1. 搏动性突眼和球结膜充血、水肿 海绵窦段颈内动脉或其分支破裂后，动脉血进入海绵窦内，因眼静脉无瓣膜，高压动脉血经眼静脉逆向流向眼部，造成眼静脉的回流受阻而充血，造成患侧眼球突出，突出眼球同脉搏同步搏动，球结膜及眼睑高度水肿出血或外翻。10%～15%患者无突眼和眼球搏动。

2. 颅内杂音和眼球震颤 在患者的颞部和眶部听诊可闻血管杂音，与动脉搏动一致，以手指压迫患侧颈内动脉，杂音减低或消失。眼球触诊可以感到震颤。

3. 眼球运动障碍 由于支配眼外肌的第Ⅲ、Ⅳ、Ⅵ对脑神经受累，造成眼球运动障碍，甚至眼球固定、复视。

4. 进行性视力减退 CCF患者可以出现视力减退，甚至失明。由于眼静脉回流障碍，眼底视神经盘和视网膜水肿、出血，从而导致视神经进行性萎缩，视力减退直至失明。

5. 鼻出血 当CCF伴有假性动脉瘤时，可破入蝶窦或筛窦，发生致命性鼻出血。

【诊断】

1. CT 可见眼球的突出和海绵窦显影增强。另外，CT扫描对TCCF的诊断有一定的帮助。

2. DSA 是CCF的确诊方法，可以判定瘘口的位置、大小和脑循环的代偿情况等。

【治疗】

目的在于保护视力，消除颅内杂音，防止脑梗死和鼻出血。治疗方法有手术治疗和血管内治疗两种方法。目前首选的治疗方式是血管内治疗。因该方法创伤小，治愈率高。血管内治疗可以封闭瘘口，使颈内动脉血流通畅，消除头颅杂音，恢复眼球运动。对复发者可再次治疗。

第七节 脑面血管瘤病

脑面血管瘤病（encephalo-facial angiomatosis）是伴同侧面部血管瘤的脑和脑膜的血管畸形，即Sturge-Weber综合征。患侧大脑半球萎缩变硬，软脑膜增厚，血管异常增生、充血。畸形血管周围可见神经元和神经纤维变性、胶质增生和钙化。

临床表现面部三叉神经分布区血管痣、癫痫和神经功能缺损。躯干、四肢和内脏也可发生类似血管病。头颅X线和CT检查可见颅内钙化、脑萎缩。脑血管造影约半数患者皮质静脉减少，静脉期可见弥漫性密度增高影。本病无特殊治疗，手术或药物控制癫痫。

第八节 脑内出血

脑内出血是指脑实质内或脑室内自发性出血，又称出血性脑卒中，占脑卒中的10%。常见的原因包括高血压、脑血管淀粉样变性、脑血管畸形和动脉瘤破裂出血、烟雾病、脑肿瘤卒中等颅内疾病和血液病、抗凝治疗并发症等全身性疾病，其中约半数为高血压病所致。本节主要介绍高血压脑出血。

高血压脑出血虽然发生率低于缺血性脑卒中，但死亡率和致残率要远远高于后者。文献报告高血压脑出血的急性期死亡率近50%。高血压脑出血多见于50岁以上患者，男性多于女性，北方多于南方，冬季多于夏季。

高血压脑出血的发病机制主要考虑为脑内的小动脉在长期高血压的作用下，发生慢性病变基础上破裂所致，主要包括小动脉硬化、脑血管透明脂肪样变性以及粟粒样微小动脉瘤形成。出血最常见的部位是基底节区出血，约占所有脑出血的半数以上，其中又以壳核为最多见。其他常见的部位是丘脑出血、桥脑出血、小脑出血等。出血少则数毫升，多则达数十毫升。

患者一般均有长期的高血压史，剧烈运动，情绪波动、咳嗽、排便等可成为诱因。发病急，进展迅速。多数为突发剧烈的头痛，恶心和呕吐，同时出现神经功能障碍，如肢体偏瘫、偏身感觉障碍和语言障碍等，出血量少患者可以保持意识清醒，出血严重者很快出现昏迷。

脑出血的诊断主要依靠影像学检查，颅脑 CT 扫描是快速诊断脑出血的最有效的方法。CT 扫描可显示出血的部位、范围，周围组织受压和脑水肿程度等信息，可以反复扫描了解脑出血的动态变化情况。血肿量的计算临床上多采用多田公式，血肿量＝π/6 长×（cm）×宽（cm）×层数。

高血压脑出血的治疗应根据患者的全身情况和出血程度，分别采用内科治疗或外科治疗。内科治疗主要包括：监测生命体征，合理控制血压，降低颅内压，支持性治疗，防治并发症等。

外科手术治疗必须根据患者年龄、全身情况、血肿的大小和部位、患者或家属对患者术后状态的理解和意愿而定。一般对出血位置比较浅的外侧型（壳核和基底节）和脑叶出血，血肿量≥30ml，小脑血肿≥15ml 的患者应积极手术治疗，对丘脑和脑干出血应慎重，脑室出血可行脑室穿刺引流。对于深昏迷，脑疝晚期，生命体征不平稳的患者，有系统性疾病，心、肺、肝、肾功能严重不全患者，手术效果不佳，不宜手术治疗。手术目的在于清除血肿，降低颅内压。手术方式有开颅血肿清除和影像引导下穿刺引流等方法。

第九节   颈动脉内膜切除术

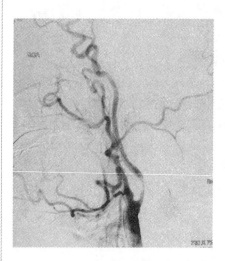

图 69-9-1   颈动脉造影：
颈内动脉起始部狭窄

脑血管病可分为缺血性和出血性两大类，其中缺血性脑血管病占 2/3 以上。缺血性脑血管病是指脑血管或与脑部血管有关的颈部血管由于动脉硬化等原因，造成脑血管管腔狭窄，血流减少或完全中断，脑部血液循环障碍，脑组织受损而引发的一组疾病。动脉粥样硬化是造成颈总动脉分叉部和颈内动脉起始部发生狭窄和阻塞最常见原因。颈动脉内膜切除术（carotid endarterectomy，CEA）是治疗颈动脉狭窄常用而有效的方法，目的是切除粥样硬化斑块，重新建立足够的脑血流量，同时防止粥样斑块脱落造成的脑梗死（图 69-9-1）。

【临床表现】

主要表现为颈内动脉分布区域内的脑缺血性发作。

1. 眼动脉缺血症状   突发性同侧的单眼黑朦、偏盲。

2. 大脑中动脉缺血症状   突发性对侧肢体偏瘫，偏身感觉障碍，优势半球可合并语言障碍。

上述症状可以分成短暂性缺血发作（transient ischemic attack，TIA）、可逆性缺血性神经功能缺损（reversible ischemic neurological deficit，RIND）和完全性脑卒中（也称脑血管意外cerebrovascular accident，CVA）三种类型。

【辅助检查】

1. 颈动脉超声   通常包括 B 型超声（灰阶超声）、脉冲多普勒超声和彩色多普勒超声。文献报道颈动脉超声检查与 DSA 的诊断符合率高达 90%，判定斑块组织特性的准确率达 88.2%。而且因其简单易行，安全、重复性好，是颈动脉狭窄诊断和随访的首选无创检查方法。

2. CTA、MRA   可用于对高危人群进行初步筛选，但常规的 MRA 有可能过高估计狭窄程度，难以鉴别高度狭窄与闭塞，也常常不能显示溃疡。

3. DSA 目前动脉内血管造影仍然是诊断颈动脉狭窄的"金标准"，在判定狭窄部位、范围、程度方面优于其他检查。但 DSA 是一种有创性检查方法，而且不能像彩色多普勒超声和磁共振血管成像显示斑块的厚度。通常采用 NASCET 和 ECST 判定颈动脉狭窄程度，NASCET 定义狭窄百分比＝（1－N/D）×100，其中 N 是狭窄最严重处的线性直径，D 是颈动脉球远端的血管正常直径。

【治疗】

治疗方法为颈动脉内膜切除术。

1. 术前准备

（1）全身情况：凡伴有心、肺等重要脏器疾病的患者，应确定可否耐受手术，并及时调整纠正。

（2）抗血小板治疗：阿司匹林（ASA）100mg，2～3 次/日，至少 2 天。

（3）局部准备：颈部备皮，如拟取大隐静脉作补片，下肢备皮。

（4）术中监测准备：脑电图、诱发电位、多普勒超声等。转流管和补片备用。

2. 手术适应证

（1）多次 TIA 发作，相关颈动脉狭窄。

（2）单次 TIA 发作，相关颈动脉狭窄≥50％。

（3）颈动脉有不稳定斑块，如软性粥样硬化斑或有溃疡形成。

（4）无症状颈动脉狭窄≥70％。

3. 手术后处理

（1）术后监护：手术后应严密观察生命体征，注意颈部伤口防止局部血肿形成。

（2）控制高血压：术后应控制高血压，防止术后高灌注综合征。

（3）抗血小板治疗：术后应常规继续应用阿司匹林。

（4）控制调整高脂血症，糖尿病等。

4. 术后并发症 CEA 术后主要并发症有脑缺血、高灌注综合征、神经损伤、术区血肿和感染等。

（王 硕）

第七十章　颅脑和脊髓先天性畸形

先天畸形是指因出生前发育缺陷所致的机体形态结构上的异常。本章叙述的是可以通过外科治疗的中枢神经系统先天畸形。

一、分类

1. 器官发生异常　神经管闭合不全；颅腔闭合不全（颅裂和脑膜膨出）；椎管闭合不全（脊柱裂和脊膜膨出）。
2. 组织发生异常　神经皮肤综合征、脑血管畸形和先天性肿瘤等。
3. 头颅体积异常　颅缝早闭（狭颅症）等。
4. 颅颈接合部异常　扁平颅底、颅底凹陷症和 Chiari 畸形等。
5. 脑脊液循环异常　脑积水等。

二、病因

病因估计：10％由于染色体异常，20％由于遗传因素，10％由于子宫内有害环境，其余60％原因不明。

第一节　神经管闭合异常

一、颅裂和脑膜膨出

颅裂（cranium bifidum）是由于颅骨先天发育闭合不全所致的颅骨缺损，有隐性和显性之分。隐性颅裂（cranium bifidum occultum）有颅骨缺损而无颅腔内容物的膨出；合并脑膜和脑膨出者为显性颅裂（cranium bifidum apertum），是指一种或多种颅内结构和内容（脑膜、脑组织、脑室和脑脊液）经颅骨缺损突到颅外。

【病因】
疾病的病因目前尚不十分清楚，但有些高危因素已经得到初步认识：
1. 感染　在胚胎早期，特别是 3 个月内受到细菌、病毒或寄生虫的感染。
2. 药物　某些易造成胎儿致畸的药物（如肾上腺皮质激素、抗甲状腺药物）或碘剂等易导致畸形。
3. 辐射　妊娠 3 个月内，受到大量 X 线等的辐射可以导致患儿畸形。
【病理】
根据膨出内容物的不同，分为如下类型（图 70-1-1）：
（1）脑膜膨出（meningocele）：内容物为脑膜和脑脊液。
（2）脑膨出（encephalocele）：内容物为脑膜、脑组织，不含脑脊液。
（3）脑膜脑囊状膨出（cystic meningoencephalocele）：内容物为脑膜、脑组织和部分脑室，脑膜和脑实质间有脑脊液存在。

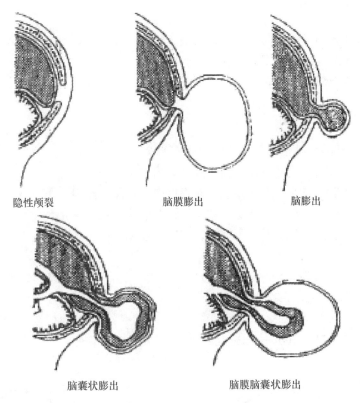

图 70-1-1　脑、脑膜膨出的类型

（4）脑囊状膨出（cystic encephalocele）：脑膜和脑实质间无脑脊液存在，其余同脑膜脑囊状膨出。

【诊断】

1. 临床表现　颅裂发生部位多在颅骨中线附近，其中以枕部最多见，占70%，其余额部、顶部和颅底各占10%。隐性颅裂多无明显的症状及体征。显性颅裂主要表现为位于颅骨中线附近的囊性膨出。膨出的颅内容物为囊状，其外被覆头皮。膨出囊有波动感、有时可以触及脑脊液的搏动，哭叫时张力增高。囊肿可以压缩，压缩时囟门隆起。膨出囊的大小差异很大，小的病变仅可以在皮下扪及一个囊性肿物，大的病变可如头颅大小。触诊膨出的根部，有时可触及颅骨缺损边缘。单纯脑膜膨出内含脑脊液时，透光试验阳性。颅底部颅裂形成的脑膨出可以突入眶部、鼻部、口咽部，易误为肿瘤。此外，患儿可伴有不同程度的智力障碍和脑积水、脊柱裂、唇裂和腭裂等其他发育畸形。

2. 辅助检查　X线检查（汤氏位）可见枕骨中线部位的骨质缺损；头颅CT和MRI可以进一步确定膨出的内容和有无脑积水（图70-1-2）。

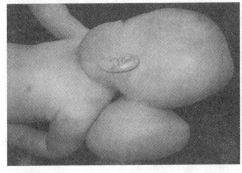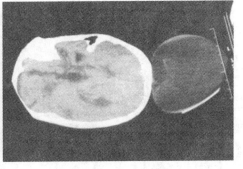

图 70-1-2　严重颅裂合并脑膜囊状膨出的患儿照片及CT影像

【治疗】

隐性颅裂患者如无明显的症状及体征，一般无需特殊治疗。显性颅裂需手术治疗，手术切除膨出囊，保留和还纳疝出的脑组织，修补硬脑膜。手术时机：出生后6～12个月手术较为安全。表面皮肤感染或破溃形成脑脊液漏，可引起颅内感染，应作为急症处理。

二、脊柱裂和脊膜膨出

脊柱裂（spinabifida）是指部分椎管先天闭合不全。脊柱裂为常见的先天畸形，多发生在背侧，极个别发生在腹侧。根据病理和临床表现分为显性和隐性脊柱裂。显性脊柱裂是由于先天性骨缺损而使神经组织与外界直接接触，而隐性脊柱裂的神经组织由皮肤覆盖。

隐性脊柱裂（spina bifida occulta）：为常见的中枢神经系统畸形，约占人口的1‰。其为一个或数个椎弓闭合不全，多发生于腰骶部。临床可以无任何表现，仅在X线或CT检查时偶然发现。

显性脊柱裂（spina bifida aperta）：畸形程度不等，通常合并脊膜和脊神经膨出，严重者脊髓外翻，可应用MRI进一步确诊。

【病理】

1. 脊柱裂合并脊膜膨出（meningocele）　仅脊膜膨出于椎管外，形成囊性的皮下肿物（图70-1-3，4）。

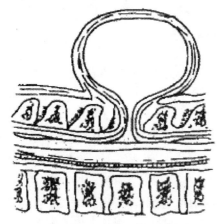

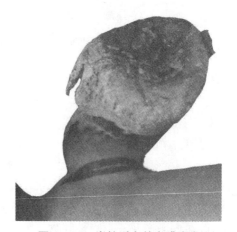

图70-1-3　脊柱裂合并脊膜膨出　　　　　图70-1-4　脊柱裂合并脊膜膨出

2. 脊柱裂合并脊膜脊髓膨出（myelomeningocele）　脊膜连同脊髓和脊神经一并膨出（图70-1-5，6）。

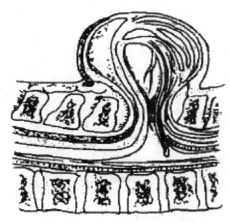

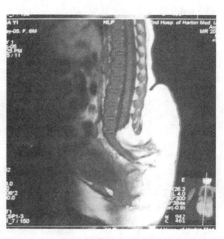

图70-1-5　脊柱裂合并脊膜脊髓膨出　　　　图70-1-6　脊髓脊膜膨出伴脊髓拴系综合征

此外，患者还常合并藏毛窦、皮样囊肿、脂肪瘤、脑积水、脊髓积水和脊髓拴系综合征等。

【诊断】

1. 临床表现　位于背侧的囊性肿物，多发于腰骶部。囊肿随患儿的哭叫而增大，脑脊液波动阳性，透光试验阳性。多见的临床症状为腰痛和遗尿（因脊神经膨出或合并脊髓栓系综合征所致）。查体所见除腰骶部囊性肿物外，局部皮肤有时有色素沉着、毛发生长过度、皮下脂肪瘤或可见藏毛窦。

2. 辅助检查　X线可见受累的脊椎椎弓和棘突缺损；CT对于了解椎骨的改变有帮助；MRI可全面了解和鉴别囊内容物及其与周围组织的关系，对于确定有无脊髓栓系综合征也具有诊断意义。

【治疗】

隐性脊柱裂患儿如无明显症状及症状，一般无需特殊治疗，显性脊柱裂主要采用手术治疗。手术目的是切除膨出的囊肿，修复硬脊膜缺损，松解和还纳神经组织，避免脊髓和神经根牵扯和纤维化。手术时机选择生后1~3个月。囊壁很薄或已经破溃形成脑脊液漏者应尽快手术。已经感染者应积极抗感染治疗。待创面清洁或愈合后再手术。合并脑积水者，应施行脑脊液分流术。

术后病儿宜采取俯卧位或侧卧位，臀部垫高，术区用沙袋加压。防止创口愈合不良形成脑脊液漏和因尿、便污染而感染。

第二节　颅缝闭合异常——狭颅症

狭颅症（craniostenosis）亦称颅缝早闭或颅缝骨化症，由一条或多条颅缝过早闭合引起的头颅畸形。新生儿中发病率为0.6‰。由于生后脑容积发育的迅速扩展受到颅腔容积发育停滞的限制而导致患儿出现颅内压增高、脑发育受限、智力低下、癫痫发作等一系列临床症状。分为原发性狭颅症（primary craniosynostosis）和继发性狭颅症（secondary craniosynostosis）两类。

【病因】

1. 原发性狭颅症　可以是其他已知综合征（如Crouzon综合征、Apert综合征、Pfeiffer综合征、Saethre-Chotze综合征等）的部分表现，也可以是孤立症状。其前者发病与FGFR1、FGFR2、FGFR3、TWIST1等基因的改变有关，而后者多数为散发病例，病因不明，可能的危险因素有高龄产妇、孕期吸烟、硝硫氰酯类药物应用、父母职业等。约10%的原发性狭颅症患者存在染色体异常。

2. 继发性狭颅症　可继发于以下疾病：①代谢性疾病的并发症：如经过治疗的佝偻病。②骨发育不良：如软骨发育不良、骨干骺端成骨发育不良。③血液病的并发症：先天性溶血性黄疸等。

【病理】

病理主要是颅缝早闭引起头形异常及颅内压增高症状。正常儿童颅缝6岁时始见骨化，近30岁才能完全骨化。颅缝过早骨化，造成颅骨在该方向上的生长受限，而在其他方向上代偿性延展，造成头颅形状上的异常。新生儿脑重量增加135%，头围增加50%，当颅腔容积扩展不能适应婴儿脑的迅速发育时，颅内压增高和脑发育受限。前者可引起失明；后者引起运动和智力低下。

【诊断】

1. 临床表现　①头颅畸形；②颅内压增高；③眼部症状；④智力改变；⑤运动障碍。

2. 临床类型　①短头畸形：两侧冠状缝早闭；②斜头畸形：单侧冠状缝早闭；③舟状头

畸形：矢状缝早闭；④尖头畸形：全部颅缝早闭。其中以舟状头畸形常见，多发生于男性（男：女＝4：1）；其次为短头畸形（男：女＝2：3）。狭颅症类型见图70-2-1，2。

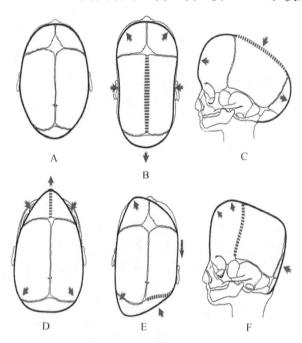
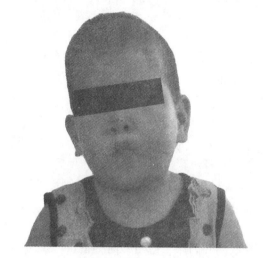

图70-2-1　狭颅症的类型

A：正常颅型；B、C：舟状头畸形：矢状缝早闭；
D：三角头畸形：额缝早闭；E：后斜头畸形；
单侧人字缝早闭；F：斜头畸形：单侧冠状缝早闭

图70-2-2　狭颅症患儿

3. 辅助检查　①头颅 X 线检查：对于确定狭颅症的类型和选择术式有重要价值；②头颅 CT 和 MRI：有助于排除脑实质的病变和鉴别诊断；③分子遗传学检查：有助于确认狭颅症的分子病理类型。

【鉴别诊断】

原发颅骨发育异常应与脑发育异常、颅内病变以及全身性疾病引起的继发障碍相鉴别。

原发性狭颅症与原发脑小畸形的鉴别：原发狭颅症具有颅内压增高、颅骨指压痕和颅缝增宽、视神经盘水肿、继发视神经萎缩等症状。脑小畸形是因脑发育停止而导致颅腔容积不再增大，临床表现为头围减小、囟门早闭、智力低下。本病无颅内压增高表现，患儿有明显的脑发育不良症状。X 线、CT 或 MRI 检查可发现无颅骨变薄、指压痕变深等颅内压增高的表现。

【治疗】

狭颅症有两种手术治疗方式，一是切除过早闭合的骨缝，二是切除大块骨质。患儿生后有严重颅面畸形和颅内压增高者，应及早手术。症状轻微者，可观察3～6个月，部分患儿病情稳定，可免于手术。

本病手术治疗预后较好，原则上应尽早解除对脑发育的束缚。如延误时机造成患儿失明和大脑功能障碍，则很难恢复。

第三节　颅颈连接部异常

颅颈连接是指环绕枕骨大孔的枕骨、寰椎、枢椎及其韧带等连接结构。颅颈连接部异常（craniocervical junction anomalies）又称寰枕部畸形，是一组复杂的疾病，包括颅骨和颈椎的结构异常，并有时合并脑和脊髓的某些异常。

一、小脑扁桃体下疝畸形

Chiari 畸形，又称为小脑扁桃体下疝畸形（Chiari malformation），主要表现为小脑扁桃体经枕骨大孔疝入椎管内，同时可以伴有颅内和颅颈交界部位的脑、脊髓和其他组织结构等异常（图 70-3-1，2）。小脑扁桃体下疝畸形起病缓慢，女性多于男性。Ⅰ型多见于儿童及成人，Ⅱ型多见于婴儿，Ⅲ型多见于新生儿期，Ⅳ型常于婴儿期发病。

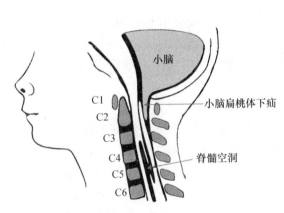

图 70-3-1　Chiari 畸形主要病理改变示意图

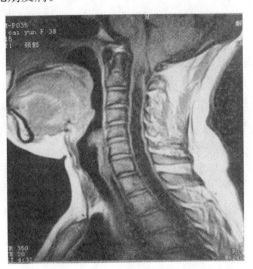

图 70-3-2　Chiari 畸形的 MRI 表现

【病理】

主要的病理改变是脑干在枕骨大孔处受压，合并脊髓空洞和（或）脑积水（图 70-3-1）。此外，颅颈连接部的其他软组织、骨组织和颅内的神经组织也可出现发育异常。Chiari 畸形共分为四型：

Ⅰ型：小脑扁桃体疝入椎管内，并使延髓呈屈曲状。

Ⅱ型：小脑下蚓部和扁桃体、延髓及第四脑室均下移到椎管内，延髓屈曲，多合并脊膜膨出等其他畸形。

Ⅲ型：Chiari Ⅱ型中伴有颈椎裂及脊膜膨出者。

Ⅳ型：伴有小脑发育不全的 Chiari 畸形。

【诊断】

1. 临床表现　患者主要症状为疼痛，一般为枕部、颈部和臂部疼痛。其他症状有眩晕、耳鸣、复视、走路不稳及肌无力。Ⅰ型临床可无症状，或有轻度后组脑神经及脊神经症状。Ⅱ型临床上常有下肢运动、感觉障碍和小脑症状。Ⅲ型多见于婴儿和新生儿，临床上常有下肢运动、感觉障碍及脑积水脑干和脊髓受压症状、小脑症状。常见的体征有下肢反射亢进，上肢肌肉萎缩。多数患者有感觉障碍，上肢常有痛温觉减退，而下肢则为本体感觉减退。眼球震颤常见。软腭无力伴呛咳常见。

2. 辅助检查　颅颈交界 X 线检查：主要是颅底凹陷征象。椎管造影：可见枕骨大孔梗阻。CT：因颅后窝伪影较多，诊断价值不大。MRI：首选辅助检查，具有诊断意义（图 70-3-2）。

3. 诊断标准　①一侧或双侧小脑扁桃体末端下疝到枕骨大孔水平以下超过 5mm；②双侧小脑扁桃体末端下疝到枕骨大孔水平以下 3～5mm，伴有其他小脑扁桃体末端下疝特征，例如脊髓空洞。

【治疗及并发症】

外科手术是主要的治疗方案，早期手术预后良好。手术方法：颅后窝减压术效果良好，术中广泛切除枕骨鳞部，并切除寰椎后弓，有时还需要切除枢椎后弓，硬脑膜减张性修补。脊髓空洞严重者，可酌情做脊髓-下腔分流术或脊髓侧方（后根进入区）切开术等。

二、颅底凹陷和扁平颅底

颅底凹陷（basilar invagination）指以枕骨大孔为中心的颅底骨性结构内翻，寰椎和枢椎向颅内方向凹陷，颅后窝容积缩窄，枕骨大孔前后径缩短。

扁平颅底（platybasia）是指颅骨基底角变大形成的颅颈连接畸形。

以上疾病可独立发生，也可与 Chriari 畸形合并发生。

【诊断】

1. 临床表现：颈项短，后发际低，面颊不对称。颈神经刺激引起头颈部疼痛。小脑受挤压，多引起眼震、步态不稳。脑神经受累，可见面部麻木、声音嘶哑、吞咽困难。延髓和上颈髓受累，多引起椎体束症状和括约肌功能障碍等。如延髓同时受到枕骨大孔前缘的压迫，症状出现早而且严重。

2. 辅助检查

（1）X线检查：颅颈交界正侧位像上，常用的放射学影像测量如下（图70-3-3，4）：①Chamberlain 线：颅骨交界侧位像上，硬腭后缘至枕骨大孔后缘的连线。如齿突尖超出此线上 3mm，为颅底凹陷的可疑诊断；超过 6.6mm，则为确定诊断证据。②McGregor 线：硬腭后缘至枕骨下缘最低点的连线。如齿突超出此线 7mm，则为颅底凹陷。③二腹肌线：是在标准头颅前后位 X 线片上，两侧乳突根部内侧二腹肌沟的连线。正常齿突不超过此线。④颅底角（Welcker 法）：从鼻根向鞍结节之间连线与鞍结节向枕骨大孔前缘连线相交所成的钝角。正常新生儿平均为 133°；成人为 123°～143°，平均 134°。若超过 145°，影像学上则诊断为扁平颅底。⑤Klaus 高度指数：枢椎齿突尖至鞍结节与枕内粗隆连线的垂直距离，代表颅后窝的高度。正常人为（41±4）mm。30～36mm 为扁平颅底，小于 30mm 为颅底凹陷。

（2）MRI：对于有上述临床症状、X 线检查怀疑本病者，应进一步做 MRI 检查，对明确延髓和颈髓受压部位和程度，确定有无小脑扁桃体下疝和脑积水，确定手术适应证和选择术式很有帮助。

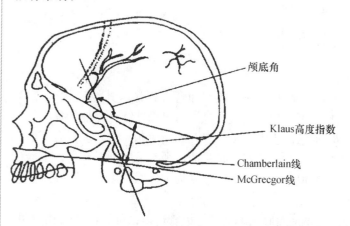

图 70-3-3　头颅侧位 X 线像上各径线和颅底角的测量

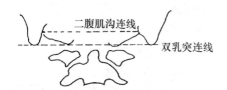

图 70-3-4　寰椎和枢椎开口位 X 像各径线的测量

【治疗】

出现症状者应采取手术治疗，主要采用颅后窝减压术（包括寰椎和枢椎后弓切除术和硬脑膜减张性修补术）。术后症状的缓解或消失取决于疾病的严重性和进展程度。

第四节　先天性脑积水

由于先天性病因造成脑脊液吸收-分泌失衡或循环通路受阻所引起的蛛网膜下腔和（或）脑室内脑脊液的异常蓄积，称为先天性脑积水（congenital hydrocephalus）。临床多见于婴幼儿，故又称婴幼儿脑积水。新生儿的发病率为 0.3‰～1.5‰。

【分类】

1. 交通性脑积水（communicating hydrocephalus）　脑室和蛛网膜下腔之间并无梗阻，主要由于蛛网膜颗粒的吸收障碍，导致脑脊液在脑室内和蛛网膜下腔内蓄积。

2. 梗阻性脑积水（obstructive hydrocephalus）　脑脊液循环通路受阻，梗阻部位常发生于脑室系统较狭窄处，如室间孔、中脑水管和第四脑室出口（外侧孔和正中孔），造成梗阻部位以上的脑室扩张和脑脊液蓄积。

【病因】

29% 的脑、脊膜膨出患儿合并先天性脑积水。其他 CNS 畸形，如先天性导水管狭窄等合并脑积水者占 38%，其他原因包括围产期颅内出血（22%）、创伤（4%）、肿瘤（11%）和感染（7%）等。

【病理】

主要病理改变包括以下三方面：①脑脊液循环障碍；②脑室扩张；③脑组织水肿和萎缩（图 70-4-1）。

【诊断】

1. 临床表现　新生儿头周径为 33～35cm，出生后头围每月增加 1.2～1.3cm。先天性脑积水病儿主要临床表现为出生后头围迅速增大，精神萎靡。颈部无力支撑过大的头部，颅面比例失调。头皮薄而光亮，额颞部静脉怒张，囟门增大、膨隆，颅缝增宽。病儿还可因外展麻痹出现复视。严重者眼球下旋，瞳孔上部的巩膜露出睑裂，称落日征（图 70-4-2）。由于颅缝未闭，颅腔可以随积水而增大，故无明显颅内压增高征象。头痛、呕吐仅见于脑积水迅速进展者。患儿仅在疾病的晚期才能出现明显的智力障碍。叩诊出现破罐音，透光试验阳性。

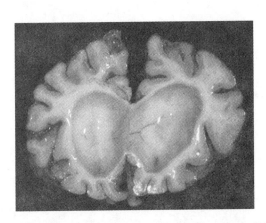

图 70-4-1　脑积水的病理标本：脑室扩大、脑组织萎缩

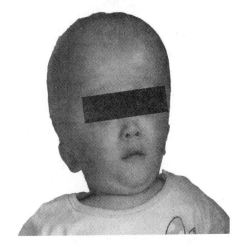

图 70-4-2　脑积水

2. 辅助检查

（1）头颅 X 线检查：在婴儿可见颅腔增大，颅骨变薄，前囟增大，颅缝分离，颅面比例失调。在儿童则可见蝶鞍扩大、脑回压迹加深等颅内高压表现。

（2）囟门超声检查：可探查大脑皮质的厚度。

（3）头颅 CT 检查：脑皮质变薄，脑室扩大，以侧脑室的颞角和额角变钝、变圆最为典型。梗阻性脑积水仅见梗阻部位以上的脑室扩张，交通性脑积水患者还伴有蛛网膜下腔增宽。

（4）头颅 MRI 检查：除上述 CT 征象外，对于明确病因、确定梗阻部位有诊断价值。

（5）放射核素检查（ECT）：脑脊液 ECT 检查是经椎管穿刺向蛛网膜下腔注入放射性核素，γ 相机定时系列拍照。本项检查反映 CSF 的流动、分布和吸收的动力学变化，对于脑积水的鉴别诊断有重要价值。脑池造影显示放射核素反流到扩张的脑室内，脑脊液内放射核素的廓清延迟。

3. 鉴别诊断 依据临床表现为头颅异常增大、X 线和 CT 辅助检查，不难诊断。

（1）佝偻病：表现为方颅，同时存在其他佝偻病的症状和体征。

（2）脑发育不全：虽然脑室也扩大，但头不大，无颅内压增高表现、却有神经功能及智力发育障碍。

【治疗】

预后取决于治疗时机。通常脑功能有很强的代偿能力，即使有一定程度的萎缩，也不表现出严重的智力障碍。但如果延误时机，则可造成脑功能的不可逆性损害。

1. 非手术治疗 药物治疗主要是减少脑脊液分泌和增加机体水分排出。一般常用的利尿药物有呋塞米，和乙酰唑胺，后者抑制 CSF 的分泌作用最强，可作为轻型患者以及作为术前的临时用药。

2. 手术治疗 手术分为解除梗阻、分流过剩的 CSF 和减少 CSF 分泌三大类：

（1）病因治疗：解除 CSF 的梗阻，目前仅适用于梗阻性脑积水。

（2）脑脊液分流术：分颅内分流和颅外分流两类。前者以第三脑室底内镜造瘘术为主，适用于脑池通畅、导水管狭窄的梗阻性脑积水；后者以脑室腹腔分流术为代表，主要用于交通性脑积水。

（3）减少脑脊液的形成：比如侧脑室脉络丛切除或电灼术，现已很少用。

3. 手术并发症 感染、分流装置障碍（堵塞、分流不足或过度）、颅内血肿等。

（赵世光）

第七十一章 微创神经外科

随着生物医学模式向生物-社会-心理医学模式的转变，人们对疾病治疗的核心目标和观念也随之转变，加之相关支撑学科和技术的发展，建立在神经外科微创理念和技术基础上的微创神经外科应运而生。神经外科微创理念的内涵是：以最小的创伤，获得最佳的治疗效果。最小的创伤包括颅内外结构创伤的最小化，特别是颅内脑组织、血管、神经创伤的最小化，以及心理创伤的最小化。最佳治疗效果包括病灶最大化切除、并发症最大限度减少、患者痛苦少、生活质量高。微创神经外科包括：显微神经外科、立体定向与功能神经外科、立体定向放射神经外科、影像导航神经外科和内镜"锁孔"、血管内介入神经外科以及分子神经外科。显微神经外科技术作为一项基础性技术已常规应用于神经外科临床，分子神经外科主要涉及基因与干细胞治疗，目前主要还在实验研究阶段，本章就不做具体介绍。功能神经外科由于疾病表现和治疗技术的特殊性，将另章介绍。

第一节 立体定向神经外科

立体定向神经外科（stereotactic neurosurgery）手术是指应用立体定向仪进行的神经外科手术。

一、立体定向的基本原理

立体定向仪是根据立体几何学原理设计的，该仪器固定到颅骨等骨性结构上，使之与颅脑等生物结构建立起有一定空间规律的立体坐标关系，其后依据神经影像学所测定出的空间数据，由定向仪将这种数值关系进行转换后引导立体定向手术器械由钻开的颅骨细孔导入脑内，达到手术治疗和研究的目的。由此可见，立体定向术（stereotaxis）实际上包括两大内容：首先为安装和固定立体定向仪并行神经影像的成像过程，又称定位术，即确定颅内靶区所在的空间几何坐标值；其次根据这一坐标值利用立体定向仪的装置引导手术器械来实施对靶区的处置，故又称导向术。

二、立体定位术

在局部麻醉下将立体定向仪头架的基环固定在患者头部，并加装定位框，然后行 CT 或 MRI 成像及数值测定，将定位框的坐标 CT 或 MRI 坐标相互换算，以求出靶点相对于定位框的坐标值。最常用的是装在定位框上的两套 N 形参照标记板的直接计算法。根据靶点能否在神经影像介质中显影又将定位术分为可见靶点和非可见靶点定位术，前者是针对颅内肿瘤、脑血管病、血肿和异物等的立体定向术；后者旨在损毁或电刺激脑内的一些神经核团或切断相关神经传导束，从而调整脑功能，最终达到治疗目的，因此称功能性立体定向术。

三、立体导向术

导向术就是根据定位术所获得的坐标参数，在定向仪上换算成进入脑内的方向与深度值，经导向器的引导从颅骨钻孔处，将手术器械送达靶点。导向器组合结构见图 71-1-1，其定向器是一个正立方架，导向器为一半圆弧架。半圆弧架通过连通器安装在定位器上。通过 X、Y、Z 的坐标值将半圆弧的弧心调整到预期的位置上。该半圆弧架可围绕其圆弧直径前后转动，在半圆弧架上又安装有把持器，后者又可沿半圆弧左右滑动。无论两者如何运动，脑部操作器的尖端始终指向弧心，即靶点（图 71-1-2）。

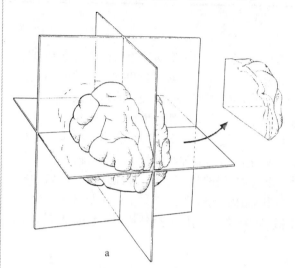
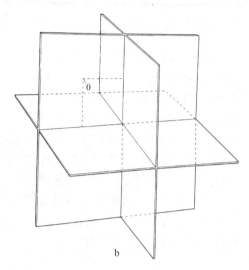

图 71-1-1　导向器组合结构

a，将表面不规则的大脑半球放在三维坐标系中，来测定脑内
任何一点的三维坐标值；b，坐标系中任何一点的坐标位置坐标值从 0 点测算

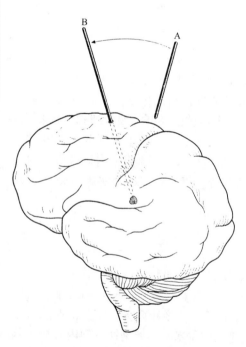

**图 71-1-2　根据手术要求操作器
从 A 移到 B 避开中央沟**

11. 手术入路设计与实施。

12. 神经内镜外科。

13. 介入性磁共振术。

四、手术适应证

随着立体定向神经外科仪器及其相关配套设备的完善、计算机软件的不断开发与更新，其适应证也不断拓展。从某种意义上讲，多数神经外科疾病皆可应用立体定向技术，具体的适应证包括：

（一）可见靶点的疾病

1. 脑内深部或功能区的病变活检。

2. 脑内深部或功能区的占位性病灶切除术。

3. 颅内异物摘除。

4. 脑内囊性肿物的囊内容物抽吸。

5. 脑内深部脑脓肿的脓液抽吸。

6. 闭合性颅脑损伤的脑内深部血肿或高血压所致的脑内血肿抽吸与引流。

7. 颅内动脉瘤及动静脉畸形的夹闭或切除术。

8. 脑内恶性肿瘤间质的放射性核素或后装置管注入。

9. 立体定向放射外科。

10. 神经导航手术。

(二) 非可见靶点——功能性疾病

1. 癫痫。
2. 运动障碍性疾病　如帕金森病、舞蹈症、扭转痉挛。
3. 顽固性疼痛　包括感受伤害性疼痛和神经病理性疼痛。
4. 精神疾病　如慢性精神分裂症、躁郁症、强迫症及药物成瘾等。

第二节　立体定向放射神经外科

立体定向放射神经外科（stereotactic radioneurosurgery，SRNS）是指应用立体定向技术，将大剂量高能物理射线或放射性核素载体高精度、一次或几次限制性照射或植入到所设定的颅内某一靶点上，使该靶点内无论良、恶性组织都受到不可逆性损毁，同时又能保证靶点边缘及其周围结构所接受的放射线剂量呈锐减性分布，从而达到治疗颅内病变和产生某一特定损毁灶，而对靶点周围正常的或需保留的脑组织影响很小的目的（图 71-2-1）。

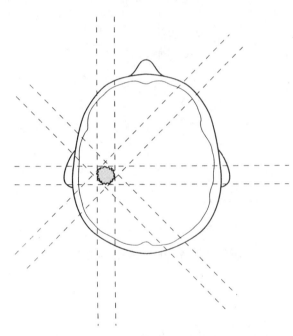

图 71-2-1　靶点边缘及其周围结构所接受的放射线剂量呈锐减性分布

根据实施 SRNS 时所使用的放射源和放射方法的不同分别冠以相应的术语。凡以产生 Gamma（γ）60 钴（60Co）为能源来实施 SRNS 的就称为 γ-刀（γ-knife）；而以产生 X 线的医用直线加速器为放射源，将定位、定向和加速器等多系统置于同一中心为工作基点的等中心直线加速器（iso-center linac）所实施的 SRNS 称为 X-刀（X-knife）。此外尚有电子刀和质子刀等利用不同放射源来完成 SRNS 的系统。立体定向放射治疗一般要经过病变定位、计划设计和治疗等 3 个过程，利用立体定向装置（stereotaxy）、CT、MRI 及 X 射线数字减影等先进设备及三维重建技术，确定病变和邻近重要器官的准确位置和范围，这个过程叫做三维空间定位，也叫立体定向。然后，利用三维治疗计划系统，确定 X（γ）射线束方向，精确地计算出一个优化分割病变和邻近重要器官间的剂量分布计划，使射线对病变实施大剂量"手术"式照射。

一、γ-刀

γ-刀是 201 个钴源的放射性照射装置，该装置除钴源外还包括头盔、治疗床、液压系统、控制台和计算机治疗计划系统。辅照装置由铸铁制成，其内安置有 201 个钴放射源。该装置的上半部形成一个球形屏蔽体，下半部有一个球顶式空腔，用以容纳患者。头盔将 201 束 γ-射线汇聚在球形头盔的中心，即起到对 γ 射线束的限制（准直）作用（图 71-2-2）。治疗时根据术前治疗计划要求和神经影像的 X、Y、Z 数据，通过治疗床，将患者送入上述球形空腔内施行照射。

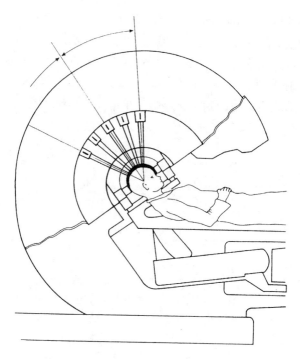

图 71-2-2　γ-刀的钴源及照射原理

二、X-刀

X-刀是通过直线加速器（Linac）机架的旋转控制射线的输出方向，照射野的再次准直（加辅助准直器的小野照射）控制射线的输出剂量。治疗床的角度变化（患者体位的机动性旋转）使高辐射量放射源与受照物体相对和（或）绝对运动，由于靶点已通过立体定向仪适配作用（adaptation）并牢靠地固定在等中心处，所以实际上是使受照靶点周围结构在运动中避开射线的照射，而靶点则始终接受高辐射量的 X 射线，同时靶区周围 X 线的放射剂量呈锐减性分布（图 71-2-3a、b），从而取得与 γ-刀相同甚至更好的理论与临床效果。

三、立体放射神经外科治疗适应证

（一）功能性神经外科疾病

1. 顽固性疼痛　使用 γ-刀或 X-刀损毁丘脑腹后内侧核或腹后外侧核。
2. 三叉神经痛　利用射线刀损毁三叉神经半月节及其根部。
3. 顽固性精神病　损毁内囊前支，用于治疗强迫症。
4. 锥体外系疾病　帕金森病、肌张力障碍等。以丘脑腹后外侧核或苍白球腹后内侧部为靶点。

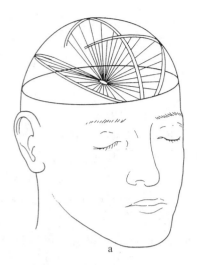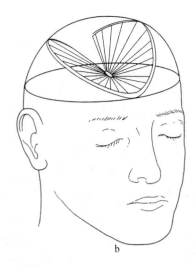

图 71-2-3 X-刀的工作原理

5. 癫痫 以损毁杏仁核为主，主要适用于带有攻击行为的额叶癫痫，现已少用。

（二）非功能性疾病

1. 颅内血管性病变 动静脉畸形、动静脉瘘等。

2. 脑肿瘤 良性肿瘤，如垂体瘤、脑膜瘤、颅咽管瘤、前庭蜗神经瘤、脉络膜乳头状瘤、血管外皮瘤、神经节瘤、血管网状细胞瘤等；恶性肿瘤，如胶质细胞瘤、髓母细胞瘤、转移瘤、淋巴瘤、松果体瘤、脊索瘤等。

适于放射外科治疗的脑肿瘤直径通常限 3cm，最多不超过 4cm。对于一些重要部位，如鞍区、基底神经节、脑干等，宜更严格限制病灶的大小，如垂体腺瘤至少距离视路 0.5cm，脑干肿瘤直径最多限于 2cm，且部分瘤体突向脑干外等，目的都是在保证病灶得到足够剂量照射的同时，尽量减少治疗后病灶本身的水肿、增大和周围水肿加重致神经功能缺损及并发症。

第三节 影像导航神经外科

影像导航神经外科（image guide neurosurgery）又称神经导航（neuronavigation）外科，该技术是依据经典立体定向手术的基本原理与方法，运用计算机技术将神经影像数据还原到手术操作中，来完成神经外科手术的一门方法学。因在神经影像数据还原过程中，借鉴航空航天领域卫星定位系统的制导方法，目前概称神经导航外科技术。应用这一技术完成神经外科手术的全过程称神经导航术。研究这一方法学的历史发展、技术原理、临床应用以及与其他相关学科关系的这门学问，称立体定向导航神经外科学（stereotaxic and navigative neurosurgery）。由于完整的神经导航手术是建立在立体定向的定位术和导向术的基础上，因此，定位和定位后的手术头架设置仍然是两个核心环节，而立体定位仪的定位框由导航仪的连锁系统和光学及电缆系统所替代，这一方法使神经外科医生摆脱了立体定向手术中立体定向仪定位框的束缚，使手术操作范围扩大。随着计算机软件的不断开发以及神经影像系统的不断完善，这门方法学已趋成熟并应用于临床神经外科。

一、立体定向导航系统的结构

可移动的计算机图形工作站、人工智能机械臂、红外线或电磁波信号发射与接收系统、导航棒和立体定位头架等几部分彼此之间由同轴电缆相连，成为一个整体。既可以通过接收红外线或电磁波信号感知到患者头颅和显微镜的方位及各种移动、旋转等变化，又能由工作站发出指令，指挥机械臂完成各种术中辅助操作。利用光缆通讯技术，还可以将 CT、MR 等信号直接由神经影像中心传入手术室内的计算机工作站。

二、立体定向导航系统的工作原理

首先由计算机系统接收带有定位信息的平面影像，完成三维重建，建立坐标系，这就类似于经典立体定向技术中的构建立体框架的过程。操作者可以由此确定病变区域和手术路径的相对坐标，完成虚拟规划。同时将患者头部用头架固定于手术床。通过信号的发射与接收，建立起实际解剖坐标系与虚拟影像坐标系之间的对应关系。在以上基础上，通过红外线信号的双向传递，既可以通过调节位置传感器来控制机械臂的移动，引导手术者寻找和切除病变，又能通过影像坐标变化随时动态反馈实际解剖位置变化。立体定向导航系统也存在弊端，其最大弊端是影像漂移问题，包括系统性漂移及结构性漂移。对于系统性影像漂移，可通过严格导航操作，选择最佳注册点来避免；而对于结构性影像漂移，可通过减少脑脊液流失、减少脑组织的切除体积、避免肿瘤囊液的过早释放来预防。此外，还可通过术中 MRI，实现实时导航。现在还可将 MR 影像上的脑功能区传导来和病变进行融合，以指导手术。

三、导航手术的适应证

原则上适用传统手术的各种神经系统病变均可借助于导航系统更有效地实施手术。目前主要适用以下病变的治疗。

1. 脑内病变活检。
2. 颅内异物取出术。
3. 颅内深部病变如脑干、丘脑及其他中线附近病变。
4. 皮质下体积较小的病变，特别是一些良性血管病变，如海绵状血管瘤、动脉瘤、血管畸形等。
5. 体积较小病变的准确定位和小切口设计，如凸面小脑膜瘤、脑脓肿等的手术切除。
6. 功能性疾病手术：可开展局限性癫痫、电极植入等手术。
7. 脑胶质瘤的手术治疗，借助于导航系统，一方面可以确定胶质瘤的大致边界；另一方面还能指示避免损伤周围正常脑组织结构，特别是脑功能区，从而实现最大范围安全切除肿瘤。
8. 涉及功能区的病变及颅底肿瘤的手术，可引导病变及肿瘤的切除，并避免重要功能及神经、血管的损伤。

第四节　血管内介入神经外科

血管内介入神经外科（endovascular interventional neurosurgery）是在 X 线监测下，利用经血管内操作技术，在计算机数字减影（DSA）系统的引导下，借助导引器械（导管、导丝）将药物或其他特殊材料递送到神经系统的血管病变部位，对累及人体神经系统血管的病变，包括脑、脑膜、颌面部、颈部、眼、耳鼻喉以及脊柱和脊髓因血管异常原因造成的功能和器质性损害进行诊断与治疗，以达到栓塞、溶解、扩张、成形和抗肿瘤等治疗目的。血管内介入神经外科的最大优点是避免了开颅手术带来的组织创伤，并且其适应证广、操作简单、创伤小、疗效确切、并发症少，是微创神经外科的重要组成部分。随着血管内介入技术和材料的不断完善和发展，其治疗疾病的范围将不断扩大，疗效将进一步提高。

一、血管内介入诊断与治疗技术

1. 诊断技术 包括全脑血管造影术和全脊髓血管造影术。现已从二维成像发展到三维成像，能够立体动态显示颈部、脑、脊髓血管的各类病变，是诊断的金标准。在造影时，通过行颈动脉或椎动脉球囊闭塞试验，可对颈内血管或椎动脉血流动力学及其代偿能力做出客观评估。此外，还能通过血管造影显示脑、脊髓富血管性肿瘤的主要供血动脉，从而为治疗提供帮助。

2. 治疗技术 包括：①封堵性技术，如血管内栓塞术（有或无支架辅助）、血管内球囊闭塞术。②扩张性技术，如血管内球囊扩张术、血管内支架置入术。③开通性技术，如血管内溶栓术、血管内取栓术等。

二、血管内介入治疗适应证

1. 脑、脊髓血管病 包括动脉瘤、动静脉畸形、动静脉瘘、颈部血管（颈动脉、椎动脉）和颅内血管狭窄、急性脑动脉栓塞、颅内静脉窦血栓形成、颅内血管损伤破裂等。

2. 脑、脊髓富血管性肿瘤术前供血动脉栓塞。

第五节 神经内镜与"锁孔"手术技术

一、神经内镜手术技术

神经内镜主要包括硬质内镜和软质内镜两种，前者临床应用最广，后者目前主要用于临床诊断性检查。广义的内镜神经外科手术包括在内镜内、内镜下和内镜辅助下的手术。

1998 年，Nikolai 首次将神经内镜手术分为三类，即内镜神经外科（endoscopic neurosurgery，EN）、内镜辅助显微神经外科（endoscope-assisted microneurosurgery，EAM）和内镜控制显微神经外科（endoscope-controlled microneurosurgery，ECM）。EN 是指通过内镜器械通道使用内镜专用器械来完成所有的手术操作。如治疗梗阻性脑积水的第三脑室底造瘘术、治疗鞍上池囊肿的脑室囊肿脑池造口术、脑室内的肿瘤活检术和脑室内肿瘤（小而且窄蒂的脉络丛乳头状瘤、黏液囊肿）切除术等。EAM 是指在显微神经外科手术中，用内镜完成术中难以发现的死角部位操作，如在动脉瘤夹闭、三叉神经微血管减压以及桥小脑角区胆脂瘤切除等手术中的使用。ECM 是指在内镜影像的引导下，借助内镜的光源及监视系统，使用常规显微神经外科手术器械完成显微神经外科手术。它与 EAM 的区别在于主要操作都在内镜下完成。而与 EN 的区别在于 EN 是在内镜管道内进行手术操作，而 ECM 是在内镜外进行操作。典型的ECM 是神经内镜下经单鼻孔切除垂体腺瘤和脑脊液鼻漏修补术，目前已成为常规手术。神经内镜下清除颅内血肿、经鼻切除颅底肿瘤和经口鼻联合入路治疗寰枢椎脱位、椎管内肿瘤切除等也属这类手术。

神经内镜手术的优点是：①术中照明好，实现了深部手术的近距离照明。②全景化视野，扩大了手术视角，利于对病变及其周围关系进行辨认和处理。③微创性，完成深部手术时可以减小开颅范围，避免过多地暴露术野。④术后患者疼痛少，恢复快。

神经内镜手术的缺点是：①手术区大出血时操控困难。②雾气或血迹污染可能影响内镜成像。③术中术者双手的自由度和协调性受限。④单眼视觉成像，只能显示平面图像。为克服以上缺点，近年来神经内镜器械和操作技术得到了很大改进，如神经导航与神经内镜有机结合、3D 神经内镜的应用、双人操作和操控性较强的固定系统的应用等。

二、"锁孔"手术技术

（一）概念与原理

"锁孔"入路（keyhole approach）又称微骨孔入路。神经外科"锁孔"手术通常是指经一个 2～3cm 左右直径的颅孔，到达颅内深部病变区域，进行微创显微手术。"锁孔"只是形象的概括，并非片面强调一个小的骨孔。完整的"锁孔"手术概念是借助先进的现代神经影像技术与成熟的显微神经外科手术技术，根据个体解剖及病灶特点，充分利用颅内自然存在的解剖间隙精确设计手术入路，去除不必要的结构暴露或破坏，以最小的创伤取得最好的手术疗效。过分强调小骨孔，但不能充分地或最佳地处理病灶；或者通过大的手术入路虽然能有效地切除病变，但未考虑到将手术对各层组织的损伤减到最小，都不符合"锁孔"手术的理念。因此，"锁孔"手术强调的是骨窗应如所需之大、尽可能之小，实现创伤最小化、疗效最大化。

"锁孔"手术原理在于利用门镜效应，经"锁孔"可看到扩大的空间，且离入路口越远，颅内视野越宽。门镜效应能够发挥得益于中枢神经系统（脑组织）与其覆盖物（颅骨）关系相对固定，特别是脑内大的沟裂、颅底大的血管及颅底骨性结构的位置相对恒定的特点。以显微神经外科技术为基础，加上现代先进的神经影像技术、神经导航、神经内镜及专用手术器械的应用，有助于"锁孔"手术中的定位、消灭"门镜"的死角，适应手术操作，保障了"锁孔"手术的顺利实施。

（二）常用的"锁孔"入路

2008 年德国人 Axel Perneczky 等出版了专著《神经外科锁孔入路》，系统阐述了各种"锁孔"入路，包括：眶上入路、颞下入路、乳突后入路、枕下入路、松果体区入路、经半球间入路、经皮质入路暴露侧脑室和第三脑室等，每种入路又有变型，此外还有翼点"锁孔"入路、椎板开窗"锁孔"入路等。这些入路可用于颅内、颅底和椎管内的各种病变的手术，如肿瘤切除和动脉瘤夹闭等。"锁孔"效应仅对深部病变有效，对脑表面病变仍应按其表面大小设计手术骨窗，在暴露其全貌的前提下手术。

（闫长祥　康德智）

第七十二章　功能神经外科

第一节　帕金森病

帕金森病（Parkinson disease，PD）是一种常见于中老年的慢性神经系统变性疾病，由伦敦内科医生 James Parkinson（1755—1824 年）于 1817 年第一次描述。典型的临床特征为静止性震颤（rest tremor）、肌僵直（rigidity）、行动迟缓（bradykinesia）、步态或平衡障碍。

【病因】

该病的病因到目前仍未完全明了，先后有遗传因素、感染、中毒、遗传-环境交互作用等一系列理论，目前仍是众说纷纭。本病好发于 50～60 岁，年龄增长与 PD 发生的危险明显相关。毒性物质可导致 PD，长期接触一些有害物质如 1-甲基-4-苯基 1，2，3，6-四氢吡啶（1-methyl-4-phenyl-1，2，3，6-tetrahydropyridine，MPTP）会出现类似 PD 的临床表现，人们现已成功地用 MPTP 复制出该病的动物模型。大多数人认为，PD 可能是由于个体遗传易感性和环境毒素暴露相互作用的结果。目前对 PD 的遗传易感性基因的研究主要集中于细胞色素 P450 酶家族的 2D6 异构酶（CYP2D6）和谷胱甘肽硫基转移酶（glutathione S-trasferase，GSTM1）的基因突变方面。

【临床表现】

80％的病例在 50～60 岁发病。起病缓慢，病程长达数年。表现为起于单侧肢体远端的静止性震颤、肌僵直、运动迟缓或减少及多种自主神经功能障碍。初为手指的"搓丸"样动作的震颤，情绪激动时震颤加重，在睡眠时消失。病变逐渐累及一侧肢体，并向对侧肢体发展。在关节做被动运动时，增高的肌张力始终保持一致，感觉到的阻力是均匀的，类似弯曲铅管时的感觉，因此称为"铅管样"肌僵直。如果患者同时存在震颤，则在均匀的阻力中还会出现断续的停顿，如齿轮转动一样，称为"齿轮样"肌僵直。患者还表现为面部表情呆板，形如"面具"脸，常伴有语言障碍、精神迟钝、运动迟缓、步僵、认知障碍和步履减少等。

【诊断与鉴别诊断】

1. 诊断帕金森病的主要依据　临床表现除运动迟缓外，还需存在静止性震颤、肌僵直、姿势平衡障碍中的任何一项。支持 PD 诊断必须具备下列 3 项或 3 项以上特征：①单侧起病；②静止性震颤；③病程逐渐进展；④不对称受累；⑤早期对左旋多巴治疗反应好；⑥左旋多巴的治疗效果持续 5 年或 5 年以上；⑦左旋多巴导致的严重异动症；⑧临床病程 10 年或 10 年以上。但是，诊断 PD 还需排除以下非 PD 临床表现：①反复的脑卒中发作史；②反复的脑损伤史；③明确的脑炎病史；④在症状出现时，正在应用抗精神病药物和（或）多巴胺耗竭药；⑤颅脑 CT、MRI 可见颅内器质性病变，如脑萎缩、脑积水；⑥接触已知的神经毒物；⑦起病过早（<35 岁）且发展迅速；⑧早期出现体位性低血压和性功能减退；⑨用大剂量左旋多巴治疗无效（非肠道吸收障碍）；⑩发病 3 年后，仍是严格的单侧受累。

2. 鉴别诊断　①帕金森综合征：可继发于脑血管病、脑炎、中毒和外伤等。其特点是有明确的原发病史或危险因素，如高血压、高脂血症、糖尿病、流行性乙型脑炎及反复头颅外伤等，神经影像或脑脊液化验也会有特征性改变。②特发性震颤：发病早，表现为动作性或姿势性震颤，不伴肌僵直及运动迟缓。③进行性核上性麻痹（progressive supranuclear palsy，PSP）：临床上以姿势不稳、帕金森综合征、垂直性核上性凝视麻痹、假性延髓性麻痹和轻度痴呆为特征。④Shy-Dräger综合征：临床上表现为进行性自主神经功能衰竭，常伴有锥体外系损害和（或）小脑、脑干损害表现，有时还伴有锥体束的损害。其中，自主神经功能衰竭是最早最突出的表现。⑤Hallervorden-Spatz病（Hallervorden-Spatz disease，HSD）：又称苍白球黑质红核色素变性，是一种常染色体隐性遗传病，临床上以肌僵直、肌张力障碍、锥体束征和痴呆为主要表现，可伴或不伴色素性视网膜炎。

【辅助检查】

1. 血液、脑脊液的常规检查未见异常。

2. 头颅CT和MRI　约1/3的病例有不同程度的脑萎缩，但非特异性改变。

3. 特殊检查　包括脑脊液的HVA含量减低、基因突变检测、单光子发射计算机断层扫描（single photon emission computed tomography，SPECT）和正电子发射断层扫描（positron emission tomography，PET）等，对本病的诊断与鉴别诊断有一定的帮助。SPECT主要用于纹状体内DAT的检测；PET葡萄糖代谢显像显示在早期的PD患者中，PET检测到的尾状核[18]F-DOPA摄取下降的程度低于SPECT检测到的DAT降低的程度，但壳核对[18]F-DOPA的摄取比正常人降低约35%。

【外科治疗】

目前内科治疗药物有以下几类：左旋多巴制剂、多巴胺受体激动剂、MAO-B抑制剂、COMT抑制剂、抗胆碱能类药物和金刚烷胺等，当系统的内科治疗无效后或药物副作用使患者无法继续治疗时，可选用外科治疗。

1. 手术适应证　①原发性PD；②曾对左旋多巴有较好的反应；③内科药物正规系统治疗1年以上失效者；④出现药物引起的异动症、症状波动；⑤全身状况良好，无痴呆，年龄在75岁以下者。

2. 现代神经外科治疗　PD是以立体定向技术为核心，在影像学与电生理技术的基础上发展并完善的。这种建立在现代神经电生理学上，在细胞水平精确定位并定向手术治疗PD的技术，可以识别PD患者脑内基底节相关核团不同细胞的特异性放电，克服了个体在解剖和功能上的变异，使手术更加安全、有效。外科治疗PD的理论依据是PD患者基底节相关核团的过度活跃。手术目的是精确定位核团并减少其过度输出。降低核团活跃程度的办法有两个：毁损与电刺激。毁损需要将电极尖端插入靶点核团内并加热至65~85℃，制造出一个小的毁损灶。毁损的结果是围绕电极尖端形成一个小的坏死区域，因在细胞水平上手术干预，故称之为细胞刀。电刺激是在靶点核团内植入电极，称之为深部脑刺激（deep brain stimulation，DBS），通过高频电刺激某些核团能够抑制细胞活动起到类似毁损的效果。

3. 手术靶点的选择　根据毁损和电刺激方式不同而有所不同，毁损手术目前首选的脑内靶点为丘脑腹外侧核和苍白球腹后内侧部，而电刺激靶点首选丘脑底核。丘脑腹外侧核主要用于震颤的治疗，其对消除震颤症状是完全而且彻底的。苍白球腹后内侧核可用于治疗肌僵直、运动迟缓和震颤。今后对于PD的外科治疗可能是多靶点联合的脑深部电刺激治疗，尤其是丘脑底核和中脑脚间核的联合电刺激治疗。

4. 手术并发症及处理

（1）脑内出血：由于立体定向穿刺时损伤脑血管导致。术后应严密观察患者的生命体征，如术后出现偏瘫、语言障碍、意识模糊，应立即行头颅CT。如检查确诊为血肿，根据血肿量选择手术清除或保守治疗。

（2）偏瘫：术后即刻或术中出现偏瘫，除考虑出血外，应考虑到电极位置偏差的损伤及内囊或局部脑水肿所致，后者经脱水治疗后多能恢复。

第二节　慢性疼痛

疼痛是临床上常见的一种症状，但有时也是一种单独的疾病，即疼痛综合征。正像国际疼痛研究联合会（The International Association for the Study of Pain，IASP）定义的那样，疼痛是与实际或潜在的组织损伤相关的一种不愉快的感觉或情感经历；即疼痛被认为是一种以感觉和情感为特点的主观的认知体验。疼痛对于保护机体是必不可少的，但持久的剧痛往往引起机体的功能紊乱，因此必须加以治疗。

一、疼痛的分类

（一）按疼痛的原因分类

疼痛可分为感受伤害性疼痛和神经病理性疼痛。

1. 感受伤害性疼痛　是指刺激组织中的伤害感受器所致的疼痛，包括一切机械性伤害和物理性伤害所致的疼痛。伤害感受器受刺激后，激活中枢神经系统的伤害性信息传递通路。伤害感受性疼痛代表了外周和中枢伤害感受性系统的正常反应。伤害感受性疼痛的特征为跳痛、酸痛或钝痛，常对阿片类镇痛剂治疗有效。

2. 神经病理性疼痛　是指神经系统中原发病灶或者功能紊乱导致的疼痛，包括中枢性和外周性神经病理性疼痛。其代表了神经系统的异常反应，它表现为持续的或阵发性的撕裂样痛、烧灼痛、放射痛、针刺痛或电击痛，痛觉过敏和痛觉超敏。神经病理性对阿片类药物不敏感，常需要非阿片类药物辅助治疗，如卡马西平、加巴喷丁或普瑞巴林等。

（二）按疼痛的病程分类

疼痛可分为急性疼痛和慢性疼痛。

1. 急性疼痛　急性疼痛提示急性组织损伤，它是由受损伤组织的伤害性感受器被激活所致，受损组织痊愈后疼痛缓解。

2. 慢性疼痛　IASP将慢性疼痛定义为疼痛持续超过急性病变的正常愈合期。也有人将慢性疼痛定义为疼痛持续超过3～6个月。

二、慢性疼痛的神经外科治疗

大部分疼痛采用药物、神经阻滞等一般常规治疗可以得到有效控制，但还有相当一部分慢性顽固性疼痛经常规治疗无效或短期有效后复发，对患者的工作、休息和日常生活会造成严重影响。这类慢性顽固性疼痛，往往最终只能依靠神经外科止痛手术来缓解疼痛。总体来讲对慢性顽固性疼痛的治疗分为三类，即解剖学方法、破坏性手术和刺激性手术。

（一）解剖学方法

解剖学方法是直接纠正引起疼痛的解剖学原因，包括微血管减压手术、外周神经减压手术、椎间盘镜和椎间孔镜手术以及肿瘤切除和骨性结构的内固定手术等。

（二）破坏性手术

根据痛觉解剖的传导通路特点，选择性破坏传导通路的某一环节。

1. 立体定向丘脑核团损毁术　立体定向损毁的靶点为丘脑背内侧核、丘脑中央中核的腹后外侧部、内髓板及丘脑枕。手术旨在切断外侧丘系向额叶投射的通路。适应证：痛觉过敏症、丘脑综合征及晚期恶性肿瘤所引起的顽固性疼。禁忌证：对传入神经阻滞痛中烧灼痛成分无效。

2. 立体定向中脑痛觉传导束损毁术　中脑的脊髓丘脑束和三叉丘系分别是躯体和头面部

的痛觉传导到达丘脑之前在脑内走行最集中的部位，也是切断疼痛的脊髓-丘脑通路的理想部位，可以用较小的毁损灶比较完整地阻断疼痛通路，适用于偏侧性范围较广的躯干或头面部疼痛。躯干疼痛毁损对侧中脑脊髓丘脑束，头面部疼痛则毁损对侧中脑三叉丘系，手术要采用脑立体定向技术，精确性要求较高。

3. 双侧扣带回前部毁损术　扣带回在解剖上联系着纹状体、前丘脑、隔区、穹窿、海马、边缘系统和额叶皮质，对控制各种行为、精神状态和情绪反应具有重要作用。慢性疼痛患者往往伴有情绪和精神状态的异常，而且疼痛与情绪的关系也非常密切，扣带回毁损切开后疼痛患者的焦虑、忧郁、恐惧与强迫等症状得到改善，疼痛也会有明显缓解。近年来，扣带回前部毁损术已成为治疗各种顽固性疼痛的一种常用的手术方式，一般同时进行双侧扣带回前部的毁损，才能获得较好的止痛效果。

4. 脊髓后根入髓区切开术　可以毁损脊髓后角 Rexed Ⅰ～Ⅳ 板层，而痛觉传导的二级神经元都集中在此区域，毁损后能够部分破坏脊髓丘脑束和脊髓网状束，减少疼痛冲动的上行传入。该手术主要适用于臂丛或腰丛神经撕脱伤后疼痛、脊髓损伤或截瘫后疼痛、残肢痛或幻肢痛、带状疱疹后遗神经痛等。

5. 脊髓前外侧束切断术　脊髓前外侧束主要为脊髓丘脑侧束，位于脊髓的前外侧 1/4 象限，是痛觉和温度觉的主要传入通路。切断脊髓前外侧束可以阻断痛觉的二级传导通路，也可以阻断非特异性痛觉传导通路，疗效较为肯定。上肢、上腹部和胸部的疼痛一般做脊椎 C_2 水平的脊髓前外侧束切断。下腹部、会阴部、下肢的疼痛宜做脊椎 T_2 水平的脊髓前外侧束切断。疼痛位于中线或双侧者，可以切断两侧脊髓的前外侧束，但在高颈髓不宜行双侧切断，以免引起呼吸肌麻痹。

6. 脊髓后正中点状切开术　20 世纪 90 年代，有研究证实内脏痛觉的传导主要经同侧脊髓背柱（dorsal column，DC）的中间部向上传导至延髓薄束核，然后再经丘脑腹后外侧核投射到大脑皮质中央后回；进一步研究发现盆腔和下腹部的内脏痛觉传导，更主要是经由 DC 上传的。脊髓后正中点状切开术选择性地切断了 DC 中间部传导内脏痛觉的神经纤维，而不损伤脊髓丘脑束等其他的重要结构，为肿瘤患者的放疗、化疗、免疫治疗、生物治疗等其他治疗创造条件，是治疗各种顽固性内脏痛的有效方法。

（三）刺激性手术

刺激性手术是根据痛觉中枢的调控理论来设计，在中枢某些起抑制及调整痛觉的结构内安置刺激电极或安放鞘内药物输注系统。主要包括：脑深部电刺激、运动皮质刺激、脊髓电刺激、外周神经刺激、疼痛区域刺激和鞘内药物输注系统等。

第三节　癫　痫

癫痫（epilepsy）是一组由脑部各种病因引起、因脑部神经元异常过度或同步性活动而导致的一过性体征和（或）症状，是一种脑部疾病状态，以具有能够产生癫痫发作的持久性倾向和出现相应的神经生物、认知、心理及社会等方面的后果为特征。据我国最新流行病学资料显示，国内癫痫的总体患病率为 7.0‰，年发病率为 28.8/10 万，1 年内有发作的活动性癫痫患病率为 4.6‰，2 年和 5 年内有发作的活动性癫痫患病率分别为 4.9‰和 5.4‰，男性与女性之比为 1.3∶1。

癫痫的治疗手段分为：①药物治疗；②非药物治疗。对大多数癫痫患者而言，药物治疗是最主要的选择，正规的药物治疗可以使 70% 癫痫患者的发作得到很好的控制而无发作，经过长期正规治疗后发作不能够得到很好控制的癫痫称为难治性癫痫（refractory epilepsy）。对于难治性癫痫患者可以在对致痫灶精确定位基础上进行手术治疗。手术治疗是控制癫痫发作、治愈癫痫的重要手段。术前准备的关键是正确地选择患者、把握适应证、**精确定位致痫灶**、准确定位脑功能区、制订合理的手术方案。癫痫外科采用的手术方式较多，归纳起来可以把手术方式分为三大类，即致痫灶切除术、阻断异常放电传播的手术和改变脑皮质兴奋性的手术。

一、外科治疗的适应证与术前检查

(一)手术适应证

1. 确定癫痫诊断后，系统应用抗癫痫药物，并在血液药物浓度监测下治疗 2 年仍不能控制发作者。

2. 系统用药后每月发作仍达 2～3 次以上者。

3. 癫痫发作严重影响患者的生活质量。

4. 患者的身体和精神状态能配合完成术前评价和术后康复。

5. 致痫灶定位明确，且不在脑的重要功能区，手术不会给患者带来明显残疾。

(二)手术禁忌证

1. 智力低下　智商（IQ）低于 50（韦氏量表）。

2. 致痫灶位于重要的功能区。

3. 患有严重的器质性疾病　如先天性心脏病、肝和肾功能不全、血液病、恶性肿瘤及精神病。

(三)术前检查

术前检查的目的是致痫灶定位以及确定是否适合手术，并初步定位脑功能区及推测术后脑功能代偿情况。其中致痫灶定位以及致痫灶和功能区的关系将直接关系到手术效果，是术前评估的关键。

1. 病史　除一般病史外，应注意是否有发作先兆。有些先兆可直接揭示致病灶的部位。如胃气上升感与颞叶内侧面结构有关。

2. 实验室检查　对于癫痫患者的实验室检查，其目的有二：一是检查抗癫痫药物的浓度，二是检测药物的副作用。

3. 神经电生理学检查

(1) 脑电图（EEG）检查：EEG 是诊断癫痫不可缺少的一种方法，进行长时间 EEG 监测很容易，可以对长达数分钟或数小时的发作性事件进行长时间监测。EEG 可以帮助确定发作性事件是否为癫痫发作，有助于癫痫发作的分类，明确是局灶性发作还是全面性发作，确定癫痫发作在大脑的起源部位，判定癫痫的发作频度以及治疗的效果。为了确定癫痫诊断或精确定位致痫灶有时需要使用蝶骨电极或颅内电极 EEG。

(2) 视频 EEG 监测：需要记录患者发作间期 EEG 以及捕捉患者发作期 EEG。发作期 EEG 是进行致痫灶定位最有价值的手段。致痫灶定位的主要目的是为难治性癫痫手术治疗做准备，无论颅外电极还是颅内电极都可以达到对致痫灶定位的目的，但是应该注意正确选择、综合分析，全面考虑 EEG 与临床发作之间的关系。

(3) 诱发电位检查：利用体感诱发电位（SSEPs）和视觉诱发电位（VEPs）的检查可了解丘脑-皮质诱发电位的波幅与潜伏期两侧是否对称及顶枕叶结的功能，以协助实施手术方案和评价手术前后的功能状态。

4. 神经影像学检查

(1) 结构影像检查

1) 头颅 X 线检查：头颅 X 线检查虽然是较古老的方法，但对小儿癫痫的诊断仍有其作用。颅骨局部病变可表现有骨质吸收、钙化、畸形及骨折线等。

2) 头颅 CT：头颅 CT 在检查发现钙化灶方面优于颅脑 MRI，使用造影剂后 CT 可以诊断较大的动静脉畸形和动脉瘤，是癫痫外科术前基本检查项目之一。

3）头颅MRI：是一种安全、可靠、灵敏的颅脑成像检查手段，可以清楚地分辨大脑白质和灰质，发现多种大脑结构轻微异常的疾病，可以进行多种断面的成像，或进行大脑三维立体成像，便于观察和定位，目前已成为癫痫外科手术前的一项常规检查。海马硬化（hippocampal sclerosis，HS）是MRI在癫痫患者能够发现的最主要改变之一。大脑皮质发育异常是另一种MRI能够发现的与癫痫有密切关联的结构异常。

（2）功能影像检查

1）单光子发射计算机断层扫描（SPECT）：SPECT应用于脑部疾病检查的主要目的是进行局部脑血流量断层显像，在癫痫的发作间期，SPECT显像一般会发现致痫灶有局部的低灌注区，而发作期的致痫灶一般表现为高灌注，发作期SPECT的高灌注区与发作间期的低灌注区在同一部位的SPECT结果对致痫灶的定位最为准确。

2）正电子发射断层扫描（PET）：在癫痫的发作间期，PET显像一般会发现致痫灶有局部的低代谢区，而发作期的致痫灶一般表现为高代谢区。

3）功能MRI（fMRI）：目前，BOLD-fMRI在癫痫外科领域的应用越趋广泛，对患者语言、记忆、听觉等认知功能及患者功能区定位发挥了重要作用。

4）磁共振波谱（MRS）：MRS是近年来应用于临床的磁共振诊断技术，是迄今为止唯一能进行活体组织代谢定量分析的无创检测手段。

5）脑磁图（MEG）：MEG是临床癫痫诊断中一项具有重要价值的无创性检查手段。MEG在发现皮质癫痫方面较EEG更为敏感。在MEG指导下对MRI进行重新评估，有助于发现隐藏的致痫灶。MEG在癫痫的术前评估方面也优于EEG。脑磁图还具有能够准确定位感觉、运动中枢及语言中枢等许多重要功能区。当然，目前MEG也存在一些缺点限制其临床应用，主要在于很难获得痫性发作时的观测记录，以及费用昂贵等。

（3）异戊巴比妥（Wada）试验：全称为颈内动脉异戊巴比妥试验（IAT），是在试验侧颈内动脉内注射异戊巴比妥钠，造成该侧大脑半球的一过性麻醉，用以了解该侧大脑半球语言、记忆和运动功能状态，判断大脑半球功能优势的情况，从而指导制订手术策略，是一种经典的癫痫外科术前检查方法。国内因异戊巴比妥药品进口管制原因，采用丙泊酚代替异戊巴比妥行Wada试验。

二、癫痫的外科治疗

（一）致痫灶切除术

1. 脑皮质致痫灶切除术　脑皮质致痫灶切除术是较常用、也是效果较好的方法，如脑部有明显的占位性病变（如肿瘤、脑脓肿、炎性病灶、血管畸形、脑囊肿等），经检查确定这些病变是癫痫的责任病灶时可以切除病灶和与其伴生的致痫灶。无影像学异常改变时，应在进行致痫灶的定位后进行皮质致痫灶切除。手术后60%～90%的癫痫患者可以痊愈。

2. 前颞叶切除术　前颞叶切除术是目前应用最多的手术方法。难治性癫痫的60%是前颞叶癫痫，当确定致痫灶位于一侧的颞叶时，可以采取此种手术。前颞叶切除术很少引起脑功能损伤，术前定位准确时，80%以上的患者术后癫痫发作可完全停止。

3. 选择性杏仁核、海马切除术　颞叶癫痫的90%与颞叶内侧结构有关，当确定致痫灶位于颞叶内侧结构时，选择性切除一侧的杏仁核和海马，避免颞叶外侧皮质的损伤，同样会有良好的治疗效果。此种手术的癫痫完全控制率约为40%，有效率为85%。

4. 大脑半球切除术　大脑半球切除术适用于致痫灶累及大部或全部一侧大脑半球、且对侧大脑半球已有功能代偿的顽固性癫痫患者，癫痫控制和有效率近100%。

(二) 阻断癫痫异常放电传播的手术

1. 胼胝体切开术　胼胝体是癫痫放电向对侧传导的主要连接纤维，将其切断的目的就是将癫痫放电限制在异常的一侧、并对其放电有一定的抑制作用，使癫痫发作局限。此手术较适用于致痫灶广泛、多发或位于重要功能区不能切除者。术后仅 5%～10%停止发作，65%～75%明显改善，也有个别患者发作增加。

2. 多处软膜下横纤维切断术（multiple sub-pial transection，MST）　手术在多处软脑膜下切断神经元的横向纤维，以阻断癫痫病灶神经元同步放电的扩散，主要适用于致痫灶位于重要功能区的难治性癫痫。

(三) 改变大脑皮质兴奋性的手术

1. 迷走神经刺激术（vagus nerve stimulation，VNS）　VNS 是将微型刺激器埋植在左锁骨下皮下组织，将电极经皮下隧道引入下颈部，缠绕在迷走神经上，通过刺激迷走神经改变脑内神经组织的兴奋性从而抑制癫痫发作。有效率在 50%～75%不等。

2. 脑深部电刺激术　DBS 是将特制的深部脑刺激电极，放置于双侧小脑皮质的前叶、后叶或丘脑底核（subthalamic nucleus，STN）等部位，通过埋于皮下的电刺激发生装置刺激脑深部结构，改变脑内环路的传播状况进而降低皮质的兴奋性从而达到减少癫痫发作的目的。此方法较适用于全身性或双侧颞叶有病灶的患者，临床疗效可达 70%。

三、重视术前的致痫灶定位和脑功能区定位

(一) 致痫灶定位中的注意事项

致痫灶应该是脑内的一个能够引起临床癫痫发作的异常放电区域，切除该区域可以使癫痫发作完全终止。大多数情况下难治性癫痫患者的发作类型复杂多样，应该强调综合定位。在此仅强调几个问题：①在癫痫患者中发现的脑结构性病灶非常重要，但影像学（CT/MRI）检查发现的病损灶并不等于致痫灶，是否为癫痫的责任病灶应该由发作的临床表现和电生理检查确定。②功能影像检查（PET/SPECT）提示的脑功能异常区也不等同于致痫灶，只有当其与临床表现以及脑电图相符合时才有定位意义。③发作先兆和发作的最初症状对于定位有意义，但不同脑区起源的癫痫可以有相同或相类似的临床表现，应注意区别。④根据 EEG 和 MEG 在发作间期检测到的棘波（或尖波）可以计算出它们在脑内的起源，称为棘波（或尖波）灶，对于致痫灶的定位很重要，但是它们并不完全等同于致痫灶，其范围会大于真正的致痫灶。⑤应该高度重视发作期的脑电图改变，发作期异常放电的起始区是定位致痫灶的重要依据，50%以上的患者经过上述综合检查可以比较准确地定位致痫灶，定位困难的患者应该接受皮质电极或脑深部电极脑电图的检查，以检测到发作期颅内电极脑电图异常放电的起始区为定位致痫灶的标准。⑥一个患者的脑内可能存在一个以上的致痫灶，它们可能位于一侧或两侧半球的不同脑区，致痫灶并非脑内的一个点，可以是局限的、也可以是比较广泛的脑区。⑦临床上表现为"全面强直-阵挛发作"的患者不一定都是真正的全面性发作，必要的颅内电极脑电图检查可以揭示其中的部分患者为局限性癫痫发作的快速全面泛化，真正的全面性发作不能找到局限性的致痫灶。

(二) 脑功能区的定位

致痫灶切除手术中需要重视的一个问题就是致痫灶位于脑功能区及其附近时手术方案的制订。当致痫灶位于脑功能区附近时，精确确定致痫灶和脑功能区的边界是制订合理手术方案的根据。如果脑功能区与致痫灶完全重叠则只能采取 MST、胼胝体切开术等姑息性手术方案，如果它们相互密切关联但并不重叠，就可以在监测下谨慎地将致痫灶切除。脑功能区在不同个体之间存在着很大的变异，所以单纯根据解剖结构定位是不精确的。术前主要确定优势半球的侧别、语言功能区和中央感觉和运动区位置。

四、术后处理

（一）术后随访

常规术后 3 个月、半年、1 年、2 年定期随访，了解癫痫控制情况，有无药物不良反应发生，复查脑电图、血生化和血常规，神经精神心理评估，并应进行神经影像学检查。

（二）术后抗癫痫药物的应用

1. 术后 1～2 天内用药　术后患者麻醉清醒后，由于需要禁食禁水 12 小时，为此不能立即口服抗癫痫药物，而需要肌内注射苯巴比妥钠 0.1g，每 8 小时一次，连续应用 1～2 天，或静脉用德巴金 1.2g，静脉注射以控制癫痫发作。

2. 一旦患者能够进食，即应恢复抗癫痫药物的使用。抗癫痫药物的确定，首先要根据对手术预后的综合评价，包括癫痫复发的相关风险因素，如致痫灶是否局限、完全切除与否，是否姑息性手术，切除后痫样放电是否仍然广泛存在以及病变的性质（脑炎、局灶性皮质发育不良、肿瘤等）等，尽可能选择起效快、调整剂量较为方便、副作用和药物间相互作用少、患者经济可以承受的药物，单一使用。连续应用抗癫痫药物，其间进行血药浓度监测，术后至少 2 年无发作（包括无先兆）的患者，脑电图基本正常（3 次以上）、药物应用规范、病理结果典型，可考虑酌情减量或停用。

第四节　原发性三叉神经痛

三叉神经痛（trigeminal neuralgia，TN）是指三叉神经分布区内出现的反复发作性剧痛，故又称之为痛性抽搐，多见于中、老年人，女性略多于男性，右侧略多于左侧。三叉神经痛分为原发性三叉神经痛和继发性三叉神经痛，继发性三叉神经痛一般有明确病因，如肿瘤、囊肿、炎症或延髓空洞症等。

【病因】

本病的确切病因不清，多数学者认为是来自三叉神经进入脑干处（root entry zone，REZ）的异常机械性作用，如蛛网膜增生所致的压迫；岩骨嵴抬高压迫三叉神经后根；圆孔或卵圆孔的狭窄使三叉神经受到挤压；三叉神经的血供障碍所导致的三叉神经缺血性退行性变，有部分病例可发生在三叉神经的脑桥小脑角段有异常走行的血管压迫三叉神经 REZ 并推测由于异常走行的血管长期压迫导致神经纤维的脱髓鞘改变，使相邻的纤维间形成短路或旁路，于是当微小的刺激传入时可经短路效应传入中枢，而中枢的传出冲动也可通过旁路效应折返传回，当冲动无限叠加后即形成痛觉及疼痛发作。

【临床表现】

1. 疼痛的性质　呈阵发性，发作前无先兆，为骤然发生的闪电样、短暂而剧烈的疼痛，历时数十秒至数分钟。患者发作间歇期如常人。发病初期发作次数少、间隔时间长，以后发作逐渐频繁达数周或数月不等。发作周期似与气候有关，春季与冬季较易发病。

2. 疼痛部位　疼痛多由一侧上颌支或下颌支开始，逐渐扩散到两支，甚至三支均受累。受累支别第三支约占 60%，第二支约占 30%，第一支最少见。80%～95% 为单侧发病。

3. 疼痛的扳机点　在病侧三叉神经分布区某处，如上下唇、鼻翼、口角、门齿、犬齿、齿根、颊、舌等部位，特别敏感，稍加触动即可引起疼痛发作，这些敏感区称为"扳机点"。

4. 体征　一般无神经系统阳性所见。有些病例可见痛侧颜面皮肤粗糙、面部触觉减退等。

【辅助检查】

1. 牙 X 线检查　排除牙源性因素。

2. 头颅 X 线检查　价值很小，仅在早期用于指导卵圆孔穿刺。

3. 头颅 CT 排除继发性三叉神经痛的致痛病因。

4. 头颅 MRI MRI 克服了许多 CT 的缺点，三叉神经的整个行程和小的肿瘤均能显示，能够排除多发性硬化。3D-TOF-MRA 成像和 3D-FIESTA 序列检查能明确三叉神经与周围血管的关系，了解血管变异程度和手术难度。

【诊断与鉴别诊断】

具有典型的发作性疼痛病史，CT、MRI 除外有器质性改变者即可诊断。三叉神经痛的典型疼痛特征为：①电击样短暂的刺痛；②两次发作之间有无痛间歇，患者完全没有症状；③在任何一次发作时均为单侧痛；④疼痛突然发作，也同样突然停止；⑤疼痛局限在三叉神经分布区；⑥很少或没有感觉丧失。在鉴别时应考虑到有类似症状的一些疾病，如舌咽神经痛、神经血管性偏头痛、非典型面痛及带状疱疹后遗神经痛等。

【治疗】

三叉神经痛一经诊断后，首先应予药物治疗，其中首选卡马西平或苯妥英钠口服，无效或久用疗效降低者可采用三叉神经周支的射频或半月神经节射频术，目前三叉神经射频手术多在影像学引导下，如 CT 或 DSA 引导下穿刺，手术安全、准确、有效。药物和（或）射频治疗失效者可考虑手术治疗。手术主要是三叉神经减压术，其中包括三叉神经的微血管减压术（microvascular decompression，MVD）、三叉神经的蛛网膜粘连松解术等，适用于有相应压迫者。其次是三叉神经感觉根部分切断术，适用于无血管等压迫者或减压术后复发者。三叉神经痛压迫的责任血管主要是小脑上动脉，其他有小脑前下动脉、基底动脉、小脑后下动脉、无名动脉，有时也有静脉压迫。

第五节 面肌痉挛

面肌痉挛（hemifacial spasm，HFS）又称面肌抽搐，表现为阵发性的面肌不自主抽搐，是一种不规则和阵挛样的面部肌肉收缩，通常只局限在一侧面部。HFS 是一种较为常见的脑神经疾病，多数患者在中年以后起病，女性较多，年发病率为 0.8/10 万。HFS 的症状是进行性的，但病情进展缓慢，一般不会自愈。

【病因】

病因尚未完全清楚，目前主流的观点是血管压迫学说，多由于椎-基底动脉系统的动脉硬化性扩张，病理性刺激面神经传导通路，引起面神经核团兴奋性改变，产生异常的神经冲动。MVD 治疗 HFS 效果确切，支持血管压迫面神经根是 HFS 发病的重要环节。其他原因包括动脉瘤压迫、面神经炎后脱髓鞘变性以及桥小脑角炎症和肿瘤引起。

【临床表现】

多数患者在中年以后起病，女性多见。开始时多为眼轮匝肌的阵发性抽搐，逐渐累及一侧面部的其他肌肉，甚至颈阔肌。痉挛的程度不等，可于疲劳、紧张和自主运动时加重，入睡后消失。双侧 HFS 的患者少见，一般是一侧起病，后逐渐波及对侧。部分患者痉挛发作时伴有面部轻微疼痛、头痛和（或）耳鸣。

神经系统检查除面部肌肉阵发性痉挛外，无其他神经系统阳性体征。本病病情进展缓慢，如不给予恰当的治疗，一般不会自然好转。

【辅助检查】

1. 肌电图检查 HFS 患者肌电图检查显示肌纤维震颤和肌束震颤波。

2. 头颅 CT 和 MRI 头颅 CT 和 MRI 检查在 HFS 手术治疗中的作用主要有：①排除占位性病变；②显示面神经和周围血管的关系，指导手术，避免术中遗漏重要的责任血管。3D-TOF-MRA 成像和 3D-FIESTA 序列检查能明确面神经与周围血管的关系，了解血管变异程度和手术难度。

【诊断与鉴别诊断】

依据本病的临床特点，阵发性一侧面部肌肉抽搐且无其他神经系统阳性体征，诊断比较容易。电生理检查肌电图显示肌纤维震颤和肌束震颤波，脑电图检查结果正常。在鉴别时应考虑到有类似症状的一些疾病，如 Merge 综合征、癔症性眼睑痉挛、继发性面肌痉挛等。

【治疗】

HFS 理想的治疗方法，应当是既消除痉挛症状，又完好保留面神经的功能，且有较低的并发症和复发率。MVD 是符合这种标准的治疗手段。

1. 药物治疗　临床上可选用各种镇静、安定和抗癫痫药物，如卡马西平、苯妥英钠、苯巴比妥、氯硝西泮等，少数患者可减轻症状。

2. 肉毒杆菌毒素局部注射　A 型肉毒杆菌毒素作用于局部神经肌肉接头处，通过酶效应抑制运动神经末梢突触前膜乙酰胆碱的量子性释放，使肌肉收缩力减弱，从而改善 HFS 症状。该方法的关键是合理选择穿刺点和剂量，以达到提高疗效，降低面肌无力副作用。

3. 手术治疗　上述治疗只能获得短期疗效，手术治疗可获得更持久的疗效，手术方法主要是 MVD。文献报道，面肌痉挛的病因中，小脑前下动脉或其分支的压迫约占 60%，小脑后下动脉或其分支的压迫约占 20%，椎动脉的分支压迫约占 20%，其他原因，如：肿瘤、静脉、血管畸形等约占 1%。术后 80% 的患者症状立即消失，约 15% 的患者症状可在数天内消失，约 5% 的患者无明显效果。复发率约 10%，对复发病例可再次手术。

（康德智）

主要参考文献

1. 赵继宗，周良辅，周定标. 神经外科学. 2 版. 北京：人民卫生出版社，2012.

2. 黑飞龙. 体外循环教程. 北京：人民卫生出版社，2011.

3. 龙村. ECMO—体外膜肺氧合. 北京：人民卫生出版社，2010.

4. 龙村. 体外循环原理与实践. 姚尚龙，译. 北京：人民卫生出版社，2010.

5. 黄洁夫. 肝胆胰外科学. 4 版. 北京：人民卫生出版社，2010.

6. 黎介寿，吴孟超，黄志强. 手术学全集. 2 版. 北京：人民军医出版社，2010.

7. 王宇，姜洪池. 外科学. 2 版. 北京：北京大学医学出版社，2009.

8. 吴阶平，裘法祖，吴孟超. 黄家驷外科学. 7 版. 北京：人民卫生出版社，2008.

9. 李杨，王光霞. 原发性硬化性胆管炎的诊断进展. 中国中西医结合外科杂志，2008，14：604-605.

10. 所剑. 消化道出血定位诊断和治疗选择. 中国实用外科杂志，2008，28（7）：602-604.

11. 陆再英，钟南山. 内科学. 7 版. 北京：人民卫生出版社，2008.

12. 徐万鹏，冯传汉. 骨科肿瘤学. 2 版. 北京：人民军医出版社，2008.

13. 董培青. 体外循环损伤与保护. 北京：人民卫生出版社，2007.

14. 段巨涛，孔棣. 肝内胆管结石治疗近况. 医学综述，2007，13：1011-1012.

15. 郑珊. 胆道闭锁的治疗现状. 实用儿科临床杂志，2007，22：1767-1769.

16. 邹声泉. 先天性胆管扩张症的诊治现状和展望. 临床外科杂志，2007，15：219-220.

17. 陈炯，李文波. 先天性胆管扩张症病因和诊断研究进展. 肝胆胰外科杂志，2007，19：127-129.

18. 石景森，孙学军. 原发性胆囊癌诊治的历史、现状和展望. 西安交通大学学报（医学版），2007，28：474-481.

19. 刘斌，王万勤. MRCP 的临床应用. 肝胆外科杂志，2006，14：410-412.

20. 张启瑜，钱礼. 腹部外科学. 北京：人民卫生出版社，2006.

21. 许乙凯，全显跃. 肝胆胰脾影像诊断学. 北京：人民卫生出版社，2006.

22. 苏铭，王学汉. 胆囊息肉样病变的诊治进展. 中华肝胆外科杂志，2006，12：862-864.

23. 孙衍庆. 外科学. 北京：北京大学医学出版社，2005.

24. 龚庆成. 体外循环技术指导. 北京：人民军医出版社，2005.

25. 周宁新. 肝胆胰脾外科实践. 北京：科学技术文献出版社，2005.

26. 陈孝平，陈汉. 肝胆外科学. 北京：人民卫生出版社，2005.

27. 杨春明. 外科学原理与实践. 北京：人民卫生出版社，2003.

28. 黄志强，石景森，王炳煌. 胆道外科基础与临床. 北京：人民卫生出版社，2003.

29. Malangoni MA. Evaluation and management of tertiary peritonitis. Am Surg, 2000, 66：157-161.

30. 徐以浩，席亚鸣. 急性下消化道出血的诊断程序. 中国实用外科杂志，1999，19（2）：71-73.

31. Rotstein OD，Meakins JL. Diagnostic and therapeutic challenges of intraabdominal infections. World J Surg，1990，14：159-166.

32. Marshall J，Sweeney D. Microbial infection and the septic response in critical surgical illness. Sepsis，not infection，determines outcome. Arch Surg，1990，125：17-22.

中英文专业词汇索引